Saúde Coletiva
Teoria e Prática
2ª Edição

Saúde Coletiva
Teoria e Prática
2ª Edição

Organizadores

Jairnilson Silva Paim

Professor Titular (aposentado) de Política de Saúde do
Instituto de Saúde Coletiva da Universidade Federal da Bahia.

Doutor em Saúde Pública pela Universidade Federal da Bahia.

Pesquisador 1-A do CNPq.

Professor Emérito da Universidade Federal da Bahia.

Naomar de Almeida-Filho

Professor Titular (aposentado) de Epidemiologia do Instituto de Saúde Coletiva da
Universidade Federal da Bahia.

Titular da Cátedra Alfredo Bosi do
Instituto de Estudos Avançados da Universidade de São Paulo.

PhD em Epidemiologia pela Universidade da Carolina do Norte em Chapel Hill.

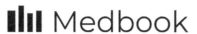

SAÚDE COLETIVA – Teoria e Prática – 2ª edição
Direitos exclusivos para a língua portuguesa
Copyright © 2023 by MedBook – Editora Científica Ltda.

NOTA DA EDITORA: Os organizadores desta obra verificaram cuidadosamente os nomes genéricos e comerciais dos medicamentos mencionados, bem como conferiram os dados referentes à posologia, objetivando oferecer informações acuradas e em acordo com os padrões atualmente aceitos. Entretanto, em função do dinamismo da área da saúde, os leitores devem prestar atenção às informações fornecidas pelos fabricantes, de modo a se certificar de que as doses preconizadas ou as contraindicações não sofreram modificações, principalmente em relação a substâncias novas ou prescritas com pouca frequência. Os organizadores e a Editora não podem ser responsabilizados pelo uso impróprio nem pela aplicação incorreta de produto apresentado nesta obra.

Apesar de terem envidado esforço máximo para localizar os detentores dos direitos autorais de qualquer material utilizado, os organizadores e a Editora desta obra estão dispostos a acertos posteriores caso, inadvertidamente, a identificação de algum deles tenha sido omitida.

Editoração Eletrônica e Capa: Adielson Anselme

CIP-BRASIL. CATALOGAÇÃO NA PUBLICAÇÃO
SINDICATO NACIONAL DOS EDITORES DE LIVROS, RJ

S272
2. ed.

Saúde coletiva: teoria e prática/organizadores Jairnilson Silva Paim, Naomar de Almeida-Filho. – 2. ed. – Rio de Janeiro: Medbook, 2023.
    736 p. : il. ; 21 x 28 cm.

    Apêndice
    Inclui bibliografia
    ISBN 978-85-83691-21-1

    1. Saúde pública – Brasil. 2. Política de saúde – Brasil. I. Paim, Jairnilson Silva. II. Almeida-Filho, Naomar de.

22-80860	CDD: 362.10981 CDU: 614(81)

Meri Gleice Rodrigues de Souza – Bibliotecária – CRB-7/6439

28/10/2022   04/11/2022

Reservados todos os direitos. É proibida a duplicação ou reprodução deste volume, no todo ou em parte, sob quaisquer formas ou por quaisquer meios (eletrônico, mecânico, gravação, fotocópia, distribuição na Web, ou outros), sem permissão expressa da Editora.

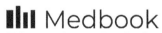

Editora Científica Ltda.
Avenida Treze de Maio 41/sala 804 – Cep 20.031-007 – Rio de Janeiro – RJ
Telefone: (21) 2502-4438 – www.medbookeditora.com.br –
instagram: @medbookoficial medbookeditora.com.br – vendasrj@medbookeditora.com.br

Dedicamos este trabalho ao Prof. Sebastião Loureiro, um dos construtores da Saúde Coletiva latino-americana, liderança expressiva da Reforma Sanitária Brasileira e um dos autores desta coletânea, falecido em 15 de agosto de 2021.

Os Organizadores

A Teca, desde sempre, a Marcele e Maurício, meus filhos
Aos netos, Luquinha e Rafinha, com amor incondicional.

Jairnilson

In memoriam, a meu filho Andrei
A Denise, parceira e companheira de sempre,
e a nossos filhos, Diego, Ugo e Davi,
A minhas filhas, Camille e Maria Candida,
e a meus netos, Rebeca, Victor, Laura, Gabriela, Alice, e Nicolas.

Naomar

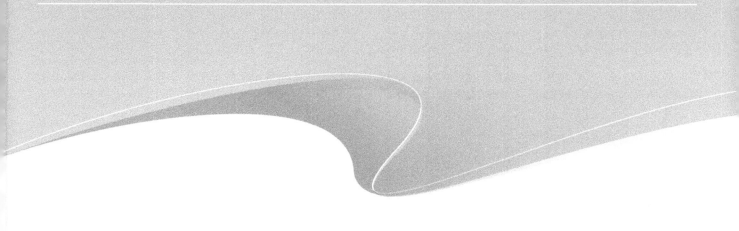

Colaboradores

Adroaldo de Jesus Belens
Pesquisador do Grupo de Estudos e Pesquisas Comunicação e Educação em Saúde do Instituto de Saúde Coletiva da Universidade Federal da Bahia (ISC/UFBA). Graduado em Filosofia pela Universidade Católica de Salvador. Mestre em História Social pela Universidade Federal da Bahia. Doutor em Saúde Pública pelo ISC/UFBA.

Alcione Brasileiro Oliveira
Professora Associada do Instituto de Saúde Coletiva da Universidade Federal da Bahia. Mestre em Saúde Comunitária e Doutora em Saúde Pública pela Universidade Federal da Bahia (UFBA).

Ana Cristina Souto
Professora Associada do Instituto de Saúde Coletiva da Universidade Federal da Bahia (ISC/UFBA). Doutora em Saúde Pública e Mestre em Saúde Comunitária pela Universidade Federal da Bahia (UFBA).

Ana Luiza D'Ávila Viana
Economista, Mestre e Doutora em Economia (Unicamp). Docente (aposentada) do Departamento de Medicina Preventiva da Universidade de São Paulo. Pesquisadora do CNPq PQ1 (2008-2020).

Ana Luiza Queiroz Vilasbôas
Médica, Mestre em Saúde Comunitária e Doutora em Saúde Pública pelo Instituto de Saúde Coletiva da Universidade Federal da Bahia (ISC/UFBA). Professora Associada (aposentada) do ISC/UFBA. Pesquisadora do Observatório de Análise Política em Saúde (OAPS/ISC/UFBA) no Eixo de Estudos e Pesquisas em Atenção Primária e Promoção da Saúde. Coordenadora Adjunta do Programa Integrado de Pesquisa e Cooperação Técnica em Formação e Avaliação em Atenção Básica (GRAB/ISC/UFBA). Membro do Comitê Gestor da Rede de Pesquisa em Atenção Primária à Saúde da Associação Brasileira de Saúde Coletiva (ABRASCO).

Andrei Souza Teles
Enfermeiro. Professor da Universidade Federal do Recôncavo da Bahia. Doutor em Saúde Pública pela Universidade Estadual de Feira de Santana-BA.

Anilska Medeiros Lima e Lira
Enfermeira Sanitarista. Doutoranda em Saúde Pública pela Escola Nacional de Saúde Pública Sérgio Arouca/Fiocruz (ENSP/Fiocruz). Mestre em Ciências pela ENSP/Fiocruz. Auditora do SUS do Ministério da Saúde (AudSUS/MS).

Antonio Nery Filho
Médico. Psiquiatra. Doutor em Sociologia e Ciências Sociais. Professor (aposentado) da Faculdade de Medicina da UFBA. Fundador e Coordenador Geral do Centro de Estudos e Terapia do Abuso de Drogas-CETAD (FMB/UFBA, 1985-2013). Fundador do Coletivo Intercambiantes Brasil. Membro da Diretoria da Sociedade Brasileira de Bioética – Capítulo BA.

Arthur Chioro
Professor Adjunto do Departamento de Medicina Preventiva e do Programa de Pós-Graduação em Saúde Coletiva da Escola Paulista de Medicina - Universidade Federal de São Paulo (Unifesp). Professor de Saúde Coletiva da Faculdade de Medicina (Unimes) e da Faculdade de Fisioterapia (Unisanta). Doutor em Saúde Coletiva pela Unifesp. Bolsista Produtividade do CNPq. Ex-Secretário de Saúde de São Vicente (SP) e de São Bernardo do Campo (SP) e Ex-Presidente do Conselho de Secretários Municipais de Saúde do Estado de São Paulo. Ex-Diretor de Atenção Especializada e Ex-Ministro de Estado da Saúde.

Bárbara Caldas

Médica Sanitarista. Mestre em Administração de Empresas pela Escola de Administração de Empresas de São Paulo da Fundação Getúlio Vargas (EAESP/FGV) e Doutora em Saúde Pública pela Escola Nacional de Saúde Pública da Fundação Oswaldo Cruz (ENSP/Fiocruz). Médica do Ministério da Saúde, atuando como Analista de Qualidade e Segurança no Instituto Nacional de Cardiologia. Pesquisadora Colaboradora na Escola Nacional de Saúde Pública Sergio Arouca da Fundação Oswaldo Cruz.

Berenice Temoteo-da-Silva

Enfermeira (UECE). Doutora em Saúde Pública (Instituto de Saúde Coletiva/Universidade Federal da Bahia). Professora Adjunta do Instituto de Saúde Coletiva da Universidade Federal da Bahia.

Bernardo Cesário Bahia

Coordenador e Pesquisador do Centro de Estudos Estratégicos Antonio Ivo de Carvalho/Fundação Oswaldo Cruz.

Camila Ramos Reis

Graduação em Saúde Coletiva (ISC/UFBA). Especialista em Saúde Coletiva com ênfase em Planejamento e Gestão em Saúde (ISC/UFBA). Mestre em Saúde Comunitária (ISC/UFBA) e Doutoranda em Saúde Coletiva (ISC/UFBA).

Carlos Augusto Grabois Gadelha

Coordenador e Pesquisador do Centro de Estudos Estratégicos Antonio Ivo de Carvalho/Fundação Oswaldo Cruz. Coordenador do Grupo de Pesquisa sobre Desenvolvimento, Complexo Econômico-Industrial e Inovação em Saúde.

Carlos Botazzo

Professor Associado do Departamento de Política, Gestão e Saúde da Faculdade de Saúde Pública da Universidade de São Paulo. Ex-Professor do Departamento de Odontologia Social da Faculdade de Odontologia da USP. Doutorado em Saúde Coletiva pela Universidade Estadual de Campinas. Livre Docente pela USP na Disciplina de Ciências Sociais em Saúde.

Carmen Fontes Teixeira

Médica. Mestre em Saúde Comunitária e Doutora em Saúde Pública pela Universidade Federal da Bahia (UFBA). Professora Titular (aposentada) do Instituto de Humanidades, Artes e Ciências da UFBA (IHAC/UFBA). Docente permanente do Programa de Pós-Graduação em Saúde Coletiva do ISC/UFBA e do Programa de Estudos Interdisciplinares sobre a Universidade do IHAC/UFBA. Pesquisadora do Observatório de Análise Política em Saúde do ISC/UFBA.

Carolina de Mattos Ricardo

Advogada e Socióloga. Mestre em Filosofia do Direito pela Faculdade de Direito da Universidade de São Paulo. Diretora Executiva do Instituto Sou da Paz.

Catharina Leite Matos Soares

Professora Adjunta do Instituto de Saúde Coletiva da Universidade Federal da Bahia (ISC/UFBA). Odontóloga. Doutora em Saúde Pública pelo ISC/UFBA. Mestre em Saúde Comunitária na área de concentração em Planificação e Gestão de Serviços e Sistemas de Saúde pelo ISC/UFBA. Especialista em Docência pela Escola Nacional de Saúde Pública – ENSP/Fiocruz. Docente Colaboradora do Programa de Pós-Graduação em Saúde Coletiva na modalidade acadêmico do ISC/UFBA e Docente Permanente do Mestrado Profissional em Saúde Coletiva da mesma instituição. Pesquisadora na linha de pesquisa sobre Trabalho e Educação em Saúde.

Cézar Donizetti Luquine Júnior

Doutorando na Faculdade de Medicina da Universidade de São Paulo. Psicólogo e Especialista em Saúde Coletiva com experiências na Vigilância em Saúde do Município do Rio de Janeiro e na gestão da Política Nacional de Ciência, Tecnologia e Inovação em Saúde.

Claudia Marques Canabrava

Pós-Doutoranda – Faculdade de Medicina de Ribeirão Preto da Universidade de São Paulo (FMRP/USP). Doutora em Saúde Coletiva – Instituto de Saúde Coletiva da Universidade Federal da Bahia (ISC/UFBA). Mestre em Saúde Coletiva – Faculdade de Medicina da Universidade Federal de Minas Gerais (FM/UFMG). Especialista V – Hospital Sírio Libanês/Compromisso Social. Ex-Coordenadora-Geral de Atenção Hospitalar do Ministério da Saúde.

Claudia Travassos

Médica Sanitarista, Mestre (Instituto de Medicina Social – UERJ – e London School of Hygiene and Tropical Medicine – Universidade de Londres) e Ph.D (London School of Economics and Political Sciences – LSE). Estágio Sênior no Institute of Social Research – Universidade de Michigan. Pesquisadora Titular (aposentada) do Laboratório de Informações em Saúde do ICICT/Fiocruz.

Cristiane Abdon Nunes

Doutora em Saúde Pública. Professora Adjunta do Instituto de Saúde Coletiva, Universidade Federal da Bahia.

Ediná Alves Costa

Professora Associada do Programa de Pós-Graduação do Instituto de Saúde Coletiva da Universidade Federal da Bahia (ISC/UFBA). Doutora em Saúde Pública pela Universidade de São Paulo e Mestre em Saúde Comunitária pela UFBA.

Eduardo Luiz Andrade Mota

Professor Titular do Instituto de Saúde Coletiva da Universidade Federal da Bahia. Mestre em Saúde Pública pela Universidade Harvard. Doutorado em Medicina pela Universidade Federal da Bahia. Pós-Doutorado em Epidemiologia na Universidade da Carolina do Norte em Chapel Hill, EUA.

Eleonor Minho Conill

Professora Adjunta (aposentada) do Departamento de Saúde Pública da Universidade Federal de Santa Catarina. Mestre em Saúde Comunitária pela Université de Montréal. Doutora em Políticas e Programação pelo Institut D´Étude du Développement-IEDES, Université de Paris I, Sorbonne.

Elizabeth Costa Dias

Médica graduada pela Faculdade de Medicina da Universidade Federal de Minas Gerais, Especialista em Medicina do Trabalho e em Saúde Pública, pela Escola Nacional de Saúde Pública da Fundação Oswaldo Cruz (Fiocruz). Mestre em Medicina Tropical pela UFMG. Doutorado em Saúde Coletiva pela UNICAMP. Pós--Doutorado na Johns Hopkins University, Baltimore, Maryland USA e CEPAL/ILPES/BANCO MUNDIAL/PNUD. Professora (aposentada) do Departamento de Medicina Preventiva e Social da Faculdade de Medicina da UFMG.

Erika Aragão

Professora Adjunta do Instituto de Saúde Coletiva (ISC) da Universidade Federal da Bahia (UFBA). Doutora em Saúde Pública pelo ISC/UFBA. Mestre em Economia pela Faculdade de Economia (FCE) da UFBA.

Fabián Moraga Cortés

Sociólogo pela Universidad de Valparaíso, Chile. Mestre em Saúde Coletiva pela Universidade Estadual de Feira de Santana-BA.

Fernanda Lopes Regina

Doutoranda no Programa de Pós-Graduação em Saúde Coletiva, Departamento de Medicina Preventiva da Faculdade de Medicina da Universidade de São Paulo (FMUSP). Graduada em Ciências Sociais pela Universidade Federal do Paraná (UFPR). Mestra em Ciência Política pela Universidade de São Paulo (USP). Pesquisadora do Laboratório Interdisciplinar de Estudos sobre Violência e Saúde (LIEVES) do Departamento de Medicina Preventiva da Faculdade de Medicina da USP e Pesquisadora Associada do Projeto Linha de Cuidado para a Saúde de Adolescentes e Jovens para o SUS no Estado de São Paulo (LCA&J). Experiência nas áreas de Sociologia e Política, atuando principalmente nos seguintes temas: políticas públicas de saúde, adolescência e juventude, prevenção da violência e direitos humanos.

Fernando Ribas Feijó

Graduação em Medicina. Especialista em Medicina do Trabalho. Mestre em Saúde Coletiva. Doutor em Epidemiologia. Professor Adjunto do Departamento de Medicina Preventiva e Social, Faculdade de Medicina da Bahia, Universidade Federal da Bahia.

Francisco Antonio de Castro Lacaz

Professor Associado, Departamento de Medicina Preventiva da Escola Paulista de Medicina, Universidade Federal de São Paulo. Doutor em Medicina, área de Saúde Coletiva, pela Universidade Estadual de Campinas.

François Champagne

Professor Titular do Departamento de Administração em Saúde. Colaborador da Unidade de Saúde Internacional da École de Santé Publique de l'Université de Montréal. Pesquisador do Institut de Recherche en Santé Publique (IRSPUM). Master of Health Administration, Université d'Ottawa, Ph.D. Santé communautaire, Université de Montréal.

Gerluce Alves Pontes da Silva

Médica. Mestre em Saúde Comunitária e Doutora em Saúde Pública/Instituto de Saúde Coletiva da Universidade Federal da Bahia.

Gerson Fernando Mendes Pereira

Médico. Mestre em Epidemiologia. Doutor em Saúde Pública. Diretor do Departamento de Doenças de Condições Crônicas e Infecções Sexualmente Transmissíveis da Secretaria de Vigilância em Saúde do Ministério da Saúde. Professor Titular da Faculdade de Medicina do UNICEUB.

Gérson Oliveira Penna

Médico. Dermatologista. Doutor em Medicina Tropical pela UnB. Estágio de Pós-Doutoramento em Saúde Pública no Instituto de Saúde Coletiva da UFBA.

Guilherme de Sousa Ribeiro

Graduação em Medicina. Especialista em Infectologia. Mestre em Epidemiologia. Doutor em Biotecnologia em Saúde e Medicina Investigativa. Pesquisador de Produtividade do CNPq – nível 1C. Professor Associado do Departamento de Medicina Preventiva e Social, Faculdade de Medicina da Bahia, Universidade Federal da Bahia. Pesquisador Associado em Saúde Pública, Instituto Gonçalo Moniz, Fundação Oswaldo Cruz.

Gulnar Azevedo e Silva

Professora Titular do Instituto de Medicina Social Hesio Cordeiro da Universidade do Estado do Rio de Janeiro (UERJ). Mestre em Saúde Coletiva pela UERJ e Doutora em Medicina Preventiva pela Universidade de São Paulo.

Ilara Hämmerli Sozzi de Moraes

Pesquisadora Titular da Fiocruz. Doutora em Ciências pela Fiocruz. Assessora Especial da Vice-Presidência de Ambiente, Atenção e Promoção da Saúde da Fiocruz.

Ines Lessa

Professora Permanente do Programa de Pós-Graduação do Instituto de Saúde Coletiva da Universidade Federal da Bahia (ISC/UFBA). Doutora em Medicina e Mestre em Saúde Comunitária pela Universidade Federal da Bahia. Pesquisadora 1-D do CNPq.

Isabela Cardoso de Matos Pinto

Professora Associada do Instituto de Saúde Coletiva (UFBA). Mestre em Saúde Comunitária, Doutora em Administração pela Universidade Federal da Bahia. Docente Permanente e Membro do Colegiado do Programa de Pós-Graduação em Saúde Coletiva. Líder do Grupo de Pesquisa CNPq Trabalho, Educação e Gestão em Saúde. Coordenadora do Observatório de Análise Política em Saúde. Membro do Diretório de Pesquisa em Política, Planejamento, Gestão e Avaliação no CNPq.

Jacinta de Fátima Senna da Silva

Enfermeira Sanitarista. Mestre e Doutora em Ciências da Saúde pela Universidade de Brasília (UnB). Pós-Doutorado na Unité Transversale de Recherche: Psychogénèse et Psychopathologie da Université Paris Nord (USPN), Projeto Vidas Paralelas Migrantes Brasil-França. Professora e Pesquisadora Colaboradora da Fiocruz–Brasília. Pesquisadora Colaboradora na UnB.

Jairnilson Silva Paim

Professor Titular (aposentado) de Política de Saúde do Instituto de Saúde Coletiva da Universidade Federal da Bahia. Doutor em Saúde Pública pela Universidade Federal da Bahia. Pesquisador 1-A do CNPq. Professor Emérito da Universidade Federal da Bahia.

Jamilli Silva Santos

Enfermeira. Mestre em Saúde Comunitária e Doutoranda do Programa de Pós-Graduação em Saúde Coletiva do Instituto de Saúde Coletiva da Universidade Federal da Bahia (ISC/UFBA), na área de concentração em Política, Planejamento e Gestão em Saúde. Professora Assistente da Escola de Enfermagem da UFBA. Pesquisadora do Observatório de Análise Política em Saúde do ISC/UFBA.

Jane Mary de Medeiros Guimarães

Professora Adjunta da Universidade Federal do Sul da Bahia (UFSB). Mestre em Ciências da Educação pela Universidade Lusófona de Humanidades e Tecnologias, Portugal. Doutora em Saúde Pública pelo Instituto de Saúde Coletiva da Universidade Federal da Bahia (ISC/UFBA).

João Henrique G. Scatena

Médico. Doutor em Saúde Pública. Professor Titular (aposentado) do Instituto de Saúde Coletiva da Universidade Federal de Mato Grosso.

João Mendes de Lima Júnior

Psicólogo. Doutor em Saúde Coletiva (ISC/UFBA). Membro da Associação Brasileira de Saúde Mental (ABRASME). Professor Adjunto da Universidade Federal do Recôncavo da Bahia.

Jorge Alberto Bernstein Iriart

Antropólogo, Ph.D em Antropologia (Université de Montréal). Professor Associado do ISC/UFBA.

Jorge José Santos Pereira Solla

Deputado Federal. Médico Sanitarista do Instituto de Saúde Coletiva da Universidade Federal da Bahia. Doutor pela Universidade Federal do Rio de Janeiro. Secretário de Saúde do Estado da Bahia (2007-2014), Secretário de Atenção à Saúde do Ministério da Saúde (2003-2005) e Secretário Municipal de Saúde de Vitória da Conquista-BA (1999-2002).

José Antonio de Freitas Sestelo

Cirurgião-Dentista. Mestre em Saúde Comunitária pelo Instituto de Saúde Coletiva (ISC) da Universidade Federal da Bahia (UFBA). Doutor em Saúde Coletiva pelo Instituto de Estudos em Saúde Coletiva (IESC) da Universidade Federal do Rio de Janeiro (UFRJ) e Pesquisador do Grupo de Pesquisa e Documentação sobre Empresariamento da Saúde Henry Jouval Jr.

José Carvalho Noronha

Médico Sanitarista. Doutor em Saúde Coletiva. Pesquisador da Fundação Oswaldo Cruz. Diretor do Centro Brasileiro de Estudos de Saúde – CEBES. Ex-Professor Adjunto do Instituto de Medicina Social da Universidade do Estado do Rio de Janeiro. Ex-Secretário de Atenção à Saúde do Ministério da Saúde. Ex-Secretário de Estado de Saúde do Rio de Janeiro. Ex-Secretário de Medicina Social da Direção Geral do INAMPS. Ex--Presidente da Associação Brasileira de Saúde Coletiva – ABRASCO.

José Gomes Temporão

Professor e Pesquisador Titular (aposentado) da Fundação Oswaldo Cruz. Ex-Ministro da Saúde do Brasil. Doutorado em Saúde Coletiva pela Universidade do Estado do Rio de Janeiro. Mestre em Saúde Pública pela Fundação Oswaldo Cruz.

Karla Montenegro

Coordenadora e Pesquisadora do Centro de Estudos Estratégicos Antonio Ivo de Carvalho/Fundação Oswaldo Cruz.

Kionna Oliveira Bernardes Santos

Graduação em Fisioterapia. Especialista em Práticas Educacionais na Área da Saúde. Mestre em Saúde Coletiva. Doutora em Saúde Pública. Professora Adjunta do Departamento de Medicina Preventiva e Social, Faculdade de Medicina da Bahia, Universidade Federal da Bahia.

Larissa Daiane Vieira Barros

Assistente Social – Universidade Católica do Salvador – UCSal. Doutora em Saúde Pública – Instituto de Saúde Coletiva/Universidade Federal da Bahia. Professora Adjunta de Serviço Social do Instituto de Psicologia (IPS) da Universidade Federal da Bahia.

Lígia Bahia

Médica. Doutora em Saúde Pública pela Escola Nacional de Saúde Pública (ENSP) da Fundação Oswaldo Cruz (Fiocruz). Professora da Universidade Federal do Rio de Janeiro (UFRJ). Pesquisadora de Políticas de Saúde. Bolsista de Produtividade 2 do Conselho Nacional de Desenvolvimento Científico e Tecnológico (CNPq). Coordenadora do Grupo de Pesquisa e Documentação sobre Empresariamento da Saúde Henry Jouval Jr. (GPDES).

Ligia Giovanella

Médica Sanitarista. Doutora em Saúde Pública. Pesquisadora Sênior da Escola Nacional de Saúde Pública da Fundação Oswaldo Cruz.

Lilia Blima Schraiber

Professora Associada do Departamento de Medicina Preventiva da Faculdade de Medicina da Universidade de São Paulo.

Liliana Santos

Psicóloga (UPF). Mestre em Psicologia (UFPR) e Doutora em Saúde Pública pela Universidade Federal da Bahia (UFBA). Professora Adjunta do Instituto de Saúde Coletiva da Universidade Federal da Bahia. Integrante do Grupo de Estudos sobre Trabalho, Educação e Gestão em Saúde. Pesquisadora do Observatório de Análise Política em Saúde do ISC/UFBA.

Luis Carlos Fadel de Vasconcellos

Médico do Ministério da Saúde cedido à Fundação Oswaldo Cruz (Departamento de Direitos Humanos, Saúde e Diversidade Cultural/Escola Nacional de Saúde Pública Sergio Arouca). Doutor em Ciências (Saúde Pública). Coordenador do Fórum Intersindical/RJ e do Núcleo Saúde-Trabalho-Direito do CEBES.

Luis Eugenio Portela Fernandes de Souza

Médico Sanitarista. Mestre em Saúde Comunitária. Doutor em Saúde Pública. Professor Associado da Universidade Federal da Bahia.

Marcele Carneiro Paim

Professora Adjunta do Instituto de Saúde Coletiva da Universidade Federal da Bahia (ISC/UFBA). Graduada em Comunicação Social pela Universidade Católica de Salvador. Mestre em Saúde Comunitária e Doutora em Saúde Pública pelo ISC/UFBA.

Marcelo Eduardo Pfeiffer Castellanos

Sociólogo. Doutor em Saúde Coletiva. Professor Associado do Instituto de Saúde Coletiva da Universidade Federal da Bahia (ISC/UFBA).

Marcelo Fornazin

Pesquisador em Saúde Pública (ENSP/Fiocruz). Professor Adjunto do Departamento de Ciência da Computação da Universidade Federal Fluminense. Doutorado em Administração (Ebape/FGV).

Marcelo Nunes Dourado Rocha

Graduado em Odontologia pela Faculdade de Odontologia da Universidade Estadual de Feira de Santana (UEFS). Mestre em Saúde Comunitária e Doutor em Saúde Pública pelo Instituto de Saúde Coletiva (ISC) da Universidade Federal da Bahia (UFBA). Professor Adjunto do Instituto de Humanidades, Artes e Ciências Prof. Milton Santos (IHAC/UFBA). Coordenador do Diretório das Escolas de Medicina do Brasil (Direm-Br).

Marcelo Ryngelblum

Doutorando e Mestre em Saúde Coletiva pela Universidade de São Paulo. Especialista em Psicopatologia e Saúde Pública pela Santa Casa de São Paulo.

Marcio Alazraqui

Professor Titular do Instituto de Saúde Coletiva da Universidade Nacional de Lanús, Argentina. Mestre em Saúde Pública pelo Instituto de Saúde Coletiva da Universidade Federal da Bahia. Doutorado em Saúde Pública pelo Instituto de Saúde Coletiva da Universidade Federal da Bahia.

Margareth Portela

Engenheira Eletricista. Mestre em Engenharia Biomédica pela Universidade Federal do Rio de Janeiro e Ph.D em *Health Policy and Administration* pela University of North Carolina at Chapel Hill (EUA). Pós-Doutorado na Medical University of South Carolina (EUA) e Estágio Sênior pelo Programa Ciências sem Fronteiras na University of Leicester (Inglaterra). Pesquisadora Titular do Departamento de Administração e Planejamento em Saúde da Escola Nacional de Saúde Pública, Fundação Oswaldo Cruz, e integrante do corpo docente permanente do Programa de Pós-Graduação em Saúde Pública.

Maria da Conceição Nascimento Costa

Médica. Mestre em Saúde Comunitária. Doutora em Saúde Pública. Professora Associada IV (aposentada) de Epidemiologia do Instituto de Saúde Coletiva da Universidade Federal da Bahia.

Maria Andréa Loyola

Professora Emérita do Instituto de Medicina Social da Universidade Federal do Estado do Rio de Janeiro. Doutora em Sociologia pela Universidade de Paris X.

Maria Fernanda Tourinho Peres

Professora do Departamento de Medicina Preventiva da Faculdade de Medicina da Universidade de São Paulo (USP). Graduada em Medicina pela Universidade Federal da Bahia. Mestrado e Doutorado em Saúde Coletiva. Ex-Pesquisadora do Núcleo de Estudos da Violência da USP. Coordenadora do Centro Colaborador da Organização Mundial da Saúde sobre Violência, sediado no NEV/USP. Coordenadora do Laboratório Interdisciplinar de Estudos sobre Violência e Saúde do DMP/FMUSP.

Maria Glória Teixeira

Médica. Mestre em Doenças Infecciosas e Parasitárias. Doutora em Saúde Pública. Professora Titular (aposentada) de Epidemiologia do Instituto de Saúde Coletiva da Universidade Federal da Bahia.

Maria Guadalupe Medina

Doutora em Saúde Pública. Pesquisadora e Docente do Programa de Pós-Graduação do Instituto de Saúde Coletiva, Universidade Federal da Bahia.

Maria Ines Battistella Nemes

Professora da Universidade de São Paulo/Faculdade de Medicina/Departamento de Medicina Preventiva.

María José Luzuriaga

Es Licenciada en Sociología por la UBA. Doctora en Salud Colectiva por la Universidad Federal de Río de Janeiro. Docente/Investigadora de la Universidad Nacional de Lanús-Programa Repatriación de Investigadores PI-DRI-PRH. Integrante del Grupo de Pesquisa e Documentação sobre Empresariamiento da Saúde Henry Jouval Jr (GPDES/IESC/UFRJ). Integrante de la Red Argentina de Investigadoras e Investigadores de Salud.

Maria Ligia Rangel-S

Professora Titular do Instituto de Saúde Coletiva da Universidade Federal da Bahia (ISC/UFBA). Médica Sanitarista. Mestre em Saúde Comunitária e Doutora em Saúde Pública pela UFBA.

Mariluce Karla Bomfim de Souza

Enfermeira. Especialista em Educação em Saúde Pública pela Universidade Estadual de Santa Cruz (UESC). Mestre em Saúde Coletiva pela Universidade Estadual de Feira de Santana (UEFS). Mestre em Enfermagem e Doutora em Saúde Pública pela Universidade Federal da Bahia (UFBA) e Pós-Doutorado na Universidad Complutense de Madrid, Espanha (UCM/ES). Professora Associada do Instituto de Saúde Coletiva – ISC/UFBA. Pesquisadora do Observatório de Análise Política em Saúde do ISC-UFBA, no eixo de Estudos e Políticas de Medicamentos, Sangue, Assistência Farmacêutica e Vigilância Sanitária.

Maurício L. Barreto

Professor Titular de Epidemiologia do Instituto de Saúde Coletiva da Universidade Federal da Bahia. Ph.D em Epidemiologia pela Universidade de Londres. Pesquisador 1-A do CNPq. Membro Titular da Academia Brasileira de Ciências.

Milla Pauline S. Ferreira Teles

Enfermeira da Secretaria Municipal de Saúde de Serrinha-BA. Doutora em Saúde Pública pela Universidade Estadual de Feira de Santana-BA.

Mônica Martins

Nutricionista-Sanitarista. Mestre (ENSP/Fundação Oswaldo Cruz) e Ph.D (Université de Montreal) em Saúde Pública. Estágio Sênior na École de Hautes Études et Santé Publique (França). Pesquisadora Titular do Departamento de Administração e Planejamento em Saúde da ENSP/Fiocruz. Docente permanente do Programa de Pós-Graduação em Saúde Pública da ENSP/Fiocruz. Áreas de interesse: avaliação de serviços de saúde, qualidade do cuidado, utilização, avaliação de desempenho de sistema e serviços de saúde, segurança do paciente e ajuste de risco.

Mônica de Oliveira Nunes

Psiquiatra. Professora Associada II do Instituto de Saúde Coletiva da UFBA. Mestre em Saúde Comunitária pela UFBA e PhD em Antropologia Social pela Universidade de Montreal.

Monique Azevedo Esperidião

Psicóloga (Universidade Federal da Bahia). Doutora em Saúde Pública (Instituto de Saúde Coletiva/Universidade Federal da Bahia). Professora Associada do Instituto de Saúde Coletiva da Universidade Federal da Bahia. Pesquisadora do Observatório de Análise Política em Saúde.

Naomar de Almeida-Filho

Professor Titular (aposentado) de Epidemiologia do Instituto de Saúde Coletiva da Universidade Federal da Bahia. Titular da Cátedra Alfredo Bosi do Instituto de Estudos Avançados da Universidade de São Paulo. Ph.D em Epidemiologia pela Universidade da Carolina do Norte em Chapel Hill.

Nília Maria de Brito Lima Prado

Doutora em Saúde Pública. Docente Adjunta do Instituto Multidisciplinar em Saúde. Pesquisadora e Docente do Programa de Pós-Graduação do Instituto de Saúde Coletiva da Universidade Federal da Bahia.

Patricia Maia von Flach

Graduada em Serviço Social e Psicologia. Doutora em Saúde Pública (ISC-UFBA). Assistente Social da SESAB desde 1992, com atuação em Direitos Humanos/Saúde Mental da Defensoria Pública da Bahia. Participante do Coletivo Intercambiantes Brasil.

Paulo Marchiori Buss

Médico (Universidade Federal de Santa Maria). Mestre em Medicina Social (Universidade do Estado do Rio de Janeiro) e Doutor em Ciências pelo Programa de Saúde Global e Sustentabilidade da Faculdade de Saúde Pública da Universidade de São Paulo. Professor Emérito da Fundação Oswaldo Cruz. Pesquisador e Professor Titular da Escola Nacional de Saúde Pública da Fiocruz. Membro Titular da Academia Nacional de Medicina do Brasil. Membro Honorário da Academia Portuguesa de Medicina e da Academia Nacional de Medicina da Argentina.

Reinaldo Guimarães

Médico (UFRJ) com Mestrado em Medicina Social (UERJ) e Doutorado *honoris causa* pela UFBA (ISC). Professor (aposentado) da UERJ e UFRJ. Ex-Diretor da Financiadora de Estudos e Projetos. Pró-Reitor de Pesquisa e Pós-Graduação da UERJ. Vice-Presidente de Pesquisa e Desenvolvimento da Fiocruz. Diretor do Departamento de Ciência e Tecnologia e Secretário de Ciência, Tecnologia e Insumos Estratégicos do Ministério da Saúde. Ex-Membro do Conselho Deliberativo do CNPq, do Conselho Superior da CAPES e Presidente do Conselho Superior da FAPERJ.

Roberto de Andrade Medronho

Professor Titular de Epidemiologia da Faculdade de Medicina da UFRJ. Coordenador do Laboratório de Epidemiologia das Doenças Transmissíveis da UFRJ.

Rosana Aquino

Médica Epidemiologista. Doutora em Saúde Pública (Epidemiologia). Pesquisadora e Docente do Programa de Pós-Graduação do Instituto de Saúde Coletiva da Universidade Federal da Bahia.

Rosana Onocko-Campos

Médica, Psicanalista. Professora Associada do Departamento de Saúde Coletiva da FCM-UNICAMP. Coordenadora da Residência Multiprofissional em Saúde Mental e Coletiva. Líder do Grupo de Pesquisa Saúde Coletiva e Saúde Mental: Interfaces.

Sebastião Loureiro (*in memoriam*)

Professor Emérito da Universidade Federal da Bahia (UFBA). Doutorado em Epidemiologia pela Universidade do Texas (EUA). Mestrado em Saúde Pública pela Universidade de Londres, Inglaterra.

Sheila Maria Alvim de Matos

Professora Associada do Instituto de Saúde Coletiva da Universidade Federal da Bahia (UFBA). Mestre em Saúde Comunitária e Doutora em Saúde Pública pela UFBA.

Sônia Cristina Lima Chaves

Mestrado em Saúde Coletiva e Doutorado em Saúde Pública pela Universidade Federal da Bahia. Pós-Doutorado em Sociologia pela Faculdade de Ciências Humanas e Sociais da UFBA. Professora Titular da Universidade Federal da Bahia. Pesquisadora e Professora do Quadro do Programa de Pós-Graduação em Saúde Coletiva do ISC-UFBA nota 7 da CAPES. Diretora da Faculdade de Odontologia da UFBA no quadriênio 2021-2025.

Soraya Almeida Belisário

Professora Associada (aposentada) do Departamento de Medicina Preventiva e Social da Faculdade de Medicina da Universidade Federal de Minas Gerais. Doutora em Saúde Coletiva pela UNICAMP.

Tânia Celeste Matos Nunes

Doutora em Saúde Pública (ENSP-Fiocruz). Graduada em Nutrição (UFBa). Professora (aposentada) da Fiocruz.. Ex-Secretária de Recursos Humanos do Ministério da Saúde.

Tatiana Wargas de Faria Baptista

Psicóloga. Doutora em Saúde Coletiva pelo Instituto de Medicina Social da UERJ. Professora e Pesquisadora do Instituto da Mulher, da Criança e do Adolescente Fernandes Figueira da Fundação Oswaldo Cruz (IFF/Fiocruz).

Thereza Christina Bahia Coelho

Médica. Professora Titular Plena e Docente Permanente do Programa de Pós-Graduação em Saúde Coletiva da Universidade Estadual de Feira de Santana. Doutora em Saúde Pública pela Universidade Federal da Bahia.

Vilma Sousa Santana

Médica e Mestre em Saúde Comunitária pela Universidade Federal da Bahia. Ph.D. em Epidemiologia pela University of North Carolina, onde realizou Pós-Doutorado em Epidemiologia Ocupacional e atuou como Adjunct Faculty Abroad. Professora Titular (aposentada) do Instituto de Saúde Coletiva da Universidade Federal da Bahia.

Washington Luiz Abreu de Jesus

Médico. Especialista em Medicina de Família & Comunidade. Mestre em Saúde Coletiva pela Universidade Estadual de Feira de Santana (UEFS) e Doutor em Saúde Pública pelo Instituto de Saúde Coletiva da Universidade Federal da Bahia (ISC/UFBA). Professor Titular do Centro Universitário Faculdade de Tecnologia e Ciências (UNIFTC). Colaborador do Internato e da Residência Médica em Medicina de Família e Comunidade. Professor Adjunto da Escola Bahiana de Medicina e Saúde Pública (EBMSP). Professor do Instituto de Desenvolvimento e Aprendizagem – IDEA (Medicina). Professor Permanente do Programa de Pós-Graduação em Saúde Coletiva da UEFS e Professor Colaborador do Programa de Pós-Graduação em Saúde Coletiva do ISC/UFBA.

Apresentação

Temos a satisfação de apresentar à comunidade acadêmica nacional e à rede de atores do sistema de saúde brasileiro esta 2ª edição do livro *Saúde Coletiva – Teoria e Prática*, coletânea atualizada e ampliada de textos sobre múltiplos aspectos da Saúde Coletiva, ressaltando princípios conceituais e metodológicos desse campo de saberes e práticas sociais. O foco do livro está centrado nas necessidades e problemas de saúde das populações e nas respostas sociais organizadas para a atenção, intervenção e superação dessa problemática e seus desdobramentos, no contexto de práticas de saúde realizadas em sociedades com alto grau de desigualdades.

Estamos conscientes de que os conjuntos disciplinares que conformam a área da saúde têm crescido tanto e com tal velocidade, alcançando inclusive certo grau de autonomia, que seria praticamente impossível contemplar todo o desenvolvimento teórico, metodológico e operativo atualmente alcançado pela Saúde Coletiva. Não obstante, parece-nos pertinente e oportuno um mapeamento geral e introdutório desse vasto conjunto de conhecimentos, estratégias e técnicas justamente pela amplitude e dinamismo que o têm caracterizado. Portanto, justifica-se plenamente a iniciativa de um livro-texto sobre a Saúde Coletiva com essa finalidade, especialmente para aqueles que estão se introduzindo nesse campo científico e âmbito de práticas. Assim, este volume destina-se principalmente a alunos de graduação, de especialização, residentes, mestrandos profissionais nos primeiros módulos do curso e candidatos a processos seletivos da pós-graduação senso estrito.

Para cobrir os temas de interesse, recorremos a saberes disciplinares e interdisciplinares diversificados, conforme pode ser constatado na estrutura e desenvolvimento do volume. Os autores convidados são docentes e pesquisadores representativos dos principais centros de pesquisa e pós-graduação na área de Saúde Coletiva no Brasil. Considerando a relevância de fortalecer a parceria entre esses centros e de estimular um trabalho sinérgico entre autores engajados em múltiplas atividades, encorajamos ao máximo a produção de textos resultantes de um trabalho cooperativo.

Trata-se de um livro fundamentado em questões. Compõe-se de 45 capítulos que se organizam em sete seções, incluindo o Epílogo, apresentando os respectivos conteúdos em linguagem direta e objetiva, com exemplos e ilustrações pertinentes a situações e contextos da realidade sanitária nacional, contemplando mudanças observadas na sociedade brasileira após o enigmático ano de 2013, com suas consequências sociais, políticas e sanitárias, e a emergência da pandemia da Covid-19, em 2020.

Na abertura do volume, trazemos um módulo de contextualização visando indicar antecedentes históricos, emergência, problemáticas fundadoras, enfim, os eixos conceituais de desenvolvimento da Saúde Coletiva. As questões dessa parte são: O que é afinal Saúde Coletiva? Quais são os principais conceitos de Saúde? O que são necessidades e problemas de saúde? Será mesmo a Saúde Coletiva um campo de saberes e de práticas?

A seção II intitula-se Modos. Aqui, nossos autores detalham os componentes típicos de sistemas de saúde: da população-alvo à estrutura de organização, do financiamento à gestão e prestação de serviços. Apresenta-se o enfoque de ciclos de políticas públicas de saúde: da problematização à institucionalização, implementação e avaliação, passando pela formulação e formalização de planos, projetos e programas. Além disso, avaliam-se as possibilidades de integração entre ações individuais e coletivas no Sistema Único de Saúde (SUS) mediante a programação e organização das práticas em saúde.

A seção III aborda os Contextos das práticas de saúde, com ênfase na conjuntura brasileira contemporânea. Inicialmente, discutem-se os problemas de saúde da população brasileira e seus determinantes. Em seguida, são apresentados e debatidos princípios e diretrizes do SUS, juntamente com breve histórico e análise de sua situação atual. Isso torna possível uma visão comparada com os sistemas de saúde de outros países europeus e norte-americanos. Além disso, nessa parte são discutidos importantes aspectos complementares do setor saúde, como a relação entre o Estado e o Complexo Produtivo da Saúde, com especial destaque para a indústria farmacêutica e os sistemas de informação e regulação em Saúde.

A Reforma Sanitária Brasileira é posta em perspectiva por meio da análise de aspectos peculiares do sistema de saúde nacional aprofundados na seção IV do livro, em um módulo sugestivamente intitulado Hemisfério SUS. Aqui, avaliam-se tanto as tecnologias *hard* como as *soft*, bem como a infraestrutura tecnológica do sistema, sua rede de equipamentos, seu nível de desenvolvimento científico-tecnológico e de inovação, além das diferentes modalidades de financiamento, gestão e gerenciamento dos serviços e recursos públicos de saúde. Retoma-se enfim o conjunto de elementos distintivos da experiência brasileira de gestão do SUS com descentralização, regionalização e participação social mediante conselhos e conferências de saúde. Essa importante seção é concluída com uma análise das tendências de transformação, mudança ou conservação dos modelos de atenção à saúde no Brasil.

A seção V deste volume aborda as principais estratégias empregadas no campo da Saúde Coletiva para realização dos objetivos e funções sociais do sistema de saúde. Em primeiro lugar, destaca-se a Estratégia da Saúde da Família como fundamental para organização do cuidado à saúde no SUS; em seguida são introduzidos os fundamentos das estratégias e práticas da Promoção da Saúde e da Vigilância Sanitária (com foco na proteção da saúde). Discutem-se depois as relações entre atenção básica e de média e alta complexidade; estratégias convencionais de prevenção e controle de doenças, agravos e riscos, tais como campanhas, programas, vigilância epidemiológica e vigilância da saúde, são apresentadas e analisadas. Inclui-se ainda uma série de capítulos sobre prevenção, atenção e controle de grupos de problemas de saúde (doenças transmissíveis, doenças crônicas não transmissíveis, problemas de saúde bucal, problemas de saúde mental, violências, consumo de substâncias psicoativas e problemas de saúde do trabalhador), contemplando a nova temática da Saúde Global e Diplomacia da Saúde. Finalmente, temas referentes ao papel das agências reguladoras, bem como à qualidade e segurança no cuidado de saúde, são analisados como complemento à análise das estratégias do campo.

Na seção VI são apresentados capítulos com avaliação do "estado da arte" dos três conjuntos disciplinares do campo (Epidemiologia, Planificação & Gestão, Ciências Sociais em Saúde), bem como de certas áreas temáticas: saúde do trabalhador, saúde mental, vigilância sanitária, saúde bucal, sistema de informações, recursos humanos, comunicação social e saúde, entre outras. Isso nos permite concluir este volume com uma recuperação dos elementos conceituais, históricos, políticos, metodológicos e tecnológicos aqui apresentados e discutidos, assinalando as principais tendências e obstáculos para o desenvolvimento do campo, visando ao delineamento de cenários futuros e perspectivas de construção histórica da Saúde Coletiva no Brasil.

Por fim, deixamos aqui nosso agradecimento especial a Elaine Carvalho, secretária do Observatório de Análise Política em Saúde (ICS-UFBA) pelo apoio no registro e no acompanhamento dos contatos com os(as) colaboradores(as).

Jairnilson Silva Paim
Naomar de Almeida-Filho

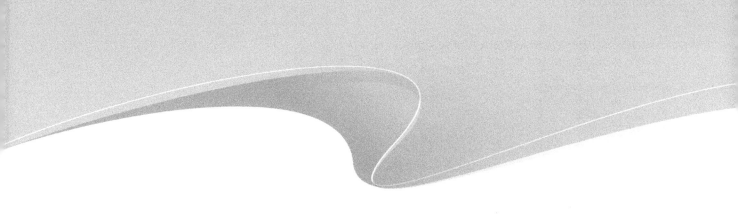

Sumário

SEÇÃO I – EIXOS, 1

1. O que é Saúde Coletiva?, 3
   Lígia Maria Vieira-da-Silva
   Jairnilson Silva Paim
   Lilia Blima Schraiber

2. Saúde Coletiva como Campo de Saberes e de Práticas – Perspectivas Teóricas, 14
   Naomar de Almeida-Filho
   Jairnilson Silva Paim
   Lígia Maria Vieira-da-Silva

3. Conceitos de Saúde – Atualização do Debate Teórico-Metodológico, 21
   Naomar de Almeida-Filho
   Jairnilson Silva Paim

4. Análise da Situação de Saúde – O que são Necessidades e Problemas de Saúde?, 35
   Jairnilson Silva Paim
   Naomar de Almeida-Filho
   Camila Ramos Reis

SEÇÃO II – MODOS, 47

5. Componentes de um Sistema de Serviços de Saúde – População, Infraestrutura, Organização, Prestação de Serviços, Financiamento e Gestão, 49
   Luis Eugenio Portela Fernandes de Souza
   Lígia Bahia

6. Ciclo de uma Política Pública de Saúde – Problematização, Construção da Agenda, Institucionalização, Formulação, Implementação e Avaliação, 63
   Isabela Cardoso de Matos Pinto
   Lígia Maria Vieira-da-Silva
   Tatiana Wargas de Faria Baptista

7. Programação em Saúde e Organização das Práticas – Possibilidades de Integração entre Ações Individuais e Coletivas no Sistema Único de Saúde, 75
   Lilia Blima Schraiber
   Ana Luiza Queiroz Vilasbôas
   Maria Ines Battistella Nemes

SEÇÃO III – CONTEXTOS, 85

8. Problemas de Saúde da População Brasileira e seus Determinantes, 87
   Guilherme de Sousa Ribeiro
   Fernando Ribas Feijó
   Kionna Oliveira Bernardes Santos

9. Sistema Único de Saúde (SUS) – A Difícil Construção de um Sistema Universal na Sociedade Brasileira, 124
   Carmen Fontes Teixeira
   Jamilli Silva Santos
   Luis Eugenio Portela Fernandes de Souza
   Jairnilson Silva Paim

10. Privatização da Assistência – Concentração de Recursos, Oligopólios e Segmentação da Oferta, 143
    José Antonio de Freitas Sestelo
    Maria José Luzuriaga
    Lígia Bahia

11. Sistemas de Saúde da Alemanha, Canadá e EUA em Perspectiva Comparada, 155
    Eleonor Minho Conill
    Ligia Giovanella
    José Carvalho Noronha
    François Champagne
    Anilska Medeiros Lima e Lira

12. O Complexo Econômico-Industrial da Saúde –
A Economia a Serviço do Acesso Universal, 176
Carlos Augusto Grabois Gadelha
Bernardo Cesário Bahia
Karla Montenegro

13. Trajetórias Tecnológicas na Indústria Farmacêutica –
Desafios para a Equidade no Brasil, 186
Erika Aragão
Sebastião Loureiro (in memoriam)
Jane Mary de Medeiros Guimarães
José Gomes Temporão

14. Informação em Saúde Coletiva, 195
Eduardo Luiz Andrade Mota
Marcio Alazraqui

SEÇÃO IV – HEMISFÉRIO SUS, 201

15. Reforma Sanitária Brasileira em Perspectiva
e o SUS, 203
Jairnilson Silva Paim
Naomar de Almeida-Filho
Camila Ramos Reis

16. Infraestrutura Tecnológica do SUS – Rede de
Estabelecimentos, Equipamentos, Acesso a
Serviços de Saúde e Desenvolvimento Científico-
Tecnológico e Inovação, 211
Luis Eugenio Portela Fernandes de Souza
Reinaldo Guimarães
Cláudia Travassos
Cláudia Marques Canabrava

17. Configuração Institucional e Modalidades de Gestão
dos Serviços no SUS, 228
Isabela Cardoso de Matos Pinto
Arthur Chioro
Carmen Fontes Teixeira
Jorge José Santos Pereira Solla
Laíse Rezende de Andrade
Thadeu Borges Souza Santos

18. Participação e Controle Social no SUS, 241
Monique Azevedo Esperidião
Berenice Temoteo-da-Silva
Larissa Daiane Vieira Barros
Carmen Fontes Teixeira

19. Gestão do SUS – Descentralização, Regionalização
e Participação Social, 258
Luis Eugenio Portela Fernandes de Souza
Ana Luiza D'Ávila Viana

20. Financiamento da Saúde, 268
Thereza Christina Bahia Coelho
João Henrique G. Scatena
Andrei Souza Teles
Milla Pauline S. Ferreira Teles
Fabián Moraga Cortés

21. Modelos de Atenção à Saúde no SUS –
Transformação, Mudança ou Conservação?, 296
Carmen Fontes Teixeira
Ana Luiza Queiroz Vilasbôas

SEÇÃO V – ESTRATÉGIAS, 315

22. Estratégia de Saúde da Família – Evolução do
Modelo de Organização da Atenção Primária
à Saúde no Brasil, 317
Rosana Aquino
Maria Guadalupe Medina
Ana Luiza Queiroz Vilasbôas
Cristiane Abdon Nunes
Nília Maria de Brito Lima Prado

23. Promoção da Saúde e seus Fundamentos –
Determinantes Sociais de Saúde, Ação Intersetorial
e Políticas Públicas Saudáveis, 341
Paulo Marchiori Buss
Monique Azevedo Esperidião

24. Regulação e Vigilância Sanitária – Proteção
da Saúde, 364
Ediná Alves Costa
Ana Cristina Souto

25. Relações entre a Atenção Básica e de Média e
Alta Complexidade – Desafios para a Organização
do Cuidado no SUS, 385
Jorge José Santos Pereira Solla
Jairnilson Silva Paim
Camila Ramos Reis

26. Qualidade e Segurança no Cuidado de Saúde, 403
Claudia Travassos
Mônica Martins
Margareth Portela
Bárbara Caldas

27. Regulação da Saúde – As Agências Reguladoras
Setoriais (ANVISA e ANS), 414
Lígia Bahia
Luis Eugenio Portela Fernandes de Souza

28. Estratégias de Prevenção e Controle de Doenças,
Agravos e Riscos – Campanhas, Programas,
Vigilância Epidemiológica, Vigilância em Saúde
e Vigilância da Saúde, 422
Gerluce Alves Pontes da Silva
Maria Glória Teixeira
Maria da Conceição Nascimento Costa

29. Prevenção, Atenção e Controle de Doenças
Transmissíveis, 431
Maria Glória Teixeira
Maria da Conceição Nascimento Costa
Gerson Oliveira Penna
Gerson Fernando Mendes Pereira

30. Prevenção, Atenção e Controle de Doenças Crônicas
não Transmissíveis, 455
Sheila Maria Alvim de Matos
Gulnar Azevedo e Silva
Alcione Brasileiro Oliveira
Ines Lessa

Sumário   xxi

31. **Prevenção, Atenção e Controle de Violências Interpessoais Comunitárias, 468**
Maria Fernanda Tourinho Peres
Carolina de Mattos Ricardo
Cézar Donizetti Luquine Júnior
Fernanda Lopes Regina
Marcelo Ryngelblum

32. **Prevenção, Atenção e Vigilância da Saúde Bucal, 498**
Sônia Cristina Lima Chaves
Carlos Botazzo

33. **Políticas de Prevenção e Cuidado ao Usuário de Substâncias Psicoativas no Brasil, 511**
Patrícia Maia von Flach
Maria Guadalupe Medina
João Mendes de Lima Júnior
Antonio Nery Filho

34. **Prevenção, Atenção e Controle em Saúde Mental, 528**
Mônica de Oliveira Nunes
Rosana Onocko-Campos

35. **Atenção Integral à Saúde dos Trabalhadores, 541**
Vilma Sousa Santana
Elizabeth Costa Dias
Jacinta de Fátima Senna da Silva
Luiz Carlos Fadel de Vasconcellos

36. **Saúde Global e Diplomacia da Saúde, 562**
Luis Eugenio Portela Fernandes de Souza
Paulo Marchiori Buss

SEÇÃO VI – ESTADOS DA ARTE, 573

37. **Estado da Arte em Epidemiologia no Brasil, 575**
Naomar de Almeida-Filho
Roberto de Andrade Medronho
Maurício L. Barreto

38. **Ciências Sociais em Saúde Coletiva, 584**
Marcelo Eduardo Pfeiffer Castellanos
Maria Andréa Loyola
Jorge Alberto Bernstein Iriart

39. **Produção Científica sobre Política, Planejamento e Gestão em Saúde no Campo da Saúde Coletiva – Visão Panorâmica, 599**
Carmen Fontes Teixeira
Jamilli Silva Santos
Marcelo Nunes Dourado Rocha
Mariluce Karla Bomfim de Souza
Washington Luiz Abreu de Jesus

40. **Diferentes Formas de Apreensão das Relações entre Trabalho e Saúde/Doença – O Campo da Saúde do Trabalhador – Aspectos Históricos e Epistemológicos, 615**
Francisco Antonio de Castro Lacaz

41. **De Recursos Humanos a Trabalho e Educação na Saúde – O Estado da Arte no Campo da Saúde Coletiva, 629**
Isabela Cardoso de Matos Pinto
Catharina Leite Matos Soares
Liliana Santos
Soraya Almeida Belisário
Tânia Celeste Matos Nunes

42. **Comunicação e Saúde – Aproximação ao Estado da Arte da Produção Científica no Campo da Saúde, 643**
Maria Ligia Rangel-S
Jane Mary Medeiros Guimarães
Adroaldo de Jesus Belens
Marcele Carneiro Paim

43. **Saúde Bucal Coletiva – Antecedentes e Estado da Arte, 657**
Carlos Botazzo
Sônia Cristina Lima Chaves

44. **Nem Tecnoforia nem Tecnofobia – Abordagem Crítica da Incorporação das Tecnologias Digitais na Saúde, 666**
Ilara Hämmerli Sozzi de Moraes
Marcelo Fornazin

SEÇÃO VII – EPÍLOGO, 689

45. **Saúde Coletiva – Futuros Possíveis, 691**
Naomar de Almeida-Filho
Jairnilson Silva Paim
Lígia Maria Vieira-da-Silva

Índice Remissivo, 709

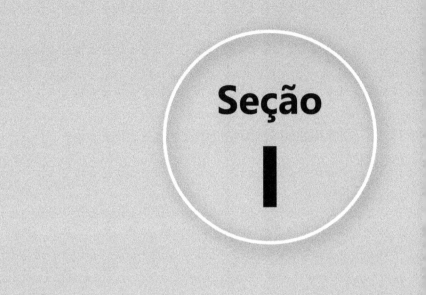

Seção 1

EIXOS

1 | O que é Saúde Coletiva?

Lígia Maria Vieira-da-Silva • Jairnilson Silva Paim
Lilia Blima Schraiber

INTRODUÇÃO

A *Saúde Coletiva* pode ser definida como um campo[1] de produção de conhecimentos voltados para a compreensão da *saúde* e a explicação de suas determinações sociais[2], e também um âmbito de práticas direcionadas prioritariamente para sua *promoção* e voltadas para *prevenção* e *cuidado* contra os agravos e doenças, tomando por objeto não apenas os indivíduos, mas, sobretudo, os grupos sociais e, portanto, a *coletividade* (Paim, 1982; Donnangelo 1983).

Por se tratar de uma área de atuação recente, nem sempre há uma preocupação em diferenciá-la da Saúde Pública. Por outro lado, cabe observar que diversas instituições e programas de pós-graduação e graduação pertencentes à área da Saúde Coletiva têm nomes diferentes, como Instituto de Medicina Social, Departamento de Medicina Preventiva, Escola Nacional de Saúde Pública, Mestrado em Saúde Comunitária ou Instituto de Saúde Coletiva.

Qual o motivo dessa diversidade de designações? Como e por que ocorreu a criação desse novo espaço de saberes e práticas no Brasil, nos anos 1970, com a denominação de Saúde Coletiva? Qual sua relação com movimentos semelhantes no cenário internacional? Qual sua importância para a resolução dos problemas de saúde da população e para o atendimento das necessidades de saúde?

Embora a Saúde Coletiva historicamente tenha sido constituída, principalmente, por médicos, outros profissionais, como cientistas sociais, enfermeiros, odontólogos, farmacêuticos, e também agentes oriundos de outras áreas do conhecimento, como engenheiros, físicos e arquitetos, contribuíram para sua construção. Trata-se, portanto, de uma área multiprofissional e interdisciplinar. Para que a definição de Saúde Coletiva aqui apresentada seja mais bem compreendida em sua especificidade e amplitude, em termos de agentes e disciplinas, é necessário rever brevemente a história de seus antecedentes e seu nascimento.

ANTECEDENTES

Conhecimentos e intervenções sobre a saúde em uma perspectiva coletiva foram contemplados na história por diversas iniciativas políticas e movimentos de ideias, os quais se encontram resumidos a seguir.

Aritmética Política e Polícia Médica

Embora diversas intervenções voltadas à preservação da saúde e ao enfrentamento das doenças, no âmbito populacional, possam ser registradas desde a Antiguidade clássica, foi apenas no período mercantilista e com o desenvolvimento do Estado Moderno que surgiram, na Alemanha, a *Polícia Médica*, com Johann Peter Frank, e, na Inglaterra, a *Aritmética Política*, com William Petty (Rosen, 1994 [1958]).

A Aritmética Política consistia na sistematização de informações populacionais sobre natalidade e mortalidade e na formulação de recomendações para uma ação nacional, bem como de instâncias organizativas na área da Saúde. Petty, em 1687, propôs a criação de um Conselho de Saúde em Londres e de um hospital para o isolamento de pacientes com peste (Rosen, 1994 [1958]).

---

[1] *Campo* está sendo aqui empregado como os autores citados originalmente o utilizaram, ou seja, como conceito que designaria um espaço social mais amplo e complexo que uma simples área de conhecimento.

[2] Sobre a determinação social da saúde existe uma vasta bibliografia. Sugerimos como introdução a essa temática o livro organizado por Nogueira (2010), e, em particular os capítulos de Almeida-Filho, Breilh, Nogueira e Vieira-da-Silva. Além disso, cabe registrar o recente debate a esse respeito realizado por Minayo (2021), Breilh (2021) e Almeida-Filho (2021).

Já na Alemanha, a administração do Estado era denominada, desde o século XVII, Polícia. Em 1655, Veit Ludwig Seckendorf formulou o que deveria ser um programa de saúde do Governo voltado para o bem-estar da população. A expressão Polícia Médica foi usada por Wolfang Thomas Rau, em 1764, e posteriormente desenvolvida por Peter Frank, entre 1779 e 1817, em uma volumosa obra que continha recomendações de ações voltadas para a supervisão da saúde das populações, o que correspondia à regulamentação da educação médica, à supervisão de farmácias e hospitais, à prevenção de epidemias, ao combate ao charlatanismo e ao esclarecimento do público (Rosen, 1994 [1958]).

Higiene, Medicina Social e Saúde Pública

O termo *higiene* (do grego *hygeinos*) era um adjetivo que designava, na Grécia Antiga, aquilo que era "são". Até o século XVIII, os manuais que tratavam da saúde referiam-se a seu "cuidado" ou sua "conservação", mas a partir do século XIX passaram a denominar-se manuais de higiene (Vigarello, 1985). Sua transformação em disciplina médica e em um corpo de conhecimentos específicos ocorreu na Europa, entre o final do século XVIII e o início do século XIX (Vigarello, 1985). Na França em particular, em 1829, foi lançada a revista *Annales d'hygiène publique et de médecine légale*, que no *prospectus* de seu primeiro número apresentava a higiene pública como "...a arte de conservar a saúde nos homens reunidos em sociedade..." e como uma parte da medicina. Nessa perspectiva, a medicina não teria somente por finalidade estudar e curar as doenças, mas teria relações íntimas com a organização social; às vezes ajudaria o legislador na elaboração de leis, esclarecendo frequentemente o magistrado em sua aplicação, e sempre velaria com a administração pela manutenção da saúde do público.

O movimento higienista foi caracterizado por alguns autores como sinônimo de medicina social, expressão cunhada em 1948 por Jules Guerin, editor da *Gazeta Médica* de Paris. O historiador George Rosen considerava ter sido a medicina social francesa uma decorrência dos desdobramentos da Revolução de 1848 e do processo de industrialização. Assim, para esse autor, a medicina social francesa apoiava-se em trabalhos sobre a situação de saúde dos operários realizados por Villermé (1840) e Benoiston de Châteauneuf, entre outros, e propugnava modificações sociais para a resolução de problemas de saúde. Também na Alemanha, ideias semelhantes foram desenvolvidas por Rudolf Virchow e Salomon Neumann, que consideravam a ciência médica essencialmente social (Rosen, 1983).

Segundo o filósofo Michael Foucault, a medicina moderna é uma medicina social no sentido de que é uma prática social, ou seja, intervém sobre a sociedade e sofre as influências desta, mesmo quando atua sobre indivíduos. Analisando o corpo como uma realidade biopolítica, ou seja, em suas dimensões biológica e do poder, esse autor considera que o controle da sociedade sobre os indivíduos começa com o corpo. Nessa perspectiva, caracterizou o desenvolvimento da medicina moderna no período supramencionado (final do século XVIII e início do século XIX) em três configurações: a medicina de Estado, a medicina urbana e a medicina da força de trabalho (Foucault, 1979).

Já a denominação Saúde Pública surgiu na Inglaterra. A industrialização, que se acompanhou do aumento do número de trabalhadores assalariados, tem sido associada ao agravamento das condições sanitárias das populações urbanas (Engels, 2008 [1845]) e às respostas estatais a essa situação. Esse fenômeno foi observado particularmente na Inglaterra, no século XIX. Uma comissão governamental designada para rever a legislação voltada para os pobres e coordenada pelo advogado Edwin Chadwick elaborou, em 1842, um documento intitulado *Relatório ou uma Investigação sobre as Condições Sanitárias da População Trabalhadora da Grã-Bretanha*, que continha, além de um diagnóstico sobre a situação sanitária, diversas proposições de intervenções relacionadas com o saneamento das cidades e a correspondente organização administrativa estatal (Rosen, 1994 [1958]). Seguiram-se ao Relatório Chadwick diversas iniciativas legislativas que culminaram com o primeiro *Ato de Saúde Pública*, editado em 1848, e com a criação de um Conselho Geral de Saúde (Rosen, 1994 [1958]). As escolas e faculdades de Saúde Pública só foram criadas na Inglaterra na passagem do século XIX para o século XX (Paim, 2006).

Também nos EUA, a industrialização e as epidemias do final do século XIX levaram o Congresso Americano a criar um Departamento Nacional de Saúde, proposto por um movimento de reforma da saúde organizado em torno da Associação Americana de Saúde Pública, em 1879 (Fee, 1994). Embora com o advento da bacteriologia tenha sido conferida uma ênfase à dimensão técnica da Saúde Pública, concepções mais amplas foram explicitadas no início do século XX, como na clássica definição de Charles Edward A. Winslow, bacteriologista e fundador do Departamento de Saúde Pública da Faculdade de Medicina da Universidade de Yale (Boxe 1.1).

No Brasil, ações de saúde e saneamento voltadas para o espaço urbano e o controle de epidemias acompanharam o desenvolvimento do Estado Nacional na primeira República (1889-1930) (Lima et al., 2005). Essas ações, bem como as formas de organização estatal correspondentes, sofreram influência, em certa medida, dos modelos europeus anteriormente mencionados (Trindade, 2001). Esse período, marcado pela realização de campanhas sanitárias para o controle da febre amarela urbana, coordenadas por Oswaldo Cruz, ficou conhecido como "sanitarismo campanhista". O período seguinte, que vai de 1930 a 1964, correspondeu à progressiva institucionalização das campanhas sanitárias, inicialmente em um Departamento Nacional de Saúde do Ministério da Educação e posteriormente no Ministério da Saúde, criado em 1953 (Paim, 2003). Duas outras concepções de sanitarismo desenvolveram-se nesse período: o denominado "sanitarismo dependente", que correspondia ao modelo importado dos EUA, adotado pela Fundação Serviço Especial de Saúde Pública (FSESP), e o "sanitarismo desenvolvimentista", que partia da tese segundo a qual o desenvolvimento econômico resultaria em melhoria do estado de saúde das populações.

Boxe 1.1 Uma definição de Saúde Pública

Em 1920, Charles Edward A. Winslow, então professor de Medicina Experimental da Universidade de Yale, foi procurado por dois estudantes da graduação que queriam uma orientação sobre as carreiras a seguir, estando particularmente interessados em saber o que era a Saúde Pública. Winslow, então, sentindo a necessidade de formular uma melhor definição que englobasse as tendências e possibilidades dessa área que para ele representava uma das mais estimulantes e atrativas aberturas para estudantes universitários naqueles dias, elaborou um artigo para a revista *Science*, onde formulou a seguinte definição para a Saúde Pública:

"Saúde Pública é a ciência e a arte de prevenir a doença, prolongar a vida, promover a saúde física e a eficiência através dos esforços da comunidade organizada para o saneamento do meio ambiente, o controle das infecções comunitárias, a educação dos indivíduos nos princípios de higiene pessoal, a organização dos serviços médicos e de enfermagem para o diagnóstico precoce e o tratamento preventivo da doença e o desenvolvimento da máquina social que assegurará a cada indivíduo na comunidade um padrão de vida adequado para a manutenção da saúde." (Winslow, 1920:30 – tradução livre)

Paralelamente ao desenvolvimento da higiene e da Saúde Pública, surgiram diversas instituições voltadas para a assistência médica individual, inicialmente financiadas pelas caixas de aposentadoria e pensão dos sindicatos e posteriormente pelo Estado, por intermédio dos Institutos de Aposentadoria e Pensão (IAP), para diversas categorias de trabalhadores (marítimos, bancários, comerciários e servidores públicos, entre outros). Essa assistência médica dirigida aos trabalhadores registrados formalmente nas empresas foi posteriormente estendida a suas famílias com o apoio da Previdência Social, que também respondia pelas aposentadorias e demais benefícios trabalhistas. Por isso, foi denominada "medicina previdenciária".

Progressivamente, desenvolveu-se um setor privado que passou a ser financiado em parte pelo Estado e em parte pelo mercado, como é o caso dos planos de saúde privados, e que configurou um modelo assistencial predominantemente hospitalar, tecnificado e voltado para as ações curativas individuais (Paim, 2003).

Movimentos de reforma do ensino médico – a criação da Medicina Preventiva

Entre as raízes históricas da Saúde Coletiva estão dois movimentos de reforma da medicina que buscaram reorientar a prática médica por meio de mudanças na formação dos médicos nas escolas de medicina: o movimento em prol de uma Medicina Integral, que resultou na criação de uma disciplina nova no currículo médico, a Medicina Preventiva, e o movimento pela Medicina Comunitária (Boxe 1.2).

Originados nos EUA, no período 1940/1960, esses movimentos constituíram importante base da crítica ao modo progressivamente especializado e segmentador com que a prática médica vinha sendo desenvolvida e ensinada. Isso porque esses movimentos pretendiam que os médicos, em sua prática cotidiana, não tratassem apenas da medicina curativa e, ainda mais, aquela centrada em ramos especializados, mas que fossem capazes de um cuidado global

do paciente. Esse cuidado deveria buscar uma concepção ampla de saúde, como horizonte da assistência médica que ofereciam nos serviços, preocupando-se também com a prevenção e a reabilitação do doente para a retomada de suas atividades usuais na vida social (Schraiber, 1989).

Buscavam, assim, ampliar a visão do médico quanto à sua intervenção, acreditando com isso que os serviços teriam, por consequência, uma reorientação assistencial. Para alcançar essa nova visão, acreditavam ser necessário e suficiente uma boa reforma curricular. No caso da Medicina Integral, a proposta girava em torno da concepção de uma formação mais ampla e integrada ("integral"), com um conjunto de disciplinas no ensino médico que fosse capaz de rearticular o "todo biopsicossocial" a que correspondia o paciente. Já com certa crítica ao excesso de aprendizado hospitalar, afastando o aluno das condições de vida usuais do paciente e, assim, tornando difícil sua formação inserida em um cuidado global, a proposta da Medicina Integral viu na introdução de

Boxe 1.2 O relatório Flexner

Considerando que a Medicina Integral e a Medicina Comunitária foram movimentos surgidos já no século XX, não podemos deixar de mencionar um grande reformador do ensino médico: Abraham Flexner, também situado no século XX. Como explicaremos a seguir, porém, a reforma Flexner teve um caráter distinto desses outros dois movimentos.

Flexner, que viveu entre 1866 e 1959, foi um pesquisador e professor americano que realizou extensa investigação sobre as condições do ensino médico nos EUA e no Canadá, apresentando resultados e propostas de mudança curricular na publicação *Medical Education in United States and Canada – A report to the Carnegie Foundation for the Advancement of Teaching* (Flexner, 1910). Sua preocupação central foi com o desnível de qualidade entre os profissionais formados nas diferentes escolas médicas. Atento à base científica da medicina, enquanto conhecimento e prática profissional, Flexner buscou apontar a necessidade da formação do aluno tanto nas ciências em geral, de maneira preparatória à medicina, como, em um segundo estágio, nas ciências básicas que dão suporte direto à medicina, o que seria complementado com o aprendizado profissionalizante em práticas clínicas hospitalares conjugadas à investigação laboratorial.

Em suas palavras: "[...] Pode-se descrever com justeza que a moderna medicina é caracterizada pelo manejo crítico da experiência. [...] No âmbito pedagógico, a medicina moderna, como todas as educações científicas, é caracterizada pela atividade. O aluno não mais apenas olha, ouve ou memoriza; ele faz. Sua própria atividade no laboratório e na clínica é o fator principal em sua instrução e no ensino. [...] O progresso da ciência e da prática científica e racional da medicina emprega exatamente a mesma técnica. [...] Investigação e prática são, então, um só em espírito, método e objeto. [...] O hospital é, ele próprio, em todos os sentidos, um laboratório" (Schraiber, 1989: 109-10).

Com essas características, podemos dizer que a reforma proposta por Flexner, e que foi amplamente acatada, sistematizou e formalizou as especificidades próprias à modernização da medicina e com isso impulsionou essa modernização, em contraste com as propostas da Medicina Integral e da Medicina Comunitária, que apresentaram reformulações para o modelo já moderno de ensino médico.

Flexner, alguns anos depois do referido estudo, expandiu sua avaliação das escolas médicas também para alguns países da Europa, comparando-as com a situação americana, na publicação *La formation du médecin en Europe e aux États-Unis: étude comparative* (Flexner, 1927).

Para uma melhor compreensão das especificidades modernizantes da medicina, consulte Luz (1988) e Nogueira (2007); e, para entender melhor o papel de Abraham Flexner junto à modernização do ensino médico, consulte Almeida-Filho (2010) e Spinelli (2022).

uma disciplina voltada para a Medicina Preventiva e imediatamente articulada com disciplinas das ciências da conduta e das ciências sociais, de que se tratará mais adiante também, o instrumento para a integração que postulava, entendendo que a própria Medicina Preventiva teceria a coordenação das disciplinas biológicas.

No caso da Medicina Comunitária, movimento que sucedeu ao da Medicina Integral, além de também adotar as referências anteriores, a crítica à formação do médico enfatizou o ensino exclusivamente centrado no hospital. Propiciando ao aluno apenas o aprendizado nas patologias mais raras e em situações apartadas da família e da comunidade, o ensino hospitalar o impedia de interagir com as patologias mais frequentes e aprender uma prática tecnologicamente mais simplificada. A importância desses últimos aspectos na proposta estava dada pelo momento histórico em que surgiu: nos anos 1960, a medicina americana já via dificuldades na cobertura assistencial de parte de sua população, sobretudo a mais carente e a de idosos, uma vez que tal cobertura estava, como ainda hoje, muito associada à condição empregatícia. Considerando os custos crescentes da assistência médica, que se relacionam com as tecnologias mais sofisticadas e a simplificação dessas em práticas voltadas para as patologias mais comuns, a Medicina Comunitária surgia, naquele momento, como uma proposta de reforma capaz de satisfazer tanto uma maior integração na atenção prestada, com ênfase nas práticas de prevenção, como a diminuição dos gastos com a assistência médica, o que propiciaria uma cobertura mais fácil de ser estendida a toda a população.

A reforma então sugerida consistia em acrescentar à formação médica a experiência do aluno em práticas assistenciais extramuros do hospital-escola, localizando-se diretamente nas comunidades e, de preferência, entre as populações mais carentes.

Desse modo, a Medicina Preventiva e a Medicina Comunitária propuseram certa rearticulação dos conhecimentos biomédicos na dimensão social e populacional do adoecimento, o que ampliaria, segundo os proponentes dessas reformas, a concepção acerca do processo saúde--doença e seus determinantes que a medicina clínica vinha construindo quando enfatizava uma abordagem individual e biomédica. Essa crítica seria retomada na Saúde Coletiva, que, no entanto, apontou para a necessidade de reformas não só educacionais, mas, sobretudo, do próprio sistema de saúde e da sociedade: das condições e do mercado de trabalho dos profissionais, dos modelos de atenção à população, bem como das políticas econômicas e sociais.

Departamentos de Medicina Preventiva e a Medicina Social

A partir da proposta da Medicina Integral, da criação de departamentos de Medicina Preventiva nas escolas médicas americanas e dos seminários promovidos pela Organização Pan-Americana da Saúde (OPAS) para a difusão dessas ideias e a implantação dessas unidades acadêmicas (OPS, 1976), foram criados os primeiros departamentos no Brasil, nas décadas de 1950 e 1960. Contudo, sua institucionalização e expansão ocorreram, efetivamente, na década seguinte, após a Reforma Universitária de 1968.

Embora muitos estudos analisem essa experiência na América Latina e no Brasil, dois se destacam por sua abrangência e contribuições críticas. O primeiro, iniciado em 1967 (Garcia, 1972), visava à avaliação do ensino dos aspectos preventivos e sociais da medicina, mas foi ampliado para contemplar o processo de formação e suas relações com a prática médica e a estrutura social. Entre os tópicos analisados no ensino dos departamentos de Medicina Preventiva destacavam-se as medidas preventivas, a epidemiologia, a medicina quantitativa, a organização e administração de serviços de saúde, além das chamadas "ciências da conduta", incluindo a sociologia, a antropologia e a psicologia social. O segundo estudo (Arouca, 2003), concluído em 1975, partia do reconhecimento das dificuldades no ensino desses aspectos em sociedades que não produziram mudanças nos sistemas de saúde e atribuíam diferentes valores à vida humana em função de sua estrutura de classes sociais, situação que configurava o "dilema preventivista".

A penetração da questão do "coletivo" de maneira sistemática como pertinente também à assistência médica aparece como um dos efeitos da implantação desses departamentos. Originalmente, tratava-se de uma certa redução do social limitada a suas manifestações no indivíduo (Donnangelo, 1983) e não como compreensão da estrutura social em suas relações com a saúde, seja como um setor produtivo, um estado da vida ou uma área do saber. Tempos depois, esse entendimento vai sendo construído, progressivamente, por meio de novos estudos.

Assim, as contradições e conflitos presentes na sociedade brasileira possibilitaram uma crítica ao preventivismo e uma aproximação às concepções da Medicina Social elaboradas na Europa no século XIX, a partir das lutas sociais ali desenvolvidas e, especialmente, das contribuições de Rudolf Virchow (Rosen, 1979; Paim, 2006). A produção de conhecimentos no Brasil diversifica temas, objetos e metodologias, com distintas conotações para a noção de "coletivo": como meio ambiente; como coleção de indivíduos; como conjunto de efeitos da vida social; como interação entre elementos; e "coletivo transformado em social como campo específico e estruturado de práticas" (Donnangelo, 1983: 27). Esta última acepção, ou seja, o "coletivo" que toma o social como objeto privilegiado na produção do saber e na intervenção, vai marcar o desenvolvimento da Medicina Social no Brasil, especialmente em programas de pós-graduação de determinados departamentos de Medicina Preventiva e Social e de escolas de Saúde Pública.

Quando o governo passou a apoiar algumas linhas de pesquisa em Medicina Social, por meio do Programa de Estudos Socioeconômicos em Saúde (PESES) da Fiocruz, com o auxílio da Financiadora de Estudos e Projetos (FINEP) (Escorel 1999), desenvolveu-se um trabalho teórico voltado para a Medicina Social entre alguns departamentos de Medicina Preventiva e escolas de Saúde Pública. Esta aproximação à Medicina Social, no plano acadêmico, era alimentada por movimentos sociais que colocavam em debate a questão da saúde e propostas de redefinição das políticas de saúde no Brasil que resultaram na Reforma Sanitária Brasileira e no Sistema Único de Saúde (SUS).

EMERGÊNCIA DA SAÚDE COLETIVA

A expressão *saúde coletiva* pode ser identificada no prefácio da primeira edição de uma obra clássica da sociologia, ao final do século XIX, como contraponto à saúde individual (Durkheim, 1980: 8). No Brasil, era utilizada, desde a década de 1960, como referência a problemas de saúde no nível populacional (OPS, 1976) e em documentos oficiais que mencionavam uma dada matéria do currículo mínimo do curso médico, proposta pela Reforma Universitária de 1968. Essa matéria incluía, entre outras, a epidemiologia, a estatística, a organização e administração sanitária e as ciências sociais. Portanto, a introdução desses conteúdos na graduação dos profissionais de saúde foi uma iniciativa dos departamentos de Medicina Preventiva, junto a seus equivalentes nas escolas de Enfermagem, Farmácia, Veterinária, Odontologia etc. Nos cursos de aperfeiçoamento e especialização, essas disciplinas eram ministradas pelas escolas de Saúde Pública que posteriormente passaram a contribuir para a constituição da área de Saúde Coletiva.

No final da década de 1970, a expressão *saúde coletiva* foi usada como título do primeiro encontro nacional de cursos de pós-graduação então existentes no Brasil, denominados Medicina Social, Medicina Preventiva, Saúde Comunitária e Saúde Pública. Nessa oportunidade, foi proposta a criação da Associação Brasileira de Pós-graduação em Saúde Coletiva (ABRASCO), cuja formalização passou a ser discutida em reuniões posteriores em Ribeirão Preto e no Rio de Janeiro e que foi fundada em setembro de 1979, em Brasília.

Com base no relatório final do I Encontro Nacional de Pós-graduação em Saúde Coletiva, realizado em 1978 na cidade de Salvador, um dos cursos participantes procurou explicitar o que se entendia por saúde coletiva (veja o Boxe 1.3). Portanto, essa área do saber busca entender a saúde/doença como um processo que se relaciona com a estrutura da sociedade, o homem como ser social e histórico, e o exercício das ações de saúde como uma prática social permeada por uma prática técnica que é, simultaneamente, social, sofrendo influências econômicas, políticas e ideológicas (Paim, 1982).

Percebe-se, desse modo, a constituição de uma nova área de produção de conhecimentos científicos que se desloca de abordagens técnicas de temas específicos prevalentes na saúde pública tradicional (saúde materno-infantil, dermatologia sanitária, saneamento etc.) ou de enfoques convencionais de epidemiologia e da administração e planejamento de saúde para uma abordagem multidisciplinar. A incorporação das ciências sociais em sua constituição tornava possível o redimensionamento tanto da epidemiologia como da política, da gestão e do planejamento de saúde.

As primeiras publicações da Abrasco tinham como denominação *Ensino da Saúde Pública, Medicina Preventiva e Social no Brasil* (ABRASCO, 1982). Nesse particular, a realização do II Encontro Nacional de Mestrados e Doutorados da Área de Saúde Coletiva, em São Paulo (1982), os estudos sobre o ensino e a pesquisa em Saúde Coletiva no Brasil (Donnangelo, 1983; Magaldi & Cordeiro, 1983)

e a realização do 1º Congresso Nacional da ABRASCO, construído em parceria com a Associação Paulista de Saúde Pública em São Paulo, entre 17 e 21 de abril de 1983, parecem reforçar a denominação de Saúde Coletiva. Na segunda metade da década de 1980, o título da referida publicação da ABRASCO, sintomaticamente, foi substituído por *Estudos em Saúde Coletiva*. Embora a proposição do movimento que resultou na criação da ABRASCO fizesse uma crítica clara à Medicina Preventiva e à Saúde Pública institucionalizada, essas denominações e concepções persistem até hoje em algumas instituições.

Boxe 1.3 Saúde Coletiva – quadro teórico de referência

a) A saúde, enquanto estado vital, setor de produção e campo de saber, está articulada à estrutura da sociedade através de suas instâncias econômicas e político-ideológicas, apresentando, portanto, uma historicidade.

b) As ações de saúde (promoção, proteção, recuperação, reabilitação) constituem uma prática social e trazem consigo as influências do relacionamento dos grupos sociais.

c) O objeto da Saúde Coletiva é construído nos limites do biológico e do social e compreende a investigação dos determinantes da produção social das doenças e da organização dos serviços de saúde e o estudo da historicidade do saber e das práticas sobre os determinantes. Nesse sentido, o caráter interdisciplinar desse objeto sugere uma integração no plano do conhecimento, e não no plano da estratégia, de reunir profissionais com múltiplas formações.

d) O ensino da Saúde Coletiva envolve a crítica permanente dos sucessivos projetos de redefinição das práticas de saúde surgidos nos países capitalistas, que têm influenciado a reorganização do conhecimento médico e a reformulação de modelos de prestação de serviços de saúde: Reforma Sanitária, Medicina Social, Medicina Integral, Medicina Preventiva e Medicina Comunitária.

e) O processo ensino-aprendizagem não é neutro; representa um momento de apropriação do saber pelo educando e pode ser acionado como prática de mudança ou de manutenção.

f) O conhecimento não se dá pelo contato com a realidade, mas pela compreensão de suas leis e pelo comprometimento com as forças capazes de transformá-la.

g) A participação ativa e criativa do educando e do educador no processo ensino-aprendizagem pressupõe o privilegiamento de uma prática pedagógica fundamentalmente dialógica e anti-autoritária, na qual o aluno não se limita a receber conteúdos emitidos pelo professor, ou seja, tanto o aluno como o professor aproveitam-se do momento para problematizar a realidade, o modo de pensá-la e o próprio processo de produção-transmissão-apropriação do conhecimento.

h) O ensino da Saúde Coletiva remete a uma concepção ampla de prática. Nela se incluem a prática técnica, a prática teórica e a prática política, entendidas como dimensões da prática social. Nessa perspectiva, as práticas exercidas pelos alunos e professores tendem a se articular com os movimentos mais amplos das forças sociais.

i) O conceito de *inserção* no complexo de saúde admite a participação de docentes e discentes em distintos níveis político-administrativos, técnico-administrativos e técnico-operacionais. A análise das práticas de saúde desenvolvidas pode delinear como prática pedagógica a prática das mudanças no complexo de saúde.

j) O conceito de *participação em saúde* transcende o envolvimento dos grupos interessados no âmbito do planejamento, gestão e avaliação das ações de saúde. Esse conceito passa pela democratização da vida social, o que implica a ação organizada sobre o processo político (Paim, 1982: 18-9).

A crise do setor saúde, desde a década de 1970, vai propiciar tentativas de reatualização na formação de recursos humanos diante das propostas de extensão de cobertura de serviços de saúde, conformando uma "tendência racionalizadora". Esta possibilita uma confluência de interesses com o preventivismo e com um projeto crítico de Medicina Social que se expressa, contraditoriamente, nos programas de residência em Medicina Preventiva e Social, tratando-se de uma "tentativa de conciliar a Saúde Pública com a Medicina Social e com a Medicina Preventiva" (Fonseca, 2006: 34).

Já a formação dos sanitaristas, em um contexto em que o Estado, sob a influência do liberalismo, favorecia a medicina privada, mas buscava a contenção das doenças epidêmicas e endemias rurais, enfatizava o adestramento na especialização com instrumentos e técnicas, pois ocorria certa correspondência entre o saber produzido e os modos de intervenção. Para tal formação, não existiam grandes contradições entre o campo de saber e o âmbito das práticas.

Todavia, o desenvolvimento do projeto crítico de Medicina Social nos programas de residência em Medicina Preventiva e Social, bem como nos cursos de mestrado e doutorado, deflagrava tensões acadêmicas e, sobretudo, políticas em função das críticas realizadas à situação de saúde e às políticas de saúde implementadas pelos governos autoritários. Essas três tendências – *preventivista* (Medicina Integral), *racionalizadora* (Saúde Pública) e *teórico-crítica* (Medicina Social) – conviveram contraditoriamente nos programas de pós-graduação durante a década de 1980 e, possivelmente, se reproduziram na Reforma Sanitária Brasileira (RSB) enquanto correntes *liberal-sanitarista*, *racionalizadora* e *crítico-socialista*. Portanto, desde suas origens, a RSB carregava distintas concepções e projetos políticos para a saúde em suas dimensões setorial e societária (Paim, 2008).

Um dos estudos pioneiros para fundamentação conceitual e teórica da Saúde Coletiva (Donnangelo, 1983) promoveu uma delimitação aproximada dessa área de conhecimento não por meio de definições formais, mas examinando um conjunto de práticas relacionadas com a questão saúde na sociedade brasileira, considerando-a um campo de saber e de prática. Ao trazer para reflexão a noção de "campo", alertava que essas tendências não afetavam a dominância da medicina individual e que o caráter político da Saúde Coletiva não podia ser ocultado, como geralmente ocorre na medicina quando apela para a cientificidade das ciências naturais. A Saúde Coletiva, ao contrário, ao lidar com uma multiplicidade de questões que atravessam as ciências naturais e sociais, implica a necessidade de construção do social como objeto de análise e como campo de intervenção (Donnangelo, 1983). Esse social é diverso e supõe, obviamente, diferentes interesses, posições e projetos daqueles que o compõem em distintas conjunturas.

Na década de 1980 foi realizada uma reunião sobre as Ciências Sociais em Saúde, promovida pela OPAS, quando a denominação Saúde Coletiva passou a ser difundida internacionalmente, agrupando pesquisas realizadas (Nunes, 1985: 757). É possível inferir, a partir daí,

a influência dessas contribuições, quando alguns autores passaram a usar, na América Latina, termos como Medicina Social ou Saúde Coletiva, em vez de expressões que designavam disciplinas ou grupos de disciplinas (Garcia, 1985). Os detalhes dessa "invenção" brasileira, sua sociogênese e as condições de possibilidade históricas têm sido objeto de estudos e pesquisas.

CONDIÇÕES HISTÓRICAS PARA O SURGIMENTO DA SAÚDE COLETIVA

Quais fatos e processos históricos possibilitaram a criação da Saúde Coletiva brasileira? Pode-se afirmar que o financiamento das fundações americanas (Rockefeller, Kellog, Milbank, Ford), a ação político-institucional da OPAS, os auxílios da FINEP, a conjuntura política e a situação do campo intelectual e do campo médico brasileiro nos anos 1960 e 1970 contribuíram nessa direção.

Modernização do ensino da medicina e as agências americanas (Kellog, Rockefeller e Milbank)

Embora existam controvérsias sobre a introdução da medicina experimental no Brasil, se no século XIX ou no início do século XX, a chegada da missão Rockefeller, em 1916, impulsionou o processo de modernização do ensino médico, na esteira do relatório Flexner (veja o Boxe 1.2), com o aporte de recursos consideráveis para a Faculdade de Medicina e Cirurgia de São Paulo tendo posteriormente viabilizado a criação do Instituto de Higiene de São Paulo, que, em 1945, viria a se transformar na Faculdade de Saúde Pública (Faria, 1999).

O objetivo da missão Rockefeller era substituir o modelo francês do ensino médico pelo americano com a prioridade dada ao regime de tempo integral e à pesquisa laboratorial, o que implicava a introdução de uma clínica experimental, ou seja, uma clínica apoiada na pesquisa básica. Ao lado disso, tinha também por objetivo fomentar o ensino da higiene e apoiar ações de saneamento, controle de endemias e educação para a saúde (Faria, 1999). Na Bahia e em outras universidades do sul, como foi o caso da Universidade do Estado do Rio de Janeiro (UERJ), esse processo ocorreu a partir da década de 1950. A introdução do ensino da Medicina Preventiva contou com a participação da OPAS e foi financiada pela Fundação Kellog, que concedeu bolsas de estudo a médicos recém-formados do Brasil e de outros países da América Latina que fizeram residência ou mestrado em áreas básicas. Além disso, a Fundação Kellog financiou a criação dos mestrados em Medicina Social da UERJ e de Xochimilco, no México, em 1974, e diversos outros departamentos.

Organização Pan-Americana de Saúde (OPAS) e Juan Cesar Garcia

A OPAS foi a instituição que protagonizou a difusão do ensino da Medicina Preventiva na América Latina, tendo patrocinado a realização dos seminários de Viña del Mar (Chile) e Tehuacan (México), na década de 1950 (OPS, 1976). Posteriormente, apoiou e promoveu o desenvolvimento da denominada Medicina Social Latino-Americana, principalmente devido à atuação de Juan Cesar Garcia, médico e sociólogo argentino (Nunes, 1989).

Garcia não apenas formulou as linhas gerais de um programa de estudos e ação, mas também desempenhou o papel de liderança política, tendo mobilizado recursos institucionais para apoiar os programas emergentes de Medicina Preventiva e introduzir neles o ensino das Ciências Sociais em Saúde de abordagem histórico-estrutural (Spinelli et al., 2012). A OPAS contou com o financiamento da Fundação Milbank nessas atividades. Seus programas visavam à formação de lideranças, permitindo que intelectuais críticos imprimissem uma direção ao processo, cujas iniciativas eram vistas como inovadoras (Garcia, 1985).

Contradições da conjuntura política nacional

No período analisado, particularmente entre os anos de 1960 e 1970, havia no mundo uma experiência socialista em curso, e grande parte da intelectualidade latino-americana era marxista. No Brasil, os partidos com essa orientação política acalentavam projetos de transformação socialista da sociedade, seja pela via da reforma, seja pela via da revolução. A Medicina Social, inspirada nos movimentos reformistas e revolucionários franceses do século XIX, conforme mencionado anteriormente, aparecia como um projeto alternativo.

A maioria dos fundadores da Saúde Coletiva teve participação atuante nas lutas pela democratização do país e contribuiu para a construção de um movimento com ampla participação de diversos grupos sociais – a Reforma Sanitária Brasileira (Escorel, 1999; Paim, 2008). As principais ideias acerca do que seria a Medicina Social latino-americana surgiram nos anos 1960 e, segundo Garcia, sofreram a influência do clima de constestação de 1968 (Garcia, 1985).

Por outro lado, durante o governo Geisel, em um contexto de crise econômica e crescente insatisfação social, foi formulado o II Plano Nacional de Desenvolvimento (II PND), que propunha explicitamente a redistribuição indireta de renda mediante a oferta de bens e serviços sociais. Além disso, foi feito um investimento na promoção da pesquisa e pós-graduação por intermédio do Conselho Nacional de Desenvolvimento Científico (CNPq) e da FINEP, que fomentou uma linha de financiamento para programas sociais, entre os quais estava a saúde. Um desses programas, o Programa de Apoio ao Desenvolvimento Social, estimulou a formulação de três programas importantes para a constituição da Saúde Coletiva: o Programa de Estudos Socioeconômicos em Saúde (PESES), o Programa de Estudos e Pesquisas Populacionais e Epidemiológicas (PEPPE) e o programa de apoio à pós-graduação em Medicina Social do Instituto de Medicina Social da UERJ (Ribeiro, 1991).

DESENVOLVIMENTO DA SAÚDE COLETIVA

A evolução da Saúde Coletiva brasileira, desde o ano da fundação da ABRASCO, em 1979, da qual participaram os seis programas de pós-graduação então existentes, até a realização da avaliação trienal pela CAPES referente ao período 2007-2009, revela a expansão e consolidação dessa área. Em 2009 existiam 48 programas de pós-graduação em Saúde Coletiva, contando com 944 docentes (Brasil, 2012a), e em março de 2022 constavam no *site* da CAPES 97 programas de pós-graduação, envolvendo 136 cursos: 52 mestrados, 39 doutorados, 42 mestrados profissionais e 3 doutorados profissionais. Dentre esses, 44 cursos obtiveram conceitos 7, 6 ou 5, o que corresponde a critérios de excelência nacional e internacional. O total de docentes passou de 944, em 2009, para 1.675, em 2022 (Brasil, 2022).

Quando se analisa a formação acadêmica dos docentes desses programas, verifica-se que, embora a maioria tenha graduação em Medicina, é crescente, ao longo dos anos, a participação de outras profissões da área da saúde, em particular da Enfermagem, Nutrição, Psicologia, Odontologia e Fisioterapia. O conjunto das áreas relacionadas com as ciências humanas e sociais (Sociologia, História, Política, entre outras) também ocupa importante posição desde o início de sua constituição (Vieira-da-Silva, 2018).

Recentemente, a criação dos cursos de graduação em Saúde Coletiva ocorreu como um produto desse processo. Em 2002 foi realizado, em Salvador, um seminário em que foram discutidas a pertinência e as possibilidades de criação de uma graduação em Saúde Coletiva. Esse seminário, organizado pelo Instituto de Saúde Coletiva (ISC/UFBa), reuniu diversas instituições, como Ministério da Saúde (MS), ABRASCO e Fundação Oswaldo Cruz (Fiocruz), além de docentes de várias universidades (Bosi & Paim, 2010). Naquele momento de expansão e desenvolvimento do SUS, estimativas eram feitas acerca da existência de milhares de postos de trabalho que demandavam os saberes próprios e específicos da Saúde Coletiva, particularmente aqueles relacionados com a epidemiologia, a gestão de sistemas de saúde e a coordenação de processos grupais e participativos.

Desse modo, iniciou-se um debate sobre a profissionalização em Saúde Coletiva (Bosi & Paim, 2010). Em 2012 existiam seis cursos de graduação (bacharelado) credenciados junto ao MEC com a denominação de Saúde Coletiva (UNB, UFMT, UFBa, Ufac, UFPR, UFRJ) e dois com a designação de Gestão em Saúde Ambiental (UFU e FMABC) (Brasil, 2012c). A primeira turma a colar grau foi a da Universidade Federal do Acre, em agosto de 2012. Dez anos depois, em 2022, já existiam 24 cursos credenciados pelo MEC, 18 dos quais participavam do Fórum de Graduação da Associação Brasileira de Saúde Coletiva (ABRASCO)[3].

A Saúde Coletiva brasileira consolidou-se como espaço *multiprofissional* (que reúne diversas profissões) e *interdisciplinar* (que exige a integração de saberes de diferentes disciplinas). Seu desenvolvimento, tanto teórico como no que diz respeito ao âmbito das práticas correspondentes, tende a ultrapassar as fronteiras disciplinares. Nessa perspectiva, tem evoluído na direção

---

[3]Fórum de graduação em Saúde Coletiva. Disponível em: https://www.abrasco.org.br/site/graduacaoemsaude/cursos. Acessado em 11 mai 2022.

de um *campo*, no sentido concebido pelo sociólogo Pierre Bourdieu[4], que corresponde a um microcosmo social relativamente autônomo, com objeto específico – a saúde no âmbito dos grupos e classes sociais e com práticas também específicas, voltadas para análise de situações de saúde que incorpora o conhecimento produzido sobre a determinação social da saúde-doença, além dos determinantes biológicos e ecológicos, a formulação de políticas e a gestão de processos voltados para o controle desses problemas no nível populacional.

CONSIDERAÇÕES FINAIS – RELAÇÕES ENTRE A SAÚDE COLETIVA, A REFORMA SANITÁRIA E O SISTEMA ÚNICO DE SAÚDE

A Saúde Coletiva, criada e percebida como um campo[4] de saberes e âmbito de práticas, constituiu um espaço de relações entre agentes e instituições, operando rupturas em relação à Medicina Preventiva, a Higiene e a Saúde Pública institucionalizada, mas também incorporando muitas das contribuições desses movimentos que a antecederam. Em um movimento voltado inicialmente para o desenvolvimento de um novo tipo de medicina, uma medicina social, desenvolveu um pensamento crítico em relação à clínica, a epidemiologia clínica e à epidemiologia tradicional em estudos que iriam integrar o que se denominou de epidemiologia social.

Ao delimitar um objeto específico e diferente da medicina, a saber, a saúde sempre de coletivos – populações, grupos específicos ou grupos de determinado território, tal como se dá a construção brasileira da Atenção Primária à Saúde e da Unidade Básica de Saúde – ao se constituir como área específica do conhecimento, junto a agências de fomento, como a CAPES e o CNPq; ao criar instituições universitárias especificamente voltadas para produção de conhecimento e formação de recursos humanos especializados nesse objeto, tanto na graduação como na pós-graduação, a Saúde Coletiva conforma um campo, no sentido que lhe dá o sociólogo Bourdieu[5], ou seja, como um universo social relativamente autônomo, onde o que está em disputa é a autoridade sobre os problemas de saúde de coletivos e as estratégias para seu controle (Vieira-da-Silva, 2018).

A Saúde Coletiva apresenta-se, também, contra o mercado, como um espaço público de defesa dos interesses universais, o que possivelmente se relaciona com as peculiaridades de sua emergência em uma conjuntura na qual a questão democrática era debatida pela sociedade civil, especialmente por movimentos sociais, incluindo os segmentos popular, estudantil, sindical e de classe média (intelectuais, profissionais de saúde, artistas, advogados etc.), além da academia (universidades, institutos de pesquisa e escolas de Saúde Pública). Essas forças, ao mesmo tempo que combatiam a ditadura, defendiam a democratização do Estado e da sociedade, bem como o resgate da dívida social acumulada em períodos de crescimento econômico, quando o Produto Interno Bruto (PIB) crescia, em média, 10% ao ano (1968 a 1973).

Destaca-se naquela conjuntura o movimento pela democratização da saúde, conhecido como Movimento da Reforma Sanitária ou "movimento sanitário", que propunha o reconhecimento do direito à saúde como inerente à conquista da cidadania. Tem como marco a criação do Centro Brasileiro de Estudos de Saúde (CEBES), em 1976, que promoveu debates e a divulgação de textos, socializando o conhecimento crítico produzido por departamentos de Medicina Preventiva e Social, escolas de Saúde Pública e programas de pós-graduação e pesquisa. Esse conhecimento crítico não só apontava para a degradação das condições de vida e da saúde da população brasileira, mas procurava explicar a determinação social do processo saúde/doença e da organização das práticas de saúde.

Muitos professores, pesquisadores e estudantes de graduação e pós-graduação envolvidos em atividades de ensino, pesquisa e extensão, junto aos segmentos populares e dos trabalhadores, também participavam do movimento sanitário. Propuseram, desde 1979 e por meio do CEBES, a criação do SUS, com caráter público, descentralizado, integral, democrático e com uma gestão participativa. A partir de uma perspectiva acadêmica, realizaram uma crítica aos limites da Medicina Preventiva, da Medicina Comunitária, da Saúde Pública e da Medicina da Família (Paim, 2006). Surge daí a Saúde Coletiva como a possibilidade de construção de algo novo, seja no conhecimento, seja nas ações de saúde, inicialmente apenas como uma designação alternativa, mas, progressivamente, como a construção de um campo interdisciplinar e âmbito de práticas.

Consequentemente, esse "algo novo" já surge articulado à ideia da Reforma Sanitária. Muitos dos formuladores da Saúde Coletiva também foram construtores e militantes da RSB. O CEBES, como um de seus sujeitos coletivos, utilizou a revista *Saúde em Debate* e a publicação de livros para divulgar muito do conhecimento produzido nas instituições acadêmicas, bem como as experiências dos serviços de saúde e das comunidades organizadas em defesa do direito à saúde. Por fim, a criação da ABRASCO veio somar esforços pela concretização da RSB. Assim, essa associação e seus docentes e pesquisadores contribuíram com a elaboração de textos e palestras para realização da 8ª Conferência Nacional de Saúde, destacando-se o documento de referência intitulado "Pelo Direito Universal à Saúde". Do mesmo modo, tiveram um importante protagonismo no processo de elaboração da Constituição de 1988 na temática da saúde, bem como na aprovação das leis 8.080/90 e 8.142/90, que estabeleceram, respectivamente, a organização do SUS e o controle social mediante conferências e conselhos de saúde.

Diversos autores sugerem, portanto, uma forte articulação entre o campo da Saúde Coletiva e a RSB, pelo menos em sua origem e na conjuntura de transição democrática. Ainda que a ABRASCO, enquanto "porta-voz" do campo, mantenha-se nas três últimas décadas como sujeito coletivo atuando em prol da consolidação do SUS,

---

[4]Sobre o conceito de campo de Bourdieu, consulte principalmente seu livro As regras da arte (Bourdieu, 1975). Para uma revisão sobre o uso do conceito de campo na Saúde Coletiva e sua análise a partir de dados empíricos, veja Vieira-da-Silva (2018).
[5]O campo aqui inicialmente foi usado como metáfora, conforme discutido por Almeida-Filho & Paim no Capítulo 2 deste livro.

na dependência da composição de suas diretorias e da correlação de forças presente nas conjunturas (Pereira, 2021), há indagações sobre a permanência desse vínculo orgânico entre a Saúde Coletiva e a RSB (Paim, 2018).

Quando a RSB foi investigada como *ideia, proposta, projeto, movimento* e *processo* (Paim, 2008), tornou-se possível identificar indícios dessa organicidade, pois o estudo, indiretamente, abordava e refletia sobre um campo em emergência – a Saúde Coletiva. Entretanto, a Saúde Coletiva enquanto âmbito de práticas enfrenta questões de identidade entre os campos científico, político e burocrático, além do campo médico. As identidades mais próximas a esse novo campo, com um novo objeto, cujo profissional era anteriormente identificado como "sanitarista" ou "médico sanitarista", passam a revelá-lo como um profissional da Saúde Coletiva:

> Há uma diversidade nas identidades referidas: profissional da Saúde Coletiva, sanitarista, epidemiologista, gestor, professor, pesquisador. Médico, mas não médico, sociólogo ou cientista social adjetivado: "da saúde". Pode-se dizer que novas identidades estão sendo criadas, específicas do campo em consolidação, mas não homogêneas ao ponto de constituírem um *corpus* (Vieira-da-Silva *et al.*, 2018: 230).

Assim, a *Saúde Coletiva* e a *RSB* têm propiciado uma redefinição do trabalho do antigo sanitarista ao elaborarem o conceito de prática de saúde, enquanto processo de trabalho, explicitando o objeto, os meios de trabalho, as atividades e as relações técnicas e sociais. Do mesmo modo, ao considerarem o conceito ampliado de saúde, vinculado ao conhecimento da determinação social do processo saúde-doença, assim como o reconhecimento do direito à saúde e a contribuição na implantação do SUS, com suas diretrizes de integralidade, descentralização e participação social, um novo sanitarista formado pela Saúde Coletiva representa uma significativa promessa para a sociedade e para o desenvolvimento das instituições e das práticas de saúde. Justamente por isso, na década passada foi criada a graduação em Saúde Coletiva para além da formação da pós-graduação (doutorado, mestrado acadêmico e profissional, residências multiprofissional e médica, especialização), por iniciativa de centros avançados em Saúde Coletiva no Brasil, contando posteriormente com o apoio da ABRASCO. Entretanto, os retrocessos impostos à RSB e ao SUS, sacrificando os trabalhadores dos serviços públicos de saúde, têm limitado o reconhecimento dessa profissão que conta com o predomínio da força de trabalho feminina.

Na contemporaneidade, pode-se afirmar que a Saúde Coletiva instituiu-se, consolidando-se como campo específico e autônomo, e como tal vive em contínuo processo de reafirmar-se socialmente. Essa afirmação ocorre em disputa com outros campos sociais, em particular com o campo médico, o campo das ciências sociais e o das ciências básicas. Disputa pela autoridade sobre o diagnóstico dos problemas de saúde no âmbito populacional e principais estratégias para seu controle (Vieira-da-Silva, 2018). Essas disputas ficam claras nos momentos de crise sanitária, a exemplo do ocorrido durante a pandemia da Covid-19. Quem tem autoridade legítima para falar sobre a pandemia? Epidemiologistas? Infectologistas? Virologistas? Imunologistas?

O diagnóstico de uma epidemia, bem como de sua transformação em pandemia, é uma análise feita a partir de teorias, métodos e técnicas oriundos da epidemiologia, disciplina básica da Saúde Coletiva. Seu monitoramento requer a produção sistemática de indicadores populacionais de incidência e mortalidade. Seu controle envolve a organização de um sistema de vigilância, bem como a articulação entre a atenção básica e a especializada e entre saberes produzidos pelas disciplinas da gestão e do planejamento em saúde. O conhecimento acerca dos fatores relacionados com a adesão da população às recomendações das autoridades sanitárias sobre as medidas denominadas não farmacológicas e sobre os movimentos antivacina e negacionistas e as implicações econômicas e sociais da crise sanitária se apoiam em saberes oriundos das ciências sociais. Por outro lado, a produção dos dados exige um conhecimento clínico relacionado com o diagnóstico e o tratamento de casos. A produção de vacinas, medicamentos e testes e a vigilância genômica das variantes implicam a mobilização de saberes das ciências básicas, como a imunologia e virologia. Todas essas tecnologias e teorias foram produzidas por grupos multidisciplinares e interdisciplinares no curso da pandemia de Covid-19.

O controle de uma pandemia demanda a mobilização desses múltiplos saberes e sua integração em estratégias e políticas de saúde, sociais e econômicas. A complexidade da produção social dos problemas de saúde torna necessário o desenvolvimento de ações intersetoriais, como o que ocorreu em diversos países durante a pandemia de Covid-19. Esse é um objeto predominantemente do campo da Saúde Coletiva que tem nas diversas abordagens e teorias sobre a determinação social das doenças uma de suas ideias centrais. Para isso, além de atuar de forma multidisciplinar e interdisciplinar, deve desenvolver esforços transdisciplinares, ou seja, requer a apropriação dos saberes de outras disciplinas.

O SUS combalido, reduzido e fragilizado, em decorrência da falta de prioridade dos governos e dos ataques sofridos desde 2016, tem enfrentado a crise sanitária vinculada à Covid-19. Ainda assim, conquistou certa visibilidade e legitimidade social diante da pandemia, o mesmo ocorrendo com servidores dos serviços públicos de saúde e com os trabalhadores da Saúde Coletiva.

Desse modo, pode-se dizer que o advento da crise sanitária contribuiu para a reafirmação da Saúde Coletiva. No entanto, reafirmar-se, reproduzindo os valores e as perspectivas históricas que animaram sua criação, é também estar envolto em novos questionamentos a exigirem sua renovação, reapresentando-se novamente como campo capaz de propor "algo novo" (Schraiber, 2008). O vínculo com a Reforma Sanitária conquistado em suas raízes históricas e o sistema de saúde existente são hoje parte desses questionamentos: de que modo eles ainda estariam representando "algo novo"? Para além da Reforma Sanitária e do SUS, essa indagação igualmente perpassa o conjunto das conquistas da Saúde Coletiva, expressando a tensão entre o que já se tornou uma tradição, seu corpo instituído de saberes e práticas, e novos desafios, por fazer mais e melhor em torno do conquistado, reinventando-se como campo[6].

Assim, é possível afirmar que a Saúde Coletiva brasileira encontra-se em condições para avançar nessa direção, desde que *não se resigne a submeter-se a uma restauração da saúde pública* convencional (Paim, 2018). A ênfase no exercício de um pensamento crítico pode ser um dos antídotos para esse risco. Trata-se, portanto, de formular novas perguntas para que esse "novo" seja sempre posto em questão, ou para confrontar com o tradicional, ou para realizar pesquisas e reflexões que fundamentem a práxis transformadora de sujeitos individuais e coletivos.

Referências

ABRASCO. Ensino da saúde pública, medicina preventiva e social no Brasil. Rio de Janeiro, Núcleo de Tecnologia Educacional para a Saúde, UFRJ, Centro Latino-Americano de Tecnologia Educacional para a Saúde (Organização Panamericana da Saúde). Escola Nacional de Saúde Pública, Fiocruz, 1982.

Almeida-Filho N.. A problemática teórica da determinação social da saúde. In: Nogueira RP (ed.) Determinação social da saúde e Reforma Sanitária. 1. ed. Centro Brasileiro de Estudos de Saúde (Cebes), 2010: 13-36. Disponível em: https://pesquisa.bvsalud.org/portal/resource/pt/lil-601639.

Almeida-Filho N. Reconhecer Flexner: inquérito sobre produção de mitos na educação médica no Brasil contemporâneo. Cad Saúde Pública; Rio de Janeiro, dez, 2010; 26(12):2234-49 Disponível em: https://doi.org/10.1590/S0102-311X2010001200003 ://doi.org/10.18294/sc.2022.4053

Almeida-Filho N. Mais além da determinação social: sobredeterminação, sim! Cadernos de Saúde Pública 2021; 37(12):e00237521. Disponível em: https://doi.org/10.1590/0102-311x00237521.

Arouca ASS. O dilema preventivista: contribuição para a compreensão e crítica da medicina preventiva. São Paulo-Rio de Janeiro: Ed. UNESP/ Ed. Fiocruz, 2003.

Bosi MLM, Paim JS. Graduação em Saúde Coletiva: limites e possibilidades como estratégia de formação profissional. Ciência e Saúde Coletiva (Impresso) 2010; 15:2029-38.

Brasil. Coordenação de Aperfeiçoamento de Pessoal de Nível Superior (CAPES) – Planilhas comparativas da Avaliação Trienal 2010. Saúde Coletiva. 2012a. Online. Disponível em: http://www.capes.gov.br/component/content/article/44-avaliacao/4355-planilhas-comparativas-da-avaliacao-trienal-2010. Acessado em: 7/8/12.

Brasil. Coordenação de Aperfeiçoamento de Pessoal de Nível Superior (CAPES). Mestrados/Doutorados Reconhecidos segundo área de avaliação. 2012b. Online. Disponível em: http://conteudoweb.ca-pes.gov.br/conteudoweb/ProjetoRelacaoCursosServlet?acao=pesquisarArea&codigoGrandeArea=40000001&descricaoGrandeArea=CI%CANCIAS+DA+SA%DADE+. Acessado em: 7/8/12.

Brasil. Ministério da Educação e Cultura (MEC). Instituições de Educação Superior e Cursos Cadastrados. Online. Disponível em: http://emec.mec.gov.br. Acessado em: 7/8/12.

Brasil. Plataforma Sucupira. Capes. 2022. Disponível em: https://sucupira.capes.gov.br/sucupira/public/consultas/coleta/programa/quantitativos/quantitativoIes.jsf?areaAvaliacao=22&areaConhecimento=40600009. Acessado em: 31/3/22.

Breilh J. Las tres 'S' de la determinación de la vida 10 tesis hacia una visión crítica de la determinación social de la vida y la salud. In: Nogueira RP (ed.) Determinação social da saúde e Reforma Sanitária. 1. ed. Centro Brasileiro de Estudos em Saúde (CEBES), 2010: 87-125. Disponível em: https://pesquisa.bvsalud.org/portal/resource/pt/lil-601639.

Breilh J. La categoría determinación social como herramienta emancipadora: los pecados de la "expertícia, a propósito del sesgo epistemoló-

gico de Minayo. Cadernos de Saúde Pública 2021; 37(12):e00237621. Disponível em: https://doi.org/10.1590/0102-311x00237621.

Donnangelo MCF. A pesquisa em Saúde Coletiva no Brasil – a década de 70. In: Abrasco (ed.) Ensino da Saúde Pública, Medicina Preventiva e Social no Brasil. Rio de Janeiro: Núcleo de Tecnologia Educacional para a Saúde, UFRJ. Centro Latino-Americano de Tecnologia Educacional para a Saúde (Organização Panamericana da Saúde). Escola Nacional de Saúde Pública, Fiocruz, 1983; 19-35.

Durkheim E. As regras do método sociológico. Editorial Presença, 1980.

Engels F. A situação da classe trabalhadora na Inglaterra. São Paulo: Boitempo, 2008 [1845].

Escorel S. Reviravolta na saúde: origem e articulação do movimento sanitário. Rio de Janeiro: Fiocruz, 1999.

Faria LR. O Instituto de Higiene: contribuição à história da ciência e da administração da saúde em São Paulo. Physis, Revista de Saúde Coletiva, 1999; 9:175-208.

Fee E. Public Health and the State: the United States. In: Porter D (ed.) The History of Public Health and the Modern State. Amsterdan--Atlanta: Clio Medica, 1994; 26:224-75.

Flexner A. Medical Education in the United States and Canada. A report to the Carnegie Foundation for the Advancement of Teaching. New York: Carnegie Foundation for The Advancement of Teaching; Boston: D.B. UPDIKE the Merrymount Press (Bulletin 4). 1910.

Flexner A. La formation du médecin en Europe et auxs États-Unis: étude comparative. Paris: Masson et Cie, 1927.

Foucault M. O nascimento da medicina social. In: Foucault M (ed.) Microfísica do poder. Rio de Janeiro: Graal, 1979: 79-98.

Fonseca C MO. A História da Abrasco: política, ensino e saúde no Brasil. In: Trindade N (ed.) Saúde coletiva como compromisso: a trajetória da Abrasco. Editora Fiocruz/Abrasco, 2006: 21-44.

Garcia JC. La educación medica en la América Latina. Washington, D.C.: OPS (Publicación científica, 255), 1972.

Garcia JC. Juan Cesar Garcia entrevista Juan Cesar Garcia. In: Nunes ED (ed.) As ciências sociais em saúde na América Latina: tendências e perspectivas. Brasília: OPAS, 1985: 21-8.

Lima NT, Fonseca CMO, Hochman G. A saúde na construção do Estado Nacional no Brasil: reforma sanitária em perspectiva histórica. In: Lima NT, Gershman S, Edler FC, Suarez JM (eds.) Saúde e democracia. História e perspectivas do SUS. Rio de Janeiro: Fiocruz, 2005: 27-58.

Luz MT. Natural, racional, social – Razão médica e racionalidade científica moderna. Rio de Janeiro: Ed. Campus, 1988.

Magaldi MC, Cordeiro H. Estado atual do ensino e da pesquisa em saúde coletiva no Brasil. In: ABRASCO (ed.) Ensino da Saúde Pública, Medicina Preventiva e Social no Brasil. Rio de Janeiro: PEC/ENSP – Programa de Educação Continuada da Escola Nacional de Saúde Pública. Fiocruz, 1983: 37-59.

Minayo MCS. Determinação social, não! Por quê? Cadernos de Saúde Pública 2021; 37(12):e00010721. Disponível em: https://doi.org/10.1590/0102-311x00010721.

Nogueira RP. Do físico ao médico moderno: a formação social da prática médica, São Paulo: Ed. UNESP, 2007.

Nogueira RP. Apresentação. Repensando a determinação social da saúde. In:Nogueira RP (ed.) Determinação social da saúde e Reforma Sanitária. 1. ed. Centro Brasileiro de Estudos em Saúde (CEBES), 2010: 7-12. Disponível em: https://pesquisa.bvsalud.org/portal/resource/pt/lil-601639.

Nunes ED (ed.) As ciências sociais em saúde na América Latina: Tendências e perspectivas. Brasilia: OPS, 1985.

Nunes ED. As contribuições de Juan Cesar Garcia às ciências sociais em saúde. In: Nunes ED (ed.) Juan Cesar Garcia. Pensamento social em saúde na América Latina. São Paulo: Cortez, 1989: 11-33.

OPS. Enseñanza de la medicina preventiva y social – 20 años de experiencia latinoamericana. Washington, D.C.: Organization Panamericana de la Salud (OPS) Publ. Cient. 234, 1976.

Paim JS. Desenvolvimento teórico-conceitual do ensino em Saúde Coletiva. In: NUTES/CLATES/ABRASCO. Ensino de Saúde Pública, Medicina Preventiva e Social no Brasil. Rio de Janeiro, 1982.

Paim JS. Políticas de saúde no Brasil. In: Rouquayrol MZ, Almeida-Filho ND (eds.) Epidemiologia e saúde. 6. ed. Rio de Janeiro: Medsi, 2003:587-603.

---

[6]Esta discussão é retomada e desenvolvida com mais profundidade no Capítulo 45 deste livro.

Paim JS. Desafios para a saúde coletiva no século XXI. Salvador: EDUFBA, 2006.

Paim JS. Reforma Sanitária Brasileira: contribuição para a compreensão e crítica. Salvador/Rio de Janeiro: EDUFBA/Fiocruz, 2008.

Paim JS. A Reforma Sanitária Brasileira e a Saúde Coletiva: concepções, posições e tomadas de posição de intelectuais fundadores. In: O campo da Saúde Coletiva: gênese, transformações e articulações com a Reforma Sanitária Brasileira.EDUFBA / FIOCRUZ, 2018: 192-221.

Pereira T.BB. A ABRASCO e a dinâmica de consensos, conflitos e disputas na Saúde Coletiva. Fundação Oswaldo Cruz. Escola Nacional de Saúde Pública Sergio Arouca, 2021.

Ribeiro P. A instituição do campo científico da saúde coletiva no Brasil (1975:1978). Master, Fundação Oswaldo Cruz, 1991.

Rosen G. Da polícia médica à medicina social. Rio de Janeiro: Graal, 1979.

Rosen G. A evolução da Medicina Social. In: Nunes EDO (ed.) Textos, medicina social. Aspectos históricos e teóricos. São Paulo: Global, 1983: 25-82.

Rosen G. Uma história da saúde pública, São Paulo: Hucitec-UNESP, 1994 [1958].

Schraiber LB. Educação médica e capitalismo, São Paulo-SP: Hucitec, 1989.

Schraiber LB. Prefácio Saúde Coletiva: um campo vivo. Salvador, Rio de Janeiro: Edufba-Editora Fiocruz 2008: 9-20.

Spinelli H. Abraham Flexner: trayectoria de vida de un educador. SALUD COLECTIVA. 2022;18:e4053. Disponível em: https://doi.org/10.18294/sc.2022.4053.

Trindade EMDC. Modèles et emprunts: l'hygiénismeauBrésil (fin XIX e début XX e siècles). In: Bourdelais P (ed.) Les Hygiénistes: enjeux, modèles et pratiques. Paris: Belin, 2001: 267-95.

Vieira-da-Silva LM. Saúde e espaço social. In: Nogueira RP (ed.) Determinação social da saúde e Reforma Sanitária. 1. ed. CEBES, 2010: 180-200. Disponível em: https://pesquisa.bvsalud.org/portal/resource/pt/lil-601639.

Vieira-da-Silva LM, Barros SG, Souza JM, Silva GAP. Transformações, continuidades e rupturas (1979-2009). In: O campo da Saúde Coletiva: gênese, transformações e articulações com a Reforma Sanitária Brasileira. EDUFBA: Editora Fiocruz, 2018: 169-89.

Vieira-da-Silva LM. O Campo da Saúde Coletiva. Editora Fiocruz, 2018.

Vigarello G. Le propre et le salle. L'Hygiène du corps depuis le Moyen Age. Paris: Éditions du Seuil, 1985.

Winslow CEA. The untilled fields of Public Health. Science 1920; 51:23-33.

Saúde Coletiva como Campo de Saberes e de Práticas – Perspectivas Teóricas

Naomar de Almeida-Filho • Jairnilson Silva Paim
Lígia Maria Vieira-da-Silva

INTRODUÇÃO

O que chamamos hoje de Saúde Coletiva representa um campo plural de saberes e práticas produzidos por pesquisadores, docentes e profissionais que atuam nessa área ou nesse campo. Neste capítulo, pretendemos analisar o que isso quer dizer. Por que hoje designamos como Saúde Coletiva esse conjunto diversificado de instituições, conhecimentos, saberes, técnicas, movimentos e ações? Por que Saúde Coletiva em lugar de "Saúde Pública" e de "Saúde Comunitária"? Por que Saúde Coletiva e não "Saúde das Populações"? Por que não "Saúde Social"? Por que Saúde Coletiva em vez de Medicina Social?

Algumas dessas questões foram abordadas no Capítulo 1. Aqui pretendemos examinar brevemente o motivo que justifica o nome Saúde Coletiva em lugar de "Medicina Social", revisar certas metáforas utilizadas na ciência, descrever as primeiras iniciativas de tratar a Saúde Coletiva como um campo e analisar algumas concepções contemporâneas sobre esse debate. Para isso, é pertinente distinguir a Medicina Social europeia do século XIX da Medicina Social da América Latina nos anos 1970, justamente porque a primeira se apoiava em uma analogia com o corpo biológico e a segunda se fundamentava em uma teoria social da saúde orientada pelo materialismo-histórico, articulada a reformas gerais e setoriais na saúde.

Precisamos, portanto, interpelar mais profundamente o que está nesse nome, refazendo as perguntas: Qual seria o problema, no contexto europeu do século XIX e da América Latina dos anos 1960 e 1970, de a Medicina Social pretender ser uma medicina do social? Realmente, a metáfora de um organismo vivo que pode adoecer, curar-se ou falecer não se aplica adequadamente à sociedade; portanto, essa analogia não seria uma opção consistente e rigorosa filosoficamente. Apesar do uso da expressão *corpo político* ou *corpo social*, de fato a sociedade não é um corpo no sentido biológico ou biossociológico do termo. De modo simétrico, se a sociedade não constitui um corpo, formado por órgãos e sistemas vivos, não faz sentido falar em doença social ou patologia social, a não ser de modo metafórico. Portanto, o espaço de ação social em saúde não se pode orientar pelo conceito de doença.

A Medicina Social europeia tem várias interpretações. A primeira delas, formulada por George Rosen (1848), considera que havia uma "ideia de medicina social" na Europa no início do século XIX, desenvolvida por um grupo de médicos, a exemplo de Villermé e Parent Duchatelet, que realizaram inquéritos e estudos estatísticos sobre diferenças na mortalidade entre as classes sociais. Para Rosen, essas investigações faziam parte de um movimento de Saúde Pública embebido pelo "espírito de reforma social e até mesmo de revolução" (Rosen, 1994 [1958]): 198).

A segunda formulação foi apresentada por Michel Foucault em conferência proferida no Instituto de Medicina Social da Universidade Estadual do Rio de Janeiro (UERJ), em 1974. Para esse autor, a medicina moderna seria sempre social, no sentido de tomar como objeto o corpo social, e somente em um de seus aspectos valoriza as relações médico-paciente. Segundo Foucault, o capitalismo socializou o corpo como força de trabalho e, desse modo, o controle da sociedade sobre o indivíduo não se daria somente pela ideologia, mas também pelo corpo. O corpo é por ele considerado uma realidade biopolítica, e a medicina, uma estratégia biopolítica (Foucault, 1979).

Outros historiadores que estudaram o século XIX, a exemplo de Ann La-Berge (1992), referem-se à existência de um movimento higienista que tinha como suporte a revista *Annales d'Hygiéne Public et de Médecine Légale*, de cujo comitê editorial faziam parte Parent Duchatelet e Villermé. Esse grupo era composto por investigadores sociomédicos, como um partido da higiene, como um grupo de ativistas da elite médica, porém não exclusivamente formado por médicos, mas também por farmacêuticos, veterinários e administradores, recrutados da burguesia e com ideologia predominantemente liberal (Coleman, 1982). Desse modo, a ideia da Medicina Social do século XIX não estava completamente ligada ao pensamento socialista, mesmo utópico. Era um pensamento liberal, ainda que sintonizado com a justiça social (Vieira-da-Silva, 2022).

Naquele momento, um dos socialismos utópicos pretendia ser uma "medicina do social". Baseava-se em uma correlação crítica: dos problemas sociais como uma "Patologia Social" a uma "Terapêutica Social" como ação política. Todavia, os conceitos de social da Medicina Social eram, na época de seu surgimento, claramente pré-científicos. Tomemos Villermé e Guérin, considerados os pais fundadores, adeptos da "física social" de inspiração saint-simoniana (Porter, 2011). Os dois eram liberais. Guérin, claramente antissocialista, fazia questão de se distinguir e inclusive criticava os médicos adeptos de Saint-Simon. Para ele, a Medicina Social era uma nova denominação para a Higiene, a Saúde Pública e a Medicina Legal (Vieira-da-Silva, 2022). Já Villermé (1849) considerava que as diferenças sociais entre os homens eram diferenças de sua natureza.

Para Rosen, as expressões *saúde pública, higiene social, medicina moral* e *medicina social* eram usadas indistintamente, por muitos intelectuais participantes da Revolução Francesa; a Saúde Pública somente teria adquirido um caráter distinto com o advento da Bacteriologia (Rosen, 1983). As ideias francesas, segundo Rosen (1983), influenciaram médicos alemães, entre os quais Rudolf Virchow, Salomon Neumann e Rudolf Leubuschere, outros médicos do século XIX que estariam "...agudamente conscientes do papel dos fatores sociais nos problemas de saúde". Na origem estava a obra do médico-filósofo Pierre-Jean Georges Cabanis, que influenciou tanto o fisiologista Bichat como o alienista Pinel e, a partir de ambos, os eminentes filósofos Auguste Comte e Arthur Schopenhauer (Almeida-Filho, 2022). Enfim, Virchow e Neumann, tal como Claude Bernard, eram orgulhosos positivistas biomédicos fascinados pelas ideias contianas de uma filosofia orgânica evolutiva (Canguilhem, 2000).

Cabe diferenciar a contribuição de Virchow, cujo pensamento pode ser considerado mais próximo da ideia da determinação social das doenças dos anos 1970, principalmente em sua investigação sobre a epidemia de tifo na Silésia (Pridan, 1964). Virchow considerava a medicina uma ciência social, não como uma utopia, mas como um conjunto de princípios que orientavam um programa de ação, ainda que em uma perspectiva liberal (McNeely, 2002). Virchow, a despeito de ter feito sua carreira como patologista, formulou a célebre ideia, segundo a qual: "A medicina é uma ciência social e a política nada mais é do que a medicina em uma grande escala" (Rosen, 1983: 51). Engels (2010[1845]), cujo trabalho sobre as relações entre as condições de vida e a saúde da classe operária na Inglaterra do século XIX tem sido considerado uma importante contribuição teórica, era, dentre os autores citados, o único socialista. Ainda assim, eminentemente

autodidata, era entusiasta da teoria darwiniana (McGarr, 1994) e proponente de uma sociobiologia dialética (Levins & Lewontin, 1985). Seu trabalho, que trazia uma explicação teórica para a exploração do trabalho industrial e as repercussões na saúde da classe operária, muito se distanciava da obra de Villermé, que acabava atribuindo à moral dos trabalhadores sua sorte – segundo este último autor, os honestos procuravam morar nos melhores lugares e os maus, nos locais insalubres (Villermé, 1840).

As perguntas e comentários presentes neste capítulo sugerem questões filosóficas mais profundas ancoradas no paradigma científico que fundamenta a Saúde Coletiva enquanto âmbito de práticas sociais e tecnológicas. Para uma exploração mais rigorosa e aprofundada de tais questões, por um lado, precisamos primeiro considerar o conceito de campo.

Antes, porém, cabe lembrar que a denominação *Saúde Coletiva*, que presentemente serve para identificar uma associação nacional, programas de ensino de graduação e pós-graduação, institutos, áreas de organizações de fomento de pesquisa, tratados e relatórios de pesquisa etc., passou a ser utilizada no Brasil na passagem da década de 1970 para 1980. Criada a Associação Brasileira de Pós-graduação em Saúde Coletiva (ABRASCO) em 1979, sua primeira publicação traz um texto sobre o "marco conceitual em Saúde Coletiva" (Paim, 1982) e seu segundo número apresenta a primeira sistematização teórica sobre "a pesquisa em Saúde Coletiva" (Donnangelo, 1983). Nesse mesmo ano, um seminário internacional promovido pela Organização Pan-Americana de Saúde (OPAS) para examinar a questão das ciências sociais em saúde possibilitou que essa designação fosse conhecida por intelectuais e militantes de outros países (Fleury, 1985). Posteriormente, a Saúde Coletiva foi analisada em suas vinculações com o movimento da Reforma Sanitária no Brasil (Vieira-da-Silva, 2018), a partir de um triedro composto de ideologia, prática teórica e prática política (Escorel, 1998).

METÁFORAS DE CAMPO NAS CIÊNCIAS

Podemos dizer que a noção de campo funcionou como uma metáfora fundante, porém foi progressivamente incorporada e desenvolvida como conceito no sentido de Bourdieu. Por outro lado, precisamos explorar as vantagens e desvantagens do uso do conceito de campo como metáfora fundante da Saúde Coletiva, capaz de orientar a operação dos saberes e práticas sociais de resposta às necessidades e demandas de saúde na sociedade, como faremos adiante.

Por razões históricas e políticas, a construção teórica da saúde tem sido realizada mediante o abundante recurso à metáfora de campo: A Saúde é um campo, o campo da Saúde Coletiva, o campo científico da Saúde etc.

Sabemos, por princípio, que toda metáfora constitui um objeto linguístico, um significante fora de lugar. Tecnicamente, na terminologia da ciência linguística, uma metáfora é um 'tropo', o que quer dizer um substantivo deslocado de função semântica em uma dada retórica. A partir dessa matriz, podemos examinar a metáfora de "campo da saúde coletiva".

No plano operativo da ciência como prática social, e não apenas no plano discursivo do pensamento sobre as ciências, encontramos três modalidades de emprego das metáforas na ciência, no que se refere à fonte de referência:

a) Metáfora por referência a objeto.
b) Metáfora por referência a método.
c) Metáfora por referência à práxis.

O uso da metáfora por *referência a objeto* científico tem sido muito comum nas ciências ditas naturais, em especial na Física. Nesse caso, define-se campo como espaço dinâmico delimitado, como, por exemplo, na teoria do campo atômico. Usos correlatos com maior restrição de âmbito conceitual ocorrem nos exemplos de 'campo gravitacional', 'campo eletromagnético', 'campo de forças'. Nos discursos sobre os temas da saúde, observamos uma analogia secundária (metáfora oriunda da Física Cinética, mas que serve bem à área da Saúde) no uso do conceito de campo (de forças políticas) da Saúde no famoso Relatório Lalonde (1974).

O uso da metáfora de campo por *referência a método*, por sua vez, tem sido mais usual nas ciências ditas culturais, em especial na Antropologia. Aqui, 'campo' pode ser definido como espaço ativo de observação, coleta ou produção de dados em uma pesquisa científica. Muitos filósofos contemporâneos da ciência defendem que dados são produzidos ou construídos, e não recolhidos ou descobertos. Pode-se fazer a distinção ou contraste entre três dispositivos de produção do dado na ciência que se constituíram como espaços históricos da pesquisa científica: laboratório, observatório e campo (Aubin, 2002).

O primeiro e mais antigo dispositivo (ou *locus*) de produção do dado científico é o *observatório*, o qual implica distanciamento, além da capacidade de monitoramento ou sensoreamento global, tendo o observatório astronômico como paradigma (Aubin, 2011). Sabemos que a Física e a Matemática derivam, diretamente, do investimento intelectual posto sobre o Céu e a Terra, às vezes com certa aura de transcendência religiosa, mas sempre com firmes intenções práticas. Por exemplo, a Astronomia e a Geometria, conhecimento dos astros e da medida da Terra, são utilíssimos para a navegação. Desse investimento resultou, em vários lugares, a criação de instituições ou dispositivos de produção de dados sobre estrelas e sobre fenômenos naturais. Isso fez que um padrão de produção de conhecimento caracterizado pelo distanciamento, especificamente por distanciamento físico-material, entre objeto e sujeito do conhecimento definisse um *locus* especial da ciência que se chamou de "observatório" (Aubin, 2011). É claro que se encontram observatórios astronômicos em culturas muito antigas, muito antes do advento da ciência; eram observatórios não científicos, mas com a finalidade específica de registrar posições relativas dos astros para construção de calendários e outras funções rituais.

O segundo dispositivo (ou *locus*) de produção do dado científico é o *laboratório*, inventado no momento de constituição da ciência (James, 1989). O nome laboratório significa lugar onde se trabalha; lembremos do latim, o radical *labor*, de laboral, de colaborar, de laborioso. O que caracteriza um laboratório é que o pesquisador, em vez de observar à distância uma dada realidade (como faz em um observatório), traz essa realidade para ser trabalhada dentro de um espaço controlado. O que é um laboratório, desses de um tipo bem padrão? É um lugar em que se padroniza tudo o que for possível para controlar a observação. O laboratório constitui o espaço do controle da pesquisa científica mediante a artificialização total ou parcial do ambiente experimental. Idealmente, em um laboratório controla-se tudo, não se varia nada, exceto o objeto a ser construído na produção do conhecimento. São amostras que vêm para exame, são sujeitos que participam de experimentos, são casos a serem examinados, são cobaias trazidas do seu hábitat. Só que, dentro do laboratório, para terem uma validade científica definida de modo bem estrito, as condições de controle são tão precisas e rigorosas que não se pode reproduzi-las na realidade do mundo, mas somente na realidade do laboratório. É por isso, usando um exemplo da área farmacológica, que a demonstração de que certa droga é eficaz em laboratório significa apenas o início de um longo e penoso processo. Essa substância deve ser testada em sua eficácia para mudança do estado de saúde de indivíduos reais fora do laboratório. Então é preciso que o laboratório seja, de diferentes maneiras, necessariamente referido à realidade de origem, que ele translada, para observação, ao interior do laboratório.

O terceiro e mais recente dispositivo ou *locus* de produção de dados é o *campo*. Com esse registro, o campo foi inventado (inventado aqui não no sentido literal ou metafórico, mas de fato, realmente) por Bronislaw Malinowski, essa figura extraordinária que foi um dos fundadores da Antropologia. O que faz Malinowski? Em sua formação, vai para uma cultura externa, estranha, distante, a dos nativos das ilhas Trobriand, arquipélago do Pacífico Sul. Como relatório de sua pesquisa, publica uma grande monografia intitulada *Os Argonautas* (Malinowski, 1978), que contém um capítulo introdutório incrível. Trata-se de um dos maiores clássicos das ciências humanas e sociais porque aí ele define, concebe ou inventa o conjunto fundamental de regras, critérios e parâmetros que têm sido seguidos pela metodologia da pesquisa nessa área por mais de 50 anos. E é interessante verificar, no capítulo inicial de *Os Argonautas*, que se trata de um sujeito racional e ilustrado tentando convencer pesquisadores empiricistas da área da biologia ou representantes das ciências ditas exatas de que é possível fazer uma ciência humana com igual rigor e sistematicidade. Só que isso se viabiliza em um ambiente, em outro lugar, que não é distante nem artificial, como os observatórios e os laboratórios, e que ele define, com um espírito assumidamente instituinte, como "o campo da pesquisa". Então, o termo campo é usado por Malinowski para designar um dispositivo metodológico de produção de dados e informações de interesse científico onde o pesquisador se insere, e para isso é preciso que se desloque até ele. Aí, o pesquisador constrói um espaço de trabalho (portanto, um laboratório), um espaço de observação (portanto, um observatório), nesse campo. Malinowski inventa também as formas iniciais de registro e processamento desse material, assim produzindo, sendo o principal, o diário de campo (Malinowski, 1997).

Capítulo 2 • Saúde Coletiva como Campo de Saberes e de Práticas – Perspectivas Teóricas

Qual é a grande novidade do conceito de campo? É a concepção de que é necessário ao pesquisador sair de onde está, de seu gabinete, de seu mirante ou de seu casulo, para encontrar o mundo real. Em comparação, o laboratório gera um conceito oposto: o pesquisador fica onde está, recolhe e traz amostras, transporta efeitos de fatos, eventos, processos, documentos de um mundo externo a ele. Por seu turno, o observatório distancia e, ao distanciar, permite tomar a perspectiva que concederia neutralidade axiológica a essa assim chamada observação científica. O campo é distinto. Nele, o pesquisador encontra-se imerso, tem de estar dentro e, protegendo sua posição de *insider*, de dentro, não pode interferir no contexto, participando do íntimo do campo, de seus espaços privados. Isso ocorre até o momento em que se contestam alguns desses princípios e parâmetros e se reinventa a observação participante, para que os sujeitos da pesquisa se sintam encorajados a alterar, mesmo minimamente, os objetos pesquisados, tornando-os igualmente sujeitos de pesquisa. Esse é um argumento fundamental para Malinowski, na demonstração da eficácia ou validade metodológica do trabalho de campo.

É claro que, quando se diz "a Saúde Coletiva como campo" (Donnangelo, 1983), busca-se construir ou estabelecer uma referência; não importa quem o enxergue, o campo torna-se uma referência concreta do processo de pesquisa. Não obstante esse conjunto de anotações críticas, nos discursos sobre os temas da saúde observamos uma série de analogias dessa natureza, muitas vezes inadvertidas, na designação cada vez mais frequente de "campo cultural da Saúde".

O uso da metáfora por *referência à práxis*, por sua vez, tem sido muito comum nas ciências ditas sociais, em especial na Sociologia de inspiração estruturalista. Em uma perspectiva própria, o cientista social francês Pierre Bourdieu desenvolveu a noção de campo não como metáfora, mas como conceito teórico, articulado a uma complexa teoria sobre o mundo social. Ele desenvolveu esse conceito como alternativa à oposição entre uma abordagem estrutural, externa, e uma abordagem interna, subjetiva (Bourdieu, 1989). Trata-se de um conceito que, para esse autor, permite pensar o mundo em uma mirada relacional. Esse conceito, no entanto, só faz sentido ao interior de sua teoria das práticas sociais, articulado aos conceitos de *habitus, illusio* e capital (Bourdieu,1989).

O conceito de campo, desenvolvido por Bourdieu desde 1966, foi por ele utilizado, em 1975, também para uma primeira análise do espaço social onde opera um capital simbólico específico, que é o capital científico (Bourdieu 1975). Uma teoria geral dos campos foi progressivamente desenvolvida e aperfeiçoada ao longo de sua produção científica (Bourdieu, 1992, 2013, 2021).

Bourdieu propõe que esse espaço social, relativamente autônomo, chamado campo, como estrutura e como formação, também opera na economia, na política, nas artes e na religião (Bourdieu, 2004). Esse conceito vai sendo desenvolvido pouco a pouco ao longo de investigações empíricas de diferentes universos sociais. Nos textos onde sistematiza a teoria de campo, Bourdieu remete a estudos empíricos realizados sobre o campo artístico, sobre o campo universitário, sobre a alta costura, sobre o campo burocrático etc. A sistematização de uma teoria sobre os campos sociais é feita em dois momentos: no livro *As regras da arte* (Bourdieu, 1992) e nos cursos no Collége de France, ministrados em 1982 e 1983, publicados após sua morte (Bourdieu, 2021). Em 1997, convidado a fazer uma conferência em um instituto de pesquisas em Agronomia, formula enfim o conceito de campo científico (Bourdieu, 2004).

Nesse referencial, define-se campo como espaço social relativamente autônomo, constituído por uma estrutura de redes de relações objetivas entre posições e agentes, tendo como centrais os conceitos (referentes simbólicos) de *habitus, illusio* e capital. O *habitus* é mais que um referente simbólico. O *habitus* é um conhecimento incorporado, um sistema gerador de práticas, disposições que orientam as tomadas de posição dos agentes sociais. A *illusio* seria o investimento no jogo social que existe em cada campo, e o capital específico produzido em cada campo é o que orienta a distribuição das posições que são influenciadas pelas outras espécies de capital. As tomadas de posição – ou seja, o que as pessoas fazem, dizem e escrevem em cada campo – estão relacionadas com a posição ocupada, mas também com a trajetória, que é a história incorporada ou, melhor dizendo, o encontro de duas histórias: a história individual incorporada na subjetividade e a história coletiva incorporada nas coisas. O *habitus* assim produzido faz que o agente social se ajuste ou não à posição ocupada ou que a modifique.

Em suma, a teoria social de Bourdieu articula estruturalmente os conceitos de campo econômico, campo político, campo literário, campo religioso e campo científico. A produção científica se dá em um campo de forças sociais que pode ser compreendido como um espaço multidimensional de relações em que os agentes ou grupos de agentes ocupam determinadas posições relativas em função de diferentes tipos de poder.

Para Bourdieu, as posições ocupadas pelos agentes nos campos decorrem da acumulação do capital específico em jogo no campo e de diversas outras espécies de capital (econômico, cultural, político, burocrático, social). Desenvolve ainda o conceito de capital simbólico, que corresponde à conversão das diversas espécies de capital em um capital de reconhecimento (Bourdieu, 1989). Este último, fundamental para a análise do campo científico, manifesto como prestígio, reputação, fama etc., seria a fonte estruturante da legitimação das diferentes espécies de capital. Bourdieu (1989) considera o campo científico como espaço social do capital científico. No interior do campo científico, as disciplinas também funcionam como campos – os campos estão imersos uns nos outros, como *matrioskas*. Ele distingue duas espécies de capital no interior do campo científico: o capital associado aos poderes temporais (ocupação de cargos de direção, comissões) e o capital propriamente científico, que corresponderia à produção do conhecimento (Bourdieu, 2004[2001]). O campo científico constitui um campo social como outro qualquer, com relações de força e monopólios, lutas e estratégias, interesses e lucros (Bourdieu, 1983: 126).

No início de sua obra clássica, *A distinção*, ao discutir a diferença entre objetos técnicos e objetos estéticos, Bourdieu analisa a tecnologia como uma categoria em oposição à "arte". Mas, para prosseguir com nosso assunto principal, caberia assinalar que, de muitos modos, o campo da prática científica é um espaço de aplicação de saberes e técnicas (Sterne, 2003). Nessa linha, uma tecnologia se constitui como tal através da prática social e não por efeito de algum esforço de construção teórica; portanto, o conjunto de ações tecnológicas se organiza em "um jogo de lógicas práticas". Faz parte da teoria das práticas de Bourdieu a ideia de lógica prática, senso prático, lógica esta que a teoria não pode apreender ou tem dificuldade de apreender (Bourdieu, *O senso prático*, 1980).

Segundo Sterne (2003: 385):

[...] se poderia imaginar todo um campo que contém a totalidade das práticas tecnológicas de uma sociedade, onde a produção tecnológica e seu consumo viriam em conjunto. [...] Dado que as tecnologias não têm uma existência independente da prática social, elas não podem ser estudadas de forma isolada da sociedade ou de suas outras formas. Elas são incorporadas no *habitus* através das práticas de vida [...]. A sua natureza (ou artificialidade, como é o caso) é uma segunda natureza. No nível da prática real, as tecnologias são sempre organizadas por meio de (e como) técnicas do corpo, e assim "forma", "uso" e "função" de uma tecnologia não podem ser separados das práticas com que se apresentam. Como parte do *habitus*, tecnologias e suas técnicas tornam-se modos de experimentação e negociação de campos.

Dessa maneira, aplicando esse marco referencial ao tema deste capítulo, o conceito de campo da saúde corresponderia ao lugar de aplicação do objeto de prática, da ação realizada, dos meios e instrumentos de produção de atos de saúde pelos agentes. Corresponderia a um espaço social específico, porém imerso nos campos político, burocrático e econômico. Inserido ainda em um espaço das Instituições, com suas hierarquias e oposições. A consideração da prática social remete às Instituições que legitimam sua atuação por sua posição nas redes políticas do campo e no espaço das Instituições. Trata-se aqui de uma referência a agentes sociais cuja trajetória dominante se realiza no campo burocrático ou que ocupam posições em determinado momento no campo político. Esses sujeitos (melhor, agentes), ao ocuparem posições diferenciadas no espaço das instituições, são identificados e separados por perspectivas múltiplas, dado que cada um, de seu lugar, enxerga distintas etnopaisagens como cenário de sua práxis. Resulta óbvio e imediato o uso dessa última modalidade de metáfora multicampo da saúde, juntamente com seu rico e diversificado referencial teórico, para designar o conjunto articulado de instituições, agentes e redes da Saúde Coletiva, o que veremos na seção seguinte.

A METÁFORA E O CONCEITO DE CAMPO APLICADOS À SAÚDE COLETIVA

Na Saúde Coletiva brasileira, uma das primeiras referências à metáfora de campo está presente na tentativa inicial de sua delimitação, mesmo sem recorrer a definições formais (Donnangelo,1983). Posteriormente, essa referência tem sido utilizada como conceito em investigações (Ribeiro, 1991; Belisário, 2002; Vieira-da-Silva, 2018) e em ensaios críticos (Paim & Almeida-Filho, 2000).

Em 1991, a OPAS promoveu estudos e debates sobre a crise da Saúde Pública. Justamente nesse debate foi utilizada a noção de "campo de forças" (Testa, 1992) para analisar a distribuição do poder no setor saúde e na sociedade, bem como as lutas e disputas em torno de distintos projetos político-ideológicos. Defendeu-se, naquela oportunidade, a Saúde Coletiva como uma alternativa diante da crise da saúde pública convencional e dos desafios da prática (Paim, 1992), reiterando no plano internacional essa denominação brasileira.

A referência explícita ao conceito bourdieusiano de campo aparece na mesma época para analisar a constituição do "campo científico" da Saúde Coletiva (Ribeiro, 1991), destacando a existência de três pilares disciplinares em sua sustentação: epidemiologia, ciências sociais em saúde e planificação e gestão. Posteriormente foi conduzida uma investigação empírica orientada pela teoria das práticas de Bourdieu, a qual buscou analisar a relação entre as trajetórias dos fundadores e o espaço de possibilidades para a criação da Saúde Coletiva. Também buscou-se apreender a arquitetura do campo em sua gênese e algumas de suas transformações, bem como sua lógica específica (Vieira-da-Silva, 2018).

A partir desses esforços iniciais, tornou-se possível desenvolver uma reflexão teórica e epistemológica, apresentando argumentos que sustentam a Saúde Coletiva como um campo de saberes e âmbito de práticas (Paim & Almeida-Filho, 2000), mas esses eixos ou pilares, por mais centrais ou fundamentais, não esgotam o conjunto da produção teórica, científica, ideológica, prática e simbólica da Saúde Coletiva, muito pelo contrário.

O campo da Saúde Coletiva é certamente caudatário de outros territórios de ação humana organizada, como âmbitos de prática social das Políticas Públicas e da Saúde Ambiental, de ação tecnológica da Clínica, definida enquanto Atenção à Saúde Individual, bem como dos campos disciplinares da Matemática/Estatística e das Ciências Humanas e Sociais. A importância de um complexo multidisciplinar ou interdisciplinar chamado de Ciências Humanas e Sociais para a configuração do campo da Saúde Coletiva é inegável e por isso merece destaque, tal como será desenvolvido no Capítulo 38.

Assim, uma rica e intrigante série de questões conceituais anima o debate atual sobre a Saúde Coletiva. Basta citar, pelo menos, duas vertentes: por um lado, é preciso perguntar sobre a natureza e as propriedades do conceito de Saúde propriamente enquanto objeto de conhecimento e operador de transformações no mundo e na vida dos sujeitos que nele habitam; por outro lado, é preciso questionar o sentido e o lugar das práticas pessoais, institucionais e sociais que, de modo articulado, conformam os espaços onde a saúde se constitui coletivamente, socialmente ou culturalmente.

Entretanto, a Saúde Coletiva não se encontra imune à crise das instituições característica das sociedades contemporâneas. Enquanto a saúde pública institucionalizada, refém da regulação, enfrenta sua crise entre mais mercado, mais Estado ou mais comunidade, a Saúde Coletiva apresenta-se como um campo aberto a novos paradigmas em uma luta contra-hegemônica a favor da emancipação (Paim & Almeida-Filho, 2000). Nesse sentido, a Saúde Coletiva pode participar na transição epistemológica, começando por se contrapor ao paradigma mecanicista e individualizador hegemônico no campo.

Assim, o campo científico e os conjuntos disciplinares não são preenchidos por entidades abstratas, como noções, conceitos, modelos e teorias. São de fato ocupados por sujeitos históricos organizados em "comunidades científicas", "epistêmicas" ou em "comunidades de prática" e vinculados ao contexto sociopolítico mais amplo. São esses sujeitos que, em sua prática concreta cotidiana, dentro e fora das instituições de formação e de prestação de serviços de saúde, constroem e reconstroem paradigmas e buscam introduzi-los nas respectivas práxis (Paim & Almeida-Filho, 2000).

Nesse sentido, poderemos considerar assim o conceito de campo como espaço de relações e também de ação tecnológica, resultante da aplicação de saberes e técnicas gerados pela prática social dos campos científicos. Os campos disciplinares, no interior do campo científico, configuram-se como polos: de um lado, o polo das práticas profissionais e, de outro, o polo da pesquisa/formação, onde se dão a produção do conhecimento e a reprodução dos agentes pelo ensino. Os agentes do campo podem experimentar uma trajetória mais significativa no âmbito das práticas profissionais e tecnológicas e uma trajetória com menor expressão no espaço universitário e/ou no campo científico. Vejamos como exemplo o campo médico e a tão ironizada oposição entre médicos professores e professores médicos. Na Saúde Coletiva, observa-se uma oposição entre "gestores" e "pessoas que trabalham na academia". É possível designar, por outro lado, saúde ou educação como espaços eminentemente de ação tecnológica, mais do que campos científicos senso-estrito (de produção social de conhecimento como evidências sistematizadas) como seria, por exemplo, a rede de universidades, institutos de pesquisa e outras instituições de conhecimento.

As perspectivas da Saúde Coletiva em termos de práxis são discutidas no epílogo deste livro (Capítulo 45). Enquanto campo científico produtor de conhecimentos, a Saúde Coletiva pode reforçar os paradigmas disciplinares hegemônicos, reproduzindo uma "ciência normal" subordinada às políticas de publicação dos periódicos internacionais e ao *mainstream* da Saúde Pública mundial, ou enfrentar novos problemas, questões e desafios de investigação a partir da articulação de seus eixos estruturantes em uma perspectiva inovadora, interdisciplinar ou transdisciplinar. As revisões dos "estados da arte" apresentadas na Parte VI deste livro apontam tais possibilidades, além de novas perspectivas para o desenvolvimento da Saúde Coletiva brasileira enquanto campo científico.

Referências

Almeida-Filho N. The Revolution of Georges Cabanis. A Forgotten Education Reform in Post-Enlightenment France. Kingston, CAN: Queen's University (Monograph Series on Theory and History of Education), 2022. Disponível em: https://queens.scholarsportal.info/omp/index.php/qulp/catalog/book/218.

Aubin D. A History of Observatory Sciences and Techniques. In: Jean-Pierre Lasota (ed.) Astronomy at the Frontiers of Science. New York: Springer-Verlag, 2011: 108-21.

Aubin, D. Orchestrating observatory, laboratory, and field. Nuncius 2002; 17:143-62.

Belisario SA. Associativismo em Saúde Coletiva: um estudo da Associação Brasileira de Pós-Graduação em Saúde Coletiva – Abrasco, 2002. Tese de Doutorado, Campinas: Faculdade de Ciências Médicas/Universidade Estadual de Campinas (Unicamp).

Bourdieu P. The Specificity of the Scientific Field and the Social Conditions of the Progress of Reason. Social Science Information 1975; 14:19-47.

Bourdieu P. O Campo Científico. In: Ortiz R (org.) Pierre Bourdieu. 1. ed. Editora Ática, 1983. 191p. (Coletânea Grandes CientistasSociais 39[4]:122-55.)

Bourdieu P. O poder simbólico. Lisboa/Rio de Janeiro: Diffel/Editora Bertrand Brasil, 1989, 311p.

Bourdieu P. As Regras da Arte. Gênese e Estrutura do Campo Literário. 1. ed. Lisboa: Editorial Presença, 1992.

Bourdieu P. Razões práticas. Sobre a teoria da ação. Campinas, São Paulo: Papirus, 1996: 7-194.

Bourdieu P. Para uma Sociologia da Ciência. Lisboa: Edições 70, 2004.

Bourdieu P. Os Usos Sociais da Ciência: Por uma Sociologia Clínica do Campo Científico. São Paulo: Editora Unesp, 2004.

Bourdieu P. Séminaires Sur Le Concept de Champ, 1972-1975 Introduction de Patrick Champagne. Actes de La Recherche en Sciences Sociales 2013; 200(5):4-37.

Bourdieu P. Sociologia Geral. Volume 2: Habitus e Campo: Curso no Collège de France (1982-1983). Edited by Patrick Champagne, Julien Duval, Franck Poupeau, and Marie-Christine Rivière. Petropolis-RJ, 2021.

Canguilhem G. O normal e o patológico. Rio de Janeiro: Forense Universitária, 2000.

Donnangelo MCF. A Pesquisa na Área da Saúde Coletiva no Brasil – A Década de 70. In: ABRASCO. Ensino da Saúde Pública, Medicina Preventiva e Social no Brasil. Rio de Janeiro, 1983: 17-35.

Engels F. A Situação da Classe Trabalhadora na Inglaterra. Edited by José Paulo Neto and B.A.Shumann (trad.). São Paulo: Boitempo, 2010[1845].

Escorel S. Reviravolta na saúde: origem e articulação do movimento sanitário. Rio de Janeiro: Fiocruz, 1998. 206p.

Fleury S. As Ciências Sociais em Saúde no Brasil. In: Nunes ED (org.) As ciências sociais em saúde na América Latina. Tendências e perspectivas. Brasília, OPS, 1985: 87-109.

Foucault M. O Nascimento da Medicina Social. In: Foucault M (ed.) *Microfísica do Poder*. Rio de Janeiro: Graal, 1979: 79-98.

James FAJL. The Development of the Laboratory: Essays the Place of Experiment in Industrial Civilization. New York: American Institute of Physics, 1989.

La-Berge AEF. Mission and Method. The Early-Nineteenth-Century French Public Health Movement. Cambridge: Cambridge University Press, 1992.

Lalonde M. A new perspective on the health of Canadians. A working document. Ottawa: Government of Canada, 1974.

Levins R; Lewontin R.. The dialectical biologist. Cambridge, MA: Harvard University Press, 1985.

Malinowski BK. Argonautas do Pacífico Ocidental: um relato do empreendimento e da aventura dos nativos nos arquipélagos da Nova Guiné melanésia. 2. ed. São Paulo: Abril Cultural, 1978. (Os Pensadores)

Malinowski BK. Um diário no sentido estrito do termo. Rio de Janeiro, Record, 1997.

McGarr P. Engels and natural science. International Socialism 1994; 2(65):143-76.

McNeely IF. Medicine on a Grand Scale. Rudolf Virchow, Liberalism, and the Public Health. London: The Trustes of the Wellcome Trust, 2002.

Paim JS. Desenvolvimento teórico-conceitual do ensino em Saúde Coletiva. In: ABRASCO. Ensino da Saúde Pública, Medicina Preventiva e Social no Brasil. Rio de Janeiro, 1982..

Paim JS. Collective health and the Challenges of Practice In: PAHO. The Crisis of Public Health: Reflections for the debate. Scientific Publication no. 540. Washington, 1992: 136-50.

Paim J, Almeida-Filho N. A Crise da Saúde Pública e a Utopia da Saúde Coletiva. Salvador: Casa da Saúde, 2000.

Porter D. Health Citizenship. Essays on Social Medicine and Biomedical Politics. California, USA: University of California Medical Humanities Press, 2011.

Pridan D. Rudolf Virchow and Social Medicine in Historical Perspective. Medical History 1964; 8:274-8.

Ribeiro PT. A instituição do campo científico da Saúde Coletiva no Brasil. Rio de Janeiro, 1991. 190p. (Dissertação de Mestrado – Escola Nacional de Saúde Pública.)

Rosen G. What is Social Medicine? A Genetic Analysis of the Concept. Bull Hist Med 1948; 21(5):674-733.

Rosen G, Nunes ED. A Evolução da Medicina Social. In: Nunes ED (org.) Textos, Medicina Social. Aspectos Históricos e Teóricos. São Paulo: Global, 1983: 25-82.

Samaja J. Epistemología y metodología. Buenos Aires: Eudeba, 1994.

Sterne J. Bourdieu, Technique and Technology. Cultural Studies 2003; 17(3/4):367-89.

Testa M. Salud Pública: acerca de su sentido y significado. In: OPS. La crisis de La salud pública: reflexiones para el debate. Washington, D.C.: OPS, 1992: 205-29 (Publicación Científica, 540.)

Vieira-da-Silva LM. O Campo da Saúde Coletiva. Salvador/Rio de Janeiro: Editora Fiocruz, 2018.

Vieira-da-Silva LM. Jules Guérin and Social Medicine in 1848. Journal of Medical Biography 2022 May, 09677720221100211. Disponível emhttps://doi.org/10.1177/09677720221100211.

Villermé LR. Des Associations Ouvrières. Paris, Pagnerre. (1849). Coleman, William. 1982. Death Is a Social Disease. Public Health and Political Economy in Early Industrial France. Edited by William Coleman, David C Lindberg, and Ronald L Numbers. History of Science and Medicine. Vol. I. Winsconsin: The University of Wisconsin Press.

Villermé LR. Tableau de l'état physique et moral des ouvriers employés dans les manufactures de coton, de laine et de soie. Paris, Jules Renauard. Tome second. (1840).

Conceitos de Saúde – Atualização do Debate Teórico-Metodológico

Naomar de Almeida-Filho • Jairnilson Paim

INTRODUÇÃO

Se perguntarmos às pessoas o que é saúde, certamente teremos como resposta uma grande quantidade de definições e especulações. Umas poderão dizer que saúde significa simplesmente sentir-se bem; outras, que ter saúde é não estar doente. Muitas afirmarão que saúde é poder estar em pé, trabalhando, tocando a vida para frente. Talvez ainda haja quem apele para uma filosofia espontânea e declare que saúde é alegria de viver ou estar de bem com a vida.

Justamente em função dessa diversidade de definições de saúde, os países vinculados à Organização das Nações Unidas (ONU) que, em 1949, criaram a Organização Mundial da Saúde (OMS) convencionaram afirmar que "saúde é o completo bem-estar físico, mental e social e não apenas a ausência de doenças". Ainda assim, muita controvérsia existe em torno de tal definição. No fim do século passado, considerava-se que uma das tarefas intelectuais mais instigantes seria fundamentar uma concepção e uma prática vinculada à ideia de saúde: saúde como qualidade de vida, alegria, gozo estético, prazer, axé (energia), solidariedade, felicidade, enfim (Paim, 1994). Presentemente, qualidade de vida torna-se uma expressão incorporada ao senso comum, inspirada no modelo canadense de "campo da saúde", que contemplava os componentes do ambiente, estilo de vida, biologia e sistema de saúde. Assim, essa noção pode se aproximar do conceito de necessidade de saúde, que não se reduz a doenças, agravos, carências, riscos e vulnerabilidades (Paim, 2021).

No entanto, nas disciplinas que constituem o chamado campo da Saúde, observa-se flagrante desinteresse pela discussão sobre o conceito de saúde. Nesse sentido, Jadad e O'Grady (2008) realizaram uma pesquisa *medline* com as expressões Organização Mundial da Saúde, saúde e definição, reunindo pouco mais de duas mil citações entre 1950 e 2008, e encontraram menos de 20 publicações específicas sobre esse conceito. Em contraste, há enorme concentração de esforços no sentido de elaborar modelos biomédicos de patologias, doenças e agravos, com forte inspiração mecanicista ou sistêmica, que, enfatizando os níveis de análise individual e subindividual, acabam reduzindo seu escopo. Não obstante, implicações filosóficas, científicas, políticas e práticas da saúde como conceito parecem estar de volta ao centro da agenda de pesquisa. Em julho de 2011, o *British Medical Journal* publicou um editorial sobre os limites da definição de saúde da OMS, propondo que conceitos positivos dessa ordem deveriam ser substituídos por uma definição relativa de saúde como "capacidade adaptativa e autogestão na fase de desafios sociais, físicos e emocionais" (Huber *et al.*, 2011). Devido ao bloqueio epistemológico e ao consequente subdesenvolvimento conceitual dos campos de pesquisa básica, clínica e aplicada, *experts* não têm sido capazes de produzir referências teóricas e metodológicas consistentes e eficazes sobre a questão da saúde.

Assim, o termo *Saúde*[1] designa um conceito rico e complexo, de grande interesse filosófico, científico e prático, bem como noções do discurso comum, centrais para o imaginário social contemporâneo. Para responder essa questão, podemos tomar como hipótese, apenas para início de conversa, que a Saúde é uma realidade múltipla e complexa, descrita em palavras (pela linguagem comum), referenciada por meio de conceitos (pela Filosofia do

---

[1] Cabe de pronto uma anotação etimológica. No idioma português, o termo *Saúde* deriva de uma mesma raiz etimológica proveniente do latim *Salus*, designando o atributo principal dos seres inteiros, intactos, íntegros. Dele deriva outro radical de interesse para nosso tema - *salvus* - que, já no latim medieval, conotava a situação de superação de ameaças à integridade física dos sujeitos. Essa análise etimológica e outros aspectos do conceito encontram-se com mais detalhes em Almeida-Filho (2011).

Conhecimento), apreensível empiricamente (pelas ciências biológicas e, em particular, pelas ciências clínicas), analisável (no plano lógico-matemático e probabilístico, através da Epidemiologia) e perceptível por seus efeitos sobre o modo de vida dos sujeitos (estudado pelas Ciências Sociais e Humanas). Essa questão e a hipótese dela decorrente se desdobram em uma série de perguntas conceituais que anima o debate atual a propósito das bases filosóficas, científicas e práticas do conhecimento sobre fatos e fenômenos, ideias e processos relativos à saúde.

Por um lado, é preciso propriamente perguntar sobre a natureza e as propriedades do conceito de Saúde em si, enquanto objeto de conhecimento e como operador de transformações no mundo e na vida dos sujeitos que nele habitam. Eis aí uma questão fundamental: será a Saúde uma coisa? Mas o que é uma "coisa"? Um algo com materialidade, tangível, mensurável? Uma existência sensível (no sentido de ser capaz de ativar nosso aparato sensorial)? Um ente provido de concretude? (Não esqueçamos que por muito tempo se falava em "entidade mórbida" para designar quadros de doença, problemas de saúde ou fenômenos correlatos.)

Por outro lado, é preciso questionar o sentido e o lugar das práticas pessoais, profissionais, institucionais e sociais que, de modo articulado, conformam os espaços onde a saúde se constitui. Será a Saúde um campo cultural? Campo científico, campo de saberes, campo de práticas sociais? E que natureza, modalidades e condições de existência distinguem tais práticas de tantas e tão diversas da vida humana em sociedade? Nesse caso, seria redundante designar atos de promoção, proteção, cuidado e prolongamento da vida como serviços de saúde?

Em síntese, várias dimensões ou facetas do conceito Saúde, reconhecidas por diversos autores, representativos de distintas escolas de pensamento, compõem a pauta deste capítulo:

- A questão conceitual da Saúde como problemática filosófica (ou mais precisamente, epistemológica) crucial para o reconhecimento dos saberes sistemáticos referidos a questões de vida, funcionalidade, competência, sofrimento, dor, aflição, incapacidades, restrições vitais e morte.
- A Saúde como fato, atributo, função orgânica, estado vital individual ou fenômeno natural, definido negativamente como ausência de doenças e incapacidade ou positivamente como funcionalidades, capacidades, necessidades e demandas.
- A medida da Saúde no sentido de avaliação do estado de saúde da população, indicadores demográficos e epidemiológicos, análogos de risco, competindo com estimadores econométricos de salubridade ou carga de doença.
- O valor da Saúde; nesse caso, tanto sob a forma de procedimentos, serviços e atos regulados e legitimados, indevidamente apropriados como mercadoria, quanto como direito social, serviço público ou bem comum, parte da cidadania global contemporânea.
- A práxis da Saúde enquanto conjunto de atos sociais de cuidado e atenção a necessidades e carências de saúde e qualidade de vida, conformados em campos e

subcampos de saberes e práticas institucionalmente regulados, operada em setores de governo e de mercados, em redes sociais e institucionais.

No decorrer do capítulo, cada um desses temas será sucessivamente apresentado e discutido, destacando sua diversidade de formas e realçando suas variadas facetas, modos e estruturas conceituais, respeitosa da complexidade dos fenômenos, eventos e processos da saúde-doença-cuidado.

A QUESTÃO CONCEITUAL DA SAÚDE

Nesta seção apresentamos uma discussão geral das distintas facetas da Saúde enquanto conceito filosófico (Almeida-Filho, 2011). Praticamente todos os filósofos clássicos, em um momento ou outro de suas obras, referem-se a temas relacionados com a saúde e a doença. Sem dúvida, a natureza da Saúde constitui questão filosófica secular.

O grande filósofo grego Platão, considerado fundador da Filosofia Ocidental, defendia uma oposição conceitual entre virtude e vício. Virtude significa "saúde, beleza, boa disposição de ânimo"; por outro lado, vício implica "doença, feiúra, fraqueza". Com a intenção de demarcar uma diferença essencial entre os conceitos, Platão põe na boca de Sócrates a seguinte afirmação: "Engendrar a saúde é estabelecer, conforme a natureza, relações de comando e submissão entre os diferentes elementos do corpo; engendrar a doença é permitir-lhes comandar ou ser comandados um pelo outro ao arrepio da natureza" (Platão, 2004: 146).

Aristóteles apresenta a díade saúde-doença como ilustração de que opostos se encontram em contradição não necessariamente por serem um verdadeiro e o outro falso. Para ele, dizer que "o homem é sadio" significa atribuir-lhe uma qualidade afirmativa; do mesmo modo, dizer "o homem é doente" também é atribuir-lhe uma qualidade afirmativa. Nesse sentido, "doente" e "não sadio" não querem dizer a mesma coisa. Assim, Aristóteles conclui que, por exemplo, "saúde e doença são contrários, mas nem um nem outro é verdadeiro nem falso. [...] o bom é ao mesmo tempo bom e não mau" (Aristóteles 1985: 164).

Na época moderna, o filósofo francês René Descartes desenvolve duas ideias centrais sobre saúde que parecem contestar a visão contemporânea predominante que toma seu pensamento como mecanicista, reducionista e dualista. Por um lado, defende que as sensações da enfermidade (dor, sofrimento) e das necessidades (sede, fome) – e, conforme indica implicitamente, de saúde e de felicidade – resultam da união e da separação mente-corpo. Por outro lado, pretende demonstrar racionalmente a existência da alma ao duvidar que um mecanismo feito de ossos, nervos, músculos, veias, sangue e pele possa funcionar pela mera disposição de órgãos e sistemas (Descartes, 2004).

No final do século XVIII, o filósofo alemão Immanuel Kant levanta duas interessantes questões relativas ao conceito de saúde. Primeiro, postula uma oposição dialética entre terapêutica (clínica, referida à doença) e dietética (preventiva, referida à saúde). Segundo, define o sentimento de saúde como uma das faculdades privadas do ser humano. Na perspectiva terapêutica, a saúde não tem qualquer relevância, pois o que se pretende é a supressão ou eliminação da doença por fatores e procedimentos práticos. Na perspectiva da dietética como prevenção, buscava-se aplicar a racionalidade científica para proteger a saúde, reduzindo a possibilidade de ocorrência de doenças. Em relação ao segundo ponto, o sentimento de saúde não pode deixar de ser ilusório, uma aparência fugaz, já que a sensação de bem-estar não implica que a doença esteja efetivamente ausente. O sentimento da doença, este sim, será indubitável e inapelável: sentir-se mal significaria sempre ausência de saúde (Kant, 1993).

Grandes pensadores contemporâneos se notabilizaram justamente por escrever sobre temas de saúde e correlatos, como Canguilhem, Heidegger, Gadamer e Foucault.

O filósofo francês Georges Canguilhem, em sua obra inaugural *O Normal e o Patológico* (2006[1943]), argumenta que não se pode considerar a doença como fato objetivo, posto que os métodos da ciência clínica só têm a capacidade de definir variedades ou diferenças descritivamente. Nessa perspectiva, o patológico corresponde diretamente ao conceito de doença, implicando o contrário vital do sadio. As possibilidades do estado de saúde são superiores às capacidades normais: a saúde institui e reafirma certa capacidade de ultrapassar as crises determinadas pelas forças da doença, permitindo, dessa maneira, instalar uma nova ordem fisiológica.

Canguilhem (2006) toma a normalidade como categoria mais ampla, que engloba a saúde e o patológico como subcategorias distintas. Nesse sentido, tanto saúde como doença são normalidade, na medida em que ambas implicam uma norma de vida, sendo a saúde uma norma de vida superior e a doença uma norma de vida inferior. A saúde transcende a perspectiva da adaptação, superando a obediência irrestrita ao modo de vida estabelecido. Ela é mais do que isso, na medida em que se constitui justamente pela transgressão de normas e pela transformação das funções vitais. Ainda assim, a tese desse autor limitou-se aos aspectos físicos, recorrendo em sua argumentação a exemplos de patologias como diabetes. Evitou, por exemplo, problematizar a questão mais complexa da saúde mental.

O grande pensador francês Michel Foucault (2011), considerado discípulo e herdeiro de Canguilhem, inicialmente buscou estudar o surgimento dos padrões de normalidade no âmbito da medicina. No contexto de reconstrução cultural do século XVIII, buscava-se intervir sobre o indivíduo humano, seu corpo, sua mente, e não apenas sobre o ambiente físico, para com isso recuperá-lo para a produção. Listar as possibilidades normais de rendimento do homem, suas capacidades, bem como os parâmetros do funcionamento social normal, extrapola o campo médico e passa a ser tarefa da medicina mental, da psicologia e das ciências sociais aplicadas. Posteriormente, Foucault antecipa uma definição política de saúde como capacidade adaptativa aos poderes disciplinares ou submissão dos corpos ao que designa como biopoderes.

No último trabalho de sua vida, Canguilhem (1990) retoma a obra de Kant que, como vimos, teria fundamentado a posição de que a saúde é um objeto fora do campo do saber e que, por esse motivo, nunca poderia ser um conceito científico. Canguilhem propõe que a saúde é uma questão filosófica na medida em que está fora do alcance dos instrumentos, protocolos e aparelhos da ciência. Essa "saúde filosófica" recobriria, sem com ela se confundir, a saúde individual, privada e subjetiva. Trata-se, nesse caso, de uma saúde sem conceito, que emerge na relação práxica do encontro médico-paciente, validada exclusivamente pelo sujeito doente e seu médico (Coelho & Almeida-Filho, 1999).

A ideia de que a saúde é algo individual, privado, singular e subjetivo tem sido recentemente defendida pelo filósofo alemão Hans-Georg Gadamer. Segundo esse autor, o mistério da saúde encontra-se em sua interioridade radical, em seu caráter rigorosamente privado (Almeida-Filho, 2011). A saúde não se revelaria às outras pessoas nem se abriria a instrumentos de medida com outros gradientes biológicos. Por esse motivo, não faz sentido pensar em uma distinção entre saúde e enfermidade. Trata-se de uma questão que diz respeito somente à pessoa que está se sentindo enferma e que, por não poder mais lidar com as demandas da vida ou com os temores da morte, decide ir ao médico. A conclusão de Gadamer é singela: por seu caráter privado, pessoal, radicalmente subjetivo, a saúde não constitui questão filosófica e nunca poderá ser reduzida a objeto da ciência.

É certo que a perspectiva gadameriana em defesa da saúde privada, inerente, enigmática, radicalmente subjetiva, justificaria considerar a inviabilidade de uma abordagem científica da saúde. Entretanto, uma das principais proposições de Gadamer resulta crucial para o avanço de uma formulação alternativa do objeto científico da saúde. Apoiando-se, como lhe é característico, em um argumento etimológico, defende a ideia de que a saúde é inapelavelmente totalizante porque seu conceito indica diretamente integralidade ou totalidade. Por essa via, como veremos adiante, a noção gadameriana do "enigma da saúde" termina por abrir caminho a uma abordagem holística do conceito de saúde.

Apesar disso, Canguilhem (1990) opõe-se à exclusão da saúde como objeto do campo científico, antecipando uma posição antagônica à de Gadamer. Ele considera que a saúde se realiza no genótipo, na história da vida do sujeito e na relação do indivíduo com o meio, daí por que a ideia de uma saúde filosófica não contradiz tomar a saúde como objeto científico. Enquanto saúde filosófica compreende saúde individual, saúde científica seria a saúde pública, ou seja, saúde dos coletivos humanos, uma salubridade que se constitui em oposição à ideia de morbidade. Com base nesse argumento, a saúde filosófica não incorpora apenas a saúde individual, mas também seu complemento, reconhecível como uma saúde pública, ou melhor, publicizada (ou, melhor ainda, politizada) que no Brasil, chamamos de Saúde Coletiva (Paim & Almeida-Filho, 2000).

SAÚDE COMO FENÔMENO NATURAL

Independentemente da perspectiva filosófica assumida, Saúde como fenômeno pode ser entendido tanto em termos da positividade de sua existência como em relação aos níveis de sua referência como objeto de estudo. Desse ponto de vista, a Saúde pode ser conceituada como sistema de fatos, eventos, estados, situações, condições, funções ou processos.

A primeira reflexão epistemológica sobre a saúde com base na teoria dos sistemas gerais encontra-se em *Saúde & Sistemas* (Chaves, 1972), uma das obras fundantes da Saúde Coletiva no Brasil. Mas o primeiro esboço de uma teoria geral de saúde e doença com maior grau de formalização se deve ao filósofo argentino-canadense Mario Bunge (1919-2020). Em seu tratado *Epistemología*, em um capítulo sobre o que chama de iatrofilosofía, Bunge (1980: 219) propõe uma axiomática para formalizar a história ou a linha de vida de um ser humano, por ele representado como sistema a. Como mostra a Figura 3.1, para cada a, há estados de saúde e estados de adoecimento: se um sistema biológico está em estado-de-saúde, o organismo funciona de forma ideal; se não, encontra-se em estado de enfermidade. Assim, no caso de um organismo saudável, os valores de F_i, ou seja, a função correspondente da propriedade P_i do sistema a, é restrita a um subintervalo de valores no intervalo de todos os valores F_i possíveis. Sendo a um organismo, sua linha de vida começa ao nascer e termina com sua morte. O conjunto dos estados possíveis de a – ou seja, o subconjunto $S_L(a)$ de $\Sigma(a)$ – é restrito por certas leis, parâmetros e padrões que os componentes F_i devem observar. Teoricamente, os estados de saúde e de doença de um sistema a podem ser previstos no conjunto $S_L(a)$ de todos os estados permitidos. (Bunge, 1980: 221).

Essa proposta pode ser criticada do ponto de vista teórico por ser estruturalmente limitada, tomar como objeto uma abstração formal, ser exclusivamente orientada para casos individuais e definir o "estado de adoecimento" de modo simplista, como se as doenças fossem fenômenos unívocos, discretos e autocontidos. Não obstante, tais limitações de escopo podem ser facilmente justificadas por se tratar de uma primeira tentativa de exploração formal de um território teórico desconhecido.

Independentemente da modalidade epistemológica assumida pelo conceito, a saúde como fenômeno pode ser entendida tanto em termos de positividade de sua existência como em relação aos níveis de sua referência como objeto de estudo. Com base no primeiro aspecto, a saúde tem sido definida negativa ou positivamente. Na concepção negativa, o termo *saúde* implica simples ausência de doença, riscos, danos e incapacidades. Na versão positiva, a saúde pode denotar desempenho, recursos, capacidades e percepções. Em relação ao segundo recorte, que inclui níveis de referência ou planos de existência, os fenômenos de saúde ocorrem nos níveis coletivo (populacional ou social) e individual (subjetivo ou clínico). No primeiro nível, no âmbito coletivo, os conceitos de saúde foram postulados como estado, situação ou condição atribuídos a grupos ou população humana, em espaços geográficos ou politicamente definidos, ecologicamente estruturados e socialmente determinados. Nesse sentido, foram desenvolvidas e aplicadas medidas e indicadores de saúde, particularmente nos campos disciplinares da epidemiologia e economia da saúde, a partir de referência metodológica numérica e estatística.

Na esfera individual ou singular, o conceito de saúde pode ser considerado por referência à capacidade, ao estado ou à condição individual, em uma perspectiva fisiopatológica, localizada mais precisamente nos subcampos do campo científico da biologia humana. Nesse aspecto, o termo tem sido relacionado a uma ou mais das seguintes ideias: (1) estado resultante da restauração e manutenção da dinâmica do desequilíbrio organismo-ambiente; (2) função regulada ou padrão normal de adaptação bioecológica; (3) controle ou neutralização de agentes, estímulos e processos patológicos; (4) condição resultante da correlação de defeitos, lesões, falta ou déficit em organismos vivos.

Saúde como equilíbrio

A mais antiga teoria naturalista sobre sofrimento, doença, vida e morte, ainda vigente, atribuída a Hipócrates, considerava a Saúde como estado de equilíbrio vital. Essa doutrina postulava a existência de quatro humores constituintes do corpo: bile amarela, bile negra, fleuma e sangue. No modelo hipocrático, a saúde era definida como perfeito equilíbrio entre os humores e destes com os quatro elementos constituintes do mundo: ar, fogo, terra e água.

O conceito de Saúde como equilíbrio e de doença como descompensação persiste em diferentes cosmologias. Nas culturas asiáticas, as noções de saúde e doença predominantes ainda hoje conservam o essencial das antigas tradições hipocrática e galênica da medicina. Acreditam em forças vitais que animam o corpo: quando essas forças operam de forma harmoniosa, há saúde; caso contrário, sobrevém a doença. As medidas terapêuticas desses sistemas médicos tradicionais (ventosas, sangrias, acupuntura, ioga) têm por objetivo restaurar o fluxo normal de energia no corpo doente e recuperar o equilíbrio em sua relação com o ambiente.

As noções de saúde como harmonia entre ambientes e humores sobreviveram nas teorias médicas dos séculos XVII e XVIII. No entanto, essa concepção ganha força particular no século XIX, a partir do advento da medicina experimental de Claude Bernard, quando surge a ideia de

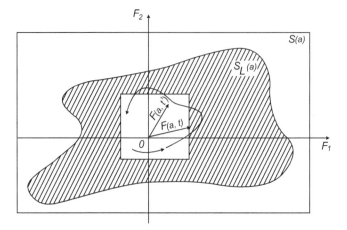

Figura 3.1 Espaço cartesiano e linha de tempo da saúde de um organismo com duas funções vitais. (Bunge, 1980: 221.)

meio interior e o princípio da autorregulação. Com a fisiologia sistêmica de Bernard, o tema do equilíbrio ganhou novas formas e forças na modelagem da homeostase e na redefinição do conceito de equilíbrio hidroeletrolítico em bases biomoleculares (Coelho & Almeida-Filho, 1999).

Na perspectiva darwiniana da evolução biológica, principal avanço das ciências da vida no século XIX, a doença infecciosa significa um acidente na competição entre duas espécies. Em um período suficientemente longo, a espécie humana e os microrganismos patogênicos tendem a adaptar-se mutuamente. O patógeno passa gradualmente da situação de parasita à de comensal. No começo a enfermidade é grave e mortal para ir se tornando gradualmente mais benigna à medida que se processa uma adaptação mútua.

Também as chamadas doenças crônicas degenerativas podem ser interpretadas em uma abordagem biológica evolutiva. A ocorrência de patologias pode significar o preço pago pela espécie humana em sua adaptação a novas condições ambientais. Modificações na dieta podem ser responsabilizadas por quadros metabólicos; novas substâncias de alto potencial alergênico, sintetizadas pela indústria e lançadas no ambiente, podem alterar significativamente o sistema imunológico humano. A transição demográfica implica aumento da expectativa de vida, o que possibilita o aparecimento de processos neoplásicos degenerativos. A mudança cultural provocada pela modernização e a adaptação à vida urbana causam sedentarismo e estresse, provocando sobrecarga fisiopatológica para o sistema circulatório e aumentando o risco de transtornos mentais.

A compreensão da doença como excesso ou falta é mais evidente quando se trata de sintomas resultantes da exacerbação ou redução das funções normais, designados por prefixos referentes a excesso ou falta, como hiperglicemia e hipoglicemia, hipertensão e hipotensão. Tais abordagens se articulam em modelos dinâmicos de patologia, onde a ideia de compensação não se resume a suprimento de carências, mas implica estratégias diagnósticas e terapêuticas de reequilibração dos processos metabólicos e sistêmicos. A despeito das diferentes interpretações do que seria o conceito de "equilíbrio" no âmbito da saúde, o que possibilita o tratamento e restabelecimento de pacientes com doenças crônicas não infecciosas, como transtornos mentais, diabetes e hipertensão, são as noções de saúde como equilíbrio, doença como descompensação e cura como sinônimo de estabilização.

Saúde como função de normalidade

O filósofo norte-americano Christopher Boorse define "funcionamento normal" por referência ao termo *eficiência*, tomando o âmbito da população como base para sua definição de "normalidade estatística". Aplica esse construto tanto a doenças que se manifestam como enfermidade como àquelas condições latentes ou assintomáticas (Almeida-Filho & Jucá, 2002). A fim de poder usar o conceito de função para definir saúde, Boorse propõe como alternativa o conceito de funcionamento normal capaz de tornar o funcionamento orgânico em estado ou condição de normalidade (funcional). Boorse identifica fenômenos patológicos que propõe descartar como anomalias

teóricas: (a) enfermidades estruturais – dextrocardia, deformidades menores etc. – não poderiam ser identificadas como doença porque não representam "problemas de saúde"; (b) enfermidades universais – cárie, aterosclerose etc. – também não deveriam ser assim classificadas porque transgridem o critério bioestatístico de saúde.

A perspectiva boorseana propõe como base para um conceito teórico de Saúde o mesmo registro da antinomia biológica vida-morte. Como eixo de estruturação de uma teoria da saúde, propõe usar o termo *normal* no lugar de *saúde* e *patológico* em substituição a *doença*. Isso porque o termo *patológico* seria mais preciso por sua correlação com as ideias de função biológica e normalidade estatística.

A função normal é definida pela contribuição individual à sobrevivência e reprodução da espécie, "estatisticamente típica" em relação à classe de referência, seja gênero, seja idade. Patologia: redução da "eficiência típica" envolvida na função normal. Saúde significa simplesmente ausência de patologia. Uma vez que o conceito de "condição patológica" é formulado nesses termos, uma definição de saúde como ausência de doença é aparentemente justificada no nível lógico. Assim, Boorse termina indicando que, além da incoerência da patologia, o conceito de saúde pode simplesmente implicar normalidade, sempre no sentido de ausência de condições patológicas (Almeida-Filho & Jucá, 2002).

Podemos resumir os elementos essenciais da teoria boorseana de saúde-doença, que seriam: (a) saúde como objeto teórico; (b) naturalismo ou objetividade na distinção entre saúde e doença; (c) conceito de doença relacionado ao cumprimento deficiente de uma função biológica comprometida porque um dos componentes dessa função se encontra fora da normalidade estatisticamente definida; (d) saúde como ausência de doença.

O conceito de saúde teórica de Boorse possibilita estabelecer, incondicionalmente, um conceito negativo de saúde absoluta. Além disso, restringe sua abordagem a um nível individual, refere-se ao nível sistêmico apenas subindividual como subsídio à teoria da função e ao nível supraindividual apenas quando trata brevemente da questão da saúde da espécie como fator condicionante da evolução biológica (Almeida-Filho & Jucá, 2002). A definição de saúde de Boorse chama a atenção por sua negatividade insistente. Em todo o seu trabalho, uma definição positiva de saúde é deliberadamente evitada, embora o autor reconheça a existência de um forte movimento no sentido de prevenção e promoção da saúde e qualidade de vida, mesmo nos níveis coletivos. Boorse justifica o distanciamento de uma concepção positiva de saúde porque, em sua opinião, tal abordagem apresentaria sérias inconsistências lógicas.

Em conclusão, Boorse insiste na proposta de uma teoria negativa da saúde, na qual o fenômeno da saúde poderia ser definido como ausência de doença. Não obstante, reafirma sua conceituação da doença como redução da "eficiência típica" implicada na função normal. Em consequência, vê-se forçado a definir saúde nos termos funcionais (ou "bioestatísticos") da fisiologia, enquanto doença paradoxalmente é vista como ausência de saúde. Emerge do contraponto lógico desse argumento a formulação de que a doença pode ser definida como não cumprimento (total ou parcial) de função biológica, comprometida porque um de seus componentes se encontra fora da normalidade "bioestatisticamente" definida. Afinal, na teoria biológica de função (e seus desdobramentos), saúde pode ser entendida como eficiência funcional, ao tempo que doença ou patologia se define por falha, defeito, desvio ou déficit de função, sendo, portanto, rigorosamente, *ausência de normalidade* (Almeida-Filho & Jucá, 2002).

Saúde como ausência de doença

Inicialmente, devemos assinalar que a quase totalidade dos autores que escreveram sobre o tema apresentam propostas marcadas por uma referência predominantemente biológica. Daí decorrem, quase inevitavelmente, teorias não da Saúde, mas dos processos patológicos e seus correlatos, onde Saúde é vista necessariamente como ausência de doença. Como consequência, observa-se uma ênfase nos níveis subindividual e individual, onde efetivamente operam os processos patológicos e vivenciais. Essa cadeia lógica de omissões impossibilita uma conceituação coletiva da Saúde (a não ser, é claro, como somatório das ausências individuais de doença).

A concepção de doença como ausência de saúde não se restringe a modelos biológicos ou naturalistas de patologia. A teoria do papel de doente (*sick role*) constitui a primeira referência conceitual, robusta e consistente para definições de enfermidade-*sickness* como componente societal do objeto complexo doença, como veremos adiante (Parsons, 1975). A teoria funcionalista parsoniana serviu de matriz teórica para abordagens da saúde individual como papel social, performance, funcionamento, atividade e capacidade, entre outras, que foram posteriormente condensadas na concepção da saúde enquanto bem-estar social, característica da retórica contemporânea sobre "qualidade de vida". Nesse quadro, Saúde implica função social, estado de capacidade ótima para desempenho efetivo de tarefas socialmente valorizadas permitido pela ausência de enfermidades.

Em uma formulação teórica estruturada que denomina de "fenomenologia da saúde", a teoria Pörn-Nordenfeld estabelece uma distinção entre doença objetiva e doença subjetiva (Nordenfeld, 1995). A doença objetiva é definida pelo potencial de capacidade funcional não atingido por causa da doença, enquanto que a saúde objetiva corresponderia ao efetivo exercício dessa capacidade funcional. A moléstia (ou não saúde) subjetiva teria dois componentes: a consciência de doença ("*mere belief or awareness that someone is ill*") e o sentimento de doença ("*set of mental states associated with illness*"). Dessa maneira, postula Nordenfeld (1995), uma pessoa (P) é ou está subjetivamente sadia se e somente se: (1) não se encontra subjetivamente enferma, (2) acredita ou sabe que está sadia ou (3) não experimenta um estado mental associado a alguma moléstia objetiva porventura existente.

A insistência desses autores em postular uma "medicina teórica" parece contraditória com uma autêntica postura "naturalista". Na perspectiva médica clássica, o naturalismo encontra-se intimamente vinculado à atividade clínica (Good, 1994). O olhar e o toque clínico, ao agirem

sobre a realidade corpórea, decifrariam os processos patológicos, traçando uma diferenciação entre estados de doença e estados saudáveis. Sempre no referencial do naturalismo, recentemente cresce o movimento denominado "medicina baseada em evidências", que desloca a fonte de referência da eficácia da biomedicina da experiência clínica para demonstração experimental e para os estudos de meta-análise a partir da epidemiologia.

Uma anotação complementar: de acordo com Canguilhem (1990), saúde como perfeita ausência de doença situa-se no campo da anormalidade. O limiar entre saúde e doença é singular, ainda que influenciado por planos que transcendem o estritamente individual, como o cultural e o socioeconômico. Em última instância, a influência desses contextos se dá no nível individual. Entretanto, tal influência não determinaria diretamente resultados (saúde, vida, doença, morte) dessa interação, na medida em que seus efeitos se encontram subordinados a processos normativos de padronização.

Saúde-doença como processo

O principal modelo processual dos fenômenos patológicos, desenvolvido no seio das ciências biomédicas, foi batizado de modelo de *História Natural da Doença* (HND). Nas palavras dos principais sistematizadores desse modelo, dá-se o nome de "história natural da doença ao conjunto de processos interativos que criam o estímulo patológico no meio ambiente, ou em qualquer outro lugar, passando pela resposta do homem ao estímulo, até as alterações que levam a um defeito, invalidez, recuperação ou morte" (Leavell & Clark, 1976: 7).

O modelo da HND considera a evolução dos processos patológicos em dois períodos consecutivos que se articulam e se complementam. Os períodos são: pré-patogênese, quando manifestações patológicas ainda não se manifestaram, e patogênese, em que processos patológicos já se encontram ativos.

A pré-patogênese compreende desde a evolução das inter-relações dinâmicas entre condicionantes ecológicos e socioeconômico-culturais e condições intrínsecas do sujeito, até o estabelecimento de uma configuração de fatores propícia à instalação da doença. Envolve interações entre elementos ou fatores que estimulam o desencadeamento da doença no organismo sadio e condições que permitem a existência desses fatores.

Na pré-patogênese, o conjunto resultante da estruturação sinérgica das condições e influências indiretas – proximais ou distais – constitui ambiente gerador da doença. Fatores que produzem efeitos diretos sobre as funções vitais do ser-vivo, perturbando-as e assim produzindo doença nos sujeitos, são denominados agentes patogênicos. Tais agentes levam estímulos do meio ambiente ao meio interno do homem, operando como transmissores de uma pré-patologia gerada e desenvolvida no ambiente. Por sua presença ou ausência, atuam também como iniciadores e mantenedores de uma patologia que passará a existir no ser humano.

Ao serem consideradas as condições ideais para que uma doença tenha início em um indivíduo suscetível, nesse modelo nenhum agente será por si só suficiente para desencadear o processo patológico. A eclosão da doença depende da articulação de fatores contribuintes (ou determinantes parciais), de tal forma que se pode pensar em uma configuração de mínima probabilidade ou mínimo risco, uma configuração de máxima probabilidade ou máximo risco e configurações intermediárias de risco variando entre os dois extremos. Quanto mais estruturados forem os fatores determinantes, com maior força atuará o estímulo patológico. Quanto mais diversificados forem tais determinantes, mais complexo será o processo de determinação da saúde e das doenças.

Nesse aspecto, determinantes da saúde podem ser biológicos ou socioculturais. Os determinantes biológicos, em geral, são classificados como genéticos ou ambientais. Os determinantes socioculturais podem ser econômicos, sociais propriamente ditos, culturais e psicológicos. Determinantes biológicos fazem parte do ecossistema definidor do meio externo, onde atuam como agente etiológico, como vetor biológico ou como reservatório. Fatores genéticos determinam ainda maior ou menor suscetibilidade das pessoas quanto à aquisição de doenças ou manutenção da saúde. Em situações ecológicas desfavoráveis atuam fatores físicos, químicos e biológicos do meio externo que, por terem acesso ao meio interno de seres vivos, podem funcionar como agentes patogênicos.

Determinantes sociais e econômicos da saúde são poderosos. Não somente pobreza ou privação determina problemas de saúde mediante precárias condições de vida ou pouco acesso a serviços de saúde; desigualdades econômicas ou iniquidades sociais constituem importante fator de risco para a maioria das doenças conhecidas. Por outro lado, determinantes socioculturais, expressos como preconceitos, hábitos alimentares, crendices e comportamentos, também contribuem para determinação, difusão e manutenção de doenças e para a adoção de formas de proteção e promoção da saúde em grupos humanos. Determinantes que atuam sobre o psiquismo humano, por sua presença ou ausência, tanto podem aumentar a resistência dos sujeitos, constituindo-se em fatores de proteção da saúde, como podem comprometer o sistema imunológico, atuando como estressores e aumentando a suscetibilidade para doenças orgânicas.

Nesse modelo processual, a história natural da doença tem seguimento com o desenvolvimento de processos patológicos no ser humano. É o período denominado patogênese. Esse estágio se inicia com as primeiras alterações que agentes patogênicos provocam no sujeito afetado. Seguem-se perturbações bioquímicas em nível celular, que continuam como distúrbios na forma e função de órgãos e sistemas, evoluindo para defeito permanente (ou sequela), cronicidade, morte ou cura. Esse modelo traz uma concepção ecológica de saúde e doença, dependendo da interação entre agente, hospedeiro e ambiente, representada por uma balança que indicaria forças em equilíbrio. Tal concepção no modelo da HND é considerada duplamente otimista, pois insinua que é possível eliminar o agente ou restabelecer o equilíbrio a favor do hospedeiro. Assim, o homem com saúde estaria no período pré-patogênico, embora constantemente

ameaçado de se transformar em doente no período patogênico (Arouca, 2003).

Amplia-se dessa forma o espaço de normatividade médica, quando a medicina já não se limita a atuar a partir do horizonte clínico, mediante a identificação de sinais e sintomas. Ao contrário, expande seu espaço de intervenção para o período pré-patogênico, ou seja, para toda a vida, já que viver significaria, praticamente, prevenir doenças. Esse modelo, consequentemente, reforça um dado projeto de medicalização da vida e da sociedade.

Contudo, o modelo HND representa um grande avanço em relação ao modelo biomédico clássico, na medida em que reconhece que saúde-doença implica um processo de múltiplas e complexas determinações. A vantagem principal desse modelo consiste em dar sentido aos diferentes métodos de prevenção e controle de doenças e problemas de saúde. Não obstante seu valor para a constituição de novas práticas de cuidado em saúde, podemos criticá-lo em pelo menos dois aspectos fundamentais. Por um lado, a determinação dos fenômenos da saúde concretamente não se restringe à causalidade das patologias (patogênese). Por outro, meras ferramentas, como de fato são, modelos não podem reproduzir a realidade concreta como tal. Assim, objetos de conhecimento e de intervenção tipo saúde e enfermidade não constituem entes tangíveis portadores de ontologia própria; expectativas de equilíbrio e ordem não são princípios reguladores de um mundo incerto e caótico; a "história natural das doenças" pode ser histórica, mas de maneira alguma é natural.

Já o modelo de vigilância da saúde (Figura 3.2) dialoga com o da HND, embora em uma perspectiva de produção social da saúde-doença. Assim, considera os espaços de controle de danos, de riscos e de causas. Antes da existência de danos, seria possível pensar em momentos de risco, implicando a probabilidade de grupos desenvolverem uma doença ou apresentarem um agravo à saúde, como acidentes, intoxicações ou violências. Antecedendo os riscos, podem ser identificados determinantes socioambientais, à esquerda do diagrama, definidores do modo de vida. Presentemente, essas ideias têm sido enfatizadas nas propostas de promoção da saúde e nas intervenções sobre os determinantes sociais da saúde.

Não obstante o reconhecimento dos aspectos biológicos e ambientais da saúde como estruturantes dos fenômenos da saúde, em todas as etapas e para todos os elementos da problemática da saúde-doença como questão científica e tecnológica, ressalta seu caráter histórico e político. Portanto, será certamente mais adequado falar em "história social da saúde", em processos da saúde-doença-cuidado e em objeto complexo da Saúde, visando estender o escopo de estudo dos fenômenos relativos à saúde, ação e vida, assim como sofrimento, dor, aflições e morte de seres humanos, transcendendo o âmbito biológico restrito para uma abordagem dos sistemas ecossociais e culturais.

A partir desse referencial, novos modelos têm sido propostos, como o apresentado na Figura 3.3, adotado pelo texto de referência elaborado para a Conferência Mundial sobre Determinantes Sociais de Saúde (CMDSS),

Modelo da Vigilância da Saúde

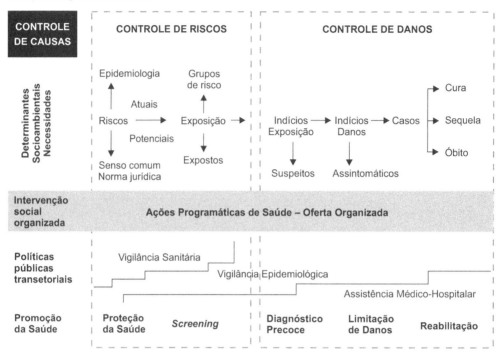

Figura 3.2 Diagrama da vigilância da saúde.

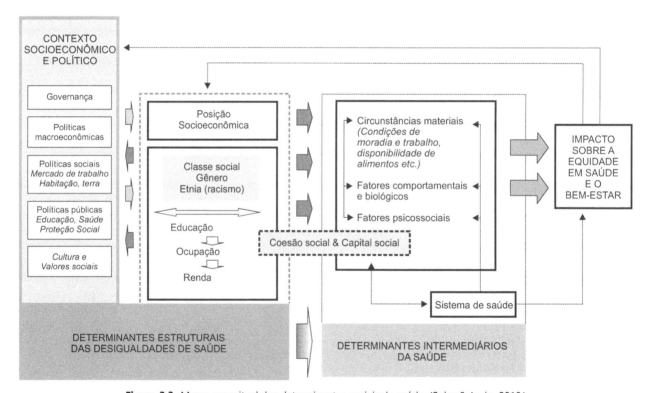

Figura 3.3 Marco conceitual dos determinantes sociais da saúde. (Solar & Irwin, 2010.)

realizada em outubro de 2011 no Rio de Janeiro. Ainda que não haja uma preocupação fundamental em conceituar saúde, constata-se um esforço no sentido de indicar possíveis relações entre determinantes estruturais de saúde e determinantes intermediários da saúde passíveis de impactar o bem-estar.

Retornando a Canguilhem (1990, 2006), devemos admitir que o oposto da patologia é a normalidade, mas de modo algum a Saúde. Em uma perspectiva lógica rigorosa, portanto, o oposto simétrico da doença não seria Saúde, e por isso estado de saúde não implicaria "ausência de doença". Nessa perspectiva, concluímos ser possível

Capítulo 3 • Conceitos de Saúde – Atualização do Debate Teórico-Metodológico

identificar sinais e sintomas da "síndrome saúde" a partir de um construto empírico definido como "estado de saúde". A questão correlata seria, então, como viabilizar metodologicamente estratégias, técnicas, instrumentos e procedimentos de produção de dados, informação e conhecimento com base na medida da saúde.

SAÚDE COMO MEDIDA

Nesta seção vamos discutir limites e possibilidades de tratamento quantitativo dos fenômenos da saúde no plano individual e singular que, em nossa cultura científica, praticamente tem sido monopólio de abordagens clínicas. Em segundo lugar, vamos avaliar uma das vertentes de quantificação da saúde na sociedade de maior expressão atualmente, a Epidemiologia, para estimar probabilidades condicionais de ocorrência não de doenças, mas de Saúde. Em terceiro lugar, também no plano agregado ou coletivo, pretendemos introduzir o leitor nas abordagens econométricas da Saúde, analisando impasses e desdobramentos de propostas de análise quantitativa da situação de saúde como se fosse um recurso econômico das sociedades modernas.

Inicialmente, analisemos a questão da Saúde como medida no plano individual ou singular que, no que concerne aos temas da pesquisa sobre saúde-doença, tem sido convencionalmente objeto da Clínica. Partamos do princípio de que Saúde pode ser tomada como atributo individual de seres humanos e, como tal, encontra-se vulnerável a processos de mensuração.

Com vistas a uma formalização preliminar da Saúde nesse nível, devemos considerar as seguintes proposições: (a) nem todos os sujeitos sadios acham-se isentos de doença e (b) nem todos os isentos de doença são sadios.

Sabemos que indivíduos funcionais produtivos podem ser portadores de doenças, mostrando-se muitas vezes profusamente sintomáticos ou portadores de sequelas e incapacidades parciais. Outros sujeitos apresentam limitações, comprometimentos, incapacitações e sofrimentos sem qualquer evidência clínica de doença. Além da mera presença ou ausência de patologia ou lesão, precisamos também considerar a questão do grau de severidade das doenças e complicações resultantes, com repercussões sobre a qualidade de vida dos sujeitos.

Estado de saúde individual difere de patologia, fatores de risco ou etiologia, bem como de acesso a serviços de saúde ou intervenções. Estado de saúde é um atributo multidimensional dos seres humanos que pode ser avaliado por um observador que realiza um exame ao longo de várias dimensões, incluindo presença ou ausência de doença, fatores de risco para morte prematura, gravidade da doença, risco de morte e condição física em geral. A avaliação resultante será o estado de saúde individual em uma de duas abordagens: negativamente, pela ausência de doença ou condições de déficit funcional, ou positivamente, pela presença de capacidade funcional ou níveis de desempenho (Almeida-Filho, 2000).

Estados individuais de saúde podem também ser avaliados ao solicitar à pessoa que relate sua percepção de saúde em dimensões diferentes, tais como desempenho, condição física, mobilidade, bem-estar emocional, humor, incapacidade, dor ou desconforto. Metodologicamente, isso implica o desenvolvimento de instrumentos que buscam informações sobre os domínios de saúde considerados. Derivadas inicialmente da definição original da OMS, as primeiras tentativas para tratar empiricamente essa questão buscaram a criação de instrumentos capazes de medir a capacidade física e o bem-estar social. No primeiro caso, buscou-se recuperar conceitos de comprometimento, limitação, incapacidade e desvantagem, já revestidos de certa positividade sob a forma de indicadores de função, habilidade, capacidade e desempenho. No segundo caso, a teoria do capital social passou a ser considerada como base conceitual para a medida da chamada "saúde social" através de seus componentes principais: interações interpessoais e participação social.

Em síntese, para medir diretamente o estado ou grau de saúde dos indivíduos, semelhantes aos procedimentos de triagem para diagnóstico da doença, foram desenvolvidos e testados instrumentos padronizados capazes de reconhecer o estado de "completo bem-estar físico, mental e social". Esses instrumentos, em alguns casos, são longos e detalhados, especialmente aqueles relacionados com o bem-estar e a qualidade de vida, que, apesar da extensão, muitas vezes refletem apenas uma dimensão da vida do sujeito.

O aporte clínico contribui para a abordagem epidemiológica com critérios e operações de identificação de caso, determinando quem é e quem não é portador de uma dada patologia, ou espécime de certa condição, na amostra ou na população estudada. Por esse motivo, o conceito de *risco* constitui uma aproximação de segunda ordem do fenômeno da doença em populações, em última instância mediada pela Clínica como definidora da heterogeneidade primária do subconjunto (doentes). Ora, se a Clínica se desenvolve como saber justificado pela noção de patologia, incapaz de reconhecer positivamente a presença ou a ocorrência da saúde nos sujeitos individuais, pouco poderá fazer para colaborar na constituição de uma epidemiologia da saúde (Almeida-Filho, 2000).

Como tendência dominante, o máximo de aproximação que a ciência epidemiológica tem se permitido consiste em definir Saúde como atributo do grupo de não doentes, entre os expostos e os não expostos a fatores de risco, em uma população definida. Na prática, a maioria dos manuais epidemiológicos é até bem menos sutil, chegando a definir a saúde diretamente como "ausência de doença". Não obstante as evidências em favor da complexidade das situações de saúde, os estudos epidemiológicos normalmente cobrem doenças específicas, buscando levantar o perfil sociodemográfico dos expostos e dos doentes de dada patologia mais do que propriamente descrever o "perfil patológico" (repertório de doenças e de condições relacionadas à saúde), muito menos o "perfil de saúde" de um dado grupo social.

Em sua prática de produção de informação, a Epidemiologia tem instrumentalizado um repertório de "indicadores de saúde" que na verdade se baseia em contagem de doentes (indicadores de morbidade) ou de falecidos (indicadores de mortalidade). Apesar das promessas de uma "epidemiologia da saúde", dentre os indicadores ditos de saúde, apenas a medida denominada "Esperança de Vida" e seus sucedâneos suportam uma definição não residual de saúde. Mesmo listados nos manuais mais respeitáveis da ciência epidemiológica, trata-se de indicadores mais demográficos que epidemiológicos, ainda assim também calculados com base em dados de mortalidade. Abordam anos de vida vividos, em geral sem considerar o estado ou o nível de saúde desses anos ou, para incluir um termo em moda atualmente, sem nada referir sobre a qualidade de vida dos sujeitos.

Não obstante, técnicas de avaliação da saúde individual podem ser empregadas como fontes de dados para mensuração de níveis coletivos de saúde tomados como somatório de estados individuais de saúde. Propõe-se então, nesse caso, incluir entre as estratégias da Epidemiologia a contagem de indivíduos sadios, para isso desenvolvendo ou adaptando tecnologias pertinentes, no sentido analisado na seção anterior. Disso poderá resultar a derivação de indicadores de "salubridade", equivalentes aos clássicos indicadores de morbidade. Nesse caso, contar-se-iam sadios para o cálculo de certo risco de saúde, do mesmo modo como se computam doentes ou óbitos para a produção de indicadores de risco de doenças ou de mortalidade. Tal estratégia efetivamente não tem sido enfatizada no campo da investigação epidemiológica, limitando-se a poucas avaliações de inquéritos domiciliares locais ou nacionais (Almeida-Filho, 2000a).

Na década de 1980, no contexto de avaliação do impacto de sistemas nacionais de saúde, especialmente em países europeus, ganhou relativa proeminência o conceito de "qualidade de vida relativa à saúde". Qualidade de vida implica a abordagem do curso de vida de acordo com episódios que podem afetá-lo, incluindo deficiências, atividades, participação social, influenciados pela saúde-doença ou estado funcional. Os instrumentos para medir a qualidade de vida relativa à saúde podem ser genéricos (perfil de saúde e índices de saúde) ou específicos (qualidade de vida em determinadas condições, populações ou ciclos de vida). Juntos, esses indicadores contribuem para construtos específicos, com medição de dimensões ou domínios constituintes de saúde que incluem, entre outras, capacidade física, funcionalidade, satisfação e percepção de bem-estar e papel social (Almeida-Filho, 2000a).

Embora seja teoricamente atraente argumentar que a medida da saúde deve consistir em uma combinação de todos os componentes de um instrumento mais impressões subjetivas do indivíduo, na prática as principais dimensões/domínios dos instrumentos para medir a saúde individual referem-se a variáveis comportamentais. Normalmente, tais avaliações são feitas com base em presença-ausência de deficiências nessas dimensões (e em suas subdimensões). No final é atribuída uma pontuação (escore, grau, escala, nível) ou estado (conceito, descrição, classe) de acordo com os pressupostos de cada instrumento; portanto, os sujeitos são classificados como mais ou menos comprometidos (ou "doentes") e, por negação, mais ou menos saudáveis. Como exemplo, temos o conceito de Saúde Auto-Referida (SAR), que compreende um construto complexo que incorpora diversos aspectos da saúde física e outras peculiaridades individuais e sociais que resultam em um indicador da percepção subjetiva de bem-estar e salubridade (Babones, 2009).

Enfim, para a estimativa de indicadores de níveis coletivos de saúde, será imperativo superar uma limitação primordial da abordagem epidemiológica, originalmente restrita à avaliação dos riscos de doença ou de agravos. Isso implica duas estratégias distintas. No primeiro caso, isso significa tratamento simétrico ao problema geral da identificação de casos de doença na pesquisa epidemiológica convencional, com a ressalva de que sinais e sintomas de "saúde" não podem, nesse caso, expressar mera ausência de doença. Trata-se evidentemente de desenvolver métodos e técnicas capazes de avaliar positivamente os níveis de salubridade em dada população.

No segundo caso, deve-se desenvolver ou aperfeiçoar metodologias e tecnologias para abordar a saúde enquanto inverso da morbidade, entendida como "volumetria populacional de patologia" ou, para usar uma terminologia recente, porém consagrada, "carga global das doenças". Em outras palavras, propõe-se o desenvolvimento de medidas do "capital sanitário" ou do *burden of disease* de populações ou sociedades, ou seja, trata-se de aprimorar nossa capacidade de estimar medidas do grau de "morbidade negativa" ou de mensurar saúde como um análogo econométrico.

Nesse sentido, pesquisas na Economia da Saúde têm contribuído para uma concepção coletiva de Saúde, em uma aproximação instrumental ao tema da mensuração. Dois indicadores de carga de doença ganharam mais destaque recentemente: anos de vida ajustados por qualidade de vida (QALY) e anos de vida ajustados por incapacidades (DALY). Ambas as abordagens utilizam anos vividos com qualidade de vida ou sem incapacidade (que é um índice grosseiro de saúde) para avaliar o impacto social de patologias e das tecnologias destinadas à sua prevenção, controle ou erradicação. Tais abordagens tomam renda, produção, consumo e outros indicadores econômicos como o parâmetro principal (e talvez ideal) para medidas de desigualdade na sociedade (Almeida-Filho, 2009). Disso deriva, de modo mais evidente, o desdobramento de duas falácias:

1. **Falácia econocêntrica:** implica supor que a esfera da economia pode ser tomada como referência dominante da sociedade e que, portanto, dispositivos de explicação da dinâmica econômica das sociedades seriam adequados para compreender processos e objetos de conhecimento sobre a saúde e a vida social. Mesmo que tal posição possa ser relativamente adequada para economias de mercado industriais (aquelas do mítico pleno-emprego, antes das crises), renda não parece representar medida válida e plena de acesso ao bem-estar social e aos recursos de vida (saúde incluída)

em países pobres. Mediante estruturas e dinâmicas próprias, além da concentração de riqueza, outras desigualdades, além do ranqueamento social, encontram-se ativas em sociedades flageladas pela pobreza, desemprego e exclusão social.

2. **Falácia econométrica:** implica considerar que processos de produção de saúde, de relações sociais e de mercadorias são relativamente isonômicos e que, portanto, metodologias econométricas seriam adequadas para apreender variações e disparidades em determinantes e efeitos sobre a saúde na sociedade. Embora abordagens dimensionais possam ser válidas para produtos e outros recursos do mercado, os fenômenos da saúde-doença-cuidado têm atributos e propriedades de realização e distribuição totalmente diferentes (e não redutíveis) da renda.

A refutação de ambas as falácias se baseia na constatação, quase trivial, de que saúde não pode ser linearmente produzida, armazenada ou investida, nem pode ser redistribuída do mesmo modo que a renda (Almeida-Filho, 2009).

Não obstante importantes limitações de medidas quantitativas de saúde, é inegável sua contribuição ao estudo das condições de saúde e seus determinantes sociais, políticos e econômicos. Abordagens econométricas da saúde, interessantes sem dúvida, revelam-se potencialmente úteis para os objetivos primários de incorporar rigor e sofisticação às análises de custo-efetividade. Além disso, sua concepção propiciou importante desenvolvimento na teoria da mensuração em saúde, considerando as possibilidades de seu emprego para medidas positivas e negativas, como capacidade vital e qualidade de vida, permitindo comparação e avaliação do valor diferencial de procedimentos restauradores ou promotores de saúde.

Cabe, enfim, demandar das abordagens numéricas (epidemiológica e econométrica) da saúde o que elas têm de melhor a oferecer, principalmente no que se refere ao estudo da situação de saúde, acesso e utilização de serviços e sistemas de saúde, bem como nas áreas de avaliação tecnológica e microeconomia em saúde. Isso significa compreender impasses e aceitar limitações dessas metodologias e de seus instrumentos de mensuração do grau de salubridade (ou saúde coletiva positiva) e da "carga global de saúde" (e não de doença) de uma dada população, respectivamente.

OS VALORES DA SAÚDE

Nesta seção propomos avaliar as bases lógicas, teóricas e metodológicas da concepção de Saúde como valor: valor de uso, valor de troca, valor de vida. Ao indicar essa abordagem, consideramos que conceitos de saúde como valor-em-si, na perspectiva de estado ou situação altamente desejável para o ser humano, têm sido criticados por vários autores por seu caráter idealista ou utópico. Ao atribuirmos valor à saúde e seus efeitos, defrontamo-nos de imediato com a questão da distribuição desigual e muitas vezes perversa dos entes providos de valor na sociedade capitalista. Vida longeva e plena, com qualidade e desempenho, produtividade e satisfação, representa

o ideal platônico da saúde como valor social e político que, em uma sociedade estruturalmente desigual e injusta, implicaria disparidades de acesso, distribuição e controle de recursos, bens e serviços.

Portanto, a problematização da saúde da maneira aqui proposta pretende reafirmar que os gradientes socialmente perversos reproduzidos em nossas sociedades refletem interações de diferenças biológicas, distinções sociais, inequidades no plano jurídico-político e iniquidades na esfera ético-moral, tendo sempre como expressão concreta, empiricamente constatáveis, as desigualdades em saúde (Almeida-Filho, 2009). Tratar essa questão do ponto de vista da crítica teórica significa um esforço inicial no sentido de conhecer com mais profundidade, para superar com efetividade, raízes, estrutura e efeitos das desigualdades sociais no campo da Saúde.

A mais importante matriz teórica sobre o conceito de Saúde como valor é sem dúvida a *teoria da justiça* de John Rawls, principal marco teórico que tem subsidiado a produção acadêmica sobre o tema desigualdades em saúde nos países desenvolvidos (Almeida-Filho, 2009). A teoria da justiça de Rawls propõe igualdade de oportunidades e também de distribuição de valores, bens e serviços referentes a necessidades básicas socialmente referendadas. Entretanto, a saúde não é listada pelo autor como uma das liberdades básicas. Pelo contrário, Rawls define a saúde como um bem natural na medida em que depende dos recursos (*endowments*) individuais da saúde, ao tempo que demarca conceitualmente a justiça (*justice*) como uma categoria institucionalizada de justeza (*fairness*) e utiliza o termo *diferença* (*difference*) para designar soluções normativas que tomam a justiça como distribuição social compensatória de bens e recursos.

De certo modo, a noção rawlsiana de equidade implica um componente estrutural do sistema de valores contratuais da sociedade burguesa, resultando em equivalência entre os conceitos de equidade e justiça e, correlativamente, entre a falta de equidade e a noção de injustiça. Tal padrão mostra-se simétrico e consistente em relação ao modo predominante de definição da saúde como ausência de doença no campo da pesquisa em saúde individual e coletiva, como vimos acima. Em suma: equidade = ausência de injustiça; saúde = ausência de doença.

Dando sequência a essa linha de pensamento, vários autores desenvolveram variantes dessa abordagem neoutilitarista ao problema das desigualdades em saúde (Almeida-Filho, 2009). Amartya Sen, Prêmio Nobel de Economia de 1998, como uma alternativa crítica à teoria rawlsiana de justiça, elabora uma concepção metodológica integrativa das desigualdades, com duplo escopo (objetivo e normativo). Do ponto de vista da desigualdade objetiva – equivalente à variação relativa de valor (monetário ou social) de qualquer bem ou serviço por meio de um dado indicador econômico, a questão da desigualdade entre dois elementos, x e y, implica apenas comparabilidade em escalas cardinais de ordem equivalente. Por outro lado, buscando fundamentar sua proposta teórica, Sen define o "bem-estar social" como vinculado a padrões de distribuição da riqueza e não como efeito da renda bruta ou riqueza apropriada, introduzindo aí a noção da renda relativa ou renda distribuída. A noção de desigualdade normativa – referente ao conceito de bem-estar social (*social welfare*) – remete, portanto, à distribuição de um dado valor (renda, mas pode ser saúde) entre dois elementos, x e y, de modo equânime.

No eixo principal de sua obra, mas também em vários textos secundários específicos, Sen se utiliza de numerosos exemplos do campo da saúde, em dois sentidos. Primeiro, para caracterizar necessidades distintas, propôs considerar linhas de base diferentes para avaliação das desigualdades e escolha social de estratégias redistributivas. Nesse caso, deixa espaço para se definir a Saúde individual no âmbito do que chama de *capabilities*. Tal conceito, de difícil tradução para o português, algo entre "capacidades potenciais" e "competências", constitui valiosa indicação no sentido da construção do conceito de saúde, em uma direção apenas esboçada na fase mais tardia da abordagem parsoniana, conforme indicamos adiante.

Em segundo lugar, Sen propôs tomar a esfera da Saúde, coletivamente definida no plano socioinstitucional, como campo de sistemas possíveis de compensação visando à equidade, dentro do aparato do *welfare state*. Sugere, então, que um serviço nacional de saúde poderia fazer parte de um sistema de justiça distributiva indireta, comparável a outros sistemas de justiça definidos pela distribuição direta de subsídios. O problema tornar-se-ia potencialmente mais complexo, por exemplo, ao considerar outras diferenças de base individual além da *capability* chamada Saúde (Almeida-Filho, 2009).

Retomando a ideia de quase ordenamento em espaços ou dimensões simultâneas de Sen, trata-se de considerar os fenômenos da disparidade social em planos ou campos distintos: o conceito diversidade remete primordialmente à espécie; diferença, ao plano individual; desigualdade, à esfera econômico-social; inequidade, ao campo da justiça; iniquidade, ao político; distinção, ao simbólico. Essa abordagem veio a se tornar o principal marco teórico sobre o conceito de saúde como valor social, focalizando principalmente a questão da distribuição desigual e as relações entre desigualdades de renda e de saúde. Como premissa básica, equidade em saúde equivaleria à justiça no que se refere à situação de saúde, à qualidade de vida e à sobrevivência, posto que, idealmente, todos e todas têm direito a uma justa possibilidade de realizar seu pleno potencial de saúde e que ninguém estará em desvantagem para realizar esse direito, o que compreende uma capacidade coletiva de gerar saúde (Almeida-Filho, 2009).

Apesar da insistente referência a noções positivas de justiça, justeza e escolha social, a problematização teórica e metodológica dos gradientes sociais em saúde prioriza a negação, operando conceitos de desigualdade e diferença em lugar de igualdade e equidade. Tal padrão se mostra simétrico e consistente em relação ao modo predominante de definição da saúde como ausência de doença no campo da pesquisa em saúde individual e coletiva. Enfim, mediante os termos injustiça e doença, tanto a justiça como a saúde são tratadas como negatividade.

A prolífica literatura sobre Determinantes Sociais da Saúde padece de pobreza teórica na medida em que raramente se explicitam pressupostos epistemológicos e teorias sociais cruciais para a compreensão do significado dos conceitos relacionados às diferenças na saúde-doença-cuidado em populações (Almeida-Filho, 2009). Na sociedade contemporânea, estruturas sociais, processos políticos perversos e políticas de governo sem equidade geram desigualdades relacionadas com renda, educação e classe social, portanto, geram inequidades, correspondendo à injustiça social. Algumas dessas desigualdades, além de injustas, são iníquas e, portanto, moralmente inaceitáveis; constituem iniquidades porque causam indignação e potencialmente mobilização social. Em paralelo, nos planos simbólico-culturais, ao construir identidades sociais baseadas na interação entre diferenças individuais e padrões coletivos, seres humanos afirmam, na maioria das vezes através de mecanismos não conscientes, sua distinção de outros enquanto membros de segmentos, grupos e classes sociais.

Considerando saúde como um valor social, desigualdades (variação quantitativa em coletividades ou populações) podem ser expressas por indicadores demográficos ou epidemiológicos (no campo da Saúde) como "evidência empírica de diferenças" em estado de saúde e acesso ou uso de recursos assistenciais. Nesse caso, Saúde pode constituir uma *capability*, no sentido de Sen, e não necessariamente corresponder ao produto de injustiças, como no uso da noção de "saúde real", conforme visto acima. Por outro lado, desigualdades de saúde determinadas por desigualdades relacionadas com renda, educação e classe social são produto de injustiça social; na medida em que adquirem sentido no campo político como produto dos conflitos relacionados com a repartição da riqueza na sociedade, devem ser consideradas como inequidades em saúde. Por sua vez, as inequidades em saúde que, mais que evitáveis e injustas, são vergonhosas, indignas e nos despertam sentimentos de aversão conformam iniquidades em saúde.

A dimensão da desigualdade em saúde constitui uma questão bioética fundamental. Nessa perspectiva, distinguir inequidade de iniquidade não expressa um mero exercício semântico. Significa introduzir, no processo de teorização, pretensamente neutro e impessoal, elementos de indignação moral e política. Tomar como referência apenas a dimensão da justiça na esfera da equidade (e de seu oposto, a inequidade) parece insuficiente no que diz respeito ao tema da dignidade humana. A proteção dos direitos básicos de um criminoso ou a garantia das prerrogativas jurídicas de um suspeito de corrupção é certamente uma questão de equidade, posto que evoca o fundamento democrático de justiça igual para todos. Entretanto, um óbito infantil por desnutrição, uma negação de cuidado por razões mercantilistas ou uma mutilação decorrente de violência racial ou de gênero conformam eloquentes exemplos de iniquidade em saúde.

Conforme os argumentos expostos, não é defensável considerar Saúde como bem privado, *commodity*, produto, mercadoria ou serviço comercializável, atribuindo-lhe valor monetário e, por conseguinte, posição e preço em um mercado de trocas econômicas. Visando subsidiar tal posição, um primeiro passo consiste em recorrer a teorias críticas da sociedade e da política capazes de explicar as práticas dos sujeitos no espaço social. Aqui, a demanda conceitual concentra-se na construção e validação de modelos explicativos eficientes dos processos históricos e sociais definidores do objeto de conhecimento em pauta, tendo como referência teorias de equidade e justiça. De qualquer modo, qualificar desigualdades como sociais demanda definir o sentido de "social". Em outras palavras, para compreender o papel das desigualdades na produção de doença, morbidade e mortalidade, tanto quanto saúde, qualidade e extensão da vida humana, é imperativo abordar a questão *de o que* (estados, processos, eventos), antes de tudo, determina ocorrência, forma e atuação dos gradientes sociais.

Como prioridade, cumpre estabelecer fontes e origens das desigualdades de modo distinto, mas complementar, à aproximação necessária aos temas de natureza e componentes das desigualdades sociais em saúde do ponto de vista metodológico. Nesse sentido, desigualdades sociais podem referir-se concretamente a disparidades em propriedades, renda, educação, poder político, saúde, resultantes de relações de poder econômico e político entre sujeitos sociais.

Em conclusão, é necessário considerar os efeitos dos processos de determinação social da saúde-doença e da produção social da atenção-cuidado, expressos como desigualdades sociais na qualidade de vida, diversidade no estilo de vida e inequidades nas condições de saúde dos sujeitos. Nesse caso, visando superá-las, impõe-se a necessidade de uma construção conceitual e metodológica capaz de subsidiar a necessária mobilização política no sentido de tornar as diferenças mais iguais (ou menos desiguais); ou seja, promover igualdade na diferença, fazendo com que se reduza o papel das diferenças de gênero, geração, étnico-raciais, culturais e de classe social como determinantes de desigualdades, inequidades e iniquidades econômicas, sociais e de saúde.

Enfim, podemos analisar o conceito de Saúde como um valor social e político das sociedades modernas. Como a moeda, a Saúde não constitui um valor em-si, mas se torna de fato um valor nos processos de intercâmbio. Dessa maneira, a Saúde não é um poder que se encontra no corpo, nem sequer se refere ao organismo individual, mas trata-se de um mediador da interação cotidiana dos sujeitos sociais. Como desdobramento, será possível investigar efeitos dos processos sociais de produção da saúde-doença-cuidado. Nesse caso, importa explorar o impacto das desigualdades na qualidade de vida, no estilo de vida e nas condições de saúde dos sujeitos. Isto significa focalizar, em uma imersão etnográfica na cotidianidade, as práticas da vida diária e, nelas, o efeito da distribuição desigual dos determinantes da saúde-doença-cuidado.

CONSIDERAÇÕES FINAIS

A oportunidade de conceber o complexo "promoção--saúde-doença-cuidado" mediante políticas públicas saudáveis e participação da sociedade nas questões de saúde,

condições e estilos de vida, implica a "necessidade de construção de um marco teórico-conceitual capaz de reconfigurar o campo social da saúde, atualizando-o em face das evidências de esgotamento do paradigma científico que sustenta suas práticas" (Paim & Almeida-Filho, 2000). Não obstante seus limites, essa proposta de resgate conceitual pode ser útil para o necessário debate teórico-epistemológico sobre a noção de integralidade das ações de saúde como estratégia de interferência na complexa problemática da conjuntura sanitária brasileira neste novo milênio.

Nesse sentido, no âmbito da práxis, a Saúde Coletiva deve participar ativamente na transição epistemológica, começando por se contrapor radicalmente ao paradigma mecanicista e individualizador hegemônico no campo. Os elementos histórico-concretos aqui assinalados permitem a análise de novos paradigmas no campo da Saúde, já que campos disciplinares não são preenchidos por entidades abstratas, como noções, conceitos e modelos. São de fato ocupados por sujeitos históricos organizados em "comunidades científicas" e em "comunidades de prática" e vinculados ao contexto sociopolítico mais amplo. São esses sujeitos que, em sua prática concreta cotidiana, dentro e fora das instituições de formação, constroem e reconstroem paradigmas e buscam introduzi-los nas respectivas práxis (Paim & Almeida-Filho, 2000).

Referências

Almeida-Filho N, Jucá VJ. Saúde como Ausência de Doença: crítica à teoria funcionalista de Christopher Boorse. Ciência & Saúde Coletiva 2002; 7(4):879-89.

Almeida-Filho N. A ciência da saúde. São Paulo: Hucitec, 2000.

Almeida-Filho N. A problemática teórica da determinação social da saúde (nota breve sobre desigualdades em saúde como objeto de conhecimento). Saúde em Debate 2009; 33:349-70.

Almeida-Filho N. For a General Theory of Health: preliminary epistemological and anthropological notes. Cad Saúde Pública 2001; 17(4):753-70.

Almeida-Filho N. O conceito de saúde: ponto cego da epidemiologia? Rev Bras Epidemiol 2000a; 3(1-3):4-20.

Almeida-Filho N. O que é saúde? Rio de Janeiro: Editora Fiocruz, 2011.

Aristóteles. Ética a Nicômaco. (Coleção Os Pensadores.) São Paulo: Abril Cultural, 1985.

Arouca SAS. O dilema preventivista: contribuição para a compreensão e crítica da medicina. São Paulo: Fiocruz, 2003.

Babones SJ. The consistency of self-rated health in comparative perspective. Public Health 2009; 123:199-201.

Bunge M. Epistemología: ciencia de la ciencia. Barcelona: Ariel, 1980.

Canguilhem G. La Santé: Concept Vulgaire et Question Philosophique. Toulouse: Sables, 1990.

Canguilhem G. O Normal e o Patológico. São Paulo: Forense Universitária, 2006.

Chaves M. Saúde e sistemas. Rio de Janeiro: Fundação Getúlio Vargas, 1972.

Coelho MT, Almeida-Filho N. Normal-patológico, saúde-doença: Revisitando Canguilhem. Physis – Revista de Saúde Coletiva 1999; 9(1):13-36.

Descartes R. Meditações sobre Filosofia Primeira. Campinas: Unicamp, 2004.

Foucault M. O Nascimento da Clínica. São Paulo: Forense Universitária, 2011.

Good B. Medicine, Racionality, and Experience. An Anthropological Perspective. New York: Cambridge University Press, 1994.

Huber M et al. How should we define health? BMJ 2011; 343. doi: 10.1136/bmj.d4163. Acesso em 12 ago 2011.

Jadad A, O'Grady L. How should health be defined? BMJ 2008; 337:a2900. Disponível em: http://www.bmj.com/cgi/content/full/ 337/dec10_1/a2900. Acesso em 12 ago 2011.

Kant I. O Conflito das Faculdades. Lisboa: Edições 70 (Coleção: Textos Filosóficos), 1993.

Leavell H, Clark EG. Medicina Preventiva. São Paulo: McGraw-Hill, 1976, 744p.

Nordenfeld L. On the Nature of Health - An Action-Theoretic Approach. New York: Kluwer Academic Publishers, 1995.

Paim J, Almeida-Filho N. A Crise da Saúde Pública e a Utopia da Saúde Coletiva. Salvador: Casa da Saúde, 2000.

Paim JS. Prefácio. Qualidade de vida como objeto de saber e de práticas. In: Missias-Moreira R, Laranjeira CA, França DMVR (orgs.) Qualidade de vida e saúde em uma perspectiva interdisciplinar - volume 12. Curitiba: Editora CRV, 2021: 11-3.

Paim JS. Recursos Humanos em Saúde no Brasil: problemas crônicos e desafios agudos. São Paulo: Faculdade de Saúde Pública/USP, 1994.

Parsons T. The Sick Role and the Role of the Physician Reconsidered. MMFQ/ Health Sociology 1975; 53:257-78.

Platão. A República. Trad. de Enrico Corvisieri. São Paulo: Nova Cultural, 2004.

Solar, O, Irwin A. A conceptual framework for action on the social determinants of health. Social Determinants of Health. Discussion Paper 2 (Policy and Practice). Geneva: WHO, 2010.

Análise da Situação de Saúde – O que são Necessidades e Problemas de Saúde?

Jairnilson Silva Paim • Naomar de Almeida-Filho
Camila Ramos Reis

INTRODUÇÃO

Na análise da situação de saúde de um país, estado, município, distrito ou bairro, é muito comum a referência a problemas e necessidades de saúde. Isso aparece em documentos técnicos, tais como planos e programas de saúde, mas também na opinião de pessoas da comunidade, de profissionais de saúde e na mídia. Neste capítulo discutiremos as noções de *necessidades e problemas de saúde*, incluindo alguns termos correlatos (Boxe 3.1).

> **Boxe 3.1** Questões preliminares para discussão em aula
>
> Quais são os principais problemas de saúde da população brasileira? E os de seu estado, sua cidade, seu bairro ou sua comunidade? Em que você se baseou para identificar tais problemas? Professores e alunos poderão acionar em aula publicações estatísticas e bases de dados do Ministério e secretarias de saúde, via internet, inclusive calculando certos indicadores para seu município, estado ou país.

Uma situação de saúde comporta *problemas* e *necessidades* relacionados com o estado de saúde da população, além dos problemas relativos ao sistema de saúde. Todavia, a situação de saúde não é constituída apenas por uma listagem de problemas que compõem um certo perfil epidemiológico. Também fazem parte da *análise da situação de saúde* a explicação desses problemas, a partir de seus determinantes, e a identificação de oportunidades e facilidades para intervenções, visando à sua solução. Tanto mais porque, em política e planejamento de saúde, o que é problema para alguns pode ser oportunidade para outros. A doença de uma pessoa pode ser a oportunidade de uma farmácia vender medicamentos e a indústria produzi-los. A fila para o atendimento em uma unidade de saúde pode favorecer a venda de alimentos por ambulantes, enquanto a sala de espera pode ser um espaço de educação e comunicação em saúde ou mesmo de entretenimento e publicidade.

Assim, é pertinente refletir um pouco sobre dados, informações e conhecimentos produzidos acerca do estado de saúde da população, mas também sobre o que memorizamos, bem como as impressões e opiniões geradas a partir do senso comum. Evidentemente, se conversarmos com pessoas, nos informarmos por meio da mídia e pensarmos sobre uma dada situação, poderemos ter opiniões sobre os *problemas* e *necessidades de saúde*. Mas será que essas opiniões e impressões correspondem à realidade?

PROCEDIMENTOS PARA ANÁLISE DA SITUAÇÃO DE SAÚDE

Do ponto de vista técnico-científico, é importante explicar, inicialmente, o que se chama *problema* e *necessidade de saúde* e quais as formas de identificá-los, aferi-los e medi-los. A primeira parte é conceitual e será abordada neste capítulo. A segunda, que se refere à produção e à análise de informações sobre as condições de saúde, será desenvolvida especialmente nos Capítulos 8, 14, 29, 30 e 44, nos quais serão abordados tanto as fontes de dados epidemiológicos (mortalidade, morbidade, inquéritos especiais etc.) como os sistemas de informação e indicadores de saúde (expectativa de vida ao nascer, coeficientes de mortalidade, de incidência, prevalência etc.).

Na análise da situação de saúde são consideradas três dimensões da realidade: problemas, necessidades e determinantes de saúde. Os *problemas* representam discrepâncias entre a realidade observada e a norma socialmente construída; podem ser *problemas do estado de saúde da população* (danos e riscos) e *problemas do sistema de serviços* de saúde ligados a infraestrutura, gestão, organização, financiamento e modelo de atenção. As *necessidades* são representadas pelas condições que possibilitam gozar saúde, um dado modo de viver a vida. Podem ser distinguidas em *necessidades de saúde* (doenças, carências, riscos, vulnerabilidades e projetos ou "ideais de saúde" passíveis de serem supridos por vários setores, como alimentação, saneamento, habitação, lazer, educação, comunicação, arte etc.) e *necessidades de serviços de saúde* (atendidas via consumo de serviços no sistema de saúde), que podem ser expressas em termos de demanda. Já os *determinantes* podem ser identificados por meio de estudos epidemiológicos e sociais que visem explicar a determinação social do processo saúde-doença na população. Nesse caso, a análise da situação de saúde não se limita à identificação e à descrição dos problemas e necessidades, exigindo a explicação de por qual motivo esses fenômenos acontecem. Isso possibilita a discussão e a identificação das causas ou determinantes de uma situação concreta. Nesse momento do processo de planejamento de saúde podem ser usadas algumas ferramentas para análise dos "porquês", a exemplo da árvore de problemas e do *fluxograma situacional* (Teixeira, 2010).

A árvore de problemas situa um problema central, graficamente, no caule e suas consequências nas folhas e frutos, procurando localizar nas raízes suas causas. A Figura 4.1 ilustra a utilização dessa ferramenta para análise de um problema dos serviços de saúde, ou seja, a "incipiente reorganização do modelo de atenção".

No caso do *fluxograma situacional*, desenha-se um modelo explicativo que procura relacionar um conjunto de determinantes e condicionantes de um problema de saúde, representado por indicadores que expressam o *valor de definição do problema* (VDP). Assim, a Figura 4.2 ilustra o uso dessa ferramenta para a questão das violências (Paim, Costa & Vilasbôas, 2009) nos planos estrutural (genoestrutura) e fenomênico (fenoestrutura, incluindo acumulações e fluxo de fatos).

Ainda que muitas intervenções sejam centradas em problemas, a face mais aparente de necessidades de saúde, cabe assinalar que as pessoas e a sociedade cada vez mais expressam como *necessidades* projetos ou "ideais de saúde", a exemplo da qualidade de vida, do Bem Viver e da paz (Hidalgo-Capitán, 2012; Sampaio *et al.*, 2017; Paim, 2021). Essas aspirações, portanto, não se restringem a ter menos doenças ou não sofrer violência, mas apontam para uma dimensão positiva de saúde e bem-estar. Essa é uma forma de análise da situação de saúde que torna possível chamar a atenção para o fato de que o nível de saúde muda e que é preciso estar atento às fontes de dados para acompanhar tal mudança.

Uma forma complementar de proceder a uma análise de situação de saúde mais próxima da realidade da população e dos que trabalham em saúde consiste em estimular a realização de oficinas de territorialização com um planejamento participativo. Trata-se da possibilidade de criar espaços de diálogo entre a gestão, trabalhadores e comunidade, fortalecendo o controle social. Por meio dessas oficinas indagam-se aos participantes quais, segundo

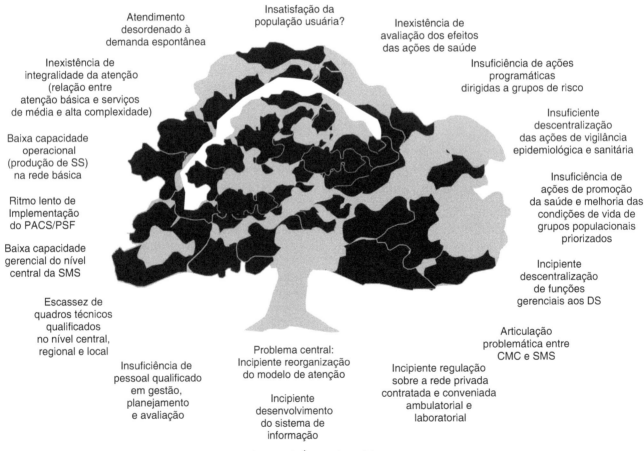

Figura 4.1 Árvore de problemas.

Capítulo 4 • Análise da Situação de Saúde – O que são Necessidades e Problemas de Saúde?

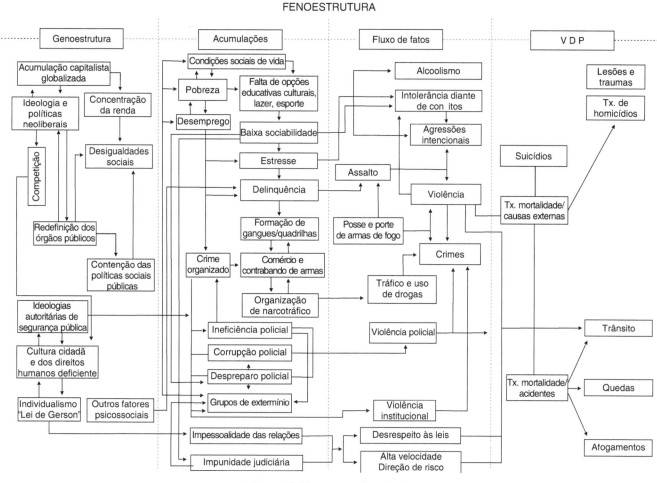

Figura 4.2 Fluxograma situacional.

sua opinião, seriam os principais problemas de saúde da população do bairro ou distrito sanitário, sintetizando-os, posteriormente, em um quadro.

Essa percepção subjetiva dos problemas pode ser cotejada com os indicadores obtidos a partir dos sistemas de informação. Além do envolvimento da comunidade na discussão, essa técnica tem a vantagem de levantar problemas nem sempre registrados nas fontes de dados convencionais, como problemas de saúde ocular, violência sexual e consumo abusivo de substâncias psicoativas.

Como assinalado previamente, as intervenções sanitárias geralmente têm como propósito resolver *problemas de saúde*, como doenças, riscos, carências etc. Entretanto, esses problemas representam uma leitura reducionista e negativa das necessidades de saúde. Assim, a noção de problema tem uma conotação geral que merece ser explicitada. Na Figura 4.3 propomos uma articulação esquemática desses conceitos a partir de um *modelo de processo de problematização*. Trata-se de uma aproximação preliminar às noções de necessidades, demandas, soluções e tecnologias, que serão problematizadas, conceitualizadas e aprofundadas nos tópicos seguintes.

Em uma acepção geral, o conceito de *necessidade* corresponde a fenômenos biológicos (ou naturais) referidos a faltas, carências do organismo, do ambiente ou do grupo. Fome, sede, frio, isolamento e escuridão são exemplos de ausência de condições necessárias para o ser humano sobreviver na natureza ou no ambiente. Alimento, água, abrigo e iluminação são termos que designam necessidades que, uma vez atendidas, suprem as carências humanas. No caso das *necessidades de saúde*, poderiam ser definidas como "carências relacionadas com a manutenção das condições de sobrevivência e desenvolvimento pleno das capacidades dos indivíduos e grupos de uma determinada população" (Teixeira, 2010: 140).

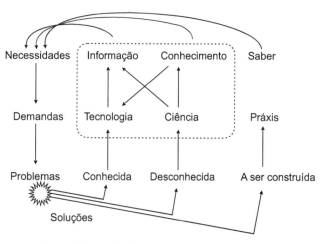

Figura 4.3 Modelo de processo de problematização.

Com o desenvolvimento das habilidades sociais (ou gregárias), o ser humano amplia seu domínio da linguagem e compartilha com outros membros dos grupos sociais o suprimento de necessidades. Para isso, verbaliza ou manifesta a *necessidade* como uma *demanda* (ou pedido). As demandas podem ser expressas individual ou coletivamente. Quando formuladas com referência ou explicitação do modo de atendimento ou preenchimento da necessidade, as demandas são, também, reconhecidas como problemas. Assim, todo *problema* expressa uma *necessidade* e se define por incorporar em sua formulação a possibilidade de *solução*.

As soluções conhecidas para os problemas compõem a *tecnologia*, que compreende o uso de informação socialmente produzida para o preenchimento da *necessidade* que provocou a *demanda*. Quando a *solução* é desconhecida, cabe à instituição social da ciência a produção de soluções sob a forma de conhecimento. Conhecimento, então, gera *tecnologia*, que servirá ao preenchimento da *necessidade* que determinou a *demanda*. Finalmente, há problemas que não se definem por dispor de soluções estáveis e seguras. Nesses casos, as soluções estarão sempre a ser construídas em sua singularidade como *práxis* (ou prática), o que secundariza o uso da *tecnologia,* direta ou indiretamente, para superação dos problemas socialmente determinados como resposta à *demanda* (Boxe 4.2).

Boxe 4.2 Relação entre situação de saúde e políticas de saúde

A partir da discussão de alguns dos determinantes do perfil epidemiológico seria possível perguntar aos alunos quais políticas de saúde poderiam ser formuladas para responder a tais problemas? Como, provavelmente, muitas das medidas propostas tendem a se relacionar com os serviços de saúde, pode-se, desse modo, provocar uma discussão sobre o que se entende por *política de saúde*: respostas sociais, historicamente determinadas, em face dos problemas e necessidades de saúde e da produção, distribuição e regulação de bens, serviços e ambientes que afetam a saúde dos indivíduos e da coletividade. O caráter abrangente desse objeto, e especialmente a compreensão sobre os determinantes sociais e ambientais dos problemas de saúde, indica que os *serviços de saúde* podem ser insuficientes para transformar esse objeto. As tecnologias empregadas no âmbito dos serviços para diagnóstico, prevenção e tratamento das doenças, ainda que eventualmente eficazes no plano individual (clínica), podem ser inefetivas em relação às necessidades de saúde da população.

NECESSIDADES

Embora o termo *necessidades* seja de uso corrente na acepção geral apresentada no tópico anterior, há espaço para reflexões conceituais, teóricas e filosóficas em torno dessa noção. Alguns autores discutem as necessidades humanas em geral, enquanto outros contemplam, fundamentalmente, as necessidades de saúde.

As teorias econômicas mais difundidas partem da relação entre uma necessidade humana e o serviço ou objeto que a satisfaça. As necessidades são reduzidas à demanda que, em uma economia capitalista, expressa o valor-utilidade para os que podem comprar produtos e serviços no mercado a partir de uma dada estrutura de renda e de preços. Seu foco está na microeconomia, baseando-se

no comportamento dos indivíduos consumidores (Singer, 1975). Apresentam um viés subjetivo centrado no valor da utilidade marginal, ou seja, um mesmo bem terá diferentes utilidades e, portanto, valores diferentes, de acordo com a avaliação da necessidade do indivíduo. A partir de um suposto equilíbrio espontâneo entre oferta e demanda, privilegiam o mercado e o comportamento subjetivo dos produtores e consumidores. Trazem a ilusão da autonomia dos sujeitos no mercado de consumo, a ponto de seus adeptos declararem que só o escravo tem necessidade, enquanto o homem livre tem demanda:

> Entre os economistas, o conceito de necessidade não goza, a miúdo, de tanto mérito como o de demanda. Sem dúvida, ambos têm virtudes e defeitos próprios. Critica-se o conceito de necessidade por ser demasiado mecânico, por negar a autonomia e individualidade à pessoa humana e por implicar que o ser humano é uma máquina que "necessita" combustível em forma de comida, lubrificante de medicamento e respostas providas por cirurgiões. Mesmo que o conceito tenha se estendido para incluir as necessidades psicológicas e emocionais, pareceria que o resultado final é um fio elétrico que recorre ao centro do prazer do cérebro e que poderia oferecer uma vida de êxtase ilimitada e insensata. Ao contrário, a demanda implica autonomia do indivíduo, eleição e uma adaptação de insumos de todas as classes às preferências individuais. Só o escravo tem necessidades; o homem livre tem demandas (Boulding, 1973).

Em outra perspectiva econômica, as necessidades aparecem de forma antagônica, distinguindo-se como humanas e as do capital. A partir da premissa de que o dinheiro se transforma em capital, busca-se explicar a proposta das necessidades do capital, afirmando que o lucro é a expressão das necessidades básicas do capital. Onde o capital busca permanentemente se expandir, essa expansão constante de seu valor seria a necessidade de capital. Além disso, os sistemas legal e monetário, as infraestruturas coletivas de transporte e a mudança ocorrida na população (assalariados e consumidores) são condições fundamentais para produção do lucro, caracterizando-se como necessidades intermediárias (Junior & Pereira, 2013).

Na primeira abordagem, predomina a ideologia que crê na autodeterminação dos sujeitos supostamente livres, informados, capazes e com o poder de exercer a livre-escolha, ou seja, a demanda. Ainda que o autor reconheça que o mercado não possa ensinar as pessoas sobre as escolhas relativas à saúde, não descarta a demanda como noção central em sua análise. No entanto, demanda é uma noção particular à economia de mercado e ligada ao poder aquisitivo individual. Assim, não deveria ser utilizada em planejamento de saúde, mas substituída pelo conceito de necessidade (Campos, 1969).

Na segunda abordagem, ao ressaltar a determinação estrutural da acumulação do capital, considera-se que as necessidades humanas são sociais. Assim, atendê-las de maneira adequada é parte dos deveres do Estado que, por meio das políticas sociais, torna possível seu atendimento no âmbito de uma sociedade capitalista, ou seja, como o Estado busca proporcionar condições para que a população possa alcançar essas necessidades (Junior & Pereira, 2013).

Nessa teoria crítica, a noção de necessidade está vinculada às relações sociais de produção, bem como às lutas econômicas, políticas e ideológicas de classes (Paim, 1980). Está organicamente articulada ao conceito de trabalho e, especialmente, ao processo de trabalho. Nessa perspectiva, o estado de saúde, as energias e os nutrientes constituem *meios de vida* consumidos e incorporados no processo de produção sob a forma de uma dada mercadoria, a força de trabalho. Nas sociedades capitalistas, além de vender sua força de trabalho, o homem necessita de uma certa soma de *meios de vida* (Marx, 1975). Assim, pode-se pensar no trabalho realizado para atender necessidades em diferentes momentos da História e para o desenvolvimento de uma teoria das necessidades (Heller, 1986) a categoria *trabalho* apresenta-se como fundamental. A autora destaca o caráter objetivo das "necessidades sociais", mas admite que o termo necessidade é vago:

> [...] a necessidade é desejo consciente, aspiração, intenção dirigida em todo o momento para um certo objeto e que motiva a ação como tal. O objeto em questão é um produto *social*, independente do fato de que se trate de mercadorias, de um modo de vida ou de "outro homem" (Heller, 1986: 170).

Distingue as "necessidades existenciais", reconhecidamente primárias, uma vez que baseadas em instinto de autoconservação, das necessidades propriamente humanas. Nessas, que vão além do impulso natural, podem estar incluídos o descanso, uma atividade cultural, o jogo, a reflexão, a amizade, o amor, a realização pessoal, a atividade moral, entre outras.

O trabalho humano diferencia-se do trabalho de animais, como no caso das abelhas, porque antes de ser realizado o produto já foi pensado, teleologicamente. Ele visa produzir a satisfação de *uma carência ou necessidade* gerada a partir da rede de relações sociais. Portanto, necessidades como alimentação, habitação e vestuário, entre outras, voltadas para autoconservação, denominadas "necessidades existenciais" (Heller, 1986), não devem ser consideradas "naturais", pois são definidas social e historicamente. Embora Marx se referisse a "necessidades naturais", ressaltava que elas são um produto histórico:

> As necessidades naturais, o alimento, o vestuário, a calefação, a habitação etc., variam de acordo com as condições do clima e as demais condições naturais de cada país. Ademais, o volume das chamadas necessidades naturais, assim como o modo de satisfazê-las, é um produto histórico que depende, portanto e em grande parte, do nível de cultura de um país e, sobretudo, entre outras coisas, das condições dos hábitos e das exigências com que se haja formado a classe dos trabalhadores livres (Marx, 1975: 124).

Marx destacava, também, as antinomias específicas do capitalismo ligadas à produção de bens, como liberdade/ necessidade, necessidade/causalidade, teleologia/causalidade, riqueza social/pobreza social. Essas antinomias do ser, presentes na sociedade capitalista, poderiam ser superadas pelo desenvolvimento das capacidades do sujeito coletivo, passíveis de romper com a alienação capitalista e de modificar as relações sociais de produção (Heller, 1986).

Sob o capitalismo, o conceito de necessidade social pode ser considerado uma categoria alienada, pois implica uma necessidade da sociedade, ou seja, um sistema de necessidades gerais que incide sobre os indivíduos e suas necessidades pessoais (Heller, 1986). Assim, ao discutir o conceito de necessidade social na perspectiva marxista, a autora destaca quatro acepções:

a. Necessidades sociais como necessidades reais ou imaginárias, compreendidas como necessidades conscientes.
b. Necessidade social como uma categoria de valor positiva, ou seja, necessidade do homem socializado.
c. Necessidade social como "a medida de necessidades dirigidas a bens materiais em uma sociedade ou classe" (Heller, 1986: 81), condicionadas pelas relações entre as distintas classes e suas posições econômicas.
d. Necessidade social no sentido de satisfação social com o entendimento de "não econômico", que serve para expressar o fato de que os homens possuem necessidades não só produzidas socialmente, como também suscetíveis de satisfação por meio da criação de instituições sociais (Heller, 1986).

As necessidades expressariam aquilo que precisa ser necessariamente satisfeito:

> [...] o conjunto dos objetos específicos que deve consumir e a forma pela qual devem ser consumidos constituem as necessidades que "necessariamente" devem ser satisfeitas para reproduzir-se, o que implica os modos de produzir esses objetos e distribuí-los (Mendes-Gonçalves, 1992: 19-20).

Mendes-Gonçalves ressalta a pertinência da superação da noção de "necessidades sociais" na qual, a partir de um suposto "interesse geral", são negligenciadas necessidades conscientes dos indivíduos.

Desse modo, cabe uma discussão que analise criticamente as várias conotações do conceito de necessidades, seu emprego na saúde e sua relação com a economia. Esse termo, assim como a demanda, expressa, na verdade, dimensões sociais e políticas que variam historicamente segundo as formas de organização econômica da produção. Portanto, as noções de necessidade e demanda devem ser analisadas a partir das condições objetivas de uma dada sociedade (Paim, 1980).

Necessidades de saúde

O homem é um ser natural com necessidades (carecimentos) e poderes sujeitos a modificações e desenvolvimento (Mendes-Gonçalves, 1992). Assim, as necessidades de saúde podem ser "uma alteração física, orgânica, que o impede de seguir vivendo em sua rotina de vida, ou um sofrimento ainda não identificado fisicamente; ou até mesmo uma situação que reconhece como 'uma falta', algo de que carece, como, por exemplo, a falta de informação" (Schraiber & Mendes-Gonçalves, 1996). Se a saúde for concebida para além das dimensões biológica e ecológica, conforme as reflexões sistematizadas no capítulo anterior, as necessidades de saúde poderão ser consideradas como aquelas a serem redefinidas por sujeitos individuais e coletivos que atuam sobre os antagonismos gerados na estrutura social.

Ao analisarem a produção científica brasileira sobre esse tema, Campos & Bataieiro (2007) destacam a abordagem predominante de necessidades de saúde como se fossem sinônimo de necessidades de cuidados de agravos ou de eventos específicos. Isso revela a complexidade da definição das necessidades de saúde, pois há certa ambiguidade na utilização dessa noção, já que é comum confundir *necessidades de saúde* com necessidades de serviços de saúde (Paim, 1980).

Recentemente, dois trabalhos analisaram a produção científica sobre a temática (Carnut & Ferraz, 2021; Freitas, Flores & Camargo Jr., 2022), apontando que existe uma diversidade de abordagens e que, embora esse descritor seja bastante utilizado, ainda apresenta limitações. Além disso, há dificuldade em encontrar uma definição do termo capaz de demonstrar a relação entre o objeto de estudo e o descritor (Carnut & Ferraz, 2021; Freitas, Flores & Camargo Jr., 2022). Os estudos normalmente apresentam uma breve citação do termo ou o utilizam na perspectiva das práticas ou em relatos de experiências nos serviços de saúde (Carnut & Ferraz, 2021). Os autores chamam a atenção para o fato de a literatura ser imprecisa sobre as necessidades *em* saúde e as necessidades *de* saúde. Afirmam que o social se apresenta de forma oculta e mencionam alguns autores que sugerem que as necessidades *em* saúde estão relacionadas à expressão do social na saúde, sendo abordadas pela Saúde Coletiva. No caso das necessidades *de* saúde, trata-se das diversas dimensões dos segmentos sociais, a exemplo dos usuários, gestores, pesquisadores etc. Referem-se aos elementos necessários para se alcançar a saúde e na operacionalização das necessidades, com a ligação entre planejamento e alocação de recursos de maneira equânime. Contudo, alertam que esses termos são interdependentes e ressaltam que as necessidades *em/de* saúde seriam necessidades humanas e coletivas, cabendo ao Estado o dever de assegurá-las (Carnut & Ferraz, 2021).

Essa ambiguidade reflete influências político-ideológicas e econômicas, resultantes especialmente da dinâmica das classes sociais, repercutindo nos critérios de sua definição. Essa confusão traz implícita a compreensão de que as necessidades de saúde são supridas, necessariamente, pelos serviços de saúde, o que tende a reforçar um processo conhecido como medicalização da sociedade. O uso dessas expressões como sinônimas, além de reforçar a ideia de que para se ter saúde são necessários serviços de saúde, contribui para a reprodução social. Se por um lado reforça o ponto de vista segundo o qual os problemas de saúde do indivíduo e da coletividade poderiam ser resolvidos por esses serviços, por outro abre os canais para medicalização da sociedade, quando estimula a expansão do consumo de serviços e procedimentos, muitos deles de eficácia discutível. Portanto, o atendimento a necessidades difusamente entendidas e precariamente conceitualizadas contribui para a reprodução da estrutura social (Paim, 1980). Resta indagar: a quem serve tal ambiguidade? Certamente, às classes dirigentes das sociedades capitalistas.

Reconhecendo a complexidade do conceito, alguns autores buscam uma aproximação reflexiva que favoreça a compreensão pelos trabalhadores de saúde no sentido de alcançar uma atenção mais qualificada a partir do reconhecimento de que as necessidades de saúde são social e historicamente determinadas, mas que se faz necessário recorrer a alguma classificação que indique dimensões descritivas e operacionais (Stotz, 1991; Cecílio, 2001). Uma das taxonomias sugeridas está organizada em quatro grandes conjuntos:

a. Boas condições de vida, ou seja, a maneira como se vive traduz-se em diferentes necessidades de saúde.
b. Necessidade de acesso para consumir toda tecnologia capaz de melhorar e prolongar a vida.
c. Criação de vínculos entre cada usuário e profissional ou equipe de saúde.
d. Necessidade de cada pessoa ter graus crescentes de autonomia em seu modo de levar a vida, incluindo "a luta pela satisfação de suas necessidades, da forma mais ampla possível" (Cecílio, 2001: 115).

Segundo esse autor, essas "cestinhas de necessidades" poderiam ser identificadas, escutadas e traduzidas pela equipe na perspectiva de atendê-las da melhor maneira possível na perspectiva da integralidade, ainda que captadas em sua dimensão individual no espaço singular de cada serviço de saúde. Apesar da intenção abrangente dessa proposta, se tal releitura das necessidades de saúde estiver subordinada exclusivamente à demanda em estabelecimentos de saúde, possivelmente ficará reduzida às *necessidades de serviços de saúde*.

No caso dos serviços de saúde, mesmo que não sejam uma mercadoria no sentido estrito, tendem a satisfazer necessidades humanas, social e historicamente definidas, sejam elas do corpo, da alma, "do estômago ou da fantasia" (Marx, 1975: 3).

Necessidades de serviços de saúde

As *necessidades de serviços de saúde* são determinadas pela deterioração dos meios de vida (sofrer) e pela incorporação de informações e conhecimentos (saber) acerca dos processos de reposição do consumo nos serviços de saúde. No entanto, os estudos, em geral, negligenciam a questão dos determinantes mais distais dessas necessidades, reduzindo-as à consulta médica e ao consumo de procedimentos de saúde. Ainda assim, a maioria das publicações científicas está voltada para atenção hospitalar e em menor proporção para a atenção básica (Campos & Bataieiro, 2007). Em algumas investigações, apontam-se instrumentos para identificar como os serviços de saúde e as equipes de saúde da família identificam as necessidades *de* saúde da população, visando contribuir para a identificação de necessidades *em* saúde presentes nas práticas dos serviços de saúde (Hino *et al.*, 2009).

Capítulo 4 • Análise da Situação de Saúde – O que são Necessidades e Problemas de Saúde?

Para além da atenção básica e da atenção especializada e hospitalar, as necessidades estão relacionadas com as práticas de saúde. Nesse particular, os processos de trabalho, os meios de trabalho, as tecnologias e as necessidades são conceitos que se articulam. Assim, as práticas de saúde se constituem como *processos de trabalho* que lançam mão de *meios de trabalho* e *tecnologias* para dar conta de necessidades de saúde. E as intervenções em saúde realizadas nessas práticas, ao mesmo tempo que atendem necessidades, criam outras. O desenvolvimento científico e tecnológico, de um lado, e os interesses econômicos e publicitários para a venda de equipamentos, medicamentos e outros insumos médico-sanitários, de outro, podem instaurar novas necessidades de produção de serviços ou bens.

As necessidades de serviços de saúde expressam as características da estrutura social e certas variações nas conjunturas:

> [...] toda intervenção só tem existência na sociedade como uma dada produção e distribuição social de serviços [...] [e] o modo de organizar socialmente as ações em saúde para a produção e distribuição efetiva dos serviços será não apenas resposta a necessidades, mas, imediatamente, "contexto instaurador de necessidades" (Schraiber & Mendes-Gonçalves, 1996: 29-30).

Esse contexto instaurador de necessidades de serviços ou da produção de bens propicia uma conexão circular entre a organização da produção, a oferta ou distribuição de serviços e seu consumo. Tal circularidade tende a reiterar "os mesmos valores na evolução histórica desses meios tecnológicos e do modo de organizar a produção dos serviços" (Schraiber & Mendes-Gonçalves, 1996: 30). Desse modo, reforça os valores e ideologias que estão sustentando determinada tecnologia que vai além de um mero meio de trabalho, implicando um modelo de organização tecnológica que influi na estruturação de um sistema de saúde.

Desse modo, o conceito de *tecnologia* deveria expressar o conjunto de organização técnica do processo de produção enquanto "processo social e histórico" (Mendes-Gonçalves, 1988: 24). Já a noção de "instrumento de trabalho" expressa meios utilizados para a aproximação a um dado objeto e sua transformação no processo de trabalho, servindo para intermediar a ação humana sobre os objetos. Pode ser um estetoscópio, uma ressonância magnética, um medicamento ou uma vacina. Para Mendes-Gonçalves (1994), certas tecnologias não materiais, como o "saber" ou a forma de organizar certas práticas referida à saúde e à doença, sustentam a articulação dessas práticas com a totalidade social histórica.

Um sistema de saúde que se pretende universal, no qual a saúde seja concebida como um direito da cidadania e um bem público com valor de uso, em vez de uma mercadoria com valor de troca, pode ter como contradição uma organização tecnológica que prioriza o consumo individual de bens e serviços em vez de uma atuação na prevenção de riscos e nos determinantes socioambientais.

Assim, os sistemas de saúde deparam com o desafio dos custos crescentes e buscam certa racionalização e mudança dos modelos de atenção à saúde no sentido de produzir equilíbrio entre a demanda e os custos. Nessa perspectiva, podem promover um acesso mais universal e uma produção de serviços mais equânime. Entretanto, "a adequação entre assistência e custos, dessa forma, por si só, quase nada traz de rupturas criativas no plano da técnica de intervenção e no plano da política e ética da produção dos serviços. Ao contrário, tenderá à reprodução acrítica dos 'cardápios' das necessidades e da definição de suas 'respostas'" (Schraiber & Mendes-Gonçalves, 1996: 32-33).

Embora muitas *necessidades de saúde* possam ser satisfeitas pelo sistema de saúde, enquanto necessidades de serviços de saúde, outras tantas têm a ver com o modo de vida da sociedade e requerem a atuação de outros setores. No entanto, as necessidades de saúde não se reduzem a doenças, carências, riscos e sofrimentos nem se esgotam na demanda, nas "necessidades sentidas", nas "necessidades médicas", nas "necessidades de serviços de saúde". Também não são redutíveis a *problemas de saúde*, pois podem envolver as condições necessárias para o gozo da saúde, como alimentação, abrigo, segurança, afeto, educação, cultura, inclusive os determinantes socioambientais, exigindo ação intersetorial.

Portanto, a clínica e a epidemiologia, enquanto saberes, não são suficientes para definir e identificar *necessidades de saúde*. A contribuição das ciências humanas, da filosofia e da arte em sua definição permitiria trazer a ideia de *projeto*, ou seja, a visualização de uma finalidade (Schraiber & Mendes-Gonçalves, 1996). Essa contribuição, ao mesmo tempo que fornece elementos para uma teoria de necessidades em saúde, estimula pensar "ideais de saúde" voltados para a qualidade de vida e para o Bem Viver (Sampaio *et al.*, 2017).

Necessidades "necessárias" e necessidades "radicais"

Cabe ainda discutir as chamadas necessidades "necessárias" e as necessidades "radicais". As primeiras "constituem o conjunto de necessidades de toda ordem que devem estar presentes para a reprodução do homem em um certo período e em uma certa sociedade, e eventualmente, em cada grupo particular de homens nessa sociedade" (Mendes-Gonçalves, 1992: 20). Daí o caráter sócio-histórico das necessidades, pois sempre são produzidas em cada sociedade e em cada momento.

No entanto, Mendes-Gonçalves (1992) aponta o sentido restrito das necessidades "necessárias" nas sociedades capitalistas, pois estão circunscritas ao âmbito do que imediatamente pode ser obtido por meio do consumo individual. Reconhece que muitas necessidades "necessárias" estão presentes em função do desenvolvimento do capitalismo, mas não podem ser inteiramente satisfeitas nessa ordem social, "salvo em um movimento de transcendência da estrutura de poderes que as geram" (Mendes-Gonçalves, 1992: 22).

As necessidades "radicais" também são inerentes à estrutura capitalista, sem as quais o capitalismo não poderia funcionar. Este, por consequência, cria sucessivamente novas necessidades. Entretanto, "as necessidades radicais não podem ser eliminadas pelo capitalismo porque são necessárias para seu funcionamento" (Heller, 1986: 90). Elas são postas ao limite da alienação capitalista:

[...] não são necessidades de ampliação quantitativa do consumo, pois essas, se não podem ser inteiramente satisfeitas, são no entanto perfeitamente funcionais, mas sim necessidades de diversificação qualitativa do homem (Mendes-Gonçalves, 1992: 22).

Nas sociedades capitalistas, o fim da produção de mercadorias não é a satisfação de necessidades, mas a valorização do capital, expressando a alienação das necessidades (Heller, 1986). Estas se revelam concretamente quando os sujeitos ganham consciência do processo de alienação e exploração em que se encontram submetidos. É o caso, por exemplo, da necessidade de tempo livre que se converte "em uma necessidade radical, cuja satisfação só é possível transcendendo o capitalismo" (Heller, 1986: 109).

Assim, as necessidades "radicais" podem apresentar a condição de um dever e um devir, apontando a pertinência de uma outra ordem social para satisfazê-las. Podem ensejar lutas visando à superação do fetichismo da mercadoria e da alienação no momento em que o "homem individual-genérico" (Heller, 1986) desenvolve uma consciência crítica acerca da alienação e procura resolver as antinomias produzidas pelo capitalismo.

"Ideais de saúde", qualidade de vida e Bem Viver

Atualmente, projetos que expressem "ideais de saúde" podem incluir a defesa da saúde, do ambiente, da vida no planeta e de sua qualidade, bem como o gozo estético, o produzir para viver, o lazer e a arte (Paim, 1994, 1996). Passam a postular a cultura, o descanso, o relacionamento interpessoal afetivo e sexual, a educação, a saúde, a arte, o prazer etc. Muitos desses conteúdos podem se apresentar, presentemente, na Saúde Coletiva sob rótulos diversos, como estilos de vida, promoção da saúde, cidades saudáveis e políticas públicas saudáveis, entre outros.

Nessa perspectiva, as *necessidades de saúde* já não expressam apenas carências ou problemas de saúde (doenças, agravos e riscos), mas *projetos* ou "ideais de saúde". Sua reconceitualização se impõe pela realidade atual e também pela produção teórica e reflexão filosófica. Se as necessidades de saúde forem pensadas para além de problemas, danos ou riscos, contemplando *projetos* de saúde e de modos de vida distintos, lidaremos com desafios como a *qualidade de vida* ou o Bem Viver (Hidalgo-Capitán, 2012; Sampaio *et al.*, 2017). Trata-se de "ideal de saúde" que não se confunde com problema. Direitos humanos e sociais, "projetos de felicidade" ou "necessitados de filosofia" (Mendes-Gonçalves, 1995; Ayres, 2004) podem ser objetos de intervenção em uma dimensão positiva e não negativa, como no caso de doenças, carências e riscos.

A noção de *qualidade de vida* muitas vezes se confunde com outros conceitos e noções correlatos, como condições de vida, estilo de vida, modo de vida, padrão de vida etc. (Minayo *et al.*, 2000; Missias-Moreira, Laranjeira &

França, 2021). Em outros momentos tem sido operacionalizada por meio de questionários e indicadores, sobretudo na prática clínica. Esses instrumentos, em alguns casos, são longos e detalhados, porém, apesar da extensão, muitas vezes refletem apenas uma dimensão da vida do sujeito.

Notável é a disponibilidade atual de escalas e inventários com essa finalidade, conformando as mais diversas características metodológicas. Para dar uma ideia dessa extraordinária proliferação, pouco antes do ano 2000 já existiam mais de 70 diferentes tipos de escalas e questionários para medição do estado de saúde individual, dos pioneiros CMI (*Cornell Medical Index*) e GHQ (*General Health Questionnaire*), desenvolvidos em 1962 e 1973, respectivamente, ao EuroQol e à QWBS (*Quality of Well-Being Scale*) da era contemporânea (Almeida-Filho, 2000a).

Nas políticas públicas, o uso da noção de qualidade de vida representa uma oportunidade de discutir os *modos de viver* na sociedade e o papel do Estado nesse contexto. Torna possível perguntar sobre *condições de vida* e *estilos de vida* a que estão sujeitos os segmentos sociais, para além das questões biológicas, ecológicas e assistenciais. E se pensarmos na *qualidade de vida*, as instituições que atuam nas áreas afins não podem ficar insuladas. Nesse particular, adquirem grande relevância as *políticas públicas saudáveis* e a ação intersetorial que tomam a *qualidade de vida*, a partir de uma definição mais precisa, como referente central para formulação de políticas econômicas e sociais (Paim, 2009).

Outra perspectiva de reflexão sobre os *modos de viver* que muitas vezes se confunde com a ideia de qualidade de vida remete à noção de Bem Viver (*Buen Vivir, Vivir Bien*), construída a partir das transformações sociais e políticas sofridas pelos países latino-americanos e dos povos dos Andes (Alcantara & Sampaio, 2017; Blanco & Aguiar, 2020). Assim, aparece associada a projetos de desenvolvimento econômico e social nos governos do Equador e Bolívia (Sampaio *et al.*, 2017).

No caso do Equador, com a reforma na política de inclusão social e econômica, o governo propôs a construção e inclusão de um sistema de proteção social que fosse mais inclusivo e universal através da Constituição de 2008, apresentando como estratégias o Plano Nacional do Bem Viver (PNBV), a Estratégia Nacional para a Igualdade e Erradicação da Pobreza (ENIEP), a proposta de reforma da previdência, entre outras (Cepal, 2014). No caso do Brasil, pode ser percebida a ideia de Bem Viver na Política Nacional de Atenção à Saúde dos Povos Indígenas que compõe a Política Nacional de Saúde (Sampaio *et al.*, 2017). A noção de Bem Viver está relacionada à dinâmica social e ambiental (Sampaio *et al.*, 2017), compreendendo um paradigma que envolve diferentes ontologias (Alcântara & Sampaio, 2017), onde se identificam pelo menos três perspectivas: (a) indigenista e pachamamista, (b) socialista e estadista e (c) pós-desenvolvimentista e ecologista (Hidalgo-Capitán, 2012).

Uma forma de medir o Bem Viver e a qualidade de vida é por meio de indicadores, com destaque para os indicadores de renda *per capita*, anos de escolaridade e

PROBLEMAS DE SAÚDE

A ideia de problema geralmente traz um sentido de algo negativo que precisa ser resolvido ou superado, e isso não é diferente quando se fala, no senso comum, em *problemas de saúde*. Mesmo no âmbito técnico, quando se discutem *problemas de saúde*, referem-se a *danos* (prejuízos), como mortes, doenças, agravos, sequelas, riscos, carências e vulnerabilidade, expressos por meio de taxas e índices de desigualdades. Ainda assim, a predominância da medicina é de tal ordem que na maioria das vezes os danos são confundidos com doenças a serem diagnosticadas, tratadas ou prevenidas. Noções como risco, vulnerabilidade e carência só mais recentemente têm sido consideradas no conjunto dos *problemas de saúde* que se referem ao *estado* de saúde de uma população. Além desses, existem problemas dos *serviços* ou do sistema de saúde (acesso, cobertura, oferta, financiamento etc.) que devem integrar a análise de situação de saúde, conforme se advertiu no início deste capítulo.

Como visto, em planejamento define-se operacionalmente o conceito de problema como a discrepância entre a realidade e uma norma. Consequentemente, um problema é sempre relativo, ou seja, o que é um problema em um lugar pode não ser em outro, ou o que se considera problema no presente pode não ser admitido no passado ou no futuro. E se o problema se relaciona com uma norma, isso não significa algo definido burocraticamente, como certas normas administrativas, mas algo construído socialmente.

Assim, define-se *problema de saúde* como "a representação social de necessidades de saúde, derivadas de condições de vida e formuladas por um determinado ator social a partir da percepção da discrepância entre a realidade vivida e a desejada ou idealizada" (Teixeira, 2010: 147). Pode, no entanto, ter uma dimensão positiva, como a de um projeto a ser alcançado. Assim, quando se considera a qualidade de vida ou o Bem Viver como um "ideal de saúde", trata-se de uma ideia de projeto que uma comunidade ou uma sociedade coloca para si. Nesse sentido, o problema pode ser a falta de qualidade de vida ou de um Bem Viver, posto que a norma pode estabelecer um determinado "ideal de saúde". Do mesmo modo, quando a Constituição brasileira incorporou o princípio da integralidade para a organização do Sistema Único de Saúde (SUS), trata-se de uma norma/projeto capaz de reorientar as práticas e os serviços de saúde.

Riscos

Problemas de saúde não se restringem a danos como doença, acidente ou carência. Incluem também os riscos. Entende-se *risco* como a chance ou probabilidade de ocorrência de um evento. A epidemiologia, por exemplo, utiliza as noções de risco absoluto e risco relativo. No primeiro caso teríamos a taxa de mortalidade por uma doença, quando se calcula a proporção de mortes daquela doença em relação a uma população. No caso do risco relativo, comparam-se duas taxas de uma doença entre dois grupos (vacinados e não vacinados, fumantes e não fumantes etc.). Conhecendo a probabilidade de ocorrência de um fenômeno, pode-se pensar em intervenções para a proteção da saúde ou prevenção da doença ou dano em grupos populacionais. Nesse sentido, risco pode ser definido como um indicador de *problema* ou medida, em última análise, de uma dada *necessidade de saúde*.

Como correlatos operacionais da noção de risco aparecem, portanto, as noções de fator de risco e de fator de proteção. Assim, *fator de risco* pode ser definido como "atributo de um grupo da população que apresenta maior incidência de uma doença ou agravo à saúde, em comparação com outros grupos definidos pela ausência ou menor exposição a tal característica" (Almeida-Filho & Rouquayrol, 2006: 80).

Esses autores, entretanto, fazem uma crítica ao termo *fator* por sugerir uma relação causal: aquilo que faz, o que produz. Chamam a atenção para o fato de que um fator de risco não significa necessariamente um fator etiológico ou causal e que a epidemiologia tem um enfoque probabilístico em vez de determinístico ou causal. Assim, o causalismo de base biológica e o determinismo dos fenômenos têm sido contornados, mas não sem questões, por associações probabilísticas, traduzidas no conceito de *risco* (Ayres, 1997).

Vulnerabilidade

Diante das limitações do conceito de risco, e especialmente tendo em conta os preconceitos contra os chamados "grupos" e "comportamentos" de risco durante o aparecimento da AIDS, o conceito de *vulnerabilidade* vem sendo construído nas últimas décadas com a seguinte perspectiva:

> [...] síntese conceitual e prática das dimensões sociais, político-institucionais e comportamentais associadas às diferentes suscetibilidades de indivíduos, grupos populacionais e até mesmo nações à infecção pelo HIV e às suas consequências indesejáveis (Ayres, 1996: 5-6).

Portanto, o trabalho teórico para elaboração e aplicação desse conceito segue um caminho distinto da epidemiologia. Em vez de pretender recortes para isolar analiticamente as variáveis, tem como pretensão a busca de síntese. Sua perspectiva é fundamentar a atuação junto a populações suscetíveis, capacitando-as e mobilizando-as, tendo como agentes privilegiados os pares, garantindo-lhes o protagonismo e engendrando modos de intervenção alternativos, como a ação intersetorial (Ayres *et al.*, 2009). Esse conceito tende a ultrapassar a problemática do HIV/AIDS. Por exemplo, no caso de violências e acidentes, a vulnerabilidade está presente na juventude em geral, enquanto o risco de homicídios encontra-se mais elevado entre jovens negros e pobres das periferias urbanas das capitais brasileiras.

Considerando o esquema apresentado na Figura 4.3, pode-se admitir que o risco se situa no regime das necessidades, enquanto vulnerabilidade situa-se em um regime das demandas. Ambos os conceitos exigem certo grau de externalidade para sua expressão como gerador de problemas, orientados para a construção social de soluções.

CONSIDERAÇÕES FINAIS

O desenvolvimento da Saúde Coletiva brasileira tem possibilitado a atualização do debate teórico-metodológico sobre os conceitos de saúde e, consequentemente, um conjunto de reflexões críticas sobre necessidades e problemas de saúde.

Neste capítulo foi possível revisitar noções e conceitos dessa temática no sentido de melhor fundamentar a análise da situação de saúde e as intervenções sociossanitárias sobre a realidade. O *modelo de processo de problematização* apresentado na Figura 4.3 configurou um esquema para visualização de algumas das relações entre os conceitos de necessidades, demandas e problemas, assim como sua articulação com as noções de informação, conhecimento, ciência e tecnologia.

Contudo, o reconhecimento da complexidade do conceito de *necessidade* aponta para sua determinação histórica e social, de modo que sua definição e operacionalização passam por lutas sociais e disputas de sentido. A redução das *necessidades de saúde* às *necessidades de serviços de saúde*, se de um lado favorece a medicalização da sociedade e a valorização do capital, de outro possibilita o atendimento em parte do direito à saúde e o desenvolvimento de uma consciência sanitária crítica acerca da determinação social das necessidades e problemas de saúde, bem como da alienação que se processa nas sociedades capitalistas. E as tentativas de descrição e operacionalização dessas necessidades pelo sistema de saúde poderão auxiliar os sujeitos das práticas de saúde a requalificarem seu trabalho.

O uso crítico das noções de risco e vulnerabilidade pode forjar soluções criativas e idôneas para intervenções de saúde, pautadas nos princípios da integralidade, da equidade e da autonomia dos sujeitos em uma sociedade radicalmente democrática. Mesmo atuando em projetos contraditórios voltados para qualidade de vida, promoção da saúde e políticas públicas saudáveis, é possível trazer para discussão teorias críticas que orientem a construção de alternativas para a crise dos sistemas de saúde.

Assim, novas e velhas questões são postas para o SUS. Como pensar um SUS universal para satisfazer necessidades de uma população que enfrenta tantas desigualdades sociais que se expressam em carecimentos, doenças e riscos (atuais e potenciais)? Como construir esse movimento de transcendência em torno das chamadas "necessidades radicais" a partir dos direitos sociais, de "ideais de saúde" (qualidade de vida e Bem Viver) e de "projetos de felicidade"? Seriam a Saúde Coletiva e a Reforma Sanitária Brasileira práticas teóricas e políticas capazes de incidir na estrutura social que gera as necessidades "radicais"?

O exame dessas perguntas pode favorecer a identificação de antagonismos e de possíveis históricos para a democratização da saúde, lembrando que "a sociedade capitalista como totalidade não produz só a alienação, mas também a *consciência da alienação*, dito em outras palavras, as necessidades radicais" (Heller, 1986: 112).

Referências

Alcântara LCS, Sampaio CAC. Bem Viver como paradigma de desenvolvimento: utopia ou alternativa possível? Desenvolv Meio Ambiente, abr 2017; 40:231-51.

Almeida Filho N, Rouquayrol MZ. Introdução à epidemiologia. 4. ed. ver. e ampl. Rio de Janeiro: Guanabara Koogan, 2006.

Ayres JRCM. HIV/AIDS, DST e abuso de drogas entre adolescentes. Vulnerabilidade e avaliação de ações preventivas. São Paulo: Casa da Edição, 1996, 20p.

Ayres JRCM. Sobre o risco. Para compreender a epidemiologia. São Paulo: Editora Hucitec, 1997.

Ayres JRCM. O cuidado, os modos de ser (do) humano e as práticas de saúde. Saúde e Sociedade, 2004; 13(3):16-29.

Ayres JRCM, França Júnior I, Calazans GJ, Saletti Filho HC. O conceito de vulnerabilidade e as práticas de saúde: novas perspectivas e desafios. In: Czeresnia D. (org.) Promoção da saúde: conceitos, reflexões, tendências. 2. ed. rev. e amp. Rio de Janeiro: Editora Fiocruz, 2009: 121-43.

Blanco JP, Aguiar EP. El buen vivir como discurso contrahegemónico, postdesarrollo, indigenismo y naturaliza desde la visión andina. MANA 2020; 26(1):001-31.

Boulding KE. El concepto de necesidad de servicios de salud. Traducciones, 9:1-45, C.L.A.M/OPS, Buenos Aires, 1973.

Campos O. O estudo da demanda e das necessidades e sua importância para o planejamento de saúde. Rev Saúde Públ 1969; 3(1):79-81.

Campos CMS, Bataiero MO. Necessidades de saúde: uma análise da produção científica brasileira de 1990 a 2004. Interface, Comunicação, Saúde e Educação, 2007; 11(23):605-18.

Carnut L, Ferraz CB. Necessidades em(de) saúde: conceitos, implicações e desafios para o Sistema Único de Saúde. Saúde em Debate 2021; 45(129):451-66.

Cecílio LCO. As necessidades de saúde como conceito estruturante na luta pela integralidade e equidade na atenção em saúde. In: Pinheiro R, Mattos RA (orgs.) Os sentidos da integralidade na atenção e no cuidado à saúde. Rio de Janeiro: UERJ, IMS: ABRASCO, 2001: 113-26.

CEPAL (Comisión Económica para América Latina y el Caribe). Hacia un sistema de protección social más inclusivo en el Ecuador. Seguimiento y desenlace de un proceso de construcción de consensos en la búsqueda del Buen Vivir. César Carranza Barona, María Victoria Cisneros, (LC/L.3866), Serie Políticas Sociales, n. 205. Santiago de Chile: Publicación de las Naciones Unidas, 2014.

Freitas, Flores, Camargo Jr. "Necessidades de saúde": reflexões acerca da (in)definição de um conceito. Saúde Soc São Paulo, 2022; 31(1): e200983.

Heller A. Teoría de las necesidades en Marx. Barcelona: Ediciones Península, 1986.

Hidalgo-Capitán AL. El buen vivir ecuatoriano en el contexto de la economía política del desarrollo. In: Dominguez R, Tezanos S (eds.) Actas del I Congreso Internacional de Estudios del Desarrollo. Santander: Universidad de Cantabria: 2012. Disponível em: http://ciberoamericana.com/pdf/CongresoReedes.pdf. Acesso em jun 2022.

Hino P et al. Necessidades em saúde e atenção básica: validação de instrumentos de captação. São Paulo: Revista da Escola de Enfermagem da USP, 2009; 43(SPE2):1156-67.

Junior NNG, Pereira PAP. Necessidades do capital versus necessidades humanas no capitalismo contemporâneo: uma competição desigual. Vitória-ES: Argumentum, jan./jun. 2013; 5(1):50- 65.

Marx K. El capital. Crítica de la economía política. Vol. I. México: Fondo de Cultura, 1975: 3-125.

Mendes-Gonçalves RB. Práticas de saúde e tecnologia: contribuição para a reflexão teórica. São Paulo, 1988, 64p.

Mendes-Gonçalves RB. Práticas de saúde: processos de trabalho e necessidades. São Paulo: CEFOR, 1992 (Cadernos CEFOR – Textos, 1.)

Mendes-Gonçalves RB. Tecnologia e organização social das práticas de saúde: características tecnológicas do processo de trabalho na Rede Estadual de Centros de Saúde de São Paulo. São Paulo: HUCITEC/ABRASCO, 1994.

Mendes-Gonçalves RB. Seres humanos e práticas de saúde: comentário sobre "razão e planejamento". In: Gallo E. Razão e planejamento:

reflexões sobre política, estratégia e liberdade. São Paulo: HUCITEC/ABRASCO, 1995.

Minayo MCS, Hartz ZMA, Buss PM. Qualidade de vida e saúde: um debate necessário. Rio de Janeiro: Ciênc Saúde Coletiva, 2000; 5(1):7-18.

Missias-Moreira R, Laranjeira CA, França DMVR (orgs.) Qualidade de vida e saúde em uma perspectiva interdisciplinar. Curitiba: CRV, 2021.

Paim JS. As ambiguidades da noção de necessidades de saúde. Salvador: Planejamento, 1980; 8(1/2):19-46.

Paim JS. A situação de saúde no Brasil e os modelos assistenciais. In: SBPC. 4a Reunião Especial da SBPC – "Semiárido: no terceiro milênio, ainda um desafio". XI Jornada Universitária da UEFS, 24 a 28 de novembro de 1996, Feira de Santana, Bahia. Anais, 1996.

Paim JS. Vigilância da saúde: dos modelos assistenciais para a promoção da saúde. In: Czeresnia D (org.) Promoção da saúde: conceitos, reflexões, tendências. Rio de Janeiro: Fiocruz, 2009: 165-81.

Paim JS. Prefácio. Qualidade de vida como objeto de saber e de práticas. In: Missias-Moreira R, Laranjeira CA, França DMVR (orgs.) Qualidade de vida e saúde em uma perspectiva interdisciplinar. Curitiba: CRV, 2021: 11-3.

Paim JS, Costa HOG, Vilasbôas ALQ. Política pública e controle da violência: um estudo de caso na cidade de Salvador, Bahia, Brasil. Cad Saúde Pública 2009; 25(3)485-94.

Sampaio CAC et al. Bem viver para a próxima geração: entre subjetividade e bem comum a partir da perspectiva da ecossocioeconomia. São Paulo: Saúde Soc 2017; 26(1):40-50.

Schraiber LB, Mendes-Gonçalves RB. Necessidades de saúde e atenção primária. In: Schraiber, Nemes & Mendes-Gonçalves. Saúde do adulto: programa e ações na unidade básica. São Paulo: HUCITEC, 1996: 29-47.

Singer P. Curso de introdução à economia política. Rio de Janeiro: Forense Universitária, 1975. 186p.

Stotz EN. Necessidades de saúde, mediações de um conceito (contribuição das Ciências Sociais para a fundamentação teórico-metodológica de conceitos operacionais da área de planejamento em saúde). Tese de Doutorado, Fiocruz, 1991. 513p.

Teixeira CF (org.) Planejamento em saúde: conceitos, métodos e experiências. Salvador: EDUFBA, 2010.

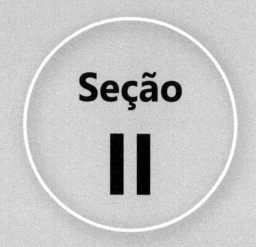

Seção II

MODOS

5 | Componentes de um Sistema de Serviços de Saúde – População, Infraestrutura, Organização, Prestação de Serviços, Financiamento e Gestão

Luis Eugenio Portela Fernandes de Souza • Lígia Bahia

INTRODUÇÃO

As atividades voltadas para solução de problemas de saúde são relevantes em nossa vida em sociedade não apenas porque a saúde é em si um valor importante, mas também por mobilizar um grande volume de recursos para realização de muitas e variadas atividades.

O conjunto dessas atividades constitui a política de saúde, ou seja, representa a resposta organizada da sociedade, especialmente por meio do Estado, aos problemas de saúde. Em todos os países, o traço mais marcante do desenvolvimento histórico da política de saúde tem sido a multiplicação dos elos sociais de interdependência entre agentes públicos (governantes e funcionários) e agentes privados (capitalistas e trabalhadores), estabelecidos em torno da necessidade de um empenho duradouro e coletivo para definir e controlar problemas de saúde.

Assim, no Brasil, ainda no início do século XX, as instituições estatais de saúde pública – motivadas, principalmente, pelos interesses da cafeicultura exportadora – dedicaram-se às tentativas de debelar as epidemias que grassavam nas principais cidades brasileiras. Posteriormente, durante o Estado Novo, comandado por Getúlio Vargas, foram criados órgãos encarregados do atendimento aos trabalhadores vinculados ao mercado formal, atendendo às exigências da nascente indústria brasileira. Mais recentemente, com a Constituição Federal de 1988, a Saúde passa a integrar, com a Previdência e a Assistência Social, o sistema de Seguridade Social, respondendo, em parte, às reivindicações de um importante movimento popular, cujo ponto culminante foi a campanha pelas eleições diretas para presidente da República, em 1984.

Em 1988, a Constituição criou, formalmente, o Sistema Único de Saúde (SUS). Os legisladores, acatando as formulações do Movimento da Reforma Sanitária, optaram por uma organização *sistêmica* das ações e dos serviços de saúde. Vale lembrar que foi a segunda vez, na história do Brasil, que uma iniciativa legislativa aprovou a organização de um *sistema* de saúde. A primeira foi a Lei 6.229, de 1975, que "dispõe sobre a organização do Sistema Nacional de Saúde", revogada pela Lei 8.080, de 1990, que organiza o SUS.

Este capítulo busca abordar, precisamente, essa opção pela conformação de um *sistema* de saúde. Por que se propõe a organização de sistemas de saúde? O que são sistemas? Como se compõem? Essas questões são importantes para entender as estratégias que a sociedade adota para enfrentar o que considera problemas de saúde ou, dito de outro modo, para entender o processo de formulação e implantação da política de saúde.

CONCEPÇÃO DE SISTEMA

Não é difícil imaginar que os indivíduos ou os elementos singulares, na natureza e na sociedade, estão interligados e formam conjuntos que retroagem sobre seus próprios componentes. Todavia, o pensamento científico moderno, quando surge no século XVII, propõe um modelo explicativo reducionista que privilegia a análise, ou seja, a decomposição do todo em suas partes mais simples, negligenciando o estudo das inter-relações.

O próprio desenvolvimento científico, contudo, revela os limites dessa concepção. A Teoria da Relatividade, formulada por Albert Einstein (1879-1955), e a Teoria da Evolução, de Charles Darwin (1809-1882), apenas para citar as mais célebres, demonstram que o Universo e a evolução da vida não são explicáveis pela análise de seus elementos constituintes.

Nesse contexto, o biólogo Karl Ludwig von Bertalanffy (1901-1972) formula, em 1937, a Teoria Geral dos Sistemas, entendendo-a como o estudo das propriedades de qualquer conjunto de elementos que interagem com vistas a alcançar objetivos comuns. Assim, o conceito de sistema – cuja origem grega remete exatamente a "formar um conjunto" – pode ser aplicado indistintamente a todas as áreas do conhecimento (Bertalanffy, 1968).

Na definição de sistema, tão importante quanto a existência de elementos-parte é a existência de fluxos (de matéria, energia, informação etc.) entre os elementos. Se os fluxos são restritos a seus componentes, fala-se de sistema fechado. Se, além disso, há fluxos entre os ambientes interno e externo ao conjunto, fala-se de sistema aberto. Nesse caso, estão envolvidos na noção de sistema os conceitos de entrada (*input*), saída (*output*), processamento (*process*) e retroalimentação (*feedback*).

Diz-se que há sinergia no sistema quando é boa a integração entre seus componentes. A sinergia de um sistema torna possível cumprir sua finalidade e atingir seu objetivo com eficiência. A falta de sinergia, ao contrário, causa o mau funcionamento do sistema e leva à sua falência e morte.

Ainda que os sistemas possam ser estudados mediante a observação de cada uma de suas partes, para a Teoria Geral dos Sistemas o mais importante é adotar uma visão holística, observando o sistema como um todo, um fenômeno único e irredutível a suas partes.

Curiosamente, o conceito de sistema da Teoria Geral dos Sistemas, surgido da crítica ao reducionismo, é criticado por também ser reducionista ou, mais precisamente, por querer tudo explicar pela referência ao todo como conjunto inter-relacionado de elementos. Nessa linha, Edgar Morin (2005) sugere um modelo explicativo complexo, fundado sobre a circularidade entre o todo e as partes, e cita o filósofo Blaise Pascal (1623-1662) em seu apoio: "considero impossível conhecer as partes sem o todo, tanto quanto conhecer o todo sem conhecer particularmente as partes" (tradução livre). Para Morin, não é suficiente conceber as relações todo-partes como o problema central dos modelos heurísticos, sendo também necessário perceber o caráter complexo dessas relações. Assim, deve-se entender que:

- O todo é mais do que a soma de suas partes, pois representa uma macrounidade e permite as *emergências* – qualidades ou propriedades do sistema que não estão presentes em nenhum de seus componentes isoladamente.
- O todo é menos do que a soma de suas partes, que perdem algumas de suas propriedades sob o efeito de restrições impostas pela organização do todo.
- O todo é mais do que o todo, pois retroage sobre as partes que, por sua vez, retroagem sobre o todo; ou seja, o todo é mais do que uma realidade global, é um dinamismo organizacional.
- As partes são, simultaneamente, mais e menos do que as partes, dado que as emergências ocorrem não somente no nível do todo, mas também no nível de seus componentes. Nesse sentido:
- As partes são, eventualmente, mais do que o todo, como no caso do ser humano (parte), que sabe da existência do universo (todo), que o ignora.
- O todo é menos do que o todo, pois há em seu seio zonas de sombra, ignorância, cisões e falhas.

- O todo é insuficiente.
- O todo é incerto, sendo impossível definir os limites de um sistema, já que cada elemento da totalidade pode ser visto como um todo e como uma parte.
- O todo é conflituoso, comporta forças antagônicas à sua perpetuação.

Enfim, a ideia de sistema, na Teoria da Complexidade, remete a um conceito dinâmico e não hierárquico de conjunto, que não privilegia nem as partes nem o todo. Trata-se de um conceito complexo de *unitas multiplex*, ou unidade múltipla. Na Teoria Geral do Sistema, ao contrário, o conceito de sistema centra-se na referência às características e às propriedades do conjunto enquanto um todo.

SISTEMA DE SAÚDE E SISTEMA DE SERVIÇOS DE SAÚDE

A noção de sistema é bastante utilizada na área da saúde. Fala-se tanto de sistemas de saúde como de sistemas de serviços de saúde, às vezes como sinônimos, às vezes como noções distintas, em que o segundo é um subsistema do primeiro.

Para os autores que distinguem os significados de sistema de saúde e sistema de serviços de saúde, a primeira expressão designa o conjunto dos elementos interligados que expressam, determinam e condicionam o estado de saúde de indivíduos e populações. O modelo elaborado por Contandriopoulos (1999) torna possível visualizar os componentes e as relações que constituem os sistemas de saúde (Figura 5.1). A segunda expressão, por sua vez, nomeia o conjunto dos elementos inter-relacionados que operacionalizam a resposta social aos problemas de saúde, ou seja, a política de saúde. Esse conjunto pode ser identificado pela finalidade de suas ações, a saber, a atenção à saúde (Lobato & Giovanella, 2012).

Considerando a ênfase no caráter totalizante de sistema, no conjunto como um todo, pode-se afirmar que a noção adotada na área de saúde é tributária da Teoria Geral dos Sistemas, ainda que se mencionem a complexidade e a constante mudança dos sistemas de saúde.

No Brasil, a aplicação do conceito de sistema à área da saúde tem um marco inaugural no livro de Mário Chaves (1980), publicado pela primeira vez em 1972. O sistema de saúde é definido como a parte do metassistema (a sociedade) que tem a finalidade específica de "melhorar continuamente a quantidade e a qualidade de vida dos cidadãos no que se refere ao fenômeno saúde-doença" (p. 63). Para cumprir seu propósito, tem a função essencial de realizar ações de saúde, em vários níveis: promoção, proteção (ou prevenção de doenças e agravos), recuperação e reabilitação da saúde. Essas ações se dirigem tanto às pessoas como ao ecossistema e são executadas pelo sistema de serviços de saúde ou por outros subsistemas da sociedade. Em termos de estrutura, o sistema de saúde é composto, em seus fundamentos, por três elementos: a população, a prestação de serviços e os benefícios obtidos. Agregam-se aos componentes fundamentais os insumos (recursos materiais e humanos) e as restrições (recursos financeiros e opções políticas).

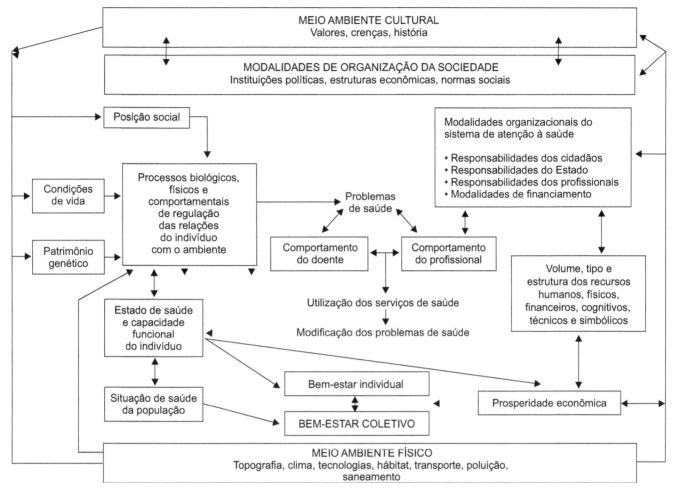

Figura 5.1 O sistema de saúde – *Health system*. (Contandriopoulos, 1999.)

Vale destacar que essa reflexão serve de apoio a uma iniciativa legislativa de vulto, concretizada com a já mencionada Lei 6.229, de 1975. É interessante registrar ainda que, muitos anos depois, Chaves (1998) faz uma autocrítica do conceito de sistema adotado naquele livro, considerando não ter enfatizado adequadamente a irredutível complexidade de qualquer sistema. No que se refere à prática, o Sistema Nacional de Saúde, formalmente instituído pela lei, nunca chega a ter um grau de integração suficiente para reconhecê-lo como sistema.

Com a criação do SUS, em 1988, toma novo fôlego a ideia de organizar os serviços de saúde em um sistema. Para garantir sua aplicação, é estabelecido o comando único em cada esfera de governo: todas as ações de saúde passam a ser de responsabilidade do Ministério da Saúde, na esfera federal, e das secretarias estaduais ou municipais da saúde, nos estados e municípios, respectivamente. A implantação do comando único inclui a extinção, ocorrida em 1993, do Instituto Nacional de Assistência Médica da Previdência Social (INAMPS), com a transferência de seus serviços, agora de acesso universal e não mais restritos aos beneficiários da Previdência, para os órgãos da saúde.

A implantação do SUS encontra, contudo, um contexto bastante desfavorável (Noronha, Lima & Machado, 2004). Os elementos restritivos estão fortemente presentes: uma profunda crise econômica, que reduz a possibilidade de expansão do investimento em saúde, e a opção política da sociedade brasileira pelo neoliberalismo, com a escolha de Fernando Collor de Melo para presidente do Brasil, na primeira eleição direta depois da ditadura militar (1964-1985). O programa de governo neoliberal propugna a redução da presença do Estado na economia e a privatização de diversos serviços públicos, inclusive na área da saúde.

De todo modo, com a descentralização da gestão da saúde, determinada pela Constituição e, em outro sentido, coerente com o ideário neoliberal (Viana & Machado, 2009), os municípios aumentam os investimentos em saúde e o SUS começa a sair do papel (Piola *et al.*, 2013). Do ponto de vista da organização sistêmica, não há dúvida que o SUS representa um avanço: não só tem comando único, como estabelece mecanismos inovadores de coordenação de ações entre as três esferas de governo, representados pelas Comissões Intergestores Tripartite (ministério, secretarias estaduais e secretarias municipais), no plano federal, e Comissões Intergestores Bipartites (secretaria estadual e secretarias municipais), no plano estadual.

No entanto, esses mecanismos administrativos de coordenação não são suficientes para dar ao SUS o grau de integração necessário ao cumprimento de sua finalidade. Com efeito, as tentativas de construção real do SUS têm revelado as dificuldades de organização de um sistema que, de fato, seja um conjunto bem articulado de elementos que promova, proteja e recupere a saúde das pessoas. Convém salientar que essas dificuldades não são exclusivas do SUS brasileiro. Em todo o mundo, várias análises têm demonstrado a prevalência de sistemas fragmentados e suas consequências negativas sobre a eficiência e a efetividade das ações em saúde (Mendes, 2011; WHO, 2015; Burns et al., 2022).

A resposta à fragmentação tem sido, em geral, a proposição de sistemas integrados de saúde. Admitindo-se o pleonasmo, os sistemas integrados definem-se como "a gestão e a oferta de serviços de saúde de forma que as pessoas recebam um contínuo de serviços preventivos e curativos, de acordo com suas necessidades, ao longo do tempo e por meio de diferentes níveis de atenção à saúde" (OPS, 2008: 22).

Como sói acontecer, é mais fácil propor do que implantar sistemas (integrados). Não é sem razão, portanto, que há bastante discussão sobre as dificuldades de integração dos sistemas de serviços de saúde (Shortell et al., 1994; Armitage et al., 2009, Blumenthal, 2020).

Para enfrentar essas dificuldades, os estudiosos e os formuladores de políticas de saúde têm lançado mão da teoria de redes (veja o Boxe 5.1), popularizada após a disseminação do uso dos computadores pessoais.

Boxe 5.1 Sistema ou rede?

Do modo mais simples, rede pode ser definida como conjunto de pontos (nós ou vértices), conectados entre si (arestas), que realizam conjuntamente alguma atividade. Os pontos podem ser pessoas, roteadores de internet, neurônios de um cérebro etc.; as conexões são qualquer tipo de relação existente entre dois ou mais pontos; e as atividades podem ser as mais variadas, como gerar energia, enviar dados, tomar decisões (Watts, 2009).

Watts chama a atenção, assim como fez Bertalanffy em relação à noção de sistema, para o fato de que as redes podem ser vistas como objetos em si, cujas propriedades são fixas no tempo e independentes da natureza de seus componentes.

De modo semelhante, Barabási (2002) destaca que adotar a perspectiva de redes é valorizar a estrutura geral dos fenômenos naturais ou sociais em detrimento do conhecimento dos detalhes. Observando apenas a topologia da rede – o grau de conectividade e a centralidade de um nó ou a direcionalidade e a transitividade de uma conexão, por exemplo – podem ser revelados os princípios organizativos universais por trás de qualquer sistema complexo ou as leis fundamentais que governam a evolução do mundo-rede. Ressalta, no entanto, que, para compreender a complexidade, é necessário ir além da estrutura e da topologia e estudar a dinâmica das conexões. Nesse sentido, as redes são apenas o esqueleto da complexidade.

Considerando-se particularmente as redes sociais – aquelas em que os pontos são indivíduos ou coletivos humanos – as definições adquirem especificidades. Assim, uma rede social é uma estrutura feita de indivíduos ou organizações, que constituem os nós, ligados (conectados) por um ou mais tipos de interdependência, como amizade, parentesco, antipatia, relação financeira, relação sexual, algum interesse comum etc. (Wasserman & Faust, 1994).

Para Castells (2000), os seres humanos vivem, hoje, em uma "sociedade em rede", uma nova forma de organização social baseada fortemente no uso de tecnologias de informação. São características das redes: a autonomia e a interdependência dos pontos, a inexistência de hierarquia, o intercâmbio permanente de recursos e o compartilhamento de objetivos.

Um tipo especial de redes sociais são as redes políticas, definidas por Borzel (1998: 254) como "um conjunto de relações relativamente estáveis, não hierárquicas e interdependentes, que vinculam uma variedade de atores que compartilham interesses em relação a uma política e que trocam entre si recursos para perseguir esses interesses comuns, admitindo que a cooperação é a melhor maneira de alcançar objetivos comuns" (tradução livre).

Almeida-Filho (2004) considera que a rede é uma modalidade especial de sistema, equivalendo a estruturas sistêmicas abertas e em constante mudança. A principal diferença reside no fato de que o sistema tem uma finalidade, enquanto a rede, não necessariamente. Nas abordagens sistêmicas, a realidade é representada por estruturas compostas de peças e fluxos fixos, com uma organização funcional que converge para um resultado ou um fim previsto. Na teoria de redes, ao contrário, a realidade é representada por estruturas móveis, sem finalidade predefinida e com peças e fluxos que se modificam permanentemente. Dito de outro modo, o sistema é estruturado com um maior ou menor grau de hierarquia, enquanto a rede é horizontal, plástica e sensível às mudanças. Outra diferença importante se refere à ausência, nos sistemas, e à existência, nas redes, de *emergências*, ou seja, de propriedades que surgem da interação entre seus pontos.

Também Rovere (1999) destaca o fato de as redes serem formas de articulação multicêntrica, enquanto os sistemas são formas hierárquicas de organização. Ao contrário do sistema, que torna homogêneos todos os seus elementos internos, a rede preserva a heterogeneidade de seus nós e permite imaginar heterogeneidades vinculadas.

Nota-se que Almeida-Filho e Rovere adotam o termo rede para designar o que Morin chama de *unitas multiplex*, conceito complexo de sistema, reservando o termo sistema para nomear os conjuntos fechados de elementos fixos, articulados para um fim determinado.

Pode-se observar também que, nas definições de redes sociais e políticas, é apontado seu caráter finalístico, ao contrário das definições gerais de rede, que não incluem a finalidade como uma de suas características distintivas.

Assim, dessa discussão, conclui-se que os conceitos de rede e sistema podem ser tomados como sinônimos, tanto da perspectiva das definições reducionistas – em que sistema e rede remetem, essencialmente, à estrutura geral ou ao "esqueleto" dos fenômenos – como da perspectiva da teoria da complexidade – em que sistema e rede são estruturas dinâmicas, não hierárquicas, que comportam emergências.

REDES E SISTEMAS DE SAÚDE

Vários autores (WHO, 2008; Kuschnir & Chorny; 2010; Mendes, 2011) identificam no Informe Dawson, elaborado em 1920 por encomenda do governo britânico, o precursor das proposições de organização de Redes de Atenção à Saúde. De fato, o informe propõe a articulação de diversos serviços de saúde – serviços domiciliares, centros de atenção primária, centros de atenção secundária, hospitais e serviços suplementares – em um conjunto único e coordenado (Figura 5.2).

Algumas das propostas desse informe são postas em prática, a partir de 1948, com a implantação do National Health Service britânico e de outros sistemas nacionais de serviços de saúde em países que optaram pela construção de Estados de Bem-estar Social.

Dada a desarticulação prévia entre as ações de saúde, o grau de integração concretamente obtido com a criação dos serviços nacionais de saúde é suficiente para reconhecê-los como sistemas.

Entretanto, a partir de meados dos anos 1970, a efetividade e a eficiência dos sistemas de saúde passam a ser questionadas (Almeida, 2002). Atualmente, como já mencionado, análises científicas e políticas apontam para a

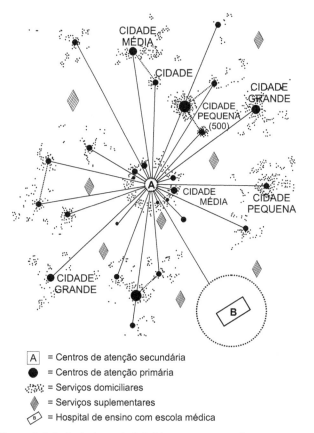

Figura 5.2 Rede de Atenção à Saúde proposta no Informe Dawson.

fragmentação dos sistemas de saúde, com o comprometimento da capacidade de resposta aos problemas de saúde. Nessas análises destaca-se, sobretudo, a incoerência entre a persistência de um sistema organizado para atender, fundamentalmente, a condições agudas de saúde e um perfil epidemiológico caracterizado pelo envelhecimento da população e pela alta prevalência das doenças crônicas (Wagner, 1998; Mendes, 2012; WHO, 2008, 2015).

Considerando que a atenção às condições crônicas exige o acompanhamento contínuo dos casos e a oferta de um amplo leque de intervenções, desde ações sobre determinantes e riscos até ações de recuperação e reabilitação, a adequação da organização dos serviços ao atual perfil epidemiológico impõe um elevado grau de integração entre os diferentes serviços ou pontos de atenção.

É para dar conta dessa necessidade de aprofundar a integração, superando a fragmentação real dos sistemas de saúde, que os formuladores e os estudiosos de políticas de saúde buscam aplicar a ideia de redes à organização da atenção à saúde.

Com base em uma extensa revisão bibliográfica, Mendes (2012: 47) formula uma interessante definição de redes de atenção à saúde:

> [...] organizações poliárquicas de conjuntos de serviços de saúde, vinculados entre si por uma missão única, por objetivos comuns e por uma ação cooperativa e interdependente, que permitem ofertar uma atenção contínua e integral a determinada população, coordenada pela APS – prestada no tempo certo, no lugar certo, com o custo certo, com a qualidade certa, de forma humanizada e segura e com equidade – com responsabilidades sanitária e econômica pela população adscrita e gerando valor para essa população.

A Organização Mundial da Saúde (OMS) (WHO, 2008: 17), por sua vez, identifica uma série de características das redes de serviços de saúde centradas nas pessoas: "(a) articulação funcional de unidades prestadoras de distinta natureza, (b) organização hierárquica segundo níveis de complexidade, (c) uma região geográfica comum, (d) comando de um operador único, (e) normas operacionais, sistemas de informação e outros recursos logísticos compartilhados, e (f) um propósito comum" (tradução livre). Enfim, na área da saúde, rede significa sistema bem integrado, composto por elementos interdependentes, que tem o propósito de oferecer atenção contínua à saúde de uma população definida, incluindo desde as ações voltadas à prática clínica individual até as ações intersetoriais dirigidas aos determinantes sociais da saúde. Essa definição genérica não esconde, todavia, o fato de que há certa variação nas definições mais detalhadas de rede. Em especial, duas questões são focos de diferenças: a da hierarquia, incluída por uns e excluída, peremptoriamente, por outros do conceito de rede, e a definição da posição da atenção primária à saúde, necessariamente central para uns e coadjuvante para outros.

Visto que, também na área de saúde, as concepções de sistema (integrado) e de rede são equivalentes, pode-se passar agora a discutir seus componentes.

COMPONENTES DE UM SISTEMA OU DE UMA REDE DE SERVIÇOS DE SAÚDE

São várias as possibilidades de composição de um sistema ou de uma rede de serviços de saúde. De início, vale lembrar a proposição de Chaves (1980), que divide o sistema de saúde em três elementos fundamentais – a população, a prestação de serviços e os benefícios obtidos – e mais dois elementos de suporte, a saber, os insumos (recursos materiais e humanos) e as restrições (recursos financeiros e opções políticas).

Em um documento publicado pela OMS, Kleczkowski, Roemer & Van Der Werff (1984) sugerem que os sistemas de saúde contêm cinco componentes: desenvolvimento dos recursos de saúde (infraestrutura), disposição adequada dos recursos (organização), prestação de atenção de saúde, apoio econômico e gestão.

Mais recentemente, Lobato & Giovanella (2012) propõem a seguinte composição para os sistemas de saúde: cobertura populacional e catálogo de benefícios, financiamento, força de trabalho, rede de serviços, insumos, tecnologia e conhecimento e organizações. Acrescentam que tão importante quanto a identificação dos componentes é a observação da dinâmica dos sistemas, expressa em suas funções: alocação de recursos, prestação de serviços, regulação e gestão.

Tratando de redes, Mendes (2011) identifica como seus componentes a população, a estrutura operacional e o modelo de atenção. O primeiro componente corresponde à responsabilização da rede pela saúde das pessoas e das comunidades e à estruturação dos serviços de acordo com as necessidades de saúde dessa população. A estrutura operacional das redes de atenção, por sua vez, é composta de cinco elementos: (a) a Atenção Primária à Saúde, (b) os pontos secundários e terciários de atenção à saúde, (c) os sistemas de apoio (sistemas de apoio diagnóstico e terapêutico, sistema de assistência farmacêutica e sistemas de informação em saúde), (d) os sistemas logísticos (cartão de identificação das pessoas usuárias, prontuário clínico, sistemas de acesso regulado à atenção e sistema de transporte em saúde) e (e) o sistema de governança da rede de atenção à saúde. Por último, o modelo de atenção à saúde refere-se ao funcionamento das redes e à articulação das relações entre as subpopulações, estratificadas por riscos, e os diferentes tipos de intervenções sanitárias.

Para descrição e análise da situação atual do SUS, Paim *et al.* (2011) definem quatro componentes: (a) financiamento, (b) organização e oferta de serviços, (c) infraestrutura e (d) acesso e uso dos serviços.

Percebe-se que há mais semelhanças do que diferenças entre os vários elencos de componentes de um sistema ou uma rede de serviços de saúde. E mais: as diferenças não constituem antagonismos e, nesse sentido, é possível adotar uma abordagem abrangente que contemple todos os componentes identificados pelos diversos autores. Essa é a opção adotada neste texto que, assim, passa a considerar os seguintes componentes dos sistemas ou das redes de saúde: (a) população, (b) infraestrutura (recursos materiais e humanos, tecnologias e conhecimento), (c) organização dos serviços de saúde, (d) prestação de serviços ou modelo de atenção, (e) financiamento e (f) gestão ou governança e regulação.

População

A população é o componente mais importante de qualquer sistema ou rede de saúde, pois, em última análise, a relevância dos serviços de saúde é dada por sua capacidade de resolver problemas de saúde dos indivíduos e das coletividades.

A experiência histórica tem ensinado que os sistemas de saúde cumprem melhor suas atribuições quanto à promoção, manutenção e recuperação da saúde das pessoas quando são organizados territorialmente (Mendes, 2001). Nesse sentido, as redes de saúde devem ter delimitadas suas áreas de abrangência com as populações pelas quais são sanitariamente responsáveis.

A falta de delimitação da população sob sua responsabilidade, na perspectiva da territorialização (Faria, 2020) é um dos maiores problemas dos atuais sistemas de saúde. O fortalecimento da Atenção Primária à Saúde, para coordenar toda a rede de serviços, consiste na melhor estratégia para superar a fragmentação e fazer que o sistema de saúde assuma efetivamente a responsabilidade pela saúde da população.

No Brasil, a Estratégia de Saúde da Família representa um esforço de fortalecimento da Atenção Primária e de transformação do sistema de saúde no sentido de uma rede bem integrada. Suas equipes fazem o reconhecimento do território, cadastram a população,

identificam os subgrupos de acordo com os graus de risco sociossanitários a que estão submetidos e buscam assegurar a continuidade e a integralidade da atenção. Não há dúvida de que tem havido progresso nesse sentido, mas obstáculos de várias ordens – relativos, principalmente, à insuficiência do financiamento, à falta de uma política de gestão do trabalho e da educação e ao predomínio de práticas médico-assistencias em detrimento da atenção integral – têm impedido que a Saúde da Família cumpra todo seu potencial.

Infraestrutura

Todo sistema de saúde necessita de pessoal e recursos físicos, materiais e imateriais para a prestação de serviços. Na prática, é requerida uma grande variedade de cada um dos tipos de recursos. Os recursos essenciais podem ser classificados em quatro categorias: (a) trabalhadores da saúde, (b) estabelecimentos, (c) medicamentos, equipamentos e outros insumos e (d) conhecimento.

Trabalhadores da saúde

É comum referir-se ao grupo de pessoas que desenvolvem atividades na área da saúde como "recursos humanos de saúde". A utilização dessa expressão, originária do campo da Administração, enfatiza a participação das pessoas no processo de produção, como um fator de produção, dentre outros.

"Pessoal de saúde" é outra expressão comum, também oriunda do campo da Administração. Não traz a visão instrumental da expressão "recursos humanos", mas ressalta a dimensão subjetiva, inerente aos seres humanos, que não deve ser obscurecida no processo de produção.

"Profissionais de saúde" é uma expressão que designa aquelas pessoas que detêm o direito exclusivo de exercício de uma atividade laboral com autonomia para (auto) regulá-la. Os profissionais têm geralmente uma formação específica de nível universitário. Acrescente-se que é possível ser um profissional de saúde sem estar atuando efetivamente em algum serviço de saúde.

A expressão "trabalhadores da saúde" designa as pessoas que estão, de fato, exercendo atividades laborais direta ou indiretamente relacionadas com a saúde. Inclui os profissionais de saúde, mas também profissionais de outras áreas, como engenheiros, advogados ou sociólogos, e membros de outras categorias ocupacionais (não profissionais) da saúde, como os técnicos de enfermagem e os agentes comunitários, e de outras áreas, como os agentes administrativos.

"Força de trabalho", por fim, é uma expressão utilizada pela Economia Política, que tem a mesma conotação de "trabalhadores da saúde", embora destaque questões relativas ao processo de trabalho ou ao mercado de trabalho e emprego, mais do que questões referentes à composição, à subjetividade e ao papel dos agentes na configuração dos serviços de saúde.

Assim, a opção por uma ou outra expressão decorre da perspectiva adotada. Para descrever os componentes dos sistemas de saúde, a expressão "trabalhadores da saúde" parece ser a mais adequada, visto que designa

Capítulo 5 • Componentes de um Sistema de Serviços de Saúde

as pessoas que atuam nos serviços de saúde, compondo e conformando os sistemas. De fato, em qualquer sistema de serviços de saúde, são os trabalhadores que, em última instância, definem quais serviços serão produzidos e consumidos, como, onde e em que quantidade e, consequentemente, que impacto terão sobre o estado de saúde das pessoas. O sucesso das ações de saúde depende, portanto, de definições sobre a quantidade, a combinação de competências, a distribuição, o treinamento e as condições de trabalho das pessoas que realizam suas atividades laborais em organizações de saúde.

Assim, o desempenho dos trabalhadores deve ser medido por sua contribuição para o alcance dos objetivos dos sistemas de saúde (Dussault & Souza, 1999). O modo como se organiza o trabalho é determinante: (a) da cobertura dos serviços, ou melhor, da garantia de acesso dos diferentes subgrupos da população à gama completa de serviços oferecidos; (b) da produtividade, entendida como a produção do maior volume de serviços possível, dada a quantidade existente de pessoal; (c) da qualidade técnica, referente ao impacto (positivo) dos serviços no estado de saúde dos usuários; (d) da qualidade sociocultural, atinente à aceitação dos serviços e ao atendimento às expectativas dos usuários; e (e) da estabilidade organizacional, que expressa a possibilidade de manutenção, ao longo do tempo, das capacidades de produção de serviços e de adaptação às novas necessidades e circunstâncias.

Há mais de uma década, vários autores e a própria OMS têm destacado o problema da escassez de profissionais da saúde em todo o mundo (WHO, 2013; Aluttis *et al.*, 2014; Darzi & Evans, 2016). Portela *et al.* (2017: 2239) chegam a afirmar que há crise global da força de trabalho em saúde, caracterizada por: déficit global de profissionais, má distribuição e alta rotatividade, qualificação inadequada *vis-à-vis* às necessidades de saúde das populações e dificuldade em manter profissionais em áreas remotas e rurais.

No Brasil, a criação do SUS ensejou uma forte expansão dos empregos públicos em saúde, passando de 735.820, em 1992, para 2.209.285, em 2017. Os municípios foram os maiores responsáveis por esse crescimento. O setor privado também expandiu muito a contratação de pessoal de saúde, indo de 702.888 a 1.385.311, entre 2002 e 2017. Apesar disso, o SUS não tem uma política de pessoal consolidada. Até 2002, nenhuma iniciativa de vulto se concretizou. A partir de 2003, criou-se a Secretaria de Gestão do Trabalho e da Educação em Saúde no âmbito do Ministério da Saúde, e vários programas importantes foram iniciados. No entanto, desde 2016, prevalecem as medidas de precarização do trabalho e desregulação da formação profissional (Machado & Ximenes-Neto, 2018).

Estabelecimentos

Os estabelecimentos representam a infraestrutura física da rede de saúde. São os locais destinados à realização de ações de saúde, coletivas ou individuais. Há uma grande variedade de estabelecimentos, considerando os tipos de serviços, os portes e as densidades tecnológicas.

O Cadastro Nacional de Estabelecimentos de Saúde elenca 18 tipos de estabelecimentos assistenciais: unidade de saúde da família, posto de saúde, centro de saúde/unidade básica, policlínica, consultório isolado, unidade móvel (terrestre, fluvial e de urgência/emergência), clínica especializada/ambulatório de especialidade, unidade de vigilância em saúde, farmácia, unidade de apoio de diagnose e terapia, laboratório central de saúde pública, centro de parto normal, hospital-dia, unidade mista, pronto-socorro geral, pronto-socorro especializado, hospital geral e hospital especializado. Relaciona também três tipos de estabelecimentos administrativos: secretaria de saúde, central de regulação de serviços de saúde e cooperativa.

Medicamentos, equipamentos e outros insumos

Os insumos de saúde são essenciais para a efetividade das ações de saúde. Não se pode imaginar que os cuidados de saúde prescindam de medicamentos, vacinas, hemocomponentes e hemoderivados, equipamentos de suporte à vida e exames complementares de diversos tipos (laboratoriais, gráficos, de imagem etc.).

Os insumos, no entanto, não são apenas tecnologias de apoio às ações de saúde. Ao menos nos países em que a saúde é um direito universal e a economia é baseada no funcionamento de mercados, os insumos assumem duas outras funções: são instrumentos de garantia de um direito e são bens de consumo. Essa tripla função, muitas vezes, gera conflitos entre os objetivos oficiais da política de saúde, as condutas dos profissionais e os interesses de investidores, fabricantes e comerciantes de insumos para a saúde.

Dentre os insumos, os *medicamentos* são os que mais têm sido objetos de políticas públicas no Brasil. Nos anos 1970 foi criada a Central de Medicamentos (CEME), que desenvolveu ações relevantes, como a elaboração, em 1976, da Relação Nacional de Medicamentos Essenciais (RENAME) e a organização, em 1987, do Programa de Farmácia Básica. Todavia, a CEME teve suas funções esvaziadas, em parte por pressões das empresas farmacêuticas transnacionais, até ser extinta em 1997 (Kornis, Braga & Zaire, 2008).

Em 1998, o Ministério da Saúde editou a Política Nacional de Medicamentos, propondo assegurar o acesso universal aos medicamentos essenciais, garantir a qualidade, a eficácia e a segurança dos medicamentos e promover seu uso racional. No ano seguinte, em 1999, é sancionada a Lei 9.787, dos medicamentos genéricos, definidos como aqueles que, expirada a patente, podem ser comercializados sem nome de marca. As vendas de genéricos crescem, desde então, chegando a 35,6% do total, em 2021, de acordo com a Associação Brasileira das Indústrias de Medicamentos Genéricos e Biossimilares (Pró-Genéricos, 2022).

Com a edição da Política Nacional de Assistência Farmacêutica, em 2004, a questão dos medicamentos passa a ser abordada de modo mais abrangente. Além do acesso, da qualidade (segurança e eficácia) e do uso racional, os objetivos da assistência farmacêutica incluem intensificar a pesquisa e o desenvolvimento tecnológico na área, expandir a produção e orientar a prescrição e a dispensação.

A partir de 2003, os Programas Farmácia Popular e Aqui Tem Farmácia Popular ampliam a oferta de medicamentos para diabetes e hipertensão a preços subsidiados. Em 2011, o Programa Saúde Não Tem Preço torna gratuitos esses medicamentos e inclui 14 outros fármacos, subsidiados, para tratamento de diferentes doenças. Em 2017, contudo, o Programa Farmácia Popular é extinto e o Programa Aqui Tem Farmácia Popular, desde então, vem tendo reduzido o elenco de medicamentos ofertados.

Apesar dessas últimas medidas restritivas, ao longo das décadas foi crescente a estruturação das políticas. Persistem, contudo, problemas na assistência farmacêutica no Brasil: dificuldades de acesso a medicamentos especializados, fragilidade dos mecanismos de regulação de preços, falta de controle da propaganda comercial, que compromete o uso racional, grande dependência da importação de ingredientes farmacêuticos ativos e, ainda, problemas de planejamento e gestão, relacionados com a escassez de pessoal e a insuficiência de recursos financeiros (Bermudez, 2018).

Além dos medicamentos, as *vacinas* e os *soros* são insumos essenciais. O Programa Nacional de Imunizações (PNI) é uma das maiores conquistas da Saúde Pública brasileira, tendo alcançado desde sua criação, em 1973, resultados importantes, como a erradicação da varíola, a certificação de área livre do poliovírus selvagem, o fim da circulação do vírus da rubéola e a redução de casos e mortes por doenças passíveis de prevenção por vacinas. No entanto, a partir de 2016 caíram os índices de cobertura vacinal em decorrência de vários fatores, como fragilidade na produção nacional e dificuldades logísticas e gerenciais, além do fato de as pessoas estarem menos preocupadas com doenças que não são mais comuns (Domingues *et al.*, 2020).

No que tange à produção de vacinas, observa-se uma tendência global de concentração em poucas empresas farmacêuticas. O Brasil depende muito das importações, o que está a exigir uma estratégia nacional de apoio à produção local e à inovação (Gadelha *et al.*, 2020).

Em relação ao *sangue e aos hemocomponentes e hemoderivados*, prevalecia no Brasil, até 1980, a falta de controle da qualidade. A epidemia de AIDS e a criação do SUS mudaram essa realidade. Assim, a Constituição Federal de 1988 incorpora um parágrafo a seu artigo 199, vedando todo tipo de comercialização de órgãos, tecidos e substâncias humanas, incluindo o sangue, seus componentes e derivados.

Com a promulgação da Lei Sérgio Arouca, em 2001, institucionaliza-se a Política Nacional de Sangue, Componentes e Hemoderivados, que passa a orientar a estruturação da Rede Nacional de Serviços de Hemoterapia e Laboratórios de Referência para controle de qualidade.

Em 2004 é criada a Empresa Brasileira de Hemoderivados e Biotecnologia (Hemobrás), que deve tornar o país autossuficiente, superando a dependência de importação de hemoderivados. Contudo, em 2022, a empresa ainda estava implantando seu parque fabril com a instalação de equipamentos (Hemobrás, 2022).

No que concerne aos *equipamentos*, o Cadastro Nacional dos Estabelecimentos de Saúde do Brasil (CNES) adota a seguinte classificação: audiologia, diagnóstico por imagem, infraestrutura, odontologia, manutenção da vida, métodos gráficos, métodos óticos e outros. Em maio de 2022, o CNES registrava um total de 2.326.741 equipamentos em uso no país, dos quais 944.882 (41%) na categoria de manutenção da vida (reanimador pulmonar, monitor de pressão, respirador/ventilador etc.). Desse total, dois terços (1.536.160 equipamentos) se encontravam em serviços da esfera jurídica privada. A distribuição regional mostra que o Sudeste, com 43% da população brasileira, tem 1.126.366 (48%) equipamentos, enquanto o Nordeste, que tem 28% da população, conta com 454.472 (19%) equipamentos (Brasil, 2022). Enfim, a desigualdade social e regional é a característica principal da oferta de equipamentos.

Do ponto de vista da produção de equipamentos e materiais médico-hospitalares e odontológicos, relatório da Associação Brasileira da Indústria de Dispositivos Médicos (Abimo) mostra crescimento da produção nacional, que passou de R$12 bilhões para R$18 bilhões, em valores brutos, entre 2017 e 2022. O relatório acrescenta que o consumo aumentou ainda mais, superando os R$40 bilhões em 2022, o que significa que as importações cresceram mais do que a produção nacional (Abimo, 2022).

Conhecimento

Um importante recurso de qualquer sistema de saúde consiste no conhecimento acerca do estado de saúde das pessoas, das tecnologias de intervenção sobre a saúde e a doença e do funcionamento dos serviços de saúde. A maior parte do conhecimento relevante para profissionais e gestores da saúde advém da experiência prática, mas uma parcela significativa tem origem na pesquisa científica.

A pesquisa científica e tecnológica em saúde pode ser dividida em quatro categorias, segundo seus objetivos e pressupostos teórico-metodológicos: a pesquisa biomédica, a pesquisa clínica, a pesquisa em Saúde Coletiva e a pesquisa tecnológica.

No pequeno grupo de países composto por EUA, China, membros da União Europeia e Japão, os investimentos em pesquisa são vultosos, tendo chegado a 1,4 trilhão de dólares em 2018. A partir de 2020, por conta da pandemia de Covid-19, esses investimentos cresceram ainda mais (Schneegans *et al.*, 2021). O Brasil, na contramão, tem reduzido o investimento em pesquisa, passando de R$25 bilhões para R$17 bilhões entre 2015 e 2020, com novos cortes em 2021 e 2022 (De Negri, 2021; Escobar, 2021).

Em 2004, o Brasil adotou uma Política Nacional de Ciência, Tecnologia e Inovação em Saúde e uma Agenda Nacional de Prioridades de Pesquisa em Saúde. Com isso, aproximaram-se as prioridades da pesquisa e da política de saúde e aumentou o investimento em pesquisa em saúde, passando de R$80 milhões para quase R$300 milhões entre 2003 e 2010 (Guimarães *et al.*, 2012). Em 2021, o gasto do Ministério da Saúde com pesquisa, desenvolvimento tecnológico e inovação em saúde totalizou R$375,5 milhões (Brasil, 2022).

Capítulo 5 • Componentes de um Sistema de Serviços de Saúde

O fortalecimento da base científica e tecnológica do SUS, portanto, ainda é um desafio. É preciso, sobretudo, intensificar a transformação do conhecimento produzido em tecnologias adequadas às necessidades de saúde da população, o que depende tanto das políticas de ciência, tecnologia e inovação e de saúde como da política de desenvolvimento nacional.

Organização dos serviços de saúde

O terceiro componente de um sistema ou de uma rede de saúde – a organização – se refere à disposição dos recursos humanos e tecnológicos mobilizados para realização das ações de saúde. Na maioria dos países, o Ministério da Saúde é responsável pela organização geral dos serviços, embora seja comum a coexistência de outros organismos ordenadores de recursos, como a Previdência Social, o Ministério da Educação, o Ministério da Defesa e o setor privado filantrópico ou lucrativo.

No Brasil, em virtude da descentralização da gestão da saúde, além do Ministério da Saúde, têm papel importante na organização dos serviços as secretarias estaduais e municipais. Há também um forte setor privado, de planos e seguros de saúde, que organiza seus recursos de acordo com a lógica do lucro.

No SUS, a organização dos serviços pode ser esquematizada em quatro grandes categorias: (a) assistência à saúde, (b) vigilância em saúde, (c) políticas e programas especiais e (d) política de humanização da atenção, detalhadas no Capítulo 9. No momento, cabe destacar que a assistência à saúde trata das ações voltadas especialmente para os indivíduos. Na maior parte das vezes, são ações voltadas para diagnóstico e tratamento (eletivas e de urgência), embora sejam também de prevenção de doenças e promoção e reabilitação da saúde. Já a vigilância em saúde, as políticas e os programas especiais e a política de humanização apresentam um caráter coletivo, ainda que determinadas ações sejam individuais.

Prestação de serviços ou modelo de atenção à saúde

O quarto componente de um sistema de saúde consiste na prestação de serviços, entendida como o conjunto dos processos de trabalho por meio dos quais os trabalhadores da saúde atendem às demandas e às necessidades dos usuários e da população. A prestação de serviços envolve a interface imediata entre os profissionais da saúde e as pessoas que buscam ou precisam de cuidados. Nesse componente, encontram-se todas as ações finalísticas do sistema de saúde: ações de promoção da saúde; de prevenção, diagnóstico e tratamento de doenças e agravos; e de reabilitação da saúde.

Cabe salientar que as ações de cuidado, ao buscar resolver problemas de saúde, tentam, em última instância, restituir a autonomia dos sujeitos (Campos, 1998), comprometida de algum modo pela doença, pela vulnerabilidade, pelo risco à saúde ou pela baixa qualidade de vida.

Se por um lado a prestação de serviços baseia-se em práticas técnico-assistenciais ou operativas que dizem respeito às relações entre o sujeito da prática (o profissional de saúde), seu objeto de trabalho (o usuário do serviço) e seus instrumentos de trabalho (conhecimentos, habilidades, atitudes e tecnologias), não se pode esquecer, por outro lado, que a estrutura dos sistemas é essencial à realização das práticas.

Ao menos duas dimensões dessa estrutura estão diretamente relacionadas com as práticas técnico-assistenciais: uma dimensão gerencial, relativa aos mecanismos de direção dos estabelecimentos e dos serviços, e outra organizativa, referente aos fluxos de usuários e recursos entre as unidades de prestação de serviços. É por isso que Teixeira (2006) prefere designar como modelo de atenção não apenas a prestação de serviços ou as práticas operativas, mas o conjunto das dimensões técnico-assistencial, gerencial e organizativa dos sistemas de saúde.

As ações de saúde podem desenvolver-se segundo lógicas ou racionalidades distintas. Podem estar voltadas ao atendimento da demanda que chega espontaneamente aos serviços de saúde ou podem estar dirigidas, prioritariamente, à satisfação de necessidades de saúde, de modo a contribuir não apenas para o controle de doenças, mas também para melhoria da qualidade de vida dos indivíduos e das coletividades. Essas duas lógicas representam dois modelos de atenção à saúde ou de prestação de serviços, definidos, genericamente, como combinações de tecnologias materiais e imateriais utilizadas nas intervenções sobre problemas e necessidades sociais de saúde.

Na prática, tem sido dominante o modelo de atenção sustentado pela lógica do atendimento à demanda espontânea. Centrado na figura do médico, esse modelo apresenta como características principais: (a) o individualismo, (b) o biologismo, (c) o curativismo, (d) o mercantilismo, (e) a anistoricidade da prática médica, (f) a medicalização de problemas sociais, (g) o consumismo de produtos e serviços diagnósticos e terapêuticos e (h) a participação passiva e subordinada dos consumidores (Menéndez, 1988).

Ao lado do modelo médico hegemônico, convive, de modo subalterno, o modelo sanitarista, caracterizado por intervenções dirigidas a problemas de saúde inalcançáveis pela atenção médica individual. Trata-se das campanhas (vacinação, enfrentamento de epidemias etc.) e dos programas tradicionais (controle de tuberculose, saúde mental etc.) de saúde pública (Paim, 2012).

É importante acrescentar que esses modelos prevalentes têm sido alvo de críticas e que, em consequência, modelos alternativos têm sido sugeridos. A racionalidade que sustenta esses novos modelos está na busca da satisfação das necessidades de saúde e, por isso, sua característica fundamental é a proposição da integralidade da atenção. São modelos que orientam o desenvolvimento de ações articuladas que incidam sobre os efeitos (doença e agravos) e sobre as causas ou os determinantes da situação de saúde.

Com base na experiência internacional, Mendes (2012) propõe como alternativa que as redes de serviços de saúde articulem dois modelos distintos, um voltado para atenção às condições agudas e outro para as condições crônicas. O primeiro se estrutura como uma rede de atenção às urgências e às emergências, com diferentes nós ou pontos de atenção, categorizados segundo a densidade tecnológica e articulados por um sistema de classificação de risco.

O segundo se organiza em cinco níveis: promoção da saúde, prevenção de doenças e controle de condições simples, complexas e hipercomplexas, tendo bem definida a responsabilidade pela população e por cada um de seus subgrupos, de acordo com a necessidade de ações de saúde.

No Brasil, o SUS tem experimentado uma série de iniciativas que tentam implantar a lógica do atendimento às necessidades e da integralidade da atenção. Entre elas, Teixeira (2006) destaca: o modelo em defesa da vida e as ações programáticas de saúde, que focalizam a micropolítica dos processos de trabalho em saúde; a promoção da saúde e as cidades saudáveis, que enfatizam a formulação de macropolíticas sociais; e a vigilância da saúde e a estratégia de saúde da família, que privilegiam os aspectos técnicos e organizacionais das práticas de saúde. A esses modelos alternativos, Paim (2012) acrescenta a oferta organizada, a organização de distritos sanitários ou a distritalização e o acolhimento.

Enfim, os modelos alternativos propõem o desenvolvimento articulado de intervenções que alcancem todo o processo saúde-doença: da promoção até a reabilitação da saúde, passando pela prevenção e o tratamento de doenças. A implantação de qualquer um deles, como se pode imaginar, é extremamente complexa, exigindo mudanças não apenas de ordem técnica, mas, sobretudo, de ordem política.

Financiamento

A prestação de serviços de saúde depende de financiamento, assim como tudo o mais. Como as necessidades das pessoas são muitas e variadas, há sempre dilemas ou disputas em relação à distribuição dos recursos econômicos. De fato, não há parâmetros absolutamente objetivos ou exclusivamente técnicos para definição de quais proporções da riqueza de um país devem ser aplicadas na saúde ou em qualquer setor. Essas definições são necessariamente políticas e baseadas nos valores sociais prevalentes. Em regimes democráticos, existem mecanismos para permitir que o conjunto da sociedade manifeste suas preferências quanto à distribuição dos recursos públicos, ainda que, na prática, os distintos grupos sociais detenham diferentes graus de poder para influenciar as decisões.

A saúde, especificamente, tem três características que tornam as decisões sobre seu financiamento mais complicadas do que as referentes ao financiamento de outros setores. Uma dessas características específicas é a incerteza inerente ao processo saúde-doença: afora situações excepcionais, ninguém pode predizer quando precisará de um serviço de saúde. Outra é a assimetria de informação entre o consumidor e o fornecedor: mesmo quando alguém sabe que precisa de cuidados de saúde, em geral não sabe qual tipo de cuidado necessita e, exatamente por isso, recorre a um profissional. A terceira se refere à existência de externalidades ao uso de serviços de saúde, ou seja, à ocorrência de efeitos (custos ou benefícios) em terceiros produzidos sem que tenham tido a possibilidade de impedi-los, a obrigação de pagar por eles ou o direito de ser indenizados.

Por causa dessas especificidades, ao longo do século XX, a maioria dos países optou por adotar algum tipo de seguro para financiar os sistemas de saúde. Grosso modo, há três tipos de seguro que conformam três modelos de financiamento da saúde – a seguridade social, o seguro social e o seguro privado –, embora, na realidade, não existam modelos puros (Ugá & Porto, 2012).

O modelo da seguridade social tem seu melhor exemplo no National Health Service britânico, implantado depois da II Guerra Mundial. Trata-se de um sistema baseado no princípio da saúde como direito humano, que assegura o acesso universal aos serviços por meio de mecanismos de adscrição territorial de clientela e de referência e contrarreferência, sendo financiado, principalmente, por impostos diretos, como o Imposto de Renda.

O seguro social, regido pela ética da solidariedade, assegura o acesso aos serviços àquelas pessoas que contribuem para seu financiamento por meio de descontos nos salários e pagamentos feitos pelas empresas. Esse modelo existiu no Brasil antes do SUS, quando os trabalhadores formalmente empregados pagavam contribuições e usavam os serviços do Instituto Nacional de Assistência Médica da Previdência Social (INAMPS). Alguns países, como a França e a Alemanha, ainda hoje recolhem contribuições individuais específicas para a saúde, mas há muito tempo incorporaram os tributos gerais às fontes de recursos para seus sistemas de saúde, de modo a assegurar o acesso universal.

O seguro privado, por fim, baseia-se em duas premissas: (a) na ideia de que o cuidado à saúde é uma responsabilidade individual e que, portanto, deve ser custeado por quem usa os serviços, e (b) no fato de que a incerteza inerente ao estado de saúde recomenda a formação de poupança para os momentos de necessidade. Assim, onde o liberalismo político é um valor marcante, como nos EUA, desenvolveu-se um forte mercado em que famílias e empresas adquirem seguros e planos privados de saúde para acioná-los quando tiverem problemas de saúde. De fato, os EUA são o único país do mundo em que esse modelo é predominante. Mesmo assim, seus cidadãos maiores de 65 anos ou com renda familiar anual inferior a determinado nível (que varia de estado para estado) contam com dois programas específicos, o *Medicare* e o *Medicaid*, financiados com recursos oriundos de contribuições sobre as folhas de pagamento e de impostos federais e estaduais (https://www.hhs.gov/answers/medicare-and-medicaid/what-is--the-difference-between-medicare-medicaid/index.html).

Na comparação internacional, considerando o volume total, o Brasil não gasta pouco em saúde. Em 2019, foram gastos R$711,4 bilhões, o equivalente a 9,6% do produto interno bruto (PIB). Em termos de proporção do PIB, a Alemanha (11,7%), a França (11,1%) e o Reino Unido (10,2%) não gastaram muito mais que isso. O problema, no Brasil, é o baixo gasto público, que representa 40% do total de gastos, enquanto nos países europeus, que têm sistemas universais de saúde, o gasto público supera os 70% do total. Essa baixa participação dos gastos públicos nos gastos em saúde explica a situação de subfinanciamento do SUS. Explica também a desigualdade entre os brasileiros: enquanto o gasto *per capita* com o SUS foi de R$1.349,60, o gasto *per capita* com saúde no setor privado foi de R$2.035,60 em 2019 (IBGE, 2022).

Visto o financiamento da perspectiva do *funding*, do aporte de recursos financeiros aos sistemas de saúde, é

Capítulo 5 • Componentes de um Sistema de Serviços de Saúde

preciso também abordá-lo sob a perspectiva do *financing* ou da gestão desses recursos.

No caso do SUS, a gestão financeira se organiza por meio dos fundos – nacional, estaduais e municipais – de saúde. Os fundos não são entes jurídicos, mas uma modalidade de gestão caracterizada por reunir em um só caixa todas as receitas que se destinam à realização de determinados serviços. Os fundos de saúde representam importante conquista democrática, pois dão mais transparência à gestão financeira. Ademais, o repasse automático de recursos do Fundo Nacional de Saúde para os fundos estaduais e municipais, com a redução do uso de convênios para transferência de recursos entre as esferas de governo, diminui a margem de uso clientelístico das verbas públicas.

Para dar uma noção quanto à alocação dos recursos do SUS, entre as diversas ações de saúde, é útil observar como se distribuem os recursos orçamentários atribuídos ao Ministério da Saúde (Tabela 5.1). Registre-se que, atualmente, os recursos federais representam pouco menos de 50% do total de recursos destinado ao SUS, sendo os outros 50% assumidos por estados e municípios, em proporções semelhantes.

Como se pode ver na Tabela 5.1, metade dos recursos federais do SUS é alocada nas ações de assistência especializada, enquanto um quarto é destinado à Atenção Básica. Os gastos com a vigilância epidemiológica representam pouco mais de 10%, e com o suporte profilático e terapêutico, 9%. Por fim, todas as demais subáreas somam 4,51% do total.

Gestão

O sexto e último componente de uma rede de serviços de saúde é a gestão. Uma definição prática e abrangente de gestão de sistemas de saúde é proposta pela OMS (WHO, 1978):

> [...] um processo integrado de formulação de políticas de saúde, de definição de programas prioritários que permitam pôr em prática essas políticas, de reserva de recursos financeiros nos orçamentos para esses programas, de execução desses programas por meio do sistema de saúde, de vigilância, fiscalização e avaliação desses programas de saúde e dos serviços e das instituições que os executam, e a contribuição de uma base adequada de informação para o processo em geral e cada um de seus elementos [...] (tradução livre).

Tabela 5.1 Valores executados por subárea da saúde – 2021

Subáreas do gasto em saúde	Valores	
	R$	%
Atenção ambulatorial e hospitalar especializada	70.324.359.935,58	51,54
Atenção básica	33.283.230.599,41	24,39
Vigilância epidemiológica	14.413.889.031,41	10,56
Suporte profilático e terapêutico	12.280.363.030,36	9,00
Outros	6.153.965.997,80	4,51
TOTAL	136.455.808.594,56	100,00

Fonte: Brasil, 2022.

Nesse sentido, a gestão inclui desde a elaboração de políticas até a execução das ações, passando pela definição de programas. Pode-se, assim, categorizá-la em três níveis: a macrogestão, atinente à formulação de políticas gerais; a mesogestão, relacionada com a condução de instituições e serviços; e a microgestão, referente à coordenação dos processos de trabalho dos trabalhadores da saúde (Garcia, 2001).

Em cada um desses níveis, as ações de gestão se desenvolvem em três dimensões: política, técnica e administrativa. A dimensão política contempla as ações que os gestores devem coordenar para assegurar seu poder, conquistando o apoio da população à política em tela (subdimensão sociopolítica) e estabelecendo as relações necessárias com outros órgãos (subdimensão político-institucional). A dimensão técnica reúne as ações de identificação e priorização de problemas e de proposição e aplicação de soluções. Trata-se da dimensão que confere especificidade à gestão dos diferentes setores. Por fim, a dimensão administrativa trata da mobilização e do uso eficiente dos recursos humanos, financeiros e materiais (Souza, 2009). No caso da saúde, a dimensão política envolve decisões sobre a alocação de recursos para a saúde, o comando das instituições gestoras da saúde e a organização dos processos de trabalho do pessoal da saúde. A dimensão técnica, conduzida pelos sanitaristas, abarca a formulação de políticas e programas de saúde tecnicamente consistentes, a incorporação das ações programadas à rotina organizacional e o fortalecimento das atividades de planejamento e avaliação. Por fim, a dimensão administrativa engloba a formulação da política de pessoal da saúde, o fortalecimento da autonomia financeira da instituição gestora da saúde e a gestão de aquisição e manutençãode equipamentos e materiais.

À gestão como componente dos sistemas ou das redes de atenção à saúde estão associados dois conceitos específicos, que merecem uma breve descrição: o de governança e o de regulação.

Governança designa o ato de governar, ou melhor, o exercício da autoridade política e o uso dos recursos institucionais para gerir os negócios do Estado e atender às necessidades da sociedade (World Bank, 1991). Nesse sentido, distingue-se de governo enquanto instituição ou sujeito coletivo que realiza o ato de governar. Nos anos 1990, o termo *governança*, antes em desuso, é adotado e difundido pelo Banco Mundial para definir uma nova maneira de governar e de gerir os negócios públicos, caracterizada por maior participação da sociedade e menor intervenção estatal (European Commission, 2012).

No que concerne a uma rede ou a um sistema de serviços de saúde, a governança pode ser definida como o ato de bem governar – com responsabilidade, estabilidade, efetividade, qualidade, legalidade e honestidade – as relações entre a população, os recursos e os serviços de saúde, de modo a articulá-los em função do objetivo de cuidar da saúde. Pode-se notar que a governança se refere ao nível da macrogestão e à dimensão política da gestão.

A regulação, por sua vez, são as disposições (em geral, legais) que criam direitos e deveres, definindo responsabilidades. A regulação pode tomar várias formas: restrições legais promulgadas por uma autoridade governamental, obrigações contratuais que vinculam duas ou mais partes entre si, normas sociais amplamente aceitas ou mecanismos autorregulatórios, como no caso das profissões e seus conselhos. A regulação abarca tanto a elaboração de leis, regras, normas e instruções como as ações que visam garantir seu cumprimento, como a fiscalização e a auditoria.

Na área da saúde, são muitas as disposições regulatórias, a começar pelas Leis Orgânicas da Saúde (Leis 8.080 e 8.142, ambas de 1990), passando pelos códigos de ética das profissões, até chegar às inúmeras portarias ministeriais. Tendo como objeto geral a produção e a utilização de bens e serviços de saúde, a regulação sanitária tem diversos objetos específicos: os estabelecimentos com sua estrutura física, seus equipamentos, seus trabalhadores etc.; as relações contratuais, incluindo os planos e seguros de saúde; o exercício das profissões de saúde; a oferta e a demanda por serviços; as diretrizes clínicas e os protocolos assistenciais; os fluxos de atendimento; a produção, venda, incorporação e uso de medicamentos e de outros insumos; as condições de trabalho; as condições ambientais, no que tange a seus efeitos sobre a saúde; e o controle e a avaliação de custos e gastos em saúde (Mendonça, Reis & Morais, 2006). Vê-se que a regulação estende sua atuação aos três níveis e às três dimensões da gestão.

Por fim, é fundamental não perder de vista que as múltiplas atividades de gestão devem representar o cumprimento das funções precípuas das instituições responsáveis pela condução do sistema de serviços de saúde. Nesse sentido, a Organização Pan-Americana da Saúde (OPAS, 2000) propôs um rol de "funções essenciais de saúde pública", definindo-as como movimentos da sociedade e do Estado que orientam e estruturam a organização e o comportamento dos atores sociais, constituindo-se em condições *sine qua non* para o desenvolvimento integral da saúde e o alcance do bem-estar social. Em 2020, talvez reagindo a críticas, como a do Conselho Nacional de Secretários de Saúde do Brasil (CONASS, 2007), a OPAS reviu sua abordagem, definindo um marco de referência estruturado em quatro pilares: direitos humanos, determinantes sociais da saúde, garantia de acesso a serviços individuais e populacionais e colaboração intersetorial. As funções da Saúde Pública foram conceituadas como um conjunto de capacidades que compõem um ciclo de políticas em quatro etapas: avaliação, desenvolvimento de políticas, alocação de recursos e acesso (Bascolo *et al.*, 2020).

DESAFIOS PARA EFETIVAÇÃO DE UM SISTEMA OU DE UMA REDE DE SAÚDE NO BRASIL

A análise dos conceitos de sistema e de rede de atenção à saúde e a descrição de seus componentes possibilitam agora responder por que se propõe a organização de sistemas de saúde.

Antes de responder, todavia, é útil sintetizar a discussão prévia em uma definição de sistema integrado de serviços de saúde: conjunto articulado de intervenções incidentes sobre todo o processo saúde-doença (promoção e reabilitação da saúde, prevenção e tratamento de doenças e agravos), gerido e ofertado de modo que as pessoas possam utilizar um contínuo de serviços, de acordo com suas demandas e suas necessidades, ao longo do tempo, recorrendo aos diferentes níveis de atenção à saúde.

Dessa definição se pode extrair o sentido principal da proposição dos sistemas integrados: a satisfação das necessidades de saúde dos indivíduos e das populações exige a articulação e a coordenação de diferentes tipos de serviços. Dito de outro modo, nenhum serviço isolado é capaz de atender ao conjunto das demandas e das necessidades. Por isso, os sistemas integrados como redes são mais efetivos.

Em segundo lugar, a integração favorece o uso racional dos recursos disponíveis, possibilitando a utilização do serviço requerido, no momento certo e no lugar adequado, o que não só evita desperdícios, como potencializa os efeitos das ações de saúde. Desse modo, os sistemas integrados são mais eficientes.

Além disso, a integração sistêmica viabiliza a emergência das linhas de cuidado, entendidas como o caminho percorrido pelo usuário desde a identificação até a satisfação de sua necessidade por meio do acesso às intervenções capazes de reconstituir sua autonomia. As linhas de cuidado só se constituem se as competências profissionais e as tecnologias do cuidado, distribuídas pelos diversos pontos de atenção de uma rede, estiverem bem integradas. Organizadas de modo a priorizar a atenção aos grupos sociais mais vulneráveis ou às condições de saúde mais prevalentes, as linhas de cuidado permitem que os sistemas integrados sejam mais equitativos.

Vale lembrar que a identificação dessas razões para a proposição de sistemas ou redes de atenção à saúde não procede apenas de teorias ou debates acadêmicos, por mais relevantes que sejam, mas resulta também das experiências concretas com sistemas fragmentados em vários países.

No Brasil, a Constituição federal de 1988 incorporou, com a ideia do SUS, o propósito de conformar um sistema integrado de saúde, entendendo que a integração efetiva pressupõe a universalidade do acesso, a integralidade da atenção e a igualdade de uso dos serviços. Nesse sentido, os desafios para efetivar o SUS são os desafios de organização de um sistema integrado. Para ser universal, o SUS deve ofertar atenção de qualidade em volume suficiente para todos, eliminando as barreiras jurídicas, econômicas, culturais e sociais que se interpõem entre a população e sua rede de serviços. Embora a legislação assegure que a saúde é um direito de cidadania, há dificuldades de toda ordem para a efetivação desse direito.

Em primeiro lugar, o entendimento e o aprendizado pelos serviços de saúde acerca das estratégias de prevenção de riscos e danos e de promoção, manutenção e recuperação da saúde exigem um diálogo permanente entre os profissionais da saúde e a população, obstaculizado, sobretudo, por diferenças sociais que são marcantes no país.

Em segundo lugar, um sistema universal de saúde apoia-se em valores igualitários e na equidade de acesso e utilização de procedimentos de saúde, dois desafios que estão longe de ser superados. É necessário priorizar a atenção para pacientes mais graves e populações mais vulneráveis que apresentam riscos diferenciados de adoecer e morrer de modo a alcançar a igualdade de oportunidades de sobrevivência, de desenvolvimento pessoal e social entre os membros de uma sociedade.

Em terceiro, o alcance da integralidade da atenção à saúde remete a um amplo repertório de ações que inclui ações inespecíficas de promoção da saúde, ações específicas de vigilância ambiental, sanitária e epidemiológica dirigidas ao controle de riscos e danos, ações de assistência e recuperação de indivíduos enfermos, seja para detecção precoce de doenças, seja para diagnóstico e tratamento, seja ainda para reabilitação, tudo isso visando à eliminação e à redução dos problemas e ao atendimento das necessidades de saúde. Para desenvolver esse rol de ações e assegurar a integralidade, é necessário dispor de estabelecimentos, unidades de prestação de serviços, pessoal capacitado e recursos de diversas ordens.

Por fim, sem suporte financeiro e político ao SUS, a deterioração da rede pública está permitindo a desqualificação dos preceitos constitucionais da garantia do direito à saúde. O fato de segmentos de classe média e de trabalhadores especializados procurarem a cobertura de planos privados, enquanto a população mais pobre enfrenta filas e a baixa qualidade dos serviços, está minando os esforços de construção do SUS universal, integral e igualitário.

De fato, desde sua criação, o SUS tem enfrentado a forte concorrência das empresas de assistência médica e das operadoras de planos e seguros de saúde. Na medida em que o setor privado de saúde restringe coberturas e pressiona a rede pública para desempenhar um papel complementar ao atendimento de seus clientes, a fragmentação do sistema pode intensificar-se.

Apesar dessas dificuldades, o SUS ocupa posição de destaque no cenário internacional. O controle da epidemia de HIV/AIDS, a produção de medicamentos a preços reduzidos, a luta contra o tabaco, a política de aleitamento exclusivo nos primeiros 6 meses de vida das crianças, a estratégia de atenção à saúde da família e as elevadas coberturas vacinais, inclusive contra a Covid-19, têm merecido o reconhecimento de organismos como a OMS e a OPAS.

As conquistas do SUS poderiam motivar a sociedade brasileira a apoiar decisivamente a afirmação das políticas universais de saúde, haja vista a incapacidade dos sistemas fragmentados de oferecerem serviços e ações que tenham impacto positivo sobre os problemas de saúde do mundo contemporâneo, como pandemias causadas por novos agentes infecciosos, altas prevalências de hipertensão, diabetes, câncer e transtornos mentais, sem falar de novas intervenções, como a clonagem, a reprodução assistida e o armazenamento de materiais biológicos.

Para os brasileiros, portanto, o cenário mais favorável seria o da efetivação do SUS. Contudo, apesar de ter atingido o estatuto de política de Estado e modelo exemplar no âmbito internacional, a fragilidade de seus suportes financeiros, organizacionais e tecnológicos e a insuficiência do apoio político ameaçam o futuro do SUS como resposta organizada da sociedade e do Estado aos problemas de saúde das pessoas.

Referências

Abimo – Associação Brasileira da Indústria de Dispositivos Médicos. Dados econômicos. Disponível em: https://abimo.org.br/dados-do-setor/dados-economicos/. Acessado em 23/06/2022.

Almeida C. Eqüidade e reforma setorial na América Latina: um debate necessário. Cad. Saúde Pública, Rio de Janeiro, 2002; 18 (suppl.)

Almeida-Filho N. A saúde e o paradigma da complexidade. Texto apresentado no Ciclo de Estudos sobre "O Método" de Edgar Morin. Universidade do Vale do Rio dos Sinos, 7 de outubro de 2004. Disponível em: http://www.ihu.unisinos.br/images/stories/cadernos/ihu/015cadernosihu.pdf. Acessado em 26/06/2022.

Aluttis C, Bishaw T, Frank MW. The workforce for health in a globalized context –global shortages and international migration. Global Health Action 2014; 7(1):23611.

Armitage G, Suter E, Oelke N, Adair C. Health systems integration: state of the evidence. International Journal of Integrated Care 17 June 2009. Disponível em: https://www.ijic.org/articles/10.5334/ijic.316/. Acessado em 26/06/2022.

Barabási A-L. Linked – A nova ciência dos networks. São Paulo: Editora Leopardo, 2002, 256p.

Bascolo E, Houghton N, Del Riego A, Fitzgerald J. A renewed framework forthe essential public health functions in the Americas. Rev Panam Salud Publica 2020 Oct 20; 44:e119. doi: 10.26633/RPSP.2020.119. PMID: 33093849; PMCID: PMC7571589.

Bermudez J, Esher A, Osorio-de-Castro C et al. Assistência farmacêutica nos 30 anos do SUS na perspectiva da integralidade. Ciência & Saúde Coletiva 2018; 23:1937-49.

Bertalanffy L von. General System Theory. New York: George Braziller, 1986.

Blumenthal D. Making integration work. Health Serv Res 2020; 55(Suppl. 3):1031-32.

Borzel TA. Organizing Babylon: on the different conceptions of policy networks. Public Administration 1998; 76:253-73. Disponível em: https://ceses.cuni.cz/CESES-90-version1-3_2_1.pdf. Acessado em 22/06/2022.

Brasil. Conselho Nacional de Secretários de Saúde. A gestão da saúde nos estados: avaliação e fortalecimento das funções essenciais. Brasília: Conass, 2007, 262p.

Brasil. Conselho Nacional de Secretários de Saúde. A gestão administrativa e financeira no SUS. Brasília: Conass, 2011, 132p. (Coleção para Entender a Gestão do SUS 2011, 8)

Brasil. Portal da Transparência. Função Saúde, 2022. Disponível em: https://www.portaltransparencia.gov.br/funcoes/10-saude?ano=2021. Acessado em 25/06/2022.

Brasil. Cadastro Nacional de Estabelecimentos de Saúde do Brasil. Disponível em: https://datasus.saude.gov.br/. Acessado em 23/06/2022.

Brasil. Ministério da Saúde. Relatório de Gestão 2021. Disponível em: https://bvsms.saude.gov.br/bvs/publicacoes/relatorio_gestao_2021.pdf. Acessado em 24/06/2022.

Burns R, Nembhard I, Shortell S. Integrating network theory into the study of integrated healthcare. Social Science & Medicine 2022; 296:14664. Disponível em: https://doi.org/10.1016/j.socscimed.2021.114664.

Campos GWS. O Anti-Taylor: sobre a invenção de um método para co-governar instituições de saúde produzindo liberdade e compromisso. Cad Saúde Pública 1998; 14(4):63-70.

Castells M. A sociedade em rede. 4. ed. São Paulo: Paz e Terra, 2000, 530p.

Chaves M. Saúde e sistemas. 3. ed Rio de Janeiro: Fundação Getúlio Vargas, 1980, 205p.

Chaves M. Complejidad y transdisciplinaridad: un abordaje multidimensional. Revista Brasilera de Educación Médica 1998; 22(1).

Commission européenne. Étymologie du terme "gouvernance", 2012. Disponível em: http://ec.europa.eu/governance/docs/doc5_fr.pdf. Acessado em 26/06/2022.

Contandriopoulos AP. La régulation d'un système de soins sans murs. In: Claveranne JP, Lardy C, de Pouvourville G, Contandriopoulos AP, Experton B (orgs.) La santé demain: vers um système de soins sans murs. Paris: Economica, 1999: 87-102.

Darzi A, Evans T. The global shortage of health workers-an opportunity to transform care. Lancet 2016 Nov 26; 388(10060):2576-7. doi: 10.1016/S0140-6736(16)32235-8. PMID: 27894651.

De Negri F. Políticas públicas para ciência e tecnologia no Brasil: cenário e evolução recente: nota técnica nº 92. Brasília: Instituto de Pesquisa Econômica Aplicada, 2021. Disponível em: http://repositorio.ipea.gov.br/bitstream/11058/10879/2/NT_92_Diset_Politicas_Publicas_Para_Ciencia.pdf. Acessado em 23/06/2022.

Domingues CMAS, Maranhão AGK, Teixeira AM, Fantinato FF, Domingues RA. 46 anos do Programa Nacional de Imunizações: uma história repleta de conquistas e desafios a serem superados. Cad Saúde Pública (Online) 2020; 36(supl.2):e00222919.

Dussault G, De Souza LE. Gestão de recursos humanos em saúde, s.l; s.n; 2000. 47 p. Monografia em Português | LILACS | ID: lil-275916. Biblioteca responsável: CR32.1. Localização: CR32.1/1711-S.

Escobar H. Orçamento federal para 2022 mantém ciência brasileira em situação de penúria. Jornal da USP, 14/12/2021. Disponível em: https://jornal.usp.br/atualidades/orcamento-2022-mantem-ciencia-brasileira-em-situacao-de-penuria/. Acessado em 23/06/2022.

Faria RM de. A territorialização da atenção básica à saúde do Sistema Único de Saúde do Brasil. Ciência & Saúde Coletiva 2020; 25:4521-30.

Gadelha CAG, Braga PSDC, Montenegro KBM, Cesário BB. Acesso a vacinas no Brasil no contexto da dinâmica global do Complexo Econômico-Industrial da Saúde. Cad Saúde Pública 2020; 36.

Garcia GG. Las reformas de salud y los modelos de gestión. Revista Panamericana de Salud 2001; 9(6):406-12.

Guimarães R, Souza LE, Silva LP, Serruya S. Não há saúde sem pesquisa: avanços no Brasil de 2003 a 2010. Revista Baiana de Saúde Pública 2012; 36(1):55-65.

Hemobrás – Empresa Brasileira de Hemoderivados e Biotecnologia, 2022. Hemobrás hoje. Disponível em: https://hemobras.gov.br/. Acessado em 23/06/2022.

IBGE – Instituto Brasileiro de Geografia e Estatística. Conta Satélite da Saúde: Brasil 2010-2019, 2022. Disponível em: https://biblioteca.ibge.gov.br/index.php/biblioteca-catalogo?view=detalhes&id=2101928. Acessadoem 25/06/2022.

Kleczkowski B, Roemer M, Van Der Werff A. Sistemas nacionales de salud y su reorientación hacia la salud para todos. Ginebra: OMS, 1984, 134p.

Kuschnir R, Chorny A. Redes de atenção à saúde: contextualizando o debate. Ciência & Saúde Coletiva 2010; 15(5):2307-16.

Lobato L, Giovanella L. Sistemas de saúde: origens, componentes e dinâmica. In: Giovanella L, Escorel S, Lobato L, Noronha J, Carvalho A (orgs.) Políticas e sistemas de saúde no Brasil. Rio de Janeiro: Editora Fiocruz, 2012: 89-120.

Machado MH, Ximenes Neto FRG. Gestão da Educação e do Trabalho em Saúde no SUS: trinta anos de avanços e desafios. Ciência & Saúde Coletiva 2018; 23: 1971-1979.

Mendes E.V. Os grandes dilemas do SUS. Salvador, Casa da Qualidade, Tomo I, 2001.

Mendes EV. As redes de atenção à saúde. Brasília: Organização Pan-Americana da Saúde, 2011, 549p.

Mendes EV. O cuidado das condições crônicas na atenção primária à saúde: o imperativo da consolidação da estratégia da saúde da família. Brasília: Organização Pan-Americana da Saúde, 2012, 512p.

Mendonça CS, Rei AT, Morais JC (orgs.) A política regulação do Brasil. Brasília: Organização Pan-Americana da Saúde, 2006, 116p. (Série técnica desenvolvimento de sistemas e serviços de saúde, 12.)

Menéndez EL. Modelo Médico Hegemónico y Atención Primaria. Segundas Jornadas de Atención Primaria de la Salud. 30 de abril al 7 de mayo; 1988. Buenos Aires. Disponível em: https://www.psi.uba.ar/academica/carrerasdegrado/psicologia/sitios_catedras/electivas/816_rol_psicologo/material/unidad2/obligatoria/modelo_medico.pdf. Acessado em 26/06/2022.

Morin E. Ciência com consciência. Tradução de Maria D. Alexandre e Maria Alice Sampaio Dória., 8. ed. Rio de Janeiro: Bertrand Brasil, 2005, 350p.

Noronha J, Lima L, Machado C. A Gestão do Sistema Único de Saúde: características e tendências. In: Brasil. Ministério da Saúde. Saúde no Brasil – Contribuições para a Agenda de Prioridades de Pesquisa. Brasília: Ministério da Saúde, 2004: 41-86.

OPS – Organização Pan-Americana de la Salud. Funciones esenciales de salud pública. Washington: OPS, CD42/15 (Esp.), 20 julio 2000.

OPS – Organización Pan-Americana de la Salud. Redes Integradas de Servicios de Salud: Conceptos, Opciones de Política y Hoja de Ruta para su Implementación en las Américas. Washington: OPS, 2008, 71p. Disponível em: https://iris.paho.org/handle/10665.2/31323. Acessado em 26/06/2022.

Paim J, Travassos C, Almeida C, Bahia L, Macinko J. O sistema de saúde brasileiro: história, avanços e desafios. The Lancet. Publicado Online 9 de maio de 2011. Disponível em: https://actbr.org.br/uploads/arquivo/925_brazil1.pdfDOI:10.1016/S0140- 6736(11)60054-8.

Paim JS. Modelos de atenção à saúde no Brasil. In: Giovanella L, Escorel S, Lobato L, Noronha J, Carvalho A (orgs.) Políticas e sistemas de saúde no Brasil. Rio de Janeiro: Editora Fiocruz, 2012.

Piola SF, Paiva AB, Sá EB, Servo LMS. Financiamento público da saúde: uma história à procura de rumo. Texto para discussão. Instituto de Pesquisa Econômica Aplicada. Brasília-Rio de Janeiro: Ipea, 2013. Disponível em: http://repositorio.ipea.gov.br/bitstream/11058/1580/1/TD_1846.pdf Acessado em 26/06/2022.

Portela G, Fehn A, Ungerer R, Dal Poz M. Recursos humanos em saúde: crise global e cooperação internacional. Ciência & Saúde Coletiva 2017; 22(7):2237-46. DOI: 10.1590/1413-81232017227.02702017.

Pró-Genéricos – Associação Brasileira das Indústrias de Medicamentos Genéricos e Biossimilares, 2022. 23 anos da venda de genéricos: saiba o que mudou nesse período. Disponível em: https://progenericos.org.br/noticias/23-anos-da-venda-de-genericos-saiba-o-que-mudou-nesse-periodo/. Acessado em 23/06/2022

Rovere M. Redes En Salud; Un Nuevo Paradigma para el abordaje de lãs organizaciones y la comunidad. Rosario: Ed. Secretaría de Salud Pública/AMR, Instituto Lazarte (reimpresión), 1999.

Schneegans S, Lewis J, Straza T (eds.) Relatório de Ciências da UNESCO: A corrida contra o tempo por um desenvolvimento mais inteligente – Resumo executivo. Paris: UNESCO Publishing, 2021.

Shortell SM, Gillies RR, Anderson DA. The new world of managed care: creating organized delivery systems. Health Affairs 1994; 13(5):46-64.

Souza LEPF. O SUS necessário e o SUS possível: estratégias de gestão. Uma reflexão a partir de uma experiência concreta. Ciênc Saúde Coletiva 2009; 14(3). Disponível em: http://dx.doi.org/10.1590/S1413-81232009000300027.

Teixeira C. A mudança do modelo de atenção à saúde no SUS: desatandonós, criando laços. In: Teixeira C, Solla J (orgs.) Modelos de atenção à saúde: promoção, vigilância e saúde da família. Salvador: EDUFBA, 2006: 19-58. Disponível em: https://repositorio.ufba.br/handle/ri/34400. Acessado em 26/06/2022.

Ugá MAD, Porto SM. Financiamento e alocação de recursos em saúde no Brasil. In: Giovanella L, Escorel S, Lobato L, Noronha J, Carvalho A (orgs.) Políticas e sistemas de saúde no Brasil. Rio de Janeiro: Editora Fiocruz, 2012.

Viana AL, Machado C. Descentralização e coordenação federativa: a experiência brasileira na saúde. Ciênc Saúde Coletiva 2009; 14(3). Disponível em: http://dx.doi.org/10.1590/ S1413-81232009000300016.

Wagner EH. Chronic disease management: what will take to improve care for chronic illness? Effective Clinical Practice 1998; 1:2-4.

Wasserman S, Faust K. Social network analysis: methods and applications. Cambridge: Cambridge University Press, 1994, 857p.

Watts D. Seis graus de separação. São Paulo: Editora Leopardo, 2009.

WHO – World Health Organization. Declaration of Alma-Ata, 1978. Disponível em: https://www.who.int/teams/social-determinants-of-health/declaration-of-alma-ata. Acessado em 26/06/2022.

WHO – World Health Organization. Integrated health services: what and why? Geneva, World Health Organization, Technical Brief no 1, 2008. Disponível em: https://studylib.net/doc/18113241/integrated-health-services---world-health-organization. Acessado em 26/06/2022.

WHO – World Health Organization. A universal truth: no health without a workforce. Nov 2013. www.who.int/workforcealliance/knowledge/resources/GHWA_AUniversalTruthReport.pdf.

WHO – World Health Organization. People-centred and integrated health services: an overview of the evidence. Interim Report. Geneva, World Health Organization, 2015. Disponível em: https://apps.who.int/iris/handle/10665/155004. Acessado em 26/06/2022.

World Bank. Managing Development: The Governance Dimension. A Discussion Paper. Washington, D. C., August 29, 1991. Disponível em: https://documents1.worldbank.org/curated/en/884111468134710535/pdf/34899.pdf. Acessado em 26/06/2022.

6 | Ciclo de uma Política Pública de Saúde – Problematização, Construção da Agenda, Institucionalização, Formulação, Implementação e Avaliação

Isabela Cardoso de Matos Pinto • Lígia Maria Vieira-da-Silva
Tatiana Wargas de Faria Baptista

CONCEITOS DE POLÍTICA, POLÍTICA PÚBLICA, POLÍTICA SOCIAL E POLÍTICA DE SAÚDE

O que é política e por que ela interessa ao estudo da saúde coletiva?

A análise de políticas costuma ser considerada uma tarefa dos especialistas em política, sendo também identificada como uma área de interesse daqueles que visam atuar na prática política, o político profissional. Por outro lado, é frequente ouvirmos falar que a participação política dos cidadãos reflete o grau de civilização ou de maturidade de uma democracia. Assim, temos pelo menos dois pontos de vista sobre política que prevalecem: um que considera a política uma prática restrita aos que atuam no âmbito das instituições políticas ou que estudam os processos em curso nesse contexto e outro que considera que a política perpassa as relações sociais e diz respeito a todo e qualquer indivíduo[1].

Essas duas concepções têm raízes históricas. A palavra *política* tem origem na Grécia e Roma Antigas. "Política" deriva de *Polis*, que quer dizer cidade ou comunidade organizada e composta por cidadãos (*politikos*). Naquele tempo, política era tudo que dizia respeito à cidade e aos cidadãos livres. No entanto, cabe lembrar que mulheres e escravos não eram considerados cidadãos e, por isso, estavam excluídos daquela comunidade política. Bobbio retoma esse conceito de política, da tradição clássica, e confronta-o com aquele predominante na modernidade, em que política diz respeito ao conjunto de atividades que têm como referência o Estado (Bobbio, 2000). Também Arendt (2009) traz contribuições para esse conceito

ao enfatizar que a política baseia-se na pluralidade dos homens e surge no espaço das relações, sendo, portanto, fundamental, para a verdadeira política, a liberdade dos homens. Assim, segundo essa autora, para lidarmos com o significado da política. temos antes de enfrentar nossos preconceitos a respeito desse tema para não corrermos o risco de jogarmos fora o bebê com a água do banho.

Já a constituição do espaço político como um campo especializado e relativamente autônomo acompanha o surgimento do Estado Moderno (Bourdieu, 1989). O sociólogo Max Weber, embora reconhecesse que a política poderia designar qualquer tipo de liderança em ação – desde a política financeira de um banco até a política de uma esposa em relação a seu marido –, delimitou o conceito em relação a uma associação política e ao Estado. Definiu o Estado como uma "[...] comunidade humana que pretende, com êxito, o monopólio do uso legítimo da força física dentro de um território" e a política como "[...] a participação no poder ou a luta para influir na distribuição do poder, seja entre Estados ou entre grupos dentro do Estado" (Weber, 1982 [1946]: 98).

A política como expressão da atuação dos Estados remete às concepções de políticas públicas e políticas sociais. As *políticas públicas* têm sido definidas, por alguns autores, por sua finalidade, como ações do Estado voltadas para o interesse público – coletivo (Bobbio, 1995) – e as *políticas sociais* como as políticas que os governos desenvolvem voltadas para o bem-estar e a proteção social (Fleury & Ouverney, 2008). Por outro lado, a formulação de políticas pode responder a interesses dos diversos grupos e classes sociais que controlam o Estado em determinado momento histórico. As *políticas de saúde* são, nesse sentido, exemplos concretos de como as políticas públicas refletem a ação ou a omissão dos Estados ante problemas e necessidades de saúde (Boxe 6.1).

---

[1]Para aprofundar esse debate, recomenda-se a leitura do livro de Marilena Chauí (1999) e também do texto "Sobre Política (ou o que achamos pertinente refletir para analisar políticas)", de autoria de Baptista & Mattos (2015).

Boxe 6.1 Política pública, política social e política de saúde

Os conceitos de política pública, política social e política de saúde são convergentes e, por esse motivo, muitas vezes se confundem. Para entendê-los, ajuda reconhecer o escopo e a abrangência de cada um.

Quando tratamos de políticas públicas, segundo Bobbio (1995), estamos nos referindo a um conjunto de disposições, medidas e procedimentos que traduzem a orientação política do Estado e que regulam as atividades governamentais relacionadas com as tarefas de interesse público, atuando e influindo sobre as realidades econômica, social e ambiental. Nesse sentido, as políticas públicas podem variar de acordo com o grau de diversificação da economia, com a natureza do regime social, com a visão que os governantes têm do papel do Estado no conjunto da sociedade e com o nível de atuação dos diferentes grupos sociais (partidos, sindicatos, associações de classe e outras formas de organização da sociedade).

Já as políticas sociais são reconhecidas como uma atribuição, definida politicamente, de *direitos e deveres* legais dos *cidadãos*. Para Viana & Levcovitz (2005), esses direitos consistem na transferência de dinheiro e serviços com o objetivo de compensar condições de necessidade e risco para o cidadão que goza de tal direito. As políticas sociais ganham contornos diferenciados conforme o contexto político, cultural e institucional, gerando padrões diferentes de proteção social. No pós-Segunda Guerra Mundial, configuraram-se pelo menos três diferentes tipos de políticas sociais de proteção: o modelo universal, com abrangência de toda a população na garantia de acesso a diferentes políticas sociais, assegurando o exercício do direito de cidadania; o modelo de seguro social ou contributivo, que passou a garantir apenas aos segurados um conjunto de benefícios sociais previamente estabelecidos; e o modelo residual ou de assistência social, voltado apenas a grupos vulneráveis ou focos de pobreza (Fleury & Ouverney, 2008).

Por fim, a política de saúde é compreendida como uma *ação* ou *omissão* do Estado, enquanto resposta social, diante dos problemas de saúde e seus determinantes sociais, ambientais e culturais, bem como em relação à produção, distribuição e regulação de bens, serviços e ambientes que afetam a saúde dos indivíduos e da coletividade (Paim, 2003).

Portanto, com essas definições é possível apreender que as políticas públicas abarcam o conjunto de políticas sociais que são estabelecidas no âmbito de um Estado e que a política de saúde corresponde a uma dentre outras políticas sociais estabelecidas pelos Estados.

Portanto, se há interesse em compreender os processos políticos e decisórios que envolvem as políticas de saúde, é necessário considerar pelo menos três dimensões da política pública:

- a dimensão institucional (*polity*), que se refere à organização do sistema político, delineada pelos sistemas legal e jurídico e pela estrutura institucional do sistema político-administrativo;
- a dimensão processual (*politics*), que se refere ao processo político e às negociações e conflitos que levam aos objetivos e às decisões de uma dada política pública;
- a dimensão material (*policy*), que se refere aos conteúdos concretos que envolvem a configuração dos programas políticos, aos problemas técnicos e ao conteúdo material das decisões políticas (Frey, 2000).

QUAL A IMPORTÂNCIA DO ESTUDO DAS POLÍTICAS DE SAÚDE PARA FORMAÇÃO DOS ESTUDANTES E PARA ATUAÇÃO DOS PROFISSIONAIS DA SAÚDE?

Retomando a ideia de política previamente desenvolvida, segundo a qual a política é algo que interessa aos cidadãos/à pluralidade de homens, cabe ao Estado, ao formular uma política pública, não fazê-lo apenas para responder aos interesses das classes dominantes. Desse modo, espera-se que no processo de formulação de uma política pública sejam mobilizados diferentes segmentos da sociedade e que suas demandas sejam acolhidas e trabalhadas de modo a resolver suas questões.

Ao tratarem dos problemas de saúde das populações e da organização dos serviços de saúde, as políticas de saúde interferem diretamente na vida dos cidadãos e dos profissionais. Desse modo, cidadãos e profissionais da saúde podem e devem interferir na formulação, implementação e avaliação das políticas, visando influenciar a definição do que são as necessidades de saúde a cada momento histórico e de quais sejam as melhores formas de organizar ações voltadas para sua resolução.

Com essa perspectiva, propomos uma aproximação da discussão sobre as políticas públicas de saúde a partir do reconhecimento dos diferentes momentos que atravessam a construção das políticas e como se efetua a participação dos atores/agentes no processo decisório.

Políticas públicas e sociais e o processo decisório

Nas últimas décadas, vários modelos foram desenvolvidos para ajudar a compreender o processo decisório das políticas públicas. A incorporação de problemas na agenda dos governos, ponto de partida para elaboração de propostas de políticas públicas e de ação governamental, envolve uma série de etapas que têm início com o "reconhecimento" de um assunto pelo governo, sendo possível identificar, assim, a forma como ele chega ao debate público e como captura a atenção dos elaboradores da política (definição da agenda), daí gerando opções de política pública[2].

Basicamente de origem norte-americana, os estudos sobre *policy analysis* e *policy making* buscam entender e analisar o funcionamento da máquina estatal, tendo como ponto de partida a identificação das características das agências públicas "fazedoras de políticas", dos atores participantes desse processo, dos mecanismos, critérios e estilos decisórios utilizados e das inter-relações de variáveis (agências e atores) com as variáveis externas que influenciam o processo (Pinto, 2008). Já outras abordagens, apoiadas na sociologia francesa, priorizam a análise sócio-histórica que busca compreender de que modo as trajetórias individuais articulam-se com as condições de possibilidade históricas na explicação da gênese e desenvolvimento das políticas de saúde (Pinell, 2011).

---

[2]Sobre os momentos da análise de políticas de saúde, veja Viana & Baptista (2012).

No presente capítulo utilizaremos as contribuições de ambas as abordagens, mas, para fins pedagógicos, será priorizada a perspectiva denominada "ciclo das políticas públicas" (*policy cycle*), que tanto descreve os componentes racionais da formulação, implementação e avaliação das políticas como tenta explicar a interação das ações com o ambiente social, político e econômico (Stone, 1988).

A perspectiva de "ciclo das políticas" começou a se delinear após a Segunda Guerra, no contexto de estudos que tinham como foco dotar o processo decisório de efetividade e possibilitar decisões mais acertadas pelos governos. O ponto de partida foi a identificação das características das agências públicas "fazedoras da política"; dos atores participantes desse processo; das inter-relações entre agências e atores; e das variáveis externas que influenciavam o processo político e decisório (Viana, 1997).

Na década de 1990, Howlett & Ramesh resumiram as fases do processo da política em cinco etapas (por eles denominado *improved model*): (1) montagem da agenda, (2) formulação da política, (3) tomada de decisão, (4) implementação e (5) avaliação. Nesse modelo, sustentaram a ideia de que uma política se inicia a partir da percepção de problemas, passa por um processo de formulação de propostas e decisão, segue sendo implementada para, enfim, ser avaliada e dar início a um novo processo de reconhecimento de problemas e formulação de política (Baptista & Rezende, 2015). O estudo dessas diferentes fases da política apresenta-se como um recurso didático-metodológico importante nas análises de políticas. Contudo, cabe atentar que a perspectiva de ciclo da política não deve ser confundida com uma abordagem ou uma teoria, sendo apenas uma proposta de aproximação do processo político a partir do reconhecimento dos momentos que o compõem, considerando sua dinâmica e a frequente sobreposição das fases. Dessa maneira, os modelos explicativos que surgem a partir da ideia de ciclo apresentam-se conjugados a perspectivas teóricas que buscam dar sentido às análises empreendidas.

Para melhor apreensão dessa perspectiva, vale a apresentação das questões pertinentes a cada fase do ciclo.

Ciclos de uma política

Construção social de um problema de saúde e formulação de uma política

"Os problemas de saúde são socialmente construídos." Esta afirmação quer dizer que um problema de saúde é a expressão de demandas de grupos sociais que conseguem, de algum modo, apresentar suas questões de maneira organizada e sensibilizar outros grupos para atender a suas reivindicações.

Esses problemas podem se expressar de diferentes modos:

- pela apresentação de indicadores sociais (saneamento, escolaridade etc.) e de saúde (mortalidade, morbidade etc.), em relatórios de gestão, em estudos científicos e outros. Os indicadores são utilizados por gestores, políticos, profissionais da saúde, mídia e movimentos sociais como argumentos para sustentar posições no debate político;

- pelo surgimento de situações de calamidade e exposição de casos que emergem em contextos específicos e que exigem respostas imediatas dos governantes, como nas pandemias, a exemplo da Covid-19, catástrofes ambientais ou escândalos na assistência;

- pela pressão e atuação cotidiana dos diferentes grupos e movimentos sociais com apresentação de demandas que exploram a necessidade de respostas diferenciadas do poder público;

- por acumulação gradual de conhecimento entre especialistas em dada área da política pública;

- por interesse de alguém que detém o poder de decidir (como o governador) e pode pressionar para inclusão ou reconhecimento de um problema que justifique a implementação de determinada proposta.

Nessa perspectiva, os problemas se apresentam de maneira distinta e também ganham a atenção dos governos de modo diferenciado. Em outros termos, nem todos os problemas entram na agenda dos governos; alguns são reconhecidos como problemas, mas nunca ganham espaço nos processos decisórios.

Como se dá a entrada de determinados problemas na agenda do governo?

Para alguns autores, o processo decisório envolve sempre duas questões: onde surge a demanda e quem participa do processo de definição da agenda (Kingdon, 1984; Baumgartner & Jones, 1993). Em outras palavras, para atingir o *status* de agenda, um assunto ou tema precisa ser alvo de atenções e envolver a interação de uma série de elementos complexos que influenciam a decisão, formulação, implementação e avaliação das políticas públicas.

Outros pesquisadores (Bosso, 1994; Rochefort & Cobb, 1994) da área de política pública deram o nome de definição do problema ao processo de caracterização de questões na arena governamental, envolvendo duas perspectivas: a construção do discurso para apresentação do problema (ou seja, compreender a retórica mais frequentemente empregada pelos definidores do problema) e a análise dos cenários a partir dos quais as definições são construídas ou destruídas. A definição de problemas ocorre, portanto, dentro de determinado contexto de organização das instituições públicas, com regras que condicionam o papel das elites e dos grupos de interesse (Fuks, 1997).

A construção da Reforma Sanitária brasileira expressa muito bem como a atuação articulada da sociedade civil, de movimentos sociais, instituições acadêmicas e profissionais da saúde pode levar ao desenvolvimento de um projeto político. O Centro Brasileiro de Estudos de Saúde (CEBES), criado em 1976, aglutinou em torno do debate da saúde profissionais e estudantes, assegurando um espaço para troca e produção de conhecimentos com uma prática política concreta junto aos movimentos sociais, às instituições de governo e ao parlamento. Assim, atuou na luta pela democratização da saúde e da sociedade e contribuiu para a consolidação de proposições políticas para a saúde desde os anos 1970. Para saber mais sobre o CEBES, sua história, produção e atuação concreta, visite o *site* http://www.cebes.org.br.

Kingdon (1984), ao estudar duas políticas públicas (saúde e transportes) desenvolvidas nos EUA, ressaltou suas diferenças e apresentou três tipos possíveis de agenda, a depender do grau de incorporação pelo governo dos problemas identificados pelos diversos grupos sociais:

- a agenda sistêmica ou não governamental, que corresponde à lista de assuntos e problemas do país, apresentados pela sociedade, mas que por algum motivo não despertaram a atenção do governo e dos formuladores de política naquele momento e que ficaram aguardando oportunidade e disputando espaço para entrar na agenda governamental;
- a agenda institucional ou governamental, que inclui os problemas que obtêm a atenção do governo, mas que ainda não se apresentam na mesa de decisão;
- a agenda decisória ou política, que corresponde à lista de problemas que estão sendo trabalhados nos processos decisórios.

Com essa diferenciação, o autor buscou ressaltar que, ainda que existissem problemas reconhecidos socialmente, era necessária a atuação política para que entrassem nas agendas decisórias dos governos, afetando esse processo duas categorias de fatores: os participantes ativos (governamentais e não governamentais) e os processos pelos quais os itens da agenda ganham proeminência.

Esses processos incluem, no entendimento do autor, três fluxos ou correntes (*streams*): o problema (*problem stream*), as alternativas de políticas (*policy stream*) e o processo político (*politics stream*), que fluem através do sistema e podem provocar uma mudança na política de acordo com a combinação entre eles. Esses fluxos/correntes se desenvolvem segundo suas próprias dinâmicas e regras e de modo relativamente independente uns dos outros. No entanto, em situações críticas, os três fluxos podem unir-se através de uma convergência catalisada por uma ação empreendedora.

O fluxo de problemas remete às condições sociais e de que modo cada condição desperta a necessidade de ação. Problemas podem ser percebidos a partir de indicadores (p. ex., taxas de mortalidade), de eventos, crises e símbolos (p. ex., desastres, pandemias, acontecimentos), ou no *feedback* de ações governamentais (p. ex., no acompanhamento de atividades implementadas, retorno de metas e outros). Um problema, quando identificado por dados quantitativos, por crises ou pelo retorno de ações governamentais, assume grande importância no debate de formulação de políticas, contribuindo para a construção de argumentos em favor de uma política que busque resolver tais questões. Ainda assim, a evidência dos problemas não é capaz de, isoladamente, influenciar a tomada de decisão, exigindo uma articulação com os demais fluxos.

O fluxo de alternativas e soluções é uma proposta rotineiramente elaborada por especialistas, funcionários públicos e grupos de interesse, entre outros. Esses diferentes grupos mobilizam comunidades de políticas que se envolvem com determinados temas e aguardam o surgimento de oportunidades para propor soluções para os problemas. As alternativas e soluções estão disponíveis e, quando surgem, os problemas passam por um processo competitivo de seleção, para efetiva consideração no processo decisório das políticas.

O fluxo político refere-se à dimensão da política "propriamente dita", na qual as coalizões são construídas a partir de barganhas e negociações tanto para definição dos problemas como para formulação das alternativas. Nesse fluxo, três elementos exercem influência sobre a agenda governamental: o "clima" ou "humor" nacional (p. ex., um momento político favorável a mudanças dado o carisma de um governante ou a conjuntura política, econômica e social), as forças políticas organizadas (grupos de pressão) e mudanças no interior do próprio governo.

No Brasil, pode-se dizer que ocorreu a conjunção dos três fluxos no processo de consolidação da proposta do Sistema Único de Saúde nos anos 1970/1980, quando a situação de saúde e a lógica de organização da atenção à saúde pelo Ministério da Saúde e pelo INAMPS já se apresentavam como problemas. Naqueles anos começaram a ser denunciadas a situação de desigualdade social e pobreza, a falta de acesso às políticas sociais e o direito segmentado à saúde, com o Ministério da Saúde atuando de modo precário e restrito, com poucos recursos, na atenção aos problemas da coletividade (em especial no controle das doenças) e com uma parcela importante da população sem acesso aos serviços assistenciais prestados pelo INAMPS. Além disso, o sistema de prestação de serviços pelo INAMPS apresentava sinais importantes de crise, exigindo uma reformulação do modelo.

As alternativas de políticas com vistas ao enfrentamento dos problemas foram se dando gradativamente desde os anos 1970, com o estabelecimento de ações que levaram à expansão dos níveis de cobertura do sistema de saúde (embrião do projeto de universalização da saúde), como a constituição de programas de extensão de cobertura (p. ex., Programa de Interiorização das Ações de Saúde e Saneamento no Nordeste, em 1977), estratégias de articulação entre as instituições de saúde para ampliação do acesso aos serviços de saúde (Ações Integradas de Saúde, em 1984) e mecanismos para descentralização das ações de saúde e fortalecimento da atuação dos estados (Sistema Unificado e Descentralizado de Saúde, em 1987).

No fluxo político, é possível reconhecer a atuação dos diferentes grupos envolvidos no debate acerca da saúde – em especial, profissionais da saúde, estudantes e instituições acadêmicas. O clima era de distensão política do governo militar e defesa do projeto de redemocratização. Os espaços institucionais foram ocupados por diferentes movimentos sociais. A participação do "movimento sanitário" ocorreu no Congresso Nacional, com a apresentação pelo CEBES no I Simpósio de Política de Saúde da Câmara dos Deputados, em 1979, do documento "A questão democrática na área da saúde"; durante a VIII Conferência Nacional de Saúde, em 1986, cujo relatório clamava pela instituição do Sistema Único de Saúde; e na Comissão Nacional da Reforma Sanitária, em 1987, contribuindo para definição das diretrizes a serem apresentadas na Assembleia Nacional Constituinte. A convergência desses fluxos levou à conformação da proposta do Sistema Único de Saúde, em um contexto de oportunidade ímpar para o desenvolvimento de uma saúde democrática para o país.

Para Kingdon, cada um desses fluxos tem vida própria e segue seu caminho de maneira relativamente independente, como o fluxo ou a corrente de um rio. Porém, em alguns momentos, esses fluxos convergem, criando "janelas de oportunidade" (*policy windows*) e possibilitando a formação de políticas públicas ou mudanças nas políticas existentes. Em outros termos, uma janela de oportunidade apresenta um conjunto de condições favoráveis a alterações nas agendas governamental e de decisão e à entrada de novos temas nessas agendas.

É quando se abre uma janela de oportunidade que se concretiza o momento de formulação de uma política, ou seja, o momento no qual, dentro do governo, se formulam soluções e alternativas para o problema, podendo ser entendido como o momento de diálogo entre intenções e ações. Com a formulação da política estão dadas as condições para a tomada de decisão, que abarca o processo de escolha pelo governo de uma solução específica ou uma combinação de soluções, em um dado curso de ação ou não ação. Trata-se, portanto, do momento de negociação em torno dos princípios e diretrizes de uma ação, em que serão desenhadas as metas a serem alcançadas e definidos os recursos a serem utilizados e o horizonte temporal da intervenção.

No momento da formulação, há invariavelmente embates entre grupos e posições, e os consensos expressam as possibilidades de ação em contextos específicos. Os analistas de política ressaltam que dificilmente todas as decisões relevantes podem ser tomadas durante essa fase, isso porque muitas decisões implicam conflitos, negociações e compromissos que envolvem agentes e grupos sociais por vezes com interesses antagônicos. Além disso, indicam que existem regras institucionais que limitam o raio de ação de quem toma as decisões, mobilizando instâncias hierárquicas governamentais diferenciadas dentro de um Estado que demonstra formas específicas de funcionamento. Por isso, para os analistas, muitas decisões só podem ser tomadas quando todos os fatos estão à disposição dos implementadores, visto que muitas vezes há falta de informação sobre os processos envolvidos.

Desse modo, um estudo sobre o processo de formulação de uma política necessariamente deverá levar em consideração como as alternativas políticas foram formuladas, quem as apresentou, quem participou do processo decisório e o que prevaleceu. Somente com essas informações será possível compreender as dificuldades inerentes aos processos políticos em curso.

Implementação de uma política

A fase de implementação de uma política tem sido considerada o momento crucial do ciclo de uma política, em que as propostas se materializam em ação institucionalizada mediante a atuação dos operadores da política. Assim, objetivos pouco definidos, estratégias não explicitadas, ausência de análise de viabilidade, dentre outros, interferem nos resultados alcançados e constituem-se em fragilidades no momento de implementação da política, levando, inclusive, a novas formulações que podem ser feitas alterando ou mesmo rejeitando argumentos previstos na política inicialmente proposta.

Um aspecto importante a se observar é que em alguns casos o entrelaçamento dos fluxos que promoveram a abertura da "janela" para a tomada de decisão e formulação de uma política não foi suficiente para garantir a implementação da proposta, seja pelo acirramento de conflitos entre os diversos grupos de interesse mediados pela posição da burocracia governamental, seja pela ausência de convencimento dos que se opõem à proposta.

Soares & Paim (2011), ao analisarem a implementação da Política de Saúde Bucal (PNSB) no Município de Salvador, apontam fatores que facilitaram ou dificultaram tal processo. Nesse sentido, destacam que problemas da área de recursos humanos constituíram-se no principal obstáculo durante a implementação da PNSB, apontando como aspectos importantes: a inexistência de planos de cargos e salários, as múltiplas formas de inserção dos profissionais de saúde bucal (contratos temporários, concurso público e terceirizações) e a precarização dos vínculos dos profissionais da Estratégia da Saúde da Família (ESF). Além disso, a insuficiência de dentistas na rede e os limites de gasto com salários decorrentes da Lei de Responsabilidade Fiscal constrangeram a oferta de serviços para a população. Destacam, também, a falta de comprometimento do prefeito com a política.

O exemplo apresentado destaca alguns elementos importantes para nossa reflexão sobre a fase de implementação, chamando atenção para os efeitos da organização do processo de trabalho e a distribuição do poder na máquina pública sobre a institucionalização das políticas. Segundo Bertero (1988), "parte dos problemas de implementação pode ser atribuída à ineficiência do aparato administrativo devido a problemas estruturais, à falta de qualidade dos recursos humanos e à carência de recursos materiais e financeiros".

De fato, um conjunto de aspectos deve ser considerado no processo de implementação das políticas, ou seja: condições técnicas, como competência da equipe, sistemas de controle, graus de autonomia, redes de comunicação; condições políticas, econômicas e sociais (recursos, apoios, grupos de resistência, grupos não institucionais), e a forma de execução de atividades (clareza das metas, objetivos, diretrizes e responsabilidades dos implementadores), pois a ausência de um projeto explicitado produz dificuldades não apenas no campo da análise política, mas também internamente para a reprodução na ponta do sistema.

Na implementação de uma política está envolvida uma série de agentes, sistemas ou atividades da administração pública: o sistema gerencial, os sistemas de informação, os agentes implementadores, os sistemas logísticos e operacionais (recursos materiais, financeiros), dentre outros. A autoridade central procura induzir os agentes implementadores a colocarem em prática os objetivos e estratégias previstos na política. No entanto, a resposta (aceitação, neutralidade ou rejeição) dos agentes implementadores depende de muitos fatores, como o entrosamento entre formuladores e implementadores, a compreensão da política e o conhecimento de cada fase do processo e da quantidade de mudança envolvida com a nova política. De todos os fatores, o último revela-se como o mais crítico por determinar os graus de consenso ou conflito em torno das metas e objetivos de uma política, e, quanto maior a mudança, menor o consenso.

Assim, em situações político-institucionais em que o grau de consenso entre os grupos é baixo e o conflito prevalece, necessariamente haverá maior dificuldade para implementação de novas ações. Por esse motivo, a fase de implementação não deve ser confundida apenas com uma etapa administrativa da política, mas compreendida a partir das questões estratégicas, interesses e múltiplos atores que envolve.

No Brasil, por exemplo, mesmo após a elaboração de uma emenda constitucional com a definição de recursos mínimos para saúde a serem aplicados pelos estados e municípios (EC 29/2000), sua regulamentação envolveu a retomada do debate por parte de diversos setores da sociedade de modo a garantir a aplicação dos recursos da saúde em ações e serviços de saúde, e não em ações de outros setores. Todo esse processo só ocorreu porque as definições políticas obtidas em cada contexto não foram suficientes para garantir o conjunto de reivindicações setoriais, deixando para novas rodadas de negociação aspectos importantes para a sustentabilidade da política.

Portanto, o momento de implementação pode ser de intensa negociação; nele se vê realmente onde se sustentam os pactos estabelecidos. Se o momento de formulação é uma ocasião de grandes consensos, em que tudo é possível, é no momento da implementação que se descobre a real potencialidade de uma política, quem são os atores que a apoiam, o que cada um dos grupos disputa e quais são seus interesses – ou seja, estabelecem-se novos pactos, agora com novos atores, muitas vezes não participantes do pacto inicial de formulação; tem início um novo processo decisório, uma nova formulação da política, agora voltada para sua aplicabilidade mais imediata e já não mais sujeita a intervenções ampliadas dos grupos sociais que sustentaram a proposta previamente aprovada.

Para Hogwood & Gunn (1984), existem pelo menos três motivos que explicariam as dificuldades dos processos de implementação das políticas. Em primeiro lugar, o baixo compromisso dos formuladores de políticas com o momento de implementação, aceitando que lhes cabe o ônus da elaboração, do qual prestam contas. Em segundo lugar, uma divisão institucionalizada entre aqueles que formulam e os que implementam uma política, sendo os últimos capazes de identificar os pontos-chave da operacionalização (conhecimento técnico). Por último, a própria complexidade do processo, que demanda um conhecimento sólido e prévio das múltiplas variáveis que influem no processo político e que, por mais controladas que sejam, apresentam também um comportamento independente, não linear.

Os estudos de análise de política que se dedicam a tratar da implementação buscam, em certa medida, explorar as estratégias utilizadas pelos agentes para responder à ação proposta. Merecem destaque nas análises de implementação os enfoques *top-down* e *bottom-up,* que assumem perspectivas diferentes.

O enfoque *top-down* entende a política como uma "propriedade" dos formuladores situados no topo das organizações, como atores que têm o controle do processo de formulação; enfoca, assim, os acontecimentos empreendidos por uma única instância decisória, procurando responder questões como: o grau de alcance da política, o equacionamento dos impactos e os objetivos, os principais fatores que afetam o impacto e a própria política e as reformulações obtidas ao longo do tempo. Aborda, portanto, o porquê de certas políticas serem bem-sucedidas (bem-implementadas) e outras não, partindo de uma definição de implementação como um processo em que ações de atores públicos ou privados são dirigidas ao cumprimento de objetivos definidos em decisões políticas anteriores.

Já o enfoque *bottom-up* constitui-se a partir de críticas ao enfoque *top-down*: parte da análise das redes de decisões que se dão no nível concreto, em que os atores se enfrentam quando da operacionalização sem conferir um papel determinante às estruturas preexistentes, e parte da ideia de que existe sempre um controle imperfeito em todo o processo de elaboração da política, o que condiciona o momento da implementação. Esta é entendida como o resultado de um processo interativo por meio do qual uma política que se mantém em formulação durante um tempo considerável se relaciona com seu contexto e com as organizações responsáveis por sua implementação. Esse enfoque chama a atenção para o fato de que certas decisões que idealmente pertencem ao terreno da formulação só são efetivamente tomadas durante a operacionalização porque se supõe que determinadas opiniões conflitivas não podem ser resolvidas durante o momento da tomada de decisão.

Nos estudos de enfoque *top-down*, parte-se de uma análise que prioriza o topo das organizações, como se fosse a partir do nível mais alto que uma política seguiria seu curso. No caso da política de saúde brasileira, significaria olhar os processos de implementação a partir das definições de uma dada política nacional, como, por exemplo, a PNSB, o Brasil Sorridente. A partir das definições do âmbito nacional, buscar-se-á verificar quais foram os processos de implementação no âmbito local.

No enfoque *bottom-up,* a implementação da PNSB seria vista desde a base, do estado, do município ou da unidade de saúde, ressaltando as mudanças e cursos presentes no processo concreto de implementação da política e retirando o peso da estrutura nacional.

As críticas aos modelos *top-down* e *bottom-up* levaram à constituição de uma nova geração de estudos que, a partir da realização de muitas pesquisas empíricas pautadas nos modelos formulados anteriormente, revelam novos modelos capazes de combinar e sintetizar os anteriores, demandando enfoques multicausais.

Momento da avaliação

A *avaliação* é um dos tipos de julgamento possíveis sobre as práticas sociais (Vieira-da-Silva, 2005; Contandrioupoulos, 2009). As *práticas sociais* compreendem desde as práticas cotidianas e do trabalho até aquelas que correspondem a *intervenções,* formalizadas ou não em planos e programas, voltadas para modificação de determinada situação. A avaliação de uma política de saúde, desse modo, pode ser considerada *o julgamento que se faz sobre as práticas relacionadas com qualquer um dos seus componentes.*

Por exemplo, uma política voltada para controle da hipertensão arterial requer, em sua fase de problematização, que epidemiologistas realizem estimativas de morbidade e mortalidade, visando caracterizar a hipertensão como problema de saúde importante no que diz respeito à sua magnitude. Por outro lado, sua implantação envolve a oferta de práticas de cuidado médico, como as consultas, que apresentam tanto uma dimensão técnica como envolvem uma relação interpessoal entre o médico e o paciente – são, portanto, ao mesmo tempo práticas técnicas e práticas sociais. Por outro lado, para desenvolver ações educativas, um sanitarista deve ser capaz de mobilizar grupos sociais (fazer reuniões, discutir as formas de prevenção, estilo de vida saudável) e/ou desenvolver ações de comunicação social. Essas práticas também apresentam dimensões técnicas, à medida que incorporam saberes técnicos (o que pode prevenir a hipertensão) e sociais (como influenciar um hipertenso a mudar seu estilo de vida).

Tendo em vista o conceito de política de saúde anteriormente explicitado como a ação ou omissão do Estado diante de problemas de saúde, a avaliação de uma política vai variar de acordo com os diversos momentos do ciclo das políticas previamente discutidos, bem como com o grau de sua formalização em planos e programas. O *julgamento* pode corresponder desde a uma apreciação dicotômica do valor de uma intervenção, que pode ser qualitativa ou quantitativa, até a análise sobre seu significado.

Por exemplo, a adesão ao tratamento de um hipertenso, em um centro de saúde, pode ser considerada boa ou má na opinião do diretor da unidade, o que corresponde a um julgamento qualitativo dicotômico. Pode também ser avaliada como com cobertura adequada (> 80%) ou não adequada (≤ 80%) em relação à proporção de pacientes inscritos que aderiram ao tratamento, o que corresponderia a um julgamento dicotômico quantitativo. Já a avaliação dos motivos de uma baixa adesão pode envolver uma análise do significado do estilo de vida considerado saudável para a população usuária daquele centro de saúde.

POR QUE FAZER UMA AVALIAÇÃO?

Os objetivos da avaliação dependem de quem formula a pergunta. Para o gestor, a avaliação tanto pode ser feita para definir se determinado programa está tendo os resultados esperados, e por esse motivo será mantido, ou para orientar o aperfeiçoamento de uma intervenção em curso. Se a pergunta da avaliação é feita por um pesquisador, o objetivo pode ser a produção de conhecimento, que pode não ter um uso imediato, mas em médio ou longo prazo. Por outro lado, se a pergunta é feita pelo usuário, a avaliação pode ter por objetivo a prestação de contas dos serviços ofertados (*accountability*), principalmente no caso das políticas de saúde relacionadas com o SUS. Esses são os objetivos desejáveis em uma gestão apoiada em um planejamento racional. Contudo, as práticas sociais, e entre elas as de gestão de serviços de saúde, são orientadas por outros determinantes que não a razão. Por isso, frequentemente, a avaliação pode responder também a necessidades de legitimação por parte

dos gestores, de modo a retardar a tomada de decisões, aumentar o controle sobre a intervenção e satisfazer as exigências dos organismos financiadores.

QUAIS OS USOS DOS RESULTADOS DE UMA AVALIAÇÃO?

Avaliação formativa e somativa

Quando a avaliação é realizada ao final de uma intervenção, denomina-se avaliação *somativa*. Esse tipo de avaliação frequentemente é usado para subsidiar a decisão sobre a continuidade ou não de uma política, sendo quase sempre feito de uma perspectiva externa – os avaliadores não fazem parte da equipe de gestão do programa– e envolve técnicas de objetivação do julgamento feito por meio da produção de dados e documentos que comprovem as conclusões. Por outro lado, quando a avaliação é feita com a finalidade de aperfeiçoar um programa, no curso da intervenção, denomina-se avaliação *formativa* e pode envolver a participação dos gestores ou agentes imersos na execução do programa, o que frequentemente implica uma perspectiva interna ou mista (externa e interna).

A avaliação *somativa* de uma disciplina universitária pode ser realizada ao final das atividades educativas por meio de uma prova de conhecimentos corrigida por um professor (perspectiva externa). O resultado dessa avaliação, objetivado por meio de notas, não pode interferir mais no curso ministrado, que já se encerrou, mas orientar o planejamento de um próximo curso. Já uma avaliação *formativa* dessa mesma disciplina seria aquela conduzida durante o processo educacional, por meio não apenas do teste dos conhecimentos adquiridos, mas também por meio da indagação aos participantes acerca da clareza das exposições, das dificuldades na compreensão dos temas e sobre o material didático utilizado após cada aula (perspectiva interna). Os resultados de uma avaliação desse tipo podem ser usados para modificação da estratégia pedagógica do restante do curso para, assim, aperfeiçoá-lo.

COMO REALIZAR UMA AVALIAÇÃO?

Análise da situação inicial: seleção de prioridades e foco da avaliação

A implantação de políticas e programas de saúde é feita por profissionais da saúde de formações diferenciadas (sanitaristas, médicos, odontólogos, enfermeiros, assistentes sociais, psicólogos, entre outros), com experiências distintas, sociais e profissionais, e com variados níveis de comprometimento com a instituição, interagindo em situações políticas também variadas. Essa diversidade de posições ocupadas pelos agentes influi nas formas de representação e incorporação dos objetivos dos programas de saúde com consequências sobre o grau e a forma de sua operacionalização. Desse modo, antes de iniciar uma avaliação sistemática de um programa, é recomendável realizar um estudo exploratório como parte da análise da situação. A análise exploratória promove melhor delimitação das perguntas pertinentes, que possam ser respondidas no tempo solicitado e com os recursos disponíveis, de interesse dos gestores e profissionais envolvidos e que possam, desse modo, ser usadas para aperfeiçoamento do programa ou para uma decisão sobre sua manutenção, ampliação ou finalização.

Com frequência, a existência de um plano não implica a ocorrência de consenso quanto às prioridades de intervenção. Além disso, a rotatividade de gestores municipais e estaduais, com a consequente reorganização das equipes técnicas, exige, por vezes, frequentes negociações e renegociações acerca das prioridades da avaliação. Por essa razão, quando a seleção de prioridades para avaliação, nos diversos níveis do sistema de saúde, envolve as pessoas-chave (*stakeholders*)[3] de cada programa específico, aumentam as chances de que as prioridades selecionadas sejam aquelas mais relevantes para os gestores.

Análise estratégica

A análise estratégica corresponde à identificação dos objetivos do programa nos documentos oficiais e à avaliação de sua pertinência em relação ao problema. Implica a resposta à seguinte pergunta: em que medida a intervenção escolhida e os objetivos delimitados são adequados para a resolução do problema? Essa pergunta possibilita a verificação da consistência do plano. Nesse sentido, a análise estratégica pode inclusive voltar-se para questões que são da alçada do planejamento e da formulação técnica da política, se a intervenção não tiver se apoiado em um processo anterior explicitado de seleção de prioridades.

Análise lógica

A análise lógica consiste na identificação da teoria do programa e, de preferência, em sua formalização em um modelo lógico com atenção especial para relações entre o problema, seus determinantes, o que o programa faz (a intervenção) e o que se espera que alcance (os resultados). Nessa vertente, faz-se uma análise da plausibilidade dessas relações, ou seja, uma análise lógica da teoria do programa. O modelo lógico, portanto, corresponde a uma representação gráfica da teoria do programa.

Avaliabilidade

Alguns autores denominam de *avaliabilidade* a análise exploratória, anglicismo que corresponde ao exame sistemático e preliminar de um programa, em sua teoria e prática, para determinar se há justificativa para uma avaliação extensa e/ou para melhor delimitar os objetivos do programa, bem como identificar áreas críticas a serem priorizadas na avaliação. As justificativas dadas para realização dos estudos de avaliabilidade são as mesmas que fundamentam a realização da análise estratégica e lógica da teoria do programa, ou seja: (a) objetivos frequentemente mal definidos ou não definidos; (b) existência de diferentes concepções sobre o programa entre pessoas-chave

(*stakeholders*); (c) necessidade de otimização dos esforços de avaliação mediante a identificação das perguntas mais pertinentes para os gestores; (d) aumentar a utilização dos resultados da avaliação.

A avaliabilidade, por corresponder à realização de uma análise exploratória sobre o programa, é também considerada uma pré-avaliação, contendo elementos de julgamento capazes inclusive de subsidiar recomendações para o aperfeiçoamento da intervenção. Seu objetivo principal é auxiliar a formulação da pergunta mais pertinente que irá orientar uma avaliação sistemática e extensiva do programa.

Os objetivos de um estudo de avaliabilidade incorporam alguns objetivos da análise estratégica e lógica, como: (a) identificar se os objetivos do programa estão claramente formulados; (b) discutir as relações entre problemas, objetivos e atividades, verificando a plausibilidade das atividades para resolver os problemas, tendo em vista seus determinantes e os objetivos consistentes com as atividades e os recursos (análise estratégica). No entanto, acrescenta outros objetivos especificamente voltados para saber se a avaliação pode ser feita e quais são as prioridades da avaliação; (c) identificar se há concordância entre os diversos profissionais acerca dos objetivos, metas e população-alvo do programa; (d) identificar se há dados disponíveis para avaliação ou se estes podem ser obtidos a um custo razoável; e (e) identificar se os *formuladores de políticas* ou gestores estão aptos ou dispostos a usar as informações da avaliação para mudar o programa.

Etapas para realização da avaliabilidade. Um estudo de avaliabilidade se encerra com a elaboração de recomendações. O objetivo final das etapas anteriores é reunir informações capazes de: (1) identificar áreas para melhoria do programa; (2) identificar componentes do programa sobre os quais não se tem informação (perguntas para avaliação); (3) identificar quais questões de avaliação são plausíveis e úteis ao programa.

Um resultado comum da avaliabilidade é que os gestores e financiadores reconhecem a necessidade de modificar seus programas. A avaliabilidade pode revelar que há falhas e deficiências no sistema, que a população-alvo do programa não é bem definida ou que a intervenção em si necessita ser reconceituada.

Por exemplo, a realização de estudo de avaliabilidade sobre uma campanha voltada inicialmente para realização de cirurgias de catarata em Goiás constatou diversidade na compreensão dos objetivos e da população-alvo da campanha entre diferentes profissionais. O estudo também funcionou como uma pré-avaliação, gerando recomendações relacionadas com a logística da intervenção (Lima & Vieira-da-Silva, 2008).

Definição do foco da avaliação. As operações prévias à realização de uma avaliação incluem, além da formulação da pergunta, a delimitação do objeto e foco da avaliação. Particularmente no Brasil, diante da complexidade da organização da rede de serviços públicos (SUS) e privados nos diversos níveis de governo, com grandes interconexões que desenvolvem tanto políticas e programas como

---

[3]*Pessoas-chave* (*stakeholders*) são todos aqueles profissionais e usuários envolvidos com a formulação e operacionalização do programa. A depender do programa, o coordenador, a equipe técnica do nível central, os profissionais da saúde envolvidos na execução e mesmo os usuários são as pessoas-chave.

atendem à demanda espontânea, são muitas as possibilidades de uma avaliação. O estudo de avaliabilidade realizado por Lima *et al.* sobre a campanha para realização de cirurgias de catarata em Goiás identificou a acessibilidade e a efetividade como áreas prioritárias para a avaliação. Essa é uma primeira definição a ser feita: dentre as principais características ou atributos de um sistema ou rede de serviços, quais devem ser priorizados(as)? Em seguida, deve-se delimitar o escopo da avaliação: será realizada em todo o Sistema Estadual de Saúde ou apenas em municípios identificados como problemáticos? A avaliação abordará apenas processos organizacionais relacionados com o acesso e de resultados (efetividade) ou incluirá componentes das estruturas relacionadas?

Para responder essas perguntas é necessário um conhecimento prévio sobre os tipos possíveis de avaliação e seus usos. Desse modo, cabe iniciar descrevendo brevemente as características de um sistema de saúde mais frequentemente avaliadas diante de sua relevância para a resolução de problemas de saúde em populações.

Essa definição preliminar, por si só, já contém escolhas que correspondem à inclusão de algumas características e não de outras. Por exemplo, a preocupação em avaliar a cobertura assistencial é fundamentalmente de natureza pública e diz respeito a um modelo de atenção centrado em um território e em uma população. Já a ênfase na avaliação da produtividade implica preocupações gerenciais priorizadas na esfera privada.

Características ou atributos para avaliação de uma política

Na definição do foco e da pergunta da avaliação, após a análise exploratória, passa-se para a seleção das características ou atributos da política que serão priorizados. A análise exploratória frequentemente fornece indicações sobre quais aspectos devem ser priorizados. Diante das necessidades de avaliação de um sistema de saúde público e universal como o SUS, sugere-se a adoção de classificação em que foi buscada a incorporação de conceitos com certo grau de consenso na literatura revisada e que guardassem coerência entre si e com um modelo teórico (Vieira-da-Silva & Formigli, 1994; Vieira-da-Silva, 2005). Segue-se a seleção das principais características das políticas, programas ou práticas a serem avaliadas:

- Relacionadas com a disponibilidade e distribuição so cial dos recursos:
  - Cobertura
  - Acessibilidade
  - Equidade
- Relacionadas com o efeito das ações:
  - Eficácia
  - Efetividade
  - Impacto
- Relacionadas com os custos e a produtividade das ações: eficiência.
- Relacionadas com a adequação das ações ao conhecimento técnico e científico vigente: qualidade técnico--científica.

- Relacionadas com o processo de implantação das ações:
  - Avaliação do grau de implantação e/ou avaliação de processo
  - Análise de implantação – estudos que investigam as relações entre o grau de implantação, o contexto e os efeitos das ações
- Características relacionais entre os agentes das ações:
  - Usuário × profissional (percepção dos usuários sobre as práticas, satisfação dos usuários, aceitabilidade, acolhimento, respeito à privacidade e outros direitos dos cidadãos)
  - Profissional × profissional (relações de trabalho e no trabalho)
  - Gestor × profissional (relações sindicais e de gestão)

Avaliação de cobertura

Após a implantação de uma política, a primeira pergunta do gestor frequentemente é: estou atingindo toda a população que necessita dessa intervenção? Em outras palavras, em que medida os recursos existentes são suficientes para atender às necessidades da população-alvo? Essa pergunta pode ser respondida mediante a avaliação de *cobertura*. A cobertura potencial (teoricamente disponíveis) corresponde à oferta, e a cobertura real (recursos efetivamente utilizados) corresponde à utilização ou ao acesso. No curso da pandemia da Covid-19, o monitoramento da cobertura vacinal foi um dos indicadores relevantes para análise da situação, bem como para proposição de medidas relacionadas com o desconfinamento e o retorno da população às atividades.

Avaliação da acessibilidade

Embora seja um conceito relacionado com o de cobertura, não é equivalente a este. A avaliação da acessibilidade tem sido definida como uma relação entre os recursos de poder dos usuários e os obstáculos impostos pelos serviços de saúde (Frenk, 1992). Os recursos de poder podem ser de natureza econômica, social e cultural. Já os obstáculos podem ser geográficos (distância, transporte), organizacionais (existência de filas, tempo de espera injustificável, natureza do acolhimento) ou econômicos.

Avaliação de equidade

Equidade, aqui, será usada no sentido que lhe é dado por Perelman (1996), ou seja, como um instrumento da justiça para resolver as contradições entre as diversas fórmulas da justiça formal ou abstrata, o que equivale a dizer que devemos tratar desigualmente desiguais e priorizar para a intervenção sanitária grupos sociais com maiores necessidades de saúde (Vieira-da-Silva & Almeida-Filho, 2009). A equidade recorta e relaciona-se com quase todos os demais atributos. Pode-se pensar em equidade no acesso, no acolhimento, na qualidade e na efetividade. A oferta organizada de ações voltadas para enfrentar determinado problema de saúde pode ampliar a acessibilidade da população aos diversos níveis do cuidado e, desse modo, ampliar a cobertura real das referidas ações.

A ausência de equidade na distribuição de vacinas entre países, durante a pandemia da Covid-19, tem sido evidenciada por organismos internacionais, como a OMS (WHO, 2021). Enquanto sobram doses em países ricos que em 2022 já estavam administrando a quarta dose, em junho do mesmo ano alguns países de baixa renda ainda tinham coberturas vacinais inferiores a 18% e 17,7% da população haviam recebido pelo menos uma dose, segundo dados da base Our World in Data (Mathieu et al., 2021; Richtie et al., 2021)[4].

Avaliação dos efeitos e resultados

A segunda e importante característica das práticas de saúde diz respeito aos possíveis efeitos que elas possam ter sobre o estado de saúde dos indivíduos, grupos ou populações. A distinção entre *eficácia* como efeito de uma intervenção em situação experimental e *efetividade* como seu efeito em sistemas operacionais vem se mantendo ao longo dos anos (Donabedian, 1990; Maynard & McDaid, 2003). Já o conceito de impacto tem sido usado frequentemente com o mesmo sentido dado à efetividade ou, seja, relacionado com o efeito de intervenções em sistemas reais e não em situações experimentais da pesquisa. Contudo, o conceito de impacto tem sido também usado para designar o efeito de uma intervenção em relação a grandes grupos populacionais ou em grandes intervalos de tempo. Por exemplo, seria necessário que determinada tecnologia fosse *eficaz* em ensaios experimentais para que, ao ser utilizada em sistemas operacionais, pudesse ser *efetiva* e, se associada a uma cobertura elevada durante determinado período, tivesse a possibilidade de causar *impacto* sobre o nível de saúde de uma população com redução de morbidade. Uma vacina que obtém elevada eficácia em ensaios experimentais pode ter baixa efetividade ao ser administrada em usuários de um centro de saúde devido a problemas da rede de frio, por exemplo. Por outro lado, para controle de viroses para as quais exista uma vacina *eficaz*, é necessário que os serviços atinjam elevadas coberturas vacinais em todo o país, ou seja, sejam *efetivos*, para então se falar em *impacto* da medida. Como exemplo, podemos citar o desenvolvimento acelerado de vacinas, durante a pandemia da Covid-19, que permitiu a amplos setores da população acompanhar de perto esse processo. A autorização para uso das primeiras vacinas ocorreu após a avaliação da eficácia em estudos controlados. Já a efetividade foi aferida por meio de dados observacionais da vacinação em larga escala (WHO, 2021; Fiolet, 2021). Por fim, o impacto esperado da imunização depende da superação das desigualdades entre países e da ampliação da cobertura em escala mundial, visando atingir globalmente patamares capazes de controlar a transmissão do vírus.

Avaliação da eficiência

Esse tipo de avaliação tem sido usado tanto como medida da produtividade do sistema como de sua relação com os custos (Hartz & Pouvourville, 1998). Avaliações econômicas têm sido incorporadas à definição das prioridades relacionadas com a saúde das populações para fazer face aos crescentes custos da atenção médico-hospitalar e também para garantir a equidade de ações de promoção à saúde e reformas na organização dos sistemas de saúde (McDaid, 2003).

Avaliação da qualidade

A qualidade é um conceito com muitos significados. Para fins didáticos, neste capítulo vamos considerar apenas a qualidade técnico-científica do cuidado no sentido que lhe foi dado por Vuori (1982), correspondente à adequação das ações ao conhecimento técnico e científico vigente. Em outras palavras, em que medida as tecnologias que estão sendo usadas são aquelas consideradas mais indicadas e eficazes pela comunidade científica? Esse tipo de avaliação tem sido amplamente usado pela denominada medicina baseada em evidências, que se constitui em um movimento voltado para buscar comprovação científica sobre as tecnologias utilizadas na prática médica. Esse movimento materializou-se na denominada Colaboração Cochrane, criada em 1993 (Starr & Chalmers, 2003), que reúne diversos pesquisadores dedicados a realizar revisões sistemáticas da bibliografia especializada para identificação de evidências consistentes acerca da efetividade de determinadas tecnologias (medicamentos, vacinas e exames, entre outros).

Avaliação da implantação

A implantação corresponde à operacionalização da política. Dessa maneira, na avaliação da implantação indaga-se em que medida o programa está sendo executado conforme planejado. Os processos, a maneira pela qual os programas são implementados, podem ser tão importantes quanto os resultados. A avaliação da implantação de um programa, com objetivos e atividades bem delimitados, pode ser realizada inclusive com a participação dos gestores, como ocorreu com o projeto para melhoria da acessibilidade e do acolhimento aos usuários desenvolvido em Salvador entre 2005 e 2007 (Vieira-da-Silva *et al.*, 2010). Já a avaliação da implantação de políticas complexas, como o controle da pandemia de Covid-19, exigiu a criação de indicadores compostos, a exemplo do *stringency index* (SI), que possibilita a avaliação da implantação de um conjunto de nove medidas governamentais[5] (Hale *et al.*, 2021).

Avaliação da percepção dos usuários sobre os serviços

A avaliação da percepção dos usuários sobre os serviços corresponde ao questionamento sobre as características ou atributos denominados "relacionais" (p. ex., acolhimento, garantia dos direitos individuais à privacidade e características das relações no trabalho) como componentes da qualidade da atenção e promoção da saúde.

ABORDAGENS PARA AVALIAÇÃO

No processo de delimitação do foco da avaliação, um dos recursos metodológicos adicionais consiste na escolha de uma abordagem para avaliação. Em relação a essa

---

[4]*Coronavirus (COVID-19) Vaccinations – Our World in Data.* Acesso em 16 jun 2022.

[5]As nove medidas governamentais que compõem o *Stringency Index* são: (1) fechamento de escolas; (2) fechamento de locais de trabalho; (3) cancelamento de eventos públicos; (4) restrições no tamanho das aglomerações; (5) fechamento de transporte público; (6) requerimento para a população ficar em casa; (7) restrições nos deslocamentos internos; (8) restrições nas viagens internacionais; (9) campanhas de informação ao público (Hale *et al.*, 2021).

escolha, existe uma multiplicidade de possibilidades, sistematizadas por Donabedian na famosa tríade "estrutura-processo-resultados". Embora Donabedian tenha desenvolvido essa sistematização voltada para avaliação da qualidade em sentido abrangente, ela pode ser útil para outros tipos de avaliação. A estrutura diz respeito aos elementos estáveis (recursos materiais, humanos e organizacionais). Além dos aspectos considerados essenciais, Donabedian refere-se às *amenidades* como componentes também importantes para a qualidade da atenção (Donabedian, 1980). As amenidades seriam aspectos por vezes considerados supérfluos, mas que aumentam o bem-estar de profissionais e usuários e, por essa razão, influenciam a qualidade dos serviços prestados. Podem ser considerados amenidades, por exemplo, a decoração dos ambientes de trabalho, a refrigeração e o conforto das instalações.

Os *processos* referem-se aos elementos constitutivos das práticas propriamente ditas, relacionados com tudo que medeia a relação profissional-usuário. Já os *resultados* seriam as modificações no estado de saúde dos indivíduos em se tratando da assistência médica e, no caso da vigilância, na diminuição dos riscos e na promoção da saúde. Segundo Donabedian, a maneira mais direta para avaliação da qualidade do cuidado seria a análise de seus processos constitutivos, sendo as abordagens de estrutura e resultados formas indiretas de realizá-la. Se o conceito de qualidade for abrangente, essas abordagens poderão ser usadas para diversos atributos. Por outro lado, há combinações possíveis entre abordagens de estrutura, processo e resultados e atributos, o que mostra a insuficiência dessa estratégia de delimitação do problema quando usada de modo isolado ou como substituto de uma metodologia (Vieira-da-Silva, 2005). Por exemplo, uma avaliação de cobertura assistencial pode ser considerada como avaliação de estrutura e ter como metodologia um inquérito populacional, a definição de uma população-alvo, a explicitação dos padrões utilizados, entre outros procedimentos metodológicos, conforme discutido anteriormente. Já a avaliação da adequação do mobiliário de um centro de saúde também constitui uma avaliação de estrutura e pode apoiar-se apenas na opinião de um arquiteto ou mesmo dos próprios profissionais. Em outras palavras, quando se diz que será feita uma avaliação com abordagem de estrutura, nada se sabe sobre o objeto nem acerca da metodologia. Em síntese, a delimitação da abordagem prioritária auxilia, porém não é suficiente para a delimitação do objeto da avaliação.

A avaliação da qualidade exige diversas outras definições metodológicas no que diz respeito ao desenho da avaliação, ao nível da realidade a ser delimitado, aos atributos a serem escolhidos, às formas de seleção de prioridades, à amostragem e à obtenção de consenso na definição de critérios e indicadores e padrões (Donabedian, 1980, 1985, 1988).

NÍVEIS E ESCOPO DA AVALIAÇÃO

Outra delimitação necessária diz respeito ao nível da realidade que será objeto da avaliação. As ações de saúde rotineiras (consulta, internação, ações preventivas ou de promoção), os diversos setores de um centro de saúde ou

de um hospital (serviço de imunização, recepção e acolhimento, atendimento clínico, laboratório, emergência, unidade de tratamento intensivo), o sistema municipal, o sistema estadual, o sistema nacional e as agências reguladoras constituem-se em níveis possíveis para uma avaliação.

Tendências na avaliação de políticas e programas – as intervenções complexas

Embora os desenhos priorizados para avaliação da eficácia de vacinas e medicamentos sejam experimentais ou ensaios controlados, algumas críticas a esses procedimentos têm sido desenvolvidas quando o objeto da avaliação se desloca para as políticas de saúde. Entre 1997 e 2019 foram desenvolvidas várias abordagens metodológicas e esquemas (*frameworks*) voltados para dar conta das múltiplas dimensões e interações sociais que envolvem a implantação das políticas. Em comum entre essas abordagens está a preocupação com a complexidade das intervenções e a valorização da teoria e da história, bem como a busca pela incorporação do ponto de vista dos participantes da intervenção no processo avaliativo (Vieira-da-Silva & Furtado, 2020).

CONSIDERAÇÕES FINAIS

Ao final deste capítulo esperamos ter contribuído para a compreensão dos aspectos teórico-metodológicos utilizados para explicar e compreender o processo decisório no âmbito das políticas públicas, como estas são formuladas pelo Estado e como são definidas as responsabilidades pela implementação e avaliação dessas políticas nos diferentes níveis de governo.

O estudo das políticas como um processo composto por momentos que podem ou não corresponder a um "ciclo" nos ajuda a abordar sua complexidade, bem como seu caráter processual e dinâmico. Por outro lado, isso só é possível se levarmos em conta os diversos grupos sociais em suas especificidades históricas, e não apenas as estratégias de ação governamental. É por meio da análise desses diversos componentes, bem como da busca de explicação desse percurso, que podemos perceber os efeitos de influências diversas que levam à escolha de determinada política.

Assim, a análise do curso de uma política exige a compreensão da construção social do problema que motivou sua formulação, assim como a identificação do papel dos sujeitos, grupos e instituições envolvidos, suas disputas, conflitos e acordos construídos ao longo das diferentes fases desse processo, e do contexto onde a política analisada se desenvolve, influenciado pelos valores, princípios e posições assumidas pelos governantes que estão no poder.

Por fim, a análise das políticas de saúde não é apenas tarefa dos pesquisadores dessa temática. Interessa a todos os profissionais de saúde e também aos cidadãos – usuários dos serviços de saúde – por ser um dos instrumentos que contribuem para assegurar os direitos sociais. Por esse motivo, é fundamental ressaltar a importância de se "fazer política", ou seja, desenvolver cotidianamente o processo de diálogo e convencimento dos atores nas várias arenas em que ocorre a construção da vontade coletiva de mudanças, construindo o consenso em torno das alternativas e estratégias que contemplem a busca de melhoria do desempenho do Estado e das organizações públicas de saúde.

Referências

Arendt H. O que é política. Rio de Janeiro: Bertrand Brasil, 2009.

Baptista TWF, Rezende M. A ideia de ciclo na análise de políticas públicas. In: Mattos RA, Baptista TWF. Caminhos para análise de políticas de saúde. Porto Alegre: Rede Unida, 2015: 221-72.

Baptista, TWF; Mattos, RA. Sobre Política (ou o que achamos pertinente refletir para analisar políticas). In: Mattos RA, Baptista TWF. Caminhos para análise de políticas de saúde. Porto Alegre: Rede Unida, 2015: 83-151.

Baumgartner FR, Jones BD. Attention, boundary effects, and large- scale policy change in air transportation policy. In: Rochefort D, Cobb R (orgs.) The politics of problem definition: shaping the policy agenda. Lawrence: University Press of Kansas, 1995.

Bertero CO. Desenho organizacional em Administração Pública Estadual. Cadernos FUNDAP abril 1988; 15:33-41.

Bobbio N. O conceito de política. In: Bovero M (ed.) Teoria geral da política. A filosofia política e as lições dos clássicos. Rio de Janeiro: Elsevier, 2000: 159-76.

Bobbio N, Matteuci N, Pasquino G. Dicionário de política. Brasília-São-Paulo: UNB, Imprensa Oficial do Estado, 1995.

Bosso CJ. The contextual bases of problem definition: Shaping the policy agenda Lautrence, KS: University Press of Kansas.

Bourdieu P. A representação política. Elementos para uma teoria do campo político. In: O poder simbólico. Rio de Janeiro: Bertrand Brasil, 1989: 163-208.

Chauí M. Convite à filosofia. São Paulo: Editora Ática, 1999.

Donabedian A. The definition of quality: a conceptual exploration. In: Donabedian A (ed.) Explorations in quality assessment and monitoring. Volume 1: the definition of quality and approaches to its assessment. Ann Arbor, Michigan: Health Administration Press, 1980: 3-31.

Fiolet T, Kherabi Y, MacDonald CJ, Ghosn J, Peiffer-Smadja N. Comparing COVID-19 vaccines for their characteristics, efficacy and effectiveness against SARS-CoV-2 and variants of concern: a narrative review. Clin Microbiol Infect 2022 Feb; 28(2):202-21. doi: 10.1016/j.cmi.2021.10.005. Epub 2021 Oct 27. PMID: 34715347; PMCID: PMC8548286.

Fleury S, Ouverney AM. Política de saúde: uma política social. In: Giovanella L, Escorel S, Lobato LVC et al. (orgs.) Políticas e sistema de saúde no Brasil. Rio de Janeiro: Ed. Fiocruz, 2008.

Hogwood B, Gunn L. Policy analysis for the real world. Oxford: Oxford University Press, 1984.

Howlett M, Ramesh M. Studying public policy. Canada: Oxford University Press, 1995.

Kingdon J. Agendas, alternatives and public choices. Boston: Little Brown, 1984.

Lima LRF, Vieira-da-Silva LM. Ampliação do acesso à atenção oftalmológica: um estudo sobre a avaliabilidade da campanha "De Olho na Visão", Goiás, 2004. Ciência & Saúde Coletiva 2008; 13:2059-64.

Paim JS. Políticas de saúde no Brasil. In: Rouquayrol MZ, Almeida-Filho ND (eds.) Epidemiologia e saúde. 6. ed. Rio de Janeiro: Medsi, 2003: 587-603.

Pinell P. Análise sociológica das políticas de saúde. Rio de Janeiro: Fiocruz, 2011.

Pinto ICM. Mudanças nas políticas públicas: a perspectiva do ciclo da política. Revista de Políticas Públicas 2008; 12(1):27-36.

Rochefort D, Cobb R. Problem definition: perspective. In: Rochefort D, Cobb RW (orgs.) The politics of problem definition shaping the policy agenda. Lawrence: University Press of Kansas.

Soares CLM, Paim JS. Aspectos críticos para a implementação da política de saúde bucal no Município de Salvador, Bahia, Brasil. Cad Saúde Pública 2011; 27(5):966-74.

Starr M, Chalmers I. The evolution of The Cochrane Library, 1988-2003. Update Software, 2003.

Stone DA. Policy, paradox and political reason. Glenview: Scott Foresman, 1989.

Hale T, Angrist N, Goldszmidt R et al A Global Panel Database of Pandemic Policies (Oxford COVID-19 Government Response Tracker). Nature Human Behaviour 2021; 5:529-38. Disponível em: https://doi.org/10.1038/s41562-021-01079-8.

Viana ALd'A. Enfoques metodológicos em políticas públicas: novos referenciais para estudos sobre políticas. In: Canesqui AM. Ciências sociais e saúde. São Paulo: Hucitec, 1997.

Viana, ALD; Baptista, TWF. Análise de políticas de saúde. In: Giovanella L (org.) Políticas e sistemas de saúde no Brasil. 2. ed.Rio de Janeiro: Editora Fiocruz, 2012: 59-88.

Vieira-da-Silva LM. Conceitos, abordagens e estratégias para a avaliação em saúde. In: EDUFBA/Fiocruz. Avaliação em saúde: dos modelos teóricos à prática na avaliação de programas e sistemas de saúde. Salvador-Rio de Janeiro, 2005: 15-39.

Vieira-da-Silva LM, Almeida-Filho ND. Equidade em saúde: uma análise crítica de conceitos. Cadernos de Saúde Pública 2009; 25:S217-S26.

Vieira-da-Silva LM, Formigli VLA. Avaliação em saúde: limites e perspectivas. Cadernos de Saúde Pública 1994; 10:80-91.

Vieira-da-Silva LM, Furtado JP. A avaliação de programas de saúde: continuidades e mudanças. Cadernos de Saúde Pública 2020; 36(9). doi: 10.1590/0102-311x00237219.

Vieira-da-Silva LM, Esperidião MA, Viana SV et al. Avaliação da implantação de programa voltado para melhoria da acessibilidade e humanização do acolhimento aos usuários na Rede Básica. Salvador, 2005-2008 .Rev Bras Saúde Mater Infant 2010; 10(supl.1).

Weber M. A política como vocação. In: Ensaios de Sociologia. Rio de Janeiro: LTC – Livros Técnicos e Científicos, 1982: 97-153.

WHO. Evaluation of COVID-19 vaccine effectiveness. Geneva: World Health Organization, 2021: 70.

Programação em Saúde e Organização das Práticas – Possibilidades de Integração entre Ações Individuais e Coletivas no Sistema Único de Saúde

Lilia Blima Schraiber • Ana Luiza Queiroz Vilasbôas
Maria Ines Battistella Nemes

INTRODUÇÃO

Nosso propósito neste capítulo será apresentar possibilidades de integração entre ações individuais e coletivas no Sistema Único de Saúde (SUS) do Brasil. Enfocaremos o princípio da "integralidade" inscrito no SUS, problematizando-o do ponto de vista das práticas profissionais. Para isso, vamos proceder a uma releitura histórica da *programação em saúde*, apresentando-a como uma lógica de organização que privilegia essa integração, mas que foi experimentada por curto período em nosso país.

Em primeiro lugar, destacaremos algumas noções que nos ajudarão a diferenciar as abordagens sobre programas e programação em saúde. Em seguida, trataremos das origens e desenvolvimentos históricos da programação em saúde para nos ajudar a compreender o sentido da polissemia dessa expressão. Por fim, procuraremos caracterizar aspectos tecnológicos e assistenciais da programação como modelo de organização das práticas de saúde, suas vantagens e limites como uma das formas de operacionalizar a integralidade da atenção especialmente no espaço da atenção primária, também conhecida no Brasil como Atenção Básica.

PROGRAMAS E PROGRAMAÇÃO EM SAÚDE: ALGUMAS CONCEPÇÕES

Podemos definir *programa* de saúde como uma série de intervenções realizadas em uma sequência cronológica, com efeitos interdependentes (Hartz, 1998), constituindo uma proposta prévia de organização da atenção à saúde individual e para a população de um dado território. Essa definição conecta a noção de programa a um planejamento anterior das intervenções, em que delimitamos tanto quais serão as intervenções e como o quanto de cada uma será feito, por quem, com qual relação entre elas e a previsão dos recursos necessários para sua realização.

Desse modo, serviços de saúde com (ou que operam) programas estruturam a atenção que prestam às pessoas e aos grupos populacionais, seus usuários, sob determinada configuração e encadeamento de atividades individuais e coletivas.

Os serviços podem valer-se de um ou outro programa de modo isolado, ou podem ser estruturados em seu todo em uma lógica de funcionamento liderada pelos programas. Neste último caso, diremos que o serviço que assim opera apresenta uma forma ou um modelo de atenção denominado *programação em saúde*.

Programação em saúde também pode ser entendida como um momento do planejamento (OPS, 1965). Ao propor um plano para um conjunto de serviços de um dado território, a programação responde pela parte mais operacional do plano de prestação da atenção pretendida (Schraiber, 1993). Nesse caso, vemos a programação como parte importante das atribuições do planejamento, ao traduzir, em termos da organização, distribuição territorial e quantificação dos procedimentos dos vários serviços na sociedade, as propostas assistenciais enunciadas no âmbito da política pública, nas leis e normas que resultam das decisões governamentais.

Nesse sentido, o planejamento opera uma ligação entre as políticas de saúde e o conjunto de serviços e de estabelecimentos que produzirão a atenção em saúde (Schraiber, 1995), delimitando, por exemplo, quantos hospitais correspondem à política de saúde aprovada ou quantos ambulatórios, unidades básicas (UBS), pronto-atendimento (PA) e centros de apoio diagnóstico ou terapêutico e ainda se todos eles funcionarão ou não como um sistema de bases territoriais predefinidas ou ainda se funcionarão

> **Boxe 7.1** Programas de Saúde
>
> O exemplo do Programa de Atenção Integral à Saúde da Mulher (PAISM), de 1984, tal como incorporado em um serviço de Atenção Primária à Saúde no modelo das Ações Programáticas em Saúde, formulado em 1989 (d'Oliveira AFPL & Senna D. Saúde da Mulher. In: Schraiber LB; Nemes MIB & Mendes-Gonçalves RB. Saúde do Adulto: programas e ações na unidade básica. 2ª ed. Hucitec, São Paulo, 2000. p.107.)
>
> Apresentamos este programa para que o leitor observe a composição de diferentes tipos de intervenções assistenciais que se articulam em um fluxo determinado de atendimentos. A Figura 7.1 mostra o planejamento prévio das ações dos profissionais, uma sequência de intervenções esperadas e a integração entre ações curativas, preventivas e de promoção, bem como consultas individuais ou em grupo e como atuam as equipes de trabalho.
>
>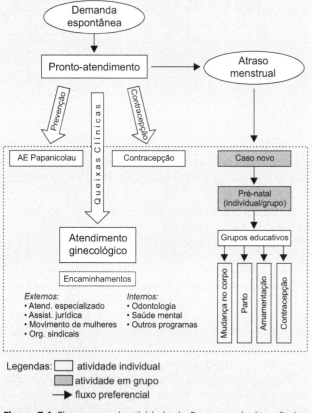
>
> **Figura 7.1** Fluxograma de atividade do Programa de Atenção Integral à Saúde da Mulher. (Adaptada de D'Oliveira & Senna, 2000.)

ou não como um sistema hierarquizado com entrada predefinida ou em algum formato de rede (OPS, 2010).

O planejamento e sua etapa de programação, portanto, conectam as políticas de saúde às práticas conduzidas pelos profissionais da saúde que atuam na atenção direta às populações e às pessoas, ao organizar o funcionamento de cada serviço (a unidade básica, o hospital etc.), o fluxo de pessoas assistidas entre eles (forma sistêmica, em rede etc.), as relações entre ações dirigidas a indivíduos e grupos e ao definir a quantidade de procedimentos necessários ao alcance da cobertura populacional pretendida.

Cada forma alcançada configura arranjos diversos no encadeamento das ações que os profissionais irão realizar, até mesmo definindo se haverá um só profissional ou uma equipe, indicando, por consequência, quais áreas de atuação estarão envolvidas. É essa configuração que definimos como uma *oferta organizada de assistência* e que produz, a depender das ações propostas e de seu encadeamento, certos modelos assistenciais (Teixeira & Paim, 1990; Paim, 1993).

Esses também serão arranjos de intervenções técnicas dos profissionais: um determinado *modelo tecnológico de trabalho*, ou tecnoassistencial, muitas vezes também denominado apenas *modelo de atenção à saúde* (Teixeira, 2003). A oferta organizada, portanto, representa também certa configuração de profissionais, de seus trabalhos e de saberes técnico-científicos envolvidos (Paim, 2007).

> **Boxe 7.2** A oferta organizada para um dado modelo assistencial
>
> Apresentamos na Figura 7.2 um diagrama de oferta organizada de serviços a partir do qual o leitor pode observar a complexidade da organização dos trabalhos profissionais envolvidos em termos de modelo assistencial. Para saber mais sobre modelos de atenção leia o Capítulo 39 deste livro.
>
>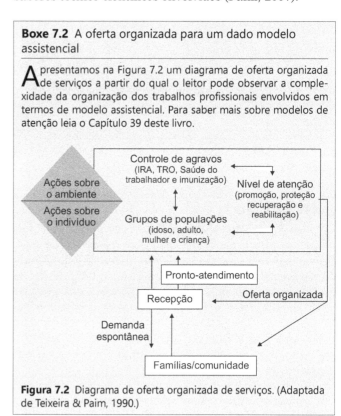
>
> **Figura 7.2** Diagrama de oferta organizada de serviços. (Adaptada de Teixeira & Paim, 1990.)

A programação em saúde é um desses modelos que projetam determinada configuração de intervenções profissionais e de funcionamento dos serviços com efeitos interdependentes na saúde de seus usuários. Com isso queremos também dizer que, embora "programa de saúde" seja uma terminologia comum na atenção individual ou em saúde coletiva e, embora possam existir de maneira isolada ou combinada e a programação seja uma etapa e uma técnica de planejamento que responde a uma parte da execução de uma política de saúde, nem todos os serviços estão estruturados segundo o modelo assistencial da programação. Esse modelo é uma realidade que ultrapassa o âmbito de um programa e representa o domínio do conjunto das intervenções de um serviço de saúde e de um conjunto de serviços em determinado território.

Na América Latina, a programação em saúde foi proposta nos anos 1960 como etapa do planejamento vinculada ao método conhecido como CENDES-OPAS (OPS, 1965). No Brasil, inspirou um modelo de atenção proposto no estado de São Paulo na segunda metade dos anos 1970,

Capítulo 7 • Programação em Saúde e Organização das Práticas

trazendo uma importante inovação assistencial e tecnológica, isto é, para a atenção às pessoas e para as intervenções técnicas no trabalho dos profissionais.

Localizada especialmente no interior da atenção básica, essa inovação foi a *integração médico-sanitária* como um modelo integrador de duas redes institucionais de serviços assistenciais antes executados em separado: o da assistência sanitária no conjunto de estabelecimentos da Saúde Pública e o da assistência médica realizada pela rede da Medicina Previdenciária, que por meio de estabelecimentos próprios (públicos) ou contratados ao setor privado provia assistência aos trabalhadores regularizados com carteira de trabalho e suas famílias.

Como modelo assistencial, portanto, a programação em saúde significava uma assistência médica individual bem articulada com ações de saúde pública, representando, por consequência, uma atenção à saúde em que o trabalho dos médicos e enfermeiros, assim como de todo o pessoal da enfermagem, conectava-se com o trabalho de profissionais das ações sanitárias, como, por exemplo, o visitador domiciliar, o agente de saneamento e a equipe de vigilância epidemiológica (Schraiber, 1993; Schraiber, Nemes & Mendes-Gonçalves, 2000; Mota & Schraiber, 2011).

A seguir, vamos tratar dessa programação que foi um modelo assistencial, examinando seus aspectos mais interessantes como uma possibilidade atual para os serviços no Brasil, sobretudo porque essa programação foi voltada para a atenção primária à saúde ou atenção básica, que hoje é alvo de grande valorização no SUS. Para compreender melhor esse modelo assistencial, vamos recuperar um pouco de suas origens e história.

BREVE HISTÓRIA DO PLANEJAMENTO E DA PROGRAMAÇÃO NA SAÚDE: RAÍZES DA CONSTRUÇÃO DE MODELOS ASSISTENCIAIS

É importante ter em mente que, desde o século XIX, a Saúde Pública sempre esteve amparada por políticas e programas de intervenção. Formulados e implantados por ações governamentais, esses programas e políticas representavam de algum modo a expressão de alguma ação planejada (p. ex., campanhas de vacinação, ações de saneamento básico ou ações de controle da poluição ambiental).

Do ponto de vista histórico, é possível distinguir, grosso modo, duas grandes configurações dessas ações que são as práticas em Saúde Pública, antes da emergência da programação em saúde (Merhy, 1992; Merhy & Queiroz, 1993; Nemes, 1993; Mendes-Gonçalves, 1994). Primeiro, entre 1880 e 1930, temos a época das grandes campanhas e da polícia sanitária, em que autoridades públicas podiam proceder à força à vacinação e à internação de pessoas com moléstias infectocontagiosas. Posteriormente, entre 1930 e 1960, surgiu o modelo médico-sanitário, em que, por meio de uma educação chamada de sanitária, os médicos da Saúde Pública foram mudando as práticas higienistas anteriores e convencendo a população das vantagens para a saúde representadas por intervenções como a vacinação e o saneamento básico (das águas e do lixo), implantadas na forma de ações coletivas para toda a população.

Ao mesmo tempo, também foram progressivamente formuladas intervenções na esfera da Saúde Pública sobre as doenças infectocontagiosas de curso prolongado, como a tuberculose e a hanseníase, e as infecciosas ou parasitárias afetas ao meio ambiente como a malária. Essas intervenções se caracterizavam por práticas clínicas terapêuticas mediante a assistência aos casos da doença e também por práticas de prevenção do adoecimento de pessoas saudáveis, como exame e terapêutica preventiva profilática de familiares e pessoas de estreito convívio com os doentes, os chamados "comunicantes". Diferentemente das campanhas de vacinação e saneamento, essas intervenções, portanto, já não se destinavam a todos, mas a certos grupos populacionais, configurando na Saúde Pública os programas verticais específicos para certas doenças (Nemes, 1990, 2000). Cabe observar que esses programas verticais já se articulavam à assistência médica com ações de saúde pública, inclusive instaurando uma medicina clínica preventiva e profilática como forma de controle sanitário das doenças na população. Devemos destacar, ainda, a criação, nessa época, do visitador sanitário, agente de práticas em saúde que passa a compor a equipe profissional de trabalho, realizando a visitação domiciliar (Nemes, 1989).

Boxe 7.3 Para saber mais sobre a história de alguns programas de saúde pública brasileiros, leia:

- Hijjar MA, Gerhardt G, Teixeira GM, Procópio, MJ. Retrospecto do controle da tuberculose no Brasil. Rev Saúde Pública, 2007; 4(Supl.1):50-8. Disponível em: http://www.scielo.br/pdf/rsp/v41s1/6489.pdf.
- Opromolla PA, Laurenti R. Controle da hanseníase no Estado de São Paulo: análise histórica. Rev Saúde Pública, 2011; 45(1):195-203. Disponível em: http://www.scielo.br/pdf/rsp/v45n1/1764.pdf.
- Nemes MIB. A hanseníase e as práticas sanitárias em São Paulo: 10 anos de subprograma de controle da hanseníase na Secretaria de Estado da Saúde. Dissertação de mestrado. São Paulo: Universidade de São Paulo, Faculdade de Medicina, 1989.

Assim, no campo sanitário, os profissionais sempre conviveram com "programas", ainda que, como já mencionamos, isso não queira dizer atuar no modelo da programação, pois para essa atuação é necessário ter programas, mas só tê-los é insuficiente, se eles não se articulam e lideram o modo de atender e assistir pessoas e populações.

Mas, se a prática sanitária há muito mostra esse aspecto de intervenção planejada, o mesmo não ocorreu com a Medicina e a assistência provida pelos médicos (Schraiber, 2008). A prática médica manteve ao longo de sua história a característica de uma *profissão consultante*; profissão cujo exercício é suscitado pelo paciente que demanda o profissional, produzido (trabalhado) na forma de consultas individualizadas e formulador de um projeto assistencial para cada caso, com intervenções clínicas ou cirúrgicas, sobre as quais o médico aconselha, pois está sendo consultado, e o paciente pode acatar ou não.

Por isso, a intervenção dos médicos tem sido produzida a partir dessa demanda dos usuários dos serviços de saúde dita "espontânea", uma vez que os doentes são livres para consultar o médico; são os indivíduos que se sentem doentes, ou receiam vir a sê-lo, que buscam os estabelecimentos e seus profissionais para consultá-los. Esse tem sido um importante aspecto da prática médica com grande permanência histórica, ainda que o significado da consulta, para o médico e para o paciente, o teor da intervenção e o grau de liberdade de ambos em torno do projeto assistencial mudem a cada época.

Se expandirmos essa forma de prover serviços de atenção à saúde como se fosse um modelo assistencial, obteríamos um conjunto de serviços e um agregado de diferentes estabelecimentos operando apenas por consultas médicas, em uma configuração de "séries consultantes", a que podemos denominar *consultação* (Schraiber, 1993).

Quando se considera que os indivíduos que buscam a consulta representam casos clínicos singulares, a consultação caracterizaria uma forma de arranjos de intervenção em que as consultas não são ações interdependentes, mas unidades autônomas e dependentes apenas de cada médico diante de seu caso. Assim, o que se destaca nessa configuração assistencial é uma atuação profissional centrada na prática individual do médico, pois ele teria de fazer frente a um número muito grande de situações particulares, o que é muito difícil de planejar.

Essa modalidade de funcionamento assistencial muito se assemelha ao modelo da medicina liberal, que se consolida ao longo de todo o século XIX nos países industrializados desenvolvidos e entre 1930 e 1960 no Brasil, tendo seus primórdios apenas a partir dos anos 1890. Mesmo que não seja exatamente a mesma configuração das séries consultantes, a profissão nesse modelo liberal se apresenta no mercado de trabalho como prática de consultório particular e se realiza na dependência de cada médico individual e de seus recursos técnicos, entre eles a qualidade com que domina os conhecimentos e saberes da medicina.

De fato, na profissão liberal, o médico é um pequeno produtor isolado, realizando serviços na forma de "unidades inteiras e independentes de produção", que é a consulta médica, ofertada em seu consultório a cada indivíduo, a cada vez. Nessa forma, o médico trabalha só, não se inserindo em nenhuma equipe e apenas eventualmente necessitando consultar a opinião de outros médicos sobre o caso, o que tem a qualidade de uma atuação apenas entre seus próprios pares e na forma também de uma consulta e não de um trabalho assistencial produzido em parceria, em equipe.

Além disso, à época da medicina liberal, que perdura até os anos 1960, os recursos para as intervenções são o conhecimento e os poucos instrumentos que o médico consegue usar em seu consultório. Por isso, há não só uma relação bem pessoal e direta com seu paciente, pois sua conduta profissional dependerá muito da história deste (anamnese), mas também sua grande valorização enquanto profissional, em razão das dificuldades envolvidas na formulação e execução do projeto assistencial para os casos, consequentemente com grande responsabilidade pessoal do médico em sua consecução e bom sucesso (acerto).

Esse arranjo de intervenção produz, simultaneamente, a necessária e mútua vinculação dos casos aos médicos e vice-versa, situação em que o conjunto desses pacientes surge como a clientela privada do médico e não de alguma instituição hospitalar ou de algum plano de saúde, como vemos hoje em dia (Schraiber, 2008). Essa situação, por exemplo, marca uma das diferenças entre a medicina liberal e o modelo da atenção à saúde por séries consultantes (consultação), que surgirá na atenção baseada em pronto-atendimento nos anos 1990.

A despeito dessa e de outras diferenças, porém, queremos chamar a atenção para o fato de surgir com a medicina liberal, também permanecendo até hoje, a valorização da consulta como forma de prestar a assistência na cultura profissional em saúde. Na prática liberal é estabelecida uma grande autonomia dos médicos para conceber, executar e avaliar seu trabalho, e essa autonomia tem sido, desde aquela época, um dos principais referentes da noção de *boa prática assistencial*.

Essa concepção é a dos diversos profissionais da saúde, e não só dos médicos, bem como é também a dos pacientes ou da população em geral, que reproduzem essa cultura profissional originada na medicina liberal. Por isso, qualquer forma de planejamento e de programação da prática da assistência clínica apresenta conflitos com essas concepções.

Mas, à medida que a medicina foi se especializando e se tornando mais equipada com instrumentos diagnósticos e terapêuticos, a produção da assistência para o conjunto da sociedade também passou a se processar por outro modelo de assistência médica (Schraiber, 2008). Foi assim, sob forte tensão, que uma medicina tecnológica configurada no modo empresarial de produzir os serviços e estruturar os estabelecimentos emergiu e se consolidou historicamente no Brasil entre os anos 1960 e 1980.

Nela encontramos uma assistência baseada, sobretudo, no hospital, transformando os consultórios em unidades a ele acopladas, tal qual nas clínicas ambulatoriais hoje existentes. Há um grande crescimento das empresas privadas e do assalariamento dos médicos. Há também, já a partir dos anos 1990, o estabelecimento da prática de consultório na forma empresa, operando raramente como consultório particular e sim mediante convênios com planos de saúde e seguros-saúde privados.

Do ponto de vista da produção de serviços para toda a sociedade, essa organização da prática representa uma forma mais extensiva: uma medicina institucionalizada, de massas e em grande escala, mas também uma medicina de custos crescentes, levando à presença de empresas intermediárias para financiar a assistência.

Essa forma empresarial de prover a atenção atinge hoje tanto os serviços públicos como os privados. Seja no Sistema Único de Saúde (SUS), seja no sistema supletivo dos planos e seguros de saúde, arranjos produtivos são concebidos e desenvolvidos praticamente em todos os serviços e em quase todos os estabelecimentos. Eles configuram sempre determinados modelos de atenção. Esse modelo poderá, como o da programação antes referido, funcionar segundo a lógica da integração de ações de atenção individual (consultas) com as coletivas (ações sanitárias). Mas, se regido estritamente pelo consumo dos serviços em razão da compra desses serviços (por pagamento prévio, como nos seguros e planos, ou após o ato, como nos serviços particulares e no SUS), o modelo

Capítulo 7 • Programação em Saúde e Organização das Práticas

funcionará tão somente segundo a lógica do mercado, ou a lógica dos negócios, que é o mercado visto da ótica de quem produz os serviços, tais como os seguros-saúde ou os planos ou uma clínica ou hospital privado, mesmo que conveniado ou contratado pelo SUS.

O resultado é um modelo assistencial que privatiza e elitiza o consumo e não detém a perspectiva de melhorar as oportunidades de acesso ou mesmo prover acesso universal, ou prover uma atenção que integre mais os distintos aspectos da saúde, como é a lógica do SUS (Paim, 2007).

Foi precisamente em função de melhorar esse acesso das populações de menor renda e buscando romper um ciclo que então se acreditava responsável pelo subdesenvolvimento dos países pobres da América Latina – qual seja, o *ciclo vicioso da pobreza*, caracterizado pelas interações entre baixa educação, saúde deficiente e pequena produtividade na economia – que o planejamento entrou no campo da Saúde, nos anos de 1960, no contexto político internacional da Aliança para o Progresso (Rivera, 1989; Mendes, 1993; Nemes, 1993, 2000; Teixeira & Sá, 1996).

Voltado para uma política desenvolvimentista, esse planejamento fundamentava-se em um método normativo denominado de *Programação de Saúde* (OPS, 1965), de caráter ascendente, do nível local para o nacional, em que se propunha um diagnóstico de saúde com vistas à resposta assistencial a ser dada pela política governamental. O diagnóstico estimava necessidades de saúde da população do território, com base em danos ou agravos à saúde caracterizados por suas taxas de mortalidade, ponto de partida para o cálculo da quantidade de procedimentos descritos como atividades (consultas, atendimentos, aplicação de vacinas, internamentos etc.), voltada para responder a essas necessidades.

A programação do método CENDES-OPAS fundamentava-se em princípios de microeconomia aplicados aos serviços, o que implicava o estímulo ao uso eficiente dos recursos de saúde, traduzidos como existência de pessoal, instalações físicas, equipamentos e orçamento predefinido para enfrentar danos selecionados.

A partir da consideração de que os recursos eram limitados para o atendimento às necessidades da população, o método incluía a priorização dos danos como um dos passos para atingir a eficiência pretendida. A análise considerava o volume dos danos expressos em taxas de mortalidade, as suscetibilidades desses danos a intervenções em termos de bom êxito com o conhecimento e tecnologias disponíveis, sua relevância social como questão de grande impacto na vida das populações dos territórios definidos, além dos custos financeiros das intervenções propostas.

Magnitude, vulnerabilidade, transcendência, respectivamente, com os custos dos agravos, foram os critérios de priorização propostos pelo CENDES-OPAS (1965) para a programação dos procedimentos. Por conseguinte, o método CENDES-OPAS de programação de saúde permitiu oferecer certos critérios para que a política de saúde respondesse a realidades geopolíticas bastante localizadas. Ofereceu também uma técnica de priorização para escolha dos agravos à saúde a serem assistidos primeiro, de que resultariam tanto uma expansão da

assistência como uma racionalização no gasto público em saúde (Rodrigues, 2012).

Mas todos esses aspectos são parte de um plano, mais do que parte da produção assistencial no cotidiano dos serviços, e por isso, para que se transformasse em um modelo assistencial, faltava-lhe exatamente a inserção no cotidiano dos serviços, traduzindo aquelas escolhas em práticas profissionais. Assim, para além de responder a questões da política, a programação em saúde como modelo assistencial deveria oferecer soluções no plano das intervenções no interior dos serviços, orientando a produção dos trabalhos e da assistência na mesma lógica com que orientava a política pública.

No Brasil, esse passo específico foi dado apenas no caso do estado de São Paulo, que na metade da década de 1970 respondeu com a *programação em saúde* a uma grande crise social brasileira que atingia, entre outros, a assistência médica e principalmente a rede pública, mais especificamente a medicina previdenciária (Nemes, 2000; Mota & Schraiber, 2011). Essa resposta, porém, teve curta duração (Nemes, 2000), posto ter arrefecido sua força já ao início dos anos 1980.

Nacionalmente, assim como no caso paulista, a resposta à crise social se deu no mesmo sentido: expandir os serviços e então a cobertura assistencial pela soma de duas redes, a da medicina previdenciária com as unidades da Saúde Pública. A solução encontrada foi, portanto, a oferta de serviços públicos a populações mais pobres, juntando serviços dessas duas redes públicas e com isso integrando os estabelecimentos sanitários, como os centros de saúde e postos de saúde, ao conjunto de postos e ambulatórios da medicina previdenciária, de distribuição bastante heterogênea no país.

Essa nova rede de cunho ambulatorial deu origem às unidades básicas de saúde, tendo também ocorrido uma integração das unidades hospitalares. Essa integração de ações entre os subsistemas públicos é precursora, nos anos 1980, do Sistema Unificado Descentralizado de Saúde (SUDS), de 1987.

Mas, ao contrário do que ocorrera no estado de São Paulo, em termos nacionais não se constituiu para as unidades básicas de saúde um novo arranjo assistencial como a integração médico-sanitária paulista. Longe disso, foi a lógica ambulatorial advinda da medicina previdenciária e baseada em consultas clínicas de PA que reorientou o conjunto dos serviços integrados nacionalmente e que terminou por também se instalar no estado de São Paulo, substituindo o modelo da programação em saúde e fazendo dele, historicamente, apenas uma transição (Nemes, 2000). Instalando o mencionado arranjo de "séries consultantes" ou da consultação, essa forma de integração das redes, como o caso paulista, unificou a prestação da assistência médica e intensificou sua entrada em todo o conjunto do sistema público, o que hoje em dia vemos no SUS.

Embora nacionalmente não se tenha desenvolvido o modelo assistencial da programação, a política de saúde dos anos 1980 formulou programas de saúde dentro da mesma perspectiva de uma atenção integradora de ações. Podemos exemplificar com o programa de atenção integral à saúde das mulheres, de 1984, com ações de assistência médica individual que se articulavam com outras voltadas para prevenção de doenças sexualmente transmissíveis e do câncer ginecológico e com as de promoção da saúde, tais como atividades educativas baseadas nos direitos sexuais e reprodutivos das mulheres. Não obstante, essa proposta de atenção integral circulava restrita a esse segmento populacional das mulheres e não conformou uma atenção integral para toda a atenção primária das unidades básicas ou de qualquer outro nível de atenção, tal como seria na adoção dessa perspectiva de atenção integral como modelo assistencial.

Nesse sentido, do ponto de vista histórico, a programação em saúde paulista foi uma oportunidade perdida no desenrolar da história da atenção à saúde no Brasil (Mota & Schraiber, 2011), mas rendeu grande debate e diversas novas propostas de modelo assistencial. Uma delas, que buscou aprimorar alguns aspectos dessa integração entre a assistência médica e a prática sanitária, chamou-se *Ações Programáticas em Saúde*, nome propositadamente próximo ao anterior e igualmente aderido à atenção primária das unidades básicas de saúde. Como arranjo de oferta organizada de intervenções assistenciais, a programação em saúde e as ações programáticas apresentam aspectos que podem significar, ainda hoje, uma interessante solução de atenção integral.

Nesse caso, a solução não se atém ao protocolo das ações internas a cada programa, mas, sobretudo, à integração entre as diversas formas de atenção, a saber: a assistência individual e em grupo; a assistência curativa, de cunho diagnóstico-terapêutico, e aquela de caráter educativo, como as práticas de prevenção e promoção da saúde; e a atenção de promoção da saúde realizada no interior das unidades básicas ou centros de saúde e aquela realizada extramuros, integrada a atividades que são desenvolvidas na vida do território próprio a seus usuários e clientelas potenciais; e, por fim, a assistência voltada para os vários segmentos populacionais em seus ciclos de vida, como crianças, jovens, adolescentes, adultos e idosos, homens e mulheres.

As contribuições advindas desse modelo assistencial de integração e ainda atuais apontam para dois grandes eixos: a necessária articulação entre práticas individuais e de vigilância em saúde e o desenvolvimento de uma atenção produtora de cuidados integrais também quando é realizada na assistência médica de caráter mais pontual, como o PA, o que implicará o deslocamento do PA de sua lógica consultante para a lógica de atendimentos de caráter mais sistemático. Envolvendo-se com retornos periódicos de avaliação dos cuidados prestados e com ações não só terapêuticas e curativas, mas com práticas preventivas e de promoção, tal deslocamento em muito beneficiaria especialmente os usuários vivendo com doenças crônicas, como diabetes e hipertensão.

Essas últimas situações assistenciais têm sido particularmente problemáticas no arranjo da consultação, justamente pelo aspecto segmentador, em uma assistência mais episódica do que de longitunalidade, dessa

---

> **Boxe 7.4** Revisitando a integração médico-sanitária em tempos atuais
>
> Alguns passos são sempre lembrados como parte dessa integração médico-sanitária, como definir o território de intervenção dos serviços, utilizar a epidemiologia e as ciências humanas para estimar necessidades (diagnóstico) e para intervir sobre elas (saber operante do e no trabalho), recorrer a técnicas de programação e de planejamento para orientar as atividades das unidades de saúde, recusar a exclusividade do modelo centrado na atenção individual, considerar a atenção à saúde com base nas políticas públicas e estruturar os cuidados com base em equipes de trabalho multiprofissional. (Para maiores detalhes, veja Schraiber LB, Nemes MIB, Mendes-Gonçalves RB. Saúde do adulto: programas e ações na unidade básica. 2. ed. São Paulo: Hucitec, 2000.)
>
> Longe de uma única delimitação e definição, a integração médico-sanitária desperta grande interesse e diversas leituras. (Veja Massuda A. Práticas de Saúde Coletiva na Atenção Primária em Saúde. In: Campos GWS; Guerrero AVCP [orgs.] Manual de práticas de atenção básica. Saúde ampliada e compartilhada. São Paulo: Hucitec, 2008: 179-205.)

modalidade de assistência. Por isso, examinaremos a seguir algumas propriedades internas aos modelos da programação e da ação programática, já indicando algumas de suas vantagens e também alguns limitantes de sua aplicação no espaço da atenção básica, enquanto configuração das práticas profissionais, ou seja, em termos de seus arranjos tecnológicos de trabalho e enquanto produção assistencial de uma atenção integral.

PROGRAMAÇÃO EM SAÚDE E AÇÕES PROGRAMÁTICAS: ASPECTOS TECNOLÓGICOS E ASSISTENCIAIS

Chamamos de tecnológicos aqueles aspectos das práticas profissionais que estão em arranjos de trabalho para produzir ações de saúde. São, portanto, o conhecimento científico e o técnico incorporados aos saberes aplicados da clínica e da epidemiologia, já com todas as subespecialidades desses saberes em diversas áreas de intervenção e com o uso de recursos tecnológicos materiais (equipamentos, medicamentos etc.), que se apresentam disponíveis e funcionando a depender dos contextos de trabalho assistencial (qual o estabelecimento e para prestar qual serviço e em que disposição no mercado de trabalho e de oferta de ações).

Esses aspectos se traduzem em atividades dos profissionais, que representam a produção das respostas às necessidades suscitadas pelos agravos à saúde, como antes comentamos. Tais respostas irão caracterizar o produto da intervenção assistencial. Mas esses aspectos também representam, no modo de produzir essa resposta, certas modalidades de relação com os pacientes, nesse momento em que estão realizando sua assistência, e também relações com os outros profissionais.

Assim, estamos afirmando que os arranjos tecnológicos são a produção de um trabalho técnico de base científica, alcançando certas resoluções dos casos como seus produtos, e são, ao mesmo tempo, determinadas formas

Capítulo 7 • Programação em Saúde e Organização das Práticas

de interação entre profissionais e usuários dos serviços (Nemes, 2000) e dos profissionais entre si, conformando as equipes de trabalho (Peduzzi & Palma, 2000).

Isso equivale a dizer que as práticas dos profissionais em saúde são ao mesmo tempo ações produtoras de *trabalhos* e modos de *interação,* ora mais comunicativos em relações intersubjetivas dentro de uma ética da comunicação dialógica e que é produtora de cuidado integral, ora mais unidirecionais, do profissional para o paciente, dentro de relações instrumentais e de caráter tecnológico, e que objetivam alcançar mais restritamente um êxito assistencial do ponto de vista técnico-científico. Contudo, essa última postura muitas vezes compromete seu próprio objetivo pela falta de sucesso prático da ação profissional que não conseguiu interagir comunicativamente na produção assistencial (Schraiber, 2008; Ayres, 2009).

Pensando nesses termos, podemos revisitar o modelo assistencial da programação nos anos 1970 e, primeiro, verificar quais ações assistenciais ou trabalhos profissionais eram disponíveis para seus formuladores e, a seguir, de que modo eles as compuseram para criar a inovação tecnológica mencionada e denominada à época integração médico-sanitária na atenção básica. Além disso, podemos pensar no que essa formulação representou em termos das interações que então ocorreram entre profissionais e usuários ou da equipe de trabalho (Schraiber, Nemes & Mendes-Gonçalves, 2000).

É claro que já existiam as consultas individuais providas por médicos, bem como uma série de procedimentos de enfermagem voltados à realização dos tratamentos. Afinal essa foi a marca do conjunto dos postos e ambulatórios da medicina previdenciária que, antes de somar-se à rede sanitária, funcionava com diversos estabelecimentos dentro de uma rede limitada, mas distribuída pelas cidades, o que terminou por impregnar profundamente o próprio modelo da programação, como salientado previamente. Assim, estavam bastante claras as referências da necessidade do acesso direto à assistência dos médicos, fosse a mais generalista, fosse a especializada, para o que seria importante uma rede bem distribuída pelos territórios (ou geograficamente mais horizontal pelas regiões do país) que promovesse esse acesso. Também estavam claras as referências da consulta médica como boa assistência às pessoas, em consonância e como a outra face correlata à concepção da consulta médica como a boa prática profissional em saúde.

Essas referências se fizeram presentes também na programação em saúde, mas – e aqui o elemento central da inovação tecnológica produzida – a política de integração dessas redes valeu-se de modo mais significativo da experiência advinda da Saúde Pública. Esta, como vimos, possuía uma abordagem de populações, como as ações das campanhas e do saneamento do meio ambiente, ou abordagem de grupos prioritários de intervenção, o que ocorria em ambulatórios chamados de dispensários, como as ações dos programas verticais de determinadas doenças infectocontagiosas (tuberculose e hanseníase, à época denominada lepra).

Havia, ainda, os chamados programas especiais, com unidades mistas de ambulatórios e internações, para doenças endêmicas, infecciosas ou parasitárias, geograficamente

mais localizadas, como a antes mencionada malária. Além disso, consoante o desenvolvimento da educação sanitária dos anos 1930, existiam os postos de saúde para a higiene materno-infantil, com ações médicas e educativas voltadas para o pré-natal das gestantes e a puericultura do desenvolvimento e crescimento das crianças na infância, clientela esta que, não por outra razão, ficou sendo a mais tradicional e a mais frequente das unidades básicas de saúde até mais contemporaneamente.

A programação em saúde instaurou assim uma ampla rede horizontal de serviços, aumentando o número de unidades ambulatoriais, a que chamou centros de saúde. Apropriou-se da técnica da programação local, oriunda do método CENDES-OPAS para estimar necessidades de saúde de uma população em territórios delimitados, criando a base territorial definida para cada centro de saúde.

Dos dispensários, incorporou as consultas médicas aos casos e com retornos sistemáticos de acompanhamento de sua evolução, para fins de alta, que era o modo de avaliar o sucesso do controle da doença infectocontagiosa. Também incorporou as ações de controle da doença junto aos comunicantes (familiares e próximos), não só em termos das medidas profiláticas e preventivas, mas de sua realização extramuros do Centro de Saúde, por meio da visitação domiciliar a cargo de pessoal da enfermagem e que expandiu para outras situações assistenciais. Como parte dessa experiência dos programas verticais específicos, também aproveitou a busca ativa dos faltosos, a instalação de um prontuário familiar, a criação de um sistema de registro e um arquivo único para toda a clientela do Centro de Saúde, a fim de que funcionasse como um sistema informações sobre os casos, sua família e o território.

Esse conjunto de dispositivos foi muito bem utilizado pelo Sistema de Vigilância Epidemiológica, aprovado nacionalmente em 1975 e incorporado às ações da programação em saúde em São Paulo a partir de 1977, integrando-se mais essa atuação tipicamente sanitária às ações do Centro de Saúde e à assistência médica existente nessas unidades básicas. E particularmente o sistema de informações, então criado, indicava a orientação do conjunto das práticas na direção do planejamento e sua programação porque permitia também a introdução de ações de avaliação das atividades e de todo o modelo assistencial para alimentar criticamente o programado.

Pode-se dizer que nesse modelo a assistência médica esteve presente, mas não participou de modo autônomo, a cargo das decisões pessoais e individualizadas de cada médico produtor das consultas, como seria um modelo de consultação, senão coordenada pela prática planejada da programação. Em um primeiro momento, de modo até mais radical, essa presença da assistência médica deu-se como consultas esparsas, denominadas "eventuais", já que a programação sinalizava no interior da atenção materno-infantil e das doenças crônicas, como a tuberculose e a hanseníase, as consultas de "rotina" como atividades que seriam as preferenciais e não as consultas de PA, na assistência provida pelas unidades. E esse foi, sem dúvida, um grande ponto de tensão para o modelo (Nemes, 2000), uma vez que a integração entre as redes sanitária e previdenciária foi pensada para ampliar exatamente o acesso à assistência médica, mais facilitado no PA e em seu modelo assistencial baseado em séries consultantes.

De outro lado, complementando essa tensão, podemos observar que, embora a programação em saúde pudesse ser bastante resolutiva em termos das doenças crônicas por todos os procedimentos que afinal cercavam a consulta médica, embora oferecesse com isso uma visão mais integral dos problemas clínicos e sanitários e embora seu modelo terminasse por criar uma equipe multiprofissional de trabalho, ao contar com médicos, enfermeiros, pessoal de enfermagem, agentes de saneamento, visitadores domiciliares, educadores em saúde (já como atualização dos educadores sanitários), assistentes sociais e técnicos da informação e seu sistema, seu modelo como um todo exercitava uma comunicação pouco dialógica com os usuários e bastante tensa entre seus profissionais.

Pautada na tradição da educação sanitária de caráter unidirecional dos profissionais para a população, as ações preventivas e sanitárias mantiveram o caráter autoritário proveniente da própria cultura higienista anterior (Teixeira, 2000), além de não ter conseguido alterar o maior poder do médico dentro das equipes de trabalho.

Desse modo, pode-se dizer que para a programação em saúde a preocupação com os produtos das intervenções constituiu-se de saída como mais relevante que a preocupação com o processo interativo das relações entre profissionais e destes com os usuários, reproduzindo de modo muito significativo as preocupações desenvolvimentistas da época, em conformidade com as próprias premissas e origens históricas do planejamento no campo da Saúde.

Nessa direção igualmente se situou a base epidemiológica clássica de estimar as necessidades das populações da técnica CENDES-OPAS. Sua racionalidade conflitava não só com a pressão pela expansão da assistência médica, nesse contexto da crise da medicina previdenciária, mas também com a expansão de consumo demandada pelas formas empresariais dos serviços médicos que afinal em muito respondia à época e ainda hoje pelas dificuldades de qualquer programação e controle dos custos. Isso tudo, sem falar das pressões exercidas pela própria população brasileira aderida a tais incentivos de consumo e a esse tipo de expansão assistencial pela opinião pública formada por jornais e televisão, além da imagem da boa prática profissional produtora da boa assistência presente desde a medicina liberal identificada à consulta individual.

Por isso, sem contemplar essas expectativas, rapidamente a programação viu-se substituída por uma crescente consultação, ainda que os programas que engendrou não tenham sido totalmente apagados. Persistiram de modo isolado, tais como o programa da mulher, da criança e da própria vigilância epidemiológica. Ao mesmo tempo, mostrando-se uma proposta ainda insuficiente para uma reforma sanitária que modificasse também as relações pouco democráticas nas políticas e nos serviços de saúde, como esperavam muitos profissionais do campo da Saúde Coletiva, a programação suscitou muito debate, fora e dentro de São Paulo (Paim, 2007; Mota & Schraiber, 2011).

Fruto de um deles, resgatando importantes elementos da programação e buscando outras formulações para os aspectos tidos como problemáticos, em particular os relacionais e comunicacionais do modelo, bem como para a ampliação da restrita base de acesso às consultas médicas, é que surge, para a atenção básica, o *modelo assistencial das ações programáticas*. Formulado em 1987, o modelo é apenas desenvolvido no espaço restrito de uma unidade experimental e não implantado em todas as unidades básicas de São Paulo (Schraiber, Nemes & Mendes-Gonçalves, 2000).

Uma primeira reorientação no modelo anterior da programação em saúde foi a ampliação da *porta de entrada* na própria unidade. Para além dos programas existentes, deu-se à demanda espontânea maior presença nessa porta de entrada, bem como foi criada uma atividade de *recepção* dos usuários à sua entrada e que se assemelha, em parte, à proposta do acolhimento. Nas ações programáticas, a recepção articula-se com as demais atividades programáticas da unidade básica e não se confunde com o PA. Essa atividade de pronto-atendimento foi implantada, mas ganhou continuidade assistencial em retornos programados e também foi articulada às demais ações da unidade básica.

Ampliaram-se também os programas, com a atenção integral à criança, ao adolescente, aos adultos – a princípio mulheres e mais recentemente homens –, e aos idosos. Em seu interior havia ações programáticas tradicionais, como as ações de pré-natal e de planejamento familiar, ações de prevenção de doenças sexualmente transmissíveis e HIV/AIDS, ações de controle e tratamento da tuberculose, por exemplo, mas também ampliou-se a atenção integral para outras doenças crônicas em adultos e idosos, como o diabetes e a hipertensão, ou para doenças cardiovasculares, com atividades assistenciais configuradas nos moldes programáticos, isto é, com consultas individuais, atividades educativas em grupo, atividades no território, ações de atendimento de enfermagem, ações de vigilância epidemiológica etc.

Foram mantidas as relações com o território e as ações extraunidade, desenvolvidas no próprio território, agora não mais apenas para fins assistenciais, envolvendo tratamentos ou prevenções e promoções da saúde, mas também como forma de diagnóstico das necessidades para além dos clássicos estimadores baseados nas taxas de agravos à saúde e, sobretudo, como forma de ampliar o conhecimento sociocultural sobre a clientela potencial e de usuários da unidade básica, possibilitando melhor compreensão dos determinantes sociais dos adoecimentos daquela população específica, bem como de sua cultura relativamente à saúde e ao uso da unidade.

Foram também especialmente pensadas novas modalidades de comunicação ao interior da equipe de trabalho, ampliando e usando as práticas de avaliação como momento desse diálogo e para aprimoramento do trabalho em equipe. Igualmente, foi repensada a comunicação com os usuários da unidade, seja desenvolvendo novas situações de diálogo, como o aproveitamento do tempo de espera para atendimento como momento de conversa em grupo sobre problemas assistenciais ou do território detectados pelos próprios usuários, seja criando novas ações dentro das práticas programáticas para promoção da saúde, como ocorreu com a atenção à violência doméstica. Algumas publicações dão conta da primeira formulação dessa proposta (Schraiber, Nemes & Mendes-Gonçalves, 2000) e de debate posterior (D'Oliveira, 1999; Figueiredo, 2005; Ayres, 2009, 2010).

Como situação experimental, a proposta continua ativa e sendo alvo de novas reorientações. No entanto, queremos ressaltar alguns dispositivos tanto da programação em saúde como das ações programáticas que muito podem servir para estruturações atuais das unidades básicas de saúde, sejam as que operam ainda nos modelos mais convencionais de atuação, sejam as inscritas na Estratégia de Saúde da Família.

PROGRAMAÇÃO EM SAÚDE, AÇÕES PROGRAMÁTICAS E ATENÇÃO BÁSICA: VANTAGENS E LIMITES

A complexidade tecnológica da atenção primária é enfatizada na Política Nacional de Atenção Básica, ao reafirmar a integralidade da atenção como um dos princípios tecnológicos a serem considerados na organização e oferta de ações em unidades básicas convencionais e nas unidades de Saúde da Família. A atenção básica é também considerada ordenadora das redes de saúde, porta preferencial do usuário no sistema de saúde. Dados esses pressupostos tecnológicos, consideramos que as propostas da programação em saúde e das ações programáticas de saúde podem contribuir na construção de arranjos assistenciais que possam integrar práticas individuais e coletivas no espaço da atenção básica no SUS.

Nesse sentido, vemos como vantagens ainda em aberto dessas propostas no que tange à organização da atenção básica no SUS o fato de o atendimento das urgências na modalidade PA poder encontrar formas mais contínuas de assistência, com vinculações às equipes de profissionais de saúde de unidades básicas, em função de seguimentos, consultas de retorno interligadas e conectadas às atividades dos programas de saúde, como os destinados a mulheres ou homens adultos, aos idosos, às crianças e aos adolescentes.

A proposta das ações programáticas, ao articular a busca por PA à oferta de ações promocionais e preventivas pode dar uma contribuição relevante para o enfrentamento dos dilemas entre a legítima pressão da demanda espontânea e a organização de ações de caráter individual e coletivo para populações adscritas a unidades básicas com atendimento contínuo ao longo dos anos.

Ademais, a aplicação do conhecimento epidemiológico, associado às contribuições das ciências sociais aplicadas à saúde pode incidir em melhor aproveitamento da relação das unidades e seus profissionais com os territórios em que seus usuários estão inseridos, seja como forma de conhecer as pessoas, as famílias e os diversos grupos que se formam socialmente, seja para prover assistência e práticas de prevenção e promoção da saúde.

A integração entre ações de vigilância epidemiológica, especialmente as que dizem respeito ao controle de riscos, e ações de caráter individual reunidas em programas estruturados a partir dos problemas e necessidades de saúde mais frequentes de determinados grupos populacionais, selecionados mediante a construção de consenso entre equipes profissionais e usuários, é outra possível contribuição das propostas programáticas à organização tecnológica da atenção básica.

Um quarto aspecto diz respeito ao modo de utilização dos sistemas de informações, que pode constituir-se como base de avaliações periódicas que servem à educação permanente das equipes e às práticas de gerenciamento das unidades com vistas à melhoria das ações de atenção prestadas aos usuários.

Por outro lado, é preciso sempre ter em mente a experiência histórica e atentar para as dificuldades em ultrapassar as culturas profissionais vigentes, em especial a grande valorização das independências ou autonomias profissionais, mais do que do trabalho integrado em equipe. O mesmo se diga quanto à dificuldade para superação da desqualificação do saber e atuação dos generalistas em prol dos especialistas, o que faz muitas das unidades básicas se transformarem em unidades apenas triadoras de casos e porta de entrada para especialistas.

Raramente se compreende que essa atuação mais voltada para as pessoas em seu território, valorizando o próprio território, como o peculiar da atenção básica em sua modalidade de atenção integral, significa uma assistência de grande complexidade. E ainda mais complexa fica essa atenção quando se quer ampliar a comunicação com os usuários e dar suporte também às situações socioeconômicas mais carentes e desprestigiadas ou buscar mudar situações culturalmente bastante arraigadas, como, por exemplo, os comportamentos abusivos de álcool e outras drogas ou a violência nos espaços públicos e a doméstica. A atenção nessas direções torna-se mais integral, mas, sem dúvida, representa desafios muito maiores para mudanças nos modelos assistenciais vigentes no SUS.

Referências

Ayres JRCM. Cuidado: trabalho e interação nas práticas de saúde. Rio de Janeiro: CEPESC, IMS/UERJ. Abrasco, 2009.

Ayres JRCM. Integralidade do cuidado, situações de aprendizagem e o reconhecimento mútuo. In: Pinheiro R; Lopes TC. (orgs.) Ética, técnica e formação: as razões do cuidado como direito à saúde. Rio de Janeiro: CEPESC, IMS-UERJ. Abrasco, 2010: 123-36.

Brasil. Ministério da Saúde. Gabinete do Ministro. Portaria 2.488/2011. Política Nacional de Atenção Básica. Disponível em: http://189.28.128.100/dab/docs/legislacao/portaria2488_21_10_2011.pdf. Acesso em 11 mai 2022.

D'Oliveira AFL. Saúde e educação: a discussão das relações de poder na atenção à saúde da mulher. Interface – Comunicação, Saúde, Educação, 1999; 3(4):105-22.

Figueiredo, WS. Assistência à saúde dos homens: um desafio para os serviços de atenção primária. Ciência & Saúde Coletiva, 2005; 10(1):105-9.

Hartz ZMA (org.) Avaliação em saúde: dos modelos conceituais à prática na análise da implantação de programas. Rio de Janeiro: Editora Fiocruz, 1998.

Mendes EV. Distrito sanitário: o processo social de mudança das práticas sanitárias do Sistema Único de Saúde. São Paulo-Rio de Janeiro: Hucitec-Abrasco, 1993.

Mendes-Gonçalves RB. Tecnologia e organização social das práticas de saúde: características tecnológicas de processo de trabalho na Rede Estadual de Centros de Saúde de São Paulo. São Paulo-Rio de Janeiro: Hucitec-Abrasco, 1994.

Merhy EE. A saúde pública como política: um estudo dos formuladores de políticas. São Paulo: Hucitec, 1992.

Merhy EE, Queiroz MS. Saúde pública, rede básica e o sistema de saúde brasileiro. Rio de Janeiro: Cadernos de Saúde Pública, 1993; 9(2):177-84.

Mota A, Schraiber LB. Atenção primária no sistema de saúde: debates paulistas numa perspectiva histórica. Saúde e Sociedade, 2011; 20:834-52.

Nemes MIB. Ação programática em saúde: recuperação histórica de uma política de programação. In: Schraiber LB(org.) Programação em Saúde Hoje. 2. ed. São Paulo: Hucitec, 1993: 65-116.

Nemes MIB. Prática programática em saúde. In: Schraiber LB, Nemes MIB, Mendes-Gonçalves RB. Saúde do adulto: programas e ações na unidade básica. 2. ed. São Paulo: Hucitec, 2000: 48-65.

Nemes MIB. Ação programática em saúde: referências para análise da organização do trabalho em serviços de atenção primária. Espaço para a Saúde. Curitiba: NESCO, 1990; 2(2):40-5.

Nemes, MIB. A hanseníase e as práticas sanitárias em São Paulo: 10 anos de subprograma de controle da hanseníase na Secretaria de Estado da Saúde. Dissertação de mestrado. São Paulo: Universidade de São Paulo, Faculdade de Medicina, 1989.

OPS – Organización Panamericana de la Salud. Programación de la salud: problemas conceptuales y metodológicos. Publicaciones Científicas 1965; 111.

OPS – Organización Panamericana de la Salud. Redes integradas de servicios de salud: conceptos, opciones de política y hoja de ruta para su implementación en las Américas. Washington D.C.: OPS, 2010.

Paim JS, Almeida Filho N. A crise da saúde pública e a utopia da saúde coletiva. Salvador: Casa da Qualidade Editora, 2000.

Paim JS. A reorganização das práticas de saúde em distritos sanitários. In: Mendes EV (org.) Distrito sanitário: o processo social de mudança das práticas sanitárias do Sistema Único de Saúde. São Paulo: Hucitec-Abrasco, 1993.

Paim JS. Desafios para a saúde coletiva no século XXI. Salvador: Editora UFBA, 2007.

Peduzzi M, Palma JJL. A equipe de saúde. In: Schraiber LB, Nemes MIB, Mendes-Gonçalves RB. Saúde do adulto: programas e ações na unidade básica. 2. ed. São Paulo: Hucitec, 2000: 234-50.

Rivera FJU (org.) Planejamento e programação em saúde: um enfoque estratégico. São Paulo: Cortez Ed, 1989.

Rodrigues ET. Do CENDES-OPAS a uma teoria da programação da saúde: uma crítica da Programação Pactuada Integrada (PPI) da Assistência à Saúde. Dissertação de Mestrado. Salvador: Instituto de Saúde Coletiva, 2012.

Schraiber LB. O médico e suas interações. A crise dos vínculos de confiança. São Paulo: Ed. Hucitec, 2008.

Schraiber LB. Planejamento e política nas práticas de saúde. Saúde em Debate. 1995; 47:28-35.

Schraiber LB. Programação hoje: a força do debate. In: Schraiber LB. (org.) Programação em saúde hoje. 2. ed. São Paulo: Hucitec, 1993: 11-36.

Schraiber LB, Nemes MIB, Mendes-Gonçalves RB. Saúde do adulto: programas e ações na unidade básica. 2. ed. São Paul: Hucitec, 2000.

Teixeira MGLC, Paim JS. Os programas especiais e o novo modelo assistencial. Cad Saúde Pública, 1990; 6(3):264-77.

Teixeira CF. A mudança do modelo de atenção à saúde no SUS: desatando nós, criando laços. Saúde em Debate, 2003; 27(65):257-77.

Teixeira CF, Sá MC. Planejamento & gestão em saúde: situação atual e perspectivas para a pesquisa, o ensino e a cooperação técnica na área. Ciência & Saúde Coletiva, 1996; 1(1):80-103.

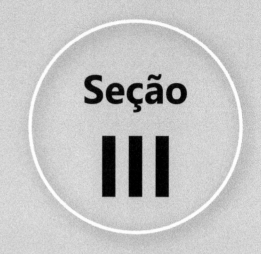

Seção III

CONTEXTOS

Problemas de Saúde da População Brasileira e seus Determinantes

Guilherme de Sousa Ribeiro • Fernando Ribas Feijó
Kionna Oliveira Bernardes Santos

INTRODUÇÃO

Na segunda metade do século passado, o Brasil iniciou um processo de mudança em sua estrutura política, econômica, social e demográfica que levou a profundas transformações nas condições de saúde de sua população. A sociedade brasileira tornou-se predominantemente urbana e cresceu o acesso à água potável, ao saneamento básico e aos serviços públicos, como educação e saúde. O perfil ocupacional, o padrão dietético-nutricional e a frequência de prática de atividade física também se modificaram. Em 1988, com a promulgação da nova Constituição Federal, foi criado o Sistema Único de Saúde (SUS), estabelecendo a saúde como direito universal dos cidadãos e cidadãs e um dever do Estado. Com isso, a cobertura do sistema público de saúde, antes restrito aos segurados da previdência social, passou de 30 para mais de 210 milhões de pessoas. A expectativa de vida ao nascer aumentou e a taxa de fecundidade diminuiu, resultando em redução no percentual de crianças e adolescentes e aumento no percentual de idosos na população. Como consequência dessas mudanças, as doenças infecciosas deixaram de ocupar a posição de principal grupo de problemas de saúde da população brasileira, passando o posto para as doenças crônicas não transmissíveis e para as causas externas. Este capítulo tem como objetivo apresentar o atual perfil de problemas de saúde da população brasileira adulta e discutir alguns de seus determinantes, em particular a influência das iniquidades sociais e regionais no processo de adoecimento de nossa população.

DETERMINANTES DOS PROBLEMAS DE SAÚDE DA POPULAÇÃO BRASILEIRA

Urbanização

De acordo com o Instituto Brasileiro de Geografia e Estatística (IBGE), a porcentagem da população brasileira que reside em áreas urbanas cresceu de 31,2% em 1940 para 55,9% em 1970, 81,2% em 2000 (IBGE, 2010) e 84,7% em 2015 (IBGE, 2015). A principal força motriz para o processo de urbanização do Brasil foi a migração da população do campo para as cidades, em busca de oportunidades de trabalho e melhores condições de vida. O estabelecimento de um novo padrão de distribuição espacial da população brasileira, com concentração em centros urbanos, criou condições favoráveis tanto para controle e redução de algumas doenças como para emergência e expansão de agravos cujas ocorrências são influenciadas por determinantes ambientais e sociais presentes no meio urbano (Riley et al., 2007).

De modo geral, as doenças transmissíveis e relacionadas com a gestação e o parto reduziram sua morbimortalidade devido à melhora do acesso, nos centros urbanos, à água potável, ao saneamento básico, à educação e aos serviços de saúde. Estudos realizados em Salvador, Bahia, mostraram o impacto da instalação de esgotamento sanitário na redução da incidência e prevalência de parasitoses intestinais e doenças diarreicas (Barreto et al., 2007; Mascarini-Serra et al., 2010). Diversas doenças potencialmente letais, como meningites bacterianas (Cardoso et al., 2015; Ribeiro et al., 2007), pneumonias (De Andrade et al., 2004) e gastroenterites em menores de 5 anos (Lanzieri et al., 2011), foram controladas ou tiveram sua carga reduzida em função da alta cobertura vacinal facilitada pelo adensamento populacional dos centros urbanos. O maior acesso aos serviços de atendimento pré-natal e puericultura e à assistência especializada durante o trabalho de parto também contribuiu de maneira significativa para redução da mortalidade infantil e materna, apesar do grande desafio que o Brasil enfrenta atualmente quanto ao percentual elevado de cesáreas e à dificuldade de uma assistência humanizada ao parto.

Cabe ressaltar, no entanto, que tais melhorias não ocorreram de forma equânime em todo o território nacional. O avanço no acesso à água potável e ao esgotamento sanitário aproxima-se dos 100% em algumas capitais, como São Paulo, Curitiba, Brasília e Goiânia, e em alguns grandes centros urbanos do Sul e Sudeste do país (Brasil, 2022f). Todavia, o acesso à água potável permanece precário em algumas cidades do Norte do país, como Porto Velho (32,9%), Macapá (37,6%), Santarém (50,9%) e Rio Branco (53,2%). Além disso, algumas capitais do Norte e Nordeste e outros municípios que compõem grandes conurbações no Sul e Sudeste têm menos de 50% da população com esgotamento sanitário (Recife: 44,0%, Teresina: 35,7%, São Luís: 49,8%, Maceió: 43,0%, Macapá: 10,8%, Porto Velho: 5,9%, Santarém: 4,1%, Rio Branco: 21,3%, São Gonçalo-RJ: 33,5%, Duque de Caxias-RJ: 37,5%, Gravataí-RS: 38,2%, Canoas-RS: 46,8%) (Brasil, 2022f). Tais disparidades influenciam marcadamente os indicadores de saúde da população e determinam desigualdades inter e intrarregionais, de modo que as taxas de mortalidade infantil são 70% maiores no Norte do país em comparação à região Sul (Brasil, 2021a). Em alguns municípios e sub-regiões, ainda se identificam indicadores de mortalidade infantil similares à média nacional do início da década de 1990, superando 40 óbitos por 1.000 nascidos vivos, enquanto na região Sul a taxa de mortalidade infantil (TMI) é inferior a 10 óbitos por 1.000 nascidos vivos (IBGE, 2020d). Por outro lado, quando comparamos esses dados com os indicadores de países desenvolvidos, a média nacional da mortalidade infantil é ainda muito superior à de diversos países europeus e asiáticos, nos quais a TMI é inferior a 3 óbitos por 1.000 nascidos vivos (IBGE, 2020d).

A urbanização também modificou o perfil ocupacional da população. A proporção da população que trabalha em atividades que exigem esforço físico reduziu e com isso, em um contexto de um novo modo de vida – fomentado pelo grande avanço tecnológico e o maior acesso a serviços e bens de consumo –, o sedentarismo aumentou. As mudanças nos hábitos alimentares e a facilidade de acesso a alimentos processados levaram ao aumento do consumo de alimentos densamente calóricos e à redução no consumo de frutas e hortaliças (Monteiro *et al.*, 2011). Como consequência, a prevalência de sobrepeso, obesidade, diabetes *mellitus* e hipertensão arterial vem aumentando, contribuindo para ampliação do risco de doenças cardiovasculares (Brasil, 2022e). A urbanização também parece contribuir para o crescimento da carga associada aos acidentes de trânsito (Vasconcellos, 1999), à criminalidade e à violência (Kilsztajn, 2000; Ramão, 2010; Patel & Burkle, 2012; Aransiola, 2022), ao uso de substâncias ilícitas, ao consumo abusivo de álcool (Sundquist & Frank, 2004) e aos distúrbios neuropsiquiátricos, particularmente os transtornos de ansiedade, humor e compulsão (Peen *et al.*, 2010; Andrade *et al.*, 2012).

Demografia

Desde o século passado, o Brasil vem apresentando mudanças marcantes na estrutura etária de sua população em decorrência do aumento da expectativa de vida ao nascer e da redução da taxa de fecundidade. Nas primeiras três décadas do século XX, a expectativa de vida no Brasil manteve-se por volta dos 35 anos de idade (Santos, 2009). A partir de então, começou a crescer substancialmente e de forma rápida, atingindo 41,5 anos entre 1940 e 1950 e 51,6 anos em meados da década de 1950 (IBGE, 2009). Em 1980, a expectativa de vida ultrapassou a faixa dos 60 anos de idade, alcançando 62,5 anos. Em 2000, excedeu os 70 anos, chegando a 70,4 anos. De acordo com os dados do censo de 2010, a expectativa de vida do brasileiro atingiu 73,4 anos (IBGE, 2012). As estimativas do IBGE mantiveram a mesma perspectiva de crescimento da década anterior para o ano de 2020, prevendo um aumento de 3,4 anos em relação a 2010 (76,8 anos) (dados que ainda não consideravam a pandemia de Covid-19) (IBGE, 2021). Entretanto, estima-se que a Covid-19 tenha reduzido em 1,8 ano a expectativa de vida no país entre 2020 e 2021 (Castro *et al.*, 2021). Já a taxa de fecundidade da mulher brasileira apresentou queda acentuada nas últimas cinco décadas. Em 1970, o número médio de filhos nascidos vivos que uma mulher brasileira tinha durante o período reprodutivo era de 5,8 (IBGE, 2009). Em 2000, essa média havia sido reduzida para 2,4 filhos por mulher em idade fértil (IBGE, 2009) e, em 2011, alcançou 1,8 filho por mulher em idade fértil, abaixo do valor mínimo para manter a reposição populacional, estimativa que se manteve para a década seguinte (IBGE, 2022).

Como consequência do aumento da expectativa de vida e da redução na taxa de fecundidade, a pirâmide etária do Brasil vem mudando de estrutura, com estreitamento da base e alargamento do ápice (Figura 8.1). Esse novo formato reflete o envelhecimento da população e é característico dos países mais desenvolvidos. Se em 1940 o percentual da população brasileira composto por idosos de idade ≥ 60 anos era de 4,1%, em 2011 o contingente de idosos representava 12,1% da população (IPEA, 2012b) e em 2020 alcançou 14,3% da população (IBGE, 2020b). Em termos absolutos, a população de idosos aumentou de 1,7 milhão em 1940 para 23,5 milhões em 2011 (IPEA, 2012b) e atingiu 30,2 milhões em 2020 (IBGE, 2020b). Isso significa que em 2020 a população de idosos no Brasil era mais que o dobro da população total do estado da Bahia, o quarto mais populoso do Brasil, com uma população total estimada em 14,9 milhões de habitantes, em 2020 (IBGE, 2020a). A população com idade maior ou igual a 80 anos também vem crescendo. De 1992 a 2011, esse grupo aumentou sua contribuição para o total da população brasileira de 0,9% para 1,7% (IPEA, 2012b) e estima-se que represente 2,1% em 2020 (IBGE, 2020b). Pode parecer relativamente pouco, mas em termos absolutos são cerca de 4,4 milhões de brasileiros (IBGE, 2020b). Se todos vivessem na mesma cidade, essa cidade composta por idosos com 80 anos ou mais teria um porte maior do que o de Brasília, a terceira cidade mais populosa do Brasil em 2020 (estimativa de 3,1 milhões de habitantes) e sua população seria maior do que aquela estimada para diversos estados brasileiros no ano de 2020, a exemplo dos estados do Amazonas, Espírito Santo e Paraíba (4,2, 4,1 e 4,0 milhões de habitantes, respectivamente) (IBGE, 2020a).

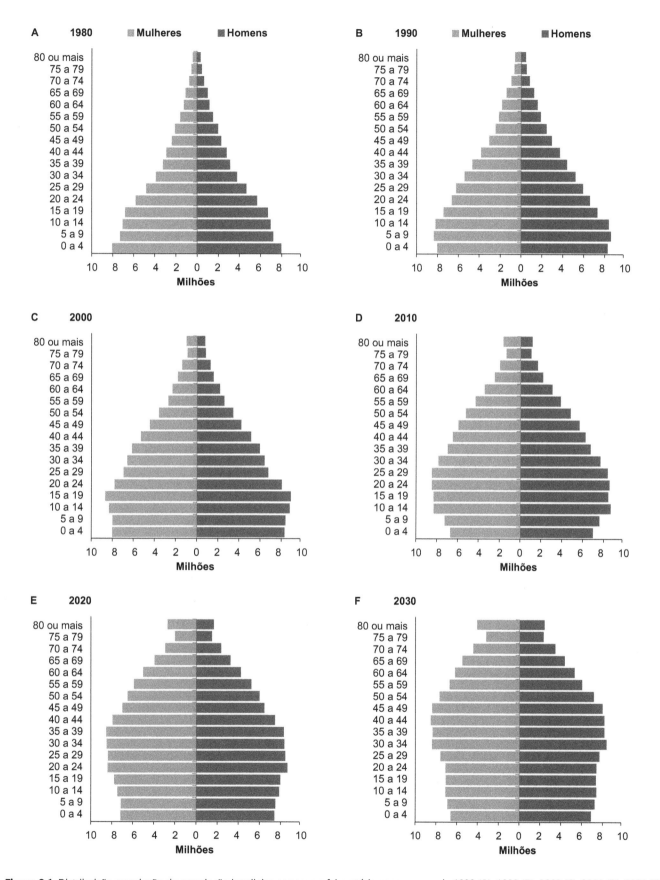

Figura 8.1 Distribuição e projeção da população brasileira por sexo e faixa etária para os anos de 1980 (**A**), 1990 (**B**), 2000 (**C**), 2010 (**D**), 2020 (**E**) e 2030 (**F**). (IBGE – Instituto Brasileiro de Geografia e Estatística. Censos demográficos de 1980, 1990, 2000 e 2010. Disponível em: http://tabnet.datasus.gov.br/cgi/deftohtm.exe?ibge/cnv/popuf.def. Acesso em 12 ago 2022. IBGE – Instituto Brasileiro de Geografia e Estatística. Projeções da população do Brasil e Unidades da Federação por sexo e idade simples: 2010-2060 – atualizado em 09 dez 2020. Disponível em: https://www.ibge.gov.br/estatisticas/sociais/populacao/9109-projecao-da-populacao.html?=&t=resultados. Acesso em 12 ago 2022.)

De acordo com as projeções, a tendência é que a população de idosos continue a aumentar nos próximos anos e continue a crescer até por volta de 2050, quando terá início uma tendência de queda (IBGE, 2020b). Estima-se que, em 2050, mais de 66,3 milhões de brasileiros (28,4% das 232,9 milhões de pessoas que viverão no país) serão idosos com 60 anos ou mais (IBGE, 2020b). A população de idosos será cerca de duas vezes maior do que a população de crianças menores de 15 anos. Embora a transição demográfica em curso no país seja um relevante determinante para o atual estado de saúde-doença da população brasileira, a totalidade de seus efeitos sobre a saúde da população somente será contabilizada nas próximas décadas, quando o envelhecimento da população brasileira atingir seu máximo.

Trabalho

O trabalho é determinante central de saúde das populações humanas e, como tal, a compreensão da conjuntura sociossanitária brasileira atual perpassa a discussão do processo histórico que antecede a formação do mercado de trabalho no país, na medida em que, até o final do século XIX, a produção nacional baseava-se em mão de obra escrava. O processo de escravização do povo negro e indígena no país, entre os séculos XVI e XIX, teve profundas repercussões na identidade do povo brasileiro, assim como na constituição de um mercado de trabalho e suas relações laborais.

Em conjunto, a proibição do tráfico internacional de escravos para o Brasil por meio da Lei Eusébio de Queirós (de 1850), que ampliou o tráfico ilegal e o tráfico interno de escravos, a Lei de Terras (de 1850), que iniciou a organização legal da propriedade privada no Brasil e reforçou a concentração fundiária em grandes latifúndios, o processo de imigração – principalmente europeia – para o Brasil no século XIX e a instituição da Lei Áurea em 1888, que aboliu a escravatura no país, impulsionaram a formação de um mercado de trabalho com profundas desigualdades de oportunidades, marginalização social, trabalhos precários, informalidade e desemprego. Naquele momento ocorriam diversas formas de relações de produção no território nacional, coexistindo relações de servidão e quase assalariamento, em um cenário de profundas desigualdades regionais. A ruptura da estrutura produtiva escravista para um contexto de mão de obra livre e assalariada se deu de maneira muito lenta e paulatina ao longo de várias décadas. Se os imigrantes europeus tinham ofertas de trabalho formal, sobretudo no meio rural, em condições de extrema dificuldade e riscos elevados, a população negra anteriormente escravizada e seus descendentes foram submetidos a condições ainda mais precárias, em situação de extrema vulnerabilidade social (Barbosa, 2003, 2016). Desse modo, por suas características históricas coloniais, percebe-se que houve uma precarização estrutural do trabalho no Brasil, o que impacta profundamente os riscos à saúde até hoje.

Somente a partir da década de 1930, com o início do processo de industrialização nacional e posteriormente com a criação da Consolidação das Leis do Trabalho (CLT), efetiva-se um mercado de trabalho brasileiro, que seguiu se expandindo conjuntamente ao processo de urbanização do país até a década de 1980. Esse período entre 1930 e 1980 foi marcado pelo avanço do processo de industrialização e crescimento exponencial do trabalho assalariado (Barbosa, 2003, 2016). Esse processo de industrialização, entretanto, ocorreu de forma tardia no Brasil, tendo se estruturado a partir de um modelo industrial de produção taylorista-fordista que aliava jornadas de trabalho extenuantes a elevados riscos ocupacionais, desde os físicos, químicos e biológicos, aos ergonômicos e da organização do trabalho. No fim desse período, já a partir da década de 1960/1970, tal conjuntura se confunde com novas formas de precarização do trabalho do período da reestruturação produtiva, implementadas a partir do paradigma pós-fordista/toyotista de produção, que promoveu cada vez maior flexibilização de normas, vínculos trabalhistas, regimes de trabalho e um amplo processo de terceirização e perda de direitos trabalhistas.

Esse processo determinou o perfil epidemiológico das doenças e agravos relacionados com o trabalho no Brasil ao longo das últimas décadas. Nas décadas de 1950 e 1960, as intoxicações exógenas decorrentes do processo produtivo industrial, como a intoxicação por ferro (saturnismo) e outras substâncias químicas, além das dermatoses ocupacionais, eram as doenças mais prevalentes em trabalhadores. A década de 1970 foi marcada pelo grande número de acidentes e mortes em decorrência do trabalho, muitas delas relacionadas com obras de infraestrutura desenvolvidas em condições precárias durante a ditadura militar, tendo o Brasil sido "campeão mundial" de acidentes de trabalho no período (Silva, 2016). Já a década de 1980 foi caracterizada pela grande epidemia de distúrbios musculoesqueléticos relacionados com o trabalho (LER-DORT), além da preponderância de outros agravos relacionados com o trabalho industrial, como a perda auditiva induzida pelo ruído ocupacional (PAIR) (Wünsch-Filho, 2004). As LER-DORT permanecem até hoje como o grupo de doenças mais frequentes em trabalhadores, ocupando o primeiro lugar entre as doenças ocupacionais nos afastamentos e benefícios concedidos pela previdência (Brasil, 2019). Outros agravos, entretanto, também têm crescido entre trabalhadores, como as doenças respiratórias, particularmente a asma ocupacional, os cânceres relacionados com o trabalho e, especialmente, os transtornos mentais, que já são a terceira causa de afastamento do trabalho e muito em breve poderão ocupar a primeira posição (Wünsch-Filho, 2004), algo que já se observa em algumas categorias de trabalhadores, como a de servidores públicos (Leão *et al.*, 2015; Bastos *et al.*, 2018).

A epidemiologia das doenças relacionadas com o trabalho no Brasil se manifesta, no entanto – assim como o próprio mercado de trabalho –, de forma muito desigual. Entre 2012 e 2021 ocorreram 22.954 óbitos por acidente de trabalho no Brasil, representando uma taxa média anual de 6 óbitos a cada 100 mil empregos formais nesse período, a segunda maior do mundo entre os países do G20, atrás somente do México (Smartlab, 2022). A grande maioria desses óbitos ocorre em indivíduos com maior

Capítulo 8 • Problemas de Saúde da População Brasileira e seus Determinantes

vulnerabilidade social, particularmente adultos jovens, negros e com baixa escolaridade (Smartlab, 2022). No ano de 2021 foram mais de 2,5 mil óbitos oficiais e 571,8 mil comunicações de acidente de trabalho (CAT) para a previdência social. Digno de nota, esses dados, embora alarmantes, dão conta apenas das estatísticas do trabalho formal, havendo enorme invisibilidade dos acidentes de trabalho graves entre trabalhadores informais. Esse cenário, além de ferir preceitos éticos e direitos constitucionais básicos, ainda representa uma perda anual de 4% do Produto Interno Bruto (PIB) brasileiro, o equivalente a 300 bilhões de reais em 2020 (Smartlab, 2022).

Já as doenças e acidentes não fatais registrados em 10 anos, entre 2012 e 2021, ultrapassaram 6,2 milhões de casos oficiais, o que representa um gasto de mais de 120 bilhões de reais no período somente para a previdência social (Smartlab, 2022). Esses dados provavelmente ainda são subestimados, uma vez que há enorme subnotificação dos agravos de saúde relacionados com o trabalho. Além disso, o trabalho informal no Brasil ainda é o que garante o sustento financeiro da maior parte da população que trabalha, tendo a informalidade crescido de maneira acentuada ao longo dos últimos anos, especialmente após a Reforma Trabalhista de 2017, que levou o Brasil à "lista suja" da Organização Internacional do Trabalho (OIT) pela violação de resoluções e convenções internacionais (Ilo, 2018; Anamatra, 2019).

É inegável que a evolução das condições e relações de trabalho na história do Brasil, em particular a partir da segunda metade do século XIX, contribuiu substancialmente para redesenhar o perfil epidemiológico das condições de saúde da população brasileira. O impacto das mudanças mais recentes no perfil ocupacional, com o surgimento e o avanço de novas modalidades de trabalho determinadas pelo mundo digital (trabalho em *home office*, de produção de conteúdo para *web* ou ligado a aplicativos), ainda precisa ser mais bem estudado, mas o aprofundamento da precariedade das relações de trabalho associado a essas formas de trabalho tem repercussões físicas e psicossociais. As LER-DORT tendem a permanecer em números elevados e ganhar novas características, determinadas pelo uso excessivo de computadores e celulares. Os transtornos mentais tendem a crescer substancialmente, em função de novos modelos de gestão laboral, que deflagram a ocorrência cada vez maior de assédio moral, intensificação do trabalho e pressão por produtividade (Feijo *et al.*, 2019), em um contexto de conectividade contínua e trabalho em tempo integral. O aumento da informalidade muitas vezes presente no trabalho da era toyotista e particularmente no mundo do trabalho digital pode ainda agravar o já elevado desamparo do sistema de previdência social para situações em que haja impossibilidade de trabalho, seja por adoecimento, seja pelo envelhecimento, o que pode, por sua vez, impactar ainda mais as condições de saúde da população.

Desigualdade social

No final do século passado, após a ditadura civil-militar que perdurou 21 anos (entre 1964 e 1985), o Brasil iniciou um processo de profundas mudanças políticas, econômicas e sociais, as quais foram fundamentais para o estágio de desenvolvimento, crescimento econômico e redução de desigualdades que ocorreu no país até o ano de 2015. O cenário nacional pós-ditadura era de uma grave crise econômica e social, com grande endividamento do Estado, extrema concentração de renda, desemprego e uma hiperinflação que corroía salários e acentuava desigualdades sociais. Em 1988, em virtude de seu processo de redemocratização, o Brasil promulgou sua nova Constituição Federal, que alicerçou as bases político-institucionais de seu Estado Democrático de Direito, garantindo o direito à saúde para todos e tendo como um de seus objetivos a erradicação da pobreza e a redução das desigualdades sociais e regionais.

Em 1989, foram realizadas as primeiras eleições diretas para Presidência da Nova República. No entanto, somente a partir da redução da taxa anual de inflação, com a introdução do Plano Real em 1994, o Brasil alcançou as bases econômicas e políticas que permitiram seu desenvolvimento econômico e social nos anos posteriores. As medidas econômicas implementadas com o Plano Real, que incluíram a substituição da moeda da época, o Cruzeiro Real, pela moeda atual, o Real, foram capazes de reduzir a taxa anual de inflação de 2.500%, em 1993, para 930%, em 1994, e para 22%, em 1995. Naquele momento, em um cenário de estabilidade econômica e equilíbrio fiscal, iniciou-se de forma incipiente a implementação de políticas públicas que possibilitaram a redução de desigualdades, dentre as quais a própria expansão do Sistema Único de Saúde (SUS). Entretanto, foi somente a partir de 2003, no primeiro mandato do governo Lula, que se iniciou uma política econômica sustentada de valorização do salário-mínimo a taxas maiores que as da inflação, aumentando o poder de consumo e o acesso a bens e serviços pela população brasileira.

Além do controle da inflação e da valorização do salário-mínimo, uma forte política de expansão de crédito, um continuado investimento em programas de transferência de renda, a ampliação do acesso à saúde e educação e o aumento na oferta de postos formais de trabalho foram fundamentais para a redução da desigualdade social no país ocorrida nesse período. Em 2003, diferentes programas de transferência de renda existentes foram unificados, sendo criado o Programa Bolsa Família (PBF). Dez anos depois de sua criação, quase 14 milhões de famílias eram beneficiárias do programa (Souza, 2019), número que se manteve estável até 2019. Entre 2003 e 2017, o PBF, considerado o maior programa de transferência de renda do mundo, foi responsável por reduzir em 25% a extrema pobreza e em torno de 15% a pobreza no Brasil (Souza, 2019). Além disso, o programa contava com a atuação articulada com toda a rede de assistência social, uma vez que o recurso era condicionado a ações educacionais e de saúde, o que teve impactos diretos e indiretos na melhoria das condições de vida da população, além de reduzir em torno de 10% a desigualdade social no país (Souza, 2019). Outras ações e políticas de Estado, como o Brasil Carinhoso e o Plano Brasil Sem Miséria, criados em 2012, visavam, ainda, ampliar a redução da pobreza.

Entretanto, a crise econômica e política, que culminou na retirada forçada da presidente Dilma Roussef em 2016, pôs fim à perspectiva de melhoria perene e contínua de redução de desigualdades sociais. Em 2021, o PBF foi extinto para dar lugar ao Auxílio Brasil, um programa que tem trazido questionamentos por parte de pesquisadores da área, já que não preserva a articulação que o PBF tinha com a assistência social, pulveriza o auxílio em diferentes benefícios e não define fontes de financiamento de longo prazo (Guimarães, 2022), além de abrir espaço para financiamento privado, algo que remete a um reforço à caridade e à "refilantropização", em uma concepção que desresponsabiliza o Estado do papel da assistência social.

No que tange à educação, o investimento setorial na área reduziu a frequência de analfabetismo em maiores de 15 anos de 15,5%, em 1995, para 9,7%, em 2009 (Souza, 2012). Para aqueles com idade entre 15 e 24 anos, o analfabetismo caiu de 7,1% para 1,9% no mesmo período (Souza, 2012). O número médio de anos de estudo da população em geral aumentou 42% nesse período, de 5,8 para 8,3 anos (Souza, 2012). Ao longo desse período, o crescimento do acesso à educação se deu em todos os níveis. Assim, de 1995 a 2009, a proporção de brasileiros que completaram a educação primária aumentou de 34,5% para 61,7%; a proporção dos que completaram a educação secundária mais do que dobrou, passando de 20,7% para 44,1%; e a proporção dos que completaram a educação terciária aumentou de 5,6% para 10,2% (Souza, 2012). Tal conjuntura levou à construção do Plano Nacional de Educação (PNE) a partir de 2010, culminando em sua aprovação no ano de 2014. O PNE apresentava 20 metas, incluindo a erradicação do analfabetismo até 2024. Entretanto, o analfabetismo entre os maiores de 15 anos ainda permanecia em 7,2% em 2016 e em 5,8% em 2020 (Educação, 2021), ano em que foi atingida a meta proposta para 2015, com 5 anos de atraso. O cenário de crise política e o agravamento da crise econômica a partir de 2015 inviabilizaram a implementação do PNE, restando um cenário de níveis ainda elevados de analfabetismo e analfabetismo funcional, os quais refletem profundas desigualdades regionais, de raça/cor e de gênero.

A conjuntura econômica da Nova República, particularmente entre os anos de 2003 e 2014, também ajudou a promover a formalização e a criação de novos postos de trabalho. De acordo com o Cadastro Geral de Empregados e Desempregados (CAGED), do Ministério do Trabalho, após um período de retração na década de 1990, o balanço entre o número de assalariados que foram admitidos e desligados de um posto de trabalho com carteira assinada manteve-se positivo, com 13,4 milhões de novos empregos formais criados entre 2004 e 2013 (Saboia, 2014). Apesar de ter ocorrido uma desaceleração da criação de novos empregos formais ao final desse período, o Brasil vivia um momento de estabilidade, com taxas baixas de desemprego entre os anos de 2010 e 2014 (em torno de 5%) (Saboia, 2014), o que chegou a ser discutido como uma situação nacional de pleno emprego (Nicacio, 2014).

Tal cenário sofreu uma mudança brusca a partir de 2015, com o início do segundo mandato da presidente Dilma Roussef, quando o Brasil mergulhou em grave crise econômica, a qual se aprofundou em severa crise política, deflagrando o *impeachment* da presidente e a implementação e aprovação de uma série de normativas e medidas recessivas, com mudanças constitucionais que desregulamentaram o trabalho e limitaram a capacidade de investimento do Estado, precarizando o trabalho e cortando o financiamento da saúde e da educação pública. Salienta-se, neste ponto, a aprovação da Emenda Constitucional 95, que congelou os gastos e investimentos em saúde e educação por 20 anos a partir de 2016, reduzindo em centenas de bilhões de reais o orçamento da Saúde e da Educação nos anos seguintes (Mariano, 2017; Menezes; Moretti & Reis, 2019).

Antes da crise iniciada em 2014/2015, o crescimento econômico e os avanços sociais alcançados até então permitiram que milhões de brasileiros deixassem de viver em extrema pobreza entre a década de 1990 e o início dos anos 2010. De acordo com estimativas do Instituto de Pesquisa Econômica Aplicada (IPEA), a partir de dados das Pesquisas Nacionais por Amostra de Domicílios (PNAD) feitas pelo IBGE, a proporção de pessoas que viviam em extrema pobreza no país decresceu de 13,7% em 1992 para 8,8% em 2002 e para 3,6% em 2012 (IPEA, 2013), alcançando um dos níveis de desigualdade na distribuição de renda mais baixos de sua história. Esse quadro mudou sensivelmente a partir de 2015, tendo se agravado profundamente nos anos posteriores, com o fracasso econômico das medidas implementadas entre 2016 e 2020 e pela crise sanitária mundial decorrente da pandemia de Covid-19.

Apesar dos avanços econômicos e sociais alcançados nas décadas de 1990 e 2000, o Brasil ainda se manteve no período como o quarto país mais desigual da América Latina e Caribe, atrás apenas de Guatemala, Honduras e Colômbia (ONU-HABITAT, 2012) e permaneceu entre os 15 países mais desiguais do mundo (IPEA, 2012a). Atualmente, o Brasil é o segundo país mais desigual dentre os países do G20 (Chancel, 2022), atrás apenas da África do Sul, tendo sido o nono país mais desigual do mundo em 2020. Em 2009, cerca de 37 milhões de brasileiros viviam em situação de pobreza (definida como poder paritário de compra abaixo de US$2,00 por dia) (ONU-HABITAT, 2012), o que representava 21,4% da população (IPEA, 2016). Essa proporção foi reduzida substancialmente até 2014, quando foi atingido o menor percentual de pessoas em situação de pobreza da série histórica do país (13,3%) (IPEA, 2016). Entretanto, a partir de 2015 o cenário piorou drasticamente, tendo havido um crescimento importante do número de habitantes em situação de pobreza, chegando a 26% em 2017 e 25,3% em 2018, representando um total de 52,5 milhões de pessoas (IBGE, 2019). Com a pandemia de Covid-19, a partir de 2020, mais de 10 milhões de pessoas foram alçadas à condição de pobreza, configurando um total de 62,9 milhões de pessoas (quase 30% da população) que viviam com menos do que R$497 por mês em 2021 (Neri, 2022). Ao mesmo tempo, o número de pessoas em situação de extrema pobreza (menos de R$298 por mês) atingiu 33 milhões de brasileiros em 2021, o pior cenário da série histórica (Neri, 2022). Esse cenário faz com que permaneça no país a coexistência de problemas de saúde comuns tanto aos países de baixa e média renda, a exemplo da tuberculose, como aos países desenvolvidos, como as infecções relacionadas à assistência em saúde (IRAS). A piora das condições econômicas e das desigualdades também tem agravado a situação epidemiológica de algumas doenças e levado à (re)emergência de outras, deflagrando uma perspectiva de saúde preocupante e desafiadora para os próximos anos e décadas no Brasil.

PROBLEMAS DE SAÚDE DA POPULAÇÃO BRASILEIRA

Como consequência da urbanização, da criação de um sistema universal e integral de atenção à saúde, dos avanços sociais e do envelhecimento da população, os agravos não transmissíveis e seus fatores de risco ganharam relevância como questões de saúde pública no século XXI. Entretanto, a manutenção de um grande contingente populacional em situação de pobreza faz com que certos problemas de saúde que já foram superados ou controlados em países desenvolvidos ainda persistam no Brasil. A tuberculose talvez seja o melhor exemplo desse tipo de problema de saúde. Além disso, novos agentes infecciosos, como o vírus da zika, o vírus da chikungunya e o vírus causador da Covid-19, emergiram como novas ameaças globais à saúde. A seguir são descritos alguns dos principais problemas de saúde da população brasileira adulta, selecionados com base em sua magnitude e impacto na sociedade. Diferenças regionais e a influência das iniquidades sociais na determinação desses problemas são apontadas quando de interesse.

Doenças infecciosas
Dengue, zika e chikungunya

Nas últimas três décadas, doenças causadas por vírus transmitidos por mosquitos, como a dengue, a zika e a chikungunya, tornaram-se importantes problemas de saúde pública nas regiões tropicais do mundo. No Brasil, epidemias de dengue têm sido registradas de maneira recorrente desde o início da década de 1990. Até o fim de 2021, foram quase 20 milhões de casos da doença notificados no país, a maior parte deles (> 18 milhões) ocorreu a partir do ano 2000 (Figura 8.2) (PAHO, 2022). Já os primeiros casos de chikungunya e zika foram detectados no país em 2014 e 2015, respectivamente, e ambos os vírus se disseminaram rapidamente, causando grandes epidemias no Brasil e em outros países das Américas do Sul e Central (Cardoso et al., 2015, 2017; Ribeiro & Kitron, 2016; Weaver et al., 2016; Aliota et al., 2017; Silva et al., 2019).

A sucessão de epidemias de dengue no Brasil e a emergência da zika e da chikungunya podem ser explicadas por um conjunto de fatores. Primeiro, pela ampla dispersão no território nacional do *Aedes (Stegomyia) aegypti*, principal mosquito transmissor de arbovírus (vírus transmitidos por artrópodes) no meio urbano. O *Ae. aegypti* é um mosquito cosmopolita, cujo hábitat preferencial são áreas com grande concentração de pessoas, o que facilita seu papel como vetor de arbovírus para os humanos. No caso específico da dengue, um fator adicional é a existência de quatro sorotipos do vírus. Como a infecção por um dos sorotipos não confere imunidade duradoura contra os demais sorotipos, passados 3 a 5 anos de uma epidemia de dengue, a população deve estar novamente suscetível aos demais sorotipos e, se um deles for introduzido no local, uma nova epidemia pode ocorrer (Ribeiro et al., 2020). Desde 2010, os quatro sorotipos do vírus da dengue circulam no país, causando epidemias sequenciais. De modo similar, até 2014 a população brasileira não havia sido exposta previamente aos vírus zika e chikungunya, e a ausência de imunidade contra esses vírus na população favoreceu sua rápida disseminação pelo país (Ribeiro et al., 2020). Outro importante determinante para as epidemias por arbovírus tem sido a baixa efetividade dos programas de prevenção e controle das arboviroses (Barreto et al., 2011). Apesar de um investimento anual de aproximadamente R$1,5 bilhão

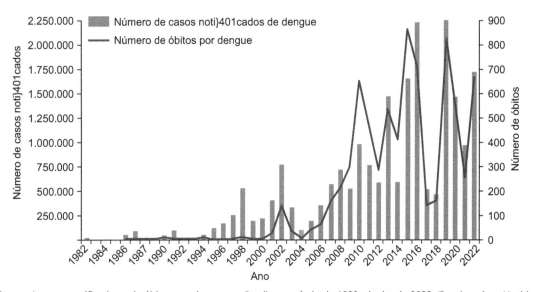

Figura 8.2 Número de casos notificados e de óbitos por dengue no Brasil no período de 1982 a junho de 2022. (Pan American Health Organization. Severe dengue cases and deaths. Cases and deaths for countries and territories of the Americas. Disponível em: https://www3.paho.org/data/index.php/en/mnu-topics/indicadores-dengue-en/dengue-nacional-en/257-dengue-casos-muertes-pais-ano-en.html. Acesso em 26 jun 2022.)

em ações e insumos para o combate ao vetor (estimativa relativa ao ano de 2016) (Teich, 2017), os resultados do Levantamento Rápido de Índices para *Ae. aegypti* (LIRAa), realizado regularmente pelos municípios brasileiros, seguem indicando que centenas de cidades brasileiras apresentam risco ou situação de alerta para surtos de arboviroses (Castro, 2017).

Nem todos os indivíduos infectados por um arbovírus desenvolvem manifestações clínicas, mas aqueles que adoecem costumam apresentar um quadro agudo inespecífico, que dificulta o diagnóstico sem o apoio de exames laboratoriais (Silva *et al.*, 2019). Ainda assim, alguns sinais e sintomas podem sugerir que um dos vírus seja Uma causa mais provável da infecção do que os outros. No caso da dengue, destacam-se: febre de início súbito, cefaleia, mialgia, artralgia, prostração e exantema. A chikungunya se apresenta de forma semelhante à dengue, mas a dor articular costuma ocorrer com mais frequência e ser mais intensa. Já os casos de zika são menos sintomáticos, a febre está ausente ou é baixa, e a queixa mais comum é o exantema, tipicamente pruriginoso. O curso dessas três arboviroses é tipicamente benigno e autolimitado a 5 a 7 dias de sintomas na maioria dos casos.

Entretanto, complicações podem ocorrer. A dengue pode cursar com manifestações hemorrágicas, e formas graves da doença (associadas a hipotensão e choque) podem ser fatais. Embora não haja uma medicação específica para tratamento da dengue, virtualmente todos os óbitos podem ser evitados com diagnóstico precoce e adequada hidratação por via oral ou, se necessário, por via venosa.

A complicação mais frequentemente relacionada com a chikungunya é o surgimento de dores articulares crônicas, que, em alguns casos, podem persistir por anos. Embora o risco dessa complicação varie entre os estudos, estima-se que cerca de 40% dos pacientes não estejam completamente recuperados 3 meses após a infecção (Paixao *et al.*, 2018). Em um estudo realizado em Salvador, Bahia, 153 pacientes que procuraram atendimento médico para sintomas agudos de chikungunya foram acompanhados por contato telefônico e 43% referiram dores articulares por mais de 3 meses; 31% ainda apresentavam dores em contatos realizados aproximadamente 1,5 ano após a infecção (Silva *et al.*, 2021). Já se sabe que sexo feminino e idade maior são fatores de risco para a dor articular crônica da chikungunya, e há evidências indicando que a presença de comorbidades prévias, como hipertensão arterial e artropatia, bem como a intensidade da dor articular na fase aguda da doença também sejam fatores determinantes para cronificação da artralgia (Van Aalst *et al.*, 2017).

Por sua vez, a infecção pelo vírus zika pode ter graves consequências quando ocorre em gestantes, porque o vírus pode ser transmitido para o concepto via transplacentária e o feto pode desenvolver a síndrome congênita do zika (Weaver *et al.*, 2016). Essa síndrome compreende um conjunto de manifestações clínicas, com destaque para as graves lesões neurossensoriais (a exemplo de malformações cerebrais, como microcefalia, alterações visuais e auditivas, hipertonia e contraturas, hiper-reflexia, artrogripose e convulsões) (Kikuti *et al.*, 2018) e consequente atraso no desenvolvimento cognitivo e motor

(Wheeler, 2018). Além das complicações descritas anteriormente, outras apresentações atípicas dessas arboviroses, que são mais raras, porém graves, têm sido relatadas. São exemplos casos de síndrome de Guillain-Barré, meningoencefalite, hepatite e miocardite causados pelos vírus dengue, zika e chikungunya (Acevedo *et al.*, 2017; Li *et al.*, 2017; Bonifay *et al.*, 2018).

Os efeitos teratogênicos do vírus zika só foram conhecidos no segundo semestre de 2015, quando um aumento drástico no nascimento de crianças com microcefalia foi detectado no Nordeste brasileiro, levando o Ministério da Saúde do Brasil e a Organização Mundial da Saúde a declararem estado de Emergência de Saúde Pública de Interesse Nacional e Internacional, respectivamente (Ribeiro & Kitron, 2016). Embora a causa para a epidemia de malformação congênita não fosse inicialmente conhecida, a correlação espaço-temporal com a epidemia de doença exantemática causada pelo vírus zika, que ocorrera no início do mesmo ano na região Nordeste (Cardoso *et al.*, 2015), apontava para uma provável relação entre as duas epidemias (Paploski *et al.*, 2016). Em pouco tempo, as evidências científicas se acumularam, indicando de forma definitiva uma relação causal entre o vírus zika e a síndrome congênita do zika (Rasmussen *et al.*, 2016), e as investigações realizadas por pesquisadores e instituições de pesquisa brasileiras foram fundamentais nesse processo (Brasil *et al.*, 2016; Brasil, 2017; De Araújo *et al.*, 2018). Adicionalmente, investigações sobre os mecanismos de transmissão do vírus demonstraram que ele também pode ser transmitido de forma sexual (Mead, Hills & Brooks, 2018).

A prevenção e o controle das arboviroses urbanas são complexos e dificilmente serão alcançados com uma única intervenção ou política. O desenvolvimento e a produção de vacinas eficazes e seguras constituem um caminho promissor. A avaliação e implementação de estratégias inovadoras de controle vetorial também. Nesse sentido, há grande expectativa quanto ao êxito de intervenções que visem à substituição da população de *Ae. aegypti* por outra com menor competência vetorial (como aquela que carreia bactérias do gênero *Wolbachia*) (Ogunlade *et al.*, 2021). Ainda assim, no entanto, continuará sendo fundamental intervir sobre os determinantes sociais em saúde que produzem condições ambientais favoráveis para o ciclo reprodutivo do mosquito vetor. É premente que melhoremos as condições de saneamento básico, fornecendo abastecimento regular de água potável, eficiência na gestão de resíduos sólidos e limpeza urbana, coleta e tratamento de esgoto e drenagem e manejo de águas pluviais. Tais avanços sanitários são críticos para diminuir a oferta de água e abrigo para o *Ae. aegypti* e reduzir a transmissão de arbovírus no meio urbano.

Covid-19

A pandemia de Covid-19 (*coronavirus disease*, 2019) impôs uma série de desafios à saúde pública global ante a necessidade de organizar ações de vigilância para monitoramento, prevenção e controle da transmissão do vírus causador da doença (SARS-CoV-2 – *Severe Acute*

Capítulo 8 • Problemas de Saúde da População Brasileira e seus Determinantes

Respiratory Syndrome Coronavirus-2). Além disso, gerou uma enorme demanda assistencial, que esgotou a capacidade de serviços de saúde em diferentes partes do mundo. No Brasil não foi diferente, como veremos a seguir. Esta seção tem como objetivo descrever aspectos epidemiológicos relacionados com o enfrentamento da pandemia de Covid-19 (tendo como foco o cenário do Brasil) e apresentar perspectivas futuras em relação à pandemia.

A Covid-19 emergiu na China, no início de dezembro de 2019, de onde rapidamente disseminou-se para outros países, levando a um crescimento exponencial no número de casos e óbitos pela doença. Quando, no fim de fevereiro de 2020, os primeiros casos de Covid-19 foram confirmados no Brasil (Figura 8.3A), já se passara quase 1 mês que a Organização Mundial da Saúde (OMS) havia declarado que a situação em curso constituía uma Emergência de Saúde Pública de Importância Internacional (ESPII) (WHO, 2020c). Pouco depois, em 11 de março de 2020, a OMS declarou que o mundo enfrentava uma pandemia de Covid-19 (WHO, 2020a). Naquele momento, o número de casos confirmados globalmente alcançava a marca de 128,4 mil. Apesar da resposta da OMS e da adoção de medidas para controlar a propagação viral, a exemplo do isolamento de casos, da quarentena de contatantes de casos e da restrição da circulação de pessoas, a dispersão do vírus seguiu seu curso e nos primeiros dias de abril o número de casos de Covid-19 confirmados laboratorialmente já alcançava mais de um milhão em 180 países, e o número de óbitos pela doença suplantava a casa dos 50 mil (WHO, 2020b).

Entre a identificação dos primeiros casos da Covid-19 e o mês de julho de 2022, 574 milhões de casos e 6,3 milhões de óbitos pela doença foram registrados em todo o mundo (WHO, 2022). No mesmo período, o Brasil registrou 33,9 milhões de casos e 679 mil óbitos (Brasil, 2022d). Digna de nota, a distribuição temporal dos casos e óbitos no período não se deu de maneira homogênea, mas seguiu um padrão em ondas, com os picos no número de casos registrados representando o período de maior transmissão viral (Figura 8.3A). Esses picos foram fortemente influenciados pela introdução de novas variantes de SARS-CoV-2, pelo nível de suscetibilidade da população e pela imunidade individual e de grupo proporcionada pelo uso de vacinas contra a Covid-19. Em virtude do tamanho continental do Brasil, os picos no número de casos nem sempre ocorreram de modo simultâneo nas diferentes regiões, estados e municípios do país, e a magnitude e o impacto alcançado em cada localidade também foram diversos.

O enfrentamento da pandemia de Covid-19 no Brasil foi marcado por embates e dissensos no campo político e sanitário que acabaram se refletindo nas ações de prevenção e assistência aos casos de Covid-19. Algumas das divergências ocorreram internamente ao Governo Federal, entre a Presidência e o Ministério da Saúde, e tiveram como consequência sucessivas substituições dos ministros da Saúde. Entre o início da pandemia e o mês de julho de 2022, quatro ministros diferentes ocuparam o cargo, com os dois primeiros permanecendo pouco tempo à frente da pasta após o início da pandemia por explícitas diferenças

com a Presidência. Desentendimentos entre a Presidência e alguns governos estaduais também foram frequentes. Enquanto a Presidência tinha um discurso contrário às medidas de isolamento social e de uso de máscaras faciais e defendia o uso de medicações cujas evidências científicas indicavam não serem efetivas (como a cloroquina e o *kit covid*), a maioria dos governos estaduais acompanhava as recomendações da OMS, orientando o uso de máscaras, a adoção do trabalho remoto e a suspensão de atividades não essenciais.

Nesse contexto de disputas, o estado do Amazonas vivenciou a situação mais dramática durante a pandemia de Covid-19 no Brasil (Lavor, 2021). Em janeiro de 2021, o estado apresentou número recorde de novos casos da doença, e o sistema de saúde não foi capaz de comportar a demanda, entrando em colapso. Os hospitais de Manaus ficaram desabastecidos de oxigênio, levando à necessidade de remoção de pacientes para outras localidades e instalando uma situação de caos na cidade. Embora seja impossível determinar qual teria sido a evolução clínica dos pacientes que precisavam de oxigênio caso tivessem recebido a assistência necessária, é certo que a ausência do insumo abreviou a vida de muitos.

A vacinação contra Covid-19 também suscitou embates no Brasil, principalmente na fase inicial das campanhas. Houve demora do Ministério da Saúde, que à época já atuava alinhado à Presidência, na negociação para aquisição de vacinas, e a distribuição de vacinas para estados e municípios seguiu um fluxo lento nos primeiros meses da campanha de vacinação. A vacinação teve início em 17 de janeiro de 2021, e 6 meses depois 15,8% da população havia completado o esquema de vacinação (43,1% com ao menos uma dose da vacina) (Data, 2022). Doze meses após o início da vacinação, 68,7% da população tinham vacinação completa (78,1% com ao menos uma dose da vacina), e 18 meses depois, em 17 de julho de 2022, 79,2% haviam completado a vacinação (86,3% com ao menos uma dose da vacina) (Data, 2022). O retardo da vacinação no início da campanha contribuiu para os recordes nos números de óbitos por Covid-19 entre março e junho de 2021 (Figura 8.3B). Por outro lado, o avanço na imunização a partir do segundo semestre de 2021 impediu que o período de maior registro de casos de Covid-19 no Brasil, entre janeiro e fevereiro de 2022, fosse acompanhado de elevação da mesma magnitude no número óbitos (Figura 8.3A e B). O efeito protetor da vacina em relação à prevenção de formas graves e óbitos por Covid-19 também ficou evidente durante a quarta onda de transmissão do SARS-CoV-2 no Brasil, entre junho e julho de 2022, quando o número de óbitos foi relativamente pequeno diante do número de casos da doença (Figura 8.3A e B).

A proteção contra formas graves da doença por meio da vacinação tem delineado um novo cenário epidemiológico para a Covid-19 no Brasil e no mundo. Embora o número de casos da doença ainda seja elevado e apresente períodos de pico, como os observados entre janeiro e fevereiro e entre junho e julho de 2022 (Figura 8.3A), o coeficiente de mortalidade reduziu substancialmente, em especial entre aqueles vacinados, quando comparados

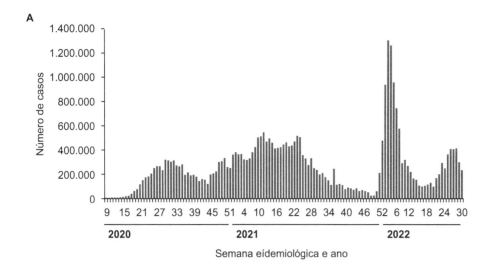

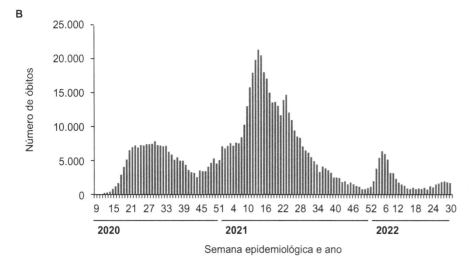

Figura 8.3 Distribuição temporal por semana epidemiológica do número de casos (**A**) e do número de óbitos (**B**) por Covid-19 no Brasil, entre 25 de fevereiro de 2020 e 31 de julho de 2022. (Brasil. Ministério da Saúde. Secretaria de Vigilância em Saúde. Painel de casos de doença pelo coronavírus 2019 [Covid-19] no Brasil pelo Ministério da Saúde. V2.0. Disponível em: https://covid.saude.gov/. Acesso em 03 ago 2022.)

aos não vacinados (G1-SP, 2022; Lewis, 2022; Nishioka, 2022). Essas características sugerem que o padrão epidemiológico da Covid-19 esteja gradualmente se direcionando para o de uma doença endêmica, com picos epidêmicos, em geral associados à introdução de novas variantes ou à redução da imunidade proporcionada pelas vacinas com o passar do tempo. É provável que o uso de doses vacinais de reforço seja necessário para manter a proteção individual e coletiva até que tenhamos vacinas que promovam respostas imunes mais duradouras e capazes de proteger de maneira universal contra as diferentes variantes circulantes e emergentes. O uso de máscaras faciais, principalmente nos ambientes fechados e em períodos epidêmicos, também deverá permanecer como importante medida de prevenção.

HIV/AIDS

Os primeiros casos de síndrome da imunodeficiência adquirida (AIDS) no Brasil foram identificados na Cidade de São Paulo, no início da década de 1980. Desde então, a transmissão do vírus da imunodeficiência humana (HIV) ganhou todo o país e, entre 1980 e 2020, 1,03 milhão de casos de AIDS haviam sido notificados no Brasil (Brasil, 2021c). Na primeira década após a detecção do vírus no Brasil, a transmissão do HIV se deu predominantemente por relações sexuais entre pessoas do mesmo sexo e pelo uso de drogas intravenosas (Figura 8.4). Nos anos seguintes, a transmissão sexual do HIV entre heterossexuais cresceu gradativamente, passando de 9% dos casos notificados (com informação disponível sobre a provável forma de aquisição da infecção) entre 1981 e 1985 para 69% entre 2006 e 2010 (Brasil, 2021g). Mas o aumento na transmissão do HIV por via heterossexual foi interrompido na última década e, entre 2016 e 2020, esse grupo representou 61% dos casos notificados. Em contrapartida, a partir de meados dos anos 2000, a aquisição do HIV por meio de relações sexuais homoafetivas voltou a aumentar e, entre 2016 e 2020, essa forma de transmissão respondia por 28% dos casos notificados, frequência que não era observada desde 1989.

Como consequência da gradual "heterossexualização" da epidemia de AIDS no Brasil ocorrida até o fim da primeira década deste século, a razão do número de casos notificados entre homens e mulheres decresceu de 19,2:1 entre 1981 e 1985 para 1,5:1 entre 2001 e 2010, razão que

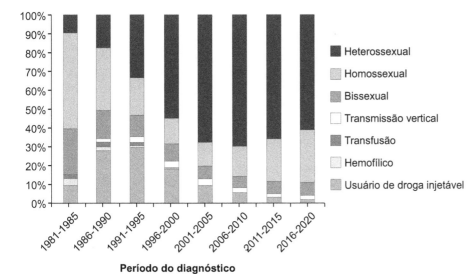

Figura 8.4 Provável modo de aquisição da infecção pelo HIV, em percentual relativo ao total de casos de AIDS notificados e com dados disponíveis - Brasil, 1981 a 2020. (Brasil. Ministério da Saúde. Secretaria de Vigilância em Saúde. Departamento de Doenças de Condições Crônicas e Infecções Sexualmente Transmissíveis. Casos de AIDS notificados no SINAN, declarados no SIM e registrados no SISCEL/SICLOM, segundo capital de residência por ano de diagnóstico. Brasil, 1980-2021. Disponível em: https://www.2.aids.gov.br/cgi/deftohtm.exe?tabnet/br.def. Acesso em 10 jul 2022.)

voltou a aumentar, alcançando 2,3:1 entre 2016 e 2020 (Brasil, 2021g). Outras importantes mudanças no padrão epidemiológico do HIV/AIDS no Brasil ocorreram a partir da década de 1980 até os dias de hoje. Se no início da epidemia os casos se concentravam nas capitais e grandes centros urbanos, hoje há casos registrados por todo o país, inclusive nos municípios de pequeno porte. Além disso, houve um grande crescimento na transmissão do HIV entre as camadas sociais mais vulneráveis.

Como estratégia de enfrentamento da epidemia de HIV/AIDS no Brasil, ainda na década de 1980 foi criado o Programa Nacional de Doenças Sexualmente Transmissíveis (DST) e AIDS, considerado internacionalmente como um exemplo de sucesso na integração de estratégias de vigilância, prevenção, cuidado médico e tratamento de portadores do HIV/AIDS. O êxito desse programa tem relação direta com o contexto em que surgiu: um momento de redemocratização do país, de força dos movimentos sociais e de consolidação do SUS. Um dos marcos desse programa ocorreu em 1996, com a disponibilização pelo SUS do tratamento antirretroviral, com múltiplas classes de drogas, denominado terapia antirretroviral altamente ativa (do inglês, *Highly Active Anti-Retroviral Therapy* [HAART]). O uso combinado de drogas antirretrovirais é efetivo em suprimir a replicação viral no organismo, possibilitando a recuperação do sistema imune e prevenindo o surgimento de doenças oportunistas. Desde sua introdução, o número de pacientes que receberam gratuitamente esses medicamentos cresceu continuamente no país. Em 2013, o Brasil novamente se destacou, tornando-se um dos primeiros países do mundo a ampliar o protocolo de tratamento com drogas antirretrovirais, deixando de condicionar o início do tratamento à situação clínica e/ou imunológica do paciente e passando a recomendar o início imediato das medicações para todos os portadores do vírus (Brasil, 2018). Em 2020, estimava-se que cerca de 924 mil pessoas vivessem com HIV no Brasil, 71,0% das quais estavam em tratamento antirretroviral (UNAIDS, 2022). Digno de nota, 10 anos antes, em 2010, o percentual de pessoas com HIV que estavam em uso de antirretrovirais era de 55,5% (UNAIDS, 2022). A ampliação na cobertura do tratamento pelos portadores do HIV é importante porque a adesão aos medicamentos reduz não somente a morbimortalidade associada à infecção, mas também é capaz de diminuir a transmissão do vírus.

Além da política de acesso aos antirretrovirais, uma robusta estratégia para prevenção da transmissão do HIV foi implementada, combinando ações de comunicação para fomento ao sexo seguro e uso regular de preservativos, testagem e diagnóstico precoce da infecção pelo HIV e diagnóstico oportuno e tratamento adequado de outras infecções sexualmente transmissíveis. O Brasil adotou ainda a distribuição de profilaxias pós-exposição (PEP, do inglês *Post-Exposure Prophylaxis*) e pré-exposição ao HIV (PrEP, do inglês *Pre-Exposure Prophylaxis*). Como consequência direta da combinação dessas ações, a taxa de detecção de AIDS, que vinha em contínua ascensão durante toda a década de 1990, alcançou relativa estabilização na primeira década do século XXI, com pico de 22,3 casos por 100 mil habitantes em 2011 (Brasil, 2021c). Desde então, essa taxa vem caindo, atingindo 18,0 e 14,1 casos por 100 mil habitantes em 2019 e 2020, respectivamente, embora parte da redução observada em 2020 possa estar relacionada com a subnotificação de casos em razão da sobrecarga dos serviços de saúde causada pela pandemia de Covid-19 (Brasil, 2021c)

Logo após a introdução do tratamento antirretroviral altamente ativo, em 1996, o coeficiente de mortalidade bruto por AIDS, que vinha em ascensão no país, apresentou decréscimo acentuado e se manteve relativamente estável do fim da década de 1990 até 2016 (em torno de 6,0 a 6,4 óbitos para cada 100 mil habitantes – Figura 8.5) (Brasil, 2011e, 2021h). Entre 2017 e 2020, uma nova tendência de queda na mortalidade foi observada, o que pode ter sido efeito da adoção do protocolo de tratamento imediato para todos os portadores da infecção, independentemente do estado imunológico e clínico. Entretanto, importantes diferenças regionais na mortalidade por AIDS persistem no país (Figura 8.5).

Apesar dos enormes avanços e do reconhecimento internacional no enfrentamento da epidemia de HIV, o

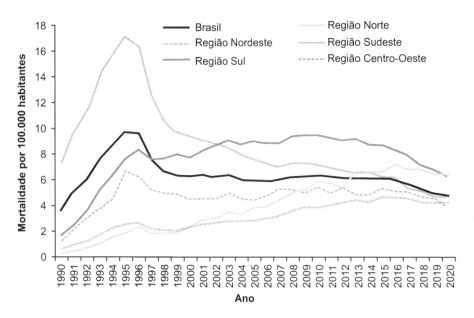

Figura 8.5 Coeficiente de mortalidade anual bruto por AIDS no Brasil e suas regiões, 1990-2020. (Brasil. Ministério da Saúde. Secretaria de Vigilância em Saúde. Departamento de Condições Crônicas e Infecções Sexualmente Transmissíveis. Disponível em: https://indicadores.aids.gov.br/ e https://tabnet.datasus.gov.br/cgi/deftohtm.exe?idb2011/c14.def. Acesso em 11 jul 2022.)

Brasil ainda tem enormes desafios para enfrentar no controle do HIV/AIDS. Um exemplo é o crescimento na taxa de detecção de AIDS na população masculina com idade de 15 a 24 anos entre 2010 e 2020 (Brasil, 2021c). Esse grupo demográfico foi o único que apresentou aumento na detecção de AIDS no período, contrariando a tendência geral de queda. No mesmo período, a população masculina com idade entre 25 e 29 anos se tornou aquela com maior taxa de detecção de AIDS no país, suplantando a faixa etária de 30 a 44 anos, que era a de maior risco em 2010 (Brasil, 2021c). Em conjunto, esses achados sugerem que a transmissão do HIV vem ganhando terreno entre a população mais jovem, que nasceu após o início da década de 1990 e não vivenciou os primeiros anos da epidemia. Outros desafios incluem a crise econômica e o desmonte do SUS, bem como o avanço de uma pauta conservadora no país, que refuta o diálogo sobre sexualidade e questões de gênero e defende valores de uma família tradicional (Almeida, Ribeiro & Bastos, 2022). Além disso, a heterogeneidade regional e intermunicipal nas ações de prevenção, atenção e cuidado permanece, e problemas como diagnóstico tardio da infecção e dificuldade de adesão ao tratamento, sobretudo entre aqueles socialmente mais vulneráveis, ainda respondem por elevada frequência das hospitalizações e óbitos associados à AIDS no país.

Tuberculose

A tuberculose é uma doença de transmissão aérea causada pela bactéria *Mycobacterium tuberculosis*. Embora seja uma doença prevenível e curável em praticamente 100% dos casos por meio do uso de antibióticos específicos, a tuberculose persiste como problema de saúde pública global. O controle da transmissão da doença depende da execução de políticas públicas de saúde sabidamente efetivas, que incluem busca ativa de casos, diagnóstico precoce e tratamento clínico apropriado dos pacientes (Frieden, 2002). Adicionalmente, é necessário que essas ações sejam adequadamente coordenadas entre os diversos setores de saúde, incluindo a atenção básica e a especializada e a vigilância epidemiológica, bem como com setores externos ao campo da saúde, a exemplo dos órgãos de assistência social.

Entre a última década do século XX e a primeira do século XXI, o Brasil apresentou avanços no controle da tuberculose. A incidência da doença no país reduziu de 51,8 casos por 100 mil habitantes em 1990 para 47,8 por 100 mil habitantes em 2000 e para 37,6 por 100 mil habitantes em 2010 (Brasil, 2011c). Essa tendência de queda seguiu até 2016, mas a partir daí a incidência da doença voltou a aumentar, retornando a um patamar semelhante ao de 2010 (incidência de 37,4 casos por 100 mil habitantes em 2019) (Brasil, 2021d). No ano 2020 houve uma queda acentuada na incidência da doença no Brasil (31,6 casos por 100 mil habitantes), mas essa redução possivelmente está relacionada com dificuldades no diagnóstico e registro de casos da doença em função da emergência da pandemia de Covid-19 (Souza et al., 2022). Seguindo tendência similar, a mortalidade por tuberculose no Brasil decresceu de 3,6 óbitos por 100 mil habitantes em 1990 para 2,4 óbitos por 100 mil habitantes em 2010 (Brasil, 2011d), mas nos anos seguintes houve pouca variação e o coeficiente de mortalidade em 2019 foi de 2,2 óbitos por 100 mil habitantes (Brasil, 2021d). Somente no ano de 2019 foram registrados 66.819 novos casos e 4.532 (6,8%) óbitos por tuberculose no Brasil.

Em 2014, a Assembleia Mundial de Saúde endossou a implementação da estratégia proposta pela OMS de um mundo livre da tuberculose até 2035 (WHO, 2015). Alinhado a esse compromisso, em 2021 o Brasil atualizou o Plano Nacional pelo Fim da Tuberculose, de 2017, com o objetivo de nortear as estratégias para o período 2021-2025 (Brasil, 2021b). As metas previstas para o país incluem a redução até 2035 no coeficiente de incidência da tuberculose para menos de 10 casos por 100 mil habitantes e no número de mortes pela doença para menos de 230 por ano. Entretanto, a relativa estabilização ou mesmo a piora dos indicadores de incidência e mortalidade da tuberculose no Brasil no decênio 2010-2020 e a crise

Capítulo 8 • Problemas de Saúde da População Brasileira e seus Determinantes

econômica e social imposta pela pandemia de Covid-19 e agudizada com a invasão da Ucrânia pela Rússia sugerem que o Brasil enfrentará muitos desafios para atingir os objetivos propostos. Cabe salientar que a disponibilidade de recursos materiais e humanos para ações de vigilância, assistência e cuidado não é igual em todo o país. Em geral, os municípios de pequeno porte sofrem com o acesso menor aos serviços de saúde que as capitais e os centros urbanos de maior porte. Além disso, diferenças socioeconômicas tanto no nível individual como no nível contextual da comunidade de residência dentro de uma cidade determinam a chance de aquisição da tuberculose, sugerindo que para reduzir a transmissão da doença no Brasil será necessário melhorar a distribuição de renda e reduzir as desigualdades sociais entre as pessoas e entre as comunidades (De Alencar Ximenes *et al.*, 2009).

Ademais, a epidemia de HIV/AIDS, que causou um aumento temporário na incidência da tuberculose no Brasil durante a década de 1980, ainda tem repercussões em virtude da dificuldade de prevenção e controle da tuberculose entre os portadores de HIV/AIDS. É fundamental que se fortaleça a articulação das atividades de vigilância, prevenção, assistência e cuidado para o enfrentamento conjunto do HIV/AIDS e da tuberculose. Além disso, a estratégia de tratamento supervisionado precisa ser expandida para prevenir o abandono de tratamento, aumentar as taxas de cura e prevenir a ocorrência de resistência do *Mycobacterium tuberculosis* às drogas utilizadas no tratamento inicial da doença. Por fim, é necessário melhorar as ações de rastreamento, diagnóstico, profilaxia, tratamento e cuidado em grupos específicos, como as populações indígenas, a população privada de liberdade, a população em situação de rua, os imigrantes e os dependentes de álcool e outras drogas, que apresentam elevada vulnerabilidade social e risco maior de desenvolvimento da tuberculose em comparação à população geral.

Infecções relacionadas à assistência à saúde

Infecção relacionada à assistência à saúde (IRAS) é a expressão utilizada para definir uma grande variedade de infecções adquiridas por pacientes durante a atenção e o cuidado prestados por instituições e profissionais de saúde, seja durante um internamento, seja em um ambiente não hospitalar de assistência à saúde. As IRAS podem ser causadas por diferentes patógenos, como bactérias, vírus e fungos, e podem atingir qualquer parte do corpo humano, mais comumente o trato respiratório, o trato urinário, a corrente sanguínea e um sítio cirúrgico. Para que uma infecção adquirida no ambiente hospitalar possa ser considerada uma IRAS, o primeiro elemento necessário para definição da presença da infecção, como um sinal, sintoma ou resultado de um exame, deve estar presente após o segundo dia de internação. Caso tal elemento apareça antes desse prazo, considera-se que a infecção estava presente à admissão.

É inegável a contribuição dos avanços na área médica e da saúde para promoção e recuperação da saúde, bem como para prevenção, diagnóstico e tratamento de diferentes agravos. Entretanto, muitos desses avanços carreiam o risco de IRAS. O uso de tecnologias para suporte respiratório, a exemplo da ventilação mecânica, aumenta substancialmente o risco de desenvolvimento de pneumonia. O uso de um cateter vesical (sonda colocada na bexiga através da uretra com o objetivo de drenar a urina) por longos períodos aumenta o risco de contaminação da urina por bactérias em cerca de 3% a 7% para cada dia de uso do cateter, de modo que após 1 mês de uso praticamente 100% dos pacientes terão bactérias presentes na urina e uma fração deles terá desenvolvido infecção do trato urinário (CDC, 2019). Da mesma maneira, o uso de cateteres venosos, sobretudo os centrais, colocados em grandes vasos sanguíneos, a exemplo da veia jugular interna e da veia subclávia, aumenta significativamente o risco de infecções de corrente sanguínea. Tratamentos imunossupressores, utilizados no tratamento de neoplasias, doenças hematológicas e na prevenção à rejeição de transplantes, também aumentam o risco de aquisição de IRAS.

Como o desenvolvimento e o uso de novas tecnologias invasivas e terapêuticas continuam a crescer, as agências sanitárias têm expressado sua preocupação com as IRAS como um problema de saúde pública e, por isso, estratégias de prevenção têm sido adotadas. No Brasil, as políticas para controle das IRAS começaram a ganhar corpo em 1983, com a publicação pelo Ministério da Saúde da Portaria 196, que determinou a obrigatoriedade da existência de uma Comissão de Controle de Infecção Hospitalar (CCIH) em todos os hospitais do país. Outras portarias, resoluções e notas técnicas foram subsequentemente publicadas, definindo a obrigatoriedade e os critérios diagnósticos para notificação das IRAS no Brasil, estabelecendo os indicadores epidemiológicos e as ações de vigilância epidemiológica a serem usados para monitoramento, prevenção e controle das IRAS e orientando a organização e as competências das CCIH e do Programa Nacional de Prevenção e Controle de Infecções Relacionadas à Assistência à Saúde (PNPCIRAS) (Padoveze & Fortaleza, 2014; ANVISA, 2021a, 2021b). Essa normatização promoveu avanço significativo no registro e controle das IRAS no Brasil, como evidenciado pelas avaliações nacionais dos indicadores de IRAS e resistência microbiana (RM), que apresentam os indicadores nacionais das infecções primárias de corrente sanguínea, infecções do trato urinário e pneumonias associadas à ventilação mecânica em unidades de terapia intensiva (UTI) para adultos, pediátricas e neonatais no Brasil desde 2012 (ANVISA, 2020). Os resultados dessas avaliações indicam que entre 2012 e 2020 houve uma progressiva melhora na regularidade das notificações pelos hospitais e também uma redução nas taxas de incidência dessas infecções.

Apesar dos avanços, o impacto das IRAS permanece grande em todo o país. Um estudo multicêntrico realizado em 152 hospitais das cinco regiões do Brasil entre 2011 e 2013 investigou a presenças de IRAS em 6.520 pacientes hospitalizados por mais de 48 horas e identificou uma prevalência de IRAS de 10,8%, com pequena variação entre as regiões do país (Fortaleza *et al.*, 2017). Entretanto, a prevalência foi bem maior quando foram considerados apenas os pacientes hospitalizados em UTI ou em enfermarias consideradas de alto risco (29,1% e 16,8%, respectivamente). Como esperado, pacientes nos extremos etários (< 1 ano de idade – em particular < 28 dias de idade – e ≥ 65 anos), que faziam uso de cateter vesical, ventilação mecânica ou cateter venoso central e que haviam realizado cirurgias previamente apresentaram as maiores prevalências de IRAS. Outro estudo, que investigou IRAS em 761 pacientes hospitalizados por pelo menos 48 horas em três grandes hospitais do Brasil no ano de 2016, encontrou uma prevalência de IRAS similar, de 7,1% (Huerta-Gutierrez *et al.*, 2019). Já um estudo que avaliou a frequência de IRAS em 28 UTI de Minas Gerais em 2016 identificou que, dos 303 pacientes hospitalizados em UTI por mais de 48 horas, 51,2% apresentavam uma IRAS, 79,4% delas adquiridas durante a internação na UTI (Braga *et al*, 2018).

Leishmaniose visceral

A leishmaniose visceral, também conhecida como calazar, é uma doença infecciosa tipicamente endêmica de áreas rurais do Brasil. A infecção se dá por via vetorial, por intermédio de mosquitos do gênero *Lutzomyia* (flebotomíneos), que transmitem o protozoário *Leishmania infantum* (*L. chagasi* é considerado sinônimo) de reservatórios animais (cães, raposas e pequenos mamíferos) infectados para os humanos. A partir da década de 1980, surtos de leishmaniose visceral começaram a ser registrados nas periferias de áreas urbanas e, desde então, a leishmaniose visceral se estabeleceu em regiões metropolitanas de diversas regiões do país. Os motivos para a emergência de um padrão epidemiológico urbano da leishmaniose visceral não são claros, mas possivelmente incluem mudanças na ecologia e biologia do vetor, a intensa migração rural-urbana, o crescimento rápido e não planejado das regiões periféricas e semirrurais dos centros urbanos, a pobreza e a desnutrição (Costa, 2008; Maia-Elkhoury *et al.*, 2008).

Entre 2001 e 2020, 70,1 mil casos de leishmaniose visceral foram registrados no Brasil, uma média de 3,5 mil casos por ano com pequena flutuação anual, indicando um padrão endêmico de ocorrência no país (Brasil, 2021i, 2021k). Nesse período foram registrados 4,8 mil óbitos entre os casos da doença, o que equivale a uma letalidade média de 8,7%, considerando todos os casos registrados, e de 10,1%, considerando apenas os casos com registro sobre evolução clínica (Brasil, 2021i, 2021k). Digno de nota, entre 1991 e 1995, mais de 90% dos casos de leishmaniose visceral registrados eram procedentes da região Nordeste (Brasil, 2011b). Mas, a partir da segunda metade da década de 1990, a proporção dos casos notificados procedentes da região Nordeste decresceu, alcançando 50,1% em 2010, enquanto a dos casos procedentes das regiões Sudeste, Norte e Centro-Oeste aumentou, alcançando, respectivamente, 21,2%, 19,0% e 9,4% dos casos registrados nesse ano (Brasil, 2021i). De 2010 a 2020, esse padrão se manteve, com os casos provenientes das regiões Nordeste, Sudeste, Norte e Centro-Oeste representando, respectivamente, 56,3%, 17,5%, 17,6% e

8,0%. Cabe ressaltar que o aumento relativo na ocorrência de casos de leishmaniose visceral nas regiões Sudeste, Norte e Centro-Oeste não se deveu a uma redução no número de casos registrados na região Nordeste, mas sim a um aumento real na incidência da doença em outras regiões do país. A manutenção de níveis endêmicos da leishmaniose visceral no Brasil indica que as ações de prevenção e controle, direcionadas ao controle dos reservatórios domésticos e do vetor, têm sido pouco efetivas e precisam ser reavaliadas. Diante desse cenário, é necessário que sejam priorizados o desenvolvimento e a incorporação de novos testes diagnósticos para uso em humanos e cães, bem como a avaliação de novas abordagens terapêuticas e de intervenções para vigilância e controle do vetor e dos reservatórios do parasita, em especial no meio urbano (Maia-Elkhoury *et al.*, 2008; Sasidharan & Saudagar, 2021).

Leptospirose

A leptospirose é um exemplo de doença que emergiu nos centros urbanos do Brasil em decorrência do rápido processo de urbanização iniciado no século passado. Com o intenso afluxo de emigrantes da zona rural, grande parte das cidades brasileiras, sobretudo as capitais, cresceu de maneira desordenada em direção a áreas periféricas. Mesmo quando os investimentos governamentais estiveram presentes, na maioria das vezes eles não foram suficientes para criar os serviços públicos e a infraestrutura sanitária necessários para atender a nova demanda populacional dos centros urbanos. Comunidades carentes e favelas surgiram e cresceram, produzindo áreas densamente povoadas, sem sistemas formais de captação e destino da água de esgoto e pluvial e com coleta de lixo deficiente. Esse novo cenário urbano promove condições adequadas para proliferação de ratos, os principais disseminadores da bactéria causadora da leptospirose no ambiente urbano, e favorece a exposição humana a situações de risco para infecção.

As bactérias do gênero *Leptospira* causadoras da leptospirose são transmitidas para os humanos mediante contato da pele não íntegra ou de tecido mucoso com água ou solo contaminado por espécies patogênicas de leptospira. Mais raramente, pode ocorrer infecção em razão da manipulação e contato direto com animais infectados. Após um período médio de 7 a 14 dias de incubação, a infecção pode manifestar-se clinicamente como doença febril aguda autolimitada ou progredir para doença grave, com comprometimento das funções renais e hepáticas e possibilidade de sangramentos. A letalidade para os pacientes que apresentam as formas graves da doença é elevada (10% a 15%) e pode superar os 50% em pacientes que desenvolvem hemorragia pulmonar.

De janeiro de 2001 a dezembro de 2020, 71,2 mil casos de leptospirose foram notificados no Brasil (cerca de metade nos últimos 10 anos: 35.889 casos) (Brasil, 2021j, 2021l). Nesse período, 7,2 mil óbitos por leptospirose foram registrados, o que representa uma letalidade média de 11,1% entre os casos com registro sobre evolução clínica (Brasil, 2021j, 2021l). Considerando os casos registrados

Capítulo 8 • Problemas de Saúde da População Brasileira e seus Determinantes

no Brasil nos últimos 10 anos (2011 a 2020), observa-se que 79,5% deles eram do sexo masculino e 72,5% tinham idade entre 20 e 59 anos (Brasil, 2021j). A maior frequência da leptospirose nessa faixa etária indica o potencial de impacto da doença para a sociedade por atingir predominantemente indivíduos em idade produtiva.

Embora as estatísticas atuais sobre a leptospirose no Brasil não apontem para uma redução em sua magnitude, é razoável acreditar que seja possível alcançar uma redução substancial na carga da doença a partir de intervenções urbanas que melhorem os sistemas de esgotamento sanitário, de drenagem de água pluvial e de coleta de lixo das cidades brasileiras. Adicionalmente, será necessário manter os investimentos para reduzir a pobreza, distribuir renda e aumentar a escolaridade dos brasileiros, já que evidências científicas sugerem que aspectos sociais influenciam o risco de infecção independentemente das questões ambientais (Reis *et al.*, 2008; Felzemburgh *et al.*, 2014).

Doenças crônicas não transmissíveis

Sobrepeso e obesidade

O sobrepeso e a obesidade (conjuntamente tratadas neste capítulo como excesso de peso) podem ser definidos como acúmulo excessivo e anormal de tecido adiposo no organismo, com potencial de fazer mal à saúde. De acordo com a OMS, o sobrepeso e a obesidade podem ser identificados na população adulta por meio do índice de massa corporal (IMC). O IMC é facilmente calculado pela razão entre a massa corporal de uma pessoa, medida em quilogramas, e o quadrado de sua altura, medida em metros (IMC = massa/[altura^2]). O Quadro 8.1 apresenta os valores de IMC que indicam a presença de sobrepeso e obesidade em seus diferentes graus.

O sobrepeso e a obesidade, anteriormente considerados uma preocupação de saúde em países de alta renda, também têm crescido em países com nível mais baixo de desenvolvimento econômico, como o Brasil (Silva *et al.*, 2021). No Estudo Nacional da Despesa Familiar, realizado em 1974/1975, a prevalência de excesso de peso (IMC ≥ 25kg/m^2) no Brasil era de 18,6% em homens adultos e de 28,6% em mulheres adultas (Brasil, 2008). Pouco mais de

30 anos depois, os dados do primeiro Inquérito VIGITEL Brasil, realizado em 2006, apontavam uma prevalência de excesso de peso de 47,5% nos homens adultos e de 38,5% nas mulheres adultas (Figura 8.6) (Brasil, 2022e). A comparação dos dados obtidos pelos dois estudos também mostrou crescimento expressivo na prevalência de obesidade (IMC ≥ 30kg/m^2), que aumentou de 2,2% para 11,4% entre os homens adultos e de 7,8% para 12,1% entre as mulheres adultas (Brasil, 2008, 2022e).

A tendência de crescimento na prevalência de excesso de peso na população adulta do Brasil seguiu avançando durante as primeiras décadas do século XXI. Entre 2006 e 2021, os resultados dos inquéritos anuais do VIGITEL apontaram para um aumento médio de 1 ponto percentual por ano na prevalência de excesso de peso, que passou de 42,6% em 2006 para 57,2% em 2021 (Brasil, 2022e). Em relação à frequência de obesidade, foi observado aumento de 11,8% em 2006 para 22,4% em 2021 (incremento médio de 0,66 ponto percentual por ano) (Brasil, 2022e). Embora o aumento na prevalência de excesso de peso tenha ocorrido tanto para homens como para mulheres ≥ 18 anos nesse período, o aumento foi relativamente maior entre as mulheres, e a diferença na prevalência de excesso de peso entre homens e mulheres se reduziu (em 2006, 47,5% dos homens e 38,5% das mulheres tinham excesso de peso; em 2021, as prevalências eram de 59,9% e 55,0%, respectivamente – Figura 8.6) (Brasil, 2022e). Já em relação à obesidade, o crescimento foi similar entre homens e mulheres no período, e a diferença na prevalência entre os grupos se manteve relativamente estável (respectivamente, 11,4% e 12,1% para homens e mulheres em 2006 e 22,0% e 22,6% em 2021) (Brasil, 2022e).

A prevalência de excesso de peso e obesidade não é uniforme no Brasil (Figura 8.7). Em algumas capitais, como Porto Velho e Manaus, quase 65% da população entrevistada pelo VIGITEL em 2021 apresentavam excesso de peso (Brasil, 2022e). Em outras, a exemplo de São Luís, Palmas e Vitória, a prevalência de excesso de peso aproximava-se dos 50%. Para a obesidade, as mesmas capitais da região Norte também se destacaram, com prevalências de 26,4% em Porto Velho e 25,0% em Manaus (mesma prevalência observada em Aracaju) (Brasil, 2022e). Já São Luís, Palmas e Vitória foram novamente as capitais com frequências menores de obesidade (menos de 20% da população). Essas diferenças entre as capitais podem refletir algum grau de viés do inquérito, que é realizado por telefone, porém, mais provavelmente, representam diferenças reais, determinadas por diversidades sociais, econômicas e culturais entre as populações dessas cidades.

Os determinantes para o crescimento da prevalência de excesso de peso no Brasil envolvem múltiplos fatores. Nas últimas décadas houve grande mudança nos hábitos dietéticos dos brasileiros, com aumento no consumo de alimentos ultraprocessados (como biscoitos, salgadinhos, refrigerantes, sucos artificiais, refeições pré-prontas e derivados de carne processada), que apresentam alta densidade calórica, altos teores de açúcar e gordura saturada e pouca quantidade de fibras (Monteiro *et al.*, 2011). O aumento do consumo desse tipo de alimento

Quadro 8.1 Classificação da Organização Mundial da Saúde para o índice de massa corporal (IMC)

Estado nutricional	IMC (em kg/m^2)
Obesidade grau III	≥ 40,00
Obesidade grau II	35,00 a 39,99
Obesidade grau I	30,00 a 34,99
Sobrepeso	25,00 a 29,99
Eutrofia (normal)	18,50 a 24,99
Magreza	< 18,50

Fonte: WHO. A healthy lifestyle – WHO recommendations. Disponível em: https://www.who.int/europe/news-room/fact-sheets/item/a-healthy-lifestyle---who-recommendations. Acesso em 16 ago 2022; Centers for Disease Control and Prevention. Defining Adult Overweight & Obesity. Disponível em: https://www.cdc.gov/obesity/basics/adult-defining.html. Acesso em 16 ago 2022.

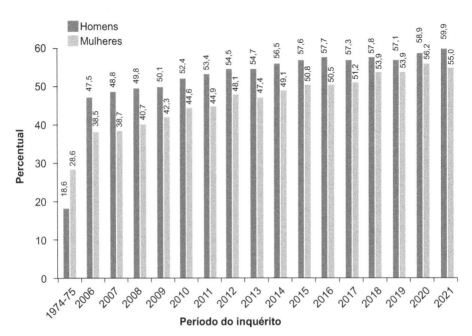

Figura 8.6 Prevalência de adultos (≥ 18 anos) com excesso de peso (IMC ≥ 25kg/m^2) nas capitais brasileiras e Distrito Federal, por sexo, 1974-2021. (Brasil. Ministério da Saúde. Secretaria de Vigilância em Saúde. Secretaria de Atenção à Saúde. Diretrizes e recomendações para o cuidado integral de doenças crônicas não transmissíveis: promoção da saúde, vigilância, prevenção e assistência/Ministério da Saúde, Secretaria de Vigilância à Saúde, Secretaria de Atenção à Saúde. Brasília: Ministério da Saúde, 2008. 72 p. [Série B. Textos Básicos de Atenção à Saúde] [Série Pactos pela Saúde 2006; v. 8]. Disponível em: https://bvsms.saude.gov.br/bvs/piblicacoes/diretrizes_recomendacoes_cuidado_doencas_cronicas.pdf. Acesso em 18 ago 2022. Brasil. Ministério da Saúde. Secretaria de Vigilância em Saúde. Departamento de Análise em Saúde e Vigilância de Doenças não Transmissíveis. Vigitel Brasil 2006-2021: vigilância de fatores de risco e proteção para doenças crônicas por inquérito telefônico: estimativas sobre frequências e distribuição sociodemográfica do estado nutricional e consumo alimentar nas capitais dos 26 estados brasileiros e no Distrito Federal entre 2006 e 2021: estado nutricional e consumo alimentar [recurso eletrônico] / Ministério da Saúde, Secretaria de Vigilância em Saúde, Departamento de Análise em Saúde e Vigilância de Doenças não Transmissíveis. Brasília: Ministério da Saúde, 2022. Disponível em: https://www.gov.br/saude/pt-br/centrais-de-conteudo/publicacoes/publicacoes-svs/vigitel/vigitel-brasil-2006-2021-estimativas-sobre-frequência-e--distribuicao-sociodemografica-do-estado-nutricional-e-consumo-alimentar-nas-capitais-dos-26-estados-brasileiros-e-no-distrito-federal/@@download/file/vigitel_brasil_2006-2021_estado_nutricional.pdf. Acesso em 18 ago 2022.)

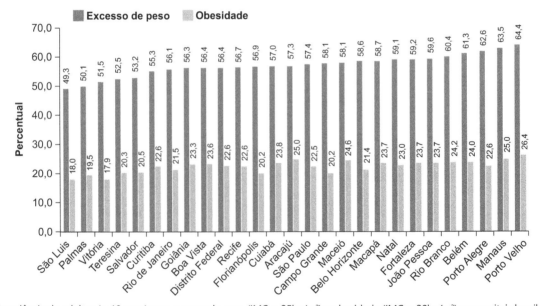

Figura 8.7 Prevalência de adultos (≥ 18 anos) com excesso de peso (IMC ≥ 25kg/m^2) e obesidade (IMC ≥ 30kg/m^2) nas capitais brasileiras e Distrito Federal, em 2021. (Brasil. Ministério da Saúde. Secretaria de Vigilância em Saúde. Departamento de Análise em Saúde e Vigilância de Doenças não Transmissíveis. Vigitel Brasil 2006-2021: vigilância de fatores de risco e proteção para doenças crônicas por inquérito telefônico: estimativas sobre frequências e distribuição sociodemográfica do estado nutricional e consumo alimentar nas capitais dos 26 estados brasileiros e no Distrito Federal entre 2006 e 2021: estado nutricional e consumo alimentar [recurso eletrônico] / Ministério da Saúde, Secretaria de Vigilância em Saúde, Departamento de Análise em Saúde e Vigilância de Doenças não Transmissíveis. Brasília: Ministério da Saúde, 2022. Disponível em: https://www.gov.br/saude/pt-br/centrais-de-conteudo/publicacoes/publicacoes-svs/vigitel/vigitel-brasil-2006-2021-estimativas-sobre-frequência-e-distribuicao-sociodemografica-do--estado-nutricional-e-consumo-alimentar-nas-capitais-dos-26-estados-brasileiros-e-no-distrito-federal/@@download/file/vigitel_brasil_2006-2021_estado_nutricional.pdf. Acesso em 18 ago 2022.)

menos saudável foi acompanhado de redução do consumo de alimentos considerados mais saudáveis, como feijão, arroz, frutas e verduras (Monteiro *et al.*, 2011; Rodrigues *et al.*, 2021). A urbanização, com consequentes mudanças do perfil de trabalho e das formas de transporte, também contribuiu para reduzir a frequência de prática de atividade física durante a rotina diária. Se antes havia um grande contingente populacional trabalhando no campo e se locomovendo predominantemente a pé ou em um animal, atualmente a maior parte da população trabalha no setor de serviços, que costuma exigir menos esforço físico e usa um meio de transporte motorizado para se locomover nas cidades.

O sobrepeso e a obesidade também são determinados por aspectos socioeconômicos e culturais. Diversos estudos têm apontado que o nível de escolaridade está diretamente associado à prevalência de excesso de peso entre os homens, mas é um fator de proteção para as mulheres (Andrade *et al.*, 2015). Essa diferença do efeito da escolaridade sobre a tendência de excesso de peso entre homens e mulheres pode decorrer de variações socioculturais, como a menor aceitação do excesso de peso e do maior cuidado com o corpo e a saúde por parte das mulheres com maior escolaridade. O maior acesso à informação e o maior poder aquisitivo, que costumam acompanhar o aumento da escolaridade, também podem determinar diferentes mudanças nos hábitos alimentares de homens e mulheres.

O crescimento do percentual de brasileiros que têm excesso de peso é preocupante, uma vez que o sobrepeso e a obesidade são importantes fatores de risco para o desenvolvimento de diabetes *mellitus*, hipertensão arterial, doenças cardiovasculares e algumas neoplasias. No Capítulo 30 deste livro são discutidos aspectos relacionados com as políticas de prevenção, controle e atenção dos pacientes com doenças crônicas não transmissíveis, incluindo a obesidade e suas consequências.

Hipertensão arterial

A hipertensão arterial é um problema de saúde de elevado impacto médico e social em razão das diversas complicações cardiovasculares que pode desencadear. Trata-se de uma doença crônica não transmissível multifatorial, caracterizada pela elevação persistente da pressão arterial e cujas causas são genéticas/epigenéticas, ambientais e sociais. O diagnóstico de hipertensão arterial é confirmado pela verificação de valores de pressão arterial sistólica ≥ 140mmHg e/ou pressão arterial diastólica ≥ 90mmHg após duas ou mais medições da pressão arterial na ausência do uso de medicamento anti-hipertensivo. Entretanto, por ser a pressão arterial uma medida contínua, nem todos os hipertensos têm o mesmo risco de problemas cardiovasculares. Os hipertensos com níveis maiores de pressão arterial apresentam risco maior e, do mesmo modo, os não hipertensos que apresentam valores mais baixos de pressão arterial também estão mais protegidos. Por isso, uma classificação da pressão arterial é utilizada para determinar o risco cardiovascular e auxiliar as decisões terapêuticas (Quadro 8.2).

Quadro 8.2 Classificação da pressão arterial (> 18 anos)

Classificação	Pressão arterial sistólica (mmHg)	Pressão arterial diastólica (mmHg)
Ótima	< 120 e	< 80
Normal	120 a 129 e/ou	80 a 84
Pré-hipertensão	130 a 139 e/ou	85 a 89
Hipertensão estágio 1	140 a 159 e/ou	90 a 99
Hipertensão estágio 2	160 a 179 e/ou	100 a 109
Hipertensão estágio 3	> 180 e/ou	> 110

Nota: caso a pressão arterial sistólica seja enquadrada em um estágio e a pressão arterial diastólica em outro estágio, a classificação final deve considerar o maior estágio.
Fonte: adaptado de Barroso WKS *et al*. Diretrizes Brasileiras de Hipertensão Arterial – 2020. Arq Bras Cardiol, 2020. Disponível em: https://abccardiol.org/article/diretrizes-brasileiras-de-hipertensao-arterial-2020/. Acesso em 18 ago 2022.

De acordo com os inquéritos telefônicos do VIGITEL, realizados nas capitais dos estados brasileiros e no Distrito Federal em 2021, o percentual de homens e de mulheres adultos (≥ 18 anos) que referiram diagnóstico médico de hipertensão arterial foi de 25,4% e 27,1%, respectivamente (Brasil, 2021f). Esses percentuais são maiores do que os observados nos primeiros inquéritos do VIGITEL, realizados em 2006, quando se observou que 18,4% dos homens e 24,4% das mulheres referiram o diagnóstico médico prévio de hipertensão arterial sistêmica (Brasil, 2007). O aumento na prevalência de hipertensão arterial na população adulta do Brasil também foi observado na análise dos dados obtidos pela Pesquisa Nacional por Amostra de Domicílios (PNAD, 2008) e pela Pesquisa Nacional de Saúde (PNS, 2013-2019), realizadas pelo IBGE, que apontaram para um crescimento absoluto de 4 pontos percentuais no diagnóstico autorrelatado de hipertensão entre brasileiros com 18 anos ou mais entre os anos de 2008 e 2019 (de 19,9% para 23,9%) (Juliao, Souza & Guimaraes, 2021). Como a prevalência de hipertensão aumenta com o envelhecimento (Figura 8.8), pode-se esperar um crescimento no número absoluto de hipertensos no Brasil, em virtude da mudança em curso na pirâmide demográfica brasileira, com aumento gradativo da população de idosos (veja a Figura 8.1).

A prevalência de hipertensão arterial na população de adultos varia substancialmente entre as capitais brasileiras. Em 2021, as frequências mais altas foram encontradas no Rio de Janeiro (32,0%) e em Recife (30,9%) e as mais baixas em São Luís (19,3%) e Boa Vista (20,3%) (Brasil, 2021f). Tal variação sugere que diferenças populacionais, sobretudo relacionadas com as condições socioeconômicas e os hábitos de vida, devem atuar como determinantes para o risco de desenvolvimento de hipertensão arterial no Brasil. A pesquisa de âmbito nacional previamente referida, que analisou a tendência da prevalência de hipertensão arterial sistêmica (HAS) entre 2008 e 2019, com base nos inquéritos PNS/IBGE e PNAD/IBGE, dá suporte à relação entre tais fatores e a ocorrência de hipertensão. Ela identificou maior prevalência de HAS entre pessoas que se autodeclararam

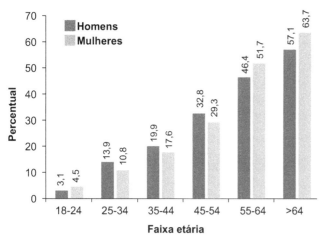

Figura 8.8 Distribuição percentual de indivíduos ≥ 18 anos que referiram diagnóstico médico de hipertensão arterial sistêmica nas capitais de estado e Distrito Federal, de acordo com sexo e faixa etária, no Brasil, em 2021. (Brasil. Ministério da Saúde. Secretaria de Vigilância em Saúde. Departamento de Análise em Saúde e Vigilância de Doenças não Transmissíveis. Vigitel Brasil 2006-2021: vigilância de fatores de risco e proteção para doenças crônicas por inquérito telefônico: estimativas sobre frequências e distribuição sociodemográfica do estado nutricional e consumo alimentar nas capitais dos 26 estados brasileiros e no Distrito Federal entre 2006 e 2021: estado nutricional e consumo alimentar [recurso eletrônico]/Ministério da Saúde, Secretaria de Vigilância em Saúde, Departamento de Análise em Saúde e Vigilância de Doenças não Transmissíveis. Brasília: Ministério da Saúde, 2022. Disponível em: https://www.gov.br/saude/pt-br/centrais-de-conteudo/publicacoes/publicacoes-svs/vigitel/vigitel-brasil-2006-2021-estimativas-sobre-frequência-e-distribuicao-sociodemografica-do-estado-nutricional-e-consumo-alimentar-nas-capitais-dos-26-estados-brasileiros-e-no-distrito-federal/@@download/file/vigitel_brasil_2006-2021_estado_nutricional.pdf. Acesso em 18 ago 2022.)

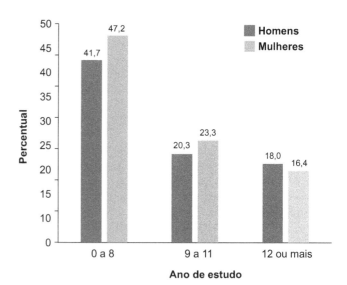

Figura 8.9 Distribuição percentual de indivíduos ≥ 18 anos que referiram diagnóstico médico de hipertensão arterial sistêmica nas capitais de estado e Distrito Federal, de acordo com sexo e escolaridade, no Brasil, em 2021. (Brasil. Ministério da Saúde. Secretaria de Vigilância em Saúde. Departamento de Análise em Saúde e Vigilância de Doenças não Transmissíveis. Vigitel Brasil 2006-2021: vigilância de fatores de risco e proteção para doenças crônicas por inquérito telefônico: estimativas sobre frequências e distribuição sociodemográfica do estado nutricional e consumo alimentar nas capitais dos 26 estados brasileiros e no Distrito Federal entre 2006 e 2021: estado nutricional e consumo alimentar [recurso eletrônico]/Ministério da Saúde, Secretaria de Vigilância em Saúde, Departamento de Análise em Saúde e Vigilância de Doenças não Transmissíveis. Brasília: Ministério da Saúde, 2022. Disponível em: https://www.gov.br/saude/pt-br/centrais-de-conteudo/publicacoes/publicacoes-svs/vigitel/vigitel-brasil-2006-2021-estimativas-sobre-frequência-e-distribuicao-sociodemografica-do-estado-nutricional-e-consumo-alimentar-nas-capitais-dos-26-estados-brasileiros-e-no-distrito-federal/@@download/file/vigitel_brasil_2006-2021_estado_nutricional.pdf.Acesso em 18 ago 2022.)

pretas, em relação às que se declararam brancas, e em indivíduos nível de escolaridade menor (Juliao, Souza & Guimaraes, 2021). Além disso, o estudo também identificou maior prevalência da HAS nas mulheres e aumento progressivo na prevalência de HAS autorreferida com o aumento da idade. O inquérito do VIGITEL de 2021 também mostrou que a prevalência de hipertensão em homens e mulheres diminui substancialmente com o aumento da escolaridade (Brasil, 2021f). Enquanto a prevalência de hipertensão para as mulheres com menos de 9 anos de estudo era de 47,2%, a prevalência para aquelas com 9 a 11 anos de estudo e com 12 ou mais anos de estudo foi de 23,3% e 16,4%, respectivamente (Figura 8.9) (Brasil, 2021f). Para os homens, essa tendência foi semelhante: a prevalência de HAS foi de 41,7% para aqueles com menos de 9 anos de estudo, de 20,3% para aqueles com 9 a 11 anos de estudo e de 18,0% para os com 12 ou mais anos de estudo (Figura 8.9) (Brasil, 2021f).

A HAS pode contribuir para o desenvolvimento de doença arterial coronariana, doença cerebrovascular, doença vascular periférica, insuficiência renal crônica, insuficiência cardíaca e retinopatia com perda de visão. Essas complicações podem ser prevenidas com controle adequado dos níveis pressóricos, que pode ser alcançado por meio de uma abordagem multidisciplinar que inclua mudanças de hábitos alimentares, redução na ingestão de bebidas alcoólicas, cessação do tabagismo, prática regular de atividade física, perda de peso, uma rotina de sono regular e de qualidade e tratamento medicamentoso com agentes anti-hipertensivos (Barroso et al., 2021).

Medidas para controle de comorbidades que também influenciam o risco cardiovascular são igualmente importantes, a exemplo de controle dos níveis glicêmicos nos pacientes diabéticos, controle dos níveis séricos de colesterol e triglicérides e abandono do tabagismo. Por fim, a adoção pela população em geral das mesmas mudanças no modo de vida que contribuem para o controle da pressão elevada nos hipertensos pode ter um papel crítico na redução do risco de desenvolvimento da hipertensão (Whelton, 2002).

Diabetes *mellitus*

O metabolismo da glicose pelo organismo depende sobretudo de dois hormônios produzidos pelo pâncreas, a insulina e o glucagon. A insulina atua como uma molécula de sinalização que, ao alcançar seus receptores em diferentes células do organismo, dá início a mecanismos intracelulares de metabolização dos carboidratos, proteínas e lipídios. Entre seus efeitos, destaca-se o aumento na captação de glicose, principalmente pelo fígado e pelos tecidos muscular e adiposo, com consequente redução dos níveis de glicose no sangue. Por sua vez, o glucagon atua de maneira antagônica à insulina, estimulando a quebra do glicogênio acumulado no fígado para produção de glicose, que é transportada para o sangue. O principal regulador da secreção de insulina e glucagon pelo pâncreas é a glicemia plasmática (concentração de glicose no sangue). Se a glicemia se eleva, como após uma refeição, a produção de insulina é ativada e a de glucagon, reprimida. Se há redução na glicemia, ocorre o oposto, com redução da produção da insulina e aumento da produção do glucagon.

O diabetes *mellitus* (DM) caracteriza-se por um estado de hiperglicemia (aumento da concentração de glicose no sangue) determinado por redução da ação da insulina sobre as células do organismo, fenômeno conhecido por resistência à insulina, ou por redução na produção da insulina pelo pâncreas. A forma mais frequente de DM, que atinge cerca de 90% dos pacientes, decorre da resistência à insulina e é denominada DM tipo 2. A etiologia do DM tipo 2 não está bem estabelecida, mas sabe-se que há um componente genético que predispõe indivíduos com história familiar da doença a um risco maior de também desenvolvê-la. Além disso, o envelhecimento e fatores potencialmente modificáveis, como sedentarismo e excesso de peso, também estão associados ao desenvolvimento do DM tipo 2. O DM tipo 2 costuma ter evolução lenta e assintomática no início da doença. Entretanto, se não for diagnosticado e adequadamente tratado, pode causar sérios danos vasculares decorrentes de um processo de aterosclerose, que se manifesta como doença coronariana, acidente vascular encefálico (AVE), insuficiência vascular periférica, retinopatia e nefropatia.

Cerca de 10% dos pacientes com DM têm a doença causada por uma deficiência na produção da insulina pelas células beta do pâncreas. Esse tipo de DM, conhecido como DM do tipo 1, costuma tornar o paciente dependente do uso de uma medicação à base de insulina para compensar a falta do hormônio no organismo. O DM tipo 1 parece resultar de uma combinação de predisposição genética e exposição a fatores ambientais pouco conhecidos que precipitariam uma reação autoimune contra as células beta do pâncreas. Além dos danos vasculares, o DM tipo 1 inadequadamente tratado pode causar complicações agudas graves e potencialmente letais, como cetoacidose diabética e coma diabético. Entretanto, seu impacto para a saúde pública é menor do que aquele associado ao DM tipo 2, uma vez que sua prevalência na população é substancialmente menor.

A prevalência de DM no Brasil vem aumentando. Dados da Pesquisa Nacional de Saúde (PNS) realizada em 2019 estimam que cerca de 12,3 milhões de brasileiros, 7,7% da população com 18 anos ou mais de idade, têm diagnóstico clínico diabetes; em 2013, esse percentual era de 6,2%, indicando uma elevação de 1,5 ponto percentual, o que representa 24% de aumento na prevalência no período (IBGE, 2020c). O inquérito VIGITEL de 2021, que entrevistou por telefone adultos (≥ 18 anos) das capitais brasileiras e do Distrito Federal, estimou prevalência autorreferida de diagnóstico médico de diabetes em 9,1% (9,6% entre as mulheres e 8,6% entre os homens), frequência pouco maior que a observada pela PNS em 2019 (Brasil, 2021f). Segundo o mesmo inquérito, a prevalência autorreferida de DM na população adulta do Brasil variou de 6,4%, em Rio Branco, a 11,3%, em Belo Horizonte (Brasil, 2021f).

Parte do aumento na prevalência do DM no Brasil pode ser explicada pela melhora no acesso aos testes diagnósticos. Entretanto, é provável que o aumento na prevalência de excesso de peso e o envelhecimento da população brasileira também estejam contribuindo para o aumento do DM no país, uma vez que esses dois fatores estão fortemente associados à ocorrência da doença (Figura 8.10).

Assim como a hipertensão arterial, o DM também é uma doença de forte determinação social. Em 2008, os quintis de entrevistados pelo PNAD/IBGE com maiores e menores renda domiciliar *per capita* apresentavam prevalência autorreferida de DM de 3,1% e 6,0%, respectivamente (Viacava, 2010) A Figura 8.11 mostra a influência da escolaridade na prevalência de DM autorreferido na população adulta das capitais brasileiras e do Distrito Federal. De modo geral, pode-se observar que a prevalência da doença no grupo de mulheres com menos de 9 anos de escolaridade é mais de quatro vezes maior que a prevalência observada no grupo de mulheres com 12 ou mais anos de estudo (Brasil, 2021f). A mesma tendência de redução na prevalência de diabetes com o aumento da

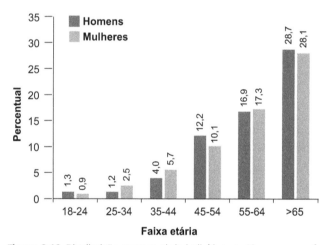

Figura 8.10 Distribuição percentual de indivíduos ≥ 18 anos que referiram diagnóstico médico de diabetes nas capitais de estado e Distrito Federal, de acordo com sexo e faixa etária, no Brasil, em 2021. (Brasil. Ministério da Saúde. Secretaria de Vigilância em Saúde. Departamento de Análise em Saúde e Vigilância de Doenças não Transmissíveis. Vigitel Brasil 2006-2021: vigilância de fatores de risco e proteção para doenças crônicas por inquérito telefônico: estimativas sobre frequências e distribuição sociodemográfica do estado nutricional e consumo alimentar nas capitais dos 26 estados brasileiros e no Distrito Federal entre 2006 e 2021: estado nutricional e consumo alimentar [recurso eletrônico]/Ministério da Saúde, Secretaria de Vigilância em Saúde, Departamento de Análise em Saúde e Vigilância de Doenças não Transmissíveis. Brasília: Ministério da Saúde, 2022. Disponível em: https://www.gov.br/saude/pt-br/centrais-de-conteudo/publicacoes/publicacoes-svs/vigitel/vigitel--brasil-2006-2021-estimativas-sobre-frequência-e-distribuicao-sociodemografica-do-estado-nutricional-e-consumo-alimentar-nas-capitais--dos-26-estados-brasileiros-e-no-distrito-federal/@@download/file/vigitel_brasil_2006-2021_estado_nutricional.pdf. Acesso em 18 ago 2022.)

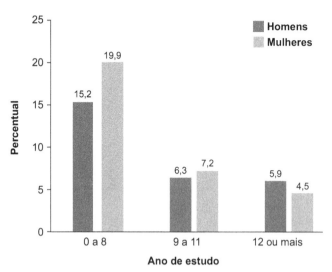

Figura 8.11 Distribuição percentual de indivíduos ≥ 18 anos que referiram diagnóstico médico de diabetes nas capitais de estado e Distrito Federal, de acordo com sexo e escolaridade, no Brasil, em 2021. (Brasil. Ministério da Saúde. Secretaria de Vigilância em Saúde. Departamento de Análise em Saúde e Vigilância de Doenças não Transmissíveis. Vigitel Brasil 2006-2021: vigilância de fatores de risco e proteção para doenças crônicas por inquérito telefônico: estimativas sobre frequências e distribuição sociodemográfica do estado nutricional e consumo alimentar nas capitais dos 26 estados brasileiros e no Distrito Federal entre 2006 e 2021: estado nutricional e consumo alimentar [recurso eletrônico]/Ministério da Saúde, Secretaria de Vigilância em Saúde, Departamento de Análise em Saúde e Vigilância de Doenças não Transmissíveis. Brasília: Ministério da Saúde, 2022. Disponível em: https://www.gov.br/saude/pt-br/centrais-de-conteudo/publicacoes/publicacoes-svs/vigitel/vigitel-brasil-2006-2021-estimativas-sobre-frequencia-e-distribuicao-sociodemografica-do-estado-nutricional-e-consumo-alimentar-nas-capitais-dos-26-estados-brasileiros-e-no-distrito-federal/@@download/file/vigitel_brasil_2006-2021_estado_nutricional.pdf. Acesso em 18 ago 2022.)

escolaridade é observada entre os homens, e a diferença entre os homens com maior e menor escolaridade se aproxima de três vezes (Brasil, 2021e).

O impacto da DM para os indivíduos acometidos pode ser substancial, como identificado pela PNS 2019, que investigou a frequência de complicações de saúde associadas à doença entre pessoas com 18 anos ou mais. Independentemente do tempo de diagnóstico da doença (se maior ou menor que 10 anos), as complicações mais frequentes foram distúrbios visuais (29,3%), alterações no sistema renal (9,5%) e doenças do sistema cardiovascular, como infarto agudo do miocárdio (IAM) e acidente vascular encefálico (AVE), com 7,2% de ocorrência (IBGE, 2020c).

Doenças cardiovasculares

As doenças cardiovasculares (DCV) são a principal causa de morte no Brasil, correspondendo a cerca de 32% de todas as mortes decorrentes de doenças crônicas (Oliveira *et al.*, 2022); panorama que se mantém similar desde 1990. No entanto, houve uma redução de 50,6% nas taxas de mortalidade por DCV nos últimos 30 anos, uma vez que a taxa de mortalidade padronizada por idade, que era de 355,4 por 100 mil habitantes em 1990, caiu para 175,7 em 2019 (Oliveira *et al.*, 2022). Apesar de terem sido maiores nos homens durante todo o período, a redução dessas taxas foi semelhante entre os sexos: 52% para mulheres e 48% para homens. Essa redução pode ser explicada, em grande parte, pela expansão do acesso da população aos serviços de saúde, que incorporaram importantes inovações tecnológicas no diagnóstico e tratamento dessas doenças, e pela marcante redução na prevalência do tabagismo no país (Pinto *et al.*, 2019; Oliveira *et al.*, 2022). Apesar desse avanço, a carga das DCV no Brasil permanece elevada, com grande impacto sobre o sistema de saúde e para a sociedade em geral (Malta *et al.*, 2019), pois as complicações das DCV afetam substancialmente a produtividade no trabalho e renda. Por exemplo, um estudo projetou um déficit de US$4,18 bilhões na economia brasileira entre 2006 e 2015 devido a óbitos precoces e à incapacidade por DCV (Abegunde *et al.*, 2007).

Nesse contexto, a carga das DCV é bem maior do que a representada apenas pelos óbitos. De acordo com dados do Sistema de Informações Hospitalares do SUS (SIH/SUS), entre os anos de 2018 e 2021 foram hospitalizados no país cerca de 4,3 milhões de pacientes por doenças do aparelho circulatório (capítulo IX da Classificação Internacional de Doenças [CID 10]) (Brasil, 2022a). Dessas, cerca de 1,2 milhão foram registradas em 2018 e aproximadamente 940 mil em 2021. Embora tenha havido uma redução de cerca de 19% no período, é difícil avaliar, com os dados disponíveis atualmente, qual foi a contribuição da pandemia de Covid-19 para essa redução. Já em relação às hospitalizações por IAM e AVE entre maiores de 40 anos, observou-se aumento ou estabilização quanto ao número de eventos no período. Para hospitalizações por IAM, houve aumento de 15% – de 106.148 hospitalizações em 2018 para 125.287 em 2021. Para as internações por AVE, o aumento foi discreto (3%), sugerindo certa estabilidade no número de ocorrências – 139.733 hospitalizações em 2018 e 144.389 em 2021.

A carga com as hospitalizações por DCV no Brasil deverá aumentar ainda mais nos próximos anos, à medida que a população envelhece. A Figura 8.12 mostra a distribuição das hospitalizações por IAM e AVE registradas no SIH/SUS entre 2018 e 2021 em função do avançar da idade (Brasil, 2022a). É possível notar que o número de hospitalizações pelos dois agravos aumenta com a idade até a faixa de 60 a 64 anos. Dos 65 aos 79 anos há uma relativa estabilização no número de hospitalizações por AVE, enquanto o número de hospitalizações por IAM se reduz. A partir dos 80 anos de idade há aumento expressivo no número de hospitalizações por AVE, tendência que não se observa para as hospitalizações por IAM. Vale salientar que a estabilização no número de hospitalizações por AVE e a redução no número de hospitalizações por IAM após os 65 anos não representam necessariamente diminuição no risco desses agravos com o avançar da idade, pois o número de pessoas vivas (denominador para estimativa de risco) também se reduz com o aumento da idade (veja a Figura 8.1).

Estudos ecológicos realizados em diferentes partes do Brasil têm mostrado que a mortalidade por DCV é maior em populações que apresentam piores indicadores

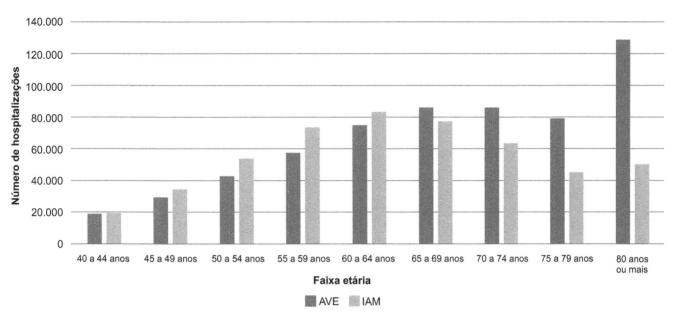

Figura 8.12 Distribuição do número de internações por acidente vascular encefálico (AVE) e infarto agudo de miocárdio (IAM), de acordo com faixa etária, no Brasil, no período de 2018 a 2021. (Brasil. Ministério da Saúde – Sistema de Informações Hospitalares do SUS (SIH/SUS). Morbidade hospitalar do SUS – por local de internação – Brasil. 2022 Disponível em: https://tabnet.datasus.gov.br/cgi/tabcgi.exe?sih/cnv/niuf/def/ Acesso em 24 ago 2022.)

socioeconômicos (Ishitani *et al.*, 2006; Godoy *et al.*, 2007; Bassanesi, Azambuja & Achutti, 2008; Cavalini & De Leon, 2008; Nogueira, Ribeiro & Cruz, 2009; Ribeiro *et al.*, 2016; Mallinson *et al.*, 2021). Essa observação é de certo modo esperada por serem os indivíduos com nível socioeconômico mais baixo aqueles que apresentam maiores frequências de exposição a tabagismo, excesso de peso, hipertensão e DM, que são, por sua vez, fatores de risco bem estabelecidos para as DCV. A população socialmente mais vulnerável também costuma ter menos acesso aos serviços de saúde, dificultando o diagnóstico e o tratamento tanto das condições de saúde de risco para as doenças cardiovasculares como dos eventos cardiovasculares agudos. Portanto, a prevenção das DCV no Brasil passa necessariamente pela redução das desigualdades sociais. O Capítulo 30 deste livro discorre detalhadamente sobre políticas de prevenção e controle das doenças crônicas no Brasil.

Neoplasias malignas

As neoplasias compreendem um conjunto de diferentes doenças que têm em comum o crescimento desordenado de células. As células neoplásicas malignas costumam ter um comportamento agressivo de invasão dos tecidos e órgãos contíguos ao local de seu surgimento. Além disso, podem alcançar a corrente sanguínea ou a circulação linfática e disseminar-se para outros órgãos, originando as metástases. As causas das neoplasias são diversas e incluem fatores hereditários e ambientais. Embora os fatores genéticos e hereditários exerçam importante papel na oncogênese, raramente atuam exclusivamente no surgimento dos tumores. Na grande maioria dos casos, é necessário que haja uma exposição ambiental a determinados fatores de risco para que a predisposição genética se manifeste. Muitos fatores ambientais foram estabelecidos como condições de risco para o surgimento das neoplasias. Desde 1972, a OMS, por intermédio da Agência Internacional para Pesquisa em Câncer (International Agency for Research on Cancer [IARC]), tem atualizado a lista de agentes carcinogênicos para humanos. Em agosto de 2022, a IARC havia classificado 122 agentes como carcinogênicos, 93 agentes como prováveis carcinogênicos e 319 agentes como possíveis carcinogênicos (IARC, 2022). O Quadro 8.3 apresenta uma lista de alguns agentes biológicos, químicos e físicos previamente estabelecidos como carcinogênicos e o local do câncer associado. Uma lista completa pode ser encontrada na *webpage* da IARC (IARC, 2022).

Segundo estimativas da PNS, obtidas em 2019, 2,6% das pessoas de 18 anos ou mais de idade – aproximadamente 4,1 milhões de brasileiros – já receberam um diagnóstico médico de câncer (IBGE, 2020c). Em 2013, a PNS tinha estimado em 1,8% a frequência de câncer em adultos (IBGE, 2020c), indicando aumento de 44,4% (0,8 ponto percentual) entre 2013 e 2019. Entretanto, a frequência do relato de câncer na população adulta do Brasil em 2019 não era homogênea entre as regiões do país. Na região Sul, 3,5% dos entrevistados relataram diagnóstico médico de câncer prévio; o percentual foi de 3,0% na região Sudeste, de 2,4% na Centro-Oeste, de 1,8% na Nordeste e de 1,3 % na Norte (IBGE, 2020c).

Para cada ano do triênio 2020-2022, o Instituto Nacional de Câncer (INCA) estimou a ocorrência de 625 mil novos casos de câncer no Brasil (450 mil, excluindo os casos de câncer de pele não melanoma) – 685 mil casos após ajuste para ocorrência de sub-registro (INCA, 2019). A estimativa do número de casos e a distribuição proporcional dos casos de acordo com a localização anatômica das neoplasias mais frequentes entre homens e mulheres no ano de 2020 são apresentadas na Tabela 8.1

Quadro 8.3 Agentes selecionados que foram classificados pela Agência Internacional para Pesquisa em Câncer (IARC) como carcinogênicos para humanos e o local do câncer associado

Agente carcinogênico	Local do câncer
Agentes biológicos	
Vírus de Epstein-Barr (EBV)	Linfoma de Burkitt, linfoma de Hodgkin, linfoma não Hodgkin (relacionado com imunossupressão), nasofaringe
Vírus da hepatite B (infecção crônica)	Fígado (carcinoma hepatocelular)
Vírus da hepatite C (infecção crônica)	Fígado (carcinoma hepatocelular), linfoma não Hodgkin
Vírus da imunodeficiência humana tipo 1 (HIV-1)	Ânus, colo do útero, linfoma de Hodgkin, linfoma não Hodgkin, sarcoma de Kaposi, olho (conjuntiva)
Vírus do papiloma humano (HPV)	Colo do útero, ânus, pênis, vagina, vulva, cavidade oral, orofaringe, amígdala
Vírus linfotrópico das células T humanas tipo 1 (HTLV-1)	Leucemia/linfoma de células T do adulto
Herpesvírus humano tipo 8	Sarcoma de Kaposi, linfoma
Helycobacter pylori	Estômago (carcinoma, linfoma da mucosa associado ao tecido linfoide [MALT])
Schistosoma haematobium	Bexiga
Agentes químicos	
Aflatoxina	Fígado (carcinoma hepatocelular)
Benzeno	Leucemia (não linfocítica aguda, mieloide aguda)
Formaldeído	Leucemia (não linfocítica, mieloide aguda, mieloide crônica, nasofaringe
Óleos minerais (não tratados ou pouco tratados)	Pele (não melanoma)
Bifenilos policlorados (PCB)	Pele (melanoma)
Exposições ocupacionais e ambientais	
Bombeiro	Mesotelioma, bexiga
Mineração de hematita	Pulmão
Fundição de ferro e aço	Pulmão
Pintura	Pulmão, mesotelioma, bexiga
Exaustão de motor a diesel	Pulmão
Produção de álcool isopropílico	Cavidade nasal, seios paranasais
Produção de alumínio	Pulmão, bexiga
Produção industrial de borracha	Leucemia, linfoma, pulmão, estômago, bexiga
Poluição do ar (ambiente externo)	Pulmão
Fuligem (como na exposição de limpadores de chaminés)	Pulmão
Metais	
Cádmio, cromo e níquel	Pulmão
Arsênico	Pulmão, bexiga, pele (não melanoma)
Pó/Poeira e fibras	
Asbestos	Pulmão, laringe, mesotelioma, ovário
Pó de couro	Cavidade nasal, seios paranasais
Pó de sílica	Pulmão
Pó de madeira (serragem)	Cavidade nasal, seios paranasais, nasofaringe
Radiação	
Radiação ionizante (relacionada com produtos de decaimento de radônio, rádio, tório e/ou plutônio)	Pulmão, ossos, fígado, leucemia (na infância, mieloide aguda, mieloide crônica, não linfocítica, linfocítica aguda, leucemia/linfoma de células T do adulto)
Radiação gama e X	Ossos, sistema nervoso central, mama, colo, rim, leucemia (na infância, mieloide aguda, mieloide crônica, não linfocítica, linfocítica aguda, leucemia/linfoma de células T do adulto), pulmão, esôfago, glândulas salivares, pele (não melanoma), estômago, tireoide, bexiga
Iodo radioativo (I-131)	Tireoide
Radiação solar	Pele (carcinoma de células basais, carcinoma escamocelular, melanoma)
Radiação ultravioleta (incluindo aquelas emitidas por dispositivos de bronzeamento)	Olho, pele (melanoma)

(continua)

Capítulo 8 • Problemas de Saúde da População Brasileira e seus Determinantes

109

Quadro 8.3 Agentes selecionados que foram classificados pela Agência Internacional para Pesquisa em Câncer (IARC) como carcinogênicos para humanos e o local do câncer associado (*continuação*)

Agente carcinogênico	Local do câncer
Hábitos pessoais	
Consumo de bebidas alcoólicas	Mama (mulheres), colorretal, fígado (carcinoma hepatocelular), esôfago, cavidade oral, glândulas salivares, faringe, laringe
Tabagismo	Leucemia (mieloide aguda; mieloide crônica), cavidade nasal e oral, faringe, laringe, pulmão, seios paranasais, esôfago, estômago, fígado, duto biliar, pâncreas, colorretal, rim, ureter, bexiga, colo do útero, ovário
Tabagismo, passivo	Pulmão, fígado
Carvão (inalação por combustão intradomicílio)	Pulmão
Consumo de carne processada	Colorretal
Consumo de ópio	Laringe, pulmão, bexiga
Drogas	
Dietilbestrol	Mama, vagina (exposição *in utero*), colo do útero (exposição *in utero*)
Contraceptivos combinados (estrogênio e progesterona)	Mama, colo do útero, fígado (hepatocarcinoma) (nota: reduz risco de câncer de ovário e endométrio)
Estrogênio para reposição hormonal pós-menopausa	Endométrio, ovário
Estrogênio e progesterona combinados para reposição hormonal pós-menopausa	Mama, endométrio
Tamoxifeno	Endométrio (nota: reduz risco em mama contralateral de pacientes com câncer de mama)
Imunossupressores/quimioterápicos (ciclofosfamida, melfalano, etoposídeo e/ou tiotepa)	Leucemia (mieloide aguda), bexiga
Imunossupressores/quimioterápicos (ciclosporina, azatioprima)	Linfoma não Hodgkin, pele (não melanoma)
Imunossupressores/quimioterápicos (MOPP e outras quimioterapias combinadas, incluindo agentes alquilantes)	Pulmão, leucemia (mieloide aguda)

Fonte: adaptado de Cogliano et al. Preventable exposures associated with human cancers. J Natl Cancer Inst. J Natl Cancer Ins. 2011 Dec;103(24):1827-39. doi: 10.1093/jnci/djr483. List of Classifications – Agents classified by the IARC Monographs, Volumes 1–132. Disponível em: https://monographs.iarc.who.int/list-of-classifications. Acesso em 24 ago 2022.

e na Figura 8.13 (INCA, 2019). Para os homens, as neoplasias de próstata (29,2% de todas as neoplasias entre os homens em 2020), cólon e reto (9,1%), vias aéreas inferiores (7,9%) e estômago (5,9%) foram as mais frequentes (Figura 8.13*A*). Entretanto, a mortalidade proporcional por neoplasia entre os homens seguiu um padrão distinto, indicando que nem sempre os tumores mais frequentes são os mais agressivos. A mortalidade proporcional foi semelhante para os tumores das vias aéreas inferiores e da próstata (13,6% e 13,5%, respectivamente), seguidos por cólon e reto (8,4%) e estômago (7,5%) (Figura 8.13*B*). Para as mulheres, as neoplasias de mama (29,7% de todas as neoplasias entre as mulheres em 2020), cólon e reto (9,2%), colo do útero (7,5%) e vias aéreas inferiores (5,6%) ocuparam as quatro primeiras posições, respondendo por 52% de todos os diagnósticos de câncer na população feminina (Figura 8.13*C*). A neoplasia da mama foi responsável por 16,5% das mortes por câncer nas mulheres em 2020, seguida pelos tumores de vias aéreas inferiores (11,6%), de cólon e reto (9,6%) e do colo do útero (6,1%) (Figura 8.13*D*).

Alguns tipos de câncer, como o do colo do útero e o gástrico, têm sua ocorrência influenciada por aspectos socioeconômicos e comportamentais, o que faz com que a ordem de frequência das neoplasias no país seja variável de acordo com o nível de riqueza, o grau de desenvolvimento e os hábitos culturais das regiões. Em todas as regiões do país, exceto a Norte, as estimativas indicavam que a neoplasia da mama era a mais frequente entre as mulheres. Entretanto, na região norte do país, o câncer do colo de útero foi o mais frequente em 2020 e a neoplasia de mama a segunda mais frequente (Tabela 8.1) (INCA, 2019). De modo similar, o câncer de estômago é o segundo mais incidente entre os homens da região Norte, mas apenas a quarta neoplasia mais frequente entre os homens da região Sul (Tabela 8.1) (INCA, 2019).

A partir dos anos 2000, as neoplasias tornaram-se a segunda causa de morte no Brasil, suplantando as causas externas e sendo superadas apenas pelas doenças do aparelho circulatório (Brasil, 2020). Em 2020, em função da pandemia de Covid-19, as neoplasias retornaram ao posto de terceira causa de morte no Brasil, ficando atrás das doenças do aparelho circulatório e das doenças infecciosas e parasitárias (Brasil, 2020). Naquele ano, as neoplasias causaram 229.300 óbitos (14,7% dos 1.556.824 óbitos registrados no país); em 2019, foram 235.301

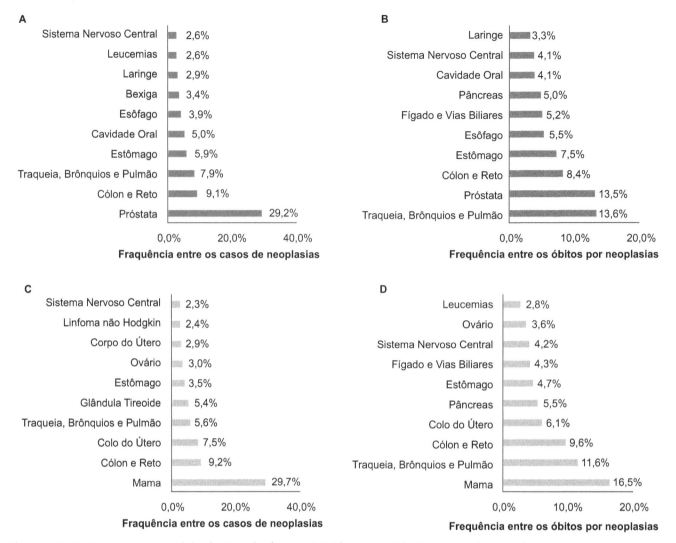

Figura 8.13 Distribuição proporcional dos dez tipos de câncer mais incidentes e mais letais (exceto pele não melanoma) entre homens (**A** e **B**) e mulheres (**C** e **D**), segundo estimativa para 2020, Brasil. (INCA – Instituto Nacional de Câncer José Alencar Gomes da Silva. Estimativa 2020: incidência de câncer no Brasil/Instituto Nacional de Câncer José Alencar Gomes da Silva. Rio de Janeiro: INCA, 2019. Disponível em: https://www.inca.gov.br/estimativa. Acesso em 17 ago 2022. INCA – Instituto Nacional de Câncer José Alencar Gomes da Silva. Estatísticas de câncer. Disponível em: https://www.inca.gov.br/inca/pt-br/assuntos/cancer/numeros/. Acesso em 17 ago 2022.)

óbitos por neoplasias (17,4% dos 1.349.801 óbitos) (Brasil, 2020). Vale ressaltar que essa tendência apresenta diferenças conforme o sexo. Considerando os adultos entre 30 e 69 anos de idade, observou-se que a partir de 2014 a mortalidade padronizada por neoplasias superou a por DCV entre as mulheres, mas não entre os homens, que até 2019 ainda tinham as neoplasias como segunda causa de óbito (Brasil, 2021e).

As tendências temporais quanto à mortalidade por câncer no Brasil variam de acordo com o tipo de câncer e a região do país. Uma análise com base nos dados do SIM/DATASUS revelou que o coeficiente de mortalidade padronizado para homens de 30 a 69 anos foi maior para as neoplasias das vias aéreas inferiores em todos os anos do período de 2000 a 2019, seguidas pelas neoplasias de estômago e de esôfago. Já para as mulheres de 30 a 69 anos, as neoplasias de mama apresentaram o maior coeficiente de mortalidade em todo o período, enquanto o grupo das neoplasias de vias aéreas inferiores passou do terceiro para o segundo lugar a partir de 2005, invertendo a posição com a mortalidade por câncer de colo do útero (Brasil, 2021e). Além disso, estimativas indicam que até 2030 deve haver aumento dos coeficientes de mortalidade por neoplasias para as regiões Norte e Nordeste e decréscimo para as demais regiões do país (Barbosa *et al.*, 2015).

A redução da mortalidade associada às neoplasias no Brasil somente será alcançada mediante políticas públicas intersetoriais com o objetivo de modificar o modo de vida dos brasileiros, reduzindo assim a frequência de exposição a fatores reconhecidamente cancerígenos, e ampliar o acesso aos serviços de saúde, garantindo diagnóstico precoce da doença e seu tratamento em tempo oportuno para alcançar a cura. A expansão do acesso aos serviços de saúde vai exigir também políticas específicas para redução das desigualdades sociais inter-regionais e entre bairros de uma mesma cidade, que terminam por produzir iniquidades em saúde.

Capítulo 8 · Problemas de Saúde da População Brasileira e seus Determinantes

Tabela 8.1. Distribuição proporcional dos principais tipos de câncer (exceto pele não melanoma), por sexo e região do país, com base na estimativa para 2020

Local do câncer por sexo	Brasil		Norte		Nordeste		Centro-Oeste		Sudeste		Sul	
	N	%	N	%	N	%	N	%	N	%	N	%
Sexo masculino												
Próstata	65.840	29,2%	2.770	28,6%	20.570	40,7%	5.350	33,9%	27.890	25,9%	9.260	22,0%
Cólon e reto	20.540	9,1%	510	5,3%	2.540	5,0%	1.260	8,0%	12.480	11,6%	3.750	8,9%
Traqueia, brônquio e pulmão	17.760	7,9%	870	9,0%	3.120	6,2%	1.230	7,8%	7.900	7,3%	4.640	11,0%
Estômago	13.360	5,9%	1.110	11,4%	3.000	5,9%	770	4,9%	6.100	5,7%	2.380	5,6%
Cavidade oral	11.200	5,0%	360	3,7%	2.180	4,3%	740	4,7%	5.930	5,5%	1.990	4,7%
Esôfago	8.690	3,9%	250	2,6%	1.580	3,1%	550	3,5%	4.150	3,8%	2.160	5,1%
Linfoma não Hodgkin	6.580	2,9%	210	2,2%	1.120	2,2%	420	2,7%	3.560	3,3%	1.270	3,0%
Sexo feminino												
Mama feminina	66.280	29,7%	1.970	21,0%	13.190	27,3%	3.760	26,3%	36.470	32,5%	10.890	28,0%
Cólon e reto	20.470	9,2%	590	6,3%	3.220	6,7%	1.260	8,8%	11.780	10,5%	3.620	9,3%
Colo do útero	16.710	7,5%	2.060	21,6%	5.250	10,9%	1.320	9,3%	5.400	4,8%	2.680	6,9%
Traqueia, brônquio e pulmão	12.440	5,6%	590	6,3%	2.640	5,5%	910	6,4%	5.440	4,8%	2.860	7,4%
Glândula tireoide	11.950	5,4%	260	2,8%	2.360	4,9%	660	4,7%	7.740	6,9%	930	2,4%
Estômago	7.870	3,5%	550	5,9%	2.090	4,3%	550	3,9%	3.290	2,9%	1.390	3,6%
Ovário	6.650	3,0%	310	3,3%	1.690	3,5%	420	2,9%	3.150	2,8%	1.080	2,8%

Nota: os números de casos foram arredondados para múltiplos de 10. A soma dos percentuais não é igual a 100% porque a tabela não inclui todos os tipos de neoplasias.
Fonte: Instituto Nacional de Câncer José Alencar Gomes da Silva. Estimativa 2020: incidência de câncer no Brasil / Instituto Nacional de Câncer José Alencar Gomes da Silva. Rio de Janeiro: INCA, 2019. Disponível em: https://www.inca.gov.br/estimativa. Acesso em 18 ago 2022. Disponível em: https://www.inca.gov.br/sites/ufu.sti.inca.local/files//media/document//estimativa-2020-incidencia-de-cancer-no-brasil.pdf. Acesso em 18 ago 2022.

Causas externas

O grupo de agravos denominados causas externas é composto por um diverso conjunto de lesões (quedas, queimaduras, afogamentos, envenenamentos, acidentes de trânsito) e violências (agressões, homicídios, suicídios, tentativas de homicídio e de suicídio, abusos físicos, psíquicos e sexuais). As causas externas constituem um importante problema de saúde no Brasil em função das elevadas morbidade e mortalidade, dos altos custos que impõem à sociedade e aos serviços públicos, no campo da saúde e fora dele, e por atingirem desproporcionalmente e/ou de forma mais grave a população de adultos jovens e outros grupos populacionais específicos, como algumas minorias. Atualmente, as causas externas representam o quarto grupo de causas de morte no Brasil (atrás somente das DCV, neoplasias e doenças respiratórias), mas para a população com idade entre 10 e 39 anos as causas externas ocupam a primeira posição no rol dos grupos de casos de óbito (Brasil, 2021e). Além disso, as causas externas, e particularmente a violência, são um problema de saúde pública central no Brasil, pois decorrem de iniquidades regionais, sociais, raciais, de gênero e de orientação sexual, gerando um custo estimado que equivale a 6% do PIB nacional (IPEA, 2019).

A tendência de crescimento das internações por causas externas no país tem sido motivo de preocupação ao longo das últimas décadas. Em 1998, a taxa de hospitalização por causas externas nos hospitais brasileiros do SUS era de 37,1 casos por 10 mil habitantes; em 2010,

12 anos depois, a taxa era de 48,7 por 10 mil habitantes – um crescimento de 31,3% (Brasil, 2011a); já em 2021, a taxa foi de 58,4 casos por 10 mil habitantes, deflagrando um novo aumento de quase 20% na incidência nesta última década (Brasil, 2022b). No ano de 2021, quase 1,25 milhão de pessoas foram internadas por causas externas no Brasil, e o tempo médio de internação foi de 4,7 dias (Brasil, 2022b). Cada uma dessas internações custou, em média, R$1.327,36, sendo gasto com essas internações um total de R$1,65 bilhão, mais do que seis vezes o custo desses agravos em 2011 (Brasil, 2022b).

A taxa de mortalidade por causas externas manteve-se em patamares elevados no Brasil nas últimas três décadas (69,9, 68,3, 73,3 e 68,9 por 100 mil habitantes em 1990, 2000, 2010 e 2020, respectivamente) (Brasil, 2022c). Entretanto, embora essas taxas sugiram certa estabilidade, a mortalidade por causas externas não se distribui de modo homogêneo no país como um todo. Entre 2000 e 2020, ao mesmo tempo que houve tendência de queda nos coeficientes de mortalidade específica por causas externas na região Sudeste, as taxas de mortalidade cresceram nas regiões Norte e Nordeste (Figura 8.14). Além disso, enquanto alguns municípios apresentaram grande aumento, outros apontaram tendência de queda, em especial nos dados relativos a violências letais (Aransiola, Ceccato & Justus, 2022; Brasil, 2022c). Nessa conjuntura, é possível considerar que a magnitude do problema do ponto de vista da saúde pública tem crescido, uma vez que se trata de agravos evitáveis.

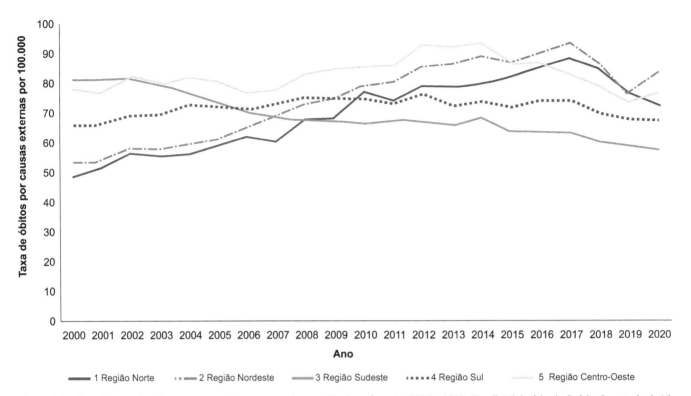

Figura 8.14 Taxa de mortalidade por causas externas segundo a região do país, entre 2000 e 2020. (Brasil. Ministério da Saúde. Secretaria de Vigilância em Saúde. Coordenação-Geral de Informações e Análises Epidemiológicas. Sistema de Informações sobre Mortalidade – SIM. Óbitos por causas externas – Brasil. Disponível em: https://tabnet.datasus.gov.br/cgi/deftohtm.exe?sim/cnv/ext10uf.def. Acesso em 30 jul 2022. IBGE – Instituto Brasileiro de Geografia e Estatística/Diretoria de Pesquisas. Coordenação de População e Indicadores Sociais. Gerência de Estudos e Análises da Dinâmica Demográfica. Projeção da população do Brasil e Unidades da Federação por sexo e idade para o período 2000-2030. Disponível em: https://tabnet.datasus.gov.br/cgi/deftohtm.exe?ibge/cnv/projpopuf.def. Acesso em 24 ago 2022.)

Os principais agravos dentro do rol de causas externas no Brasil envolvem os acidentes (incluindo quedas e queimaduras), além dos homicídios, acidentes de trânsito e suicídios. De todas as 1.246.992 internações por causas externas realizadas nos hospitais do SUS em 2021, 34,5% foram por quedas, 18,9% por acidentes de transporte (dos quais 54,3% foram por acidentes com motociclista), 11,0% por exposição a corrente elétrica, radiação, temperatura ou pressão extrema, 3,6% por agressões e 0,8% por lesões autoprovocadas (Brasil, 2022b). Embora as quedas sejam o principal motivo de internação por causas externas, elas têm impacto pequeno para a mortalidade. De todos os 146.038 óbitos por causas externas ocorridos em 2020, a maior parte foi por homicídios (32,6%), seguidos por acidentes de transporte (23,1%), suicídios (9,5%) e outras causas externas não especificadas (22,2%) (Brasil, 2022c).

Os adultos jovens, entre 20 e 39 anos, negros e do sexo masculino compõem o grupo de maior risco para hospitalizações e óbitos por causas externas (Brasil, 2022b, 2022c). A maior incidência desses eventos nesse subgrupo populacional é explicada, pelo menos em parte, pelo risco maior de homicídios a que os homens de 15 a 39 anos estão submetidos (Figura 8.15). Outro grupo de risco elevado para hospitalização e morte por causas externas é aquele formado por homens e mulheres com idade ≥ 70 anos (Figura 8.16). Esse risco aumentado pode ser, em grande parte, explicado pelo aumento na frequência de quedas e suas complicações nas pessoas mais idosas. Já os acidentes de transporte atingem de maneira expressiva a população masculina > 20 anos, com taxas > 30 óbitos por 100 mil habitantes em todas as faixas etárias da vida adulta (Brasil, 2022c) (Figura 8.17), com destaque para os acidentes com motocicleta (Brasil, 2022c).

Em relação às violências, as iniquidades em saúde traduzem-se nas diferenças das taxas de mortes violentas intencionais (que incluem homicídios dolosos, roubos seguidos de morte, lesões corporais seguidas de morte e mortes decorrentes de intervenções policiais) por raça/cor da pele, gênero e orientação sexual. Por exemplo, em 2019, as taxas de homicídios de pessoas negras foram quase três vezes maiores que de não negras (29,2 e 11,2 casos por 100 mil, respectivamente) (Cerqueira, 2021). Em 2021, 77% e 84%, respectivamente, das vítimas de homicídio e de mortes por intervenções policiais eram negras (FBSP, 2022). Além disso, após um período de crescimento das taxas de mortes violentas intencionais no país, essas taxas apresentaram tendência de redução entre 2018 e 2021 (FBSP, 2022). Embora seja cedo para entender os fatores e causas que levaram a essa redução, é importante salientar que essa redução não tem sido observada entre os negros. Entre 2009 e 2019, enquanto o número de não negros mortos reduziu 33,0%, o de negros mortos aumentou 1,6% (FBSP, 2021). Esses dados revelam o racismo estrutural da sociedade brasileira, o qual já é denunciado há décadas pelos movimentos negros (Nascimento, 2016 [1978]). Os

Capítulo 8 • Problemas de Saúde da População Brasileira e seus Determinantes

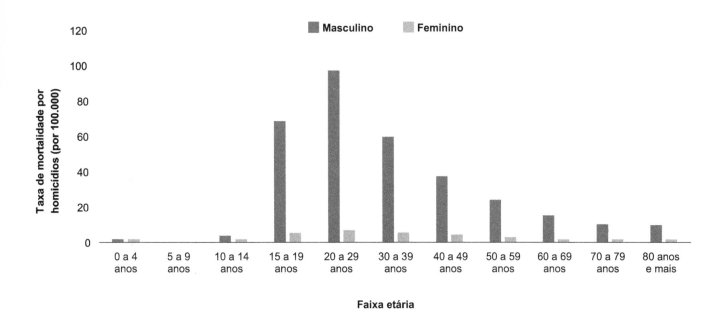

Figura 8.15 Coeficiente de mortalidade anual por homicídio segundo sexo e faixa etária no Brasil, ano 2020. (Brasil. Ministério da Saúde. Secretaria de Vigilância em Saúde. Coordenação-Geral de Informações e Análises Epidemiológicas. Sistema de Informações sobre Mortalidade – SIM. Óbitos por causas externas – Brasil. Disponível em: https://tabnet.datasus.gov.br/cgi/deftohtm.exe?sim/cnv/ext10uf.def. Acesso em 30 jul 2022. IBGE – Instituto Brasileiro de Geografia e Estatística/Diretoria de Pesquisas. Coordenação de População e Indicadores Sociais. Gerência de Estudos e Análises da Dinâmica Demográfica. Projeção da população do Brasil e Unidades da Federação por sexo e idade para o período 2000-2030. Disponível em: https://tabnet.datasus.gov.br/cgi/deftohtm.exe?ibge/cnv/projpopuf.def. Acesso em 24 ago 2022.)

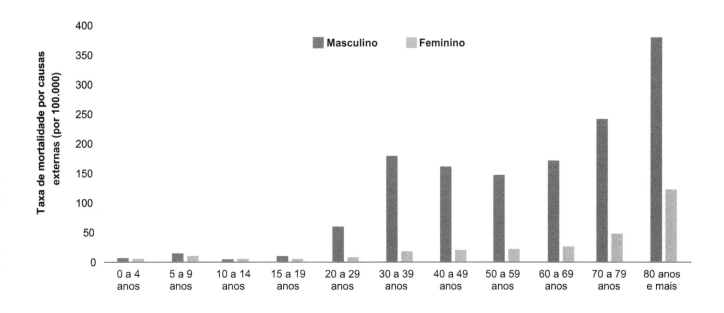

Figura 8.16 Coeficiente de mortalidade anual por causas externas segundo sexo e faixa etária no Brasil, ano 2020. (Brasil. Ministério da Saúde. Secretaria de Vigilância em Saúde. Coordenação-Geral de Informações e Análises Epidemiológicas. Sistema de Informações sobre Mortalidade – SIM. Óbitos por causas externas – Brasil. Disponível em: https://tabnet.datasus.gov.br/cgi/deftohtm.exe?sim/cnv/ext10uf.def. Acesso em 30 jul 2022. IBGE – Instituto Brasileiro de Geografia e Estatística/Diretoria de Pesquisas. Coordenação de População e Indicadores Sociais. Gerência de Estudos e Análises da Dinâmica Demográfica. Projeção da população do Brasil e Unidades da Federação por sexo e idade para o período 2000-2030. Disponível em: https://tabnet.datasus.gov.br/cgi/deftohtm.exe?ibge/cnv/projpopuf.def. Acesso em 24 ago 2022.)

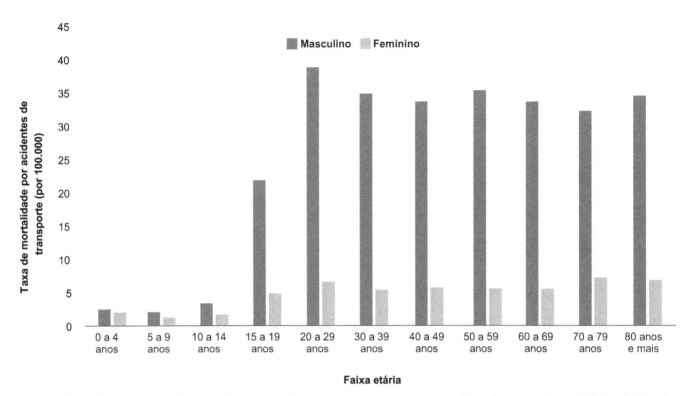

Figura 8.17 Coeficiente de mortalidade anual bruto por acidentes de transporte segundo sexo e faixa etária no Brasil, ano 2020. (Brasil. Ministério da Saúde. Secretaria de Vigilância em Saúde. Coordenação-Geral de Informações e Análises Epidemiológicas. Sistema de Informações sobre Mortalidade – SIM. Óbitos por causas externas – Brasil. Disponível em: https://tabnet.datasus.gov.br/cgi/deftohtm.exe?sim/cnv/ext10uf.def. Acesso em 30 jul 2022. IBGE – Instituto Brasileiro de Geografia e Estatística/Diretoria de Pesquisas. Coordenação de População e Indicadores Sociais. Gerência de Estudos e Análises da Dinâmica Demográfica. Projeção da população do Brasil e Unidades da Federação por sexo e idade para o período 2000-2030. Disponível em: https://tabnet.datasus.gov.br/cgi/deftohtm.exe?ibge/cnv/projpopuf.def. Acesso em 24 ago 2022.)

dados também são muito preocupantes em relação às violências cometidas contra mulheres e contra a população LGBTQIA+. Houve 50.056 assassinatos de mulheres entre 2009 e 2019 (67% entre mulheres negras), 5.330 casos de violência contra homossexuais e bissexuais e 3.967 casos de violência física contra trans e travestis, números que vêm crescendo ao longo dos últimos anos (Cerqueira, 2021) e colocam o Brasil na primeira posição entre os países que mais matam pessoas LGBTQIA+ (Acontece, 2022) e na quinta posição entre os que mais cometem feminicídio (Waiselfisz, 2015). Mesmo com esses dados alarmantes, as informações demográficas e de agravos de saúde sobre esses grupos populacionais ainda são insuficientes, além de haver, também, uma importante subnotificação, a qual permanece difícil de mensurar com os dados atualmente disponíveis (Acontece, 2022).

Em virtude da magnitude e relevância do problema da violência no país, o Brasil terá um grande desafio nas próximas décadas para reduzir o impacto desse fenômeno na saúde da população. Isso implica intervenções complexas nos determinantes sociais da violência e da saúde com medidas que reduzam a desigualdade social e garantam o acesso da população, em especial dos adolescentes e jovens adultos, à educação, ao trabalho digno, à cultura e ao lazer. Para isso, é necessário, também, um olhar diferenciado para algumas minorias e grupos sociais vulnerabilizados, garantindo políticas que visem à equidade em saúde.

Transtornos mentais

A ocorrência e a importância dos transtornos mentais para a saúde pública têm aumentado globalmente e também no Brasil. Embora sejam problemas de saúde responsáveis por baixa taxa de mortalidade, a carga de doença relacionada com os transtornos mentais é extremamente elevada, situando-se entre as primeiras posições em anos potenciais de vida perdidos e anos vividos com incapacidade na população. Os estudos epidemiológicos têm demonstrado que o Brasil apresenta uma das prevalências de transtornos de humor e de uso de substâncias mais altas do mundo. Segundo a OMS, a prevalência de depressão no Brasil é de 5,8%, afetando cerca de 12 milhões de brasileiros, o que coloca o país como uma das maiores prevalências de depressão nas Américas e no mundo, similar à dos EUA, estimada em 5,9% (WHO, 2017). Essa prevalência é ainda maior quando avaliada nos últimos 12 meses e ao longo da vida, atingindo 10,4% e 15,5% da população adulta brasileira, respectivamente, sendo mais prevalente no sexo feminino, em adultos jovens e indivíduos que trabalham (Bromet et al., 2011).

A prevalência de transtornos de ansiedade no Brasil também está entre as mais altas do mundo, atingindo cerca de 9,3% da população (WHO, 2017). Já os transtornos mentais comuns (TMC) – condições de saúde mental que não representam um diagnóstico psiquiátrico específico, mas sim um conjunto de situações relacionadas com estresse, distúrbios de humor e uso de substâncias – têm apresentado variadas estimativas de ocorrência na população brasileira. Uma revisão sistemática que incluiu estudos epidemiológicos publicados no país entre 1997 e 2009 evidenciou prevalências de TMC variando de 20% a 56% na população adulta (Santos & Siqueira, 2010). A grande diferença na prevalência de TMC observada entre esses estudos possivelmente decorre dos variados métodos usados para identificação de TMC e das características das populações estudadas, que varia em relação a idade, local de residência e perfil ocupacional.

Há também indícios de que a ocorrência dos transtornos mentais segue aumentando no país. Os dados da PNS evidenciam que entre 2013 e 2019 a prevalência geral de depressão autorreferida aumentou de 7,6% para 10,2% (IBGE, 2020c), sendo maior no sexo feminino (14,7%) do que no masculino (5,1%). Há também diferenças em relação à faixa etária, sendo maior em indivíduos de 60 a 64 anos de idade (13,2%) e menor nos de 18 a 29 anos (5,9%); e em relação à cor da pele, já que a proporção de pessoas brancas diagnosticadas com depressão (12,5%) é maior do que a observada em pessoas com cor da pele preta e parda (8,6% e 8,2%, respectivamente). Além disso, menos da metade das pessoas (43,8% no sexo masculino e 49,3% no feminino) seguia tratamento medicamentoso para depressão, cuja frequência apresentava diferenças regionais, sendo somente 31,2% na região Norte. Dentre as pessoas com diagnóstico de depressão, apenas 52,8% receberam assistência médica para depressão nos 12 meses que antecederam a entrevista e 18,9% faziam psicoterapia, sendo a maior parte dos acompanhamentos realizada em consultório ou clínica privada (47,4%) e somente 29,7% dos pacientes eram atendidos na Atenção Primária à Saúde do SUS (IBGE, 2020c). Essas diferenças revelam desigualdade de acesso aos serviços de saúde para atenção à saúde mental e, mesmo com a expansão da Rede de Atenção Psicossocial ao longo das últimas décadas, há limitações de acesso, especialmente nas localidades mais remotas e periféricas e para os que mais necessitam dos serviços públicos (Fernandes *et al.*, 2020). É possível, ainda, que haja subdiagnóstico de problemas de saúde mental em algumas regiões e localidades do país, de modo que o acesso ao tratamento está mais disponível para as pessoas com melhores condições socioeconômicas.

Apesar de não existirem dados epidemiológicos de longa data e em nível populacional acerca da real ocorrência de depressão e outros transtornos mentais – como os decorrentes do uso de substâncias psicoativas – no Brasil, sabe-se que esses agravos têm elevada carga de doença pelo menos desde a década de 1990, quando o estudo *Global Burden of Disease* (GBD) já verificava alta taxa de anos vividos com incapacidade (*Years Living with Disability* [YLD]) por conta desses agravos (Bonadiman *et al.*, 2017, 2020). Já em relação aos anos potenciais de vida perdidos ajustados por incapacidade (*Disability-Adjusted Life Years* [DALY]), o estudo GBD estimou que em 2015 os transtornos mentais e decorrentes do uso de substâncias psicoativas foram responsáveis por 9,5% do total de DALY do Brasil (Bonadiman *et al.*, 2017). Esses achados demonstram o impacto dos transtornos mentais, que em 2015 ocupavam a primeira e a terceira posição na classificação de YLD e DALY, respectivamente, com destaque para depressão e ansiedade (Bonadiman *et al.*, 2017). Cabe salientar que entre 1990 e 2015 os transtornos decorrentes do uso de substâncias acarretaram aumento de 37,1% nos DALY, o que correspondeu à maior elevação entre os transtornos mentais, particularmente na idade adulta e no sexo feminino (Bonadiman *et al.*, 2017).

Em relação aos transtornos mentais de maior gravidade imediata, como as lesões autoprovocadas e o suicídio, as últimas décadas evidenciaram aumento importante nos óbitos por esse tipo de agravo no Brasil. Em 2000, houve 6.780 mortes por lesão autoprovocada no país (número este que se manteve relativamente constante desde o início da década de 1990), enquanto em 2021 os óbitos por suicídio chegaram a 13.835 casos, o que corresponde a aumento de mais de 100% em comparação ao final do século passado (Brasil, 2022c). Já a taxa bruta de mortalidade por suicídio, que era de 3,9 por 100 mil pessoas em 2000, atingiu 6,5 óbitos por 100 mil em 2020, representando um aumento de 66,7% no período (a Figura 8.18 descreve as taxas brutas de mortalidade

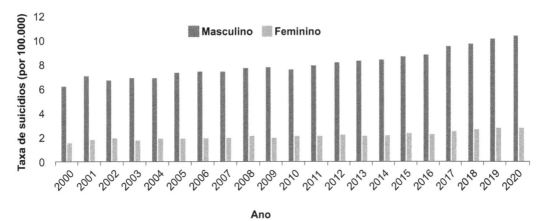

Figura 8.18 Coeficiente de mortalidade anual bruto por suicídio no Brasil, 2000-2020. (Brasil. Ministério da Saúde. Secretaria de Vigilância em Saúde. Coordenação-Geral de Informações e Análises Epidemiológicas. Sistema de Informações sobre Mortalidade – SIM. Óbitos por causas externas – Brasil. Disponível em: https://tabnet.datasus.gov.br/cgi/deftohtm.exe?sim/cnv/ext10uf.def. Acesso em 30 jul 2022. IBGE – Instituto Brasileiro de Geografia e Estatística/Diretoria de Pesquisas. Coordenação de População e Indicadores Sociais. Gerência de Estudos e Análises da Dinâmica Demográfica. Projeção da população do Brasil e Unidades da Federação por sexo e idade para o período 2000-2030. Disponível em: https://tabnet.datasus.gov.br/cgi/deftohtm.exe?ibge/cnv/projpopuf.def. Acesso em 24 ago 2022.)

por sexo para o período entre 2000 e 2020). Apesar da mortalidade relativamente baixa em comparação com outras doenças crônicas, o suicídio representa uma das principais causas de morte em jovens de ambos os sexos. Em 2017, o suicídio foi a terceira principal causa de mortalidade entre os homens com idade entre 15 e 34 anos e a quarta causa de mortalidade entre as mulheres com idade entre 15 e 24 anos (Bonadiman, 2020).

Aproximadamente dois terços dos suicídios ocorridos entre 1990 e 2017 foram de indivíduos de 15 a 49 anos, o que determina grande carga de doença e custos sociais elevados para esse grupo etário em idade produtiva. Mesmo assim, as maiores taxas de mortalidade ainda ocorrem entre indivíduos mais idosos, particularmente > 70 anos de idade (Brasil, 2022c). Já o sexo masculino foi associado a uma ocorrência três vezes maior de suicídio em todas as idades e estados do Brasil, em comparação com o sexo feminino, excetuando-se a faixa etária entre 10 e 14 anos, na qual os indicadores foram similares (Figura 8.19) (Brasil, 2022c).

Insegurança alimentar

A desigualdade social presente no país e ampliada pela crise sanitária decorrente da pandemia de Covid-19 acarretou o recrudescimento da fome e da insegurança alimentar (IA) a partir de 2017. A IA é avaliada no contexto familiar e pode ser compreendida como a existência de fome ou do risco de fome no domicílio. A IA pode ser classificada em três níveis. A IA leve ocorre quando há preocupação ou incerteza quanto à disponibilidade futura de alimentos no domicílio ou quando a qualidade dos alimentos consumidos já está comprometida. IA moderada ocorre quando há redução quantitativa no acesso a alimentos entre os adultos de um domicílio. Já a IA grave está presente quando a redução quantitativa no acesso a alimentos atinge crianças do domicílio ou acarreta privação de alimentos (fome propriamente dita) entre os membros do domicílio (IA grave). Para entender o contexto político e social que culmina na situação atual da IA no Brasil, é preciso um breve resgate histórico das iniciativas públicas e institucionais implementadas e posteriormente destituídas ao longo dos últimos 20 anos (2003-2022).

Em 2003, a Organizações das Nações Unidas (ONU) apontava para o agravamento da fome no Brasil e para a inexistência de ações organizadas pelo Estado para combater sua ocorrência e garantir o respeito à cidadania. Com a posse do então presidente Luiz Inácio Lula da Silva naquele ano, foi elaborado o programa Fome Zero, com objetivo de atender cerca de 22 milhões de famílias que se encontravam em situação de insegurança alimentar. O programa, construído com participação de movimentos sociais, apresentava quatro eixos estruturantes, a saber: *disponibilidade, acesso, estabilidade do programa* e *qualidade dos alimentos*. O programa foi considerado um sucesso em todo o mundo, de modo que, associado às iniciativas do governo federal de valorização do salário-mínimo e melhoria da distribuição de renda – com destaque para o Programa Bolsa Família – o Brasil deixou o mapa da fome após 11 anos. Essas ações, articuladas com vistas à construção de um estado de bem-estar social, foram implementadas até o ano de 2014. Ao descrever o impacto do Programa Bolsa Família para a redução da pobreza no Brasil, o IPEA aponta um indicador sensível para redução da IA. Segundo o órgão, em quase 11 anos o Programa Bolsa Família reduziu em 15% os índices de pobreza e em 25% os de extrema pobreza em todo o território nacional (Souza, 2019).

Entretanto, passados 8 anos do ápice do processo de redução de desigualdades e melhorias de indicadores de saúde, o país retornou ao mapa da fome. A conjuntura que determina esse fenômeno remete novamente às políticas de austeridade fiscal e redução de investimento público iniciadas em 2015 e aprofundadas a partir de 2016, após o afastamento da então presidente Dilma Rousseff. Essas políticas atingiram diversas áreas e acarretaram diversos retrocessos sociais, causando desemprego, retirada de direitos trabalhistas e cortes severos na previdência.

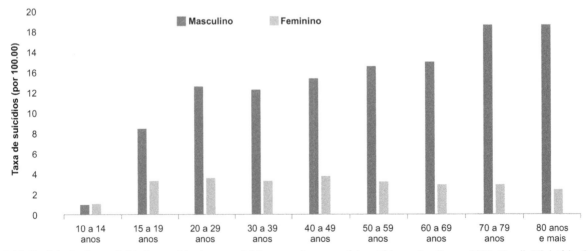

Figura 8.19 Coeficiente de mortalidade anual bruto por suicídio segundo sexo e faixa etária no Brasil, ano 2020. (Brasil. Ministério da Saúde. Secretaria de Vigilância em Saúde. Coordenação-Geral de Informações e Análises Epidemiológicas. Sistema de Informações sobre Mortalidade – SIM. Óbitos por causas externas – Brasil. Disponível em: https://tabnet.datasus.gov.br/cgi/deftohtm.exe?sim/cnv/ext10uf.def. Acesso em 30 jul 2022. IBGE – Instituto Brasileiro de Geografia e Estatística/Diretoria de Pesquisas. Coordenação de População e Indicadores Sociais. Gerência de Estudos e Análises da Dinâmica Demográfica. Projeção da população do Brasil e Unidades da Federação por sexo e idade para o período 2000-2030. Disponível em: https://tabnet.datasus.gov.br/cgi/deftohtm.exe?ibge/cnv/projpopuf.def. Acesso em 24 ago 2022.)

Capítulo 8 • Problemas de Saúde da População Brasileira e seus Determinantes

De acordo com Ribeiro Júnior *et al.* (2021), o país vivenciou uma inversão dos indicadores de fome e risco de fome. Se entre 2004 a 2013 apresentou melhora importante do quadro, com redução desses dois indicadores, em 2017 e 2018 verificou-se um aumento expressivo da IA, que se agravou ainda mais a partir de 2019, com a ampliação da desigualdade social no país. Um marco importante da falta da priorização do combate à fome nesse período foi a extinção do Conselho Nacional de Segurança Alimentar e Nutricional (CONSEA), através da Medida Provisória 870/2019 – a qual virou lei no mesmo ano – lavrada no primeiro dia do mandato de Jair Bolsonaro, dando fim a um importante espaço de articulação, diálogo e entendimento entre governo e sociedade e que servia de modelo para diversos países (Castro, 2019; Avelino, 2020).

A ocorrência de IA se distribui de maneira bastante desigual pelo país. Nas regiões Norte e Nordeste encontram-se as maiores ocorrências de IA, enquanto no eixo Centro-Sul os indicadores de fome e risco de fome apresentam níveis mais baixos. Dados do atlas de situação alimentar apontam que entre 2017 e 2018 a área compreendida entre o Acre e a Bahia tinha cerca de 30,3% das famílias em risco de fome e 21,8% em situação de fome, ou seja, apenas 47,8% das famílias dessa região estavam em situação de segurança alimentar (SA). Nos estados localizados na porção Centro-Sul do país, 21,0% dos domicílios albergavam famílias em risco de fome e 8,3% em situação de fome. Embora seja uma situação bem melhor que a observada no Norte-Nordeste do país, ainda cabe destacar que apenas pouco mais de 70% das famílias residentes nas três regiões com maiores índices de desenvolvimento humano (IDH) no país (Sul, Sudeste e Centro-Oeste) estavam em situação de SA (Ribeiro Júnior, 2021).

Com a crise sanitária e humanitária provocada pela pandemia de Covid-19, a partir de 2020 as condições de IA alcançaram patamares alarmantes, e a fome e o risco de fome passaram a ser considerados condições de emergência social. Para monitorar a magnitude do problema foram realizados dois inquéritos nacionais (I e II Inquérito Nacional sobre Insegurança Alimentar no Contexto da Pandemia da Covid-19 – VIGISAN), que analisaram os 27 estados, retratando a situação das cinco macrorregiões e das áreas urbana e rural tanto no ano de 2020 como no período de novembro de 2021 a abril de 2022. Foram avaliados 12.745 domicílios com base em um instrumento que continha a Escala Brasileira de Insegurança Alimentar (EBIA) (Penssan, 2022).

Com base nos resultados desses inquéritos foi possível estimar que, ao final de 2020, 19,1 milhões de brasileiros conviviam com a fome (IA grave), enquanto em 2022 a estimativa era de 33,1 milhões de pessoas em condição de fome no país (Penssan, 2022). Os resultados de 2021/2022 revelaram ainda que menos da metade (41,3%) dos moradores dos domicílios avaliados estava em situação de SA, enquanto o restante (58,7%) apresentava algum grau de IA: 28,0% tinham acesso incerto a alimentos e/ou a qualidade da alimentação comprometida (IA leve) e 30,7% apresentavam algum nível de restrição alimentar, com escassez na quantidade de alimentos

consumidos, dentre os quais 15,5% se encontravam em situação de fome (IA grave). Extrapolando esses achados para toda a população, estima-se a presença de IA nos lares de 125,2 milhões de brasileiros.

O II VIGISAN também identificou importantes determinantes sociais para o acesso aos alimentos (Penssan, 2022). A IA grave foi mais frequentemente reportada em domicílios rurais (onde 18,6% das famílias conviviam com a fome) do que em domicílios urbanos (15,0% das famílias em situação de fome). Em relação à distribuição regional, os maiores percentuais de IA grave foram encontrados nas regiões Norte e Nordeste (25,7% e 21,0%, respectivamente) e os menores nas regiões Sul (9,9%), Sudeste (13,1%) e Centro-Oeste (12,9%). Outro achado importante foi a associação entre desigualdade de renda e IA: 43,0% das famílias com renda *per capita* de até um quarto do salário-mínimo apresentavam IA grave, enquanto esta ocorrência era de 3,0% entre as famílias com renda *per capita* maior que um salário-mínimo. A IA também teve frequência maior entre famílias chefiadas por mulheres e quando o responsável se autodeclarou de cor preta ou parda.

Para o enfrentamento efetivo da IA e de sua forma mais grave, a fome propriamente dita, é preciso um retorno às lições aprendidas com projetos de governos progressistas, voltados à inclusão social. É preciso compreender que a situação de IA grave não se dá de maneira isolada e vincula-se ao efeito de políticas públicas ultraliberais, voltadas à maximização de lucros para uma parcela restrita da população em detrimento dos demais segmentos sociais (Peres, 2021).

CONSIDERAÇÕES FINAIS

As profundas mudanças na ordem política, econômica, social e demográfica que o Brasil iniciou na segunda metade do século passado e que se consolidaram na Nova República, a partir de 1985, trouxeram significativos avanços para o país. O processo de urbanização ampliou o acesso da população a bens e serviços críticos, como água potável, energia elétrica e educação. Investimentos sociais conseguiram reduzir substancialmente a proporção de brasileiros vivendo em extrema pobreza entre 1990 e 2015. Com forte participação da sociedade organizada, o SUS foi criado e expandido por todo o território nacional, e a saúde passou a ser tratada como um direito de todos e um dever do Estado. A população brasileira reduziu a velocidade de crescimento e começou a envelhecer. Essas transformações, muitas delas ainda em andamento, têm repercutido de maneira marcante nos determinantes de saúde e no estado de saúde da população brasileira.

Apesar do muito que se avançou, o Brasil ainda tem uma série de desafios a enfrentar, especialmente após a crise econômica e política iniciada em 2015. A democracia, que parecia ter se consolidado no país a partir do fim da ditadura militar, voltou a ser ameaçada. O movimento político que culminou na troca da Presidência da República em 2016 e fortaleceu grupos de extrema direita nacionais acarretou diversas agressões às instituições e à Constituição Federal de 1988, em uma crise política e institucional sem precedentes. Entre 2018 e 2022, as

Forças Armadas voltaram a ter protagonismo político e o sistema eleitoral nacional foi alvo de notícias falsas e tentativas de descrédito. A economia brasileira, que se tornara a sexta do mundo em 2011, caiu para a 13ª posição em 2021. Tal conjuntura agravou as enormes diferenças socioeconômicas e regionais existentes no país, e o Brasil continua figurando entre os dez países mais desiguais do mundo. Alguns problemas de saúde antigos ainda apresentam elevada carga para a sociedade e para os serviços de saúde, enquanto outros problemas que pareciam ter sido superados no passado, como a IA, reemergem. Ao mesmo tempo, novos problemas de saúde despontam como resultado da emergência de novos patógenos, da urbanização, das transformações no modo de vida, do envelhecimento da população e do desfinanciamento de políticas públicas estruturantes nos últimos anos. Somente mediante a garantia da democracia e da retomada das ações de combate às desigualdades, com políticas intersetoriais coordenadas e participação ativa da sociedade e dos diferentes níveis de governo, será possível superar as complexidades existentes no Brasil e garantir o direito à saúde para todas e todos os brasileiros.

Referências

Abegunde DO, Mathers CD, Adam T et al. The burden and costs of chronic diseases in low-income and middle-income countries. Lancet, 2007 Dec; 370(9603):1929-38.

Acevedo N, Waggoner J, Rodriguez M et al. Zika virus, chikungunya virus, and dengue virus in cerebrospinal fluid from adults with neurological manifestations. Guayaquil, Ecuador. Front Microbiol 2017; 8:42.

Acontece. Mortes e violências contra LGBTI+ no Brasil: Dossiê 2021 / Acontece Arte e Política LGBTI+; ANTRA (Associação Nacional de Travestis e Transexuais); ABGLT (Associação Brasileira de Lésbicas, Gays, Bissexuais, Travestis, Transexuais e Intersexos). Florianópolis, SC: Acontece, ANTRA, ABGLT, 2022. Disponível em: https://assets-dossies-ipg-v2.nyc3.digitaloceanspaces.com/sites/3/2022/05/Dossie-de-Mortes-e-Violencs-Contra-LGBTI-no-Brasil-2021-ACONTECE-ANTRA-ABGLT-1.pdf.

Aliota MT, Bassit L, Bradrick SS et al. Zika in the Americas, year 2: What have we learned? What gaps remain? A report from the Global Virus Network. Antiviral Res 2017 Aug; 144:223-46.

Almeida AIS, Ribeiro JM, Bastos FI. Analysis of the national DST/Aids policy from the perspective of advocacy coalition framework (ACF). Cien Saude Colet 2022 Mar; 27(3):837-48.

ANAMATRA. ANAMATRA White Paper – Eighteenth months of labor reform and executive summary of ILO expert reports for the international labor conferences of 2017, 2018 and 2019. Disponível em: https://www.anamatra.org.br/images//Nota-Tcnica-ANAMATRA-OIT-reforma-trabalhista-18-meses_INGLES.pdf. Acesso em 18 ago 2022.

Andrade LH, Wang YP, Andreoni S et al. Mental disorders in megacities: findings from the Sao Paulo megacity mental health survey, Brazil. PLoS One 2012; 7(2):e31879.

Andrade RG, Chaves OC, Costa DA et al. Overweight in men and women among urban area residents: individual factors and socioeconomic context. Cad Saude Publica 2015 Nov; 31(Suppl 1):148-58.

ANVISA – Agência Nacional de Vigilância Sanitária. Gerência Geral de Tecnologia em Serviços de Saúde. Gerência de Vigilância e Monitoramento em Serviços de Saúde. Boletim Segurança do Paciente e Qualidade em Serviços de Saúde nº 24 – Avaliação Nacional dos Indicadores de IRAS e RM – 2020. 2020. Disponível em: https://www.gov.br/anvisa/pt-br/centraisdeconteudo/publicacoes/servicosdesaude/publicacoes. Acesso em 18 ago 2022.

ANVISA – Agência Nacional de Vigilância Sanitária. Gerência Geral de Tecnologia em Serviços de Saúde. Gerência de Vigilância e Monitoramento em Serviços de Saúde. Nota Técnica GVIMS/GG-

TES 07/2021 – Critérios diagnósticos das Infecções Relacionadas à Assistência à Saúde (IRAS): notificação nacional obrigatória para o ano de 2022. 29/12/2021. 2021a. Disponível em: https://www.gov.br/anvisa/pt-br/centraisdeconteudo/publicacoes/servicosdesaude/notas-tecnicas/nota-tecnica-gvims-ggtes-no-07-2021-criterios-diagnosticos-das-infeccoes-relacionadas-a-assistencia-a-saude-iras-notificacao-nacional-obrigatoria-para-o-ano-de-2022. Acesso em 18 ago 2022.

ANVISA – Agência Nacional de Vigilância Sanitária. Gerência Geral de Tecnologia em Serviços de Saúde. Gerência de Vigilância e Monitoramento em Serviços de Saúde. Programa nacional de prevenção e controle de infecções relacionadas à assistência à Saúde (PNPCIRAS) 2021 a 2025. 05/03/2021. 2021b. Disponível em: https://www.gov.br/anvisa/pt-br/centraisdeconteudo/publicacoes/servicosdesaude/publicacoes/pnpciras_2021_2025.pdf. Acesso em 18 ago 2022.

Aransiola TJ, Ceccato V, Justus M. Growth of lethal violence in Brazil 2000-2017: A space-temporal analysis of homicides. Journal of Contemporary Criminal Justice 2022; 38(1):34-55.

Avelino D, Reis V. Participação em foco – Extinção do CONSEA. Web, 2020. Disponível em: https://ipea.gov.br/participacao/noticiasmidia/participacao-institucional/conselhos/1796-extincao-do-consea. Acesso em 24 ago 2022.

Barbosa ADF. O mercado de trabalho: uma perspectiva de longa duração. Estudos Avançados 2016; 30(87):7-28.

Barbosa AF. A formação do mercado de trabalho no Brasil: da escravidão ao assalariamento. (PhD). Universidade Estadual de Campinas, Instituto de Economia, Campinas, SP 2003: 374 pp. Disponível em: http://repositorio.unicamp.br/Acervo/Detalhe/302759.

Barbosa IR, Souza DLB, Bernal MM, Costa I. Cancer mortality in Brazil: Temporal trends and predictions for the year 2030. Medicine (Baltimore) 2015Apr; 94(16):e746.

Barreto ML, Genser B, Strina A et al. Effect of city-wide sanitation program on reduction in rate of childhood diarrhea in northeast Brazil: assessment by two cohort studies. Lancet 2007 Nov; 370(9599):1622-8.

Barreto ML, Teixeira MG, Bastos FI et al. Successes and failures in the control of infectious diseases in Brazil: social and environmental context, policies, interventions, and research needs. The Lancet 2011; 377(9780):1877-89.

Barroso WKS, Rodrigues CIS, Bortolotto LA et al. Diretrizes Brasileiras de Hipertensão Arterial – 2020. Arquivos Brasileiros de Cardiologia 2021; 116(3):516-658.

Bassanesi SL, Azambuja MI, Achutti A. Mortalidade precoce por doenças cardiovasculares e desigualdades sociais em Porto Alegre: da evidência à ação. Arquivos Brasileiros de Cardiologia 2008; 90(6).

Bastos MLA, Júnior GB, Domingos ETC et al. Afastamentos do trabalho por transtornos mentais: um estudo de caso com servidores públicos em uma instituição de ensino no Ceará, Brasil. Revista Brasileira de Medicina do Trabalho 2018; 16(1):53-9.

Bonadiman CSC. A carga dos transtornos mentais e do suicídio no estudo de Carga Global de Doença no Brasil [manuscrito]. Orientador: Ana Paula Souto Melo. Tese de Doutorado. Faculdade de Medicina, Universidade Federal de Minas Gerais, Belo Horizonte. 2020: 172 pp. Disponível em: https://repositorio.ufmg.br/bitstream/1843/37572/1/Tese.vers%c3%a3ofinal.cec%c3%adlia.pdf. Acesso em 24 ago 2022.

Bonadiman CSC, Malta DC, Passos VMDA et al. Depressive disorders in Brazil: results from the Global Burden of Disease Study 2017. Population Health Metrics 2020; 18(S1).

Bonadiman CSC, Passos VMDA, Mooney M et al. A carga dos transtornos mentais e decorrentes do uso de substâncias psicoativas no Brasil: Estudo de Carga Global de Doença, 1990 e 2015. Revista Brasileira de Epidemiologia 2017; 20(Suppl 1):191-204.

Bonifay T, Prince C, Neyra C et al. Atypical and severe manifestations of chikungunya virus infection in French Guiana: A hospital-based study. Plos One 2018; 13(12):e0207406.

Braga IA, Campos PA, Gontijo-Filho PP, Ribas RM. Multi-hospital point prevalence study of healthcare-associated infections in 28 adult intensive care units in Brazil. J Hosp Infect 2018 Jul; 99(3):318-24.

Brasil. Ministério da Saúde. Secretaria de Vigilância em Saúde. Secretaria de Gestão Estratégica e Participativa. Vigitel Brasil 2006: vigilância de fatores de risco e proteção para doenças crônicas por inquérito telefônico / Ministério da Saúde, Secretaria de Vigilância em Saúde, Secretaria de Gestão Estratégica e Participativa. Brasília: Ministério da Saúde, 2007: 297 p. Disponível em: https://bvsms.saude.gov.br/bvs/publicacoes/vigitel_brasil_2006.pdf. Acesso em 18 ago 2022.

Brasil. Estudo Nacional da Despesa Familiar, 1975. Apud Brasil, Ministério da Saúde. Secretaria de Vigilância à Saúde. Secretaria de Atenção à Saúde. Diretrizes e recomendações para o cuidado integral de doenças crônicas não-transmissíveis: promoção da saúde, vigilância, prevenção e assistência. . Brasília: Ministério da Saúde, 2008: 72 p. Disponível em: https://bvsms.saude.gov.br/bvs/publicacoes/diretrizes_recomendacoes_cuidado_doencas_cronicas.pdf.

Brasil. Ministério da Saúde. DATASUS – Sistema de Informações Hospitalares do SUS – SIH/SUS. Taxa de internação hospitalar (SUS) por causas externas. 2011a. Disponível em: http://tabnet.datasus.gov.br/cgi/tabcgi.exe?idb2011/d30.def. Acesso em 18 ago 2022.

Brasil. Ministério da Saúde. Secretaria de Vigilância em Saúde. Sistema de Informação de Agravos de Notificação. Taxa de incidência da leishmaniose visceral. 2011b. Disponível em: http://tabnet.datasus.gov.br/cgi/deftohtm.exe?idb2011/d0205.def. Acesso em 18 ago 2022.

Brasil. Ministério da Saúde. Secretaria de Vigilância em Saúde. Sistema de Informação de Agravos de Notificação. Taxa de incidência de tuberculose. 2011c. Disponível em: http://tabnet.datasus.gov.br/cgi/tabcgi.exe?idb2011/d0202.def. Acesso em 18 ago 2022.

Brasil. Ministério da Saúde. Secretaria de Vigilância em Saúde. Sistema de Informações de Mortalidade (SIM) e IBGE. Taxa de mortalidade específica por doenças transmissíveis. 2011d. Disponível em: http://tabnet.datasus.gov.br/cgi/tabcgi.exe?idb2011/c17.def. Acesso em 18 ago 2022.

Brasil. Ministério da Saúde. Secretaria de Vigilância em Saúde. Sistema de Informações sobre Mortalidade. Taxa de mortalidade específica por AIDS. 2011e. Disponível em: http://tabnet.datasus.gov.br/cgi/deftohtm.exe?idb2011/c14.def. Acesso em 11 jul 2022.

Brasil. Ministério da Saúde. Secretaria de Vigilância em Saúde. Vírus zika no Brasil: a resposta do SUS [recurso eletrônico] / Ministério da Saúde, Secretaria de Vigilância em Saúde. Brasília: Ministério da Saúde, 2017. 136 p. Disponível em: https://bvsms.saude.gov.br/bvs/publicacoes/virus_zika_brasil_resposta_sus.pdf.

Brasil. Ministério da Saúde. Secretaria de Vigilância em Saúde. Departamento de Vigilância, Prevenção e Controle das Infecções Sexualmente Transmissíveis, do HIV/AIDS e das Hepatites Virais. Protocolo Clínico e Diretrizes Terapêuticas para Manejo da Infecção pelo HIV em Adultos. Brasília: Ministério da Saúde, 2018.

Brasil. Ministério do Trabalho e Previdência. Anuário Estatístico da Previdência Social – AEPS 2019. 2019. Disponível em: https://www.gov.br/trabalho-e-previdencia/pt-br/acesso-a-informacao/dados-abertos/dados-abertos-previdencia/previdencia-social-regime-geral--inss/arquivos/versao-onlinte-aeps-2019-/aeps-2019. Acesso em 18 ago 2022.

Brasil. Ministério da Saúde. Secretaria de Vigilância em Saúde, Coordenação-Geral de Informações e Análises – Sistema de Informações sobre Mortalidade – SIM. Mortalidade – Brasil. Brasília, 01 de abril de 2020. 2020. Disponível em: http://tabnet.datasus.gov.br/cgi/tabcgi.exe?sim/cnv/obt10uf.def. Acesso em 18 ago 2022.

Brasil. Boletim Epidemiológico. Mortalidade infantil no Brasil. Ministério da Saúde. Secretaria de Vigilância Epidemiológica. Coordenação-Geral de Informações e Análise Epidemiológica do Departamento de Análise em Saúde e Vigilância das Doenças Não Transmissíveis. Brasília: 20 de outubro de2021. 2021a.

Brasil. Ministério da Saúde. Secretaria de Vigilância em Saúde Departamento de Doenças de Condições Crônicas e Infecções Sexualmente Transmissíveis. Brasil livre da tuberculose – Plano nacional pelo fim da tuberculose como problema de saúde pública: estratégias para 2021-2025. Brasília: Ministério da Saúde, 2021b: 68 p. Disponível em: https://www.gov.br/saude/pt-br/centrais-de-conteudo/publicacoes/publicacoes-svs/tuberculose/plano-nacional-pelo-fim-da--tuberculose-como-problema-de-saude-publica_-estrategias-para-2021-2925.pdf/view. Acesso em 18 ago 2022.

Brasil. Ministério da Saúde. Secretaria de Vigilância em Saúde. Boletim Epidemiológico. HIV/AIDS – 2021. Ministério da Saúde do Brasil, 2021c: 72 p. Disponível em: https://www.gov.br/saude/pt-br/centrais-de-conteudo/publicacoes/boletins/epidemiologicos/especiais/2021/boletim-epidemiologico-especial-hiv-aids-2021.pdf/view. Acesso em 18 ago 2022.

Brasil. Ministério da Saúde. Secretaria de Vigilância em Saúde. Boletim Epidemiológico. Tuberculose – 2021. Ministério da Saúde do Brasil, 2021d: 44 p. Disponível em: https://www.gov.br/saude/pt-br/centrais-de-conteudo/publicacoes/boletins/epidemiologicos/especiais/2021/boletim-tuberculose-2021_24.03. Acesso em 18 ago 2022.

Brasil. Ministério da Saúde. Secretaria de Vigilância em Saúde. Departamento de Análise em Saúde e Vigilância de Doenças não Transmissíveis. Plano de Ações Estratégicas para o Enfrentamento das Doenças Crônicas e Agravos não Transmissíveis no Brasil 2021-2030 [recurso eletrônico] / Ministério da Saúde, Secretaria de Vigilância em Saúde, Departamento de Análise em Saúde e Vigilância de Doenças não Transmissíveis. Brasília: Ministério da Saúde, 2021e: 118 p. Disponível em: https://www.gov.br/saude/pt-br/centrais-de-conteudo/publicacoes/publicacoes-svs/doencas-cronicas-nao-transmissiveis-dcnt/09-plano-de-dant-2022_2030.pdf/view. Acesso em 24 ago 2022.

Brasil. Ministério da Saúde. Secretaria de Vigilância em Saúde. Departamento de Análise em Saúde e Vigilância de Doenças não Transmissíveis. Vigitel Brasil 2021: vigilância de fatores de risco e proteção para doenças crônicas por inquérito telefônico: estimativas sobre frequência e distribuição sociodemográfica de fatores de risco e proteção para doenças crônicas nas capitais dos 26 estados brasileiros e no Distrito Federal em 2021 / Ministério da Saúde, Secretaria de Vigilância em Saúde, Departamento de Análise em Saúde e Vigilância de Doenças não Transmissíveis. Brasília: Ministério da Saúde, 2021f: 128 p. Disponível em: https://www.gov.br/saude/pt-br/centrais-de-conteudo/publicacoes/publicacoes-svs/vigitel/vigitel-brasil-2021-estimativas-sobre-frequencia-e-distribuicao-sociodemografica-de-fatores-de-risco-e-protecao-para-doencas-cronicas/@@download/file/vigitel-brasil-2021.pdf. Acesso em 18 ago 2022.

Brasil. Ministério da Saúde. Secretaria de Vigilância em Saúde. Departamento de Doenças de Condições Crônicas e Infecções Sexualmente Transmissíveis. Casos de AIDS notificados no SINAN, declarados no SIM e registrados no SISCEL/SICLOM, segundo capital de residência por ano de diagnóstico. Brasil, 1980-2021. 10 de dezembro de 2021. 2021g. Disponível em: http://www2.aids.gov.br/cgi/deftohtm.exe?tabnet/br.def. Acesso em 18 ago 2022.

Brasil. Ministério da Saúde. Secretaria de Vigilância em Saúde. Departamento de Doenças de Condições Crônicas e Infecções Sexualmente Transmissíveis. Indicadores e Dados Básicos do HIV/AIDS nos municípios brasileiros. 2021h. Disponível em: http://indicadores.aids.gov.br/. Acesso em 11 jul 2022.

Brasil. Ministério da Saúde. Secretaria de Vigilância em Saúde. Sistema de Informação de Agravos de Notificação (SINAN NET). Leishmaniose visceral – Casos confirmados notificados no Sistema de Informação de Agravos de Notificação – Brasil. Nov de 2021. 2021i. Disponível em: http://tabnet.datasus.gov.br/cgi/tabcgi.exe?sinannet/cnv/leishvbr.def. Acesso em 18 ago 2022.

Brasil. Ministério da Saúde. Secretaria de Vigilância em Saúde. Sistema de Informação de Agravos de Notificação (SINAN NET). Leptospirose – Casos confirmados notificados no Sistema de Informação de Agravos de Notificação – Brasil. 01 de junho de 2021. 2021j. Disponível em: http://tabnet.datasus.gov.br/cgi/tabcgi.exe?sinannet/cnv/leptobr.def. Acesso em 18 ago 2022.

Brasil. Ministério da Saúde. Secretaria de Vigilância em Saúde. Sistema de Informação de Agravos de Notificação (SINAN). Leishmaniose visceral – Casos confirmados notificados no Sistema de Informação de Agravos de Notificação – Brasil. 2021k. Disponível em: http://tabnet.datasus.gov.br/cgi/tabcgi.exe?sinanwin/cnv/leishvbr.def. Acesso em 18 ago 2022.

Brasil. Ministério da Saúde. Secretaria de Vigilância em Saúde. Sistema de Informação de Agravos de Notificação (SINAN). Leptospirose – Casos confirmados notificados no Sistema de Informação de

Agravos de Notificação – Brasil. 2021l. Disponível em: http://tabnet.datasus.gov.br/cgi/tabcgi.exe?sinanwin/cnv/leptobr.def. Acesso em 18 ago 2022.

Brasil. Ministério da Saúde. Sistema de Informações Hospitalares do SUS (SIH/SUS). Morbidade hospitalar do SUS – por local de internação – Brasil. Brasília, 2022a. Disponível em: http://tabnet.datasus.gov.br/cgi/tabcgi.exe?sih/cnv/niuf.def. Acesso em 24 ago 2022.

Brasil. Ministério da Saúde. Sistema de Informações Hospitalares do SUS (SIH/SUS). Morbidade hospitalar do SUS por causas externas – por local de internação – Brasil. Brasília, 2022b. Disponível em: http://tabnet.datasus.gov.br/cgi/deftohtm.exe?sih/cnv/fiuf.def. Acesso em 24 ago 2022.

Brasil. Ministério da Saúde. Secretaria de Vigilância em Saúde. Coordenação-Geral de Informações e Análises Epidemiológicas. Sistema de Informações sobre Mortalidade – SIM. Óbitos por causas externas – Brasil. Brasília, 2022c. Disponível em: http://tabnet.datasus.gov.br/cgi/deftohtm.exe?sim/cnv/ext10uf.def. Acesso em 24 ago 2022.

Brasil. Ministério da Saúde. Secretaria de Vigilância em Saúde. Painel de casos de doença pelo coronavírus 2019 (Covid-19) no Brasil pelo Ministério da Saúde. V2.0. 03 de agosto de 2022. 2022d. Disponível em: https://Covid.saude.gov.br/. Acesso em 03 ago 2022.

Brasil. Ministério da Saúde. Secretaria de Vigilância em Saúde. Departamento de Análise em Saúde e Vigilância de Doenças não Transmissíveis. Vigitel Brasil 2006-2021: vigilância de fatores de risco e proteção para doenças crônicas por inquérito telefônico: estimativas sobre frequência e distribuição sociodemográfica do estado nutricional e consumo alimentar nas capitais dos 26 estados brasileiros e no Distrito Federal entre 2006 e 2021: estado nutricional e consumo alimentar [recurso eletrônico] / Ministério da Saúde, Secretaria de Vigilância em Saúde, Departamento de Análise em Saúde e Vigilância de Doenças não Transmissíveis. Brasília: Ministério da Saúde, 2022e: 75 p. 978-65-5993-260-3.

Brasil – Instituto Trata Brasil. Ranking do Saneamento – Instituto Trata Brasil 2022 (SNIS 2020). 2022f. Disponível em: https://tratabrasil.org.br/ranking-do-saneamento-2022/pdf. Acesso em 17 ago 2022.

Brasil P, Pereira Jr JP, Moreira ME et al. Zika virus infection in pregnant women in Rio de Janeiro. N Engl J Med 2016 Dec; 375(24):2321-34.

Bromet E, Andrade LH, Hwang I et al. Cross-national epidemiology of DSM-IV major depressive episode. BMC Med 2011 Jul; 9:90.

Cardoso CW, Kikuti M, Prates AP et al. Unrecognized Emergence of Chikungunya Virus during a Zika Virus Outbreak in Salvador, Brazil. PLoS Negl Trop Dis 2017 Jan; 11(1):e0005334,.

Cardoso CW, Paploski IA, Kikuti M et al. Outbreak of exanthematous illness associated with zika, chikungunya, and dengue viruses, Salvador, Brazil. Emerg Infect Dis 2015 Dec; 21(12):2274-6.

Cardoso CW, Ribeiro GS, Reis MG et al. Effectiveness of meningococcal C conjugate vaccine in Salvador, Brazil: a case-control study. PLoS One 2015; 10(4):e0123734.

Castro IRRD. A extinção do Conselho Nacional de Segurança Alimentar e Nutricional e a agenda de alimentação e nutrição. Cadernos de Saúde Pública 2019; 35(2).

Castro MC, Gurzenda S, Turra CM et al. Reduction in life expectancy in Brazil after Covid-19. Nat Med 2021 Sep; 27(9):1629-35.

Castro R. Rede dengue, zika e chikungunya. Fundação Oswaldo Cruz. LIRAa aponta 357 municípios em situação de risco para dengue, zika e chikungunya. 29 de novembro de 2017. 2017. Disponível em: https://rededengue.fiocruz.br/noticias/630-iraa-aponta-357-municipios-em-situacao-de-risco-para-dengue-zika-e-chikungunya. Acesso em 18 ago 2022.

Cavalini LT, De Leon AC. Morbidity and mortality in Brazilian municipalities: a multilevel study of the association between socioeconomic and healthcare indicators. Int J Epidemiol 2008 Aug; 37(4):775-83.

CDC. Centers for Disease Control and Prevention. Healthcare-associated Infections (HAI).

Preventing HAIs. Web, 09 de maio de 2019. 2019. Disponível em: https://www.cdc.gov/hai/prevent/cauti/indwelling/overview.html. Acesso em 24 ago 2022.

Cerqueira D. Atlas da Violência 2021. São Paulo: FBSP, 2021. Disponível em: https://www.ipea.gov.br/atlasviolencia/arquivos/artigos/1375-atlasdaviolencia2021completo.pdf.

Chancel LPTSE, Zucman G. World Inequality Report 2022. World Inequality Lab 2022.

Costa CH. Characterization and speculations on the urbanization of visceral leishmaniasis in Brazil. Cad Saude Publica 2008 Dec; 24(12): 2959-63.

Data OWI. Coronavirus (Covid-19) Vaccinations. Metrics: Share of people who received at least one dose of Covid-19 vaccine. Share of people who completed the initial COVID-19 vaccination protocol. 2022. Disponível em: https://ourworldindata.org/Covid-vaccinations. Acesso em 18 ago 2022.

De Alencar Ximenes RA, De Fatima Pessoa Militao De Albuquerque M, Souza WV et al. Is it better to be rich in a poor area or poor in a rich area? A multilevel analysis of a case-control study of social determinants of tuberculosis. Int J Epidemiol 2009; 38(5):1285-96.

De Andrade AL, De Andrade JG, Martelli CM et al. Effectiveness of Haemophilus influenzae b conjugate vaccine on childhood pneumonia: a case-control study in Brazil. Int J Epidemiol 2004 Feb; 33(1):173-81.

De Araújo TVB, Ximenes RADA, Miranda-Filho DDB et al. Association between microcephaly, zika virus infection, and other risk factors in Brazil: final report of a case-control study. The Lancet Infectious Diseases 2018; 18(3):328-36.

Educação CNPDA. Balanço do Plano Nacional de Educação. Disponível em: https://media.campanha.org.br/acervo/documentos/BALANCO_PNE_CARTELAS_VF_corrigido.pdf.

FBSP – Fórum Brasileiro de Segurança Pública. A violência contra pessoas negras no Brasil. 2021: p. 1. Disponível em: https://forumseguranca.org.br/wp-content/uploads/2021/11/infografico-violencia-desigualdade-racial-2021-v3.pdf. Acesso em 29 ago 2022.

FBSP – Fórum Brasileiro de Segurança Pública. Anuário Brasileiro de Segurança Pública 2022. 16:516. Disponível em: https://forumseguranca.org.br/wp-content/uploads/2022/06/anuario-2022.pdf?v=5. Acesso em 29 ago 2022.

Feijo FR, Graf DD, Pearce N, Fassa AG. Risk factors for workplace bullying: a systematic review. Int J Environ Res Public Health 2019 May; 16(11).

Felzemburgh RD, Ribeiro GS, Costa F et al. Prospective study of leptospirosis transmission in an urban slum community: role of poor environment in repeated exposures to the Leptospira agent. PLoS Negl Trop Dis 2014; 8(5):e2927.

Fernandes CJ, Lima AFD, Oliveira PRSD, Santos WSD. Índice de Cobertura Assistencial da Rede de Atenção Psicossocial (iRAPS) como ferramenta de análise crítica da reforma psiquiátrica brasileira. Cadernos de Saúde Pública 2020; 36(4).

Fortaleza C, Padoveze MC, Kiffer CRV et al. Multi-state survey of healthcare-associated infections in acute care hospitals in Brazil. J Hosp Infect 2017 Jun; 96(2):139-44.

Frieden TR. Can tuberculosis be controlled? Int J Epidemiol 2002; 31(5):894-9.

G1-SP. Morte por Covid entre não vacinados em SP é 26 vezes maior do que nos já imunizados, aponta levantamento. 14 de março de 2022. Disponível em: https://g1.globo.com/sp/sao-paulo/noticia/2022/03/14/morte-por-Covid-entre-nao-vacinados-em-sp-e-26-vezes-maior-do-que-nos-ja-imunizados-aponta-levantamento.ghtml. Acesso em 18 ago 2022.

Godoy MFD, Lucena JMD, Miquelin AR et al. Mortalidade por doenças cardiovasculares e níveis socioeconômicos na população de São José do Rio Preto, Estado de São Paulo, Brasil. Arquivos Brasileiros de Cardiologia 2007; 88(2):200-6.

Guimarães C. O Brasil se despede do Bolsa Família. 2022. Disponível em: https://www.epsjv.fiocruz.br/noticias/reportagem/o-brasil-se-despede-do-bolsa-familia. Acesso em 18 ago 2022.

Huerta-Gutierrez R, Braga L, Camacho-Ortiz A et al. One-day point prevalence of healthcare-associated infections and antimicrobial use in four countries in Latin America. Int J Infect Dis 2019 Sep; 86:157-66.

IARC. International Agency for Research on Cancer. World Health Organization. Agents Classified by the IARC Monographs, Volumes 1-132. Lyon, 2022. Disponível em: https://monographs.iarc.who.int/agents-classified-by-the-iarc/. Acesso em 24 ago 2022.

IBGE – Instituto Brasileiro de Geografia e Estatística. Estudos e pesquisas – Informação demográfica e socioeconômica número 25. Indicadores sociodemográficos e de saúde no Brasil 2009. Rio de Janeiro: IBGE, 2009: 152 p.

IBGE – Instituto Brasileiro de Geografia e Estatística. Séries estatísticas e séries históricas – Taxa de urbanização. 2010. Disponível em: https://seriesestatisticas.ibge.gov.br/series.aspx?vcodigo=POP122. Acesso em 17 ago 2022.

IBGE – Instituto Brasileiro de Geografia e Estatística. Censo Demográfico 2010 – Características gerais da população, religião e pessoas com deficiência. Rio de Janeiro: IBGE, 2012.

IBGE – Instituto Brasileiro de Geografia e Estatística. Pesquisa Nacional por Amostra de Domicílios 2015. Disponível em: https://educa.ibge.gov.br/jovens/conheca-o-brasil/populacao/18313-populacao-rural-e-urbana.html. Acesso em : 17 ago 2022.

IBGE – Instituto Brasileiro de Geografia e Estatística. Síntese de indicadores sociais: uma análise das condições de vida da população brasileira: 2019 / IBGE, Coordenação de População e Indicadores Sociais. Rio de Janeiro: IBGE, 2019. Disponível em: https://biblioteca.ibge.gov.br/visualizacao/livros/liv101678.pdf. Acesso em 18 ago 2022.

IBGE – Instituto Brasileiro de Geografia e Estatística. Diretoria de Pesquisas. Coordenação de População e Indicadores Sociais. Estimativas da população residente no Brasil e unidades da federação com data de referência em 1º de julho de 2020. 2020a. Disponível em: http://ftp.ibge.gov.br/Estimativas_de_Populacao/Estimativas_2020/estimativa_dou_2020.pdf.

IBGE – Instituto Brasileiro de Geografia e Estatística. Diretoria de Pesquisas. Coordenação de População e Indicadores Sociais. Gerência de Estudos e Análises da Dinâmica Demográfica. Projeções da População do Brasil e Unidades da Federação por sexo e idade simples: 2010-2060. 09 de dezembro 2020. 2020b. Disponível em: https://www.ibge.gov.br/estatisticas/sociais/populacao/9109-projecao-da-populacao.html?=&t=resultados. Acesso em 18 ago 2022.

IBGE – Instituto Brasileiro de Geografia e Estatística. Pesquisa nacional de saúde: 2019: percepção do estado de saúde, estilos de vida, doenças crônicas e saúde bucal: Brasil e grandes regiões / IBGE, Coordenação de Trabalho e Rendimento. Rio de Janeiro: IBGE, 2020c: 113 p. Disponível em: https://biblioteca.ibge.gov.br/visualizacao/livros/liv101764.pdf. Acesso em 24 ago 2022.

IBGE – Instituto Brasileiro de Geografia e Estatística. Tábua Completa de Mortalidade para o Brasil – 2019. Breve Análise da Evolução da Mortalidade no Brasil. 2020d. Disponível em: https://biblioteca.ibge.gov.br/visualizacao/periodicos/3097/tcmb_2019.pdf. Acesso em 18 ago 2022.

IBGE – Instituto Brasileiro de Geografia e Estatística. Tábuas Completas de Mortalidade para o Brasil 2020. Tábuas completas de mortalidade em ano de pandemia de Covid-19. Nota técnica 01/2021. Brasília, 2021. Disponível em: https://biblioteca.ibge.gov.br/?id=2101889&view=detalhes.

IBGE – Instituto Brasileiro de Geografia e Estatística. Brasil Panorama 2022. Disponível em: https://cidades.ibge.gov.br/brasil/panorama. Acesso em 18 ago 2022.

ILO. International Labour Conference, 107th Session, 2018. Application of International Labour Standards 2018 – Report of the Committee of Experts on the Application of Conventions and Recommendations. Report III (Part A) General Report and observations concerning particular countries. International Labour Office, Genebra, 2018.

INCA – Instituto Nacional de Câncer José Alencar Gomes da Silva. Estimativa 2020: incidência de câncer no Brasil. Rio de Janeiro: INCA, 2019: 120 p. Disponível em: https://www.inca.gov.br/sites/ufu.sti.inca.local/files/media/document/estimativa-2020-incidencia-de-cancer-no-brasil.pdf. Acesso em 24 ago 2022.

IPEA – Instituto de Pesquisa Econômica Aplicada. Comunicados do Ipea 155 – A década inclusiva (2001-2011): Desigualdade, pobreza e políticas de renda. Brasília: IPEA, 2012ª: 44 p. Disponível em: http://repositorio.ipea.gov.br/bitstream/11058/4639/1/Comunicados_n155_Decada.pdf. Acesso em 18 ago 2022.

IPEA – Instituto de Pesquisa Econômica Aplicada. Comunicados do Ipea 157 – Tendências demográficas mostradas pela PNAD 2011. Brasília: IPEA, 2012b. Disponível em: http://repositorio.ipea.gov.br/bitstream/11058/3443/1/Comunicados_n157_Tend%c3%aancias.pdf. Acesso em 18 ago 2022.

IPEA – Instituto de Pesquisa Econômica Aplicada. Comunicados do Ipea 159 – Duas décadas de desigualdade e pobreza no Brasil medidas pela Pnad/IBGE. 2013. Disponível em: http://repositorio.ipea.gov.br/bitstream/11058/3435/1/Comunicados_159_Duas.pdf.

IPEA – Instituto de Pesquisa Econômica Aplicada. Pobreza – taxa de pobreza. Frequência anual de 1976 até 2014. 06 de janeiro 2016. Disponível em: http://www.ipeadata.gov.br/exibeserie.aspx?serid=37814&module=m. Acesso em 18 ago 2022.

IPEA – Instituto de Pesquisa Econômica Aplicada. Atlas da violência 2019. Organizadores: Instituto de Pesquisa Econômica Aplicada; Fórum Brasileiro de Segurança Pública Brasília: Rio de Janeiro: São Paulo: Instituto de Pesquisa Econômica Aplicada; Fórum Brasileiro de Segurança Pública, 2019. Disponível em: https://www.ipea.gov.br/atlasviolencia/download/19/atlas-da-violencia-2019. Acesso em 24 ago 2022.

Ishitani LH, Franco GDC, Perpétuo IHO, França E. Desigualdade social e mortalidade precoce por doenças cardiovasculares no Brasil. Revista de Saúde Pública 2006; 40(4):684-91.

Juliao NA, Souza A, Guimaraes RRM. Trends in the prevalence of systemic arterial hypertension and health care service use in Brazil over a decade (2008-2019). Cien Saude Colet 2021 Sep; 26(9):4007-19.

Kikuti M, Cardoso CW, Prates APB et al. Congenital brain abnormalities during a zika virus epidemic in Salvador, Brazil. April 2015 to July 2016. Euro Surveill 2018 Nov; 23(45).

Kilsztajn S, Carvalheiro N, Rendall de Carvalho A, Hojda A, Bozzini da Camara M. Urbanização e violência no Estado de São Paulo. Revista Brasileira de Estudos de População 2000; 17(1/2):197-200.

Lanzieri TM, Linhares AC, Costa I et al. Impact of rotavirus vaccination on childhood deaths from diarrhea in Brazil. Int J Infect Dis 2011 Mar; 15(3):e206-210.

Lavor A. Amazônia sem respirar – Falta de oxigênio causa mortes e revela colapso em Manaus. Radis, 2021. Disponível em: https://radis.ensp.fiocruz.br/phocadownload/revista/Radis221_web.pdf. Acesso em 24 ago 2022.

Leão ALDM, Barbosa-Branco A, Rassi Neto E et al. Absenteísmo – doença no serviço público municipal de Goiânia. Revista Brasileira de Epidemiologia 2015; 18(1):262-77.

Lewis AMT. How to compare Covid deaths for vaccinated and unvaccinated people. 07 de junho de 2022. Disponível em: https://www.scientificamerican.com/article/how-to-compare-Covid-deaths-for-vaccinated-and-unvaccinated-people/. Acesso em 18 ago 2022.

Li GH, Ning ZJ, Liu YM, Li XH. Neurological manifestations of dengue infection. Front Cell Infect Microbiol 2017; 7:449.

Maia-Elkhoury ANS, Alves WA, Sousa-Gomes MLD et al. Visceral leishmaniasis in Brazil: trends and challenges. Cadernos de Saúde Pública 200; 824(12):2941-7.

Mallinson PAC, Luhar S, Williamson E et al. Socioeconomic position and cardiovascular mortality in 63 million adults from Brazil. Heart 2021; 107(10):822-7.

Malta DC, Andrade SSCDA, Oliveira TP et al. Probabilidade de morte prematura por doenças crônicas não transmissíveis, Brasil e regiões, projeções para 2025. Revista Brasileira de Epidemiologia 2019; 22(0).

Mariano CM. Emenda constitucional 95/2016 e o teto dos gastos públicos: Brasil de volta ao estado de exceção econômico e ao capitalismo do desastre. Revista de Investigações Constitucionais 2017; 4(1):259.

Mascarini-Serra LM, Telles CA, Prado MS et al. Reductions in the prevalence and incidence of geohelminth infections following a city-wide sanitation program in a Brazilian Urban Centre. PLoS Negl Trop Dis 2010 Feb; 4(2):e588.

Mead OS, Hills SL, Brooks JT. Zika virus as a sexually transmitted pathogen. Curr Opin Infect Dis 2018 Feb; 31(1):39-44.

Menezes APDR, Moretti B, Reis AACD. O futuro do SUS: impactos das reformas neoliberais na saúde pública – austeridade versus universalidade. Saúde em Debate 2019; 43(spe5):58-70.

Monteiro CA, Levy RB, Claro RM et al. Increasing consumption of ultra-processed foods and likely impact on human health: evidence from Brazil. Public Health Nutr 2011 Jan; 14(1):5-13.

Nascimento A. O genocídio do negro brasileiro – processo de um racismo mascarado. São Paulo: Perspectivas, 2016 [1978].

Neri MC. Mapa da Nova Pobreza RJ – junho/2022. 2022: 40 p. Disponível em: https://cps.fgv.br/MapaNovaPobreza. Acesso em 18 ago 2022.

Nicacio A. O enigma do desemprego. Desafios do Desenvolvimento 2014; 10(79).

Nishioka SA. Vacinados têm morrido tanto de Covid-19 como os não vacinados? Pode parecer, mas não. 21 de junho de 2022. Disponível em: https://www.unasus.gov.br/especial/Covid19/markdown/548. Acesso em 18 ago 2022.

Nogueira MC, Ribeiro LC, Cruz OG. Desigualdades sociais na mortalidade cardiovascular precoce em um município de médio porte no Brasil. Cadernos de Saúde Pública 2009; 25(11):2321-32.

Ogunlade ST, Meehan MT, Adekunle AI et al. A review: aedes-borne arboviral infections, controls and wolbachia-based strategies. Vaccines 2021; 9(1):32.

Oliveira GMM, Brant LCC, Polanczyk CA et al. Cardiovascular statistics – Brazil 2021. Arq Bras Cardiol 2022 Jan; 118(1):115-373.

ONU-HABITAT. Estado de las ciudades de América Latina y el Caribe 2012 – Rumbo a una nueva transición urbana. Nairobi: Programa de las Naciones Unidas para los Asentamientos Humanos, ONU-Habitat, 2012: 196 p.

Padoveze MC, Fortaleza CM. Healthcare-associated infections: challenges to public health in Brazil. Rev Saude Publica 2014 Dec; 48(6):995-1001.

PAHO –. Pan American Health Organization. Severe dengue cases and deaths. Cases and deaths for countries and territories of the Americas. Washington, D.C., 2022. Disponível em: https://www3.paho.org/data/index.php/en/mnu-topics/indicadores-dengue-en/dengue-nacional-en/257-dengue-casos-muertes-pais-ano-en.html. Acesso em 26 jun 2022.

Paixao ES, Rodrigues LC, Costa M et al. Chikungunya chronic disease: a systematic review and meta-analysis. Trans R Soc Trop Med Hyg 2018 Jul; 112(7):301-16.

Paploski IA, Prates AP, Cardoso CW et al. Time Lags between Exanthematous Illness Attributed to Zika Virus, Guillain-Barre Syndrome, and Microcephaly, Salvador, Brazil. Emerg Infect Dis 2016 Aug; 22(8):1438-44.

Patel RB, Burkle FM. Rapid urbanization and the growing threat of violence and conflict: a 21st century crisis. Prehosp Disaster Med 2012 Apr; 27(2):194-7.

Peen J, Schoevers RA, Beekman AT, Dekker J. The current status of urban-rural differences in psychiatric disorders. Acta Psychiatr Scand 2010 Feb; 121(2):84-93.

Penssan R. II Inquérito Nacional sobre Insegurança Alimentar no Contexto da Pandemia da Covid-19 no Brasil [livro eletrônico]: II VIGISAN: relatório final/Rede Brasileira de Pesquisa em Soberania e Segurança Alimentar – PENSSAN. São Paulo, SP: Fundação Friedrich Ebert: Rede PENSSAN, 2022. Disponível em: https://olheparaafome.com.br/wp-content/uploads/2022/06/Relatorio-II-VIGISAN-2022.pdf. Acesso em 24 ago 2022.

Peres ACSLF, Lavor A. País faminto – Com mais da metade da população em situação de insegurança alimentar, Brasil vê políticas públicas encolherem e solidariedade aumentar. RADIS, n. 225: 10-20, 01 de junho de 2021. Disponível em: https://radis.ensp.fiocruz.br/index.php/home/reportagem/pais-faminto. Acesso em 24 ago 2022.

Pinto M, Bardach A, Palacios A et al. Carga do tabagismo no Brasil e benefício potencial do aumento de impostos sobre os cigarros para a economia e para a redução de mortes e adoecimento. Cadernos de Saúde Pública 2019; 35(8).

Ramão FP, Wadi YM. Espaço urbano e criminalidade violenta: análise da distribuição espacial dos homicídios no município de Cascavel/PR. Rev Sociol Polit 2010; 18(35):207-30.

Rasmussen AS, Jamieson DJ, Honein MA, Petersen LR. Zika virus and birth defects – Reviewing the evidence for causality. New England Journal of Medicine 2016; 374920):1981-7.

Reis RB, Ribeiro GS, Felzemburgh RD et al. Impact of environment and social gradient on Leptospira infection in urban slums. PLoS Negl Trop Dis 2008 Apr; 2(4):e228.

Ribeiro ALP, Duncan BB, Brant LCC et al. Cardiovascular health in Brazil. Circulation 2016; 133(4):422-33.

Ribeiro GS, Hamer GL, Diallo M et al. Influence of herd immunity in the cyclical nature of arboviruses. Curr Opin Virol 2020 Feb; 40:1-10.

Ribeiro GS, Kitron U. Zika virus pandemic: a human and public health crisis. Rev Soc Bras Med Trop 2016 Feb; 49(1):1-3.

Ribeiro GS, Lima JB, Reis JN et al. Haemophilus influenzae meningitis 5 years after introduction of the Haemophilus influenzae type b conjugate vaccine in Brazil. Vaccine 2007 May; 25(22):4420-8.

Ribeiro Júnior JRS. Atlas das situações alimentares no Brasil: a disponibilidade domiciliar de alimentos e a fome no Brasil contemporâneo/ José Raimundo Sousa Ribeiro Junior et al. Bragança Paulista: Universidade São Francisco, 2021: 120 p. Disponível em: https://www.researchgate.net/publication/356617325_Atlas_das_situacoes_alimentares_no_Brasil_a_disponibilidade_domiciliar_de_alimentos_e_a_fome_no_Brasil_contemporaneo. Acesso em 24 ago 2022.

Riley LW, Ko AI, Unger A, Reis MG. Slum health: diseases of neglected populations. BMC Int Health Hum Rights 2007 Mar; 7:2.

Rodrigues RM, Souza AM, Bezerra IN et al. Most consumed foods in Brazil: evolution between 2008-2009 and 2017-2018. Rev Saude Publica 2021; 55(Supl 1): 4s.

Saboia J. Baixo crescimento econômico e melhora do mercado de trabalho – Como entender a aparente contradição? Estudos Avançados 28(81):115-25. Disponível em: https://www.scielo.br/j/ea/a/byFSLkFNNSxfRsm5Grsv94y/?format=pdf&lang=pt. Acesso em 18 ago 2022.

Santos EGD, Siqueira MMD. Prevalência dos transtornos mentais na população adulta brasileira: uma revisão sistemática de 1997 a 2009. Jornal Brasileiro de Psiquiatria 2010; 59(3):238-46.

Santos JLF. Demografia: estimativas e projeções: medidas de fecundidade e mortalidade para o Brasil no Século XX. São Paulo: Universidade de São Paulo, Faculdade de Arquitetura e Urbanismo: Fundação para Pesquisa Ambiental, 1978. apud Instituto Brasileiro de Geografia e Estatística. Estudos e pesquisas – Informação demográfica e socioeconômica número 25. Indicadores sociodemográficos e de saúde no Brasil 2009. Rio de Janeiro: IBGE, 2009: 152 p.

Sasidharan S, Saudagar P. Leishmaniasis: where are we and where are we heading? Parasitology Research 2021; 120(5):1541-54.

Silva ABRB. "Brasil, o 'campeão mundial de acidentes de trabalho': Controle social, exploração e prevencionismo durante a ditadura empresarial-militar brasileira". Mundos do Trabalho 2016; 7(13):151.

Silva LESD, Oliveira MMD, Stopa SR et al. Tendência temporal da prevalência do excesso de peso e obesidade na população adulta brasileira, segundo características sociodemográficas, 2006-2019. Epidemiologia e Serviços de Saúde 2021; 30(1).

Silva MMO, Kikuti M, Anjos RO et al. Risk of chronic arthralgia and impact of pain on daily activities in a cohort of patients with chikungunya virus infection from Brazil. Int J Infect Dis 2021 Apr; 105: 608-16.

Silva MMO, Tauro LB, Kikuti M et al. Concomitant transmission of dengue, chikungunya, and zika viruses in Brazil: Clinical and epidemiological findings from surveillance for acute febrile illness. Clin Infect Dis 2019 Sep; 69(8):1353-9.

SmartLab. Observatório de Segurança e Saúde no Trabalho. Promoção do meio ambiente do trabalho guiado por dados. 2022. Disponível em: https://smartlabbr.org/sst. Acesso em 18 ago 2022.

Souza MDR, Da Paz WS, Sales V et al. Impact of the Covid-19 pandemic on the diagnosis of tuberculosis in Brazil: Is the WHO end TB strategy at risk? Front Pharmacol 2022; 13:891711.

Souza PHG. Poverty, inequality and social policies in Brazil, 1995-2009. International Policy Centre for Inclusive Growth. Working Paper number 87, February 2012. Disponível em: https://ipcig.org/sites/default/files/pub/en/IPCWorkingPaper87.pdf.

Souza PHGF, Osorio RG, Paiva LH, Soares S. Os efeitos do programa bolsa família sobre a pobreza e a desigualdade: um balanço dos primeiros quinze anos. Texto para discussão / Instituto de Pesquisa Econômica Aplicada. Brasília: IPEA, 2019.

Sundquist K, Frank G. Urbanization and hospital admission rates for alcohol and drug abuse: a follow-up study of 4.5 million women and men in Sweden. Addiction 2004 Oct; 99(10):1298-305.

Teich VAR, Fahhan L. Aedes aegypti e sociedade: o impacto econômico das arboviroses no Brasil. J Bras Econ Saúde 2017; 9(3):267-76.

UNAIDS. The Joint United Nations Programme on HIV/AIDS (UNAIDS). The Key Populations Atlas. Brazil: People living with HIV: All people living with HIV-ART coverage. Disponível em: https://kpatlas.unaids.org/dashboard. Acesso em 18 ago 2022.

Van Aalst M, Nelen CM, Goorhuis A et al. Long-term sequelae of chikungunya virus disease: A systematic review. Travel Med Infect Dis 2017 Jan-Feb; 15:8-22.

Vasconcellos EA. Urban development and traffic accidents in Brazil. Accid Anal Prev 1999 Jul; 31(4):319-28.

Viacava F. Acesso e uso de serviços de saúde pelos brasileiros. RADIS – Comunicação em Saúde 96:12-19. Disponível em: https://radis.ensp.fiocruz.br/phocadownload/revista/Radis96_web.pdf. Acesso em 18 ago 2022.

Waiselfisz JJ. Mapa da violência 2015 – Homicídio de mulheres no Brasil. Brasília: FLACSO, 2015: 83 p. Disponível em: https://flacso.org.br/files/2015/11/MapaViolencia_2015_mulheres.pdf. Acesso em 24 ago 2022.

Weaver SC, Costa F, Garcia-Blanco MA et al. Zika virus: History, emergence, biology, and prospects for control. Antiviral Res 2016 Jun; 130:69-80.

Wheeler AC. Development of infants with congenital zika syndrome: What do we know and what can we expect? Pediatrics 2018; 141(Suppl 2):S154-S160.

Whelton PK. Primary prevention of hypertension clinical and public health advisory from the National High Blood Pressure Education Program. JAMA 2002; 288(15):1882.

WHO – World Health Organization. The end TB strategy. WHO, 2015: 20 p. Disponível em: https://www.who.int/teams/global-tuberculosis-programme/the-end-tb-strategy. Acesso em 18 ago 2022.

WHO – World Health Organization. Depression and other common mental disorders: global health estimates. Genebra: World Health Organization 2017: 24 p. Disponível em: https://apps.who.int/iris/handle/10665/254610. Acesso em 24 ago 2022.

WHO – World Health Organization. Coronavirus disease 2019 (Covid-19) – Situation Report 51. 11 de março de 2020. Genebra:World Health Organization. 2020a: 9.

WHO – World Health Organization. Coronavirus disease 2019 (Covid-19) – Situation Report 75. 04 de abril de 2020. Genebra: World Health Organization. . 2020b: 11.

WHO – World Health Organization. Novel Coronavirus (2019-nCoV) – Situation Report 11. 31 de janeiro de 2020. Genebra: World Health Organization. 2020c: 8.

WHO – World Health Organization. Covid-19 Weekly Epidemiological Update. 03 de agosto de 2022. Genebra: World Health Organization. 2022: 11.

Wünsch-Filho V. Perfil epidemiológico dos trabalhadores. Rev Bras Med Trab 2004; 2(2):103-17.

Sistema Único de Saúde (SUS) – A Difícil Construção de um Sistema Universal na Sociedade Brasileira

Carmen Fontes Teixeira • Jamilli Silva Santos
Luis Eugenio Portela Fernandes de Souza • Jairnilson Silva Paim

INTRODUÇÃO

Atualmente, pode-se afirmar que todo e qualquer brasileiro, em algum momento de sua vida, já teve contato com o Sistema Único de Saúde (SUS), independentemente do conhecimento que tenha sobre sua história, suas bases conceituais, jurídicas e políticas, ou sobre sua organização e funcionamento, e mesmo à revelia de eventual indiferença, desprezo e até posições abertamente contrárias à sua existência.

A imensa maioria dos brasileiros depende exclusivamente do SUS para ter acesso a ações e serviços necessários à proteção, manutenção e assistência à saúde. Mesmo os que pensam não "depender" do SUS, na medida em que pagam direta ou indiretamente sua assistência médico-hospitalar por meio dos planos de saúde privados, são usuários do SUS, consumindo serviços que são produzidos para garantir condições epidemiológicas, sanitárias e ambientais saudáveis para toda a população. São exemplos as ações de controle de epidemias e endemias (Boxe 9.1), as ações de vigilância sanitária de alimentos, saneantes, cosméticos, medicamentos e estabelecimentos de saúde (Boxe 9.2) e as ações de vigilância ambiental dirigidas ao controle da qualidade da água, do solo e do ar (Boxe 9.3).

Boxe 9.1 Vigilância epidemiológica

As ações de vigilância epidemiológica são disponibilizadas mediante a implementação de programas nas unidades de saúde, principalmente as unidades básicas, a exemplo das vacinas do Programa Nacional de Imunização (PNI), as ações de prevenção e controle de doenças transmissíveis, como dengue, tuberculose, DST-AIDS e outras, bem como as ações de controle das doenças e agravos não transmissíveis, a exemplo da hipertensão e diabetes (veja os Capítulos 24 e 25 e consulte o *site* www.svs.saúde.gov.br).

Boxe 9.2 Vigilância sanitária

A vigilância sanitária constitui, atualmente, um subsistema do sistema público de saúde, sob coordenação federativa, responsabilizando-se pela regulação e redução de riscos sanitários decorrentes do consumo de produtos (alimentos, saneantes, cosméticos) e serviços, incluindo a proteção ao consumidor de serviços de saúde (exames de laboratório, imagem, consumo de medicamentos e outros procedimentos diagnósticos e terapêuticos) (veja os Capítulos 19 e 23 e consulte o *site* www.anvisa.gov.br).

Boxe 9.3 Vigilância ambiental

As ações de vigilância ambiental são as mais recentemente incorporadas ao Sistema Nacional de Vigilância em Saúde, sob coordenação da Secretaria de Vigilância Sanitária (SVS), órgão do Ministério da Saúde responsável pela implementação de programas de controle de doenças transmissíveis, doenças e agravos não transmissíveis (DANT), pela Política Nacional de Promoção da Saúde e também pela implementação dos sistemas de informação que possibilitam o monitoramento da qualidade da água, do solo e do ar em diversas regiões e áreas críticas do território brasileiro (veja o Capítulo 24 e consulte o *site* www.svs.saúde.gov.br).

Milhões de brasileiros se beneficiaram das ações de vigilância e controle de riscos e danos que vêm sendo desenvolvidas no SUS com sucesso reconhecido nacional e internacionalmente, a exemplo da eliminação da poliomielite e do sarampo, o controle da AIDS e de outras doenças transmissíveis (Barreto *et al.*, 2011; Teixeira *et al.*, 2018a), bem como da melhoria do acompanhamento das condições crônicas, como hipertensão e diabetes (Schimidt *et al.*, 2011; Pinto & Giovanella, 2018; Souza *et al.*, 2018), sucessos e avanços comprometidos, no entanto, pela crise que afeta o sistema nos últimos anos, com retorno de doenças, como o sarampo.

Capítulo 9 • Sistema Único de Saúde (SUS)

Além disso, cabe recordar que toda a população brasileira vem se beneficiando de programas desenvolvidos pelo SUS que têm como objetivo a promoção da saúde e a proteção contra determinados riscos decorrentes das mudanças ocorridas nas condições gerais de vida em função dos processos de industrialização e urbanização, cujas consequências negativas, a exemplo da mudança de hábitos alimentares, aumento do abuso de álcool e outras drogas e a expansão da violência em suas diversas formas, afetam cotidianamente a saúde (Reichenheim *et al.*, 2011; Minayo *et al.*, 2018). Exemplos de esforços desenvolvidos no sentido de contribuir para o enfrentamento desses problemas são a Política Nacional de Promoção da Saúde (Malta *et al.*, 2018), o Programa de Controle de Tabagismo (Portes *et al.*, 2018), a Política Nacional de Redução dos Acidentes de Trânsito (Minayo *et al.*, 2018) e a Política Nacional de Controle do Álcool e Outras Drogas (Buss & Carvalho, 2009; Malta *et al.*, 2018), conforme apresentados nos Capítulos 18, 22 e 26.

Da vacina ao transplante, os números relativos à produção de ações e serviços de saúde pelo SUS contam-se em termos de bilhões, milhões e milhares (Viacava *et al.*, 2018), o que explica por que alguns autores afirmam que o SUS é o maior sistema público do mundo, ou seja, o que possui a mais extensa rede de serviços e a maior cobertura populacional, embora o Brasil gaste menos, percentualmente, do que vários outros países (veja os Capítulos 8, 13 e 38).

Apesar da magnitude dos números e da importância das informações resumidamente apresentadas, é forçoso admitir a existência de uma discrepância entre o que o SUS é (Paim, 2015, 2019) e a forma como ele é percebido pela maioria da população. Isso se deve a dois processos que se entrelaçam: de um lado, a multiplicidade de experiências negativas vivenciadas por usuários que sofrem com a insuficiência de recursos, a falta de coordenação e/ou a má qualidade dos serviços prestados em muitos municípios do país; de outro, a maneira como esses problemas são abordados pelos meios de comunicação, reforçando certo senso comum que tende a desvalorizar o que é público, entendido como intrinsecamente *inferior*, destinado apenas aos *pobres*, aos que não podem pagar por alguma coisa *melhor*.

O neoliberalismo representa uma ideologia que apregoa a redução da intervenção estatal e enaltece os valores do mercado e do dinheiro. Nessa perspectiva, algo só teria valor se pudesse ser traduzido em valor monetário. No caso dos sistemas públicos de saúde, a exemplo do SUS, cujo financiamento, apesar de ser garantido pela contribuição de cada cidadão, não aparece nitidamente na compreensão de cada usuário, a oferta de serviços é vista como um "favor", uma "dádiva", e não como um direito adquirido pela luta política e social em favor da dignidade da vida de cada cidadão.

De fato, a mídia, em geral, trata de exibir os problemas, muitas vezes em tom sensacionalista, sem se preocupar em problematizar seus determinantes. Não se preocupa em ajudar os leitores, ouvintes e telespectadores a desenvolverem uma visão crítica, capaz de subsidiar a responsabilização dos cidadãos, governos e gestores para com o que ocorre no âmbito da gestão, da organização e da operacionalização do sistema de saúde e da sociedade como um todo. Reproduz a ideologia dominante, ou seja, a visão de mundo que considera natural que existam desigualdades sociais e que essas não têm de ser necessariamente superadas.

Nessa perspectiva, o SUS tende a ser pensado como um "SUS para pobres" (Paim, 2015), e imaginar algo mais que isso seria situar-se quase no terreno da utopia. É forçoso reconhecer que essa narrativa permanece dominante mesmo depois do amplo reconhecimento do papel importante que o SUS desempenhou durante a pandemia de Covid-19, com ações de prevenção e vigilância, notadamente a campanha de vacinação, e com assistência aos doentes, como o atendimento pelo SAMU-192, sobretudo aos casos graves que precisaram de serviços hospitalares.

Inúmeros estudos têm apontado certas conquistas do povo brasileiro a partir do SUS (Noronha, Lima & Machado, 2008; Paim *et al.*, 2011, 2018a; Santos, 2018a; Souza *et al.*, 2018; Viacava *et al.*, 2018), seja recuperando sua história e descrevendo o processo de construção, seja discutindo seus princípios ou identificando seus problemas e avaliando seus avanços e perspectivas. No entanto, reconhecem que, apesar dos sucessos alcançados, o SUS ainda apresenta inúmeros problemas políticos, gerenciais e organizacionais que comprometem o acesso, a distribuição, a qualidade e a humanização da atenção prestada à população (Victora *et al.*, 2011b; Paim, 2018a; Santos, 2018a, 2018b; Souza *et al.*, 2018; Temporão, 2018; Viacava *et al.*, 2018).

É importante, portanto, não abdicar da capacidade de análise e crítica, assumindo a responsabilidade de pensar e refletir sobre o que tem se constituído nesse imenso acervo de lutas, experiências e práticas que configuraram o SUS ao longo das últimas décadas. Ademais, é preciso entender o significado disso em uma sociedade capitalista e periférica, como a brasileira, na qual vicejam distintas concepções acerca do Estado, da política e das relações entre público e privado.

Assim, o objetivo deste capítulo é apresentar as linhas gerais que configuram o Sistema Único de Saúde, estimulando o desenvolvimento de uma compreensão crítica do processo de construção desse sistema, especificando as principais políticas e estratégias que foram implementadas no período de 1988 a 2018, tratando de atualizar a análise da conjuntura mais recente quando se intensificam os obstáculos e ameaças à consolidação do SUS (Paim, 2018; Santos, 2018a).

Partimos de uma definição inicial do SUS, enfatizando sua dimensão política e organizacional, ou seja, o SUS como "política de Estado", estabelecido pela Constituição da República, e o SUS como "sistema de saúde". Enquanto expressão de uma política de Estado, o SUS se fundamenta em princípios e diretrizes que revisaremos aqui brevemente. Em seguida descrevemos, sucintamente, o desenvolvimento do processo de implementação do SUS em diversas conjunturas políticas, enfatizando as iniciativas do Governo Federal, porquanto definiram a direcionalidade desse processo, induzindo as decisões adotadas por estados e municípios. Ao longo do texto, portanto, trataremos de apontar as questões relativas à institucionalização do SUS enquanto "sistema", indicando os problemas atuais e as tendências em relação ao futuro.

O QUE É O SUS?

O SUS pode ser entendido, em primeiro lugar, como uma *Política de Estado*, construída pelas forças sociais que lutaram pela democracia e se organizaram no movimento pela Reforma Sanitária Brasileira (RSB), desencadeando diversos processos de mudança no âmbito jurídico, político, institucional, organizativo e operacional do sistema de saúde.

As propostas da RSB fundamentam-se em uma *concepção ampliada de saúde*, entendida não apenas como "ausência de doença", mas como "bem-estar físico, mental e social" decorrente de condições de vida saudáveis, isto é, acesso adequado à alimentação, habitação, educação, transporte, lazer, segurança e serviços de saúde, bem como trabalho, emprego e renda compatíveis com o atendimento dessas necessidades.

Considerando que tais condições não podem ser asseguradas apenas por meio de esforços individuais, o movimento pela RSB advoga que a saúde é um *direito* inalienável de todo e qualquer cidadão e deve ser garantido pelo Estado mediante políticas econômicas e sociais que contribuam para melhoria da qualidade de vida dos indivíduos e grupos, nas quais se inclui uma política de saúde que garanta o acesso *universal e equitativo* a ações e serviços de prevenção de doenças, promoção e recuperação da saúde.

Essas concepções e esses princípios foram discutidos e aprovados na 8ª Conferência Nacional de Saúde, realizada em 1986 em Brasília, que contou com a participação de mais de quatro mil delegados, representantes do Governo Federal, dos estados e municípios, bem como dos movimentos sociais, incluindo sindicatos, igrejas, associações profissionais e comunitárias, que constituíam, na época, uma ampla base social de apoio às propostas dessa reforma.

O relatório final dessa conferência (Brasil, 1987) subsidiou o debate sobre a política de saúde no âmbito da Assembleia Nacional Constituinte responsável pela elaboração e aprovação da nova Constituição Federal (Brasil, 1988), a chamada "Constituição Cidadã", que reconhece a Saúde como "Direito de cidadania e dever do Estado" e incorpora a proposta de criação do SUS, referendada na legislação orgânica da saúde (Lei 8.080/90 e Lei 8.142/90) e aprovada pelo Congresso Nacional em 1990 (Brasil, 1990a, 1990b).

Portanto, o SUS é uma conquista histórica do povo brasileiro, podendo ser considerado a maior política pública nascida da sociedade e que se incorporou ao Estado através dos poderes Legislativo, Executivo e, progressivamente, Judiciário. Esse processo revela a aproximação do marco jurídico do SUS aos princípios do chamado Estado de Bem-estar Social (*Welfare State*), contraposto às perspectivas liberal e neoliberal, que defendem a redução do papel do Estado nas políticas sociais.

Nessa perspectiva, o SUS *não é* um mero meio de financiamento e de repasse de recursos federais para estados, municípios, hospitais, profissionais e serviços de saúde. Não é simplesmente um programa de saúde pública, nem muito menos um "plano de saúde" para pobres. Também *não é* um sistema de serviços de saúde destinados apenas aos pobres e "indigentes". Não se reduz a uma política de governo federal, estadual ou municipal, muito menos a uma proposta política exclusiva desse ou daquele partido. Enfim, não é caridade de instituição beneficente, organização não governamental (ONG), prefeito, vereador, deputado, governador, senador ou presidente (Paim, 2015).

O SUS é expressão de uma perspectiva universalista do direito à saúde, traduzida em princípios (valores), diretrizes (políticas e organizativas) e dispositivos jurídicos (leis e normas) que orientam e definem o curso das ações governamentais. Nesse sentido, o SUS assume e consagra os princípios da *universalidade, igualdade* e *integralidade* da atenção à saúde no sentido de superar o sistema de saúde herdado do período anterior à Constituição Cidadã, de modo a garantir o acesso da população a bens e serviços que promovam sua saúde e bem-estar. Ademais, aos chamados "princípios finalísticos", que expressam a natureza do sistema que se pretende conformar, acrescentam-se os chamados "princípios estratégicos", que dizem respeito às diretrizes políticas, organizativas e operacionais que apontam "como" deve vir a ser construído o sistema que se quer conformar, institucionalizar. Tais princípios são *a descentralização, a regionalização, a hierarquização e a participação social.*

Para avançarmos um pouco mais na compreensão do que é o SUS, é importante revisarmos o significado desses princípios e diretrizes de modo a subsidiarmos uma reflexão sobre os limites e as possibilidades de sua concretização na sociedade brasileira.

PRINCÍPIOS E DIRETRIZES DO SUS

O princípio fundamental que articula o conjunto de leis e normas que constituem a base jurídica do processo de construção do SUS no Brasil hoje está explicitado no artigo 196 da Constituição Federal (Brasil, 1988), que afirma:

> A saúde é direito de todos e dever do Estado, garantido mediante políticas sociais e econômicas que visem à redução do risco de doença e de outros agravos e ao acesso igualitário às ações e serviços para sua promoção, proteção e recuperação.

A *universalidade* é um princípio finalístico, ou seja, um ideal a ser alcançado. Para que o SUS venha a ser universal é preciso desencadear um processo de universalização, isto é, a ampliação da cobertura de ações e serviços, de modo a torná-los acessíveis a toda a população, o que supõe a eliminação de barreiras econômicas e socioculturais que se interpõem entre a população e os serviços (Boxe 9.4).

Capítulo 9 · Sistema Único de Saúde (SUS)

> **Boxe 9.4** Universalização das ações e serviços de saúde
>
> A barreira jurídica foi eliminada com a Constituição Federal de 1988, na medida em que universalizou o direito à saúde e com isso eliminou a necessidade de o usuário do sistema público colocar-se como trabalhador ou como "indigente", situações que condicionavam o acesso aos serviços públicos antes do SUS. De fato, os trabalhadores "de carteira assinada", autônomos, ativos ou aposentados, urbanos ou rurais e seus dependentes tinham o direito assegurado aos serviços do antigo Instituto Nacional de Assistência Médica da Previdência Social (INAMPS), na medida em que contribuíam (como contribuem ainda hoje) para a Previdência Social. Aos excluídos do mercado formal de trabalho restava a condição de "indigentes", pobres que recorriam às instituições filantrópicas ou, mais frequentemente, aos serviços públicos mantidos pelo Ministério da Saúde ou da Educação (centros e hospitais universitários) e pelas secretarias estaduais e municipais de Saúde.

Do ponto de vista econômico, ainda que a população não precise pagar diretamente pelos serviços do SUS (o financiamento é assegurado pelo Estado mediante a utilização de fundos públicos compostos pelos tributos), uma parcela da população pobre que vive em pequenos municípios com baixo grau de desenvolvimento econômico ou habita a periferia das grandes cidades não dispõe de condições de acesso aos serviços, às vezes até porque não tem como pagar pelo transporte necessário para chegar a uma unidade de saúde.

Do ponto de vista sociocultural, a principal barreira é a comunicação entre os prestadores de serviços e os usuários. Grande parte da população não dispõe de condições educacionais e culturais que facilitem o diálogo com os profissionais e trabalhadores de saúde, enquanto o sistema pouco prioriza as ações de comunicação e educação em saúde, o que se reflete, muitas vezes, na dificuldade de entendimento e de aprendizado acerca do comportamento que deve adotar para se tornar coadjuvante do processo de prevenção de riscos e de recuperação de sua saúde.

Com isso, coloca-se em cena o princípio da *igualdade*, que pressupõe a adoção da equidade, ou seja, a necessidade de se "tratar desigualmente os desiguais" de modo a se alcançar a igualdade de oportunidades e condições de sobrevivência, de desenvolvimento pessoal e social entre os membros de uma dada sociedade. A contribuição que um sistema de serviços de saúde pode dar à superação das desigualdades sociais, que se apresentam como diferenças injustificadas diante do risco de adoecer e morrer, implica redistribuição e redefinição da oferta de ações e serviços de modo a se priorizar a atenção aos grupos sociais cujas condições de vida e saúde sejam mais precárias, os grupos "em situações de vulnerabilidade", em função de suas condições de vida e trabalho (veja o Capítulo 4).

O ponto de partida da noção de *equidade* é o reconhecimento de que muitas das desigualdades entre as pessoas e os grupos sociais são injustas e podem e devem ser superadas, o que diz respeito a duas dimensões do processo de reforma do sistema de saúde. De um lado, a reorientação do fluxo de investimentos para o desenvolvimento dos serviços nas várias regiões, estados e municípios com infraestrutura insuficiente e, de outro,

a reorientação das ações a serem realizadas de acordo com o perfil de necessidades e problemas da população usuária. Nesse último sentido, a busca de *equidade* se articula dinamicamente com outro princípio finalístico do SUS, qual seja, a *integralidade* do cuidado à saúde.

A *integralidade* diz respeito ao leque de ações possíveis voltadas para a promoção da saúde, a prevenção de riscos e agravos e a assistência aos doentes, implicando a sistematização do conjunto de práticas que vêm sendo desenvolvidas para o enfrentamento dos problemas e o atendimento das necessidades de saúde. A integralidade é um atributo do modelo de atenção, entendendo-se que um "modelo de atenção integral à saúde" contempla o conjunto de ações de promoção da saúde, prevenção de riscos e agravos, assistência e recuperação. Um modelo "integral", portanto, é aquele que dispõe de estabelecimentos, isto é, unidades de prestação de serviços, pessoal capacitado e recursos necessários à produção de ações de saúde desde as ações inespecíficas de promoção da saúde e as ações específicas de vigilância ambiental, sanitária e epidemiológica dirigidas ao controle de riscos e danos, até ações de assistência e recuperação de indivíduos enfermos, sejam ações para detecção precoce de doenças, sejam ações de diagnóstico, tratamento e reabilitação (veja o Capítulo 21).

O debate em torno das estratégias de mudança do sistema de serviços de saúde de modo a garantir a *universalidade* e a *integralidade* do cuidado não é novo, tendo ocorrido em vários países do mundo ocidental desde o século passado. As políticas e reformas desenvolvidas em vários sistemas de saúde no mundo, como Inglaterra, Suécia, Dinamarca, Canadá e Itália, entre outros, contribuíram para a sistematização de vários princípios organizativos que foram assumidos em nossa legislação como *diretrizes estratégicas* para organização do SUS, que são a descentralização da gestão dos recursos, a regionalização e hierarquização das unidades de produção de serviços e a integração das ações promocionais, preventivas e curativas.

A *descentralização* da gestão do sistema implica a transferência de poder de decisão sobre a política de saúde da esfera federal (Ministério da Saúde) para os estados (secretarias estaduais de Saúde) e municípios (secretarias municipais de Saúde). Esta transferência ocorre a partir da redefinição das funções e responsabilidades de cada esfera de governo com relação à condução político-administrativa do sistema de saúde em seu respectivo território (nacional, estadual, municipal), com a transferência de recursos financeiros, humanos e materiais para o controle das instâncias governamentais correspondentes.

A *regionalização* e a *hierarquização* dos serviços dizem respeito à forma de organização dos estabelecimentos (unidades de saúde) entre si e com a população usuária. A *regionalização* dos serviços (veja o Capítulo 37) define uma base territorial para o sistema de saúde, levando em conta a divisão político-administrativa do país, mas também a delimitação de espaços territoriais específicos para organização das ações de saúde, subdivisões ou agregações do espaço político-administrativo.

A *hierarquização* dos serviços, por sua vez, diz respeito à possibilidade de organização das unidades segundo o grau de densidade tecnológica dos serviços, isto é, o estabelecimento de uma rede que articula as unidades com menor composição tecnológica às unidades com maior infraestrutura através de um sistema de referência e contrarreferência (SRCR) de usuários, recursos e informações. O processo de estabelecimento de redes de atenção à saúde pode também requerer o estabelecimento de vínculos específicos entre unidades (de distintos graus de densidade tecnológica) que prestam serviços de determinada natureza, como, por exemplo, a rede de atendimento a urgências/emergências ou a rede de atenção à saúde mental (veja o Capítulo 19).

Finalmente, a *integração* entre as ações promocionais, preventivas e curativas diz respeito à possibilidade de se estabelecer um perfil de oferta de ações e serviços do sistema que contemple as diversas alternativas de intervenção sobre os problemas de saúde em vários planos, abarcando intervenções sobre condições de vida, riscos e danos à saúde. Cabe registrar a distinção entre *integralidade* e *integração*, termos que por vezes se confundem no debate acerca da organização dos serviços de saúde. Se a integralidade, como posto anteriormente, é um atributo do modelo, algo que o modelo de atenção à saúde "deve ser", a integração é um processo, algo "a fazer" para que o modelo de atenção seja integral, mediante a reorganização de serviços e de práticas de saúde. Nesse sentido, a integração envolve duas dimensões: uma dimensão vertical, proporcionada pelo estabelecimento da hierarquização dos serviços e implantação do SRCR que permite a produção de ações em distintos níveis de atenção (primária, secundária, terciária) em função da natureza do problema que se esteja enfrentando; e uma integração horizontal, que permite a articulação, no enfrentamento do problema, de ações de natureza distinta (promoção, prevenção, recuperação), envolvendo a redefinição de práticas de saúde.

A construção de um modelo de atenção integral à saúde no SUS pressupõe, portanto, o desenvolvimento de um processo de implantação de novas ações, ao mesmo tempo que se promove a integração, tanto vertical como horizontal, de ações realizadas rotineiramente. No primeiro caso situam-se as ações de vigilância ambiental, sanitária e epidemiológica, escassamente desenvolvidas na maioria dos sistemas municipais de saúde, bem como as ações de promoção da saúde, ainda incipientes no âmbito do SUS. No segundo caso, trata-se de articular ações de prevenção e de assistência que no passado eram desenvolvidas por instituições diferentes, com lógicas organizacionais distintas (o antigo INAMPS prestava assistência, enquanto o Ministério da Saúde e as secretarias estaduais de Saúde desenvolviam ações de prevenção), como as de promoção da saúde e do acolhimento humanizado.

Além disso, considerando que a intervenção sobre o processo de determinação social da saúde exige ações que extrapolam o escopo do que é produzido no âmbito do sistema de saúde, cabe destacar a importância do desenvolvimento de ações que contemplem a *intersetorialidade* e a *participação social*, isto é, que articulem e integrem ações realizadas por vários setores governamentais, contando também com a mobilização social, tendo em vista a elevação da consciência sanitária e o desencadeamento de ações voltadas para melhoria das condições de vida, trabalho, educação, saúde e lazer.

PROCESSO DE CONSTRUÇÃO DO SUS

O "sistema" de saúde brasileiro, estruturado ao longo do século XX, teve como marca a separação entre saúde pública e assistência médico-hospitalar. De um lado, as campanhas sanitárias e, de outro, a filantropia, a medicina liberal, a medicina previdenciária e, posteriormente, as empresas médicas.

Antes de 1930 não havia o reconhecimento dos direitos sociais no Brasil. Durante a "Era Vargas", introduz-se o direito à assistência médica apenas para os trabalhadores urbanos com carteira de trabalho assinada. A extensão de cobertura para os trabalhadores rurais através do Funrural, a partir dos anos 1970, durante a ditadura militar, apresentava-se mais como concessão do que como um direito. O mesmo podia ser dito em relação ao acesso das populações rurais e das periferias urbanas que se beneficiaram, nos mesmos anos 1970, dos Programas de Extensão de Cobertura. Somente na década de 1980, com a implantação das Ações Integradas de Saúde (AIS) e dos Sistemas Unificados e Descentralizados de Saúde (SUDS), começa a ganhar corpo a ideia da saúde como direito.

O reconhecimento do direito à saúde, a construção de um relativo consenso em torno da necessidade de se desencadear uma mudança na direcionalidade da Política de Saúde e a aprovação dos princípios e diretrizes do SUS nos documentos que consagram a decisão política adotada pelo Estado, isto é, a Constituição Federal (Brasil, 1988) e as leis 8.080 e 8.142 (Brasil, 1990a, 1990b) foram os primeiros passos concretos – e importantíssimos – para o desencadeamento da reforma do sistema público de saúde, tendo em vista a concretização do SUS.

De fato, o cumprimento da responsabilidade política e social assumida pelo Estado, ao incorporar em seu marco jurídico a saúde como direito de cidadania, implica a adoção de políticas econômicas e sociais que tenham como finalidade a melhoria das condições de vida e saúde dos diversos grupos da população. Isso inclui a formulação e implementação de políticas de saúde sistematizadas em planos, programas e projetos, a garantia do financiamento necessário para sua execução e o desenvolvimento de uma estrutura organizacional e político-gerencial capaz de operar a gestão – unificada, descentralizada e participativa – do sistema.

Como se pode perceber, o processo de reforma do sistema público de saúde exige, em primeira instância, a reorientação do financiamento e da organização e gestão do sistema; entretanto, a definição das fontes de financiamento e do montante de recursos financeiros destinados à saúde tem sido, ao longo dos últimos 34 anos, o "calcanhar de Aquiles" do processo de construção do SUS.

Ao nos referirmos à organização e gestão do sistema, estamos indicando as mudanças na configuração institucional, ou seja, na reorganização decorrente do processo

Capítulo 9 • Sistema Único de Saúde (SUS)

de unificação do sistema público de saúde, que propiciou a integração administrativa de instituições anteriormente distintas, a exemplo do antigo INAMPS, incorporado ao Ministério da Saúde durante o governo Collor, bem como a extinção da Fundação Serviço Especial de Saúde Pública (FSESP) e sua substituição pela Fundação Nacional de Saúde (FUNASA), a criação da Agência Nacional de Vigilância Sanitária (ANVISA), além das mudanças que vêm ocorrendo internamente às estruturas administrativas do Ministério da Saúde e das secretarias estaduais e municipais de Saúde em função do processo de descentralização.

A partir da garantia dos recursos e da mudança da forma como são estruturadas e administradas as instituições, podemos pensar, em última instância, nas mudanças no modo de produção e distribuição das ações e serviços de saúde em todo o território nacional, ou seja, nos 26 estados, no Distrito Federal e nos 5.568 municípios que compõem o tecido social e político brasileiro.

Esse é um processo extremamente complexo, na medida em que demanda o enfrentamento de fortes resistências, cristalizadas nas estruturas burocráticas e na cultura político-institucional construída ao longo da história brasileira, expressa nas relações existentes entre Estado e sociedade, especialmente no modo como "o governo governa" (Paim, 2002). De fato, a administração pública brasileira ainda reproduz uma concepção *patrimonialista* do Estado, que se traduz em uma forma de administração pública na qual os dirigentes consideram as instituições estatais como seu patrimônio particular, reproduzindo, no âmbito do Estado, o estilo de liderança e tomada de decisões que aprenderam a realizar na administração de empresas privadas, tanto na gestão do grande latifúndio como, modernamente, nas empresas do grande capital industrial e financeiro. Assim, cercam-se de "amigos", "sócios", "parceiros" e apaniguados, escolhidos em função da confluência de interesses econômicos relacionados com a lucratividade das empresas ou interesses partidários e não, necessariamente, com o bem público e com o bem-estar social.

Estrutura-se uma relação com os partidos políticos eivada de fisiologismo e clientelismo, uma relação com as empresas fornecedoras de insumos marcada pela ineficiência, e até pelo desvio de recursos públicos, e uma relação com a população, principalmente a mais pobre, impregnada de autoritarismo, clientelismo e favoritismo.

Tudo isso resulta, de um lado, na desconsideração pelos direitos constitucionais, e, de outro, em práticas que tentam subverter as regras do sistema, herança da ideia cunhada no período populista de que os serviços públicos são um favor prestado à população pobre pelas classes dirigentes. Essa cultura política herdada da "Era Vargas" (1930-1954) é caracterizada por uma relação entre o dirigente e as massas fundada na reprodução de uma postura paternalista que contribuía para que os trabalhadores e a população em geral percebessem como concessões os benefícios conquistados por meio de mobilização e luta social, o que favorecia, inclusive, o fortalecimento de laços de lealdade e subordinação do povo aos interesses dos dirigentes.

Isso afeta negativamente a gestão do sistema de saúde, ocasionando uma série de problemas político-gerenciais que vão do desperdício de recursos à ineficiência do gerenciamento, do superfaturamento na compra de insumos ao desvio de verbas, da insuficiência dos mecanismos de planejamento, programação, avaliação e controle à insuficiência de pessoal qualificado para exercer essas funções, da manutenção do caráter centralizado das decisões à incipiência dos processos de democratização e controle democrático sobre o sistema (Paim & Teixeira, 2007).

O enfrentamento desses problemas, portanto, constitui um dos maiores desafios postos aos dirigentes e técnicos das instituições gestoras da saúde (Ministério da Saúde e secretarias estaduais e municipais de Saúde), comprometidos com os princípios finalísticos do SUS, ao longo das diversas conjunturas governamentais que se sucederam a partir da retomada das eleições diretas para o Governo Federal em 1989 (veja os Boxes 9.5 a 9.11).

Boxe 9.5 Período Collor

Caracterizou-se pela crise econômica, com redução de recursos federais para a saúde, embora tenha criado o Programa de Agentes Comunitários de Saúde (PACS), promulgado as Leis Orgânicas 8.080/90 e 8.142/90 e implantado a Norma Operacional Básica 91 (NOB 91). Mesmo a contragosto e depois de muita protelação, realizou a 9ª Conferência Nacional de Saúde (9ª CNS).

Boxe 9.6 Período Itamar

Nesse período persistiu a crise financeira na seguridade social, especialmente nas relações entre a saúde e a previdência, mas pode-se destacar o avanço na municipalização, a partir da Norma Operacional Básica 93 (NOB 93), e a criação do Programa de Saúde da Família (PSF), em 1994.

Boxe 9.7 Período FHC

Apesar da crise de financiamento setorial, resultando na criação da Contribuição Provisória de Movimentação Financeira (CPMF) e da Emenda Constitucional 29 (EC-29), foram implantados a NOB 96, o Piso da Atenção Básica (PAB) e a Norma Operacional de Assistência à Saúde (NOAS 2001) e realizadas a 10ª e a 11ª CNS, sendo ampliadas a municipalização e a Estratégia de Saúde da Família, além de iniciativas importantes, como o apoio internacional à Convenção Quadro, a regulação da chamada "saúde suplementar" e a instalação da ANVISA e da Agência Nacional de Saúde Suplementar (ANS).

Cabe ressaltar que, em função da mudança nas equipes dirigentes, a cada governo, e às vezes no mesmo período de governo, a tomada de decisões acerca dos objetivos a serem perseguidos e das estratégias a serem desenvolvidas para alcançá-los torna-se um processo extremamente conflituoso, de enfrentamento de posições diversas. Esses conflitos podem ser maiores ou menores a depender da composição político-partidária das equipes responsáveis pelos diversos setores e programas e das relações estabelecidas entre a burocracia estatal e determinados grupos de pressão, que tratam de inserir suas demandas na agenda política institucional, tanto

Boxe 9.8 Período Lula

No primeiro governo Lula, mesmo sem equacionar a questão do financiamento e da força de trabalho do SUS, manteve-se a expansão do PSF, foi criado o Serviço de Atendimento Móvel de Urgência (SAMU), desenvolveu-se a Reforma da Assistência Psiquiátrica, foram formuladas políticas nacionais de saúde bucal, atenção básica, promoção da saúde, entre outras, além de lançado o *Pacto da Saúde*, em suas três dimensões: Pacto pela Vida, em Defesa do SUS e Pacto de Gestão (Brasil, 2006a; Teixeira & Paim, 2005). Destaca-se também a revisão de todos os instrumentos de gestão do SUS e a criação do Sistema de Planejamento do SUS (PlanejaSUS), por meio da Portaria GM 3.332, de 28 de dezembro de 2006 (Vieira, 2009; Jesus & Assis, 2011).

Durante o segundo mandato, foi lançado o programa MAIS Saúde, conhecido como "PAC da Saúde", embora prejudicado em virtude da extinção da CPMF (Brasil, 2007a). Deu-se continuidade ao processo de regionalização, intensificaram-se esforços para melhoria da qualidade da atenção básica, especialmente na área materno-infantil e no controle de doenças imunopreveníveis, enfatizou-se a implantação da Política Nacional de Humanização (Brasil, 2006b) e aprovou-se a Política de Saúde da População Negra (Brasil, 2007b), além de desencadeada a campanha para redução dos acidentes de trânsito, articulada à Política Nacional de Controle do Uso e Abuso de Álcool e outras Drogas (Brasil, 2006c).

A análise da atuação dos 8 anos de governo Lula aponta saldo positivo em relação à melhoria das condições de vida da população, especialmente em função das políticas sociais de geração de emprego e renda, a exemplo do Bolsa Família, cujo impacto foi maior do que as ações desenvolvidas no âmbito setorial, no qual não se verificaram mudanças de maior envergadura (Menicucci, 2011).

na esfera federal (Ministério da Saúde) como na estadual e na municipal.

Assim, podemos observar, ao longo da trajetória institucional de construção do SUS, a diversificação de enfoques com que são abordadas certas questões estratégicas, a definição de prioridades, a incorporação de novas demandas, gerando a formulação de políticas e programas específicos, a adoção de modalidades de gestão controversas e a mudança de ênfase concedida a certas propostas de reforma do modelo de atenção.

Durante os anos 1990, a construção do SUS se deu principalmente a partir da implementação do processo de municipalização de ações e serviços de saúde, respaldada em Normas Operacionais Básicas do SUS (NOB 01/91; 01/93; 01/96) elaboradas no nível federal. No início dos anos 2000, com a edição da Norma Operacional da Assistência em Saúde (NOAS – 2001-2002), tentou-se resgatar o princípio da regionalização dos serviços de saúde, contrapondo-se à excessiva fragmentação provocada pela municipalização induzida pelas NOBS 01/93 e 01/96 (Teixeira, 2002).

Já a partir de 2003, o desenvolvimento da gestão do SUS passou a ser pautado pela crítica à opção normativa adotada na década anterior, gerando um processo de reflexão e debate no âmbito da Comissão Intergestores Tripartite (CIT) que resultou na aprovação do Pacto da Saúde (Brasil, 2006a). Esse documento reforçava a diretriz da regionalização dos serviços e convocava os gestores das diversas esferas de governo (federal, estadual e municipal) a estabelecerem acordos solidários para viabilizar a reorganização dos serviços em bases territoriais, adotando a proposta de constituição de redes integradas que articulem a atenção básica aos serviços especializados.

Cabe destacar que durante todo esse período, especialmente a partir de 1994, foi desencadeado um amplo processo de reorganização da atenção básica a partir da implementação da Estratégia de Saúde da Família, objeto de vários estudos (Teixeira & Solla, 2006; Escorel *et al.*, 2007; Teixeira & Vilasbôas, 2010; Dourado, Medina & Aquino, 2016; Pinto & Giovanella, 2018; Mendonça *et al.*, 2018), que destacam a expansão do número de equipes e de unidades de saúde da família em todo o país, com efeitos positivos na melhoria da saúde da população, especialmente na área de saúde da mulher e da criança (Aquino, Oliveira & Barreto, 2009; Victora *et al.*, 2011a; Leal *et al.*, 2018).

A partir de 2003, várias iniciativas foram implementadas visando à implantação da assistência pré-hospitalar fixa (Unidade de Pronto Atendimento [UPA]) e móvel (SAMU-192) e reorientação da assistência hospitalar. Além disso, priorizou-se a intervenção em áreas críticas da assistência, focando em problemas e grupos populacionais específicos, como Saúde Mental (Amarante & Nunes, 2018), Saúde Bucal (Chaves, 2016; Chaves *et al.*, 2018) e Assistência Farmacêutica (Teixeira & Paim, 2005; Alencar, 2016; Bermudez *et al.*, 2018). Investiu-se ainda na Política Nacional de Humanização (PNH) e no desenvolvimento da regionalização com a constituição de redes integradas de serviços de saúde, processo que avançou de forma desigual nas diversas regiões e estados do país, especialmente por conta das desigualdades existentes em termos da disponibilidade de infraestrutura física e de pessoal de saúde, inclusive nas regiões metropolitanas (Machado & Lima, 2008; Viana *et al.*, 2018).

O período de 2011 a 2014 corresponde ao governo Dilma I, marcado pela promulgação do Decreto 7.508 (Brasil, 2011a), que dispõe sobre a regulamentação da Lei 8.080/90 e apresenta propostas para planejamento, organização e gestão compartilhada dos serviços integrados em redes regionalizadas de saúde, especialmente a proposta de "articulação interfederativa", além da definição da Relação Nacional de Ações e Serviços de Saúde (RENASES), medida racionalizadora da oferta de serviços que deveria ser atualizada pelo Ministério de Saúde a cada 2 anos.

No referido governo também foi estabelecida a nova orientação política da Atenção Básica (Brasil, 2011b), que enfatiza a implantação dos Núcleos de Apoio à Saúde da Família (NASF) e dispõe sobre as medidas de avaliação da qualidade do trabalho das equipes, ao mesmo tempo que "flexibiliza" determinadas normas com relação à organização e gestão do trabalho, principalmente dos profissionais médicos. Isso provocou repercussões negativas, como a fragilização do vínculo entre profissional e população usuária, bem como o fortalecimento da lógica de atendimento caracterizada pela "consulta-ação", com prejuízo da lógica epidemiológica e social que marcou o início da implantação da Estratégia de Saúde da Família (veja o Capítulo 22).

Em 2011 foi realizada a 14ª CNS, evento que recolheu, como as anteriores, propostas e reivindicações das conferências municipais e estaduais de saúde. Os textos produzidos para estimular o debate e marcar posições em defesa do SUS, a exemplo do documento que contém o resultado do consenso construído durante o evento (Carta, 2011), expressam a vontade coletiva dos representantes dos diversos segmentos da população com relação ao SUS e à garantia de qualidade de vida para todos os brasileiros.

Apesar dessa mobilização, o SUS já enfrentava sérios problemas com relação ao financiamento e também à gestão de unidades complexas, com manutenção e expansão do processo de transferência da gestão às organizações sociais e parcerias público-privadas (Bahia, 2018), opção que refletia, de um lado, os limites impostos pela Lei de Responsabilidade Fiscal, de outro, a continuidade de um processo iniciado desde os anos 1990 com a reforma do Estado no governo FHC (Mendes & Carnut, 2020; Andrade & Pinto, 2022).

Em 2013, diante das manifestações populares expressas nas Jornadas de 2013 (Magno & Paim, 2015) foi formulado e implantado o Programa Mais Médicos (PMM), uma das respostas governamentais às demandas sociais expressas nesse momento. Esse processo, entretanto, apesar de contribuir para uma significativa expansão da Atenção Básica, principalmente em municípios de pequeno porte nas regiões mais pobres do país e nas periferias urbanas (Rios & Teixeira, 2018), gerou grande resistência por parte da elite médica brasileira, especialmente em função da contratação em larga escala de médicos estrangeiros, em sua maioria cubanos. A repercussão desse embate na mídia (Soares *et al.*, 2017) somou-se à onda crescente de manifestações contrárias à permanência da presidente Dilma no governo, notadamente a partir da operação "Lava-jato" (Sena Júnior, 2020) e do desencadeamento do processo de *impeachment* da presidente no Congresso Nacional (Teixeira & Paim, 2018).

Os anos seguintes são marcados pelo cenário de agudização da crise política e institucional que conduziu ao impedimento da presidente em 31 de agosto de 2016, mesmo ano em foi realizada a 15ª CNS, que se constituiu em um espaço de defesa da democracia no momento excepcional do golpe jurídico-parlamentar e midiático de 2015-2016 (Silva & Lima, 2019; Sena Júnior, 2020). De fato, a sequência de eventos políticos durante o período de governo da presidente Dilma Rousseff (2011-2016) evidencia a intensificação de uma crise da democracia no Brasil (Souza Neto, 2020), decorrente do confronto entre o projeto "democrático-popular" adotado pelos governos Lula e Dilma e a ascensão das forças de direita ultraneoliberais e conservadoras que conquistaram maioria no Congresso Nacional e viabilizaram o *impeachment*. Os desdobramentos desse processo, no setor saúde, foram analisados em artigo recente (Reis & Paim, 2021) que aponta os principais fatos políticos em saúde produzidos nesse período (Boxe 9.9).

Iniciado em maio de 2016 com o afastamento da presidente Dilma, o governo Temer promoveu a aceleração e a intensificação do desmonte do Estado brasileiro através do corte das políticas sociais, retrocesso da legislação ambiental, retirada dos direitos trabalhistas e previdenciários, entrega do patrimônio público e tributação regressiva (Teixeira & Paim, 2018). Nesse período se destacam diversas ações que caracterizam uma "contrarreforma

> **Boxe 9.9** Período Dilma (2011-2016)
>
> Análise de conjuntura no período correspondente aos governos Dilma Rousseff aponta três momentos: o primeiro, relativo ao período 2011-2013, diz respeito ao "ensaio desenvolvimentista", no qual se destacaram a continuidade das políticas desenvolvidas no governo Lula e a implantação de políticas racionalizadoras na saúde, a aprovação da Lei 141/2011, as Jornadas de Junho de 2013 e, por fim, o lançamento da Proposta de Emenda à Constituição (PEC) do Orçamento Impositivo (PEC 358/2013), com repercussões no SUS; o segundo momento compreende o período posterior às Jornadas de Junho até o ano de 2014, quando se verificaram a abertura ao capital estrangeiro no setor da saúde, a proposição da PEC 451/2014, que previa planos privados para todos os trabalhadores, exceto empregados domésticos, a proposta internacional de Cobertura Universal em Saúde e o rebaixamento da seguridade social; o terceiro momento inclui o segundo governo da presidente, podendo ser citados o ajuste fiscal com redução das políticas sociais, ataques ao SUS e aos direitos sociais e o golpe jurídico-parlamentar-midiático que resultou no *impeachment* (Reis & Paim, 2021).

sanitária", com a continuidade do processo de privatização da saúde, associadas ao congelamento de recursos orçamentários para as políticas sociais por 20 anos (Emenda Constitucional 95), que agravou o subfinanciamento crônico do SUS, resultando em um desfinanciamento (Funcia & Ocké-Reis, 2018). É importante citar também os cortes orçamentários na saúde, a proposição dos chamados planos de saúde acessíveis e de um novo sistema de saúde para o Brasil, com maior participação da iniciativa privada na gestão dos serviços (Coalizão Saúde Brasil, 2017; Bravo, Pelaez & Menezes, 2020), além dos retrocessos na política de saúde mental (Amarante & Nunes, 2018) e na Política Nacional de Atenção Básica (PNAB) (Melo *et al.*, 2018) (Boxe 9.10).

Com as eleições de 2018 tem início o governo Bolsonaro, que pode ser subdividido em dois momentos, antes e durante a pandemia da Covid-19. O primeiro corresponde ao ano de 2019, quando se configurou a mudança de direcionalidade da política de saúde, acentuando-se o desmonte de políticas que já se anunciava no período anterior, destacando-se a substituição do PMM pelo projeto Médicos para o Brasil, o debate em torno do Previne Brasil (Mendes, Melo & Carnut, 2022) e a criação da

> **Box 9.10** Período Temer
>
> O governo Temer aprofundou o desmonte das políticas públicas e universais, intensificando o processo de "contrarreforma sanitária". A gestão do ministro Ricardo Barros, defensor da redução do SUS com a alegação de insustentabilidade financeira dos direitos da Constituição Federal de 1988, teve como pilares a proposta dos Planos de Saúde Populares ou "Acessíveis" e a aprovação da Emenda Constitucional 95 (EC-95) (Teixeira & Paim, 2018). Outra característica do referido governo corresponde à articulação efetiva com o setor empresarial de saúde, evidenciada pela defesa da tese de que os setores público e privado precisavam construir uma rede integrada de cuidados contínuos, pressupondo maior participação da iniciativa privada na gestão dos serviços (documento "Coalizão Saúde Brasil: uma agenda para transformar o sistema de saúde") (Bravo, Pelaez & Menezes, 2020).

Agência para o Desenvolvimento da Atenção Primária à Saúde (ADAPS) (Giovanella *et al.*, 2019), evidenciando a subordinação do Ministério da Saúde ao projeto mercantilista (Santos, Araújo & Teixeira, 2021) em detrimento da defesa do SUS constitucional.

Nessa conjuntura adversa, em meio à retração da mobilização política e social, foi realizada a 16ª CNS, em agosto de 2019, propondo uma revisita e atualização das diretrizes definidas na 8ª Conferência de 1986. A conclusão de todas as suas etapas expressou, por si só, uma vitória diante da reafirmação dos compromissos e luta pela democracia e saúde e pela recomposição do pacto celebrado em torno da Constituição de 1988 (Noronha & Castro, 2019; Souza *et al.*, 2019).

O período 2020-2021 caracterizou-se pela eclosão da pandemia da Covid-19 (Werneck & Carvalho, 2020) e pelo confronto de concepções e estratégias de enfrentamento da pandemia entre o Governo Federal e os governos estaduais e municipais. A atuação do Governo Federal no enfrentamento da pandemia de Covid-19 no Brasil pautou-se na inação, evidenciada por sua postura anticientífica e negacionista da gravidade da crise sanitária (Bousquat *et al.*, 2021), pelo distanciamento do Ministério da Saúde de seu papel de dirigente nacional do SUS (Vieira & Servo, 2020), além de sua ocupação por militares (Gonçalves, 2020), e pela descoordenação das ações nos diversos níveis de governo (Lima, Pereira & Machado, 2020; Shimizu *et al.*, 2021). Essa situação conduziu o país ao descontrole da pandemia (Abrucio *et al.*, 2020; Vieira & Servo, 2020) e revelou a execução de uma estratégia institucional de propagação do vírus, promovida pelo Governo Federal sob a liderança da Presidência da República (CEPEDISA, 2021).

Ao longo de todo esse processo, cabe registrar também a ação política de associações e entidades representativas dos diversos atores da sociedade civil, para além da ação do Estado, reconhecendo, portanto, o campo da saúde como uma arena de conflitos e lutas entre atores, cujas inter-relações configuram diferentes correlações de forças que influenciam a direcionalidade da política de saúde. Assim, é importante destacar a atuação de várias entidades historicamente ligadas à concepção e criação do SUS, como a Associação Brasileira de Saúde Coletiva (ABRASCO), o Centro Brasileiro de Estudos de Saúde (CEBES), e outras entidades vinculadas ao movimento da RSB, como Associação Brasileira Rede Unida (Rede Unida), Sociedade Brasileira de Medicina de Família e Comunidade (SBMFC), Associação Nacional do Ministério Público de defesa da Saúde (AMPASA) e Associação Brasileira de Economia da Saúde (ABRES), que se mantiveram ativas durante as diversas conjunturas citadas (Fleury, 2018; Paim, 2018a, 2018b; Santos 2018a; Souza, 2018; Cohn & Gleriano, 2021).

Cabe destacar, no período mais recente, a elaboração de publicações (ABRASCO *et al.*, 2014; 2017) e notas curtas (ABRES *et al.*, 2013; ABRASCO *et al.*, 2013) com posicionamentos sobre temas relevantes do campo da saúde, a exemplo do surto de febre amarela ocorrido no ano de 2017; a Agenda Estratégica para a Saúde (ABRASCO *et al.*, 2011) e o Manifesto em defesa do SUS (ABRES *et al.*, 2018); e, especialmente, o plano de ação da Frente pela Vida (ABRASCO *et al.*, 2020), que apresenta análise da conjuntura marcada pela pandemia da Covid-19, seguida de um rol detalhado de proposições para o Estado e o sistema de saúde, tendo como perspectiva a defesa da democracia, do direito à saúde e do SUS constitucional.

Tais entidades, portanto, vêm compondo uma base em defesa da democracia, da RSB e do SUS democrático, tal como proposto na Constituição de 1988 (Fleury, 2018; Paim, 2018; Santos 2018a; Souza, 2018; Cohn & Gleriano, 2021). A radicalização das contrarreformas e as ameaças à democracia orquestradas na conjuntura mais recente têm motivado, inclusive, o crescimento da mobilização, articulação e organização desses setores democráticos e populares com vistas à construção de uma pauta conjunta, com um alargamento de demandas e lutas por outras gerações de direitos, a exemplo do direito a um ambiente saudável, à cidade, ao lazer etc. (Santos 2018a; Teixeira & Paim, 2018; Souto & Travassos, 2020; Paim, 2021).

CONFIGURAÇÃO, POLÍTICAS E PROBLEMAS DO SUS

O balanço das conquistas alcançadas e dos problemas enfrentados para consolidação do SUS é uma tarefa que demanda, em primeiro lugar, o reconhecimento da complexidade do processo político, do desenvolvimento organizacional e da reorientação dos processos de trabalho nos vários níveis de gestão do sistema. Ainda que respaldada no conjunto de princípios e diretrizes exposto anteriormente, a análise da experiência acumulada revela uma tendência à diversificação das estratégias utilizadas pelos dirigentes do sistema em cada conjuntura, realizando um ajuste das propostas às possibilidades de ação e dos constrangimentos decorrentes da permanente negociação com os diversos atores políticos envolvidos, sejam os que atuam internamente ao sistema, a exemplo dos gestores, profissionais e trabalhadores de saúde, sejam os que pressionam o sistema de fora, atuando para que as decisões

---

Box 9.11 Período Bolsonaro

Ao longo do governo Bolsonaro podem ser destacados diversos retrocessos na condução da política de saúde, a exemplo da "redução da importância dos Centros de Atenção Psicossocial (CAPS) e fortalecimento das comunidades terapêuticas e manicômios, em contraposição aos princípios da Reforma Psiquiátrica (Bravo, Pelaez & Menezes, 2020), o estímulo à privatização dos serviços de saúde, tal como expresso na proposta do ministro da Economia, Paulo Guedes, de criação de um *voucher* para saúde e educação que funcionaria como um "vale saúde" a ser entregue pelos usuários a empresas privadas em troca da prestação de serviços básicos. Nesse cenário, o referido ministro também apresentou a proposta de "desvinculação orçamentária" dos recursos da saúde, que adquiriu materialidade na PEC 188/2019, integrante do "Plano Mais Brasil" (Mendes & Carnut, 2020). Merece destaque também a proposta apresentada pelo presidente Jair Bolsonaro, na solenidade comemorativa dos 100 dias de governo, através do Decreto 9.759/2019, que extinguiu diversos conselhos e colegiados da administração pública federal, estabelecendo novas diretrizes (Bravo, Pelaez & Menezes, 2020).

Capítulo 9 · Sistema Único de Saúde (SUS)

adotadas atendam a seus interesses, demandas e necessidades. Necessidades essas que podem ser muitas vezes contraditórias e até mesmo antagônicas, a exemplo das pressões exercidas pelos fornecedores de insumos, pelos prestadores de serviços ao SUS, pelas empresas médicas contratadas e conveniadas, pelas corporações profissionais vinculadas ao processo de reprodução ampliada do modelo de atenção médico-assistencial hospitalocêntrico, e o conjunto heterogêneo de atores envolvidos direta ou indiretamente no processo de reorientação da gestão e na construção de um modelo de atenção integral à saúde, tal como a atuação do movimento da RSB.

Com isso, o SUS se situa em uma arena permanente de conflitos, enfrentamentos, negociações, pactos, com os quais se tenta, no mais das vezes, administrar crises e introduzir reformas em aspectos parciais de sua estrutura organizacional e político-gerencial, algumas das quais caminham na direção da "imagem-objetivo" pretendida no marco jurídico constitucional e outras se afastam dessa imagem, quando não a desfiguram. Nessa perspectiva, alguns trabalhos apontam a distância entre o "SUS democrático" vinculado ao projeto da RSB, o "SUS formal", desenhado na Constituição Federal e nas Leis 8.080 e 8.142, o "SUS para pobres", expressando políticas focalizadas em saúde segundo influências de organismos internacionais, e o "SUS real", espaço de conflito e enfrentamento entre concepções e projetos políticos distintos com relação ao papel do Estado e à sua responsabilidade pela garantia do direito à saúde (cidadania plena, regulada ou invertida) (Paim, 2011, 2018a) (Boxe 9.12).

Desse modo, é fundamental analisar a atual configuração do SUS, buscando superar o debate meramente ideológico, fundado em pré-conceitos e/ou em posições estritamente corporativas ou colonizadas por disputas político-partidárias, de modo a identificar os avanços, dificuldades e obstáculos enfrentados nos últimos 34 anos.

Boxe 9.12 Concepções de SUS

Existem diversas concepções e distintos projetos de SUS que disputam a direção política e cultural da saúde na sociedade e Estado no Brasil: (1) o *SUS democrático*, concebido pela RSB, vinculado a uma democracia substantiva, comprometida com os direitos da cidadania, com a participação política e com os valores da igualdade, solidariedade e emancipação; (2) o *SUS formal*, assegurado pela legislação, ainda que distante do cotidiano dos cidadãos e dos trabalhadores de saúde; (3) o *SUS para pobres*, vinculado à ideologia liberal e derivado das políticas focalizadas, onde a falta de recursos é a regra; (4) o *SUS real*, subordinado à saúde da moeda e da economia, bem como aos desígnios das áreas econômicas e sistêmicas dos governos, nos quais viceja o pragmatismo dos dirigentes, visando à conciliação de interesses clientelistas, partidários, corporativos e econômicos (Paim, 2011). Mais recentemente, Paim (2018a) acrescenta que esse SUS voltado para a parcela mais pobre da população que não tem acesso ao mercado, ao limitar-se à prevenção e ao controle de riscos, danos e epidemia, atua dentro das dimensões da Saúde Pública típica, conformando, portanto, o que ele chama de um *SUS reduzido*, um arremedo ou simulacro, distante do *SUS constitucional* e do *SUS democrático* proposto pela RSB.

Atenção à saúde no SUS

Os serviços de atenção à saúde no SUS se estruturam em três níveis de densidade tecnológica, definidos pela concentração de equipamentos de apoio diagnóstico e terapêutico e de profissionais especializados: atenção primária (ou básica), secundária e terciária. A atenção primária, com menor densidade tecnológica, mas não menos complexa, é prestada em centros de saúde ou unidades básicas vinculadas à Estratégia de Saúde da Família, que oferecem consultas médicas, odontológicas e de enfermagem, vacinação, curativos e outros cuidados de enfermagem, dispensação de medicamentos, palestras educativas e mobilização comunitária (veja os Capítulos 21 e 22). A atenção secundária e a terciária são oferecidas em ambulatórios de especialidades, a exemplo dos Centros de Especialidades Odontológicas (CEO), os CAPS, as UPA e o SAMU, além da extensa rede de hospitais próprios ou contratados e conveniados (veja o Capítulo 25).

Vigilância em saúde

A vigilância em saúde trata das ações dirigidas à coletividade e ao meio ambiente – fundamentalmente, ações de promoção da saúde e de prevenção de doenças e agravos que podem ser categorizadas em quatro grandes grupos: vigilância epidemiológica, vigilância sanitária, vigilância da saúde ambiental e promoção da saúde, que integram o Sistema Nacional de Vigilância em Saúde e são desenvolvidas pelo Ministério da Saúde e pelas secretarias estaduais e municipais de Saúde (veja os Capítulos 21, 28 e 29).

A *vigilância epidemiológica* ocupa-se do monitoramento da ocorrência de doenças e agravos e dos fatores que os determinam, gerando informações para a operacionalização de ações de prevenção e controle de doenças transmissíveis nos diversos territórios estaduais e municipais (veja os Capítulos 28, 29 e 30). A *vigilância sanitária* tem caráter educativo (preventivo), normativo (regulamentador) e fiscalizador, sendo este último baseado no poder de polícia, estando sob o comando da ANVISA, na esfera federal, e das secretarias estaduais e municipais de Saúde. (veja o Capítulo 24).

A *vigilância da saúde ambiental*, por sua vez, começou a se desenvolver a partir da criação do SUS, estando contemplada na Lei 8.080/90 como atribuição da vigilância sanitária. Definida como um conjunto de ações dirigido à detecção de fatores de risco ambientais relacionados com doenças e agravos à saúde, com a finalidade de identificar medidas de prevenção e controle, em 2003 a área de saúde ambiental foi incorporada ao Ministério da Saúde com a criação do Departamento de Vigilância em Saúde Ambiental e Saúde do Trabalhador (DSAST). Em 2010, uma portaria ministerial definiu as áreas de atuação do Subsistema Nacional de Vigilância em Saúde Ambiental: água para consumo humano, ar, solo, contaminantes ambientais e substâncias químicas, desastres naturais, acidentes com produtos perigosos, fatores físicos e ambientes de trabalho (http://189.28.128.179:8080/pisast/saude-ambiental/apresentacao).

A *promoção da saúde*, enquanto política formalmente elaborada, vem à luz em 2006, 18 anos após a criação do

SUS, embora ações pontuais sempre tenham sido realizadas pelos serviços de saúde. A Política Nacional de Promoção da Saúde propõe a realização de ações destinadas a favorecer a alimentação saudável, a atividade física, a prevenção e o controle do tabagismo e do consumo abusivo de álcool e outras drogas, a redução da morbimortalidade por acidentes de trânsito, a prevenção de violência e o estímulo à cultura de paz e à promoção do desenvolvimento sustentável (veja o Capítulo 23).

Políticas e programas especiais

As políticas e os programas especiais são caracterizados pela articulação de ações destinadas a atender, especificamente, certos subgrupos da população ou a enfrentar problemas de determinadas áreas da saúde. Pelo menos 14 políticas ou programas especiais merecem ser mencionados, sendo alguns já consolidados, como saúde do trabalhador, saúde da mulher, saúde da criança, saúde bucal e saúde mental, e outros ainda incipientes, como saúde da população negra, da população indígena, do homem, do idoso, dos adolescentes e jovens, da pessoa com deficiência, da pessoa em situação de prisão, práticas integrativas e complementares e Política Nacional de Humanização.

A política de *saúde do trabalhador* inclui ações de prevenção de riscos e agravos vinculados aos processos e condições de trabalho em diversos setores da economia. Assim, além do setor saúde, envolve os setores do trabalho e emprego, da previdência e assistência social e meio ambiente. Em 2002, foi instituída a Rede Nacional de Atenção Integral à Saúde do Trabalhador (RENAST), composta pelos Centros Estaduais e Regionais de Referência em Saúde do Trabalhador e por milhares de serviços sentinelas, capazes de diagnosticar, tratar e registrar os agravos à saúde relacionados ao trabalho (veja o Capítulo 35).

O Programa de Assistência Integral à Saúde da Mulher (PAISM) representou um grande avanço na conquista dos direitos sexuais e reprodutivos no país (Osis, 1998) e conduziu à aprovação, em 2004, da Política Nacional de Atenção Integral à Saúde da Mulher (PNISM), que contempla ações voltadas para melhoria da qualidade da assistência ao pré-natal, parto e puerpério, visando à redução da mortalidade materna, bem como ações voltadas para prevenção do câncer de mama e de útero e a assistência a mulheres vítimas de violência doméstica e sexual (MS, 2004).

Em 1984 foi concebido o Programa de Assistência Integral à Saúde da Criança (PAISC) e a partir de 1998 foi estruturada a Área Técnica de Saúde da Criança e Aleitamento Materno com quatro linhas de cuidado prioritárias: (a) acompanhamento do crescimento e desenvolvimento; (b) atenção à saúde do recém-nascido; (c) promoção, proteção e apoio ao aleitamento materno; (d) prevenção de violências e promoção da cultura de paz.

A atenção à *saúde bucal* era incipiente no SUS até 2000, quando começaram a ser introduzidas as equipes de saúde bucal no Programa de Saúde da Família, tornando-se em 2003 um programa especial com o "Brasil Sorridente", que promove uma expressiva ampliação da oferta de ações de atenção primária e especializada com a implantação dos CEO (veja o Capítulo 32).

A *saúde mental*, apesar da longa e rica história de luta pela Reforma Psiquiátrica Brasileira (Amarante, 2008), somente foi formalizada como política em 2001, com a aprovação da Lei 10.216, que assegura a proteção e os direitos das pessoas com distúrbios mentais e desencadeia a implantação da Rede de Atenção Psicossocial, constituída por CAPS, residências terapêuticas e outros dispositivos voltados para garantir a desinstitucionalização dos pacientes internados no modelo asilar tradicional e a redução do número de leitos psiquiátricos. Todavia, a partir de 2016, observam-se retrocessos com a proliferação das comunidades terapêuticas vinculadas a entidades religiosas (Mota, 2022; Lima Júnior, 2022) (veja os Capítulos 33 e 34).

Também recente, a política de atenção à *saúde da população negra*, conquista histórica do movimento negro brasileiro (Brasil, 2007b), tem como finalidade garantir a equidade racial em saúde, propondo as seguintes estratégias: (a) ampliar o acesso da população negra aos serviços de saúde; (b) incluir o tema étnico-racial nos processos de educação dos trabalhadores da saúde e no exercício do controle social; (c) combater situações de abuso, exploração e violência; (d) garantir a utilização do quesito cor na produção de informações epidemiológicas; (e) identificar as necessidades de saúde da população negra para o planejamento de ações.

A política nacional de atenção à *saúde dos povos indígenas* foi aprovada em 2002 com o propósito de garantir o acesso à atenção integral à saúde, contemplando a diversidade social, cultural, geográfica, histórica e política de modo a favorecer a superação dos fatores que tornam a população indígena mais vulnerável aos agravos à saúde, reconhecendo a eficácia de sua medicina e o direito desses povos à sua cultura (Brasil, 2002). É forçoso reconhecer, contudo, que as ações de saúde indígena ainda são incipientes (Borges, Silva & Koifman, 2020).

A Política Nacional de Atenção Integral à *Saúde dos Homens* (PNAISH) parte das evidências de que os homens são mais vulneráveis às doenças graves e crônicas e morrem mais precocemente que as mulheres (Brasil, 2008a). Seu objetivo geral é promover a melhoria das condições de saúde da população masculina do Brasil mediante o enfrentamento dos fatores de risco e a ampliação do acesso aos serviços de saúde. Há que se registrar a incipiência dessa política, limitada, na prática, às ações de rastreamento do câncer de próstata por meio da campanha intitulada "Novembro Azul" (Sousa *et al.*, 2021).

A política de atenção à *saúde da pessoa idosa*, instituída em 2006, tem como objetivo principal preservar a autonomia e a independência funcional dessas pessoas. O alcance desse objetivo requer o desenvolvimento de ações de diversos setores, como os da educação, da previdência e assistência social, desenvolvimento urbano, justiça e direitos humanos, além da saúde. Avaliação feita em 2018 revelou que a prestação de serviços de saúde fragmenta a atenção ao idoso com a multiplicação de consultas de especialistas, informação não compartilhada, inúmeros

Capítulo 9 • Sistema Único de Saúde (SUS)

fármacos, exames clínicos e imagens, sem conseguir promover benefícios significativos (Veras & Oliveira, 2018).

Ainda em 1989, o Ministério da Saúde criou o programa de *saúde do adolescente e do jovem*, abrangendo as pessoas de 10 a 24 anos, tendo publicado em 2010 as "Diretrizes nacionais para a atenção integral à saúde de adolescentes e jovens na promoção, proteção e recuperação da saúde" (Brasil, 2010). O objetivo geral da política é desenvolver estratégias intersetoriais de atenção à saúde de adolescentes e jovens, apoiando a participação juvenil, a igualdade de gêneros e de raças, a cultura de paz, a ética e a cidadania. Na prática, contudo, a implementação dessa política pode ser considerada incipiente (Lopez & Moreira, 2013).

A pessoa com deficiência é aquela que apresenta, em caráter permanente, perdas ou anormalidades de sua estrutura ou função psicológica, fisiológica ou anatômica que causem limitação para o desempenho de atividades dentro do padrão considerado normal para o ser humano. Desde 1991, o Ministério da Saúde conta com o Programa de Atenção à *Saúde da Pessoa Portadora de Deficiência*, que tem como objetivo promover a redução da incidência de deficiência no país e garantir a atenção integral a essa população na rede de serviços do SUS (Brasil, 2008b). Em 2004, o Ministério da Saúde formalizou a Política Nacional de Atenção à Saúde Auditiva e em 2011 o Governo Federal lançou o Programa Viver sem Limite, que engloba ações de educação, saúde, inclusão social e acessibilidade. Persiste, no entanto, a escassez de serviços para apoiar as pessoas com deficiência (Geraldo & Andrade, 2022).

Em 2003, os Ministérios da Saúde e da Justiça adotaram o Plano Nacional de Saúde no Sistema Penitenciário (Brasil, 2003) e, 11 anos depois, em 2014, a Política Nacional de Atenção Integral *à Saúde das Pessoas Privadas de Liberdade no Sistema Prisional* (PNAISP) (Brasil, 2014). O plano previa que os presídios deveriam dispor de equipes de saúde próprias. A política ampliou as ações para além dos presídios, inserindo as pessoas custodiadas em delegacias policiais, cadeias públicas e colônias agrícolas ou industriais, assim como trabalhadores em serviços penais e familiares de pessoas presas. Embora sua formulação tenha sido um avanço, é preciso reconhecer que a implantação da PNAISP é incipiente na maioria dos estados (Simas *et al.*, 2021).

A Política Nacional de *Práticas Integrativas e Complementares* (PNPIC) definiu diretrizes e responsabilidades institucionais para oferta de serviços e produtos de homeopatia, medicina tradicional chinesa/acupuntura, plantas medicinais e fitoterapia e medicina antroposófica e termalismo social/crenoterapia (Brasil, 2006d). Em 2017 e 2018, a política foi ampliada, com a inclusão de 24 novas práticas: arteterapia, ayurveda, biodança, dança circular, meditação, musicoterapia, naturopatia, osteopatia, quiropraxia, reflexoterapia, reiki, shantala, terapia comunitária integrativa, yoga, aromaterapia, apiterapia, bioenergética, constelação familiar, cromoterapia, geoterapia, hipnoterapia, imposição de mãos, ozonioterapia e terapia de florais (Brasil, 2018). Vale registrar que em 2018 foi criado, no âmbito da Fiocruz, o Observatório

Nacional de Saberes e Práticas Tradicionais, Integrativas e Complementares em Saúde (ObservaPICS – http://observapics.fiocruz.br/).

A Política Nacional de Humanização (PNH), formulada em 2004, alude indiretamente à disposição dos recursos humanos e tecnológicos para prestação de serviços, referindo-se antes às relações humanas que se estabelecem no processo de realização das ações de saúde. Nesse sentido, entende-se por humanização a valorização dos diferentes sujeitos implicados no processo de produção de saúde: usuários, trabalhadores e gestores. Os valores que norteiam essa política são a autonomia e o protagonismo dos sujeitos, a corresponsabilidade, o estabelecimento de vínculos solidários, a construção de redes de cooperação e a gestão participativa. Suas diretrizes são a clínica ampliada – que, mais do que a doença, vê o sujeito globalmente (como um ser biopsicossocial) – a cogestão, o acolhimento com classificação de risco, a valorização do trabalho, a defesa dos direitos do usuário e o fomento de coletivos (Brasil, 2008c).

Problemas crônicos que limitam o desempenho do SUS

Na configuração atual do SUS encontram-se presentes vários outros problemas relativos ao financiamento, à gestão, *à* infraestrutura, à organização e à atenção à saúde.

O *financiamento* do SUS é reconhecidamente insuficiente. Esse subfinanciamento é evidenciado pela comparação entre os gastos *per capita* do setor público e da saúde suplementar e pela comparação entre países. Em 2019, em média, uma pessoa coberta por plano de saúde contou com cinco vezes mais recursos do que a média dos usuários exclusivos do SUS. No mesmo ano, o gasto *per capita* brasileiro equivalia a 77% do menor gasto entre países europeus, sendo menor ainda do que o gasto de países como Chile, Uruguai e Argentina. Acrescente-se que, enquanto na média da Organização para a Cooperação e Desenvolvimento Econômico (OCDE) os gastos públicos em saúde representam 6,1% do produto interno bruto (PIB), comparado a uma média de gastos privados em saúde de 2,1% do PIB, no Brasil os gastos privados representam 5,7% do PIB e os públicos, 3,9% do PIB (Brasil, 2022).

Se o subfinanciamento do SUS é crônico, a aprovação em 2016 da Emenda Constitucional 95 (EC-95), que congelou o piso constitucional em ações e serviços públicos de saúde, provocou o desfinanciamento do SUS, levando a perdas estimadas em R$22,5 bilhões apenas entre 2018 e 2020 (Moretti *et al.*, 2020). Mesmo o advento da pandemia de Covid-19, no início de 2020, não alterou a tendência de desfinanciamento. Até outubro foram destinados ao Ministério da Saúde, para o combate à pandemia, R$44,1 bilhões, sendo R$38,3 bilhões de recursos novos, dos quais R$22,8 bilhões (59,5%) representam operações de crédito internas, ou seja, os gastos com a pandemia "substituíram" despesas que deixaram de ser feitas (Aragão & Funcia, 2021a).

No que tange à *gestão*, dois problemas sobressaem: a insuficiente publicização da gestão e a falta de uma política de pessoal para o SUS. Em meados dos anos 1990, a partir da identificação das mazelas do burocratismo estatal – patrimonialismo, clientelismo e ineficiência – desencadeou-se uma reforma gerencial do Estado (Bresser-Pereira, 1999) que, ao final, contribuiu pouco para renovar a administração pública na perspectiva do Estado de Bem-estar Social, mas fez avançar bastante a privatização por meio da terceirização, ou seja, da delegação da gestão de serviços públicos a organizações sociais e empresas públicas de direito privado, dentre outras. Desse modo, ocorreu a precarização das condições de trabalho e se intensificaram a mercantilização da saúde e a transferência de fundo público para o setor privado (Druck, 2016; Morais *et al.*, 2018). Assim, um balanço realizado em 2018 revelou a existência de forte desequilíbrio entre oferta e demanda de mão de obra, aumento da precarização do trabalho, com crescimento da informalidade dos vínculos empregatícios e deterioração salarial, e persistência de iniquidades regionais na distribuição de trabalhadores da saúde (Machado & Ximenes-Neto, 2018).

No que diz respeito à *infraestrutura* cabe ressaltar a significativa expansão da capacidade instalada, especialmente de ambulatórios e serviços de apoio diagnóstico e terapêutico. Apesar disso, nota-se a insuficiência de estabelecimentos, serviços, equipamentos e de pessoal de saúde, especialmente nas regiões Norte e Nordeste, o que dificulta o acesso da população ao SUS. Ademais, observa-se uma desproporção entre os serviços da rede própria (estatal) e os serviços da rede contratada e conveniada, evidenciando grande dependência do SUS em relação ao setor privado, principalmente no que diz respeito aos leitos hospitalares e aos serviços de apoio diagnóstico. Em 2020, a pandemia da Covid-19 provocou uma inflexão na evolução da infraestrutura de saúde no país com rápido crescimento do número de leitos hospitalares (da ordem de 64% no caso de leitos de UTI no primeiro semestre de 2020), maior nas regiões Norte e Nordeste e no setor privado que não atende a pacientes do SUS. Acrescente-se, todavia, que a maior parte dos novos leitos foi criada em estruturas provisórias e posteriormente desativadas (Sestelo *et al.*, 2020).

Quanto à *organização,* o nó crítico é a incipiência na organização de redes regionalizadas de serviços de saúde com seus múltiplos determinantes: baixa efetividade da atenção básica, concentração dos serviços especializados nos grandes centros urbanos, fragilidade dos sistemas de regulação assistencial, predomínio do modelo assistencial hospitalocêntrico e insuficiência de coordenação federativa, associada a disputas em torno da divisão de atribuições e responsabilidades entre gestores municipais, estaduais e federais (Tofani *et al.*, 2021). Como resultado, mantém-se a tensão entre os estabelecimentos de saúde e os níveis de atenção, implicando a persistência de mecanismos de seletividade e iniquidade social Além disso, o crescimento desregulado dos planos privados de saúde integrantes do Sistema de Assistência Médica Supletiva (SAMS) tem consolidado a segmentação da atenção de acordo com a capacidade de pagamento do usuário, comprometendo a igualdade e a eficiência do sistema de saúde e aumentando o sofrimento de pacientes e familiares quando necessitam de assistência (Andrietta *et al.*, 2021).

Assim, a organização e a regulação do SUS sofrem influências de grupos de interesse e de constrangimentos burocráticos, de modo que os mecanismos adotados têm sido insuficientes para promover mudanças que contribuam para a consolidação do SUS universal. Com isso, apesar de ser objeto de diversos instrumentos normativos ao longo de mais de 20 anos – destacando-se a NOAS 01/2001, o Pacto pela Saúde (Brasil, 2006a) e o Decreto-Lei 7.508/2011 – as redes regionalizadas de saúde do SUS não se encontram consolidadas. Vale acrescentar, todavia, que o aumento do protagonismo dos estados no âmbito das políticas de saúde devido, em grande parte, à omissão e ao negacionismo do Governo Federal diante da pandemia da Covid-19, permitiu a intensificação de experimentação de novos mecanismos de coordenação federativa, como os consórcios entre estados e municípios, o que pode vir a favorecer a implantação das redes regionalizadas de atenção (Shimizu *et al.*, 2022).

Tudo isso repercute na *atenção à saúde* prestada à população. O complexo quadro epidemiológico brasileiro, em que se somam ou se potencializam doenças infecciosas, doenças crônicas e degenerativas e agravos decorrentes da violência sobretudo, interpessoal, não encontra no SUS o conjunto adequado de respostas, consoante o princípio da integralidade da atenção. As dificuldades da atenção à saúde começam com a insuficiência das ações de promoção e vigilância da saúde, passam pela baixa efetividade da atenção primária e pela iniquidade na distribuição regional da atenção especializada e culminam na desarticulação das redes assistenciais.

Nesse sentido, um indicador do grau de insatisfação da população em decorrência das dificuldades de acesso a serviços de boa qualidade, inclusive, é o que tem sido denominado "judicialização da saúde", decorrente do aumento vertiginoso de processos judiciais através dos quais os cidadãos tentam garantir a assistência médica e farmacêutica, respaldados no reconhecimento do direito à saúde. Embora o reconhecimento constitucional do direito à saúde seja importante para a construção de um sistema universal e igualitário de saúde, há que se reconhecer que o recurso ao Judiciário é acionado de maneira desigual: as pessoas mais informadas ou em melhores condições socioeconômicas são as que mais se beneficiam desse recurso e, assim, a "judicialização" apenas reproduz as iniquidades em saúde (Ferraz, 2020). Entretanto, o problema do excesso de ações judiciais não deve ser enfrentado com o cerceamento do direito de recorrer à Justiça, mas sim com o fortalecimento de políticas de saúde que assegurem o acesso universal às ações requeridas para atender às necessidades de saúde, mesmo que sejam doenças raras, lançando mão do controle e da regulação do complexo econômico da saúde.

Na prestação de serviços predominam combinações tecnológicas centradas na demanda espontânea, de modo que a organização dos processos de trabalho em saúde e o modelo médico hegemônico estimulam as forças expansionistas do mercado. Propostas racionalizadoras, como saúde da família, vigilância da saúde, acolhimento, gestão de riscos, regulação, redes assistenciais, avaliação tecnológica em saúde, protocolos assistenciais, reformas da educação do pessoal de saúde, educação permanente, qualificação de gestores e criação de carreiras para os servidores do SUS, ainda não conseguiram superar o modelo médico hegemônico. Esses esforços enfrentam obstáculos gerenciais, como a alta rotatividade de dirigentes e técnicos, que acarreta descontinuidade administrativa, baixa responsabilização dos gestores e profissionais, mas, sobretudo, obstáculos políticos relativos à assimetria nas relações de poder, inclusive entre entes federativos (Paim, 2011).

Por fim, é importante lembrar a existência de um setor privado de assistência médica supletiva (SAMS), vinculado a planos e seguros de saúde, compete com o SUS no acesso aos recursos públicos, na medida em que parte significativa da rede privada presta serviços ao SUS através de contratos e convênios, porém utiliza a rede pública como retaguarda no atendimento de casos graves que representam alto custo e não são ressarcidos pelos planos e companhias de seguro (Ocké-Reis, 2018). Esse setor tem se fortalecido, inclusive através da fusão e oligopolização de empresas médico-hospitalares associadas em escala crescente ao capital financeiro internacional, alcançando taxas elevadas de lucro, mesmo durante a crise sanitária (Scheffer & Bahia, 2021). Ainda que apenas um quinto da população seja vinculado a esse sistema, beneficia-se de mecanismos de renúncia fiscal (desconto no imposto de renda), representando um volume considerável de recursos que, uma vez arrecadados pelo Estado, poderiam ser empregados no processo de consolidação do SUS.

SITUAÇÃO ATUAL E O FUTURO DO SUS

Os problemas, obstáculos e desafios históricos à consolidação do SUS aprofundaram-se em virtude das crises econômica e política desencadeadas em 2014, do afastamento da presidente Dilma e do resultado das eleições presidenciais de 2018, em que se elegeu o candidato da extrema-direita (Paim, 2019). Datam desse período a implementação de medidas que representam importantes retrocessos à consolidação do SUS, a exemplo da abertura da saúde ao capital estrangeiro, da prorrogação da Desvinculação das Receitas da União (DRU), acrescida da Desvinculação das Receitas dos Estados (DRE) e da Desvinculação das Receitas dos Municípios (DRM), da rejeição da Projeto de Lei de Iniciativa Popular articulado pelo Movimento Saúde+10, da aprovação do projeto de lei das terceirizações, do reconhecimento da constitucionalidade das organizações sociais e da aprovação do orçamento impositivo (Teixeira & Paim, 2018).

A partir do ano 2020, ao desafio imposto ao SUS pela pandemia da Covid-19 somaram-se as crises política, econômica, social e ambiental (Paim, 2021), cujo impacto sobre a saúde da população, apesar da resiliência do SUS, configurou uma verdadeira tragédia, medida pelo excesso de casos e óbitos, pela deterioração das condições de vida de amplas parcelas da população e pela incerteza com relação ao futuro (Werneck & Carvalho, 2020; Medina *et al.*, 2020; Rodrigues, Caldas & Araújo, 2021; Massuda & Tasca, 2021; Freitas, Pereira & Machado, 2022). A evolução da pandemia no país evidenciou o acirramento das iniquidades sociais para as populações mais vulneráveis à medida que a Covid-19 se interiorizou. Houve aumento da demanda por atendimento de alta complexidade, de modo que em 2020 já era evidente uma crise de atendimento e alta mortalidade dentro e fora das UTI (Freitas, Pereira & Machado, 2022).

No curso da pandemia, o Governo Federal protagonizou diversos conflitos internos (envolvendo Presidência, ministro da Saúde e ANVISA) e intergovernamentais (envolvendo prefeitos, governadores e demais poderes da República – Legislativo e Judiciário) em virtude de divergências quanto à necessidade do distanciamento social e demais medidas de contenção do SARS-CoV-2, o que inviabilizou a cooperação necessária entre os entes federados e os três poderes para uma efetiva resposta à Covid-19 (Lima, Pereira & Machado, 2020; Sarlet, 2021; Shimizu *et al.*, 2021).

A opção do Governo Federal pela estratégia institucional de disseminação do vírus da Covid-19 (Cepedisa, 2021) expressou-se na ocupação do Ministério da Saúde por militares sem qualificação técnica e experiência na gestão pública em saúde (Gonçalves, 2020), afastando-o, assim, de seu papel de dirigente nacional da política de saúde (Vieira & Servo, 2020). Desprovido de gestão eficiente e desfinanciado (Aragão & Funcia, 2021b), o SUS enfrentou diversos problemas no combate à pandemia, a exemplo da infraestrutura deficiente. A pressão por atendimentos de pacientes de Covid-19 reforçou a desigualdade e a insuficiência da oferta de serviços de saúde no país, mesmo com a presença do setor privado (Noronha *et al.*, 2020), e evidenciou a escassez de leitos hospitalares clínicos e de UTI (Cotrim Júnior & Cabral, 2020) e de profissionais de saúde capacitados para as especificidades do trabalho no pandemia (Teixeira *et al.*, 2020), além da falta de insumos diversos, como medicamentos, vacinas, equipamentos de proteção individual e ventiladores (Paim, 2021; Aragão & Funcia, 2021b).

Em resposta à omissão do Executivo federal, as entidades do movimento da RSB protagonizaram ações diversas durante o período, em sua maioria reativas e críticas à atuação do Governo Federal na pandemia, através da emissão de notas de repúdio, cartas, pedidos de revisão e/ou revogação de documentos/portarias/decisões, além da realização de atos públicos virtuais, manifestações de rua, campanhas, audiências com parlamentares e acionamento do Poder Judiciário em defesa dos princípios democráticos (ABRASCO, 2020, 2021; CEBES, 2020, 2021; Rizzoto, Costa & Lobato, 2020). Além disso, destaca-se a criação da Frente pela Vida, organização que reuniu várias entidades científicas e profissionais e organizações da sociedade civil, que elaborou e difundiu o Plano Nacional de Enfrentamento à Pandemia da Covid-19, documento que contém uma análise abrangente da pandemia e suas determinações sociais e um conjunto de proposições para o enfrentamento da pandemia e de seus efeitos sobre as condições de vida e saúde da população. Esse plano representou uma contribuição propositiva das entidades do movimento da RSB para as instâncias gestoras do Estado (Souto & Travassos, 2020; Rizzoto, Costa & Lobato, 2020).

No que diz respeito à estruturação do SUS para enfrentamento da pandemia, o documento da Frente reconhece a dificuldade do SUS para responder, em tempo hábil e com qualidade, às demandas de vigilância e de cuidado à saúde geradas pela Covid-19, enquanto precisa atender aos demais problemas de saúde da população. Além de reconhecer as limitações do SUS e apontar suas causas, o plano elenca um conjunto de ações prioritárias para seu fortalecimento, quais sejam: (a) investimento na regionalização e constituição de redes regionalizadas de atenção à saúde; (b) consolidação dos sistemas nacionais de vigilância epidemiológica e de vigilância sanitária; (c) aumento da cooperação entre União, estados e municípios; (d) aprimoramento da gestão do SUS; (e) estímulo e apoio à participação e controle social do SUS; (f) aperfeiçoamento da política de educação permanente e gestão do trabalho em saúde; (g) proteção da saúde dos(as) trabalhadores(as) na saúde e em todas as áreas; (h) redução do sofrimento psicossocial decorrente dos efeitos da Covid-19; (i) recuperação e fortalecimento da política de ciência e tecnologia em saúde e produção de insumos estratégicos (ABRASCO *et al.*, 2020).

Apesar dos obstáculos mencionados, há que se destacar que a resposta do SUS à pandemia obteve resultados significativos, salvando a vida de milhares de brasileiros (Rizzoto, Costa & Lobato, 2020; Bousquat *et al.*, 2021; Freitas, Pereira & Machado, 2022). Merece destaque a campanha de vacinação contra a Covid-19 que, graças ao SUS, alcançou altas taxas de cobertura, mesmo com a inação do Governo Federal, que retardou a compra de vacinas e não promoveu nenhuma ação de comunicação relativa à vacinação. O sucesso da vacinação mostra que um importante ponto de resiliência do SUS foi sua gestão tripartite. Diante do negacionismo do governo nacional – e também da corrupção, de acordo com as apurações da Comissão Parlamentar de Inquérito (CPI) da Covid (Brasil, 2021) –, a resposta dos serviços foi protagonizada pelas secretarias estaduais de saúde (Souza & Giovanella, 2021). Além disso, durante a pandemia de Covid-19, reduziram-se as críticas e os ataques ao SUS, que passou a ser valorizado positivamente por meio do registro frequente de depoimentos em sua defesa (Bousquat *et al.*, 2021). Apesar disso, mesmo com a crise econômica, aumentou a venda de planos de saúde, porquanto a superlotação dos serviços do SUS durante a pandemia assustou as pessoas que sacrificaram outros gastos para comprar planos de saúde na expectativa de que com isso teriam maior garantia de acesso a serviços. Em 2021 foram vendidos 1,3 milhão de novos planos (https://www.iess.org.br/publicacao/blog/contratacao-de--planos-de-saude-cresce-em-12-meses).

Os obstáculos e desafios à consolidação do SUS ora apresentados indicam que o caminho fundamental para sua consolidação é a ampla mobilização popular, envolvendo os mais diversos setores da sociedade civil que atuam a favor dos direitos de cidadania e se opõem à mercantilização da saúde. Paim (2019, 2021) aponta a organização de coalizões políticas em defesa dos sistemas universais e públicos de seguridade social e de saúde; além disso, defende a atuação no Parlamento, via sindicatos e Judiciário, promovendo a articulação de novos e múltiplos atores nessas lutas, como

lideranças partidárias, institucionais, sindicais e de movimentos sociais diversos (mulheres, LGBTQIA+, negras/os, indígenas, sem-terra, sem-teto, ambientalistas, jovens, trabalhadoras/es etc.), considerando que essa mobilização revitaliza a via sociocomunitária da RSB, enquanto a atuação no Judiciário, a princípio não prevista pela RSB, pode ser uma alternativa complementar para garantir o respeito à Constituição e às leis da saúde. Souza *et al.* (2019) destacam ainda a necessidade de articulação das forças democráticas, tendo em vista três objetivos essenciais: a formulação de um projeto de desenvolvimento nacional soberano, inclusivo, sustentável e democrático, a defesa da democracia em todos os níveis e espaços de convivência social, e o fortalecimento do SUS.

CONSIDERAÇÕES FINAIS

Garantir o direito à saúde e o desenvolvimento do SUS pressupõem a ampliação de suas bases sociais e políticas, de modo que sua sustentabilidade econômica, política, institucional e científico-tecnológica possa ser conquistada pelas forças que apostam no primado do interesse público e na construção de um sistema universal de saúde centrado no atendimento às necessidades dos cidadãos (Paim, 2021).

A *sustentabilidade econômica* requer a garantia de financiamento adequado e estável para a saúde em longo prazo, assentado em uma regra de piso com previsão constitucional que assegure a manutenção de padrões de gasto público em saúde independentes das oscilações econômicas e condizentes com as necessidades de saúde da população brasileira.

A *sustentabilidade política* supõe a construção de um feixe de forças que atravesse a sociedade civil e o Estado, envolvendo entidades como as que integram o Fórum da Reforma Sanitária Brasileira, o Ministério Público, o ministério e as secretarias estaduais e municipais de saúde, o Conselho Nacional de Secretários de Saúde (CONASS), o Conselho Nacional de Secretarias Municipais de Saúde (CONASEMS), o Parlamento, entre outros, e demanda a ampliação da consciência social acerca dos direitos e a permanente mobilização em torno da ampliação de suas bases sociais de apoio e legitimação. Em outras palavras, pressupõe que o SUS venha a se tornar de fato uma conquista popular, uma política e um sistema que cada brasileiro considere seu, parte da herança que lhes foi legada pela geração precedente, a ser preservado e aperfeiçoado (Paim, 2019).

A *sustentabilidade institucional,* para além do financiamento, impõe experimentar novas conformações institucionais que superem as limitações impostas pelo mercado, burocracia, partidarismo e clientelismo político.

A *sustentabilidade científico-tecnológica* perpassa a estruturação de um complexo econômico-industrial da saúde robusto, orientado para a produção de tecnologias adequadas à atenção integral à saúde da população brasileira e capaz de superar a dependência tecnológica nacional. Para isso, é necessária a articulação de diferentes políticas públicas, incluindo desenvolvimento industrial, saúde, educação, ciência e tecnologia e manejo sustentável de recursos naturais (Gadelha, 2021).

A defesa do SUS e a luta por sua consolidação efetiva exigem, portanto, a constituição de novos sujeitos sociais e o desenvolvimento de uma consciência sanitária que promova a desmercantilização da saúde, o reforço à cidadania plena e a participação social no *processo* da RSB nos próximos anos. Desse modo, é possível que, além de se consolidar como um grande exemplo de política pública democrática, o SUS se torne um espaço de reafirmação do valor do trabalho de quem se dedica a promover, proteger e cuidar da saúde das pessoas e um espaço de reafirmação da dignidade da vida de cada um dos brasileiros.

Referências

ABRASCO – Associação Brasileira de Pós-Graduação em Saúde Coletiva et al. Agenda estratégica para a saúde no Brasil. Cinco diretrizes de uma política de saúde cinco estrelas para pobres ou ricos. 2011. Disponível em: http://www5.ensp.fiocruz.br/biblioteca/dados/txt_661844007.pdf.

ABRASCO – Associação Brasileira de Saúde Coletiva et al. Universalidade, igualdade e integralidade da saúde: um projeto possível – Agenda Política e Estratégica para a Saúde. 03 out 2013. 2013. Disponível em: https://www.abrasco.org.br/site/noticias/institucional/nota-do--movimento-da-reforma-sanitaria/1339.

ABRASCO – Associação Brasileira de Saúde Coletiva et al. Por um SUS de todos os brasileiros! 18 out 2014. 2014. Disponível em: http://cebes.org.br/2014/10/por-um-sus-de-todos-os-brasileiros-2/.

ABRASCO – Associação Brasileira de Saúde Coletiva et al. Carta aberta sobre a febre amarela no Brasil. 26 jan 2017. Disponível em: https://www.abrasco.org.br/site/noticias/institucional/carta-aberta-febre--amarela-janeiro17/25312/.

ABRASCO – Associação Brasileira de Saúde Coletiva et al. Plano nacional de enfrentamento à pandemia da Covid-19. Versão 3. 01 de dezembro de 2020. Disponível em: https://frentepelavida.org.br/uploads/documentos/PEP-COVID-19_v3_01_12_20.pdf.

ABRASCO – Associação Brasileira de Saúde Coletiva. 2020. Disponível em: https://www.abrasco.org.br/site/categoria/noticias/posicionamentos-oficiais-abrasco/. Acesso em 31 dez 2020.

ABRASCO – Associação Brasileira de Saúde Coletiva. 2021. Disponível em: https://www.abrasco.org.br/site/categoria/noticias/posicionamentos-oficiais-abrasco/. Acesso em 01 jul 2021.

ABRES – Associação Brasileira de Economia da Saúde et al. Mais Saúde! Mais SUS! Nota oficial do Movimento da Reforma Sanitária. 13 ago 2013. 2013. Disponível em: https://www.abrasco.org.br/site/noticias/institucional/mais-saude-mais-sus-nota-oficial-do-movimento-da-reforma-sanitaria/1161/#:~:text=Nota%20oficial%20do%20Movimento%20da%20Reforma%20Sanit%C3%A1ria&text=A%20insatisfa%C3%A7%C3%A3o%20com%20o%20SUS,e%20de%20qualidade%2C%20financiado%20adequadamente.

ABRES – Associação Brasileira de Economia da Saúde et al. O SUS é de todo o povo brasileiro – Nota aos candidatos à presidência da República. 27 jul 2018. Disponível em: https://www.abrasco.org.br/site/noticias/posicionamentos-oficiais-abrasco/o-sus-e-de-todo-o-povo--brasileiro-nota-aos-candidatos-presidencia-da-republica/36917/.

Abrucio FL et al. Combate à Covid-19 sob o federalismo bolsonarista: um caso de descoordenação intergovernamental. Revista de Administração Pública [online]. 2020; 54(4):663-77. Disponível em: https://doi.org/10.1590/0034-761220200354.

Alencar TOS. A reforma sanitária brasileira e a questão medicamentos/assistência farmacêutica. Tese (Doutorado em Saúde Pública). Universidade Federal da Bahia, Salvador, 2016: 439 f.

Amarante P, Nunes MO. A reforma psiquiátrica no SUS e a luta por uma sociedade sem manicômios. Ciência & Saúde Coletiva [online]. 2018; 23(6):2067-74. Disponível em: https://doi.org/10.1590/1413-81232018236.07082018.

Amarante P. Saúde mental, desinstitucionalização e novas estratégias de cuidado. In: Giovanella L, Escorel S, Lobato L, Noronha JE, Carvalho A.

(orgs). Políticas e sistemas de saúde no Brasil. Rio de Janeiro: Editora Fiocruz, 2008: 735-60.

Andrade LR, Pinto ICM. Parceria público-privada na gestão hospitalar no Sistema Único de Saúde da Bahia, Brasil. Cadernos de Saúde Pública [online]. 2022; 38(2):e00018621. Disponível em: https://doi.org/10.1590/0102-311X00018621.

Andrietta LS et al. Empresas de plano de saúde no Brasil: crise sanitária e estratégias de expansão. (Textos para Discussão nº 51). Rio de Janeiro: Fundação Oswaldo Cruz, 2021: 26 p. Disponível em: https://saudeamanha.fiocruz.br/wp-content/uploads/2021/03/PJSSaudeAmanha_Texto0051_v04.pdf.

Aquino R, Oliveira NF, Barreto M. Impact of the Family Health Program on infant mortality in Brazilian municipalities. AM J Public Health, 2009; 1:87-93.

Aragão E, Funcia F. O SUS e as políticas de austeridade: o Brasil na contramão mesmo após a crise gerada pela pandemia da Covid-19. Revista Brasileira de Planejamento e Orçamento. 2021a; 11(1):49-61. Disponível em: www.assecor.org.br/rbpo.

Aragao ES, Funcia FR. Austeridade fiscal e seus efeitos no Complexo Econômico-Industrial da Saúde no contexto da pandemia da Covid-19. Cad Saúde Pública. Rio de Janeiro, 2021b; 37(9):e00100521. Disponível em: http://old.scielo.br/scielo.php?script=sci_arttext&pid=S0102-311X2021000900603&lng=en&nrm=iso.

Bahia L. Trinta anos de Sistema Único de Saúde (SUS): uma transição necessária, mas insuficiente. Cadernos de Saúde Pública [online]. 2018; 34(7):e00067218. Disponível em: https://doi.org/10.1590/0102-311X00067218.

Barreto M et al. Sucessos e fracassos no controle de doenças infecciosas no Brasil: o contexto social e ambiental, políticas, intervenções e necessidades de pesquisa. The Lancet, maio 2011: 47-60. Disponível em: www.thelancet.com.

Bermudez JAZ et al. Assistência farmacêutica nos 30 anos do SUS na perspectiva da integralidade. Ciência & Saúde Coletiva [online]. 2018; 23(6):1937-49. Disponível em: https://doi.org/10.1590/1413-81232018236.09022018.

Bousquat A et al. Pandemia de Covid-19: o SUS mais necessário do que nunca. Revista USP, 2021; 1(128):13-26. Disponível em: https://www.revistas.usp.br/revusp/article/view/185393.

Borges MFSO, Silva IF, Koifman R. Histórico social, demográfico e de saúde dos povos indígenas do estado do Acre, Brasil. Ciência & Saúde Coletiva [online]. 2020; 25(6):2237-46. Disponível em: https://doi.org/10.1590/1413-81232020256.12082018.

Brasil. Relatório Final da 8ª Conferência Nacional de Saúde. In: Conferência Nacional de Saúde, 8, 1986, Brasília. Anais. Brasília-DF: Centro de Documentação do Ministério da Saúde, 1987: 381-9.

Brasil. Constituição da República Federativa do Brasil. Diário Oficial da União, 5 de outubro de 1988.

Brasil. Lei 8.080, de 19 de setembro de 1990. Diário Oficial [da] República Federativa do Brasil, Poder Executivo, Brasília-DF, 24 set 1990a.

Brasil. Lei 8.142, de 28 de dezembro de 1990. Diário Oficial [da] República Federativa do Brasil, Poder Executivo, Brasília-DF, 31 dez 1990b.

Brasil. Fundação Nacional de Saúde. Política Nacional de Atenção à Saúde dos Povos Indígenas. 2. ed. Brasília-DF: Ministério da Saúde. Fundação Nacional de Saúde, 2002: 40 p.

Brasil. Ministério da Saúde e Ministério da Justiça. Portaria Interministerial 1.777, de 09 de setembro de 2003. Plano Nacional de Saúde no Sistema Penitenciário. Brasília-DF, 09 set 2003. Disponível em: http://bvsms.saude.gov.br/bvs/publicacoes/plano_nacional_saude_sistema_penitenciario_2ed.pdf8.

Brasil. Ministério da Saúde. Secretaria de Atenção à Saúde. Departamento de Ações Programáticas Estratégicas. Política nacional de atenção integral à saúde da mulher: princípios e diretrizes / Ministério da Saúde, Secretaria de Atenção à Saúde, Departamento de Ações Programáticas Estratégicas. – Brasília: Ministério da Saúde, 2004.

Brasil. Ministério da Saúde. Diretrizes operacionais dos Pactos pela Vida, em Defesa do SUS e de Gestão. Secretaria Executiva, Departamento de Apoio à Descentralização. Coordenação-Geral de Apoio à Gestão Descentralizada. Brasília: Ministério da Saúde, 2006a; v. 1.

Brasil. Ministério da Saúde. Política Nacional de Humanização, Brasília-DF. 2006b. Disponível em: http://portal.saude.gov.br.

Brasil, Lei 11.343, de 23 de agosto de 2006. Institui o Sistema Nacional de Políticas Públicas sobre Drogas-SISNAD. Diário Oficial [da] República Federativa do Brasil, Poder Executivo, Brasília-DF, 24 ago 2006c. Disponível em: www.senad.gov.br.

Brasil. Ministério da Saúde. Secretaria de Atenção à Saúde. Departamento de Atenção Básica. Política Nacional de Práticas Integrativas e Complementares no SUS. (Série B. Textos Básicos de Saúde). Brasília-DF: Ministério da Saúde, 2006d: 92 p.

Brasil. Ministério da Saúde. Secretaria de Atenção à Saúde. Departamento de Ações Programáticas Estratégicas. Política Nacional de Atenção Integral à Saúde do Homem (Princípios e Diretrizes). Brasília-DF: Ministério da Saúde, 2008ª: 40 p.

Brasil. Ministério da Saúde. Secretaria de Atenção à Saúde. Política Nacional de Saúde da Pessoa Portadora de Deficiência / Ministério da Saúde, Secretaria de Atenção à Saúde. Brasília-DF: Ministério da Saúde, 2008b: 72 p.

Brasil. Ministério da Saúde. Secretaria de Atenção à Saúde. Núcleo Técnico da Política Nacional de Humanização. HumanizaSUS: Documento base para gestores e trabalhadores do SUS (Série B. Textos Básicos de Saúde). 4. ed. Brasília-DF: Ministério da Saúde, 2008c: 72 p.

Brasil. Ministério da Saúde. Secretaria de Atenção em Saúde. Departamento de Ações Programáticas Estratégicas. Diretrizes nacionais para a atenção integral à saúde de adolescentes e jovens na promoção, proteção e recuperação da saúde. Brasília-DF: Ministério da Saúde, 2010: 132 p.

Brasil. Ministério da Saúde. Mais Saúde – Direito de Todos, 2008-2011. 2007ª: 90p. Disponível em: http://bvsms.saude.gov.br/bvs/pacsaude/index.phphttp://bvsms.saude.gov.br/bvs/pacsaude/estrutura1.php.

Brasil, Ministério da Saúde. Política Nacional de Saúde Integral da População Negra. Brasília-DF, 2007b. Disponível em: http://portal.saude.gov.br.

Brasil. Ministério da Saúde. Secretaria de Atenção em Saúde. Departamento de Ações Programáticas Estratégicas. Área Técnica de Saúde do Adolescente e do Jovem. Diretrizes nacionais para a atenção integral à saúde de adolescentes e jovens na promoção, proteção e recuperação da saúde. Brasília-DF: Ministério da Saúde, 2010: 132 p. Disponível em: https://bvsms.saude.gov.br/bvs/publicacoes/diretrizes_nacionais_atencao_saude_adolescentes_jovens_promocao_saude.pdf.

Brasil. Ministério da Saúde. Secretaria de Gestão Estratégica e Participativa. Decreto 7.508, de 28 de junho de 2011. Regulamentação da Lei 8.080/90. Brasília-DF, 2011a.

Brasil. Ministério da Saúde. Política Nacional de Atenção Básica. Portaria GM 2.488. 2011b.

Brasil. Ministério da Saúde e Ministério da Justiça. Portaria Interministerial 1, de 2 de janeiro de 2014. Institui a Política Nacional de Atenção Integral à Saúde das Pessoas Privadas de Liberdade no Sistema Prisional (PNAISP) no âmbito do Sistema Único de Saúde (SUS). Brasília-DF, 02 jan 2014. Disponível em: http://bvsms.saude.gov.br/bvs/saudelegis/gm/2014/pri0001_02_01_2014.html.

Brasil. Ministério da Saúde. Portaria 702, de 21 de março de 2018. Altera a Portaria de Consolidação 2/GM/MS, de 28 de setembro de 2017, para incluir novas práticas na Política Nacional de Práticas Integrativas e Complementares – PNPIC. Brasília-DF: Ministério da Saúde, 2018. Disponível em: http://bvsms.saude.gov.br/bvs/saudelegis/gm/2018/prt0702_22_03_2018.html.

Brasil. Senado Federal. CPI apresenta passo a passo de fraude em licitações no Ministério da Saúde. Brasília-DF: Senado Notícias, 26 ago 2021. Disponível em: www12.senado.leg.br/noticias/materias/2021/08/26/cpi-apresenta-passo-a-passo-de-fraude-emlicitacoes-no-ministerio-da-saude.

Brasil. Ministério da Saúde. Contas de saúde na perspectiva da contabilidade internacional: conta SHA para o Brasil, 2015 a 2019 / Ministério da Saúde, Fundação Oswaldo Cruz, Instituto de Pesquisa Econômica Aplicada. Brasília: IPEA, 2022. Disponível em: http://repositorio.ipea.gov.br/bitstream/11058/11014/4/Contas_de_saude.pdf.

Bravo MIS, Pelaez EJ, Menezes JSB. A Saúde nos governos Temer e Bolsonaro: Lutas e resistências. SER social [S. l.]. 2020; 22(46):191-209.

Disponível em: https://periodicos.unb.br/index.php/SER_Social/article/view/25630.

Bresser Pereira LCA. Reflexões sobre a reforma gerencial brasileira de 1995. Rev Serv Público 1999; 50(4).

Buss PM, Carvalho AI. Desenvolvimento da promoção da saúde no Brasil nos últimos vinte anos (1988-2008). Ciência & Saúde Coletiva, 2009; 14(6):2305-16.

Carta da 14ª Conferência Nacional de Saúde à sociedade brasileira. Rio de Janeiro: Saúde em Debate, out/dez 2011; 35(91):650-3.

CEBES – Centro Brasileiro de Estudos de Saúde. 2020a. Disponível em: http://cebes.org.br/categoria-documento/posicionamentos-politicos-do-cebes/. Acesso em 01 jul 2020.

CEBES – Centro Brasileiro de Estudos de Saúde. 2020b. Disponível em: http://cebes.org.br/categoria/geral/. Acesso em 01 jul 2020.

CEPEDISA – Centro de Estudos e Pesquisas de Direito Sanitário. Faculdade de Saúde Pública (FSP), Universidade de São Paulo (USP). A linha do tempo da estratégia federal de disseminação da Covid-19. 28 mai 2021. 2021. Disponível em: https://cepedisa.org.br/wp-content/uploads/2021/06/CEPEDISA-USP-Linha-do-Tempo-Maio-2021_v3.pdf.

Chaves SCL. Política de saúde bucal no Brasil: teoria e prática. 1. ed. Salvador: Editora da Universidade Federal da Bahia, 2016: 377 p.

Chaves SCL et al. Política de saúde bucal no Brasil: as transformações no período 2015-2017. Saúde em Debate [online]. 2018; 42(spe2):76-91. Disponível em: https://doi.org/10.1590/0103-11042018S206.

Cotrim Junior DF, Cabral LMS. Crescimento dos leitos de UTI no país durante a pandemia de Covid-19: desigualdades entre o público x privado e iniquidades regionais. Rio de Janeiro: Physis, 2020; 30(3):e300317. Disponível em: http://old.scielo.br/scielo.php?script=sci_arttext&pid=S0103-73312020000300316&lng=en&nrm=iso.

Coalizão Saúde Brasil. Coalizão Saúde Brasil: uma agenda para transformar o sistema de saúde. São Paulo: Coalizão Saúde Brasil, 2017. Disponível em: http://icos.org.br/wp-content/uploads/2017/04/Relato%CC%81rioNet.pdf.

Cohn A, Gleriano JS. A urgência da reinvenção da reforma sanitária brasileira em defesa do Sistema Único de Saúde. Revista de Direito Sanitário [S. l.], 2021; 21(e0012):1-24. Disponível em: https://www.revistas.usp.br/rdisan/article/view/159190.

Dourado I, Medina MG, Aquino R. O efeito da Estratégia Saúde da Família sobre a fonte habitual de atenção no Brasil: dados da Pesquisa Nacional de Saúde (PNS 2013) de 2013. Int J Equity Health 2016; 15(1):151.

Druck G. A terceirização na saúde pública: formas diversas de precarização do trabalho. Trabalho, Educação e Saúde [online]. 2016; 14(Suppl.1):15-43. Disponível em: https://doi.org/10.1590/1981-7746-sol00023.

Escorel S, Giovanella L, Mendonça MH, Sena MCM. The Family Health Program and the construction of a new model for primary care in Brazil. Rev Panam Salud Publica, 2007; 21:164-76.

Fleury S (org). Teoria da reforma sanitária: diálogos críticos. Rio de Janeiro: Editora Fiocruz; 2018.

Ferraz O. Health as a Human Right: The Politics and Judicialization of Health in Brazil (Cambridge Studies in Law and Society). Cambridge: Cambridge University Press 2020. doi: 10.1017/9781108678605.

Freitas CM, Pereira AMM, Machado CV. A resposta do Brasil à pandemia de Covid-19 em um contexto de crise e desigualdades. In: Machado CV, Pereira AMM, Freitas CM (eds.) Políticas e sistemas de saúde em tempos de pandemia: nove países, muitas lições [online]. Rio de Janeiro-RJ: Observatório Covid-19 Fiocruz, Editora Fiocruz, 2022: 295-322.

Funcia F, Ocké-reis CO. Efeitos da política de austeridade fiscal sobre o gasto público federal em saúde. In: Rossi P, Dweck E, Oliveira ALM (orgs.) Economia para poucos: impactos sociais da austeridade e alternativas para o Brasil. 1. ed. São Paulo: Autonomia Literária, 2018: 83-97.

Gadelha CAG. O complexo econômico-industrial da saúde 4.0: por uma visão integrada do desenvolvimento econômico, social e ambiental. Rio de Janeiro: Cadernos do Desenvolvimento 2021; 16(28):25-49.

Geraldo JPB, Andrade SMO. Pessoas com deficiência e as barreiras aos serviços de saúde: uma metassíntese. Research, Society and Development 2022; 11(6):e25811629082. Disponível em: https://rsdjournal.org/index.php/rsd/article/view/29082.

Giovanella L et al. Médicos pelo Brasil: caminho para a privatização da atenção primária à saúde no Sistema Único de Saúde? Cadernos de Saúde Pública [online]. 2019; 35(10):e00178619. Disponível em: https://doi.org/10.1590/0102-311X00178619.

Gonçalves LAP. Mais um ministério de farda: coronavírus e militarismo, a dupla carga epidêmica sobre a Saúde. Physis: Revista de Saúde Coletiva [online]. 2020; 30(04):e300401. Disponível em: https://doi.org/10.1590/S0103-73312020300401.

Jesus WLA, Assis MMA (org.) Desafios do planejamento na construção do SUS [online]. Salvador: EDUFBA, 2011: 176p.

Leal MC et al. Saúde reprodutiva, materna, neonatal e infantil nos 30 anos do Sistema Único de Saúde (SUS). Ciência & Saúde Coletiva [online]. 2018; 23(6):1915-28. Disponível em: https://doi.org/10.1590/1413-81232018236.03942018.

Lima Júnior JM. Análise da implantação da política de saúde mental na Bahia: o processo de transição do modelo assistencial entre 2001 e 2021. Tese (Doutorado em Saúde Pública), Programa de Pós-Graduação em Saúde Coletiva. Salvador: Universidade Federal da Bahia, 2022.

Lima LD, Pereira AMM, Machado CV. Crise, condicionantes e desafios de coordenação do Estado federativo brasileiro no contexto da Covid-19. Cadernos de Saúde Pública [online]. 2020; 36(7):e00185220. Disponível em: https://doi.org/10.1590/0102-311X00185220.

Lopez SB, Moreira MCN. Quando uma proposição não se converte em política?: O caso da Política Nacional de Atenção Integral à Saúde de Adolescentes e Jovens – PNAISAJ. Ciência & Saúde Coletiva [online]. 2013; 18(4):1179-86. Disponível em: https://doi.org/10.1590/S1413-81232013000400031.

Machado CV, Lima LD. Os desafios da atenção à saúde em Regiões metropolitanas. In: Giovanella L et al. (orgs.) Políticas e sistema de saúde no Brasil. Rio de Janeiro: Fiocruz. CEBES, 2008: 945- 77.

Machado MH, Ximenes Neto FRG. Gestão da Educação e do Trabalho em Saúde no SUS: trinta anos de avanços e desafios. Ciência & Saúde Coletiva [online]. 2018; 23(6):1971-9. Disponível em: https://doi.org/10.1590/1413-81232018236.06682018.

Magno LD, Paim JS. Dos clamores das ruas aos rumores no Congresso: uma análise da conjuntura recente da saúde no Brasil. Rio de Janeiro: Reciis – Revista Eletrônica de Comunicação, Informação e Inovação em Saúde, 2015; 9(4):1-14.

Malta DC et al. O SUS e a Política Nacional de Promoção da Saúde: perspectiva resultados, avanços e desafios em tempos de crise. Ciência & Saúde Coletiva [online]. 2018; 236):1799-809. Disponível em: https://doi.org/10.1590/1413-81232018236.04782018.

Massuda A, Tasca RA. Resposta dos sistemas de saúde à COVID-19: breve análise sobre o SUS. IN: Santos AO, Lopes LT (orgs.) Principais elementos. Brasília-DF: CONASS – Conselho Nacional de Secretários de Saúde. 2021: 78-95.

Medina MG et al. Atenção primária à saúde em tempos de Covid-19: o que fazer? Cadernos de Saúde Pública [online]. 2020; 36(8):e00149720. Disponível em: https://doi.org/10.1590/0102-311X00149720.

Melo EA et al. Mudanças na Política Nacional de Atenção Básica: entre retrocessos e desafios. Saúde em Debate [online]. 2018; 42(spe1):38-51. Disponível em: https://doi.org/10.1590/0103-11042018S103.

Mendes A, Carnut L. Capital, estado, crise e a saúde pública brasileira: golpe e desfinanciamento. SER Soc 2020; 22(46):9-32. Disponível em: https://doi.org/10.26512/ser_social.v22i46.25260.

Mendes A, Melo MA, Carnut L. Análise crítica sobre a implantação do novo modelo de alocação dos recursos federais para atenção primária à saúde: operacionalismo e improvisos. Cadernos de Saúde Pública [online]. 2022; 38(2):e00164621. Disponível em: https://doi.org/10.1590/0102-311X00164621.

Mendonça MHM et al (orgs.) Atenção primária à saúde no Brasil: conceitos, práticas e pesquisa. Rio de Janeiro: Fiocruz, 2018.

Menicucci, TMG. A política de saúde no Governo Lula. São Paulo: Saúde e Sociedade 2011; 20(2):522-32. Disponível em: https://doi.org/10.1590/S0104-12902011000200022.

Minayo MCS et al. Institucionalização do tema da violência no SUS: avanços e desafios. Ciência & Saúde Coletiva [online]. 2018; 23(6):2007-16. Disponível em: https://doi.org/10.1590/1413-81232018236.04962018.

Morais HMM de et al. Organizações sociais da saúde: uma expressão fenomênica da privatização da saúde no Brasil. Cadernos de Saúde Pública [online]. 2018; 34(1):e00194916. Disponível em: https://doi.org/10.1590/0102-311X00194916.

Moretti B et al. Mudar a política econômica e fortalecer o SUS para evitar o caos. ABRASCO. 30 mar 2020. Disponível em: https://www.abrasco.org.br/site/noticias/mudar-a-politica-economica-e-fortalecer-o-sus-para-evitar-o-caos/46220/.

Mota AA. Análise da implementação da política nacional de saúde mental no período 2001-2018: fatos, debates e controvérsias. Tese de doutorado. PPGSC-ISC-UFBA, 2022.

Noronha JC, Castro L. Democracia, Saúde e a 16ª Conferência Nacional de Saúde: qual futuro? Cadernos de Saúde Pública [online]. 2019; 35(12):e00188719. Disponível em: https://doi.org/10.1590/0102-311X00188719.

Noronha JC, Lima LDE, Machado CV. O Sistema Único de Saúde (SUS). In: Giovanella et al. (orgs.) Políticas e sistema de saúde no Brasil. Rio de Janeiro: Fiocruz. CEBES, 2008: 435-72.

Noronha KVMS et al. Pandemia por Covid-19 no Brasil: análise da demanda e da oferta de leitos hospitalares e equipamentos de ventilação assistida segundo diferentes cenários. Cadernos de Saúde Pública [online]. 2020; 36(6):e00115320. Disponível em: https://doi.org/10.1590/0102-311X00115320.

Ocké-Reis CO. Sustentabilidade do SUS e renúncia de arrecadação fiscal em saúde. Ciência & Saúde Coletiva [online]. 2018; 23(6):2035-42. Disponível em: https://doi.org/10.1590/1413-81232018236.05992018.

Osis MJ. PAISM: um marco na abordagem da saúde reprodutiva no Brasil. Rio de Janeiro: Cad Saúde Pública 1998; 14(Supl).

Rodrigues IS, Caldas JSS, Araújo TMB. Processo da Reforma Sanitária Brasileira: Financiamento do SUS no ano de 2020. 2021. Disponível em: https://analisepoliticaemsaude.org/oaps/matriz/analises/1/. Acesso: 31 mai 2021.

Paim JS. Saúde, política e reforma sanitária. Salvador: CEPS-ISC, 2002.

Paim JS, Teixeira CF. Configuração institucional e gestão do Sistema Único de Saúde: problemas e desafios. Ciência & Saúde Coletiva, 2007; 12(Sup):1819-29.

Paim JS. Reforma Sanitária Brasileira: contribuição para a compreensão e crítica. Salvador/Rio de Janeiro: EDUFBA/Fiocruz, 2008: 355 p.

Paim, JS, Travassos C, Almeida C, Bahia L, Macinko J. The Brazilian health system: history, advances, and challenges. The Lancet 2011 May; 377:1778-97. Disponível em: www.thelancet.com.

Paim JS. SUS: desafios e perspectivas. Consensus – Revista do Conselho Nacional de Secretários de Saúde, jul-ago-set 2011; 1:33-6.

Paim JS. O que é o SUS. (e-book). Rio de Janeiro: Editora Fiocruz, 2016. (ISBN: 978-85-7541-453-8. E-book interativo: 2015 (ed. impressa: 2009) Disponível em: http://portal.fiocruz.br/pt-br/content/o-que-e-o-sus-e-book-interativo.

Paim JS. Sistema Único de Saúde (SUS) aos 30 anos. Ciência & Saúde Coletiva [online]. 2018a, 23(6):1723-8. Disponível em: https://doi.org/10.1590/1413-81232018236.09172018.

Paim JS. O futuro do Sistema Único de Saúde em questão. In: CONASS. Debate: o futuro dos sistemas universais de saúde. Brasília: CONASS, 2018b: 66-78.

Paim JS (org.) SUS – Sistema Único de Saúde. Tudo o que você precisa saber. São Paulo/Rio de Janeiro: Atheneu, 2019.

Paim JS. Os sistemas universais de saúde e o futuro do Sistema Único de Saúde (SUS). Saúde em Debate [online]. 2019; 43(spe5):15-28. Disponível em: https://doi.org/10.1590/0103-11042019S502.

Paim JS. A Covid-19, a atualidade da reforma sanitária e as possibilidades do SUS. IN: Santos A de O, Lopes LT (organizadores). Reflexões e futuro. Brasília-DF: CONASS – Conselho Nacional de Secretários de Saúde, 2021: 310-24.

Pinto LF, Giovanella L. Do Programa à Estratégia Saúde da Família: expansão do acesso e redução das internações por condições sensíveis à atenção básica (ICSAB). Ciência & Saúde Coletiva [online]. 2018; 23(6):1903-14. Disponível em: https://doi.org/10.1590/1413-81232018236.05592018.

Portes LH et al. A Política de controle do tabaco no Brasil: um balanço de 30 anos. Ciência & Saúde Coletiva [online]. 2018; 23(6):1837-48. Disponível em: https://doi.org/10.1590/1413-81232018236.05202018.

Reichenheim ME et al. Violência e lesões no Brasil: efeitos, avanços alcançados e desafios futuros. The Lancet, maio de 2011 : 75-89. Disponível em: www.thelancet.com.

Reis CR, Paim JS. A Reforma Sanitária Brasileira durante os governos Dilma: uma análise da conjuntura. Saúde em Debate [online]. 2021; 45(130):563-74. Disponível em: https://doi.org/10.1590/0103-1104202113001.

Rizzotto MLF, Costa AM, Lobato LVC. A esperança impulsiona, alimenta, move e fortalece a utopia. Saúde em Debate [online]. 2020; 44(127):937-46. Disponível em: https://doi.org/10.1590/0103-1104202012700.

Rios DRS, Teixeira CF. Mapeamento da produção científica sobre o Programa Mais Médicos. Saúde e Sociedade [online]. 2018; 27(3):794-808. Disponível em: https://doi.org/10.1590/S0104-12902018170887.

Santos NR. SUS 30 anos: o início, a caminhada e o rumo. Ciência & Saúde Coletiva [online]. 2018a; 23(6):1729-36. Disponível em: https://doi.org/10.1590/1413-81232018236.06092018.

Santos L. SUS – 30 anos: um balanço incômodo? Ciência & Saúde Coletiva [online]. 2018b; 23(6):2043-50. Disponível em: https://doi.org/10.1590/1413-81232018236.06082018.

Santos JS, Araújo M, Teixeira CFS. Plano Nacional de Saúde 2020-2023 sob análise. Boletim do Observatório de Análise Política em Saúde. Ano 7. Edição 35. Mai/jun 2021. 31 de maio de 2021. Disponível em: https://www.analisepoliticaemsaude.org/oaps/boletim/edicao/35/.

Sarlet IW. Relações interfederativas no contexto da Covid-19: o papel de cada ente federado e seu desempenho. In: Santos AO, Lopes LT (orgs.). Competências e regras. Coleção Covid-19, v 3. Brasília-DF: CONASS – Conselho Nacional de Secretários de Saúde, 2021: 12-33.

Scheffer M, Bahia L. Planos e seguros de saúde privados na pandemia de COVID-19 no Brasil. In: Alethele OS, Lopes LT (orgs.) Planejamento e Gestão. 1. ed. Brasília-DF: Conselho Nacional de Secretários de Saúde, 2021; 2:256-71.

Schimidt MI et al. Doenças crônicas não transmissíveis no Brasil: carga e desafios atuais. The Lancet, maio de 2011: 61-74. Disponível em: www.thelancet.com.

Sena Júnior CZ. Decifra-me ou devoro-te: as Jornadas de Junho, o golpe de 2016 e a ascensão da extrema-direita no Brasil. In: Reis TS, Souza CM, Oliveira MP, Lyra Júnior AA (orgs.). Coleção História do Tempo Presente: volume II. 1. ed. Boa Vista: Editora UFRR, 2020; II:85-114.

Sestelo JA de et al. Hospitais no contexto de pandemia de Covid-19: problemas e estratégias de enfrentamento. In: Barreto ML et al. (org.) Construção de conhecimento no curso da pandemia de Covid-19: aspectos biomédicos, clínico-assistenciais, epidemiológicos e sociais. Salvador: EDUFBA, 2020; v. 2. doi: https://doi.org/10.9771/9786556300757.016.

Shimizu HE et al. Regionalização e crise federativa no contexto da pandemia da Covid-19: impasses e perspectivas. Saúde em Debate [online]. 2021; 45(131):945-57. Disponível em: https://doi.org/10.1590/0103-1104202113101l.

Silva BT, Lima I. 15ª Conferência Nacional de Saúde: um estudo de caso. Saúde e Sociedade [online]. 2019; 28(3):97-114. Disponível em: https://doi.org/10.1590/S0104-12902019180963.

Simas L et al. Análise crítica do modelo de atenção à saúde das pessoas privadas de liberdade no Brasil. Cadernos Ibero-Americanos de Direito Sanitário. 2021; 10(1):39-55. Disponível em: https://www.cadernos.prodisa.fiocruz.br/index.php/cadernos/article/view/746.

Soares CM et al. Análise do posicionamento das entidades médicas – 2015-2016. Saúde em Debate [online]. 2017; 41(spe3):74-86. Disponível em: https://doi.org/10.1590/0103-11042017S306.

Souto LRF, Travassos C. Plano Nacional de Enfrentamento à Pandemia da Covid-19: construindo uma autoridade sanitária democrática. Saúde em Debate [online]. 2020; 44(126):587-9. Disponível em: https://doi.org/10.1590/0103-1104202012600.

Souza MFM de et al. Transição da saúde e da doença no Brasil e nas Unidades Federadas durante os 30 anos do Sistema Único de Saúde. Ciência & Saúde Coletiva [online]. 2018; 23(6):1737-50. Disponível em: https://doi.org/10.1590/1413-81232018236.04822018.

Souza Neto CP. Democracia em crise no Brasil: valores constitucionais, antagonismo político e dinâmica institucional. Saúde Paulo: Editora Contracorrente, 2020.

Souza LEPF. 30 anos do SUS: a transição continua. Cadernos de Saúde Pública [online]. 2018; 34(7):e00109418. Disponível em: https://doi.org/10.1590/0102-311X00109418.

Souza LEPF et al. Os desafios atuais da luta pelo direito universal à saúde no Brasil. Ciência & Saúde Coletiva [online]. 2019; 24(8):2783-92. Disponível em: https://doi.org/10.1590/1413-81232018248.34462018.

Souza LEPF, Giovanella L. Os serviços de saúde sob o impacto da Covid-19. In: Buss P, Burger P. Diplomacia da saúde: respostas globais à pandemia. Rio de Janeiro: Fiocruz, 2021: 134-49.

Sousa AR et al. Implementação da Política Nacional de Atenção Integral à Saúde do Homem: desafios vivenciados por enfermeiras. Revista da Escola de Enfermagem da USP [online]. 2021; 55:e03759. Disponível em: https://doi.org/10.1590/S1980-220X2020023603759.

Teixeira CF (org.) Promoção e vigilância da saúde. Salvador: CEPS/ISC, 2002: 128 p.

Teixeira CF, Paim JS. A política de saúde no governo Lula e a dialética do menos pior. Saúde Debate, 2005; 29(31):268-83.

Teixeira CF, Solla, JP. Modelo de atenção à saúde: Promoção, vigilância e saúde da família. Salvador: EDUFBA, 2006: 236 p.

Teixeira CF, Vilasbôas AL. Desafios da formação técnica ética dos profissionais das equipes de Saúde da Família. In: Trad LA (org.) Família contemporânea e saúde: significados, práticas e políticas públicas. Rio de Janeiro: Editora Fiocruz, 2010: 133-56.

Teixeira MG et al. Conquistas do SUS no enfrentamento das doenças transmissíveis. Ciência & Saúde Coletiva [online]. 2018; 23(6): 1819-28. Disponível em: https://doi.org/10.1590/1413-81232018236.08402018.

Teixeira CFS, Paim JS. A crise mundial de 2008 e o golpe do capital na política de saúde no Brasil. Saúde em Debate [online]. 2018; 42(spe2):11-21. Disponível em: https://doi.org/10.1590/0103-11042018S201.

Teixeira CFS et al. A saúde dos profissionais de saúde no enfrentamento da pandemia de Covid-19. Ciência & Saúde Coletiva [online]. 2020; 25(9):3465-74. Disponível em: https://doi.org/10.1590/1413-81232020259.19562020.

Temporão JG. Entrevista com o ex-ministro da Saúde José Gomes Temporão. Ciência & Saúde Coletiva [online]. 2018; 23(6):2061-66. Disponível em: https://doi.org/10.1590/1413-81232018236.05642018.

Tofani LFN et al. Caos, organização e criatividade: revisão integrativa sobre as Redes de Atenção à Saúde. Ciência & Saúde Coletiva [online]. 2021; 26(10):4769-82. Disponível em: https://doi.org/10.1590/1413-812320212610.26102020.

Veras RP, Oliveira M. Envelhecer no Brasil: a construção de um modelo de cuidado. Ciência & Saúde Coletiva [online]. 2018; 23(6):1929-36. Disponível em: https://doi.org/10.1590/1413-81232018236.04722018.

Viacava F et al. SUS: oferta, acesso e utilização de serviços de saúde nos últimos 30 anos. Ciência & Saúde Coletiva [online]. 2018; 23(6): 1751-62. Disponível em: https://doi.org/10.1590/1413-81232018236.06022018.

Viana ALD et al. Regionalização e Redes de saúde. Ciência & Saúde Coletiva [online]. 2018; 23(6):1791-8. Disponível em: https://doi.org/10.1590/1413-81232018236.05502018.

Victora C et al. Saúde de mães e crianças no Brasil: progressos e desafios. The Lancet, maio de 2011, 2011a: 32-46. Disponível em: www.thelancet.com.

Victora C et al. Condições de saúde e inovações nas políticas de saúde no Brasil: o caminho a percorrer. The Lancet, maio de 2011, 2011b: 90-102. Disponível em: www.thelancet.com.

Vieira FS. Avanços e desafios do planejamento no Sistema Único de Saúde. Ciência & Saúde Coletiva [online]. 2009; 14(suppl.1):1565-77. Disponível em: https://doi.org/10.1590/S1413-81232009000800030.

Vieira FS, Servo LMS. Covid-19 e coordenação federativa no Brasil: consequências da dissonância federal para a resposta à pandemia. Saúde em Debate [online]. 2020; 44(spe4): 100-113. Disponível em: https://doi.org/10.1590/0103-11042020E406

Werneck GL, Carvalho MS. A pandemia de COVID-19 no Brasil: crônica de uma crise sanitária anunciada. Cadernos de Saúde Pública [online]. 2020; 36(5):e00068820. Disponível em: https://doi.org/10.1590/0102-311X00068820.

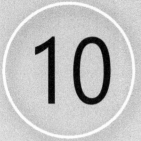

Privatização da Assistência – Concentração de Recursos, Oligopólios e Segmentação da Oferta

José Antonio de Freitas Sestelo
Maria José Luzuriaga • Lígia Bahia

INTRODUÇÃO

Saúde é um bem de relevância pública, e a organização de uma rede assistencial abrangente e acessível para o conjunto da população é estratégica para qualquer sistema de saúde, especialmente em países urbanizados e industrializados como o Brasil.

A criação de sistemas de saúde, historicamente, caminhou lado a lado com a expansão da base de produção industrial, apresentando uma dupla face, simultaneamente convergente com os interesses dos trabalhadores, mas também com o dos controladores do aparato industrial de produção, por ser uma estrutura de interesse para manutenção da força de trabalho saudável e atuante a um custo razoável. Nesse processo histórico de expansão da oferta, o próprio sistema de saúde e sua estrutura assistencial tornaram-se espaços importantes para o comércio de serviços e produtos industriais em escala progressivamente ampliada, ou seja, tornaram-se um importante setor econômico comprometido com a acumulação privada de capital por meio das atividades relacionadas com o atendimento a doentes.

Paradoxalmente, pode-se dizer que foi a gradual incorporação pela esfera pública de iniciativas particulares voltadas para o atendimento das necessidades assistenciais mais imediatas das populações de trabalhadores que conferiu escala e dinamismo ao primitivo setor econômico privado na saúde. No Brasil, por exemplo, até as primeiras décadas do século XX a estrutura hospitalar era constituída fundamentalmente pelas instituições de caridade ligadas à Igreja Católica e a clínica médica era praticada por profissionais autônomos desvinculados de instituições. Iniciativas mutualistas introduzidas pelo incipiente movimento operário urbano e por populações de imigrantes com identidade étnica e cultural comum constituíram um núcleo ao qual se somaram adaptações progressivamente mais integradas com o aparato produtivo, incluindo a participação de empregadores e do Estado.

As Caixas de Aposentadorias e Pensões (CAPs), criadas no interior das empresas, tornaram-se um padrão de organização relativamente comum nos centros urbanos mais industrializados, reunindo quotizações de trabalhadores e empregadores para pagamento de pensões em caso de falecimento ou invalidez, bem como honorários médicos em caso de doença. Tais estruturas, eminentemente privadas, embora visando à defesa do interesse mútuo de grupos específicos de trabalhadores, foram progressivamente se aglutinando e envolvendo setores econômicos importantes, como o ferroviário, o marítimo, o industrial e o bancário, entre outros.

A partir da década de 1930, o Estado brasileiro assumiu a prerrogativa de organização sistemática da estrutura previdenciária e assistencial, reunindo as CAPs em institutos de previdência segmentados por categorias profissionais e transformando a questão da saúde e assistência em uma rubrica orçamentária fadada a se tornar objeto de disputas políticas relevantes ao longo da segunda metade do século XX, envolvendo agentes políticos e econômicos de peso, dotados de interesses particulares nem sempre convergentes. Uma vez institucionalizada a ideia de que os trabalhadores devem ter acesso sistemático à assistência e de que o Estado deve participar desse processo, é possível travar uma ampla discussão política sobre o escopo, a abrangência dessa assistência, a responsabilidade por seu financiamento e as diversas formas de remuneração e organização dos prestadores de serviços e provedores da assistência propriamente dita, bem como definir princípios e diretrizes organizacionais no nível nacional.

Além da indústria farmoquímica e de produção de insumos e equipamentos para a saúde, que tende a buscar a ampliação contínua de mercados para seus produtos, o setor de serviços assistenciais sofreu grande transformação na segunda metade do século XX com a perda gradual de seu caráter artesanal e a incorporação de diversas estratégias de *empresariamento* de processos administrativos em uma rede complexa de intermediários e agenciadores que aumentaram os custos gerais do sistema, mas nem sempre ofereceram vantagens operacionais relevantes. Especialmente a partir dos anos 2000, o subsetor assistencial no Brasil passou a incorporar agentes econômicos globais engajados em uma lógica corporativa financeirizada como fundos de investimento em quotas de participação societária e estratégias de compra e revenda de empresas com lucro que modificaram a face do universo empresarial até então dominante. Pequenas empresas familiares foram alçadas à esfera de grupos econômicos multifuncionais, multisetoriais e multinacionais, rivalizando em poder político e econômico com tradicionais empresas do setor financeiro, como as seguradoras especializadas em saúde.

É sobre esse universo complexo, dinâmico e multifacetado do setor saúde que este capítulo vai tratar, buscando compreender algumas características estruturais do padrão de relação público/privado na assistência e dar visibilidade aos efeitos políticos do aumento do controle privado sobre espaços estratégicos do sistema de saúde. Além desta breve introdução, o capítulo apresenta duas seções que desenvolvem conceitos fundamentais, necessários para análise do setor privado, e em seguida apresenta uma descrição sumária de seus principais agentes, bem como de suas características estratégicas e organizacionais no Brasil. Finalmente, apresenta uma seção com análise crítica do padrão de relação entre o público e o privado no sistema de saúde brasileiro e algumas considerações sobre o significado das tendências observáveis para o conjunto do sistema.

OS MÚLTIPLOS CAMINHOS DA PRIVATIZAÇÃO

O uso operacional de teorias e conceitos exige detalhamento e especificação do significado preciso que se pretende atribuir aos termos e expressões utilizados em casos concretos para que o esforço de elaboração teórica tenha desdobramentos práticos. Quando se trata de fenômenos estruturais e de objetos dotados de enorme complexidade, como os modernos sistemas de assistência à saúde, o desafio é ainda maior.

Privatização, financeirização e empresariamento são exemplos de termos que têm sido utilizados com frequência para tratar de mudanças estruturais em diversos sistemas de saúde desde as últimas décadas do século XX até os dias de hoje, muitas vezes de maneira imprecisa ou carregada de preconceitos ideológicos que dificultam a compreensão da realidade empírica em permanente transformação. Um primeiro aspecto que merece destaque na análise que pretendemos empreender é a ideia de que esses termos se referem a processos que transcorrem na linha do tempo e, portanto, têm historicidade e contextos específicos em que agentes sociais atuam, gerando cenários de crise, promovendo determinadas medidas,

especulando, desestimulando investimentos, pressionando servidores públicos, obstaculizando políticas e projetos, cooptando agentes políticos estratégicos, entre outras ações possíveis. Isso é o que podemos definir como a capacidade de *lobby* de ativistas que têm um peso político relevante nos espaços de tomada de decisões.

As análises que minimizam ou não consideram a dimensão de poder dos agentes desses processos limitam enormemente as possibilidades de elaboração de explicações coerentes desses agentes, assim como diminuem a potência da interpretação que possa servir de substrato para possíveis alternativas de políticas efetivas baseadas em análises de dados empíricos consolidados. Uma abordagem coerente dos fenômenos de relação público/privado, da privatização e da financeirização deve considerar a premissa de que nas análises de políticas de saúde as categorias social, privado e público são indissociáveis e precisam ser consideradas simultaneamente em uma perspectiva crítica que sirva de referência para a prática política transformadora.

Vimos na introdução deste capítulo que estruturas assistenciais originariamente privadas, como as Caixas de Aposentadorias e Pensões organizadas por trabalhadores e empregadores, foram, a partir da década de 1930, assumindo um caráter público na medida em que se tornaram parte integrante de políticas de Estado com diretrizes nacionais operacionalizadas por servidores públicos de carreira e parcialmente financiadas pelo Orçamento Geral da União. Vimos também que o conjunto de pequenas iniciativas particulares, quando passam a consolidar seus recursos de financiamento em uma estrutura comum, confere escala e dinamismo à atividade econômica agregada e seu controle se torna objeto de disputa política de primeira linha. São múltiplos os caminhos possíveis para processos de privatização do controle estratégico dessas estruturas no interior dos sistemas de saúde, e o fato de nem sempre ser possível delimitar com clareza a linha que separa o público do privado na assistência pode servir como nebulosa cortina de fumaça para a ação política de interesses particulares sobre a esfera pública.

Em linhas gerais, aceita-se que o termo *privatização* pode ser utilizado principalmente para expressar: (a) qualquer deslocamento das atividades ou funções do Estado para o setor privado; (b) qualquer deslocamento da produção de bens e serviços do setor público para o privado (Starr, 1989), mas isso não explica tudo. Na América Latina, as privatizações têm sido uma das políticas preferidas pelos governos locais desde o final dos anos 1980 e ao longo da década de 1990, quando foram fortemente estimuladas pelos organismos multilaterais controlados pelos países centrais por serem consideradas, junto com outras medidas, uma das mais eficazes para reduzir o desequilíbrio fiscal e criar condições macroeconômicas sustentáveis a partir da redução do déficit público.

Quanto às especificidades que as privatizações adquirem nessa região Vargas, Bustamante & Méndez (2014) identificam: (a) a renúncia pelos governos de ativos em empresas como companhias aéreas, mineradoras, empresas de comunicação, entre outras; (b) a introdução ou o aumento de contratos de serviços com o setor privado em organizações de governo; (c) a participação do setor privado em áreas previamente reservadas para organizações governamentais. Ao analisar criticamente a privatização no campo da saúde, esses autores sustentam que as elites políticas locais se aproveitaram do ambiente global favorável à difusão de tais políticas, enquanto, por outro lado, mobilizações sociais contra a privatização, a disputa de outras prioridades na agenda, a debilidade de mercados e instituições de governo e os esforços para alcançar a universalidade em saúde obstaculizaram algumas iniciativas.

Em uma linha similar, uma publicação mais recente adverte que essa primeira onda de privatizações implementadas nos sistemas de saúde e seguridade social da região no final do século XX não apenas não produziu os efeitos fiscais esperados, senão o oposto. Destaca que os defensores dessa política propagandearam sua eficiência e transparência inclusive quando produziram claramente consequências negativas, como desperdício, gastos desnecessários, crescentes iniquidades e corrupção (Birn & Siqueira, 2016).

Há trabalhos teóricos que sustentam uma abordagem não reducionista quando se trata de qualificar o caráter público ou privado de um sistema de saúde; por outro lado, há um consenso que se destaca em diversos trabalhos sobre privatização acerca da grande ambiguidade que gerou a designação de uma determinada configuração de sistema de saúde como predominantemente pública ou privada, e nesse tipo de classificação o componente ideológico (Starr, 1989; Maarse, 2006; Saltman, 2003) certamente predominou sobre as análises com formulações conceituais vinculadas a evidências empíricas sistemáticas.

Starr (1989) desenvolveu duas definições úteis, uma ampla e outra mais específica. No primeiro caso postula que a privatização inclui todas as reduções na atividade reguladora e nos gastos do Estado, enquanto na segunda definição de privatização exclui a desregulação e o corte de gastos, salvo quando conduzem a um câmbio do setor público para o setor privado na produção de bens e serviços. Deixa aberta a possibilidade de que a privatização não seja necessariamente resultado de menores gastos ou de uma menor regulação do Estado, já que, de fato, a privatização pode ser resultado de um aumento inesperado do gasto público[1].

Em uma perspectiva de análise similar à de Starr (1989) encontramos o trabalho de Maarse (2006). Seu pressuposto é o de que existem múltiplas fronteiras na *relação público-privada* na assistência à saúde. Uma de suas propostas é centrada na necessidade de incorporar o caráter evolutivo do processo, assim como buscar entender os matizes existentes nessa relação. Outro elemento-chave de sua proposta teórica é um enfoque pragmático para

investigar a privatização a partir de quatro perspectivas diferentes: "o financiamento da assistência à saúde, a provisão da assistência à saúde, a administração e a gestão e, finalmente, os investimentos" (Maarse, 2006: p. 986). Em sua análise, a autora busca identificar quais fatores estimularam a privatização e quais atuaram como barreiras.

Saltman (2003) apresenta uma proposta a partir da qual podem ser compreendidos os limites cada vez menos definidos entre o público e o privado nos sistemas de saúde dos países europeus, algo que, adverte, se agudizou a partir das reformas dos anos 1990. Destaca algumas concepções equivocadas acerca da privatização, como sua associação a um possível aumento da competição entre os prestadores da assistência. Sustenta que a privatização tem pouco ou nada a ver com o aumento da competição e que existem empresas públicas altamente competitivas e que podem disputar fortemente o mercado, assim como numerosos exemplos de grandes corporações privadas que são essencialmente monopolistas ou oligopolistas.

Em trabalho publicado bem depois da onda privatizante dos anos 1990, Mackintosh *et al.* (2016) evidenciaram a relevância de elaborar uma compreensão rigorosa e sistemática do setor privado da saúde devido às suas particularidades e heterogeneidade, assim como às múltiplas articulações que estabelece com o setor público nos sistemas de saúde de países de nível baixo e médio de renda. Observam os autores que o pouco conhecimento sobre o setor privado limita a capacidade de os gestores políticos elaborarem políticas públicas mais efetivas. Assinalam também a ausência de consensos na forma de avaliar a magnitude e as características do setor. Para isso elaboraram uma tipologia e propuseram três métricas que podem ser combinadas para estabelecer um ponto de partida claro para a análise: (a) o grau e o padrão das finanças privadas dentro dos gastos consolidados de atenção à saúde; (b) a escala e o nível das empresas de serviços de saúde do setor privado; (c) o nível de *acesso* à assistência pública.

Um mapeamento de amplo espectro de sistemas de saúde de países europeus para desenvolver e aplicar uma proposta de análise sobre os processos de privatização parte da crítica à definição reducionista de privatização apenas como uma transferência legal de propriedade pública para o privado, por sua falta de adequação às peculiaridades do setor saúde, e propõe que a privatização nesse setor também inclua análises sobre métodos de gestão e financiamento. Seus autores classificam a privatização em interna e externa e, dentro de cada uma dessas categorias, identificam uma série de atividades e/ou processos que seriam vinculáveis ao financiamento da assistência à saúde e outro conjunto de atividades e/ou processos vinculados à prestação da assistência propriamente dita (Andre, Batifoulier & Jansen-Ferreira, 2016).

Nessa análise, alguns dos pressupostos utilizados para incentivar políticas que promovem os processos de privatização são questionados. Em primeiro lugar, questiona-se a ideia de que o aumento na participação dos seguros privados ou planos de saúde cria maior eficiência como resultado do aumento na concorrência entre as empresas. Os autores demonstram que a suposta eficiência na alocação dos recursos assistenciais não ocorre, uma

---

[1]O caso do sistema de saúde colombiano é exemplar, já que possui uma estrutura de financiamento quase exclusivamente pública, com acesso mediado pela capacidade de pagamento dos usuários em um universo de prestadores e intermediários privados virtualmente autorregulados. Naquele país, a frequente judicialização da questão do acesso à assistência é também um indício das deficiências na regulação do acesso e da proeminência da lógica privatista.

vez que se observa que a mobilidade das pessoas pelos serviços é baixa, seja pela falta de informação, seja pelo fato de serem portadoras de doenças preexistentes. Além disso, essa competição se vê limitada pelos processos de fusões e aquisições frequentes no setor. Por outro lado, questionam, e fundamentam com evidência empírica, a associação positiva entre seguros privados de saúde e melhora na qualidade da atenção e no nível de gastos. Esses dois argumentos estão entre os mais evocados pelos promotores dos seguros privados de saúde.

O empresariamento financeirizado do século XXI e a nova tendência de concentração de poder

O termo *empresariamento* é um neologismo que está presente nas primeiras produções do campo da Saúde Coletiva sobre sociologia do trabalho médico, ainda na década de 1970 (Donnangelo, 2011). Seu significado remete a um processo histórico de transformação da atividade de prestação de serviços assistenciais que perde seu caráter artesanal para assumir, progressivamente, um caráter empresarial ou, mais precisamente, modelos de organização que adotam a forma *empresa* como referência.

Nesse sentido, os diferentes modelos de gestão e seus respectivos marcos teóricos prescritos pela voga ideológica gerencialista, que cresceu na década de 1990, podem ser vistos como a continuidade do processo histórico de empresariamento da saúde. São modelos de gestão empresariais, ou seja, são, em seu conjunto, prescrições que tomam a forma *empresa* como principal modelo organizativo (Quadro 10.1).

As empresas médicas primitivas das décadas de 1960 e 1970 no Brasil eram descapitalizadas e, em geral, fruto da associação entre profissionais de saúde assalariados ou autônomos na forma de clínicas de especialidades médicas chamadas de *Medicinas de Grupo*, ou ainda na forma especial de Cooperativas de Trabalho Médico, as Unimeds. As seguradoras, empresas tradicionais do setor financeiro, vendiam seguros privados de saúde, mas

Quadro 10.1 Marcos teóricos dos principais modelos gerencialistas em discussão nos anos 1990

Administração Pública clássica
Administração Pública neoclássica
Public Choice
Escola Austríaca
Teoria Principal/Agente (Teoria da Agência)
Teoria dos Direitos de Propriedade
Teoria dos Custos de Transação
Nova Administração Pública
Comunitarismo
Análise das Políticas
Gestão Pública Racional
Gestão Pública Orgânica

Fonte: elaborado a partir de Gruening, 1998.

em um escala reduzida para um segmento populacional com maior capacidade de pagamento.

Empresas hospitalares privadas eram, principalmente, instituições filantrópicas ligadas à igreja católica, como as Santas Casas de Misericórdia, e hospitais ligados a grupos étnicos e culturais de imigrantes. Apenas a partir da década de 1970 começaram a proliferar pequenas clínicas e hospitais privados habilitados para atendimento de urgências de trauma ortopédico ou de obstetrícia em trabalhadores segurados. Ambos os modelos empresariais foram amplamente beneficiados com o aporte de recursos públicos, seja na forma de isenções fiscais e previdenciárias, seja na forma de empréstimos a juros subsidiados para construção de estrutura física e compra de equipamentos.

A adoção da forma *empresa* como modelo de organização por excelência do universo de prestadores e intermediadores da assistência, ou seja, o *empresariamento* da saúde, evoluiu e ganhou dinamismo ao longo dos anos 1970 e 1980 a partir do financiamento público direto e indireto estimulado por decisões políticas dos governos da época. Nos anos 1990, entretanto, já era possível identificar um grau mais elevado de autonomia desse tipo de empresa em relação ao orçamento público, bem como um grau maior de internacionalização das atividades dos agentes econômicos no circuito de prestação e intermediação assistencial privativa[2] no Brasil.

Na virada do século, ao tempo que a criação de um novo arcabouço institucional consubstanciado na Agência Nacional de Saúde Suplementar (ANS) contribuiu para conferir maior legitimidade social aos múltiplos esquemas de intermediação assistencial privativa existentes, novos agentes econômicos orientados por uma estratégia corporativa financeirizada passaram a integrar o cenário empresarial da saúde e atuar politicamente na defesa de seus interesses. Embora a *financeirização*, como modo de ser do capital no século XXI, não possa ser tomada como uma explicação única para o conjunto das mudanças estruturais observadas no setor privado assistencial da saúde no Brasil, é importante compreender o significado desse conceito para analisar de forma concatenada o conjunto de determinantes implicados na conformação do atual padrão de relação público/privada em nosso sistema de saúde.

A história da atividade econômica moderna registra as transformações das práticas financeiras e sua relação com o conjunto da vida social. O desenvolvimento do capitalismo industrial no século XIX e a crescente urbanização conferiram um lugar de destaque à atividade de intermediação financeira como instrumento dinamizador da estrutura operacional necessária ao processo de acumulação capitalista desde sua origem. No início do século XX, entretanto, já era possível identificar uma confluência de formas parciais de capital sob o controle de agentes tipicamente financeiros (Hilferding, 1973 [1910]), bem como a formação dos primeiros agregados industriais e bancários (*trustes*) financiadores e

---

[2] Reservada para grupos específicos, como os clientes de empresas de planos de saúde, e não para a população em geral.

beneficiários de políticas coloniais imperialistas (Hobson, 1996 [1894]). A imagem-objetivo do capital especulativo que produz dinheiro a partir de dinheiro (expressa na fórmula D – D') caminha, historicamente, *pari passu* com a tendência oligopolista e concentradora inerente ao processo de acumulação.

Entretanto, apenas a partir das três últimas décadas do século XX a *dominância financeira* (Braga, 1985) torna-se sistêmica com a conjugação de uma moeda única amplamente fiduciária[3] integrada a um espaço de transações global operado por meio de tecnologia de processamento de informação em tempo real. Em outras palavras, embora o objetivo primordial de gerar dinheiro a partir de dinheiro seja intrínseco à lógica do capital desde suas origens, só recentemente condições estruturais e políticas inéditas possibilitaram um amplo domínio da lógica financeira em todos os recessos da vida social em escala global. Esse fenômeno, a *financeirização* ou *dominância financeira*, deve ser compreendido não apenas como algo relacionado à dinâmica das relações entre objetos, mercadorias e serviços comercializáveis ou como uma mera hipertrofia do setor financeiro senso estrito, mas sim como algo ligado à esfera mais ampla das relações sociais entre as pessoas, instituições, Estado e agentes econômicos em geral. A discussão acadêmica recente sobre dominância financeira/financeirização foi pautada inicialmente dentro dos limites disciplinares da macroeconomia dos países centrais para posteriormente transitar pelas ciências sociais em geral e pela economia de países do sul global (Van der Zwan, 2014).

Depois do episódio dos títulos hipotecários podres absorvidos pelo orçamento público dos Estados nacionais em 2007/2008, o tema passou a ser veiculado também pela mídia como fenômeno de ampla repercussão social e tornou-se mais evidente seu impacto regressivo sobre as políticas públicas porque os recursos orçamentários para pagamento dos credores tendem a ser subtraídos das rubricas sociais. O debate sobre financeirização chegou ao campo da Saúde Coletiva com atraso e instruído, em geral, por uma visão institucionalista carente das mediações necessárias ao trato do tema no setor privado da assistência à saúde, bem como de evidências empíricas que permitam utilizar conceitos e definições de forma ajustada aos casos concretos.

Braga (1985), pioneiro no desenvolvimento do conceito de *dominância financeira* na macroeconomia, postula que não é correto tratar da financeirização no século XXI como se fosse a expressão de mais uma das crises cíclicas de acumulação do capital observadas ao longo do século XX. Foi a partir dos anos 1990 que surgiram na literatura especializada expressões como *financialization; finance-led capitalism* e *régime d'accumulation financiarisé* (Braga, 2013). As interpretações mais difundidas sobre financeirização, consignadas nos termos acima, tratam do fenômeno sob perspectivas diversas da lógica sistêmica propugnada por Braga (1985).

Há os que entendem a financeirização como uma *deformação* do capitalismo que funcionaria como um bloqueio ao desenvolvimento tecnológico e ao investimento produtivo industrial, uma vez que os recursos disponíveis tenderiam a se concentrar em ativos financeiros em detrimento da geração de empregos e da produção de mercadorias cuja comercialização poderia gerar desenvolvimento social. Braga (2013) argumenta que, de fato, o capital nunca teve compromisso com o desenvolvimento social; ainda que, ao criar uma sociabilidade específica, produza mercadorias e mobilize recursos produtivos em meio a fases de expansão e contração, sua natureza essencial visa ao lucro, de preferência na forma monetário-financeira. As condições sistêmicas do século XXI favorecem esse objetivo primordial, mas o desenvolvimento produtivo ainda permanece como uma estratégia de conveniência necessária, cada vez mais modulada pelo processo de acumulação sob dominância financeira, até os dias de hoje.

Análises reducionistas partem de um pressuposto que opõe de forma ideológica o *bom* capital comprometido com o desenvolvimento material e produtivo ao *mau* capital vinculado ao rentismo e descolado da economia real. Não consideram que, na prática, os movimentos de interdependência patrimonial em escala global dos últimos anos tendem a revogar aquela vinculação creditícia reversível entre as frações de capital bancário e industrial verificada até os anos 1970, ou seja, os setores financeiro, industrial e de serviços tendem a ser agora espaço de circulação simultâneo para o capital de grupos econômicos multissetoriais, multifuncionais e multinacionais.

Outra explicação destacada para a financeirização atribui ênfase especial ao conceito de *governança corporativa* e às mudanças nos modelos de gestão empresarial como fator determinante para o predomínio das finanças. Nesse caso, haveria uma sobreposição dos interesses imediatos dos investidores/acionistas ante a perspectiva estratégica da gestão orientada para o progresso técnico e a produção de bens e serviços pelo tradicional administrador de produção. Aqui, segundo Braga (2013), também pode estar presente a mesma premissa dicotômica e ideológica que separa as frações do capital em compartimentos estanques.

As escolas econômicas regulacionistas em geral estão corretas ao descrever a ocorrência sincrônica das transformações nos modelos fordistas de produção e a queda nos níveis de acumulação proporcionados pela atividade industrial nos países centrais e nos EUA em particular a partir dos anos 1970. Ao mesmo tempo, o colapso dos grandes acordos de Bretton Woods[4] alça o dólar estadunidense à condição de virtual moeda única presente nas duas pontas da maior parte das transações dos mercados

---

[3]Essa moeda era o dólar estadunidense. Entretanto, a crise política e institucional instaurada a partir do golpe de estado na Ucrânia em 2014 e seus desdobramentos militares e econômicos observados em 2022 representam, atualmente, uma ameaça considerável ao predomínio dessa moeda como referência fiduciária em transações internacionais, em um cenário de instabilidade e de desfecho incerto no médio prazo.

---

[4]Acordos firmados entre as potências vencedoras da II Guerra Mundial que estabeleceram as bases de um novo sistema de regulação global dos fluxos de capital, bens e serviços sob a liderança dos EUA.

globais, atualmente sem a necessidade de lastro em reservas em ouro. A questão, segundo Braga (2013), é saber em que medida se pode atribuir uma relação de causalidade unívoca entre esses eventos históricos e a financeirização ou analisá-los de forma concatenada como a expressão da lógica sistêmica do *capital/relação social em processo*.

Desse modo seria possível compreender melhor a evidente caducidade dos mecanismos regulatórios impostos ao capital no pós-guerra, inclusive aqueles relacionados com as políticas social-democratas de bem-estar, e o fracasso das tímidas medidas reformistas propostas para limitar a ação de bancos de investimento sobre o conjunto da economia na linha dos acordos de Basileia nos anos 1980[5].

Há desafios no plano teórico que precisam ser superados para se avançar na pesquisa empírica sobre a expressão concreta da dominância financeira na assistência à saúde. Definições muito amplas e tautológicas, como *"increasing role of financial motives, financial markets, financial actors and institutions in the operation of the domestic and international economies"* (Epstein, 2005, p. 3)[6] não fazem mais do que repetir o óbvio. Por outro lado, é importante que se façam as distinções necessárias entre financeirização e conceitos correlatos, como *globalização* e *privatização*, identificando em que medida se pode tratar de fenômenos tão amplos de maneira conjugada. A privatização de ativos públicos pode ser condição prévia para a disseminação da lógica financeira, mas a preservação de diversos aspectos da estrutura pública pode ser um vetor que aponta para a mesma direção.

É importante também não assumir uma abordagem reducionista, fazendo transposições diretas entre fenômenos estruturais e casos concretos, sem as devidas mediações e o espaço para as contradições sempre existentes, especialmente nas análises políticas de objetos complexos como são os sistemas de saúde. Dados primários precisam ser produzidos a partir de investigações empíricas para que se possa aperfeiçoar o arsenal de conceitos instrumentais aplicáveis em cada situação particular.

Assim, ao tratar sobre dominância financeira no século XXI, é necessário avançar em um movimento que transite em uma via de mão dupla do geral para o particular e vice-versa. Ao assumir a financeirização como modo de ser sistêmico e atual do capital em processo, as análises de organizações estatais, políticas públicas, agentes econômicos privados e necessidades de saúde das populações podem ser conjugadas em uma totalidade coerente, porém dotada de contradições visíveis apenas quando se trata do particular e do concreto.

Desse modo, abre-se espaço para a ação política consequente a partir de leituras mais fidedignas da complexa realidade de nossos sistemas de assistência à saúde e se reconhece a ação política do capital como importante fator determinante das novas perspectivas que se apresentam.

Descrição dos principais agentes e de suas características estratégicas e organizacionais no Brasil

O setor privado assistencial no Brasil é favorecido por um padrão de relação regressivo e concentrador de recursos com a esfera pública, e não seria exagero dizer que só é possível manter os altos níveis de acumulação privada de capital nas empresas atuantes por meio da instrumentalização e subordinação do interesse público na assistência às estratégias corporativas definidas por seus controladores. O conjunto da atividade empresarial conexa à assistência à saúde envolve uma rede complexa de agentes econômicos que, não obstante eventuais disputas e contradições intrassetoriais, são capazes de atuar de forma concatenada e construir uma tendência oligopolista em meio a um relativo aumento no grau de interdependência patrimonial entre os diversos subsetores.

As análises excessivamente compartimentalizadas desse universo empresarial correm o risco de, perdendo a visão de conjunto, instruir políticas de regulação e controle fragmentárias, incapazes de dar conta do avanço dos interesses particulares sobre um bem de relevância pública como a saúde. Empresas hospitalares, varejo farmacêutico, laboratórios de análises clínicas e exames complementares de imagem e empresas de intermediação assistencial (planos e seguros de saúde), além de escolas médicas, estão entre os principais subsetores envolvidos com a atividade assistencial que precisam ser estudados de forma concatenada. Nesse conjunto há especificidades que precisam ser consideradas, mas também é importante observar as múltiplas relações estabelecidas entre cada subsetor e com o conjunto do sistema de saúde.

As empresas de planos e seguros de saúde certamente ocupam um lugar estratégico na sustentação da lógica de modulação do acesso à assistência por meio da capacidade de pagamento do usuário. Esse conjunto de empresas, e grupos econômicos, está estabelecido na interface entre hospitais, clínicas, laboratórios, empresas empregadoras, profissionais de saúde e governos, atuando na intermediação administrativa de assistência a grupos populacionais específicos, geralmente vinculados a contratos de trabalho com empresas empregadoras públicas ou privadas.

O Quadro 10.2 apresenta uma descrição sumária das principais modalidades empresariais definidas pela ANS como *operadoras* de planos e seguros de saúde. Entretanto, merece registro o fato de que a criatividade e o dinamismo dos agentes econômicos em ação na busca de soluções particulares de conveniência para as lacunas na oferta de assistência organizada continuam improvisando esquemas fora dos limites da regulação oficial por meio de clubes informais de usuários preferenciais de serviços e de pequenos agenciadores de grupos de novos consumidores que mimetizam formas pretéritas de proteção mútua, típicas de sociedades ainda alheias ao conceito de seguridade social como direito de cidadania.

---

[5]O Acordo de Basileia I (1988) estabeleceu recomendações para as exigências mínimas de capital para instituições financeiras internacionalmente ativas para fins de mitigação do risco de crédito. Em 1996, essas recomendações foram aprimoradas com a incorporação de requerimentos para a cobertura dos riscos de mercado no capital mínimo exigido das instituições financeiras.
[6]Em tradução livre: crescente papel das razões financeiras, mercados financeiros, atores e instituições financeiras na operação das economias domésticas e internacionais.

Capítulo 10 • Privatização da Assistência

Quadro 10.2 Modalidades, características e exemplos de empresas de planos de saúde no Brasil

Modalidade	Características	Exemplos
Cooperativas de trabalho médico	Sociedades sem fim lucrativo, conforme disposto na Lei 5.764, de 16 de dezembro de 1971	Unimed
Cooperativas de trabalho odontológico	Sociedades sem fim lucrativo, conforme disposto na Lei 5.764, de 16 de dezembro de 1971, que operam exclusivamente planos odontológicos	Uniodonto
Seguradoras especializadas em saúde	Sociedades seguradoras autorizadas a operar planos de saúde, desde que estejam constituídas como seguradoras especializadas nesse tipo de seguro, devendo seu estatuto social vedar a atuação em quaisquer outros ramos ou modalidades	Bradesco Saúde SulAmérica
Administradoras de benefícios	Empresas que apenas administram planos de saúde, os quais são financiados por outra operadora. Uma administradora não assume o risco decorrente da operação desses planos e não possui rede própria, credenciada ou referenciada de serviços médico-hospitalares ou odontológicos. Por não possuir beneficiários, a operadora classificada como administradora está dispensada do envio das informações sobre beneficiários (seus dados são classificados como inconsistentes)	Qualicorp
Autogestões	Empresas que operam planos de assistência à saúde destinados exclusivamente a empregados ativos, aposentados, pensionistas ou ex-empregados de uma ou mais empresas ou ainda a participantes e dependentes de associações de pessoas físicas ou jurídicas, fundações, sindicatos, entidades de classes profissionais ou assemelhados e seus dependentes	CASSI GEAP
Filantropia	Entidades sem fins lucrativos que operam planos privados de assistência à saúde, sendo certificadas como entidades filantrópicas junto ao Conselho Nacional de Assistência Social (CNAS) e declaradas de utilidade pública pelo Ministério da Justiça ou pelos órgãos dos governos estaduais e municipais	Planos de saúde de hospitais filantrópicos, como Santas Casas de Misericórdia e outros
Medicinas de grupo	Demais empresas ou entidades que operam planos privados de assistência à saúde	Hapvida/Intermédica UHG/Amil
Odontologia de grupo	Demais empresas ou entidades que operam exclusivamente planos odontológicos	OdontoPrev

Fonte: Manual da sala de situação da ANS – Conceitos e fontes de dados – maio de 2016. Disponível em: https://www.gov.br/ans/pt-br/arquivos/acesso-a-informacao/perfil-do-setor/dados-e-indicadores-do-setor/informacoes-gerais/manual-sala-de-situacao.pdf. Acesso em 15 mai 2022.

Esse conjunto de empresas não dispunha de grande relevância econômica e política até o final dos anos 1980. Mesmo as seguradoras, ligadas ao setor financeiro, comercializavam seguros privados de saúde para uma parcela reduzida da população a um custo relativamente elevado. As demais empresas possuíam um baixo nível de capital próprio e muitas eram controladas por profissionais de saúde ou grupos familiares dotados de baixa capacidade de investimento.

Nos anos 1990, em paralelo à criação do SUS, houve uma mudança de patamar na capacidade econômica e na abrangência da cobertura populacional vinculada ao setor. Na ausência de regulação estatal, denúncias de negação de cobertura e fraudes contratuais vieram à tona, trazendo o tema da assistência à saúde para a primeira linha da pauta política naquele momento.

Os interesses comerciais das seguradoras na ampliação e estabilização do mercado de intermediação assistencial privativa também pesaram na decisão política de incluir o comércio de planos e seguros de saúde como objeto de regulação de uma agência específica, a ANS, no bojo das reformas privatizantes em curso que incluíam então os setores de telecomunicações e energia elétrica, entre outros.

Assim, a Lei Federal 9.656/1998 (Lei dos Planos de Saúde) e a criação da ANS contribuíram simultaneamente para conferir maior segurança aos clientes daquelas empresas, como descrito no Quadro 10.3, mas também para consolidar e institucionalizar a oferta segmentada

de pacotes assistenciais a trabalhadores do polo dinâmico da atividade econômica que, não obstante, mantinham simultaneamente a possibilidade de acesso à rede assistencial pública como direito de cidadania.

Na prática, o caminho para expansão do comércio de planos de saúde foi aberto com as garantias oferecidas por políticas públicas em tudo convenientes para os interesses particulares de empresas e de segmentos populacionais de maior nível de renda, seja na forma de renúncia fiscal para despesas médicas de pessoas físicas e jurídicas (incluindo despesas com planos de saúde), seja na instrumentalização da rede assistencial pública como mecanismo velado de resseguro para procedimentos não cobertos pelos pacotes assistenciais comercializados.

A extraordinária[7] previsibilidade de resultados operacionais do setor pode ser verificada na Figura 10.1, onde não se observa nenhum ponto na linha do tempo em que as despesas sejam superiores às receitas mas, por outro lado, devido à redução de despesas com procedimentos eletivos durante a pandemia de Covid-19, é possível observar um aumento expressivo nos resultados em um período de grave crise social e econômica para o conjunto da sociedade. As consequências de longo prazo dessas políticas podem ser observadas na Figura 10.2, onde se destaca a evolução dos gastos públicos em saúde com um aumento incremental sustentável entre 2005

---

[7]Dado o alto grau de incerteza relacionado com o risco de adoecimento.

Quadro 10.3 Principais temas tratados pela Lei Federal 9.656/1998

Tema	Disposições normativas
Idosos e *status* de saúde (idosos e deficientes físicos)	Proíbem a negação de cobertura em razão do *status* de saúde. Inicialmente impediam o aumento do preço para clientes com mais de 60 anos há mais de 10 anos no plano. Após revisão, passaram a vincular os preços dos planos às faixas etárias e a permitir aumento escalonado para maiores de 60 anos
Manutenção de coberturas para aposentados e desempregados	Garantem a manutenção de coberturas para aposentados e desempregados (por tempo determinado) para os participantes de planos empresariais
Lesões e doenças preexistentes	Vedam a exclusão de cobertura a lesões preexistentes após 24 meses de carência
Eventos cobertos	Cobertura para todas as doenças incluídas no Código Internacional de Doenças, devendo abranger, portanto, a realização de transplantes e o atendimento aos problemas mentais, mas a própria legislação restringe as coberturas de determinados procedimentos de alto custo e possibilita a preservação das limitações vigentes em contratos antigos
Limites para utilização de serviços de saúde	Proibição de negação de coberturas em razão da quantidade e do valor máximo de procedimentos, dias de internação etc.
Ressarcimento ao SUS	Ressarcimento dos serviços prestados a clientes de planos de saúde, previstos em seus respectivos contratos, em estabelecimentos vinculados ao SUS

Fonte: Lei 9.656/98 – SICON (Sistema de Informações do Congresso Nacional). Disponível em: http://www.senado.gov.br/sicon.

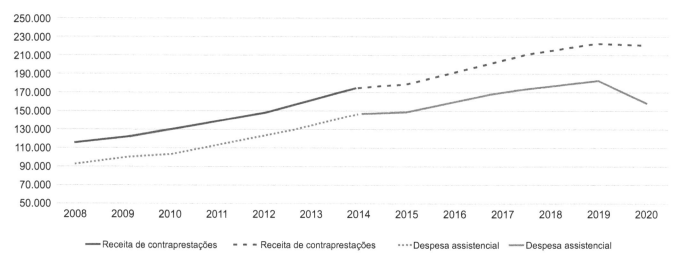

Figura 10.1 Empresas de planos de saúde – receitas de contraprestações e despesas assistenciais (2008-2020) (R$ 2020/IPCA). (Agência Nacional de Saúde Suplementar – ANS. Disponível em: https://www.gov.br/ans/pt-br. Acesso em 23 jun 2022.)

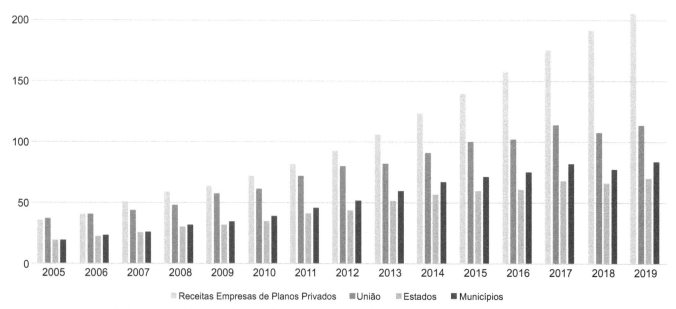

Figura 10.2 Gastos públicos com saúde por esfera administrativa e receitas de empresas de planos de saúde – Brasil, 2005 a 2019 (despesas correntes). (ANS, 2020 e Ministério da Saúde, 2020. Total das Despesas Públicas com Saúde e Receitas de Planos Privados, Brasil 2005 a 2019 [em valores correntes].)

Capítulo 10 · Privatização da Assistência

e 2019, especialmente na esfera municipal, ao lado de um aumento em patamar superior na receita das empresas de planos de saúde no mesmo período, atingindo um montante superior aos gastos públicos da esfera federal pelo menos desde 2007.

A interpretação mais imediata desses dados é de que há uma tendência de aumento de gastos totais em saúde (públicos e privados) no período analisado[8]. Por outro lado, se considerarmos as receitas consolidadas das empresas de planos de saúde como um componente importante na composição dos gastos privados de famílias e empresas, podemos estimar uma tendência de participação crescente dos gastos privados na composição dos gastos totais em saúde para os próximos anos.

Embora as empresas de planos de saúde desempenhem um papel estratégico no aprofundamento da lógica privatizante e concentradora de recursos com reflexos expansivos no padrão de gastos totais em saúde no Brasil, não se pode deixar de considerar outros subsetores importantes na descrição do conjunto do sistema de saúde.

No Brasil, a assistência farmacêutica não faz parte dos pacotes de cobertura comercializados pelas empresas de planos de saúde, e a rede assistencial pública tem uma oferta limitada de especialidades farmacêuticas, de modo que as despesas por desembolso direto com a compra de medicamentos constituem um item importante no orçamento das famílias, especialmente nos extratos mais baixos de renda. Portanto, a receita do varejo farmacêutico também tem um peso relativo importante na composição do padrão privatista de gastos em saúde e, assim como o subsetor de empresas de planos de saúde, apresenta uma tendência oligopolista controlada por grandes redes de distribuição em escala nacional. Essas empresas declararam recentemente um considerável aumento no lucro líquido e no faturamento em decorrência do aumento na venda de produtos utilizados durante a fase inicial da pandemia de Covid-19 em 2020 (Andrietta *et al.*, 2021). Atualmente, além do comércio de especialidades farmacêuticas e de *kits* para diagnóstico rápido de Covid-19, gravidez e outras condições, os estabelecimentos de varejo podem realizar punção periférica para teste de glicemia e aplicar algumas vacinas nos limites estabelecidos pela Lei 13.021, de 8 de agosto de 2014, que dispõe sobre o exercício e a fiscalização das atividades farmacêuticas.

A estratégia corporativa das grandes redes de varejo, entretanto, tem atuado politicamente na defesa da ampliação da oferta de serviços no interior desse tipo de estabelecimento de modo a possibilitar a concentração do ciclo completo de cuidados primários com a realização de consulta médica, diagnóstico, prescrição e venda de medicamentos no mesmo local. O evidente conflito de interesses comerciais e as questões éticas relacionadas com a possibilidade de venda casada de produtos farmacêuticos prescritos no próprio estabelecimento, além da abertura de uma nova fronteira de expansão de gastos privados em saúde, são elementos estruturais que precisam ser considerados na discussão política sobre macrorregulação desse subsetor.

Empresas de diagnóstico compõem uma parcela importante da estrutura assistencial no sistema de saúde do Brasil, não apenas com a prestação de serviços especializados para empresas de planos de saúde, empresas hospitalares e pessoas físicas, com pagamento por desembolso direto, mas também por sua participação crescente em contratos de prestação de serviços para a rede assistencial pública, seja por expedientes licitatórios com a administração direta, seja por intermédio de empresas particulares detentoras de contratos de gestão de unidades assistenciais ou de redes municipais inteiras em algumas localidades. Novas tecnologias disponíveis para processamento e análise de material coletado para exames bioquímicos e de imagem têm permitido a automatização de processos de trabalho e promovido a possibilidade de ganhos em escala, apontando o foco estratégico dessas empresas para o atendimento de grandes contingentes populacionais eventualmente por meio de contratos com a esfera pública.

De maneira análoga ao que se observou no segmento de empresas de planos de saúde, houve um movimento crescente, desde os anos 2000, de concentração oligopolista com fusões e incorporações de empresas tradicionais sob o controle de grupos econômicos com participações societárias cruzadas em diversos setores da economia. As relações cruzadas estabelecidas entre quem remunera (incluindo o setor público) e quem presta os serviços no interior do sistema de saúde constituem um fator que pode ter contribuído para manutenção dos altos níveis de estabilidade e previsibilidade nos resultados dessas corporações, de tal maneira que mesmo durante o período mais grave da pandemia de Covid-19 em 2020, quando houve diminuição nas despesas com procedimentos eletivos e piora momentânea nos resultados operacionais do subsetor de empresas de diagnóstico, foi possível observar uma continuidade nos movimentos financeiros de alavancagem mediante abertura de ações, empréstimos, créditos, fusões e aquisições (Andrietta *et al.*, 2021). Do mesmo modo, essas relações cruzadas podem funcionar como um fator de indução à sobreutilização de exames diagnósticos que, ao fim e ao cabo, tendem a retroalimentar a maré montante de aumento de gastos totais em saúde.

As despesas com internações hospitalares estão entre as rubricas de maior custo na assistência, e a regulação de preço, qualidade e padrão de acesso a leitos hospitalares tem importância estratégica em qualquer sistema de saúde. Essa questão fundamental ganhou evidência com o súbito aumento na demanda por leitos especializados verificado entre 2020 e 2021 no Brasil, em um momento em que se verificava uma tendência de concentração

---

[8]O gasto público corrente (regimes governamentais) aumentou de R$231,5 bilhões para R$290,4 bilhões, um crescimento nominal de 25,5% entre 2015 e 2019. Esse aumento foi menor que o observado nos regimes privados – de pré-pagamento voluntário e de pagamento direto do bolso das famílias –, que passaram de R$285,0 bilhões para R$398,0 bilhões, ou alta de 39,6%, em termos nominais. No Brasil, em 2019, regimes privados representaram 5,4% do PIB e regimes públicos,3,9%. Disponível em: https://www.ipea.gov.br/portal/index.php?option=com_content&view=article&id=38914#:~:text=No%20total%2C%20no%20mesmo%20per%C3%ADodo,Funda%C3%A7%C3%A3o%20Oswaldo%20Cruz%20(Fiocruz). Acesso em 24 jun 2022.

no controle dos leitos por parte de empresas hospitalares. Assim como se observa com as empresas de diagnóstico e com as empresas de planos de saúde, também as empresas de prestação de serviços hospitalares passam por um processo de concentração de controle proprietário com grandes redes, consolidando pequenas empresas regionais e realizando movimentos financeiros de alavancagem com oferta pública de ações em bolsa de valores. Por outro lado, subsiste uma rede de pequenas empresas vinculadas às Santas Casas de Misericórdia com presença consolidada em diversas regiões no interior do território nacional com problemas crônicos de gestão e com suas dívidas fiscais regularmente refinanciadas pelo orçamento público.

A maior parte dos leitos hospitalares no país são privados, e isso inclui os leitos utilizados pelo SUS em hospitais conveniados. A proeminência de grandes hospitais públicos e da rede de hospitais federais universitários no atendimento, na incorporação de novas tecnologias e na pesquisa clínica avançada cedeu espaço, a partir dos anos 1990, para o protagonismo de um pequeno grupo de empresas hospitalares privadas beneficiadas por políticas públicas fiscais, previdenciárias e creditícias especiais e classificadas pelo Ministério da Saúde como *hospitais de excelência*. O Programa de Apoio ao Desenvolvimento Institucional do Sistema Único de Saúde (PROADI-SUS), criado em 2009, é uma política pública que beneficia um grupo de seis empresas hospitalares privadas (o Hospital Alemão Oswaldo Cruz, a Beneficência Portuguesa [BP] de São Paulo, o Hcor, o Hospital Israelita Albert Einstein, o Hospital Moinhos de Vento e o Hospital Sírio-Libanês) com imunidade aos tributos PIS, COFINS e Cota Patronal do INSS e simultaneamente oferece a essas empresas a oportunidade de ocupar o espaço estratégico da rede assistencial pública com projetos de capacitação de recursos humanos, pesquisa, avaliação e incorporação de tecnologias, gestão e assistência especializada demandados pelo Ministério da Saúde. Esse protagonismo potencializa a expansão da atividade empresarial na formação de recursos humanos em saúde, com a abertura de escolas médicas ligadas a empresas hospitalares, assim como na organização de plataformas de treinamento e consultoria para gestores, inclusive da rede pública de atenção básica por iniciativa dos gestores dos entes subnacionais.

O reconhecimento do lugar estratégico ocupado pela formação de recursos humanos em saúde está radicado nas origens do campo da Saúde Coletiva e nos primeiros esforços de abordagem crítica sobre a estrutura dos sistemas de saúde latino-americanos nos anos 1970 e 1980, sob a influência de pesquisadores como Juan César García (1981) e Carlos Gentile de Melo[9]. A privatização da

formação de recursos humanos em saúde por meio de políticas de estímulo a empresas educacionais, associada ao protagonismo das empresas hospitalares privadas, denominadas hospitais de excelência, constitui um vetor que sinaliza uma tendência de subordinação do interesse público em saúde aos interesses corporativos particulares dos controladores dessas empresas caso não seja possível o estabelecimento de alto nível de regulação estatal.

Em síntese, um olhar ampliado sobre o conjunto dos principais agentes econômicos em atuação no interior do sistema de saúde brasileiro aponta uma tendência de aprofundamento da lógica privatizante com possíveis reflexos sobre o padrão de gastos totais em saúde. A concentração do controle privado sobre recursos estratégicos, como leitos hospitalares, redes de diagnóstico e formação profissional, em associação à manutenção de uma rede de intermediários que potencializam a prevalência da capacidade de pagamento como critério importante na definição do acesso à assistência, aprofunda as desigualdades históricas e consolida um padrão segmentado de oferta de produtos e serviços contrário à lógica da saúde como direito de cidadania.

A Figura 10.3 ilustra a tendência de aprofundamento da lógica privatizante por meio do aumento nos gastos com planos de saúde no sistema de saúde brasileiro em comparação com a tendência delineada em países selecionados.

Controle do sistema de saúde como objeto de disputa política

Se, por um lado, pode-se dizer que todo sistema de saúde é, na prática, uma tensa interface de conflitos entre as dimensões pública e privada da vida social, também não há dúvida de que a saúde não é um bem de consumo qualquer, mas um bem de relevância pública e, no caso do Brasil, esse entendimento está previsto no texto constitucional. O conceito de seguridade social inclui as políticas de saúde, previdência e assistência social em uma totalidade integrada que foi contemplada originalmente na constituição de 1988 pela base estável de financiamento do Orçamento da Seguridade Social (OSS). Entretanto, as escolhas políticas dos diversos governos que se seguiram à publicação da nova constituição caminharam em direção não apenas diferente, mas oposta à lógica da seguridade social e da saúde como bem de relevância pública, estimulando a hipertrofia de interesses particulares no interior do sistema de saúde de modo a inviabilizar a consecução de objetivos programáticos esperados.

Vimos acima que uma das formas de avaliar o grau de privatização de determinado sistema de saúde pode ser a análise do padrão de *acesso* aos serviços assistenciais (Mackintosh *et al.*, 2016). Sistemas cujo acesso é amplamente mediado pela capacidade de pagamento dos usuários são sistemas em que prevalece uma lógica privatista; por outro lado, sistemas cuja capacidade de pagamento não constitui barreira importante ao acesso podem ser considerados sistemas em que prevalece a lógica da saúde como um bem de relevância pública e direito de cidadania.

Outro aspecto relevante a ser avaliado diz respeito à escala e ao nível das empresas no setor privado, bem como

---

[9]Foi relevante o papel desempenhado por Juan César Garcia enquanto agente político e institucional, vinculado à área de formação de recursos humanos da Organização Pan-Americana de Saúde (OPAS), na difusão entre intelectuais latino-americanos de referências acadêmicas fundamentais para a construção de uma base autóctone de pensamento crítico sobre o tema saúde/adoecimento e assistência em sua articulação com a estrutura do Estado.

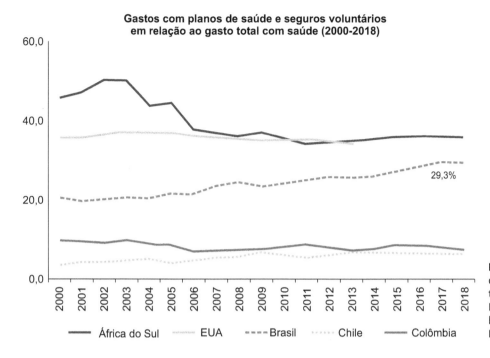

Figura 10.3 Gastos com planos e seguros de saúde voluntários em relação ao gasto total com saúde (2000 a 2018) – Global Health Expenditure Database – OMS. (Elaboração própria a partir de dados da Global Health Expenditure Database – OMS.)

à sua capacidade de articulação política para influenciar a pauta de políticas sociais em uma direção conveniente aos seus interesses corporativos particulares. A considerável ampliação da cobertura assistencial verificada globalmente a partir da segunda metade do século XX permitiu que mais pessoas pudessem ter algum acesso a produtos e serviços de saúde e permitiu também uma ampliação na escala do comércio de produtos e serviços de modo ao transformar a saúde em um setor econômico de destaque no conjunto da economia global e em um espaço privilegiado de acumulação de capital para agentes econômicos de porte cada vez maior.

Se, por um lado, pode-se dizer que a perda de relevância política das organizações sindicais de trabalhadores industriais modifica a dinâmica da disputa no interior dos sistemas de saúde, enfraquecendo as tendências reformistas favoráveis ao polo trabalho que floresceram na segunda metade do século XX, por outro lado, o fato de os sistemas de saúde terem se tornado *per se* um espaço de acumulação importante ao qual o capital não pode renunciar define uma contradição essencial que se apresenta para a discussão da economia política da saúde no século XXI.

O Brasil seguiu historicamente uma tendência de ampliação incremental da cobertura assistencial em saúde de forma sincrônica com seu processo de industrialização e urbanização a partir dos anos 1960 sem, no entanto, promover mudanças substantivas no padrão geral de acesso ao sistema de saúde, de modo que ainda hoje a capacidade de pagamento do usuário pode ser considerada um fator preditivo importante na determinação do desfecho no acesso a produtos e serviços em muitas regiões do país, não obstante exceções possam ser eventualmente apontadas. A tendência delineada de aumento dos gastos totais em saúde pode levar o país a um patamar acima da média mundial sem a garantia da correspondente melhoria no padrão de acesso e nos indicadores de saúde, se não houver uma reversão importante nas políticas privatizantes estabelecidas. Para isso é preciso não apenas garantir uma base estável e previsível de financiamento para o acesso à saúde como um direito de cidadania nos moldes do que foi estabelecido originalmente pelo OSS, mas reverter as políticas consagradas de estímulo à privatização da assistência e de entrega do controle estratégico do sistema de saúde a interesses corporativos particulares.

Nesse cenário, o conhecimento aprofundado das características e estratégias dos principais agentes econômicos com interesses no sistema de saúde é indispensável para instruir a formulação de propostas factíveis de regulação sobre a notória ação regressiva e concentradora de recursos assistenciais do capital financeirizado do século XXI.

Referências

Andre C, Batifoulier P, Jansen-Ferreira M. Privatisation de la sante em Europe. Un outil de classication des reformes. 2016. hal-01256505. Disponível em: https://hal-univ-paris13.archives-ouvertes.fr/hal-01256505.

Andrietta LS et al. Empresas de Planos de Saúde no Brasil: crise sanitária e estratégias de expansão. In: Economia e financiamento do sistema de saúde no Brasil [recurso eletrônico]. Gadelha P, Noronha JC, Castro L, Pereira TR (orgs.) Rio de Janeiro: Edições Livres, 2021: 235-61.

Birn AE, Nervi L, Siqueira E. Neoliberalism Redux: The Global Health Policy Agenda and the Politics of Cooptation in Latin America and Beyond. Development and Change 2016; 47(4):734-59.

Braga JCS. Qual conceito de financeirização compreende o capitalismo contemporâneo? In: Barroso SA, Souza R (orgs.) A grande crise capitalista global 2007-2013: gênese, conexões e tendências. São Paulo: Anita Garibaldi – Fundação Maurício Gabrois, 2013.

Braga JCS. Temporalidade da riqueza: teoria da dinâmica e financeirização do capitalismo. 1985. Tese (Doutorado) – Instituto de Economia da Universidade Estadual de Campinas. Campinas, 1985.

Donnangelo MCF. Medicina & sociedade: o médico e seu mercado de trabalho. 2. ed. São Paulo: HUCITEC, 2011.

Epstein GA. Introduction: Financialization and the world economy. In: Epstein GA (ed.). Financialization and the world economy. Cheltenham, UK; Northampton, USA: Edward Elgar, 2005: 3-16.

Garcia JC. Historia de las instituciones de investigación en salud en América Latina, 1880-1930. Educación Medica y Salud 1981; 15(1):71-90.

Gruening G. Origin and theoretical basis of the New Public Management (NPM). Artigo apresentado no International Public Management Network conference in Salem/Oregon,1998.

Hilferding R. El capital financiero. Madrid: Editorial Tecnos, 1973.

Hobson JA. A evolução do capitalismo moderno – um estudo da produção mecanizada. São Paulo: Editora Nova Cultural, 1996.

Maarse H. The privatization of health care in Europe: An eight-country analysis. Journal of Health Politics, Policy and Law 2006; 3:981-1014.

Mackintosh M, Channon A, Karan A , Selvaraj S, Cavagnero E, Zhao H. What is the private sector? Understanding private provision in the health systems of low-income and middle-incomecountries.

(Series: UHC – markets, profit, and the public good Nº 1) Lancet 2016; 388:596-605.

Saltman RB. Melting public-private boundaries in European health systems. European Journal of Public Health 2003; 13:24-9.

Starr P. The meaning of privatization. Yale Law and Policy Review 1989; 6:6-41.

Van der Zwan N. Making sense of financialization. Socio-Economic Review 2014; 12(1):99-129.

Vargas Bustamante A, Méndez CA. Health care privatization in Latin America: Comparing divergent privatization approaches in Chile, Colombia, and Mexico. Journal of Health, Politics and Law 2014; 39: 841-86.

Sistemas de Saúde da Alemanha, Canadá e EUA em Perspectiva Comparada

Eleonor Minho Conill • Ligia Giovanella • José Carvalho Noronha
François Champagne • Anilska Medeiros Lima e Lira

INTRODUÇÃO

Este capítulo apresenta uma síntese das principais características dos sistemas de saúde de três países do mundo desenvolvido, os quais foram escolhidos para ilustrar como a moldagem do sistema obedece a trajetórias distintas e que existe mais de uma opção a despeito da riqueza de cada país. Alemanha e Canadá oferecem cobertura universal a toda sua população por meio de estratégias distintas. O Canadá tem um seguro universal de saúde financiado por fontes fiscais federais e provinciais com forte descentralização e autonomia das províncias. O sistema da Alemanha sustenta-se em um seguro social de doença de afiliação compulsória, financiado solidária e paritariamente por trabalhadores e empregadores, mediante taxas de contribuições sociais proporcionais aos salários. Já os EUA são o único país rico que não dispõe de um sistema universal de proteção e de cuidados à saúde e apoia-se fundamentalmente no mercado de planos e prestadores privados, mesmo através de seus programas financiados pelo governo.

Comparar é buscar semelhanças, diferenças ou relações entre fenômenos que podem ser contemporâneos ou não e que estejam ocorrendo em espaços distintos ou não, para melhor compreendê-los. Esse método está na base da racionalidade científica, mas torna-se complexo quando utilizado no campo da Saúde Coletiva. Como comparar sistemas de saúde considerando a enorme influência de aspectos populacionais e de outros subsistemas sociais na produção da saúde?

Um importante desafio é realizar um recorte no objeto de comparação em função da diferença entre sistema de saúde e sistema de serviços sem, no entanto, deixar de situá-lo em um contexto social mais amplo. As comparações se referem, em geral, aos serviços, havendo diversas formas para descrevê-los e analisá-los. Escolhemos aqueles de uso mais frequente: contexto do país, proteção social em saúde, organização da atenção ou dos serviços, força de trabalho, financiamento, tendências e reformas recentes. Também é necessário considerar a escolha de indicadores e a diversidade das fontes, coleta e qualidade dos dados.

Nas últimas décadas houve uma grande expansão desse tipo de estudos em razão da necessidade de comparação das reformas e inovações nos sistemas. Atualmente esses estudos são utilizados em várias áreas, como monitoramento da situação de saúde e tendências dos países por organismos internacionais que mantêm grandes bancos de dados (Global Health Observatory [GHO/WHO], Organization for Economic Co-Operation and Development [OECD], European Observatory on Health Systems and Policies, entre outros).

Os sistemas de saúde contemporâneos têm mostrado convergência de elementos comuns em função da transição demográfica e epidemiológica, pressões de custo, incorporação tecnológica e difusão de grandes diretrizes de políticas pelos organismos internacionais. Entretanto, existem diferenças importantes no grau e na extensão da proteção social, no financiamento público, na organização e oferta dos serviços, sendo na análise do contexto histórico, socioeconômico, político e cultural de cada sociedade que encontraremos a explicação para sua conformação final.

A crise sanitária, humanitária e econômica provocada pela pandemia de Covid-19, iniciada em março de 2020 e ainda em vigência em agosto de 2022, exigiu respostas imediatas e organizadas intersetoriais, acima das capacidades do sistema de saúde, que diferiram entre países. Seus resultados estiveram condicionados, segundo Machado *et al.* (2022) por: (a) estratégias de coordenação nacional entre os setores de políticas pública, esferas de governo e diálogo com a sociedade, com liderança política articulada à capacidade técnico-científica; (b) abrangência das medidas de saúde pública para controle da propagação do vírus, associadas a ações de proteção à economia, ao emprego e aos grupos de maior vulnerabilidade, fundamentais para viabilizar as medidas de afastamento social; e (c) preparação e capacidade de resposta rápida e articulada do sistema de saúde em ações de vigilância, diagnóstico e cuidado e investimentos para provisão de equipamentos e insumos, incluindo os equipamentos de proteção individual.

Os três países aqui estudados, ainda que dispondo de ampla oferta de serviços, diferiram nas respostas à pandemia e na capacidade de controle. São contrastantes os casos dos EUA e da Alemanha, ambos com elevada disponibilidade de recursos e desenvolvimento científico e tecnológico. Nos EUA, a postura política negacionista, o atraso nas medidas de contenção, a ausência de coordenação nacional, a fragmentação do sistema de vigilância e desigualdades no acesso a serviços e população não coberta, bem como os preços elevados de serviços em um sistema fundado no mercado, levaram o país a registrar o maior número de mortos por Covid-19 no mundo (um milhão de mortes até agosto de 2022 – taxa de mortalidade de 316 por 100 mil habitantes). Na Alemanha, a liderança do governo federal, baseada em informação técnico-científica com coordenação nacional, articulação intersetorial, importantes medidas econômicas para viabilizar as medidas de saúde pública de afastamento social, vigilância com definição nacional de critérios de incidência para intensificação de medidas de afastamento social, desenvolvimento e disponibilidade rápida e ampla de testes, além da ampla oferta de serviços hospitalares e facilidades de acesso com menores desigualdades, alcançou melhor controle da pandemia e taxas menores de mortalidade por Covid-19 – cerca da metade da obtida nos EUA (176 por 100 mil habitantes). Com seu sistema público universal consolidado e tradição em saúde pública, o Canadá também apresentou capacidade de liderança e coordenação das autoridades governamentais e sanitárias nacionais e regionais com melhores resultados e taxas de mortalidade por Covid-19, até agosto de 2022, de 114 por 100 mil habitantes (cerca de um terço da registrada nos EUA).

A Tabela 11.1 apresenta uma síntese de indicadores demográficos, econômicos e de saúde para os três países e para o Brasil, para efeitos de comparação. É interessante notar que os EUA, apesar de exibirem um gasto em saúde *per capita* equivalente a praticamente o dobro do Canadá e da Alemanha, apresentam indicadores-síntese de sua situação de saúde (mortalidade infantil e esperança de vida) inferiores. Do mesmo modo, chama a atenção a grande desproporção de volume de gasto e gasto *per capita* entre os países citados e a média de gastos do Brasil. Também merece destaque o fato de o Brasil – que estabelece nominalmente em sua Constituição o direito à saúde e a cobertura universal de serviços de saúde à sua população – apresentar uma proporção de gasto público próxima à dos EUA, que não apresentam essa garantia constitucional.

Tabela 11.1 Indicadores econômicos e sanitários selecionados para Alemanha, Canadá, EUA e Brasil

Indicadores	EUA	Canadá	Alemanha	Brasil
População total (em milhares) estimada em 2022	336.150	38.242	82.592	216.636
População com 65 anos e mais (%) – 2020	16,9	18,5	22,1	10,2
IDH – 2019	0,926	0,929	0,947	0,765
PIB total em $PPC (em bilhões) – 2020	25.346	2.236	5.270	3.681
PIB *per capita* em $PPC – 2020	64.475	51.651	59.619	17.208
Carga tributária bruta (%PIB) – 2020	25,5	34,4	38,3	31,7
Gasto total em saúde (%PIB) – 2019	16,8	11,0	11,7	9,6
Gasto total em saúde *per capita* em $PPC – 2019	10.948	5.370	6.518	1.514
Gasto privado em saúde (% gasto total) – 2019	49	31	22	59
Gasto público em saúde (% gasto total) – 2019	51	69	78	41
Gasto direto (% gasto total) – 2019	11	13	13	25
Esperança de vida ao nascer (ambos os sexos) – 2019	77,3	81,7	81,1	76,1
Esperança de vida ao nascer (mulheres)	81,4	84,0	83,5	79,7
Esperança de vida ao nascer (homens)	76,3	79,5	78,7	72,5
Taxa de mortalidade infantil – 2019	5,7	4,5	3,1	12,2
Taxa de fecundidade (nascidos vivos/mulher) – 2019	1,7	1,5	1,5	1,7
Médicos por 1.000 habitantes – 2019	2,6	2,7	4,4	2,3
Enfermeiros graduados e técnicos por 1.000 habitantes – 2019	12,0	10,0	13,9	7,4
Leitos de internação por 1.000 habitantes – 2019	2,9	2,5	7,9	2,1
Coeficiente de Gini	0,411	0,333	0,319	0,539

Fonte: OECD: Country statistical profiles: Key tables OECD (OECD, 2022); OECD Health Data 2021 – Frequently Requested Data (OECD, 2021a, 2021b); Brasil, 2022.
PIB: Produto Interno Bruto; $PPC: dólar em paridade de poder de compra.

SISTEMA DE SAÚDE DA ALEMANHA

O país

Com 83 milhões de habitantes, a Alemanha é um país de elevado desenvolvimento socioeconômico (PIB *per capita* de 59 mil dólares ppc) e humano (IDH 0,947). País de industrialização avançada, é a quarta maior economia mundial, após EUA, China e Japão. Destaca-se como economia exportadora centrada na produção automobilística, indústria mecânica de precisão e de equipamentos eletrônicos e nos setores químico e farmacêutico.

É uma república federativa, constituída por 16 estados (Figura 11.1), com sistema de governo parlamentarista e executivo encabeçado pelo primeiro-ministro (*Bundeskanzler*). Seu legislativo é bicameral, composto pelo Parlamento Federal (*Bundestag*), com deputados eleitos, e o Conselho Federal (*Bundesrat*), integrado por representantes dos governos estaduais (governadores e secretários). A legislação nacional é definida no Parlamento, e as leis que afetam competências estaduais, entre as quais a educação e a atenção hospitalar, após aprovadas no *Bundestag*, necessitam ter a concordância do Conselho Federal.

A Alemanha dispõe de amplo sistema de proteção social desenvolvido ao longo de mais de um século, que inclui cinco ramos de seguros sociais – doença (1883), acidentes de trabalho (1885), previdência (1891), desemprego (1927) e cuidados de longa duração (1994) –, complementado pela assistência social que garante a cobertura de necessidades básicas para a população em situação de pobreza por meio de transferências financeiras. Apresenta desigualdades sociais muito menos intensas (índice de Gini 0,290) do que o Brasil (índice de Gini 0,509), bons resultados em saúde na comparação internacional e elevada pressão demográfica (22% da população com 65 ou mais anos de idade).

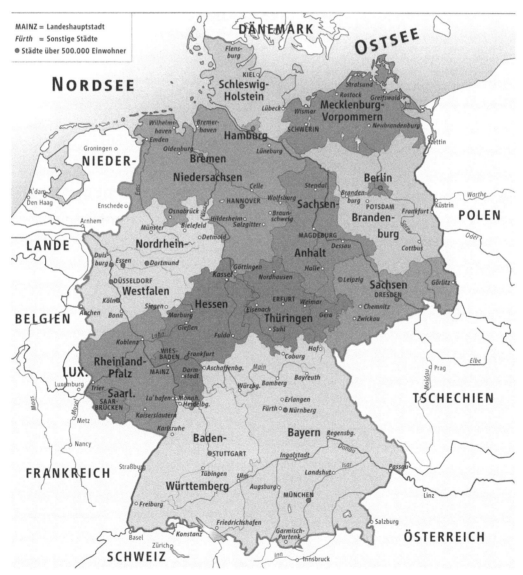

Figura 11.1 Mapa político da Alemanha. (Wikimedia commons. Political map of Germany. Disponível em: http://upload.wikimedia.org/wikipedia/commons/1/12/BRD.png)

Proteção social em saúde

A proteção social em saúde na Alemanha é organizada segundo o modelo de seguro social, diferenciando-se do modelo de seguridade social de financiamento fiscal – sistemas nacionais de saúde do tipo beveridgiano – e daqueles fundados primariamente no mercado por meio de seguros de saúde privados com proteção social residual apenas para grupos específicos, como no caso estadunidense. Sua instituição central é o Seguro Social de Doença (*Gesetzliche Krankenversicherung* [GKV]).

O GKV é de afiliação compulsória, financiado solidária e paritariamente por trabalhadores e empregadores mediante taxas de contribuições sociais proporcionais aos salários.

Desde sua criação por Bismarck, ao final do século XIX, o sistema alemão de seguros sociais instituiu um modelo de proteção social com grande difusão mundial e que passou a ser conhecido como bismarckiano, servindo de exemplo para implementação de proteção social de trabalhadores em muitos países. No Brasil, inspirou Institutos de Aposentadorias e Pensões (IAPs) criados no governo Getúlio Vargas, nos anos 1930.

Na Alemanha, o sistema de seguros sociais foi progressivamente ampliado por meio da inclusão de novos grupos populacionais, cobertura de novos riscos e elevação dos níveis dos benefícios garantidos, mantendo, porém, suas características estruturais até os dias atuais. O desenvolvimento do GKV, ao longo do tempo, caracteriza-se por alta estabilidade e continuidade de sua estrutura sob diferentes regimes, acompanhadas de inclusão e expansão progressivas. Restrito ao operariado industrial em sua origem (1883), o GKV incluiu progressivamente todos os grupos ocupacionais e dependentes, cobrindo, em 2019, 88% da população residente.

Os funcionários públicos e os profissionais de renda elevada não têm obrigação de contribuir e devem contratar um seguro privado, correspondendo a 11% da população (incluindo 4% de funcionários públicos de carreira de Estado que têm suas despesas, em parte, cobertas pelo governo). A cobertura por algum tipo de seguro é obrigatória desde 2007 e atualmente é universal (em 2019, menos de 0,1% da população não estava coberta) (BMG, 2021). Desempregados têm sua contribuição para o GKV paga pelo seguro-desemprego. As pessoas pobres que recebem benefício da assistência social anteriormente seguradas têm a continuidade de sua contribuição paga pelos serviços sociais ou recebem auxílio para cobrir gastos com saúde.

A proteção social à saúde na Alemanha é inclusiva e extensiva. Concomitantemente ao processo de extensão de cobertura populacional, a pauta de benefícios e serviços garantidos pelo GKV foi ampliada e uniformizada de modo gradual. A população coberta pelo GKV tem acesso à ampla rede de assistência médico-sanitária em seus diversos níveis de complexidade, e toda a população se utiliza da mesma rede assistencial, independentemente de sua renda ou afiliação (Giovanella, 2001).

As ações não são especificadas em uma cesta ou catálogo, mas definidas de modo genérico (Giovanella & Stgmüller, 2014). Segundo o Livro Quinto do Código Social, parágrafo 27, os segurados têm direito a tratamento médico quando este se fizer necessário para diagnóstico e cura de doenças, bem como para evitar a piora e minorar o sofrimento. As ações devem, pela letra da lei, corresponder a necessidades médicas, ser suficientes, oportunas (estar em consonância com as finalidades) e econômicas/eficientes (não despender mais recursos do que o necessário).

Independentemente da caixa a que são afiliados, todos os segurados têm direito a um mesmo conjunto de serviços. Nos dias atuais, o GKV garante atenção médica ambulatorial e hospitalar em todos os níveis de atenção, quase a totalidade do conjunto de ações diagnósticas e terapêuticas atualmente disponíveis, assistência farmacêutica, odontológica e psicoterapêutica, prevenção, reabilitação, cuidados paliativos, além de transferências financeiras do auxílio-doença.

O cerne dos serviços garantidos pelas caixas são as ações médico-sanitárias individuais e entre essas as ações curativas, que incluem: atenção médica ambulatorial e hospitalar, atenção odontológica, ampla assistência farmacêutica (os medicamentos prescritos são dispensados em qualquer farmácia privada), psicoterapia e outros métodos terapêuticos (massagens, banhos medicinais, fisioterapia, fonoterapia e terapias ocupacionais), bem como atenção médica domiciliar, cuidados paliativos e *hospice*. Inclui ainda medidas para promoção da saúde e prevenção individual (inclusive em *Kurhaus*, uma espécie de SPA), diagnóstico precoce de doenças, ações de reabilitação e meios de ajuda (próteses e aparelhos de audição), cuidados na gestação e no parto, aborto hospitalar e esterilização legal, fecundação artificial e transferências financeiras (auxílio-doença, auxílio-parto, auxílio-maternidade e auxílio-funeral). O cuidado domiciliar ou em sistema de internação de longa duração para idosos ou deficientes com graus variados de perda de autonomia e dependência é coberto pelo Seguro Social para cuidados de longa duração.

Os segurados têm direito a grande parte das ações de maneira direta, sem copagamento. Para isso, basta apresentar o cartão magnético do segurado ao prestador. A participação financeira direta dos pacientes é legislada de modo uniforme entre as caixas e é expressiva apenas para assistência farmacêutica e próteses dentárias. Não há copagamento para atenção ambulatorial (o copagamento de 10 euros por trimestre, estabelecido em 2004, foi abolido em 2013). São estipulados montantes de copagamento para medicamentos e internações em hospitais, clínicas de reabilitação e *Kurhaus*. Tratando-se de hospitalização, a taxa de 10 euros é paga por no máximo 28 dias ao ano. Uma taxa de participação de 10% é definida para outros procedimentos terapêuticos e para transporte dos pacientes. Para medicamentos, a taxa de participação é de 10%, no máximo 10 euros e no mínimo 5 euros. Mulheres grávidas e crianças até 18 anos estão isentas do copagamento. É definido um limite máximo de 2% da renda para o conjunto dos copagamentos ao ano para qualquer segurado e de 1% para os pacientes crônicos (Blümel *et al.*, 2021).

Organização do sistema de atenção à saúde

O GKV é composto por caixas do GKV (*Krankenkassen*), órgãos públicos, mas não estatais, com atuação regulada e controlada pelo Estado, que filiam os segurados, arrecadam os recursos e contratam os prestadores. As caixas são instituições de direito público de administração autônoma geridas por representações dos trabalhadores e empregadores. O sistema é plural, composto por diferentes tipos de caixas organizadas por setor econômico, corporação, região ou empresa. Em 2022, 97 caixas do GKV atuavam na Alemanha, observando-se nas últimas décadas um importante movimento de concentração e fusão com redução do número de caixas em decorrência do acirramento da competição por segurados (em 1994 existiam 1.152 caixas). A fusão das caixas aumenta o número de segurados, amplia o *pool* de riscos e reduz os gastos administrativos.

Uma característica marcante do sistema de saúde alemão é sua divisão institucional em setores assistenciais bem separados: entre o financiamento e a prestação de serviços de saúde e entre os cuidados individuais e as instituições de saúde pública. Os serviços de saúde pública coletiva (vigilâncias sanitária e epidemiológica) estão a cargo de órgãos governamentais federais e estaduais e são financiados com recursos fiscais.

No nível federal, a saúde pública é competência do Ministério da Saúde por meio de diversos institutos. O instituto federal para doenças transmissíveis e não transmissíveis – Robert Koch-Institute (www.rki.de) – é responsável pela vigilância epidemiológica, detecção, prevenção e controle de doenças, e teve papel fundamental no controle da pandemia. A vigilância sanitária é competência do instituto federal para medicamentos e insumo médicos, o *Bundesinstituts für Arzneimittel und Medizinprodukte – BfArM* (www.bfarm.de) – que controla a segurança de medicamentos e insumos médicos.

Nos estados, a saúde pública é geralmente uma das divisões de uma secretaria com várias atribuições (p. ex., secretaria do trabalho, política social e saúde). Os estados realizam atividades em Saúde Pública, concernentes à vigilância epidemiológica e controle de doenças, vigilância sanitária de atividades comerciais envolvendo produtos de interesse para a saúde (alimentos, medicamentos e drogas), vigilância de serviços de saúde, exames de pré-escolares, provisão de serviços psiquiátricos comunitários, promoção e educação em saúde. Essas ações são realizadas no país por cerca de 350 serviços de saúde pública (estaduais ou municipais com diversas conformações). As atividades de prevenção individual, incluindo imunização e diagnóstico precoce, são prestadas pelos médicos credenciados e financiadas pelas caixas do GKV (Busse & Riesberg, 2004).

A atenção individual financiada pelas caixas do GKV é garantida por prestadores contratados: consultórios privados para atenção ambulatorial generalista e especializada e hospitais públicos e privados para atenção hospitalar. No setor saúde, o processo de tomada de decisão é compartilhado entre o governo federal, os estados e organizações não diretamente estatais autorreguladas com funções públicas. Os arranjos corporativos característicos do sistema político alemão, por meio dos quais o Estado delega a regulação de determinado setor da sociedade aos atores imediatamente envolvidos, estão presentes no sistema de saúde na forma de associações das caixas do GKV, Associações dos Médicos Credenciados das Caixas (*Kassenärztliche Vereinigung-Kven*) e a Comissão Federal Conjunta de Caixas, Médicos e Hospitais (*Gemeinsames Bundesausschuss* [G-BA]).

Há separação completa entre o financiamento e a prestação de serviços, uma vez que é vedada às caixas do GKV a prestação direta de serviços de saúde. Enquanto o financiamento é predominantemente público, realizado mediante contribuição compulsória às caixas, a atenção é ofertada por diversos prestadores governamentais, privados e filantrópicos.

Para garantir atenção à saúde aos seus segurados, as caixas do GKV estabelecem contratos com associações de prestadores (profissionais de saúde, hospitais e farmácias). Para a atenção ambulatorial, as caixas estabelecem contratos com as Associações de Médicos Credenciados das Caixas e esses médicos atendem os segurados em seus consultórios. A atenção ambulatorial proporcionada pelo GKV caracteriza-se pela liberdade dos segurados para escolha do médico e pela oferta ampla, quase exclusivamente privada, prestada por médicos credenciados que trabalham como profissionais autônomos em consultórios próprios (*Práxis*), em sua maioria individual (65%). Em 2022, 180 mil médicos estavam credenciados e atuavam em 102 mil consultórios privados. A maioria dos médicos com prática ambulatorial (71%) é credenciada pelas caixas. Em 2021, 30% dos médicos credenciados exerciam a função de médicos generalistas.

O segurado pode escolher a cada atendimento qualquer médico credenciado, não sendo obrigatório o encaminhamento pelo generalista (*Hausarzt*) para consulta com especialistas. Ainda que seja tradicional a atenção por médicos generalistas, que correspondem a cerca de metade do total dos médicos do setor ambulatorial contratados pelas caixas, e mais da metade dos alemães refira ter um *Hausarzt,* esse profissional não exerce a função de *gatekeeper*, ou seja, o primeiro contato pode ser feito tanto com o médico generalista como com o médico especialista, não sendo definido um primeiro nível de atenção nem uma porta de entrada preferencial. Todavia, medidas para fortalecer a atenção pelos generalistas vêm sendo introduzidas nas últimas décadas. Desde 2007, todas as caixas devem oferecer um programa de atenção centrada no médico generalista que, voluntariamente escolhido pelo segurado, passaria a exercer a função de coordenação dos cuidados.

As Associações de Médicos das Caixas (e também de dentistas) são organizações não lucrativas de direito público e de afiliação compulsória, geridas autonomamente, que agrupam os médicos credenciados em cada estado e estão organizadas em nível federal. Por suas funções públicas, as Associações de Médicos ocupam posição-chave na atenção à saúde da Alemanha. São responsáveis pela atenção ambulatorial e coordenam as atividades dos outros prestadores de serviços, cujo acesso é dependente de seu encaminhamento (p. ex., para cirurgias eletivas ou reabilitação). Têm como funções representar os médicos junto às caixas, negociar a remuneração e receber os honorários e distribuí-los a cada médico conforme sua participação no conjunto de serviços prestados.

A remuneração dos médicos pelas caixas é realizada com base nos casos tratados e limitada por tetos financeiros por consultório e especialidade.

Até o ano 2000, essas associações, eram, por lei, mandatárias exclusivas da incumbência de garantia da atenção médica ambulatorial, o que as tornava detentoras de monopólio da prestação ambulatorial, além do monopólio de representação dos médicos credenciados, garantindo-lhes posição dominante na distribuição de poder ao interior do sistema de saúde e alta capacidade de implementar seus interesses. Atualmente, é permitida às caixas a negociação de contratos seletivos com grupos de médicos sem a participação das Associações de Médicos das Caixas, como, por exemplo, para o programa de atenção centrada no médico generalista e para modelos de atenção integrada envolvendo os setores ambulatorial e hospitalar ou de reabilitação (Giovanella & Stegmüller, 2014).

Outra característica do sistema de saúde alemão é a estrita separação entre os setores ambulatorial e hospitalar. Os hospitais, em geral, não prestam atendimento ambulatorial especializado, tratando pacientes somente em regime de internação (com exceção dos Hospitais Universitários). A maioria dos médicos exerce atividade apenas em um dos setores: ou trabalha como assalariado em um hospital ou tem consultório próprio e se credencia ao GKV.

No setor hospitalar, as caixas estabelecem contratos com cada hospital. A quase totalidade dos hospitais existentes na Alemanha é contratada pelo conjunto das caixas. Os estados são responsáveis pelo planejamento hospitalar, cabendo-lhes a definição da necessidade de leitos e os investimentos hospitalares. A oferta de leitos hospitalares é elevada, com 7,9 leitos/mil habitantes e taxas de internação de 25% em 2019 (OECD, 2021). Quase 50% dos leitos são públicos (48%, na maioria estaduais), 32% são filantrópicos e 20% são privados, com tendência à privatização de leitos nas últimas décadas (em 2000, apenas 7% dos leitos eram privados) (BMG, 2021).

Em regra, para admissão hospitalar é necessário o encaminhamento de médico credenciado, facultando-se ao paciente a escolha do hospital, mas não do médico que o atenderá. Nos hospitais, os médicos são empregados assalariados e têm autonomia para definir a extensão e a qualidade dos serviços prestados.

Em comparação ao ambulatorial, o setor hospitalar caracteriza-se por baixo grau de organização dos níveis intermediários de negociação e fracas coordenação e agregação dos interesses envolvidos. Os prestadores hospitalares agrupam-se parcialmente em associações – as Sociedades de Hospitais – organizadas em nível estadual e federal. Todavia, ao contrário das Associações de Médicos das Caixas, essas associações são voluntárias, de caráter privado e não têm direitos assegurados pela via legal, apresentando menor poder de diretiva sobre seus associados (Giovanella, 2001). Essa baixa organização de interesses em nível intermediário na área hospitalar não implica, entretanto, uma posição secundária da atenção hospitalar no sistema de atenção ou na disputa pelos recursos setoriais (32% dos gastos do GKV em 2020 correspondem ao setor hospitalar).

A oferta de serviços para o GKV e a garantia da qualidade da atenção à saúde são reguladas pela G-BA, uma arena de autogestão do GKV criada em 2004, que reúne os atores corporativos setoriais. Tem composição paritária entre prestadores e caixas: pelos prestadores, cinco representações de médicos, dentistas e hospitais; pelas caixas, a Associação Central das Caixas do GKV com cinco assentos (http://www.g-ba.de/). A comissão tem importantes competências de regulação: é responsável pela definição do catálogo de serviços do GKV, decidindo quais novos procedimentos ou medicamentos serão incorporados e passarão a ser financiados pelas caixas do GKV; regulamenta as necessidades de oferta, preços e regras de exceção de copagamentos e estabelece diretrizes que devem ser seguidas pelos prestadores para que a atenção garantida pelo GKV seja adequada, segura e eficiente (Busse & Riesberg, 2004).

Representantes de organizações de pacientes participam da G-BA com mais de cem representantes em suas subcomissões, mas sem direito a voto. Cabe ressaltar que a forma legal de participação social na Alemanha é muito diferente da vigente no Brasil. Como as caixas são organizações autônomas autogeridas por representantes de trabalhadores e empregadores, suas representações na G-BA teoricamente também representam os interesses dos segurados (os usuários).

O Instituto para Qualidade e Eficiência na Atenção à Saúde (*Institut für Qualität und Wirtschaftlichkeit im Gesundheitswesen* [IQWiG] – https://www.iqwig.de), criado em 2004, é responsável por avaliar a incorporação de tecnologias, procedimentos e medicamentos. Por solicitação do Ministério da Saúde e da G-BA, produz avaliações independentes baseadas em evidências sobre novos procedimentos, exames diagnósticos e preventivos, bem como medicamentos, e elabora diretrizes clínicas.

Força de trabalho

O setor saúde é um importante setor da economia e emprega 5,7 milhões de trabalhadores, o que corresponde a 12,3% do total de empregos no país (em 2018), e se encontra em expansão. Entre 2000 e 2018, o número de pessoas trabalhando no setor saúde aumentou 41%. Entre esses, 2 milhões estão empregados no setor hospitalar e 2,3 milhões no setor ambulatorial, sendo 63% em período integral e 37% em período parcial (Blümel *et al.*, 2020).

Há a oferta de cinco médicos para cada mil habitantes. De um total de 409 mil médicos em atividade em 2020, 39% atuavam no setor ambulatorial, 52% no setor hospitalar e 9% em outras áreas. Entre os médicos do setor ambulatorial, 71% estavam credenciados pelo GKV, 48% deles atuando como generalistas (especialistas em medicina geral e familiar, médicos práticos, internistas e pediatras) e 52% em diversas especialidades. Observa-se uma tendência à especialização com redução da proporção de médicos trabalhando como generalistas (em 1979, 65% eram generalistas) e progressiva especialização com redução da oferta em áreas rurais. A oferta regional de médicos credenciados por especialidade é regulada pela G-BA de modo a equalizar a oferta de especialistas.

Capítulo 11 • Sistemas de Saúde da Alemanha, Canadá e EUA em Perspectiva Comparada

A profissão de enfermagem era tradicionalmente de nível técnico, não universitário (assim como fisioterapeutas e fonoaudiólogos). Ainda que permaneça insuficiente para responder as necessidades, o número de enfermeiros aumentou muito nas últimas décadas, principalmente a partir da criação do Seguro Social de Cuidados de Longa Duração, em 1994. Parteiras com nível de formação técnica atuam de maneira independente, realizando pré-natal e partos em casas de parto. Com mais de 900 mil enfermeiras e parteiras, e uma relação de 13,9 profissionais por mil habitantes, a Alemanha apresenta média superior à dos demais países europeus (Blümel *et al.*, 2020; OECD, 2021). Não obstante, há importante falta desses profissionais, tendo sido empreendidas iniciativas para valorização dos profissionais de enfermagem e a criação de agências para recrutamento de enfermeiros no exterior.

A formação de profissionais de saúde é uma responsabilidade partilhada entre o governo federal, os governos estaduais e as associações profissionais. Os estados são responsáveis por regular e financiar a educação, bem como por registrar e fiscalizar as profissões, incluindo as profissões da saúde. Padrões nacionais para currículo e exames nacionais estão estabelecidos há mais de um século para médicos (1871), farmacêuticos (1875) e enfermeiros (1907) (Busse & Riesberg, 2004; Blümel *et al.*, 2020).

A educação universitária na Alemanha é financiada pelos estados, enquanto a formação prática nos hospitais é financiada pelas caixas como parte de seu contrato com os hospitais. Há 38 faculdades de medicina públicas e três privadas, 29 de odontologia públicas e uma privada e 22 de farmácia (Blümel *et al.*, 2020). Após graduados, os profissionais devem registrar-se nos departamentos de saúde dos estados para dar início à sua atuação. Para credenciarem no GKV, os médicos devem ter um título de especialista, seja em medicina geral e familiar, seja em outras especialidades. A Câmara Federal de Medicina define o conteúdo geral da formação, as competências e o tempo mínimo de duração para cada especialidade. A formação especializada é obtida em serviço e dura de 4 a 6 anos, após os quais é necessário submeter-se a um exame da especialidade na Câmara Estadual de Medicina para receber o título de especialista. A especialização em medicina geral e familiar aumentou de 3 para 5 anos em 1998 com o objetivo de fortalecer a qualidade e o *status* dos médicos de família (Busse & Riesberg, 2004).

Dos outros profissionais de saúde é exigida a formação técnica profissional em serviço, após o ensino secundário, bem como, cada vez mais, diplomas universitários, demorando, em geral, 3 anos. Para formação em enfermagem, a partir da década de 1990 foram iniciados alguns projetos-modelo de graduação como bacharelado, mas somente em 2020 uma legislação nacional (*Pflegeberufegesetzt*) regulamentou a formação graduada em enfermagem associada à formação técnica profissional.

Financiamento

O GKV é financiado por contribuições sociais compulsórias de empregados e empregadores. De acordo com o princípio da solidariedade, as contribuições mensais dependem da capacidade financeira dos segurados e correspondem a uma proporção dos salários. Diferentemente dos seguros privados, o valor das contribuições não é, portanto, escalonado segundo o risco, isto é, não depende do estado de saúde, da idade, do sexo ou do número de dependentes do segurado.

As contribuições para o conjunto das caixas são tradicionalmente paritárias: 50% pagas pelo empregador e 50% pelo trabalhador, sendo descontadas dos salários até um limite definido legalmente, que corresponde a 75% do salário de contribuição para o sistema de aposentadorias e é reajustado a cada ano pelo governo federal (em 2022, o teto é de 4.900 euros/mês). Os trabalhadores que recebem salários acima desse limite não são obrigados a contribuir para o GKV, podendo optar por contribuir voluntariamente para o seguro social ou adquirir um seguro privado. Os aposentados contribuem para o seguro-doença com uma taxa média nacional: 50% paga pelo aposentado e 50% pela previdência social. Para os desempregados, o Seguro Social de Desemprego continua pagando a taxa de contribuição do GKV. Pessoas não ocupadas que recebem benefício financeiro da assistência social, previamente vinculadas a uma caixa do GKV, têm sua contribuição paga pelo serviço social (em geral municipal) ou despesas médicas cobertas pela assistência social (Giovanella, 2001).

O GKV é financiado quase exclusivamente pelas taxas de contribuição. A participação do financiamento fiscal no seguro social é baixa, ainda que tenha aumentado recentemente. A União contribui apenas para o financiamento do auxílio maternidade, subsidia as Caixas Rurais, paga as contribuições dos estudantes e, desde 2011, paga também a dos familiares dependentes. Em 2020, também aportou recursos para os cuidados com a Covid-19.

Até os anos 1990, as taxas de contribuição eram muito diferenciadas entre as caixas (8% a 16%) em decorrência da afiliação compulsória de grupos ocupacionais a tipos específicos de caixas. Aquelas com receitas mais baixas em razão dos menores salários, como as dos operários ou mineradores, deveriam estipular taxas de contribuição mais elevadas para poder arcar com os gastos em saúde de seus associados, uma vez que o catálogo de serviços é uniforme. A lei da Estrutura da Saúde, de 1993, modificou essa situação. Com intuito de incentivar a competição entre as caixas dos segurados, a lei determinou a liberdade dos segurados para escolher qualquer tipo de caixa e criou um mecanismo de compensação financeira da estrutura de riscos entre as caixas com base no nível de renda, estrutura etária, distribuição por sexo, número de dependentes e proporção de aposentados entre os segurados de cada caixa. Como resultado, observou-se menor variação das taxas de contribuição entre as caixas (Reiners & Müller, 2012).

As taxas de contribuição aumentaram gradativamente nas últimas décadas, o que motivou diversas reformas para a contenção de gastos. Em 1980, a taxa de contribuição média era de 11,4%, passando para 14,9% em 2010. Em 2007, um governo de coalizão conservador-liberal definiu uma taxa uniforme de contribuição para todas as caixas e estabeleceu um fundo único de receitas a ser redistribuído conforme a estrutura de riscos de seus segurados. Em 2011 foi definida uma taxa de contribuição única nacional de 15,5% e abolida a paridade. A contribuição do empregador foi congelada em 7,3%, e os trabalhadores passaram a contribuir com 8,2% de seus salários. Desde 2015, todavia, a contribuição voltou a ser paritária. Em 2022, a taxa varia de 14,6 do salário até o teto de 4.800 euros por mês, sendo 50% pagos pelo trabalhador e 50% pelo empregador.

As caixas do GKV arrecadam as receitas de contribuição de seus segurados e desde 2009 as direcionam para um fundo comum administrado pelo Departamento Federal de Seguros. A União aporta recursos fiscais nesse fundo para cobrir o auxílio maternidade e os dependentes (filhos e cônjuges). As caixas recebem do fundo um montante fixo por segurado, o qual é ajustado conforme o sexo, a idade e as morbidades, e devem administrar os recursos adequadamente para cobrir todas as despesas. Se necessário, podem aumentar a taxa paga pelo segurado, os quais, no entanto, têm direito de mudar de caixa, um mecanismo que incentivaria a competição. Inicialmente uma responsabilidade apenas dos segurados, desde 2019 as taxas adicionais também são paritárias: 50% pagos pelo empregador e 50% pelo trabalhador.

As caixas pagam os serviços do setor ambulatorial às Associações de Médicos das Caixas, que distribuem a remuneração entre os médicos conforme o número de casos tratados no trimestre. No setor hospitalar, os pagamentos são feitos por meio de um sistema prospectivo baseado em procedimentos diagnósticos relacionados.

Os gastos totais em saúde na Alemanha são elevados: 440 bilhões de euros em 2020, o que corresponde a 12,5% do PIB. Dos gastos totais, 78% são públicos, sendo 54,8% provenientes das contribuições ao GKV, 13% são recursos fiscais e 10,2%, contribuições para outros seguros sociais (cuidados de longa duração, seguro de acidentes e previdência social). Os gastos privados correspondem a 25% total, sendo 13% gastos diretos relacionados com os domicílios (*out of pocket*), 8% seguros privados e 4% gastos com os empregadores (GBE, 2020).

Desde os anos 1980, os gastos do GKV apresentam pequena variação em relação à sua participação no PIB, acompanhando a evolução da economia e, mantendo-se entre 6% e 7% do PIB. Os gastos concentram-se em ações curativas individuais, notadamente hospitalares e ambulatoriais. Em 2020, a atenção hospitalar foi o setor com dispêndio maior, responsável por 32% dos gastos do GKV, seguida pela atenção médica ambulatorial, com 18%, a assistência farmacêutica ambulatorial, com 17%, outros meios terapêuticos e próteses, com 7%, a assistência odontológica, com 6%, e o auxílio-doença, com 6% (BMG, 2021).

Tendências e reformas recentes

Na Alemanha, assim como em outros países que contam com seguros sociais de saúde, foram introduzidos mecanismos de mercado visando estimular a competição entre as caixas de GKV de modo a alcançar, ao mesmo tempo, maiores eficiência e qualidade. Com o objetivo de promover a competição entre as caixas, a Lei da Estrutura de Saúde, de 1993, aboliu a adscrição compulsória de categorias profissionais a determinados tipos de caixas, permitindo a todos os segurados escolher a caixa a qual se filiar. Desse modo, as caixas perderam a garantia de permanência do segurado. Para evitar uma competição predatória e a seleção de riscos, foi instituído um fundo de compensação financeira da estrutura de riscos dos segurados. Por outro lado, novas modalidades de pagamento repartiram os riscos financeiros dos tratamentos com os prestadores, reduzindo os incentivos para expansão dos serviços ou mesmo encorajaram a redução dos tratamentos prestados a cada caso. Desse modo, implantou-se, segundo Gerlinger (2014), um mercado regulado entre as caixas, que passaram a competir, a disputar entre si, a afiliação dos segurados. Por outro lado, no final dos anos 2000 foram ampliadas as possibilidades de estabelecimento de contratos seletivos com os grupos de prestadores, rompendo a tradição de contratos coletivos com as associações de prestadores na tentativa de ampliar o poder das caixas para influir nos preços dos serviços prestados e aumentar a pluralidade dos prestadores.

Uma importante reforma com o objetivo de fortalecer a competição entre as caixas foi regulamentada em 2007 (*Gesetz zur Stärkung des Wettbewerbs in der GKV*). A lei instituiu um fundo de saúde nacional para realocação das receitas entre as caixas com base a um *per capita* segundo o número de segurados ajustado ao risco, plenamente implementado a partir de 2009. Caso não cubram suas despesas com essas receitas, as caixas devem aumentar a taxa paga pelo segurado, e os segurados podem mudar de caixa, incentivando a competição, ou seja, os contribuintes buscariam caixas com taxas mais baixas e essas, pressionadas, teriam de atuar de maneira mais eficiente para não perder segurados. Além disso, a legislação tornou obrigatória para a população a cobertura pelo GKV ou por seguro privado substitutivo.

A última década (2012-2022) foi marcada por um conjunto de reformas que, além da contenção dos custos e da estabilidade do financiamento do GKV, visaram à promoção de maior equidade no acesso em áreas de baixa oferta, especialmente as rurais, reduzindo o tempo de espera para o acesso a especialistas com uma central de agendamento (telefone 116117), bem como à melhora dos cuidados paliativos e de *hospice*, à digitalização dos serviços de saúde, ao fortalecimento da coordenação entre os setores ambulatorial e hospitalar, e à melhora da qualidade de serviços específicos. Iniciativas para aprimorar os critérios de formação, currículos e competências dos profissionais de saúde, a fim de garantir uma força de trabalho sustentável no futuro, também têm sido uma preocupação dos legisladores.

Ainda que possa ser observada uma tendências de diversificação dos prestadores e de privatização dos riscos, permanece garantida a cobertura de um amplo escopo de serviços de atenção à saúde, sendo dois terços dos gastos em saúde com financiamento público e o acesso dos grupos populacionais de distintos estratos de renda à mesma rede de consultórios e hospitais. A amplitude da cobertura populacional por esquema público com 88% da população filiada ao GKV é ampla; a "cesta" de serviços cobertos é abrangente e integral, incluindo as mais modernas terapias; e a cobertura por financiamento público é elevada com 78% dos gastos em saúde cobertos publicamente.

O GKV garante bom acesso aos cuidados com livre escolha dos prestadores e tempos de espera curtos, com equidade, o que se deve em parte à boa infraestrutura com uma densa rede de médicos no atendimento ambulatorial e de hospitais e um nível de prestação de serviços quantitativamente alto. Por outro lado, trata-se de um sistema dispendioso, com os gastos *per capita* mais elevados da União Europeia, com excesso de oferta de serviços e com resultados moderados em saúde e na qualidade da atenção comparativamente a outros países (Blümel *et al.*, 2021; Schneider *et al.*, 2021).

Um importante desafio para o sistema de saúde alemão, com gastos em saúde elevados, perpassado por interesses econômicos poderosos de produtores de equipamentos e da indústria farmacêutica, estrutura assistencial em grande parte privada, ênfase na atenção individual curativa e a tradicional separação entre a saúde individual e a coletiva, característica dos seguros sociais, está na mudança do modelo assistencial para ampliação da promoção da saúde, fortalecimento da atenção primária com equipes multiprofissionais que ofereçam melhor resposta às enfermidades crônicas, redução das intervenções desnecessárias e enfrentamento do processo de medicalização excessiva.

SISTEMA DE SAÚDE NO CANADÁ

O país

O Canadá é uma monarquia parlamentar com estrutura e funcionamento político semelhante ao Reino Unido e integra a *Commonwealth*. Trata-se de uma federação composta por dez províncias e três territórios, sendo o governo dividido entre essas instâncias, as quais têm seus próprios parlamentos e primeiros-ministros. País de grande extensão territorial, o Canadá conta com uma população de 38 milhões de habitantes (OECD Data, 2022), a qual se concentra ao longo da fronteira com os EUA e onde estão localizadas as capitais das províncias com o maior número de habitantes (Ontário, Quebec, Colúmbia Britânica e Alberta) (Figura 11.2).

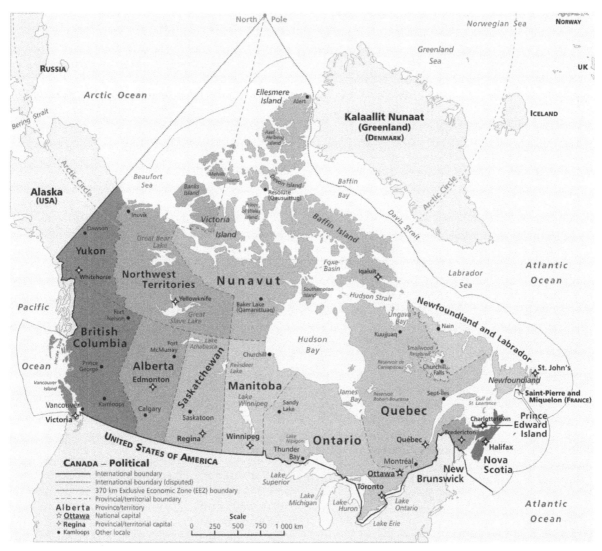

Figura 11.2 Mapa político do Canadá (Wikimedia Commons [s.d.]. Disponível em: http://upload.wikimedia.org/wikipedia/commons/f/fe/Geopolitical_map_of_Canada.png.)

Em 2018, a renda *per capita* era de US$48.107 (PIB/habitante, ajustado por paridade de poder de compra [PPP]) com um coeficiente de Gini de 0,31, o que o torna um dos países com menor desigualdade de renda (Allin, Marchildon & Peckham, 2020). Após um período de recessão, a economia voltou a crescer com a retomada do emprego em função do mercado interno e da exportação de energia e matérias-primas, principais fontes de riqueza. O contexto da pandemia de Covid-19 introduziu mudanças nesse cenário, mas de modo menos expressivo se comparado a outras economias.

Os indicadores de saúde mostram um perfil epidemiológico característico dos países desenvolvidos, com as neoplasias malignas (pulmão) e as doenças cardiovasculares (cardiopatia isquêmica) ocupando o topo das causas de morte desde o ano 2000. Em 2019, a esperança de vida era de 84,2 anos para as mulheres e de 80 anos para os homens, situando-se acima da média de 38 países comparados pela OECD (Health at Glance, 2021). Em 2016/2017, uma interrupção no aumento da esperança de vida foi atribuída, em parte, à crise dos opioides. Os indicadores de mortalidade infantil, perinatal e materna são menos favoráveis quando comparados aos de países como Austrália, Holanda e Suécia. Diferenças na medida em função da maior proporção de recém-nascidos < 500g têm sido apontadas para explicar, parcialmente, essa situação. Apesar do envelhecimento da população (17,2% com mais de 65 anos de idade em 2018), a razão de dependência era inferior à de países europeus. Do ponto de vista demográfico, também é importante destacar o grande fluxo migratório que tem caracterizado o país há várias décadas.

Aumento da obesidade, sobrepeso, alcoolismo e tabagismo aparecem como os principais fatores que influenciam negativamente a saúde dos canadenses. Embora tenha ocorrido um avanço significativo na cessação do uso do tabaco, a adoção de cigarros eletrônicos (*vaping* ou *e-cigarettes*) constitui um risco que pode reverter esse resultado. A permanência de desigualdades na saúde dos povos originários também é referida como importante problema a ser superado. Outra questão emergente no âmbito da saúde pública é o aumento da rejeição à imunização (Marchildon, Allen & Merkur, 2020). Apesar dessa tendência, a cobertura vacinal para Covid-19 atingiu 82% em 2022, situando o país entre os com melhor desempenho nesse sentido, com uma mortalidade por coronavirus inferior à média da OECD (Our World in Data, 2022, OECD, Health at Glance, 2021).

O Canadá está entre os países com melhor governança democrática, segundo uma avaliação fundamentada em critérios como efetividade, prestação de contas, corrupção e estabilidade política (World Bank, 2022). Cabe ressaltar dois aspectos que explicam as características do sistema canadense: a importante tradição democrática e de proteção social, influenciada pelas raízes britânicas, e uma forte descentralização em função de diferenças históricas e linguísticas (Noel, 2012).

Proteção social em saúde

O sistema de saúde do Canadá é definido como um seguro nacional financiado por fontes fiscais e de modo compartilhado entre o governo federal e as províncias, conhecido como *Medicare*. Em 1945, acompanhando a tendência mundial de expansão da proteção social e dos serviços de saúde no contexto pós-guerra, o governo federal propôs subsidiar 60% de um seguro médico-hospitalar, mas encontrou resistência em algumas províncias (Quebec e Ontário).

Gradativamente as experiências realizadas nas províncias do oeste (Saskatchewan, Colúmbia Britânica e Alberta) levaram à criação desse tipo de cobertura (1957), seguida da votação de um seguro universal em 1966 (o *Medical Care Act*), cuja implantação foi paulatina. Quebec foi a última província a seguir essa política, mas ao adotá-la, em 1971, realizou uma reforma muito inovadora para a época: regiões sociossanitárias com uma rede hierarquizada de estabelecimentos públicos cuja porta de entrada eram os Centros Locais de Serviços Comunitários (*Centres Locaux des Services Communautaires* [CLSC]), com um Conselho de Administração majoritariamente constituído por usuários. No topo dessa rede, duas estruturas principais de gestão: o *Ministère des Affaires Sociales* (atualmente *Ministère de la Santé et des Services Sociaux* [MSSS]) e uma agência encarregada do pagamento e do controle dos procedimentos médico-hospitalares *(Régie D'Assurance Maladie)*.

Cada província e cada território têm autonomia para estabelecer prioridades, organizar e gerir os serviços, desde que respeitados os grandes princípios da Lei federal: universalização, gestão pública, integralidade ou caráter completo da assistência (*all medically necessary*) e portabilidade, com direitos válidos em todo o território canadense. Em 1984, esses princípios foram reiterados em lei (*Canada Health Act, Bill C3)* em função de denúncias de práticas de copagamento efetuado em algumas províncias (Conill, 2012).

Não estão incluídos no *Medicare* a assistência farmacêutica extra-hospitalar, odontologia, optometria, fisioterapia, equipamentos (p. ex., cadeiras de rodas e próteses) e cuidados de longa duração. Essas garantias suplementares estão cobertas pelos governos das províncias ou territórios apenas para grupos específicos (idosos, crianças, baixa renda), com diferenças na abrangência e nos tipos de serviços. Em função disso, dois terços dos canadenses têm seguro privado suplementar, geralmente vinculado ao trabalho, também utilizado para cirurgias estéticas, hotelaria especial em hospitais e psicologia. Os seguros não podem atuar em áreas cobertas pelo setor público, mas algumas províncias permitem que médicos descredenciados do *Medicare* recebam pagamento diretamente dos usuários (Allin, Marchildon & Peckham, 2020).

Organização do sistema de atenção à saúde

Tendo em vista a ênfase na autonomia de gestão, costuma-se dizer que o sistema canadense é composto por dez sistemas de saúde provinciais e três territoriais que se caracterizam por uma diversidade de formatos e estruturas.

Em âmbito federal há um Ministério da Saúde (*Health Canada*) que define grandes diretrizes, acompanha o desempenho e exerce uma regulação nas províncias e territórios. Nesse nível, o governo é assessorado por um conjunto de órgãos independentes na área de informação (*Canadian Institute for Health Information*), controle de qualidade (*Health Council of Canada, Accreditation Canada, Canadian Patient Safety Institute*), prevenção (*Public Health Agency of Canada*) e pesquisa (*Canadian Institutes for Health Research*). O governo federal é responsável por grupos específicos, como militares, presidiários e os povos indígenas (*First Nations, Inuits* e *Métis*). No âmbito de uma política nacional de reconciliação foram desenvolvidos modelos de governança compartilhada reconhecendo o direito à autogestão nos Territórios do Noroeste, Yukon e Nunavut (Government of Canada, 2022).

A articulação entre os dois níveis de governo se dá através da Conferência de Ministros federais, provinciais e territoriais, assessorada por diversos comitês ou forças-tarefas em áreas como prestação de serviços, recursos humanos, saúde e segurança das populações, tecnologia de informação, governança e prestação de contas (*accountability*). Além disso, as províncias e territórios indicam representantes para os órgãos independentes que assessoram o governo federal.

As províncias e territórios têm sua própria legislação e estruturas administrativas com um Ministério da Saúde que define políticas, planeja, realiza a alocação de recursos e o pagamento de ações referentes à saúde coletiva e prestação de cuidados. Gradativamente, um processo de descentralização aumentou as funções das autoridades regionais (p. ex., responsabilidade por orçamento de hospitais,). No Quebec, as estruturas regionais (*Régies de la Santé et des Services Sociaux*) foram transformadas em Agências de Desenvolvimento de Redes Locais de Serviços de Saúde e de Serviços Sociais (Gouvernement du Québec, 2003). A província de Ontário se destacou com a criação de *Local Health Integration Networks* (LHIN), visando facilitar a coordenação e a continuidade dos cuidados com maior integração vertical e horizontal (Gouvernement of Ontario, 2006).

Nos últimos anos, no entanto, houve um retorno à centralização da gestão sob o argumento de maiores eficiência e integração e menor custo administrativo. Os 14 *Local Networks* em Ontário foram unificados, o mesmo ocorrendo com 13 autoridades regionais em Saskatchewan e nove em Alberta. No Quebec, uma Lei promulgada em 2014 (*Bill 10*) suprimiu a regionalização e fusionou conselhos de administração de várias instituições, concentrando a gestão em estruturas com membros indicados pelo ministério em um contexto de muitas controvérsias (Quesnel-Vallée & Carter, 2018; Marchildon, Allen & Merkur, 2020).

O fornecimento dos serviços fica a cargo de prestadores privados com diversas formas de credenciamentos e contratos. A maior parte dos médicos (generalistas, especialistas) exerce sua prática em grupo em consultórios, clínicas ou hospitais, sendo remunerados por serviços prestados pelas agências provinciais e territoriais que gerenciam o *Medicare*. Os generalistas, cuja atuação está bastante enraizada na cultura canadense, exercem uma função de *gatekeeper*, realizando encaminhamentos para especialistas, mas esse procedimento não é obrigatório na maior parte das províncias. O pessoal de enfermagem é, em geral, assalariado de hospitais, clínicas comunitárias,

serviços de cuidados domiciliares ou saúde pública. Dentistas, fisioterapeutas, farmacêuticos, psicólogos e outros profissionais trabalham em hospitais ou em clínicas privadas. As atividades de promoção, proteção e vigilância são realizadas pelo governo federal através da *Public Health Agency of Canada* e nas províncias por departamentos ou outros órgãos específicos, autoridades regionais e até por estruturas municipais, no caso de Ontário.

Nos últimos 15 anos houve uma expansão das práticas orientadas pela atenção primária, cuja denominação (p. ex., *Primary Care Networks, My Health Teams, Family Health Networks, Family Medicine Groups*), extensão da cobertura, características da equipe, gestão e modo de remuneração dos médicos variam em cada província. Peckham, Ho & Marchildon (2018) analisaram as inovações implementadas no período de 2007 a 2017 a partir dos seguintes critérios: equipe multidisciplinar, mecanismos para vínculo forte, acesso integral facilitado (disponibilidade 24 horas/7 dias), investimentos em tecnologias de informação e comunicação e mudanças nas formas de remuneração e no sistema de saúde para apoio às mudanças, concluindo que Alberta, Ontário, Manitoba e os Territórios do Noroeste tiveram o melhor desempenho.

A análise do conjunto dessas iniciativas torna possível destacar alguns pontos comuns: centralidade da corporação médica nas negociações com importante autonomia de gestão (p. ex., estabelecimento de clínicas de grupo sem fins lucrativos), ampliação da equipe, com destaque para inclusão de fisioterapeuta, terapeuta ocupacional e educador físico, mudanças nos modos de remuneração (capitação, incentivos por desempenho) e subsídios financeiros para apoiar a infraestrutura necessária.

Dos hospitais, 95% são instituições sem fins lucrativos, administradas por organizações comunitárias, religiosas ou autoridades provinciais. No caso do Quebec, esses estabelecimentos (incluindo centros de reabilitação, clínicas de repouso ou de cuidados de longa duração) são considerados pertencentes à rede pública, recebem orçamento anual e têm seu funcionamento regulamentado em lei. Há uma tendência de que os orçamentos estejam vinculados ao desempenho com incentivos por cumprimento de metas para diminuição de tempos e espera (p. ex., câncer, cirurgias ortopédicas). A partir dos anos 1980 houve uma expansão dos serviços privados sob contrato governamental na área de *nursing homes, day care centers* e *home care* para idosos, principalmente nas províncias de Ontário e Colúmbia Britânica (Contandriopoulos *et al.*, 1992). Mais recentemente, também houve crescimento do mercado de laboratórios privados na área de apoio diagnóstico ambulatorial (Marchildon, Allen & Merkur, 2020).

Na década de 1970, particularmente durante os primeiros anos da reforma do Quebec, foram criados diversos mecanismos de participação para aumentar o poder e o controle dos usuários nas instituições (representação em conselhos de administração, assembleias anuais nos territórios, conselhos consultivos). A influência dessas iniciativas no funcionamento dos serviços foi limitada e, gradativamente, esses mecanismos foram substituídos por fóruns, ouvidorias, encaminhamento de queixas e inquéritos de satisfação (Conill, 2012).

Há no Canadá uma forte tradição de formar comissões para enfrentar situações que se tornam problemáticas nos serviços de saúde. Essas comissões encomendam pesquisas, consultam grupos de interesses e entregam um relatório que embasa as decisões da política de saúde a ser adotada. De 1988 a 2003, doze comissões (provinciais e federais) e um fórum nacional fizeram recomendações em função do crescimento dos gastos e para adequar os serviços às novas necessidades (doenças crônicas). A análise de seu conteúdo mostrou o predomínio das seguintes temáticas: prevenção, promoção, regionalização, integração dos serviços, atenção primária à saúde, novas modalidades de pagamento (hospitais, médicos), garantias para consumo de medicamentos, tecnologias de informação, recursos humanos e maior diversidade de prestadores (incluindo o setor privado).

Em 1991, 60% dos canadenses consideravam o sistema de saúde excelente ou muito bom, mas as avaliações positivas diminuíram com o passar das décadas. Um estudo mais recente, realizado por Schneider *et al.* (2021), comparou 11 países desenvolvidos quanto a acesso, processo de cuidado, eficiência administrativa, equidade e resultados. O sistema canadense ficou na décima posição, com um escore abaixo da média. Entre os principais problemas que o *Medicare* tem enfrentado destacam-se a redução do financiamento federal, o controle de gastos nas províncias e territórios com fechamento de hospitais, a redução de leitos e a regulação da demografia médica com aumento dos tempos de espera para consultas e procedimentos (Conill, 2000, 2012; Marchildon, 2013). Em 2019 havia 2,5 leitos por 1.000 habitantes, número muito inferior à média dos países estudados pela OECD (Health at Glance, 2021). Apesar dos investimentos, a oferta de exames de imagem continuava baixa, quando comparada à de outros países desenvolvidos (Marchildon, Allin & Merkur, 2020).

Um conjunto de medidas para melhorar a qualidade dos serviços pode ser mencionado, incluindo garantias e acompanhamento de prazos máximos de espera para doenças prioritárias em quase todas as províncias e territórios (com acordo da *Canadian Medical Association*), fundos federais em áreas como câncer (*Canadian Partnership Against Cancer*), saúde mental (*Mental Health Commission of Canada*), segurança do paciente com diretrizes e padrões para boas práticas, principalmente o uso racional e seguro de medicamentos (*Canadian Patient Safety Institute*), além de reformas para incentivo à atenção primária (o principal programa em volume de recursos) (Thomson, 2011).

Força de trabalho em saúde

O *Royal College of Physicians and Surgeons* é responsável pelo registro de diplomas e pelos programas de pós-graduação da área médica. No Quebec, esse papel é exercido pelo *College des Médècins du Québec*. Existem 17 faculdades de medicina, todas públicas. Em 2017, 27% dos médicos tinham obtido seu diploma fora do país (Allin, Marchildon & Peckham, 2020).

Em 2019, a relação de médicos por 1.000 habitantes (2,7) estava abaixo da média da OECD (3,6). O controle da demografia médica foi uma das políticas utilizadas para conter gastos na década de 1990 e a análise do período 2000-2019 continuava a indicar um crescimento limitado desses profissionais. Esse controle se dá por meio de quotas anuais para ingresso na graduação. O número de generalistas (médicos de família) é levemente inferior ao de especialistas (47% *versus* 53%), e o Canadá ocupa uma posição de destaque na oferta desse tipo de profissional. Algumas províncias e territórios com populações rurais e autóctones em áreas distantes e isoladas têm dificuldades em fixar médicos, mesmo com salários que se situam entre os mais altos do país.

O número de pessoal de enfermagem (10 por 1.000 habitantes) está levemente acima da média da OECD, mas a razão enfermeiros/médicos (3,6) é muito superior (OECD, 2021a). No Canadá existe uma modalidade desses profissionais denominada *nurse practionners*, cuja formação permite um escopo maior de práticas, que inclui alguns tipos de prescrições e solicitação de exames. Esses profissionais têm sido considerados promissores nas reformas que visam assegurar a continuidade de cuidados mais integrais, além de assumirem importante protagonismo em regiões mais afastadas. Ao longo das últimas décadas houve um aumento do número de farmacêuticos, dentistas, psicólogos e fisioterapeutas.

Financiamento

Em 2019, o gasto em saúde era de US$5.370 dólares por habitante (PPC), representando 10,8% do PIB, valores acima da média da OECD. Desses gastos, 69% são públicos, provenientes de impostos federais e provinciais, em um porcentual inferior à média da OECD (71%). A participação de fontes do seguro social ou de municípios é mínima. Os gastos diretos (*out of pocket*) representam 13% e os com seguro privado, 13% (OECD, 2021a).

O pagamento desses seguros e de gastos diretos com saúde pode ser deduzido de impostos federais e provinciais, e as regras variam segundo cada província. A expressão *safety nets* tem surgido na descrição dos sistemas de saúde para referir medidas que atenuem gastos excessivos (*catastrophic coverage*). Nesse sentido, muitas províncias estabeleceram planos para cobrir gastos com medicamentos de pessoas sem seguro privado, além de auxílios para situações de gastos diretos maiores que 3% da renda ou US$1.816 com despesas permitidas passíveis de dedução, por exemplo (Allin, Marchildon & Peckham, 2020).

Os repasses para saúde constituem o principal programa de transferência de recursos federais para províncias e territórios, mas diminuíram muito no decorrer dos anos: em 2017-2018, correspondiam a apenas 24% das despesas (menos da metade de sua participação no início do *Medicare*). O modo de transferência dos recursos federais para os ministérios das províncias e territórios foi se modificando: primeiro era realizado por devolução de "pontos de impostos", depois foi associado a recursos para a educação. Atualmente existe um subsídio adicional recebido por algumas províncias que contam com menos recursos de modo a garantir a uniformidade da oferta

Capítulo 11 • Sistemas de Saúde da Alemanha, Canadá e EUA em Perspectiva Comparada

de serviços em todo o país (*Equalization and Territorial Formula Financing*) (Conill, 2012; Allin, Marchildon & Peckham, 2020; Marchildon, Allin & Merkur, 2020).

A repartição das despesas por função mostrava a seguinte composição em 2019: cuidados ambulatoriais (31%), hospitalares (20%), de longa duração (18%), produtos médicos (19%) e saúde pública/administração (11%). Os preços setoriais estão abaixo daqueles encontrados em países como Suíça, Israel, Reino Unido e Itália, mas os gastos farmacêuticos são elevados (US$811 por habitante [PPC]), e o Canadá ocupa o terceiro lugar entre os países analisados nesse quesito (OECD, 2021a).

Em 2020, a maior parte dos médicos ainda recebia por ato ou procedimento (72%). Alguns são assalariados em centros de saúde ou em ambulatórios de hospitais, tendo ocorrido um crescimento de novas modalidades de remuneração com pagamento pelo número de pacientes (capitação, desempenho ou formas mistas). Os valores recebidos por cirurgiões e especialistas permanecem superiores aos de médicos de família (Canadian Institute of Health Information, 2020).

Reformas recentes

A trajetória das reformas do sistema de saúde canadense se divide em três momentos:

1. **Década de 1970/1980:** implantação do seguro público de saúde universal com grande aceitação e níveis altos de satisfação.
2. **De 1980 ao final da década de 1990:** período de avaliações, restrições orçamentárias e ajustes, com início das dificuldades no acesso (listas de espera).
3. **De 2000 em diante:** desafios para controle dos custos, melhora da qualidade e mudança do modelo assistencial.

Após um período de retração e controle de gastos, a primeira década do século XXI foi marcada pelo aumento do papel de regulação federal para melhorar a qualidade dos serviços com a liberação de novos subsídios. Uma série de reuniões para enfrentamento dos problemas nos tempos de espera que ameaçavam a legitimação do *Medicare* garantiu acordos e recursos para melhorias na atenção primária, equipamentos, tecnologia de informação (prontuários eletrônicos, Telessaúde), cuidados domiciliares, promoção e prevenção (Accord on Health Care Renewal, 2003; A 10-Year Plan to Strengthen Health Care, 2004). Em 2007, todas as províncias e territórios aceitaram estabelecer garantias de tempos máximos de espera em áreas prioritárias (Health Canada, 2012).

Em 2008, o Conselho Canadense de Saúde divulgou um relatório com uma análise dos resultados das medidas implantadas, destacando que o aumento significativo de recursos havia melhorado o acesso, com melhor gestão das listas de espera e avanços em áreas prioritárias (artroplastias de quadril, joelho e cirurgia de catarata). No entanto, o progresso ainda era limitado nas seguintes áreas: uso racional de medicamentos, atenção primária, cuidados domiciliares, saúde das populações autóctones, recursos

humanos, tecnologias de informação e estímulo a uma cultura de prestação de contas (Conseil Canadien de la Santé, 2008).

Denis *et al.* (2011) realizaram um estudo sobre as lições a serem aprendidas a partir do esforço canadense para reorientar o sistema de saúde. Identificaram mudanças positivas no plano financeiro (maior aporte de recursos, novas modalidades de pagamento), na governança (normas, controle da qualidade, regionalização, gestão única de área) e no modo de prestação de serviços (medicina de família, redes, equipes, novas formas de cuidado de pacientes crônicos) e sugeriram um conjunto de temas a serem aprofundados, caso contrário os recursos investidos poderiam reproduzir a mesma dinâmica que necessitava ser modificada: formular estratégias em uma perspectiva sistêmica, ter uma concepção integrada das organizações, levar em conta as culturas profissionais, introduzir estímulos com governança e promover o desenvolvimento de um contrapoder (pacientes e informação com base em evidências).

Um relatório recente foi publicado pelo *Commissaire à la santé et au bien-être* (CSBE – órgão de defesa de direitos) em função dos problemas na prestação de cuidados para idosos no Quebec durante a pandemia (Gouvernement du Québec, CSBE, 2022). A situação também foi problemática em Ontário, e a atenção para esse grupo constitui um importante nó crítico dos serviços. O documento aponta impasses no sistema como um todo que interessa destacar. Assinala dificuldades pela excessiva centralização da gestão e difícil situação dos recursos humanos, alertando que o atual modelo estaria muito mais orientado para a produção de serviços do que para as necessidades e valores dos usuários. Seria importante aumentar a autonomia dos gestores, conferindo maior dinamismo local. Há também necessidade de expandir a cobertura pública da assistência farmacêutica e odontológica em todo o país. Em 2019 foi divulgado o relatório de um conselho criado pelo governo federal com argumentos favoráveis à implementação de um *National Pharmacare*. Se isso ocorrer, significará a maior expansão de financiamento público desde a criação do *Medicare* (Government of Canada, 2019).

Sabe-se que os efeitos negativos na forma como o acesso e a qualidade são percebidos pelos usuários constituem argumentos desfavoráveis aos sistemas nacionais de base solidária, favorecendo pressões para adoção de modelos privados. Ao serem menos segmentados, os sistemas públicos contribuem para coesão social e diminuição de desigualdades. Garantir adequações para superar desafios é um processo constante e fundamental para continuidade com sustentação social. A trajetória do sistema canadense tem sido marcada por movimentos desse tipo.

SISTEMA DE SAÚDE NOS ESTADOS UNIDOS DA AMÉRICA DO NORTE

O país

Os EUA são a maior a potência econômica, militar e cultural do planeta. Quarto país em território, vai do Atlântico ao Pacífico. Daquele, cobre extensa área do Caribe com um enclave em Porto Rico. No Pacífico, para além de sua costa, ocupa uma posição na Oceania com o Havaí e algumas ilhas. Tangencia a Ásia e, nesta, a Federação Russa, pelo Alasca. Tem mais de 650 bases militares espalhadas por todos os continentes, além das instaladas em seus próprios territórios. Conta com o maior arsenal atômico e a mais desenvolvida indústria bélica. Sua moeda, o dólar, preside praticamente todas as transações comerciais entre os países, sendo o único país que pode se endividar em sua própria moeda. O idioma inglês domina a comunicação entre países, e sua música frequenta direta ou adaptada a agenda popular por toda parte. Seu estilo de vida é copiado e estimulado pela televisão, cinema e técnicas publicitárias. Sua vanguarda tecnológica de inovação ocupa mais de 80% do que acontece no início no século XXI.

Depois da chegada de Colombo à América, seu território foi ocupado pelos espanhóis, seguidos pelos franceses ao longo do Mississipi, logo depois pelos holandeses ao norte, na nova Amsterdã, transformada em Nova Iorque com a chegada dos ingleses no final do século XVII. Daí para frente os colonos britânicos, com o auxílio do capital inglês, iniciaram seus processos de expansão territorial, até proclamarem sua independência, em 1776, sem, entretanto, romperem com seus vínculos financeiros com a pátria de origem. Expandiram suas fronteiras para o sul e para o oeste, comprando terras da França e da Espanha, derrotando mexicanos e dizimando a população indígena nativa (Wikipedia, 2022).

Os EUA são uma república presidencialista composta por uma federação de 50 estados e o distrito de Colúmbia, onde se localiza a capital Washington (Figura 11.3). O poder legislativo é bicameral, com uma câmara e um senado. O poder judiciário é composto por uma Corte Suprema e tribunais inferiores. Os estados gozam de grande autonomia e são governados por um governador e um legislativo também bicameral. O nível local é organizado em condados.

Proteção social em saúde

Os EUA são o único país rico que não dispõe de um sistema universal de proteção e de atenção à saúde. Seu sistema de saúde é misto, com financiamento público e privado, e prestadores dominantemente privados de caráter lucrativo e filantrópico. A maior parte das prestações é intermediada por terceiras partes pagadoras privadas, os planos e seguros de saúde.

Os EUA diferenciam-se de outros países de industrialização avançada pelo caráter residual da intervenção governamental em saúde, com predomínio do mercado privado no asseguramento e na prestação de serviços de saúde. A proteção social em saúde é segmentada com cobertura predominantemente por seguros privados (66,5%); apenas um terço da população é coberta por seguros públicos (34,5%) e 8,6% permanecem sem cobertura (Tabela 11.2).

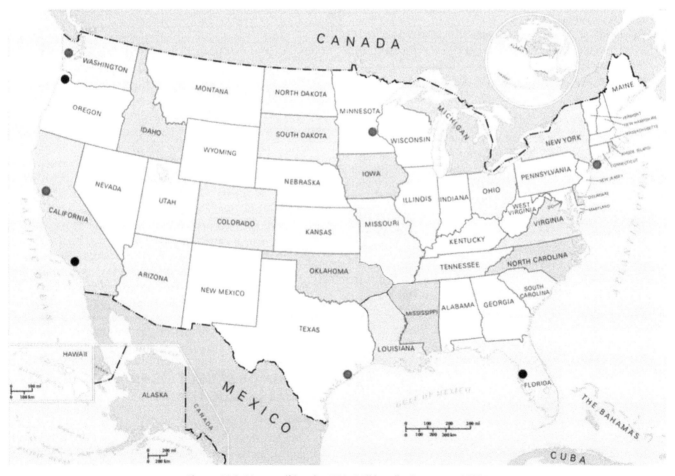

Figura 11.3 Mapa político dos EUA. (Wikimedia Commons, 2022.)

Tabela 11.2 Tipos de cobertura de atenção de saúde – EUA, 2020

Tipo de cobertura	Número (milhares)	Porcentagem (%)
Qualquer cobertura	297.680	91,4
Qualquer plano privado	216.532	66,5
Planos empresariais	177.175	54,4
Planos individuais	34.041	10,5
Outros	19.987	6,1
Governo	113.337	34,8
Medicare	59.844	18,4
Medicaid	59.844	18,4
Veteranos	2.979	0,9
Sem cobertura	**27.957**	**8,6**
População total	25.638	100,0

Fonte: Keisler-Starkey & Bunch, 2021.

Dez características básicas distinguem o sistema de saúde dos EUA da maioria de outros países: (1) nenhum órgão central governa o sistema; (2) o acesso a serviços de saúde depende seletivamente da cobertura do seguro saúde; (3) os cuidados de saúde são prestados por mercado extremamente imperfeito; (4) os seguros funcionam como uma terceira parte intermediária entre financiadores e prestadores; (5) a existência de múltiplos pagadores torna o sistema muito complicado; (6) o jogo de poder entre os vários atores evita que qualquer entidade singular domine o sistema; (7) riscos de processos legais de má prática influenciam o comportamento dos médicos; (8) o desenvolvimento de novas tecnologias gera uma demanda automática para seu uso; (9) novos ambientes de serviços evoluíram ao longo de um *continuum*; e (10) qualidade e valor estão se tornando pedras angulares para a prestação de cuidados (Shi & Singh, 2022).

Saúde pública

As ações de Saúde Pública são predominantemente exercidas pelo setor público. Embora os cuidados de saúde dos EUA sejam frequentemente chamados de um sistema, este termo pode ser enganoso porque um sistema de saúde verdadeiro e coeso não existe no país.

O órgão central do governo para coordenação das ações de saúde é o Departamento de Saúde e Serviços Humanos (Department of Health and Human Services [DHHS]), que coordena as ações de Saúde Pública propriamente ditas e a prestação de cuidados de saúde diretamente prestadas ou financiadas pelo governo federal.

As ações de Saúde Pública, aqui entendidas como "esforços comunitários organizados dirigidos à prevenção da doença e promoção da saúde" focados "na sociedade como um todo e na comunidade" (Institute of Medicine, 1988), são da responsabilidade dos três níveis de governo. As principais agências sob responsabilidade federal são:

- **Centros para o Controle e Prevenção de Doenças (*Centers for Disease Control and Prevention* [CDC]):** principal agência para desenvolvimento e implementação das medidas de prevenção e controle de doenças, de atividades de saúde ambiental, promoção da saúde e educação em saúde, o CDC trabalha em articulação com os governos estaduais.
- **Institutos Nacionais de Saúde (*National Institutes of Health* [NIH]):** liderança mundial na pesquisa biomédica, com 27 centros e institutos, realiza diretamente e financia pesquisas em outros centros e instituições nacionais e estrangeiras.
- **Administração de Alimentos e Drogas (*Food and Drug Administration* [FDA]):** responsável pela segurança e controle da qualidade de todos os alimentos (à exceção das carnes), medicamentos, sangue e hemoderivados, vacinas, tecidos para transplante, equipamentos e dispositivos médicos, cosméticos e dispositivos que emitem radiação. Todos esses produtos devem ser aprovados pelo FDA antes de sua comercialização.
- **Agência para o Registro de Doenças Causadas por Substâncias Tóxicas (*Agency for Toxic Substances Diseases Registry* [ATSDR]):** auxilia a prevenção de exposição a substâncias nocivas listadas pela Agência Nacional de Proteção Ambiental.
- **Agência para a Pesquisa e Qualidade dos Serviços de Saúde (*Agency for Healthcare Quality and Research* [AHRQ]):** apoia a pesquisa e a qualidade em sistemas e serviços de atenção à saúde. Abriga a Força-Tarefa de Serviços Preventivos (*US Preventive Services Task Force*) e organiza e financia estudos de efetividade de procedimentos médicos diagnósticos e terapêuticos.

Além dessas agências, há o Serviço de Saúde Indígena, a Administração de Serviços de Saúde Mental e Abuso de Substâncias e a Administração de Recursos e Serviços de Saúde. Outros ministérios e agências têm um papel importante na saúde pública, merecendo destaque o Departamento de Agricultura, a Agência de Proteção Ambiental, a Administração Nacional da Segurança nos Transportes em Autoestradas e a Administração da Segurança e Saúde Ocupacional (DHHS, 2022).

Programas governamentais

Os principais programas do governo são o *Medicaid* (pobres), o *Medicare* (idosos), o CHIP (crianças) e o programa para os veteranos de guerra. A Tabela 11.2 mostra a cobertura populacional em saúde de cada segmento em 2020.

Medicaid

Programa conjunto do governo federal e dos estados destinado aos segmentos de baixa renda, o *Medicaid* é administrado pelos estados segundo um conjunto de normas federais. O governo federal participa do financiamento cobrindo entre 50% e 70% dos recursos, com participação menor nos estados mais ricos, como Washington, e maior nos mais pobres, como Alabama e Mississipi. Em função de sua estrutura descentralizada, os estados têm razoável autonomia para decidir quem é coberto (quem são os "pobres"), qual o pacote de benefícios ofertados e quanto é pago aos prestadores de serviços. De maneira geral, além do critério financeiro, para ser coberto pelo

Medicaid o indivíduo deve pertencer a um grupo elegível: crianças, gestantes, adultos com menores dependentes, pessoas com incapacidades graves ou idosos.

Muitos estados apresentam cobertura superior à requerida pela lei federal. Aproximadamente metade dos estados garante cobertura para crianças até 150% da linha federal de pobreza (LFP) de US$27.750 por ano para uma família de quatro pessoas (em 2022). A elegibilidade de adultos é mais restrita. Em 33 estados, para pais que trabalham, o limite é inferior a 100% da LFP e, em 17 desses, inferior a 50%. Adultos capazes sem menores dependentes não são amparados pela lei federal, e os estados que lhes oferecem cobertura o fazem sem contrapartida federal (The Henry Kaiser Family Foundation, 2012).

Medicare

O *Medicare* é um seguro social administrado pelo governo federal e operado por seguradoras privadas contratadas destinado ao atendimento de cidadãos americanos com mais de 65 anos que tenham ou cujos cônjuges tenham contribuído por mais de 10 anos durante sua vida laboral. Pessoas com menos de 65 anos podem ter direito ao programa, caso tenham recebido pagamentos do Seguro Social por Incapacidades ou sejam portadoras de doença renal em fase terminal ou esclerose lateral amiotrófica. O programa é financiado por impostos gerais do governo federal (41%), por contribuições sobre a folha de salários (37%) e prêmios dos beneficiários (14%) e outras fontes.

O *Medicare* está organizado em quatro partes separadas. A Parte A abrange internações hospitalares, internações em instalações de enfermagem especializada, algumas visitas domiciliares de saúde e cuidados paliativos. Os benefícios dessa parte estão sujeitos a uma franquia (US$1.364 por período de benefício em 2019). A Parte A também exige cosseguro para internações prolongadas no hospital e nos serviços de enfermagem.

A Parte B abrange consultas médicas, serviços ambulatoriais, serviços preventivos e algumas visitas domiciliares de saúde. Muitos benefícios da Parte B estão sujeitos a franquia (US$185 em 2019) e, normalmente, cosseguro de 20%. Nenhum cosseguro ou franquia é cobrado por uma visita anual de bem-estar ou por serviços preventivos classificados como A ou B pela Força-Tarefa de Serviços Preventivos dos EUA, como mamografia ou exames de câncer de próstata.

A Parte C refere-se ao programa *Medicare Advantage*, por meio do qual os beneficiários podem se inscrever em um plano de saúde privado, como uma organização de manutenção de saúde (HMO) ou uma organização provedora preferencial (PPO), e receber todos os benefícios da Parte A e da Parte B cobertos pelo *Medicare* e normalmente também os benefícios da Parte D.

A Parte D abrange medicamentos prescritos ambulatorialmente por meio de planos privados que contratam o *Medicare*, incluindo planos de medicamentos prescritos autônomos (PDPs) e os planos *Medicare Advantage* com cobertura de medicamentos prescritos (MA-PDs). O benefício da Parte D ajuda a pagar os custos de medicamentos dos inscritos e oferece cobertura para custos de medicamentos muito altos. Está disponível assistência financeira adicional para beneficiários com baixos rendimentos e bens modestos. Os inscritos pagam prêmios mensais e compartilhamento de custos para prescrições, com custos variando de acordo com o plano. A inscrição na Parte D é voluntária. Cerca de um em cada quatro inscritos recebe subsídios de baixa renda (Kaiser Family Foundation, 2019).

Programa de Seguro Saúde das Crianças (*Children's Health Insurance Program* [CHIP])

O CHIP foi criado em 1997 como complemento ao *Medicaid* para cobrir menores de 18 anos cujos pais têm renda superior aos requisitos para o *Medicaid* e que não têm renda para contratar um plano privado. O CHIP oferece uma cesta mais restrita de benefícios, e os estados têm mais liberdade para cobrar prêmios e copagamentos. No início de 2012, quase todos os estados, à exceção de quatro, ofereciam o programa para crianças cujas famílias atingiam até 200% da LFP. O governo federal cobre metade dos gastos com o programa até um teto definido para cada estado (Healthcare.gov, 2022)

Administração da Saúde dos Veteranos (*The Veterans Health Administration* [VHA])

A VHA presta cuidados de saúde aos veteranos de guerra e seus dependentes através de uma rede nacionalizada de serviços ambulatoriais e de internação (VHA, 2022).

Além desses programas federais há diversos hospitais estaduais para doentes mentais e uma extensa rede de serviços locais de saúde administrados pelos condados.

Planos e seguros privados

A maior parte dos estadunidenses tem sua atenção à saúde coberta por planos e seguros privados de saúde contratados por seus empregadores (54,4%). Esses planos e seguros ofertados constituem um salário indireto e não estão sujeitos a impostos ou taxas, podendo cobrir apenas o empregado ou incluir seus dependentes. A proporção de empresas que oferecem esse tipo de cobertura varia de acordo com seu tamanho. Em 2019, a proporção era de 56% para as pequenas empresas (de três a 199 empregados) e de 99% para as firmas com mais de 200 empregados. Mesmo nas empresas que oferecem seguros, nem todos os trabalhadores são cobertos em função de carga horária de trabalho ou carências. Outros não estão cobertos porque ou estão cobertos pelo plano de seu cônjuge ou por conta do custo da cobertura. Apenas um quarto das grandes empresas estende a cobertura para depois da aposentadoria. Em 2019, o valor médio anual dos planos individuais era de US$7.188 e de US$20.576 para famílias (Shi & Singh, 2022).

Há diversas maneiras das operadoras de planos e seguros de saúde se relacionarem com os prestadores de serviço:

- **Pagamento por procedimento ou ato:** constitui a forma mais tradicional de seguro, garantindo cobertura das despesas efetuadas. As restrições são dadas pela lista de procedimentos cobertos. Em geral, não há restrição quanto à escolha do prestador dos serviços. A operadora paga diretamente ao prestador ou reembolsa o beneficiário. Os valores pagos aos profissionais são fixados por tabelas do que é considerado "comum, habitual e razoável". O pagamento aos prestadores institucionais se dá pelo que é cobrado. Costuma haver uma franquia e é cobrado um cosseguro. A maior parte das operadoras exige autorização prévia para realização de procedimentos eletivos e uma segunda opinião para procedimentos de alto custo.

- **Planos de serviços:** empregados basicamente pelo sistema Blue Cross e Blue Shield, constituído por 34 companhias locais e independentes, e pela associação nacional Blue Cross Blue Shield (The Blue Cross Blue Shield System, 2022), são o mais antigo sistema de pré-pagamento funcionando nacionalmente nos EUA. Nos planos de serviços, os prestadores contratados aceitam algumas regras, como reembolso direto pelo plano, tarifas previamente acordadas e autorização para auditoria. Assim como o anterior, os planos podem exigir autorização prévia e segundas opiniões.
- **Organizações de Prestadores Preferenciais (*Preferred Provider Organizations* [PPO]):** as PPO são semelhantes aos planos de serviço, mas apresentam algumas diferenças. Os planos podem reduzir substantivamente a lista de prestadores credenciados. Em geral, o pagamento aos prestadores é menor, e podem coexistir listas diferenciadas com padrões de remuneração variados. Da mesma maneira, são exigidas autorização prévia e segundas opiniões. Costumam existir franquias e cosseguros. Uma característica é que os planos costumam reduzir o pagamento se o prestador procurado não estiver na lista (Kongstvedt, 2020).
- **Organizações de Manutenção da Saúde (*Health Maintenance Organizations* [HMO]:** as HMO diferem radicalmente das modalidades anteriores. Embora possam existir HMO de "acesso aberto" que se assemelhem às PPO, a grande maioria das HMO administra o uso de serviços de maneira mais rigorosa. As prestações aos beneficiários são efetuadas em conformidade com os procedimentos autorizados pelas HMO. As HMO dividem-se em duas grandes categorias: painel aberto e painel fechado. No caso do painel aberto, os médicos e outros profissionais são contratantes independentes que atendem os pacientes em seus próprios consultórios, podendo manter contratos com outros planos. Cada beneficiário deve escolher um único profissional para ser seu médico de cuidados primários e esse médico funciona como um "porteiro" (*gatekeeper*) que deve autorizar o uso de todos os serviços, exceto os de urgência e emergência. Os médicos dos planos de painel fechado trabalham exclusivamente para e habitualmente nas instalações das HMO e podem ser contratados em grupos ou diretamente pela HMO.

Planos de Saúde com Franquia Elevada e Opção de Poupança (*High-Deductible Health Plans with Savings Option* [HDPHP/SO])

Em anos recentes, muitos empregadores passaram a oferecer planos, em qualquer das modalidades anteriores, com franquias mais elevadas, ao mesmo que tempo

que criaram esquemas especiais de reembolso através de fundos mantidos por contribuições dos próprios empregadores ou por contas especiais de poupança mantidas pelos empregados ou por empregados e empregadores.

Em 2012, os valores anuais médios dos prêmios pagos pelos seguros oferecidos pelos empregadores eram de US$5.615 para cobertura individual e de US$15.745 para cobertura familiar. Os trabalhadores contribuem, em média, com 18% do valor do prêmio para as coberturas individuais e 28% para as coberturas familiares. Cinquenta e seis por cento dos trabalhadores estavam cobertos na modalidade de PPO, 19% de HDHP/SO e 16% por HMO. Apenas 1% era coberto pelas modalidades tradicionais de seguro aberto. Grande parte dos trabalhadores, sobretudo na modalidade de PPO, incorre em gastos adicionais quando procura os serviços, com franquias variando de US$733 a US$2.086 (HDPH/SO), devendo também arcar com copagamento em consultas médicas e cosseguros em alguns casos (Kongstvedt, 2020).

O mercado de planos de saúde é fortemente concentrado. Em 2020, levantamento regularmente feito pela Associação Médica Americana revelou que em 91% dos mercados estudados (estados e áreas metropolitanas) pelo menos uma seguradora tinha uma fatia do mercado superior a 30% e em 46% dos mercados uma única seguradora detinha pelo menos 50%. Dez seguradoras apenas detinham 69% do mercado (American Medical Association, 2021).

Força de trabalho em saúde

Em 2019 havia 22,261 milhões de pessoas diretamente empregadas pelo sistema de serviços de saúde, das quais cerca de 7 milhões em serviços hospitalares, 2 milhões em serviços ambulatoriais e 1,8 milhão em instituições asilares e residenciais. Em 2015, havia 871 mil médicos em atividade, dos quais pouco mais de 25% eram graduados internacionais. Os médicos de família e clínicos gerais correspondiam apenas a 9,8%. Agregados como médicos de primeiro contato, os internistas e pediatras, o que não é correto, pelo menos no que diz respeito aos internistas, a proporção de não especialistas atingiria 34,6%. Para o mesmo ano, havia 2,583 milhões de enfermeiros em atividade (Shi & Singh, 2022).

Além da má distribuição, há análises que preveem para o futuro uma escassez de pessoal de saúde, incluindo médicos e enfermeiros. Já são consideradas críticas as áreas da atenção primária, de cuidados crônicos e prolongados, de saúde mental e bucal. As mudanças decorrentes do envelhecimento populacional e no perfil de morbidade têm colocado necessidades de diversificação profissional e maiores esforços na formação interdisciplinar (Salsberg, 2011).

Nos EUA existiam, em 2015, quase 65 mil médicos osteopatas autorizados a exercer a medicina e que defendem uma teoria de que "o corpo pode produzir seus próprios remédios, dadas relações estruturais normais, condições ambientais e nutrição. Difere da medicina alopática ao dedicar maior atenção à mecânica do corpo e a métodos manipulativos para o diagnóstico e tratamento".

A maior parte das escolas médicas faz parte de centros médicos acadêmicos que incluem hospitais terciários. Em

2006 havia 125 escolas com o ingresso de 17.370 alunos no primeiro ano. Depois de 4 anos de ciclo clínico, os dois últimos de internato, os alunos devem prestar exames para receber a licença de prática que envolve conhecimentos científicos básicos, conhecimentos e habilidades clínicas. Apesar da ênfase em cuidados primários e na abordagem geral dos pacientes, boa parte do ensino se dá em hospitais terciários. Para poder praticar a medicina após a graduação, o médico deve completar pelo menos 1 ano de ensino pós-graduado, geralmente sob a forma de programas de residência. Depois da residência, o médico pode ainda se subespecializar em períodos mais longos. Todos os médicos devem ser certificados por *Boards* de sua especialidade. Boa parte dos programas de residência é financiada pelo *Medicare* (Brewer & Rosenthal, 2008).

A formação de pessoal de enfermagem é bastante variada. Após 2 a 3 anos de formação universitária, pode-se registrar como enfermeiro (*Registered Nurse* [RN]). Para praticar, os formandos também devem ser aprovados por exame específico desenvolvido pelo Conselho Nacional de *Boards* de Enfermagem. Há também enfermeiras clínicas ou enfermeiras de práticas avançadas (*Nurse Practitioner* [NP]) que completam treinamento pós-graduado em várias especialidades e podem diagnosticar e tratar pacientes. Enfermeiras parteiras também necessitam de treinamento pós-graduado (Kreitzer, Kliger & Meeker, 2009).

Financiamento

Os EUA, com seu sistema fundado no mercado, são o país com o maior volume de gasto total e *per capita* em saúde do mundo. Em 2020, os gastos totais em saúde atingiram a cifra de 4,1 trilhões de dólares, correspondentes a 19,7% do PIB e a um gasto *per capita* anual de US$12.530.

As Tabelas 11.3 e 11.4 apresentam os principais tipos de gasto e as principais fontes de financiamento. É extremamente significativa a importância do gasto privado que atingia, em 2019, 55% do gasto total em saúde. Quando se leva em conta o montante do gasto total, isso significa 2,250 trilhões de dólares apropriados diretamente por arranjos privados.

Reformas recentes

Dois grandes conjuntos de questões ocupam de maneira central a agenda de reforma do sistema de saúde: a cobertura da população não segurada e a elevação

Tabela 11.3 Principais fontes de financiamento dos serviços de saúde – EUA, 2019

Fonte	Porcentagem
Privados	**55**
Empresas	19
Domicílios	28
Outros privados	7
Governo	**45**
Federal	29
Estados e locais	16

Fonte: Martin *et al.*, 2021.

Tabela 11.4 Proporção dos gastos em saúde por tipo de serviço ou produto – EUA, 2020

Tipo de serviço ou produto	Porcentagem
Cuidados hospitalares	31
Serviços médicos e clínicos	20
Medicamentos no varejo	8
Serviços de cuidados prolongados e similares	5
Serviços odontológicos	3
Cuidados domiciliares	3
Demais serviços e produtos	30

Fonte: Centers for Medicare & Medicaid Services, 2021.

constante dos gastos em saúde com comprometimento de parcelas crescentes da riqueza nacional.

O tema da reforma na saúde ocupa lugar de destaque na disputa política norte-americana desde o início da década de 1990. Esteve presente maciçamente na agenda do Partido Democrata, particularmente do presidente Bill Clinton (1993-2001), que teve sua proposta derrotada no Congresso, e do presidente Barack Obama (2009-2017), que logrou uma vitória importante, mas parcial e instável, com a aprovação pelo Congresso do *Patient Protection Affordable Care Act* (ACA) em março de 2010, popularmente conhecido como *Obamacare*. Naquela ocasião, havia nos EUA aproximadamente 44 milhões de pessoas sem seguro, o equivalente a 15% da população; além disso, cerca de 41 milhões tinham seguros insuficientes para cobrir as principais necessidades de saúde.

A lei englobou um amplo conjunto de regras e provisões sobre questões relativas à organização do setor, no âmbito dos seguros públicos e privados, sendo quase todas implementadas a partir de 2014. Para expansão da cobertura, algumas estratégias estabelecidas pela ACA foram centrais: a primeira delas foi o *mandato individual*, que exigiu que quase todos tivessem seguro de saúde – com algumas poucas exceções, como aqueles com objeções morais ou religiosas, nativos americanos, imigrantes sem documentação e prisioneiros – ou para aqueles cuja opção de plano de menor custo superasse 8% de sua renda. Houve subsídios federais para aquisição de planos privados.

Outra estratégia foi a *expansão do Medicaid* nos estados federados, com subsídios governamentais para os indivíduos e famílias de baixa e média renda que anteriormente não eram elegíveis para o programa; entretanto, a Suprema Corte, em 2012, tornou essa expansão opcional com o argumento de que a lei feria a autonomia dos estados. Até 2019, 37 estados (incluindo Washington, DC) adotaram a expansão do *Medicaid* (Kaiser Family Foundation, 2019b).

Para o cumprimento do mandato individual, a ACA instituiu a criação de mercados estaduais de seguro saúde – mercados *online* onde as seguradoras competem para vender apólices estaduais e/ou federais para indivíduos e pequenas empresas; nos estados que não instituíssem os ditos mercados, o governo federal seria obrigado a instituí-los para os residentes desses estados.

Incluiu, ainda, subsídios para indivíduos e famílias com renda entre 138% e 400% da LFP para ajudá-las a adquirir seguros por meio desses mercados.

Além disso, a *emissão garantida* foi outra estratégia que obrigou as seguradoras a venderem apólices de seguro a todos os que desejassem adquiri-las, independentemente de condições preexistentes, a uma taxa fixa para cada categoria de idade, *status* de uso de tabaco, dentro de um tamanho específico de família (Rice *et al.*, 2020).

A ACA impôs ainda multa aos empregadores com mais de 50 funcionários que não fornecessem seguro saúde para 95% destes, o que foi denominado *Employer Shared Responsibility Provision* (ESRP). Entretanto, a obrigatoriedade dessa multa foi suspensa em 2017 e, em 2022, só era aplicada no distrito de Colúmbia e em quatro estados (Norris, 2022).

Outra contribuição importante foi a ampliação do acesso à atenção primária, com aumento dos fundos para clínicas locais e centros de saúde federais. Além disso, foram criados mecanismos de gerenciamento do acesso aos planos, com padrões mínimos de cobertura, o fim das limitações de condições preexistentes nas apólices e a eliminação de pagamentos máximos vitalícios nos sinistros de seguros (Reuters, 2010).

Em seu texto inicial, a lei previa a penalidade de multa por não asseguramento, determinada pelo mandato individual, que foi abolida em dezembro de 2017, uma vitória parcial para o Partido Republicano, que vinha tentando revogar a ACA desde sua assinatura, em 2010; no entanto, o mandato individual e a ESRP, que também foi objeto de ação na Suprema Corte pelos republicanos, permanecem vigentes na ACA (The Washington Post, 2017).

A questão da redução dos gastos com saúde foi abordada na ACA com a reforma dos pagamentos ao *Medicare*, criação de métodos de pagamento agrupados e estabelecimento de um ambicioso programa de financiamento de pesquisas de efetividade comparada de alternativas diagnósticas e tratamento visando à identificação e à implementação de maior custo-efetividade na prestação de cuidados de saúde.

A lei introduziu ainda uma série de medidas destinadas a proteger contra aumentos dos custos, as quais incluem incentivos para melhoria da produtividade, reduções nos subsídios aos programas *Medicare Advantage* e penalidades pagas pelos hospitais por baixo desempenho, como as readmissões inadequadas, e por grandes empregadores que não fornecem aos trabalhadores um seguro adequado (Rice *et al.*, 2020).

A ACA estabeleceu algumas mudanças não diretamente ligadas à assistência à saúde, como oportunidades e benefícios para os consumidores, maior transparência, melhoria da saúde pública, papel ampliado para a FDA, apoio à educação da equipe médica, aumento do financiamento de pesquisas e redução de fraudes (Rice *et al.*, 2020).

No geral, a ACA aumentou o número de pessoas com seguro de saúde, principalmente dos que já apresentavam condições preexistentes; no entanto, não solucionou o problema de todos os não assegurados nos EUA. Ainda assim, esses passaram de 44 milhões em 2013 para menos de 28 milhões em 2017, principalmente devido à expansão do *Medicaid* e aos subsídios para a compra de seguro de saúde individual nos mercados da ACA.

O aumento dos mecanismos de proteção ao consumidor foi especialmente importante para evitar custos proibitivos, ainda que as decisões tomadas no primeiro ano do governo Trump tenham enfraquecido ou eliminado algumas dessas regulamentações.

Em agosto de 2022, o governo Biden aprovou no Congresso um pacote de medidas econômicas denominado Lei para Redução da Inflação (*Inflation Reduction Act*) em valor superior a 1,3 trilhão de dólares (The White House, 2022) com provisões para a área da saúde. Para Lewitt (2022), da Fundação Kaiser Permanente, essa lei constitui a maior iniciativa legislativa desde a passagem da ACA. Ela introduz mecanismos de controle de preços de medicamentos, particularmente para os beneficiários do *Medicare*, estabelecendo um teto de despesas com medicamentos do próprio bolso em US\$2.000, vacinas gratuitas e um teto para gastos com insulina. Além disso, estendeu subsídios aos prêmios do ACA em uma média de US\$800 por ano.

Como pode ser visto, os EUA caminham de uma maneira muito particular, com forte ênfase no mercado de planos de saúde, para alcançar a universalidade de cobertura de seus cidadãos. Os cerca de dez milhões de imigrantes ilegais que ali residem e trabalham continuam sem cobertura no país mais rico do mundo. A lei continuará enfrentando fortes críticas e ameaças de retrocesso por parte do Partido Republicano. Os grupos políticos mais à esquerda ficaram frustrados com os fortes subsídios indiretos que continuarão a ser ofertados aos negócios da saúde. Contudo, para os americanos sem cobertura assistencial definitivamente foi dado um grande passo em 2010 e, embora a qualidade geral e o impacto financeiro da ACA venham sendo avaliados desde então, seus resultados ainda não foram determinados.

CONSIDERAÇÕES FINAIS

Uma lição importante que nos deixa a pandemia é a de que sistemas de saúde fundados no mercado e orientados para o lucro não conseguem abordar os problemas coletivos que exigem uma atuação em prol do interesse comum de defesa da vida. Na comparação entre 11 países de elevado desenvolvimento econômico realizada por Schneider *et al.* (2021), os EUA ocupam a última posição e apresentam o pior desempenho. Embora tenham os maiores gastos com saúde, posicionam-se no último lugar em acesso aos cuidados, em eficiência administrativa, em equidade e em resultados em saúde. Quanto mais mercado nos sistemas de saúde, maiores os gastos, menor a eficiência e maiores as desigualdades.

Embora com diferenças importantes, a trajetória dos países analisados mostra tendências comuns com gastos elevados, grande consumo farmacêutico e dificuldades na reorientação dos serviços muito focados na atenção médica. As pressões decorrentes da transformação da doença em mercadoria geradora de grande valor levam a um desafio quase permanente de equilibrar sustentabilidade com qualidade. Características da transição demográfica e epidemiológica (envelhecimento populacional, sobrepeso, obesidade), também comuns a esses países, constituem mais um argumento sobre a importância da promoção da saúde com ação sobre os determinantes sociais, de cuidados de proximidade e do estímulo à atenção primária integral.

Referências

Allin S, Marchildon G, Peckham A. The Canadian Health Care System. In: Tikkanen R, Osborn R, Mossialos E, Djordjevic A, Wharton G (eds.) International Profiles of Health Care Systems, The Commonwealth Fund, 2020. Disponível em: https://www.commonwealthfund.org/international-health-policy-center/system-profiles. Acesso em 9 ago 22.

American Medical Association. Competition in health insurance: A comprehensive study of U.S. markets. 2021 update. Disponível em: https://www.ama-assn.org/system/files/competition-health-insurance-us-markets.pdf. Acesso 31 ago 2022.

Blümel M, Spranger A, Achstetter K, Maresso A, Busse R. Germany: Health system review. Health Systems in Transition. 2020; 22(6):i-273. Disponível em: https://apps.who.int/iris/handle/10665/341674. Acesso em 27 ago 22.

BMG – Bundesministerium für Gesundheit. Daten des Gesundheitswesen 2021. Disponível em: www.bmg.de. Acesso em 17 ago 2022.

Brasil. Ministério da Saúde. Contas de saúde na perspectiva da contabilidade internacional: conta SHA para o Brasil, 2015 a 2019. Ministério da Saúde, Fundação Oswaldo Cruz, Instituto de Pesquisa Econômica Aplicada. Brasília: IPEA, 2022. Disponível em: http://repositorio.ipea.gov.br/handle/11058/11014. Acesso em 27 ago 22.

Brewer CS, Rosenthal TC. The Health Care Workforce. In: Kovner JAR, Knickman JR. Jonas and Kivner's health care delivery in the United States. 9. ed. Nova Iorque: Springer, 2008.

Busse R, Blümel M, Knieps F, Bärnighausen T. Statutory health insurance in Germany: a health system shaped by 135 years of solidarity, self-governance, and competition. The Lancet, ago 2017; 390(10097):882-97. Disponível em: https://www.thelancet.com/action/showPdf?pii=S0140-6736%2817%2931280-1.

Busse R, Riesberg A. Health care systems in transition: Germany. Copenhagen: WHO Regional Office for Europe on behalf of the European Observatory on Health Systems and Policies. 2004. Disponível em: http://www.euro.who.int/__data/assets/pdf_file/0018/80703/E85472.pdf. Acesso em 07 set 2022.

Canadian Institute of Health Information. A profile of physicians in Canada. 2020. Disponível em: https://www.cihi.ca/en/a-profile-of-physicians-in-canada-2020. Acesso em 22 ago 2022.

Centers for Medicare & Medicaid Services. National Health Expenditures 2020 Highlights. 2021. Disponível em: https://www.cms.gov/files/document/highlights.pdf. Acesso em 20 ago 2022.

Conill EM. A recente reforma dos serviços de saúde na província do Québec, Canadá: As fronteiras da preservação de um sistema público. Cadernos de Saúde Pública 2000;16:893-971.

Conill EM. Sistemas comparados de saúde. O caso do Canadá e as particularidades do Quebec. In: Campos GWS, Alcântara Bonfim JR, Minayo MCS, Akerman M, Drumond Junior M, Carvalho YM (orgs.) Tratado de Saúde Coletiva. 2. ed. São Paulo: Hucitec, 2012: 615-23.

Conseil Canadien de la Santé. Relancer la réforme: renouvellement des soins de santé au Canada, 2003-2008. Toronto: Conseil Canadien de la Santé, 2008. Disponível em: publications.gc.ca/pub?id=9.684319&sl=0. Acesso em 29 ago 22.

Contandriopoulos AP, Lesemann F, Lemay A. Private markets in health and welfare. The situation in Canada. Groupe de Recherche Interdisciplinaire en Santé (GRIS), Université de Montréal, Document N92-02. 1992.

Denis JL et al. Analyse des initiatives pour la transformation des systemes de soins de santé: des leçons à tirer pour le système de santé du Canada. Ottawa (CA), mai 2011. Disponível em: https://www.worldcat.org/pt/formats-editions/760992801. Acesso em 29 ago 22.

DHS – Department of Health and Human Services. HHS Agencies & Offices, 2022. Disponível em: https://www.hhs.gov/about/agencies/hhs-agencies. Acesso em 23 ago 2022.

Gerlinger T. Gesundheitsreform in Deutschland. Hintergrund und jüngere Entwicklungen. In: Manzei, A., Schmiede, R. (eds.) 20 Jahre Wettbewerb im Gesundheitswesen. Gesundheit und Gesellschaft. Wiesbaden: Springer VS, 2014. Disponível em: https://doi.org/10.1007/978-3-658-02702-5_2.

Giovanella L, Stegmüller K. Crise financeira europeia e sistemas de saúde: universalidade ameaçada? Tendências das reformas de saúde na Alemanha, Reino Unido e Espanha. Cad. Saúde Pública, 2014; 30(11):2263-81. Disponível em: https://www.scielo.br/pdf/csp/v30n11/pt_0102-311X-csp-30-11-2263.pdf.

Giovanella L. Solidariedade ou competição: políticas e sistema de atenção à saúde na Alemanha. Rio de Janeiro: Ed. Fiocruz, 2001. Disponível em: https://books.scielo.org/id/2bvx9/pdf/giovanella-9786557080979.pdf. Acesso em 27 ago 22.

Gouvernement du Québec. Assemblée Nationale. Project de Loi 25, chapitre 21. Loi sur les Agences de Développement de Réseaux Locaux de Services de Santé et de Services Sociaux. Québec: Editeur Officiel du Québec, 2003.

Gouvernement du Québec. Commissaire à la Santé et au Bien-Être (CSBE). Le devoir de faire autrement Partie 2: Réorienter la gouvernance vers des résultats qui comptent pour les gens. Québec: Gouvernement du Québec, 2022. Disponível em: https://www.newswire.ca/fr/news-releases/mandat-sur-la-performance-des-soins-et-services-aux-aines-covid-19-le-devoir-de-faire-autrement-896357848.html. Acesso em 29 ago 22.

Government of Canada, Interim Report from the Advisory Council on the Implementation of National Pharmacare. 2019. Disponível em: https://www.canada.ca/en/health-canada/corporate/about-health-canada/public-engagement/external-advisory-bodies/implementation-national-pharmacare/interim-report.html. Acesso em 29 ago 22.

Government of Canada. Indigenous Services Canada. Indigenous health in federal, provincial and territorial legislation and policy. Disponível em https://www.sac-isc.gc.ca/eng/1626810177053/1626810219482. Acesso em 9 ago 22.

Government of Ontario. Local Health System Integration Act, 2006, S.O. 2006, C. 4. Disponível em: https://www.ontario.ca/laws/statute/06l04. Acesso em 9 ago 22.

Healthcare.gov. The Children's Health Insurance Program. 2022. Disponível em: https://www.healthcare.gov/medicaid-chip/childrens-health-insurance-program/. Acesso em 26 ago 2022.

Henry Kaiser Family Foundation. Medicaid program at a glance. 2012. Disponível em Kaiser Commission on Medicaid and the Uninsured: http://www.kff.org/medicaid/7235.cfm. Acesso em 16 set 2012.

Institute of Medicine. The future of public health. Washington, DC: National Academy Press, 1988.

Kaiser Family Foundation. An Overview of Medicare. 2019. Disponível em: https://www.kff.org/medicare/issue-brief/an-overview-of-medicare. Acesso em 28 jul 2022.

Kaiser Family Foundation. An overview of Medicare. 2019. Disponível em: https://www.kff.org/medicare/issue-brief/an-overview-of-medicare/. Acesso em 23 ago 2022.

Kaiser Family Foundation. Medicaid waiver tracker: approved and pending section 1115 waivers by state. 2019). Disponível em: https://www.kff.org/medicaid/issue-brief/ medicaid-waiver-tracker-approved-and-pending-section-1115-waivers-by-state/. Acesso em 10 ago 2022.

Keisler-Starkey K, Bunch LN. Health Insurance Coverage in the United States: 2020. In: U.S. Census Bureau Current Population Reports. Washington, DC: U.S. Government Publishing Office, 2021: 60-274.

Kongstvedt PR. Health insurance and managed care: what they are and how they work. 5. ed. Burlington, MA: Jones & Bartlett Learning, 2020.

Kreitzer MJ, Kliger B, Meeker WC. Health professions education and integrative health care. Washington, DC: Institute of Medicine, 2009.

Lewitt L. Big Changes Are Coming for Health Care Costs. New York Times, 13 agosto de 2022. Disponível em: ttps://www.nytimes.com/2022/08/13/opinion/ira-health-care-costs.html. Acesso em 31 ago 2022.

Machado CV, Pereira AMM, Freitas CM. As respostas dos países à pandemia em perspectiva comparada: semelhanças, diferenças, condicionantes e lições. In: Machado CV, Pereira AMM, Freitas CM (eds.) Políticas e sistemas de saúde em tempos de pandemia: nove países, muitas lições. Rio de Janeiro, RJ: Observatório Covid-19 Fiocruz; Editora Fiocruz, 2022: 323-42. Informação para ação na Covid-19 series. ISBN: 978-65-5708-129-7. Disponível em: https://doi.org/10.7476/9786557081594.0012.

Marchildon GP, Allin S, Merkur S. Canada: health system review. Health Systems in Transition. Copenhagen: WHO Regional Office for Europe on behalf of the European Observatory on Health Systems and Policies 2020; 22(3):i-194. Disponível em: https://eurohealthobservatory.who.int/publications/i/canada-health-system-review-2020. Acesso em 6 ago 22.

Marchildon GP. Canada: Health system review. Health Systems in Transition. Copenhagen: WHO Regional Office for Europe on behalf of the European Observatory on Health Systems and Policies 2013; 15(1):1-179. Disponível em: https://www.academia.edu/8078233/Health_Systems_in_Transition_Canada_Second_Edition. Acesso em 27 ago 2022.

Martin AB, Hartman M, Lassman D, Catlin A. National Health Care Spending. In: 2019: Steady Growth for the Fourth Consecutive Year. Health Affairs, 2021; 40(1):14-24. doi:10.1377/hlthaff.2020.02022.

Noel A. Canada 2010-2011 L'Enciclopedie de l'État du Monde. Paris: Ed. La Decouverte, 2012.

Norris L. Is there still a penalty for being uninsured in 2022? 2022. Disponível em: https://www.verywellhealth.com/obamacare-penalty-for-being-uninsured-4132434. Acesso em 20 ago 2022.

OECD Health Data 2021. Frequently Requested Data. OECD, 2021b. Disponível em: https://www.oecd.org/els/health-systems/health-data.htm. Acesso em 27 ago 2022.

OECD. Country statistical profiles: Key tables from OECD. OECD, 2022. Disponível em: https://www.oecd-ilibrary.org/economics/country-statistical-profiles-key-tables-from-oecd_20752288?page=7. Acesso em 27 ago 2022.

OECD. Health at a Glance 2021: OECD Indicators. Paris: OECD Publishing, 2021a. Disponível em: https://doi.org/10.1787/ae3016b9-en. Acesso em 27 ago 22.

Our World in Data. Coronavirus (Covid-19) Vaccinations. Share of people vaccinated against Covid-19. Aug 19, 2022. Disponível em: https://ourworldindata.org/covid-vaccinations. Acesso em 20 ago 2022.

Peckham A, Ho J, Marchildon G. Policy innovations in primary care across Canada. Toronto: North American Observatory on Health Systems and Policies. Rapid Review (No. 1), 2018. Disponível em: https://ihpme.utoronto.ca/wp-content/uploads/2018/04/NAO-Rapid-Review-1_EN.pdf. Acesso em 17 ago 2022.

Quesnel-Vallée A, Carter R. Improving accessibility to services and increasing efficiency through merger and centralization in Québec. Health Reform Observer Observatoire des Réformes de Santé 2018; 6(1):Article 2. Disponível em: https://www.researchgate.net/publication/323924315_Improving_Accessibility_to_Services_and_Increasing_Efficiency_Through_Centralization_in_Quebec. Acesso em 17 ago 2022.

Reuters. Wellpoint targets breast cancer patients for rescission. Medical News, 24 April 2010.

Rice T *et al.* United States of America. Disponível em: https://eurohealthobservatory.who.int/countries/united-states-of-america. Acesso em 15 jul 2022.

Salsberg E. Recent Developments in National Health Workforce Analysis. Conferência em Reunião da OCDE, Paris, 2011.

Schneider EC, Shah A, Doty MM, Tikkanen R, Fields K, Williams II RD. Mirror, Mirror 2021 – Reflecting Poorly: Health Care in the U.S. Compared to Other High-Income Countries. The Commonwealth Fund, 2021. Disponível em: https://www.commonwealthfund.org/sites/default/files/2021-08/Schneider_Mirror_Mirror_2021.pdf. Acesso em 27 ago 2022.

Shi L, Singh DA. Delivering health care in America: a systems approach. 8. ed. Burlington, MA: Jones & Bartlett Learning, 2022.

The Blue Cross Blue Shield System. BCBS Companies and Licensees. 2022. Disponível em: https://www.bcbs.com/bcbs-companies-and-licensees. Acesso em 27 jul 2022.

The Washington Post. The final GOP tax bill is complete. Here's what is in it. December 15, 2017. Acesso em 11 ago 2022.

The White House. By the numbers: the Inflation Reduction Act. 2022. Disponível em: https://www.whitehouse.gov/briefing-room/statement-s-releases/2022/08/15/by-the-numbers-the-inflation-reduction-act/. Acesso em 31 ago 2022.

Thonson S et al. International profiles of health care systems, 2011. New York (US): The Commonwealth Fund, November 2011. Disponível em: https://www.worldcat.org/pt/formats-editions/760992801. Acesso em 29 ago 2022.

VHA – Veterans Health Administration. 2022. Disponível em: https://www.va.gov/health/. Acesso em 26 ago 2022.

Wikimedia Commons (s.d.). United States - States of the US. Disponível em: https://upload.wikimedia.org/wikipedia/commons/a/a5/Map_of_USA_with_state_names.svg. Acesso em 22 ago 2022.

Wikipedia (s.d.). Estados Unidos. Disponível em: https://pt.wikipedia.org/wiki/Estados_Unidos. Acesso em 22 ago 2022.

World Bank. Databank worldwide governance indicators. Disponível em: https://databank.worldbank.org/source/worldwide-governance-indicators. Acesso em 06 ago 2022.

O Complexo Econômico-Industrial da Saúde – A Economia a Serviço do Acesso Universal

Carlos Augusto Grabois Gadelha • Bernardo Cesário Bahia
Karla Montenegro

INTRODUÇÃO

A saúde como direito universal é conquista civilizatória no Brasil, definida na Constituição de 1988, e que levou à criação do Sistema Único de Saúde (SUS). O acesso universal, integral e equânime à saúde, via SUS, depende da articulação de dimensões econômicas e sociais de forma interdependente e que gere tanto a base de atenção e cuidado como a base material que a suporte. Além da assistência aos indivíduos, a saúde mobiliza um sistema econômico, produtivo, tecnológico e de inovação de alta complexidade, que envolve diversas indústrias e serviços. Muito mais do que uma cadeia produtiva setorial, a saúde é potencializadora do desenvolvimento do país.

Como sistema econômico, a saúde representa 9,6% do Produto Interno Bruto (PIB) nacional, se medido sob a ótica da demanda, ou seja, o que é de fato consumido no país, e cria 9 milhões de empregos diretos e mais de 20 milhões de empregos indiretos, segundo estimativas com base na literatura e dados disponíveis (Gadelha et al., 2021; IBGE, 2022; Manzano et al., 2022; RAIS, 2022). No âmbito científico, a pesquisa em saúde representa 30% do total, quando considerados somente os grupos de pesquisa em ciências da saúde e ciências biológicas. É possível constatar que o investimento em melhoria das condições de saúde do país é um investimento também em qualidade de vida. Essa compreensão torna possível colocar o atendimento à necessidade social do acesso à saúde como uma frente de expansão para o futuro que promove renda e recursos fiscais para o Estado (Temporão & Gadelha, 2019; Gadelha, 2021).

Desde os anos 2000, a Fundação Oswaldo Cruz (Fiocruz) promove estudos e ações envolvendo a relação endógena entre a dimensão social e a econômica do desenvolvimento na saúde, que culminou no conceito de Complexo Econômico-Industrial da Saúde (CEIS), um ramo da economia política que investiga a relação entre o "sistema produtivo e de inovação em saúde" e "o sistema de saúde" por meio da concepção sistêmica, histórica e estruturalmente hierarquizada, como indexado nos Descrito-res em Ciências da Saúde (DeCS/MeSH) da Organização Pan-Americana de Saúde (OPAS) e Centro Latino-Americano e do Caribe de Informação em Ciências da Saúde (BIREME, 2020).

A metodologia do CEIS foi desenvolvida para sistematizar e mensurar os elementos que influenciam o sistema produtivo e de inovação em saúde em sua vinculação com o SUS. Ao associar as vertentes econômicas e sociais do desenvolvimento, torna-se possível ampliar a compreensão das barreiras de acesso ao SUS, suas vulnerabilidades estruturais, e ampliar o escopo das propostas de políticas públicas capazes de superar obstáculos históricos e materiais de natureza econômica e tecnológica para viabilizar o acesso universal à saúde no Brasil com vistas a alcançar o bem-estar.

METODOLOGIA PARA DELIMITAÇÃO DO COMPLEXO ECONÔMICO-INDUSTRIAL DA SAÚDE

Para além das metodologias clássicas de delimitação das cadeias produtivas, utilizando a matriz insumo-produto, como no importante esforço do Instituto Brasileiro de Geografia e Estatística (IBGE) na elaboração das contas satélites da saúde (IBGE, 2022), desde o início dos anos 2000, tem sido efetuado um trabalho de natureza analítica e de economia política para produzir informações e análises capazes de conceber dados que explicitem a dinâmica do sistema econômico e tecnológico que fornece a base material do acesso universal, superando os antigos enfoques apenas setoriais, seja na área farmacêutica, de equipamentos ou de serviços (Gadelha, 2003, 2012).

Capítulo 12 • O Complexo Econômico-Industrial da Saúde

Nessa direção, o primeiro conjunto de indicadores trabalhados na metodologia do CEIS é o dos que explicitam a vulnerabilidade externa da base produtiva e material do SUS, ou seja, medicamentos, equipamentos médicos, fármacos, reagentes e produtos para diagnóstico e insumos necessários para sua sustentabilidade. Para a obtenção das informações, realizam-se o cálculo e a análise anual dos dados da balança comercial do CEIS, que representa a diferença do valor da importação e exportação dos produtos de saúde consumidos no país. Os dados de comércio exterior revelam o grau de deterioração da capacidade competitiva das indústrias de saúde no mercado internacional e possibilitam delinear padrões e tendências críticas para a universalização do direito à saúde e, em um âmbito mais geral, para a política nacional de desenvolvimento e garantia do direito constitucional de acesso ao SUS.

A elaboração da balança comercial do CEIS é realizada por meio de dados obtidos na plataforma Comex Stat (Ministério da Economia), sistema para consultas e extração de dados do comércio exterior brasileiro que faz uso da Nomenclatura Comum do Mercosul (NCM) para classificação de seus produtos. Os resultados para o valor das importações e exportações são gerados em dólares, e a atualização monetária é realizada para o último ano disponível, com base no Índice de Preços ao Consumidor (IPC Index/EUA).

A delimitação da balança comercial do CEIS amplia a tradição de estudos setoriais na indústria farmacêutica (Frenkel, 2001). Inova na metodologia, pois subdivide os dados em: medicamentos (produtos formulados) e fármacos (princípios ativos); desagregação das indústrias de vacinas, soros, toxinas e hemoderivados; e indústria de equipamentos e materiais médicos[1], como explicitado em Gadelha (2002, 2012).

Com essa perspectiva, inicia-se uma tradição de analisar a balança comercial agregada em saúde, seguindo um enfoque sistêmico e superando os enfoques setoriais e fragmentados, tendo implícita a perspectiva de pensar o binômio produção e acesso em saúde para além dos objetivos tradicionais dos estudos econômicos. Esse enfoque foi decorrência de se pensar a dimensão econômica integrada com a dimensão social e com as necessidades do SUS, que mobilizam um sistema produtivo composto por diversas tecnologias e produtos essenciais para o acesso universal.

A Figura 12.1 mostra a representação da balança comercial do CEIS com o crescimento sistemático e explosivo de seu déficit comercial, revelando uma involução da base produtiva e tecnológica brasileira. O déficit passou de US$3,5 bilhões atualizados pelo IPC/EUA em 1996 para US$18 bilhões em 2021, com crescimento de US$4 bilhões entre 2020 e 2021 em razão do impacto da pandemia, especialmente da importação das novas vacinas contra Covid-19. Essa conjunção revela o risco para o SUS da excessiva dependência externa de importações do CEIS e a necessidade de uma resposta à altura da exigência e progressiva expansão da universalidade do acesso à saúde.

O segundo conjunto de indicadores trabalhados pela metodologia do CEIS diz respeito à produção interna em saúde no país e seu consumo. A base material da produção de bens e serviços pode ser apresentada e analisada, como ocorre na balança comercial do CEIS, de modo integral, por paradigmas tecnológicos, setores, produtos e serviços. Esses dados são coletados de plataformas, bases de dados e publicações setoriais diversas, públicas e privadas, dentre as quais: (a) IBGE, com destaque para a Conta-Satélite de Saúde do Instituto Brasileiro de Geografia e Estatística; (b) IPEA, na sua base de dados IPEADATA; (c) bases setoriais de dados nacionais e internacionais, a exemplo da Câmara de Regulação do Mercado de Medicamentos (CMED)/Agência Nacional de Vigilância Sanitária (ANVISA) e de consultorias internacionais reconhecidas como a IQVIA; (d) base de dados da Organização Mundial da Saúde (OMS); (e) bases de dados produzidas por agências de desenvolvimento e inovação, como o BNDES, a Financiadora de Estudos e Projetos (FINEP) e o Banco Mundial; (f) relatórios de associações representantes dos setores industriais nacionais, como a Associação Brasileira da Indústria de Dispositivos Médicos (ABIMO), o Sindicato da Indústria de Produtos Farmacêuticos (SINDUSFARMA), a Associação da Indústria Farmacêutica de Pesquisa (INTERFARMA), a Associação Brasileira das Indústrias de Química Fina, Biotecnologia e suas Especialidades (ABIFINA), dentre outros; (g) dados da rede de serviços em saúde produzidos pelo Ministério da Saúde e pela Agência Nacional de Saúde Suplementar, além das associações privadas desse subsistema.

O terceiro conjunto de indicadores é formado pelos diretamente relacionados à ciência, tecnologia e inovação (CT&I) em saúde, tanto no que se refere aos dados das atividades científicas e de financiamento à pesquisa e desenvolvimento (P&D) – utilizando informações do Ministério da Ciência, Tecnologia e Inovações (MCTI), Diretório de Grupos de Pesquisa do Conselho Nacional de Desenvolvimento Científico e Tecnológico (CNPq) e de suas agências e de organismos internacionais – como no que diz respeito aos dados de propriedade industrial (notadamente patentes). Nesse caso, especialmente, é possível compreender o grau de apropriabilidade de tecnologias que um país possui, sendo especificamente indicador relevante na área da saúde. Os dados sobre patentes em saúde são obtidos, por exemplo, por meio de busca, cruzamento e mineração de dados retirados de bases de patentes, como do World Intellectual Property Organization (WIPO), dentre outras, e de inteligência competitiva, como Derwent Innovation Index, Cortellis (Clarivate Analytics), Questel Orbit Intelligence,

---

[1] Desse modo, foi mantido para os fármacos o recorte do capítulo 29 da Nomenclatura Comum para o Mercosul (NCM), do item 29.22.30 ao 29.42.00. No tocante aos medicamentos e hemoderivados, foram utilizados itens dos subgrupos selecionados do capítulo 30 (Produtos Farmacêuticos) da NCM, 30.01, 30.03 e 30.04 para os medicamentos e 30.02 para os segmentos de vacinas, reagentes, hemoderivados, soros e toxinas. Por fim, a delimitação dos produtos das indústrias de equipamentos e materiais médicos tem como referência a antiga classificação do IBGE, incluindo os itens identificados nas posições 90.18, 90.19, 90.20., 90.22 e 90.27 (instrumentos médico-hospitalares e aparelhos e equipamentos eletromédicos, odontológicos e laboratoriais), 90.21 e 61.15 (próteses e órteses), e 37.01, 37.02, 30.05, 30.06, e 90.18 (materiais de consumo). Para maior detalhamento, veja Gadelha (2002, 2012) e Gadelha, Maldonado & Vargas (2008).

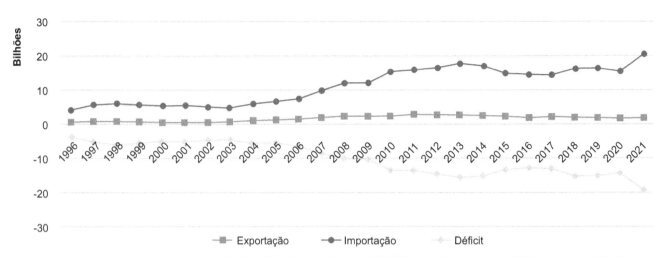

Figura 12.1 Evolução da balança comercial do CEIS – 1996 a 2021 (valor em US$ bilhões, atualizado pelo IPC/EUA). (Gadelha CAG. Complexo Econômico-Industrial da Saúde: a base econômica e material do Sistema Único de Saúde. Cadernos de Saúde Pública, 2022; 38[supl 2].)

dentre outras. Os dados sobre alianças estratégicas em P&D na saúde são extraídos principalmente das bases de dados *Web of Science*.

Como exemplo, apresentamos na Figura 12.2 a crescente evolução dos depósitos de patentes no PCT (Patent Cooperation Treaty)[2] ou Tratado de Cooperação Patentes em tecnologias médicas, biotecnologia e farmacêuticas no período de 1995 a 2021. A figura mostra o crescente interesse pelo depósito de patentes na área da saúde, sublinhando que as patentes de hoje podem se manifestar em dependência tecnológica futura nos países em desenvolvimento com sistemas de saúde vulneráveis do ponto de vista da CT&I.

O quarto conjunto de indicadores adotados como centrais para a metodologia do CEIS inclui aqueles que dizem respeito ao papel do Estado para a base material da saúde, dentre os quais constam os documentos básicos das políticas nacionais de desenvolvimento, industrial, de saúde e de CT&I. Destacam-se também os instrumentos que concretizam os políticas públicas, como financiamento público para o CEIS, o orçamento do Ministério da Saúde para o SUS e de seus programas e ações, incluindo o uso do poder de compra do Estado, e o financiamento para a CT&I em saúde (abarca os financiamentos de instituições públicas de pesquisa, as compras públicas, o financiamento a empresas pelo BNDES e pela FINEP, as tarifas, impostos e subsídios, dentre outros). São ainda utilizadas, com destaque, informações sobre as ações de regulação em saúde (ANVISA, Instituto Nacional de Propriedade Industrial [INPI] e de dados e informações), além dos marcos regulatórios gerais em saúde, na área industrial e de CT&I.

Por fim, o quinto conjunto de indicadores trabalhados com a metodologia do CEIS agrega os que mostram os fatores de demanda atual e prospectivos do SUS, que não estão diretamente contidos no CEIS, mas o afetam e por ele são influenciados, como os vinculados aos determinantes sociais da saúde (WHO, 2008, constitui uma iniciativa de destaque do tema). O acesso a saneamento básico, o envelhecimento da população, a proporção da população em insegurança alimentar, o nível de renda, o perfil epidemiológico, a carga de doenças, as mudanças climáticas, dentre outros, fornecem informações que orientam o perfil da demanda do SUS e permitem melhorar o planejamento do volume e do tipo de gasto em saúde. São utilizadas também informações advindas dos Sistemas Nacionais de Inovação dos países (Lundvall 1992; Freeman, 1997) pela agregação de dados sobre o fluxo de comércio entre países e a capacidade industrial por nível tecnológico.

O CEIS COMO BASE MATERIAL PARA O SUS

O CEIS parte da percepção de que as atividades industriais e de serviços em saúde têm dinâmica econômica articulada, configurando um sistema produtivo e de inovação interdependente. Esse sistema congrega alto potencial de produção de conhecimento, uma base econômica de grande importância, e a presença destacada do Estado na regulação e promoção de suas atividades, condicionando as bases estruturais para o acesso universal à saúde. O CEIS incorpora os referenciais teóricos de Schumpeter (1942/1984) e Marx (1867/1996) sobre a dinâmica capitalista, a perspectiva keynesiana para com o nível de investimento e geração de emprego e o estruturalismo latino-americano (Prebisch, 1949; Furtado, 1961, 1964) na ênfase da importância da infraestrutura e capacidade produtiva (Gadelha, 2018).

Essa delimitação dialogou – e procura avançar dialeticamente – com a concepção de Hésio Cordeiro (1980), que apontava, na esfera da circulação, para a existência de um complexo médico-hospitalar em que o consumo em saúde não decorria das necessidades humanas, mas dos interesses comerciais de venda de produtos. A compreensão do

---

[2] O PCT é um tratado internacional que conta com cerca de 160 Estados membros. Permite solicitar a proteção de uma invenção por meio de patente simultaneamente e na maior parte dos casos o depositante tem até 18 meses adicionais, a contar do momento em que deposita o pedido no PCT, para começar o processo na fase nacional (escolha dos territórios patenteados). Disponível em: https://www.wipo.int/export/sites/www/pct/pt/basic_facts/faqs_about_the_pct.pdf.

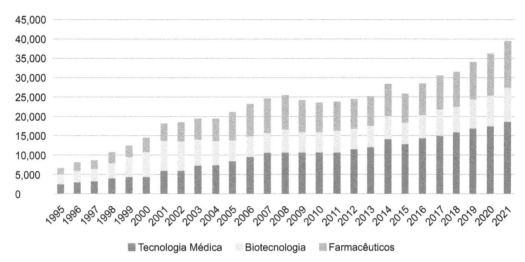

Figura 12.2 Evolução de depósitos de patentes (PCT) (1995 a 2021) para setores tecnológicos selecionados da área da saúde. (Elaboração própria com base em dados da WIPO, 2021.)

CEIS como um conjunto de atividades econômicas, produtivas e de inovação procura incorporar a lógica dialética que articula o mundo da produção, do investimento financeiro e da circulação de bens e serviços em saúde (Gadelha, 2022), indicando tanto as questões da subordinação mercantil da saúde como as possibilidades desse campo quando vista sob os "óculos" do investimento, da inovação, da geração de emprego e do desenvolvimento.

Adota-se um enfoque sistêmico para tratar a base material de produção e inovação em saúde, levando em conta o papel da política, das empresas, das instituições públicas e privadas, bem como do Estado para organizar os sistemas de saúde em prol da sociedade. Restringir o tema da base produtiva apenas à criação de novos produtos e serviços oriundos do processo de geração de conhecimento em instituições científicas e tecnológicas significa, implicitamente, entender que a translação do conhecimento científico e tecnológico para novos produtos e serviços em saúde é neutra e isenta de interesses.

Ao integrar a base produtiva e de inovação em saúde à organização dos sistemas de saúde de maneira sistêmica, o CEIS torna-se o espaço translacional concreto onde a geração de conhecimento e o padrão tecnológico-produtivo podem ser orientados para garantir o acesso universal, equânime e integral no âmbito do SUS.

Desse modo, a abordagem do CEIS emerge como uma aproximação crítica que busca integrar os campos da economia política e da saúde coletiva, condicionando as possibilidades estruturais para o acesso universal sustentável.

A perspectiva sistêmica deveria ser uma decorrência natural da visão de saúde coletiva. Se o SUS é pensado como sistema, sua base produtiva, material e de conhecimento também teria que ser analisada de modo sistêmico para captar as interdependências e interação com o sistema de saúde. Restringir o tema da base produtiva aos "insumos em saúde" significa, inadvertidamente, assumir uma inaceitável relação de que o "bem" industrial é o "insumo" e a saúde – ou mesmo os serviços – o seu resultado natural (o produto final) (Gadelha & Temporão, 2018).

Partindo da conceituação do CEIS como a base analítica para delimitação das atividades econômicas em saúde, é possível demarcar um conjunto particular de setores econômicos que estão inseridos em um contexto institucional e produtivo, organizado e compreendido a partir de distintos subsistemas, sempre em uma perspectiva analítica dinâmica que incorpora novos agentes e áreas de conhecimento que transformam continuamente a realidade da saúde. Esse conjunto de atividades e setores econômicos diversos está inserido no contexto produtivo característico da saúde, que apresenta falhas de mercado, como externalidades positivas e assimetrias de informação, e a atuação do Estado como seu promotor e regulador.

Com base nesses conceitos, conformou-se a formulação inicial da "morfologia do CEIS", como indicado na Figura 12.3, que envolve diferentes subsistemas: o de base química e biotecnológica com a liderança da indústria farmacêutica, abrangendo medicamentos, ingredientes farmacêuticos ativos, vacinas, produtos hemoderivados, soros e reagentes para diagnóstico; um segundo subsistema relacionado com a produção de equipamentos e materiais médicos e odontológicos, envolvendo aparelhos não eletroeletrônicos, eletroeletrônicos, próteses e órteses, bem como uma gama ampla de materiais de consumo; o terceiro subsistema engloba os serviços em saúde, de natureza hospitalar, ambulatorial e da organização do cuidado, em que a pesquisa, a inovação e os novos produtos são assimilados, com fortes mecanismos de retorno da pesquisa básica aos serviços.

TRANSFORMAÇÕES SOCIAIS, TECNOLÓGICAS E ECONÔMICAS E SEUS IMPACTOS NO CEIS

O Brasil está inserido em um contexto nacional e global de profundas transformações sociais, tecnológicas e econômicas com impacto decisivo para os sistemas de bem-estar social e em particular para a área da saúde e o SUS. O quadro de crescente complexidade epidemiológica se aprofundará com o predomínio das doenças crônicas na carga de

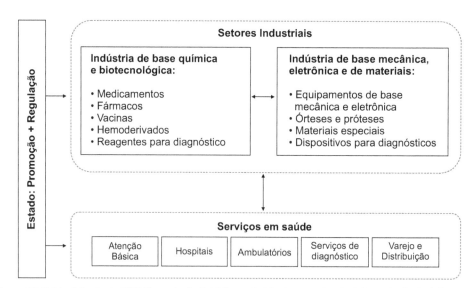

Figura 12.3 Morfologia do CEIS (formulação inicial com indústria e serviços). (Adaptado de Gadelha, 2003.)

doenças, mas sem um processo linear de transição (Frenk et al., 1991; Araújo, 2012). As doenças transmissíveis e as emergências sanitárias continuarão a ter uma presença central nas condições de saúde e na pauta do SUS, especialmente em um cenário de mudanças climáticas, com significativos diferenciais de vulnerabilidade entre populações, como tragicamente demonstrado pela pandemia da Covid-19. Finalmente, a violência e outras causas externas, como os acidentes de trânsito, podem reforçar as pressões sobre a gestão e o financiamento do SUS. O cenário em saúde do século XXI se caracterizará por um contexto de alta complexidade e com um enorme desafio para que o SUS possa se consolidar como um sistema universal (Buss & Pellegrini, 2007; Dalsania et al., 2022).

Os desafios impostos pelas transformações tecnológicas, econômicas e sociais em curso, especialmente com o avanço da quarta revolução tecnológica e de suas tecnologias pervasivas, têm na saúde um espaço privilegiado de desenvolvimento e de interação, trazendo enormes ameaças e potencialidades (Schwab, 2017; World Economic Forum, 2019; Gadelha, 2020). A digitalização e a crescente conectividade entre pessoas e coisas, inteligência artificial, uso de grandes bases de dados (big data), genética e biotecnologia, nanotecnologia, neurociência, novas formas de geração e distribuição de energia, vida nas cidades e nos territórios, novos materiais e todo um conjunto de novas "combinações" (na definição clássica de inovação de Schumpeter) formam um bloco de inovações com potencial de revolucionar as bases técnicas do capitalismo, com intenso movimento de automação baseado na utilização de redes de máquinas inteligentes, sem que haja uma apropriação social dos ganhos de produtividade (Belluzzo, 2014). A pandemia da Covid-19 acelerou o movimento de disseminação do uso das tecnologias da quarta revolução tecnológica, intensificando a disseminação de tecnologias digitais remotas na área da saúde e da vida social em geral (Magalhães & Couldry, 2020).

O progresso tecnológico tem um potencial expressivo para aprimorar a qualidade de vida. Abrem-se oportunidades para a promoção de uma vigilância epidemiológica inteligente, uma atenção primária que aproveite as tecnologias digitais para ampliar as ferramentas dos profissionais de saúde na ponta, bem como para uma atenção de alta complexidade apoiada na genômica, entre outras possibilidades. Por outro lado, a quarta revolução tecnológica também traz o risco da perda de uma visão coletiva da saúde e de solidariedade, baseada na hipertecnificação e maior segmentação do cuidado com a saúde, tendo em vista que a ciência, a tecnologia e a inovação não são neutras. A direção da inovação é dada pela sociedade, podendo promover benefícios, mas também aumentar a fragmentação, a exclusão e a desigualdade, de acordo com o padrão e a direção do progresso técnico e de seu uso social.

A erosão das fronteiras entre setores e campos do conhecimento é uma das consequências das transformações tecnológicas e provoca uma radicalização do caráter sistêmico da saúde. O surgimento de novos paradigmas e trajetórias tecnológicas acarreta, simultaneamente, grandes transformações no campo da saúde, abrindo novos espaços de acumulação e oportunidades tecnológicas e engendrando riscos de ruptura dos sistemas universais e da dimensão coletiva e pública da saúde em favor de uma organização fragmentada, individualista e estratificada do cuidado, corroendo por dentro, e de modo estrutural, os objetivos de universalidade e de equidade.

As tendências sociais e tecnológicas descritas estão intrinsecamente ligadas às transformações econômicas em andamento nas últimas décadas. O papel crescente dos mercados, agentes e instituições financeiras nos sistemas de saúde, em um fenômeno de "financeirização" da saúde (Braga, 1985; Bahia et al., 2016), mostra-se intenso e diferenciado entre os países e as regiões do mundo. O predomínio da lógica financeira reorganiza as forças produtivas, tensiona os rumos da quarta revolução tecnológica e limita o desenvolvimento produtivo em várias regiões do globo, com impactos sobre o bem-estar de vários grupos, especialmente dos mais vulneráveis, que não têm acesso aos sistemas de proteção social. Portanto, torna-se imprescindível uma atualização da economia política que discuta, dialeticamente, a dinâmica capitalista na saúde e as especificidades da periferia no contexto atual de transformação, articulando a lógica financeira inerente ao capital com os espaços concretos de acumulação de capital, de inovação e dos sistemas de proteção social.

As transformações econômicas, tecnológicas e sociais pós-2010 levaram à necessidade de atualização da abordagem do CEIS para contemplar, especialmente, o movimento disruptivo em termos econômicos, sociais e políticos associados à quarta revolução tecnológica. A escala vertiginosa da interconectividade da informação entre pessoas e com o mundo produtivo real, físico e biológico é a característica decisiva da quarta revolução tecnológica. Mantendo uma perspectiva rigorosa da inovação como um processo de transformação política, econômica e social, torna-se essencial apreender seu impacto nas formas de produção, inovação e consumo em saúde que condicionam o cuidado e o acesso universal.

A Figura 12.4 atualiza a morfologia original do CEIS (Gadelha, 2003) para o contexto da quarta revolução tecnológica com a emergência de um subsistema de base informacional e conectividade e um novo desenho para o subsistema de serviços de saúde. Nesse novo contexto, o caráter sistêmico do CEIS é reforçado e as fronteiras entre seus diversos subsistemas e segmentos ficam borradas, destacando a interdependência de todas as atividades econômicas, produtivas e tecnológicas em saúde, configurando um claro espaço simultâneo de acumulação de capital e de inovação crítico para o bem-estar e a sustentabilidade do SUS e dos sistemas universais de saúde em geral.

Os subsistemas do CEIS são definidos a partir de uma base-chave de conhecimento que une distintas atividades

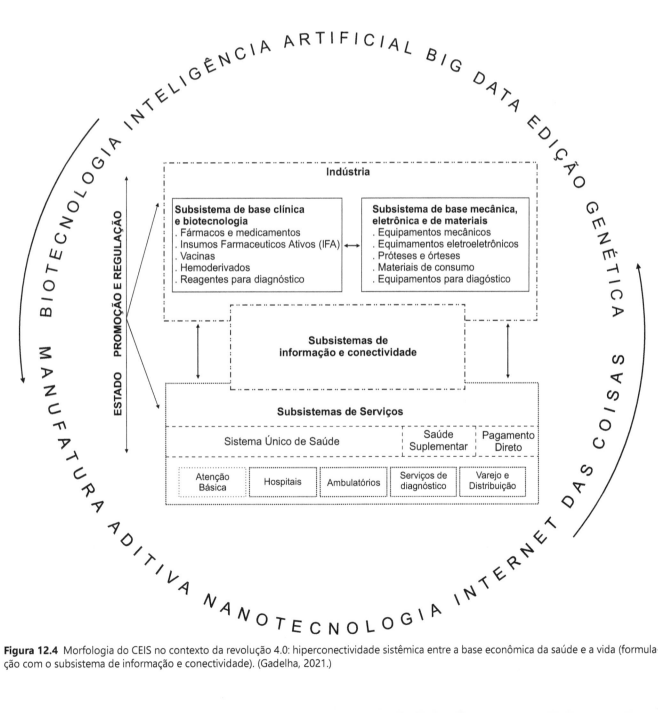

Figura 12.4 Morfologia do CEIS no contexto da revolução 4.0: hiperconectividade sistêmica entre a base econômica da saúde e a vida (formulação com o subsistema de informação e conectividade). (Gadelha, 2021.)

importantes para a dinâmica de inovação e a produção em saúde e por sua relevância econômica e social para as políticas públicas. Para além dos impactos pervasivos das tecnologias associadas à quarta revolução tecnológica, é possível identificar um conjunto de atividades que compartilham uma base de conhecimentos utilizada para digitalização e conectividade em grande escala da base produtiva de bens e serviços em saúde e para produção, gestão e exploração dos dados em saúde. Ao mesmo tempo que emerge esse novo espaço de acumulação em saúde, cresce a relevância de atores associados a essa nova base de conhecimento, com elevado poderio econômico e político no sistema produtivo e de inovação da saúde, condicionando toda a dinâmica do CEIS, trazendo oportunidades e riscos para o acesso universal e revelando um vínculo indissociável entre saúde, economia e inovação.

Nesse esforço analítico, também foram introduzidas no âmbito do CEIS as formas institucionais e monetárias de organização das atividades entre os agentes e as estruturas econômicas. O acesso à saúde e as relações monetárias de produção no âmbito do CEIS são condicionados pela organização do SUS e da Saúde Suplementar e pela relação direta dos usuários na compra de bens e serviços. Esse ambiente institucional constitui o substrato social concreto no qual a dinâmica de produção e inovação em saúde se realiza. Desse modo, evidencia-se o nexo político e institucional típico de uma abordagem de economia política que trata o CEIS como um sistema a um só tempo econômico, social, produtivo e tecnológico que incorpora uma determinada visão da relação entre saúde e desenvolvimento.

Desse modo, a concepção de CEIS remete à necessidade de uma agenda de saúde que entre na discussão do padrão do desenvolvimento brasileiro que a sociedade politicamente mobilizada deseja, da saúde como qualidade de vida. A possibilidade de uma intervenção pública estruturante, sistêmica e ao mesmo tempo eficaz e eficiente, que aproveite as oportunidades dos novos paradigmas tecnológicos para promover a sustentabilidade (produtiva e ambiental) do SUS e dos sistemas de bem-estar nesse novo contexto, demanda a compreensão desses processos e a aproximação de campos diferentes de saberes, envolvendo, em particular, a economia política e o campo da saúde pública e coletiva, além de diversas áreas das ciências sociais, humanas, exatas e biomédicas.

PAPEL DO ESTADO NO FORTALECIMENTO DO CEIS

A abordagem sistêmica do CEIS lida, simultaneamente, com a perspectiva da saúde como direito inerente à cidadania e como espaço estratégico de desenvolvimento da base produtiva e tecnológica, de criação de valor e de geração de investimento, renda, emprego, conhecimento e inovação. Desprovidas de políticas que garantam a soberania nacional na produção e inovação em saúde, a expansão do SUS caminha em conjunto com a ampliação das restrições externas, criando obstáculos à sustentação do crescimento econômico e à universalização do acesso à saúde. Sem uma visão interativa e indutora na

relação com o setor privado, a exclusão tecnológica e do conhecimento será um problema incontornável da área da saúde.

As ações do Estado na regulação em saúde afetam significativamente as atividades do CEIS com forte e potencial papel de indução. Os instrumentos envolvem a regulação dos serviços prestados pelo SUS e dos preços dos medicamentos – efetuada pela Câmara de Regulação do Mercado de Medicamentos (CMED) – e dos planos de saúde – mediante a ação da Agência Nacional de Saúde Suplementar (ANS); as ações de Vigilância Sanitária – efetuada no âmbito da ANVISA; a infraestrutura de CT&I e sua interação com a indústria; a regulação da propriedade intelectual em saúde; a regulação da ética em pesquisa – efetuada pelo sistema CEP-CONEP (ligado ao Conselho Nacional de Saúde); o financiamento à produção e à inovação e, como instrumento de altíssima relevância para mitigar o risco da inovação, o uso do poder de compra do Estado. O papel do Estado, portanto, é central para garantir tanto os objetivos da capacitação produtiva e tecnológica como o acesso universal, superando a oposição simplista entre Estado e mercado (Gadelha, 2018).

A política industrial da saúde no período de 2008 a 2015 destacou-se dentre as demais como uma das poucas que foram capazes de incorporar elementos que articularam as políticas tecnológicas e industriais com uma política social. Foi a partir de 2008 que o CEIS se tornou parte central da política industrial do setor, com o lançamento da Política de Desenvolvimento Produtivo (PDP), que dinamizou a estrutura produtiva em saúde do país com a utilização inovadora e de grande escala do poder de compra do Estado para estimular as inovações.

As PDP envolveram a aquisição de produtos estratégicos com a transferência de tecnologia e a montagem no Brasil de estruturas e plataformas para produção de medicamentos, fármacos, vacinas e outros produtos de saúde com alto valor agregado destinados ao SUS com o objetivo de capacitação e produção local mediante a articulação de instituições públicas de CT&I e de produção com empresas privadas, com as demandas concretas do SUS dando a orientação para os investimentos efetuados. Com isso se garantiam o abastecimento e a estabilidade de preços para o SUS ao longo do processo. Entre 2008 e 2016, as parcerias promoveram uma economia de cerca de R$4,5 bilhões com a aquisição desses produtos (Gadelha & Temporão 2018; Gadelha *et al.*, 2021; Guimarães *et al.*, 2021).

Em 2011, foi lançado o Plano Brasil Maior (PBM), que enfatizou a abordagem setorial da política industrial, mas com perda de visão sistêmica e hierarquizada da matriz industrial. Não obstante, importantes iniciativas para o CEIS foram implementadas. Dentre as iniciativas para o CEIS podem ser destacadas: a política de margens de preferência nas compras públicas, o Inova Empresa (articulação no financiamento entre agências de fomento e ministérios setoriais) e a criação ou o fortalecimento de programas para complexos produtivos (destacando-se, mais uma vez, o CEIS). Houve uma surpreendente estabilidade das políticas para o CEIS no período 2008-2016, ainda que tenham passado diversos ministros de vínculo político-partidário diferenciado, refletindo que se iniciava a concepção de uma política de desenvolvimento de Estado. A partir de 2016 houve uma regressão na institucionalidade construída, essencial para a tomada de decisões de investimento e de inovação incremental, culminando com a desativação do Grupo Executivo para o Complexo Industrial da Saúde (GESIS) e a extinção do próprio departamento responsável por seu desenvolvimento no Ministério da Saúde (DECIS), às vésperas da pandemia da Covid-19 (Gadelha, 2016; Gadelha *et al.*, 2021).

Não obstante essas descontinuidades, as políticas públicas associadas à visão do CEIS de integrar, em particular, a política social à política industrial, de desenvolvimento produtivo e de inovação – continuam a exercer impacto relevante, ainda que limitado pela dependência tecnológica, no acesso estrutural à saúde. O feito mais marcante foi relacionado à produção de vacinas para a Covid-19 pela Fiocruz e pelo Butantan, superando 300 milhões de doses. Ambas foram produzidas em plataformas tecnológicas construídas pelas políticas associadas, explícita ou implicitamente, à concepção do CEIS. Sem as plataformas de biofármacos da Fiocruz e da produção de vacina para gripe do Butantan – ambas fruto de PDP e de modalidades de transferência de tecnológica que vincularam acesso e produção local – o Brasil não teria produzido sequer uma dose de vacinas para a Covid-19, permitindo salvar, por seus efeitos diretos e indiretos, mais de 200 mil vidas, utilizando uma estimativa preliminar e conservadora (esses estudos estão em pleno andamento).

A centralidade do CEIS para o SUS teve, assim, uma enorme evidência histórica e empírica de sua importância, para muito além das análises de custo-benefício, de preços estáticos e de taxa quantitativa de sucesso que não têm capacidade de captar seu impacto adequadamente na vida, no bem-estar e na economia por erros metodológicos e ausência de rigor científico para captar um contexto dinâmico e complexo de transformação. O aprendizado, os erros, o risco e a incerteza também permearam as políticas para o CEIS, e há muitos ensinamentos que precisam ser incorporados, mas negar sua importância e a evidência da relação entre economia-produção local e saúde seria uma nova forma de negacionismo que tantas mazelas trouxe para a preservação da vida em nosso país.

DESAFIOS DA SAÚDE NO BRASIL E À NECESSIDADE DE CONSTRUÇÃO DE CAPACIDADES LOCAIS PARA INOVAÇÃO E PRODUÇÃO

Deve ser ampliada a reflexão sobre a desindustrialização e a fragilidade da base produtiva e tecnológica nacional, bem como sobre a insustentabilidade desta posição de dependência do ponto de vista do desenvolvimento econômico e da segurança em saúde. É necessário considerar o desenvolvimento da base econômica, produtiva e tecnológica em saúde – o CEIS – como fator estrutural para a sustentabilidade e para o próprio funcionamento do SUS.

A crise gerada pela Covid-19 antecipou e intensificou desafios decorrentes das transformações contemporâneas, considerando a emergência de um novo paradigma industrial em direção à revolução 4.0 e o imperativo da sustentabilidade socioambiental do crescimento econômico. A pandemia colocou em xeque as cadeias globais de valor, o comércio internacional e os investimentos, evidenciando amplos desafios para os países em desenvolvimento.

Considerando as dimensões continentais do Brasil e a potência de seu mercado interno para induzir a diversificação e internalização de setores produtivos dinâmicos (Medeiros, 2015), emerge a decisiva questão de qual base social e política condiciona simultaneamente a montagem de estruturas densas de bem-estar social e de desenvolvimento tecnológico. A diversificação produtiva e o avanço em setores mais dinâmicos, relacionados à demanda por atividades de maior conteúdo tecnológico, estão fortemente associados à demanda do governo (Mazzucato, 2013), como revelado no caso da busca da inovação relacionada à vacina para Covid-19.

Entre as áreas líderes no contexto da quarta revolução tecnológica, a área social e a saúde, em particular, têm forte protagonismo, e isso pode ser uma oportunidade de superação das vulnerabilidades históricas brasileiras. Os desafios do Estado Social do século XXI passam pelo reconhecimento do poder de transformação da quarta revolução industrial, como chama atenção Wanderley Guilherme dos Santos (2018). Estamos diante de um mundo que abre enorme potencial de abundância material em meio ao risco de relegar enorme contingente da população ao desamparo, à miséria e ao abandono.

Nesse contexto, torna-se essencial compreender o atual conjunto de transformações que impactam o acesso universal, sob risco de perpetuarmos políticas públicas ineficazes e incompatíveis com o contexto atual. Portanto, a análise dessas tendências é essencial não apenas para pensar o futuro dos sistemas de bem-estar, mas para nortear ações no presente que visem transformar o futuro sob a perspectiva da garantia dos direitos sociais ao conhecimento e ao desenvolvimento. É necessário um novo tipo de desenvolvimento, com dinamismo e forte sentido de equidade social. Para consegui-lo, políticas anticíclicas e compensatórias são necessárias, ·mas insuficientes. Diante da crise e dos desafios atuais, impõem-se profundas transformações estruturais que abram espaço para as forças expansivas que estão gravemente refreadas, em detrimento das vastas possibilidades de melhora humana oferecidas pelos avanços científicos e tecnológicos.

Transformações de estrutura exigem uma estratégia e a recuperação da capacidade de planejamento, mas assumindo a necessidade de recriar um novo Estado desenvolvimentista. Torna-se necessário aprender com os erros do passado para superar resistências, evitar a captura pelos interesses arcaicos, a burocratização da criatividade e o isolamento da sociedade, sem a qual os caminhos para a transformação ficam bloqueados para a (re)construção de um novo futuro que vá muito além de um velho e atrasado normal que se apresenta sob o manto da mudança. A área da saúde revela sua potência para contribuir política e conceitualmente para o Brasil transpor os velhos desafios de superação do subdesenvolvimento. A transformação da base produtiva e tecnológica mostra sua conexão com um modelo de sociedade. O acesso universal, a inclusão social, a equidade e as políticas sociais mostram-se não apenas compatíveis, mas como fatores essenciais para a retomada do desenvolvimento econômico e social.

A crise contemporânea global e nacional impõe aos intelectuais, às instituições de pesquisa e ao Estado nacional o desafio de correr riscos, de promover a inovação e o experimentalismo nas políticas públicas e de quebrar os muros entre as políticas sociais, ambientais, econômicas e de inovação. É hora de ousadia para incorporar novas abordagens e, progressiva e coletivamente, buscar contribuir para o substrato de novo projeto de desenvolvimento que incorpore uma profunda mudança no padrão de atuação do Estado. Essa é a condição primordial para que a sociedade possa voltar a ter utopias e energias transformadoras com vistas à construção de um país dinâmico, inovador, inclusivo, democrático e social e ambientalmente justo. Trata-se da economia política de saúde incorporada como um dos eixos centrais da saúde coletiva.

Agradecimentos

Ao Centro Internacional Celso Furtado de Políticas para o Desenvolvimento pela autorização para uso de figuras e resultados parciais publicados em Gadelha (2021) e ao apoio do projeto Fiocruz/Fiotec "Desafios para o Sistema Único de Saúde no contexto nacional e global de transformações sociais, econômicas e tecnológicas – CEIS 4.0" e do Projeto CNPq "Ciência, Tecnologia e Inovação em saúde para a sustentabilidade do SUS (bolsa de produtividade de pesquisa de Carlos Augusto Grabois Gadelha).

Referências

Araújo JD. Polarização epidemiológica no Brasil. Epidemiologia e Serviços de Saúde, dez 2012; 21(4):533-8.

Bahia L, Scheffer M, Tavares LR, Braga IF. From health plan companies to international insurance companies: changes in the accumulation regime and repercussions on the healthcare system in Brazil. Cadernos de Saúde Pública, 3 nov 2016; 32:e00154015.

Belluzzo LG. A internacionalização recente do regime do capital. Carta Social e do Trabalho. Trabalho apresentado na XII Cátedra Raúl Prebisch no "Seminário sobre neoestruturalismo e economia heterodoxa". Santiago do Chile: CEPAL, jul.-set.2014; 27:2-3

Braga JCS. Temporalidade da riqueza: teoria da dinâmica e financeirização do capitalismo. Campinas: Universidade Estadual de Campinas, Instituto de Economia, 1985.

Buss PM, Pellegrini Filho A. A saúde e seus determinantes sociais. Physis: Revista de Saúde Coletiva, abr. 2007; 17(1):77–93. Disponível em: https://doi.org/10.1590/S0103-73312007000100006.

Centro Latino-Americano e do Caribe de Informações em Ciências da Saúde (BIREME). DeCS/MeSH, Descritores em Ciências da Saúde. Organização Pan-Americana da Saúde (OPAS), 2022.

Cordeiro H. A indústria da saúde no Brasil. Rio de Janeiro: Edições Graal, 1980.

Dalsania AK, Fastiggi MJ, Kahlam A et al. The relationship between social determinants of health and racial disparities in Covid-19 mortality. Journal of Racial and Ethnic Health Disparities, 1 fev 2022; 9(1):288-95.

Freeman C. Technology policy and economic performance. Londres: Pinter Publishers London and New York, 1987

Frenk J, Frejka T, Bobadilla JL et al. La transición epidemiológica en América Latina. Boletín de la Oficina Sanitaria Panamericana (OSP), 1991; 111(6):12.

Frenkel J. O mercado farmacêutico brasileiro: a sua evolução recente, mercados e preços. In: Negri B, Giovanni G. Brasil: Radiografia da Saúde. Campinas: Instituto de Economia/UNICAMP, 2001.

Gadelha CAG. Complexo Econômico-Industrial da Saúde: a base econômica e material do Sistema Único de Saúde. Cadernos de Saúde Pública, 2022; 38(2).

Gadelha CAG (no prelo). O Complexo Econômico-Industrial da Saúde 4.0: por uma visão integrada do desenvolvimento econômico, social e ambiental. Cadernos do Desenvolvimento, 2021; 16(28):25-50.

Gadelha CAG. Pandemia Covid-19: a necessidade de retomada de uma agenda estrutural de desenvolvimento. Jornal dos Economistas, jun 2020; (370):16.

Gadelha CAG. Complexo Econômico-Industrial da Saúde. In: Lima JCF (org.) Dicionário de Empresas, Grupos Econômicos e Financeirização na Saúde. São Paulo: Hucitec, 2018: 77-84.

Gadelha CAG. Política industrial, desenvolvimento e os grandes desafios nacionais. In: Lastres HMM, Cassiolato JE, Laplane G, Fernando S (orgs.). O futuro do desenvolvimento. 1. ed. Campinas-SP: Unicamp, 2016; 01:215-35.

Gadelha CAG. O complexo industrial da saúde e a necessidade de um enfoque dinâmico na economia da saúde. Ciência & saúde coletiva, 2003; 8(2):521-35.

Gadelha CAG. Estudo da competitividade de cadeias integradas no Brasil: impactos das zonas livres de comercio. (Cadeia: Complexo da Saúde), Nota Técnica Final. Campinas: IE/ Neit/Unicamp/MCT-Finep/MDIC, 2002.

Gadelha CAG, Temporão JG. Desenvolvimento, inovação e saúde: a perspectiva teórica e política do Complexo Econômico-Industrial da Saúde. Ciência & Saúde Coletiva, jun 2018; 23(6):1891-902.

Gadelha CAG, Costa LS, Maldonado JMSV. O complexo econômico-industrial da saúde e a dimensão social e econômica do desenvolvimento. Revista de Saúde Pública, 2012; 46:21-8.

Gadelha CAG, Vargas MA, Maldonado JMSV, Barbosa PR. O Complexo Econômico-Industrial da Saúde no Brasil: formas de articulação e implicações para o SNI em saúde. Revista Brasileira de Inovação, 2013; 12(2):251-82.

Gadelha CAG, Maldonado JMSV, Vargas MA. Estudo setorial sobre a indústria farmacêutica. Nota técnica. Uma Agenda de Competitividade para a Indústria Paulista. São Paulo, Instituto de Pesquisas Tecnológicas do Estado de São Paulo (IPT), 2008.

Guimarães R, Morel CM, Aragão E et al. Política de Ciência, Tecnologia e Inovação em Saúde (CT&I/S): uma atualização para debate. Ciência & Saúde Coletiva, 2021; 26:6105-16.

IBGE – Instituto Brasileiro de Geografia e Estatística. Conta-Satélite de Saúde 2010-2019. Rio de Janeiro, 2022. Disponível em: liv101928_informativo.pdf (ibge.gov.br).

IBGE – Instituto Brasileiro de Geografia e Estatística. Projeções da população: Brasil e unidades da Federação, revisão 2018. Rio de Janeiro: IBGE, 2018.

Lundvall B. National Systems of Innovation: towards a theory of innovation and interactive learning. London: Pinter, 1992.

Magalhães JC, Couldry N. Tech giants are using this crisis to colonize the welfare system. Jacobin, 27 abr 2020.

Manzano M, Krein AE, Santos AL. O Complexo Econômico-Industrial da Saúde: base estratégica para geração de empregos de qualidade. In; Gadelha CA (coord.) Saúde é Desenvolvimento: o Complexo Econômico-Industrial da Saúde como opção estratégica nacional, CEE Fiocruz. No prelo, 2022.

Marx K. O capital: crítica da economia política. São Paulo: Nova Cultural, 1996.

Mazzucato M. The entrepreneurial state: debunking public vs private sector myths. London, New York, Delhi: Anthem Press, 2013.

Medeiros CA. Inserção externa crescimento e padrões de consumo na economia brasileira. Brasília: IPEA, 2015.

Prebisch R. O sistema econômico e sua transformação. In: Gurrieri A (ed.). O Manifesto Latino-americano e Outros Ensaios. Rio de Janeiro: Contraponto, 2010.

RAIS – Relação Anual de Informações Sociais. Ministério do Trabalho e Previdência. Brasília, 2022.

Sabattini R, Gadelha CAG. Limites e oportunidades econômicas do CEIS 4.0 no Brasil. In: Gadelha CAG. Saúde é desenvolvimento – O

Complexo Econômico-Industrial da Saúde como opção estratégica nacional. CEE, 2022.

Santos WG. Gênese dos novos partidos da ordem: o Brasil na dança mundial. Núcleo de Estudos sobre o Congresso, Iesp, 2018. Disponível em: http://necon.iesp.uerj.br/wp-content/uploads/2018/10/Automa %C3%A7%C3%A3o-e-revolu%C3%A7%C3%A3o-tecnol%-C3%B3gica.pdf. Acesso em 20 nov 2020.

Schumpeter JA. Capitalismo, socialismo e democracia. Rio de Janeiro: Zahar, 1983; v. 2.

Schwab K. The fourth industrial revolution. New York: Crown Business, 2017.

Temporão JG, Gadelha CAG. Health Economic-Industrial Complex (HEIC) and a New Public Health Perspective. Oxford Research Encyclopaedia of Global Public Health. 6. ed. Oxford – Washington: Oxford University Press, 2019; 1:1-27.

World Economic Forum. Closing the gap in a generation: health equity through action on the social determinants of health – Final report of the commission on social determinants of health, 2008. Disponível em: https://www.who.int/publications/i/item/WHO--IER-CSDH-08.1

World Economic Forum. Health and Healthcare in the Fourth Industrial Revolution: Insight Report. Global Future Council on the Future of Health and Healthcare. World Economic Forum, 2019. Disponível em: http://www3.weforum.org/docs/WEF__Shaping_the_Future_of_Health_Council_Report.pdf. Acesso em 16 mar 2020.

13 Trajetórias Tecnológicas na Indústria Farmacêutica – Desafios para a Equidade no Brasil

Erika Aragão • Sebastião Loureiro (*in memoriam*)
Jane Mary de Medeiros Guimarães • José Gomes Temporão

INTRODUÇÃO

A área de bens voltados para a saúde compreende um amplo conjunto de segmentos produtivos que compartilham o fato de apresentarem elevado grau de inovação e serem intensivos em conhecimento científicos e tecnológicos, elementos que imprimem forte dinamismo em termos de crescimento e competitividade. A inovação tecnológica constitui, assim, um instrumento de concorrência que gera uma vantagem competitiva de custos ou qualidade (real ou simbólica) ao inovador. Trata-se de um processo heterogêneo e complexo. Sua dinâmica difere tanto entre países como em termos setoriais e se constitui em uma variável fundamental para o desenvolvimento econômico e social.

Segundo arcabouço teórico que tem origem nos trabalhos de Schumpeter (1883-1950), as inovações tecnológicas são o elemento fundamental capaz de dinamizar o ambiente econômico, e a empresa é o lócus de sua realização (Mazzucato & Dosi, 2006). Envolve desde a introdução de um produto, processo ou modelo organizacional na sociedade até sua difusão, consequentemente diferindo da invenção, que consiste na criação de um bem ou serviço sem que este tenha necessariamente aplicação comercial ou social. Na área da saúde, a inovação é o principal instrumento de competição utilizado pelas empresas.

Considerando a tipologia do Complexo Econômico-Industrial da Saúde (CEIS) (Gadelha & Temporão, 2018), os segmentos de bens voltados para a saúde estão organizados em subsistemas específicos, como a indústria de base química e biotecnológica (fármacos, medicamentos, vacinas, hemoderivados e reativos para diagnóstico), a indústria de base mecânica, eletrônica e de materiais (equipamentos mecânicos e eletrônicos, próteses e órteses e outros materiais), os serviços de saúde (hospitais, ambulatórios e serviços de diagnóstico), bem como aqueles que giram em torno da atenção (alimentação, limpeza, tecnologia da informação, dentre outros), a infraestrutura de geração de conhecimento científico e tecnológico, compreendida pelas universidades, centros de pesquisa, instituições de fomento, assim como o marco regulatório existente (Gadelha, Costa & Maldonado, 2012).

As firmas produtoras de bens materiais ofertam seus produtos às instituições prestadoras de serviços de saúde, públicas e privadas, que são as consumidoras dos produtos manufaturados pelo primeiro grupo, o que caracteriza uma clara relação de interdependência setorial. Cada segmento contém uma dinâmica de inovação particular, de modo que o marco regulatório delimita as estratégias e o escopo de atuação dos agentes do setor.

O segmento da saúde tem muitas especificidades em relação a outros setores da economia. Em geral, nesse segmento, a oferta determina a demanda, na medida em que os bens introduzidos nos mercados tendem a ser incorporados. Por seu turno, as tecnologias não são substitutivas, mas cumulativas, o que significa que tendem a ser utilizadas em seu conjunto tanto para o diagnóstico como para o tratamento. Além disso, trata-se de um segmento no qual o consumidor necessita de um intermediário, geralmente o médico, para ter acesso à maioria dos serviços. Esses aspectos estão entre os fatores que explicam por que a incorporação de tecnologias nos sistemas de saúde é um dos principais responsáveis pelo aumento dos gastos com saúde como proporção do Produto Interno Bruto (PIB) dos países nas últimas décadas.

Em 1960, nos EUA, o maior produtor e incorporador mundial de tecnologias médicas, a saúde respondia por 5,3% do PIB do país, tendo essa participação aumentado para 16,8% em 2019. Em países como o Reino Unido, que conta com uma regulação mais restritiva para incorporação de tecnologias, essa participação saltou de 3,9% para

10,2% no mesmo período, patamar ligeiramente superior ao do Brasil, cuja participação foi de 9,6% no último ano (WHO, 2012, 2022).

No entanto, a composição público-privada dos gastos brasileiros é bem mais próxima da americana, que tem um sistema majoritariamente privado, ao contrário do Brasil, onde, desde a constituição de 1988, com a criação do Sistema Único de Saúde (SUS), a saúde passou a ser direito dos cidadãos e dever do Estado. Na maior parte dos países com sistemas universais, a participação do setor público supera os 70%, como mostra a Tabela 13.1. Uma maior participação da saúde no PIB não implica, portanto, maiores gastos públicos e, consequentemente, mais acesso.

Um dos segmentos do CEIS que mais pressionam os serviços de saúde em termos de incorporação de seus produtos é a indústria farmacêutica. Esta pode ser caracterizada como um oligopólio diferenciado baseado em ciência. Oligopólio porque um número relativamente pequeno de empresas é responsável por parte significativa da oferta desses bens. Diferenciado porque a principal estratégia de concorrência é a diferenciação dos produtos, o que explica em parte os elevados gastos com Pesquisa e Desenvolvimento (P&D), o que tem justificado a busca sistemática das empresas dessa indústria pela proteção das descobertas por meio de patentes, o que assegura o monopólio temporário, restringindo assim o acesso às inovações àqueles que podem pagar seus preços elevados. O que significa que para garantir o acesso à população o Estado deve regular a incorporação tecnológica e garantir a oferta pública.

O tripé que sustenta e dá dinamismo à indústria farmacêutica é constituído pelos gastos expressivos de P&D, que visam à diferenciação mediante a inovação, uma estratégia de proteção patentária extremamente agressiva e gastos elevados em *marketing* e propaganda, seja diretamente ao paciente, seja indiretamente, por intermédio do médico e de outros prescritores e/ou provedores, tende a pressionar para cima os preços dos bens para a saúde, particularmente de produtos de trajetórias tecnológicas mais inovadoras, como aqueles baseados na biotecnologia moderna, em que as empresas, em vez de produzirem pequenas moléculas por meios químicos, passaram a modificar grandes moléculas, como proteínas e hormônios, utilizando sistemas biológicos vivos; ou seja, no âmbito da indústria farmacêutica convivem duas trajetórias distintas: uma baseada na química fina, com origem no final do século XIX e que engendrou os fármacos tradicionais, e aquela nascida da biologia molecular, baseada em técnicas de genômica e proteômica, dentre outras, que começa a se desenvolver a partir da segunda metade do século XX e ganha força a partir dos anos 1980.

Se de um lado a trajetória baseada na química fina tem apresentado sinais de esgotamento nas duas últimas décadas, o que implica menor grau de diferenciação dos produtos e redução do número de lançamento de Novas Entidades Moleculares (*New Molecular Entities* [NME]), de outro a trajetória das biotecnologias tem produzido inovações radicais importantes, levando o segmento a taxas maiores de crescimento e rentabilidade. Entretanto, apesar do potencial das biotecnologias para a saúde humana e seu alcance social, a exemplo das vacinas e reagentes para diagnóstico, o segmento de biológicos tem introduzido inovações que, pelo alto custo e concentração de mercado, limitam o acesso de países e populações mais pobres.

Isso ficou bastante evidente com a pandemia da Covid-19, na qual os países mais pobres e com alta dependência tecnológica na área de bens para a saúde tiveram sérios problemas de abastecimento, desde insumos básicos como máscaras, luvas e seringas, até respiradores e vacinas. Estas últimas chegaram a ser objeto de processo acelerado de P&D em que países centrais não só concentraram a produção como o acesso a essas tecnologias, uma dependência tecnológica que o Brasil enfrenta no segmento da saúde.

Em 1999, por exemplo, o país gastou cerca de nove milhões de dólares na importação de respiradores, 52 milhões em 2019, tendo atingido a marca de 167 milhões de dólares em 2020. No que tange à importação de equipamentos de proteção individual, os valores passaram de 740 milhões de dólares, em 2019, para 1,1 bilhão, em 2020. Destaca-se que durante a pandemia mais de cem países estabeleceram barreiras à importação de tecnologias, o que impôs dificuldade para o Brasil ter acesso a insumos estratégicos no enfrentamento da Covid-19 (Gadelha *et al.*, 2021).

Ademais, a maioria dos investimentos em P&D não é voltada para doenças que acometem majoritariamente

Tabela 13.1 Países selecionados, percentual do PIB, gasto público e privado em saúde – 2019

País	Gasto total com saúde em % do PIB	Gasto público com saúde em % do PIB	Gasto público com saúde *per capita* (dólar PPC)	Gasto público com saúde em % do gasto total	Gasto privado com saúde em % do PIB
Brasil	9,6	3,9	610	40,9	5,7
Canadá	10,8	7,6	3.874	70,2	3,2
França	11,1	8,3	4.137	75,3	2,7
Itália	8,7	6,4	2.955	73,9	2,3
Espanha	9,1	6,4	2.813	70,6	2,7
Reino Unido	10,2	8,1	4.043	79,5	2,1
EUA	16,8	8,5	5.553	50,8	8,2

Fonte: WHO, 2022.
PPC: paridade do poder de compra.

populações de países pobres ou em desenvolvimento, denominadas doenças negligenciadas. Essas continuam a causar significativa morbidade e mortalidade no mundo em desenvolvimento. No entanto, dentre os 850 novos produtos terapêuticos aprovados entre 2000 e 2011, somente 34 (e apenas 1% de todas as novas entidades químicas aprovadas) foram indicados para doenças negligenciadas, mesmo que elas representem 11% da carga global de doenças (DNDi, 2022). Desse modo, as tecnologias desenvolvidas para tratamento de doenças crônicas não transmissíveis, que apresentam incremento em termos globais e acometem tanto os países desenvolvidos como os emergentes, são baseadas fortemente em rotas tecnológicas que se traduzem em bens relativamente caros, o que pode implicar o aprofundamento das desigualdades já existentes e ampliadas com a pandemia, que adiou o diagnóstico e o tratamento de um conjunto de doenças..

O câncer, por exemplo, foi historicamente tratado de maneira sistemática como uma doença dos países desenvolvidos, tendo sido uma das patologias que mais sofreram o impacto da biotecnologia moderna, com aumento de recursos voltado para pesquisa e desenvolvimento nas áreas biotecnológicas e farmacêuticas. Contudo, nas últimas quatro décadas esse quadro tem se alterado, e a parte mais significativa do ônus global do câncer tem sido observada em países pobres e em desenvolvimento (Aragão, 2011).

Segundo dados do Ministério da Saúde, o câncer é a segunda causa de morte no Brasil, com o registro, em 2008, de 15,6% de mortes em decorrência da doença na população (INCA, 2011), figurando atrás apenas das doenças cardiovasculares. Em 1999, os tumores malignos ocupavam apenas a quarta posição, com 11,4% do total de mortalidade. Entre 2019 e o primeiro semestre de 2022 foram registrados mais de 1,3 milhão de casos de câncer no Brasil, sendo a região Sudeste responsável por 42,5% desses casos (Brasil, 2022a). Apenas em 2020 foram diagnosticados 626.030 casos, sendo o câncer de próstata o de maior prevalência no sexo masculino (29,2%) e o de mama no sexo feminino (29,7%) (INCA, 2022).

A mortalidade por câncer permanece atrás apenas da causada por doenças do aparelho circulatório ainda no ano de 2019, seguidas das doenças do aparelho respiratório (Brasil, 2022a). Em 2018, o câncer foi a segunda principal causa de morte no mundo, com 9,6 milhões de mortes. Em termos mundiais, uma em cada seis mortes está relacionada com a doença, e aproximadamente 70% das mortes por câncer ocorrem em países de baixa e média renda (OPAS, 2020).

Neste capítulo buscamos mostrar como a dinâmica de inovação do mercado de medicamentos biológicos pode ampliar as desigualdades no acesso às tecnologias em saúde, em vista da crescente pressão por incorporação de novas tecnologias nos serviços de saúde, sua natureza, perfil epidemiológico brasileiro e limitação de recursos para essa incorporação. Para tanto, utilizamos como exemplo o segmento de medicamentos biológicos contra o câncer, cujo tratamento tem sofrido forte impacto em virtude dessa nova trajetória tecnológica.

MERCADO DE BIOLÓGICOS

O termo *biotecnologia* tem sido amplamente utilizado para expressar um conjunto de aplicações de técnicas biológicas em organismos vivos ou suas partes com o objetivo de desenvolver novos bens, sejam eles produtos, processos ou serviços. Essa definição, no entanto, engloba desde tecnologias utilizadas há milhares de anos para produção de bebidas e alimentos, como a fermentação, até as modernas técnicas de manipulação genética descobertas nos anos 1970, que possibilitaram o nascimento da nova indústria de base biotecnológica.

A biotecnologia moderna causou grande impacto na área da saúde, na medida em que se traduziu no desenvolvimento de um conjunto amplo de novas tecnologias de prevenção, diagnóstico e tratamento capazes de ser produzidas e comercializadas com sucesso em larga escala. Inúmeros medicamentos, criados a partir de rotas biotecnológicas e indicados para o tratamento de doenças infecciosas, imunológicas e neoplásicas, foram desenvolvidos e tornaram-se líderes de mercado. A produção de vacinas também assumiu relevância crescente por sua relação com o direito à saúde e para controle de doenças, como recentemente vivenciado na pandemia.

A importância do segmento e dos esforços em P&D nesse campo se reflete no aumento do número de biológicos inovadores (Novas Entidades Moleculares) aprovados nos EUA e na Europa. Na década de 1990 foram aprovados menos de 30 produtos nesses mercados. Entre 2000 e 2005 foram aprovados 104, sendo 65 somente no último ano. No período de 2006 a 2009 houve uma desaceleração na introdução de novas tecnologias (25 aprovações) (Walsh, 2005, 2010). Apesar disso, entre os anos de 2000 e 2009, a participação desses produtos nas vendas da indústria farmacêutica dobrou, chegando a 13% em 2009, quando as vendas totais atingiram cerca de US$751 bilhões.

Entre janeiro de 2014 e julho de 2018, nos EUA e na União Europeia (UE), foram aprovados 155 produtos biofarmacêuticos individuais – 97 nos EUA e 109 na UE. Desses, 81 (52%) eram genuinamente novos no mercado, com os demais produtos representando biossimilares, produtos *me-too* e produtos previamente aprovados em outros lugares. Esses 81 produtos novos (por nome comercial) continham um total de 71 ingredientes biofarmacêuticos ativos distintos (Walsh, 2018). Nesse mesmo período, considerando a totalidade do ano de 2018, foram aprovados, nos EUA, 213 novas drogas (tradicionais e biológicas), ou seja, os biológicos, excluindo os produtos de engenharia de tecido, foram responsáveis por quase 50% das novas aprovações (FDA, *apud* Statista, 2022), o que mostra como a P&D está concentrada nesse segmento, passando a constituir um nicho significativo da indústria farmacêutica, como pode ser observado na Tabela 13.2.

Observa-se, no período, aumento expressivo da participação nas vendas de produtos biológicos em relação às vendas totais, tendo esse percentual saltado de 15,5% do total, em 2012, para 21,9%, em 2021, com a estimativa de que ultrapasse 35% em 2026, se utilizados como referências de vendas de 2021 os dados do Evaluate Pharma. Para esse último ano houve uma estimativa de vendas globais de 1,1 trilhão de dólares, considerando apenas medicamentos com prescrição.

Tabela 13.2 Vendas mundiais da indústria farmacêutica

Ano	Total	Biotecnologias	Biotec/Total (%)
2012	964,4	149	15,45
2013	993,8	162	16,3
2014	1.063,60	174	16,36
2015	1.073,10	179	16,68
2016	1.115,70	197	17,66
2017	1.135,10	215	18,94
2018	1.204,80	242	20,09
2019	1.250,40	266	21,27
2020	1.265,20	284	22,45
2021	1.423,50	312	21,92

Fonte: Statista, 2022, a partir de várias publicações da IQVIA, que usa os valores registrados nas faturas. Os dados de produtos biotecnológicos são do Evaluate Pharma. Acesso restrito.

Trata-se de um mercado muito concentrado em termos regionais. Os EUA sozinhos responderam por 47% das vendas globais em 2021. A receita gerada pelo mercado farmacêutico continuou a aumentar na América do Norte, acumulando cerca de 555 bilhões de dólares naquele ano (Tabela 13.3).

Os mercados emergentes experimentaram o maior crescimento entre 2019 e 2021: de 207 para 285 bilhões de dólares, incluindo os países de renda média e baixa, como Brasil, Índia, Rússia, Colômbia e Egito, por exemplo. A América Latina é responsável pela menor participação nas receitas do mercado farmacêutico global, apesar do aumento das receitas nos últimos anos.

Essa concentração também está presente no que se refere às classes terapêuticas e em termos empresariais. O segmento de medicamentos oncológicos (antineoplásicos e terapias hormonais citostáticas, dentre outras) é a principal classe terapêutica para vendas de medicamentos em todo o mundo, seguidos pelos antidiabéticos. O segmento de medicamentos oncológicos foi um dos mais impactados pela biotecnologia moderna, particularmente com o desenvolvimento dos anticorpos monoclonais (MAB, na sigla em inglês), respondendo, em 2021, a quase 13% das vendas globais da indústria farmacêutica e 60% do

segmento de biológicos. Em 2012, esses percentuais eram de 6,2 e 40,3% respectivamente. Em 2020, apenas nove medicamentos para câncer ficaram com 39,7% das vendas de oncológicos (Tabela 13.4) (Statista, 2022).

A especialização dessa indústria em segmentos terapêuticos conduz à formação de submercados cujo grau de concentração é significativamente maior do que observado no nível da indústria. Por exemplo, enquanto a Roche deteve 4,4% do mercado global da indústria farmacêutica em 2009, sua participação no mercado de antineoplásicos foi de 53% nesse mesmo ano. Em 2020, dos nove medicamentos para câncer líderes de venda no mercado, três eram da Roche e os dois primeiros da lista superaram a casa de 10 bilhões de dólares isoladamente.

Os monopólios temporários obtidos via proteção intelectual, o aumento da renda *per capita* e a mudança do perfil epidemiológico são responsáveis pelo aumento significativo dos gastos com saúde como proporção da renda interna dos países. Assim, a sustentabilidade dos sistemas de saúde tem constituído um dos principais desafios para a gestão pública em nível mundial, particularmente para os países com sistemas universais, como o Brasil.

Os gastos globais com cuidados oncológicos têm aumentado vertiginosamente nos últimos anos. O gráfico apresentado na Figura 13.1 mostra os gastos totais em oncologia de 2010 a 2023 (2022 e 2023 são estimativas) em todo o mundo, incluindo gastos com cuidados de suporte. Em 2021, os gastos globais com oncologia totalizaram 187 bilhões de dólares americanos.

Somente os gastos com medicamentos oncológicos atingiram US$176 bilhões em vendas em 2021, mais que o dobro de vacinas, em plena pandemia da Covid-19, com US$88,6 bilhões em vendas. Até 2026, as vendas de medicamentos contra o câncer devem chegar a US$320,6 bilhões. Considerando as vendas mundiais de medicamentos prescritos e de venda livre, espera-se que os medicamentos contra o câncer se aproximem de 22% do mercado em 2026.

O mercado global para a vacina contra Covid-19 tende a uma importante redução ao longo dos próximos anos até 2026. Nesse ano, espera-se que os imunossupressores sejam a classe de medicamentos com a segunda maior venda (US$77 bilhões). Os medicamentos contra o câncer, em

Tabela 13.3 Distribuição das vendas totais do mercado farmacêutico global de 2014 a 2021, por submercado (em %)

Ano	EUA	Europa	Outros mercados estabelecidos	Mercados emergentes
2014	45	22	13	20
2015	46	21	13	20
2016	46	21	12	21
2017	45	21	11	22
2018	47	20	11	21
2019	48	19	11	22
2020	48	20	11	21
2021	47	19	10	24

Fonte: Statista, 2022, a partir de várias publicações da IQVIA. Acesso restrito.

Tabela 13.4 Principais medicamentos contra câncer em todo o mundo por receita – 2020 (em bilhões de dólares americanos)

Medicamentos	US$
Keytruda (Merck)	14,38
Revlimid (Bristol-Myers Squibb)	12,11
Imbruvica (AbbVie/J&J)	9,44
Opdivo (Bristol-Myers Squibb/Ono)	7,92
Ibrance (Pfizer)	5,39
Avastin (Roche)	5,32
Perjeta (Roche)	4,4
Tagrisso (AstraZeneca)	4,33
Herceptin (Roche)	4,23
Total	**67,52**

Fonte: Statista, 2022, a partir de várias publicações da IQVIA. Acesso restrito.

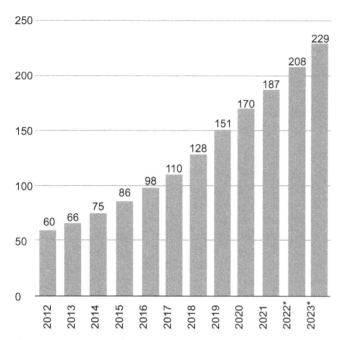

Figura 13.1 Gastos globais em oncologia de 2011 a 2023 (em bilhões de dólares americanos). (Statista, 2022, a partir de várias publicações da IQVIA – 2022 e 2023 são projeções. Acesso restrito.)

particular os biológicos, são extremamente caros e, portanto, geram altas receitas, com custos de tratamento de câncer acima de US$100 mil por paciente, o que restringe o acesso.

O aumento da esperança de vida é um dos responsáveis pelo crescimento da incidência de doenças degenerativas como o câncer. Por outro lado, as doenças infectocontagiosas e parasitárias ainda persistem no Brasil, o que leva à necessidade de recursos e estratégias capazes de enfrentar esses problemas de saúde em um contexto de limitações de recursos públicos para a saúde. Segundo dados da Organização Mundial da Saúde, nos anos 1970, menos de 20% dos diagnósticos de câncer eram provenientes de países em desenvolvimento, ao passo que em 2008 quase 60% dos diagnósticos foram registrados em países de rendas baixa e média (WHO, 2012). Em 2018, aproximadamente 70% das mortes por câncer ocorreram em países de baixa e média renda (OPAS, 2020).

O Instituto Nacional de Câncer (INCA, 2022) estimou para cada ano do triênio 2020-2022 a ocorrência de mais de 400 mil novos casos de câncer, excluídos os casos de câncer da pele não melanoma. Com a inclusão dessa neoplasia, seriam mais de 620 mil casos novos. Os tipos mais incidentes são os cânceres de pele não melanoma, próstata, pulmão, cólon e reto e estômago para o sexo masculino e os de pele não melanoma, mama, colo do útero, cólon e reto e glândula tireoide para o feminino, o que leva a crer que não se trata mais de uma doença predominante nas populações dos países desenvolvidos e que deve ser enfrentada por esses países, como têm sido a AIDS, a tuberculose e a malária.

Trata-se, portanto, de uma situação em que uma doença de massa passa a ser abordada com tecnologias de escala de produção limitada em função do processo produtivo, como no caso dos biofármacos. Essa tendência nos revela alguns desafios que já estão sendo enfrentados pelo Brasil e que devem se aprofundar, caso não sejam implementadas políticas públicas que busquem, de um lado, assegurar o acesso das tecnologias, o que passa pela redução da dependência tecnológica, e, de outro, adotar estratégias de prevenção de doenças e promoção da saúde de modo a evitar o aprofundamento das desigualdades existentes.

ASSISTÊNCIA FARMACÊUTICA NO BRASIL

O direito à assistência farmacêutica é previsto no SUS desde sua criação, mas uma política específica só foi definida em 1998, por meio da Política Nacional de Medicamentos, atualizada posteriormente pela Política Nacional de Assistência Farmacêutica, em 2004 (Brasil, 2004). Em geral, trata-se de estratégia para ampliar o acesso da população brasileira aos medicamentos e promover seu uso racional. Baseia-se, portanto, nos mesmos princípios que norteiam o SUS, sendo essencial para consolidá-lo, na medida em que busca viabilizar um dos componentes fundamentais da assistência à saúde que mais promove iniquidades.

De acordo com a Pesquisa de Orçamentos Familiares (POF), do Instituto Brasileiro de Geografia e Estatística – IBGE (Brasil, 2012), os medicamentos respondiam por 48,6% da despesa média mensal com saúde das famílias brasileiras no período 2008-2009. No entanto, o peso dos medicamentos para os 40% mais pobres era de 74,2%, sendo de apenas 33,6% para os 10% mais ricos. Em seu conjunto, as despesas com saúde representavam 7,2% do orçamento do brasileiro em 2008-2009, ligeiramente acima dos 7% registrados em 2002-2003 e em um patamar inferior aos gastos com habitação, alimentação e transporte, por exemplo. Em outros termos, o grau de comprometimento da renda familiar com medicamentos é maior para os que ganham menos. Nesse sentido, o SUS constitui um instrumento decisivo para redução de iniquidades.

Ainda de acordo com a POF, a participação das despesas com assistência à saúde apresentou resultado mais elevado que o nacional (8,0%) na região Sudeste (8,5%). Em um patamar abaixo, encontrava-se a região Sul com 7,3%. A região Norte registrou a menor participação (5,4%). As participações desse grupo nas situações urbana e rural do país, bem como nas regiões Nordeste e Centro-Oeste, foram iguais à média nacional. As participações das despesas com assistência à saúde foram similares (5,9% e 5,6%). No entanto, a composição desses gastos difere bastante.

Para a classe com rendimento de até R$1.908,00, os remédios pesam 4,2%, correspondendo a 71,2% do dispêndio com saúde (2017-2018). A participação do gasto com medicamentos para o outro grupo é de 1,4%. Já a participação em plano/seguro de saúde foi de 2,9% no grupo com rendimentos acima de R$2.3850,00, alcançando 0,4% no grupo oposto (Brasil, 2019).

As participações do grupo assistência à saúde mostraram crescimento entre as pesquisas. Para o país, tinha registrado 6,5% na POF 2002-2003, 7,2% na POF 2008-2009 e 8,0% na POF 2017-2018. Essa tendência também pode ser observada quando são analisadas as situações urbana e rural. Nessa perspectiva, a assistência farmacêutica do SUS tem papel fundamental na redução dessas iniquidades.

O financiamento dos programas públicos de assistência farmacêutica é de responsabilidade das três esferas de gestão do SUS: a União, os estados e os municípios. A alocação de recursos para financiar a aquisição de medicamentos e insumos é organizada segundo três componentes da assistência farmacêutica: (1) o componente básico; (2) o componente estratégico; e (3) o componente especializado. Cada componente agrega recursos para financiamento de um ou mais programas ou ações e apresenta características próprias quanto ao planejamento e à execução. Os medicamentos para AIDS, câncer e coagulopatias não estão inseridos em nenhum desses componentes, pois são financiados exclusivamente pela União. A União também incorre em gastos com oferta gratuita ou mediante copagamento de medicamentos por meio do Programa Aqui Tem Farmácia Popular.

Inicialmente, o Programa Farmácia Popular do Brasil (PFPB) propunha a aquisição de medicamentos e outros produtos para a saúde com redução de até 90% do valor de mercado para o cidadão mediante o subsídio do Ministério da Saúde, ou seja, em um sistema de copagamento. O programa previa duas formas de dispensação dos medicamentos: através das unidades próprias, geridas pela Fundação Oswaldo Cruz (Fiocruz), mediante parcerias com municípios, estados e hospitais filantrópicos, e da rede privada de farmácias, modalidade denominada Aqui tem Farmácia Popular (ATFP), implantado em março de 2006, aproveitando a capilaridade da rede instalada do comércio varejista de produtos farmacêuticos para ampliar o acesso.

Em 2011, o PFPB passou a ofertar gratuitamente os medicamentos usados para tratar diabetes e hipertensão arterial, doenças com alta prevalência no país e fatores de risco para doenças do aparelho circulatório, e terapia renal substitutiva, dentre outras, que são responsáveis pelas maiores taxas de mortalidade e internação do país e para as quais o tratamento medicamentoso tem se mostrado efetivo para evitar complicações e morte prematura. Por razões semelhantes, em junho de 2012 os medicamentos indicados para o tratamento da asma passaram a ser distribuídos gratuitamente pelo programa, que é 100% subsidiado pelo Governo Federal. A rede própria foi descontinuada em 2017 e mantida apenas a rede credenciada privada.

Outra medida importante para garantia do acesso foi a regulação de preço. Em 2006, a Câmara de Regulação do Mercado de Medicamentos (CMED), órgão interministerial responsável por regular o mercado e estabelecer critérios para definição e ajuste de preços, criou o Coeficiente de Adequação de Preços (CAP), que consiste em um desconto mínimo obrigatório a ser concedido pelas empresas e pelos distribuidores farmacêuticos nas vendas de alguns medicamentos ao Poder Público. Para definição do desconto, é considerado o grau de concentração do mercado.

Entre os medicamentos incluídos nessa medida estavam os integrantes do antes denominado Componente de Medicamentos de Dispensação Excepcional, do Programa Nacional de DST/AIDS, do Programa de Sangue e Hemoderivados, os medicamentos antineoplásicos ou aqueles utilizados como adjuvantes no tratamento do câncer. Também estão incluídos os medicamentos comprados via ação judicial e que, portanto, não têm previsão orçamentária (Brasil, 2011). O CAP tem sido importante para disciplinar e uniformizar o processo de compras públicas, sendo instrumento de redução de preços e ampliação do acesso (Brasil, 2011). No que tange a montantes investidos, observa-se aumento dos gastos da União com assistência farmacêutica entre os anos de 2004 e 2010, passando de US$1,37 bilhão para US$5,74 bilhões. Em 2020 e 2021, segundo a Controladoria Geral da União (CGU, 2022) o montante gasto estava na ordem de US$1,79 bilhão e US$2,19 bilhões, apresentando decréscimo significativo em decorrência da desvalorização cambial. Os medicamentos para câncer estão entre os que mais pesam nos gastos públicos, seja pela prevalência da doença, seja pelos custos elevados dessas tecnologias.

MEDICAMENTOS ONCOLÓGICOS: PERSPECTIVAS E DESAFIOS

O sistema público de saúde é responsável pelo tratamento de cerca de 80% dos casos de câncer no Brasil. Entre os anos de 1999 e 2010, somente os gastos federais com quimioterapia passaram de R$306 milhões para mais de R$1 bilhão. Os gastos totais, incluindo radioterapia, cirurgia e iodoterapia, superaram a marca de R$1,5 bilhão, ou US$852 milhões, em 2010 (Brasil, 2010). Em 2017, o custo total com tratamento de câncer foi de R$4,5 bilhões, sendo 48% desse valor destinados à quimioterapia, 10% à radioterapia e 7% à hormonioterapia. Os gastos com esses tratamentos totalizaram R$2,9 bilhões e os procedimentos hospitalares, R$1,1 bilhão, representando 25% das despesas. Em 2018, os gastos totalizaram R$4,6 bilhões, sendo 49% referentes às despesas com quimioterapia, 10% com radioterapia e 6% com hormonioterapia. Os procedimentos hospitalares continuaram a representar 25% das despesas. Nos anos de 2017 e 2018, cada paciente de câncer custou por ano para o sistema de saúde público, em média, R$9.107 em 2017 e R$9.157 em 2018 (Banna & Bulgarelli, 2020).

Cabe mencionar que, ao contrário dos outros medicamentos, os oncológicos são pagos pelo SUS dentro de um conjunto de ações de cuidados prestados ao paciente com câncer. De fato, o SUS financia não só os medicamentos, mas os procedimentos quimioterápicos, por meio da Autorização de Procedimentos de Alta Complexidade (APAC). Para oferecerem tratamento oncológico, os hospitais credenciados pelo SUS são ressarcidos de acordo com o código da APAC. Desse modo, as equipes profissionais dos hospitais têm autonomia para definir as condutas terapêuticas e liberdade para padronizar, adquirir, prescrever e fornecer os antineoplásicos.

Esse modelo é fortemente influenciado pelos profissionais da saúde responsáveis pela conduta terapêutica. No entanto, pode não ser a melhor alternativa do ponto de vista da gestão, pois se perde a economia de escala, já que a compra é descentralizada e fragmentada, ao contrário dos demais programas de medicamentos do SUS. Além disso, ao pagar aos hospitais um valor global pelo tratamento oncológico, sem discriminar os gastos, o gestor público tem menos mecanismos de controle de preços, o que pode constituir uma restrição importante de acesso em função da estrutura oligopolista da indústria farmacêutica. Além disso, reduz a capacidade do Estado de usar o poder de compra para redução de preços.

Esse sistema de pagamento dos antineoplásicos abre espaço para práticas comerciais que não asseguram o pagamento do menor preço e que não possibilitam que mais pessoas tenham acesso ao tratamento. Ademais, restringe o alcance da política industrial brasileira no segmento de medicamentos de maior custo para o SUS, os quais representam um dos maiores investimentos científicos, tecnológicos e comerciais das grandes multinacionais farmacêuticas em todo o mundo.

De acordo com os dados da pesquisa Conta-Satélite de Saúde publicada pelo IBGE, em 2019, a despesa *per capita* do governo com consumo de bens e serviços de saúde alcançou R$1.349,60 e a despesa *per capita* com saúde das famílias e Instituições sem Fins Lucrativos a Serviço das Famílias (IFSL) foi de R$2.035,60. Nas duas abordagens, foi registrado crescimento desde 2010, quando o gasto público por habitante era de R$716,9 e das famílias, R$870,9 (Gandra, 2022). Em 2019, o principal gasto das famílias com saúde inclui as despesas com médicos e planos de saúde, representando 67,5% do total das despesas de consumo final de saúde das famílias (Gandra, 2022).

Na verdade, trata-se aqui de enfrentar três dimensões distintas: a do direito, a da necessidade e a do desejo. Direito e necessidade são categorias que dialogam diretamente com os princípios pétreos do SUS e das políticas públicas que orientam suas diretrizes e prioridades. Já o desejo remete ao processo de construção de "falsas necessidades" a partir da dinâmica concorrencial e de *marketing* da indústria.

No caso do câncer, aqui utilizado como exemplo, o tratamento à base de medicamentos biológicos é considerado muito dispendioso, tendo em vista que se trata de uma categoria com maior complexidade no processo produtivo e, portanto, com preços mais elevados. Além disso, esses medicamentos são mais difíceis de serem copiados após a expiração das patentes. Diferentemente dos químicos, que podem ser copiados na íntegra, as proteínas não são passíveis de cópia da mesma forma; portanto, essas cópias são biossimilares e demandam um processo regulatório específico. Ademais, trata-se de um segmento no qual o poder de negociação das empresas é muito elevado, tendo em vista a concentração de mercado em um conjunto muito pequeno de empresas.

As compras públicas de medicamentos representam 20% dos cerca de R$30 bilhões (US$17 bilhões) anuais de faturamento da indústria farmacêutica brasileira[1]. Em se tratando de produtos de alta complexidade, como os medicamentos destinados para oncologia, AIDS, tuberculose, hepatite, hanseníase, Alzheimer e esquizofrenia, o SUS acaba sendo praticamente o único comprador

(INTERFARMA, 2010), o que pode assegurar grande poder de compra junto às grandes companhias do setor, garantindo preços menores e a ampliação do acesso. Em 2019, a participação da Assistência Farmacêutica no orçamento do Ministério da Saúde foi de R$132,77 bilhões (INTERFARMA, 2019).

O uso do poder de compra e o estabelecimento de políticas de fomento à indústria farmacêutica nacional, incluindo os laboratórios públicos, são formas de proteção contra o exercício de práticas monopolistas exercidas pelas grandes corporações farmacêuticas, práticas essas possíveis em função de um regime de proteção intelectual extremamente favorável às economias dos países desenvolvidos, como retrata Dal Poz (2006). Em um segmento em que a substituição de bens é bastante limitada, a persistência dessas práticas certamente aprofundará as desigualdades sociais tanto em nível internacional como nacional. Nessa perspectiva, políticas que levam em conta o grau de concentração de mercados, como a realizada pelo Ministério da Saúde no que tange à atenção especializada, podem assegurar a introdução de tecnologias inovadoras e ao mesmo tempo reduzir as desigualdades no acesso aos medicamentos.

Cabe destacar aqui o recente esforço brasileiro no sentido de construir uma base regulatória para o complexo processo de gestão de tecnologias em saúde. Por meio da Portaria GM 152/2006 foi regulamentada a Comissão para Incorporação de Tecnologias em Saúde (CITEC), no âmbito da Secretaria de Atenção à Saúde (SAS), e que posteriormente passou a ficar subordinada à Secretaria de Ciência e Tecnologia e Insumos Estratégicos (SCTIE). Em 2011 foi sancionada a Lei 12.401, de 28 de abril, que criou a Comissão Nacional de Incorporação de Tecnologias em Saúde (CONITEC), ampliando sua composição, passando a incluir tanto o Conselho Federal de Medicina como o Conselho Nacional de Saúde. Atualmente, a Secretaria Executiva da CONITEC está alocada no Departamento de Gestão e Incorporação de Tecnologias, também na SCTIE.

Em nível mais geral, o final da década de 1990 constituiu o marco inicial da aproximação das relações entre política de saúde, política científica e tecnológica e política comercial. O CEIS passou a ser tratado como componente estrutural da política de saúde e a saúde como um segmento importante para o desenvolvimento econômico. Nesse sentido, tornou-se um elemento estratégico no âmbito das políticas públicas setoriais. Esse tem sido um processo que envolve esforços conjuntos de vários níveis do governo, tendo o Ministério da Saúde papel de destaque nessa articulação, com a criação do Departamento de Ciência e Tecnologia (DECIT), em 2000, incorporado posteriormente à SCTIE, criada em 2003.

A SCTIE é responsável pela implementação das políticas de assistência farmacêutica, avaliação e incorporação de tecnologias no SUS, bem como pelo incentivo ao desenvolvimento industrial e científico do setor. Atualmente, é um agente central no processo de formulação e implantação da política de ciência, tecnologia e inovação no âmbito do SUS e articulação com outras instâncias. Em função de sua complexidade, o sucesso dessa política depende da interação de diversos segmentos da

---

[1] Esta fonte de dados inclui as vendas hospitalares.

sociedade, desde os órgãos da administração governamental (Saúde, Educação, Indústria e Comércio, Agricultura, Ciência e Tecnologia etc.) até os setores produtivos, passando pelas instituições acadêmicas. Elementos como o fomento à P&D e a disponibilização de linhas de financiamento têm sido implementados mediante os esforços dos Ministérios da Ciência e Tecnologia (e Comunicações), da Saúde e do Desenvolvimento, Indústria e Comércio Exterior.

A articulação intersetorial tem possibilitado a criação de marcos regulatórios importantes, que tendem a ter impacto positivo em setores estratégicos para o desenvolvimento do país, como reflete o Decreto 6.041, de 8 de fevereiro de 2007, que instituiu a Política de Desenvolvimento da Biotecnologia. Dentre os marcos regulatórios de apoio à inovação, destacam-se a Lei 10.973, de 2004, denominada Lei da Inovação[2], e a Lei do Bem, de 2005, ambas importantes para o desenvolvimento da indústria de bens voltados à saúde no Brasil. Além disso, a Política de Desenvolvimento Produtivo (PDP), iniciada em 2007, vem sendo objeto de políticas intersetoriais e transversais voltadas para redução da dependência externa, inovação e ampliação da capacidade nacional de produzir tecnologias estratégicas para o SUS, incluindo os biológicos.

Por fim, cabe ressaltar que a PDP continha em sua concepção uma estratégia de desenvolvimento social, o que nos leva a refletir sobre a necessidade de avançar ainda na perspectiva de segurança sanitária, que não deve em hipótese alguma estar subordinada à lógica de competitividade da indústria. Nos últimos anos, contudo, as PDP têm sido esvaziadas por interrupção, redistribuição para outros laboratórios ou não continuidade, caso este expresso na Portaria GM/MS 1.508, de 21 de junho de 2022, que estabelece a descontinuidade de parcerias para produção de vários anticorpos monoclonais, biológicos estratégicos para tratamento de câncer e outras doenças crônicas não transmissíveis (DCNT), como artrite reumatoide. Assim, a perspectiva de reduzir nossa dependência comercial desses produtos parece estar cada dia mais distante, o que é deveras preocupante, tendo em vista as iniquidades que essa dependência pode causar, o que ficou bastante evidenciado com a pandemia da Covid-19.

DESAFIOS DA COVID-19

O impacto da pandemia do novo coronavírus no aprofundamento das desigualdades foi marcante em diferentes campos: social, sanitário e econômico. Houve em todo o mundo aumento da pobreza, do desemprego e de mortes evitáveis, porém isso não se deu de maneira homogênea. O efeito da crise encontrou diferentes cenários de vulnerabilidades, desigualdades e iniquidades estruturais entre os países e dentro deles, assim como diferentes estratégias de enfrentamento (Miranda *et al.*, 2020).

Uma das dimensões que se revelaram de modo dramático na pandemia foi a da vulnerabilidade tecnológica do sistema de saúde brasileiro, compreendida como a extrema dependência de insumos e tecnologias desenvolvidos

e produzidos fora do país. Em abril de 2020, o país ficou sem acesso a respiradores, insumos, testes para diagnóstico e equipamentos de proteção individual (Temporão & Gadelha, 2020). Posteriormente, o acesso às vacinas foi lento, seja por uma questão de política de compra pelo Governo Federal, seja pela prioridade do acesso aos países com maior poder econômico e maior concentração de empresas produtoras, sem considerar aqui as questões ligadas ao negacionismo.

No caso do Brasil, a dependência estrutural que tem sido ampliada desvela sua dimensão tecnológica, bem como os limites do país em garantir a segurança de sua população em um contexto de enorme demanda global e escassez de detentores e produtores de tecnologias necessárias para atender a essa demanda ampliada. Na prática, observou-se uma corrida em que os países mais ricos fizeram uso de todos os recursos para garantir para suas populações o acesso aos itens mais estratégicos necessários para lidar com a pandemia.

No caso brasileiro, a capacidade no campo da produção de vacinas desenvolvidas ao longo de décadas em instituições públicas mostrou-se de extrema relevância para que o país não fosse tão prejudicado. A atuação de dois dos maiores produtores globais: Instituto Butantan e Biomanguinhos, da Fiocruz – fruto de décadas de investimento em ampliação da capacidade tecnológica e produtiva na área – permitiu que o Brasil construísse parcerias estratégicas com fabricantes da China (Butantan) e da Inglaterra (Fiocruz) de modo a assumir uma posição diferenciada no contexto global, que possibilitou ao país iniciar sua campanha de vacinação, em janeiro de 2021, com a vacina produzida pelo Instituto Butantan.

No caso da Fiocruz, é importante destacar o mecanismo inovador de compras públicas, a encomenda tecnológica que permitiu ao Biomanguinhos estabelecer parceria com a universidade de Oxford e a empresa AztraZeneca para transferência de uma tecnologia inovadora de vetor viral e alcançasse a total autonomia tecnológica para a produção do princípio ativo (IFA) em menos de 1 ano.

O desafio imposto pela pandemia imprime ao país urgência na retomada do processo de ampliação da capacidade endógena de desenvolver e produzir aqui as tecnologias estratégicas para garantia da sustentabilidade tecnológica do SUS em áreas estratégicas iniciados com as PDP. Infelizmente, a reconstrução necessária da capacidade de coordenação do Estado no CEIS, o desenvolvimento da indústria e a produção em saúde com base no poder de compra do Estado, para viabilizar para o Brasil sua entrada na quarta revolução industrial com a utilização de inteligência artificial, *big data*, internet das coisas, nanoprodutos, genética e impressão 3D, entre outras tecnologias, parecem não estar entre as prioridades do governo atual. Observa-se o oposto: o desmonte das PDP, o subfinanciamento da saúde e da educação, bem como a asfixia completa da área de ciência, tecnologia e inovação.

Esse descompasso entre a necessidade da busca da soberania sanitária e o esvaziamento e a descontinuidade de políticas estruturantes deve agravar ainda mais as desigualdades em saúde, particularmente no que tange ao acesso de tecnologias de mais alto custo, como os

---

[2]Incluída na Lei 13.243, de 11 de janeiro de 2016.

biológicos. Destaca-se que durante a pandemia muitos tratamentos foram adiados ou mesmo interrompidos, bem como outros foram amplificados, como os relacionados com a saúde mental. Desse modo, a pressão sobre o sistema de saúde deve ser ampliada em um contexto de insegurança alimentar, desemprego elevado, subemprego e informalidade, o que deve levar ao aumento das iniquidades inclusive no campo do tratamento do câncer.

Referências

Aragão ES. Colaboração e Inovação na Área de Biotecnologias Aplicadas à Saúde Humana. 2011. Tese (Doutorado em Saúde Coletiva). Salvador: Instituto de Saúde Coletiva, Universidade Federal da Bahia, 2011.

Banna SC, Bulgarell J. Custos de cuidados de saúde no SUS na atenção terciária em oncologia. JMPHC – Journal of Management & Primary Health Care, 2020; 12(spec):1-2.

Brasil. Ministério da Saúde. Resolução CNS nº 338, de 6 de maio de 2004. Aprova a Política Nacional de Assistência Farmacêutica. 2004. Diário Oficial da União, Poder Executivo, Brasília-DF, 20 de maio de 2004.

Brasil. Política Nacional de Atenção Oncológica. 2010. Nota 9 de novembro de 2010.

Brasil. Ministério da Saúde. Nova Comissão Nacional de Incorporação de Tecnologias de Saúde e impacto ao Sistema Único de Saúde. São Paulo: Rev Saúde Pública, out 2011; 45(5).

Brasil. Pesquisa de Orçamentos Familiares (POF). Perfil das despesas no Brasil: indicadores selecionados 2008-2009. 2012. / IBGE, Coordenação de Trabalho e Rendimento. Rio de Janeiro. Disponível em: http://www.ibge.gov.br/home/estatistica/pesquisas/pesquisa_re-sultados.php?indicador=1&id_pesquisa=40.

Brasil. Pesquisa de orçamentos familiares: 2017-2018. Perfil das despesas no Brasil: indicadores selecionados / IBGE, Coordenação de Trabalho e Rendimento. Rio de Janeiro: IBGE, 2020. 115 p. Inclui bibliografia. ISBN 978-65-87201-27-6. 2019.

Brasil. Ministério da Saúde. Banco de dados do Sistema Único de Saúde – DATASUS. 2022. Disponível em: http://www.datasus.gov.br. Acesso em 20 jun 2022.

CGU – Controladoria-Geral da União. Presidência da República do Brasil. Áreas de atuação (funções) do governo, saúde: banco de dados. 2022. Disponível em: https://www.portaltransparencia.gov.br/funcoes/10-saude?ano=2021. Acesso em 20 jun 2022.

Dal Poz MES. Redes de inovação em biotecnologia: genômica e direitos de Propriedade Intelectual. Tese (Doutorado) – Universidade Estadual de Campinas, Campinas, 2006.

DNDi – Drugs for Neglected Diseases initiative. 2022. Disponível em: https://www.dndial.org.

Funcia FR et al. Por que o Congresso Nacional não pode permitir a redução dos recursos do SUS para 2021. Jornal GGN, [s. l.], 17 abr 2020. Disponível em: https:// jornalggn.com.br/a-grande-crise/por-que-o-congresso-nacional-nao-podepermitir-a-reducao-dos-recursos-do-sus-para-2021/. Acesso em 29 jun 2020.

Gadelha CAG, Temporão JG. Desenvolvimento, Inovação e Saúde: a perspectiva teórica e política do Complexo Econômico-Industrial da Saúde. Rio de Janeiro: Ciência & Saúde Coletiva, 2018; 23(6): 1891-902.

Gadelha CAG, Costa LS, Maldonado J. O complexo econômico-industrial da saúde e a dimensão social e econômica do desenvolvimento. Revista de Saúde Pública, 2012; 46:21-8.

Gadelha CAG et al. Dinâmica global, impasses do SUS e do CEIS como saída estruturante da crise. In: O Complexo Econômico-Industrial da Saúde 4.0 no contexto da Covid-19. Cadernos do Desenvolvimento 2021; 16(28).

Gandra A. IBGE: despesas com saúde chegaram a R$ 711,4 bilhões em 2019. 2022. Disponível em: https://agenciabrasil.ebc.com.br/economia/noticia/2022-04/ibge-despesas-com-saude-chegaram-r-7114-bilhoes-em-2019. Acesso em 29 jun 2022.

INCA – Instituto Nacional do Câncer José Alencar Gomes da Silva. Estimativa 2012: incidência de câncer no Brasil. Rio de Janeiro: INCA, 2011. 118p.

INCA – Instituto Nacional do Câncer José Alencar Gomes da Silva. Estatísticas de câncer. [Brasília, DF]: Instituto Nacional do Câncer, 2022. Disponível em: https://www.inca.gov.br/numeros-de-cancer. Acesso em 25 jun 2022.

INTERFARMA. Innovation and Clinical Research in Brazil. São Paulo: Interfarma, 2010; v. II.

INTERFARMA. Guia 2019. São Paulo: Interfarma, 2019. Disponível em: https://www.interfarma.org.br/app/uploads/2021/04/guia-interfarma-2019-interfarma2.pdf. Acesso em 22 jun 2022.

Mazzucato K, Dosi G. Knowledge accumulation and industry evolution: Pharma-Biotech. Cambridge UK: Cambridge University Press, 2006: 446.

Miranda SS et al. Impactos sociais e econômicos da Covid-19. In: Barreto ML, Pinto Junior EP, Aragão E, Barral-Netto M (orgs.). Construção de conhecimento no curso da pandemia de Covid-19: aspectos biomédicos, clínico-assistenciais, epidemiológicos e sociais. Salvador: EDUFBA, 2020; v. 2. DOI: https://doi.org/10.9771/9786556300757.026.

Temporão JG, Gadelha CGA. As duas faces da saúde: política social e espaço de desenvolvimento econômico [Entrevista concedida ao Centro de Estudos Estratégicos da Fiocruz Antonio Ivo de Carvalho] março, 2022. Disponível em: https://cee.fiocruz.br/?q=As-duas-faces-da-saude-poitica-social-e-espaco-de-desenvolvimento-economico-por-Jose-Gomes-Temporao. Acesso em 21 jun 2022.

Temporão JG, Gadelha CGA. Tecnologia em Saúde: Brasil não pode ficar de joelhos. 2020. Disponível em: https://www.abrasco.org.br/site/noticias/especial-coronavirus/tecnologia-em-saude-brasil-nao-pode-ficar-de-joelhos-artigo-de-jose-gomes-temporao-e-carlos-gadelha/47473/#:~:text=4%20-%20Convocamos%20governo%20e%20sociedade,a%20pandemia%20de%20Covid-19. Acesso em 30 jun 2022.

OPAS. 2020. In: Câncer. OPAS/OMS – Organização Pan-Americana da Saúde. 02 jul 2022.

Statista. Statista Content Marketing Trend Study 2022. Disponível em: https://www.statista.com/

Walsh, G. Biopharmaceutical Benchmarks. Nature. Biotechnology, 2018; 36:1136-45.

Walsh G. Biopharmaceutical Approvals and Approval Trends in 2004. BioPharm International, 2005; 18(issue 5).

Walsh G. Biopharmaceutical Approval Trends in 2009. BioPharm International, 2010; 23(issue 10).

WHO – World Health Organization. Statistics. 2012. Disponível em: http://www.who.int/re-search/en/. Acesso em 1 jul 2012.

WHO – World Health Organization. Statistics. Disponível em: http://www.who.int/re-search/en/. Acesso em 18 jun 2022.

14 | Informação em Saúde Coletiva

Eduardo Luiz Andrade Mota • Marcio Alazraqui

A descrição das condições de saúde da população e o acompanhamento de sua evolução, a elucidação das causas e mecanismos causais dos problemas de saúde e o subsídio à tomada de decisão no apoio aos processos de gestão de ações e serviços, entre outras aplicações, situam as informações em saúde como essenciais às práticas de promoção proteção, prevenção e cuidado individual e coletivo (Mota & Carvalho, 2003). Além disso, informações derivam do trabalho de pessoas cuja experiência, conhecimentos e habilidades intervêm nos produtos e nos resultados das organizações em sociedade. Por sua vez, esses conhecimentos se constituem em elementos de processos produtivos complexos sobre os quais o entendimento ampliado pode contribuir para aprimorar propósitos, meios e efeitos.

Produzir informações em saúde não consiste simplesmente em aplicar métodos e técnicas aos dados de interesse. Essa tarefa compreende a coleta, o processamento e a consolidação de dados, a realização de cálculos e, por fim, a análise para traçar associações entre fatos e saberes e atribuir significados que resultem de uma interpretação lógica de eventos e situações da realidade que se quer representar (Mota, Almeida & Viacava, 2011). Essas atividades são exercidas por pessoas com ou sem o auxílio de equipamentos e que, ao realizá-las, expressam suas visões da vida e do trabalho. Além disso, sendo a disponibilidade de informações uma condição essencial para análise da situação de saúde que subsidia decisões na gestão de sistemas e serviços, os processos de produção e de aplicação de informações envolvem pessoas com suas qualificações, o que, por seu turno, determina tanto a qualidade dessa análise como a qualidade das decisões (Risi Jr., 2006; Lima et al., 2009).

Desde 2004 busca-se estabelecer no Brasil uma Política Nacional de Informação e Informática em Saúde. Naquele ano, um documento-base foi apreciado na 12ª Conferência Nacional de Saúde, porém não foi formalizado em norma. Em setembro de 2012, o Ministério da Saúde lançou em consulta pública um novo documento para uma política nacional de informação (Brasil, 2012), no qual, como no primeiro, é enfatizado o papel das informações para o desenvolvimento institucional do Sistema Único de Saúde (SUS). As diretrizes incluem melhoria do acesso e da qualidade dos serviços e "a transparência e segurança das informações sob a guarda do poder público, o suporte da informação para a tomada de decisão por parte do gestor e profissional de saúde" (Brasil, 2012). Esses e outros elementos que vinculam as informações à gestão em saúde e à participação de profissionais e organizações sociais no SUS ganharam maior destaque no país em anos recentes.

Dessa maneira, para ampliação do entendimento sobre o tema são considerados três aspectos centrais à produção de informações em Saúde Coletiva, entendida como um conjunto de processos de trabalho em serviços de saúde. O primeiro trata da interface e da integração entre informação, comunicação e ação; o segundo, do ambiente de informação; e o terceiro, da qualidade de dados e informações. Abordam-se a seguir esses temas em sequência. Ao final, para contribuir com esta reflexão, apresentam-se problemas e perspectivas para a área de informações em saúde.

Em primeiro lugar, focalizando as informações para o suporte à gestão local em saúde, Alazraqui et al. (2006) propõem que se observem mais do que os elementos tradicionalmente conhecidos como *dado, informação* e *conhecimento*, este último considerado como informação aplicada, e que são comumente descritos como se estivessem sempre relacionados com um encadeamento linear ou com um círculo fechado. Ponderam os autores que esse esquema é insuficiente para orientar a produção de informações em sistemas locais, em especial para orientar políticas e programas voltados para redução das desigualdades sociais em saúde, e alargam essa visão para incluir os papéis da *comunicação* e da *ação*. Mais que isso, enfatizam que todos esses componentes se relacionam, "constituindo uma lógica de processos, e não como compartimentos estanques", o que representa uma concepção ampliada da produção de informações como um trabalho consequente.

Essa abordagem considera que dados, informação, conhecimento, comunicação e ação (DICCA) e seus processos de produção correspondentes formam um conjunto em que os componentes estariam associados desde seu caráter mais normativo – dados e informação – até sua natureza estratégica, que se configura por conhecimento, comunicação e ação, constituindo então processos de trabalho que se inter-relacionam e se retroalimentam continuamente.

Sobre dados e informações em saúde há literatura suficiente, inclusive a que considera esses componentes próprios dos sistemas de informação, tanto os de registro contínuo de dados como os que se constituem a partir de inquéritos de base populacional (Mota & Carvalho, 2003). Todavia, o que resta examinar em maior detalhe são as relações desses componentes com a produção de conhecimentos que resulta das aplicações da informação em gestão e no cuidado em saúde e as relações desses com a comunicação e a ação. Para tal, definem aqueles autores que nos processos de trabalho com informação em saúde sob a lógica DICCA "intervêm sujeitos com suas intencionalidades", que atuam em organizações que se constituem como uma "rede de conversações" que por sua vez estão imersas no mundo das relações político--institucionais em sociedade. A construção de um consenso e da viabilidade intra e interorganizacionais para a ação põe em relevo as informações e o conhecimento produzidos como substratos de ações estratégicas e comunicativas (Alazraqui *et al.*, 2006).

Sobre os serviços de saúde e suas ações, é importante considerar que a produção de informações se inclui no conjunto dos processos voltados para ação, isto é, processos para promover mudanças positivas nas condições de saúde da população, e nesse sentido são entendidas como "ações orientadas ao êxito" e, portanto, estratégicas, e como "ações comunicativas, ou seja, orientadas ao entendimento" (Alazraqui *et al.*, 2006). Sob esse olhar, a abordagem DICCA pressupõe, entre outras condições, o trabalho integrado, a avaliação e a difusão de informações, a partir da qual se subsidia e se promove a participação de profissionais e da população na gestão dos serviços de saúde.

Em segundo lugar, toma-se a expressão *ambiente de informação* ou *ambiente informacional* para apresentar uma perspectiva integradora do exame das condições objetivas onde e quando se realizam os processos de produção de informações em serviços de saúde. Desde que Davenport & Prusak (1998) descreveram as características das situações de produção e aplicação de informações nas organizações que poderiam favorecer ou não o êxito dos propósitos organizacionais, compondo o que denominaram *ecologia da informação*, a visão ampliada dessas condições tem contribuído para compreender melhor como pessoas, processos de trabalho e tecnologias conformam um ambiente organizacional bem-sucedido.

Segundo aqueles autores, essa abordagem prioriza o ambiente informacional em sua totalidade, considerando alguns elementos inovadores, que incluem os valores, crenças e atitudes das pessoas na organização (cultura), os usos que as pessoas fazem das informações (comportamento), os processos de troca de informações, a interação entre pessoas e o que pode interferir (política) e, por fim, as bases tecnológicas para a informação (tecnologia). A ecologia da informação retira a tecnologia dos equipamentos do topo da escala de fatores de sucesso na aplicação da informação à decisão e à ação para ressaltar os modos de fazer das pessoas que criam, compreendem, aplicam e difundem informações, sem desconsiderar a importância dos recursos tecnológicos, tomando-os, entretanto, como instrumentos e meios.

Para os gestores, o entendimento do ambiente informacional apropriado, segundo uma abordagem ecológica, considera, entre outros aspectos, os seguintes: (1) que a informação não é somente aquela que se pode registrar e processar com a aplicação da tecnologia de informática, ou nos computadores, para falar simplesmente, e não é constituída somente a partir de dados estruturados; (2) modelos de informação complexos tendem a ter menor utilidade; (3) os significados da informação em uma organização podem ser diversos, entre pessoas e grupos de pessoas, e de acordo com os níveis de gestão; (4) a tecnologia de informática é entendida como meio, e este não se apresenta comumente como o mais adequado para promover mudanças organizacionais que favoreçam os processos de produção de informação. Este último aspecto é particularmente útil ao entendimento de que a incorporação de novas tecnologias informacionais em serviços exige mudanças organizacionais prévias correspondentes e não o contrário, isto é, ter a intenção de provocar mudanças positivas na organização pela simples introdução de uma dessas tecnologias.

A compreensão de que existem em uma organização diferentes tipos e necessidades de informação e de que é indispensável integrá-los e valorizá-los, observando e reconhecendo continuamente os processos informacionais, nos remete às considerações anteriores sobre cultura e comportamento que compõem um ambiente de informação. As atitudes dos profissionais diante das informações em saúde, de como as valorizam para execução de uma tarefa e que importância conferem às informações nos processos de gestão, revelam os aspectos da cultura institucional que são considerados na abordagem da ecologia da informação.

A definição de diretrizes para produção e uso das informações completa o conjunto de atributos centrais da abordagem que se descreve aqui, isto é, o da política de informação. Segundo Davenport & Prusak (1998:90), "em praticamente todas as organizações, a informação é influenciada a cada minuto pelo poder, pela política e pela economia". Dessa maneira, a política informacional poderá conter definições essenciais para integração dos diversos tipos de informação; para realizar as mudanças necessárias na organização e nos processos de gestão; para reconhecer as mudanças evolutivas, estabelecendo a cada momento quais estruturas e processos devem permanecer e quais devem ser modificados; para a compreensão mais completa possível dos processos de trabalho já existentes antes de projetar novos e, em especial, para dar ênfase à interação entre pessoas, aquelas que produzem e as que recebem informações, e entre os usuários, para conhecer o que fazem com as informações que recebem.

O terceiro dos aspectos aqui considerados centrais à produção de informações em saúde se refere à qualidade de dados e informações. Convém destacar desde logo que não há consenso sobre a definição de qualidade aplicável às informações. Em consequência, os atributos ou dimensões que podem ser usados na avaliação da qualidade dos dados e como se definem também variam entre os autores (Oleto, 2006). É mais frequente que se considerem os atributos de natureza quantitativa, porque possibilitam a adoção de indicadores de qualidade cujos valores podem ser obtidos a partir dos dados registrados. Em consequência, confere-se menor ênfase aos atributos qualitativos.

Produtores e usuários da informação expressam comumente uma percepção de qualidade informacional de caráter intuitivo ou do senso comum (Oleto, 2006). Nesse sentido, definem qualidade como uma aproximação de sua utilidade ou da aplicabilidade em determinado momento. Embora isso represente uma dificuldade metodológica quando se trata de aplicar *critérios objetivos* para avaliar a qualidade da informação, esta não é intransponível. Ao contrário, a valorização da percepção do usuário quanto à qualidade da informação de que necessita em seus processos de trabalho pode motivar a adoção de atributos como relevância, credibilidade, facilidade de acesso, de entendimento ou de compreensão, entre outros, que se ajustam perfeitamente às abordagens avaliativas que valorizam as pessoas que produzem e utilizam informações em saúde.

Com efeito, conhecer a percepção dos profissionais sobre a qualidade de dados e informações em serviços de saúde pode auxiliar também a condução de iniciativas que visem melhorar o registro primário ou as fontes primárias de dados, isto é, aperfeiçoar os instrumentos e processos de coleta, registro e entrada de dados nos sistemas de informação e assegurar o preenchimento completo de formulários e prontuários usados no cuidado à saúde individual e coletiva. Do registro de dados depende toda a cadeia de processos informacionais e, obviamente, a qualidade do que se anota, armazena e do que se analisa. O engajamento dos profissionais de serviços de saúde na melhoria da qualidade dos dados demanda a valorização de suas atividades, sua participação na aplicação das informações e a consciência de todos sobre os resultados alcançados em retorno.

A avaliação da qualidade de dados e informações considerados objetos ou produtos, em especial no estudo dos sistemas de informação, aplica atributos que se podem quantificar. Entre esses, os mais comumente usados incluem: *cobertura, completude, confiabilidade e validade.* Em uma revisão completa sobre o tema para a área da saúde, Lima *et al.* (2009) incluíram uma apreciação dos resultados de investigações que trataram da avaliação da qualidade de dados e informações em saúde e identificaram que foram essas as dimensões analisadas em 90% dos artigos científicos sobre o tema.

O que se denomina cobertura dos dados ou da informação, ou ainda a cobertura do sistema de informação,

figura em primeiro lugar por sua importância central. A representação significativa da realidade que se deseja fazer com os dados em saúde exige que todos os indivíduos da base populacional de referência sejam alcançados pelos processos de registro. Assim, a proporção da população coberta pelos dados disponíveis oferece a medida da qualidade do conjunto desses dados. Há diferentes métodos para o cálculo desse indicador de cobertura, entre os quais podem ser destacados: (1) a diferença entre o número de registros realizados e o número estimado (em geral, a estimativa é feita pelo cálculo indireto, usando dados de inquéritos ou censos); (2) a comparação dos registros observados com uma frequência obtida de outro sistema de informação; e (3) a comparação de frequências de eventos que tenham alguma correspondência entre si, como, por exemplo, entre nascimentos e partos (Mota, Almeida & Viacava, 2011).

A completude ou completitude dos dados indica o grau de preenchimento dos campos dos formulários de coleta com valores não nulos. A proporção de campos com dados ausentes ou ignorados dá a medida do grau de incompletude. A baixa completude compromete a análise e a interpretação. A confiabilidade – o grau em que dados e informações medem o que se pretende medir, ou a ausência de viés – e a validade – o grau de concordância entre medidas distintas – são dois outros indicadores aplicados frequentemente à qualidade de medidas. Outros atributos importantes na avaliação da qualidade de dados e informações incluem acessibilidade, oportunidade, consistência e rastreabilidade, que têm definições apresentadas por Lima *et al.* (2009).

Promover e aperfeiçoar a qualidade de dados e informações nos serviços de saúde exige investimento continuado e ações sistematizadas que fazem parte do conjunto dos processos de gestão. O gerenciamento da qualidade de dados e informações, fortemente baseado em avaliação e intervenção, tem modelos e métodos já testados em diversos países (Hotchkiss *et al.*, 2010; Lima *et al.*, 2010).

Pelo menos um dos modelos citados por esses autores, conhecido como *Performance of Routine Information System Management* (PRISM), contempla o exame da qualidade de dados e indicadores em saúde no contexto da produção de informações e da disponibilidade de recursos. De acordo com esse modelo de gerenciamento, os processos de trabalho com informações determinam a qualidade dos produtos e, por seu turno, são influenciados direta ou indiretamente pelos seguintes fatores: técnicos, que compreendem os métodos de coleta de dados, os sistemas de informação com ou sem base informatizada e os meios de disseminação da informação; organizacionais, isto é, relativos ao ambiente informacional – cultura da informação na organização e as funções de atores-chave em cada nível de gestão; e comportamentais, que incluem conhecimentos, habilidades, atitudes, valores e motivação das pessoas que lidam com dados e informações (Hotchkiss *et al.*, 2010).

Esse conjunto de pressupostos do PRISM é citado aqui não necessariamente porque esse modelo seja melhor do que os demais, uma vez que não há modelo completo ou perfeito, mas pelos aspectos especiais que indica, notadamente os que reconhecem a posição central das pessoas e seus processos de trabalho com informação em um *ambiente* na organização. Isso nos lembra o que tratamos anteriormente sobre a abordagem ecológica para o estudo, para a organização e para a avaliação de um ambiente informacional produtivo segundo Davenport & Prusak (1998). Indica também que autores como Alazraqui *et al.* (2006) consideram que o esquema tradicional de *dado-informação-conhecimento* necessita ser recomposto em um conjunto de inter-relações que inclui esses componentes e mais a *comunicação* e a *ação*, configurando uma abordagem mais coerente ao estudo e ao aperfeiçoamento dos processos de produção aplicáveis às necessidades de uso das informações em saúde coletiva.

Para seguir refletindo sobre o papel da informação em saúde, são apresentados a seguir alguns desafios dessas primeiras décadas do século XXI. Assim é que se transita da *sociedade da informação* ou da *era da informação* (que foi caracterizada como uma verdadeira *revolução informacional*) do final do século passado, e que prenunciava o *mar de informações* em que nos encontraríamos imersos, e às vezes submersos, para a *sociedade em rede* (algumas ditas *sociais*) dos últimos anos, onde já nos encontramos literalmente presos. Além disso, passa-se dos modelos de *gestão da informação* para os de *gestão do conhecimento*, estes últimos apontados cada vez mais frequentemente como via possível para processos informacionais mais eficientes e efetivos (Santos & Reis, 2010).

A permanente escassez de recursos financeiros e de pessoal em serviços e a demanda crescente por informações apontam para a necessidade de estabelecer condições para produzir melhor e maximizar a aplicação de informações. Para isso, é necessário registrar e dar acesso a todos às experiências acumuladas e estimular a criatividade e a inovação, mantendo um ambiente favorável ao compartilhamento do conhecimento.

As mudanças ocorrem rapidamente. Os movimentos são às vezes pendulares e outras vezes são ondas de modismos, ao ponto que nos parece que tudo estar por fazer e refazer, exaustivamente. Soluções ditas tecnológicas prometem mais do que efetivamente entregam. Contudo, se reconhece o enorme potencial de algumas inovações tecnológicas quando apropriadamente incorporadas aos processos de produção e aplicação de dados e informações em serviços de saúde. No entanto, o que se sobrepõe é que ainda é necessário mudar a percepção de gestores e profissionais na direção do reconhecimento da importância das informações para apoio às decisões voltadas para melhoria das condições de saúde da população. Para tal, voltar à ancoragem dos processos de trabalho com informações e às pessoas que os realizam nas organizações e sistemas de saúde, agregando novos valores e visões mais integradoras, poderá nos apontar caminhos mais firmes para contribuir com informações para a promoção da saúde. E há quem reconheça que as condições para isso são melhores hoje do que jamais foram, apesar de alguns persistentes obstáculos.

Caberia então perguntar: "poderemos alcançar informação em saúde para todos em 2015"? Com este título, Godlee *et al.* (2004) apresentaram as barreiras e alguns caminhos para incrementar a produção e o uso da informação em saúde hoje e no futuro próximo. Entre os entraves a serem vencidos, esses autores notaram: (1) falta de consciência sobre quais informações estão disponíveis nos serviços de saúde; (2) falta de relevância da informação disponível, isto é, a informação não atende necessidades em escopo, linguagem, formato etc.; (3) falta de tempo e motivação de profissionais para usar informações; e (4) falta de habilidades em análise e interpretação. Godlee *et al.* (2004) salientaram também o quanto é importante promover a qualidade das informações nos serviços e sobre os serviços de saúde. Entretanto, enfatizaram especialmente a falta de demanda por informação, considerando que essa deficiência seria tanto maior quanto menor fosse o grau de desenvolvimento socioeconômico de uma região. A esse aspecto, diretamente relacionado com pessoas em serviços e com organizações da sociedade, associaram fatores como nível educacional e "cultura da leitura", precariedade das condições de trabalho e falta de perspectivas de uma carreira, baixo grau de valorização das evidências científicas para apoio a decisão no cuidado em saúde, isolamento profissional e dificuldades de acesso à informação.

CONSIDERAÇÕES FINAIS

O acesso universal à informação para profissionais de saúde e, acrescente-se, para a população, apresenta-se como condição para alcançar saúde para todos e os chamados *Objetivos de Desenvolvimento do Milênio* (Godlee *et al.*, 2004). Entretanto, apesar da extensão da cobertura de conexão à rede de internet e de telefonia em países em desenvolvimento como o Brasil, e além do acelerado processo de incorporação de tecnologias de informática aos serviços de saúde, ainda não há evidências de que os profissionais estiveram mais bem informados para realizar seu trabalho na década que antecedeu o artigo citado, segundo seus autores e, poder-se-ia dizer também, os profissionais da saúde não ficaram mais e melhor informados em quase duas décadas que se seguiu à publicação daquele artigo.

A proposição "informação em saúde para todos" permanece atual, e aos desafios já apontados para alcançar isto se somam outros, novos desdobramentos do uso cada vez mais amplo e intensivo dos recursos de internet em redes universais. Reconhece-se que há uma superabundância de informações que se caracteriza como uma verdadeira *infodemia* (Nieves-Cuervo et al., 2021). Evoluir para uma sociedade do conhecimento compartilhado requer que se adote uma visão mais abrangente, incorporando dimensões de transformação social, cultural, econômica, política e institucional, para um desenvolvimento mais pluralista e sustentável, desde uma perspectiva socioecológica ou da ecologia informacional. O conhecimento se expande à medida que é produzido de maneira aberta, crítica e reflexiva, visando à promoção do bem-estar e da qualidade de vida e promovendo liberdade de expressão responsável. Torna-se necessário considerar ainda que o mercado global de dados e *big techs* – plataformas digitais, inteligência artificial e a internet das coisas – cria novas relações de dependência entre países e regiões, e entre grupos sociais, e carrega o potencial de aprofundar as desigualdades sociais na ausência de políticas de informação voltadas para inclusão digital ou, melhor dizendo, para ampliação da competência informacional para todas as pessoas.

A superação desse quadro poderá ocorrer como resultado do incremento de pesquisas sobre as barreiras à produção e ao uso das informações em saúde, a realização de avaliação e replicação das iniciativas bem-sucedidas da aplicação de informações em gestão de sistemas e serviços de saúde e, ainda uma proposta atual, estabelecer firmemente uma política nacional para o desenvolvimento da área de informações em saúde (Brasil, 2012). É isso que se deve esperar da chamada "Estratégia de Saúde Digital para o Brasil" (Brasil, 2020), com seu conjunto de estratégias para 2020-2028, na expectativa da valorização das pessoas que lidam com dados e informações em saúde coletiva, da promoção do acesso populacional às informações e da gestão da qualidade das informações.

Referências

Alazraqui M, Mota E, Spinelli H. Sistemas de Información en Salud: de sistemas cerrados a la ciudadanía social. Un desafío en la reducción de desigualdades en la gestión local. Rio de Janeiro: Cad Saúde Pública, out 2006; 22(12):2693-702.

Brasil. Ministério da Saúde. Política Nacional de Informação e Informática em Saúde. Brasília: Comitê de Informação e Informática em Saúde – CIINFO, 2012.

Brasil. Ministério da Saúde. Secretaria Executiva. Departamento de Informática do SUS. Estratégia de Saúde Digital para o Brasil 2020-2028 [recurso eletrônico]/Ministério da Saúde, Secretaria-Executiva, Departamento de Informática do SUS. Brasília: Ministério da Saúde, 2020. 128 p. Disponível em: http://bvsms.saude.gov.br/bvs/publicacoes/estrategia_saude_digital_Brasil.pdf.

Davenport TH, Prusak L. Ecologia da informação: por que só a informação não basta para o sucesso na era da informação. São Paulo: Ed. Futura, 1998. 316p.

Godlee F, Pakenham-Walsh N, Ncayiyana D, Cohen B, Packer A. Can we achieve health information for all by 2015? The Lancet [online] July 9, 2004. 6 p. Disponível em: http://image.thelancet.com/extras/04art6ll2web.pdf.

Hotchkiss DR, Aqil A, Lippeveld T, Mukooyo E. Evaluation of the Performance of Routine Information System Management (PRISM) framework: evidence from Uganda. BMC Health Services Research 2010; 10:188. Disponível em: http://www.b1omedcentral.com/content/pdf/1472-6963-10-188.pdf.

Lima CRA, Schramm JMA, Coeli CM, Silva MEM. Revisão das dimensões de qualidade dos dados e métodos aplicados na avaliação dos sistemas de informação em saúde. Rio de Janeiro: Cad Saúde Pública, out 2009; 25(10):2095-109.

Lima CRA, Schramm JMA, Coeli CM. Gerenciamento da qualidade da informação: uma abordagem para o setor saúde. Rio de Janeiro: Cad Saúde Colet, 2010; 18(1):19-31.

Mota E, Carvalho DMT. Sistemas de informação em saúde. In: Rouquayrol MZ, Almeida-Filho N. Epidemiologia e saúde. 6. ed. Rio de Janeiro: Medsi, 2003: 605-28.

Mota E, Almeida MF, Viacava F. O dado epidemiológico: estrutura, fontes, propriedades e instrumentos. In: Almeida Filho N, Barreto ML. Epidemiologia & Saúde. Fundamentos, Métodos, Aplicações. Rio de Janeiro: Guanabara Koogan, 2011: 85-94.

Nieves-Cuervo GM, Manrique-Hernández EF, Robledo-Colonia AF, Grillo AEK. Infodemia: noticias falsas y tendencias de mortalidad por Covid-19 en seis países de América Latina. Rev Panam Salud Publica 2021; 45:e44. Disponível em: https://doi.org/10.26633/RPSP.2021.44.

Oleto RR. Percepção da qualidade da informação. Ci Inf [online] 2006; 35(1):57-62. Disponível em: http://www.scielo.br/pdf/ci/v35n1/v35nla07.pdf.

Risi Júnior JB. Informação em saúde no Brasil: a contribuição da Ripsa. Ciênc Saúde Coletiva 2006; 11(4):1049-53.

Santos PX, Reis MEA. Gestão do conhecimento: ainda um obscuro objeto de desejo? Rio de Janeiro: RECIIS – Rev Eletr de Com Inf Inov Saúde, dez 2010; 4(5):14-22. Disponível em: http://www.arca.fiocruz.br/bitstream/icict/1474/1/336-2056-8-PB.pdf.

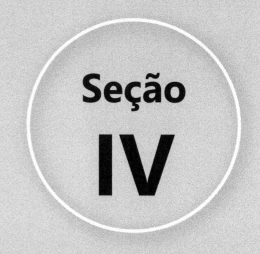

Seção IV

HEMISFÉRIO SUS

15 Reforma Sanitária Brasileira em Perspectiva e o SUS

Jairnilson Silva Paim • Naomar de Almeida-Filho
Camila Ramos Reis

INTRODUÇÃO

A Reforma Sanitária Brasileira (RSB) inspira um movimento social de origem recente e ainda em construção no contexto nacional. A expressão *reforma sanitária* aparece no Brasil no início da década de 1970, em artigo do Prof. Guilherme Rodrigues da Silva (USP) sobre as origens da medicina preventiva no ensino médico. Ao discutir o *sanitarismo*, origem da Saúde Pública na Inglaterra em meados do século XIX, o autor interpretava tal movimento como uma *reforma sanitária* limitada em comparação com a medicina social na França e na Alemanha (Silva, 1973).

Após a criação do Centro Brasileiro de Estudos de Saúde (CEBES), a revista *Saúde em Debate* defendeu a saúde como "direito de cada um e de todos os brasileiros" em 1977, indicando a necessidade de organização da prestação de serviços de saúde em nova perspectiva, visando a "uma mudança real das condições de saúde do povo" (Editorial, 1977a: 3-4). No número seguinte, recomendava "definir mais concretamente o conteúdo de uma Reforma Sanitária" (Editorial, 1977b: 4). Nesse particular, o CEBES desde cedo propunha a unificação dos serviços de saúde, a participação social dos cidadãos e a ampliação do acesso a serviços de qualidade como alguns marcos dessa reforma.

Na década de 1970, movimentos sociais no campo da saúde combateram a ditadura militar e participaram das lutas pela redemocratização do país e pela democratização da vida social. A partir da 8ª Conferência Nacional de Saúde (8ª CNS), realizada em 1986, a expressão *reforma sanitária* foi a denominação que inicialmente deu identidade ao movimento de democratização da saúde.

Naquela oportunidade, a presidência da conferência convocou a todos para uma verdadeira reforma sanitária, relacionada com as polêmicas reformas urbana e agrária, bem como com profundas mudanças na esfera econômica (Arouca, 1987). O relatório final da 8ª CNS explicitava o que se entendia, desde então, como reforma sanitária:

> As modificações necessárias ao setor saúde transcendem os limites de uma reforma administrativa e financeira, exigindo-se uma reformulação mais profunda, ampliando-se o próprio conceito de saúde e sua correspondente ação institucional, revendo-se a legislação no que diz respeito à proteção e recuperação da saúde, constituindo-se no que está convencionado chamar de Reforma Sanitária (Brasil, 1987a: 381).

Em resumo, ao assumir um conceito amplo de saúde, a 8ª CNS concebia a RSB para além de uma reforma administrativa e financeira. Todavia, desde que o Governo Federal instituiu a Comissão Nacional da Reforma Sanitária (CNRS), em seus documentos aparecia uma concepção da RSB reduzida a uma reforma setorial, ou seja, uma mudança apenas no sistema de serviços de saúde (Brasil, 1987b).

Contrariando essa visão restrita da RSB, outros atores do movimento discutiram a pertinência de uma "totalidade de mudanças" em quatro dimensões: específica, institucional, ideológica e das relações de produção:

1. **Dimensão específica:** campo da dinâmica do fenômeno saúde/doença nas populações, que se expressa pelos indicadores epidemiológicos disponíveis, como coeficiente da mortalidade infantil, expectativa de vida etc., pela experiência acumulada, pela comparação com o nível de saúde já alcançado por outras populações etc.
2. **Dimensão institucional:** campo das instituições que atuam no setor (públicas, privadas, beneficentes) da produção de serviços, de mercadorias, de equipamentos e da formação de recursos humanos. Esse campo é mais tradicionalmente definido como sistema ou setor saúde.

3. **Dimensão ideológica:** em que há valores, juízos, concepções e preconceitos que representam a expressão simbólica e histórica de dada situação sanitária.
4. **Dimensão das relações:** em dado momento histórico, a organização social e produtiva de uma sociedade leva à produção, distribuição e apropriação das riquezas de modo a determinar situações de risco e de possibilidades ao fenômeno saúde/doença (Arouca, 1988: 2).

Essas dimensões possibilitavam uma análise da RSB em sua articulação com a estrutura social, seja com a infraestrutura econômica, seja com a superestrutura político-ideológica. Assim, a questão sanitária, enquanto expressão das necessidades de saúde da população e sua determinação social, era examinada em suas relações com o sistema de saúde (dimensão institucional) e com os valores e concepções prevalentes na sociedade (dimensão ideológica).

Portanto, a RSB implicava um conjunto articulado de mudanças, surgindo da sociedade civil, como uma reforma social que ia além do setor saúde. O primeiro livro publicado sobre a RSB (Teixeira, 1989) compartilhava essa perspectiva na medida em que a vinculava a questões amplas, como democracia, hegemonia, socialismo, saber e práxis (Gallo & Nascimento, 1989).

Neste capítulo pretendemos apresentar a RSB enquanto fenômeno histórico e social, tomando como eixo de análise um ciclo composto de *ideia-proposta-projeto-movimento-processo* (Paim, 2008). Com esse objetivo, em primeiro lugar, analisaremos a *ideia* ou o conceito geral de reforma sanitária, com foco especial no caso brasileiro. Em segundo lugar, avaliaremos distintos momentos do *projeto* da RSB, especialmente relacionados com a construção do Sistema Único de Saúde (SUS), buscando sistematizar uma periodização da conjuntura pós-constituinte. Em terceiro lugar, completaremos a análise com uma avaliação dos desdobramentos recentes do *movimento* da RSB. Finalmente, destacaremos as forças políticas e sociais determinantes de avanços e retrocessos do *processo* político que resultou em reformas do setor saúde em vez de uma reforma sanitária no sentido amplo e socialmente relevante.

O QUE É A RSB?

No mesmo ano em que aconteceu a histórica 8ª CNS, a Associação Brasileira de Saúde Coletiva (ABRASCO) realizou o I Congresso Brasileiro de Saúde Coletiva, oportunidade na qual Giovanni Berlinguer, um dos líderes da Reforma Sanitária Italiana, decidiu ser questionador desde o título de sua conferência: *O que é uma Reforma Sanitária?* Ressaltou, naquela oportunidade, que as revoluções e as reformas não se exportam, defendendo a ideia de se investigar a história das reformas sanitárias, assim como foi feito em relação às revoluções científicas. Apontava para uma fase nova da Reforma Sanitária diante da tendência contraditória de conquistar o direito universal à saúde e construir serviços nacionais ou sistemas integrados de saúde. Nessas "reformas sanitárias" contemporâneas haveria exemplos históricos decorrentes de uma revolução política e social, como no caso de Cuba, ou como parte de um *processo* vinculado a distintas modalidades de revolução democrática no qual

as classes trabalhadoras e a intelectualidade poderiam exercer um papel de vanguarda. Berlinguer classificava a Reforma Sanitária Italiana nesse segundo grupo de países, implicando uma longa marcha através das instituições no processo de transformação da sociedade e do Estado (Berlinguer, 1987).

Atualmente, ainda que certos autores utilizem a expressão *reforma sanitária*, na realidade referem-se, exclusivamente, a reformas setoriais ou reformas do setor saúde (Almeida, 1995; Gerschmann, 1995; Lobato, 2000). Não tratam da questão sanitária de maneira ampla, capaz de abranger as necessidades de saúde e seus determinantes.

Por ora, cabe uma distinção inicial entre reforma sanitária e reforma setorial da saúde. Mesmo sem incorrer em certo preciosismo semântico, cumpre alertar o leitor para o fato de que uma reforma sanitária pode pretender transcender o setor, ainda que tenha como referência a saúde. Desse modo, podem ser identificadas reformas que privilegiam mudanças apenas no sistema de serviços de saúde (reforma no setor saúde ou reforma setorial) e outras que, reconhecendo o sistema de serviços públicos como uma das respostas sociais, pretendem intervir de maneira ampla no atendimento das necessidades de saúde com vistas à melhoria das condições de saúde e da qualidade de vida da população. Esse tipo de reforma que busca enfrentar a questão sanitária com uma abordagem mais ampla pode ser denominada, mais precisamente, de *reforma sanitária*.

Se for considerado o fragmento do Relatório Final da 8ª CNS citado anteriormente, pode-se considerar que a RSB corresponderia ao segundo tipo de reforma sanitária apontado por Giovanni Berlinguer e, diante da concepção ampla de saúde adotada, não se limitava a uma reforma setorial.

A partir de um estudo de caso histórico sobre a RSB, enquanto fenômeno histórico e social, foi possível descrevê-la e analisá-la recorrendo a um ciclo composto de *ideia-proposta-projeto-movimento-processo* (Paim, 2008).

A *ideia* seria representada pelo pensamento inicial em defesa do direito à saúde, tal como nos primeiros editoriais da revista do CEBES, associado à produção teórica realizada em departamentos de medicina preventiva e social sobre a determinação social do processo saúde-doença e a organização social das práticas de saúde (Paim, 1997; Arouca, 2003).

A *proposta*, enquanto conjunto articulado de princípios e proposições políticas, pode ser ilustrada pelo documento *A questão democrática na área da saúde*, apresentado no I Simpósio de Política de Saúde da Câmara de Deputados, em 1979 (Brasil, 1980). Nessa oportunidade foi proposta a criação do SUS com as seguintes características: responsabilidade total do Estado na administração do sistema, delegação ao SUS da tarefa de planificar e executar a política nacional de saúde, estabelecimento de mecanismos eficazes de financiamento, organização descentralizada e participação democrática nos diferentes níveis e instâncias do sistema (CEBES, 1980: 12). Portanto, o SUS como eixo central da *proposta* da RSB tem mais de quatro décadas de existência.

O *projeto* foi sistematizado e legitimado na 8ª CNS, conforme a síntese do seu Relatório Final (Brasil, 1987a).

Durante a preparação e a discussão dessa conferência, o CEBES e, especialmente, a ABRASCO (1985) transformaram a *ideia* e a *proposta* no *projeto* da RSB. Naquela oportunidade, examinou-se a noção do direito à saúde com referência à doutrina dos direitos humanos, justificando os esforços para promoção, proteção, recuperação e reabilitação da saúde. Criticou-se a concepção liberal de Saúde Pública, admitindo-se um novo relacionamento entre Estado e sociedade civil no Brasil capaz de fazer avançar o processo de democratização da sociedade (Paim, 1987). Desse modo, o direito à saúde passou a compor o conjunto de proposições registrado no Relatório Final da 8ª CNS (Brasil, 1987) que sistematiza o corpo doutrinário da RSB.

O *movimento*, conhecido como movimento sanitário ou Movimento da Reforma Sanitária Brasileira (MRSB), tem como marco a criação do CEBES em 1976 e tem atuado ao longo das últimas décadas. Naquele contexto, congregou diferentes segmentos, como: (a) bases universitárias e "academia"; (b) movimento estudantil; (c) movimento médico e de outros profissionais da saúde; (d) movimento popular; (e) movimento sindical; (f) projetos institucionais, como o *Projeto Montes Claros* e outros (Escorel, 1995, 1998; Escorel *et al.*, 2005; Paim, 2008).

Finalmente, o *processo* pode ser caracterizado pelas políticas desenvolvidas em diferentes conjunturas a partir da 8ª CNS, incluindo distintos períodos de governo da República na fase democrática (José Sarney, Fernando Collor de Melo, Itamar Franco, Fernando Henrique Cardoso, Luiz Inácio Lula da Silva e Dilma Rousseff), assim como os posteriores ao *impeachment* de 2016 (Jinkings, Doria & Cleto, 2016; Rovai, 2016).

No referido estudo, enquanto *projeto*, a RSB foi interpretada como uma *reforma social* de caráter geral, tendo como horizonte a mudança no modo de vida. Está centrada nos seguintes aspectos: (a) *democratização da saúde* – elevação da consciência sanitária sobre saúde e seus determinantes, reconhecimento do direito à saúde, inerente à cidadania, acesso universal e igualitário aos serviços de saúde e participação social nas políticas e na gestão; (b) *democratização do Estado* e seus aparelhos, com descentralização do processo decisório, controle social, ética e transparência nos governos; (c) *democratização da sociedade*, alcançando produção e distribuição justas da riqueza em uma "totalidade de mudanças", passando por uma "reforma intelectual e moral" e pela democratização da cultura (Paim, 2008).

DISTINTOS MOMENTOS DO *PROCESSO* DA RSB

Na conjuntura pós-constituinte, é possível identificar diferentes momentos da RSB, especialmente relacionados com a construção do SUS: (1) anos de instabilidade (1989-1994); (2) social-democracia conservadora (1995-2002); (3) conservação-mudança (2003-2012); (4) lulismo em crise (2013-2015); (5) retrocesso democrático (2016-2018); e (6) período da tormenta (2019-2022).

No primeiro momento foi promulgada a Lei Orgânica da Saúde (Lei 8.080/90), complementada pela Lei 8.142/90, dispondo sobre a participação social e os mecanismos de repasse financeiro no SUS. Durante o governo Itamar, a saúde era ameaçada pela proposta de *revisão constitucional*, não obstante o passo adiante efetuado pela Norma Operacional Básica 01/1993 (NOB 93), admitindo distintos níveis de gestão. No entanto, esses "anos de instabilidade" (Misoczky, 2002) da RSB não foram superados pelas eleições presidenciais de 1994.

No momento da "social-democracia conservadora" do período FHC, a situação não foi mais confortável, persistindo o drama estratégico da RSB. Ao completar 20 anos de CEBES, o movimento sanitário realizou um balanço de suas práticas apresentando, por intermédio de vários de seus militantes e intelectuais, muitas críticas, novas pautas e algum desalento (Fleury, 1997). Em 2000 foi aprovada a Emenda Constitucional 29 (EC-29). Apesar dessa conquista, a RSB não se apresentava na agenda do governo nem nos debates das eleições presidenciais de 2002 (ABRASCO, 2000, 2002). A ABRASCO e o CEBES insistiram na defesa do *projeto* original da Reforma Sanitária, postulando uma radical implementação da Reforma Sanitária (ABRASCO & CEBES, 2002).

No momento intitulado "conservação-mudança", a perspectiva de uma nova correlação de forças, após as eleições presidenciais de 2002, representava uma oportunidade de retomada do projeto da RSB, reinserindo-o na agenda das políticas públicas do país. A equipe dirigente original do Ministério da Saúde no governo Lula, embora majoritariamente constituída por integrantes do movimento sanitário e comprometida com a formulação e implementação de políticas voltadas para o fortalecimento do SUS, esteve distante de proposições da RSB.

Novas expectativas estiveram voltadas para a realização da 12ª Conferência Nacional de Saúde com o tema central *Saúde: um direito de todos e dever do Estado; a Saúde que temos, o SUS que queremos.* Entre as inovações dessa conferência registradas em seu Relatório Final, pode-se mencionar o destaque para os determinantes sociais da saúde. Como consequência dessa compreensão, a intersetorialidade foi uma das diretrizes enfatizadas, vinculando princípios constitucionais e ações intersetoriais ao *processo* da RSB.

Após a realização da 12ª CNS, reforça-se a constatação da complexidade e das ambiguidades do governo Lula. O atrelamento de parte do movimento sanitário ao governo (Faleiros, 2006) começa a ser superado durante o VIII Simpósio de Política Nacional de Saúde, realizado na Câmara dos Deputados em 2005, quando se reconheceu o *processo* da RSB como um *projeto civilizatório* que "pretende produzir mudanças dos valores prevalentes na sociedade brasileira, tendo a saúde como eixo de transformação e a solidariedade como valor estruturante" (Carta de Brasília, 2005: 12).

Posteriormente, foi lançado um manifesto que defendia a intensificação da RSB e a redefinição da política econômica:

O Movimento da Reforma Sanitária alinha-se propositivamente às mobilizações sociais e políticas, pela imediata ruptura com os rumos vigentes e pelo início já da reconstrução da política econômica, rumo à construção de políticas públicas universalistas e igualitárias, eixo básico estruturante da garantia dos direitos sociais e redistribuição da renda! (Reforma Sanitária Brasileira, 2005: 4).

Não obstante as mudanças de gestores do Ministério da Saúde em meados de 2005, houve clara continuidade nas políticas de saúde. Entretanto, movimentos de resistência e de crítica política, a exemplo do VIII Simpósio de Política Nacional de Saúde e da criação do Fórum da Reforma Sanitária Brasileira, promoveram a retomada da defesa do *projeto* e do *processo* da RSB, reforçando as iniciativas anteriores da ABRASCO e do CEBES. A "refundação do CEBES" (CEBES, 2005) estimulou novas mobilizações e articulações para o fortalecimento do movimento sanitário.

Os primeiros balanços no governo Lula apontaram um saldo positivo para a saúde. Mesmo os críticos que viam a política de saúde aprisionada à "dialética do menos pior" não deixavam de reconhecer os esforços empreendidos pelas equipes do Ministério da Saúde para tocarem as ações na contramão das prioridades do governo, centradas na manutenção da política macroeconômica de FHC, com elevação das taxas de juros, pagamento das dívidas aos bancos, preservação da Desvinculação das Receitas da União (DRU) e no chamado superávit primário (Mendes & Marques, 2005; Mendonça *et al.*, 2005; Teixeira & Paim, 2005).

Contudo, independentemente da avaliação que se possa fazer dos governos na área da saúde, cumpre destacar que as forças políticas e sociais que se movimentaram nessa conjuntura possibilitaram uma retomada do tema da Reforma Sanitária na agenda política, encontrando ressonância em pelo menos três fatos produzidos desde 2006: aprovação do *Pacto pela Saúde*, incluindo o *Pacto pela Vida*, o *Pacto em Defesa do SUS* e o *Pacto de Gestão* pela Comissão Intergestores Tripartite (CIT) e pelo Conselho Nacional de Saúde (Brasil, 2006b); formalização da *Política Nacional de Promoção da Saúde* (Brasil, 2006a); e criação da *Comissão Nacional de Determinantes Sociais da Saúde* (CNDSS, 2008).

Nessa perspectiva, cabe ainda mencionar o *Plano de Governo 2007-2010* (Lula Presidente, 2006) e o *Programa Mais Saúde* (2008-2011), apresentado pelo Ministro da Saúde em 5 de dezembro de 2007 (Brasil, 2007).

O *Plano de Governo 2007-2010* apresentava diversas proposições no campo da saúde, mas nada que sugerisse um compromisso mais amplo com a RSB. Contudo, a indicação do novo ministro da Saúde (José Gomes Temporão) apontava para perspectivas positivas (De Lavor, 2007), tratando-se de um militante histórico do movimento sanitário, professor, pesquisador e ex-presidente do CEBES. O *Programa Mais Saúde*, também chamado de "PAC da Saúde", não foi antecedido do debate necessário nem contou com a devida divulgação e, talvez por isso, recebeu pouca atenção da opinião pública diante da publicidade acerca da extinção da CPMF (Contribuição Provisória sobre Movimentação Financeira).

Durante a 13ª CNS (Brasil, 2008), o Fórum da Reforma Sanitária Brasileira denunciou o uso clientelista e político-partidário da gestão das unidades de saúde que conduz à ineficácia e à corrupção, advertindo que só com a revisão dessas perigosas relações de poder seria possível transformar a gestão da saúde. Lembrou ainda que o equacionamento desses problemas implica enfrentar interesses cristalizados que transformam os cargos de direção em "moeda de negociação partidária" e os recursos do setor em "meio de enriquecimento ilícito de corruptos". Considerando o controle social como questão estratégica, o documento público explicava por que a reforma sanitária é uma reforma solidária:

- Uma reforma solidária implica a distribuição de recursos por meio de orçamento público que contemple as necessidades do setor.
- Uma reforma solidária exige o cumprimento da legislação sobre o financiamento da saúde e a rejeição de manobras políticas que comprometem a disponibilidade de recursos, a exemplo da regulamentação da EC-29, concebida pelo governo, que torna a saúde refém, a cada ano, da ditadura da área econômica.
- Uma reforma solidária exige o estancamento da drenagem de recursos financeiros dos setores sociais para a área econômica através da DRU.
- Uma reforma solidária implica retomar e aprofundar a Seguridade Social, pois não há saúde se os benefícios previdenciários e assistenciais são ameaçados e também neles se preservam iniquidades.
- Uma reforma solidária exige que encaremos a existência de um setor privado que se beneficia de recursos públicos e necessita nossa definição de mecanismos e formas de controle que assegurem a prevalência dos interesses públicos.
- Uma reforma solidária não pode mais adiar, por quaisquer justificativas, a garantia de atendimento digno aos cidadãos.
- Uma reforma solidária exige dos atores que a sustentam a defesa radical e cotidiana da garantia do direito à saúde como direito humano singular, da democracia nas relações políticas, da transparência e probidade no uso dos recursos públicos e da equidade no acesso e uso dos serviços.
- Uma reforma solidária implica a busca permanente de mecanismos que assegurem que os direitos coletivos sejam preservados e que as garantias jurídicas de proteção aos direitos individuais sejam orientadas por normas compatíveis com a defesa de patamares cada vez mais elevados de cidadania (Fórum da Reforma Sanitária Brasileira, s/d).

No entanto, as eleições presidenciais de 2010, bem como as políticas de saúde anunciadas pelo governo da presidente Dilma, não apontavam inflexão significativa na dialética da "conservação-mudança".

O início do governo Dilma foi caracterizado pelo chamado "ensaio desenvolvimentista", a partir do "neodesenvolvimentismo", com aceleração do lulismo (Singer, 2012), sendo marcado pela continuidade das políticas desenvolvidas no governo Lula. Não obstante, podem ser destacadas certas especificidades (Singer, 2018): implantação da "Nova Matriz Econômica"; implementação de políticas anticíclicas em resposta à crise de 2008 e seus efeitos; redução das taxas de juros; implantação de políticas racionalizadoras na saúde e aprovação da Lei 141/2011 (Reis & Paim, 2021).

O quarto momento foi marcado pela mudança na correlação de forças após a presidente "cutucar onças com varas curtas" (Singer, 2018), associando aos efeitos das Jornadas de Junho de 2013 a explosão da Lava Jato, a intensa dedicação da mídia em relação ao combate à corrupção e a oposição do Parlamento.

Além disso, outros fatos marcaram a conjuntura, a exemplo da PEC do Orçamento Impositivo (PEC 358/2013), da abertura ao capital estrangeiro no setor da saúde, da PEC 451/2014, propondo planos privados para todos os trabalhadores, exceto empregados domésticos, da consideração da proposta internacional de Cobertura Universal em Saúde, do rebaixamento da seguridade social, da saída do Brasil do "mapa da fome" em 2014, do agravamento da crise econômica e dificuldades políticas diante do ajuste fiscal, da perda de apoio parlamentar e da Operação Lava Jato, da mudança na condução econômica, com nítido atendimento aos interesses do mercado e do capital, do ajuste fiscal com redução das políticas sociais, dos ataques ao SUS e aos direitos sociais, e do golpe jurídico-parlamentar-midiático que resultou no *impeachment.*

As eleições presidenciais de 2014 expressaram, politicamente, distintas polarizações, com uma disputa acirrada no segundo turno e um questionamento dos resultados por parte do candidato derrotado. Apesar do resultado, havia um desequilíbrio na base social do governo. Com a perda de apoio político e a crise orgânica, fruto das mudanças na estrutura social, estimulada pela luta de classes, a presidente Dilma provocou uma crise no lulismo, mesmo enquanto "'reformismo fraco" (Singer, 2018), deixando espaços para abertura do pedido de *impeachment* e para consumação do Golpe de 2016 (Reis & Paim, 2021).

Cabe mencionar que o *processo* da RSB foi alterado na conjuntura correspondente ao quarto momento. A falta de sustentação política e a ausência de bases sólidas no Legislativo aprofundaram ainda mais esses limites impostos à RSB (Reis & Paim, 2021).

Com o afastamento da presidente Dilma e a transferência, interinamente, da direção do Governo Federal para o vice-presidente, iniciou-se o quinto momento (Costal, 2021; Silva, 2021). Na Saúde, o novo ministro iniciou a gestão apresentando diversas declarações com questionamentos sobre a Constituição Cidadã, os direitos sociais (previdência e saúde) e o SUS (Costal, 2021).

Destaca-se que nesse momento houve estímulos ao setor privado em relação aos planos de saúde, a aprovação do "teto de gastos", ou seja, da Emenda Constitucional 95 (EC-95), a extensão da DRU até 2030, ampliada para estados (DRE) e municípios (DRM), mobilizações sociais à direita, como o Movimento Brasil Livre (MBL) e o Vem para Rua (VPR), e à esquerda (Fórum da Reforma Sanitária e Marchas em Defesa da Saúde, da Seguridade Social e da Democracia). Nas eleições presidenciais de 2018 foi eleito um capitão da reserva, de extrema-direita, defendendo mais segurança e ordem, mais emprego e fim da corrupção.

Assim, o sexto momento foi marcado pela implementação de um programa político-econômico ultraliberal a partir de 2019, com um governo permanentemente em crise e a presença de um movimento neofacista no cenário político, aliados aos cortes nos gastos públicos previstos pela EC-95, conformando um cenário pessimista para manutenção e avanços das políticas de saúde no Brasil e para o *processo* da RSB. No ano de 2020, essa situação se agravou com a pandemia da Covid-19 que, no Brasil, alcançou limites máximos de desgoverno em todos os âmbitos setoriais, com perdas evitáveis de vidas humanas e desmonte das estruturas de proteção social, com profundas repercussões econômicas e sociais, aprofundando a crise sanitária.

No momento atual, após a realização das últimas Conferências Nacionais de Saúde (a 12ª, em 2003, a 13ª, em 2007, a 14ª em 2011, a 15ª em 2015 e a 16ª [8ª+8] em 2019), em que caminhos se encontram a RSB e o SUS? Em que medida projetos dessa natureza podem contornar ou superar as determinações estruturais e históricas do Estado e da sociedade no Brasil? De que modo a ação política dos atores pode alargar os horizontes do possível?

DESDOBRAMENTOS RECENTES: IDAS E VINDAS DA RSB

Durante o *processo* da RSB e a implementação do SUS, verifica-se um deslocamento das bases de sustentação política do movimento sanitário, de organizações de militantes e intelectuais, para um vetor dirigido aos gestores oficiais, representados pelo Conselho Nacional de Secretários de Saúde (CONASS) e o Conselho Nacional de Secretários Municipais de Saúde (CONASEMS). Esse fenômeno parece ocorrer com a expansão do neoliberalismo, do corporativismo e do pragmatismo, ao lado do refluxo dos movimentos sociais.

Se o movimento sanitário, com tal deslocamento de sua base de sustentação política, foi capaz de neutralizar algumas iniciativas contrárias ao SUS, não teve força para impedir a implosão da Seguridade Social e o uso abusivo da saúde nas barganhas político-partidárias.

Como toda análise de conjuntura, realizada em cima de fatos recentes, há grandes possibilidades de erros de interpretação, sobretudo por não se dispor de informações suficientes e oportunas. Não obstante essas devidas cautelas, pode-se afirmar que as políticas de saúde desenvolvidas entre 2007 e 2012, período ulterior à citada investigação (Paim, 2008), não possibilitaram a identificação de perspectivas mais amplas para a RSB.

A leitura crítica em relação ao desenvolvimento da RSB até 2008 não perdeu a vigência no governo Dilma. Os limites impostos para a RSB relacionam-se com a correlação de forças político-ideológicas de sustentação dos governos, com as estreitas bases sociais, políticas e financeiras e, especialmente, com a natureza do Estado e os determinantes estruturais da sociedade brasileira.

A literatura disponível sobre a RSB sugere um *projeto* de dupla face. De um lado, um *projeto contra-hegemônico* que provocaria mudanças na maneira de enfrentar a questão saúde na sociedade, incluindo suas dimensões ética e cultural. De outro, um *projeto setorial*, iniciando-se como uma reforma administrativa e contemplando a participação social no sistema de saúde. Essa dupla dimensão – societária e setorial – da RSB aparece em diferentes discursos e momentos, ainda que a polarização em torno de uma delas revele posições político-ideológicas distintas ou diferentes estratégias de atores em conjunturas específicas.

A Constituição da República, ao reconhecer o direito à saúde como direito social, vinculado à conquista de uma cidadania plena, rejeita a saúde como mercadoria. Entendendo que o mercado é incapaz de tratar a saúde como bem público, a Carta Magna proclamou que a saúde é assunto de relevância pública e ressaltou o dever do Estado em sua promoção, proteção e recuperação.

Não existe, porém, um Estado abstrato, descontextualizado, a-histórico e neutro. Existe, sim, um Estado brasileiro com natureza e características que se contrapõem, de modo geral e em situações específicas, aos valores, princípios e diretrizes do SUS. Além disso, não existe Estado sem Governo. Estado é estrutura pública, socialmente construída e historicamente reproduzida, para governança social reguladora. Nesse sentido amplo, União, estados e municípios são componentes do Estado-nação. Presidentes e ministérios, governadores e secretarias, prefeitos e colaboradores formam governos.

Em sociedades democráticas, o Estado tem a missão histórica de superar, compensar, reparar, reprimir e, se possível, erradicar desigualdades econômicas, sociais e políticas. Governos existem para operar o Estado, viabilizando sua missão. Infelizmente, no Brasil contemporâneo, as formas de escolha, constituição e operação dos governos, em todos os níveis (federal, estadual, municipal), implicam apropriação da máquina institucional pública por interesses privados. O patrimonialismo e o clientelismo que atravessam esse Estado privatizado e seus arranjos de governo solapam, a cada momento, os avanços, conquistas e saldos positivos do SUS no Brasil.

Portanto, a constituição de novos sujeitos sociais e o desenvolvimento de uma consciência sanitária crítica que promovam a cidadania plena e a participação social parecem fundamentais para sustentação do *processo* da RSB.

CONSIDERAÇÕES FINAIS

A Reforma Sanitária não se reduz ao SUS. Sua concepção e formulação também transcendem às políticas estatais. Enquanto *processo*, a RSB exige permanentes análises de conjuntura no sentido de examinar a correlação de forças e possíveis deslocamentos de suas bases de sustentação política e social.

Nos últimos anos, o Brasil tem passado por avanços e retrocessos na dependência das forças que se movem nas conjunturas e, especialmente, do protagonismo e das iniciativas políticas do movimento sanitário diante das restrições e condicionamentos impostos pelos sucessivos governos. Inegavelmente, a sociedade brasileira experimenta rápidas transformações, com redução de desigualdades econômicas, porém com persistência e até aumento de iniquidades sociais. Em paralelo, o processo político

enfrenta o desafio de reconstrução do Estado: contradição público *vs.* privado, intersetorialidade retórica, reformas prometidas e comprometidas, aliadas a claras indicações de retrocesso ideológico. Ainda que para alguns autores a RSB possa ser considerada inconclusa, não há como ignorar as conquistas do SUS, inclusive o reconhecimento constitucional do direito à saúde. Mesmo assim, não se pode afirmar que o SUS seja irreversível. Apesar de assegurado pelas normas legais (Constituição, leis, decretos, resoluções e portarias), encontra-se ameaçado diante do desenvolvimento do setor privado, do subfinanciamento público, da tímida regulação estatal, dos limites da participação social e da "dupla militância" de dirigentes e profissionais nos setores público e privado (Paim, 2012).

O SUS realmente existente não é aquele em que prevalece o interesse público e se respeitam os direitos dos cidadãos. Portanto, não bastam apelos ideológicos para a população mudar sua visão do SUS, nem impedir que a chamada "classe C" deseje adquirir planos de saúde, por mais enganosa que seja essa opção (Paim, 2011a). Se não forem alteradas, concretamente, as formas de acesso e os modos de atenção e cuidado, mediante elevação do financiamento público, ampliação da infraestrutura e gestão ancorada no mérito, no profissionalismo e na competência técnica, torna-se difícil reorientar as posições das pessoas em relação ao SUS.

Mesmo com a regulamentação da Emenda Constitucional 29 (aquela que se propõe a superar a instabilidade e a insuficiência do financiamento do SUS) em 2012 (LC-141), não houve políticas que incrementassem recursos federais para a saúde, contemplando investimentos para ampliação da infraestrutura e custeio da rede de serviços. Assim, dois dos poderes da República – Legislativo e Executivo – inviabilizaram recursos adicionais para o SUS, ao rejeitarem o item do projeto de lei que obrigava a destinação de 10% do orçamento federal para a saúde (Paim, 2012), assim como a proposta do movimento "Saúde+10 no sentido de destinar 10% da receita bruta do governo federal para a saúde (Teixeira & Paim, 2018).

O futuro do SUS depende do que se faz hoje. As tendências observadas de persistência do subfinanciamento público, aumento dos subsídios e estímulos aos planos privados de saúde e renúncias fiscais para gastos com assistência médica não sugerem um cenário otimista para o SUS concebido pelo movimento da Reforma Sanitária. As políticas racionalizadoras implementadas, embora relevantes, não foram suficientes para sustentar um sistema de saúde de qualidade para todos os brasileiros (Paim, 2012).

A inflexão sofrida pelo *processo* da RSB, desde 2014, comprometeu o desenvolvimento do SUS, deixando-o extremamente fragilizado para enfrentar a pandemia da Covid-19. Entretanto, é possível observar uma retomada da RSB (Paim, 2021), articulada à atuação de entidades do movimento sanitário e instituições vinculadas ao campo da Saúde Coletiva (universidades, institutos, escolas, Fiocruz etc.), exercendo certo protagonismo nas suas articulações com outras entidades da sociedade civil (SBPC, CNBB, OAB, ABI etc.) e o Conselho Nacional de Saúde (CNS). Assim, durante a pandemia, surgiram *lives*, debates, boletins, entrevistas, artigos, "Ágoras da ABRASCO", a Frente pela Vida, a Marcha pela Vida, o Plano de Enfrentamento da Covid e o apoio à CPI da Covid, entre outros (ABRASCO, 2020; Souto & Travassos, 2020; Freitas *et al.*, 2022).

Nesse contexto têm sido discutidos a determinação social da saúde, as desigualdades, os marcadores de raça-gênero-idade-renda-classe social etc., ao lado de mobilizações em defesa do direito à saúde, críticas ao desmonte das políticas e direitos sociais, intervenções diversas e políticas intersetoriais (Frente pela Vida, 2020). Tais iniciativas apontam, também, para um reencontro da RSB com a tradição crítica da Saúde Coletiva (Fleury, 2018; Vieira-da-Silva, 2018).

Nessa perspectiva, a RSB enquanto *proposta-movimento-projeto-processo* no último momento analisado (2019-2022) sugere que o *movimento* se sobrepõe ao *processo*, resgatando os fundamentos e proposições do *projeto* e tentando desequilibrar o binômio da conservação-mudança no *processo*. Portanto, os desafios da RSB e do SUS passam pela ampliação de suas bases sociais e políticas em defesa do direito à saúde, com ênfase no interesse público e nas necessidades de saúde dos cidadãos (Paim, 2011b; Teixeira & Paim, 2018).

No âmbito acadêmico, a realização de pesquisas sobre a RSB torna possível a identificação de novos fatos produzidos em sua direção ou no sentido contrário (Fleury, 2018; Vieira-da-Silva, 2018; Virgens & Teixeira, 2018, 2022), bem como das forças aliadas e oponentes nas novas configurações do presente, sem esquecer os valores que, historicamente, a sustentaram (Rizzotto *et al.*, 2020):

> O projeto da Reforma é o da civilização humana, é um projeto civilizatório que, para se organizar, precisa ter dentro dele princípios e valores que nós nunca devemos perder, para que a sociedade como um todo possa um dia expressar esses valores, pois o que queremos para a saúde é o que queremos para a sociedade brasileira (Arouca, 2001: 6).

As iniciativas empreendidas pelo CNS, pelo CEBES e pela ABRASCO, juntamente com outros parceiros do movimento sanitário, indicam, apesar de tudo, a vitalidade da RSB e do SUS (Lobato, Rizzotto & Costa, 2022). Assim, não parece correto concluir que a agenda da RSB tenha se esgotado. Seu *processo* encontra-se vivo e dinâmico, entre idas e vindas, avanços e recuos, sucessos e reveses, progressos e retrocessos, revelando contradições, antagonismos e conflitos que conformam o Estado e a sociedade brasileira.

Referências

ABRASCO-CEBES. Em Defesa da Saúde dos Brasileiros. Carta à sociedade brasileira, aos partidos políticos, aos governos federal, estaduais, municipais e distrital, à Câmara dos Deputados e ao Senado Federal. Rio de Janeiro, 13 set 2002. Bol ABRASCO mai-ago 2002: 85.

ABRASCO. Pelo direito universal à Saúde. Contribuição da ABRASCO para os debates da VIII Conferência Nacional de Saúde. Rio de Janeiro, 1985. 95p.

ABRASCO. A agenda reiterada e renovada da Reforma Sanitária Brasileira. Saúde Debate 2002; 26(62):327-31.

ABRASCO. Atualizando a agenda da Reforma Sanitária Brasileira. Bol ABRASCO, out-dez 2000: 79. Encarte.

ABRASCO. Fortalecer o SUS, em defesa da democracia e da vida. 2020.

Almeida CM. As reformas sanitárias dos anos 80: crise ou transição. Tese doutorado. Rio de Janeiro: Fundação Oswaldo Cruz, 1995; 2v. 387p.

Arouca AS. A Reforma Sanitária Brasileira. Tema Radis nov 1988; 11:2-4.

Arouca AS. Democracia é saúde. In: Conferência Nacional de Saúde, 8, 1986, Brasília. Anais. Brasília: Centro de Documentação do Ministério da Saúde, 1987: 35-42.

Arouca AS. In: SUS: Revendo a trajetória, os avanços e retrocessos da Reforma Sanitária Brasileira. Tema Radis, fev 2001; 20:3-8.

Arouca AS. O dilema preventivista: contribuição para a compreensão e crítica da Medicina Preventiva. São Paulo: Unesp; Rio de Janeiro: Fiocruz, 2003. 268p.

Berlinguer G. Palestra. Proposta – Jornal da Reforma Sanitária mar 1987; 1. Encarte Especial.

Brasil. XIII Conferência Nacional de Saúde. Encontro de paradoxos. Radis jan 2008; 65:8-13.

Brasil. Comissão Nacional de Reforma Sanitária. Documentos III. Rio de Janeiro, mai 1987b: 11.

Brasil. Congresso. Câmara dos Deputados. I Simpósio sobre Política Nacional de Saúde. Brasília, 1980.

Brasil. Ministério da Saúde. Mais Saúde – Direito de Todos, 2008-2011. 90p. Disponível em: http://bvsms.saude. gov.br/bvs/pacsaude/diretrizes.php. Acesso em 7 dez 2007.

Brasil. Ministério da Saúde. Política Nacional de Promoção da Saúde. Portaria 687, de 30 de março de 2006. Aprova a Política Nacional de Promoção da Saúde. Diário Oficial da União, n. 63, 31 mar. 2006a. Disponível em: www.saude.gov.br/svs.

Brasil. Ministério da Saúde. Secretaria Executiva. Departamento de Apoio à Descentralização. Coordenação Geral de Apoio à Gestão Descentralizada. Diretrizes operacionais dos Pactos pela Vida, em Defesa do SUS e de Gestão. Brasília: Ministério da Saúde, 2006b. 76p.

Brasil. Relatório Final da VIII Conferência Nacional de Saúde. In: Conferência Nacional de Saúde, 8, 1986, Brasília. Anais. Brasília: Centro de Documentação do Ministério da Saúde, 1987: 381-9.

Carta de Brasília. Documento final do 8º Simpósio sobre Política Nacional de Saúde. Medicina CFM ago-out 2005; 156:12-3.

CEBES. A questão democrática na área de Saúde. Rev Saúde Debate jan-mar 1980; 9:11-13.

CEBES. SUS para valer: universal, humanizado e de qualidade. (CEBES, julho de 2006). Rev Saúde Debate 2005; 29(31):385-96

CNDSS. As causas sociais das iniquidades em saúde no Brasil. Relatório Final da Comissão Nacional de Determinantes Sociais da Saúde, abr 2008, 242p.

Costal ICM. Saúde e cobertura jornalística dos governos Lula e Temer na Folha de São Paulo. Dissertação (Mestrado em Saúde Comunitária). Instituto de Saúde Coletiva, Universidade Federal da Bahia, Salvador, 2021.

De Lavor A. O ministro e os holofotes. Editorial – Saúde Debate, 1977a. Editorial – Saúde Debate, 1977b. Radis dez 2007; 64:2.

Escorel S. Projeto Montes Claros – palco e bandeira de luta, experiência acumulada do movimento sanitário. In: Fleury S (org.) Projeto Montes Claros: a utopia revisitada. Rio de Janeiro: ABRASCO, 1995: 129-64.

Escorel S. Reviravolta da saúde: origem e articulação do movimento sanitário. Rio de Janeiro: Fiocruz, 1998. 206p.

Escorel S, Nascimento DR, Edler FC. As origens da Reforma Sanitária e do SUS. In: Lima NT et al. (org.) Saúde e democracia: história e perspectivas do SUS. Rio de Janeiro: Fiocruz, 2005: 59-81.

Faleiros VP et al. A construção do SUS: histórias da Reforma Sanitária e do Processo Participativo. Brasília: Ministério da Saúde, 2006. 297p.

Fleury S (org.) Saúde e democracia. A luta do CEBES. São Paulo: Lemos Editorial, 1997, 324p.

Fleury S (org.) Teoria da Reforma Sanitária: diálogos críticos. Rio de Janeiro: Editora Fiocruz, 2018.

Fórum da Reforma Sanitária Brasileira. O Controle Social É uma Questão Estratégica. XIII Conferência Nacional de Saúde. A Participação da Sociedade na Efetivação do Direito Humano à Saúde. Eixo 3. (Este texto foi elaborado a partir do documento "O Centro Brasileiro de Estudos de Saúde" [CEBES] na XIII Conferência Nacional de Saúde). s/d.

Freitas CM, Pereira AMM, Delyne MM, Machado CV. A resposta do Brasil à pandemia de Covid-19 em um contexto de crise e desigualdades. In: Machado CV, Pereira AMM, Freitas CM (eds.) Políticas e sistemas de saúde em tempos de pandemia: nove países, muitas lições [online]. Rio de Janeiro, RJ: Observatório Covid-19 Fiocruz; Editora Fiocruz, 2022, 342p. Informação para ação na Covid-19 series. ISBN: 978-65-5708-129-7. Disponível em: https://doi.org/10.7476/9786557081594. P. 296-322.

Frente Pela Vida. Plano Nacional de Enfrentamento à Pandemia da Covid-19 [Internet]. Versão 2. 15 jul 2020 [acesso 2020 jul 15]. 110p. Disponível em: http://cebes. org.br/2020/07/plano-nacional-de-enfrentamento-a-covid-19-e-atualizado-para-uma- -2a-versao/.

Gallo E, Nascimento PC. Hegemonia, bloco histórico e movimento sanitário. In: Teixeira S (org.) Reforma Sanitária: em busca de uma teoria. São Paulo: Cortez, 1989: 91-118.

Gerschmann S. A democracia inconclusa. Um estudo da Reforma Sanitária Brasileira. Rio de Janeiro: Fiocruz, 1995. 189p.

Jinkings I, Doria K, Cleto M. (orgs.) Por que gritamos golpe?: para entender o impeachment e a crise política no Brasil. 1. ed. São Paulo: Boitempo, 2016.

Lobato LVC. Reforma Sanitária e Reorganização de Sistema de Serviços de Saúde: efeitos sobre a cobertura e a utilização de serviços. Tese doutorado. Rio de Janeiro: Fundação Oswaldo Cruz, 2000.

Lobato LVC, Rizzotto MLF, Costa AM. Reafirmar o direito à saúde, defender o SUS e construir justiça social: Tese do Cebes 2021-2022. Rio de Janeiro: Rev Saúde Debate, jan-mar 2022; 46(132):5-12.

Lula Presidente. Plano de Governo 2007-2010. 2006: 26-7.

Mendes NA, Marques RM. O impacto da política econômica do governo Lula na Seguridade Social e no SUS. Rev Saúde Debate 2005; 29(31):257-67.

Mendonça ACO et al. Políticas de Saúde do Governo Lula: Avaliação dos primeiros meses de gestão. Rev Saúde Debate 2005; 29(70):109-24.

Misoczky MC. O campo da atenção à saúde após a Constituição de 1988: uma narrativa de sua produção social. Porto Alegre: Dacasa,2002. 191p.

Paim JS. Direito à Saúde, cidadania e Estado. In: Conferência Nacional de Saúde, 8, Brasília. Anais. Brasília: Centro de Documentação do Ministério da Saúde, 1987: 45-59.

Paim JS. Bases conceituais da Reforma Sanitária Brasileira. In: Fleury S (org.) Saúde e Democracia: a luta do CEBES. São Paulo: Lemos Editorial, 1997: 22.

Paim JS. Reforma Sanitária Brasileira: contribuição para a compreensão e crítica. Salvador: EDUFBA; Rio de Janeiro: Fiocruz, 2008. 356p.

Paim JS. SUS: desafios e perspectivas. Consensus – Revista do Conselho Nacional de Secretários de Saúde, 2011a; 1:33-6.

Paim JS. A Reforma Sanitária Brasileira e o CEBES (Texto elaborado como material didático do curso Reforma Sanitária: trajetória e rumos do SUS para o Projeto de Formação em Cidadania para a Saúde do Cebes). 2011b. 13p.

Paim JS. O futuro do SUS. Cad Saúde Pública 2012; 28(4):612-3.

Paim JS. A Covid-19, a atualidade da reforma sanitária e as possibilidades do SUS. In: Santos AO, Lopes LT (orgs.). Reflexões e futuro. Brasília-DF: CONASS – Conselho Nacional de Secretários de Saúde. 2021: 310-24.

Reforma Sanitária Brasileira. Manifesto: Reafirmando compromissos pela saúde dos brasileiros. Brasília, 23 de novembro de 2005. 4p.

Reis CR, Paim JS. A Reforma Sanitária Brasileira durante os governos Dilma: uma análise da conjuntura. Rev Saúde Debate, 2021; 45(130): 563-74.

Rizzotto MLF, Frizon ML, Costa AM, Lobato LVC. A esperança impulsiona, alimenta, move e fortalece a utopia. Rev Saúde em Debate [online]. 2020; 44(127):937-46. Disponível em: https://doi.org/10.1590/0103-1104202012700.

Rovai R. (org.) Golpe 16. 1. ed. São Paulo: Publischer Brasil, 2016.

Silva GRS. Origens da medicina preventiva como disciplina do ensino médico. Rev Hosp Clin Fac Med S Paulo 1973; 28(2):31-5.

Silva PC. O Congresso Nacional e a imprensa: as proposições e decisões legislativas relacionadas às políticas de saúde na mídia brasileira. Dissertação (Mestrado em Saúde Comunitária). Instituto de Saúde Coletiva, Universidade Federal da Bahia, Salvador, 2021.

Singer A. Os sentidos do lulismo: reforma gradual e pacto conservador. São Paulo: Companhia das Letras, 2012.

Singer A. O lulismo em crise: Um quebra-cabeça do período Dilma (2011-2016). 1. ed. São Paulo: Companhia das Letras, 2018.

Souto LRF, Travassos C. Plano Nacional de Enfrentamento à Pandemia da Covid-19: construindo uma autoridade sanitária democrática. Rev Saúde em Debate [online]. 2020; 44(126):587-9. Disponível em: https://doi.org/10.1590/0103-1104202012600.

Teixeira CF, Paim JS. A política de saúde no governo Lula e a dialética do menos pior. Rev Saúde Debate 2005; 29(31):268-83.

Teixeira CFS, Paim JS. A crise mundial de 2008 e o golpe do capital na política de saúde no Brasil. Rev Saúde em Debate [online]. 2018; 42(spe2):11-21. Disponível em: https://doi.org/10.1590/0103--11042018S201.

Teixeira SF (org.) Reforma Sanitária em busca de uma teoria. São Paulo: Cortez; Rio de Janeiro: ABRASCO, 1989. 232p.

Vieira-da-Silva LM. O campo da Saúde Coletiva: gêneses, transformações e articulações com a Reforma Sanitária Brasileira. 1. ed. EDUFBA, 2018.

Virgens JHA, Teixeira CF. Revisão da produção científica sobre análise de conjuntura: contribuição à análise política em saúde. Rev Saúde em Debate, 2018; 47(núm.esp 2):377-93.

Virgens JHA, Teixeira CF. Estudos sobre o Movimento da Reforma Sanitária Brasileira: olhares diversos sobre o mesmo fenômeno. Rev Saúde em Debate, 2022; 46(132):211-26.

16 Infraestrutura Tecnológica do SUS – Rede de Estabelecimentos, Equipamentos, Acesso a Serviços de Saúde e Desenvolvimento Científico-Tecnológico e Inovação

Luis Eugenio Portela Fernandes de Souza • Reinaldo Guimarães
Cláudia Travassos • Cláudia Marques Canabrava

INTRODUÇÃO

O cuidado com a saúde baseia-se, essencialmente, na interação humana, envolvendo pessoas com duas características singulares: umas detentoras de competências profissionais específicas e outras portadoras de necessidades de saúde, sentidas ou diagnosticadas.

Essa interação, todavia, ocorre em lugares próprios e é mediada pela utilização de uma extensa série de instrumentos. As características desses lugares e instrumentos, por sua vez, influenciam a qualidade da interação. Antes disso, são condicionantes da própria possibilidade da interação, e a falta de lugares e instrumentos adequados pode representar uma barreira intransponível à utilização dos serviços de saúde. Nesse sentido, a infraestrutura tecnológica é um componente importante dos sistemas de saúde.

A importância da base material dos serviços de saúde aumentou exponencialmente em todos os países a partir da segunda metade do século XX. Hoje, a prestação de serviços é impensável sem o recurso às tecnologias, que são determinantes não apenas da utilização e da qualidade, mas também da efetividade e dos custos, cada vez mais elevados, das ações de saúde.

O grande desafio é assegurar que as tecnologias de saúde estejam em condições seguras de uso, organizadas para atender, com eficácia, as demandas e necessidades de saúde e, além disso, distribuídas de modo a facilitar o acesso, contribuindo para promover a integralidade e a igualdade da atenção à saúde.

Além disso, é preciso estar alerta para evitar os riscos e os danos para as pessoas decorrentes do uso inapropriado das tecnologias. Infelizmente, é frequente a ocorrência de problemas. Estudo realizado na Bahia, por exemplo, identificou que 68% de uma amostra de 94 procedimentos de radiodiagnóstico realizados em 2007 apresentavam situação de risco inaceitável ou tolerável (Navarro, 2009).

Para além da função social, quando se discute infraestrutura tecnológica, há que se considerar sua importância econômica. O mercado mundial de equipamentos e materiais hospitalares, médicos e odontológicos movimentou, em 2021, US$488,98 bilhões, com crescimento de 5,5% ao ano, previsto até 2028 (Fortune Business, 2022). O Brasil é um importante mercado importador de equipamentos médicos, tendo importado, em 2019, US$1,5 bilhão (Sabattini & Fonseca, 2021).

Vale ressaltar que, no Brasil, o Sistema Único de Saúde (SUS) é responsável pela maior parte desse mercado, seja por meio das compras governamentais, seja pelo financiamento do uso das tecnologias, seja ainda pelo incentivo ao desenvolvimento científico-tecnológico e às inovações.

Na discussão sobre a infraestrutura tecnológica estão presentes essas duas racionalidades – a sanitária e a econômica. Visto que a saúde é um direito, pode-se supor que a lógica econômica deve subordinar-se à sanitária. Na prática, contudo, as tensões entre essas racionalidades são fortes.

A existência dessas tensões foi reconhecida pela Política Nacional de Gestão de Tecnologias da Saúde, que entende ser necessário "desenvolver mecanismos de articulação entre os setores envolvidos na produção, incorporação e utilização de tecnologias nos sistemas de saúde" (Brasil, 2010: 9). A partir de 2007, o Ministério da Saúde intensificou esforços no sentido de aproximar as políticas de saúde e de indústria e comércio, fortalecendo o Complexo Econômico-Industrial da Saúde (CEIS).

A avaliação e a incorporação de tecnologias, que constitui a interface imediata entre a produção e a utilização, tem sido objeto de ações regulatórias. Nesse aspecto, a iniciativa mais importante foi a aprovação e sanção da

Lei 12.401, de 2011, que alterou a Lei 8.080/90 para dispor sobre a assistência terapêutica e a incorporação de tecnologias de saúde no SUS (Brasil, 2011).

Em seu sentido mais geral, essa lei preencheu uma lacuna da Lei 8.080/1990, que deveria ter regulamentado o princípio constitucional da integralidade, mas não o fez de maneira adequada. Fundamentalmente, essa nova lei estabelece que a assistência terapêutica integral consiste na oferta de medicamentos, produtos e procedimentos terapêuticos, constantes de tabelas elaboradas pelo Ministério da Saúde, cuja prescrição esteja em conformidade com protocolos clínicos e tenha sido realizada por profissional de serviço próprio do SUS, conveniado ou contratado. Diz ainda que a incorporação, exclusão ou alteração pelo SUS de novos medicamentos, produtos e procedimentos, bem como a elaboração ou alteração de protocolo clínico, são atribuições do Ministério da Saúde, assessorado pela Comissão Nacional de Incorporação de Tecnologias no SUS.

A partir de 2015, no bojo de uma mudança significativa na orientação da política econômica do Governo Federal, os investimentos no CEIS se reduzem bastante, com repercussões que ficarão mais evidentes em 2020, quando se instala a epidemia de Covid-19 no país. As importações brasileiras de equipamentos e insumos de saúde são estimadas em US\$20 bilhões, gerando um déficit recorde na balança comercial do setor (Gadelha, 2020).

É nesse panorama de múltiplos aspectos – sociais, políticos, econômicos, científicos e tecnológicos – que se situa a infraestrutura tecnológica do SUS. A abordagem de todos eles foge ao escopo deste capítulo, que se limita a três objetivos específicos.

O primeiro objetivo é caracterizar em tipos, números e distribuição geográfica os estabelecimentos e os equipamentos de saúde disponíveis para os usuários do sistema público. Ressalve-se que os medicamentos, que também compõem a infraestrutura tecnológica, são tratados em outro capítulo, dadas as suas especificidades.

A simples existência da infraestrutura, contudo, não assegura sua utilização. É preciso que as pessoas tenham acesso a ela. Se a questão do acesso é sempre difícil, em países socialmente desiguais, como o Brasil, assume complexidade maior, haja vista sua influência sobre a determinação do estado de saúde dos distintos grupos populacionais. Abordar essa questão é o segundo objetivo deste capítulo.

Outra questão relevante para a discussão acerca da infraestrutura tecnológica consiste na pesquisa e no desenvolvimento científico. Com efeito, parte significativa dos instrumentos que atualmente medeiam as práticas de cuidado à saúde é representada por tecnologias com forte conteúdo científico. Por isso, o terceiro e último objetivo deste capítulo é apresentar o significado e a importância da pesquisa e da inovação em saúde, assim como as relações do sistema de ciência, tecnologia e inovação com a política de saúde.

O capítulo está organizado segundo seus objetivos. Inicialmente, apresenta-se a evolução dos números de estabelecimentos e equipamentos de saúde, caracterizando-os de acordo com os critérios adotados pelo Cadastro Nacional de Estabelecimentos de Saúde e descrevendo sua distribuição pelas regiões do país. Em segundo lugar, discute-se o acesso, incluindo as desigualdades, que são certamente o principal problema relativo à infraestrutura. Por fim, é traçado um quadro geral da pesquisa e da inovação em saúde no mundo e no Brasil e são descritas as ações do SUS referentes ao desenvolvimento científico-tecnológico.

INFRAESTRUTURA TECNOLÓGICA DO SUS

No Brasil, as informações mais abrangentes sobre estabelecimentos e equipamentos de saúde estão consolidadas no Cadastro Nacional de Estabelecimentos de Saúde (CNES). Implantado em agosto de 2003, o CNES forma uma base cadastral única da infraestrutura de saúde, atualizada regularmente por responsáveis pelos estabelecimentos e gestores do SUS.

O CNES abrange a totalidade dos estabelecimentos de saúde existentes no país, sejam prestadores de serviços vinculados ao SUS ou não. Os dados englobam aspectos de área física, recursos humanos, equipamentos e tipos de serviços prestados. Essas informações permitem aos gestores conhecer a infraestrutura existente, o que é imprescindível para planejamento, regulação, controle e auditoria do sistema de saúde.

Estabelecimentos de saúde

Estabelecimento de saúde é o espaço físico delimitado e permanente onde são realizadas ações e serviços de saúde humana sob responsabilidade técnica, e quatro são os critérios mínimos para sua definição (Brasil, 2017):

1. **Espaço físico delimitado e permanente:** estão incluídos estabelecimentos móveis, como embarcações, e excluídas estruturas temporárias, como barracas ou tendas em locais públicos abertos.
2. **Obrigatoriedade do efetivo funcionamento:** espaços desativados ou em construção estão excluídos (ou ao menos deveriam estar).
3. **Necessidade de realização de ações e serviços de saúde de natureza humana:** incluem estabelecimentos que realizam ações de vigilância, regulação ou gestão da saúde, e não somente estabelecimentos de caráter assistencial. Do mesmo modo, impede seu uso para outros estabelecimentos que não têm foco direto na saúde humana, como os estabelecimentos que visam à saúde animal, os salões de beleza e as clínicas de estética, dentre outros.
4. **Responsabilidade técnica:** obrigatoriedade de uma pessoa física legalmente responsável.

Em 2017, por meio da Portaria GM/MS 2.022, foram realizadas duas importantes atualizações ao CNES: (i) a incorporação de amplo espectro ao conceito saúde, identificando-se quatro grupos de atividades; e (ii) a classificação de forma automática (não mais autodeclarada) dos tipos de estabelecimentos de saúde, com base nas informações das atividades (principal e secundárias obrigatórias), selecionadas de lista previamente definida no momento de atualização ou cadastramento no CNES. Os quatro grupos de atividades são:

Capítulo 16 • Infraestrutura Tecnológica do SUS

1. **Assistenciais:** conjunto de ações e serviços de saúde cuja finalidade seja diagnóstico, tratamento, acompanhamento e reabilitação de pacientes, bem como atividades destinadas ao processo de capacitação do indivíduo em melhorar, controlar e promover sua saúde, prevenir doenças ou sofrimento mental em indivíduos ou populações suscetíveis.
2. **Vigilância em saúde:** processos contínuos e sistemáticos de coleta, consolidação, análise e disseminação de dados sobre eventos relacionados com a saúde, visando ao planejamento e à implementação de medidas de saúde pública para proteção da saúde da população, prevenção e controle de riscos, agravos e doenças, bem como para promoção da saúde.
3. **Gestão da saúde:** atividades de cunho administrativo ou técnico-administrativo que englobam planejamento e administração de sistemas e de planos de saúde, regulação assistencial, do acesso e de sistemas de saúde e logística de insumos da atenção à saúde.
4. **Outras atividades relacionadas com a saúde humana:** a exemplo das Casas de Apoio à Saúde (atividade de hospitalidade) e do Laboratório de Prótese Dentária.

A partir desses grupos foram definidos 25 tipos de estabelecimentos, e ficou registrado que os responsáveis teriam 6 meses para se adequarem à nova metodologia (Brasil, 2017). No entanto, em julho de 2022 ainda permaneciam no cadastro 43 tipos de estabelecimentos de saúde que foram agrupados a partir dos quatro grupos de atividades de 2017. O grupo Assistência foi subdividido em seis categorias de serviço prestado, como mostra a Figura 16.1.

A partir dessa organização, analisou-se a evolução histórica dos últimos 15 anos (2008 a 2022) dos estabelecimentos de saúde no Brasil. Esse período está subdividido em 3 anos de referência (2008, 2015 e 2022), para os quais os dados analisados estão relacionados com o mesmo mês de competência (abril)[1]. A evolução histórica dos estabelecimentos de saúde foi analisada considerando: grupo/categoria (conforme Figura 16.1), vínculo SUS, localização (região) e esfera jurídica. Para a esfera jurídica há quatro grandes grupos: estabelecimentos de *administração pública* (públicos), entidades *sem fins lucrativos*, entidades empresariais (privados) e pessoa física[2]. Dentre os estabelecimentos "não públicos", há aqueles com vínculo SUS, seja por contrato, seja convênio, e aqueles não vinculados.

Entre 2008 e 2022, houve crescimento de 111% do número total de estabelecimentos de saúde (ES) no Brasil, sendo de 59% o incremento para aqueles com vínculo ao SUS (Figura 16.2).

Dentre as regiões, o Norte cresceu 147% no número total de ES, seguido por Sul (120%), Sudeste (116%), Centro-Oeste (103%) e Nordeste (89%) (Figura 16.3). Quando se avalia o crescimento total de estabelecimentos vinculados ao SUS, observa-se que o Centro-Oeste (84%) e o Norte (79%) foram as regiões que apresentaram melhor desempenho. No entanto, essas duas regiões apresentam a menor proporção de estabelecimentos de saúde (ES) do SUS entre as regiões do país e juntas somaram entre 15% e 17% (2008-2022) do total de ES do SUS do Brasil. As regiões Nordeste e Sudeste contam, respectivamente, com 62% e 65% do total de ES, e a região Sul, 18% a 19%. Esses percentuais permaneceram sem alterações substanciais ao longo de 15 anos (Figuras 16.4 e 16.5).

O ritmo diferenciado de crescimento provocou uma redução proporcional dos ES vinculados ao SUS ao longo dos anos – respectivamente, 39%, 33% e 30%, em 2008, 2015 e 2022. O grupo da *assistência* é responsável pela maioria absoluta do total de ES (mínimo de 97% [2008-2022]), sendo os *consultórios isolados* parte significativa desse grupo (45% a 50%) e, em sua maioria absoluta (> 95%), de natureza jurídica do tipo *pessoa física* ou *entidades empresariais*. Excluídos os consultórios, houve incremento de 99% do total de ES e de 63% para aqueles vinculados ao SUS, comparando 2008 e 2022, o que confirma a redução da participação proporcional do SUS ao longo dos anos: 67%, 64% e 55% (2008, 2015 e 2022). Os grupos de *gestão*, *vigilância* e *outros*, somados, representam a minoria dos ES (< 11%) e, mesmo apresentando crescimento considerável e sendo eminentemente do SUS, pouco contribuíram para minimizar a diferença entre os ritmos de crescimento do número de estabelecimentos do SUS e do número total de ES (Tabela 16.1).

Excluindo-se os consultórios isolados, observa-se que as regiões brasileiras apresentam muita semelhança quando se avalia a diferença proporcional entre o total de ES e aqueles vinculados ao SUS, sendo um pouco maior na região Sul. As regiões Norte e Centro-Oeste foram as que mais cresceram, quando se compara 2008 a 2022 (ambas com incremento de 81%) (Figura 16.6).

O grupo da *assistência* foi subdividido em seis categorias por tipo de atendimento prestado. Em geral, houve redução da participação do SUS nesse grupo, comparando-se 2008 e 2022 (66% e 52%, respectivamente) (Tabela 16.2).

Dentre as categorias, o atendimento ambulatorial foi o principal responsável por essa diferença, visto que: (a) representa média de 77% do total de ES do SUS desse grupo (74% a 79% – 2008 a 2022) e (b) apresentou incremento no SUS de 45% contra 81% de crescimento do número total de estabelecimentos assistenciais ambulatoriais. Assim como os ES ambulatoriais, os Serviços de Apoio Diagnóstico e Terapia (SADT) e de Farmácia têm no segmento não vinculado ao SUS sua maior participação. É interessante

---

[1]O mês de competência para os sistemas oficiais do SUS é uma referência na linha do tempo e está relacionado com o mês do calendário. Por regra, os prestadores e gestores têm prazo para envio de dados ao DATASUS, que por sua vez faz as críticas, valida e divulga os dados. Dessa maneira, o mês de competência janeiro, por exemplo, pode ter seus dados para consulta 4 a 6 meses depois de seu fechamento (entre maio e junho ou julho). O CNES deve ser atualizado mês a mês de competência pelos gestores responsáveis, embora cada estabelecimento e a infraestrutura tecnológica do sistema de saúde, em geral, não mudem "substancialmente" (não se criam vários leitos nem vários hospitais em um único mês). Assim, há duas maneiras de se trabalhar com os dados do CNES: escolher uma competência/ano de referência (opção para este capítulo) ou estabelecer a média da soma dos 12 meses de competência de um mesmo ano.

[2]Consulta: https://www38.receita.fazenda.gov.br/cadsincnac/jsp/coleta/ajuda/topicos/Tabela_II_-_Natureza_Juridica_e_Qualificacao_do_Responsavel.htm.

ASSISTÊNCIA

1 - Ambulatorial	2 - Internação	4 - SADT
1. Centro de Apoio à Saúde da Família 2. Centro de Atenção Psicossocial 3. Centro de Saúde/Unidade Básica 4. Clínica/Centro de Especialidade 5. Consultório Isolado 6. Policlínica 7. Polo Academia da Saúde 8. Posto de Saúde 9. Serviço de Atenção Domiciliar Isolado (*Home care*) 10. Unidade de Atenção à Saúde Indígena 11. Unidade de Saúde da Família 12. Unidade Móvel Fluvial 13. Unidade Móvel Terrestre	14. Hospital geral 15. Hospital especializado 16. Centro de parto normal - isolado **3 - Urgência** 17. Pronto atendimento 18. Pronto socorro de hospital geral (antigo) 19. Pronto socorro especializado 20. Pronto socorro geral 21. Pronto socorro traumato-ortopédico (antigo) 22. Unidade móvel de nível pré-hospitalar na área de urgência	23. Centro de atenção hemoterapia e/ou hematológica 24. Laboratório central de saúde pública Lacen 25. Laboratório de saúde pública 26. Unidade de apoio diagnose e terapia (SADT isolado) **5 - Farmácia** 27. Farmácia **6 - Outros** 28. Hospital/dia - isolado 29. Telessaúde 30. Unidade mista

GESTÃO	VIGILÂNCIA	
31. Central de gestão em saúde 32. Cooperativa de trabalhadores na saúde 33. Unidade autorizadora 34. Central de regulação de serviços de saúde 35. Central de regulação do acesso 36. Central de regulação médica das urgências 37. Central de notificação, captação e distrib. de órgãos estadual	38. Unidade de vigilância em saúde 39. Unidade de vigilância epidemiológica (antigo) 40. Unidade de vigilância sanitária (antigo) 41. Polo de Prevenção de Doenças e Agravos e Promoção da Saúde	**OUTROS** 42. Unidade de atenção em regime residencial 43. Oficina ortopédica

Figura 16.1 Classificação dos tipos de estabelecimentos de saúde segundo grupo e atendimento prestado. (Elaborada pelos autores com base nos dados disponíveis CNES.)

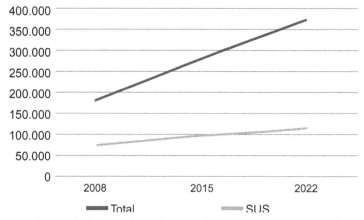

Figura 16.2 Evolução do número de estabelecimentos de saúde no Brasil, 2008-2022. (CNES, competências abril de 2008, 2015 e 2022.)

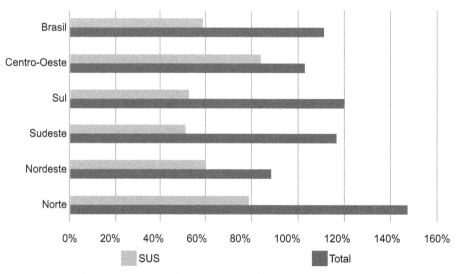

Figura 16.3 Percentual de incremento do número de estabelecimentos de saúde, total e com vínculo ao SUS, segundo região do Brasil (2008-2022). (CNES, competências abril de 2008, 2015 e 2022.)

Capítulo 16 • Infraestrutura Tecnológica do SUS

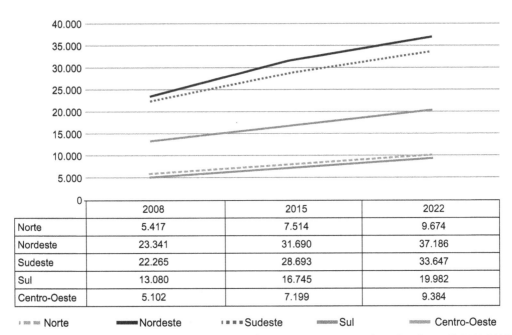

Figura 16.4 Evolução do número de estabelecimentos de saúde com vínculo com o SUS segundo região do Brasil (2008-2022). (CNES, competências abril de 2008, 2015 e 2022.)

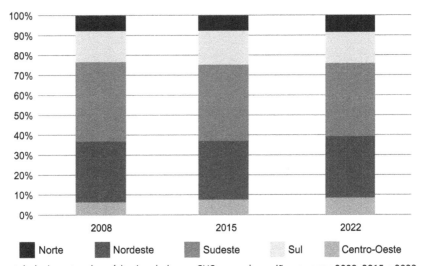

Figura 16.5 Proporção de estabelecimentos de saúde vinculados ao SUS segundo região nos anos 2008, 2015 e 2022. (CNES, competências abril de 2008, 2015 e 2022.)

Tabela 16.1 Evolução do número de estabelecimentos de saúde segundo grupo e vínculo com o SUS (2008-2022)

Ano		2008			2015			2022	
Grupo	Total	SUS	% SUS	Total	SUS	% SUS	Total	SUS	% SUS
Assistência	172.295	66.182	38%	268.406	83.244	31%	359.342	99.308	28%
Gestão	851	701	82%	6.966	6.693	96%	8.499	7.722	91%
Vigilância	2.324	2.322	100%	1.895	1.895	100%	2.785	2.785	100%
Outros	0	0	0%	28	9	32%	114	58	51%
Total	**175.470**	**69.205**	**39%**	**277.295**	**91.841**	**33%**	**370.740**	**109.873**	**30%**
Assistência*	95.259	62.848	66%	130.689	80.848	62%	184.814	96.815	52%
Gestão	851	701	82%	6.966	6.693	96%	8.499	7.722	91%
Vigilância	2.324	2.322	100%	1.895	1.895	100%	2.785	2.785	100%
Outros	0	0	0%	28	9	32%	114	58	51%
Total*	**98.434**	**65.871**	**67%**	**139.578**	**89.445**	**64%**	**196.212**	**107.380**	**55%**

*Excluídos todos os estabelecimentos de saúde do tipo *consultório isolado*.
Fonte: CNES, competências abril de 2008, 2015 e 2022.

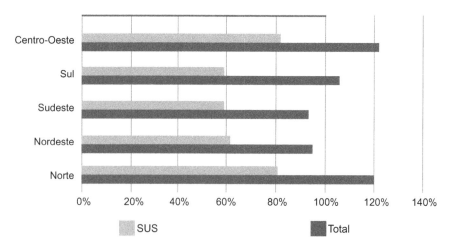

Figura 16.6 Percentual de incremento do número de estabelecimentos de saúde, total e com vínculo com o SUS, segundo região do Brasil (2008-2022). (Obs.: excluídos todos os estabelecimentos de saúde do tipo *consultório isolado*.) (CNES, competências abril de 2008, 2015 e 2022.)

observar que, depois da *farmácia*, a *urgência* foi a categoria que cresceu em ritmo mais acelerado (incremento de 666% entre os ES do SUS), sendo a única em que o SUS ampliou sua participação proporcional global: de 81% em 2008 para 93% em 2022. Ao mesmo tempo que a *urgência* se ampliou, especialmente com a criação das unidades de pronto atendimento – UPA (Brasil, 2011), a categoria *internação* permanece sem alterações há 15 anos, ao menos no que tange ao número de estabelecimentos (Tabela 16.2 e Figura 16.7).

Tabela 16.2 Evolução do número de estabelecimentos de saúde assistenciais segundo categoria de serviço prestado e vínculo com o SUS (2008-2022)

Ano	2008					2015					2022				
Categorias da Assistência*	Total		SUS		% SUS/Total	Total		SUS		% SUS/Total	Total		SUS		% SUS/Total
Ambulatorial*	71.771	75%	49.826	79%	69%	95.252	73%	61.407	76%	64%	129.548	70%	72.050	74%	56%
SADT	14.526	15%	5.989	10%	41%	21.131	16%	7.896	10%	37%	29.340	16%	9.815	10%	33%
Internação	6.346	7%	5.055	8%	80%	6.145	5%	4.767	6%	78%	6.445	3%	4.961	5%	77%
Outros	1.251	1%	982	2%	78%	1.294	1%	894	1%	69%	1.481	1%	857	1%	58%
Urgência	997	1%	806	1%	81%	5.111	4%	4.784	6%	94%	6.647	4%	6.176	6%	93%
Farmácia	368	0%	190	0%	52%	1.756	1%	1.100	1%	63%	11.353	6%	2.956	3%	26%
Subtotal Assistência*	**95.259**	**100%**	**62.848**	**100%**	**66%**	**130.689**	**100%**	**80.848**	**100%**	**62%**	**184.814**	**100%**	**96.815**	**100%**	**52%**

*Excluídos todos os estabelecimentos de saúde do tipo *consultório isolado*.
Fonte: CNES, competências abril de 2008, 2015 e 2022.

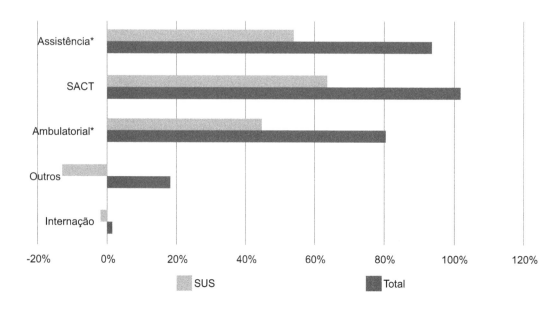

Figura 16.7 Evolução proporcional do número de estabelecimentos de saúde assistenciais, segundo categoria de serviço prestado e vínculo com o SUS (2008-2022). (Obs.: excluídos todos os estabelecimentos de saúde do tipo *consultório isolado*.) (CNES, competências abril de 2008, 2015 e 2022.)

Considerando a estagnação do número de hospitais no Brasil, cabe analisar a evolução do número de leitos, o principal ativo dos estabelecimentos hospitalares. O leito é definido como "a cama numerada e identificada destinada à internação de um paciente dentro de um hospital, localizada em um quarto ou enfermaria, que se constitui no endereço exclusivo de um paciente durante sua estadia no hospital e que está vinculada a uma unidade de internação ou serviço" (Ministério da Saúde, 2002).

Os leitos hospitalares, de acordo com o CNES, são classificados em seis subgrupos: cirúrgico, clínico, obstétrico, pediátrico, complementar, outras especialidades e hospital-dia.

Atualmente, no Brasil, existem cerca de 540 mil leitos, estando disponíveis ao SUS 65% desse total. As regiões Norte e Nordeste apresentam maior proporção de leitos do SUS do total existente (77% e 75% – abril de 2022) e as regiões Sul e Sudeste a menor participação do SUS (59% e 58% – abril de 2022). As regiões Norte e Centro-Oeste, somadas, representam 17% do total de leitos do SUS no Brasil, percentual semelhante à região Sul (16%) e muito distante das demais regiões – Nordeste: 31%; Sudeste: 37%. (Tabela 16.3 e Figura 16.8).

O total de leitos hospitalares cresceu 9% ao longo de 15 anos; no entanto, houve redução de 1% dos leitos disponíveis para o SUS. Dessa maneira, a participação do SUS no total de leitos vem caindo ao longo dos anos – de 71% em 2008 para 65% em 2022. Entre as regiões, destacam-se o Sudeste e o Norte: a primeira foi a única região que apresentou redução de leitos do SUS (–8%), e a região Norte foi a única que ultrapassou 5% de incremento (25%) (Figura 16.9).

Considerando os subgrupos de leitos, observa-se que apenas dois apresentaram crescimento: leitos hospital/dia e leitos complementares, mais comumente conhecidos como leitos de UTI. É fato que o contexto pandêmico exigiu a ampliação de UTI, mas é muito interessante observar que apenas para esse tipo de infraestrutura o crescimento proporcional do SUS superou o de leitos totais (Figura 16.10). A escassez de leitos de UTI disponíveis para o SUS exigiu crescimento exponencial durante a pandemia, o que não se deu na mesma medida para a saúde privada e/ou suplementar.

Quanto à esfera jurídica, em 2022, temos que: 24% do total de ES no Brasil são públicos; quando excluídos os consultórios isolados (eminentemente da esfera jurídica do tipo pessoa física), o percentual de estabelecimentos públicos aumenta para 46%; daqueles estabelecimentos que declaram vínculo ao SUS (exceto consultório isolado), 82% são públicos. Entre os estabelecimentos com vínculo ao SUS, os grupos *outros* e da *assistência* apresentaram a maior participação privada em 2022, seja lucrativa ou

Tabela 16.3 Distribuição do número de leitos totais e do SUS segundo região e ano

Ano	2008				2015				2022			
Região	Total	SUS	% SUS/Total	% SUS Região	Total	SUS	% SUS/Total	% SUS Região	Total	SUS	% SUS/Total	% SUS Região
Norte	31.630	24.370	77%	7%	35.096	26.280	75%	8%	39.667	30.378	77%	9%
Nordeste	129.159	107.637	83%	30%	125.052	101.190	81%	29%	144.613	108.362	75%	31%
Sudeste	217.618	140.379	65%	39%	213.856	131.814	62%	38%	223.460	128.867	58%	37%
Sul	79.258	55.369	70%	16%	82.353	57.930	70%	17%	83.354	55.905	67%	16%
Centro-Oeste	39.676	27.828	70%	8%	41.107	26.500	64%	8%	49.416	29.023	59%	8%
Brasil	497.341	355.583	71%	100%	497.464	343.714	69%	100%	540.510	352.535	65%	100%

Fonte: CNES, competências abril de 2008, 2015 e 2022.

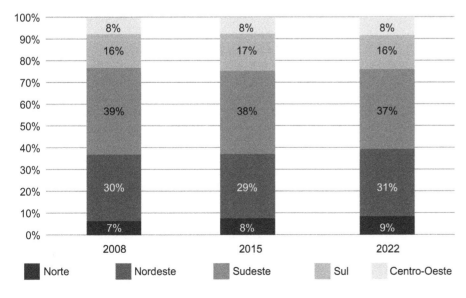

Figura 16.8 Distribuição proporcional de leitos SUS das regiões entre 2008 e 2022. (CNES, competências abril de 2008, 2015 e 2022.)

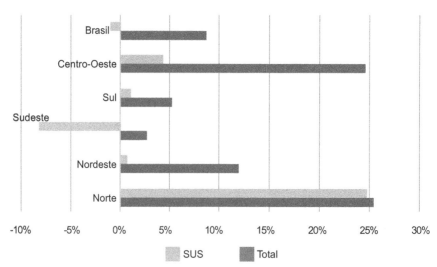

Figura 16.9 Evolução do número de leitos total e SUS segundo região do Brasil (2008-2022). (CNES, competências abril de 2008, 2015 e 2022.)

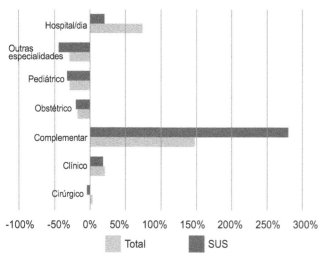

Figura 16.10 Evolução proporcional de leitos totais e SUS segundo subgrupo de leitos (2008-2022). (CNES, competências abril de 2008, 2015 e 2022.)

não (Figura 16.11). Detalhando um pouco mais a assistência, a participação privada é maior para os serviços de *internação*, *SADT* e *outros* no total de estabelecimentos de saúde vinculados ao SUS (Figura 16.12).

Equipamentos de saúde

Equipamentos de saúde são todos os aparelhos e instrumentos de uso em saúde com finalidade médica, odontológica, laboratorial ou fisioterapêutica, usados direta ou indiretamente para diagnóstico, terapia, reabilitação ou monitorização das condições de saúde de seres humanos. Segundo regulamentação da Agência Nacional de Vigilância Sanitária (ANVISA – RDC 24/2009), todos os equipamentos de uso em saúde estão obrigatoriamente sob regime de vigilância sanitária.

No CNES, há 55 equipamentos (EQ) cadastrados, divididos em sete tipos: diagnóstico por imagem, infraestrutura, métodos ópticos, métodos gráficos, manutenção da vida, odontológicos e outros equipamentos.

Em um escopo geral, o número total de EQ cresceu consideravelmente, saindo de 747 mil em 2008 para 4.857 milhões em 2022. No entanto, a disponibilidade de uso para o SUS não acompanhou o mesmo ritmo no período entre 2008 e 2022 (Figura 16.13). Muito pelo contrário, em 2022, independentemente do tipo, o SUS teve acesso a menos de 30% do total de equipamentos existentes (Figura 16.14). A distribuição percentual de equipamentos disponíveis para o SUS acompanha os outros aspectos da infraestrutura, com maioria nas regiões Sudeste e Nordeste (Figura 16.15).

Síntese das características da infraestrutura tecnológica do SUS

Em resumo, a breve caracterização da infraestrutura tecnológica do SUS, no que tange aos estabelecimentos e equipamentos, mostra que:

- Ao longo dos últimos 15 anos, o número de estabelecimentos cadastrados no CNES aumentou consideravelmente. Para aqueles do grupo assistencial e vinculados ao SUS destacam-se, especialmente, os serviços de urgência.
- Entre 2008 e 2022, as regiões com número maior de estabelecimentos de saúde com vínculo ao SUS são Nordeste e Sudeste.
- O número de hospitais existentes permaneceu praticamente inalterado e o número total de leitos também não sofreu alteração substancial, com incremento de menos de 10% em 15 anos. De todas as cinco regiões do Brasil, somente a Sudeste reduziu o número de leitos do SUS (2008-2015): –8%. Note-se que com essa redução no Sudeste o número de leitos no Brasil sofreu pequena redução, apesar do crescimento em outras regiões (o Sudeste apresenta número absoluto maior de leitos do SUS do Brasil).
- Assim como os estabelecimentos, os equipamentos concentram-se nas regiões Sudeste e Nordeste. No país, estão disponíveis para o SUS menos de 30% do total existente.
- Apesar de a participação privada na assistência à saúde no Brasil ser menor que a pública em número de estabelecimentos, a oportunidade de acesso e de uso dos serviços é muito diferente entre pacientes do SUS e aqueles da saúde suplementar ou com poder de compra

Capítulo 16 • Infraestrutura Tecnológica do SUS

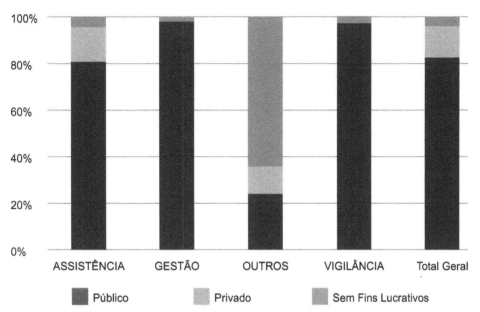

Figura 16.11 Distribuição da esfera jurídica segundo grupo de estabelecimentos de saúde – 2022. (CNES, competência abril de 2022.)

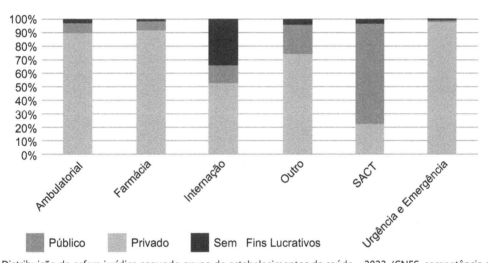

Figura 16.12 Distribuição da esfera jurídica segundo grupo de estabelecimentos de saúde – 2022. (CNES, competência abril de 2022.)

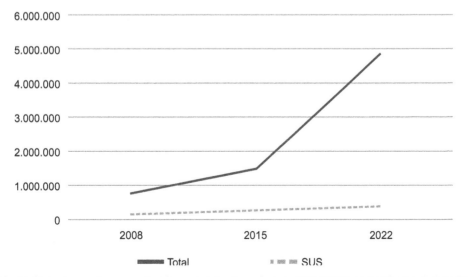

Figura 16.13 Evolução de equipamentos segundo número total e disponíveis ao SUS. (CNES, competências abril de 2008, 2015 e 2022.)

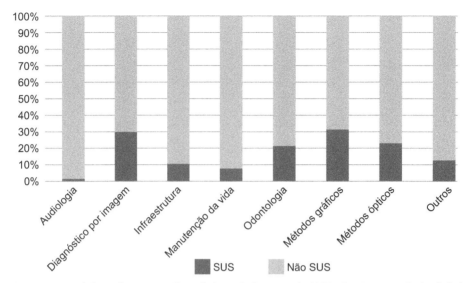

Figura 16.14 Percentual de equipamentos disponíveis ao SUS no ano de 2022. (CNES, competência abril de 2022.)

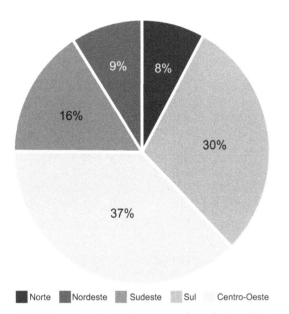

Figura 16.15 Proporção de equipamentos disponíveis ao SUS segundo região. (CNES, competência abril de 2022.)

(desembolso direto), considerando especialmente a proporção de beneficiários (25%).
- A participação privada é maior nos serviços de internação, apoio diagnóstico e *outros* (p. ex., hospital/dia).
- Durante a pandemia de Covid-19, o SUS destacou-se na evolução de serviços de urgência e de leitos de UTI.

ACESSO AOS SERVIÇOS DE SAÚDE
Acesso como determinante da saúde

A Comissão de Determinantes Sociais (CSDH) da Organização Mundial da Saúde (OMS), em seu relatório final (WHO, 2008), reafirmou que o modo como as pessoas vivem, trabalham e envelhecem influencia sua saúde e sobrevida. De modo geral, os grupos sociais menos privilegiados apresentam risco maior de adoecer e morrer prematuramente em comparação aos grupos socialmente mais privilegiados em cada sociedade. Esse padrão de desigualdade na saúde está presente sempre que há desigualdades sociais. Determinantes Sociais da Saúde englobam aspectos sociais, econômicos, políticos, culturais, comportamentais e ambientais que explicam as desigualdades sociais existentes na saúde. A CSDH considera o acesso universal a serviços de saúde de boa qualidade um Determinante Social da Saúde.

O sistema de saúde é um determinante social do estado de saúde, pois as formas como o sistema é financiado, o cuidado de saúde organizado e sua qualidade efetiva afetam o estado de saúde das pessoas e resultam no aumento ou na redução das desigualdades sociais na saúde de determinada população, isto é, exercem impacto na equidade em termos da situação de saúde dos distintos grupos populacionais.

A equidade do cuidado de saúde é reconhecida como um atributo de qualidade, definida por Donabedian (2003) como conformidade ao princípio que determina o que é justo e razoável na distribuição da atenção à saúde e de seus benefícios entre os membros de uma população.

A OMS propôs a meta de Cobertura Universal de Saúde centrada em modelos de financiamento públicos e privados para possibilitar tanto a cobertura de cuidados de saúde para todos como reduzir as consequências financeiras da compra de serviços de saúde, muitas vezes com efeitos catastróficos para as famílias (WHO, 2010). A Cobertura Universal faz parte da Agenda 2030, sendo meta de um dos Objetivos de Desenvolvimento Sustentável (ODS). Essa proposta tem sido criticada, pois se opõe à organização de Sistemas Nacionais de Saúde como os existentes em países europeus e o SUS no Brasil. A proposta de Cobertura Universal de Saúde se baseia em subsídios à demanda para compra de serviços de saúde de caráter individual, enquanto os Sistemas Nacionais de Saúde se caracterizam pelo subsídio à oferta mediante financiamento público para a garantia do acesso universal e da atenção integral às necessidades de saúde (Giovanella *et al.*, 2018).

Dimensões do acesso

Apesar de não haver consenso entre os autores quanto ao uso dos termos *acesso* e *acessibilidade*, sinônimos para uns e referidos a conceitos distintos para outros, adota-se neste capítulo o termo *acesso* para indicar o grau de facilidade ou dificuldade com que as pessoas obtêm cuidado de saúde. No que se pode chamar de "processo de uso de serviços de saúde", o acesso está colocado entre a etapa de procura de serviços por parte das pessoas e sua utilização de fato. Acesso, assim definido, corresponde a seu domínio restrito, pois não engloba os determinantes da procura nem a etapa do processo de cuidado em si (prevenção, diagnóstico, tratamento e reabilitação). O domínio restrito do acesso não corresponde à abordagem mais tradicional de acesso, mas tem a vantagem de não o confundir com outras etapas do processo de uso de serviços de saúde, as quais envolvem distintos modelos explicativos (Travassos & Martins, 2004).

No domínio restrito, o acesso refere-se, portanto, às características da oferta de serviços que permitem e aumentam ou dificultam e impedem seu uso. Trata-se de um conceito multidimensional, sendo a disponibilidade, a capacidade de pagar e a aceitabilidade três importantes dimensões (Thiede, Akweongo & McIntyre, 2007):

- **Disponibilidade:** diz respeito à existência de serviços de saúde, acessíveis presencialmente ou à distância (telemedicina), no momento adequado, capazes de prestar cuidados de saúde àqueles que necessitam. Refere-se à localização geográfica dos serviços, à existência de cuidados domiciliares e de meios de transporte adequados, aos horários de funcionamento dos serviços e aos tipos, quantidade e qualidade de recursos humanos e à adequação dos recursos tecnológicos existentes.
- **Capacidade de pagar:** diz respeito à existência ou não de gastos financeiros relacionados com o uso dos serviços de saúde por parte do usuário e expressa diretamente os modelos de financiamento adotados por cada sistema de saúde. Refere-se a gastos incorridos pelas famílias com consultas com profissionais de saúde, realização de exames diagnósticos e procedimentos terapêuticos, obtenção de medicamentos e cuidados domiciliares, internação, cirurgia, anestesia e demais procedimentos de saúde. Inclui também os gastos com transporte e alimentação e os custos indiretos, como a perda de rendimento por falta ao trabalho.
- **Aceitabilidade:** diz respeito às atitudes dos profissionais de saúde e dos funcionários dos serviços de saúde com os pacientes em relação a sua condição social, idade, gênero, raça e etnia, orientação sexual, entre outras. Refere-se ao grau em que o serviço é sensível à diversidade e às preferências das pessoas e expressa a ocorrência ou não de discriminação. Inclui o respeito aos direitos dos pacientes, de seus amigos e amigas e familiares.

A depender de como a oferta está organizada, cada uma dessas dimensões poderá se constituir em uma barreira de acesso, impedindo o uso de serviços de saúde. Por exemplo, vários estudos mostram que há redução no uso quando a obtenção de cuidados de saúde depende da compra de serviços. Isto é, pessoas que necessitam de cuidado de saúde deixarão de obtê-lo por dificuldade ou mesmo incapacidade de pagamento, o que se constitui em uma barreira financeira. Outro exemplo é a estratégia de copagamento, comumente adotada por planos privados de saúde, em que as pessoas pagam uma parcela do valor do cuidado recebido, o que tem efeito negativo sobre a equidade do acesso. Sistemas públicos de saúde voltam-se para suprimir barreiras financeiras existentes com maior frequência entre os mais pobres, sendo, portanto, fontes de desigualdade social no acesso.

Outro aspecto importante para acesso aos serviços de saúde diz respeito à informação e à comunicação. Os sistemas de saúde devem estabelecer canais de comunicação com a população em geral e com os pacientes em particular para prover informação sobre a disponibilidade de serviços, as formas de utilizá-lo (p. ex., como marcar consultas e exames), os direitos dos pacientes etc. Atualmente, as redes sociais e os meios eletrônicos são importantes recursos para a comunicação em saúde.

Desigualdades no acesso aos serviços de saúde no Brasil

A equidade é abordada em duas dimensões: horizontal e vertical. A equidade horizontal corresponde à igualdade entre iguais, e a vertical, à desigualdade entre desiguais. Comumente, a equidade no acesso é tratada como equidade horizontal, que é operacionalmente definida como a igualdade de utilização de serviços de saúde entre os grupos sociais para necessidades de saúde iguais. Necessidade de saúde refere-se ao estado de saúde das pessoas. Sabe-se que nem sempre há concordância entre a necessidade avaliada pelos profissionais de saúde (diagnóstico) e aquela informada pelas pessoas (autoavaliação). Contudo, ambas as definições são importantes para o planejamento de ações voltadas para redução das desigualdades sociais de acesso. São fontes de dados fundamentais para avaliação e monitoramento da equidade do acesso os inquéritos de base populacional, como os suplementos de saúde da Pesquisa Nacional por Amostra de Domicílios (PNAD) e a Pesquisa Nacional de Saúde, realizados pelo Instituto Brasileiro de Geografia e Estatística (IBGE).

Com a criação do SUS, o acesso aos serviços de saúde aumentou substancialmente e as desigualdades sociais no acesso se reduziram, embora ainda haja muita desigualdade (Paim *et al.*, 2011), conforme se vê na Figura 16.11. As desigualdades se agravaram nos últimos anos, principalmente após a Emenda Constitucional 95/2016, que congelou as despesas do governo para os próximos 20 anos com consequente impacto negativo no orçamento do SUS.

No Brasil, cerca de um quarto da população tem planos privados de saúde, o que exerce impacto importante nas desigualdades de acesso. As pessoas com planos e seguros privados estão concentradas nas mais altas faixas de renda. Vários estudos demonstram que, apesar de mais jovem e com menor necessidade, a população coberta por planos privados de saúde utiliza mais serviços comparativamente à população não coberta (Macinko & Lima-Costa, 2008).

Do lado do setor público, há indicativos de que a reorganização da oferta desencadeada pela Estratégia de Saúde da Família foi capaz de modificar as desvantagens potenciais dos mais pobres (e mais doentes) no acesso aos serviços de saúde. Entretanto, essa política tem assumido um caráter focalizado – nos mais pobres – com baixa ênfase na integralidade, já que está centrada nos cuidados básicos de saúde. Avanços na abrangência social das políticas do SUS podem ter impacto positivo na equidade no acesso aos serviços de saúde no Brasil, porém não é o que tem ocorrido nos governos recentes pautados por duras políticas de austeridade fiscal.

DESENVOLVIMENTO CIENTÍFICO-TECNOLÓGICO E INOVAÇÃO EM SAÚDE

Um dos mais notáveis processos vivenciados no campo da saúde humana nos últimos 100 anos foi a incorporação de conhecimentos de base científica às práticas de prevenção de doenças e de promoção e recuperação da saúde nos indivíduos e nas populações. Essa incorporação se deu fundamentalmente mediante o desenvolvimento de soluções tecnológicas, nas quais conceitos científicos ocupam lugar essencial (Boxe 16.1).

Muito embora o conceito de tecnologia esteja habitualmente associado à fabricação de produtos industriais, ele deve ser ampliado, em particular quando se trata de abordar as tecnologias no terreno da saúde humana. Uma definição ampla nos é fornecida pela Wikipedia, na qual tecnologia significa "construção, modificação, uso e conhecimento de ferramentas, máquinas, técnicas, habilidades,

> **Boxe 16.1** Uma breve história da penicilina
>
> Em meados de 1928, o biólogo escocês Alexander Fleming (1881-1955) semeou algumas placas de Petri com amostras da bactéria do gênero *Staphylococcus*. Por descuido, as placas ficaram expostas durante alguns dias e, ao examiná-las mais tarde, Fleming observou que em algumas delas as colônias da bactéria não haviam se desenvolvido. Descobriu ainda que nessas placas houve contaminação por um fungo da espécie *Penicillium notatum*. Nos meses seguintes, Fleming chegou à conclusão de que uma substância produzida pelo mofo era inócua para animais e era capaz de matar microrganismos causadores de doenças. Entretanto, abandonou essa linha de pesquisa, que apenas 12 anos mais tarde foi retomada pela equipe liderada por Edward Florey (1898-1968) na Universidade de Oxford. Essa equipe, em 1942, levou a termo o desenvolvimento da penicilina G procaína que pôde, então, chegar ao mercado como um medicamento.
>
> Foram necessários mais 15 anos para que o químico norte-americano John Sheehan (1915-1992) conseguisse sintetizar quimicamente a molécula de penicilina G procaína, até então extraída do fungo e purificada. Isso fez com que o processo de produção do antibiótico alcançasse uma nova escala, ampliando grandemente o mercado do antibiótico.
>
> Essa breve história exemplifica alguns conceitos apresentados neste capítulo. Em primeiro lugar, cumpre observar que as bases científicas utilizadas por Fleming estavam localizadas no último quarto do século XIX, nos marcos da bacteriologia e da teoria microbiana. A Fleming coube uma invenção (no caso, mais precisamente, uma descoberta) a partir dessas bases teórico-metodológicas. As tecnologias e as inovações vinculadas a essa invenção foram obra de outros, embora Florey tenha sido o agente de uma inovação radical (colocar a penicilina no mercado de medicamentos a partir da extração da molécula do fungo e aditivá-la com a procaína) e Sheehan o agente de outra inovação, incremental, ao obter a síntese química da molécula, ampliando o tamanho do mercado da penicilina.

sistemas e métodos de organização, com o objetivo de resolver um problema, melhorar uma solução preexistente, alcançar um objetivo ou realizar uma função específica".

Uma tecnologia só se realiza plenamente se consegue se transformar em um bem ou serviço que seja utilizado pelas pessoas. Para tanto, precisa alcançar um mercado, seja local, seja nacional, seja global. Quando novas ideias, embutidas em produtos ou processos, alcançam um mercado, transformam-se em "inovações tecnológicas".

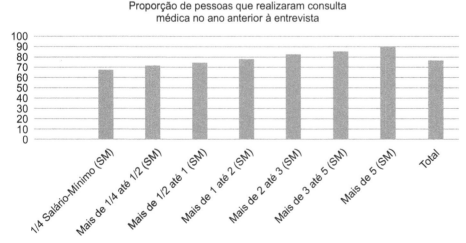

Figura 16.16 Proporção de pessoas que realizaram consulta médica no ano anterior à entrevista por classe de rendimento domiciliar *per capita* – Brasil, 2019. (Pesquisa Nacional de Saúde, 2019.)

Conforme sua capacidade de conformar mercados (e mesmo de criar novos mercados), as inovações tecnológicas denominam-se incrementais ou radicais. Estas últimas têm a capacidade de criar novos mercados ou alterar de modo importante os existentes. Habitualmente, as inovações radicais embutem significativa densidade de conhecimento científico novo. Essas características as tornam mais raras. As inovações tecnológicas incrementais são mais comuns. Ao contrário das radicais, seu poder de gerar ou modificar mercados é restrito e sua ocorrência é, muitas vezes, motivada por necessidades identificadas na dinâmica atual do mercado. Em outras palavras, seu desenvolvimento é governado muito menos por conhecimento científico novo e muito mais por adaptações e extensões de conhecimento já consagrado. Mais recentemente, vêm sendo apresentadas duas novas categorias de inovações, chamadas de "sustentadas" ou "disruptivas". A inovação sustentada, que pode ser radical ou incremental, é a que melhora um produto ou serviço no mercado já estabelecido, e a inovação disruptiva é aquela capaz de criar novos e importantes mercados independentemente do grau de radicalidade da invenção tecnológica (Boxe 16.2).

As relações entre as aquisições da ciência, sua incorporação em tecnologias, seus desdobramentos para a solução de problemas e, no limite, o desenvolvimento econômico e social das sociedades vêm sendo debatidos desde a obra do economista austríaco Joseph Schumpeter (1883-1950).

A análise dessas relações fundamenta variadas interpretações dos processos de "progresso técnico" ou "progresso tecnológico" (Castro & Carvalho, 2007-2008).

As explosões atômicas sobre Hiroshima e Nagasaki, além de demarcarem o final da II Guerra Mundial e instituírem um novo período na geopolítica mundial – a Guerra Fria –, colocaram na ordem do dia outros desafios. Pela primeira vez na história da humanidade um dissenso político-militar global havia sido declarado encerrado pela utilização de um sofisticado artefato tecnológico diretamente derivado das conquistas da Física do século XX ou, visto de outro modo, pela primeira vez uma potência afirmara sua reivindicação de hegemonia em termos mundiais mediante a apresentação daquele artefato. Data dessa época o aparecimento dos primeiros modelos explicativos das relações entre ciência, tecnologia e inovação. A sequência de eventos que levaram à bomba atômica deu a chave para o primeiro desses modelos, elaborado pelo governo norte-americano ainda em 1945. Em essência, afirmava que as inovações tecnológicas eram o final de uma sequência linear de eventos que se inicia com a pesquisa "básica" (no caso, o patrimônio teórico e experimental da Física atômica e nuclear das primeiras décadas do século XX), passa por etapas intermediárias de pesquisa aplicada e desenvolvimento e chega à inovação. Como consequência, dizia que a pesquisa "básica" comandava todo o processo de transformação de conhecimento novo em produto novo. Esses modelos sofreram grandes mudanças conceituais desde 1945 até a atualidade. Um bom resumo é apresentado na Quadro 16.1.

Em linhas gerais, as mudanças observadas implicam que: (a) as relações deixam de ser lineares (ciência → tecnologia → inovação); (b) a demanda (indústrias, serviços, indivíduos) passa a ter uma importância crescente; (c) a tecnologia e a busca da inovação passam a governar o processo.

Merece ser enfatizado que a periodização temporal do quadro se refere aos EUA e às principais economias europeias. Em outros países, mesmo desenvolvidos, essa sequência de modelos não foi completa. Por exemplo, no Japão e na Coreia do Sul praticamente não vigorou o primeiro modelo (a ciência como motor do progresso), e o ressurgimento de sua economia no cenário mundial, nos anos 1960, foi elemento inspirador do aparecimento do segundo (a ciência como solucionadora de problemas). A China, por sua vez, trilhou sua explosiva participação no cenário global da inovação diretamente na etapa que o quadro indica como de "fonte de oportunidade estratégica", na qual oferta e demanda se combinam como orientadoras da decisão política e a base científica do processo tem um papel fundamental. No mundo em desenvolvimento que tem atividade de pesquisa, como é o caso do Brasil, a organização da política de ciência e tecnologia, segundo cada um desses modelos, se dá com atraso em relação aos países líderes. Além disso, nem sempre um modelo supera inteiramente o outro. Entre nós, os dois primeiros modelos são ainda hegemônicos, e apenas recentemente começou a se organizar a política de ciência e tecnologia segundo um modelo de oportunidades estratégicas.

Boxe 16.2 Tecnologias disruptivas

E onde fica a "inovação disruptiva", cada vez mais mencionada e habitualmente compreendida como uma inovação super-radical? A categoria de inovação disruptiva ou inovação de ruptura foi criada por dois professores da Universidade de Harvard – Joseph Bower (1938) e Clayton Christensen (1952-2020). Eles desenvolvem o tema a partir do estudo da evolução da indústria do disco rígido em computadores e, a partir desse caso concreto, formularam o conceito que apareceu pela primeira vez em 1995, em um artigo da *Harvard Business Review* (Bower & Christesen, 1995). Nele, examinam não o grau de avanço tecnológico de um novo produto ou processo de produção, mas as razões que fazem com que frequentemente tecnologias muito avançadas – por vezes inovações radicais – não cumpram o papel de criar mercados ou expandir os negócios. Desenvolvem sua argumentação focalizando o que entendem como um "paradoxo", não da radicalidade da tecnologia em si, mas do desencontro entre essa radicalidade e a capacidade da nova tecnologia de conquistar mais clientes. Nessa perspectiva, a "disrupção" ou a ruptura provocada por uma tecnologia diz mais respeito ao *marketing*, ou melhor, à sua capacidade de atrair o consumidor e assim gerar lucros, do que à genialidade inventiva que traz em si.

Entretanto, essa definição de tecnologias disruptivas não é pacífica. Partindo do princípio de que as inovações radicais resultam de mudanças revolucionárias nas tecnologias disponíveis e as inovações incrementais representam mudanças de caráter evolutivo ou adaptativo no estado da arte tecnológico, muitos autores, talvez a maioria, consideram que as inovações disruptivas são inovações radicais de grande profundidade e/ou amplitude e que tanto as inovações radicais como as incrementais são tributárias da quantidade de conhecimento científico de ponta embutido na inovação. Nesse caso, inovações disruptivas podem ser consideradas sinônimo de inovações radicais (OECD, 2022).

Quadro 16.1 Modelos explicativos das relações entre ciência, tecnologia e inovação em países desenvolvidos

Período aproximado	Ideia-força	Modelo de mudança tecnológica	Tipos de pesquisa enfatizados
1945-1965	A ciência como "motor do progresso"	Modelo linear governado pela ciência (oferta) – *science push*	Pesquisa básica
1965-1985	A ciência como "solucionadora de problemas"	Modelo linear governado pelo mercado (demanda) – *market pull*	Pesquisa aplicada
1985 em diante	A ciência como "fonte de oportunidade estratégica"	Modelo complexo, associando oferta (ciência) e demanda (mercado)	Pesquisa interdisciplinar, básica e estratégica

Fonte: modificado de Ruivo, 1994.

No final dos anos 1980, uma aquisição conceitual importante foi agregada ao tema do progresso técnico: o conceito de Sistema Nacional de Inovação. Seus criadores, o dinamarquês Bengt-Ake Lundvall e o britânico Christopher Freeman, o definiram como uma rede de instituições nos setores público e privado, cujas atividades e interações iniciam, importam, modificam e difundem novas tecnologias. Esse conceito tem ajudado bastante a construção e o desenvolvimento das políticas de pesquisa e desenvolvimento tecnológico no Brasil. A economista ítalo-estadunidense Mariana Mazzucato vem dialogando criticamente com os conceitos propostos pelos Sistemas Nacionais de Inovação, em particular enfatizando o papel do Estado nas políticas de inovação dos países.

Para encerrar este tópico, é importante mencionar outro conceito, desenvolvido pelo filósofo belga Gilbert Hottois em 1978: o conceito de tecnociências. Em sua acepção original, esse conceito é produto das grandes repercussões da aproximação entre o fazer científico e o fazer tecnológico, historicamente nascidos em terrenos independentes. As duas principais evidências dessa aproximação são: (1) a velocidade com que as aquisições científicas são apropriadas pelas estruturas tecnológicas com vistas ao desenvolvimento de inovações e (2) o rebatimento dessa busca por inovações na própria definição dos caminhos de desenvolvimento da ciência. Ressalte-se que o campo da saúde é um dos exemplos mais marcantes dessa aproximação, em particular no campo da biologia molecular, com a genômica, a proteômica, a metabolômica etc. Os desdobramentos do conceito de tecnociência fizeram-no ingressar em terrenos que vêm crescentemente suscitando dilemas políticos, econômicos e éticos.

O que é pesquisa científica e tecnológica em saúde?

A pesquisa em saúde é aquela que tem como objetivo direto ou indireto promover e recuperar a saúde e prevenir e tratar as doenças em humanos. Nesse sentido, é a finalidade da pesquisa – e não a disciplina ou o corpo teórico-metodológico – o critério que define a pertinência de uma investigação específica para o campo da saúde. Desse modo, é possível entender que físicos, químicos, sociólogos, pedagogos, imunologistas, engenheiros, médicos e pesquisadores(as) de praticamente todas as áreas do conhecimento científico e tecnológico possam contribuir no campo da pesquisa em saúde.

A pesquisa científica e tecnológica em saúde pode ser subdividida em quatro grandes grupos: a pesquisa biomédica, a pesquisa clínica, a pesquisa em saúde coletiva e a pesquisa tecnológica. A pesquisa biomédica opera em bases conceituais biológicas e quase sempre se utiliza de animais de laboratório (camundongos, ratos e outros). Em muitos casos, opera com células animais ou vegetais isoladas de seus organismos ou ambientes originais. A pesquisa clínica opera com conceitos biológicos e epidemiológicos e sempre se utiliza de seres humanos como sujeitos da pesquisa. É largamente utilizada em fases do processo de desenvolvimento de novos medicamentos e vacinas. A pesquisa em saúde coletiva opera em bases conceituais variadas, quais sejam: a biologia, a epidemiologia e todo o amplo espectro das ciências humanas e sociais. Sua principal aplicação, mas não exclusiva, é informar as práticas da saúde pública e a organização dos sistemas e políticas de saúde. A pesquisa tecnológica opera também em bases conceituais variadas, incluindo a biologia, as engenharias e as ciências exatas e da Terra (Química, Física etc.). Destina-se principalmente, mas tampouco exclusivamente, a informar os processos produtivos industriais vinculados à saúde.

Em 2004, a partir de dados de um levantamento feito pelo Conselho Nacional de Desenvolvimento Científico e Tecnológico (CNPq), foi estimado que, no Brasil, 47% das linhas de pesquisa estavam relacionadas com a pesquisa clínica, 25% com a pesquisa biomédica, 15% com a pesquisa tecnológica e 13% com a pesquisa em saúde coletiva.

Pesquisa em saúde no mundo

No mundo, o cuidado com a saúde humana levou à construção de um imenso parque de pesquisa científica e tecnológica para dar suporte às inovações de que necessita. Uma das formas de mensurar o tamanho desse parque é analisar os dispêndios financeiros com pesquisa e desenvolvimento em saúde. Embora não haja dados disponíveis para os anos mais recentes, até meados da década de 2000 a pesquisa em saúde era o segundo destino de recursos financeiros globais para pesquisa, suplantada apenas pela pesquisa relacionada com o campo militar.

Na Tabela 16.4 são mostrados os dispêndios financeiros para pesquisa científica e tecnológica em anos selecionados. As principais conclusões a serem extraídas dos números da tabela são: (a) o elevado montante de recursos financeiros envolvidos; (b) o grande crescimento do volume de recursos durante o período; (c) a predominância dos recursos oriundos das indústrias privadas do complexo da saúde (medicamentos, insumos farmacêuticos, vacinas, equipamentos de saúde, dispositivos diagnósticos).

Capítulo 16 • Infraestrutura Tecnológica do SUS

Tabela 16.4 Dispêndios globais para pesquisa científica e tecnológica em saúde humana, segundo a fonte dos recursos – 1982-2005

Ano	Dólares (em bilhões)	Setor (%)		
		Privado	Público	Privado não lucrativo
1986	30,0	–	–	–
1992	55,8	–	–	–
1998	84,9	48	45	7
2001	105,9	48	44	8
2003	125,8	48	45	7
2005	160,3	51	41	8

Fonte: Matlin, 2009.

Além disso, tomando por base o ano de 2006, deve ser ressaltado que: (a) 98% do total de recursos são despendidos pelos 42 países de alta renda, segundo o Banco Mundial; (b) pouco menos de metade dos dispêndios privados provém de empresas cuja matriz está localizada nos EUA; (c) 43% do total dos gastos públicos foram efetuados por uma única instituição – os Institutos Nacionais de Saúde dos EUA (Matlin, 2009).

Observando a cena por outro prisma – o número de publicações científicas – têm-se as seguintes evidências: (a) entre 1992 e 2001, 90,4% das publicações científicas em saúde foram assinadas por autores dos 42 países de alta renda e (b) os cinco países de mais alta renda (EUA, Reino Unido, Japão, Alemanha e França) foram responsáveis por 65,6% dos artigos (Paraje, 2005).

O que se conclui desse panorama bastante sintético é que, embora o volume de recursos destinado à pesquisa em saúde no mundo seja gigantesco, ele é extremamente concentrado em poucos países dentre aqueles desenvolvidos. A inferência óbvia é que a maior parte do esforço de pesquisa científica e tecnológica é dirigida para a resolução de problemas das populações desses países, restando de fora das preocupações de cientistas e administradores de pesquisa a resolução dos problemas de saúde da maior parte da população mundial.

Esta última afirmação deve, entretanto, ser colocada em tela de juízo, haja vista a rápida transição demográfica que tem operado uma crescente homogeneização do perfil epidemiológico no mundo. Os problemas de saúde que afetam predominantemente os países ricos estão atingindo cada vez mais os países mais pobres. A diferença está em que nos países pobres, além das "novas" doenças, ainda persiste uma carga importante das "antigas". No campo da saúde, a diferença entre países de baixa, média e alta renda se coloca cada vez mais na extensão da cobertura e na qualidade da atenção à saúde oferecida às suas populações. Nesse terreno, as inovações dependem mais de decisões políticas e da capacidade administrativa e menos de atividade de pesquisa (novos conhecimentos são às vezes necessários para resolução dos problemas dos sistemas de serviços de saúde).

Quanto à pesquisa em saúde no mundo, resta uma observação a fazer: os números mostrados neste capítulo podem estar em 2022 um pouco diferentes por dois motivos. Um deles é a crise por que passa a indústria farmacêutica mundial, que faz com que os recursos financeiros para pesquisa possam estar diminuindo ou, pelo menos, crescendo menos. O outro diz respeito à crise econômica nos países ricos e à ascensão da China como potência global, da Índia como potência no campo da indústria farmacêutica e de vários países em desenvolvimento, entre os quais o Brasil, como novos polos de emergência econômica e social. Se, de fato, essas importantes mudanças conjunturais já alteraram significativamente o perfil de concentração da produção de conhecimento científico mostrado acima, ainda não se sabe.

Pesquisa em saúde no Brasil

No plano histórico, a importância da investigação em saúde no Brasil é largamente reconhecida, estando os institutos de pesquisa em saúde dentre os mais importantes do país no final do século XIX e início do século XX. Do mesmo modo, na fase acadêmica da ciência brasileira (a partir de 1934, com a fundação da Universidade de São Paulo), a pesquisa em saúde ocupa um lugar de destaque, no qual permanece durante o período inaugurado com a criação do Conselho Nacional de Pesquisa, em 1951.

No entanto, a partir dos anos 1950, opera-se um divórcio entre o núcleo principal da pesquisa em saúde e as políticas de saúde, que se traduz em um afastamento crescente entre a temática da pesquisa e as necessidades de saúde da população.

Esse quadro perdurou até que parte importante da pesquisa em saúde em todo o mundo foi convidada a se reorganizar para enfrentar o desafio das doenças emergentes ou reemergentes, cujo foco estava nos países em desenvolvimento, mas que passaram a ameaçar crescentemente as populações do Hemisfério Norte. À mobilização proposta por organismos multilaterais, tendo à frente a OMS, o Brasil reagiu com um conjunto de iniciativas que resultaram na realização da I Conferência Nacional de Ciência e Tecnologia em Saúde, em 1994. Pela primeira vez em nossa história foi elaborada uma proposta abrangente de uma Política Nacional de Ciência e Tecnologia em Saúde.

A despeito de a maior parte de suas resoluções não ter sido efetivamente implantada, tratou-se de uma iniciativa de alta relevância, e a maioria das ideias ali desenvolvidas permanece atual. Em dezembro de 2000, a XI Conferência Nacional de Saúde deliberou pela necessidade de realização da II Conferência Nacional de Ciência, Tecnologia e Inovação em Saúde, prevista para o primeiro semestre de 2004. Esse gesto político mobilizou diversos atores envolvidos com o tema da pesquisa em saúde e várias organizações, entre as quais a Associação Brasileira de Pós-Graduação em Saúde Coletiva (ABRASCO), produziram propostas de políticas nacionais orientadoras da pesquisa em saúde.

A política brasileira de ciência e tecnologia privilegia a eleição de setores de atividade econômica como base de sua concepção e orientação. Essa ênfase, embora compreensível como direção geral, tem deixado de lado outra visão das políticas de Ciência e Tecnologia em setores de enorme relevância no Brasil e nos quais a atividade de pesquisa deveria ocupar um lugar muito mais central do que ocupa em 2022. Trata-se do olhar em direção aos setores de atividade social, em particular os de alimentação, saúde, habitação e educação.

A II Conferência Nacional de Ciência e Tecnologia em Saúde, diferentemente da primeira, formulou uma proposta de política de ciência, tecnologia e inovação em saúde que vem sendo implementada e aperfeiçoada. Essa política se sustenta em quatro fundamentos:

1. **O compromisso de combater a desigualdade no campo da saúde, aumentando os padrões de equidade do sistema de saúde:** no Brasil, todo o progresso conquistado por gerações, em todos os campos em que isso foi observado, esbarra na marca da desigualdade. Não é diferente no campo da saúde. Os indicadores demonstram a profunda discriminação regional e social quanto à saúde, seja nos padrões de morbidade e de mortalidade, seja no acesso aos serviços, na qualidade do atendimento, na disponibilidade de infraestrutura sanitária, enfim, em qualquer aspecto da intervenção pública ou privada atinente à saúde.

2. **O respeito estrito a padrões éticos na pesquisa:** em artigo publicado no *Bulletin of the World Health Organization*, o pediatra paquistanês Zulfiqar A. Bhutta escreveu: "Se o sistema de pesquisa em saúde de um país pode ser considerado o 'cérebro' de seu sistema de saúde, então a ética constitui sua 'consciência'. É imperativo que sistemas de saúde operem segundo as mais altas aspirações éticas e de justiça distributiva" (Bhutta, 2002). Não resta dúvida de que as crescentes restrições observadas nos países centrais quanto a experimentos com humanos dentro de suas fronteiras têm estimulado a transferência de projetos de pesquisa, em particular de protocolos de ensaios clínicos para serem executados em países em desenvolvimento, em condições que seriam legalmente proibidas porque eticamente inaceitáveis no país de origem.

3. **A política como componente setorial do Sistema Nacional de Inovação:** o terceiro fundamento da política de Ciência e Tecnologia em saúde se refere ao atendimento das necessidades de saúde da população. Assim, a política tem como um de seus objetivos desenvolver processos de absorção de conhecimento científico e tecnológico pelas indústrias, pelos serviços de saúde e pela sociedade. O acatamento dessa assertiva implica, por um lado, a análise do esforço nacional de Ciência e Tecnologia em saúde como um componente setorial do sistema de inovação brasileiro. Por outro lado, essa perspectiva não deve sugerir uma visão reducionista ou utilitarista da política. Pelo contrário, reconhecendo a complexidade dos processos de produção de conhecimento nesse setor, a política deve dar conta de todas as dimensões da cadeia do conhecimento da pesquisa em saúde, indo da pesquisa básica ao desenvolvimento tecnológico.

4. **A política deve ser abrangente em termos de seus atores:** considerando que a pesquisa em saúde se define por sua finalidade, ela deve ter um caráter abrangente, no sentido de incorporar a grande variedade de atores, atuantes em todas as áreas do conhecimento e não apenas nas ciências da saúde e nas ciências biológicas. O corolário imediato desse ponto de vista é que a política deve tratar de uma agenda que incorpore todo o leque da pesquisa científica e tecnológica que tenha como finalidade, imediata ou mediata, contribuir para melhoria do estado de saúde da população.

Em uma perspectiva conceitual ampla, cerca de 50% do esforço de pesquisa em saúde no Brasil são empreendidos por grupos vinculados às ciências da saúde, 25% de grupos vinculados às ciências biológicas e os 25% restantes de grupos das demais áreas. Essa repartição é exclusivamente quantitativa. Os 25% das ciências biológicas referem-se quase exclusivamente a grupos pertencentes às áreas cobertas pela FeSBE[3], à genética e à microbiologia/parasitologia. Dentre as demais áreas do conhecimento, as ciências agrárias, as ciências humanas e as ciências sociais aplicadas têm uma presença maior. As engenharias e as ciências exatas e da Terra estão presentes em grau bastante pequeno. Em 2010, o esforço brasileiro na pesquisa em saúde se expressava por 8.363 grupos de pesquisa, com 26.493 pesquisadores detentores de titulação doutoral e circunscrevia 30% do esforço global de pesquisa no Brasil[4]. Trata-se do maior componente científico-tecnológico centrado em um único setor ou em uma única grande área do conhecimento.

Referências

Bhutta ZA. Ethics in International, Health Research: a Perspective from the Developing World. Bulletin of the World Health Organization 2002; 80:114-20.

Bower LJ, Christensen C. Disruptive Technologies: Catching the Wave. Harvard Business Review. January-February 1995: 43-53. Disponível em: http://www3.yildiz.edu.tr/~naydin/MI2/lectures/Reading/Disruptive%20Technologie%20Catching%20the%20Wave.pdf. Acesso em 14 ago 2022.

Brasil. Ministério da Saúde. Secretaria de Ciência, Tecnologia e Insumos Estratégicos. Departamento de Ciência e Tecnologia. Política Nacional de Gestão de Tecnologias em Saúde. Brasília: Ministério da Saúde, 2010. 48 p. (Série B. Textos Básicos em Saúde).

Brasil (2011) Lei 12.401, de 28 de abril de 2011. Disponível em: http://www.planalto.gov.br/ccivil_03/_Ato2011-2014/2011/Lei/L12401.htm. Acesso em 15 out 2012.

Brasil. Ministério da Saúde, Cadastro Nacional de Estabelecimentos de Saúde. Disponível em: http://cnes.datasus.gov.br. Acesso entre 1 e 20 out 2012.

Brasil. Instituto Brasileiro de Geografia e Estatística. Censo demográfico brasileiro. 2012. Disponível em: www.censo2010.ibge.gov.br. Acesso em 1 out 2012.

Brasil. Ministério da Saúde (2017). Portaria GM/MS nº 2.022, de 7 de agosto de 2017. Altera o Cadastro Nacional de Estabelecimentos de Saúde (CNES) no que se refere à metodologia de cadastramento e atualização cadastral, no quesito Tipo de Estabelecimentos de Saúde. Disponível em: https://bvsms.saude.gov.br/bvs/saudelegis/gm/2017/prt2022_15_08_2017_rep.html.

---

[3]Federação das Sociedades de Biologia Experimental, que agrupa as sociedades de Bioquímica, Biofísica, Fisiologia, Farmacologia, Imunologia, Neurociências e Investigação Clínica.

[4]CNPq/PRE/AEI – Diretório dos Grupos de Pesquisa no Brasil. Censo 2010. Disponível em: www.cnpq/dgp/censos.

Castro AC, Carvalho FJC. Progresso técnico e economia. São Paulo: Revista USP, dez/fev 2007-2008; 76:26-33.

Donabedian A. An introduction to quality assurance in Health Care. New York: Oxford University Press, 2003.

Fortune Business. Medical Devices Market, 2021-2028. Disponível em: https://www.fortunebusinessinsights.com/industry-reports/medical-devices-market-100085. Acesso em 02 jul 2022.

Gadelha C. O Complexo Econômico-Industrial da Saúde no Brasil hoje. 5 de maio de 2020. Disponível em: https://brasil.fes.de/detalhe/o-complexo-economico-industrial-da-saude-no-brasil-hoje. Acesso em 02 jul 2022.

Giovanella L, Mendonza-Ruiz A, Pilar AC et al. Sistema universal de saúde e cobertura universal: desvendando pressupostos e estratégias. Rio de Janeiro: Ciência & Saúde Coletiva, jun 2018; 23(6):1763-6.

Macinko J, Lima-Costa MF. Horizontal equity in health care utilization in Brazil, 1998-2008. International Journal for Equity in Health 2012; 11:33.

Matlin S. Tracking Financial Resources for Health Research and Development. Apresentação para o Grupo de Experts sobre Financiamento de Pesquisa da Organização Mundial da Saúde: Genebra, 12-14 de janeiro de 2009.

Navarro M. Risco, radiodiagnóstico e vigilância sanitária. Salvador: EDUFBA, 2009.

OECD – Organization for Economic Co-operation and Development. The Innovation Policy Platform. Disponível em: https://www.innovationpolicyplatform.org/www.innovationpolicyplatform.org/content/radical-and-incremental-innovation/index.html. Acesso em 14 ago 2022.

Paim J, Travassos C, Bahia L, Almeida C, Macinko J. The Brazilian health system: history, advances, and challenges. The Lancet 2011; 377: 1778-97.

Paraje G et al. Increasing International Gaps in Health-Related Publications. Science 13 May 2005; 308:959-60.

Ruivo B. "Phases" or "paradigms" of science policy? Science and Public Policy, June 1994: 157-64.

Thiede M, Akweongo P, McIntyre D. Exploring the dimensions of access. In: The economics of health equity. McIntyre D, Mooney G (orgs.) Cambridge University Press, 2007: 103-23.

Travassos C, Martins M. Uma revisão sobre os conceitos de acesso e utilização de serviços de saúde. Cadernos de Saúde Pública 2004; 20(Sup.2):S190-S198.

Travassos C, Castro M. Determinantes e desigualdades sociais no acesso e na utilização de serviços de saúde. In: Giovanella L, Escorel S, Lobato L, Noronha J, Carvalho A (orgs.) Políticas e Sistema de Saúde no Brasil. Rio de Janeiro: Editora Fiocruz e CEBES, 2008.

WHO – World Health Organization. Commission on Social Determinants of Health (2012). Final Report. Disponível em: http://www.searo.who.int/LinkFiles/SDH_SDH_FinalReport.pdf. Acesso em 22 set 2012.

WHO – World Health Report. Health Systems Financing: the path to universal coverage. Genebra. 2010.

Configuração Institucional e Modalidades de Gestão dos Serviços no SUS

Isabela Cardoso de Matos Pinto • Arthur Chioro
Carmen Fontes Teixeira • Jorge José S. Pereira Solla
Laíse Rezende de Andrade • Thadeu Borges Souza Santos

INTRODUÇÃO

O movimento pela Reforma Sanitária Brasileira, descrito em capítulo anterior, teve como uma de suas maiores conquistas o reconhecimento do direito universal à saúde e o desencadeamento do processo de construção do Sistema Único de Saúde (SUS). De fato, o Brasil é hoje um dos poucos países cuja Constituição incorpora a noção de saúde como direito de cidadania e atribui ao Estado a responsabilidade pela organização de um sistema que garanta o acesso universal, integral e equitativo às ações e aos serviços de saúde (Paim et al., 2011).

A seção destinada à saúde na Constituição Federal – CF (Brasil, 1988) é regulamentada pela Lei Orgânica da Saúde, composta pelas Leis Federais 8.080 e 8.142 (Brasil, 1990a, 1990b), que explicitam os princípios e as diretrizes a serem observados pelos municípios, estados, Distrito Federal e União no processo de gestão e organização da prestação de serviços, quais sejam, a regionalização e hierarquização dos serviços, a descentralização com comando único em cada esfera de governo e a participação social no processo decisório e na avaliação do sistema de saúde.

Um dos mais importantes e complexos desafios para o SUS tem sido a redefinição de funções e competências das três esferas de governo (federal, estadual e municipal). Nos distintos governos que se sucederam no período 1991-2016 foram elaborados e implementados vários dispositivos político-normativos (normas, portarias, resoluções e outros instrumentos de política) que definem parâmetros e delimitam o escopo da tomada de decisões em cada nível. Durante a década de 1990 e início dos anos 2000, o Ministério da Saúde implementou várias Normas Operacionais Básicas (NOB 01/91, NOB 01/93, NOB 01/96) e as Normas Operacionais da Assistência à Saúde (NOAS 01/2002 e NOAS 01/2002), que induziram o processo de descentralização através da municipalização (NOBS) e da regionalização da saúde (NOAS). A crítica a essa opção normativa nos governos posteriores levou à conformação do Pacto pela Saúde (Brasil, 2006), que procurou definir responsabilidades, prerrogativas e o papel das instituições gestoras do SUS em cada esfera de governo, consolidando profundas mudanças nas funções e competências das secretarias estaduais e municipais de Saúde. Ademais, em 2011, o governo federal, por meio do Decreto 7.508, impulsionou o processo de regionalização dos serviços através da organização de Redes de Atenção à Saúde (RAS), estratégia que norteou a reorganização da assistência ambulatorial e hospitalar no SUS, ao tempo em que se envidavam esforços para expansão da atenção básica e articulação do conjunto de ações e serviços de saúde em níveis de complexidade crescente com a finalidade de garantir a integralidade da assistência à saúde e as ações de vigilância em saúde – epidemiológica, sanitária e ambiental – nos distintos territórios.

Tendo em vista a natureza federativa do Estado brasileiro, que atribui relativa autonomia a cada esfera de governo, configurou-se, nesse processo, um "modelo de gestão" muito peculiar em termos de políticas públicas, que se funda na busca permanente de consensos entre os diferentes atores implicados na construção do SUS e se materializa em um conjunto de instâncias colegiadas interfederativas que tratam dos aspectos políticos e administrativos do sistema em âmbito nacional, de cada estado, região de saúde e município (Pinto et al., 2019). Assim, o processo de descentralização de recursos e de poder no âmbito do SUS (do nível federal para estados e municípios), implicou a criação e o fortalecimento da Comissão Intergestores Tripartite (CIT), em âmbito nacional, e das Comissões Intergestores Bipartites (CIB), que atuam na esfera estadual. Posteriormente, com o Decreto 7.508/2011, cria-se a Comissão Intergestores Regional (CIR) para pactuação das ações e serviços de saúde integrados em redes regionais de atenção à saúde. Essas comissões têm o

Capítulo 17 • Configuração Institucional e Modalidades de Gestão dos Serviços no SUS

objetivo de facilitar a articulação das decisões que incidem sobre a organização e o funcionamento do SUS nos vários âmbitos (Pinto *et al.*, 2019; Viana *et al.*, 2019).

Antes mesmo da criação das comissões intergestores, em cumprimento à legislação que normatizou os mecanismos de participação e Controle Social na gestão do SUS, foram constituídos os conselhos de saúde (nacional, estaduais e municipais – podendo ser constituídos ainda os locais e distritais), espaços de formulação e avaliação de políticas, programas e projetos que contam com a participação de representantes de diversos segmentos, quais sejam, governo, prestadores de serviços, usuários e trabalhadores de saúde (Cortes, 2000; Labra, 2005; Brasil, 2013) (veja o Capítulo 18).

Além disso, o processo de implementação do SUS foi influenciado, a partir de meados dos anos 1990, pelo debate em torno da reforma administrativa do Estado (Bresser Pereira, 1998), o que implicou a busca de alternativas de gestão das organizações governamentais, tendo em vista maior eficiência na utilização dos recursos públicos (racionalização), diante das dificuldades criadas na esfera da política econômica, e os constrangimentos impostos pela Lei de Responsabilidade Fiscal (LRF) em relação aos processos que demandam a ampliação do contingente de servidores públicos (Brasil, 1998, 2000). Apesar da importância dessa lei, sua incorporação impactou negativamente as despesas do setor saúde, especialmente quanto à gestão do trabalho (Medeiros *et al.*, 2017), e justificou um conjunto heterogêneo de propostas de mudanças na gerência de organizações complexas na área da saúde (hospitais e redes de serviços) que tomam como ponto de partida a diferenciação entre o "estatal" e o "público", na medida em que uma organização estatal[1] não é necessariamente pública, uma vez que pode estar sendo direcionada por interesses privados que colonizam o Estado. Do mesmo modo, discute-se que uma organização "privada" que faça parte do SUS pode vir a ser regulada de modo a servir ao interesse público (Carrera & Malik, 2019; Paim, 2019).

Diante dessa complexidade, neste capítulo tratamos de descrever a configuração político-institucional do SUS no sentido de caracterizar as distintas instâncias de gestão do sistema nas várias esferas de governo e as diversas modalidades de gestão de serviços que vêm sendo implementadas.

CONFIGURAÇÃO INSTITUCIONAL E INSTÂNCIAS DE GESTÃO DO SUS

A Reforma Sanitária Brasileira e a implantação do SUS ocorreram na contramão das tendências hegemônicas nos anos 1990, enfrentando muitas dificuldades em

um cenário em que reformas conservadoras eram implementadas em vários países sob hegemonia de propostas neoliberais, com privatização de empresas públicas, diminuição do funcionalismo público, aumento da informalidade nas relações de trabalho e reforma do aparelho de Estado (Levcovitz, 2001; Lima & Machado, 2001).

O processo de institucionalização da gestão do SUS tem se pautado pela descentralização e pelo esforço em se implantar o pacto federativo incorporado à Constituição de 1988. Esse processo tem se caracterizado pela elaboração e implementação de normas, portarias, decretos, políticas e estratégias que incidiram sobre a missão das instituições gestoras em cada esfera de governo, estabelecendo a configuração das relações intergovernamentais.

A descentralização da gestão, iniciada com a Norma Operacional Básica de 1993 (NOB 01/93), avançou com a Norma Operacional Básica de 1996 (NOB 01/96), as quais redefiniram as funções e competências das três esferas de governo no que se refere à gestão, à organização e à prestação de serviços de saúde mediante a transferência de recursos (financeiros, mas também físicos, humanos e materiais) dos níveis federal e estadual para os municípios. Em 1994, com o Decreto Presidencial 1.232 (Brasil, 1994), foram criados os mecanismos de repasse financeiro diretamente do Fundo Nacional de Saúde para os Fundos Estaduais e Municipais de Saúde, estabelecendo condições para viabilizar a descentralização da gestão do SUS.

Os municípios que assumiram a condição de gestão semiplena pela NOB 01/93 incorporaram a participação social na gestão do SUS por intermédio dos conselhos de saúde, implantaram mecanismos de regulação, reordenaram e redimensionaram a rede de serviços, ampliaram a capacidade instalada pública e contratada, desenvolveram sistemas informatizados de marcação de consultas, procedimentos especializados e internações hospitalares, criaram capacidade pública para exercitar as ações de controle, avaliação e auditoria, aumentaram a produtividade dos serviços públicos e diminuíram a ocorrência de internações hospitalares desnecessárias (Goya, 1992; Barros, 1996; Mendes, 1996; Silva, 1996; Bueno, 1997; Campos, 1998).

Essas experiências serviram como referência para a negociação política que resultou na NOB 01/96, que estabeleceu os níveis de gestão plena da atenção básica e gestão plena do sistema municipal de saúde. Essa norma apontou para mudanças no modelo de atenção ao estabelecer incentivos financeiros para induzir a implantação dos Programas de Agentes Comunitários de Saúde e de Saúde da Família (Brasil, 1996; Paim, 1999; Levcovitz, Lima & Machado, 2001), mediante a criação do Piso Assistencial Básico – PAB (Brasil, 1996), de tal modo que municípios que assumiram a gestão plena do sistema municipal avançaram na implementação de mudanças nos modelos de atenção à saúde (Merhy, 1994, 1997; Malta *et al.*, 1998, 2001; Silva Júnior, 1998; Solla *et al.*, 2002) (veja o Capítulo 21).

Avaliando globalmente as estratégias implementadas nos anos 1990, alguns autores apontam que se priorizou uma "municipalização autárquica", que levou

---

[1]Trata-se de organizações que pertencem ao patrimônio público, podendo ser empresas públicas (a exemplo da Petrobrás), autarquias (como as universidades públicas), fundações (como a Fiocruz), todas essas vinculadas a instituições que compõem a esfera política propriamente dita no âmbito do Executivo, Legislativo ou Judiciário. No caso da Saúde, as organizações estatais incluem as instituições gestoras (MS, SES e SMS) do SUS, às quais estão vinculados os estabelecimentos prestadores de serviços (da rede estatal própria e da rede privada contratada e conveniada), as agências reguladoras (ANVISA, ANS), fundações e empresas públicas (Pinto *et al.*, 2014).

à perda de economia de escala e promoveu intensa fragmentação da oferta de serviços de saúde (Mendes, 2001; Mendes & Pestana, 2004), enquanto outros autores consideram que a municipalização se deu de maneira incompleta (Pimenta, 2006). Nesse contexto, em 2001 foi elaborada a Norma Operacional de Assistência à Saúde (NOAS 01/2001) (Brasil, 2001b), logo substituída pela NOAS 01/2002, que induzia a regionalização da assistência por meio de dispositivos gerenciais, como o Plano Diretor de Regionalização (PDR), o Plano Diretor de Investimentos (PDI) e a Programação Pactuada Integrada (PPI) (Brasil, 2002), reforçando o papel dos estados como coordenadores do sistema e fortalecendo, portanto, o papel das secretarias estaduais de Saúde na organização de sistemas microrregionais de saúde. Esse processo, na visão de alguns críticos, representou uma "recentralização", inclusive pelo fato de o Governo Federal manter o controle do financiamento, vinculando os repasses de recursos à implantação de políticas prioritárias (Bueno & Merhy, 1997; Goulart, 2001; Teixeira, 2002; Trevisan, 2007).

Com a mudança de governo em 2003, instalou-se um debate sobre as opções normativas adotadas até então, o que culminou com a aprovação do Pacto pela Saúde em 2006 (Brasil, 2006), passando-se a induzir a tomada de decisões no âmbito estadual e municipal a partir de incentivos financeiros definidos pela negociação permanente entre gestores no sentido de garantir a implementação de políticas e ações prioritárias.

O Pacto pela Saúde contemplou, assim, o acordo firmado entre as três esferas de gestão do SUS, guardando coerência com a diversidade operativa em função das diferenças locorregionais. Reafirmou o princípio da regionalização e propôs instrumentos de planejamento, como o PDR e o PDI e reforçou a importância da PPI, além de considerar importante o fortalecimento dos espaços e mecanismos de controle social. Desse modo, redefiniu os instrumentos de regulação, programação e avaliação, valorizou a macrofunção de cooperação técnica entre os gestores e propôs o financiamento tripartite que estimule critérios de equidade nas transferências fundo a fundo (Brasil, 2006).

A implementação do Pacto pela Saúde substituiu os processos de habilitação das várias formas de gestão anteriormente vigentes, estabelecendo "metas e compromissos para cada ente da Federação". As formas de transferência dos recursos federais para estados e municípios também foram modificadas, passando a ser integradas em cinco grandes blocos de financiamento (Atenção Básica, Média e Alta Complexidade da Assistência, Vigilância em Saúde, Assistência Farmacêutica e Gestão do SUS), substituindo, assim, as mais de cem "caixinhas" que eram utilizadas para essa finalidade para cada ação ou programa de saúde.

A partir do Pacto pela Saúde, portanto, o Ministério da Saúde adotou como estratégia a construção do compromisso político entre os gestores, valorizando os espaços da CIT e das CIB e CIR em cada estado, mediante a assinatura de Termos de Compromisso pactuados politicamente (Boxe 17.1).

Boxe 17.1 Comissões intergestores

As comissões intergestores merecem destaque no processo de descentralização tanto no nível federal como no estadual. A CIT foi institucionalizada em 1993 pela NOB/SUS 01/93, através da Portaria 545/1993. Quando da regulamentação, teve definida a finalidade de "assistir ao Ministério da Saúde na elaboração de propostas para a implantação e operacionalização do SUS, submetendo-se ao poder deliberativo e fiscalizador do Conselho Nacional de Saúde (CNS)". Atualmente, de acordo com o art. 32 do Decreto 7.508/11, compete às Comissões Intergestores pactuar:

I – Aspectos operacionais, financeiros e administrativos da gestão compartilhada do SUS, de acordo com a definição da política de saúde dos entes federativos, consubstanciada nos seus planos de saúde, aprovados pelos respectivos conselhos de saúde;

II – Diretrizes gerais sobre Regiões de Saúde, integração de limites geográficos, referência e contrarreferência e demais aspectos vinculados à integração das ações e serviços de saúde entre os entes federativos;

III – Diretrizes de âmbito nacional, estadual, regional e interestadual, a respeito da organização das redes de atenção à saúde, principalmente no tocante à gestão institucional e à integração das ações e serviços dos entes federativos;

IV – Responsabilidades dos entes federativos na Rede de Atenção à Saúde, de acordo com seu porte demográfico e seu desenvolvimento econômico-financeiro, estabelecendo as responsabilidades individuais e as solidárias; e

V – Referências das regiões intraestaduais e interestaduais de atenção à saúde para o atendimento da integralidade da assistência.

Em 2011 foi sancionada a Lei 12.466 (Brasil, 2011), que estabeleceu a base legal das comissões intergestores do SUS. Essas comissões intergestores são reconhecidas como foros de negociação e pactuação entre gestores quanto aos aspectos operacionais do SUS e reconhecem o Conselho Nacional de Secretários de Saúde (CONASS), o Conselho Nacional de Secretários Municipais de Saúde (CONASEMS) e os Conselhos de Secretarias Municipais de Saúde (COSEMS) como entidades representativas dos entes estaduais e municipais para tratar de matérias referentes à saúde e declaradas de utilidade pública e de relevante função social (Quadro 17.1).

Ainda em 2011 foi publicado o Decreto 7.508 (Brasil, 2011a), que regulamentou a Lei 8.080/90, com foco na regionalização do sistema, no planejamento da saúde e na pactuação entre os entes federativos por meio da criação de contratos que preveem metas e pagamento de incentivos mediante bons resultados e tratando ainda de questões relacionadas com a consolidação do SUS, como a porta de entrada nos hospitais e as RAS (RADIS, 109, setembro de 2011). Nesse sentido, o Decreto 7.508/2011 renomeou os Colegiados de Gestão Regional, que já existiam, como Comissão Intergestora Regional (CIR), dando-lhes clara competência para pactuação sobre as ações e serviços ofertados pelas regiões de saúde, de modo a organizar as RAS, respeitando as competências dos níveis federal, estadual e municipal.

Segundo o Decreto 7.508/2011, é através do Contrato Organizativo de Ação Pública da Saúde (COAPS) que se devem organizar e integrar ações e serviços de saúde, sob a responsabilidade dos entes federativos em cada região

Quadro 17.1 Fóruns de negociação e deliberação

Âmbito	Instâncias colegiadas	Gestor	Comissões intergestores	Representações de gestores
Nacional	Conselho Nacional de Saúde	Ministério da Saúde	Comissão Tripartite	CONASS CONASEMS SMS
(interestadual)	Consórcios intermunicipais em áreas de fronteira entre estados			
Estadual	Conselho estadual	Secretarias estaduais	Comissão Bipartite	COSEMS SES
(regional)	Colegiados de gestão regional (macro e micro)		CGR	SES SMS
Municipal	Conselho municipal	Secretarias municipais		
(distrital)	Gerência dos distritos sanitários			

de saúde, com a finalidade de garantir a integralidade da assistência aos usuários. Assim, esse instrumento (COAPS) deve contemplar a definição de responsabilidades individuais e solidárias dos entes federativos, os indicadores e metas de saúde, os critérios de avaliação de desempenho, os recursos financeiros que serão disponibilizados e a forma de controle e fiscalização de sua execução e demais elementos necessários à implementação integrada das ações e serviços de saúde.

Esses avanços normativos na gestão do SUS sofreram os impactos, a partir de 2016, do *impeachment* da presidente Dilma Rousseff e das mudanças subsequentes na condução do Ministério da Saúde, cujos dirigentes não têm se comprometido com o fortalecimento do SUS, mantendo e agravando o subfinanciamento, além de promover o desmonte de um conjunto de políticas consolidadas (Reis *et al.*, 2016; Teixeira & Paim, 2018; Morais *et al.*, 2019; Bravo & Pelaez, 2020) (veja o Capítulo 9).

Nesse cenário foi aprovada pelo Congresso a Emenda Constitucional (EC) 95/2016 (Brasil, 2016a), uma medida drástica de congelamento dos gastos públicos com forte impacto negativo no financiamento do SUS e a estimativa de perda de recursos federais de R$654 bilhões em 20 anos em um cenário conservador (crescimento do PIB de 2% ao ano) (Bravo & Pelaez, 2020). Paralelamente, as instâncias de gestão do SUS se viram à margem de uma grande movimentação de entidades privadas que buscam redesenhar o sistema público de acordo com seus interesses, a exemplo de representantes de hospitais, indústria farmacêutica, planos de saúde e outras organizações empresariais que atuam no setor saúde (Morais *et al.*, 2019) .

Os ataques ao SUS foram intensificados a partir de 2019, quando se efetuou a reestruturação regimental do Ministério da Saúde que levou, entre outras mudanças, à extinção da Secretaria de Gestão Estratégica e Participativa (SGEP), cujas atribuições foram remanejadas para a Secretaria Executiva, descaracterizando seu perfil colegiado e participativo. Essa e as demais mudanças ocorridas no Ministério da Saúde impactaram a execução das ações do Termo de Cooperação TC-88 com a Organização Pan-Americana de Saúde (OPAS) e a Organização

Mundial da Saúde (OMS) ao longo de 2019 e do primeiro semestre de 2020, desde a elaboração dos instrumentos de planejamento e gestão até os de monitoramento, avaliação, reorientação e fortalecimento do SUS (MS, 2020).

Com a eclosão da pandemia da Covid-19 e a substituição em série de ministros da Saúde, em 2020 intensificaram-se a militarização e a ocupação das áreas técnicas por quadros oriundos do "Centrão"[2], sem competência técnica e experiência na gestão do SUS, o que impactou negativamente o enfrentamento da crise sanitária, com ausência da tão necessária articulação interfederativa na tomada das decisões, através dos colegiados de gestão previstos no SUS, além de outros problemas, como a demora na aquisição e distribuição de vacinas. A gestão interfederativa, pautada na cooperação e solidariedade entre os entes e tecida a duras penas desde o início dos anos 1990, foi substituída por um "federalismo de confrontação", estimulado pela postura belicosa do presidente da República na relação com governadores e prefeitos (Abrucio *et al.*, 2020). Por outro lado, o CONASS cumpriu importante papel institucional de articulador do espaço interfederativo, conseguindo pactuar e implementar com os municípios um conjunto de medidas fundamentais para mitigação dos efeitos da pandemia, a exemplo da consolidação dos dados epidemiológicos atualizados diariamente pelas secretarias estaduais de Saúde e das medidas restritivas adotadas pelos governadores em vários estados brasileiros, como instituição de barreiras sanitárias nacionais e internacionais, redução da superlotação nos transportes coletivos, ampliação da testagem, adoção de trabalho remoto, entre outras, evitando um iminente colapso nacional das redes pública e privada de saúde em muitos estados da Federação (CONASS, 2021).

---

[2]O chamado Centrão é composto por mais de uma centena de deputados de diferentes partidos que se uniram para conseguir maior influência no Parlamento e defender de modo conjunto seus interesses. A maior parte das legendas incluídas nesse grupo pode ser classificada como de centro e centro-direita e negocia apoio ao Executivo em troca de cargos na administração pública e uso discricionário de recursos por meio de convênios e emendas parlamentares.

Observa-se, portanto, que o processo de consolidação do SUS enfrenta dificuldades e ameaças decorrentes de mudança na correlação de forças políticas e no direcionamento das políticas de saúde, programas e ações adotadas pelos diversos governos, configurando-se em grande desafio para os gestores comprometidos com os princípios e diretrizes incorporados na CF de 1988.

ALTERNATIVAS DE GESTÃO DOS SERVIÇOS NO SUS

Nos últimos anos, muito se tem discutido sobre a necessidade de produzir alternativas de gestão para a rede de serviços públicos das secretarias de saúde. Gestores do SUS procuram alternativas ou estão empenhados em promover mudanças na natureza jurídico-administrativa dos serviços públicos de saúde. A experiência nacional tem demonstrado certo esgotamento dos modelos baseados na administração direta e em algumas modalidades da administração indireta, como é o caso das autarquias e fundações públicas de direito público, traduzidas pela rigidez no regime administrativo, especialmente quanto à gestão orçamentária, de pessoas e de compras, em particular na administração de instituições complexas, como hospitais de médio e grande porte, mas presentes também em outros serviços assistenciais. Em vista disso, tem se colocado a necessidade de produção de mudanças no modelo de gestão dos serviços de saúde com o objetivo de diminuir a rigidez no controle centralizado nos processos licitatórios e aumentar a agilidade e a regularidade no funcionamento dos serviços de saúde, visando atender o interesse público.

Para compreensão desse processo, é preciso resgatar alguns elementos da reforma do Estado implantada na década de 1990 e marcada pelo enxugamento do tamanho do Estado e pela transferência da gestão de serviços não exclusivos, como saúde, educação e cultura, para entidades privadas. Nesse período, alguns gestores públicos passaram a experimentar alternativas de gestão, porém a maioria das entidades e órgãos públicos geridas nessas novas modalidades somente conseguiu manter certa qualidade nos serviços prestados à custa da implantação de mecanismos de restrição do acesso, seleção de demanda (relutando a se submeter à regulação do SUS) e outras práticas que ferem os princípios do SUS. Segundo Santos (2006), "foi a era das fundações de apoio, das cooperativas de trabalhadores, das terceirizações ilegais etc.; o próprio TCU, no Acórdão 1193/2006-Plenário, reconheceu que o imobilismo e as amarras da administração pública empurraram o gestor público para aliar-se a mecanismos externos ao Estado para viabilizar-se".

Observa-se a insuficiência das modalidades de gestão introduzidas com a Reforma Bresser, em particular as Organizações Sociais (OS) e as Organizações da Sociedade Civil de Interesse Público (OSCIP). Ao mesmo tempo, os gestores do SUS têm sofrido diversos questionamentos de ordem política, administrativa e legal, em particular aqueles destacados pelos órgãos de controle externo da administração pública, em relação a adequações na gestão de serviços sob administração direta e, em particular, de estabelecimentos hospitalares que implantaram diversos arranjos jurídico-administrativos ao longo dos últimos anos (fundações de apoio, cooperativas etc.).

Além desses aspectos, cabe destacar os constrangimentos impostos pela LRF aos processos que demandam a ampliação do contingente e remuneração de servidores públicos. Assim, grande parte dos estados e municípios terceirizou a contratação de recursos humanos para viabilizar o aumento do quadro de servidores na saúde, opção que acrescenta complexidade à gestão.

ANÁLISE DE MODELOS JURÍDICO-INSTITUCIONAIS EXISTENTES

Neste tópico serão apresentados, sucintamente, os diferentes modelos de gestão disponíveis no arcabouço jurídico-institucional brasileiro, destacando-se os principais modelos existentes na administração pública direta e indireta, bem como as organizações sociais e as organizações sociais da sociedade civil de interesse público, entes privados, qualificados pelo Poder Público e que se relacionam com a administração pública mediante contrato de gestão ou termo de parceria (Figura 17.1).

A administração pública se compõe de órgãos e agentes públicos, representantes da vontade da pessoa jurídica, o Estado, que tem fins a cumprir, ou seja, executar a função pública de realizar atividades, tarefas, ações e serviços. O Estado atua de maneira centralizada e descentralizada. A administração centralizada implica a execução de tarefas por meio dos agentes e órgãos que compõem a administração direta. Na administração descentralizada, o Estado delega responsabilidades a entidades que compõem a administração pública indireta, autarquias, fundações públicas, empresas públicas e sociedades de economia mista, como pode ser observado na Figura 17.1.

A administração pública direta e indireta é pautada pelos princípios impostos pela CF, em seu art. 37, sujeitando-se às imposições constitucionais ao tempo que goza de prerrogativas não extensivas ao setor privado. Exemplificando, em nome do interesse público, os bens públicos são indisponíveis e não podem ser penhorados; os entes públicos estão impedidos de impor tributação um ao outro; juízo e prazos judiciais são especiais; e a administração pode, ainda, declarar a desapropriação de um bem imóvel. Desse modo, quando o Estado atua diretamente ou por delegação a entes jurídicos de direito público, sujeita-se aos princípios da administração pública, ao mesmo tempo que goza de prerrogativas públicas.

Na área da saúde, especialmente, o Estado pode executar parte de suas competências e responsabilidades de maneira direta ou indireta. Há atividades que são indelegáveis, como formulação de políticas de saúde, planejamento em saúde, regulação, controle e avaliação de serviços e do sistema de saúde, gerência do fundo de saúde, ações de vigilância em saúde, entre outras, que devem ser desenvolvidas *diretamente* pela administração pública e não podem ser delegadas. Contudo, as demais atividades que se referem à prestação de serviços de assistência à saúde das pessoas, sejam preventivas ou curativas, são passíveis de delegação para entes da administração pública indireta, valendo a pena conhecer mais sobre tais alternativas.

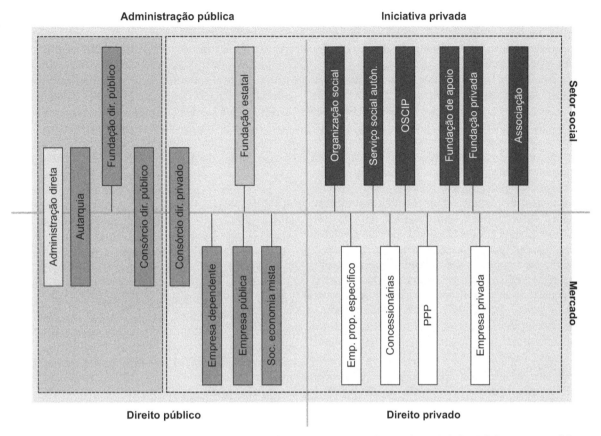

Figura 17.1 Atuação do Estado no desenvolvimento social e econômico. (OSCIP: Organização da Sociedade Civil de Interesse Público; PPP: parceria público-privada.) (Salgado VAB. Secretaria de Gestão do Ministério do Planejamento, Orçamento e Gestão – fev 2007.)

Administração pública direta na saúde

A administração direta implica a execução de tarefas por meio dos agentes e órgãos estatais a partir do conjunto de órgãos e agentes que integram a União, estados, Distrito Federal ou municípios, subordinados diretamente aos chefes dos poderes Executivo, Legislativo ou Judiciário. Na saúde, essa é a forma de gestão de serviços mais frequente nas secretarias estaduais e municipais de saúde, cujo modelo de gestão geralmente é o mesmo adotado nos demais setores da administração pública.

As dificuldades de prover o funcionamento regular dos estabelecimentos de saúde e a inflexibilidade da política salarial praticada pela administração direta acarretam imensos prejuízos ao setor saúde. De fato, as amarras gerenciais e as características peculiares da força de trabalho em saúde (tanto no que diz respeito à formação altamente especializada exigida para os profissionais de saúde como às características do mercado de trabalho) têm levado a situações que dificultam o funcionamento dos serviços de saúde e comprometem o processo de implantação do SUS.

Na área da saúde, estados e municípios estão obrigados a aplicar percentual próprio de suas receitas, definidos em legislação específica, e gerir esses recursos por meio de seu respectivo fundo de saúde. O fundo de saúde constitui, no âmbito da administração pública direta, uma forma relativamente autônoma e desconcentrada de gerenciamento dos recursos para garantir a execução das atividades na área da saúde, sendo vinculado à secretaria da saúde e tendo o respectivo gestor da saúde (o secretário de saúde) como ordenador de despesas.

Administração pública indireta na saúde

São consideradas formas de administração pública indireta as autarquias, as fundações públicas, os consórcios públicos, as empresas públicas e as sociedades de economia mista. Por ser a saúde considerada uma atividade social, as figuras jurídicas que mais se afeiçoam à atividade, incumbindo-se de sua execução, são as autarquias e as fundações. As empresas públicas, geralmente mais voltadas para a exploração de atividades econômicas, e ainda que possam ser prestadoras de serviços públicos, sempre atuam na área de serviços públicos exclusivos do Estado, remunerados diretamente pelo usuário mediante tarifas. Não são, portanto, as figuras mais adequadas para execução de serviços públicos gratuitos, não remunerados diretamente pelo usuário; contudo, nada impede sua utilização na área.

Cabe ressaltar que o SUS não foi concebido enquanto um sistema estatal, mas como "o conjunto de ações e serviços de saúde prestados por órgãos e instituições públicas federais, estaduais e municipais, da administração direta e indireta e das fundações mantidas pelo Poder Público"[3].

Autarquias

A instituição de uma autarquia pode fornecer instrumentos para uma gestão autônoma, porém responsável

---
[3] Art. 4º da Lei Federal 8.080/90.

e sob controle, em função de sua natureza jurídica, do interesse público, do controle social e do poder regulador do Estado. Autarquias são pessoas jurídicas de direito público executoras de atividades públicas com capacidade exclusivamente administrativa e titularidade para realizar atividades públicas. As autarquias integram a administração indireta e têm orçamento público próprio. Suas atividades são típicas da administração pública. Entre suas características principais, destacam-se: autonomia administrativa, financeira e patrimonial, nos limites conferidos pela lei que a criou; patrimônio próprio; receitas e recursos próprios; o gozo dos mesmos privilégios e vantagens tributárias da administração direta (inclusive imunidade tributária); seus bens são indisponíveis; e estão sujeitas aos ditames da LRF, ao teto salarial e à contabilidade da Lei 4.320/64. Entre outras tarefas, podem assumir autonomamente a organização, o gerenciamento, a admissão e a contratação, nos termos da lei, do quadro de pessoal; a gestão dos serviços e os atos administrativos necessários; a elaboração do orçamento e a gestão da receita e das despesas; a administração dos bens móveis e imóveis, inclusive os alocados por meio de convênios; e a contratação e execução de obras, serviços, compras, locação etc., por meio de processo licitatório (Carvalho & Santos, 2002). Cada autarquia é dirigida por um Conselho de Administração, composto conforme a lei que institui a autarquia, que é o órgão de direção superior, controle e fiscalização. Cabe à diretoria geral ou superintendência a operacionalização das deliberações do Conselho de Administração. Como integram a administração pública, as autarquias estão sujeitas aos princípios e regras do serviço público (concurso público, estabilidade, regime jurídico único, plano de cargos, carreiras e salários [PCCS], lei de licitações etc.). São controladas e fiscalizadas pelo Poder Legislativo, Tribunal de Contas, Conselho de Saúde e sistema nacional de auditoria do SUS.

Fundações

A fundação é um patrimônio no qual se atribui uma personalidade jurídica com determinada finalidade social. Prevista no Código Civil, em 1967, foi introduzida na administração pública pelo Decreto-Lei 200/67, tendo sido alvo durante muito tempo de discussões sobre sua personalidade jurídica, se de direito público ou privado, quando instituída pelo poder público. A partir da Constituição de 1988, as fundações passaram a ser denominadas "fundação pública", "fundação instituída pelo poder público", "fundação mantida" ou "fundação controlada" pelo poder público. Como destaca Santos (2006), persistem duas correntes doutrinárias sobre o regime jurídico das fundações do Estado[4]. Diante do disposto

---

[4]A fundação pública tem provocado, ao longo de sua existência, divergências doutrinárias no âmbito jurídico no que diz respeito à sua natureza jurídica e às consequências que daí decorrem. Uma corrente sustenta que as fundações instituídas pelo poder público sempre têm regime jurídico de direito público. Outra corrente defende que a fundação instituída pelo poder público tanto pode ser de direito público como de direito privado, pois consideram que é a lei que a criou que define seu regime jurídico (Pinto *et al.*, 2014).

no art. 37, XIX, da CF, com a redação que lhe deu a EC 19/98 e das decisões do Supremo Tribunal Federal (STF), as fundações instituídas pelo poder público podem ser de direito público (fundações autárquicas) ou de direito privado, conforme dispuser a lei. Assim, quando instituídas pelo poder público com estrutura de direito privado, denominadas *fundações públicas de direito privado ou fundações governamentais ou ainda de fundações estatais*, gozam de maior autonomia do que as entidades de direito público, porque a elas devem se aplicar, em analogia às empresas públicas e sociedades de economia mista, os mesmos regramentos, sempre mais flexíveis do que aqueles aplicados às pessoas jurídicas de direito público, como as autarquias, por serem dotadas de estrutura de direito privado. Entendendo que os serviços de saúde necessitam de mecanismos modernos e ágeis que os livrem das amarras impostas às pessoas jurídicas de direito público, incompatíveis com a complexidade dos serviços de saúde, o modelo de fundação estatal com estrutura de direito privado é apontado por alguns especialistas e gestores do SUS, no momento, como o melhor instrumento jurídico entre os que estão disponíveis nos marcos da administração pública.

Fundação estatal (pública de direito privado)

De acordo com a CF, em seu art. 37, XIX (EC 19/98), a lei pode *autorizar* a criação de fundação, não especificando a forma pública ou privada, o que pressupõe que o poder público poderá lançar mão tanto de um como de outro modelo. Desse modo, a fundação pública poderá nascer sob o regime do direito privado ou do direito público. É a lei autorizadora que define seu regime jurídico e sua área de atuação. No caso de a fundação ser instituída pelo poder público sob o regime do direito privado, a regra do próprio Decreto-Lei 200/67, alterado pela Lei 7.596/87, art. 5º, §3º, permite a execução pela fundação estatal de todas as atividades que *não exijam* pessoa jurídica de direito público. A fundação estatal é um dos tipos de Fundação Pública de Direito Privado, entidade sem fins lucrativos, instituída pelo poder público, com autonomia gerencial, orçamentária e financeira, patrimônio próprio e receitas próprias, submetida à gestão dos órgãos de direção ou gerência, conforme disposto em seu estatuto. É vocacionada às áreas dos serviços públicos considerados "não exclusivos" do Estado, tendo como instrumento de relação e controle o contrato de gestão e cujo autonomia é maior quanto aos aspectos orçamentário-financeiro, compra e contratos e gestão de recursos humanos submetida à Consolidação das Leis do Trabalho (CLT) (Andrews & Bariani, 2010).

A fundação estatal deve observar todos os regramentos impostos pelo SUS às entidades prestadoras de serviços públicos de saúde. Não pode abarcar entre suas funções as atividades típicas de Estado que exigem poder de polícia, formulação, regulação e gestão das políticas públicas, gestão do fundo de saúde, controle, avaliação e auditoria e vigilância sanitária e epidemiológica, pois são indelegáveis as atribuições no papel disciplinador do

Capítulo 17 • Configuração Institucional e Modalidades de Gestão dos Serviços no SUS

Estado (formulação, coordenação, orientação, regulação e fiscalização). Segundo Santos (2006),

> a fundação estatal e o contrato de autonomia são modelos que possibilitam modernizar o Estado, acabando com a visão dos anos 1990 de que isso somente seria possível fora do Estado, como se o Estado pudesse ser substituído pelo setor privado em vez de complementado, em algumas ações e serviços, quando e se necessário.

Várias secretarias municipais e estaduais vêm adotando essa modalidade para gestão de seus serviços de saúde.

Consórcios públicos

Os consórcios públicos são parcerias formadas por dois ou mais entes da Federação para realização de objetivos de interesse comum, em qualquer área. Os consórcios podem discutir formas de promover o desenvolvimento regional, gerir o tratamento de lixo, água e esgoto da região ou construir e gerir hospitais ou escolas. Têm origem nas associações dos municípios, que já eram previstas na Constituição de 1937. Há centenas de consórcios em funcionamento no país. Somente na área da saúde, cerca de dois mil municípios implementam ações por meio dessas associações. A regulamentação da legislação dos consórcios, garantindo regras claras e segurança jurídica, se deu através da Lei Federal 11.107/2005, que dispõe sobre normas gerais de contratação de consórcios públicos, determinando que os consórcios podem se constituir por associação pública ou pessoa jurídica de direito privado e, na área de saúde, devem obedecer aos princípios, diretrizes e normas que regulam o SUS (Andrews & Bariani, 2010). Um dos objetivos do consórcio público é viabilizar a gestão pública nos espaços metropolitanos e regionais ou mesmo interfederados, onde a solução de problemas comuns só pode se dar por meio de políticas e ações conjuntas. O consórcio também possibilita que pequenos municípios atuem em parceria e, com o ganho de escala, melhorem a capacidade técnica, gerencial e financeira. Também é possível estabelecer alianças em regiões de interesse comum, como bacias hidrográficas ou polos regionais de desenvolvimento, melhorando a qualidade da prestação de serviços públicos.

Mais recentemente, estão sendo formados os *Consórcios Interfederativos de Saúde*, que consistem na junção de municípios situados em determinada região de saúde, envolvendo, portanto duas entidades federativas – o estado e os municípios – para integrar e unir esforços, ganhar escala e dividir os custos com a assistência à saúde, visando garantir o acesso da população dos municípios a serviços de média e alta complexidade As experiências dos consórcios durante a pandemia ajudou, por exemplo, a organizar os atendimentos de emergência e na aquisição de insumos e equipamentos médicos em muitas regiões do país. A essa modalidade jurídico-administrativa impõem-se as mesmas restrições observadas para a fundação de direito público, a administração indireta autárquica e a administração direta. Um diagnóstico comum e desalentador a partir da análise das inúmeras experiências de consórcios públicos é que os consórcios são extremamente vulneráveis à dinâmica política, dependendo da articulação dos agentes públicos que o promovem, sem garantia de continuidade pelos sucessores.

Empresas públicas

O conceito de empresa pública está expresso no Decreto-Lei 200/67, em seu art. 5º, II: "A entidade dotada de personalidade jurídica de direito privado, com patrimônio próprio e capital exclusivo da União, criado por lei para a exploração de atividade econômica que o Governo seja levado a exercer por força de contingência ou de conveniência administrativa, podendo revestir-se de qualquer das formas admitidas em direito". Embora mais voltadas para a exploração de atividades econômicas, como é o caso da Petrobrás e dos Correios, exemplos de empresas públicas cujos serviços são remunerados diretamente pelo usuário por meio de tarifas, nos termos do art. 175 da CF, podem ser criadas como prestadoras de serviços públicos exclusivos do Estado, como tem sido o caso das que atuam na área da saúde e que prestam exclusivamente serviços ao SUS. O ordenamento jurídico-administrativo e a operacionalização de seu funcionamento guardam muitas semelhanças com os das fundações públicas de direito privado descritos anteriormente.

Um exemplo desse tipo de organização, no âmbito do setor saúde, é a Empresa Brasileira de Serviços Hospitalares, criada em 2011 pelo Governo Federal para administrar os recursos financeiros e humanos dos hospitais de ensino vinculados às Instituições Federais de Ensino Superior no âmbito do Ministério da Educação.

Entidades privadas qualificadas pelo poder público

No setor privado encontram-se também distintas modalidades de organização de serviços de saúde que podem ou não se relacionar com o SUS, de acordo com o art. 199 da CF. A Lei Federal 13.019/2014, conhecida como Marco Regulatório das Organizações da Sociedade Civil (MROSC), estabeleceu disposições sobre parcerias entre o poder público e organizações da sociedade civil.

Entre os modelos jurídico-institucionais privados estão as organizações sociais (OS), as organizações da sociedade civil de interesse público (OSCIP), as fundações privadas de direito privado (fundações de apoio), as parcerias público-privadas (PPP), os estabelecimentos filantrópicos (como as Santas Casas) e os serviços privados lucrativos.

Organizações sociais

As OS surgiram no final dos anos 1990, promovidas pelo Governo FHC, no bojo da proposta de Reforma do Estado comandada pelo ministro Bresser Pereira em seu Programa Nacional de Publicização (Brasil, Lei Federal 9.637/98). Trata-se de entidade privada, criada livremente pelo particular que, no entanto, deve observar os regramentos impostos pela lei para composição dos órgãos diretivos da associação civil. Essa entidade poderá requerer ao titular da pasta ou do órgão regulador ou supervisor a qualificação daquela associação civil sem finalidades lucrativas como uma organização social. De acordo com a Lei Federal, as OS podem atuar nas áreas de ensino, pesquisa científica, desenvolvimento tecnológico, meio ambiente, saúde e cultura. A entidade qualificada como OS pode executar serviços públicos no lugar de algum órgão ou ente público, podendo ainda receber recursos, bens e servidores públicos para o desempenho de suas atividades. Essa qualificação não depende de nenhum concurso ou certame público, nem se trata de ato vinculado, podendo, de acordo com o poder discricionário do administrador, ser ou não qualificada como OS. A OS não integra a administração pública indireta, sendo um ente privado, sem finalidade lucrativa, criado com o fim de executar serviços públicos de cunho social, sob controle e apoio financeiro público. As OS também se relacionam com o poder público mediante contrato de gestão. Na área da saúde, além das entidades privadas criadas especificamente para esse fim, diversas entidades privadas sem fins lucrativos que atuavam na prestação de serviços de saúde para o SUS, algumas fundações públicas de direito privado e fundações de apoio foram qualificadas pelo Poder Executivo como OS e assumiram a gestão dos serviços de saúde. Há muitas críticas a essa modalidade de gestão, que não integra a administração pública, ainda que execute serviços públicos com recursos, pessoal e bens públicos. Problemas relacionados com a efetiva integração desses serviços à rede de saúde, a falta de transparência e o uso inadequado de recursos vêm sendo apontados em diversas regiões do país de maneira crescente.

Organizações da Sociedade Civil de Interesse Público (OSCIP)

Também criadas pela Lei Federal 9.790/99, as OSCIP são entidades privadas, sem fins lucrativos, que podem atuar nas áreas da assistência social, saúde e demais áreas sociais que, atendendo aos requisitos da lei, podem ser qualificadas como OSCIP. Trata-se de uma categoria de entidade que, a partir de sua qualificação, fica habilitada a firmar termo de parceria com o poder público e assim desenvolver programas e projetos, não podendo *substituir* o poder público na realização de atividades ou serviços públicos. O termo de parceria entre o poder público e a OSCIP qualificada é o que a habilita a participar de projetos e programas. A entidade deve ser instituída sem fins lucrativos e ter os objetivos mencionados pela lei. Não podem ser habilitadas como OSCIP sociedades comerciais, organizações sociais, entidades religiosas, cooperativas, entre outras, que ficam também impedidas de ser declaradas como de utilidade pública ou beneficentes (filantrópicas). A OSCIP deve atuar em cooperação com o poder público, nunca em substituição a ele, na realização de serviços públicos de cunho social. Não poderia, por conseguinte, assumir a execução de atenção básica ou de serviços de assistência hospitalar, mas apenas estabelecer parceria, por exemplo, no desenvolvimento de algum projeto ou programa. Desse modo, não é um modelo para gestão do sistema ou de serviços públicos de saúde.

Parceria Público-Privada (PPP)

Instituída por meio da Lei Federal 11.079, de 2004, PPP é o contrato administrativo de concessão, na modalidade patrocinada ou administrativa, entre o governo e uma empresa da iniciativa privada. Nesse modelo, o parceiro privado é remunerado exclusivamente pelo governo ou em uma combinação de tarifas cobradas dos usuários dos serviços. As principais características das PPP são o longo prazo (contratos de 5 a 35 anos), valor mínimo de vinte milhões de reais, contratação conjunta de obras e serviços a serem fornecidos pelo agente privado e a responsabilidade fiscal pelo poder público. Cabe destacar que o modelo de gestão PPP cumpre uma diversidade de aplicações no setor saúde, que vêm sendo experimentadas em diferentes níveis de atenção no SUS, da atenção básica à hospitalar, onde se faz mais presente atualmente. A gestão hospitalar através de concessão administrativa assume desenhos que consistem em diferentes objetivos: (a) para construção e operação de serviços não assistenciais (não clínicos), que incluem execução e manutenção das obras de construção e fornecimento, instalação, manutenção e reposição de equipamentos e mobiliários hospitalares, administrativos e de tecnologia de informação e comunicação, entre outros serviços; (b) gestão e operação de serviço de apoio ao diagnóstico (Central de Imagem que oferta serviços de telemedicina, diagnóstico e bioimagem), realizando exames para a dezenas de hospitais de um mesmo estado; (c) para operação e gestão de unidade hospitalar (Andrade, 2019). Em 2010 foi viabilizada a primeira unidade hospitalar pública do Brasil por meio de PPP, entre o governo da Bahia e uma empresa privada, para prestação total dos serviços hospitalares (Andrade & Pinto, 2022).

CONSIDERAÇÕES FINAIS

A identificação de problemas relativos à configuração institucional e ao processo de gestão do SUS não é simples, variando segundo o ponto de vista dos vários atores. Em outras palavras, depende do referencial teórico e dos interesses e projetos políticos envolvidos na análise feita por cada ator. Assumindo como perspectiva a defesa dos princípios constitucionais e admitindo a possibilidade e mesmo a necessidade da busca de soluções criativas para os problemas existentes, cabe destacar alguns nós críticos que têm persistido ao longo de todo o processo de implementação do SUS (Paim & Teixeira, 2007):

1. Insuficiência de consenso em torno da "imagem-objetivo" do SUS, principalmente no que diz respeito a seu desenho macro-organizacional, permanecendo implícitas no debate político da área distintas concepções acerca do SUS (veja o Capítulo 9).

2. Em decorrência, não se chega a estabelecer um consenso em torno da missão, isto é, das funções e competências das diversas esferas de governo, reproduzindo-se, entre os diversos âmbitos – federal, estadual e municipal – e também em cada esfera, a tensão e o conflito de competências entre as diversas instituições, mediadas pela negociação e "pactuação" em torno de responsabilidades e recursos, em que pese uma

parcela desses já ser transferida de maneira automática, fundo a fundo.

3. Insuficiente coordenação interna na direção nacional do SUS, seja pela fragmentação institucional que se verifica no interior do MS, seja pela falta de articulação entre o MS e as agências executivas (ANS e ANVISA), cujos dirigentes e *staff* por vezes não conseguem se identificar plenamente como parte do SUS.

4. Dificuldades na comunicação/informação entre as três esferas de governo do SUS, em parte decorrente da heterogeneidade existente em termos do desenvolvimento institucional das secretarias estaduais e municipais de saúde (reflexo da heterogeneidade estrutural do país e da herança do antigo sistema), mas também fruto da "colonização" das relações intergovernamentais por interesses político-partidários.

5. Fragilidade institucional e ineficiência da gestão de sistemas, serviços e recursos, em parte pela insuficiência no processo de incorporação de tecnologias de gestão adequadas ao manejo de organizações complexas, seja na área de planejamento, orçamento, avaliação, regulação, sistemas de informação, seja na área de gestão de serviços, como hospitais e outras unidades de saúde que demandam a utilização de tecnologias e instrumentos de gestão modernos e adequados às especificidades das organizações de saúde.

É muito difícil prescrever o modelo de gestão e a natureza jurídico-institucional mais adequados para serviços de saúde do SUS, considerando vantagens, desvantagens e implicações decorrentes das distintas modalidades de gestão apresentadas em cada um dos cenários possíveis. Não há modelo perfeito que responda a todas as situações apresentadas na gestão de serviços de saúde. Muitas experiências de gestão do SUS têm empregado ao mesmo tempo modalidades diferentes, com alguns serviços de saúde sob administração direta e outros por meio de contratos com OS, assim como formas de PPP.

As experiências de gestão implementadas ao longo das últimas décadas evidenciam ampla variedade de posições que se traduzem na multiplicidade de propostas no âmbito do SUS, as quais apresentam histórias de sucessos e insucessos. Autarquias, fundações públicas, consórcios intermunicipais, fundações privadas, OS, OSCIP e PPP, envolvendo por vezes instituições conceituadas e reconhecidas nacionalmente, passam por períodos críticos, determinados por questões conjunturais.

A realidade tem demonstrado que a mera mudança do modelo jurídico-institucional não garante resultados efetivos e perenes. Muitos dos problemas estruturais do SUS permanecem, tendo como pano de fundo a disputa entre distintas concepções acerca do desenho macro-organizacional do SUS, que se desdobram em tensões e conflitos em torno das competências de cada esfera de gestão do sistema, problema acentuado mais recentemente, no contexto da pandemia da Covid-19, que evidenciou a falta de coordenação interfederativa e as tensões internas ao MS, explicitadas, por exemplo, em sua relação conflituosa com a ANVISA.

Cabe destacar ainda que propostas como as da fundação estatal, da empresa pública na área da saúde e das PPP têm sofrido forte reação de dirigentes de entidades sindicais de trabalhadores em serviços públicos e de conselheiros de saúde, que se colocam em defesa da administração direta. Parte significativa da oposição se deve à contratação em regime CLT e ao fim da estabilidade, mas críticas relativas ao caráter político da proposta também têm sido efetuadas.

Assumindo a necessidade da busca de soluções criativas para os problemas existentes, cabe reconhecer a importância da efetivação de mudanças no modelo e no processo de gestão com determinação, clareza de objetivos, compromisso, garantia de suporte financeiro, transparência social e vontade política, visando à modernização e à melhoria da gestão pública na área da saúde. Torna-se necessário, assim, fortalecer a capacidade de gestão das secretarias de saúde e qualificar os gestores públicos para que possam estabelecer políticas, estratégias e prioridades para a área da saúde que nortearão a redefinição do desenho e do modelo assistencial. Do mesmo modo, é necessário estruturar e qualificar o processo de gestão para negociação técnico-política, bem como acompanhamento, supervisão, avaliação, controle, auditoria e avaliação dos contratos de gestão a serem firmados com as instituições da administração pública indireta ou do setor privado nos casos em que se adote esse modelo.

Nessa perspectiva, talvez seja relevante a discussão da possibilidade de elaboração de leis específicas para o sistema público de saúde que apontem para uma Reforma Administrativa do Estado que garanta a flexibilidade gerencial necessária para construção da viabilidade de uma gestão eficiente, resolutiva, transparente, de qualidade e sob controle social.

Referências

Abrucio FL et al. Combate à Covid-19 sob o federalismo bolsonarista: um caso de descoordenação intergovernamental. Rev Adm Pública jul-ago 2020; 54(4). Disponível em: https://doi.org/10.1590/0034-761220200354.

Andrade L, Pinto ICM. Parceria público-privada na gestão hospitalar no Sistema Único de Saúde da Bahia, Brasil. Cad Saúde Pública 2022; 38(2). Disponível em: https://doi.org/10.1590/0102-311X00018621. Acesso em 22 jun 22.

Andrade L. A escolha de parceria público-privada para gestão hospitalar na Bahia: atores, interesses e estratégias. Tese de doutorado. UFBA, 2019. Disponível em: https://repositorio.ufba.br/handle/ri/32204. Acesso em 22 jun 22.

Andrews CW, Bariani E (orgs.) Administração pública no Brasil: breve história política. São Paulo: Ed. UNIFESP, 2010.

Araújo Júnior JLAC. Decentralization in the health sector. The Brazilian process, issues and problems, 1988-1994. Mestrado. Nuffield Institute for Health, University of Leeds, 1994.

Atkinson S et al. Going down to the local: incorporating social organization and political culture into assessments of decentralized health care. Social Science & Medicine 2000; 51(4):619-36.

Azevedo EA. Organizações sociais. Disponível em: http://www.pge.sp.gov.br/centrodeestudos/revistaspge/revista5/5rev6.htm. Acesso em 26 abr 2013.

Bahia. Lei Complementar 29/07. Estabelece critérios para a criação e estruturação de Fundações Estatais, define a área de sua atuação, na forma do art. 17 da Constituição do Estado da Bahia, e dá outras providências: sancionada em 21 de dezembro de 2007, publicada no Diário Oficial do Estado da Bahia.

Bahia. Parcerias Público-privadas. Disponível em: https://www.sefaz.ba.gov.br/administracao/ppp/index.htm. Acesso em 13 jun 2022.

Barros E. Política de saúde no Brasil: a universalização tardia como possibilidade de construção do novo. Ciência & Saúde Coletiva 1996; 1(1):5-17.

Brasil. Constituição (1988). Constituição da República Federativa do Brasil: promulgada em 5 de outubro de 1988. Organização do texto: Juarez de Oliveira. 4. ed. São Paulo: Saraiva, 1990. 168p. (Série Legislação Brasileira).

Brasil. Dispõe sobre a qualificação de entidades como organizações sociais, a criação do Programa Nacional de Publicização, a extinção do Laboratório Nacional de Luiz Sincrotón e da Fundação Roquette Pinto e a absorção de suas atividades por organizações sociais, e dá outras providências. Diário Oficial da União, 10 outubro, Brasília, 1997.

Brasil. Emenda Constitucional 19/2019. Disponível em: https://www2.camara.leg.br/legin/fed/emecon/1998/emendaconstitucional--19-4-junho-1998-372816-exposicaodemotivos-148914-pl.html#:~:text=Dados%20da%20Norma-,EMENDA%20CONSTITUCIONAL%20N%C2%BA%2019%2C%20DE%201998,Federal%2C%20e%20d%C3%A1%20outras%20provid%C3%AAncias.&text=e%20Reforma%20do%20Estado%20e%20do%20Planejamento%20e%20Or%C3%A7amento.

Brasil. Lei 11.079, de 30 de dezembro de 2004. Institui normas gerais para licitação e contratação de parceria público-privada no âmbito da administração pública. Disponível em: http://www.planalto.gov.br/ccivil_03/_ato2004-2006/2004/lei/l11079.htm. Acesso em 13 jun 2022.

Brasil. Lei 12.466. Acrescenta arts. 14-A e 14-B à Lei 8.080, de 19 de setembro de 1990, que "dispõe sobre as condições para a promoção, proteção e recuperação da saúde, a organização e o funcionamento dos serviços correspondentes e dá outras providências", para dispor sobre as comissões intergestores do Sistema Único de Saúde (SUS), o Conselho Nacional de Secretários de Saúde (CONASS) e o Conselho Nacional de Secretarias Municipais de Saúde (CONASEMS) e suas respectivas composições, e dar outras providências: sancionada em 24 de agosto de 2011.

Brasil. Lei 13.019, de 31 de julho de 2014. Estabelece o regime jurídico das parcerias entre a administração pública e as organizações da sociedade civil, em regime de mútua cooperação, para a consecução de finalidades de interesse público e recíproco. Disponível em: http://www.planalto.gov.br/ccivil_03/_ato2011-2014/2014/lei/l13019.htm. Acesso em 13 jun 2022.

Brasil. Lei 13019 de 31 de julho de 2014. Estabelece o regime jurídico das parcerias entre a administração pública e as organizações da sociedade civil, em regime de mútua cooperação, para a consecução de finalidades de interesse público e recíproco, mediante a execução de atividades ou de projetos previamente estabelecidos em planos de trabalho inseridos em termos de colaboração, em termos de fomento ou em acordos de cooperação; define diretrizes para a política de fomento, de colaboração e de cooperação com organizações da sociedade civil; e altera as Leis no 8.429, de 2 de junho de 1992, e 9.790, de 23 de março de 1999. Diário Oficial [da] República Federativa do Brasil, Brasília-DF, 01 ago 2014.

Brasil. Lei 8.080. Dispõe sobre as condições para a promoção, proteção e recuperação da saúde, a organização e o funcionamento dos serviços correspondentes e dá outras providências: sancionada em 19 de setembro de 1990, publicada no Diário Oficial da União em 20 de setembro de 1990.

Brasil. Lei 9.790. Dispõe sobre a qualificação de pessoas jurídicas de direito privado, sem fins lucrativos, como Organizações da Sociedade Civil de Interesse Público, institui e disciplina o Termo de Parceria, e dá outras providências: sancionada em 23 de março de 1999, publicada no Diário Oficial da União em 24 de março de 1999.

Brasil. Lei Complementar 101 de 4 de maio de 2020. Estabelece normas de finanças públicas voltadas para a responsabilidade na gestão fiscal e dá outras providências. Disponível em: http://www.planalto.gov.br/ccivil_03/leis/lcp/lcp101.htm. Acesso: 14 jun 2022.

Brasil. Lei Complementar 101/2000. Disponível em: http://www.planalto.gov.br/ccivil_03/leis/lcp/lcp101.htm.

Brasil. Ministério da Saúde. Conselhos de saúde: a responsabilidade do controle social democrático do SUS / Ministério da Saúde, Conselho Nacional de Saúde. 2. ed. Brasília: Ministério da Saúde, 2013.

Brasil. Ministério da Saúde. Gabinete do Ministro. Portaria 545, de 20 de maio de 1993. Aprova a Norma Operacional Básica-SUS 01/93. Diário Oficial da União, Brasília, 24 mai 1993; Seção 1:6961.

Brasil. Ministério da Saúde. Norma operacional básica do Sistema Único de Saúde/NOB-SUS 96. Brasília, 1997. Disponível em: http://www.portal.saude.gov.br/portal/ arquivos/pdf/nob96.pdf. Acesso em 22 jun 2008.

Brasil. Ministério da Saúde. Norma Operacional Básica do SUS: NOB/SUS 01/96. Diário Oficial [da] República Federativa do Brasil, Brasília-DF, 6 nov 1996.

Brasil. Ministério da Saúde. Secretaria de Assistência à Saúde. NOAS--SUS 01/02. Brasília: Ministério da Saúde, 2002.

Brasil. Ministério da Saúde. Secretaria de Assistência à Saúde. Regionalização da assistência à saúde: aprofundando a descentralização com equidade no acesso: Norma Operacional da Assistência à Saúde: NOAS-SUS 01/01 e Portaria MS/GM 95, de 26 de janeiro de 2001, e regulamentação complementar. Brasília: Ministério da Saúde/Secretaria de Assistência à Saúde, 2001.

Brasil. Ministério do Planejamento, Orçamento e Gestão. Fundação Estatal: principais aspectos. Brasília, jan 2007.

Brasil. PLP 92 Disponível em: https://www.camara.leg.br/proposicoesWeb/prop_mostrarintegra;jsessionid=node0uwu416vi9o0h-1q7hmkmquft8u3304995.node0?codteor=1288266&filename=Avulso+-PLP+92/2007#:~:text=37%2C%20inciso%20XIX%2C%20parte%20final,na%20forma%20de%20funda%C3%A7%C3%A3o%20estatal. Acesso em 13 jun 2022.

Brasil. Portaria 399/GM, de 22/2/2006. Divulga o Pacto pela Saúde 2006. Diário Oficial [da] República Federativa do Brasil, Brasília-DF, 23 fev 2006. Brasília: Ministério da Saúde, 2006a.

Brasil. Portaria 699/GM, de 30/3/2006. Regulamenta as diretrizes operacionais dos Pactos pela Vida e de Gestão. Diário Oficial [da] República Federativa do Brasil, Brasília-DF, 3 abr 2006. Brasília: Ministério da Saúde, 2006b.

Bravo M, Pelaez E. A saúde nos governos Temer e Bolsonaro: lutas e resistências. In: SER Social: Estado, Democracia e Saúde. Brasília, jan-jun 2020; 22(46). Disponível em: DOI https://doi.org/10.26512/ser_social.v22i46.25630. Acesso em 21 jun 22.

Bresser Pereira LC. Da administração pública burocrática à gerencial. Brasília: Rev Serv Público, jan/abr 1996; ano 47, 120(1).

Bresser Pereira LC. Reforma do Estado para a cidadania: a reforma gerencial brasileira na perspectiva internacional. São Paulo/Brasília: Ed. 34/ENAP, 1998.

Bueno WS, Merhy EE. Os equívocos da NOB 96: uma proposta em sintonia com os projetos neoliberalizantes? 1997. Disponível em: www.datasus.gov.br/cns. Acesso em ago 2009.

Bueno WS. Betim: construindo um gestor único pleno. In: Merhy EE, Onocko R. Agir em saúde: um desafio para o público. São Paulo: Hucitec, 1997.

Campos CR. A produção da cidadania – construindo o SUS em Belo Horizonte. In: Campos CR et al. Sistema Único de Saúde em Belo Horizonte: reescrevendo o público. São Paulo: Xamã, 1998.

Carrera M, Malik AM. Modelos de gestão na administração pública da saúde. In: Santos TBS, Pinto ICM. Gestão hospitalar no SUS. Salvador: EDUFBA, 2021: 85-116.

Carvalho G. Entre a desinformação e a má-fé. Rio de Janeiro: Radis Comunicação em Saúde, set 2007; 61:32.

Carvalho GI, Santos L. Comentários à Lei Orgânica da Saúde. 3. ed. Campinas: Editora Unicamp, 2002.

Chioro dos Reis AA. A experiência de gestão da Secretaria de Saúde de São Bernardo do Campo. Seguridade Social, Desenvolvimento e Saúde. Desafios para o mundo do trabalho. São Paulo, 2010: 59-71.

Collins C, Araújo J, Barbosa J. Decentralizing the health sector: issues in Brazil. Health Policy 2000; 52(2):113-27.

Capítulo 17 • Configuração Institucional e Modalidades de Gestão dos Serviços no SUS

CONASS. Conselho de Secretários de Saúde orienta medidas restritivas nos estados diante do pior momento da pandemia. Disponível em: http://conselho.saude.gov.br/ultimas-noticias-cns/1627-conselho--de-secretarios-de-saude-orienta-medidas-restritivas-nos-estados--diante-do-pior-momento-da-pandemia. Acesso em 21 jun 2022.

Cortes SMV. Balanço das experiências de controle social, para além dos conselhos e conferências no Sistema Único de Saúde: construindo a possibilidade de participação dos usuários. Cadernos da 11ª Conferência Nacional de Saúde. Brasília: Ministério da Saúde, 2000.

Goulart FA. Esculpindo o SUS a golpes de portaria – considerações sobre o processo de formulação das NOBs. Ciência & Saúde Coletiva 2001; 6(2):292-8.

Goya N. O SUS que funciona em municípios do Ceará. Fortaleza: Amece, 1992.

Hortale VA, Comil EM, Pedroza M. Desafios na construção de um modelo para análise comparada da organização de serviços de saúde. Cadernos de Saúde Pública 1999; 15(1):79-88.

Hortale VA, Pedroza M, Rosa MLG. Operacionalizando as categorias acesso e descentralização na análise de sistemas de saúde. Cadernos de Saúde Pública 2000; 16(1):231-9.

IPEA. Perfil das Organizações da Sociedade Civil no Brasil. Org Félix Garcia Lopez. Brasília : Ipea, 2018. 176 p. Disponível em: https://antigo.plataformamaisbrasil.gov.br/images/docs/CGCAT/manuais/publicacao-IPEA-perfil-osc-Brasil.pdf. Acesso em 13 jun 2022.

IPEA. Vieira F, Benevides R. Os impactos do Novo Regime Fiscal para o financiamento do Sistema Único de Saúde e para a efetivação do direito à saúde no Brasil. Disponível em: https://www.ipea.gov.br/portal/index.php?option=com_content&id=28589. Acesso em 22 jun 2022.

Labra ME. Conselhos de Saúde: dilemas, avanços e desafios. In: Lima NT (org.) Saúde e Democracia: história e perspectivas do SUS. Rio de Janeiro: Fiocruz, 2005.

Levcovitz E, Lima LD, Machado CV. Política de saúde nos anos 90: relações intergovernamentais e o papel das Normas Operacionais Básicas. Ciência & Saúde Coletiva 2001; 6(2):269-91.

Machado K. Um novo modelo de gestão em debate. Rio de Janeiro: Radis Comunicação em Saúde, jun 2007; 58:8.

Malta DC et al. Acolhimento: uma reconfiguração do processo de trabalho em saúde usuário-centrada. In: Campos CR et al. O Sistema Único de Saúde em Belo Horizonte, reescrevendo o público. São Paulo: Xamã, 1998: 121-42.

Malta DC. Buscando novas modelagens em saúde, as contribuições do Projeto Vida e Acolhimento para a mudança do processo de trabalho na rede pública de Belo Horizonte, 1993-1996. Doutorado. Campinas: Universidade Estadual de Campinas, 2001.

Martins PH. Qual a diferença entre Organizações Sociais e Organizações da Sociedade Civil de Interesse Público? Disponível em: http://www.rits.org.br/legislacao_teste/lg_testes/lg_tmes_out99.cfm. Acesso em 15 jul 2008.

Medeiros KR, Albuquerque PC, Tavares RA, Souza WV. Lei de Responsabilidade Fiscal e as despesas com pessoal da saúde: uma análise da condição dos municípios brasileiros no período de 2004 a 2009. Ciência & Saúde Coletiva, 2017; 22(6):1759-69. Disponível em: https://www.scielosp.org/article/csc/2017.v22n6/1759-1769/. Acesso em 8 jul 2022.

Meirelles HL. Curso de Direito Administrativo. 23. ed. São Paulo: Malheiros, 1999.

Meirelles HL. Direito Administrativo Brasileiro. 23. ed. Atualizada por Eurico de Andrade Azevedo e outros. São Paulo: Malheiros, 1998: 103-4.

Mello CAB. Curso de Direito Administrativo. 13. ed. São Paulo: Malheiros, 2000: 233/5.

Mendes EV, Pestana M. Pacto de gestão: da municipalização autárquica à regionalização cooperativa. Belo Horizonte: Secretaria de Estado de Saúde de Minas Gerais, 2004.

Mendes EV. A descentralização do sistema de serviços de saúde no Brasil: novos rumos e um outro olhar sobre o nível local. In: Mendes EV (org.) A organização da saúde no nível local. São Paulo: Hucitec, 1998.

Mendes EV. Os grandes dilemas do SUS. III. Salvador: Casa da Qualidade, 2001.

Mendes EV. Uma agenda para a saúde. São Paulo: Hucitec, 1996.

Merhy EE. Em busca da qualidade dos serviços de saúde: os serviços de porta aberta para a saúde e o modelo tecnoassistencial em defesa da vida. In: Cecílio L (org.) Inventando a mudança na saúde. São Paulo: Hucitec, 1994: 117-60.

Merhy EE. Em busca do tempo perdido: a micropolítica do trabalho vivo em saúde. In: Merhy EE, Onocko R. Agir em saúde: um desafio para o público. São Paulo-Buenos Aires: Hucitec-Lugar Editorial, 1997.

Ministério da Saúde. Relatório Técnico TC88: Gestão estratégica e participativa do SUS, 2020. Disponível em: file:///C:/Users/HOME/Downloads/RT_TC88_1sem2020.pdf. Acesso em 21 jun 2022.

Ministério do Planejamento, Orçamento e Gestão – Fundação Estatal: Principais Aspectos. Secretaria de Gestão. Brasília, 2007.

Ministério do Planejamento. Gestão Hospitalar – Projeto EuroBrasil 2000. Secretaria de Gestão out e dez 2005.

Modesto P. Reforma administrativa e marco legal das organizações sociais no Brasil – As dúvidas dos juristas sobre o modelo das organizações sociais. Salvador: Rev Diálogo Jurídico 2001; I(9).

Modesto P. Reforma do marco legal do terceiro setor no Brasil. 1999. Disponível em: http://www1.jus.com.br/doutrina/texto.asp?id=474. Acesso em 15 jul 2008.

Morais H, Oliveira R, Vieira-Da-Silva L. A coalizão dos empresários da saúde e suas propostas para a reforma do sistema de saúde brasileiro: retrocessos políticos e programáticos (2014-2018). Rev Ciência e Saúde Coletiva, dez 2019; 24(12). Disponível em: https://www.scielo.br/j/csc/a/S5SYpsmH4DWcJJPRFxwcNYv/?lang=pt. Acesso em 21 jun 2022.

Paim JS et al. The Brazilian Health System: history, advances and challenges. The Lancet, May 2011; 377:1778-97.

Paim JS, Teixeira CF. Configuração institucional e gestão do Sistema Único de Saúde: problemas e desafios. Rev Ciência e Saúde Coletiva, 2007; 12:1819-28.

Paim JS. Articulação público-privada no sistema de saúde brasileiro: o SUS e o setor privado. In: Santos TBS, Pinto ICM. Gestão hospitalar no SUS. Salvador: EDUFBA, 2021: 11-26.

Paim JS. Aspectos conceituais. In: Pain JS (org.) SUS: tudo o que você precisa saber. São Paulo: Atheneu, 2019b: 19-28.

Paim JS. Aspectos históricos. In: Pain JS (org.) SUS: tudo o que você precisa saber. São Paulo: Atheneu, 2019a: 3-18.

Paim JS. Políticas de descentralização e atenção primária à saúde. In: Rouquayrol MZ, Almeida Filho N. Epidemiologia & Saúde. 5. ed. Rio de Janeiro: Medsi, 1999.

Pietro MSZP. Parcerias na Administração Pública. 2. ed. São Paulo: Atlas, 1997.

Pimenta AL. Saúde em Amparo: a construção de espaços coletivos de gestão. [Doutorado]. Campinas: Universidade Estadual de Campinas, 2006, 337p.

Pinto I, Teixeira C, Solla, J, Reis A. Organização do SUS e diferentes modalidades de gestão e gerenciamento dos serviços e recursos públicos de saúde. In: Paim JS, Almeida-Filho N (orgs.) Saúde Coletiva: teoria e prática. Rio de Janeiro: Medbook, 2014.

Pinto ICM, Souza LEPF, Santos TBS, Teixeira CFS. Gestão do Sistema Único de Saúde. In: Paim, JS (org.) SUS – Sistema Único de Saúde: tudo o que você precisa saber. São Paulo/Rio de Janeiro: Ed Atheneu, 2019: 151-72.

Plano Diretor da Reforma do Aparelho do Estado – Presidência da República, Câmara da Reforma do Estado, Brasília,1995.

Reis AAC, Sóter APM, Furtado LAC, Pereira SSS. Tudo a temer: financiamento, relação pública e privada e o futuro do SUS. Rio de Janeiro: Saúde Debate, dez 2016; 40(n. especial):122-35.

Revista SP.GOV – Versão Eletrônica. Por que organizações sociais na Saúde. São Paulo. Disponível em: http://www.revista.fundap.sp.gov.br/revista2/paginas/parceria.htm. Acesso em 14 jun 2008.

Salgado VAB. Manual de administração pública democrática: conceitos e formas de organização. Campinas, SP: Saberes Ed., 2012.

Santos L. Da reforma do estado à reforma da gestão hospitalar federal: algumas considerações. [S.l]: [s.n.]; 2006. Disponível em: http://fun-dacaoestatal.com.br/020.pdf. Acesso em 18 ago 2008.

Santos L. Da Reforma do Estado à Reforma da Gestão Hospitalar Federal: algumas considerações. São Paulo: IDISA, 2006.

São Paulo (Estado). Lei Complementar 846 de 4 de junho de 1998. Dispõe sobre a qualificação de entidades como organizações sociais e dá outras providências. São Paulo: Diário Oficial do Estado, 5 jun 1998; 108(106).

Silva Júnior AG. Modelos tecnoassistenciais em saúde: o debate no campo da Saúde Coletiva. São Paulo: Hucitec, 1998.

Silva Neto BJ. Organizações sociais: a viabilidade jurídica de uma nova forma de gestão compartilhada. Disponível em: http://www1.jus.com.br/doutrina/texto.asp? id =3254. Acesso em 15 jul 2008.

Silva SF. A construção do SUS a partir do município. São Paulo: Hucitec, 1996.

Silva SF. Municipalização da saúde e poder local: sujeitos, atores e políticas. São Paulo: Hucitec, 2001.

Solla JJSP et al. Avaliação da implantação das ações de controle, avaliação e auditoria na gestão plena do Sistema Municipal de Saúde de Vitória da Conquista. In: Brasil. Ministério da Saúde (org.) Experiências inovadoras no SUS: relatos de experiências – Gestão dos serviços de saúde. Brasília: Ministério da Saúde, 2002.

Solla JJSP. Dilemas e desafios da gestão municipal do SUS: avaliação da implantação do Sistema Municipal de Saúde em Vitória da Conquista (Bahia), 1997-2008. São Paulo: Hucitec, 2010.

Teixeira CF, Paim JS. A crise mundial de 2008 e o golpe do capital na política de saúde no Brasil. Rio de Janeiro: Saúde Debate out 2018; 42(spe2):11-21. Disponível em: http://www.scielo.br/scielo.php?script=sci_arttext&pid=S0103-11042018000600011&lng=en&nrm=iso. Acesso em 22 jul 2020.

Teixeira CF. Promoção e vigilância da saúde no contexto da regionalização da assistência à saúde no SUS. Rio de Janeiro: Cadernos de Saúde Pública, 2002; 18(supl):153-62.

Trevisan L. Das pressões às ousadias: o confronto entre a descentralização tutelada e a gestão em rede no SUS. Rev Administração Pública, mar-abr 2007; 41(2):237-54.

Tribunal de Contas da União – Relatório e Acórdão 1193/2006-Plenário.

Viana AL et al. Mudanças significativas no processo de descentralização do sistema de saúde no Brasil. Cadernos de Saúde Pública 2002; 18(supl.):139-51.

Viana ALA, Mota PHS, Uchimura LYT, Pereira APCM. Organização do Sistema Único de Saúde. In: Paim JS (org.) SUS – Sistema Único de Saúde: tudo o que você precisa saber. São Paulo/Rio de Janeiro: Ed Atheneu, 2019: 109-131.

18 | Participação e Controle Social no SUS

Monique Azevedo Esperidião • Berenice Temoteo-da-Silva
Larissa Daiane Vieira Barros • Carmen Fontes Teixeira

INTRODUÇÃO

O estudo da participação social e dos movimentos sociais vincula-se tradicionalmente às ciências políticas e sociais, em suas distintas abordagens teóricas e analíticas e mais recentemente vem se constituindo em importante objeto de investigação da Saúde Coletiva, em particular da análise de políticas e sistemas de saúde. É por meio da participação dos cidadãos nos espaços públicos que é possível aperfeiçoar os processos democráticos em um país. No caso do Brasil, vimos em capítulos anteriores como o movimento da Reforma Sanitária Brasileira, em meados da década de 1970, foi determinante para avançar na redemocratização do país e garantir a saúde como direito de todos e dever do Estado, bem como na criação do Sistema Único de Saúde (SUS). O SUS é, sem dúvida, um modelo exemplar de sistema construído e organizado por processos reivindicatórios e participativos, sendo a saúde um direito assegurado em seus princípios e diretrizes.

Os movimentos sociais em saúde constituem-se em importante força política capaz de transformar o sistema de saúde, modificar as experiências das pessoas quanto às doenças e seu valor cultural, bem como mobilizar o avanço das pesquisas sobre os Determinantes Sociais da Saúde. A ação dos movimentos sociais torna possível pressionar as autoridades institucionais e científicas a fim de aumentar a participação pública nas políticas sociais e de regulação da saúde, bem como para democratizar a produção e difusão do conhecimento científico (Brown & Zavestoski, 2004).

O Centro de Estudos Brasileiros em Saúde (CEBES), um dos principais atores da Reforma Sanitária Brasileira, defende uma "autêntica participação popular", expressa desde o célebre documento "A questão democrática na área da saúde" (1980), embrionário do texto que viria compor o capítulo da saúde na Constituição de 1988, até os dias atuais, sendo tematizada em inúmeros volumes de sua revista *Saúde em Debate*. A participação e o controle social em saúde se fazem importantes na definição de políticas e na regulação, financiamento e avaliação dos sistemas e serviços de saúde públicos e privados.

A participação social é também um importante marcador do desenvolvimento de uma sociedade com reflexos diretos sobre os níveis de saúde. Países onde há maior coesão social e maior participação política demonstram menores iniquidades em saúde (Buss & Pelegrini Filho, 2007; CNDSS, 2008).

O estudo da participação social e dos movimentos sociais em saúde deve promover a análise crítica da formação desses processos e seus desdobramentos na configuração da democracia brasileira. Por que a participação de todos é importante na definição, execução e acompanhamento de uma política? Quais os interesses em jogo durante a formulação e a implantação de uma política de saúde? De que modo pode ocorrer a participação social? Como a democracia pode funcionar de maneira transparente e efetiva?

A distinção entre uma esfera pública, concernente ao coletivo e aos cidadãos, e uma esfera privada, onde se anunciam interesses individuais, deve ser considerada ao estudarmos a vida em sociedade. No campo da saúde, essas questões são bastante evidentes. Existe aqui uma pluralidade de interesses e demandas que pode constituir-se no espaço das políticas sociais, mas também em espaço do livre mercado, visto por empresários como fonte de lucros.

É certo que há interesses particulares do segmento econômico em várias esferas de governo, o que também ocorre com a saúde. Nesse setor, para além dos interesses coletivos, existem muitos interesses particulares em jogo, verificados em *lobbies*, trocas de favores e práticas de corrupção. De maneira breve, podemos desde já refletir que a participação plural de diversos segmentos nas deliberações relativas à saúde visa garantir o exercício da cidadania, assegurar a vocalização dos múltiplos segmentos e, ainda, garantir a participação popular, representando a voz de segmentos oprimidos.

A participação na saúde é assim destacada como forma de ampliação da cidadania (Labra & Figueiredo, 2000), como forma de democratização do Estado e da sociedade, incluindo maior equidade na distribuição dos recursos, e como forma de boa governança (Cortes, 2002, 2005). Há ainda os estudos que enfatizam a dimensão da participação comunitária como forma de corresponsabilidade do sujeito no cuidado em saúde, especialmente influenciada pelo movimento da medicina comunitária americana (Paim, 1984).

A participação comunitária também é descrita entre os trabalhos de promoção da saúde, sendo o aumento das capacidades comunitárias uma das principais estratégias das políticas de promoção, desde a Carta de Ottawa (1986), a Conferência de Jacarta (1997) e inúmeros trabalhos que reforçam o empoderamento social no campo da saúde. Enfatiza-se, por fim, o papel dos conselhos de saúde não só como forma de interlocução da sociedade com o Estado, mas também como possibilidade de atuar como catalizador para a cidadania e a promoção da consciência sanitária (Silva *et al.*, 1999).

O presente capítulo contempla os seguintes tópicos: inicialmente são abordados os conceitos de democracia, participação e movimentos sociais e a seguir são discutidos os antecedentes e as características da participação social em saúde; logo se apresenta uma tipologia de movimentos sociais em saúde, ilustrada com a breve caracterização da organização e atuação de alguns movimentos sociais que incluem as questões de saúde em suas agendas: o movimento feminista, o movimento LGBTQIA+, os movimentos negros, o movimento dos trabalhadores rurais sem terra e os movimentos dos povos indígenas; finalmente, discute-se a participação social como elemento estruturante do SUS, apresentando suas principais instâncias colegiadas – os conselhos e conferências de saúde – características, avanços e obstáculos para consolidação. Por último, são apontadas outras iniciativas relativas à participação social no SUS, como a Política Nacional de Participação no SUS e o MobilizaSUS, e discutidos alguns desafios para o controle social no SUS no momento atual.

DEMOCRACIA, PARTICIPAÇÃO E MOVIMENTOS SOCIAIS

O presente tópico pretende sistematizar, de maneira breve, aportes conceituais que possibilitem o entendimento acerca da democracia, da participação e dos movimentos sociais, considerado que essas noções não são unívocas, mas se modificam segundo abordagens teóricas, períodos e contextos. Um estudo aprofundado desses conceitos e suas aplicações no campo da saúde é indicado para quem deseja entender melhor o tema (Cortes, 1998, 2002; Gohn, 2002, 2003, 2004, 2010, 2011; Escorel & Moreira, 2007, 2009; Fleury & Lobato, 2009; Labra, 2009; Lobato, 2009).

Democracia

A ideia da democracia surge na Grécia Antiga, proposta pelo filósofo Aristóteles em sua classificação das formas de governo, distinguindo quem governa e como se governa. Em seu conceito clássico, democracia representa o governo do povo pelo povo. Nesse regime político, diferentemente da monarquia (governo de um só) ou da aristocracia (governo dos melhores), o poder reside no povo e é por ele exercido diretamente (democracia direta) ou por meio da representação de indivíduos eleitos (democracia representativa). Pode-se dizer que a democracia é uma forma de governo em que o povo toma parte efetiva no estabelecimento das leis e na designação dos funcionários que têm de executá-la e administrar a coisa pública (Azambuja, 2007).

A democracia seria a possibilidade de liberdade política, proporcionando aos indivíduos a participação efetiva no governo. No entanto, a democracia não deve apenas ser concebida como forma de promover a liberdade política ou individual, mas assegurar direitos sociais, não somente defender a vida e a liberdade, mas condições de vida, como saúde, educação, trabalho e assistência social. Nos Estados modernos há, portanto, a implantação de democracias sociais com vasta legislação social (Azambuja, 2007).

O filósofo italiano Norberto Bobbio produziu relevante contribuição para compreensão do estudo das democracias modernas. Segundo ele, em um de seus últimos trabalhos, a democracia é "um conjunto de regras e procedimentos para a formação de decisões coletivas, em que está prevista e facilitada a participação mais ampla possível dos interessados" (Bobbio, 2009: 22). A democracia é, assim, um conjunto de regras que "estabelecem quem está autorizado a tomar as decisões coletivas e com quais procedimentos" (Bobbio, 2009: 30). Essas regras e procedimentos estariam relacionados com a convivência pacífica entre grupos diferentes: "por Estado democrático entendo aquele Estado que está baseado em um pacto de não agressão entre diferentes grupos políticos e na estipulação, entre estes mesmos grupos, de um conjunto de regras que permitam a solução pacífica dos conflitos que poderão surgir entre eles" (Bobbio, 2009: 202).

Tanto a escolha de representes como a expressão direta das demandas (individuais e coletivas) são vistas como processos participativos. Participação social e cidadania são conceitos diretamente relacionados com a discussão sobre democracia e suas teorizações. A democracia não existe sem a participação, e a cidadania é a condição para exercê-la, de modo que as formas como se institucionaliza a participação definem o caráter direto ou representativo de uma democracia (Boxe 18.1).

Além disso, diversos países tratam de combinar, em momentos específicos, os mecanismos diretos de participação com a permanência de instituições onde se exercem mandados de representantes escolhidos através do voto popular (Boxe 18.2).

No Brasil, ao longo do período republicano (1889 em diante), ocorreram mudanças de regime político com alternância de regimes parcialmente democráticos, com o exercício do direito político à participação social na escolha de representantes e dirigentes governamentais, e período autoritários, em que os direitos políticos foram limitados ou mesmo cerceados (Boxe 18.3).

Capítulo 18 • Participação e Controle Social no SUS

> **Boxe 18.1** Democracia e formas de participação – direta e representativa
>
> O ex-primeiro-ministro inglês Winston Churchill cunhou uma frase famosa que dizia que a democracia era o pior dos regimes, salvo todos os demais. De fato, o sistema democrático ampara uma série de contradições que de algum modo desconstrói sua ideia-núcleo de que o poder é exercido pelo povo para o povo. Mesmo na Grécia Antiga, onde a ideia nasceu e foi conceituada, o poder de participação era restrito aos cidadãos livres; parte da sociedade, os escravos, não tinha direito algum. Já os cidadãos participavam da Ágora, uma assembleia aberta à participação, onde debatiam e votavam pela aprovação ou desaprovação de propostas, configurando, portanto, o que se denomina democracia direta.
>
> A ideia da democracia representativa, por sua vez, é a de que os cidadãos escolhem seus representantes, transferindo para eles seu poder de decisão. Seria uma forma de institucionalizar disputas entre grupos sociais, a exemplo daquelas entre capital e trabalho, pequenos e grandes proprietários de terra etc. Assim, os embates entre as forças que compõem a sociedade com seus interesses diversos se dariam em um espaço exclusivamente criado com essa função e se resolveriam na base da discussão e de debates de ideias, saindo vencedor o argumento que mais somasse o apoio de outros segmentos. Esse espaço é o Parlamento. Nos EUA, a câmara baixa é chamada de *House of Representatives*, ou seja, Casa dos Representantes.
>
> Adeptos da democracia representativa dizem não haver mais lugar para a democracia direta devido ao tamanho e às novas funções do Estado, que não teria como suportar um assembleísmo retardatário à aprovação e à adoção de medidas. O filósofo italiano Norberto Bobbio, por exemplo, é contrário à ideia por entender que a democracia direta leva a uma supervalorização da dimensão política na vida dos cidadãos, que perderiam, de alguma maneira, uma independência em relação ao Estado (Bobbio, Matteuci & Pasquino, 1991). Com base nesse argumento, o filósofo defende que a democracia direta seria uma espécie de totalitarismo, um tipo de regime político que se caracteriza pela captura da vida privada pelo Estado.
>
> Por outro lado, em 2011, a série de protestos globais que tomaram conta das principais cidades do dito mundo civilizado (Primeiro Mundo ou países centrais do capitalismo) – Occupy Wall Street nos EUA ou Marcha dos Indignados na Espanha – denunciava que o sistema político-partidário fora corrompido por grandes conglomerados financeiros e pedia um retorno à ideia original da democracia grega, na qual, teoricamente, todos participam de maneira igualitária de discussões e das decisões que dizem respeito à vida de todos. Os jovens que participavam daqueles movimentos pretendiam que fosse adotada em seus países a ideia da democracia direta, em contraposição à democracia representativa, que vigora no Ocidente desde o século XVIII.

> **Boxe 18.2** Diversidades de experiências democráticas no mundo contemporâneo
>
> Independentemente do tamanho, cada Estado nacional se organizou de uma maneira própria. Na Suíça, por exemplo, apesar de haver um Parlamento, desde o século XIX muitas das questões nacionais são decididas em consultas plebiscitárias, quando a população, por meio do voto, diz sim ou não às propostas. Outros países adotaram a democracia representativa e em momentos especiais recorrem à convocação de plebiscitos e referendos. No auge da crise financeira de 2008, o governo de um dos países mais afetados, a Islândia, convocou um plebiscito para que o povo decidisse se o Estado islandês deveria socorrer o sistema financeiro do país, então ameaçado de falência. O povo, por meio desse instrumento, manifestou que não. Os governos espanhol e norte-americano decidiram socorrer financeiramente seus bancos. Medidas nesse sentido foram discutidas e aprovadas nos parlamentos dos dois países.

Finalmente, cabe reforçar que o conceito de democracia e sua defesa está entre os fundamentos do movimento da Reforma Sanitária, expresso na máxima "Saúde é democracia", presente desde a 8ª Conferência Nacional de Saúde (8ª CNS), realizada em 1986. Naquele momento, marcado pela redemocratização do Brasil, discutia-se um novo modelo de concepção e organização do sistema de saúde, pautado no conceito ampliado de saúde e que se materializa na criação do Sistema Único de Saúde (SUS).

Hoje, autores concordam que existe uma profunda crise da democracia que ameaça fortemente os direitos conquistados na Constituição Federal de 1988. Analisa-se

---

> **Boxe 18.3** Democracia no Brasil
>
> O Brasil acumula uma longa história de avanços e recuos na ampliação e aperfeiçoamento de sua democracia representativa. O país foi um dos primeiros a adotar o voto feminino (1932), mas somente no período republicano passou por duas longas ditaduras, quando o Congresso foi fechado ou ocupado por parlamentares biônicos, indicados pelo presidente e não escolhidos pelo voto popular. A Constituição de 1988, que vigora até hoje, no mais longo período democrático da história do país, foi construída depois de 21 anos de ditadura militar, findada em 1985, e seu texto traduz um sentimento necessário de preservação e valorização das liberdades individuais, bem como dos direitos sociais. Além disso, procura modernizar o Estado, trazendo para o país experiências adotadas pela social-democracia europeia. Na época, o mundo estava polarizado entre o comunismo soviético e o capitalismo estadunidense. A social-democracia surgiu como uma espécie de terceira via, preservando leis de mercado, mas atribuindo ao Estado papel regulatório e de garantidor de políticas sociais universalistas de previdência social, educação, saúde e renda mínima (seguro-desemprego etc.). Para não dar margem à adoção de medidas autocráticas, o Estado também se abria à participação dos cidadãos em espaços fora do Parlamento. Desse modo, a Constituição criou uma série de instrumentos para garantir essa participação, entre os quais a possibilidade de convocação de plebiscitos. Em 1992, os brasileiros foram às urnas expressar a vontade pela manutenção do regime presidencialista ou pela transição para um modelo parlamentarista ou, ainda, uma monarquia constitucional. Em 2005, a consulta foi para saber se o país deveria ou não proibir a venda e o porte de armas de fogo. A lei nacional obriga que, em caso de criação de novos municípios ou estados subnacionais, as populações das partes que vão perder território e daquela que vai se emancipar expressem suas vontades por meio de um plebiscito. Assim, em 2010, a população do Pará recusou majoritariamente o desmembramento de seu território para a criação de mais duas unidades subnacionais, os estados de Carajás e de Tapajós.
>
> Institucionalmente, instâncias decisórias do Estado brasileiro – Executivo e Legislativo – só são acessíveis à população via partido político, ou seja, só é possível ser candidato a deputado, senador, prefeito, governador e presidente por meio de uma filiação partidária. Os eleitos exercem mandatos de 4 anos, podendo ser reeleitos ou disputar novos cargos. O Parlamento Federal é bicameral, com o funcionamento da Câmara dos Deputados e do Senado Federal. Faz parte ainda da gestão do Estado brasileiro o Poder Judiciário, composto por juízes concursados ou indicados (OAB, Ministério Público, Executivo), que exercem suas funções com a garantia da vitaliciedade. Nos EUA, juízes e promotores de justiça são eleitos pela população. No Brasil, o quarto integrante do governo é a sociedade. É ela quem escolhe seus representantes no Executivo e no Legislativo e quem opina sobre e fiscaliza a aplicação de políticas públicas (ação do Estado) em diversas áreas (saúde, educação, segurança pública, direitos humanos, trânsito etc.) durante o exercício de um mandato.

que o pacto social do pós-guerra que alinhou em certa medida a democracia aos mercados domesticados ou disciplinados está em processo de ruptura, sendo a democracia submetida aos interesses capitalistas com baixa capacidade de atuação (Costa, 2017). Nesse cenário de avanço do capitalismo financeiro e do projeto ultraliberal, são muitos os retrocessos no campo da saúde, desde o congelamento dos recursos por 20 anos, passando pelo desmonte de políticas e programas, bem como a fragilização das bases das relações interfederativas (Costa, 2017).

Participação social

O estudo da participação social encontra-se ancorado nas ciências sociais com distintas abordagens analíticas. Participação social pode ser definida como "a capacidade que têm os indivíduos de intervir na tomada de decisões em todos aqueles aspectos de sua vida cotidiana e que os afetam e envolvem" (Cortes, 1998; Vianna *et al.*, 2009; Werneck, 2016). Destaca-se nessa concepção o sentido de tomada de posição, decisão, expressão de um ponto de vista que atinge o coletivo.

A participação social pode ser definida ainda como um processo de aquisição de poder, no sentido de acesso e controle sobre os recursos considerados necessários para proteger os meios de vida, colocando no centro dessas decisões o saber e poder locais (Menéndez, 2008). A população não só deve ser consultada, mas intervir em tomadas de decisões.

Segundo Menéndez, duas correntes podem caracterizar o papel dos indivíduos na participação social: uma que coloca as limitações nas atividades participativas em certas características da população, e em especial sua falta de informação, e outra que crê no contrário, questionando a concepção da população como exclusivamente receptiva e passiva (Menéndez, 2008). Nesse caso, a participação em entidades, organismos, conselhos ou movimentos seria responsável pela constituição de sujeitos emancipados.

Conforme apresentado, podem-se distinguir diferentes maneiras de caracterizar a *participação* de indivíduos e grupos nos espaços de saúde e suas políticas: *participação comunitária* seria referente ao envolvimento comunitário na organização de serviços locais de saúde; *participação popular*, um meio de distinguir a participação de parcela da população excluída na luta por processos democráticos e políticas sociais; e *participação social*, a participação ampla da sociedade ou a participação cidadã na consolidação de direitos individuais e sociais.

Finalmente, *participação política* é uma expressão mais sedimentada, que acompanha o desenvolvimento das teorias sociais, designando genericamente a participação de todos os membros na pólis. Trata-se de ações diversas desde

> [...] o voto, a militância em um partido político, a participação em manifestações, a contribuição para certa agremiação política, a discussão de acontecimentos políticos, participação em um comício ou reunião de seção, o apoio a determinado candidato em campanha eleitoral, a pressão dirigida sobre um dirigente político, a difusão de informações políticas e por aí além (Bobbio, Matteuci & Pasquino, 1991: 88).

Participação social nas democracias liberais ou representativas (teoria liberal)

As teorias liberais sobre democracia podem ser encontradas entre os teóricos clássicos e contemporâneos. As democracias de inspiração liberal desenvolveram-se ao longo do século XIX, cuja principal defesa encontra-se nas liberdades individuais (John Locke & Stuart Mill), que por sua vez estão vinculadas ao mercado e à competição pelo lucro e por um Estado não intervencionista. Esse tipo de democracia ocorre especialmente pela ideia de participação social por meio da representação e tem no voto e nos órgãos de representação institucionais suas principais estratégias. Um dos principais teóricos contemporâneos desse modelo é Robert Dahl (2001), que acredita que o florescimento da democracia depende da consagração oficial das instituições com clara definição das instâncias participativas legitimadas pela sociedade.

A ideia básica é que os conflitos gerados pela diversidade de pontos de vista devem ser institucionalizados e resolvidos no interior de fóruns legitimados para esse fim de regular relações de interesses conflituosos, sob pena de ameaçar toda a organização democrática da sociedade. Pode-se fazer a analogia de que os fóruns de representação na democracia liberal são espaços como o mercado, onde múltiplos interesses estão em jogo e devem ser disputados pelas forças envolvidas. Nas regras do jogo democrático, as instituições devem ser aceitas e preservadas como espaços oficiais de disputa, sob pena da instalação de regimes autoritários. Esse é caso das democracias parlamentares (Escorel & Moreira, 2008).

Participação social nas democracias socialistas (teoria marxista)

A participação social e suas instâncias participativas (*soviets* ou conselhos operários) constituem uma atividade essencial nas sociedades socialistas com a possibilidade de os sujeitos participarem de maneira direta das políticas públicas (Escorel & Moreira, 2008). Faz parte da proposta marxista de dissolução do Estado rumo ao comunismo, embora não implementada pela revolução soviética no contexto da Guerra Fria.

Os conselhos de fábrica concebidos por Gramsci seriam a base para um novo tipo de Estado, constituído a partir de uma federação de conselhos unificados, representando, portanto, uma comunidade de trabalhadores. Os conselhos de fábrica de Gramsci seriam uma organização operária análoga aos *soviets* russos que serviriam de ponto de partida para a criação, na Itália, de uma democracia operária, de um Estado socialista. As comissões internas das fábricas, que vinham se constituindo desde 1906 na Itália, especialmente em Turim, teriam a função de ser o "germe" dessas mudanças, cumprindo a finalidade de defender os interesses e os direitos dos trabalhadores (participação nos prêmios de produção, condições adequadas de trabalho etc.) no interior das fábricas (Coutinho, 1981).

Para isso, as comissões internas de fábrica deveriam ser um organismo representativo de todos os operários da fábrica, incluindo técnicos e engenheiros, e todos os seus membros deveriam poder votar e ser votados, independentemente de sua filiação ao sindicato da categoria. As comissões deveriam ainda ser organizadas por equipes, articulando os vários grupos que trabalham em uma empresa fabril, ampliando, desse modo, o caráter democrático da comissão e capacitando o trabalhador coletivo a dirigir a totalidade do processo fabril. A comissão interna seria então convertida em conselho de fábrica. Assim, diferentemente dos sindicatos, os conselhos elevam o operário à nova condição de produtor, superando sua condição de subordinação ao capital ao assumir o comando do processo produtivo. O Estado socialista seria então, na concepção de Gramsci, o resultado da articulação de vários conselhos em um Conselho Executivo Federal (Coutinho, 1981).

Movimentos sociais

A ação humana na história pode ser verificada pelas lutas e movimentos sociais. Estes representam forças sociais organizadas que expressam as demandas de uma sociedade, sejam elas progressistas ou conservadoras. Movimentos sociais podem ser definidos como "ações sociais coletivas de caráter sociopolítico e cultural que viabilizam distintas formas de a população se organizar e expressar suas demandas" (Gohn, 2004: 13). Um conflito ou contradição social é o anteparo com o qual agrupamentos sociais produzem uma ação, ou movimento, dando direção ao desenvolvimento de uma sociedade. Esse movimento poderá caracterizar-se como transformação ou conservação social.

Movimentos progressistas são aqueles que buscam, por meio de "fazeres propositivos" (Gohn, 2003), a emancipação dos sujeitos e a transformação da sociedade. São ações coletivas voltadas para a afirmação dos direitos sociais e a defesa das liberdades individuais. Já os movimentos conservadores afastam-se das mudanças sociais de interesse coletivo, buscando impor interesses particulares, muitas vezes por meio da força. Podem ser encontrados nas ações fundamentadas em xenofobias nacionalistas, religiosas ou raciais (Gohn, 2003). É o caso dos movimentos fanáticos, religiosos, terroristas ou movimentos nacionalistas. Os primeiros buscam a transformação da sociedade através da mobilização e participação dos diversos grupos nas lutas por inclusão social. Os segundos buscam a conservação de forças sectárias, estando restritos à participação regulada por meio de códigos, crenças, valores e ideologias que lhes são próprios.

Os movimentos sociais podem adotar distintas estratégias de ação. Entre elas encontram-se denúncias, mobilizações, marchas, concentrações, passeatas, distúrbios à ordem constituída, atos de desobediência civil, negociações etc. A partir da revolução tecnológica nos meios de comunicação, tais movimentos passaram a atuar por meio das redes sociais existentes na internet, sejam elas locais, regionais, nacionais ou internacionais (Gohn, 2003).

Os movimentos progressistas criam identidades para grupos antes dispersos, levando a seus participantes o sentimento de pertencimento social (Gohn, 2003). Entre os principais grupos atuais podem ser destacados os que lutam em defesa de culturas locais contra os efeitos da globalização e as políticas neoliberais excludentes (é o caso do Movimento Occupy Wall Street, Indignados na Espanha ou

do Fórum Social Mundial), os movimentos que reivindicam a ética na política e a manutenção do interesse público na ação do Estado e os movimentos voltados para os aspectos das subjetividades das pessoas, como sexo, crenças e valores (movimento feminista, movimento *gay*, movimento negro).

O estudo dos movimentos sociais pode ser feito a partir de distintos referenciais teóricos no âmbito das ciências sociais. Gohn (2004) identifica distintos paradigmas entre clássicos (marxistas) e contemporâneos (neomarxistas e os novos movimentos sociais). Entre os autores clássicos, Marx apresenta grande contribuição na explicação dos movimentos sociais, assim como influencia a orientação de sua prática, alinhando, por meio da *práxis*, teorização à ação política. Marx propunha um projeto de transformação radical da estrutura social a partir da superação das condições de opressão de classe.

As mudanças sociais são entendidas como fruto das contradições geradas pela oposição entre capital e trabalho ou burguesia e proletariado. É essa luta, a luta de classes, que impulsionaria as transformações sociais, possibilitando a superação do modo de produção capitalista. Dois exemplos encontrados na história servem para ilustrar: a Revolução Francesa (1789) e a Revolução Russa (1917), em que o partido operário é ator central na luta em favor de sua emancipação política.

Segundo Gohn (2004), o trabalho de Marx inspirou duas grandes correntes de pensamento. A corrente ortodoxa, a partir dos trabalhos sobre o desenvolvimento do capital encontrados no "Marx maduro", após 1850, enfatiza os fatores econômicos e macroestruturais da sociedade e tem como principais representantes Lênin e Trotsky. A segunda, denominada corrente heterodoxa ou histórico-humanista, afina-se com o "jovem Marx" e seus estudos sobre consciência, alienação e ideologia, entre outros, tendo como principais nomes os autores Rosa de Luxemburgo, Gramsci, Lukács e a Escola de Frankfurt.

Correntes de pensamento neomarxistas (ou contemporâneas) podem ser verificadas a partir da década de 1960 como críticas às correntes anteriores, em especial ao peso da determinação estrutural sobre os agentes das práticas. Essas constituiriam o emergente paradigma dos "Novos Movimentos Sociais" (Gohn, 2004), interessadas em analisar os movimentos sociais que surgiram na Europa a partir de 1960.

No contexto da Guerra Fria, da Guerra do Vietnã e da Primavera de Praga, e com a emergência de uma guerra nuclear, na década de 1960 expandiram-se novas formas de manifestação social, dinamizadas por distintos segmentos, mas particularmente por uma juventude escolarizada e politizada, mobilizada em direção a uma ampla transformação da vida social e dos sistemas (Touraine, 1994). Diferenciados das vanguardas operárias, esses movimentos – pacifistas, feministas, ambientalistas, estudantis – renovaram a luta política, afastando-se da centralidade antes conferida às classes sociais.

A partir dos anos 2000, diversos movimentos sociais ganham características transnacionais, como o movimento antiglobalização, a exemplo do Fórum Social Mundial. São movimentos com novos atores sociais, mobilizando temas e problemas da contemporaneidade e com novas estratégias de ação, organizados por meio de redes tecnológicas da sociedade da informação, que têm permitido grandes trocas entre os militantes ou ativistas. O jornal *Le Monde Diplomatique* passou a ser editado em vários idiomas, sendo escrito por adeptos ao movimento. Muitos ativistas são acadêmicos e têm tematizado suas experiências concretas de participação nos movimentos em teses e pesquisas nos campos das ciências sociais e ciências sociais aplicadas (Gohn, 2011).

PARTICIPAÇÃO SOCIAL EM SAÚDE

A noção de participação social foi incorporada às estratégias formuladas por distintos organismos internacionais para a intervenção sobre as denominadas "populações marginais" das áreas urbanas e rurais de países capitalistas periféricos, como parte da estratégia de "desenvolvimento dependente" desses países (Paim, 1984).

No caso da saúde, essa política de desenvolvimento das comunidades expressou-se por meio da medicina comunitária ou saúde comunitária. Formulada inicialmente nos EUA no começo da década de 1960 como estratégia de combate à pobreza, a medicina comunitária constituiu-se em propostas de simplificação do cuidado, extensão da cobertura, participação comunitária, utilização de pessoal auxiliar, regionalização e hierarquização de serviços em níveis diferentes de complexidade (Paim, 1984).

Na América Latina, o modelo desenvolveu-se na década de 1970 e constituiu-se em uma forma de operacionalizar princípios da medicina preventiva, incorporando princípios voltados para a integração das ações e dos serviços, a continuidade da atenção, a regionalização e a participação da comunidade (Paim, 2008). O modelo de estruturação piramidal e hierarquizada da rede levou à concentração de recursos nos níveis secundário e terciário, o que o caracterizou como hospitalocêntrico.

No Brasil, a medicina comunitária constitui experiências restritas, voltadas para a organização docente-assistencial, vinculadas ao Centro de Saúde-Escola, e posteriormente relacionadas com os programas de expansão da cobertura, como foi o caso do Programa de Saúde do Norte de Minas, em Montes Claros, como forma de experimentação do Programa de Interiorização das Ações de Saúde e Saneamento (PIASS) do Governo Federal a partir de 1977 (Paim, 1984, 2002). A participação comunitária era um dos princípios constituintes dessas experiências, embora assimiladas pelo discurso oficial de modo parcial, na dependência das conjunturas específicas das fundações americanas (Paim, 1984).

É importante enfatizar que as noções de participação comunitária até então estavam limitadas ao envolvimento da população com execução de serviços e com atividades de conscientização sobre hábitos de higiene, marcadas por práticas de mutirão (atividades de "autoajuda"), o que poderia representar processos de exploração da população local, já marcada por elementos de exclusão social. A participação social seria, portanto, limitada à noção de "colaboração" com o programa. Acrescente-se ainda como obstáculo para sua efetivação à época o contexto de autoritarismo vigente no Brasil na década de 1970 (Paim, 1984).

Em um plano mais geral, os elementos da medicina comunitária foram incorporados na estruturação da Atenção Primária à Saúde, como proposta de ampliação da cobertura dos serviços básicos de saúde baseados em sistemas de assistência à saúde simplificados (Paim & Almeida, 2000). De fato, a *organização da comunidade local* pode ser identificada como uma das principais observações relativas ao cuidado em saúde encontradas no relato das missões enviadas à China em 1973 e 1974 pela Organização Mundial da Saúde (OMS). Esses relatos retratavam um conjunto de atividades realizadas pelos comitês comunais, sob orientação dos chamados "médicos descalços", voltados para a atenção à saúde das comunidades rurais. Essas observações fundamentaram marcos institucionais importantes no campo da saúde, como a Declaração de Alma-Ata, que expressa em seu quarto parágrafo: "A população tem o direito e o dever de participar individual e coletivamente na planificação e na aplicação das ações de saúde."

A proposta de Saúde para Todos no Ano 2000 e a estratégia Atenção Primária de Saúde, frutos da Conferência de Atenção Primária de Alma-Ata (1978), alcançam diversos outros movimentos e destacam-se na Primeira Conferência Internacional sobre Promoção da Saúde (1986), sendo a participação social uma forte recomendação para superação da convencional atenção à saúde desde então.

Desse modo, a partir da segunda metade da década de 1970, organismos internacionais e nacionais de saúde vêm incorporando a noção de participação comunitária em seus programas de saúde. Essa noção passa a figurar nos discursos de governos, organismos internacionais ou organizações não governamentais (ONG), bem como aparece em documentos legais, fazendo confundir legalidade com legitimidade. Ocorre que, a despeito da natureza de sua prática, a participação aparecia como um valor em si, a ser adotado nos vários programas de saúde (Spinelli, 2008).

Na América Latina, nesse mesmo período, a maioria dos ministérios de saúde pública elaboraram programas de participação comunitária e muitos deles incorporaram à sua estrutura departamentos de participação comunitária (Ugalde, 2008). De modo geral, esses programas eram bastante similares, sendo todos apoiados e monitorados por agências internacionais, entre as quais OPAS/OMS, AID, IDRC, IBD, Unicef, FAO, Milkbank Foundation, Rockefeller Foundation e Kellog Foundation (Ugalde, 2008). Essas propostas assumiam como pressuposto a impossibilidade de os povos tradicionais se auto-organizarem e ainda que seus valores constituem fonte de limitação para as melhorias em saúde. Essas experiências em participação social em saúde vincularam-se a modelos assistencialistas baseados em concepções biomédicas e sem nenhuma preocupação com a autossustentabilidade dos projetos, de sorte que muitos projetos na América Latina não foram adiante (Ugalde, 2008). Experiências como essas denotam, de maneira clara, a marca da dependência dos países latino-americanos aos imperativos dos EUA no amoldamento do Estado e suas políticas, em particular as políticas de saúde.

No Brasil, as iniciativas de participação social em saúde também se iniciaram nas décadas de 1970 e 1980 e tiveram expressão na organização de conselhos comunitários,

Capítulo 18 • Participação e Controle Social no SUS

instituídos em âmbitos distintos (Escorel & Moreira, 2007). Existiram assim *conselhos comunitários* voltados para discussão das demandas da comunidade às autoridades políticas locais, em uma renovação da relação clientelista entre Estado e sociedade; *conselhos populares* como instâncias não institucionais dos movimentos sociais em defesa da autonomia em relação ao Estado e aos partidos políticos; e *conselhos administrativos* dirigidos ao gerenciamento participativo das unidades prestadoras de serviços, sem poder de influência nas políticas públicas de saúde (Tatagiba, 2002, *apud* Escorel & Moreira, 2007).

Diferentes concepções de participação social constituíram os programas de saúde, a partir da década de 1970, com alcances diversos. Conforme apresentamos, a *participação comunitária* estaria referida aos programas de extensão de cobertura fomentados pelas agências internacionais de saúde para América Latina e também como influência da Conferência de Atenção Primária em Saúde de Alma-Ata (1978). Tratava-se de iniciativas que buscavam, por um lado, o aproveitamento do trabalho não qualificado das comunidades nas ações sanitárias e, por outro, maior desenvolvimento comunitário (Carvalho, 1995, *apud* Escorel & Moreira, 2007).

A *participação popular* é uma iniciativa que surge depois, reivindicando reformas sociais mais amplas no conjunto da sociedade. Por popular entendem-se "excluídos" ou parcela da população excluída de acessos a bens e serviços. Seu escopo de ação extrapola as reivindicações dos sistemas de serviços de saúde, sendo dirigida ao conjunto da sociedade e do Estado. São lutas, portanto, voltadas para a redemocratização do Estado brasileiro e pelo direito ao acesso à saúde. Essas experiências são contemporâneas dos movimentos sociais urbanos e marcadas pelo confronto com o Estado (Carvalho, 1995, *apud* Escorel & Moreira, 2007).

A ideia de *participação social* é mais recente, sendo adotada a partir da década de 1990. O adjetivo social passa a referir-se à diversidade de interesses da sociedade, não apenas aos setores excluídos ou "populares". A ênfase está na participação cidadã, de todos, na construção da esfera pública a partir da luta pela ampliação dos direitos sociais e do pressuposto da existência de distintos interesses políticos no interior do Estado (Carvalho, 1995, *apud* Escorel & Moreira, 2007).

A noção de *participação política,* por sua vez, resgata um sentido mais amplo, sendo entendida como principal forma de transformação da realidade em saúde, considerando que as revoluções populares deveriam resultar em democracia, justiça e igualdade, princípios determinantes da saúde social (Teixeira, 1997, *apud* Paim & Almeida-Filho, 2000).

Ao longo da década de 1980 surgiram distintas iniciativas de participação social para estruturação do sistema nacional de saúde que resultou no SUS. A participação social estava presente nos colegiados de gestão das chamadas Ações Integradas em Saúde (AIS), implantadas no início da década de 1980 por meio de convênios trilaterais entre Ministério da Saúde, Instituto Nacional de Previdência Social (INAMPS) e secretarias estaduais e municipais de saúde. Entre elas se destacavam a Comissão Interinstitucional de Saúde (CIS), em nível estadual, a Comissão Interinstitucional Municipal de Saúde (CIMS) e a Comissão Interinstitucional Local de Saúde (CLIS) (Escorel & Moreira, 2007).

Na formulação do Sistema Único Descentralizado de Saúde (SUDS), implantado pelo INAMPS, também estavam previstas a participação de entidades comunitárias, sindicais e gremiais em instâncias consultivas e deliberativas. Estas, no entanto, não foram regulamentadas e resultaram em "lacunas interpretativas sobre quem deveria ter assento nos colegiados como representantes da sociedade organizada" (Escorel & Moreira, 2007: 998).

O Brasil viveu na década de 1980 um momento de forte mobilização social. Aqueles anos começaram sob a vitória das articulações políticas que propuseram a anistia, o multipartidarismo, a criação de centrais sindicais etc., que se prolongaram na luta pelas Diretas Já, pela Nova Constituição, nas eleições diretas e na implantação de políticas de Estado em áreas sociais, como previdência e saúde.

No caso da saúde, a grande mobilização ocorreu por meio da Reforma Sanitária que institucionalmente resultou no SUS e em um modelo de forte participação social para tomada de decisão e aplicação de políticas para o setor, conforme será analisado. A conjuntura era favorável, e o movimento da Reforma Sanitária avançou na concepção de uma estrutura de controle social para o sistema baseada na organização de conferências periódicas e de conselhos permanentes, responsáveis por definir diretrizes e fiscalizar a atuação de gestores. Os conselhos de saúde deveriam ser criados nas três esferas e compostos ou representantes da comunidade (usuários e prestadores de serviços). Propunha também a reformulação do papel, das funções e da composição do Conselho Nacional de Saúde, existente desde 1937. Além dos conselhos, as conferências, nos três níveis, deveriam assim funcionar como instâncias participativas do SUS (Escorel & Moreira, 2007). O desafio inicial era implantar esse modelo ante uma sociedade capitalista e uma cultura curativa e hospitalocêntrica, que rende dividendos a corporações farmacêuticas.

Com a criação do SUS, os conselhos e conferências ganham grande impulso, ainda que percorram uma diversidade de obstáculos. Entre as conferências após a criação do SUS, destaca-se a 9ª CNS, em 1992, responsável pela aprovação da Resolução 33 do Conselho Nacional de Saúde, regulamentando a constituição e a estruturação dos conselhos municipais e estaduais. Essa resolução foi o principal instrumento norteador da organização dos conselhos por 10 anos, quando em 2002, após amplas discussões nas conferências, plenárias e conselhos de saúde, foi revogada e substituída pela Resolução 333 do Conselho Nacional de Saúde (http://conselho.saude.gov.br/ultimas_noticias/2005/resolucao333.htm), estabelecendo diretrizes para criação, reformulação, estruturação e funcionamento dos Conselhos de Saúde (Escorel & Moreira, 2009). Passados 10 anos, essa última resolução foi substituída pela Resolução 453 do Conselho Nacional de Saúde, de 10 de maio de 2012 (http://conselho.saude.gov.br/resolucoes/reso_11), com novas atualizações sobre a estrutura e a dinâmica dos conselhos.

MOVIMENTOS SOCIAIS EM SAÚDE

Os movimentos sociais no campo da saúde (MSS) representam uma força política importante para o acesso à saúde e a qualidade de atendimento, assim como são fundamentais para uma mudança social mais ampla. Os MSS podem ser dirigidos ao acesso ou à prestação de serviços de saúde, à luta por uma doença ou deficiência em particular e às iniquidades de saúde e iniquidades em relação a raça, etnia, classe, gênero e/ou sexualidade, sendo constituídos por um conjunto de organizações formais e informais, apoiadores, redes de cooperação e mídia (Brown & Zavestoski, 2004).

Destaca-se o aumento dos estudos sobre MSS, enfatizando sua presença e poder nas sociedades contemporâneas. Os trabalhos cobrem as mais distintas áreas, como segurança do trabalhador, movimento de saúde da mulher, ativismo da AIDS e justiça ambiental, assim como se referem às mudanças mais amplas no sistema de cuidados de saúde. Para caracterizar os diversos movimentos sociais no campo da saúde, Brown & Zavestoski (2004) identificam três tipos, que podem ser superpostos, entre as várias experiências encontradas, quais sejam:

a. **Movimentos sociais voltados ao acesso equitativo e à melhoria dos serviços de saúde:** incluem os movimentos que visam à reforma do sistema de saúde nacional, ao acesso a especialistas, entre outros.

b. **Movimentos sociais "incorporados":** dirigem-se aos grupos de patologias e à experiência do adoecimento. Incluem doenças raras e negligenciadas ou que apresentam alguma controvérsia em sua explicação pelo conhecimento médico atual. São grupos que se organizam para alcançar reconhecimento médico, tratamento e/ou investigação. Além disso, alguns movimentos podem incluir integrantes não acometidos pela doença, mas que se percebem vulneráveis à doença ou são afetados indiretamente, como diversos homens ativistas que lutam contra o câncer de mama. São ainda exemplos desse tipo de movimento o movimento da AIDS e o de controle do tabaco.

c. **Movimentos sociais de base constitucional:** dirigem-se ao combate às iniquidades em saúde e às desigualdades de classe, raça, etnia, gênero e/ou sexualidade. Incluem movimento de saúde da mulher, movimento de saúde da população LGBTQIA+ e movimentos que lutam pela preservação do meio ambiente e por justiça ambiental. O movimento feminista de saúde tem contribuído para importantes conquistas, como a ampliação dos direitos reprodutivos, a expansão do financiamento e dos serviços em várias áreas, a alteração de formas de tratamento (como no caso do câncer de mama) e a mudança das práticas de pesquisa médica (Brown & Zavestoski, 2004). Os ativistas da AIDS obtiveram também expansão do financiamento, maior reconhecimento médico das alternativas de tratamento e mudanças importantes no modo como os ensaios clínicos são realizados (Brown & Zavestoski, 2004). De maneira semelhante, ativistas em saúde mental promoveram grandes mudanças nessa área, com modificações importantes nos tratamentos e a inclusão de direitos civis para segmentos excluídos, como o dos prisioneiros (Brown, 1984).

O Brasil também tem sido cenário desses movimentos sociais, sendo possível destacar, o Movimento da Reforma Psiquiátrica (Luta Antimanicomial), que surgiu em meados dos anos 1970, no mesmo contexto do movimento da Reforma Sanitária Brasileira. Partindo da crítica ao modelo asilar, espaço de institucionalização dos enfermos mentais, a luta pela Reforma Psiquiátrica alcançou grandes conquistas com a aprovação da Lei Paulo Delgado, em 2001, que desencadeou o processo de reformulação dos sistemas de cuidados mediante a implementação da Rede de Atenção Psicossocial (RAPS), também promovendo avanços no modo como a sociedade encara os problemas de saúde mental (Motta, 2022).

Além desse, outros movimentos incluíram as questões de saúde em suas pautas, a exemplo do movimento feminista, que contribuiu para os avanços na área da Saúde da Mulher (Boxe 18.4) e o Movimento LGBTQIA+, que protagonizou grande mobilização em torno da formulação da política de controle da AIDS (Boxe 18.5) e, mais recentemente, da política de saúde LGBT, bem como os movimentos negros (Boxe 18.6), o movimento dos trabalhadores rurais sem terra (Boxe 18.7) e os movimentos dos povos indígenas (Boxe 18.8).

Boxe 18.4 Movimentos feministas

Os movimentos feministas articulam um conjunto de entidades, organizações, frentes, partidos etc. com posições e vertentes políticas, ideológicas, filosóficas e culturais plurais, mas que convergem em torno da luta contra os padrões patriarcais e suas normas de gênero, relações de poder desiguais entre homens e mulheres e pela garantia de direitos amplos e fundamentais para as mulheres em sua diversidade – negras, brancas, indígenas, do campo, da cidade, ciganas, jovens, velhas, lésbicas, heterossexuais, cisgênero, transgênero etc. (Holanda, 2018). A trajetória e a história dos movimentos feministas no Brasil revelam a amplitude de lutas e conquistas por trabalho digno (licença-maternidade e salários equiparados), por direitos políticos, pelo direito das mulheres à autonomia e à integridade de seus corpos, pelo direito ao aborto e pelos direitos sexuais e reprodutivos, pela proteção da vida das mulheres e contra o estupro, a violência doméstica e o assédio sexual/moral, e contra todas as outras formas de discriminação, subordinação e opressão (Pinto, 2003).

Nesse sentido, a literatura sobre os movimentos feministas demonstra a relevante atuação de entidades e organizações no campo da saúde, buscando evidenciar as violências de gênero e as condições de vida e saúde das mulheres, suas ações e estratégias políticas, bem como suas conquistas em torno da garantia do direito à saúde integral das mulheres, pelos direitos sexuais e reprodutivos e emancipação, caso do Programa de Assistência Integral à Saúde da Mulher e da Política Nacional de Atenção Integral à Saúde da Mulher (Góes, 2018; Silveira, Paim & Adrião, 2019). Segundo o próprio documento, essa Política

[...] incorpora, num enfoque de gênero, a integralidade e a promoção da saúde como princípios norteadores e busca consolidar os avanços no campo dos direitos sexuais e reprodutivos, com ênfase na melhoria da atenção obstétrica, no planejamento familiar, na atenção ao abortamento inseguro e no combate à violência doméstica e sexual. Agrega, também, a prevenção e o tratamento de mulheres vivendo com HIV/AIDS e as portadoras de doenças crônicas não transmissíveis e de câncer ginecológico. Além disso, amplia as ações para grupos historicamente alijados das políticas públicas, nas suas especificidades e necessidades (Brasil, 2004: 5).

Boxe 18.5 Movimentos LGBTQIA+

Os movimentos LGBTQIA+ compreendem uma série de manifestações sociopolítico-culturais em favor do reconhecimento da diversidade sexual e pela promoção dos interesses dos indivíduos que não se enquadram na heteronormatividade dominante com relação às questões de gênero, ou seja, a dicotomia homem-mulher. O início dessas manifestações se deu na década de 1960 com a organização de entidades representativas que lutavam contra o preconceito que se exercia contra as pessoas homossexuais, a exemplo do Somos, grupo de afirmação homossexual surgido em São Paulo. Em 1979, em um dos primeiros encontros de homossexuais militantes no Rio de Janeiro, as resoluções incluíram a reivindicação da inclusão do respeito à orientação sexual na Constituição Federal, campanhas para retirada da homossexualidade da lista de doenças e a convocação de um primeiro encontro de um grupo de homossexuais organizados, o que aconteceu em abril de 1980 em São Paulo. No mesmo ano, uma cisão no grupo Somos levou ao surgimento do primeiro grupo exclusivamente lésbico. A partir de 1980, a atuação do Grupo Gay da Bahia (GGB) contribuiu para fortalecer o ativismo no Nordeste. Em 1983, o grupo Somos de São Paulo foi dissolvido. Nesse momento, eclodiu a epidemia do HIV/AIDS, o que reduziu o número de grupos ativistas e atrapalhou ainda mais o movimento, que, entretanto, cresceu como resposta à epidemia, tornando o Brasil pioneiro na resposta comunitária e governamental à AIDS (Barros, 2018). Nessa época também houve um aumento do número de grupos, bem como a expansão do movimento por todos os estados do país, além da diversificação dos tipos de organização. Paradas passaram a ocorrer por todo o país, sendo a maior delas a Parada do Orgulho LGBT de São Paulo, em 2011, que reuniu cerca de 4 milhões de pessoas. Em 2004 foi criado o programa "Brasil sem Homofobia", com o objetivo de criar uma articulação interministerial para inserir ações de combate à homofobia em diversos ministérios, bem como a criação de grupos de trabalho compostos por gestores, técnicos e ativistas que passaram a contribuir na proposição e controle social de políticas públicas voltadas para a garantia dos direitos dessa população. Na área da saúde, especificamente, foi elaborada a Política Nacional de Saúde Integral da População LGBT, em 2010, que contempla uma série de ações de proteção e assistência à saúde desses grupos (Brasil, 2010; Macedo, 2019; Freitas, 2020).

Boxe 18.6 Movimentos negros

Os movimentos negros brasileiros constituem uma pluralidade de vozes e diversidade de sujeitos, organizações e entidades políticas, sindicais, culturais, associativas, assistenciais e religiosas forjadas no campo da sociedade civil com características particulares em momentos distintos da história do país (Alberti & Pereira, 2004; Domingues, 2007). O racismo estrutural (Almeida, 2018), que marca a formação sócio-histórica do Brasil, submete a população negra às piores condições de vida e saúde e de acesso aos bens e serviços necessários à reprodução social. Nesse sentido, a resistência, a luta e a mobilização de homens e mulheres negras contra o racismo, o preconceito e a discriminação étnico-racial têm produzido um conjunto de conquistas pela garantia dos direitos humanos, políticos e sociais dessas populações, a exemplo do Programa Nacional de Direitos Humanos e do Estatuto da Igualdade Racial.

No campo da saúde, em particular, diversas pesquisas têm evidenciado as relações entre racismo e saúde e sistematizado as estratégias e a ação política de entidades e organizações negras pela garantia do direito à saúde e em defesa do SUS, tendo como expressão importante desse processo a formulação e implementação da Política Nacional de Saúde Integral da População Negra, aprovada pelo Conselho Nacional de Saúde, em 2006, após uma luta histórica de várias entidades do movimento negro. Os objetivos dessa política contemplam o combate à discriminação étnico-ra-

cial nos serviços e atendimentos oferecidos no SUS, bem como a promoção da equidade em saúde da população negra, sendo fruto da pactuação de compromissos entre o Ministério da Saúde e a Secretaria Especial de Políticas de Promoção da Igualdade Racial (Brasil, 2007; Araújo & Teixeira, 2016; Wernek, 2016).

Boxe 18.7 Movimento dos trabalhadores e trabalhadoras rurais sem terra

O movimento dos trabalhadores e trabalhadoras rurais sem terra, conhecido como Movimento dos Sem Terra ou MST, é fruto de uma questão agrária que é estrutural e histórica no Brasil. Surgiu da reunião de vários movimentos populares de luta pela terra e foi criado formalmente no Primeiro Encontro Nacional de Trabalhadores Sem Terra, realizado em janeiro de 1984, em Cascavel, no estado do Paraná. Tem por princípios a luta pela terra, pela reforma agrária e pelo socialismo. (Morissawa, 2001; Stédile & Fernandes, 2012). Atualmente, o MST encontra-se organizado em 25 estados brasileiros, com uma base formada por núcleos (compostos por 500 famílias), brigadas (grupos de até 500 famílias), direção regional, direção estadual e direção nacional. Além disso, está estruturado em setores e coletivos, responsáveis pela formulação e implementação de propostas alternativas às políticas governamentais convencionais. São setores do MST: saúde, direitos humanos, gênero, sexualidade, educação, cultura, comunicação, formação, projetos e finanças, produção, cooperação e meio ambiente e frente de massa. São coletivos do MST: juventude, relações internacionais e LGBT Sem Terra.

Assim, o MST luta pela garantia de um conjunto de políticas sociais amplas para o campo, como crédito para produção, infraestrutura, habitação, educação, saúde, cultura, equidade étnico-racial e de gênero etc. Na área da saúde, pesquisas e estudos revelam que o MST tem produzido um conjunto de ações de promoção, prevenção e de recuperação da saúde dentro de seus territórios, bem como evidencia diversas propostas e estratégias de luta pela garantia do direito universal à saúde no Brasil, a exemplo da ocupação de órgãos públicos, inserção em conselhos e conferências de saúde e a participação do movimento na formulação e implementação da Política Nacional de Saúde Integral das Populações do Campo, da Floresta e das Águas (Brasil, 2013; Barros & Teixeira, 2018; Barros, 2021). A luta do MST por saúde é parte do Programa de Reforma Agrária Popular, que articula o que impõe a luta pela democratização da terra, o debate de questões ambientais, a defesa da produção agroecológica livre de agrotóxicos, o entendimento de que as sementes são patrimônio coletivo dos povos, contra a fome e o latifúndio, a defesa da vida e dos direitos sociais, à educação, à cultura e à saúde, incluindo a defesa do SUS (Barros, 2021).

Boxe 18.8 Movimentos indígenas

Movimento indígena, segundo uma definição mais comum entre as lideranças indígenas, é o conjunto de estratégias e ações que as comunidades, organizações e povos indígenas desenvolvem de forma minimamente articulada em defesa de seus direitos e interesses coletivos. O líder indígena Daniel Mundurucu costuma dizer que no lugar de movimento indígena dever-se-ia dizer Índios em Movimento (Baniwa, 2007: 128). A literatura aponta que os povos originários, erroneamente chamados "indígenas", sofrem há séculos opressão, perseguição e massacres. Muitos povos e culturas foram dizimados. A mobilização política desses grupos começou na década de 1970 com o auxílio de antropólogos, intelectuais, universidades, ONG e a Igreja Católica. Desde então vem sendo construído um crescente protagonismo, autonomia e empoderamento dos indígenas na definição de prioridades, na articulação do discurso e nas formas de ação a partir de suas próprias experiências, necessidades e visões de mundo, em meio a uma luta constante contra poderosas forças contrárias, experimentando fases de avanço e outras de retrocesso.

As principais reivindicações são relativas à posse da terra, uma vez que já foi reconhecido legalmente seu direito a elas a partir de sua condição de primeiros ocupantes e porque a terra para eles é sagrada e elemento essencial para preservação de seu modo de vida, cultura e tradições. A mobilização conseguiu a demarcação de uma expressiva área territorial, mas não contemplou todos os povos, e a posse frequentemente é contestada e disputada, muitas vezes envolvendo invasões e outras ações violentas, sendo uma questão em perene controvérsia.

A identidade étnica e cultural e o direito à diversidade vêm sendo fortalecidos, e também já foram obtidas conquistas em áreas como educação, saúde e inclusividade, as quais, no entanto, são muitas vezes insuficientes. Apesar dos avanços, os indígenas ainda permanecem em situação de vulnerabilidade, sofrem com o racismo e a discriminação, e estão sempre presentes as ameaças de aculturação, perda de tradições e saberes, violência e transmissão de doenças pelo contato com não indígenas ou missionários religiosos.

Na área da saúde, vem sendo discutida, desde os anos 1980, a importância da formulação de uma política de saúde voltada especificamente para esses grupos, o que finalmente ocorreu em 2002 com a aprovação da Política Nacional de Atenção à Saúde dos Povos Indígenas (Brasil, 2002) e o desenvolvimento dos Distritos Sanitários Especiais Indígenas (DSEI), unidade gestora descentralizada do Subsistema de Atenção à Saúde Indígena (SasiSUS). Trata-se de um modelo de organização de serviços – orientado para um espaço étnico-cultural dinâmico, geográfico, populacional e administrativo bem delimitado – que contempla um conjunto de atividades técnicas que se fundamentam em medidas racionalizadas e qualificadas de atenção à saúde. Além disso, promove a reordenação da rede de saúde e das práticas sanitárias por meio de atividades administrativo-gerenciais necessárias à prestação da assistência, com base no controle social. No Brasil, há 34 DSEI divididos por critérios territoriais, tendo por base a ocupação geográfica das comunidades indígenas, não obedecendo assim aos limites dos estados. Sua estrutura de atendimento conta com unidades básicas de saúde indígenas, polos-base e as Casas de Apoio a Saúde Indígena (CASAI) (https:// saudeindigena1.websiteseguro.com/coronavirus/dsei/).

GESTÃO PARTICIPATIVA NO SUS: CONSELHOS E CONFERÊNCIAS DE SAÚDE

Os conselhos e conferências foram adotados por várias áreas sociais e consolidados como mecanismos de democracia participativa (Lobato, 2009). Entre as modalidades participativas na gestão pública, os conselhos municipais representam as de maior número e crescimento no país, desde a redemocratização, atingindo uma média de cinco por município (Fedozzi, 2009), envolvendo mais de 200 mil pessoas eleitas pelas comunidades no país. Eles representam o governo, o setor privado e a sociedade civil (profissionais e usuários). No caso da saúde, somam-se hoje mais de 76 mil conselheiros municipais de saúde, 50% dos quais representam os usuários (Moreira, 2010). A despeito do crescimento expressivo, é necessário indagar acerca do real sentido democrático da institucionalização dessas práticas participativas.

A Constituição de 1988 dotou os conselhos de controle social de poder fiscalizatório, consultivo e deliberativo (pode decidir se uma política é válida ou não, tendo poder de voto). Os conselhos de controle social têm formação paritária, com igual número de representantes da sociedade

(usuários), trabalhadores, de empresas do setor e do Executivo. O número de cadeiras e a forma de atuação (se reunião mensal, bimensal ou semanal) são decididos por conselho, desde que respeitada a paridade da representação. Os representantes dos governos geralmente são ocupantes de cargos nas secretarias. Muitas vezes o próprio secretário é o presidente desses conselhos. A indicação dos trabalhadores e dos empresários é definida por organizações clássicas (sindicatos, associações) e a da sociedade, por entidades de movimentos sociais (ONG, universidades etc.), também relacionados com o tema ali tratado.

No caso do setor saúde, é a Lei 8.142, de 28 de dezembro de 1990, que regulamenta a participação da sociedade no SUS, determinando duas instâncias de participação para cada esfera de governo:

- **Conferências de saúde:** fóruns de debate com a representação dos segmentos sociais com o objetivo de analisar a situação de saúde e propor diretrizes para a formulação das políticas de saúde. As conferências devem ser realizadas a cada 4 anos.
- **Conselhos de saúde:** instância em caráter permanente e deliberativo, trata-se de um órgão colegiado composto por segmentos do governo, prestadores de serviço, profissionais de saúde e usuários. Os conselhos devem "atuar na formulação de estratégias e no controle da execução da política de saúde na instância correspondente, inclusive nos aspectos econômicos e financeiros, cujas decisões serão homologadas pelo chefe do poder legalmente constituído em cada esfera do governo" (Lei 8.142/90). A participação dos usuários nos conselhos de saúde e conferências deverá ser paritária em relação ao conjunto dos demais segmentos.

Conferências de saúde

A primeira Conferência Nacional de Saúde (CNS) foi instituída em 1937, no então chamado Ministério da Educação e Saúde, mas somente em 1941 foi realizada a 1ª CNS. Nesse momento, as CNS eram "destinadas a facilitar ao Governo Federal o conhecimento das atividades concernentes à educação e à saúde, realizadas em todo o país, e a orientá-lo na execução nos serviços locais de educação e saúde, bem como na concessão do auxílio e da subvenção federais" (Lei 378, de 13 de janeiro de 1937).

Assim, o papel das conferências, em seu início, foi promover o intercâmbio de informações para propiciar ao Governo Federal o controle das ações implantadas pelos estados e municípios, como visto nas conferências de 1941 e 1950, que se assemelharam a encontros técnicos de administradores federais e estaduais ancorados em uma visão de setores médicos (Cesaltina, 2003). A 3ª CNS ocorreu em 1963, em pleno governo João Goulart, e ficou marcada por posições radicais próprias do período, apesar da baixa participação social. Na verdade, aquela conferência foi assistida apenas por reduzido número de delegados ocupantes de cargos governamentais.

Quatro outras CNS foram realizadas nas duas décadas do regime militar com o mérito de ampliar o foco dos debates sem, no entanto, alterar seu caráter burocrático.

Capítulo 18 • Participação e Controle Social no SUS

A ruptura se deu com a 8ª CNS, em 1986. Essa conferência contou com representantes dos movimentos sociais e da sociedade civil, além de técnicos, gestores e profissionais da saúde. Seu principal resultado foi a inserção da Reforma Sanitária na agenda política do setor saúde. Essa nova agenda adentrou a Assembleia Nacional Constituinte e deu vida ao Sistema Único de Saúde (Escorel & Moreira, 2008).

A Lei 8.142/90 estabeleceu que as CNS aconteceriam a cada 4 anos, com a representação de vários segmentos sociais. Outra garantia trazida pela mesma lei é a de composição paritária – nos conselhos e nas conferências – entre usuários e demais setores que compõem o setor saúde. A legislação também previu um fluxo decisório e operacional no qual as CNS propõem diretrizes para a formulação de políticas a partir da avaliação da situação da saúde, os conselhos formulam estratégias e controlam a execução das políticas e os órgãos executivos (Ministério e secretarias) implementam as políticas e homologam as deliberações dos conselhos. As CNS são precedidas de conferências municipais e estaduais. Não têm caráter deliberativo, mas seus debates, mesmo que nem sempre levem a ações das instâncias executivas, influenciam processos na gestão do SUS, como a tendência à municipalização que marcou a 9ª CNS (Escorel & Moreira, 2008).

Desse modo, as CNS – assim como os conselhos de saúde – representam avanços na participação social no interior do SUS. Por isso, assim como os conselhos, enfrentam limites e desafios que devem ser analisados para sua possível superação. Uma linha do tempo identificando as conferências nacionais de saúde pode ser visualizada no Boxe 18.9.

Boxe 18.9 Linha do tempo das conferências nacionais de saúde

- **1ª Conferência – 1941:** defesa sanitária da população, assistência social aos indivíduos e às famílias e proteção da maternidade, da infância e da adolescência – concepção curativa e não preventiva. Estudo das bases da organização de um programa nacional de saúde e de um programa nacional de proteção da infância. Estudo e definição do sistema de organização e de administração sanitárias e assistenciais, em âmbito estadual e municipal. Coordenação e intensificação das campanhas nacionais contra a lepra e a tuberculose e avaliação da situação das cidades e vilas de todo o país quanto à montagem e ao funcionamento dos serviços de água e esgoto.
- **2ª Conferência – 1950:** estabelecimento de legislação referente à higiene e à segurança do trabalho e à prestação de assistência médica e sanitária preventiva para trabalhadores e gestantes.
- **3ª Conferência – 1963:** primeira conferência após a criação do Ministério da Saúde. Proposta inicial de descentralização da saúde, com a definição das atribuições dos governos federal, estaduais e municipais no campo das atividades médico-sanitárias e a descentralização executiva dos serviços, com a efetiva participação dos municípios na solução dos problemas de Saúde Pública.
- **4ª Conferência – 1967:** situação sanitária da população brasileira. Distribuição das atividades médico-sanitárias nos níveis federal, estadual e municipal. Municipalização dos serviços de saúde. Fixação de um plano nacional de saúde. Recursos humanos para as atividades de saúde. Recursos humanos necessários às demandas de saúde no país. O profissional de saúde que o Brasil necessita. Responsabilidade do Ministério da Saúde na formação e no aperfeiçoamento dos profissionais de saúde e do pessoal de ensino médio e auxiliar. Responsabilidade das universidades e escolas superiores no desenvolvimento de uma política de saúde.
- **5ª Conferência – 1975:** Política Nacional de Saúde. Constituição do Sistema Nacional de Saúde com a elaboração de uma política nacional de saúde. Programa Nacional de Saúde Materno-Infantil. Sistema Nacional de Vigilância Epidemiológica. Programa de controle das grandes endemias. Extensão das ações de saúde às populações rurais.
- **6ª Conferência – 1977:** controle das grandes endemias e interiorização dos serviços de saúde. Ainda com uma concepção assistencialista e curativa, foram discutidas a situação de controle das grandes endemias, a operacionalização dos diplomas legais básicos em matéria de saúde, a interiorização dos serviços de saúde e a Política Nacional de Saúde.
- **7ª Conferência – 1980:** extensão das ações de saúde por meio dos serviços básicos. Implantação e desenvolvimento do Programa Nacional de Serviços Básicos de Saúde (PREV-SAÚDE).
- **8ª Conferência – 1986:** Reforma Sanitária – criação de uma ação institucional correspondente ao conceito ampliado de saúde – promoção, proteção e recuperação. Saúde como direito inerente à cidadania e à personalidade. Reformulação do Sistema Nacional de Saúde e financiamento do setor saúde. Grande marco na história das conferências nacionais de saúde, contou com a participação da população nas discussões. Suas propostas foram contempladas tanto no texto da Constituição Federal de 1988 como nas Leis Orgânicas da Saúde 8.080/90 e 8.142/90. Os delegados, impulsionados pelo movimento da Reforma Sanitária, propuseram a criação de uma ação institucional correspondente ao conceito ampliado de saúde, que envolve promoção, proteção e recuperação.
- **9ª Conferência – 1992:** saúde: municipalização é o caminho. Sociedade, governo e saúde. Seguridade social. Implementação do SUS. Controle social. Descentralização e democratização do conhecimento. Criação de comissões intergestores bipartite, em nível estadual, e tripartite, em nível federal.
- **10ª Conferência – 1996:** SUS: construindo um modelo de atenção à saúde para a qualidade de vida. Saúde, cidadania e políticas públicas. Gestão e organização dos serviços de saúde. Controle social na saúde. Financiamento da saúde. Recursos humanos para a saúde. Atenção integral à saúde. Criação da NOB 96 – Norma de Operação Básica do SUS.
- **11ª Conferência – 2000:** o Brasil falando como quer ser tratado. Efetivando o SUS: acesso, qualidade e humanização na atenção à saúde com controle social.
- **12ª Conferência – 2003:** saúde: um direito de todos e um dever do Estado. A saúde que temos, o SUS que queremos. Direito à saúde. A seguridade social e a saúde. A intersetorialidade das ações de saúde. As três esferas de governo e a construção do SUS. A organização da atenção à saúde. Controle social e gestão participativa. O trabalho na saúde. Ciência e tecnologia e a saúde. O financiamento da saúde. Comunicação e informação em saúde. A 12ª Conferência Nacional de Saúde – a Conferência Sérgio Arouca – contou com a importante participação da população tanto nas etapas municipais e estaduais como na nacional.
- **13ª Conferência – 2007:** saúde e qualidade de vida: política de Estado e desenvolvimento. Desafios para a efetivação do direito humano à saúde no século XXI: Estado, sociedade e padrões de desenvolvimento. Políticas públicas para a saúde e qualidade de vida: o SUS na seguridade social e o pacto pela saúde. A participação da sociedade na efetivação do direito humano à saúde.
- **14ª Conferência – 2011:** estabelecer um sistema de saúde público e universal foi uma das mais representativas conquistas brasileiras. Hoje, milhões de pessoas dependem do SUS e todos, em algum momento, utilizam a rede pública – seja para se vacinar, seja em situações de emergência, seja para procedimentos de alta complexidade, como os transplantes. Não chegaríamos a esse patamar sem a participação dos gestores, dos profissionais de saúde e, principalmente, da população.

- **15ª Conferência – 2015:** a partir do tema "Saúde pública e qualidade para cuidar bem das pessoas: direito do povo brasileiro", a 15ª CNS foi organizada em oito eixos, a saber: direito à saúde, garantia de acesso e atenção; participação e controle social; valorização do trabalho e da educação em saúde; financiamento do SUS e relação público-privado; gestão do SUS e modelos de atenção à saúde; informação, educação e política de comunicação do SUS de qualidade; ciência, tecnologia e inovação no SUS; e reformas democráticas e populares do Estado. A 15ª CNS foi construída com a preocupação de inovar o desenho institucional das conferências de saúde no que se refere à sua dinâmica participativa e de garantir maior efetividade da conferência nas políticas de saúde. Para isso, buscou ampliar sua base social, mobilizando, além da rede de conselhos, os movimentos sociais até então alijados dos espaços institucionalizados de participação, por meio das conferências livres. Outra estratégia adotada refere-se à politização no processo de elaboração das diretrizes e propostas, relacionando o fenômeno político da conferência à conjuntura brasileira (Temoteo-da-Silva & Lima, 2019a).
- **16ª Conferência – 2019:** conhecida pela marca da 8ª+8, em alusão à relevância da 8ª CNS, o tema da 16ª CNS foi "Democracia e saúde: saúde como direito e consolidação e financiamento do SUS", sendo seus eixos: saúde como direito, consolidação dos princípios do SUS, e financiamento adequado e suficiente para o SUS.

Fonte: Conferências Nacionais de Saúde: contribuições para construção do SUS. Disponível em: http://www.ccms.saude.gov.br/cns/index.php.

Conselhos de saúde

Os conselhos de saúde foram instituídos pela Lei 8.142/90 (Brasil, 1990). A Emenda Constitucional 29, de 13 de setembro de 2000 (Brasil, 2000), regulamentada pela Lei Complementar (LC) 141 (2012), e a Resolução 333 (Conselho Nacional de Saúde, 2002), atualizada pelas Resoluções 453 (Conselho Nacional de Saúde, 2012) e 554 (Conselho Nacional de Saúde, 2017), constituem-se nos principais regulamentos do controle social no SUS (Quadro 18.1).

Os conselhos municipais de saúde encontram-se implantados em todos os municípios brasileiros. Em 2005 foi implantado o último conselho, no município de Cedral, no Maranhão (Moreira, 2010). Apesar do avanço de sua expansão, muitos conselhos foram criados segundo critérios predominantemente políticos, sem participação da sociedade civil organizada, e funcionam com muitas fragilidades, dependendo em grande medida de recursos federais (Moreira, 2010). A partir de 1990, quando a Lei 8.142 foi sancionada, houve aumento considerável do número de conselhos, incluindo, além do Conselho Nacional de Saúde e os Conselhos Estaduais de Saúde dos 26 estados da Federação, mais de cinco mil e quinhentos conselhos municipais de saúde, atingindo, assim, a quase totalidade dos municípios brasileiros (Moreira & Escorel, 2009). No entanto, é necessário levar em conta que os anos 1990 foram marcados pela confluência de duas reformas, que se antagonizam: de um lado, a Reforma Sanitária, com o ideário da 8ª CNS e a proposta de redemocratização do país, de outro, uma reforma administrativa do Estado de matriz neoliberal, implantada desde a era Collor, e especialmente no governo FHC, o que fez frear os impulsos voltados para um Estado forte dirigido aos interesses da população (Moreira, 2010).

Quadro 18.1 Organização e funcionamento dos conselhos de saúde

Tema	Mudanças expressas na Resolução 453 CNS (2012) em relação à Resolução 333 CNS (2002)
1. Atribuições	Na nova versão foram incluídas as atribuições previstas na Lei Complementar 141, de 13 de janeiro de 2012, e no Decreto 7.508, de 28 de junho de 2011, que regulamentam a Lei Orgânica da Saúde. Assim, os conselhos poderão avaliar, explicitando os critérios utilizados, a organização e o funcionamento do SUS e, além disso, irão examinar propostas e denúncias de indícios de irregularidades, responder em seu âmbito a consultas sobre assuntos pertinentes às ações e aos serviços de saúde, bem como apreciar recursos a respeito de deliberações do conselho, em suas respectivas instâncias
2. Mandato	De acordo com a nova versão, o tempo de mandato dos conselheiros será definido pelas respectivas representações. Entidades, movimentos e instituições eleitos para o conselho de saúde terão seus representantes indicados, por escrito, conforme processos estabelecidos pelas respectivas entidades, movimentos e instituições e de acordo com sua organização, com a recomendação de que ocorra a renovação de seus representantes
3. Renovação de entidades	A recomendação explicitada no novo texto é de que a cada eleição os segmentos de representações de usuários, trabalhadores e prestadores de serviços, a seu critério, promovam a renovação de no mínimo 30% de suas entidades representativas
4. Responsabilidades	A atualização do texto deixou explícito que no exercício de sua função o conselheiro deve estar ciente de que responderá, conforme legislação vigente, por todos os seus atos
5. Participação da sociedade	As reuniões plenárias dos conselhos de saúde, além de abertas ao público, deverão acontecer em espaços e horários que possibilitem a participação da sociedade
6. Orçamento	O conselho de saúde terá poder de decisão sobre seu orçamento, não sendo mais apenas o gerenciador de suas verbas
7. Quórum	A nova redação esclarece os conceitos de maioria simples (o número inteiro imediatamente superior à metade dos membros presentes), maioria absoluta (o número inteiro imediatamente superior à metade do total de membros do conselho) e maioria qualificada (dois terços do total dos membros do conselho) de votos para tomada de decisão do CNS
8. Competências	A adequação das competências dos conselhos ao que está previsto no atual regimento do CNS também foi explicitada no novo texto
9. Banco de dados	Compete ao próprio conselho atualizar periodicamente as informações sobre o conselho de saúde no Sistema de Acompanhamento dos Conselhos de Saúde

Os conselhos de saúde integram o conjunto de "conselhos gestores" criados pela Constituição de 1988. Esses espaços representaram a principal inovação nas políticas públicas pós-ditadura, por terem o papel de mediar a relação entre Estado e sociedade, transformando-se em nova esfera pública e espaço de participação política (Escorel & Moreira, 2008). Para Gohn (2003), os conselhos gestores moldaram um novo padrão para as relações entre Estado e sociedade.

O texto legal estabelece a obrigatoriedade da paridade de conselheiros indicados pelos usuários, profissionais de saúde e gestores de saúde, mas não dita números exatos, o que é definido por cada conselho instituído. Por recomendação das CNS, essa paridade passou a ser preenchida da seguinte maneira: 50% de representantes de usuários, 25% de representantes dos profissionais e 25% de gestores e prestadores de bens e serviços de saúde.

A lei define os conselhos municipais, estaduais e nacional de saúde como órgãos colegiados de caráter permanente e deliberativo, que atuam na formulação de estratégias e no controle da execução de políticas de saúde na instância correspondente (município ou estado ou União), inclusive nos aspectos econômicos e financeiros, cujas decisões serão homologadas pelo chefe do poder constituído em cada esfera de governo.

Os conselhos, assim, conjugam características da democracia representativa com elementos da democracia direta, como o controle dos atos do conselheiro, diretamente ou por meio de entidades. Os conselhos de saúde representam avanços consideráveis para que os cidadãos controlem as ações governamentais, uma vez que se constituem em espaço de poder, de conflito e de negociação. No entanto, é fundamental indagarmos em que medida os conselhos de saúde têm influenciado o *processo decisório* das políticas de saúde para que possamos ter uma visão mais crítica sobre seu alcance.

Avanços, problemas e desafios

A literatura sobre conselhos e conferências de saúde no Brasil tem crescido ao longo da implantação do SUS. Trata-se, em sua maioria, de trabalhos sobre conselhos municipais que analisam a dinâmica interna do conselho, evidenciando os desafios enfrentados no processo participativo. Ainda persiste como lacuna a análise da efetividade dos conselhos e conferências na política de saúde e na saúde da população, bem como pouca articulação entre a formulação de base empírica dos estudos e uma dada referência teórica, indicando que o conhecimento produzido sobre o tema ainda é superficial, necessitando maior aprofundamento epistemológico (Temoteo-da-Silva & Lima, 2021). Entre os principais problemas relativos às dificuldades na operacionalização dos conselhos de saúde comumente destacados pela literatura, destacam-se:

1. **Baixa visibilidade:** os conselhos não são conhecidos pela população local. Enfatiza-se, nesses casos, a baixa divulgação que fazem de suas atividades nos meios de comunicação, bem como o fato de não convocarem a população geral para a discussão de questões relativas à saúde. Nesse particular, cabe registrar que a Resolução 453 (Conselho Nacional de Saúde, 10/05/12) determina a necessidade de os conselhos divulgarem amplamente as agendas de suas reuniões, bem como reunir-se em local de fácil acesso.

2. **Baixa representação:** parcialmente decorrente do problema apontado no item anterior, muitas vezes a população desconhece o papel dos conselhos e geralmente os identifica como espaço para demandas específicas ou denúncias pontuais sobre saúde. Isso também afeta a indicação de representantes como conselheiros, especialmente no caso do segmento de usuários.

3. **Baixa representatividade:** conselheiros que não traduzem apropriadamente as demandas de sua entidade ou instituição de origem.

4. **Burocratização:** grande parte do tempo de discussão das reuniões é gasta em assuntos internos, transformando as sessões em momentos burocráticos para aprovação de Relatórios de Gestão, Planos de Saúde ou Orçamento, sem ampla discussão sobre temas fundamentais.

5. **Precariedade da estrutura:** condições operacionais (comunicação, apoio financeiro e secretarial) e de infraestrutura (sede própria, linhas de telefone) impõem mais dificuldades ao bom funcionamento do cotidiano dos conselhos, o que é destacado por muitos estudos como um limite da ação.

6. **Baixa qualificação e informação dos conselheiros:** a baixa capacidade em relação aos aspectos de ordem técnica, política e logística reduz as possibilidades de ação dos conselheiros de saúde. Isso se traduz inclusive no frágil poder fiscalizador do conselho em torno do orçamento destinado à saúde.

7. **Fisiologismo:** as ações políticas e as decisões do conselho são tomadas em função da troca de favores, favorecimentos e outros benefícios de interesses pessoais ou de determinado grupo, em vez dos interesses comuns.

8. **Cooptação.**

9. **Autoritarismo, corporativismo, atuação perniciosa de partidos políticos:** demonstra que a cultura política tradicional expressa pelo autoritarismo, patrimonialismo e clientelismo presentes na sociedade brasileira se reproduz na arena interna do conselho.

10. **Insuficiência do conselho na formação da consciência cidadã, tendo seu alcance limitado.**

11. **Imprecisão sobre o chamado "caráter deliberativo" atribuído aos conselhos:** falta de definição jurídica do que seria caráter deliberativo.

12. **Os conselheiros não se sentem com poder suficiente para imprimir mudanças necessárias no sistema de saúde:** a falta de interesse dos usuários pela participação está relacionada com a frustração da população com o pequeno poder de influência do conselho na condução do sistema de saúde

13. **Aumento do número de conselhos sem o crescimento proporcional de uma base participativa.**

Segundo dados da pesquisa Monitoramento e Apoio à Gestão Participativa do SUS, a maioria dos conselhos municipais no Brasil opera com dificuldade (70%) ou de maneira incipiente (17%), com apenas 1% conseguindo atingir o nível de pleno funcionamento estabelecido na 12ª CNS e 10% funcionando bem (PartcipaNet SUS, 2010).

Estudos apontam entraves importantes no funcionamento das instâncias participativas, como "baixa representatividade; baixa renovação de conselheiros; amplitude de competências; concorrência de competências com poderes constituídos e eleitos, em especial as deliberativas; falta de recursos para cumprimento das atribuições; corporativismo e falta de compromisso político com interesses coletivos" (Lobato, 2009: 10). Soma-se a esses fatos a prática de cooptação ou seletividade de governos e gestores, que muitas vezes ignoram as decisões dos conselhos e conferências, bem como não apoiam o exercício dos conselhos (Lobato, 2009).

Ao longo da década de 1990, pelos motivos já assinalados, os conselhos tiveram seu poder esvaziado e as conferências passaram a ter pequena influência sobre a proposição das políticas (Souza, 2010). As discussões políticas deram lugar a um debate tecnocrático, resumido apenas a disputas sobre as melhores técnicas e ferramentas de gestão para serem aplicadas no sistema. Com isso, ganharam força as comissões tri e bipartites do SUS (formadas por técnicos e gestores), enquanto, paralelamente, conselhos e conferências (que contam com a participação da sociedade) apresentavam resultados negativos, a exemplo da 12ª CNS (2003), que terminou inconclusa, e da 13ª CNS (2007), que ficou marcada pela cisão entre representantes dos gestores e da sociedade civil.

A partir da segunda década dos anos 2000, o Conselho Nacional de Saúde vem firmando uma configuração mais participativa no desenho institucional das conferências, fortalecendo o debate político ao considerar a conjuntura histórico-política concreta diante da qual são elaboradas as diretrizes e propostas, e encaminhado em tempo hábil as recomendações da conferência aos Poderes Executivo e Legislativo para subsidiar o debate sobre o Plano Plurianual (PPA) e o Plano Nacional de Saúde (PNS) (Temoteo-da-Silva & Lima, 2019a; Araújo *et al.*, 2022).

Ao mesmo tempo, as pautas do Conselho Nacional de Saúde têm expressado uma inflexão que extrapola as discussões corporativas. Uma análise dos interesses disputados pelas entidades no CNS permitiu identificar que, embora as categorias de profissionais exerçam um protagonismo político relevante na defesa de seu interesse legítimo em torno das causas trabalhistas, ao mesmo tempo que os distintos movimentos sociais diputam o reconhecimento de suas particularidades nas políticas de saúde, há um alinhamento político entre o Fórum dos Trabalhadores e Trabalhadoras da Saúde (FENTAS) e o Fórum dos Usuários no plenário do CNS em torno da defesa do SUS (Temoteo-da-Silva & Lima, 2019b).

O Conselho Nacional de Saúde tem acumulado forças políticas e desempenhado um papel contra-hegemônico no interior do núcleo do processo decisório da política da saúde no Brasil, assumindo o projeto de saúde que defende o SUS constitucional. Na conjuntura recente em que o Governo Federal e o Ministério da Saúde assumiram explicitamente o projeto mercantilista da saúde para o setor, o conselho nacional se constituiu em um bloco político de resistência e enfrentamento constante dentro e fora do Estado, sendo uma barreira relevante e imprescindível, no cenário nacional, ao processo de desmonte do SUS, embora não tenha tido poder suficiente para mudar a correlação de forças, cujo vetor aponta para o fortalecimento do projeto mercantilista da saúde. Nos últimos 5 anos, a participação do Conselho Nacional de Saúde tem sido boicotada pelo Ministério da Saúde nas discussões de pautas das políticas de saúde (Temoteo-da-Silva & Lima, 2022).

No entanto, os conselhos de saúde ainda convivem com importantes contradições (p. ex., o fato de paridade não significar proporcionalidade). Há mais usuários do que empresários e há governos mais ou menos influenciados pelo poder econômico de grupos privados. Trabalhadores públicos, por sua vez, tendem a adotar uma pauta sindical no lugar de uma análise consistente das políticas públicas em discussão. Já os governos pretendem ter suas ações e políticas aprovadas e elogiadas pelo conselho.

Uma importante questão vem sendo enfrentada para superação dos problemas relativos à efetividade dos conselhos: a capacitação dos conselheiros. Ainda no final da década de 1990, diversas solicitações, provenientes de todo o país, demandavam informações e diretrizes para balizar o processo de educação permanente e contribuir para a efetividade do controle social no SUS. Em 1999, o Conselho Nacional de Saúde discutiu e deliberou pela formulação de diretrizes gerais para capacitação de conselheiros de saúde. O documento "Diretrizes Nacionais para Capacitação de Conselheiros de Saúde" (Brasil, 2002) foi então elaborado com a participação de representantes do Programa de Educação em Saúde, da Secretaria de Políticas de Saúde do Ministério da Saúde, universidades, ONG, trabalhadores, secretarias de saúde e conselhos estaduais e municipais de saúde, reunindo as mais diversas experiências.

Na década de 2000, importantes iniciativas ministeriais são implantadas com o objetivo de fortalecer os conselhos de saúde e capacitar os diversos segmentos que os compõem. Nessa perspectiva é criada, em 2003, a Secretaria de Gestão Participativa, que passa a ser denominada Secretaria de Gestão Estratégica e Participativa (SGEP) em 2006. Entre as competências da SGEP destacam-se o apoio ao controle social, a educação popular, a mobilização social, a busca da equidade, o monitoramento e a avaliação, a ouvidoria, a auditoria e a gestão da ética nos serviços públicos de saúde. Essa secretaria foi responsável pela criação da Política Nacional de Gestão Estratégica e Participativa no SUS – ParticipaSUS (Brasil, 2009), que visa orientar as ações de governo na promoção e no aperfeiçoamento da gestão democrática no âmbito do SUS. A SGEP foi extinta por ato do Executivo Federal em 2019.

Na Bahia, o MobilizaSUS "Estratégias para o Fortalecimento do Controle Social, da Gestão Democrática e Participativa do SUS/BA" é uma experiência no âmbito do ParticipaSUS voltada para o fortalecimento da participação popular e controle social no SUS-Ba. Desde 2008, o MobilizaSUS vem desenvolvendo processos educativos e organizativos que contribuem para ampliação e qualificação da participação da população na formulação, gestão e controle social das políticas de saúde.

O MobilizaSUS desenvolve-se de modo intersetorial, por meio de um grupo de trabalho que articula Saúde,

Educação e Ministério Público. Sua metodologia inclui a abordagem de Paulo Freire e grupos operativos, inovando na maneira de qualificar os grupos e acolher as demandas. O programa vem mostrando grande êxito, sendo por diversas vezes premiado. Entre os prêmios obtidos está o primeiro lugar no Prêmio Sérgio Arouca (2011), iniciativa do Ministério da Saúde, por meio da Secretaria de Gestão Estratégica e Participativa, em parceria com o Conselho Nacional de Secretários de Saúde (CONASS) e o Conselho Nacional de Secretarias Municipais de Saúde (CONASEMS), na categoria de experiências exitosas de gestão participativa no âmbito do Estado.

O ParticipaSUS buscou ampliar a participação popular na gestão do SUS por meio de incentivos à participação social e promoção da consciência sanitária. Em 2012 foi lançada a Política Nacional de Educação Popular em Saúde, que se constituiu como importante ação para afirmação de estratégias de educação popular.

CONSIDERAÇÕES FINAIS

O desenvolvimento da participação social na gestão pública vincula-se diretamente à qualidade da democracia brasileira (Labra, 2009). Essa interpretação faz alusão ao fato de o mau funcionamento dos conselhos ser reflexo de deficiências do Estado e das grandes iniquidades sociais por elas geradas, entre as quais a baixa intensidade participativa verificada na sociedade brasileira.

As práticas da democracia participativa não desenvolvem sozinhas oportunidades iguais entre os grupos. Assimetrias constitutivas da estrutura social do país exercem forte movimento de reprodução social no interior desses espaços (Fedozzi, 2009). A mais importante distinção está no capital escolar dos agentes que participam desses espaços, em especial no que diz respeito às oportunidades relacionadas com sua emancipação. Novas perspectivas formativas poderão ser acolhidas pela recém-criada Política de Educação Popular para o SUS.

A cultura política dos conselhos deve ser igualmente questionada. A corrupção no interior das gestões dificulta um controle social autêntico e faz da principal competência dos conselhos uma ficção (Labra, 2009). Entre os desafios, há que se enfrentar a questão do caráter deliberativo dos conselhos, fundamental para o exercício efetivo de seu papel de controle da sociedade sobre os movimentos do Estado, afirmando-se enquanto força política.

A conciliação dos ideais de liberdade e igualdade é um desafio que as democracias modernas buscam superar. A despeito dos problemas assinalados neste capítulo, não resta dúvida que a participação de representações da sociedade em arenas deliberativas constitui importante caminho na construção de espaços públicos no país. Seguramente, há importantes avanços na estrutura participativa na saúde.

O exercício de crítica do modelo participativo vigente tornará possível avançar para a instalação de uma democracia mais madura, que seja de fato participativa e inclusiva, como questionamento real das estruturas tradicionais do poder político (Lobato, 2009). Não basta eleger representantes, mas participar de modo efetivo,

aproximando-se de temas e debates de interesse social. Seja a democracia representativa ou direta, ela deve ser participativa. Quanto mais aberta à participação da sociedade, melhor será o governo e mais fortalecida estará a democracia, aproximando representantes e representados, fazendo valer o princípio balizador do poder que emana do povo para o povo.

Convém aprofundar a leitura de autores críticos (Ugalde, Spinelli, Paim) que permitam destacar dimensões ideológicas históricas da participação comunitária nos programas de saúde na América Latina, financiados por agências internacionais. A "autoajuda" ou o "autocuidado", assim como "o aumento de capacidades comunitárias", como no caso das estratégias de promoção da saúde, poderiam representar manobras de desresponsabilização do Estado diante de importantes determinantes sociais da saúde.

O enfrentamento da pandemia de Covid-10 demonstrou que reconhecer as conquistas é importante para valorizar a luta social que ainda ocorre no campo da saúde. Sem elas, o SUS teria muito menos recursos e se afastaria cada vez mais de um projeto de mudança da sociedade. Na luta pela saúde, o adensamento dos movimentos sociais representa importante perspectiva para fazer avançar as pautas de reivindicação originárias do movimento sanitário brasileiro, especialmente em um contexto de cortes orçamentários, austeridade econômica e avanço de setores políticos e econômicos que compreendem a saúde como mercadoria.

Finalmente, nesse contexto pandêmico de tripla crise – econômica, política e sanitária – destacam-se o surgimento e a atuação da Frente pela Vida como importante iniciativa que envolveu entidades de diversos setores da sociedade civil em defesa de valores fundamentais, como a vida, a saúde e o SUS, a ciência, a solidariedade, a preservação do meio ambiente e a democracia. Entre inúmeras ações, a Frente pela Vida realiza em 2022 a Conferência Livre Democrática e Popular de Saúde, precedida de um conjunto de eventos preparatórios em todo o Brasil, mobilizando a sociedade para uma nova e intransigente defesa do SUS, gratuito e universal, como patrimônio do povo brasileiro.

Referências

Alberti V, Pereira AA. História do movimento negro no Brasil: constituição de acervo de entrevistas de história oral. Rio de Janeiro: CPDOC, 2004.

Almeida SL. O que é racismo estrutural? Belo Horizonte: Letramento, 2018.

Araújo FR et al. 16ª Conferência Nacional de Saúde: Relatório Final. Organizadores: Araújo FR, Castro APB, Silva EB, Melecchi DR, Both V, Ferla AA. 1. ed. Porto Alegre-RS: Editora Rede Unida, 2022. 486 p.

Araújo MVR, Teixeira CF. As organizações do Movimento Negro e o processo de implementação da Política Nacional de Saúde Integral da População Negra (2006-2014). In: Teixeira CF (comp.) Observatório de análise política em saúde: abordagens, objetos e investigações [online]. Salvador: EDUFBA, 2016: 187-225. Disponível em: https://doi.org/10.7476/9788523220211.0007.

Azambuja D. Introdução à ciência política. 8. ed. São Paulo: Globo, 1994.

Baniwa GL. Movimentos e políticas indígenas no Brasil contemporâneo. Campo Grande-MS: Tellus, abr 2007; 7(12):127-46.

Barros LDV. Análise política da saúde no MST: problemas, práticas e projeto. Tese (Doutorado em Saúde Pública) – Instituto de Saúde Coletiva, Universidade Federal da Bahia, Salvador. 2021.

Barros LDV, Teixeira CF. Movimento dos Trabalhadores Rurais Sem Terra e saúde do campo: revisão integrativa do estado da arte. Saúde em Debate [online]. 2018; 42(spe2):394-406. Disponível em: https://doi.org/10.1590/0103-11042018S227.

Bobbio N. O futuro da democracia. 11. ed. São Paulo: Paz e Terra, 2009.

Bobbio N, Matteucci N, Pasquino G. Dicionário de política. 12. ed. Brasília: Universidade de Brasília. São Paulo: Imprensa Oficial SP, 1991.

Brasil. Fundação Nacional de Saúde – FUNASA. Política Nacional de Atenção à saúde dos povos indígenas . Ministério da Saúde. Portaria 254, de 31 de janeiro de 2002. Disponível em: https://bvsms.saude.gov.br/bvs/publicacoes/politica_saude_indigena.pdf.

Brasil. Ministério da Saúde. Política Nacional de Saúde Integral de Lésbicas, Gays, Travestis e Transexuais. 2010. Disponível em: https://bvsms.saude.gov.br/bvs/publicacoes/politica_nacional_saude_lesbicas_gays.pdf. Acesso em 8 jun 2022.

Brasil. Ministério da Saúde. Secretaria de Gestão Estratégia e Participativa. Política Nacional de Saúde Integral das Populações do Campo, da Floresta e das Águas. Brasília-DF, 2013. 52 f. Disponível em: https://bvsms.saude.gov.br/bvs/publicacoes/politica_nacional_saude_populacoes_campo.pdf. Acesso em 8 jun 2022.

Brasil. Congresso. Lei 8.142, de 28 de dezembro de 1990. Dispõe sobre a participação da comunidade na gestão do Sistema Único de Saúde – SUS e sobre as transferências intergovernamentais de recursos financeiros na área de saúde e dá outras providências. 1990.

Brasil. Ministério da Saúde. Conselho Nacional de Saúde. Diretrizes nacionais para capacitação de conselheiros de saúde/Ministério da Saúde, Conselho Nacional de Saúde. Reimpressão. Brasília: Ministério da Saúde, 2002.

Brasil. Ministério da Saúde. Secretaria de Atenção à Saúde. Política Nacional de Atenção Integral à Saúde da Mulher. Brasília-DF. 2004. Disponível em https://conselho.saude.gov.br/ultimas_noticias/2007/politica_mulher.pdf.

Brasil. Ministério da Saúde. Secretaria de Gestão Estratégica e Participativa. Política Nacional de Gestão Estratégica e Participativa no SUS – ParticipaSUS/Ministério da Saúde, Secretaria de Gestão Estratégica e Participativa. 2. ed. Brasília: Editora do Ministério da Saúde, 2009.

Brasil. Secretaria de Gestão Estratégica e Participativa. Disponível em: http://participanetsus.saude.gov.br. Acesso em 1 out 2012.

Brasil. Secretaria Especial de Políticas de Promoção da Igualdade Racial. Ministério da Saúde. Política Nacional de Saúde Integral da População Negra. Disponível em https://bvsms.saude.gov.br/bvs/publicacoes/politica_nacional_saude_populacao_negra.pdf. Acesso em 8 jun 2022.

Brown P, Zavestoski S. Social movements in health: an introduction. Sociology of Health & Illness 2004; 26(6):679-94.

Buss P, Pellegrini Filho A. A saúde e seus determinantes sociais. Rio de Janeiro: Physis: Rev Saúde Coletiva, 2007; 17(1):77-93.

CEBES – Centro Brasileiro de Estudos de Saúde. A questão democrática na área da Saúde. Saúde Deb 1980; 9:11-3.

Cesaltina A. Conferências: palco de conquistas democráticas. Rev CONASEMS 2003; 2:35-8.

CNDSS – Comissão Nacional sobre Determinantes Sociais da Saúde. As causas sociais das iniquidades em saúde no Brasil. Rio de Janeiro: Ed. Fiocruz, 2008. 220p. Disponível em: http://bvsdss.icict.fiocruz. br/php/level.php?lang=pt&component= 51&item=5.

Cortes SMV. Conselhos Municipais de Saúde: a possibilidade dos usuários participarem e os determinantes da participação. Rio de Janeiro: Ciência & Saúde Coletiva, 1998a; 3(1):5-17.

Cortes SMV. Construindo a possibilidade da participação dos usuários: conselhos e conferências no Sistema Único de Saúde. Porto Alegre: Sociologias, 2002; 4(7):18-49.

Costa AM, Souto L, Rizzotto MLF. Saúde é democracia: ontem, hoje e sempre. Saúde em Debate [online]. 2017; 41(115):991-4.

Coutinho CN. Gramsci e os conselhos de fábrica. In: Gramsci A, Bordiga A. Conselhos de fábrica. São Paulo: Editora Brasiliense, 1981.

Dahl R. Sobre a democracia. Brasília: Editora Universidade de Brasília, 2001.

Domingues P. Movimento negro brasileiro: alguns apontamentos históricos. Niterói-RJ: Tempo 2007; 12(23).

Escorel S, Moreira MR. Conselhos Municipais de Saúde do Brasil: um debate sobre a democratização da política de saúde nos vinte anos do SUS. Ciênc Saúde Coletiva mai/jun 2009; 14(3).

Escorel S, Moreira MR. Desafios da participação social em saúde na nova agenda da reforma sanitária: democracia deliberativa e efetividade. In: Fleury S, Lobato LVC (orgs.) Participação, democracia e saúde. Rio de Janeiro: Editora Cebes, 2009.

Escorel S, Moreira MR. Participação social. In: Giovanella L, Escorel S, Lobato LVC, Noronha JC, Carvalho AI (orgs.) Políticas e Sistemas de Saúde no Brasil. Rio de Janeiro: Ed. Fiocruz/Cebes, 2008.

Fedozzi LJ. Democracia participativa, lutas por igualdade e iniquidades da participação. In: Fleury S, Lobato LVC (orgs.) Participação, democracia e saúde. Rio de Janeiro: Editora Cebes, 2009.

Fleury S, Lobato LVC (orgs.) Participação, democracia e saúde. Rio de Janeiro: Editora Cebes, 2009: 228-47.

Freitas CMA. Política de saúde para a população LGBT: reflexões e aproximações da gênese no Estado da Bahia. Dissertação de mestrado. Vitoria da Conquista-BA: PPGSC – Instituto Multidisciplinar de Saúde, UFBA, 2020. 185 p.

Góes EF. Racismo, aborto e atenção à saúde: uma perspectiva interseccional. Tese (Doutorado em Saúde Pública). Instituto de Saúde Coletiva, Universidade Federal da Bahia, Salvador. 2018.

Gohn MG (org.) Movimentos sociais no início do século XXI. Antigos e novos atores sociais. 2. ed.. Petrópolis: Vozes, 2003.

Gohn MG. Conselhos gestores e participação sociopolítica. São Paulo: Cortez, 2003.

Gohn MG. Movimentos sociais e redes de mobilizações civis no Brasil contemporâneo. Petrópolis: Vozes, 2010.

Gohn MG. Movimentos sociais na contemporaneidade. Rev Brasil Educação mai-ago 2011; 16(47).

Gohn MG. Teorias dos movimentos sociais. Paradigmas clássicos e contemporâneos. 4. ed. São Paulo: Loyola, 2004.

Holanda HB. Explosão feminista: arte, cultura, política e universidade. São Paulo: Companhia das Letras, 2018.

Labra ME, Figueiredo JSA. Associativismo, participação e cultura cívica. O potencial dos conselhos de saúde. Rio de Janeiro: Ciência & Saúde Coletiva, 2002; 7(3):537-47.

Labra ME. Política Nacional de Participação na Saúde: entre a utopia democrática do controle social e a práxis predatória do clientelismo empresarial. In: Fleury S, Lobato LVC (orgs.) Participação, democracia e saúde. Rio de Janeiro: Editora Cebes, 2009: 228-47.

Lobato LVC. Prefácio. In: Fleury S, Lobato LVC (orgs.) Participação, democracia e saúde. Rio de Janeiro: Editora Cebes, 2009.

Macedo GG. A construção da política nacional de saúde integral da população LGBT no Brasil. (Dissertação de mestrado). Salvador-BA: PPGSC-IS-UFBA, 2019.

Menéndez EL, Spinelli HG (orgs.) Participación social? para qué? Buenos Aires: Lugar Editorial, 2006.

Moreira MR, Escorel S. Conselhos Municipais de Saúde do Brasil: um debate sobre a democratização da política de saúde nos vinte anos do SUS. Ciência & Saúde Coletiva 2009; 14(3):795-806.

Morissawa M. A história da luta pela terra e o MST. São Paulo: Expressão Popular, 2001.

Mota AA. Análise da implementação da política nacional de saúde mental no período 2001-2018: fatos, debates e controvérsias. Tese de doutorado. PPGSC-ISC-UFBA, 2022.

Paim JS, Almeida-Filho N. A crise da saúde pública e a utopia da saúde coletiva. Salvador: Casa da Qualidade, 2000.

Paim JS. Participação comunitária em saúde: realidade ou mito? Cadernos do CEAS. Nordeste. Sobradinho. Classe Média. Nº 91, 1984.

Paim JS. Saúde, política e reforma sanitária. Salvador: CEPS-ISC, 2002.

PartcipaNet SUS, 2010. Disponível em: http://www.ensp.fiocruz.br/portal-ensp/pesquisa/projeto/index.php?id=103. Acesso em 10 out 2012.

Pinto CRJ. Uma história do feminismo no Brasil. São Paulo: Fundação Perseu Abramo, 2003.

Capítulo 18 • Participação e Controle Social no SUS

Silva GGA, Egydio MVRM, Souza MC. Algumas considerações sobre o controle social no SUS: usuários ou consumidores? Rio de Janeiro: Rev Saúde em Debate, 1999; 23(53):37-42.

Silveira OS, Paim JS, Adrião KG. Os movimentos feministas e o processo da Reforma Sanitária no Brasil: 1975 a 1988. Rio de Janeiro: Rev Saúde Debate, dez 2019; 43(Esp 8):276-91.

Souza LEPF. Dois adendos a "o estado que temos e os rumos que queremos", de Nelson Rodrigues dos Santos. Rio de Janeiro: Rev Saúde em Debate, out/dez 2010; 34(87):631-6.

Stédile JP, Fernandes BM. Brava Gente: a trajetória do MST e a luta pela terra no Brasil. 2. ed. São Paulo: Perseu Abramo, 2012.

Temoteo-da-Silva B, Lima IMSO. 15ª Conferência Nacional de Saúde: um estudo de caso. Saúde Soc 2019a; 28(3):97-114.

Temoteo-da-Silva B, Lima IMSO. Análise política da atuação do Conselho Nacional de Saúde na construção da política de saúde no Brasil no período de 2014-2017. Interface (Botucatu) 2022; 26:e210582.

Temoteo-da-Silva B, Lima IMSO. Análise política da composição do Conselho Nacional de Saúde (2015/2018). Physis. 2019b; 29(1): 1-25.

Temoteo-da-Silva B, Lima IMSO. Conselhos e conferências de saúde no Brasil: uma revisão integrativa. Cienc Saúde Colet. 2021; 26(1):319-28.

Touraine A. Crítica da modernidade. Lisboa: Instituto Piaget, 1994.

Ugalde A. Las dimensiones ideológicas de la participación comunitaria em los programas de salud en Latinoamérica. In: Menéndez EL, Spinelli HG (orgs.) Participación social? para qué? Buenos Aires: Lugar Editorial, 2006.

Vianna MLTW, Cavalcanti ML, Cabral MP. Participação em saúde? Do que estamos falando? Porto Alegre: Sociologias, jan/jun 2009; 11(21):218-51.

Werneck J. Racismo institucional e saúde da população negra. São Paulo: Saúde Soc 2016; 25(3):535-49.

19 Gestão do SUS – Descentralização, Regionalização e Participação Social

Luis Eugenio Portela Fernandes de Souza
Ana Luiza D'Ávila Viana

GESTÃO E ADMINISTRAÇÃO: DEFINIÇÕES

Gestão é sinônimo de administração, ainda que haja diferenças quanto à origem dos conceitos, como refere Mota (1991), que relaciona gestão ao *management* do setor privado anglo-americano e administração à *administration publique* de linha francesa.

A definição clássica de administração é aquela proposta por Henry Fayol (1990), no início do século XX: planejar, organizar, dirigir e controlar. Nessa definição, planejar consiste em tomar decisões sobre objetivos a alcançar, atividades a desenvolver e recursos a utilizar. Organizar refere-se a distribuir a autoridade e a responsabilidade entre as pessoas e a alocar os recursos. Dirigir significa mobilizar recursos, especialmente pessoas, para realizar as tarefas e atingir os objetivos. Finalmente, controlar consiste em acompanhar e fiscalizar a mobilização de recursos na realização das tarefas de modo a assegurar o alcance dos objetivos.

Na perspectiva do planejamento estratégico-situacional (Matus, 1993), muito adotada por autores da Saúde Coletiva (Rivera, 1989; Teixeira, 2001), a gestão é vista como um dos momentos do planejamento, mais especificamente como o momento tático-operacional. Nessa perspectiva, portanto, não se concebe o planejamento como um dos elementos componentes da gestão, mas o contrário.

Trata-se, na verdade, de duas formas diferentes de analisar e intervir sobre a realidade política e administrativa. A depender de seus valores e suas preferências, os planejadores e administradores podem optar por uma ou por outra ou mesmo por diferentes combinações das duas.

No campo da Saúde Pública internacional, a Assembleia Mundial da Saúde de 1978 (OMS, 1978), célebre por ter aprovado a meta de "Saúde para Todos no ano 2000", adotou a seguinte definição de gestão da saúde:

[...] processo integrado para a definição de políticas sanitárias, a formulação de programas prioritários que permitam pôr em prática essas políticas, a habilitação de créditos preferentes nos orçamentos da saúde para esses programas prioritários, a execução desses programas por meio do sistema sanitário geral, a vigilância, a fiscalização e a avaliação desses programas de saúde e dos serviços e instituições que os executam, e o aporte de uma base adequada de informação para o processo em geral e cada um de seus elementos [...] (tradução livre)

Trata-se de uma conceituação ampla de gestão, que incorpora o conceito de administração como *conjunto de técnicas* usadas para o funcionamento de uma organização, inclusive o planejamento, o financiamento, a contabilidade, a direção de pessoal, a análise de sistemas etc., mas ultrapassa sua abrangência, incluindo o processo de *tomada de decisão política* também como objeto da gestão. Nesse sentido, o conceito de gestão adotado pela Assembleia Mundial da Saúde de 1978 está mais próximo do conceito de planejamento de Matus do que do conceito de administração de Fayol.

Do nosso ponto de vista, uma boa chave para compreender a gestão é dada pela teoria do processo de trabalho (Mendes-Gonçalves, 1994; Marx, 1997 [1868]). Para essa teoria, a gestão é trabalho indireto, ou seja, é um trabalho que se realiza sobre outros trabalhos. Concretamente, o objeto de trabalho do gestor ou do administrador é o trabalho de outras pessoas que se encontram sob seu comando ou supervisão. Os instrumentos de trabalho do gestor são as atitudes, os conhecimentos e as técnicas que utiliza para definir o processo de trabalho dos outros e controlar sua execução. O trabalho propriamente dito consiste na direção e no controle do trabalho dos subalternos (quando se adota a perspectiva da escola clássica da Administração) ou no comando e na supervisão do desenvolvimento das operações táticas (caso se adote a perspectiva do Planejamento Estratégico-Situacional).

É fácil perceber que a gestão, enquanto trabalho indireto, trata fundamentalmente de uma atividade de *controle* sobre o trabalho dos outros. Controle que pode ser autoritário ou democrático, mas que é sempre essencial para que as tarefas dos membros de uma organização sejam coordenadas e produzam resultados, em termos de alcance de objetivos organizacionais, incluindo a preservação ou o crescimento da organização e a conquista ou manutenção da sua legitimidade social.

Essa percepção é fortalecida ao se constatar que todo o debate, no interior das teorias administrativas, refere-se a como melhor exercer o controle sobre os trabalhadores. No fundo, as teorias administrativas não buscam nada mais, nada menos do que identificar as formas mais efetivas de controle para fazer com que os objetivos organizacionais sejam incorporados por cada um de seus membros em seus objetivos próprios e em suas atividades rotineiras.

Barley & Kunda (1992), analisando a história das ideologias administrativas nos EUA, desde o final do século XIX até o final do século XX, identificam que, fundamentalmente, as formas de controle privilegiadas pelos dirigentes de grandes empresas oscilaram entre duas concepções ideológicas.

A primeira concepção, chamada normativa, enfatiza o controle mediante a cooptação dos subordinados, tomando as relações de trabalho como objeto central da prática gerencial. A segunda, que intitulam de racional, enfatiza o controle por meio do desenho e da implantação de processos de produção padronizados, definindo como foco principal da gestão o uso eficiente de estruturas e tecnologias.

Vale destacar que são estratégias complementares de controle sobre os dois fatores fundamentais do processo produtivo: o capital e o trabalho. As estratégias baseadas em retóricas racionais enfatizam o uso de estruturas e tecnologias (o capital), enquanto as estratégias baseadas em retóricas normativas enfatizam a ação sobre as relações de trabalho.

Por conseguinte, pode-se concluir que o trabalho indireto da gestão consiste em conceber e desenvolver estratégias de controle dos trabalhadores mediante, simultaneamente, a implantação de processos padronizados eficientes e a motivação dos subordinados em relação aos objetivos organizacionais.

Particularidades da gestão da saúde

Na área da saúde, conquistar a adesão dos trabalhadores e desenhar e implantar processos de trabalho eficientes exige abordagens específicas. Há particularidades nessa área que tornam bastante complexa sua gestão.

Antes de tudo, a saúde é um valor. No senso comum, a saúde vale tanto quanto a vida. Cuidar da saúde é frequentemente equiparado a cuidar da vida. As necessidades de saúde são percebidas como algo importante a que se deve dar a máxima atenção. Os serviços de saúde, portanto, são tidos como de grande utilidade social. Em consequência, a pressão social sobre os gestores da saúde costuma ser elevada.

Em segundo lugar, os problemas de saúde têm caráter multidimensional: são simultaneamente orgânicos, psicológicos, sociais, éticos, religiosos etc., e variam bastante de indivíduo para indivíduo e entre os diferentes grupos populacionais. Por conseguinte, o trabalho nas organizações sanitárias é muito variável e de difícil padronização, as atividades realizadas são especializadas e altamente interdependentes e seus resultados não são fáceis de avaliar.

Em terceiro lugar, os serviços precisam estar sempre preparados para situações de emergência, que são frequentes na área da saúde. E como serviços não são bens materiais passíveis de estocagem, estar preparado para urgências implica manter permanentemente pronta para atuar uma custosa estrutura física, de materiais e de pessoal, que passará parte do tempo ociosa.

Finalmente, outra série de particularidades da gestão em saúde decorre do caráter profissional dos serviços e das organizações sanitárias (Mintzberg, 1995). As organizações de saúde são caracterizadas como profissionais essencialmente por dependerem do trabalho de profissionais para funcionar. Os profissionais são trabalhadores diferenciados pelo fato de o próprio exercício de suas competências exigir que disponham de um elevado grau de autonomia. O médico, por exemplo, deve ter autonomia para definir a conduta diagnóstica ou terapêutica a ser adotada, sem preocupações outras que não sejam o bem-estar de seu paciente.

Os trabalhadores profissionais têm consciência de suas singularidades, tendo sido treinados por longos períodos e com altos custos para a sociedade. Dispõem de informações que não estão ao alcance nem dos gestores nem dos usuários dos serviços, que se encontram, desse modo, em situação de dependência. Em consequência disso, a estrutura das organizações profissionais é necessariamente descentralizada, ainda que burocrática. É descentralizada porque é o próprio profissional, como operador na base da organização, que define o conteúdo de seu trabalho, o seu fazer, e é burocratizada porque o trabalho profissional é padronizado, ou seja, os mesmos procedimentos costumam se repetir ao longo do tempo.

Essa padronização, todavia, não é estabelecida pelos dirigentes ou gestores da organização. Trata-se de uma padronização de competências, obtida primariamente a partir da formação profissional. Com efeito, toda a educação profissional tem como objetivo a internalização de conjuntos de condutas típicas da profissão.

A coordenação da organização profissional depende dessa padronização de competências. Os profissionais se coordenam automaticamente através do conjunto de suas atitudes, conhecimentos e habilidades, que tornam previsíveis os comportamentos de cada um. Ressalve-se, contudo, que, apesar da padronização, a complexidade do trabalho profissional exige a utilização de alto grau de discernimento individual na aplicação concreta, a cada caso, das competências.

O que diferencia a burocracia profissional das demais é que, enquanto estas geram seus próprios padrões, os daquela se originam fora de sua estrutura, nas instâncias de decisão das corporações profissionais. Nesse sentido, o único controle ao qual os profissionais admitem se submeter é o exercido pelas entidades corporativas (conselhos federais e regionais das profissões), cujos representantes foram por eles mesmos escolhidos. Acrescente-se que esse controle é limitado aos aspectos éticos, baseia-se em um Código de Ética elaborado pela própria profissão e visa proteger tanto o público usuário como os próprios profissionais.

Dada essa configuração bastante descentralizada, os profissionais controlam não somente seu próprio trabalho, mas também conseguem controlar boa parte das decisões administrativas. Assim, além de descentralizada, a organização profissional é democrática, pois os trabalhadores profissionais são responsáveis pelas principais decisões referentes a suas condutas e são livres para estabelecer diretamente relações com os usuários.

A autonomia dos profissionais torna bastante difícil a intervenção dos gestores no processo de trabalho. Na prática, o que possibilita a intervenção dos dirigentes é que os operadores precisam da organização. Ela fornece os instrumentos de trabalho e a infraestrutura material e humana de apoio essencial para que possam exercer seu trabalho.

A infraestrutura de apoio é organizada, em geral, de maneira convencional ou comum a todas as organizações burocráticas, o que leva à coexistência, dentro das burocracias profissionais, de duas estruturas de gestão: uma descentralizada, para os profissionais, outra centralizada, para o pessoal de apoio. Essas características centrais da burocracia profissional – democracia e autonomia –, fundamentais para seu bom desempenho, são também a fonte principal dos problemas desse tipo de organização.

Um problema se relaciona às dificuldades de coordenação das atividades. O principal mecanismo de coordenação, a padronização das competências, não é suficiente para responder a todas as necessidades de coordenação, seja dos profissionais entre si, seja deles com o setor de apoio.

Outro problema se refere à má conduta de certos profissionais. A organização profissional depende do discernimento dos profissionais para poder funcionar. Quando os indivíduos são comprometidos com o exercício de sua profissão e encontram condições favoráveis de trabalho, não há problemas. No entanto, sempre existem pessoas que confundem as necessidades dos usuários com seus interesses particulares ou que se tornam assim diante de condições de trabalho menos favoráveis. Corrigir a má conduta de um profissional é extremamente difícil por dois motivos: primeiro, pela dificuldade real de avaliação do produto do trabalho profissional e, segundo, porque o corporativismo, sempre forte entre os profissionais, dificulta qualquer ação contra um dos membros da corporação.

Não apenas os usuários, mas também a organização pode ser prejudicada por problemas de má conduta. Muitos profissionais limitam sua lealdade à profissão, esquecendo que as organizações também precisam da lealdade e da colaboração de seus membros.

Finalmente, há o problema da resistência às inovações. Como burocracias, as organizações profissionais são mais voltadas para aperfeiçoar programas existentes em ambientes estáveis do que para criar programas para necessidades não previstas. Além disso, inovações importantes exigem ações coletivas, que não são uma característica marcante dos profissionais.

Usualmente, tenta-se resolver esses problemas por meio do aumento do controle externo sobre os profissionais. Adota-se ou a supervisão direta ou a padronização do processo ou do produto do trabalho. Ora, um trabalho complexo como o profissional não pode ser padronizado a partir de regras, regulamentos ou medidas de desempenho. Todos esses tipos de controle, transferindo a responsabilidade pelo serviço do indivíduo profissional para a administração, comprometem a eficácia do trabalho.

O que pode fazer o gestor, então? O caráter profissional do trabalho em saúde sugere que mudanças nas organizações de saúde decorrem de modificações progressivas do comportamento dos profissionais por meio de ações educativas e da articulação entre a melhoria das condições de trabalho e a responsabilização dos profissionais por seu desempenho individual e coletivo.

Nesse sentido, o gestor pode e deve desenvolver estratégias junto às instituições formadoras, assim como ações educativas no interior de sua organização, e desenvolver ações junto aos órgãos reguladores, visando buscar que os profissionais venham a ter as competências adequadas à realização das atividades que o alcance dos objetivos organizacionais requer. Além disso, considerando que os profissionais têm algum grau de dependência da organização, pode desenvolver estratégias de gestão relacionadas com a implantação de processos de trabalho mais efetivos e relações de trabalho mais motivadoras.

GESTÃO DO SUS

Princípios administrativos constitucionais e legais

Se a gestão da saúde já tem muitas especificidades, a gestão do SUS, como parte da administração pública, apresenta ainda mais elementos peculiares.

O art. 37 da Constituição Federal estabelece que "a administração pública direta e indireta de qualquer dos Poderes da União, dos Estados, do Distrito Federal e dos Municípios obedecerá aos princípios de legalidade, impessoalidade, moralidade, publicidade e eficiência" (Brasil).

O princípio da legalidade define que o gestor público só pode fazer o que a lei lhe faculta. É o caso oposto ao do Direito Privado, em que o cidadão pode fazer tudo o que a lei não lhe proíbe. O da impessoalidade determina que os atos de qualquer agente público *devem obrigatoriamente ter como finalidade o interesse público*, e não o interesse particular próprio ou de quem quer que seja. O princípio da moralidade reza que o administrador deve pautar sua conduta na moral comum, agindo com honestidade. O da publicidade diz que o gestor público *deve levar ao conhecimento de todos os seus atos e os contratos* que estabelece. Finalmente, o princípio da eficiência obriga o gestor público a *agir com presteza*, otimizar os resultados, levar em conta a relação custo-benefício e atender o interesse público com índices maiores de adequação, eficácia e satisfação.

Todos esses princípios são importantes e devem ser devidamente observados. Contudo, há que se reconhecer que o princípio da legalidade define limites para o gestor público que o gestor privado não tem, tornando menor a margem de liberdade do gestor público.

Além de obedecer aos princípios gerais da administração pública, a gestão do SUS deve observar importantes diretrizes legais constantes do capítulo da saúde na Constituição e das Leis Orgânicas da Saúde (8.080/90 e 8.142/90). Duas diretrizes merecem atenção especial: a descentralização/regionalização e a participação social, que serão discutidas a seguir.

Descentralização e regionalização

Nos anos 1980, a descentralização ocupa o topo nas agendas de reforma do Estado em quase todos os países ocidentais. A virada pró-descentralização apoiou-se em argumentos de ordem política, econômica e social, com destaque para os desequilíbrios financeiros dos Estados das economias desenvolvidas e o questionamento das antigas formas de representação Estado/Sociedade.

No campo conservador, a descentralização foi entendida como mecanismo para reduzir o Estado de encargos financeiros, principalmente na área social, incluindo a privatização de serviços e o financiamento público para o consumo de serviços privados. Para os progressistas, a descentralização foi entendida como meio de avançar o próprio conceito de democracia, mobilizando novas arenas societais, em que se destacariam os novos movimentos locais.

A proposta de descentralização foi incorporada por diferentes tipos de ideários, até porque todos têm uma base de constituição comum: a crise de um padrão de crescimento baseado na centralidade das ações estatais, em que ocorreram desvios de natureza burocratizante e corporativista. Justamente por isso, a literatura sobre descentralização muitas vezes apresenta falta de consistência na definição de conceito, tem dificuldades em estabelecer parâmetros e revela uma pluralidade de valores.

De modo simples, descentralização pode ser definida como processo de distribuição de poder e autoridade. No plano político, pode significar desconcentração do poder decisório e delegação do poder de formular políticas, de definir prioridades, de alocar recursos para instâncias descentralizadas (organismos estatais, estruturas regionais, governos estaduais ou locais) ou instâncias decisórias institucionalizadas (conselhos, comissões etc.) dotadas de poder deliberativo, ou ainda formas mistas que envolvam a parceria do setor público com o privado (lucrativo ou não) no processo decisório. Do ponto de vista administrativo, a descentralização refere-se basicamente à desconcentração do aparelho administrativo sem implicar dispersão do poder decisório. Do ponto de vista econômico, a descentralização diz respeito à transferência das decisões econômicas, concentradas no Estado, para o mercado e os consumidores.

Na área da saúde, essa discussão tomou rumo próprio a partir da Conferência de Alma-Ata (1978), quando se constatou que os sistemas de saúde viviam uma crise profunda e foi sugerido um amplo programa de reformas, com bastante ênfase na questão da descentralização. A proposta da Organização Pan-Americana da Saúde (OPAS), em particular, incentivava a criação de Sistemas Locais de Saúde (SILOS), mediante a divisão de trabalho no interior dos sistemas nacionais de saúde com critério geográfico populacional, em áreas urbanas e rurais, de acordo com as necessidades da população, definidas em termos de riscos. Já a proposta de descentralização do Banco Mundial apresentada no documento Agenda para Reforma (1988) enfatiza, além da descentralização, o pagamento dos serviços pelos usuários, o estímulo ao seguro saúde e o emprego eficiente dos recursos na saúde.

Como se vê, mesmo na saúde, a proposta de descentralização toma rumos divergentes, e até mesmo conflitantes, e será implementada de maneiras diversas pelos países. Acrescente-se que, na América Latina e no Brasil, a descentralização foi discutida e implementada contemporaneamente à formação dos sistemas nacionais de saúde.

No Brasil, a virada pró-descentralização aconteceu na década de 1980 e teve como pano de fundo a transição democrática e a crise econômica, período de grande ebulição política que culminou na promulgação da Constituição Federal de 1988 e na criação do Sistema Único de Saúde (SUS).

A descentralização foi uma política prioritária na agenda federal da saúde durante a primeira década de implantação do SUS. A trajetória dessa política, regulada pelo Ministério da Saúde por meio de diferentes normatizações e em geral associada a mecanismos financeiros (Machado, 2006), refletiu projetos econômicos e sociais de ideologias e finalidades distintas (Ribeiro, 2009).

Mecanismos de indução e coordenação desenvolvidos no âmbito da política favoreceram a transferência de poder decisório, responsabilidades gestoras e recursos financeiros da União para estados e, principalmente, municípios, em um contexto adverso à expansão do sistema público de saúde (Levcovitz, Lima & Machado, 2001). Como consequência, ao mesmo tempo que se observa uma tendência à centralização fiscal e legislativa do Estado nesse período (Melo, 2005; Almeida, 2007; Arretche, 2009), ampliam-se as funções dos governos municipais no SUS, o que possibilita sua sustentabilidade política e financeira. Contudo, os mecanismos de descentralização setorial não permitiram contornar os conflitos federativos gerados pelas restrições orçamentárias e pela herança de desigualdades socioeconômicas no Brasil (Viana, Lima & Oliveira, 2002) e sofreram forte influência dos projetos de enxugamento do Estado e de estabilização macroeconômica, segundo o receituário neoliberal.

A fragilidade do papel do Estado na promoção do desenvolvimento e do enfoque regional na formulação de políticas também dificultou a adequação dos processos de descentralização às múltiplas realidades brasileiras. Com isso, não houve uma diversificação de estratégias e instrumentos capaz de relacionar as necessidades de saúde às dinâmicas territoriais específicas, visando à redução da iniquidade em diferentes planos. Assim, ao final dos anos 1990, os avanços da municipalização – entre outros, a ampliação do acesso à saúde, a incorporação de práticas inovadoras no campo da gestão e da assistência e o aumento dos gastos com recursos próprios no SUS – revelam-se altamente dependentes das condições prévias locais: as características dos sistemas descentralizados de saúde refletem diferentes capacidades financeiras e político-institucionais para a prestação da atenção à saúde e distintas disposições políticas de governadores e prefeitos (Souza, 2001). Evidenciam-se problemas relativos à desintegração territorial de instituições, serviços e práticas e dificuldades para a conformação de arranjos cooperativos entre os governos que garantam o acesso integral à saúde (Mendes, 1999; Pestana & Mendes, 2004; Campos, 2006).

É nesse cenário, a partir dos anos 2000, que a regionalização ganha relevo na política nacional de saúde. Novas diretrizes são formuladas, tendo em vista a integração das ações e serviços no espaço regional e a divisão de funções e responsabilidades entre os entes na condução do sistema de saúde.

Seis períodos ou ciclos podem ser identificados no processo de descentralização/regionalização, levando em conta o conteúdo da política, o ambiente intergovernamental, o papel das instâncias subnacionais e o perfil de financiamento (com base em diferentes documentos, publicados a partir de 1983, que reúnem as orientações para descentralização/regionalização no SUS). Cabe observar que nos cinco primeiros ciclos a iniciativa normativa é federal e, no último, que cobre o período atual, o protagonismo é da esfera estadual.

O *primeiro período* é nacional e extrapola a área da saúde, quando a conjuntura de democratização da segunda metade dos anos 1980 favorece a crítica ao modelo centralizador e autoritário de condução de políticas públicas durante o período da ditadura militar (1964/1984). A descentralização torna-se uma bandeira do movimento liderado pelos governos estaduais e municipais em prol de maior autonomia decisória e financeira.

O *segundo ciclo* se inicia na primeira metade da década de 1990 e se caracteriza por tentativas de fortalecimento da gestão municipal, apoiada pelo maior aporte de recursos. As iniciativas, entretanto, são muito dependentes das histórias sanitárias locais, e a transferência de recursos se apoia na expansão da oferta de serviços. Outro aspecto importante é o fortalecimento das estruturas subnacionais, principalmente dos municípios, a partir do aprendizado institucional incentivado pelas modalidades de habilitação – condições diferenciadas de gestão em saúde – previstas pelas Normas Operacionais Básicas (NOB) de 1993 e 1996.

Houve avanços, no período, na pactuação nacional e na conformação de um ambiente intergovernamental mais cooperativo com a institucionalização das comissões intergestores. A Comissão Intergestores Tripartite (CIT), em âmbito nacional, e as Comissões Intergestores Bipartite (CIB), em âmbito estadual, foram criadas na área da saúde, visando conciliar as características do sistema federativo brasileiro e as diretrizes do SUS.

A NOB 1996 inaugura o *terceiro ciclo*, marcado pela distribuição mais equitativa de recursos através do Piso de Atenção Básico (PAB) fixo e variável, calculado em base *per capita*, e do incentivo ao Programa de Saúde da Família (PSF).

A Norma Operacional de Assistência à Saúde (NOAS) já enfatiza o processo de regionalização como estratégia fundamental para ampliação do acesso às ações e aos serviços de saúde, porém foi somente com o Pacto pela Saúde, em 2006, que diretrizes são enunciadas para pactuação política entre os entes federados com base na regionalização dos serviços (Brasil, 2006), configurando o *quarto ciclo* do processo de descentralização/regionalização.

O *quinto ciclo* emerge, em 2011, com a proposta de contratualização entre os entes federados, a partir da adesão dos estados e municípios aos Contratos Organizativos da Ação Pública de Saúde (COAP), no bojo do Decreto 7.508. Novos instrumentos de planejamento e gestão são criados (mapa da saúde federal, estadual e regional, listas de serviços, equipamentos e medicamentos disponibilizados para a população [RENASES e RENAME]), com a definição do rol mínimo de oferta de serviços e a criação de redes de assistência à saúde com territorialização (Brasil, 2011).

Desde então, há um vazio de iniciativas federais, e o grande destaque, que caracteriza o *sexto ciclo*, são as diferentes estratégias estaduais de implantação da regionalização, com ações de coordenação junto aos municípios e o incremento da capacidade instalada de serviços de saúde a partir de investimentos em média e alta complexidade ambulatorial, serviços de apoio diagnóstico terapêutico e leitos hospitalares.

O balanço que pode ser feito desses ciclos de descentralização e regionalização de serviços, gestão e autoridade política evidencia avanços substantivos na ampliação do acesso a serviços de saúde, mas com imensas lacunas do ponto de vista da melhoria da saúde da população, tendo em vista a persistência de vazios assistenciais, ou seja, de amplas regiões com baixíssima oferta de serviços.

A descentralização e sua face regionalizadora são de suma importância para o processo de planejamento do território nacional, pois a imensidão do Brasil e suas históricas desigualdades demandam políticas públicas de longo alcance para diminuição das iniquidades regionais em saúde. É justamente nesse ponto que a regionalização, em seus diferentes ciclos, tem sido tímida até agora. A última iniciativa de vulto, a proposição do COAP, na prática, teve sua implantação restrita a dois estados da Federação (Ceará e Mato Grosso do Sul), e a discussão no âmbito da CIT se restringiu a definir critérios para a constituição de redes de atenção regionalizadas através do Planejamento Regional Integrado – PRI (Resolução 23/2017) e da criação no âmbito dos estados do Comitê Executivo de Governança das Redes de Atenção à Saúde (RAS).

O comitê tem papel técnico, devendo subsidiar as CIB nas tomadas de decisões acerca de seu espaço regional no que se refere à implementação das RAS. No tocante ao PRI, a Resolução CIT 37/2018 dispõe sobre seu processo e trata de critérios para conformação das macrorregiões de saúde (700 mil habitantes), exceto para os estados da região Norte, cuja base mínima populacional é de 500 mil habitantes.

Considerando a heterogeneidade de estados e municípios no que se refere a questões políticas-econômicas e técnicas e a desigualdade na capacidade instalada das regiões de saúde, pode-se afirmar que, se é único para todo o território brasileiro, assegurando o direito ao acesso ao sistema de saúde para toda a população do país, o SUS não se apresenta da mesma forma em todos os lugares devido às diferentes heranças territoriais e heterogeneidades presentes no Brasil. Por isso, um efetivo processo de regionalização deverá contemplar uma lógica de planejamento integrado, compreendendo as noções de territorialidade, na identificação de prioridades de intervenção e de conformação de sistemas funcionais de saúde, não necessariamente restritos à abrangência municipal.

A coordenação federativa do processo de regionalização, conduzida pelo Ministério da Saúde, tem se caracterizado por uma ação de cima para baixo, tecnoburocrática na definição dos rumos da regionalização (normas), associado à transferência de recursos financeiros e à baixa (ou à ausência de) visibilidade da ação dos governos estaduais, apesar da importância do papel das secretarias estaduais de saúde na condução do processo de coordenação com os municípios e do investimento realizado em serviços de média e alta complexidade ambulatorial e hospitalar, em anos recentes. Contudo, com a advento da Emergência de Saúde Pública, ocasionada pela pandemia da Covid-19, problemas concernentes à coordenação federativa se exacerbam e os entes subnacionais – governos municipais e estaduais – assumem papel preponderante.

A crise no âmbito da coordenação federativa remonta a 2015, quando se acentuou no país o cenário de instabilidade política, econômica e social, manifestada por entraves na articulação intergovernamental, indefinição e sobreposição de atribuições e funções, dificuldades de execução e integração de ações e serviços em tempo oportuno e protagonismo de alguns governos e negligência e omissão de outros – três grupos de condicionantes auxiliam a compreensão desse fenômeno: a especificidade do modelo federativo brasileiro, a existência de profundas desigualdades socioespaciais e o acirramento de conflitos políticos entre os governos (Lima, Pereira & Machado, 2020).

Como afirmam alguns autores (Abrucio *et al.*, 2020; Shimizu *et al.*, 2021), o modelo dual das relações intergovernamentais, com menor participação da União na redução de desigualdades territoriais e no apoio a governos subnacionais, além da postura centralizadora, hierárquica e conflitiva nas questões de impacto nacional adotada pelo governo Bolsonaro, comprometeu o federalismo cooperativo, fundamento central da organização do Estado brasileiro, previsto na Constituição de 1988. Assim, todos esses eventos impactam fortemente o processo de regionalização até hoje em curso no âmbito do SUS, os quais podem acentuar antigos dilemas de coordenação e cooperação ou possibilitar novos caminhos (Quadro 19.1).

Participação social

A participação social é uma marca forte do SUS desde seu nascimento. Com efeito, a ideia de um sistema único de saúde cresceu na confluência, nos anos 1980, de três movimentos sociais: o de comunidades das periferias das grandes cidades, o da Renovação Médica nos sindicatos de médicos e o de professores universitários de saúde pública, críticos da perspectiva da medicina preventiva, como importada dos EUA. Vale notar a ausência, nesse processo, do movimento sindical dos trabalhadores do setor mais dinâmico da economia brasileira, que, todavia, se encontrava bastante ativo, nessa época, a ponto de liderar a criação de um partido político.

Os anos 1980 constituem um período de grandes mobilizações: "Diretas Já", eleição do Congresso Constituinte e promulgação da Constituição Cidadã, eleição presidencial direta depois de 25 anos de implantação do regime militar, além da intensificação das lutas populares e sindicais que leva, entre outras coisas, à fundação da Central Única dos Trabalhadores. Nesse ambiente, o movimento da Reforma Sanitária Brasileira (RSB) concebe uma inovadora estrutura de controle social para o sistema de saúde, fundamentada na organização de conferências periódicas e de conselhos permanentes, responsáveis por definir diretrizes para as políticas de saúde e por fiscalizar a atuação dos órgãos gestores, e ainda mais: propõe-se a participação paritária entre representantes de usuários e representantes de profissionais e prestadores de serviço nas conferências e nos conselhos. A força do movimento é suficientemente grande para superar os vetos do presidente Collor aos artigos da Lei 8.080/90 que faziam referência ao controle social e conseguir a aprovação da Lei 8.142/90, que restabelece os artigos vetados.

Desde então, contudo, as conferências e os conselhos têm perdido sua influência sobre a condução do SUS. A 12ª Conferência Nacional de Saúde (CNS), realizada em 2003, termina inconclusa, com a dispersão dos delegados. A 13ª CNS, em 2007, fica marcada pela cisão radical entre representantes de gestores e representantes da sociedade civil, embora muitos membros de ambos os grupos fossem filiados ao Movimento da RSB. A 14ª CNS, em 2011, aprova em sua plenária final um documento político – a Carta da 14ª CNS – que contradiz algumas deliberações centrais da própria conferência. A 15ª CNS, realizada em 2015, centralizou os debates em torno do subfinanciamento do SUS, mas não conseguiu evitar o arquivamento do Projeto de Lei de iniciativa popular 321/2013, que propunha a destinação mínima de 10% do orçamento federal ao SUS. A 16ª CNS, em 2019, foi sobretudo um ato simbólico de reafirmação da democracia diante das ameaças golpistas do presidente Bolsonaro. Em síntese, na prática, as resoluções da mais alta instância do controle social do SUS não têm conseguido incidir de modo efetivo sobre o processo de formulação de políticas de saúde.

De maneira semelhante, o Conselho Nacional de Saúde participa pouco das decisões importantes sobre o SUS. Ao longo dos 16 anos dos governos liderados pelo Partido dos Trabalhadores, a pauta de discussões no Conselho Nacional de Saúde foi ocupada por questões corporativas, de defesa dos interesses do funcionalismo público, o que explica a centralidade que ganhou, nesse período, um tema mais gerencial do que político, como o das fundações estatais de direito privado. Desde 2016, com o governo

Quadro 19.1 Os ciclos de descentralização e regionalização da política de saúde do Brasil no período de 1983 a 2022

Período	Principais instrumentos de regulação	Conteúdo das políticas	Ambiente intergovernamental	Perfil do financiamento	Fomento às estruturas subnacionais
1983 a 1992	Ações Integradas de Saúde (AIS) e Sistema Unificado e Descentralizado de Saúde (SUDS) NOB 91 e NOB 92 Instrumentos conveniais: ênfase na autonomia decisória e financeira dos estados e municípios Descentralização da gestão e universalização gradativa dos serviços	Difusão dos modelos de territorialidade dos sistemas de saúde (distritos de saúde)	Fortemente marcado pela redemocratização Articulações para elaboração da nova Constituição e organização do poder democrático Negociações intergovernamentais por meio do funcionamento das Comissões Interinstitucionais, dos Conselhos de Representação dos Secretários de Saúde (CONASS e CONASEMS) e da Comissão Intergestores Tripartite (a partir do início dos anos 1990)	Programação e Orçamentação Integradas (POI) (década de 1980) Ampliação do repasse de recursos federais segundo produção aprovada (prestadores públicos e privados) Crise do financiamento federal no início da década de 1990, com expansão das despesas municipais	Escassos
1993 a 1995	NOB 93	Tentativas de fortalecimento da gestão municipal com indefinições quanto ao papel das secretarias de estado de saúde	Negociações intergovernamentais por meio dos Conselhos de Representação dos Secretários de Saúde (CONASS, CONASEMS e COSEMS) e Comissões intergestores (CIT e CIB) Iniciativas isoladas de consórcios Formalização dos acordos intergovernamentais por meio do processo de habilitação às condições de gestão do SUS	Transferências federais fiscais e setoriais não redistributivas: repasse direto ao prestador segundo produção aprovada Início das transferências federais em bloco (*block grants*) segundo montante definido no teto financeiro Oscilação das despesas federais e expansão das despesas municipais	Indução à montagem de estruturas subnacionais a partir do aprendizado institucional incentivado pelas modalidades de habilitação (condições diferenciadas de gestão em saúde)
1996 a 2000	NOB 96	Ampliação do processo de descentralização para os municípios e indução à organização de novos modelos de atenção Agravamento das desigualdades intra e inter-regionais	Negociações intergovernamentais em âmbito nacional e estadual por meio das instâncias colegiadas de representação e gestão e experiências de negociação regional isoladas (p. ex., CIB regionais) Negociações intermunicipais, com participação e mediação da instância estadual (Programação Pactuada e Integrada – PPI) Iniciativas isoladas de consórcios e ampliação dos agentes privados no âmbito locorregional Formalização dos acordos intergovernamentais por meio do processo de habilitação às condições de gestão do SUS e da PPI	Implantação de transferências federais setoriais redistributivas Forma preponderante na saúde: transferências segmentadas em várias parcelas (*project grants*) por nível de atenção à saúde, tipo de serviço e programas Oscilação das despesas federais e expansão das despesas municipais	Indução à montagem de estruturas subnacionais a partir do aprendizado institucional incentivado pelas modalidades de habilitação (condições diferenciadas de gestão em saúde)

(Continua)

Quadro 19.1 Os ciclos de descentralização e regionalização da política de saúde do Brasil no período de 1983 a 2022 (*continuação*)

Período	Principais instrumentos de regulação	Conteúdo das políticas	Ambiente intergovernamental	Perfil do financiamento	Fomento às estruturas subnacionais
2001 a 2005	NOAS 2001/2002	Revalorização da lógica regional no setor, com estabelecimento de um conjunto de normas e diretrizes para a configuração de "regiões de saúde" Ênfase no planejamento regional sob condução das instâncias estaduais	Negociações em âmbito nacional e estadual por meio das instâncias colegiadas de representação e gestão e experiências de negociação regional isoladas (p. ex., CIB regionais) Iniciativas isoladas de consórcios e ampliação dos agentes privados no âmbito locorregional Formalização dos acordos intergovernamentais por meio do processo de habilitação às condições de gestão do SUS, da PPI e de experiências de contrato de gestão isoladas Implantação de mecanismos de avaliação de resultados (Agenda da Saúde, Pacto da Atenção Básica, Plano de Investimentos)	Forma preponderante na saúde: transferências segmentadas em várias parcelas (*project grants*) por nível de atenção à saúde, tipo de serviço e programas, incluindo a definição de referências intermunicipais Somatório das despesas municipais e estaduais supera as despesas federais em saúde	Indução à montagem de estruturas subnacionais a partir do aprendizado institucional incentivado pelas modalidades de habilitação (condições diferenciadas de gestão em saúde)
2006 a 2010	Pactos pela Saúde	Nova concepção de regionalização: ao mesmo tempo que resgata seu conteúdo político, admite que a organização espacial do sistema de saúde deve levar em conta a diversidade do território brasileiro e buscar a complementaridade entre as regiões Protagonismo das instâncias estaduais na condução da regionalização a partir da flexibilização dos critérios a serem utilizados no planejamento regional	Negociações em âmbito nacional e estadual Fomento à expansão das experiências de negociação regional e compartilhamento da gestão dos sistemas de saúde com a conformação dos Colegiados de Gestão Regional (CGR) Formalização dos acordos entre gestores por meio da PPI, da assinatura de termos de compromissos entre os gestores no âmbito do Pacto de Gestão e do Pacto pela Vida Implantação de mecanismos de monitoramento e avaliação dos compromissos pactuados	Transferências federais em grandes blocos segundo nível de atenção à saúde, tipo de serviço, programas e funções Expansão das despesas estaduais e dos investimentos públicos federais e estaduais	A adesão aos termos substitui os antigos processos de habilitação previstos nas normas operacionais do SUS como requisito para transferência de responsabilidades e recursos Ampliação dos mecanismos de qualificação para gestão
A partir de 2011	Decreto Presidencial 7.508 (jun 2011)	Constituição de regiões de saúde com definição de limite geográfico, população usuária, fluxos assistenciais, redes de atenção à saúde com rol mínimo de ações e serviços e atuação da Comissão Intergestores Regional (CIR)	Integrar a organização, o planejamento e a execução de ações e serviços de saúde Referência para transferência de recursos entre os entes federados Diminuir as desigualdades socioespaciais de universalização da saúde, superar os limites do modelo de descentralização municipalista da saúde e fortalecer o papel dos estados no planejamento Governança das Redes	Idem	Adesão aos Contratos Organizativos da Ação Pública de Saúde (COAP)

Fonte: Viana ALD, Lima LD (orgs.) Regionalização e relações federativas na política de saúde do Brasil. Rio de Janeiro: Contra-Capa, 2011.

Temer e depois com o governo Bolsonaro, o conselho tem sido importante baluarte de denúncias das iniciativas de desmonte do SUS, o que demonstra por si a perda de qualquer participação na condução das políticas de saúde.

Acrescente-se que as exigências e urgências da gestão contribuíram para afastar politicamente os gestores dos conselhos de saúde, que assim tiveram agravado seu esvaziamento político. Ao contrário, fortaleceram-se as CIT e CIB, que não contam com a participação social, mas foram a arena principal de negociação e decisão sobre os rumos do SUS, ao menos até 2018. (*En passant*, registre-se que a partir de 2019, com Bolsonaro na Presidência, o conflito aberto se instalou entre as esferas de governo, incluindo a área da saúde.)

O enfraquecimento da participação social no SUS, em particular, e na atividade política, em geral, tem várias explicações possíveis. A mais abrangente é aquela que remete ao contexto mundial, nos anos 1990, de derrocada do "socialismo real" e de vitória político-ideológico do neoliberalismo, com seus impactos sobre a capacidade de intervenção dos partidos políticos tradicionalmente ligados aos movimentos sociais. Menciona-se também a diversificação do movimento social, com o surgimento de formas não classistas de organização, mas articuladas a questões de gênero, ambientais e étnicas, o que representaria uma diminuição da capacidade de intervenção sobre políticas sociais gerais. Outra explicação, mais pontual, destaca o deslocamento de lideranças sindicais e populares, incluindo militantes do movimento sanitário, para posições no aparelho de Estado, com as vitórias eleitorais de coalizões políticas progressistas, o que teria fragilizado as organizações dos trabalhadores.

No período dos governos petistas, é mencionado um processo de cooptação de lideranças, transformadas em uma "aristocracia operária" dócil aos imperativos da *realpolitik*, como definida pelos companheiros que estão nas posições de governantes. Mais recentemente, os movimentos sociais são atacados frontalmente por medidas legislativas, como a Lei da Reforma Trabalhista 13.467/2017, que restringe direitos e extingue o imposto sindical, ou por medidas governamentais, como o Decreto 9.759/2019, que extingue todos os espaços (conselhos, comitês, comissões etc.) de participação social que não tenham sido criados por lei.

Se lembrarmos que o SUS é uma proposta democratizante, que visa melhorar as condições de saúde de todos e cuja base de sustentação social seriam os setores populares da sociedade – aqueles que teriam interesse direto na implantação de um sistema universal de saúde –, percebemos a dificuldade em que nos encontramos. Quem hoje defende o SUS?

É notório que os segmentos do movimento sindical com maior capacidade de vocalização política, desde a extinção do INAMPS, preferiram pôr em suas pautas de reivindicação – e efetivamente a conquistaram das associações patronais ou dos governos – sua inclusão como beneficiários de planos e seguros privados de saúde. Durante o mais recente período de crescimento econômico, de 2004 a 2014, e emergência da chamada classe C atraiu as atenções de empresas de todos os ramos, inclusive das de planos e seguros de saúde. Era uma "nova classe média" que, naquele momento, estava ávida por consumir esses planos e seguros. Entre 2015 e 2019, o número de pessoas portadoras de planos privados diminuiu, mas voltou a crescer em 2020 e 2021 (IESS, 2022), mesmo em um contexto de crise econômica, provavelmente por causa da pandemia de Covid-19 e da consequente superlotação dos serviços públicos de saúde.

Desse modo, como os setores populares mais organizados e mais bem pagos optam, em primeiro lugar, por ter planos privados, seriam as pessoas mais pobres e com menor capacidade de mobilização as mais interessadas e dispostas a defender o SUS. Nesse sentido, a perspectiva principal é a de consolidação de um *apartheid* na saúde: serviços privados para os ricos e os remediados; SUS para os pobres.

Essa perspectiva, que representaria a derrota do projeto da RSB, não é, todavia, inexorável. Ao contrário, é pouco provável que o seguro privado venha a satisfazer a demanda por serviços de saúde da classe média, incluindo os trabalhadores mais bem organizados. A elevação dos custos dos serviços de saúde, determinada fundamentalmente pelo modelo de negócios do conglomerado industrial-financeiro da saúde, está inviabilizando a possibilidade de planos e seguros se consolidarem como alternativa para os setores médios da sociedade. O número de reclamações contra as operadoras de planos e seguros nos órgãos de defesa do consumidor é um evidente indício dessa dificuldade. Acresce-se a isso a relativa melhoria da imagem pública do SUS pelos serviços relevantes que têm prestado durante a pandemia de Covid-19.

Assim, abre-se a possibilidade de construção de uma aliança entre os 150 milhões de brasileiros que usam exclusivamente o SUS e aqueles que pertencem à classe média e pagam planos de saúde com sacrifício. Essa aliança pode, então, vir a ser o ator político a defender o SUS, como proposto pelo movimento da RSB, renovando o sentido da participação social.

Transformar uma aliança possível em uma mobilização efetiva é o desafio maior dos reformistas sanitários. Os militantes da RSB têm a responsabilidade de contribuir para superar a fragmentação dos movimentos sociais, articulando as lutas identitárias com as lutas por igualdade social, e politizar as discussões sobre a saúde. Dessa maneira, todos os setores democráticos e populares poderão vir a se envolver no debate sobre os sistemas de saúde, entendendo que se trata de decisões relacionadas com o tipo de sociedade em que se quer viver.

Referências

Abrucio FL, Grin EJ, Franzese C et al. Combate à Covid-19 sob o federalismo bolsonarista: um caso de descoordenação intergovernamental. Revista de Administração Pública, 2020; 54(4).

Almeida MHT. O Estado no Brasil contemporâneo. In: Melo CR, Sáez MA (orgs.) A Democracia Brasileira: balanço e perspectivas para o século 21. Belo Horizonte: Ed. UFMG, 2007: 17-37.

Arretche MTS. Continuidades e descontinuidades da Federação Brasileira: de como 1988 facilitou 1995. Dados 2009; 52(2):377-423.

Barley S, Kunda G. Design and devotion: The ebb and flow of rational and normative ideologies of control in managerial discourse. Administrative Science Quarterly 1992; 37(1-30):363-99.

Brasil. Decreto 7.508, de 28 de junho de 2011. Regulamenta a Lei 8.080, de 19 de setembro de 1990, para dispor sobre a organização do Sistema Único de Saúde – SUS, o planejamento da saúde, a assistência à saúde e a articulação interfederativa, e dá outras providências. Diário Oficial da União 2011, 29 jun.

Brasil. Portaria GM/MS 399, de 22 de fevereiro de 2006. Divulga o Pacto pela Saúde 2006 – Consolidação do SUS e aprova as Diretrizes Operacionais do Referido Pacto. Diário Oficial da União 2006a, 23 fev.

Campos GWS. Efeitos paradoxais da descentralização do Sistema Único de Saúde do Brasil. In: Fleury S (org.) Democracia, descentralização e desenvolvimento: Brasil e Espanha. Rio de Janeiro: FGV, 2006: 417-42.

Fayol H. Administração industrial e geral. 10. ed. São Paulo: Atlas, 1990.

IESS – Instituto de Estudos da Saúde Suplementar. Análise Especial NAB, edição 69, maio de 2022. Disponível em https://www.iess.org.br/sites/default/files/2022-05/AE%2069_0.pdf. Acessado em 20 jun 2022.

Levcovitz E, Levcovitz E, Lima LD, Machado CV. Política de saúde nos anos 90: relações intergovernamentais e papel das normas operacionais básicas. Revista Ciência e Saúde Coletiva 2001; 6(2):269-91.

Lima LD, Pereira AMM, Machado CV. Crise, condicionantes e desafios de coordenação do Estado federativo brasileiro no contexto da Covid-19. Cadernos de Saúde Pública. 2020; 36(7).

Machado CV. Prioridades de saúde no Brasil nos anos 1990: três políticas, muitas lições. Revista Panamericana de Salud Publica 2006; 20(1):44-9.

Marx K. O Capital. Vol 1. Coleção Os Economistas. São Paulo: Abril Cultural, 1997 (primeira edição em alemão em 1868).

Matus C. Política, planejamento & governo. Brasília: IPEA, 1993 (Tomos I e II).

Melo AC. O sucesso inesperado das reformas de segunda geração: federalismo, reformas constitucionais e política social. Dados 2005; 48(4):845-89.

Mendes EV. Uma agenda para a saúde. São Paulo: Editora Hucitec, 1999.

Mendes-Gonçalves RB. Tecnologia e organização social da prática de saúde. São Paulo: Hucitec, 1994.

Mintzberg, H. Criando organizações eficazes: estrutura em cinco configurações. São Paulo: Atlas, 1995. 304p.

Motta PR. Gestão contemporânea: ciência e arte de ser dirigente. 13. ed. São Paulo: Record, 1991. 256p.

OMS – Organização Mundial da Saúde. Declaração de Alma-Ata. Conferência Internacional sobre os Cuidados de Saúde Primários. Cazaquistão, 1978. Disponível em: www.who.int/publications/almaa-ta_declara- tion_en.pdf.

Pestana MVCS, Mendes EV. Pacto de gestão: da municipalização autárquica a regionalização cooperativa. Belo Horizonte: SES, 2004.

Ribeiro PT. A descentralização da ação governamental no Brasil dos anos noventa: desafios do ambiente político-institucional. Ciência e Saúde Coletiva 2009; 13(3):819-28.

Rivera FJU. Por um modelo de formulação de políticas de saúde baseado no enfoque estratégico de planificação. In: Rivera FJU (org.) Planejamento e programação em saúde – um enfoque estratégico. São Paulo: Cortez, 1989: 135-76.

Shimizu HE et al. Regionalização e crise federativa no contexto da pandemia da Covid-19: impasses e perspectivas. Saúde em debate. 2021; 45(131).

Souza RR. A regionalização no contexto atual das políticas de saúde. Ciência e Saúde Coletiva 2001; 6(2):451-5.

Teixeira CF. Planejamento municipal em saúde. Salvador-BA: Instituto de Saúde Coletiva da UFBA, 2001. 80p.

Viana ALD, Lima LD (orgs.) Regionalização e relações federativas na política de saúde do Brasil. Rio de Janeiro: Contra-Capa, 2011.

Financiamento da Saúde

Thereza Christina Bahia Coelho • João Henrique G. Scatena
Andrei Souza Teles • Milla Pauline S. Ferreira Teles
Fabián Moraga Cortés

INTRODUÇÃO

Desde a 8ª Conferência Nacional de Saúde (CNS), em 1986, o financiamento tem se colocado como um problema central para viabilização do Direito à Saúde no Brasil. Reiteradamente, a questão da suficiência e adequação dos recursos tem sido motivo de luta acirrada entre as forças progressivas da saúde e as que almejam lucrar com os serviços, drenando os recursos estatais para finalidades não constitucionais.

As diretrizes do Eixo III da 16ª CNS, realizada em 2019, em clima de grande constrangimento institucional, mas em acordo com os anseios da sociedade, propuseram a garantia desse direito constitucional à saúde por meio de um orçamento sustentável e coerente com as

> [...] diferenças regionais, o planejamento, o perfil epidemiológico, o demográfico e o socioeconômico e garantindo o direito à saúde, tendo em vista a integralidade da assistência, a universalidade do acesso e a equidade dos serviços [...] melhorando o padrão de gastos e qualificando o financiamento tripartite e os processos de transferência de recursos; ampliando a parcela mínima do orçamento geral investido em saúde; inovando nas formas de arrecadação, a fim de superar o subfinanciamento atual, para a possibilidade de redução do papel do setor privado nas ações e serviços de saúde e o fortalecimento da gestão pública, com direção única em cada esfera de governo (Araújo et al., 2022: 218).

Para isso, é imprescindível a garantia da seguridade social como direito universal, de acordo com os princípios constitucionais, o que requereria, pelo menos: uma reforma tributária com distribuição progressiva dos recursos (tributação sobre grandes fortunas, lucros e dividendos de pessoas físicas e jurídicas, assim como ampliação da alíquota da Contribuição Social sobre o Lucro Líquido [CSLL] para instituições financeiras de 9% para 18%); revogação da Emenda Constitucional (EC) 95/2016, que congelou os investimentos públicos em saúde até 2036; eliminação da Desvinculação de Receitas da União (DRU), que retira 30% do orçamento da seguridade social para o tesouro nacional, e revisão da Lei Complementar (LC) 141/2012, que dispõe sobre os valores mínimos a serem aplicados anualmente na saúde pela União, estados, Distrito Federal e municípios, de modo a torná-los proporcionais ao aumento "da demanda e não inferior a 10% de sua Receita Corrente Bruta ou o equivalente da Receita Corrente Líquida oriunda da arrecadação de impostos" (Brasil, 2022: 221).

Analisando as palavras utilizadas nas diretrizes relacionadas ao financiamento, verifica-se que uma série de conceitos anunciados não está ao alcance do cidadão comum, nem mesmo daqueles que trabalham na área da saúde. Essa constatação acompanha outra, que é a transversalidade do financiamento, porque, afinal, todas as ações de saúde necessitam de recursos para sua execução, e os recursos devem ser custeados de alguma forma ou por alguém. Assim: quem sustenta as atividades de saúde? O que representa esse gasto para as famílias brasileiras? E, no caso específico das inúmeras ações desenvolvidas pelo Sistema Único de Saúde (SUS), de onde vem o dinheiro e como se distribui? Serão os gastos efetuados pelo governo brasileiro com o SUS suficientes para a oferta de serviços adequados e de qualidade para nossa população? Serão esses gastos efetuados de maneira correta em acordo com as necessidades de saúde da nossa gente?

Fica evidente, portanto, que a resposta a essas questões exige conhecimentos específicos que se situam em uma interface entre a saúde, a economia e a contabilidade, mas também entre a história e a ciência política.

Capítulo 20 • Financiamento da Saúde

Assim, o objetivo deste capítulo é fornecer conhecimentos introdutórios sobre o financiamento das ações de saúde, em particular do SUS, do ponto de vista da legislação que o regula, dos referenciais teóricos que o sustentam e das experiências que têm buscado colocar em prática ações de financiamento coerentes com os preceitos que regem esse sistema.

INSUFICIÊNCIA DE RECURSOS E DESINVESTIMENTO NA SAÚDE

Existe quase um consenso sobre a insuficiência dos recursos para o setor saúde como um todo, e são múltiplas as evidências de um baixo investimento em saúde no Brasil, o que pode ser constatado, por exemplo, a partir do comparativo internacional do gasto total e do gasto público em saúde como proporção do Produto Interno Bruto (PIB), do percentual do gasto público em relação ao gasto privado em saúde, bem como a partir da importância dada ao setor saúde no Orçamento Geral da União.

Segundo a Organização Mundial da Saúde (OMS), o gasto total, que abrange gastos em saúde por todos os entes governamentais e cidadãos (público e privado), passou de 3 trilhões de dólares em 1997, o equivalente a 8% do PIB mundial, para 9,4% em 2009.

Outro bom indicador para mostrar a prioridade que o Estado outorga às ações de saúde da população é a porcentagem de gasto governamental em saúde em relação ao gasto total de governo (Coelho, 2016). Informações fornecidas pela OMS mostraram que em 2000 e 2011 os governos do mundo destinaram, respectivamente, 13,6% e 15,2% de seu orçamento à saúde, com gasto maior nos países de rendas maiores (WHO, 2014). Em 2019, enquanto os países de alta renda (*High-income*) e média-alta renda (*Upper-Middle-income*) aumentaram seus gastos de governo com saúde como proporção do gasto total de governo, os países de renda média-baixa ficaram estáveis e os de baixa renda diminuíram ainda mais esse gasto governamental, ficando abaixo de 6%. Nesse mesmo ano, o mundo gastou em torno de 9,8% de seu Produto Interno Bruto (PIB) com saúde, sendo que 80% do total dos recursos estavam concentrados em países de alta renda (*High-income*), cuja fonte principal de recursos foi governamental (70%), ao passo que nos países de baixa renda (*Low-income*) as fontes prevalentes foram o desembolso direto (44%), considerado "gasto catastrófico" porque podem arruinar as famílias, e a ajuda externa (29%) (WHO, 2022).

No Brasil, em 2015, o gasto com saúde representou 8,3% do PIB – valor inferior à média internacional daquele ano (9,9% do PIB), o que corresponde a um baixo percentual se comparado, por exemplo, aos EUA (17,1%) e aos países que contam com um sistema de saúde semelhante ao brasileiro, com acesso universal aos serviços de saúde, como Canadá (10,4%), Dinamarca (10,8%), Espanha (9%) e Reino Unido (9,1%) (WHO, 2017a). O gasto público brasileiro em saúde pode ser classificado também como baixo para a efetivação de um sistema de cobertura universal e atendimento integral. Está longe de dedicar a mesma atenção à saúde pública que os demais países que

fazem parte dessa categoria. Nesse mesmo ano, enquanto o SUS gastou 3,8% do PIB (42,8% dos recursos aplicados em saúde), o gasto médio dos países europeus com sistemas universais (Alemanha, Espanha, França, Reino Unido e Suécia) foi de cerca de 8% do PIB (WHO, 2017b).

Na comparação com países do Mercosul, coexistiram duas situações distintas: de um lado, no Brasil e na Venezuela (47,7%), menos da metade do total do gasto em saúde foi público; de outro, Argentina (71,4%), Uruguai (69,8%) e Paraguai (53,5%) tiveram os maiores gastos públicos em saúde. Em síntese, o Brasil se destacou como o país com menor investimento público em saúde, ao passo que a Argentina e o Uruguai apresentaram percentuais compatíveis com os de países da Organização para Cooperação e Desenvolvimento Econômico (OCDE) que se utilizam de sistemas universais de saúde (Piola & Barros, 2016; Roa, 2016; WHO, 2017b). Desse modo, ainda é baixa e um tanto quanto controversa a participação do gasto público do sistema de saúde brasileiro, sobretudo em vista dos princípios que norteiam o SUS (Teles, 2015).

Para a OMS, os recursos públicos para a saúde, além de insuficientes, seriam mal geridos. Cerca de 20% a 40% dos gastos em saúde são desperdiçados por ineficiência, segundo o Relatório Mundial da Saúde (WHO, 2010). Por outro lado, há fatores que podem levar a uma "sobreutilização" dos serviços de saúde: a tendência em usar de maneira excessiva e inadequada os serviços, movida por um cálculo racional de que seus benefícios seriam grandes enquanto o custo do serviço demandado seria dividido por todos os demais, o que se denomina "Risco Moral"; a incerteza do usuário quanto à necessidade de uso ou não do serviço, desde o diagnóstico até o tratamento; e a assimetria de informação entre o usuário, o provedor e o financiador do serviço de saúde. Maia *et al.* (2006), em pesquisa com dados da PNAD de 1998, identificaram, no Brasil, a sobreutilização de 24% de consultas médicas e 22% de internação.

O uso abusivo dos serviços de saúde pode também ocorrer por simples "aversão ao risco" ou medo de adoecer e morrer. O medo, quando irracional, leva muitas pessoas a demandarem, sem necessidade, consultas e exames, ainda mais se forem apoiadas pela ganância de profissionais e serviços de saúde interessados em aumentar indevidamente seus ganhos. O apelo a estratégias de contenção do gasto com saúde que implicam o pagamento no momento do consumo, entretanto, pode, além de fazer baixar a resolutividade do sistema, penalizar os usuários, principalmente os mais pobres, que não terão como despender dinheiro quando mais precisam, daí a ênfase da OMS no pagamento via impostos "progressivos", o que significa que quem ganha mais paga mais (WHO, 2010).

No caso do SUS, sistema universal "gratuito", ou seja, com livre acesso e pré-pagamento via tributação da sociedade como um todo, o controle da demanda termina se fazendo por mecanismos "naturais", como a "fila de espera", ou outras barreiras de acesso que levam o usuário a buscar o sistema privado por meio da aquisição de planos de saúde administrados por operadoras, em sua maior parte, das modalidades cooperativas médicas e medicina de grupo. No Brasil, a Agência Nacional de Saúde Suplementar (ANS) é o órgão federal responsável pela regulação das atividades das operadoras de maneira a impedir práticas abusivas, como aumento excessivo de valores cobrados aos segurados, ou seleção de clientelas saudáveis e "expurgo" de grupos com risco maior de doenças com alto potencial de gastos, como os idosos e os portadores de doenças crônicas (HIV/AIDS e neoplasias, entre outras).

Outra estratégia para otimização dos gastos que tem como efeito adicional o incremento da eficiência dos sistemas de saúde é a organização da rede de atenção de modo hierárquico por nível de complexidade. O investimento na Atenção Primária à Saúde (APS), principal porta de entrada para o SUS, tende a aumentar inicialmente o gasto em saúde em função da histórica demanda reprimida com posterior diminuição da pressão na média e alta complexidade e consequente redução, em médio e longo prazo, do custo operacional desses serviços.

Uma pesquisa com gestores, profissionais e usuários da grande São Paulo encontrou unanimidade na ideia de que o SUS e a APS aumentam consideravelmente o acesso aos serviços de saúde, mas não consideram que a APS disponha de orçamento específico para suas ações. Para os autores da pesquisa, o uso de modalidades alternativas, como a contratualização com as "Organizações Sociais", é um fator de dificuldade para a análise do orçamento da saúde (Heimann *et al.*, 2011).

Portanto, para que se possa fazer um juízo mais qualificado sobre todas essas questões que incidem sobre o financiamento é preciso compreender que o gasto com saúde pode ocorrer no momento imediato em que se sente a necessidade de algum serviço e é feita sua aquisição, ou de maneira antecipada e mais segura, pois a incerteza sobre o futuro tem levado a sociedade a buscar formas de se precaver contra as adversidades. É por esse motivo que o financiamento do SUS se insere no âmbito da seguridade social, que é o arcabouço conceitual que rege a constituição dos fundos da saúde e da previdência social e foi definida no texto constitucional de 1988 como "conjunto de ações de iniciativa dos Poderes Públicos e da sociedade destinadas a assegurar os direitos relativos à saúde, à previdência e à assistência social" (Brasil, 1988, art. 194).

QUAIS AS BASES TEÓRICAS DA SEGURIDADE SOCIAL?

A seguridade social, como se viu, contrapõe-se ao financiamento baseado em contribuições no momento de necessidade. Pode ser de natureza pública, privada ou mista. Antes da implantação do SUS, o Brasil adotava o seguro social, em que o sistema previdenciário coletava recursos de empresas e empregados para pagar tanto benefícios como aposentadorias, pensões e outros, como para custear a oferta de serviços de saúde aos trabalhadores brasileiros e suas famílias, além de ações de assistência social (Oliveira & Teixeira, 1985). Em outras palavras, os recursos do Fundo de Previdência e Assistência Social (FPAS) financiavam cerca de 80% dos serviços voltados

para a saúde, enquanto os escassos recursos do Ministério da Saúde, provenientes da atividade fiscal (taxas, impostos e contribuições), eram destinados basicamente a ações de saúde pública. Por seu caráter excludente, esse modelo promoveu importantes iniquidades, deixando de fora a maior parte da população do país, justamente a que não estava inserida no mercado de trabalho formal. Quando a sociedade brasileira fez a opção por um sistema universal de saúde, implantando a seguridade social, pautada na busca por justiça social, ficou clara, já naquele contexto, a necessidade de que o SUS contasse com fontes de financiamento estáveis e suficientes que lhe permitissem cumprir suas funções constitucionais.

De maneira geral, admite-se que um sistema de saúde deva ter, no mínimo, quatro funções: geração de recursos, financiamento, gestão e oferta de serviços. Essas funções, por sua vez, relacionam-se com os três eixos nos quais se articula o fluxo de ações do sistema: o financiamento, a provisão ou fornecimento e o consumo (OECD, Eurostat & WHO, 2011).

A definição da forma de *financiamento* e *provisão* dos serviços de saúde tem impacto direto na alocação de recursos na economia. No período que antecedeu o surgimento do SUS havia muita instabilidade no financiamento das ações de saúde ofertadas pelo Estado brasileiro. Para tratar da história do financiamento do SUS, entretanto, é preciso esclarecer melhor como têm sido geradas as principais fontes de recursos da saúde em geral, que são as famílias, as empresas e o Estado. Esses três grandes entes financiam a saúde por desembolso direto, quando, por exemplo, um indivíduo paga uma consulta médica ou compra um medicamento, ou indiretamente, quando contrata um seguro privado. O financiamento do SUS, por ser de natureza pública, faz-se por meio da atividade fiscal do Estado, que tributa bens e serviços sob sua competência.

Estudar o financiamento da saúde torna possível perceber que a magnitude dos recursos destinados para essa área está relacionada com o modelo de proteção social adotado nos diferentes países. Cada modelo aponta para um conjunto de princípios, valores e objetivos associados a uma determinada configuração institucional que organiza os direitos, as prestações, o financiamento e a gestão do bem-estar social das coletividades (Palier, 2001). Para Pereira (2011), os sistemas de proteção social conformam-se a partir das relações entre três dimensões: a segurança social, o asseguramento e as políticas sociais. A primeira corresponde a um sistema programático contra riscos sociais, o segundo aponta para a garantia legal do direito à seguridade social, e as últimas visam concretizar esse direito por meio de um conjunto de instituições, serviços e recursos financeiros. Certamente, o escopo e a natureza das políticas sociais refletem opções políticas e podem materializar diferentes graus de redistribuição entre gerações (redistribuição horizontal) ou entre segmentos de renda (redistribuição vertical) (Menicucci & Gomes, 2009).

No caso brasileiro, Fleury (1994) assinala as principais características próprias dos três modelos de proteção social mais reconhecidos pela literatura (Quadro 20.1).

Capítulo 20 · Financiamento da Saúde

Quadro 20.1 Características dos principais modelos de proteção social

Modelos/dimensão	Assistência	Seguro	Seguridade
Denominação	Residual	Meritocrático	Institucional
Ideologia	Liberal	Corporativa	Social-democrata
Princípio	Caridade	Solidariedade	Justiça
Efeito	Discriminação	Manutenção	Redistribuição
Status	Desqualificação	Privilégio	Direito
Finanças	Doações	Salário	Orçamento
Atuarial	Fundos	Acumulação	Repartição
Cobertura	Focalização	Ocupacional	Universal
Benefícios	Bens e serviços	Proporção do salário	Mínimo vital
Acesso	Prova de meios	Filiação	Necessidade
Administração	Filantrópica	Corporativa	Pública
Organização	Local	Fragmentada	Central
Referência	Leis dos pobres	Bismarck	*Beveridge*
Cidadania	Invertida	Regulada	Universal

Fonte: Fleury, 1994.

Em geral, Estados que construíram modelos de proteção social amplo e com forte expansão dos serviços estatais destinam maiores recursos para saúde, com um componente maior de gasto do governo e poucas contribuições das famílias. Por outro lado, modelos de proteção social que outorgam proeminência ao mercado caracterizam-se por pouco aporte do Estado e, em consequência, o financiamento provém do chamado "desembolso direito".

Essas características tornam possível observar que, segundo a tipologia de Fleury (1994), existe correspondência entre modelos de proteção baseados na seguridade social e sistemas universais de saúde, a exemplo do National Health Service na Inglaterra. Por outro lado, modelos de proteção social inspirados na ideologia liberal suportam sistemas de saúde que Lobato & Giovanella (2012) denominaram "residuais", pelo fato de a ação do Estado estar focada apenas em prover atenção de saúde aos mais pobres e de maneira muito restrita. Já os modelos de proteção social do tipo seguro podem materializar-se em sistemas de saúde mais próximos da universalidade, a exemplo do sistema alemão, mesmo instaurando um esquema de financiamento dependente dos descontos sobre a folha do salário dos empregados no mercado formal do trabalho, ou em sistemas de saúde semelhantes aos de tipo residuais. Essa modalidade de financiamento tende a ser fortemente iníqua, pois o acesso aos serviços depende da capacidade de pagamento das pessoas, sem solidariedade entre estratos de renda nem gerações. Além disso, esta última forma de financiamento não assegura eficácia sanitária, pois os recursos não são utilizados para responder às necessidades de saúde da população e deixam amplos espaços à participação de atores privados na administração e prestação, o que facilita a extração de rentabilidade.

Na América Latina, os sistemas de saúde foram construídos em decorrência de amplos processos históricos influenciados por paradigmas difundidos pelas potências internacionais e, mais recentemente, pela hegemonia difundida por órgãos internacionais que "assessoraram" os governos, a exemplo do Banco Mundial (BM) e Fundo Monetário Internacional (FMI). Na prática, esses órgãos impõem modelos liberais de políticas públicas como condição para conceder empréstimos aos governos da região.

No caso da América Latina, foi difundido o "Pluralismo estrutural" como paradigma das reformas. Essa proposta se baseava na separação das funções de direção, financiamento, articulação e produção dos serviços no setor saúde. Em primeiro lugar, um órgão único nacional concentraria as contribuições sociais dos trabalhadores e o aporte do Estado para os mais pobres; esses recursos deveriam ser repassados às instituições intermediadoras, as seguradoras, responsáveis por estabelecer os pacotes de serviços com coberturas segundo o nível da contribuição e o risco individual; logo, as seguradoras compram os serviços médicos aos prestadores, que atuam de forma descentralizada; desse modo, o Ministério da Saúde ficaria restrito à função de regulação do sistema (Londoño, 1996).

A implantação do pluralismo estrutural foi concretizada quase totalmente na Colômbia, observando-se alguns efeitos contrastantes. Por um lado, aumentou a cobertura da população assegurada e diminuiu o desembolso direto; entretanto, os indicadores de mortalidade por doenças passíveis de controle, mortalidade materna e incidência de doenças infectocontagiosas foram mantidos ou piorados, dado o caráter eminentemente curativo dos seguros (Yepes, 2010).

Alguns dos resultados das reformas podem ser apontados: inicialmente, o caráter conservador da agenda dado pela centralização na assistência médica individual, sem consideração dos DSS ou de uma visão ampla do setor saúde para o combate às desigualdades sociais. Especialmente danosos para a equidade foram a desconcentração dos gastos para âmbitos subnacionais sem capacidade de resposta, a escassa regulação exercida pelas instituições públicas prejudicadas pelos ajustes fiscais, a conformação de quase mercados orientados pela seleção por riscos e a focalização nos pobres por meio de pacotes de serviços restritos e eminentemente curativos (Almeida, 2005). Paralelamente, o projeto neoliberal possibilitou que apenas os grupos economicamente favorecidos tivessem acesso a uma medicina altamente comercial e tecnologizada (Laurell, 1997). Em síntese, as reformas aumentaram a segmentação e a fragmentação dos sistemas de saúde e não conseguiram minorar as desigualdades, além de serem discutíveis suas contribuições para a eficiência (Almeida, 2002).

Laurell (1995) coloca a privatização da saúde como parte das dinâmicas de acumulação do capital. Esse processo requer que a saúde seja tratada como mercadoria e que o acesso aos serviços não seja estruturado enquanto direito social, além da necessidade de distinguir atividades rentáveis de não rentáveis. Quanto ao financiamento, as mudanças privatizadoras concretizam-se em esquemas de pré-pagamento, cuja administração representa boas oportunidades de lucro para as seguradoras privadas. Em relação à prestação, a autora aponta que prestadores privados orientam seus serviços para a população rica de modo a maximizar utilidades.

Na mesma linha, Possas (1995) argumentou que as medidas promovidas pelo BM tiveram efeitos nocivos para o bem-estar social na América Latina: em primeiro lugar, o fato de cobrar pelos serviços públicos diminuiu o poder aquisitivo das pessoas e promoveu a desproteção social; em segundo lugar, a segregação por risco entre um seguro social para pobres e planos privados para ricos contribuiu para a concentração da renda; logo, o repasse de recursos públicos para prestadores privados consolidou as desigualdades sociais, pois estes atendem à população mais favorecida; por último, a tendência à desconcentração do gasto sobrecarrega o orçamento dos níveis locais e acarreta má distribuição dos recursos.

Reconhecendo a singularidade dos efeitos das reformas neoliberais, Fleury (2008, 2003) descreve três tipologias: o modelo dual chileno, o modelo universal brasileiro e o modelo plural da Colômbia. Inicialmente, o modelo dualista chileno se caracteriza pela conformação de um sistema de seguros compulsórios, em que o seguro público atua como um subsídio aos seguros privados, pois cobre os setores menos dinâmicos da economia, que são rejeitados pelas seguradoras privadas. Diferentemente, o modelo universalista brasileiro materializou-se no SUS, de acesso universal, financiamento público e atenção descentralizada. Por último, a reforma colombiana impulsionou o subsídio à demanda e a separação de funções, associando o acesso aos serviços à aquisição de seguros que cobrem os serviços estabelecidos em um pacote padronizado estabelecido pelo Ministério. Existe um órgão nacional que reúne as contribuições sociais para distribuí-las aos seguros, chamados Empresas Promotoras de Saúde (EPS), que, por sua vez, repassam os fundos aos prestadores, sejam públicos, sejam privados.

Recentemente, o cenário político da região apresenta mudanças nas coalizões de governos que conseguiram ser eleitos pela cidadania, sendo predominantemente governos de centro-esquerda, precisamente nos países mais influenciados pelas reformas neoliberais das décadas de 1980 e 1990. Esse é o caso do Chile que, além de escolher um presidente – Gabriel Boric – com raízes nos movimentos sociais pela educação pública de qualidade, vem atravessando uma conjuntura constitucional 40 anos após a imposição da Constituição de 1980 pela ditadura conduzida pelo general de exército Augusto Pinochet. A Colômbia é outro caso de destaque dentro da região, pois a vitória do atual presidente marca uma quebra histórica na política colombiana, que tradicionalmente esteve sob a hegemonia dos EUA, sendo liderada por governos de direita afeitos à privatização dos direitos sociais, dentre eles a saúde. Esses governos foram eleitos em 2021 e 2022, respectivamente. Já o México é atravessado por uma conjuntura similar com um governo de centro-esquerda inédito para a história política do país, o qual propôs reformas progressistas na área da saúde, mas que têm apresentado poucos avanços em decorrência da dificuldade de conseguir acordos políticos e da crise sanitária causada pela pandemia de Covid-19. Esses três casos podem estar representando uma mudança no ciclo político da região com importantes implicações no setor saúde. Mesmo que nem sempre esteja explícito, será necessário acrescentar os investimentos públicos na saúde até que eles cheguem próximo aos níveis dos países que contam com sistemas de saúde universais mais consolidados, a exemplo do Canadá ou da Espanha.

Entretanto, a questão central não é apenas conseguir um nível mínimo de gasto público com saúde, senão implantar modalidades de gasto focadas em uma racionalidade sanitária eficaz, eficiente e de qualidade. Essas condições exigem alterações nos modelos de atenção à saúde, com prioridade à estratégia de APS, o que implica questionar a proeminência do modelo hospitalocêntrico. Esse desafio, que faz parte do trânsito para um sistema universal de saúde, apresenta complexidade ainda maior, pois nem sempre existe viabilidade política para concretizar essas mudanças, mesmo dentro das mesmas coalizões de governo de centro-esquerda que conseguiram ser eleitas. Por exemplo, nenhum dos três governos citados comprometeu um gasto com a APS, o que, segundo a Organização Pan-Americana de Saúde (OPAS), deveria representar, no mínimo, 30% do gasto total com a saúde (Moraga, Coelho &, Prada, 2020).

Diferentemente dos casos assinalados, o Brasil, desde a Constituição Federal de 1988, adotou o modelo de proteção social da seguridade social, responsável por um conjunto integrado de ações de iniciativa dos poderes públicos e da sociedade, destinado a garantir direitos relacionados à saúde, à previdência e à assistência social a partir de um financiamento partilhado por toda a sociedade através de recursos orçamentários da União, dos estados, do Distrito Federal e dos municípios e de uma série de contribuições sociais (Brasil, 1988). Ao incluir a previdência, a saúde e a assistência social como direitos sociais universais, alterou-se um cenário histórico de exclusão desses benefícios de boa parte da população brasileira (Teles, 2019).

A seguridade social caracteriza-se como um sistema de proteção abrangente, redistributivo e de caráter universal. Os benefícios são garantidos como um direito que deve estar disponível a todos que precisarem sem a obrigatoriedade de evidência de necessidade ou vínculo empregatício formal. Esse mecanismo de redistribuição através de políticas sociais remete o modelo a uma ideia de solidariedade e de desmercadorização dos direitos sociais (Sochaczewski & Lobato, 2014; Rodriguez, 2016). O Estado assume uma função central no financiamento e na administração do sistema de saúde. Os serviços de saúde, sejam de promoção, prevenção, tratamento ou de reabilitação, são prestados, total ou majoritariamente, diretamente pelo Estado. A maioria dos funcionários é geralmente composta de empregados públicos. Em caso de contratação do setor privado para execução de ações e serviços de saúde, o Estado detém forte capacidade regulatória, seja do serviço a ser ofertado, seja em relação ao controle dos gastos.

No que tange ao financiamento da seguridade social, presume-se que quanto mais forte for a participação do Estado no financiamento da atenção à saúde, a partir da concepção de que o acesso à saúde é um direito de cidadania, maiores serão as oportunidades de acesso e a extensão da cobertura dos serviços. Todavia, um desafio persistente dos modelos universais de financiamento da saúde é a capacidade de manter o gasto em níveis toleráveis pela sociedade que vai sustentar o sistema por meio de impostos. Além do mais, os gestores do SUS enfrentam o desafio de manter um patamar mínimo de equidade nos serviços de saúde capaz de ajustar custo e qualidade às necessidades de cada região e população (Teles, 2019).

FINANCIAMENTO COMO ATIVIDADE FISCAL DO ESTADO

Os interesses individuais, em graus variáveis, podem ou não se identificar com os interesses coletivos, cabendo ao Estado regular tal dinâmica de modo a contribuir para a satisfação das necessidades coletivas. Quando a satisfação dos interesses coletivos se faz por meio de serviços de interesse geral, estes são denominados serviços públicos (Baleeiro, 2002).

A atividade financeira do Estado é orientada para obtenção e emprego de meios, bens e serviços para satisfação das necessidades coletivas por meio da geração de receitas públicas, despesa, orçamento e crédito (Pereira, 1999). As operações de entrada (receita) e saída (despesa) geram o fluxo econômico, que deve ser planejado da maneira legalmente prevista (orçamento público). A maior parte dos ingressos que formam as receitas públicas é originária dos tributos.

De acordo com o Código Tributário Nacional (Brasil, 1966) e a Lei Complementar 118 (Brasil, 2005), tributo é "toda prestação pecuniária compulsória, em moeda ou cujo valor nela se possa exprimir, que não constitua sanção de ato ilícito, instituída em lei e cobrada mediante atividade administrativa plenamente vinculada" (art. 3º). São considerados tributos os impostos, as taxas e as contribuições de melhoria (art. 5º). Os impostos constituem-se em obrigações de pagamento sem que haja necessariamente um serviço ou uma contrapartida do ente

que tributa, enquanto as taxas têm "como fato gerador, o exercício regular do poder de polícia administrativa, ou a utilização, efetiva ou potencial, de serviço público específico e divisível, prestado ao contribuinte ou posto a sua disposição" (Brasil, 1966, art. 77). As contribuições atendem a finalidades específicas, transitórias e podem ser denominadas Contribuições Sociais (CS), de Intervenção no Domínio Econômico (CIDE), de Interesse das Categorias Profissionais ou Econômicas (CICPE), como no caso do CRM dos médicos, ou Contribuição de Iluminação Pública (CIP), de competência dos municípios e do Distrito Federal (Brasil, 2012b).

No que tange à saúde, as contribuições sociais se sobressaem, sendo a mais conhecida a Contribuição Provisória sobre a Movimentação Financeira (CPMF). Antecedida pelo Imposto Provisório sobre a Movimentação Financeira (IPMF), criado em 1993, a CPMF teve vigência de 1996 a 2007, quando sua renovação não foi aprovada pelo Congresso Nacional (Scatena, Viana & Tanaka, 2009).

De fato, a CSLL das pessoas jurídicas, a Contribuição Social para o Financiamento da Seguridade Social (COFINS) e a CPMF foram, juntas, responsáveis por 69% dos recursos financeiros que compunham o orçamento da saúde em 1995, passando, em 2004, a responder por 86,94%. As outras fontes foram os "recursos ordinários", os "títulos de responsabilidade do Tesouro Nacional", "operações de crédito internas e externas", "recursos diretamente arrecadados", "recursos do Fundo de Estabilização Fiscal" e "Fundo de Combate e Erradicação da Pobreza" (França & Costa, 2011).

As contribuições sociais constituem as principais fontes de financiamento federal do SUS, mas, nos primeiros 2 anos de aprovação do texto constitucional, os recursos do Finsocial não foram transferidos inteiramente para a seguridade social, passando a Previdência Social a avançar, progressivamente, sobre os recursos da saúde, enquanto a União, por meio da DRU, conseguiu assegurar para si o uso livre de 20% dos recursos das contribuições sociais. O não cumprimento da Constituição de 1988, que estabelecia a destinação de 30% do Orçamento da Seguridade Social para a saúde (excluídos os recursos do seguro-desemprego), por outro lado, expunha a gestão federal em um momento de grandes embates políticos. Se pensarmos nessa situação dentro do contexto da Norma Operacional Básica (NOB) 93, em que se inicia de maneira mais efetiva o processo de descentralização dos recursos federais, torna-se possível entender a desconfiança que resultou em baixa adesão dos municípios a essa norma. A criação da CPMF também não resolveu o problema da insuficiência de recursos, uma vez que o Governo Federal reduziu o aporte das receitas da COFINS e da CSLL, sendo esse o perigo que as políticas de vinculação de receitas, adotadas mais adiante, enfrentariam em relação aos estados e municípios (Mendes & Marques, 2009).

Em 1995, o gasto líquido do Ministério da Saúde representou 1,83% do PIB brasileiro (Mendes & Marques, 2009). Essa proporção do PIB no gasto federal com saúde iria manter-se ainda por muito tempo. No entanto, não há a menor dúvida de que é com a adoção do critério populacional para descentralização de recursos que o financiamento do SUS ganha impulso e se torna um mecanismo concreto de combate às gritantes desigualdades regionais (Souza, 2003). Adotado sob a rubrica de Piso Assistencial Básico (PAB Fixo), na implantação da NOB de 1996, feita em cima de muita pressão do setor da saúde, foi definida a transferência da União para os municípios do valor de R$8,00 por habitante/ano, feita em duodécimos mensais.

Na segunda metade da década de 1990, esse novo aporte federal aos municípios representou ganhos econômicos que extrapolaram a área da saúde, pois muitos deles passaram a receber, para custear suas ações em saúde, às vezes mais do que seu PIB. Em verdade, os municípios mais carentes, especialmente os localizados em regiões mais pobres, como Norte e Nordeste, arcavam com contrapartida própria mais elevada, chegando, às vezes, a mais de 20% de seus orçamentos. Essa situação de desigualdade, tornada explícita, impôs ao Governo Federal não apenas a necessidade de garantir fontes estáveis para o setor, mas a regulamentação da participação de cada ente no financiamento das ações de saúde.

O valor *per capita* do PAB manteve-se inalterado até 2003, mas a partir de 2004 o Ministério da Saúde promoveu reajustes sistemáticos: R$13,00 em 2004, R$15,00 em 2006, R$16,00 em 2008 e R$17,00 em 2009 (Vasquez, 2011), atingindo em 2019 valores que variavam entre R$23,00 e R$28,00, após o que muda a lógica desse financiamento mediante a instituição do Programa Previne Brasil (Brasil, 2019).

Além do PAB Fixo, o PAB Variável foi a forma de estimular os municípios a aderirem aos programas nacionais, como o Programa de Saúde da Família (PSF), sendo os recursos desse piso também repassados "fundo a fundo", ou seja, diretamente do fundo federal para os fundos municipais, sem a intermediação do Estado. Os recursos passaram a ser depositados na conta dos Fundos Nacional, Estadual e Municipal de Saúde, administrados pelas secretarias e conselhos de saúde de cada nível, como se vê na Figura 20.1.

Os orçamentos de saúde, portanto, deveriam estabelecer, anualmente, os recursos previstos para cada fonte, relacionando-os com as atividades a serem desenvolvidas no plano de saúde quadrienal. A cada ano, o orçamento seria aprovado pelos conselhos de saúde, que também deveriam acompanhar sua execução por meio de relatórios trimestrais. Esse acompanhamento envolve uma dificuldade adicional para os conselhos, que devem conhecer bem os aspectos técnicos desse processo para poderem exercer sua função de controle social e para fugirem às tendências de manipulação econômica e política da gestão (Uzêda & Coelho, 2005).

Os repasses fundo a fundo de receitas correntes eram feitos então em cinco grandes blocos: Bloco da Atenção Básica (PAB Fixo e Variável, PSF, NASF, Saúde Bucal e outros incentivos); Bloco da Média e Alta Complexidade Ambulatorial e Hospitalar, que inclui o Fundo de Ações Estratégicas e Compensação (FAEC); Bloco da Vigilância em Saúde; Bloco da Assistência Farmacêutica; e Bloco da Gestão. Os recursos de capital eram repassados por meio do Bloco de Investimento na Rede de Serviços de Saúde ou por convênio.

Em 2008, o Centro Brasileiro de Estudos da Saúde elaborou, em conjunto com outras instituições, a *Carta do Rio de Janeiro: em defesa da seguridade social*. Nesse documento, a sociedade civil, ali representada, criticou severamente a proposta de Reforma Tributária, em tramitação no Congresso, que pretendia extinguir as contribuições sociais da seguridade social, fragilizando, desse modo, as bases jurídicas e financeiras da seguridade social (CEBES, 2008). Na sequência, o Projeto de Lei Complementar – PLP 306/2008 – buscou regulamentar o segundo e terceiro parágrafos do artigo 198 da Constituição Federal de 1988, ao mesmo tempo que propunha a criação da Contribuição Social para a Saúde (CSS). A Emenda dispunha sobre os valores mínimos a serem aplicados pela União, estados, municípios e Distrito Federal em Ações e Serviços Públicos de Saúde (ASPS), assim como os "critérios de rateio dos recursos de transferências para a saúde e as normas de fiscalização, avaliação e controle das despesas com saúde nas três esferas de governo".

Apenas em 2012, a PLP 306/2008 foi transformada, com 15 vetos presidenciais, na LC 141/2012, que dispõe sobre:

I – o valor mínimo e normas de cálculo do montante mínimo a ser aplicado, anualmente, pela União em ASPS; II – percentuais mínimos do produto da arrecadação de impostos a serem aplicados anualmente pelos Estados, pelo Distrito Federal e pelos municípios em ASPS; III – critérios de rateio dos recursos da União vinculados à saúde destinados aos estados, ao Distrito Federal e aos municípios e dos estados destinados a seus respectivos municípios, visando à progressiva redução das disparidades regionais; IV – normas de fiscalização, avaliação e controle das despesas com saúde nas esferas federal, estadual, distrital e municipal (Brasil, 2012c).

Com a nova lei, o Governo Federal baniu a exigência contida na EC 29 de vinculação ao PIB do gasto em saúde por parte da União, evitando que o incremento no desempenho econômico brasileiro fosse repassado automaticamente para a saúde. Em 2012, por exemplo, a União teria de aplicar no mínimo o mesmo valor empenhado no exercício de 2011, acrescido do percentual correspondente à variação nominal do PIB ocorrida entre 2010 e 2011.

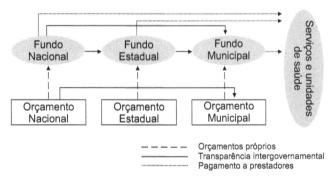

Figura 20.1 Fluxo financeiro no SUS. (Adaptada de Souza, 2002a: 450.)

Aos estados foi mantida a exigência de aplicação mínima de 12% das receitas de impostos de sua competência, e aos municípios, 15% (Brasil, 2012c).

A LC 141/2012 também aprovou o uso de contas separadas para o setor, na contramão das reivindicações da sociedade organizada.

Com a publicação da Portaria 3.992, de 27 de dezembro de 2017 (Brasil, 2017), a transferência dos recursos federais para os entes subnacionais passou a ser feita em dois blocos: Bloco de Custeio das Ações e Serviços Públicos de Saúde e Bloco de Investimento na Rede de Serviços Públicos de Saúde. Essas mudanças visaram conceder maior autonomia aos estados, Distrito Federal e municípios, mantendo separado o fluxo orçamentário do fluxo financeiro, e ao final de cada exercício financeiro esses recursos deveriam atender às finalidades que originaram os repasses, do mesmo modo que as definidas pelos planos e orçamentos locais (Pereira, Oliveira-Junior & Faleiros, 2019), o que não impede que a pressão dos custos da atenção especializada, em particular a hospitalar, assim como a dos procedimentos de diagnose e terapia, fragilize o financiamento da APS (Giovanella et al., 2018), que passará a depender do discernimento da gestão municipal e do controle social.

Com a Portaria 828 GM/MS, de 2020, esses blocos foram renomeados como: I – Bloco de Manutenção das Ações e Serviços Públicos de Saúde; e II – Bloco de Estruturação da Rede de Serviços Públicos de Saúde. Em ambos os blocos, mantêm-se os "Grupos de Identificação das Transferências" relacionados às metas estabelecidas ante o Ministério da Saúde e às finalidades que originaram os repasses. Os grupos são: (a) Atenção Primária; (b) Atenção Especializada; (c) Assistência Farmacêutica; (d) Vigilância em Saúde; e (e) Gestão do SUS (Brasil, 2020; CONASEMS, 2020).

O financiamento da Atenção Básica também sofreu grandes modificações. Em 2019 foi criado o Programa Previne Brasil, pela Portaria 2.979/2019, que propôs mudanças estruturais no financiamento com o fim do PAB fixo e do variável, que foram substituídos por mecanismos tradicionalistas, centrados no modelo médico-assistencial, o que contribui ainda mais para a escassez de recursos financeiros no SUS. Em linhas gerais, o PAB fixo foi substituído pela capitação ponderada, que considera para fins de repasse dos recursos a população cadastrada por equipe de Saúde da Família (eSF) e equipe de Atenção Primária (eAP). Houve também o rompimento com o paradigma da universalidade, o qual foi substituído pela cobertura universal, que se refere à cobertura de determinados grupos populacionais, como idosos, beneficiários de programas sociais (Benefício de Prestação Continuada [BPC] e do Programa Bolsa Família [PBF]), crianças de até 5 anos, além de pessoas com renda inferior a dois salários-mínimos (Brasil, 2019; Mendes, Melo & Carnut, 2022).

O PAB variável também deixou de existir, sendo o pagamento por desempenho realizado a partir do resultado de indicadores alcançados pelas equipes credenciadas e cadastradas no Sistema de Cadastro Nacional de Estabelecimentos de Saúde (SCNES). Alguns programas e equipes permaneceram, como saúde bucal, consultório na rua, entre outros, já os Núcleos Ampliados de Saúde da Família e Atenção Básica (NASF-AB) foram excluídos dos programas que teriam financiamento federal garantido. A exclusão desse último incentivo traz à tona uma preocupação com o caráter multiprofissional da eSF, uma vez que esses profissionais ampliavam a capacidade de resolutividade da Atenção Básica através do apoio matricial (Melo et al., 2019).

As críticas em torno do novo financiamento da APS também se devem à nova forma de cálculo proposta pela capitação ponderada, que considera as pessoas cadastradas na unidade, haja vista que a exigência de cadastro para transferência intergovernamental de recursos vai de encontro ao princípio constitucional da universalidade do sistema de saúde brasileiro. Além disso, a nova proposta surge em um cenário adverso, já inserido em uma crise fiscal, econômica e política e em meio às reformas nacionais que certamente terão impacto nas condições de saúde da população (Melo et al., 2019; Mendes, Melo & Carnut, 2022).

As instituições centrais responsáveis pelo planejamento e a elaboração do orçamento federal – Ministério do Planejamento e Orçamento (MPOG) – e pela execução orçamentária – Ministério da Fazenda – devem articular-se com as secretarias de cada ministério, operando por intermédio do Sistema Integrado de Dados Orçamentários (SIDOR) e do Sistema Integrado de Administração Financeira (SIAFI). Esses sistemas dão respaldo à estrutura legal estabelecida para administração financeira com base na Lei Federal 4.320/1964, na Constituição Federal e na LC 101/2000, conhecida como Lei de Responsabilidade Fiscal (LRF), que se utiliza dos seguintes instrumentos: Plano Plurianual (PPA), Lei de Diretrizes Orçamentárias (LDO), Lei Orçamentária Anual (LOA) e relatórios RREO (Relatório Resumido da Execução Orçamentária, bimestral) e RGF (Relatório de Gestão Fiscal, quadrimestral). Além disso, a legislação que regulamenta o SUS prevê também a utilização do Plano de Saúde (PS) quadrienal, da Programação Anual de Saúde (PAS), do Relatório Quadrimestral de Prestação de Contas (RQPC) e do RAG (Relatório Anual de Gestão), que vão integrar-se ao ciclo orçamentário. Ademais, os gestores precisam comprovar a aplicação dos recursos recebidos nas despesas previstas e eventuais, respeitando as pactuações estabelecidas nos planos de saúde, nas distintas Comissões Intergestores (tripartite [CIT], bipartite [CIB] e regional [CIR]) e em outros documentos e atos normativos próprios do SUS.

A descentralização dos recursos financeiros tinha como propósito não apenas aproximar o financiamento das instâncias que decidem, mas estimular os entes estaduais e municipais a aumentarem sua participação no bolo da saúde. Em contrapartida, o Ministério da Saúde passou a assumir uma função cada vez mais marcada de regulação dos demais entes por meio de políticas de saúde, sendo o financiamento sua ferramenta mais poderosa para induzir estados e municípios a aderirem às políticas formuladas no âmbito central. Esse processo de descentralização administrativa com centralização política teve como ferramentas privilegiadas a desvinculação (para si) e a vinculação (para os outros).

Obviamente, a dança da distribuição das responsabilidades do financiamento do SUS não se dá sem conflitos. A própria dinâmica de descentralização de recursos provocou efeitos não previstos pela gestão central federal, ocupada com o fortalecimento da governança e a desoneração da função executiva. Um desses efeitos foi o "empoderamento" municipal. Os gestores municipais, ao se tornarem atores com direito a se fazerem ouvir na arena nacional por meio de entidades de representação cada vez mais atuantes, como o Conselho Nacional de Secretários Municipais de Saúde (CONASEMS), passam a reivindicar aumento de repasses, por um lado, e autonomia de gestão, por outro.

Com a edição da Portaria GM 3.992/2017, o Ministério da Saúde flexibilizou sua característica de induzir financeiramente as políticas de saúde, especialmente aquelas destinadas a mudar o modelo de atenção que sempre concentrou mais recursos nas atividades de média e alta complexidade, em detrimento da APS, nas ações curativas em vez de promoção, prevenção, proteção e reabilitação da saúde. Os impactos dessa normativa apenas foram timidamente medidos. Algumas evidências sugerem que os recursos foram mais executados, porém não se sabe se com maiores eficiência e equidade (Santos, 2020).

Por outro lado, a maior flexibilidade da gestão financeira permitida pela Portaria GM 3.992/2017 garantiu que os municípios, como os paulistas, por exemplo, assumissem protagonismo na reorganização das redes básicas de saúde para atendimento dos casos suspeitos e confirmados de Covid e investimento em ações de vigilância epidemiológica para rastreamento de casos, teleatendimento e habilitação dos Centros de Referência, ações não contempladas pelo âmbito federaln que governou principalmente por meio de legislação de exceção, como emendas parlamentares voltadas para a implantação de leitos hospitalares, produzindo [...].

> [...] escassez de equipamentos de proteção individual, morosidade e insuficiência do processo de habilitação dos Centros de referência para atendimento aos casos suspeitos e confirmados de COVID e as dificuldades gerenciais impostas pelo período de transição imposto pelo novo modelo de alocação orçamentária relacionado ao Programa Previne Brasil – Portaria 2.979/2020 (Chioro dos Reis *et al*, 2021; 57).

Esses e diversos outros estudos foram possíveis porque, em 1999, diante da grande dificuldade de controlar os repasses federais, o Ministério da Saúde decidiu investir em sistemas de informação próprios, criando o Sistema de Informação Orçamentária para a Saúde (SIOPS), principal fonte de dados para o planejamento e controle de gastos do setor (Faveret, 2002). O único problema é que o SIOPS foi desenhado para atender de maneira privilegiada aos interesses de gestão do ente federal e não às necessidades dos demais níveis administrativos e à sociedade que clama, cada vez mais, por transparência nos gastos estatais. Ainda assim, o SIOPS se mantém como instrumento essencial de controle dos recursos financeiros para a saúde de maneira a evidenciar, em especial, os esforços de custeio e investimento de cada ente (Coelho, 2016).

FINANCIAMENTO TRIPARTITE

No ano 2000, quando o SIOPS passa a funcionar, tem início um dos mais extensos embates do setor da saúde com a aprovação da Emenda Constitucional 29 – EC 29 (Brasil, 2000). Essa emenda, em seu texto original, regulava a participação de cada ente no financiamento, de modo que estados e municípios deveriam destinar, logo no primeiro ano, pelo menos 7% de seus orçamentos em ações de saúde. Ao fim de um período de 4 anos, em que os entes poderiam se ajustar, a União passaria a aplicar na saúde o mínimo de 7% do PIB nacional, cabendo aos estados 12% e aos municípios 15% de seus orçamentos oriundos de impostos. Esse ajuste se daria de modo gradual e flexível, tendo 1999 como ano de parâmetro. No caso da União, para 2000, propunha-se a destinação de recursos no valor igual ao de 1999, acrescidos de 5%, mantendo-se nos 4 anos subsequentes esse valor, corrigido pela variação nominal do PIB.

Uma estimativa realizada pelo Ministério da Saúde (Brasil, 2001) previa um crescimento global de recursos nos três níveis de governo, até 2004, da ordem de 42,3%, ou seja, um aumento previsto de R$30,9 bilhões para R$44,0 bilhões. A perspectiva de incremento do financiamento da saúde, apontado pela EC 29, com distribuição mais justa da participação dos gestores de cada nível, resultou em aumento do aporte para a saúde, mas não na proporção e da maneira imaginadas.

O aumento das receitas deveria ser escalonado, conforme apresentado no Quadro 20.2 (Brasil, 2003), e a razão de crescimento das receitas estaduais e municipais, entre 2000 e 2004, deveria ser calculada pela diferença entre os percentuais aplicados nesses 2 anos extremos dividida por 5.

Diferenças na interpretação da EC 29 entre as áreas da Saúde (Ministério da Saúde) e da Fazenda (Ministério da Fazenda) sobre o ano base de aplicação dos 7%, se ano anterior (1999) ou 2000, levaram a uma diferença acumulada de R$1,8 bilhão pelo não cumprimento nos anos de 2001, 2002 e 2003. Na esteira do Governo Federal, apenas sete estados cumpriram a emenda ao longo dos primeiros 5 anos de vigência (Quadro 20.3), o que teria representado para o SUS um déficit acumulado, nos primeiros 3 anos, de cerca de R$5,3 bilhões, segundo Campelli & Calvo (2007). Os estados do Mato Grosso e Rio Grande do Sul descumpriram a EC 29 nos primeiros 5 anos, e o Rio Grande do Sul continuou descumprindo até, pelo menos, 2012, como se verá adiante.

Quadro 20.2 Percentuais mínimos a serem aplicados por estados e municípios, de acordo com a EC 29, de 2000 a 2004

Ano	Receitas estaduais	Receitas municipais
2000	7,0	7,0
2001	8,0	8,6
2002	9,0	10,2
2003	10,0	11,8
2004	12,0	15,0

Capítulo 20 · Financiamento da Saúde

Quadro 20.3 Distribuição, segundo região, dos estados que não cumpriram (N) os percentuais previstos pela EC 29, de 2000 a 2005

Região	Estado	2000	2001	2002	2003	2004	2005
Norte	Acre	S	S	S	S	S	S
	Amapá	S	N	S	S	S	N
	Amazonas	S	S	S	S	S	S
	Pará	S	S	S	S	S	S
	Rondônia	S	S	S	S	N	S
	Roraima	S	S	N	S	N	S
	Tocantins	S	S	S	S	S	S
Nordeste	Alagoas	S	N	S	N	S	S
	Bahia	S	N	S	N	S	S
	Ceará	N	N	N	N	S	N
	Maranhão	N	N	N	N	S	S
	Paraíba	N	S	S	S	N	N
	Pernambuco	S	S	S	S	S	S
	Piauí	N	S	N	N	N	S
	Rio Grande do Norte	S	N	S	S	S	S
	Sergipe	N	N	N	S	S	S
Centro-Oeste	Goiás	S	S	N	N	S	S
	Distrito Federal	N	S	S	S	S	S
	Mato Grosso	N	N	N	N	N	N
	Mato Grosso do Sul	N	N	N	N	S	S
Sudeste	Espírito Santo	S	S	S	S	S	S
	Minas Gerais	N	N	N	N	S	S
	Rio de Janeiro	S	N	N	S	N	N
	São Paulo	S	S	S	S	S	S
Sul	Paraná	N	S	N	N	N	N
	Santa Catarina	S	N	N	N	N	N
	Rio Grande do Sul	N	N	N	N	N	N

Fonte: adaptado de Silva, 2011.

Diante desse quadro, o gasto do Ministério da Saúde, que em 1995 havia sido calculado em R$34,31 bilhões, representando 1,9% do PIB, e R$216,00 de Gasto Público *per capita* (GPC), permanecia, em 2005, 10 anos depois, na ordem de R$34,87 bilhões, corrigida a inflação do período, ou seja, sem aumento real, mas com queda no valor do GPC, que caiu para R$189,30 e 1,8% de participação no PIB (Ribeiro, Piola & Servo, 2007). Uma das maneiras de se esquivar ao cumprimento da EC 29, que nesse ínterim passava por dificuldades de tramitação no Senado, foi a inclusão de gastos de outra ordem como despesa em saúde, fazendo elevar, artificialmente, as porcentagens de aplicação da emenda nos três níveis de governo. Mas, afinal, o que pode ser considerado gasto em saúde?

Gastos em Saúde (GS), ou despesas com saúde, foram definidos pela OMS como: "todos os gastos efetuados com a finalidade de recuperar, promover e manter a saúde dos indivíduos de certa população durante um período de tempo definido" (WHO, 2003: 20). Chama a atenção nessa definição o elemento "tempo" que permite a mensuração do gasto.

Essa definição, embora seja mais ampla do que a utilizada pelo Sistema de Contas em Saúde (SHA) da Organization for Economic Co-operation and Development (OECD), focada nas tecnologias médicas, ainda é incompleta, pois necessitaria incorporar outras finalidades da ação em saúde, como a prevenção e a proteção, por exemplo. Além disso, é também insuficiente para determinar se o consumo final de certos serviços ou bens, como água e alimentos, pode ser considerado "da" saúde, uma vez que quase todas as atividades repercutem, de algum modo, na saúde humana. Desse modo, ações como as desenvolvidas pelo programa Vigiágua do Ministério da Saúde, voltadas para vigilância da qualidade da água para consumo com a finalidade de controlar e prevenir doenças de veiculação hídrica, podem ser consideradas como gasto em saúde (WHO, 2003).

Para o SUS, desde janeiro de 2012, está definido por lei o que pode (e não pode) ser considerado despesa com ações e serviços de saúde (Quadro 20.4).

Em síntese, as normatizações evoluíram desde a EC 29 (Quadro 20.5), porém sem a garantia substancial de aportes de recursos públicos para as ações de saúde, comparado com outros países de economia equivalente ou com a evolução do próprio PIB brasileiro.

Estudo divulgado pela OMS mostrou a evolução dos gastos em saúde de 195 países, em proporção do PIB, entre os anos de 2005 e 2010. De acordo com essas estimativas, o Brasil teria aumentado seu gasto total (dos setores público e privado) de 8,2%, em 2005, para 9,0%, em 2010. A proporção do gasto público nesse período teria subido de 40,1% para 47,0%. Aplicando esses percentuais nos anteriores, teríamos o GPC como fração do PIB: 3,3% (2005) e 4,2% (2010). Em 6 anos, o GPC subiu de US$156,00 *per capita* para US$466,00 (Figura 20.2), ajustando-se os valores à média de variação cambial. Caso se leve em conta a paridade do poder de compra, outro modo de comparar os gastos, os valores se elevariam de U$279,00 para U$483,00 nesse período (WHO, 2012).

Utilizando dados divulgados 2 anos depois pela OMS, Coelho (2016) comparou os indicadores de quatro países de alta renda (Chile, Canadá, Reino Unido e EUA) com quatro de renda média-alta (Argentina, Brasil, China e

Quadro 20.4 Despesas com ações e serviços públicos de saúde para efeito de cálculo de aplicação mínima de recursos em saúde, segundo a LC 141/2012

São consideradas despesas com saúde	Não são consideradas despesas com saúde
I. Vigilância em saúde, incluindo a epidemiológica e a sanitária II. Atenção integral e universal à saúde em todos os níveis de complexidade, incluindo assistência terapêutica e recuperação de deficiências nutricionais III. Capacitação do pessoal de saúde do SUS IV. Desenvolvimento científico e tecnológico e controle de qualidade promovidos por instituições do SUS V. Produção, aquisição e distribuição de insumos específicos dos serviços de saúde do SUS, como imunobiológicos, sangue e hemoderivados, medicamentos e equipamentos médico-odontológicos VI. Saneamento básico de domicílios ou de pequenas comunidades, desde que aprovado pelo Conselho de Saúde da UF financiadora da ação e esteja de acordo com as diretrizes das demais determinações previstas nesta LC VII. Saneamento básico dos distritos sanitários especiais indígenas e de comunidades remanescentes de quilombos VIII. Manejo ambiental vinculado diretamente ao controle de vetores de doenças IX. Investimento na rede física do SUS, incluindo a execução de obras de recuperação, reforma, ampliação e construção de estabelecimentos públicos de saúde X. Remuneração do pessoal ativo da área de saúde em atividade nas ações de que trata este artigo, incluindo os encargos sociais XI. Ações de apoio administrativo realizadas pelas instituições públicas do SUS e imprescindíveis à execução das ações e serviços públicos de saúde XII. Gestão do sistema público de saúde e operação de unidades prestadoras de serviços públicos de saúde	I. Pagamento de aposentadorias e pensões, inclusive dos servidores da saúde II. Pessoal ativo da área de saúde quando em atividade alheia à referida área III. Assistência à saúde que não atenda ao princípio de acesso universal IV. Merenda escolar e outros programas de alimentação, ainda que executados em unidades do SUS, ressalvando-se o disposto no inciso II do art. 3º V. Saneamento básico, inclusive quanto às ações financiadas e mantidas com recursos provenientes de taxas, tarifas ou preços públicos instituídos para essa finalidade VI. Limpeza urbana e remoção de resíduos VII. Preservação e correção do meio ambiente, realizadas pelos órgãos de meio ambiente dos entes da Federação ou por entidades não governamentais VIII. Ações de assistência social IX. Obras de infraestrutura, ainda que realizadas para beneficiar direta ou indiretamente a rede de saúde X. Ações e serviços públicos de saúde custeados com recursos distintos dos especificados na base de cálculo definida nesta LC ou vinculados a fundos específicos distintos daqueles da saúde

Fonte: elaboração dos autores com base na LC 141/2012 (Brasil, 2012c).

Quadro 20.5 Evolução do percentual das contribuições por entes federados – 2000 a 2018

Municípios + DF	Estados + DF	União			
desde 2000	desde 2000	de 2000 a 2015	a partir de 2015	2017	a partir de 2018
EC 29/2000 EC 29/2000		EC 29/2000	EC 86/2015	EC 95/2016	EC 29/2016
15% transferências legais e constitucionais de impostos diretamente arrecadados	12% transferências legais e constitucionais de impostos diretamente arrecadados	Valor empenhado no ano anterior + variação do PIB	*Ano* *Base RCL* 2016 13,2% 2017 13,7% 2018 14,1% 2019 14,5% 2020 15,0%	*Base RCL* 15%	Valor gasto no ano anterior + IPCA

Fonte: CONASEMS, 2020.

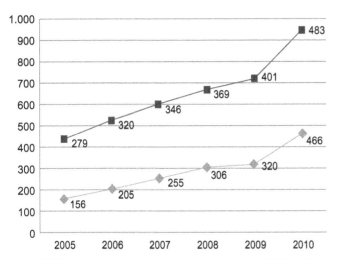

Figura 20.2 Gasto governamental *per capita* em saúde (US$) no Brasil – 2005-2010. (WHO, 2012.)

Cuba), encontrando ainda grandes disparidades entre indicadores, como Gasto Total de Governo em Saúde (GTGS) como percentual do Gasto Geral de Governo e Gasto Total *per capita* em Saúde (GTS *per capita*). Enquanto a China, por exemplo, possuía, em 2012, um GTGS de 12,5%, o Brasil tinha apenas 7,6%. Por outro lado, a China, com a maior população do planeta, gastava U$321,70 dólares *per capita*, enquanto o Brasil gastava U$1.056,50, na Taxa Média de Câmbio. Por outro lado, os EUA despenderam 19,9% de seu orçamento público com saúde, contribuindo para os U$8.895,10 gastos *per capita* com saúde, mas deixando cerca de 80 milhões de americanos sem qualquer acesso aos serviços de saúde, número esse reduzido para 48 milhões após a entrada em vigor do *Patient Protection and Affordable Care Act* (PPACA), ou Lei de Proteção e Cuidado ao Paciente, também conhecida como *Obamacare*. Ainda assim, os EUA seguem, a despeito do orçamento previsto de 3,2 trilhões de dólares para a saúde, em 2022 e 3,4 trilhões em 2023, com a maior taxa de mortalidade materna entre os países considerados por eles como "desenvolvidos" (U.S. Department of Health and Human Services, 2022).

Desse modo, em meio a tentativas de fazer retroceder o SUS ao velho Sistema Nacional de Saúde (SNS), para deleite da Federação Brasileira de Planos de Saúde (FEBRAPLAN), que contava com a implantação de Planos Populares de Saúde, nos moldes do *Obamacare* (Coelho, 2018), o Ministério da Saúde lançou novas bases de cálculo, definindo concomitantemente as fontes de financiamento passíveis para cada ente, como mostra o Quadro 20.6.

Já o gasto público brasileiro, considerando todas as três esferas (União, estados e municípios) ficou, em 2019, em torno de R$290 bilhões, significativamente menor do que o gasto privado, que alcançou R$398,00 bilhões. Para o mesmo ano, enquanto a média dos países da Organização para o Desenvolvimento da Economia (OCDE) gastaram recursos públicos em torno de 6,1% do PIB e o setor privado (empresas e famílias) aportaram cerca de 2,1% do PIB, no Brasil a relação foi inversa, com o gasto privado representando 5,4% do PIB e o público, 3,9% (MS/Fiocruz/IPEA, 2022).

Quadro 20.6 Fontes que compõem o orçamento-base da EC 29

UNIÃO	
Ano 2017	O valor mínimo a ser aplicado em ASPS corresponde a 15% da Receita Corrente Líquida (RCL)
A partir de 2018	Valor calculado para aplicação mínima do exercício imediatamente anterior (+) % Índice Nacional de Preços ao Consumidor Amplo (IPCA) (-) Valor mínimo a ser aplicado no exercício

ESTADOS
RECEITA DE IMPOSTOS LÍQUIDA (I)
Impostos sobre Transmissão "causa mortis" e Doação (ITCD)
Imposto sobre Circulação de Mercadorias e Serviços de Transporte Interestadual e Intermunicipal e de Comunicação (ICMS)
Imposto sobre Propriedade de Veículos Automotores (IPVA)
Imposto de Renda Retido na Fonte (IRRF)
Multas, juros de mora dos impostos
Dívida ativa dos impostos
Multas, juros de mora e outros encargos da dívida ativa
RECEITA DE TRANSFERÊNCIA CONSTITUCIONAIS E LEGAIS (II)
Cota-parte FPE
Cota-parte IPI-Exportação
Desoneração ICMS (LC 87/1996)
DEDUÇÕES DE TRANSFERÊNCIAS CONSTITUCIONAIS AOS MUNICÍPIOS (III)
Parcela do ICMS repassada aos municípios (25%)
Parcela do IPVA repassada aos municípios (50%)
Parcela da Cota-parte do IPI-Exportação repassada aos municípios (25%)
TOTAL DAS RECEITAS PARA APURAÇÃO DA APLICAÇÃO EM AÇÕES E SERVIÇOS PÚBLICOS DE SAÚDE (IV) = I + II – III
VALOR MÍNIMO DA RECEITA DE COMPETÊNCIA ESTADUAL A SER APLICADO EM ASPS (V) = (IV × 0,12)

MUNICÍPIOS
RECEITA DE IMPOSTOS LÍQUIDA (I)
Imposto Predial e Territorial Urbano (IPTU)
Imposto sobre Transmissão de Bens Intervivos (ITBI)
Imposto sobre Serviços de Qualquer Natureza (ISS)
Imposto de Renda Retido na Fonte (IRRF)
Multas, juros de mora dos impostos
Dívida ativa dos impostos
Multas, juros de mora e outros encargos da dívida ativa
RECEITA DE TRANSFERÊNCIAS CONSTITUCCIONAIS E LEGAIS (II)
Cota-parte FPM
Cota-parte ITR
Cota-parte IPVA
Cota-parte ICMS
Cota-parte IPI-Exportação
Desoneração ICMS (LC 87/1996)
TOTAL DAS RECEITAS PARA APURAÇÃO DA APLICAÇÃO EM AÇÕES E SERVIÇOS PÚBLICOS DE SAÚDE (III) = I + II
VALOR MÍNIMO DA RECEITA DE COMPETÊNCIA MUNICIPAL A SER APLICADO EM ASPS (IV) = (III × 0,15)

Fonte: Brasil, 2019.

Em 2012, após a aprovação da LC 141/2012, a grande maioria dos estados atingiu o percentual de aplicação mínima na saúde, equivalente a 12% das receitas de impostos arrecadados pelos entes federativos (Tabela 20.1). Nesse ano, apenas Rio Grande do Sul, Paraná e Piauí não cumpriram o percentual mínimo, aplicando 9,71%, 9,94% e 11,64% na saúde, respectivamente; enquanto 13 estados aplicaram pouco mais de 12%, 10 aplicaram mais de 13% e um aplicou mais de 20%. Ao longo dos anos vai se alterando e reduzindo o número de estados que não atingiram os 12%, e em 2019 todas as unidades da Federação aplicaram mais de 12% na saúde.

Se por um lado os estudos mostrados apontam para um aumento global, mesmo que insatisfatório, dos recursos para a saúde, outras evidências dão conta de que, embora a União ainda seja a mantenedora majoritária das despesas com saúde no Brasil, nos últimos 10 anos a elevação dessas despesas tem se dado muito mais em cima dos recursos alocados pelos municípios. Observando-se a evolução das despesas *per capita* com saúde efetuadas por cada ente federado, de 2005 a 2019, quando ainda não havia iniciado a pandemia de Covid, os municípios foram os entes que mais aumentaram seus gastos em saúde (83,6%), feitos com recursos próprios, seguidos dos estados e da União, ambos com incremento de 55,2% (Figura 20.3). O efeito na pandemia, em 2020, muda tal dinâmica, com aumento expressivo das despesas totais com saúde, principalmente fomentadas pela União, impactando também a variação das despesas entre 2005 e 2020, em que os municípios ainda detêm o maior percentual de incremento (89,7%), muito próximo daquele da União (88,5%), ambos superiores ao dos estados (60,9%).

O menor incremento dos dispêndios da União, até 2019, em relação àqueles dos municípios, representa uma redução gradual da participação percentual da União no financiamento da saúde. Se em 2003 metade das despesas com saúde era de responsabilidade da União, esse percentual reduziu-se para 43,2% em 2017 (Figura 20.4). Embora em termos percentuais uma queda de 8,8% possa parecer pequena, em volume de recursos ela equivale a cerca de R$15 bilhões.

Tabela 20.1 Distribuição do percentual aplicado em saúde por estado conforme previsto pela EC 29/2000 e LC 141/2012 – de 2012 a 2019

Estado	Ano (%)							
	2012	2013	2014	2015	2016	2017	2018	2019
Acre	16,31	16,64	17,32	15,37	14,24	15,04	14,23	13,07
Alagoas	12,06	12,11	12,06	12,95	12,19	12,34	12,15	12,08
Amapá	12,54	15,57	13,39	14,08	16,69	12,44	12,92	13,28
Amazonas	21,00	22,87	22,21	20,78	22,32	17,81	19,43	16,33
Bahia	12,19	12,02	12,94	12,45	12,26	13,00	12,05	12,96
Ceará	13,77	13,83	15,76	14,25	13,79	14,65	15,44	13,42
Distrito Federal	15,50	17,70	18,36	20,62	–	–	–	–
Espírito Santo	13,24	15,95	18,53	18,99	18,12	18,75	18,95	17,56
Goiás	12,12	11,72	12,70	12,07	12,02	12,09	12,10	12,16
Maranhão	12,45	12,43	13,62	13,49	12,30	14,07	14,46	14,37
Mato Grosso	12,67	12,58	12,60	13,01	14,12	12,50	12,20	12,18
Mato Grosso do Sul	12,06	12,50	12,11	16,67	16,38	18,05	14,16	14,03
Minas Gerais	12,03	12,29	12,15	12,30	12,37	12,09	10,21	12,74
Pará	13,54	13,54	12,97	13,66	13,90	14,90	15,25	13,96
Paraíba	13,45	13,44	13,69	13,00	12,50	13,65	12,27	12,22
Paraná	9,94	11,22	12,29	12,03	12,08	12,06	12,17	12,20
Pernambuco	15,74	14,96	16,58	16,23	14,99	16,34	15,34	14,97
Piauí	11,64	12,74	13,39	13,52	12,31	12,75	12,25	12,05
Rio de Janeiro	12,10	12,04	12,06	12,34	10,35	12,21	12,15	12,05
Rio Grande do Norte	14,15	13,89	13,88	15,20	12,44	12,15	10,56	12,19
Rio Grande do Sul	9,71	12,47	12,72	12,20	12,12	12,24	12,15	12,15
Rondônia	12,13	14,28	13,52	14,53	12,89	14,68	13,00	13,02
Roraima	14,16	17,31	12,23	16,03	16,58	18,36	18,21	16,32
Santa Catarina	12,14	12,02	12,37	12,87	12,82	13,00	14,10	12,90
São Paulo	12,43	12,43	12,46	12,50	13,19	13,24	13,36	13,32
Sergipe	12,77	12,93	12,72	12,40	12,14	12,14	12,32	12,28
Tocantins	18,48	20,68	21,47	19,17	17,94	18,02	16,45	16,79

Fonte: elaborada pelos autores com base em dados do SIOPS.

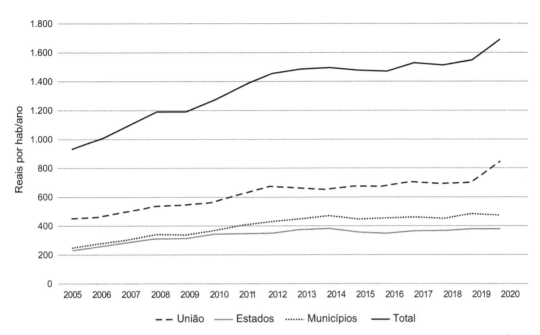

Figura 20.3 Evolução das despesas públicas com saúde (em reais *per capita**) por ente federado entre 2005 e 2020 – Brasil. (elaborada pelos autores com base em dados do SIOPS e da SIAFI/SPO.) (*Valores corrigidos segundo a inflação dada pelo IPCA [IBGE], tendo o mês de dezembro de 2020 como parâmetro.)

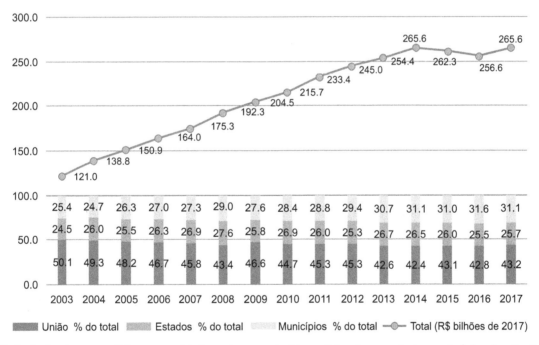

Figura 20.4 Evolução das despesas públicas com saúde (em valores nominais) e participação percentual por ente federado – Brasil, 2002 a 2017. (Elaboração dos autores com base em dados do SIOPS.)

Apesar da redução proporcional da participação da União e de esta ter deixado de aplicar quantias vultosas, seu papel no financiamento da saúde continua fundamental, como evidenciam vários estudos publicados nos anos 2000. Em um deles, com base em dados de 2005, Lima & Andrade (2009) analisaram 253 municípios brasileiros com mais de 100 mil habitantes e verificaram que em 25% deles as transferências federais para a saúde superavam a arrecadação tributária própria municipal. Esse percentual subia para 47% no conjunto de 17 municípios da região Norte e para 68% no conjunto dos 51 municípios nordestinos estudados, chegando a 100% em municípios da Paraíba (3) e do Piauí (2).

Outro aspecto a ser considerado diz respeito à desigualdade na distribuição estadual e regional dos gastos. As diferenças nas despesas *per capita* com saúde, efetuadas pelos estados e o Distrito Federal (DF) com seus recursos próprios, são de quase 400%. Em 2020, essas despesas variaram de R$1044,50 (DF) a R$278,50 (Bahia). Enquanto 13 estados, oito deles do Nordeste, tiveram despesas inferiores a R$400,00 por hab/ano, apenas cinco gastaram mais do que R$600,00, todos, com exceção do DF, da região Norte (Figura 20.5).

Essa situação reflete a decisão dos gestores estaduais no que tange à aplicação de recursos próprios em saúde, mas também é um reflexo da desigualdade e das particularidades do orçamento-base da EC 29 de cada Unidade Federativa. Vários estados da região Norte têm as mais elevadas receitas oriundas do Fundo de Participação dos Estados (FPE), as quais, associadas a uma razoável receita tributária própria *per capita*, elevam consideravelmente aquele orçamento (Levi & Scatena, 2011). As despesas do DF mantêm-se naquele patamar principalmente em função do volume de receita tributária própria *per capita*, um dos mais, senão o mais elevado do país. Já os estados do Nordeste, que não se destacam nas receitas tributárias próprias *per capita* e de maneira geral também não são beneficiados compensatoriamente pelas transferências federais via FPE, acabam tendo uma base orçamentária menor de onde retirar aquele percentual mínimo de 12% a ser investido em saúde.

Em outro patamar, as desigualdades também se reproduzem nas despesas com saúde efetuadas com recursos municipais próprios, apesar de os dados apresentados serem uma aproximação, pois, ao agregar em 26 estados as mais de 5.500 realidades brasileiras municipais, as desigualdades são suavizadas. Consolidadas por estado, essas despesas, em 2020, variaram cerca de 313%: de R$702,30 (municípios de São Paulo) a R$170,00 (municípios do Amapá). Municípios de 16 estados despenderam menos de R$400,00 por hab/ano, todos das regiões Norte e Nordeste, exceto o Espírito Santo, com gastos de R$392,00, próximo ao ponto de corte (Figura 20.6). No outro extremo, municípios de seis estados (dois de cada uma das regiões Centro-Oeste, Sudeste e Sul) tiveram gastos com recursos próprios superiores a R$500,00.

A redistribuição aos municípios do FPM pela União e da quota-parte do ICMS e do IPVA pelos estados esclarece apenas alguns aspectos dessa desigualdade (Levi & Scatena, 2011), que é multifatorial. Na região Norte, a maior participação dos estados cursa com baixa participação do conjunto dos municípios. Nas regiões Sul, Sudeste e Centro-Oeste, a participação dos municípios é muito importante, superando ou igualando à do estado. No Nordeste, em que, salvo poucas exceções, tanto a participação dos municípios como a dos estados em reais *per capita* é pequena, tem-se a perpetuação de um desequilíbrio histórico.

Estudo realizado por Teles (2019) mostrou que os repasses federais para as ASPS nas capitais brasileiras, segundo o FNS, evoluíram de forma considerável entre 2003 e 2018, como evidencia a Tabela 20.2. Os valores,

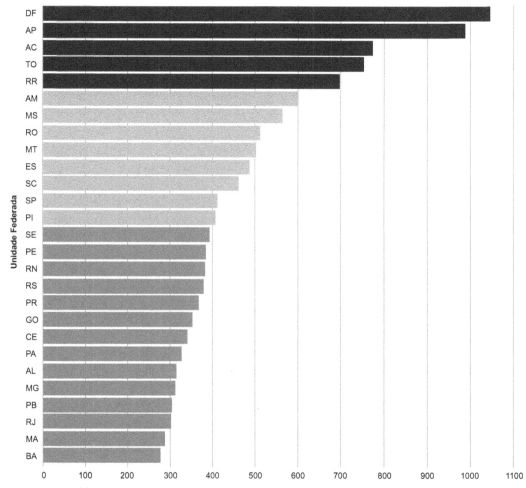

Figura 20.5 Despesas com saúde (em reais *per capita*) efetuadas com recursos estaduais próprios – Brasil, 2020. (Elaborada pelos autores com base em dados do SIOPS.)

deflacionados conforme IPCA, saltaram de R$8,80 bilhões para R$14,95 bilhões, totalizando um aumento de cerca de 70%. De 2003 a 2010, o crescimento foi de mais de 56% e, de 2010 para 2018, de apenas 8,38%, refletindo, certamente, a conjuntura de instabilidade política e econômica que atravessa o país e, sem dúvida, afeta o financiamento das políticas públicas sociais, em especial da saúde. As transferências federais sofreram quedas nos anos 2013 (–2,55%), 2015 (–0,02%), 2016 (–6,39%) e 2017 (–5,63%), sendo os valores de 2011 (15,37 bilhões) superiores aos repasses de 2018. Entre 2003 e 2010 não foram constatadas reduções nos repasses, mas entre 2010 e 2018 cerca de 30% das capitais registraram quedas no recebimento dos recursos federais para ações e serviços de saúde. Aracaju e Belém foram as mais prejudicadas, com diminuição do montante de recursos da ordem de 20% e 18%, respectivamente. Esse fenômeno observado nas capitais na segunda metade do período estudado vem ocorrendo paulatinamente em âmbito nacional.

Nesse ponto, importa assinalar que a história de tensões no campo do financiamento ganhou recentemente novos contornos por meio de aprovações de leis no Congresso Nacional. São medidas que vêm enfraquecendo o financiamento público da saúde, consolidando o subfinanciamento histórico e intensificando os mecanismos de mercantilização com a ampliação da liberdade de movimentação do setor privado.

Em 2015, foi aprovada a EC 86 (EC 86/2015), que vinculou a despesa mínima em saúde da União à Receita Corrente Líquida (RCL), representando a constitucionalização da diminuição do aporte de recursos federais ao SUS. Nesse mesmo ano foi aprovada a Lei 13.097, que alterou a Lei 8.080/1990 para permitir a participação direta ou indireta, inclusive o controle, de empresas ou de capital estrangeiro na assistência à saúde. Em 2016 foi editada a EC 93, de setembro de 2016 (EC 93/2016), que prorrogou a Desvinculação das Receitas da União (DRU), dessa vez estendendo também para os demais entes da Federação uma nova alíquota de 30% das receitas pertencentes a impostos, taxas e multas. Ademais, sancionou-se a EC 95 (EC 95/2016), considerada uma das mais densas medidas de austeridade adotadas no país por ter vinculado a despesa mínima em saúde da União de 2017 a 15,0% da RCL e congelado os gastos com as despesas primárias por duas décadas, instituindo um novo regime fiscal, contrário ao crescimento do financiamento de políticas sociais, mas a favor de constituir o crescimento do superávit primário para o pagamento dos juros da dívida pública (Brasil, 2015a, 2015b, 2016a, 2016b).

Os impactos do desfinanciamento do SUS já começaram no ano seguinte, em 2017, quando o estabelecimento do teto de gastos limitou as despesas com ações e serviços públicos de saúde a R$107,6 bilhões, sendo de R$109,1 bilhões a previsão de gastos para esse ano.

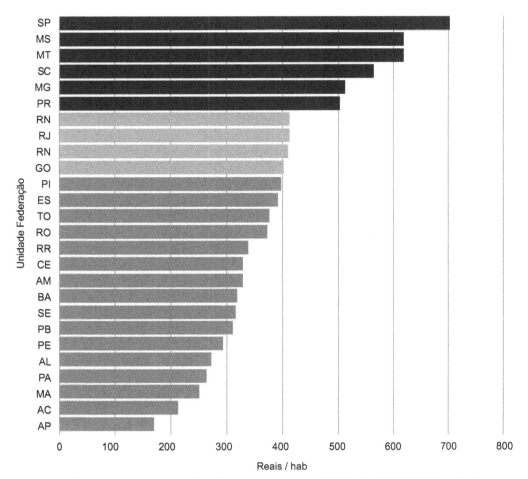

Figura 20.6 Despesas com saúde (em reais *per capita*) efetuadas com recursos municipais – Brasil, 2020. (Elaborada pelos autores com base em dados do SIOPS.)

Tabela 20.2 Evolução dos repasses federais (em milhões de reais*) para ASPS das capitais brasileiras em valores absolutos e *per capita* – 2003, 2010 e 2018

Regiões/Capitais	2003		2010		2018		Variação (%)	
	R$	*Per capita*	R$	*Per capita*	R$	*Per capita*	2003-2010	2010-2018
Norte								
Porto Velho	18,87	53,32	78,64	184,36	88,51	170,36	316,71	12,55
Rio Branco	16,46	59,96	30,78	91,65	47,88	119,36	86,95	55,59
Manaus	76,84	50,31	169,97	94,30	201,43	93,89	121,19	18,51
Boa Vista	36,16	163,58	45,46	159,92	98,60	262,67	25,73	116,90
Belém	389,11	289,91	494,33	355,11	404,90	272,52	27,04	-18,09
Macapá	18,70	58,67	51,19	128,64	73,68	149,26	173,71	43,94
Palmas	30,07	174,63	52,96	231,96	96,45	330,47	76,13	82,13
Nordeste								
São Luís	294,40	318,78	372,45	368,05	408,61	373,27	26,51	9,71
Teresina	295,48	393,20	463,21	568,75	514,60	597,37	56,77	11,09
Fortaleza	570,28	252,76	882,77	360,69	993,00	375,68	54,79	12,49
Natal	177,48	238,29	255,17	317,45	227,52	259,25	43,78	-10,83
João Pessoa	187,76	298,58	422,90	584,50	402,42	502,83	125,23	-4,84
Recife	236,42	161,79	403,50	262,53	467,84	285,65	70,67	15,95
Maceió	228,13	268,48	310,16	332,57	446,48	441,02	35,95	43,95
Aracaju	175,26	365,30	255,12	446,84	203,95	314,29	45,57	-20,06
Salvador	110,57	43,25	764,56	285,64	731,81	256,12	591,45	-4,28
Sudeste								
Belo Horizonte	880,10	381,69	1.267,07	533,41	1.650,70	659,86	43,97	30,28
Vitória	22,08	72,96	51,79	159,12	63,30	176,69	134,55	22,24
Rio de Janeiro	1.607,01	269,00	1.667,11	263,66	1.596,72	238,71	3,74	-4,22
São Paulo	864,08	80,93	2.059,77	183,18	2.301,98	189,05	138,38	11,76
Sul								
Curitiba	590,14	353,12	827,19	473,52	818,43	426,89	40,17	-1,06
Florianópolis	23,60	63,93	96,66	229,49	100,03	202,91	309,66	3,48
Porto Alegre	637,44	457,24	730,61	518,19	755,52	510,80	14,62	3,41
Centro-Oeste								
Campo Grande	219,27	310,59	346,96	440,75	372,61	420,69	58,24	7,39
Cuiabá	151,62	298,37	226,49	410,80	412,55	679,48	49,38	82,15
Goiânia	460,52	401,81	612,00	470,08	688,57	460,37	32,89	12,51
Brasília	483,53	220,81	856,78	334,29	783,35	263,34	77,19	-8,57
Total	**8.801,37**	**209,03**	**13.795,58**	**303,63**	**14.951,46**	**300,68**	**56,74**	**8,38**

Fonte: Teles, 2019.
*Valores deflacionados, com base no IPCA/IBGE, tendo dez/2018 como referência.

Além do mais, como dois terços das despesas com saúde da esfera federal são repassados para as secretarias estaduais e municipais de saúde, os efeitos nocivos da EC 95/2016 também se refletiram no orçamento dos estados e municípios. Enquanto em 2016 os recursos transferidos do Ministério da Saúde totalizaram R$66,7 bilhões, em 2017 as transferências financeiras corresponderam a R$67,9 bilhões, representando um aumento nominal de apenas 1,83%, valor abaixo da inflação, que foi de 2,95% nesse ano (Mendes, Carnut & Guerra, 2018).

Um dos fatores também veiculados como propulsores da cronicidade do financiamento da saúde é o grau de importância dado ao setor saúde no Orçamento Geral da União (OGU). Grande parte desse orçamento é direcionada ao pagamento de juros e amortizações da dívida e, dessa maneira, sacrifica-se a efetivação das políticas públicas e dos investimentos em áreas sociais, como saúde, educação, saneamento, habitação e cultura, dentre outras. Esse processo vem se intensificando a partir da década de 1990, período no qual os governos brasileiros, com o advento do neoliberalismo, reforçaram o ajuste fiscal e a prioridade do pagamento da dívida pública por meio dos acordos com o BM e com o FMI (Cunha, 2014).

Hudson (2022) adverte para a ortodoxia neoliberal que promove o aumento da dívida acumulada dos países a juros compostos. Nesse processo, os juros da dívida pública incidem não apenas no débito inicial, mas também nos juros, formando uma bola de neve com crescimento exponencial, de modo que os países têm que seguir enxugando gastos governamentais para continuar pagando suas dívidas com os bancos ou vendendo o patrimônio estratégico e lucrativo nacional para fazer caixa. Para impedir a regulação estatal e a taxação progressiva, o capital rentista captura setores sociais decisórios com o uso da ideologia ultraliberal do "Estado mínimo", enquanto efetua o desmonte das políticas sociais e do próprio aparato estatal que defende os legítimos interesses nacionais e societários.

No Brasil, a importância do setor saúde como parte do OGU encontra-se subestimada. O orçamento de 2012 dedicou cerca de 45% para o pagamento de juros e amortizações da dívida e pouco mais de 4% para a saúde. Em 2017, a situação se agravou ainda mais com o pagamento de juros e amortizações da dívida chegando a consumir 50,66% e a saúde tendo uma representação de apenas 3,16% do OGU. Os impactos da EC 95/2016 no OGU de 2017 já se fizeram presentes a partir da redução das despesas primárias e do crescimento dos gastos financeiros com a dívida pública. Isso demonstra a prioridade da política econômica: o favorecimento do capital financeiro internacional em detrimento das áreas sociais.

Dentre as políticas públicas, a previdência social é a que tem maior representatividade no orçamento – em 2017, 19,13% do OGU foram destinados a esse setor. Seus benefícios são pagos de maneira obrigatória, em conformidade com a legislação vigente, e é por isso que governos têm efetuado esforços no sentido de aprovar leis para reduzir o direito dos trabalhadores aos benefícios previdenciários (CISLAG, 2011).

Em paralelo à questão de subfinanciamento e de seu processo de desfinanciamento, é percebida a paradoxal situação de aumento da renúncia fiscal por parte do Estado brasileiro mediante a dedução dos gastos com seguros e planos de saúde no Imposto de Renda das pessoas físicas e jurídicas e das concessões fiscais estendidas às entidades privadas sem fins lucrativos, bem como à indústria químico-farmacêutica. Enquanto a saúde pública carece de dinheiro, recursos fiscais deixam de ser arrecadados para manutenção de incentivos a diversas modalidades da assistência à saúde privada, resultando em enfraquecimento da capacidade de arrecadação do Estado e no fortalecimento desse setor (Mendes & Weiller, 2015; Marques, Piola & Ocké-Reis, 2016).

Considerando o tipo de sistema de saúde adotado no Brasil, é evidente que o Estado deveria concentrar esforços na construção e no favorecimento da saúde pública. Contudo, os planos de saúde recebem enormes incentivos e subsídios, os quais favorecem sua expansão e desenvolvimento. Os subsídios aos planos de saúde alcançaram, no ano de 2015, o total de 12,5 bilhões. Assim, de forma distinta do modelo beveridgiano e parecida com o padrão estadunidense, o sistema de saúde brasileiro configurou-se como um sistema duplicado e paralelo, que

vem sofrendo distorções pela queda relativa do custeio e do investimento na esfera pública do setor, o que tem afetado sua sustentabilidade (Ocké-Reis, 2015).

É válido frisar que muitos países estão enfrentando o problema da sustentabilidade financeira diante do aumento constante dos gastos no setor da saúde. Alguns fatores têm contribuído no sentido de ampliação dos gastos, como a extensão e melhoria da cobertura dos serviços de saúde, a incorporação tecnológica constante, o envelhecimento da população, a transição epidemiológica e até mesmo a maior exigência do usuário. Não obstante, nunca existiu necessariamente uma política que promovesse, de fato, segurança e estabilidade orçamentária para que o sistema pudesse se desenvolver de modo pleno (Brasil, 2006a; WHO, 2010, 2012; Nogueira, Junior & Silva, 2017).

A ampliação do número de estabelecimentos (crescimento horizontal) e do acesso à crescente e diversificada rede de ações e serviços ofertados pelo SUS e o avanço da concepção da integralidade (crescimento vertical) dos serviços podem ser dimensionados. Em 2007, a cobertura de equipes de saúde da família era de cerca de 48%. Em 2017, com a ampliação do número de equipes, chegando a 42.747, a cobertura populacional estimada passou a ser de 64%, abrangendo 131.896.973 habitantes. Segundo dados da Agência Nacional de Saúde Suplementar (ANS), em 2015, cerca de 75% da população brasileira (150.515.722 habitantes) utilizaram exclusivamente o SUS. Os clientes de planos de saúde totalizaram 50.516.992. Cabe frisar que grande parte da população que é coberta pelo sistema supletivo ou que realiza desembolso direto também usa o sistema público de saúde, seja através das ações de saúde pública, de procedimentos de maior complexidade e de maior custo, seja nas situações de urgência e emergência. Além disso, o Brasil tem avançado no que diz respeito à inclusão de novas práticas terapêuticas (ANS, 2015; Brasil, 2017a). Em 2006, quando foi lançada a Política Nacional de Práticas Integrativas e Complementares, eram oferecidos apenas cinco procedimentos. Em março de 2018, o SUS passou a ofertar 29 práticas integrativas para a população, incluindo homeopatia, yoga, acupuntura, cromoterapia, geoterapia, arteterapia, hipnoterapia, ozonioterapia, crenoterapia, reiki e shantala (Brasil, 2018a).

Está em curso um processo de incorporação tecnológica constante por meio de tecnologias de alta densidade e de alto custo. Por um lado, há o aumento das expectativas dos usuários e dos profissionais da área da saúde no que concerne à aplicação de tecnologias, influenciando sua utilização ainda que sem efetividade comprovada. De outro, há a pressão das indústrias biomédica e farmacêutica e dos prestadores de serviços para incorporação do progresso tecnológico em saúde. A inserção de novas técnicas de diagnóstico e de terapias abalizadas em equipamentos e medicamentos mais sofisticados, ao contrário do que ocorre com outros setores, aumenta os gastos a partir da necessidade de contratação de mão de obra especializada (Brasil, 2006a; Marques, 2016).

Diante do quadro de grande dependência de importações, da estagnação da indústria nacional, da deficiência tecnológica em diversos segmentos da área da saúde e dos altos custos dos insumos tecnológicos, constitui importante desafio o desenvolvimento científico e tecnológico nacional de forma coerente com as necessidades e as demandas do sistema de saúde brasileiro, além do fortalecimento da capacidade de regulação da incorporação tecnológica no SUS (Noronha, Lima & Machado, 2012).

Por sua vez, o envelhecimento populacional impacta diretamente os gastos com saúde. À medida que envelhecem, as populações ficam mais suscetíveis a desenvolverem doenças crônicas que muitas vezes representam anos de utilização dos serviços (os quais tendem a ser de maior complexidade) por meio de consultas médicas, internações de longa duração e uso de medicamentos, resultando em gastos maiores. No Brasil, a faixa etária acima de 60 anos vem proporcionalmente se ampliando, chegando, em 2021, a atingir 31,2 milhões (14,7%). Os gastos com saúde para as pessoas com idade igual ou superior a 65 anos são três vezes maiores do que com a parcela da população de 14 a 64 anos. Para as pessoas maiores de 75 anos, o gasto tende a ser até cinco vezes maior (Marques, 2016).

A transição epidemiológica brasileira é outro fator que tende a elevar os gastos em saúde, uma vez que há aumento relativo das doenças crônicas e degenerativas, as quais se somam às doenças infecciosas reemergentes – e que ressurgem como problema de saúde pública após terem sido controladas, como febre amarela, dengue, malária, e a antes erradicada varíola – e emergentes – doenças que surgiram em período considerado recente, como a AIDS, a influenza (H1N1), a zika, a chikungunya e a Covid-19. A mudança de um perfil de doenças agudas para doenças crônicas continuará ao longo dos anos contribuindo para o aumento da necessidade de serviços de saúde, assim como para a elevação dos gastos do sistema, já que o tratamento das doenças crônicas tem gasto até sete vezes maior o de uma doença infecciosa (Brasil, 2006a; Fiorentino, 2016).

A maior exigência do usuário também vem sendo apontada como fator que contribui para elevação dos gastos. As pessoas e suas organizações estão cada vez mais exigindo direitos assegurados legalmente para obtenção de acesso a tratamentos mais sofisticados e de alto custo, especialmente a partir da judicialização da saúde. Os gastos da União e dos estados aumentaram 1.300% no período de 2008 a 2015 por conta das demandas judiciais para aquisição de medicamentos. Nesse mesmo período, os gastos do Ministério da Saúde passaram de R$70 milhões para R$1 bilhão devido ao cumprimento de decisões judiciais para liberação de medicamentos (Noronha, Lima & Machado, 2012; Vasconcelos & Pasche, 2012; Teixeira, Souza & Paim, 2014; Marques, 2016).

Em meio a tantas adversidades, o SUS tornou-se uma das mais importantes políticas sociais, com responsabilidade partilhada entre a União, os estados e os municípios, sendo referência internacional (Brasil, 2013). Embora o Brasil seja um país de dimensões geográficas continentais com grandes desigualdades regionais e sociais, que enfrenta mudanças no padrão de saúde e doença por conta de transformações epidemiológicas, demográficas e nutricionais, o SUS ampliou o acesso aos serviços de saúde ainda que diante de um processo progressivo de privatização. Houve considerável investimento na expansão dos recursos humanos, em tecnologia em saúde e na Atenção Básica, além de um forte e decisivo processo de descentralização e de regionalização da saúde, com aumento da participação social e do desenvolvimento de maior conscientização da população acerca do direito à saúde (Paim *et al.*, 2011; Reis *et al.*, 2016).

O SUS é um sistema em pleno desenvolvimento que demanda um financiamento estável para garantir a tão ansiada cobertura universal, integral e equitativa. Constitui um importante desafio o imperativo de aumentar o gasto em saúde e de melhorar sua qualidade, posto que as transferências de recursos para todos os tipos de serviços precisam ter como base não somente os critérios de igualdade – como no caso da alocação de recursos para estados e municípios a partir de um mesmo valor *per capita* –, mas também as condições epidemiológicas, socioeconômicas e demográficas de municípios, macrorregiões e regiões de saúde, o que é ainda incipiente na gestão dos recursos do sistema de saúde. A equidade deve ser concebida como princípio orientador das políticas de financiamento da saúde, representando um objetivo central em prol da melhoria das condições de saúde e da redução das desigualdades na capacidade de resposta das diversas localidades às necessidades de saúde de suas populações.

A alocação regional de recursos financeiros para as ações e serviços de saúde no país necessita de alterações expressivas. Há uma grande diferença entre o montante de arrecadação dos municípios e a destinação de recursos para estruturação do setor da saúde, o que torna o sistema de saúde nos municípios bastante heterogêneo, assim como nas regiões de saúde. Sem a integração necessária, essa situação acarreta uma segmentação do SUS em diversos subsistemas, provocando iniquidades que se tornam mais claras nas análises de financiamento da saúde (Viana *et al.*, 2015; Piola, França & Nunes, 2016; Santos Neto *et al.*, 2017).

A regionalização da saúde no território brasileiro consiste em um fenômeno de grande complexidade, haja vista as desigualdades e diversidades das regiões, o escopo de funções do Estado e a variedade de agentes, públicos e privados, imbricados no desenvolvimento das ações e serviços de saúde (Lima, Viana & Machado, 2014). A região é um construto que, apesar de ter fundamento socioeconômico, político-administrativo e cultural, não é um ente federativo e, desse modo, não tem poderes constituídos nem participa do federalismo fiscal. Essa situação esculpe um desafio à investigação do financiamento no âmbito regional (Mendonça *et al.*, 2014).

Faz-se imprescindível o aperfeiçoamento das funções gestoras, bem como uma maior fiscalização da utilização dos recursos e a regulação do setor privado. O financiamento deve ser orientado por planejamento eficiente que impeça o uso criminoso e equivocado de recursos e evite desperdícios. O problema é que garantir acesso universal e integral aos serviços de saúde para um país com mais de 210 milhões de habitantes, em um deteriorado quadro econômico, com elevada taxa de desemprego e um

QUEM ADMINISTRA OS RECURSOS FINANCEIROS?

Os gestores do SUS (secretarias, conselhos e comissões intergestores) são os responsáveis pelos recursos financeiros a serem gastos com o produto final "saúde". No entanto, cabe aos fundos de saúde a gestão financeira dos recursos. Os fundos precisam se relacionar tanto com os conselhos de saúde a que estão submetidos como entre si e com as instâncias fazendárias em cada nível do governo.

A existência dos planos de saúde e de conselhos se mantém como exigência para a transferência de recursos financeiros, cabendo aos últimos deliberar sobre as diretrizes prioritárias, sob a fiscalização dos tribunais de contas das várias instâncias. É também responsabilidade da gestão divulgar amplamente, por todos os meios possíveis, inclusive o eletrônico, sua prestação de contas, demonstrando as ações realizadas por meio do relatório de gestão. Este precisa incluir ainda a comprovação do cumprimento da aplicação da LC 141 e a avaliação da gestão, realizada pelo respectivo conselho de saúde, que deve, inclusive, gerir seu próprio orçamento de modo a garantir sua autonomia. Desse modo, é grande a responsabilidade do fundo de saúde na administração dos recursos financeiros e dos conselheiros no exame das contas, o que deve ser feito de modo claro e com informações suficientes para uma boa análise. Também é preciso que o conselho esteja capacitado no sentido de compreender o significado dos registros contábeis e a aplicação da lei ao processo de execução orçamentária, cabendo à secretaria de saúde garantir tanto a dotação orçamentária própria como o suporte técnico para o exercício da sua função legalmente estabelecida (Brasil, 2010a).

É da competência dos conselhos, portanto: (1) aprovar o orçamento da saúde em consonância com a Lei de Diretrizes Orçamentárias; (2) acompanhar e avaliar a execução orçamentária por meio de parâmetros previamente estabelecidos, buscando sempre identificar de onde veio o recurso e como foi gasto; (3) acompanhar e avaliar a realização de convênios e a contratação e prestação de serviços; (4) discutir e aprovar o relatório de gestão e a prestação de contas; (5) acompanhar e avaliar a execução dos serviços prestados pela rede de saúde, identificando irregularidades e fazendo os devidos encaminhamentos com vistas a corrigir problemas ou desvios de rumo (Brasil, 2010). Entretanto, também é de responsabilidade das conferências de saúde avaliar o cumprimento das decisões anteriormente tomadas.

Na aprovação do orçamento, os conselhos discutem pautas que envolvem questões técnicas, mas também políticas, pois toda redistribuição de recursos implica redistribuição de poder (Paim, 1992), o que vai exigir, por sua vez, decisões amplamente respaldadas e legitimadas. Uma das primeiras experiências nesse sentido foi com a adoção do Orçamento Participativo (OP) pelo Rio Grande do Sul, que logrou o aperfeiçoamento do "jogo democrático", mas sem contar com análises substantivas na justiça distributiva (Farias, 2002). No caso do município de São Paulo, a implantação do OP, a partir de 2002, suscitou críticas acerca do uso de critérios políticos que beneficiaram grupos populacionais mais mobilizados e mesmo assim em torno da distribuição de um montante de recursos muito pequeno (Bello, 2006).

Nesse sentido, cabe destacar a atuação da Comissão Intergestores Tripartite (CIT), das Comissões Intergestores Bipartite (CIB) e das Comissões Intergestores Regionais (CIR), implantadas a partir de 2011. A CIT conta com representantes do Ministério da Saúde, do Conselho Nacional dos Secretários Estaduais de Saúde (CONASS) e do Conselho Nacional das Secretarias Municipais de Saúde (CONASEMS), conferindo grande legitimidade às suas ações, apesar de também sofrer com o desfinanciamento do SUS (Ouverney *et al.*, 2021).

Já a Comissão Intersetorial de Orçamento e Financiamento (COFINS) fiscaliza e monitora as contas públicas do Ministério da Saúde em todas as suas fases orçamentárias, levando em conta a LOA e o RAG. A publicização dessa atividade é feita por meio de boletins. No Quadro 20.7, a análise orçamentária revela um gasto total com ASPS, em 2021, de R$187 bilhões, sendo R$57 bilhões referentes a ações de enfrentamento à Covid-19, que receberam dotação específica para essa finalidade, mas cujo nível de empenho foi considerado "inadequado" (88,9%), e a liquidação "intolerável" (75,6%), o que significa que 24,4% dos recursos destinados para ações contra a Covid não foram gastos, devendo retornar ao Tesouro Nacional.

Portanto, para que a função de controle social se cumpra na prática, é necessário que as informações sobre as receitas e despesas nos três níveis de governo sejam acessíveis não apenas para os conselhos, mas para toda a sociedade, que poderá acompanhar o processo de financiamento desde a origem dos recursos até as atividades finais de saúde, dentro do princípio da transparência das ações públicas. Principal sistema de informação, o SIOPS apresenta como fragilidade o fato de os dados serem alimentados diretamente pelos municípios e estados, não se excluindo a possibilidade de erro, ou mesmo má-fé, na informação dos valores. De fato, Gonçalves *et al.* (2009) encontraram baixa concordância de informações entre o SIOPS e o Tribunal de Contas do Estado de Pernambuco para o período de 2000 a 2005. Os autores concluíram que a impunidade para os entes que não cumprem a lei promove precedentes que só ampliam o descompromisso dos gestores com a prestação de contas em saúde.

Outro problema com relação à informação sobre o financiamento em saúde refere-se à análise dos dados registrados, que geralmente é focada em grandes consolidados nos níveis nacional e regional, sendo essa análise voltada mais para o controle da aplicação dos recursos federais e pouco ou quase nada para a construção de indicadores que auxiliem a gestão dos estados e municípios. Também os entes que produzem os dados têm pouco interesse no uso e na divulgação de informações que possam servir para a crítica de sua gestão. Nesse cenário,

Quadro 20.7 Despesas da União com saúde – 2021

	Autorizado	Empenhado	Liquidado	Pago	Saldo de empenho	Nível de empenho (% do autorizado)		Nível de liquidação (% do autorizado)	
Total ASPS MS	186.819	180.106	161.573	159.825	20.282	96,4%	Regular	86,5%	Regular
		% do Empenhado	89,7%	88,7%	11,3%				
Total MS exceto ações ASPS Covid	130.074	129.640	118.676	117.364	12.277	99,7%	Adequado	91,2%	Regular
		% do Empenhado	89,7%	88,7%	11,3%				
Ações ASPS Covid	56.745	50.466	42.898	42.461	8.005	88,9%	Inadequado	75,6%	Intolerável
		% do Empenhado	89,7%	88,7%	11,3%				

Nota: Exclui R$295,6 milhões autorizados (R$151,5 milhões empenhados) para despesas não ASPS da fonte 142 – Petróleo (PO CV19).
Fonte: Brasil, 2021. Adaptado de SigaBrasil (dados até 31 de dezembro de 2021).

tornam-se de grande relevância as iniciativas que conseguem superar o viés cultural político-burocrático que concebe a informação como "segredo" e buscam usá-la como ferramenta de crítica e superação das próprias dificuldades.

No caso particular dos municípios, a gestão dos recursos financeiros pode ficar dificultada por barreiras na comunicação entre a secretaria de Saúde e a secretaria da Fazenda, ou entre o processo orçamentário e o processo de planejamento das ações de saúde, que podem levar a um mascaramento da execução orçamentária (Rosa & Coelho, 2011). Por isso, é importante que o gestor de saúde busque se familiarizar com os principais conceitos, normas e leis que regem ambos os processos, de maneira a orientar e supervisionar a equipe técnica nas ações cotidianas que envolvem as decisões de gasto e sua vinculação com as atividades programadas.

O registro adequado, sistemático e padronizado da origem e do uso dos recursos financeiros é de vital importância para os processos de alocação eficiente e justa. Ele orienta o planejamento orçamentário, que deve levar em conta tanto as necessidades como a demanda e a capacidade instalada. O orçamento também deve buscar equilíbrio entre as despesas correntes e o investimento, assim como a execução precisa se orientar para o custeio de ações nos três níveis do sistema de maneira a evitar estrangulamentos. Nesse sentido, uma nova ferramenta de apoio à elaboração de relatórios de gestão, o Sistema de Apoio ao Relatório de Gestão (SARGSUS), implantado com o objetivo de integrar as informações do sistema de SIOPS às de outros sistemas, como o Aplicativo do Pacto pela Saúde (SISPACTO), o Sistema de Cadastro Nacional de Estabelecimentos de Saúde (CNES), o Instituto Brasileiro de Geografia e Estatística (IBGE), o Sistema de Informações Hospitalares do SUS (SIH-SUS) e o Sistema de Informação sobre Mortalidade (SIM), poderá também facilitar todo esse processo (Brasil, 2010b).

Entretanto, para auxiliar tecnicamente o processo de tomada de decisão sobre a alocação de recursos em saúde, pode ser necessário ainda o subsídio de estudos que objetivam conhecer melhor tanto o comportamento dos responsáveis finais pelas ações de saúde como o custo-benefício das decisões possíveis.

EQUIDADE E EFICIÊNCIA NO FINANCIAMENTO DA SAÚDE

Segundo uma pesquisa realizada pelo Ministério da Saúde e divulgada em 2012, dos 5.563 municípios brasileiros, apenas 347 (6,2%) ofereciam bom atendimento na área da saúde a seus 3,6 milhões de habitantes, sendo a maioria deles localizada em estados das regiões Sul (200 municípios) e Sudeste (145 municípios). As regiões Norte e Nordeste contavam com apenas uma cidade cada com as condições consideradas ideais pelo Ministério da Saúde. Rio de Janeiro foi considerada a capital com piores serviços, e apenas seis cidades tiveram desempenho superior a 8 em uma escala de 0 a 10: quatro em São Paulo (Arco-Íris, Barueri, Rosana e Cássia dos Coqueiros) e duas no Rio Grande do Sul (Pinhal e Paulo Bento) (Brasil, 2012d).

Os dados apresentados pelo Ministério da Saúde, independentemente de considerações metodológicas acerca do que possa ser considerado bom ou mau desempenho, mostram a diferença entre regiões brasileiras observada por diversos trabalhos (Siqueira & Hamasaki, 2000; CNDSS, 2008; Victora et al., 2011). Essas diferenças podem ser consideradas injustas na medida em que os melhores serviços estão nas regiões onde os índices de saúde são melhores, ainda que, por serem melhores, ao longo do tempo tendam a reduzir as necessidades, mas não necessariamente a demanda. Em síntese, os que necessitam de bons serviços porque têm piores condições de saúde não os têm na medida de sua necessidade. No entanto, a questão da necessidade e da "desigualdade" não é tão fácil de solucionar como se possa supor.

O próprio conceito de "necessidade" é polissêmico, podendo estar relacionado com condição, quando dizemos que o alimento é necessário à vida; com uma força ou coação, quando se diz que é necessário que algo seja daquela maneira e não de outra; ou como não poder não ser, no sentido da impossibilidade de que algo não seja o que é (Abbagnano, 2000). De qualquer maneira, o conceito de necessidade traz uma ideia de dependência ou restrição da liberdade de escolha.

Para Iunes (2002), o conceito de demanda, definido como a quantidade de serviços de saúde que uma pessoa gostaria de consumir dentro de seus limites orçamentários, seria "endógeno", tendo como vantagem a liberdade

Capítulo 20 • Financiamento da Saúde

de escolha individual e como desvantagem o fato de não levar em conta as questões distributivas, principalmente no caso dos serviços públicos. Já o conceito de necessidade seria "exógeno", determinado por um *expert*, o profissional de saúde ou o gestor. A necessidade sem demanda teria como consequência a não utilização do serviço. Para o autor citado, os dois conceitos tenderiam a se aproximar e funcionar de maneira complementar.

Em uma perspectiva ainda mais crítica, seria importante diferenciar as necessidades da sociedade das necessidades do capital que, ao sobrepor o valor de troca ao valor de uso, força a existência de taxas decrescentes do valor de uso das mercadorias e acelera os ciclos econômicos de maneira a aumentar a lucratividade das operações do mercado (Mezaros, 2011), ou seja, o consumo aumenta na mesma proporção em que diminui o tempo de uso dos bens e os capitais se concentram nas mãos de grupos e famílias que passam a gerir não apenas a economia, mas a política. O capital passa, portanto, a controlar todo o processo de reprodução material.

Para Iunes (2002), embora a produção da riqueza venha inequivocamente do trabalho, sua divisão hierárquica promove um sociometabolismo que impede sua emancipação, mantendo o movimento operário e com ele os setores chamados "progressistas" da sociedade acomodados diante do que seria a "inevitabilidade" da acumulação, em sua essência estrutural, e restritos a reações microcíclicas conjunturais. Apenas a reestruturação interna do Estado, aliada à implantação de um controle democrático substantivo, poderá transformar, de fato, a sociedade, uma vez que:

> O sistema do capital é formado por elementos inevitavelmente centrífugos (em conflito ou em oposição) complementados não somente pelo poder controlador da "mão invisível", mas também pelas funções legais e políticas do Estado moderno. O grande erro das sociedades pós-capitalistas foi o fato de elas terem tentado compensar a determinação estrutural do sistema que herdaram, pela imposição aos elementos adversários da estrutura de comando extremamente centralizada de um estado político autoritário (Mezaros, 2011: 29).

Do mesmo modo que a necessidade, o conceito de desigualdade contém certa ambiguidade que torna necessário (no sentido de força) seu exame crítico de maneira a se buscar uma precisão semântica que sustente o debate das condições de vida e saúde e as formas sociais e políticas implicadas em sua determinação. Vieira-da-Silva & Almeida-Filho (2009), ao se debruçarem sobre essa questão, delinearam uma perspectiva na qual a equidade em saúde deve ser entendida com base nas diferenças de ocorrência de doença e eventos relativos à saúde que são mediadas social e simbolicamente. Essas diferenças refletem interações entre a dimensão biológica e a social, por um lado, e iniquidades sociais, por outro, tendo como expressão empírica as desigualdades em saúde. Para os autores, levar em conta a desigualdade em saúde significa reconhecer a priorização das necessidades como meio legítimo de redução da injustiça, o que traz implicações concretas para o financiamento das ações em saúde:

A unanimidade do discurso em prol da equidade, não obstante o amplo espectro de forças políticas que o formulam, ao mesmo tempo que contempla a persistência das desigualdades no mundo, mostra que outras lógicas devem estar orientando a formulação (ou pelo menos a implementação) das políticas públicas (Vieira-da-Silva & Almeida-Filho, 2009: 223).

Outro conceito de equidade que nos ajuda a pensar os problemas da distribuição social da saúde é o de Amartya Sen (2011), para quem a equidade deve ser a capacidade de usufruir uma vida plena. Para garantir gozo real e liberdade de escolha, as pessoas deveriam ter asseguradas não apenas as liberdades (*liberties*) formais, mas também aquelas chamadas substantivas (*freedoms*): ser alfabetizado, estar sem fome, ter participação política, liberdade de expressão, de mobilidade, e estar livre de morbidade evitável e morte prematura:

> A liberdade de poder evitar a morte prematura é, evidentemente, em grande parte incrementada por uma renda mais elevada (isso não se discute), mas ela também depende de muitos outros fatores, em particular da organização social, incluindo a saúde pública, a garantia de assistência médica, a natureza da escolarização e da educação, o grau de coesão e harmonia sociais, e assim por diante (Sen, 2011: 261).

A eficiência no financiamento do SUS, por sua vez, tem sido tema central a ser considerado para contribuir para a melhor alocação dos recursos públicos para a saúde. Para as ciências econômicas, a eficiência resume-se a produzir resultados máximos com um custo mínimo ou o menor possível (Cohen & Franco, 1993). Desse modo, é desejável que a produção de bens e serviços cresça juntamente com os benefícios, sem aumentar demasiadamente os custos, o que para as empresas deve ser evitado, uma vez que os recursos são escassos (Ferreira, Teles & Coelho, 2016). Segundo Testa (1995), a eficiência pode ser utilizada como indicador que relaciona volume de produto com volume de recursos aplicados para produzi-lo. No campo da saúde, essa relação pode ser considerada como o número de atividades, quais sejam, atendimentos e ações e serviços, que resultam de determinado recurso empregado. O recurso, para Testa, é representado pelo "dinheiro" em um primeiro plano, mas em segundo plano o dinheiro utilizado resulta em diversos recursos, como recurso material, humano, instalações físicas, organizações, que possibilitam a concretização das atividades do setor saúde.

Na análise da eficiência em termos meramente monetários, ou seja, a relação custo-benefício, o ponto principal é a otimização dos recursos disponíveis, o que, de modo geral, acaba sendo mais difícil de ser aplicada no campo da saúde em vista da complexidade em atribuir valores monetários às diversas necessidades de saúde. A relação custo-benefício é enfatizada, no campo da saúde, como meio de viabilidade econômica para implementação de programas ou projetos com a finalidade de demonstrar como os custos de determinado programa podem trazer benefícios ou ter um bom desempenho (Mendes, 2005).

A OMS destaca que o sistema de saúde brasileiro necessita de mais recursos; entretanto, mais recursos financeiros não são suficientes, haja vista que é necessário ainda superar o problema da ineficiência, do desperdício e das desigualdades alocativas dos recursos (WHO, 2010). Para Ferreira, Teles & Coelho (2016), o principal desafio é maximizar os resultados, atendendo com qualidade todas as necessidades de saúde colocadas diariamente nos serviços públicos de saúde em um cenário de escassez de recursos financeiros, uma vez que os gastos com saúde são cada vez mais altos e crescentes.

Portanto, a questão da equidade reforça a premência da substantividade da liberdade e coloca como desafio para o campo da saúde um imperativo: que estejam todos os brasileiros não apenas livres de morbidade evitável e da morte prematura, mas que possam gozar de uma saúde plena, e para o alcance dessa imagem-objetivo coletiva os gestores do SUS, em todos os níveis, precisam conhecer melhor as formas e implicações da distribuição desigual dos serviços de saúde, bem como as necessidades de saúde das populações brasileiras, de maneira a criar mecanismos eficientes para uma alocação equitativa, o que implica democracia plena.

COMO SE FAZ A ALOCAÇÃO DOS RECURSOS?

Existem várias maneiras de dimensionamento das necessidades de recursos. Em geral, existe uma demanda já historicamente constituída que se faz em cima de uma rede instalada que oferta serviços nos três níveis de complexidade: o da atenção básica e o da atenção de média e de alta complexidade. Esses serviços demandam uma série de despesas que vão desde os custos com estrutura física e sua manutenção até água, energia elétrica, telefonia, aquisição de equipamentos, salário das equipes de saúde e transporte. Quanto mais se avança no nível de complexidade, maior o gasto, embora existam situações que fogem a esse padrão.

Essas despesas irão variar de acordo com o porte do serviço, que deveria ser compatível com o local onde está estabelecido e com a abrangência populacional de sua cobertura. A proporção de consultas médicas na área rural é menor do que na urbana, ainda que sejam piores as condições de saúde daquela população (Moreira et al., 2011). Isso se deve a uma dificuldade maior tanto na oferta desse serviço em uma zona de baixa densidade populacional, o que dificulta o transporte das equipes de saúde e mesmo sua contratação, como de acesso dos usuários aos serviços, aumentando o gasto e criando um dilema para o gestor que deve decidir sobre a alocação de recursos, geralmente escassos.

Os gastos também vão depender da natureza dos serviços prestados. Cabe destacar aqui duas frentes que têm sido priorizadas no SUS: o atendimento às urgências, que tem contado com forte apoio do financiamento federal, e o gasto com medicamentos, crescente em todo o mundo e que conta com financiamento específico. O gasto brasileiro médio com medicamento, em 2009, foi de R$22,00 hab/ano, e municípios com população de até cinco mil habitantes gastaram, em média, 3,9 vezes mais, segundo dados do SIOPS (Vieira & Zucchi, 2011). Esses dados paradoxais, como o gasto inesperado do Amapá (R$67,07 *per capita*) em relação a São Paulo (R$43,02) ou Santa Catarina (R$26,34), estados sabidamente com bons sistemas de saúde, remetem à questão da ineficiência ou mau uso desses recursos ou distorções na informação, como se discutiu anteriormente.

Já foi mencionada a importância de se considerar o financiamento da saúde ante as condições de desigualdade vigentes no país, e um elemento que deve integrar qualquer análise que se possa realizar sobre desigualdade diz respeito à perversa distribuição de renda que se constitui em determinante fundamental das condições de saúde de nossa população. A renda das famílias, portanto, é um indicador importante a ser levado em conta quando se trata de conhecer a relação entre necessidade, demanda e oferta existente e propor mudanças na distribuição dos recursos.

Segundo Teles (2019), a alocação de recursos financeiros precisa ter como finalidade principal promover a melhoria das condições de saúde e contribuir para a redução das desigualdades na capacidade de resposta das diversas localidades às necessidades de saúde de suas populações. Desse modo, a heterogeneidade dos serviços de saúde ofertados nos municípios brasileiros decorre, dentre outros aspectos, das diferenças entre o montante arrecadado e a destinação de recursos para estruturação do setor saúde. Assim, sem a integração necessária, essa situação provoca uma segmentação do SUS em diversos subsistemas, acarretando iniquidades que se tornam mais claras nas análises de financiamento da saúde. Cabe destacar ainda que a divisão em regiões de saúde, com o objetivo de agrupar municípios limítrofes, delimitados a partir de suas identidades culturais, econômicas e sociais para integrar redes de atenção à saúde, trata-se de um construto e não de um ente federativo, e, desse modo, não tem poderes constituídos nem participa do federalismo fiscal. Essa situação é, portanto, um desafio à investigação do financiamento no âmbito regional (Mendonça et al., 2014).

Além disso, quando se trata de alocação de recursos financeiros no sistema público de saúde, é imprescindível reforçar a necessidade de maior fiscalização da utilização dos recursos pelos conselhos de saúde e pela população. O aperfeiçoamento das funções gestoras das secretarias de saúde deve ser enfatizado, e a regulação do setor privado deve ser realizada de modo compatível com o bem que está sendo resguardado, uma vez que o financiamento da saúde precisa ser orientado por um planejamento eficiente, que impeça o uso criminoso e equivocado de recursos e evite desperdícios. Levando em consideração a atual situação do financiamento do SUS, os subsídios públicos aos planos e seguros privados de saúde precisam ser revistos, assim como aprimorado o processo de cobrança pelo ressarcimento ao SUS dos serviços prestados aos usuários do setor privado (Teles, 2019).

Para alcançar uma distribuição eficiente e equitativa, a alocação de recursos financeiros pode lançar mão de metodologias que ajudem a dimensionar as necessidades em cada localidade e região. A primeira experiência com esse tipo de estratégia foi levada a cabo no Reino Unido, na década de 1970, com o uso de uma fórmula denominada *Resource Allocation Working Party* (RAWP). Essa fórmula simples e de fácil aplicação utilizava um único indicador – a taxa de mortalidade geral controlada por sexo e idade – como critério alocativo. Posteriormente, críticas a essa metodologia levaram à sua revisão por Carr-Hill *et al.* (1994), que passaram a estimar as necessidades de serviços de saúde a partir de um modelo de utilização de serviços de saúde controlada pela oferta.

A partir de 2001, surgiram no Brasil diversas tentativas de construção de um modelo adequado à realidade. Porto *et al.* (2007) tentaram aplicar o modelo de Carr-Hill ao SUS, sem bons resultados, chegando a concluir pela limitação desse modelo em situações de grandes desigualdades. Nunes (2004) propôs o uso da receita própria do município, acessível pelo SIOPS, como variável moderadora para alocação de recursos inter-regionais. Outras metodologias, como a de Heimann *et al.* (2002), utilizando indicadores compostos que medem várias dimensões, têm sido utilizadas, ou a *análise envoltória* de dados. Entretanto, há que se ter cuidado na utilização dos indicadores, pois alguns funcionam de maneira positiva, enquanto outros são inversamente proporcionais, ou seja, negativos.

Uma forma mais simples de analisar a distribuição de recursos financeiros entre regiões pode combinar indicadores de gasto com o Índice de Desenvolvimento Humano (IDH), como se observou na Bahia, onde menos de 30% dos recursos federais foram alocados em quase 70% dos municípios com menores IDH, ao tempo que se concentrava na minoria dos municípios com maior IDH municipal, conforme ilustrado pela curva de Lorenz para o ano de 2010 (Figura 20.7).

Infelizmente, no contexto atual, a diversidade de fórmulas tem encontrado pouca aplicabilidade na prática, pois a alocação de recursos financeiros extrapola o âmbito da racionalidade técnico-instrumental, pautando-se em interesses gerenciais e políticos que opõem, muitas vezes, rede ambulatorial *vs.* rede hospitalar ou rede hospitalar própria *vs.* rede contratada. Acrescentam-se ainda as demandas e necessidades fomentadas pela regionalização da saúde, processo que ganhou grande impulso nos últimos 20 anos, provocando mudanças na organização dos serviços (Lima & Viana, 2011). Com a regionalização, as pactuações tornaram-se mais frequentes e dinâmicas e na contratualização de determinado serviço as unidades prestadoras podem mudar, de uma hora para a outra, o perfil de sua oferta, passando a atender populações de outros municípios que não demandavam anteriormente a prestação daquela atenção.

Para resolver equação de tal complexidade, muitos investimentos e audácia administrativa serão necessários, de maneira que a experiência acumulada ao longo do percurso possibilite atingir, paulatinamente, os objetivos de incremento da eficiência e da equidade dos serviços de saúde no SUS. A consciência dessa complexidade levou o Ministério da Saúde a propor uma nova forma de pactuação das responsabilidades que visava remodelar a gestão compartilhada dos recursos de saúde em geral e garantir sua alocação racional: o Contrato Organizativo da Ação Pública (COAP). Esse instrumento tinha como objetivo regular a regionalização, mas obteve baixa adesão e não cumpriu com as expectativas dos poucos estados que a ele aderiram (Pires, Campo & Emmerrick, 2021).

Uma vez contratualizados e alocados, os recursos financeiros poderão ser empregados na aquisição dos inúmeros insumos que entram na produção da saúde. Antes, porém, o gestor terá de ter mais alguns cuidados: cuidados com a logística na compra e distribuição dos bens e serviços, pois essas operações no âmbito da administração pública envolvem uma série de limitações que visam ao bom uso e tentam evitar tanto o desperdício como a corrupção. Essas limitações referem-se ao uso de

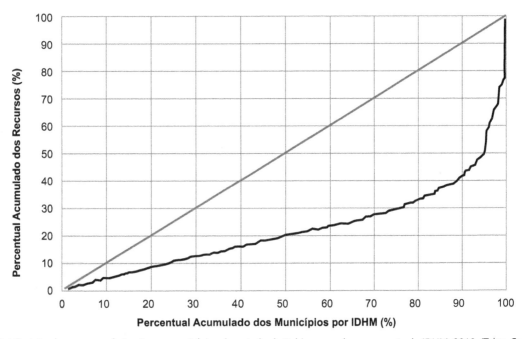

Figura 20.7 Distribuição dos recursos federais aos municípios do estado da Bahia por ordem crescente de IDHM, 2010. (Teles, Coelho & Ferreira, 2016: 796.)

licitações para compras a partir de certo valor e que têm como critério principal o menor preço, deixando a questão da qualidade dos bens como um problema a mais.

Iniciativas da gestão pública brasileira, como o ComprasNET ou o Sistema de Cadastramento Unificado de Fornecedores (SICAF), voltadas para a compra de itens materiais, têm ajudado nesse sentido, mas ainda precisam ser aperfeiçoadas. Outras iniciativas buscam dar conta da contratação de recursos humanos – maior item de despesas da área – com condições mínimas de trabalho, estabilidade e salários compatíveis com as funções e responsabilidades assumidas. Por fim, os subsídios públicos aos planos e seguros privados de saúde precisam ser revistos, assim como aprimorado o processo de cobrança pelo ressarcimento ao SUS dos serviços prestados aos usuários do setor privado. Viabilizar a distribuição dos recursos públicos em acordo com a necessidade da população também não tem sido fácil, pois o investimento na satisfação e qualificação dos profissionais que trabalham no SUS, tanto na assistência como na gestão, é parte importante e não negligenciável do gasto em saúde.

FUTURO DO FINANCIAMENTO DA SAÚDE NO BRASIL E NO MUNDO

As considerações aqui traçadas mostram que o financiamento se entrelaça organicamente com todos os momentos da gestão. Portanto, é preciso compreender que não basta ter o recurso, mas também saber alocá-lo, de modo que ele cumpra sua finalidade, que é prover a saúde. É fundamental entender como esse dinheiro, escasso, que seguiu tão intrincado fluxo, irá se transformar em uma ação de saúde. Olhando por esse prisma, o financiamento se amplia e se integraliza, alçando-se à condição de elemento estrutural e estruturante que alicerça economicamente as práticas sociais que cuidam da vida humana.

Decerto, o modelo de financiamento expressa a correlação de forças sociais em determinado momento histórico e o papel preponderante dado ao Estado como arrecadador de fundos coletivos, mediador e provedor de serviços estratégicos para a população que o sustenta.

O desafio que emerge nesse cenário é a necessidade de que o SUS se torne, de fato, um elemento central no projeto político do país. Outrossim, falta ainda a efetiva discussão e construção de um modelo de financiamento que seja capaz de promover sustentabilidade ao sistema, o que não ocorrerá sem grande mobilização social e política em prol da reestruturação do financiamento e das funções dos setores público e privado.

Referências

Abbagnano N. Dicionário de filosofia. São Paulo: Martins Fontes, 2000.

Almeida C. Reforma de sistemas de servicios de salud y equidad en América Latina y el Caribe: algunas lecciones de los años 80 y 90. Cadernos de Saúde Pública 2002; 18(4):905-25.

Almeida C. Reforma del sector salud y equidad en América Latina y el Caribe: conceptos, agenda, modelos y algunos resultados de implementación. Rev Gerencia y Políticas de Salud, Bogotá, 2005; 4(9):6-60.

Araújo FR, Barbosa de Castro AP, Silva EB, Melecchi DR, Both V, Ferla AA (orgs). 16ª Conferência Nacional de Saúde: Relatório Final. Porto Alegre: Ed. Rede Unida, 2022. 486 p.

Baleeiro A. Uma introdução à ciência das finanças. Rio de Janeiro: Forense, 2002.

Belo CA. Orçamento, redistribuição e participação popular no Município de São Paulo. São Paulo em Perspectiva 2006; 20(3):95-105.

Brasil. Código Tributário Nacional. Lei 5.172, de 25 de outubro de 1966. Disponível em: http://www.receita.fazenda.gov.br/legislacao/cod-tributnaci/ctn.htm.

Brasil. Conselho Nacional de Saúde. Comissão de Orçamento e Financiamento. Boletim Cofin 2021/12/31. Elaboração: Funcia FR e Benevides R. Disponível em: http://conselho.saude.gov.br/images/comissoes/cofin/boletim/Boletim_17022022.pdf.

Brasil. Conselho Nacional de Saúde. Resolução 322, de 8 de maio de 2003. Aprova as diretrizes acerca da aplicação da Emenda Constitucional 29, de 13 de setembro de 2000. Brasília-DF, 2003. 5p.

Brasil. Constituição da República Federativa do Brasil. Brasília-DF: Senado Federal, 1988.

Brasil. Emenda Constitucional 29, de 13 de setembro de 2000. Brasília-DF: Diário Oficial da União 178-E, 14 set 2000. Seção 1: 1-2.

Brasil. Emenda Constitucional 86, de 17 de março de 2015. Altera os arts. 165, 166 e 198 da Constituição Federal, para tornar obrigatória a execução da programação orçamentária que especifica. Brasília-DF: Diário Oficial da União, Poder Executivo, 18 mar 2015c: 1.

Brasil. Emenda Constitucional 93, de 8 de setembro de 2016. Altera o Ato das Disposições Constitucionais Transitórias para prorrogar a desvinculação de receitas da União e estabelecer a desvinculação de receitas dos Estados, Distrito Federal e Municípios. Brasília-DF: Diário Oficial da União, Poder Executivo, 9 set 2016a, Seção 1: 1.

Brasil. Emenda Constitucional 95, de 15 de dezembro de 2016. Altera o Ato das Disposições Constitucionais Transitórias, para instituir o Novo Regime Fiscal, e dá outras providências. Brasília-DF: Diário Oficial da União, Poder Executivo, 16 dez 2016b; Seção 1: 2.

Brasil. Lei 13.097 de 19 de janeiro de 2015. Reduz a zero as alíquotas da contribuição para o PIS/PASEP, da COFINS, da Contribuição para o PIS/Pasep-Importação e da COFINS-Importação incidentes sobre a receita de vendas e na importação de partes utilizadas em aerogeradores. Brasília-DF: Diário Oficial da União, Poder Executivo, 19 jan 2015b.

Brasil. Lei Complementar 118, de 9 de fevereiro de 2005. Altera e acrescenta dispositivos à Lei de criação do Código Tributário Nacional. Disponível em: http://www.receita.fazenda.gov.br/Legislacao/Leis-Complementares/2005/leicp118.htm.

Brasil. Lei Complementar 141, de 13 de janeiro de 2012. Regulamenta o § 3o do art. 198 da Constituição Federal para dispor sobre os valores mínimos a serem aplicados anualmente pela União, Estados, Distrito Federal e Municípios em ações e serviços públicos de saúde. Brasília-DF: Diário Oficial da União, Seção 1, 16 jan 2012c.Brasil. Ministério da Fazenda. Secretaria do Tesouro Nacional. Manual de Contabilidade Aplicada ao Setor Público. Parte I. Procedimentos Contábeis Orçamentários. Aplicados à União, Estados, Distrito Federal e Municípios. Brasília-DF: Ministério da Fazenda, 2012b.

Brasil. Ministério da Saúde. Conselho Nacional de Saúde – CNS. Relatório Final da 14ª Conferência Nacional de Saúde. Todos usam o SUS. SUS na Seguridade Social. Política Pública, Patrimônio do Povo Brasileiro. Série C. Projetos, Programas e Relatórios. Brasília-DF: Ministério da Saúde, 2012a.Brasil. Ministério da Saúde. Conselho Nacional de Secretários de Saúde. SUS: avanços e desafios. Brasília-DF: CONASS, 2006a. 164 p.

Brasil. Ministério da Saúde. Conselho Nacional de Secretários de Saúde. A Gestão do SUS. Brasília: CONASS, 2015a. 133 p.

Brasil. Ministério da Saúde. Financiamento público de saúde. Brasília: Ministério da Saúde/OPAS, 2013. 124 p.

Brasil. Ministério da Saúde. Fundação Oswaldo Cruz. Instituto de Pesquisa Econômica Aplicada. Contas de saúde na perspectiva da contabilidade internacional: conta SHA para o Brasil, 2015 a 2019. Brasília-DF: IPEA, 2022.

Brasil. Ministério da Saúde. IDSUS 2012d. Ministério avalia qualidade dos serviços de saúde. Disponível em: http://portalsaude.saude.gov.

br/portalsaude/noticia/4390/162/ministerio-avalia-e-monitora-acesso-e-qualidade-dos-servicos-de-saude.html.

Brasil. Ministério da Saúde. Nota Técnica 9/2019/CSIOPS/DSID/SE/MS. Base de cálculo de aplicação em ações e serviços públicos em saúde – ASPS, 22 de março de 2019. Brasília-DF: Ministério da Saúde, 2019. Disponível em: https://www.gov.br/saude/pt-br/acesso-a-informacao/siops/publicacoes/notas-tecnicas/base-de-calculo-asps/2019/nt-009-base-calculo-asps.pdf/view.

Brasil. Ministério da Saúde. Portaria 2.979, de 12 de novembro de 2019. Institui o Programa Previne Brasil. Brasília-DF: Diário Oficial da União, 13 nov 2019.

Brasil. Ministério da Saúde. Portaria 3.992, de 28 de dezembro de 2017. Dispõe sobre financiamento e transferência de recursos federais para o SUS. Brasília-DF: Diário Oficial da União, 29 dez 2017.

Brasil. Ministério da Saúde. Portaria 828, de 17 de abril de 2020. Dispõe sobre grupos de identificação de transferências federais de recursos para a saúde. Brasília-DF: Diário Oficial da União 2020. Disponível em: https://bvsms.saude.gov.br/bvs/saudelegis/gm/2020/prt0828_24_04_2020.html.

Brasil. Ministério da Saúde. Secretaria de Gestão de Investimentos em Saúde. Estimativas de impacto da vinculação constitucional de recursos para a saúde: Emenda Constitucional 29/2000. Ministério da Saúde. Secretaria de Gestão de Investimentos em Saúde; elaboração de Ana Cecília de Sá Campello et al. Brasília-DF: Ministério da Saúde, 2001.

Brasil. Ministério da Saúde. Secretaria de Gestão Estratégica e Participativa. SARGSUS. Sistema de Apoio à Construção do Relatório de Gestão do SUS. Manual do Usuário Versão 1.0. Brasília-DF: Ministério da Saúde, 2010b.

Brasil. Ministério da Saúde. Secretaria de Gestão Estratégica e Participativa. Contrato Organizativo da Ação Pública da Saúde. Brasília-DF: Ministério da Saúde, 2011.

Brasil. Ministério do Planejamento. Relatório sobre a Avaliação do Sistema de Administração e Controle Financeiros do Brasil. Brasília-DF, 2002.

Brasil. Tribunal de Contas da União. Orientações para conselheiros de saúde. Brasília-DF: TCU, 2010a.

Brasil. Últimas Notícias: Ministério da Saúde inclui 10 novas práticas integrativas no SUS. Brasília: Ministério da Saúde, 2018a. Disponível em: http://www.saude.gov.br/noticias/agencia-saude/42737-ministerio-da-saude-inclui-10-novas-praticas-integrativas-no-sus.

Campelli MGR, Calvo MCM. O cumprimento da Emenda Constitucional 29 no Brasil. Cad Saúde Pública 2007; 23(7):1613-23.

Carr-Hill RA, Sheldon TA, Smith P, Martin S, Peacock S, Hardman G. Allocating resources to health authorities: development of method for small area analysis of use of inpatient services. British Medical Journal 1994; 309(6961):1046-9.

CEBES – Centro Brasileiro de Estudos da Saúde, ABRES, ABRASCO, CONASEMS, ABONG. Esclarecimento Público. Gasto em saúde no Brasil: é muito ou pouco? 2006. Disponível em: http://www.abrasco.org.br/publicacoes/arquivos/20060712142141.pdf. Acesso em 20 ago 2012.

CEBES – Centro Brasileiro de Estudos da Saúde. Carta do Rio de Janeiro: em defesa da seguridade social. 2008. Disponível em: http:// www.cebes.org.br/anexos/Carta%20FINAL%20da%20Segurida-de%20Social%20-%20COM%20ASSINATURAS%20(new).pdf.

Chioro dos Reis AA. Convênio 151/2018 UNIFESP x MPF para fim de Orientação Técnica e Produção de Dados na Garantia de Direitos no Contexto da Pandemia Covid-19. Produto 5: Análise do desempenho da execução orçamentária e direção do gasto municipal, estadual e federal dos recursos extraordinários das fontes federal e estadual destinados ao enfrentamento da Pandemia da Covid-19 no Estado de São Paulo. 2021. Disponível em: https://repositorio.unifesp.br/bitstream/handle/11600/60878/Produto%205%20MPF_Lascol_final.pdf.

Cislag JF, Teixeira SO, Souza T. O Financiamento do SUS: principais dilemas. In: II Conferência do desenvolvimento circuito de debates acadêmicos das ciências humanas. Anais. Brasília-DF: IPEA, 2011.

CNDSS – Comissão Nacional sobre Determinantes Sociais em Saúde. As causas sociais das iniquidades em saúde no Brasil. Relatório Final. 2008. Disponível em: www.cndss.fiocruz.br/pdf/home/relatorio.pdf.

Coelho TCB. Construção de sistemas de contas em saúde: desbravando o sertão. In: Coelho TCB, Teles AS, Ferreira MPS (orgs.) Financiamento do SUS: abrindo a caixa-preta. Feira de Santana-BA: UEFS Editora; 2016: 59-96.

Coelho TCB. O governo brasileiro quer instalar um Obamacare de quinta categoria. Jornal Gazeta Operária, 23 de abril de 2018. Disponível em: https://www.lutapelosocialismo.org.br/908/o-governo-brasileiro-quer-instalar-um-obamacare-de-quinta-categoria.

Cohen E, Franco R. Avaliação de projetos sociais. Rio de Janeiro: Vozes, 1993.

CONASEMS – Conselho Nacional de Secretários Municipais de Saúde. Nota Técnica CONASEMS. Novas regras sobre o financiamento e a transferência dos recursos federais para as ações e os serviços públicos de saúde do Sistema Único de Saúde (SUS). 10/11/2018. CONASEMS, 2020. Disponível em: https://portalfns.saude.gov.br/nota-tecnica-conasems-sobre-novas-regras-de-financiamento--e-transferencia-para-o-sus/.

CONASS – Conselho Nacional de Secretários de Saúde. O financiamento da Saúde. Brasília-DF, 2011. Disponível em: http://www.conass.org.br/colecao2011/livro_2.pdf.

Cunha JRA. A Auditoria Constitucional da Dívida e o Financiamento do Direito à Saúde no Brasil nos 25 anos da Constituição Brasileira. Rev. Crítica Direito, 2014; 42(2).

Farias CF. Do conflito jurídico ao consenso democrático: uma versão da implantação do OP-RS. [Tese de Doutorado]. Belo Horizonte: Universidade Federal de Minas Gerais, 2002.

Ferreira MPS, Teles AS, Coelho TCB. Equilíbrio entre eficiência e equidade na distribuição de recursos financeiros da saúde. In: Coelho TCB, Teles AS, Ferreira MPS (orgs.) Financiamento do SUS: abrindo a caixa-preta. Feira de Santana-BA: UEFS Editora, 2016: 43-58.

Fiorentino G et al. Tendências do setor de saúde no Brasil. Rev Bain Company, 2016; 37(2):254-9.

Fleury S. ¿Universal, dual o plural? Modelos y dilemas de atención de la salud en América Latina: Chile, Brasil y Colombia. In: Molina C, Núñez J. Servicios de Salud en América Latina y Asia. 1. ed. Washington D.C.: BID, 2003: 3-40.

Fleury S. Estados sem cidadãos, seguridade social na América Latina. 20. ed. Rio de Janeiro: FIOCRUZ, 1994.

Fleury S. Modelos de reforma de la salud en América Latina. In: Spinelli H. Salud Colectiva. 1. ed. Buenos Aires: Lugar Editorial, 2008: 171-200.

França JRM, Costa NR. A dinâmica da vinculação de recursos para a saúde no Brasil: 1995 a 2004. Ciênc Saúde Coletiva 2011; 16(1):241-57.

Giovanella L et al. Universal health system and universal heath covarege, assumptions and strategies. Ciência e saúde coletiva 2018; 23(6): 1763-1776.

Gonçalves RF, Bezerra AFB, Espírito Santo ACG et al. Confiabilidade dos dados relativos ao cumprimento da Emenda Constitucional 29 declarados ao Sistema de Informações sobre Orçamentos Públicos em Saúde pelos municípios de Pernambuco, Brasil. Cad Saúde Pública 2009; 25(12):2612-20.

Heimann L, Ibanhes LC, Boaretto RC. Atenção primária em saúde: um estudo multidimensional sobre os desafios e potencialidades na região metropolitana de São Paulo (SP, Brasil). Ciênc Saúde Coletiva 2011; 16(6):2877-87.

Heimann LS, Pessoto UC, Junqueira V et al. Quantos Brasis? Equidade para alocação de recursos no SUS [CD-ROM]. São Paulo: NOAR, 2002.

Hudson M. The destiny of civilization: Finance Capitalism, Industrial Capitalism or Socialism. Verlag: Verlag, 2022.

IBGE – Instituto Brasileiro de Geografia e Estatística. Sala de Imprensa: PNAD Contínua 2018, 10% da população concentram 43,1% da massa de rendimentos do país. Brasília-DF: IBGE, 2019. Disponível em: https://agenciadenoticias.ibge.gov.br/agencia-sala-de-imprensa/2013-agencia-de-noticias/releases/25700-pnad-continua-2018-10-da-populacao-concentram-43-1-da-massa-de-rendimentos-do-pais. Acesso em 18 out 2019.

Iunes RF. Demanda e Demanda em Saúde. In: Piola SF, Vianna SM. Economia da Saúde: conceitos e contribuições para a gestão da saúde. Brasília: IPEA, 2002.

Laurell A. Impacto das políticas sociais e econômicas nos perfis epidemiológicos. In: Barata R et al. Equidade e Saúde, contribuições da epidemiologia. 20. ed. Rio de Janeiro: FIOCRUZ, 1997: 83-102.

Laurell A. La lógica de la privatización en salud. In: Eibenschutz C. Política de Saúde, o público e o privado. 1. ed. Rio de Janeiro: FIOCRUZ, 1995: 31-48.

Levi ML, Scatena JHG. Evolução recente do financiamento do SUS e considerações sobre o processo de regionalização. In: Viana ALD, Lima LD (orgs.) Regionalização e relações federativas na política de saúde do Brasil. Rio de Janeiro: Contra-Capa, 2011: 81-113.

Lima LD, Andrade CLT. Condições de financiamento em saúde nos grandes municípios do Brasil Cad. Saúde Pública 2009; 25(10):2237-48.

Lima LD, Viana ALA, Machado CV. A regionalização da saúde no Brasil: condicionantes e desafios. In: Scatena JHG, Kehrig RT, Spinelli MAS (orgs.) Regiões de Saúde: diversidade e processo de regionalização em Mato Grosso. São Paulo: Hucitec Editora, 2014: 21-46.

Lima LD, Viana ALD. Descentralização, regionalização e instâncias intergovernamentais no Sistema Único de Saúde. In: Viana ALD, Lima LD (orgs.) Regionalização e relações federativas na política de saúde do Brasil. Rio de Janeiro: Contra-Capa, 2011:39-63.

Lobato L, Giovanella L. Sistemas de saúde: origens, componentes e dinâmica. In: Giovanella L et al. Políticas e Sistemas de Saúde no Brasil. 2. ed. Rio de Janeiro: FIOCRUZ, 2012: 89-120.

Londoño J. Estructurando pluralismo en los servicios de salud. La experiencia colombiana. Revista de Análisis Económico, Santiago de Chile, nov 1996; 11(2):37-60.

Maia AC, Andrade MV, Oliveira AMHC. A sobreutilização do cuidado de saúde no sistema suplementar brasileiro. Bahia Análise & Dados 2006; 16(2):217-30.

Marques RM, Piola SF, Ocké-Reis CO. O financiamento do SUS numa perspectiva futura. In: Marques RM, Piola SF, Roa AC (orgs.) Sistema de saúde no Brasil: organização e financiamento. Rio de Janeiro: ABrES/Ministério da Saúde/OPAS/OMS, 2016: 139-68.

Marques RM. O direito à saúde no mundo. In: Marques RM, Poola SF, Roa AC. (orgs.) Sistema de saúde no Brasil: organização e financiamento. Rio de Janeiro: ABrES/Ministério da Saúde/OPAS/OMS, 2016: 11-36.

Melo EA et al. Reflexões sobre as mudanças no modelo de financiamento federal da Atenção Básica à Saúde no Brasil. Saúde Debate 2019; 43(esp 5):137-44.

Mendes A, Carnut L, Guerra LDS. Reflexões acerca do financiamento federal da Atenção Básica no Sistema Único de Saúde. Saúde Debate 2018; 42(esp 1):224-43.

Mendes A, Marques RM. O financiamento do SUS sob os "ventos" da financeirização. Ciênc Saúde Coletiva 2009; 14(3):841-50.

Mendes A, Melo MA, Carnut L. Análise crítica sobre a implantação do novo modelo de alocação dos recursos federais para atenção primária à saúde: operacionalismo e improvisos. Cad Saúde Pública 2022; 38(2):e00164621.

Mendes AN. Financiamento, gasto e gestão do Sistema Único de Saúde (SUS): a gestão descentralizada semiplena e plena do Sistema municipal de São Paulo (1995-2001). [Tese de Doutorado]. Campinas: Universidade Estadual de Campinas, 2005.

Mendes NA, Weiller JA. Renúncia fiscal (gasto tributário) em saúde: repercussões sobre o financiamento do SUS. Rio de Janeiro: Saúde Debate, abril-jun. 2015; 39(105):491-505.

Mendonça AF et al. Financiamento do SUS e regionalização: panorama, potencialidades e dificuldades na análise com despesas em saúde nas regiões de Mato Grosso. In: Scatena JHG, Kehrig RT, Spinelli MAS (orgs.) Regiões de Saúde: diversidade e processo de regionalização em Mato Grosso. São Paulo: Hucitec Editora, 2014: 215-35.

Menicucci T, Gomes S. Políticas sociais, conceitos, trajetórias e a experiência brasileira. Rio de Janeiro: FIOCRUZ, 2009.

Moraga FAM, Coelho TCB, Sanabria CAP. Trajetória da privatização do sistema de saúde chileno (1924-2005). Saúde Debate 2020; 44(125):541-55.

Moreira JPL, Moraes JR, Luiz RR. Utilização de consulta médica e hipertensão arterial sistêmica nas áreas urbanas e rurais do Brasil, segundo dados da PNAD 2008. Ciênc Saúde Coletiva 2011; 16(9):3781-93.

Nogueira KWAS, Júnior GM, Silva AMV. Subfinanciamento crônico do Sistema Único de Saúde: a persistência de uma velha agenda para o sistema. In: 7° Seminário da Frente Nacional contra a Privatização da Saúde, 7, 2017. Anais. Maceió: FNCPS, 2017.

Noronha JC, Lima LD, Machado CV. O Sistema Único de Saúde – SUS. In: Giovanella L (org.). Políticas e Sistema de Saúde no Brasil. 2 ed. rev e amp. Rio de Janeiro: Editora FIOCRUZ, 2012: 365-93.

Nunes A. A alocação equitativa inter-regional de recursos públicos federais do SUS: a receita própria do município como variável moderadora. Relatório de Consultoria (Contrato 130/2003) – Projeto 1.04.21. Brasília-DF: Ministério da Saúde, 2004.

Ocké-Reis CO. Gasto privado em saúde no Brasil. Cad. Saúde Pública, 2015; 31(7):1351-3.

OECD – Organization for Economic Co-operation and Development. Eurostat, WHO. A system of health accounts. Paris: OECD Publishing, 2011.

Oliveira JAA, Teixeira SMF. (Im)previdência social: 60 anos de história da previdência no Brasil. Petrópolis: Vozes, 1985.

Ouverney AM et al. Federalismo Cooperativo, Regionalização e o Perfil de Governança Institucional das Comissões Intergestores Regionais no Brasil. Ciência & Saúde Coletiva 2021; 26(10):4715-26.

Paim JS, Travassos C, Almeida C, Bahia L, Macinko J. O sistema de saúde brasileiro: história, avanços e desafios. The Lancet 2011; 377(9779): 1778-97.

Paim JS. Burocracia y aparato estatal: implicación para la planificación e instrumentación de políticas de salud. In: Teixeira SF (org.) Estado y políticas sociales en América Latina. México: Universidad Autónoma Metropolitana, Universidad Xochimilco, 1992: 293-311.

Pereira BLS, Oliveira-Junior ACR, Faleiros DR. Portaria 3992/2017: desafios e avanços para gestão dos recursos no Sistema Único de Saúde. Rev Saúde Pública 2019; 53:58.

Pereira JM. Finanças públicas: a política orçamentária no Brasil. São Paulo: Atlas, 1999.

Piola SF, França JRM, Nunes A. Os efeitos da Emenda Constitucional 29 na alocação regional dos gastos públicos no Sistema Único de Saúde no Brasil. Ciênc Saúde Colet, 2016; 21(2):411-21.

Pires DC, Campos MR, Emmerrick IM. Impacto do COAP sobre o acesso à atenção básica no Ceará e Mato Grosso do Sul por meio da análise de séries temporais interrompidas. Rev Saúde Pública 2021; 55(20):1-18.

Porto S, Martins M, Travassos C, Viacava F. Avaliação de uma metodologia de alocação de recursos financeiros do setor saúde para aplicação no Brasil. Cad Saúde Pública, 2007; 23(6):1393-404.

Possas C. A articulação público-privado e o cuidado com a saúde dos pobres: implicações das Políticas de Ajuste Estrutural na América Latina. In: Eibenschutz C. Política de Saúde, o público e o privado. Rio de Janeiro: FIOCRUZ, 1995: 49-63.

Reis AAC et al. Tudo a temer: financiamento, relação público e privado e o futuro do SUS. Saúde Debate, 2016; 40(espec):122-35.

Ribeiro JA, Piola SF, Servo LM. As novas configurações de antigos problemas: financiamento e gasto com ações e serviços públicos de saúde no Brasil. Divulg Saúde Debate 2007; 37:21-43.

Roa AC. Financiamento dos sistemas de saúde na América do Sul. In: Marques RM, Piola SF, Roa AC (orgs.) Sistema de saúde no Brasil: organização e financiamento. Rio de Janeiro: ABrES/Ministério da Saúde/OPAS/OMS, 2016: 75-100.

Rodriguez A. Políticas sociais e política de saúde. Rev Discente do Programa de Pós-graduação em História UFJF, 2016; 2(3):225-42.

Rosa MRR, Coelho TCB. O que dizem os gastos com o Programa Saúde da Família em um município da Bahia? Ciênc Saúde Coletiva, 2011; 16(3):1863-73.

Santos LO. Análise das transferências de recursos frente à Portaria 3.992/2017 nas ações de saúde do Distrito Federal. TCC curso de especialização em Orçamento e Políticas Públicas da Universidade de Brasília – UNB. Faculdade de Economia, Administração e Contabilidade, 2020.

Santos Neto et al. Análise do financiamento e gasto do Sistema Único de Saúde dos municípios da região de saúde Rota dos Bandeirantes do estado de São Paulo, Brasil. Ciênc Saúde Colet, 2017; 22(4):1269-80.

Scatena JHG, Viana ALD, Tanaka OY. Sustentabilidade financeira e econômica do gasto público em saúde no nível municipal: reflexões a partir de dados de municípios mato-grossenses. Cad Saúde Pública 2009; 25(11):2433-45.

Sen A. A ideia de Justiça. São Paulo: Companhia das Letras, 2011.

Silva JG. Orçamento público em saúde: uma análise do cumprimento da Emenda Constitucional 29/2000 nos estados brasileiros. [Trabalho de Conclusão do Bacharelado em Gestão de Políticas Públicas da Escola de Artes, Ciências e Humanidades]. São Paulo: Universidade de São Paulo. Disponível em: http://each.uspnet.usp.br/flamori/images/TCC_Juliana_2011.pdf.

Siqueira RB, Hamasaki CS. Gasto, renda e desigualdade no brasil: um estudo comparativo entre as regiões Nordeste e Sudeste. Revista Econômica do Nordeste 2000; 31(espec):550-9.

Sochaczewski J, Lobato L. Desenvolvimento da proteção social e transformações no Welfare State pós-industrial. Revista UNIABEU 2014; 7(15):289-304.

Souza RR. O sistema público de saúde brasileiro. In: Negri B, Viana ALD (orgs.) O Sistema Único de Saúde em dez anos de desafio. São Paulo: Sobravime/Cealag, 2002: 441-70.

Souza RR. Redução das desigualdades regionais na alocação dos recursos federais para a saúde. Ciênc Saúde Coletiva 2003; 8(2):449-60.

Teixeira CF, Souza LEPF, Paim JS. Sistema Único de Saúde (SUS): a difícil construção de um sistema universal na sociedade brasileira. In: Paim JS, Almeida-Filho N (orgs.) Saúde coletiva: teoria e prática. 1. ed. Rio de Janeiro: Medbook, 2014.

Teixeira HV, Teixeira MG. Financiamento da saúde pública no Brasil: a experiência do SIOPS. Ciênc Saúde Coletiva 2003; 8(2):379-91.

Teles AS, Coelho TCB, Ferreira MPS. Sob o prisma da equidade: financiamento federal do Sistema Único de Saúde no estado da Bahia. São Paulo: Saúde Soc, 2016a; 25(3):786-99.

Teles AS. O financiamento público do Sistema Único de Saúde (2003-2018). [Tese de Doutorado]. Feira de Santana-BA: Universidade Estadual de Feira de Santana, 2019.

Testa M. Pensamento estratégico e lógica de programação: o caso da saúde. SãoPaulo: Hucitec; Rio de Janeiro: ABRASCO, 1995.

U.S. Department of Health and Human Services. Fiscal Year 2022. Budget in Brief Strengthening Health and Opportunity for All Americans. Washington: HHS, 2022.

Uzêda AA, Coelho TCB. Movimento água é vida e a construção da cidadania em Feira de Santana-BA. Revista Baiana de Saúde Pública 2005; 29(2):226-37.

Vasconcelos CM, Pasche DF. O Sistema Único de Saúde. In: Campos GWS. Tratado de saúde coletiva. São Paulo: Hucitec, 2012: 531-59.

Vasquez DA. Efeitos da regulação federal sobre o financiamento da saúde. Cad Saúde Pública 2011; 27(06):1201-12.

Viana et al. Tipologia das regiões de saúde: condicionantes estruturais para a regionalização no Brasil. Saúde Soc 2015; 24(2):413-22.

Victora CG, Aquino EML, Leal MC, Monteiro CA, Barros FC, Szwarcwald CL. Saúde de mães e crianças no Brasil: progressos e desafios. The Lancet 2011; 377(9779):1798-812.

Vieira FS, Zucchi P. Aplicações diretas para aquisição de medicamentos no Sistema Único de Saúde. Rev Saúde Pública 2011; 45(5): 906-13.

Vieira-da-Silva LM, Almeida-Filho N. Equidade em saúde: uma análise crítica de conceitos. Cad Saúde Publ 2009; 25(Supl. 2):217-26.

WHO – Global Health Observatory: países. Geneva: WHO, 2017a. Disponível em: http://www.who.int/countries/usa/es/.

WHO – World Health Organization. Guide to producing national health accounts: with special applications for low-income and middle-income countries, Geneva: WHO, 2003.

WHO – World Health Organization. Health expenditure series. Global Health Expenditure Database. Genebra: WHO, 2012. Disponível em: http://apps.who.int/nha/database/StandardReport.aspx?ID=RE-PORT_2_WHS.

WHO – World Health Organization. Relatório Mundial. Financiamento dos sistemas de saúde: o caminho para a cobertura universal. Genebra: WHO, 2010.

WHO – World Health Organization. World Health Statistics 2014. Part III. Global Health Indicators. Geneva: WHO, 2014.

WHO – World Health Organization. World health statistics 2017: monitoring health for the SDGs, Sustainable Development Goals. Geneva: WHO, 2017b.

WHO – World Health Organization. World health statistics 2022: monitoring health for the SDGs, sustainable development goals. Geneva: WHO, 2022.

WHO – World Health Organization.. Health expenditure series. Global Health Expenditure Database. Geneva: WHO, 2012. Disponível em: http://apps.who.int/nha/database. Acesso em 3 nov 2018.

Yeps Luján FJ. Luces y sombras de la reforma de la salud en Colombia: ley 100 de 1993. Rev Gerenc Políticas Salud 2010; 9(supl.18):118-123.

21 | Modelos de Atenção à Saúde no SUS – Transformação, Mudança ou Conservação?

Carmen Fontes Teixeira • Ana Luiza Queiroz Vilasbôas

INTRODUÇÃO

A reorganização dos serviços e a reorientação das práticas e do processo de trabalho em saúde têm sido um dos temas centrais do debate conceitual e político no âmbito do SUS. A trajetória desse debate tem sido marcada pela crítica e redefinição de ideias oriundas de movimentos internacionais de reforma dos sistemas de saúde, às quais se articulam, dinamicamente, propostas surgidas da experimentação prática e elaboração de alternativas que refletem a especificidade das condições nas quais se desenvolve o processo de reforma sanitária em nosso país.

O objetivo deste capítulo é delimitar algumas questões que permeiam o debate conceitual e definem as opções políticas colocadas aos gestores do SUS no que diz respeito à mudança e à transformação do modelo de atenção à saúde, ou seja, à forma de organização do processo de produção de ações e serviços de saúde.

Tratamos de apresentar, inicialmente, uma breve revisão conceitual com vistas a subsidiar a compreensão das características dos modelos vigentes e das propostas alternativas de mudança da lógica econômica, organizacional e técnico-operacional que preside a produção e o consumo das ações e serviços de saúde. Em seguida, descrevemos os modelos de atenção existentes *antes* do desencadeamento do processo de reforma do sistema, modelos estes que ainda hoje são hegemônicos, isto é, permanecem vigentes, estruturando práticas e processos de trabalho nas instituições e serviços públicos de saúde, coexistindo, entretanto, com a introdução de propostas de mudança que incidem sobre diversos aspectos do processo de produção de ações e serviços.

Nessa perspectiva, apresentamos, em um segundo momento, uma breve caracterização das propostas de reorganização das práticas e dos serviços de saúde emanadas dos movimentos de reforma em saúde no âmbito internacional, ou seja, das propostas que surgiram nos centros hegemônicos, com as quais dialogaram, criticamente, os pesquisadores brasileiros que se dedicam a este tema. Em seguida apresentamos as principais propostas "alternativas" elaboradas e implementadas ao longo do processo de construção do SUS, identificando seu contexto de emergência, seus fundamentos conceituais e suas características organizacionais, ou seja, os aspectos que propõem mudanças nos modelos hegemônicos, seja pela introdução de elementos novos, seja pela redefinição dos antigos.

Considerando que essas propostas alternativas têm sido articuladas, dinamicamente, no processo de reorganização das ações e serviços de saúde desencadeado nos diversos estados e municípios do país por força das normas, portarias, políticas e estratégias definidas nas instâncias de gestão do SUS, tratamos de enfatizar os principais fatos que marcaram a expansão da Atenção Primária à Saúde (APS), a implementação das Redes Integradas de Atenção à Saúde (RAS) e o desenvolvimento institucional da Vigilância em Saúde.

Finalmente, levando em conta o impacto da pandemia da Covid-19, cuja emergência e expansão, nos últimos 2 anos, levaram à adoção de uma série de medidas que incidiram sobre os modelos de atenção vigentes, sistematizamos algumas informações que oferecem uma visão panorâmica das tendências recentes em termos da mudança/conservação do *modelo de atenção no SUS*, problematizando até que ponto as políticas e estratégias implementadas nessa conjuntura estão contribuindo para que sejam alcançadas a universalidade, a integralidade e a equidade da atenção à saúde da população ou se, inversamente, representam um retrocesso que impõe novos desafios aos gestores e aos profissionais e trabalhadores

Capítulo 21 • Modelos de Atenção à Saúde no SUS

que operam nos diversos níveis organizacionais do sistema, tendo em vista a necessária garantia da qualidade e da humanização do cuidado prestado à população.

ASPECTOS CONCEITUAIS

O que vem a ser um "modelo de atenção à saúde"? A revisão da literatura latino-americana e brasileira sobre o tema revela que o interesse em definir e conceituar "modelo de atenção" surgiu no contexto do debate internacional sobre reformas do sistema de saúde, especialmente com a proposta de organização dos Sistemas Locais de Saúde, fomentada pela Organização Pan-Americana de Saúde (OPAS) nos anos 1980. No Brasil, esse debate deu lugar à elaboração de várias definições baseadas em enfoques teórico-conceituais distintos.

A primeira delas parte da definição apresentada pela OPAS (1992), segundo a qual *modelo de atenção* é uma forma de organização das unidades de prestação de serviços de saúde, ou seja, uma forma de organização dos estabelecimentos de saúde, a saber, centros de saúde, policlínicas e hospitais. Nessa perspectiva, a organização dos serviços pode assumir um formato de *rede*, entendida como conjunto de estabelecimentos voltados para prestação de serviços do mesmo tipo (p. ex., *rede ambulatorial, rede hospitalar*) ou por serviços de distintos níveis de complexidade tecnológica, interligados por mecanismos de referência e contrarreferência, constituindo, assim, *redes integradas de atenção* a problemas ou grupos populacionais específicos que constituem a base operacional de sistemas de saúde (Mendes, 2009).

A segunda definição emergiu do debate em torno das possibilidades de organização do processo de prestação de serviços de saúde em unidades ou estabelecimentos de saúde na época da implantação do Sistema Unificado Descentralizado de Saúde (SUDS), entre 1987 e 1989, e baseia-se na análise crítica da lógica que presidia a prestação de serviços, distinguindo a *atenção à demanda espontânea*, da *oferta organizada* (Paim; 1993a) e tomando como principal critério a distinção entre *consultação e programação/ações programáticas* (Schraiber, 1990), ou seja, a existência ou não de um processo de identificação, seleção e priorização de necessidades de saúde da população atendida. Dessa reflexão surgiu, inclusive, a proposta de organização da *Vigilância da Saúde*, entendida como uma forma de organização das práticas de saúde que contempla a articulação das ações de promoção da saúde, prevenção e controle de riscos, assistência e reabilitação, de modo a se desenvolver uma atenção integral a problemas de saúde e seus determinantes, a necessidades e demandas da população em territórios específicos (Paim, 1993b; Teixeira, Paim & Vilasbôas, 1998).

A terceira definição fundamenta-se na identificação dos elementos estruturais do processo de trabalho em saúde e considera que m*odelos assistenciais* podem ser entendidos como

> [...] combinações de saberes (conhecimentos) e técnicas (métodos e instrumentos) utilizadas para resolver problemas e atender necessidades de saúde individuais e coletivas, não sendo, portanto, simplesmente

uma forma de organização dos serviços de saúde nem tampouco um modo de administrar (gerir ou gerenciar) um sistema de saúde (Paim, 2002).

Nessa perspectiva, os modelos assistenciais são

> [...] formas de organização das relações entre sujeitos (profissionais de saúde e usuários) mediadas por tecnologias (materiais e não materiais) utilizadas no processo de trabalho em saúde, cujo propósito é intervir sobre problemas (danos e riscos) e necessidades sociais de saúde historicamente definidas (Paim, 2002).

Além dessas definições, pode-se conceber modelo de atenção de maneira sistêmica, articulando três dimensões: uma *gerencial*, relativa aos mecanismos de condução do processo de reorganização das ações e serviços, uma *organizativa*, que diz respeito ao estabelecimento das relações entre as unidades de prestação de serviços, levando em conta a hierarquização dos níveis de complexidade tecnológica do processo de produção das ações de saúde, e a dimensão propriamente *técnico-assistencial*, ou operativa, que diz respeito às relações estabelecidas entre o(s) sujeito(s) das práticas e seus objetos de trabalho, relações essas mediadas pelo saber e a tecnologia que operam no processo de trabalho em saúde, em vários planos, quais sejam, os da promoção da saúde, da prevenção de riscos e agravos, da recuperação e reabilitação (Teixeira, 2003).

Essa concepção contempla, portanto, desde o nível "micro", das *práticas* (Boxe 21.1) realizadas nas diversas linhas de ação do sistema, passando pelo nível "meso", de articulação dos serviços e estabelecimentos de saúde em *redes*, até o nível macro, que contempla a estruturação de *sistemas* que envolvem, além das práticas e serviços de saúde, as ações político-gerenciais que conferem organicidade e sustentabilidade ao processo de prestação de serviços à população.

Nessa perspectiva "ampliada", a transformação do modelo de atenção, para ser concretizada, exige a formulação e implementação de políticas que criem condições para as mudanças ao nível "micro", ou seja, com o desencadeamento de processos político-gerenciais que criem condições favoráveis para introdução de inovações nas dimensões

---

Boxe 21.1 Práticas de saúde

As práticas de saúde podem ser promocionais, preventivas, assistenciais e/ou reabilitadoras. As práticas de promoção da saúde são medidas inespecíficas de melhoria das condições gerais de vida e trabalho, incluindo ações de educação e comunicação em saúdes destinadas a subsidiar a adoção de modos de vida saudáveis. As práticas preventivas, por sua vez, incluem medidas específicas de prevenção de riscos e danos à saúde das pessoas, a exemplo das ações de vigilância epidemiológica e sanitária. As práticas assistenciais referem-se a cuidados dispensados a pessoas doentes, podendo ser realizadas em diversos espaços, na moradia, nas escolas, ambientes de trabalho e serviços de saúde. As práticas reabilitadoras incluem medidas de recuperação da saúde e reabilitação de funções vitais, a exemplo de locomoção, memória, fala etc., e geralmente são destinadas a pessoas que apresentam deficiências genético-hereditárias ou sequelas de doenças e acidentes.

gerenciais, organizativas e técnico-assistenciais propriamente ditas, isto é, no âmbito das práticas de saúde. Essas mudanças podem incidir tanto sobre o conteúdo das práticas como na forma de organização do processo de trabalho nos estabelecimentos de saúde nos diversos níveis de complexidade e também na forma de organização das unidades em redes territorializadas de serviços que contemplem princípios de economia de escala na distribuição territorial dos recursos e ao mesmo tempo busquem o ajuste possível entre o perfil de oferta de ações e serviços e as necessidades e demandas da população (Teixeira, 2003).

MODELOS DE ATENÇÃO HEGEMÔNICOS

De modo bastante sintético, é possível afirmar que ao longo do século XX se constituíram no Brasil dois modelos distintos de atenção à saúde da população: o modelo médico assistencial hospitalocêntrico e o modelo sanitarista.

As bases conceituais e organizacionais do modelo médico assistencial hospitalocêntrico fundamentam-se na *clínica*, forma de organização da prática médica surgida na Europa do século XVIII a partir da redefinição do papel do hospital, que passou a ser um lugar de observação, classificação e tratamento dos doentes (Foucault, 2011). Centrado na figura do médico, esse modelo se tornou o espaço de reprodução da chamada *medicina científica* desenvolvida a partir da segunda metade do século XIX.

Inicialmente organizado sob a forma da chamada *medicina liberal*, praticada fundamentalmente em consultórios, esse modelo passou a se organizar progressivamente sob a forma empresarial, na medida em que se dava a incorporação de tecnologias produzidas a partir do intenso desenvolvimento científico observado na segunda metade do século passado, o que fortaleceu extraordinariamente o papel do hospital e da rede de serviços de apoio diagnóstico e terapêutico. Com isso, alterou-se significativamente a forma de financiamento dos serviços, que passaram do pagamento direto, existente na época da chamada medicina liberal, para o pagamento indireto através dos sistemas de seguro-saúde ou dos sistemas de seguridade social, nos quais o Estado assume o financiamento dos serviços.

O outro modelo, por seu turno, desenvolveu-se a partir das iniciativas desencadeadas com a intervenção do Estado sobre as condições de vida e saúde da população, isto é, em uma perspectiva radicalmente diferente da procura individual por cuidados médicos. Assim, a Polícia Médica aparece no nascimento do capitalismo com a expansão do comércio mundial e o surgimento dos Estados absolutistas europeus, especialmente na Alemanha, sendo uma ação estatal voltada fundamentalmente para o controle dos nascimentos, mortes e doenças, principalmente as epidemias. Sistematizada por Johan Peter Frank na segunda metade do século XVIII, essa noção reconhece a responsabilidade do Estado como definidor de políticas, leis e regulamentos referentes à saúde da população e como agente fiscalizador de sua aplicação (Paim, 2006). No século XIX, na França, surgiu a Higiene, disciplina constituída por um conjunto de regras, normas, prescrições, recomendações e medidas a serem adotadas pelos indivíduos para conservar a saúde e a vida a partir do comedimento e da restrição aos excessos e vícios (Paim, 2006), que subsidiou, também, uma ampla intervenção estatal sobre o espaço urbano, principalmente sobre as condições de saneamento, moradia e cemitérios, visando ao controle das condições de vida e saúde da população. Na Inglaterra, nesse período, surgiu a Saúde Pública, conjunto de medidas desenvolvidas pelo Estado para controle de ambientes como moradias e fábricas, bem como para ações de "educação sanitária", visando à difusão de conhecimentos que subsidiassem "comportamentos saudáveis" (Rosen, 1994), propondo, ademais, medidas específicas de controle de doenças com base no conhecimento produzido pela nascente Epidemiologia e, posteriormente, pela Bacteriologia pasteuriana (Paim, 2006).

O Brasil, pela posição que ocupava no cenário internacional durante o período colonial, no período do Império e na primeira República, sofreu a influência direta do que se passava na Europa, principalmente na França e na Alemanha, centros hegemônicos do desenvolvimento da Medicina científica, ensinada nas Escolas Médicas da Bahia e do Rio de Janeiro, bem como sofreu a influência da Inglaterra, principalmente em função do domínio exercido pelo imperialismo britânico após as guerras napoleônicas. Assim, apesar de haver registro de algumas ações de controle nos períodos da Colônia e do Império, foi a partir da República, especialmente no início do século XX, no Rio de Janeiro, sua capital, que surge nossa Saúde Pública com o trabalho desenvolvido por Oswaldo Cruz no combate à epidemia de febre amarela, que inaugura a realização de campanhas sanitárias contra doenças pestilenciais e de massa, como peste, varíola, tuberculose e ancilostomose, entre outras (Campos, Cohn & Brandão, 2016). Esses fatos constituem as origens do que veio a se tornar o "modelo médico-assistencial" e o "modelo sanitarista", vigentes no Brasil na época em que se desencadeou o movimento pela Reforma Sanitária. Revisemos, portanto, brevemente, suas principais características.

Modelo médico-assistencial hospitalocêntrico

O modelo médico-assistencial hospitalocêntrico tem suas raízes históricas no desenvolvimento da medicina liberal, inicialmente privilégio de poucos que podiam pagar diretamente pelas consultas, geralmente prestadas nos domicílios, à qual se acrescentava a prática médica exercida nos hospitais das Santas Casas de Misericórdia. Apenas nos anos 1920 os trabalhadores começaram a se organizar e fundaram Caixas de Aposentadorias e Pensões, que tinham entre suas atribuições a provisão de recursos para compra de medicamentos (Donnangelo, 1975).

No período Vargas, a partir da década de 1930, o Estado passou a se responsabilizar pela assistência médica ao contingente de trabalhadores inseridos no mercado formal de trabalho e seus dependentes, com a organização dos Institutos de Aposentadorias e Pensões (IAPS), os quais passaram progressivamente a contar com serviços próprios, configurando-se uma *medicina previdenciária* caracterizada pela ênfase no atendimento individual, centrado no profissional médico e realizado principalmente no ambiente hospitalar. Paralelamente, a população que não tinha condições de pagar pelos serviços nem era "trabalhador com carteira assinada", ou seja, a grande maioria da população pobre, era atendida (ou não) como "indigente" nos serviços assistenciais mantidos pelas secretarias estaduais e algumas secretarias municipais de saúde (Oliveira & Teixeira, 1979).

Essa situação se manteve no período pós-1945, quando ocorreu a expansão da cobertura assistencial dos trabalhadores vinculados aos IAPS, que passaram a credenciar médicos e comprar serviços de hospitais privados, contribuindo assim para a expansão da rede particular. A partir de 1964, esse processo se intensificou com a conformação de empresas médicas, que passaram a ser financiadas pela expansão das diversas modalidades de seguro, asseguradas por empresas públicas ou privadas ou financiadas por usuários individuais e suas famílias.

Esse processo estruturou as bases dos dois sistemas de prestação de serviços de saúde existentes na época em que se começou a discutir a possibilidade de uma ampla Reforma Sanitária: de um lado o sistema público, constituído por um conjunto heterogêneo de instituições em vários níveis de governo; do outro, o sistema privado, composto por empresas médico-hospitalares, serviços ambulatoriais, clínicas e policlínicas.

Cabe enfatizar, entretanto, que do ponto de vista da organização do processo de prestação de serviços, tanto nos serviços públicos como nos privados, reproduzia-se o *modelo médico-assistencial hospitalocêntrico*, ainda que no âmbito do sistema público esse modelo convivesse com o modelo sanitarista, como veremos a seguir. No sistema público, ademais, grande parte da rede assistencial era composta por serviços privados contratados e conveniados, o que levou alguns autores, inclusive, a considerarem o modelo assistencial prevalente como *privatizante* ou *privatista*.

A criação do Sistema Único de Saúde (SUS), a partir das lutas pela Reforma Sanitária nos anos 1980, no contexto da redemocratização do país, implicou a "integração" dos serviços públicos das diversas instituições, que passaram ao comando único em cada esfera de governo, ou seja, ao comando do Ministério da Saúde (que incorporou o antigo INAMPS), e ao comando das secretarias estaduais e municipais de saúde em seus respectivos territórios. Com isso, o SUS "herdou" o modelo de atenção médico-assistencial hospitalocêntrico e privatista, tornando-se assim um espaço de conflitos e negociações em torno das propostas de mudança ou conservação do modelo de atenção. Esses processos ocorrem tanto no âmbito do Ministério da Saúde como nas secretarias estaduais e municipais de saúde, cenário em que se enfrentam e articulam propostas políticas e estratégias de reorganização do modelo de atenção em várias de suas dimensões.

No processo de implementação do SUS, observam-se a manutenção e a reprodução do modelo médico-assistencial privatista, em especial na oferta de serviços de atenção especializada e hospitalar, condicionada pelo maior volume de recursos financeiros alocados para procedimentos classificados como de "média" e "alta complexidade" na lógica de pagamento por produção de serviços majoritariamente ofertados ou gerenciados pelo setor privado. Exceção a essa lógica, entre 1998 e 2019, foi o financiamento federal da Atenção Básica via transferências regulares e automáticas de um valor *per capita* multiplicado pela estimativa populacional de cada município brasileiro. Esse modo de financiamento, associado ao processo de descentralização, contribui para a significativa expansão da cobertura populacional de Atenção Básica em todo o país mediante a implantação de equipes de Saúde da Família.

A expansão significativa da oferta de Atenção Básica na primeira década dos anos 2000, entretanto, não foi associada à organização de redes de saúde, debate que ganha força nos fóruns de negociação interfederativa da gestão do SUS, a Comissão Intergestores Tripartite, no nível federal, e as Comissões Intergestores Bipartites, estaduais, nos anos seguintes. A partir de 2010 são publicados instrumentos normativos (Brasil, 2010, 2017) para o desencadeamento dos processos de regionalização e organização das redes de atenção, cujo ordenamento e coordenação deveriam caber à atenção primária, em consonância com a literatura que trata do tema (Mendes, 2009, 2011; Kuschnir & Chorny, 2010), porém há constrangimentos ao exercício desse papel pela APS no Brasil (Tofani *et al.*, 2021).

Modelo sanitarista

Embora seja possível identificar o desenvolvimento de algumas ações de controle sanitário no Brasil Colônia e Império, os estudiosos do tema concordam em datar o surgimento de uma ação organizada do Estado brasileiro na República Velha, com as "campanhas sanitárias" de controle de epidemias que ameaçavam o desenvolvimento econômico do país (febre amarela, varíola, peste), realizadas sob comando de Oswaldo Cruz, no Rio de Janeiro, no início do século XX (Fonseca, 2018).

Seguindo o processo que caracterizou o desenvolvimento científico-técnico e organizacional na área, o modelo sanitarista incorporou ao longo do século XX, além das *campanhas*, que ainda subsistem, a elaboração e implantação dos *programas especiais* de controle de doenças e outros agravos, caminhando, a partir dos anos 1970, para implantação de *sistemas de vigilância em saúde*, processo ainda em curso no âmbito do SUS (Silva, Teixeira & Costa, 2014)

As campanhas sanitárias são definidas por seu caráter esporádico ou por sua realização periódica, de acordo com as características epidemiológicas da doença ou agravo que se pretende erradicar ou controlar. Os programas especiais, também chamados "programas verticais", resultaram da institucionalização de algumas campanhas, ganhando permanência nas estruturas burocráticas das instituições púbicas de saúde, a exemplo dos programas de controle da malária, tuberculose e mais recentemente dos programas de controle da dengue e da AIDS (Cunha *et al.*, 2014). A implantação de sistemas de vigilância em saúde, por sua vez, tem origem na análise crítica acerca das insuficiências das campanhas e programas de um lado e, do outro, na constatação de que, ainda que se alcance o "controle" de determinadas doenças e agravos, é necessário manter uma vigilância permanente sobre os casos, a exemplo de eventuais surtos de doenças transmissíveis e riscos, como aqueles decorrentes da exposição da população a fatores ambientais, biológicos e sociais.

Nessa perspectiva, em meados dos anos 1970 foi instituída a legislação específica que tornou obrigatória a notificação de doenças transmissíveis selecionadas, agravos inusitados à saúde pública e situações de calamidade pública que ofereçam riscos à saúde, sendo criado o *Sistema Nacional de Vigilância Epidemiológica*, no qual se pretendia incluir o conjunto de serviços de saúde públicos e privados, desde então responsáveis pela produção de informações a serem analisadas pelos órgãos específicos de vigilância criados no Ministério da Saúde e nas secretarias estaduais de saúde (Brasil, 1975).

Além disso, foram sendo desenvolvidas ações de *Vigilância Sanitária*, as quais inicialmente eram realizadas de maneira burocrática e cartorial, limitando-se, na maioria das vezes, ao fornecimento de alvarás para funcionamento de estabelecimentos comerciais cujos produtos e serviços podem oferecer riscos à saúde, como farmácias, restaurantes, hotéis, clínicas, hospitais e salões de beleza, entre outros (Costa, 1999; De Seta, 2010; Costa & Souto, 2014)

Com a criação do SUS, a partir da aprovação da Constituição Federal de 1988 e principalmente das Leis 8.080 e 8.142/1990, passou a ocorrer, nas diversas conjunturas, um processo de organização e reorganização das estruturas administrativas responsáveis pela execução de ações de vigilância nas secretarias estaduais e municipais. Em 2003 foi criada, no âmbito do Ministério da Saúde, a Secretaria de Vigilância em Saúde (SVS), que reuniu os programas especiais e as ações de vigilância epidemiológica realizadas por órgãos distintos e posteriormente incorporou a responsabilidade por ações de *vigilância ambiental*, desenvolvendo sistemas de informação acerca da qualidade da água, do ar e do solo, em parceria com outros órgãos governamentais que atuam na área de meio ambiente (Brasil, 2003).

Por outro lado, com a reforma do Estado, em 1999, foi criada a Agência Nacional de Vigilância Sanitária (ANVISA), que passou a se responsabilizar pela coordenação nacional da política e das ações nessa área, desencadeando um processo de constituição do "sistema nacional de vigilância sanitária", que inclui a articulação com os órgãos existentes nas secretarias estaduais, bem como a criação e o fortalecimento de setores correlatos nas secretarias municipais de saúde.

O Quadro 21.1 sistematiza as principais características dos dois modelos hegemônicos prevalentes no âmbito do SUS, distinguindo seus agentes (sujeitos das práticas), objetos, meios de trabalho e formas de organização. Como se pode perceber, o modelo médico-assistencial hospitalocêntrico baseia-se na aplicação de conhecimentos e tecnologias desenvolvidas no âmbito da Clínica e da Cirurgia. Nesse sentido, privilegia a realização de consultas ambulatoriais, exames diagnósticos e prescrição de terapêuticas e/ou intervenções cirúrgicas, ofertadas a pacientes que apresentam doenças, condições crônicas e/ou agravos decorrentes de acidentes e outras situações que põem em risco a saúde individual. O modelo sanitarista, por sua vez, se realiza através de ações de saúde organizadas em campanhas e programas de saúde que integram sistemas de vigilância epidemiológica sanitária e ambiental e que são voltadas para prevenção e controle de doenças transmissíveis e não transmissíveis que afetam diversos grupos da população, utilizando conhecimentos e tecnologias derivadas do avanço científico no âmbito da *Epidemiologia*.

PROPOSTAS DE MUDANÇA DO MODELO DE ATENÇÃO

Pelo exposto anteriormente, pode-se constatar que o modelo de atenção à saúde hegemônico no Brasil é o modelo médico-assistencial hospitalocêntrico, que subordina, inclusive, as ações e serviços que compõem o modelo sanitarista implementado no âmbito do SUS. Por suas características intrínsecas, entretanto, esse modelo vem apresentando sinais de uma "crise permanente", caracterizada pela tendência inexorável de elevação de custos, redução da efetividade diante das mudanças do perfil epidemiológico da população, crescente insatisfação dos profissionais e trabalhadores de saúde e por último, mas não menos importante, pela perda de sua credibilidade e confiança por parte da população usuária.

Tal crise começou a ser identificada e analisada já no início dos anos 1970, apontando-se, além dos determinantes estruturais (subordinação à lógica do capital, isto é, a mercantilização dos serviços de saúde), as características específicas do sistema público de saúde brasileiro,

Quadro 21.1 Características dos "modelos de atenção" prevalentes no Brasil

Modelo	Sujeito	Objeto	Meios de trabalho	Formas de organização
Médico-assistencial	Médico (geral e especialistas), enfermeiros e outros profissionais	Doença e doentes	Tecnologia médica (centrada em diagnóstico e terapêutica individualizada)	Rede de serviços de saúde (unidades básicas, ambulatórios, policlínicas etc.) Hospitais (gerais e especializados)
Sanitarista	Sanitarista(s): profissionais de distintas formações em saúde	Modelos de transmissão de DIP; fatores de risco das diversas doenças e condições crônicas não transmissíveis, acidentes e violências	Tecnologia sanitária (educação em saúde, saneamento, controle de vetores, imunização etc.)	Campanhas sanitárias Programas especiais Sistemas de vigilância epidemiológica, sanitária e ambiental

DIP: doenças infecciosas e parasitárias.

marcado pela baixa cobertura assistencial, além da ineficiência administrativa, ineficácia técnica e ausência de coordenação institucional.

Esse "diagnóstico" se encontra na base do movimento pela Reforma Sanitária Brasileira, tendo estimulado a elaboração da proposta de criação do SUS, cujos princípios e diretrizes apontam para a necessidade de superação desses problemas, especificamente no que diz respeito à busca de universalidade, integralidade e equidade na prestação de serviços, podendo ser acrescentados a necessidade de garantia da qualidade, o atendimento às necessidades prioritárias de saúde da população e a humanização da atenção.

Nessa perspectiva, têm sido elaboradas várias propostas de mudança do modelo (Silva Junior, 1998), o que demanda, portanto, que se analisem suas origens, bases conceituais e organizacionais e, principalmente, como têm sido incorporadas ao cotidiano da gestão e da organização da produção de ações e serviços no âmbito do SUS. Para isso, consideramos necessário fazer uma distinção entre as propostas oriundas de movimentos ideológicos de reforma em saúde, elaborados nos "centros hegemônicos", a exemplo dos EUA e do Canadá, e as propostas alternativas elaboradas por pesquisadores brasileiros do campo da Saúde Coletiva, construídas a partir da crítica e "refuncionalização" das ideias originais propostas pelos movimentos de reforma difundidos no cenário internacional. Disso tratamos nos itens colocados a seguir.

Propostas dos movimentos ideológicos de reforma em saúde

Ao longo do século XX surgiram vários movimentos ideológicos[1] na área de saúde, propondo a introdução ou revisão de conceitos e estratégias, isto é, concepções acerca da saúde-doença e das formas de organização das respostas sociais aos problemas e necessidades de saúde, especialmente a produção de ações e serviços.

A emergência desses movimentos, seja no âmbito do ensino das profissões de saúde, seja no da organização dos serviços, tem como determinante a crise do modelo médico-assistencial prevalente nas sociedades capitalistas contemporâneas, já apontada anteriormente. Além disso, o surgimento de cada movimento ideológico específico, como a medicina preventiva, nos anos 1940, a medicina comunitária e a medicina familiar, nos anos 1960, a APS, nos anos 1970-1980, a promoção da saúde, nos anos 1980-1990, o debate em torno dos determinantes sociais da saúde, a proposta de organização de uma "nova" saúde pública, desdobrada no movimento em torno das funções essenciais de Saúde Pública nos anos 2000, responde a determinações conjunturais e aos interesse dos grupos que definem o rumo das políticas de saúde nos países que detêm a hegemonia no âmbito de organizações internacionais, como a Organização Mundial da Saúde (OMS) e a OPAS, que atuam na difusão desses movimentos junto

às instituições gestoras dos sistemas de saúde dos países periféricos (Paim, 2006).

Ao deixarem seus países de origem e se difundirem em outras sociedades, entretanto, suas noções e valores podem ser ressignificados e suas propostas podem passar por uma "refuncionalização", na medida em que sejam apropriados por sujeitos sociais com interesses distintos e por vezes contrários aos interesses e propostas originais. No Brasil, especificamente, esses movimentos têm influenciado a formulação de políticas e estratégias de mudança na formação de pessoal em saúde e na organização dos serviços de saúde nas últimas décadas, valendo a pena, portanto, revisar suas bases conceituais.

Medicina preventiva, comunitária e familiar

A medicina preventiva foi um movimento surgido nos EUA como uma reação da Associação Médica Norte-Americana à possibilidade de intervenção estatal na organização social da assistência. Representando "uma leitura liberal e civil" (Arouca, 2003) da prática médica, a medicina preventiva colocou-se como uma proposta de reforma parcial da prática médica através de mudanças no ensino médico para que o profissional viesse a adquirir uma "atitude preventiva" e incorporasse, à sua prática, condutas preventivas e não apenas condutas diagnósticas e terapêuticas. Para isso, o conteúdo do ensino deveria integrar os conhecimentos da Saúde Pública com a Clínica, incorporando disciplinas como Epidemiologia, Demografia, Estatística, Administração e Ciências Sociais, especialmente as "ciências da conduta", permitindo assim, ao médico, o desenvolvimento de uma "visão integral" do paciente.

As bases conceituais da medicina preventiva incluíam uma concepção dinâmica da saúde e da doença entendidas como parte de um processo contínuo, do qual é possível estabelecer uma "história natural", base para a reorganização da prática médica. Conforme definem Leavell & Clark (1978: 15),

> História Natural da Doença é o nome dado ao conjunto de processos interativos compreendendo as inter-relações do agente, do suscetível e do meio ambiente que afetam o processo global e seu desenvolvimento, desde as primeiras forças que criam o estímulo patogênico no meio ambiente, ou em qualquer outro lugar, até as alterações que levam a um defeito, invalidez, recuperação ou morte.

A noção de História Natural da Doença (HND) incorpora uma visão dinâmica do processo saúde-doença e possibilita o estabelecimento de *níveis de prevenção*: primária, secundária e terciária, de acordo com o momento do processo da HND no qual se dá a intervenção (Figura 21.1).

Os conceitos básicos da medicina preventiva foram mantidos no corpo doutrinário da medicina comunitária, movimento ideológico surgido nos anos 1960, também nos EUA, no contexto da luta pelos direitos civis por parte da população negra. A principal diferença com relação à medicina preventiva, do ponto de vista teórico, é o fato de a medicina comunitária incorporar a comunidade como seu objeto de conhecimento e intervenção,

---

[1]Um movimento ideológico resulta da mobilização de pessoas, grupos e instituições em torno de ideias com relação a um determinado tema e implica, geralmente, uma mudança no conteúdo e na forma como ele é tratado em determinado momento histórico.

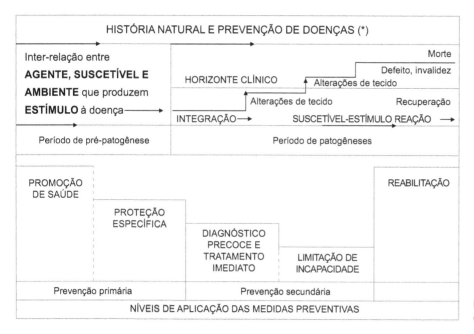

Figura 21.1 Diagrama da História Natural da Doença (Leavel & Clark, 1976.)

superando assim a visão individualista da clínica presente no movimento preventivista (Donnangelo, 1976; Paim, 1986a).

Em consequência dessa opção com relação ao objeto, a medicina comunitária tratou de incorporar conhecimentos, métodos e técnicas que possibilitassem o reconhecimento das necessidades de saúde da população, suas características econômicas e culturais, valorizando a utilização da sociologia e da antropologia. Do ponto de vista da organização das práticas, a principal característica da medicina comunitária foi articular a noção de *níveis de prevenção* incorporada do discurso da medicina preventiva ao estabelecimento de *níveis de atenção* à saúde no âmbito de "sistemas de serviços de saúde", além de eleger a "participação comunitária" como uma de suas principais diretrizes estratégicas.

As concepções da medicina comunitária foram difundidas internacionalmente a partir dos anos 1970 por meio do movimento ideológico em torno da APS. Concebida como *estratégia* de reorganização dos serviços (Starfield, 2002), a APS tem subsidiado a redefinição da oferta de serviços nos sistemas de saúde. No entanto, sua redução a um "pacote de serviços básicos de saúde" para populações pobres constituiu-se como um dos eixos das propostas preconizadas pelo Banco Mundial na década de 1990 para países em desenvolvimento (Costa, 1996).

A ideia de eleger a "família" como foco do cuidado à saúde é um dos elementos centrais do movimento ideológico da *medicina familiar*, também surgido nos anos 1960, no contexto da busca de alternativas que garantissem a manutenção da hegemonia da prática médica clínica e hospitalocêntrica. Diante da crescente incorporação tecnológica ao cuidado individual, da tendência à especialização e superespecialização médica e das críticas quanto à "desumanização" do atendimento, a medicina familiar busca resgatar a formação do "clínico geral" capaz de prestar cuidados integrais à família, porta de entrada para os serviços especializados (Paim, 1986b).

A medicina familiar se diferencia da medicina preventiva porque não é uma proposta de mudança de atitude do médico em geral, e sim a criação de uma nova especialidade: a do "médico generalista", daí que sua formação deveria ser feita, inclusive, no nível dos cursos de pós-graduação (residências em Medicina Geral e Comunitária). Do ponto de vista conceitual, a medicina familiar recusa a simplificação tecnológica proposta de medicina comunitária e, do ponto de vista organizativo, assimila o processo de capitalização da assistência ambulatorial e laboratorial, expressando-se na valorização das "clínicas" e "policlínicas", que tanto podem ser gerenciadas como empresas médicas privadas como podem ser públicas, gerenciadas pelo Estado ou por organizações sociais e parcerias público-privadas, como vem acontecendo no Brasil.

Esses movimentos influenciaram a introdução de mudanças na formação de pessoal em saúde no âmbito universitário, a exemplo da criação dos departamentos de Medicina Preventiva nas escolas médicas, institucionalizados a partir da Reforma Universitária de 1968, bem como estimularam a implantação de programas de pós-graduação em Medicina Comunitária e residências em Medicina Geral e Comunitária, a partir do final dos anos 1960 até a década de 1980. Alguns desses departamentos e programas se constituíram em espaços de experimentação de propostas de formação de pessoal em saúde que buscavam superar a inserção dos estudantes em serviços especializados e hospitais universitários, tratando de promover a "integração docente-assistencial", com ampliação dos campos de prática pela inclusão dos serviços oficiais, notadamente em unidades de APS. Esse processo fomentou o debate em torno da necessidade de reformas curriculares nos diversos cursos da área de saúde (Gomes, 2016), de modo que mais recentemente foram elaboradas novas diretrizes curriculares para as profissões de saúde mais consentâneas com o processo de implementação do SUS, destacando a inserção da APS como campo de prática dos médicos, enfermeiros e dentistas nos serviços públicos de saúde (Carcereri *et al.*, 2022).

A difusão dos conceitos básicos e estratégicos da medicina preventiva, comunitária e familiar também influenciou a elaboração de propostas de mudança na organização dos serviços públicos de saúde, contribuindo, inclusive, para expansão e fortalecimento do movimento da Reforma Sanitária Brasileira (RSB), desde seus primórdios, em meados dos anos 1970 do século passado. Assim, estão na base na criação e implantação dos Programas de Extensão de Cobertura, que favoreceram a expansão da rede de atenção primária em diversas regiões e estados do país, bem como na incorporação da proposta de implantação de Sistemas Locais de Saúde (SILOS), difundida pela OPAS nos anos 1980 e incorporada ao processo de implantação do SUDS, através da criação dos Distritos Sanitários em vários estados e municípios (Mendes, 1993).

No contexto de construção do SUS, a partir dos anos 1990, alguns das noções e conceitos oriundos da medicina preventiva, comunitária e familiar também foram incorporados e refuncionalizados à luz dos princípios e diretrizes do movimento pela RSB, estando na base da criação do Programa de Agentes Comunitários de Saúde (PACS), do Programa de Saúde da Família, redefinidos posteriormente como Estratégia de Saúde da Família no processo de formulação da Política Nacional de Atenção Básica (Brasil, 2011; Giovanella & Mendonça, 2012), como veremos adiante.

Promoção da Saúde, "Nova" Saúde Pública e Determinantes Sociais da Saúde

Além dos movimentos ideológicos que propõem mudanças na organização da prática médica, adjetivada como "preventiva", "comunitária" ou "familiar", surgiram movimentos que propõem mudanças na forma de intervenção do Estado sobre os problemas e as necessidades de saúde da população, seja sugerindo ampliação, redefinição ou redução das funções e responsabilidades historicamente assumidas.

Na contemporaneidade, o primeiro movimento com essa abrangência foi articulado em torno da *promoção da saúde*, entendida como uma "nova perspectiva" com relação às políticas de saúde. O documento que sistematiza as propostas desse movimento é o Relatório Lalonde (1974), ponto de partida para a reformulação da política de saúde canadense, consubstanciada na Carta de Ottawa, de 1986. Esse movimento traz uma inovação conceitual em relação ao processo saúde-doença com redefinição e atualização do "modelo ecológico" mediante a elaboração da proposta de "campo da saúde" (Dever, 1984). "Atualização", "redefinição" e não substituição por um modelo radicalmente distinto, porque o princípio que rege o modelo ecológico é o mesmo que rege o modelo do "campo da saúde", ou seja, a ideia de "multicausalidade" dos fenômenos relacionados ao processo saúde-doença. Apenas os "fatores causais", anteriormente organizados na tríade agente-hospedeiro-ambiente, passam a ser dispostos em um modelo composto por biologia humana, ambiente, estilos de vida e sistemas de serviços de saúde (Figura 21.2).

Do ponto de vista da prática, a promoção da saúde também se diferencia dos movimentos anteriores principalmente porque desloca radicalmente o eixo organizacional da atenção à saúde da figura do médico para a ação social e política em torno da criação e manutenção de condições saudáveis de vida. Coerentemente com a concepção de "campo da saúde", essas ações podem ser desenvolvidas em planos distintos, incluindo desde

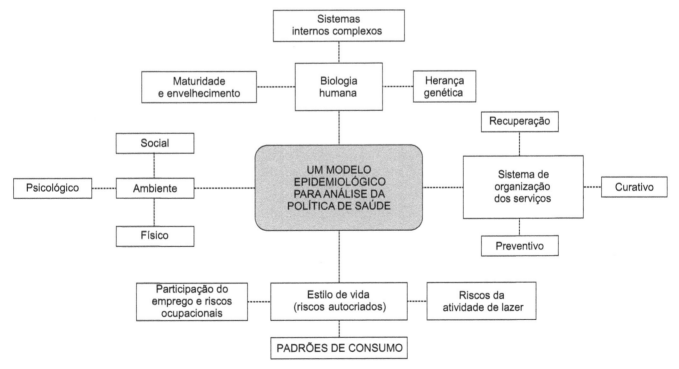

Figura 21.2 Modelo epidemiológico para análise da política de saúde (Dever, 1988.)

mudanças nos "estilos de vida" das pessoas até intervenções ambientais e mudanças nas políticas econômicas e sociais, inclusive mudanças na organização dos sistemas e serviços de saúde.

As ideias e propostas em torno da promoção da saúde têm sido absorvidas por organismos internacionais e nacionais. A OMS lançou o Programa das Cidades Saudáveis em 1994 e estimulou a revalorização da gestão local, municipal e distrital, propondo a articulação de políticas intersetoriais voltadas à melhoria da qualidade de vida das pessoas e dos diversos grupos populacionais (Ferraz, 1999; Teixeira, 2002). Esse processo tem repercutido no Brasil e estimulado o desencadeamento de um conjunto de iniciativas em vários níveis de governo, principalmente a partir de meados dos anos 1990, o que culminou com a aprovação da Política Nacional de Promoção da Saúde, em 2006 (Brasil, 2006).

Enquanto os canadenses discutiam a possibilidade de reorientar sua política de saúde com base na "promoção da saúde", surgiu, nos EUA, outro movimento especificamente voltado para a proposição de mudanças nas práticas de Saúde Pública. Originário do relatório da "Comissão para o Estudo do Futuro da Saúde Pública" (Institute de Medicine, 1988), esse movimento inspirou o debate em torno da dicotomia Saúde Pública-Assistência Médica e levou à elaboração de propostas em torno das "tarefas básicas" da nova Saúde Pública, quais sejam: prevenção das doenças infecciosas, promoção da saúde e melhoria da atenção médica e da reabilitação (Terris, 1992).

Na América Latina, esse movimento se traduziu na proposta de definição das *Funções Essenciais da Saúde Pública*, difundida pela OPAS durante os anos 1990 (Paim, 2006), período de ascensão do neoliberalismo e do debate em torno da redefinição e redução do papel do Estado, inclusive no âmbito das políticas sociais e de saúde em particular. No Brasil, esse movimento repercutiu principalmente no debate em torno da definição das funções e competências das secretarias estaduais de saúde, por conta do processo de descentralização da gestão do SUS (OPAS/CONASS, 2007).

Posteriormente, a OMS desencadeou um movimento internacional voltado para análise da situação de saúde e seus determinantes sociais, promovendo inclusive a organização de comissões encarregadas desse trabalho como forma de sensibilizar os governos a adotarem políticas intersetoriais direcionadas para a melhoria das condições de vida e saúde das populações. Esse movimento se fundamenta em uma concepção abrangente de saúde, sistematizada no diagrama proposto por Dahlgren & Whitehead (1991), que incorpora, além dos determinantes econômicos e sociais, os determinantes biológicos (genético-hereditários), interpondo entre eles a ação social organizada em redes de apoio (suporte à vida e à saúde), constituídas por organizações governamentais e não governamentais, ou seja, associações comunitárias e movimentos sociais (Figura 21.3).

Ainda que esquemático, o diagrama apresentado na Figura 21.3 "atualiza" de certa maneira o debate acerca dos fatores de risco e de proteção que atuam na determinação do processo saúde-doença em populações, indicando a possibilidade de desenvolvimento de intervenções que extrapolam a ação do Estado e de governos, convocando as pessoas e os grupos sociais a se mobilizarem na defesa e proteção de suas condições de vida e saúde.

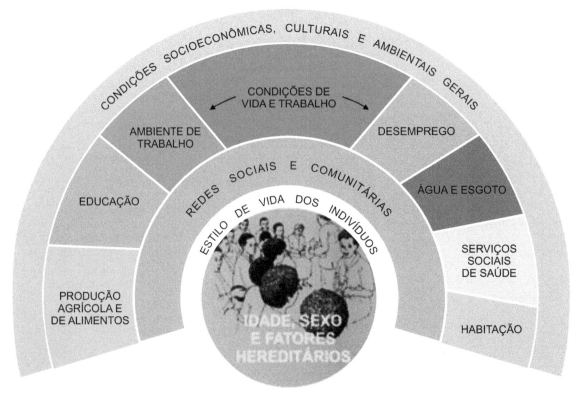

Figura 21.3 Diagrama dos determinantes sociais da saúde. (Dahlgren & Whitehead, 1991.)

Propostas redefinidas e/ou elaboradas no âmbito do SUS

O processo de construção do SUS tem constituído um imenso e diversificado espaço de investigação, experimentação e elaboração de propostas alternativas que incidem sobre várias dimensões e aspectos dos modelos de atenção vigentes. Para isso concorrem diversos pesquisadores e grupos de pesquisa que, além de tomarem o SUS como objeto de estudos, se envolvem direta ou indiretamente na formulação e implementação de propostas em diversos níveis, desde o nível local, em unidades de saúde específicas, até o nacional, seja por ocuparem postos de gestão do sistema em conjunturas específicas, seja através de assessorias e cursos que seus respectivos institutos e departamentos oferecem às instituições gestoras do SUS.

O registro e a análise dessas experiências, por meio de relatórios, artigos, dissertações e teses elaboradas ao longo dos últimos 35 anos, constituem hoje um amplo acervo de textos técnicos e produtos da prática científica nos quais podemos nos apoiar para caracterizar as principais propostas de mudança do modelo de atenção debatidas no campo da Saúde Coletiva, tratando de sistematizar suas bases conceituais, metodológicas, organizacionais e políticas.

Nesse sentido, apresentamos a seguir uma síntese das principais propostas sem necessariamente seguir uma "linha do tempo", na medida em que, apesar de cada uma delas ter sido elaborada em um contexto delimitado temporalmente, sua inserção no debate acadêmico e principalmente no processo de construção do SUS têm sido determinada pela correlação de forças políticas no âmbito institucional tanto no nível nacional como no estadual e no municipal. Desse modo, em determinadas conjunturas, uma ou outra proposta ganhou maior visibilidade e eventualmente foi inserida na agenda dos gestores do sistema, traduzindo-se em políticas, programas, normas ou portarias que induziam a incorporação da proposta em questão no processo de reorganização dos serviços e das práticas, nos diversos níveis de atenção, incidindo, assim, sobre a reprodução, mudança ou conservação dos modelos hegemônicos.

Distritos sanitários, oferta organizada e ações programáticas de saúde

A implantação de Distritos Sanitários (DS) foi desencadeada por algumas secretarias estaduais e municipais de saúde com apoio da OPAS e da Cooperação Italiana em Saúde, ainda no período anterior ao SUS, quando da implantação do SUDS, estendendo-se aos primeiros anos da década de 1990 (Mendes, 1993; Teixeira & Melo, 1995), sendo mantidos em vários municípios do país, especialmente os de grande porte, até o momento atual como uma forma de delimitação territorial que facilita a descentralização da gerência de recursos e serviços de saúde.

Inspirados na proposta de organização dos SILOS e na experiência das Unidades Sanitárias Locais (USL) do sistema de saúde italiano, os DS constituíram uma estratégia de reorganização dos serviços que adotava a perspectiva sistêmica, enfatizando a base territorial como critério fundamental para definição da população coberta e do perfil de oferta dos serviços, levando-se em conta a articulação dos diversos níveis de complexidade e, principalmente, o perfil da demanda e a identificação das necessidades de saúde da população.

Do ponto de vista conceitual e metodológico, tal proposta retomava a contida no método CENDES-OPAS (1965), articulando alguns de seus conceitos-chave com os avanços da geografia crítica, da epidemiologia e do enfoque situacional de planejamento (Teixeira, 1993, 1994). Nesse sentido, contemplava a delimitação dos territórios correspondentes à área de abrangência da rede de serviços, nos quais se recortava a área de abrangência de cada unidade, espaço esquadrinhado a partir das possibilidades tecnológicas abertas com o geoprocessamento de informações (Kadt & Tasca, 1993).

A incorporação do enfoque situacional do planejamento em saúde, por sua vez, subsidiava a análise de situações a partir da identificação e descrição de problemas, permitindo uma (re)articulação entre a epidemiologia, o planejamento e as ciências sociais, voltadas para a construção do(s) objeto(s) de intervenção, fossem doenças, agravos ou determinantes das condições de saúde (Sá & Artmann, 1994; Teixeira, 2010). Assim, com base na análise da situação de saúde da população do DS, tratava-se de elaborar um plano de ação, de caráter modular, voltado, portanto, ao enfrentamento dos problemas e atendimento às necessidades de saúde dos diversos grupos populacionais, articulando ações de promoção da saúde, prevenção de riscos e assistência, tendo em vista os princípios da universalidade, integralidade e equidade na oferta de ações e serviços de saúde tal como incorporados ao projeto político de criação do SUS.

Os DS constituíram, assim, um espaço de experimentação de processos de descentralização das ações de educação em saúde e das ações de vigilância epidemiológica e vigilância sanitária, bem como um espaço de experimentação da mudança na lógica que regia a oferta de serviços nas unidades básicas de saúde existentes na época, qual seja, a atenção à demanda espontânea, buscando estabelecer uma oferta organizada de ações e serviços, consentânea com o perfil epidemiológico dos diversos grupos populacionais que viviam, trabalhavam e adoeciam no território dos DS.

Assim, a análise crítica da lógica de atendimento à "demanda espontânea", que caracterizava os estabelecimentos de saúde da rede pública, fomentou a elaboração da proposta de reorganização da oferta de ações e serviços prevista nos "programas especiais" voltados ao controle de doenças específicas, a exemplo da tuberculose e da hanseníase, ou nos programas focados no atendimento das necessidades de agravos específicos, como era o caso do programa de atenção à saúde da mulher e da criança, apontando-se o que poderia ser feito em cada unidade para reorganização da oferta de serviços, tendo em vista a racionalização da oferta e a integralidade da atenção à saúde da população (Teixeira & Paim, 1990).

Paralelamente, a experiência desenvolvida em um Centro de Saúde-Escola do Município de São Paulo, conduzida pelo grupo do Departamento de Medicina Preventiva da USP, constituiu o solo onde germinou a reconceituação da proposta de programação em saúde, entendida como forma de reorganização do processo de trabalho em saúde. Nessa perspectiva, a definição de "ações programáticas" dirigidas ao atendimento de necessidades e problemas específicos da população usuária da unidade básica de saúde passa a ser ponto de partida para reorientação da lógica de atenção à saúde com ênfase na incorporação de uma perspectiva epidemiológica e social (Schraiber, 1990, 1996).

Ambas as propostas têm como foco a reorganização do processo de trabalho e do processo de produção de serviços desenvolvido em uma unidade de saúde, seja tomando como ponto de partida a possibilidade de articulação das diversas "ofertas" disponíveis na unidade, seja partindo da identificação das necessidades sociais de saúde para redefinição do perfil de oferta dos serviços segundo grupos populacionais específicos. Desse modo, convergem quanto aos objetivos pretendidos, quais sejam, instituir um modelo de atenção alternativo aos modelos hegemônicos, na medida em que valorizam as ações de APS, realizadas por equipe multiprofissional junto à população dos distintos territórios, buscando, por um lado, a "reversão" do modelo medico-assistencial hospitalocêntrico e, por outro, a superação dos programas "verticais" elaborados no âmbito do Ministério da Saúde, que estabelecem normas e protocolos de atendimento que muitas vezes se mostram inadequados diante das condições concretas de vida e saúde das populações dos diversos municípios e distritos sanitários.

Na prática, todavia, têm permanecido as tensões entre a "verticalização" dos programas e das campanhas sanitárias, que mais recentemente adquirem o formato de mobilizações periódicas em torno do enfrentamento de problemas específicos, a exemplo das campanhas do "Outubro Rosa" (da saúde da mulher), do "Novembro Azul" (da saúde do homem), do "Setembro Amarelo" e outras iniciativas de mesmo teor, com a "horizontalização" pretendida no âmbito dos DS que adotam um planejamento ascendente e/ou uma esforço de refuncionalização da programação em saúde, com a definição de ações programáticas que visam garantir a integralidade e a equidade da atenção à saúde dos diversos grupos populacionais, levando em conta os riscos a que se expõem e a vulnerabilidade decorrente de suas condições e modos de vida (Ayres *et al.*, 2006).

Acolhimento/clínica ampliada/humanização e cuidado em saúde

Ainda nos anos 1990 surgem os primeiros estudos do grupo de pesquisadores da UNICAMP sobre gestão e organização do trabalho no âmbito das unidades de saúde, base conceitual para a posterior formulação de propostas que se tornaram conhecidas como o "modelo em defesa da vida". Um dos pilares dessa proposta é a preocupação com o acolhimento e o estabelecimento de vínculos entre os profissionais e a população que demanda os serviços (Campos, 1994; Cecílio, 1994; Merhy, 1994; Franco, Bueno & Merhy, 1999).

A organização de práticas de "acolhimento" aos usuários dos serviços públicos de saúde e o estabelecimento de vínculos entre profissionais e clientela implicam mudanças na "porta de entrada" da população aos serviços com a introdução de mudanças na recepção ao usuário, no agendamento das consultas e na programação da prestação de serviços, de modo a incluir atividades derivadas na "releitura" das necessidades sociais de saúde da população (Merhy, 1994). Além de contribuir para a humanização e a melhoria da qualidade da atenção, o acolhimento pode ser entendido como uma estratégia de reorientação da atenção à demanda espontânea que pode ter efeitos significativos na racionalização dos recursos e na melhoria das relações entre os profissionais de saúde e os usuários tanto do ponto de vista técnico-político como ético (Solla, 2006).

Além da reflexão sobre o acolhimento, um dos autores desse grupo posteriormente elaborou uma proposta sistemática de reorganização da clínica, denominada "clínica ampliada", cujos pilares são a constituição de "equipes de referência", o "apoio matricial" e a "elaboração do projeto terapêutico singular" (Campos, 1999, 2003; Tesser, Neto & Campos, 2010). Trata-se de uma proposta que visa "ajudar usuários e trabalhadores de saúde a lidar com a complexidade dos sujeitos e a multiplicidade dos problemas de saúde na atualidade", de modo a superar a fragmentação produzida pelos "recortes diagnósticos e burocráticos", ao tempo que estimula os usuários, "buscando sua participação e autonomia do projeto terapêutico".

A difusão e a incorporação dessas ideias ao debate no âmbito das instituições gestoras do SUS nos níveis federal, estadual e municipal têm contribuído para a problematização da chamada "(des)humanização" do atendimento, subsidiando a formulação da Política Nacional de Humanização, cujo objetivo é estimular o debate em torno dessas questões e propiciar o "aumento da eficácia das práticas clínicas" (Campos *et al.*, 2014; Paulon, Pasche & Righi, 2014).

Ainda nessa linha, tem se desenvolvido um conjunto de trabalhos contendo reflexões teóricas e análises de experiências concretas de reorganização dos processos de trabalho em saúde, no âmbito de unidades de atenção primária, a exemplo dos estudos que problematizam as relações entre a produção do cuidado e a promoção da saúde (Ackerman & Rocha, 2018; Tavares *et al.*, 2018), a qualidade do cuidado em saúde (Portela *et al.*, 2018), inclusive no âmbito de unidades hospitalares (Azevedo *et al.*, 2018).

Também tem sido produzida uma reflexão importante sobre a necessidade de construção de um "modelo de cuidado" para os idosos, levados em conta o processo de envelhecimento da população brasileira (Veras & Oliveira, 2018), enfatizando-se, inclusive, a necessidade de reorganização do modelo de atenção em função do atendimento das condições crônicas, prevalente no perfil epidemiológico da população atual (Mendes, 2018).

Em comum, apesar das diferenças de abordagem teórica e objetos de análise, esses trabalhos têm como ponto de partida o questionamento do processo de medicalização (Matta *et al.*, 2018) fundado na intensa incorporação de tecnologia de alta densidade de capital no âmbito do processo de produção de serviços de saúde com consequências indesejáveis no que diz respeito à fragmentação do processo de trabalho, à superespecialização dos profissionais, à perda de autonomia do paciente, à desumanização do atendimento e à perda da qualidade do cuidado, particularmente no que se refere à dimensão relacional, o que compromete os resultados terapêuticos e a satisfação dos usuários dos serviços.

Surge daí a busca de soluções que incidem sobre diversos aspectos do processo de produção do cuidado, desde mudanças na formação e qualificação dos profissionais por meio de atividades de educação permanente, passando pela introdução de mudanças na organização do cuidado, seja através de protocolos clínicos inovadores, seja buscando a integração de práticas desenvolvidas pelo trabalho em equipes multiprofissionais ou a integração em "linhas de cuidado", ou mesmo pela organização de redes de atenção que conectam diversas "pontos de atenção" em uma perspectiva sistêmica, articulando distintos níveis de complexidade das ações através de processos de referência e contrarreferência (Viana *et al.*, 2018).

Saúde da Família

Criado em 1994, o Programa de Saúde da Família (PSF) passou a ser tratado, no discurso governamental (Brasil, 1997), como estratégia de reorientação dos modelos de atenção vigentes no Brasil. Entre 1997 e 2016 houve um processo sustentado de ampliação da cobertura da atenção básica no Brasil mediante a implantação de equipes de Saúde da Família e da Saúde Bucal em todo o território nacional, com universalização dessa cobertura em municípios de pequeno porte, processo associado à própria descentralização do sistema de saúde via municipalização (Aquino *et al.*, 2014).

A proposta de Saúde da Família implementada no SUS pode ser entendida como uma articulação de elementos provindos de vários movimentos ideológicos, bem como apresenta em sua trajetória institucional a incorporação de algumas propostas alternativas descritas anteriormente. De fato, a Saúde da Família tem atravessado conjunturas político-institucionais distintas, nas quais "dialoga" com diversas propostas, o que se traduz na incorporação de noções e na elaboração de diretrizes operacionais que enfatizam diversas dimensões do processo de mudança do modelo de atenção.

A formulação original da Estratégia de Saúde da Família (ESF) a caracterizava como modelo substitutivo da atenção básica convencional, contando com equipes multiprofissionais com carga horária de 40 horas, presença de um Agente Comunitário de Saúde (ACS) para acompanhar cerca de 200 famílias e planejamento das ações com base nos problemas de saúde abordados segundo conhecimentos da epidemiologia, ciências sociais e geografia crítica (Brasil, 1997, 2011).

A Saúde da Família deixou paulatinamente de ser um *programa* que operacionalizava uma política de focalização da atenção básica em populações excluídas do consumo de serviços para ser considerada uma *estratégia* de mudança do modelo de atenção à saúde no SUS, na verdade, o instrumento de uma política de universalização da cobertura da atenção básica e, portanto, um espaço de reorganização

do processo de trabalho em saúde nesse nível. Mais que isso, passou a ser concebida como parte de uma estratégia maior de mudança do modelo de atenção, na medida em que se conjugue com mudanças na organização da atenção de média e alta complexidade induzidas por políticas de regulação e controle, ao tempo que se articule com ações de vigilância epidemiológica e sanitária e estimule a implementação de ações intersetoriais de promoção da saúde e melhoria da qualidade de vida da população das áreas cobertas pelo programa (Teixeira, 2003; Paim, 2008).

A importância que essa estratégia adquiriu para extensão da cobertura dos serviços de saúde em todo o país gerou a preocupação com a avaliação da qualidade da atenção básica (Giovanella *et al.*, 2018) e se expressou na implantação dos Núcleos de Apoio à Saúde da Família, dotados de equipes multiprofissionais responsáveis pelo "apoio matricial" às equipes de saúde da família lotadas nas unidades básicas. Nesse contexto, também foram discutidos a possibilidade de integração das ações de atenção individual com as ações de Vigilância em Saúde (Vilasbôas & Teixeira, 2007), os desafios da formação técnica e ética dos profissionais (Teixeira & Vilasbôas, 2010) e outros temas relevantes para fortalecimento da ESF, sendo a atenção básica incluída em 2011 como coordenadora do cuidado no Decreto Presidencial 7.508/2011 (Brasil, 2011), que regulamentou a organização da assistência no âmbito do SUS.

Ainda que não existam estudos de base nacional que indiquem claramente possíveis mudanças na lógica das práticas de atenção básica, os efeitos positivos da expansão sustentada da cobertura populacional da ESF sobre indicadores de mortalidade tornam possível inferir que a presença de equipes multiprofissionais com ACS em territórios delimitados contribuiu para melhoria das condições de saúde das populações adscritas a esse modelo de organização das práticas de atenção básica no SUS (Medina *et al.*, 2018).

Não se pode afirmar, entretanto, que esse processo tenha produzido efetivamente a mudança do modelo de atenção, porquanto um dos resultados indesejados tem sido o aumento da demanda por serviços de média e alta complexidade em decorrência da extensão da cobertura da atenção básica, o que tem estimulado, mais recentemente, a implantação de policlínicas regionais que, embora atendam à demanda da população por serviços de media complexidade, em certa medida reproduzem o modelo médico-assistencial hegemônico.

Nessa perspectiva, a publicação da Política Nacional de Atenção Básica (PNAB), em 2017, promoveu mudanças substantivas no processo de trabalho das equipes ao flexibilizar o número de agentes comunitários de cada área de abrangência das unidades básicas e a carga horária de médicos e enfermeiros, possibilitando arranjos que vinculem esses trabalhadores a mais de uma equipe de Saúde da Família. Tais mudanças constrangem a organização da atenção básica coerente com os princípios da universalidade, equidade e integralidade do SUS por contribuírem para retirada da base territorial e da orientação comunitária como princípios tecnológicos do trabalho das equipes de Saúde da Família. A "nova" PNAB fortalece o retorno da atenção básica aos moldes tradicionais em que se permitem a composição de equipes com distintas cargas horárias de médicos e enfermeiros e a incorporação de atividades administrativas no escopo de atuação dos ACS (Melo *et al.*, 2018).

Além disso, cabe registrar que, paralelamente aos esforços para expansão da atenção básica segundo o modelo construído no âmbito da ESF, pressões políticas decorrentes da crise que se expressou nas Jornadas de 2013 conduziram o Governo Federal a investir na criação do Programa Mais Médicos – PMM (Brasil, 2013), com apoio da cooperação internacional. A implantação desse programa, apesar de ter significado um aumento significativo da cobertura de atenção básica principalmente nos pequenos municípios e em áreas periféricas das grandes cidades (Rios & Teixeira, 2018), de certo modo reforçou a percepção da população acerca da centralidade do profissional e da clínica médica na prestação de serviços de saúde, diversamente no que se pretendeu com a ESF, centrado na atenção integral, valorizando a promoção da saúde e a possiblidade de articulação da atenção básica com as ações de vigilância em saúde.

Desmontado o PMM, após forte resistência da elite da categoria médica, o atual Governo Federal lançou o programa Médicos para o Brasil (Brasil, 2019), que traz embutida a proposta de criação da Agência para o Desenvolvimento da Atenção Primária à Saúde (ADAPS), alvo de acirradas críticas por parte da comunidade acadêmica da Saúde Coletiva e da rede de pesquisadores sobre APS no Brasil (Morosini, Ferreira & Faria, 2021; ABRASCO, 2022). No processo de desconstrução da ESF, em 2019 o Ministério da Saúde, com o aval da representação nacional das secretarias estaduais e municipais de saúde, modificou a estrutura de financiamento da atenção básica no país mediante a criação do Previne Brasil (Brasil, 2019), ao encerrar as transferências federais de recursos financeiros aos fundos municipais de saúde com base nas estimativas populacionais e critérios socioeconômicos via parte fixa do Piso de Atenção Básica (PAB), e na adoção de programas/políticas pactuadas na Comissão Intergestores Tripartite sob a forma do componente variável do PAB. Com isso, a base populacional foi substituída pela capitação ponderada de grupos de risco mediante o cadastramento individual de usuários, o que traz a lógica da focalização para as ações de atenção básica, podendo comprometer o princípio da universalidade. Por sua vez, o pagamento por incentivo ao desempenho das equipes restringe-se a poucos indicadores de produção de procedimentos, o que pode reintroduzir a lógica da produtividade no processo de trabalho da atenção básica (Massuda *et al.*, 2022).

Associado a esse processo de desmonte da proposição da Saúde da Família como estratégia de reorientação dos modelos de atenção, cabe destacar que há um conjunto de desafios "crônicos" para colocar a atenção básica como coordenadora do cuidado na Rede de Atenção à Saúde e que não foram superados no processo de implantação do SUS.

Vigilância da Saúde

No período anterior ao SUS, o termo *vigilância* era empregado para se referir às ações de Vigilância Sanitária, desenvolvidas em uma perspectiva normativa e fiscalizadora

(Costa, 1999, 2000; Costa & Souto, 2014) e às ações de vigilância epidemiológica (Teixeira & Costa, 2008; Teixeira *et al.*, 2014). O fato de essas ações serem realizadas separadamente foi questionado quando da criação do SUS, especificamente no âmbito do debate sobre a reorganização dos "modelos assistenciais" na primeira metade dos anos 1990

Assim, a Vigilância da Saúde (VISAU), entendida como uma proposta de mudança dos modelos de atenção hegemônicos, foi elaborada no contexto da implantação de DS (Mendes, 1993; Paim; 1993b; Teixeira & Melo, 1995), quando se discutia a possibilidade de organização de um conjunto heterogêneo de práticas de saúde – de promoção da saúde, prevenção de riscos e agravos, assistência e reabilitação – tendo em vista o princípio da integralidade da atenção.

Essa proposta foi construída a partir da "refuncionalização" do modelo da História Natural da Doença (Leavell & Clark, 1978), que estabelece os distintos "níveis de prevenção (primária, secundária e terciária), bem como da incorporação de noções oriundas do debate internacional sobre a promoção da saúde e dos pressupostos do modelo da determinação social do processo saúde-doença, sendo definida por Paim (1993b) como a "articulação de um conjunto de práticas sanitárias que encerram combinações tecnológicas distintas, destinadas a controlar determinantes, riscos e danos à saúde".

A Vigilância da Saúde, entendida dessa forma, constitui um referencial que orienta o desenvolvimento de um processo de reorganização das práticas de saúde ao interior de um sistema local (DS), na medida em que assume como objeto de trabalho os problemas de saúde dos indivíduos, grupos e populações que vivem em determinados territórios. A operacionalização da VISAU implica arranjos tecnológicos que articulam a dimensão gerencial com a dimensão técnica das práticas de saúde. O ponto de partida para o desenvolvimento de ações de VISAU, portanto, é a delimitação de um território-população sobre o qual profissionais de saúde e representantes da população organizada analisam os problemas de saúde e propõem intervenções que incidam sobre seus determinantes, condicionantes e efeitos. O processo de deliberação sobre os problemas e respectivas intervenções apoia-se em abordagens participativas de planejamento, em especial aquelas baseadas no enfoque estratégico-situacional do planejamento em saúde, inspiradas nas contribuições de Carlos Matus e Mário Testa (Teixeira, 1993; Teixeira *et al.*, 1998; Vilasbôas, 2004).

As intervenções propostas para enfrentar os problemas de saúde prioritários incluem desde ações de controle dos determinantes, especialmente aquelas que exigem a conjugação de esforços de articulação intersetorial, passando por ações de proteção específica, de prevenção de riscos atuais ou potenciais, de triagem e diagnóstico precoce, até a redução de danos já instalados e de possíveis sequelas mediante ações de reabilitação. A proposta da VISAU, portanto, está desenhada de modo que as intervenções sobre os problemas de saúde destinem-se, de modo articulado, aos diversos níveis de prevenção (primária, secundária e terciária) propostos por Leavell & Clark (1978) não apenas no âmbito individual, como era a proposta da Medicina Preventiva, mas também no âmbito coletivo ou populacional.

Nessa perspectiva, a Vigilância da Saúde busca articular o "enfoque populacional" (promoção) com o "enfoque de risco" (prevenção) e o enfoque clínico (assistência), constituindo-se em um referencial para implantação e reorganização de um conjunto de políticas e práticas que podem assumir configurações específicas de acordo com a situação de saúde da(s) população(ões) em cada país, estado ou município (territórios).

O conjunto de práticas, saberes e tecnologias contempladas nessa proposta pode ser visualizado no diagrama apresentado na Figura 21.4, que articula as estratégias voltadas para controle de danos, riscos e causas, sugerindo uma integração das políticas transetoriais, com as de vigilância – epidemiológica, sanitária, ambiental – e ações assistenciais – ambulatoriais e hospitalares, recortadas pela articulação entre as intervenções sociais organizadas e as ações programáticas definidas no âmbito dos serviços de saúde, em função dos problemas priorizados e das necessidades de saúde da população a ser atendida, além de contemplar o diálogo com as medidas preventivas pensadas para o nível individual, como se pode observar em sua parte inferior (Paim, 2008).

Cabe ressaltar que a operacionalização dessa proposta extrapola o conjunto de profissionais e trabalhadores de saúde ao envolver a população organizada. Nessa perspectiva, a intervenção também extrapola o uso dos conhecimentos e tecnologias médico-sanitárias e inclui tecnologias de comunicação social que podem ser utilizadas para mobilização, organização e atuação dos diversos grupos na promoção e defesa das condições de vida e saúde. A proposta de Vigilância da Saúde, portanto, transcende os espaços institucionalizados do "sistema de serviços de saúde" e se expande para outros setores e órgãos de ação governamental e não governamental, configurando-se não como um modelo rígido e acabado, mas como um "horizonte estratégico" que pode inspirar e orientar o processo de tomada de decisões e a formulação de propostas de ação em cada realidade concreta do SUS, isto é, de acordo com características, limites e possibilidades de cada município, região ou estado.

A difusão e a incorporação da proposta aos processos de reorganização dos modelos de atenção no SUS têm se dado de modo bastante desigual nas três últimas décadas tanto no âmbito da legislação que regulamenta as ações de vigilância como no da organização e gestão dessas ações no Ministério da Saúde e nas secretarias de saúde dos estados e municípios, privilegiando-se uma concepção limitada ao somatório das vigilâncias – ambiental, epidemiológica, sanitária e de saúde do trabalhador – sob a denominação de "vigilância em saúde" (Paim, 2003b, 2008, 2012)

Mais recentemente, em 2018, o Conselho Nacional de Saúde convocou a realização da 1ª Conferência Nacional de Vigilância em Saúde, evento que marcou o processo de elaboração da Política Nacional de Vigilância em Saúde (CNS, 2018), cujo texto adota uma concepção de vigilância que articula elementos teóricos, políticos e organizacionais coerentes com os princípios e as diretrizes do SUS, levando em conta as funções e competências de cada esfera de governo e, ademais, incorpora uma concepção de vigilância que se aproxima do referencial apontado acima, como se depreende de alguns trechos da Resolução 588 do CNS (Boxe 21.2).

No curso da pandemia da Covid-19, entretanto, observamos a coexistência, na prática, de uma concepção restrita à vigilância epidemiológica tradicional, associada à ênfase no tratamento (hospitalar) dos casos e, posteriormente, à vacinação, ao tempo que entidades científicas do campo da Saúde Coletiva reconhecem a necessidade de articulação das "vigilâncias" com as políticas de promoção da saúde e com as ações de atenção primária,

---

Boxe 21.2 Política Nacional de Vigilância em Saúde (Resolução 588, arts. 2 a 5)

Art. 2º – A Política Nacional de Vigilância em Saúde (PNVS) é uma política pública de Estado e função essencial do SUS, tendo caráter universal, transversal e orientador do modelo de atenção nos territórios, sendo sua gestão de responsabilidade exclusiva do poder público.

§1 Entende-se por Vigilância em Saúde o processo contínuo e sistemático de coleta, consolidação, análise de dados e disseminação de informações sobre eventos relacionados à saúde, visando o planejamento e a implementação de medidas de saúde pública, incluindo a regulação, intervenção e atuação em condicionantes e determinantes da saúde, para a proteção e promoção da saúde da população, prevenção e controle de riscos, agravos e doenças.

§2 A PNVS incide sobre todos os níveis e formas de atenção à saúde, abrangendo todos os serviços de saúde públicos e privados, além de estabelecimentos relacionados à produção e circulação de bens de consumo e tecnologias que, direta ou indiretamente, se relacionem com a saúde.

Art. 3º – A PNVS compreende a articulação dos saberes, processos e práticas relacionados à vigilância epidemiológica, vigilância em saúde ambiental, vigilância em saúde do trabalhador e vigilância sanitária e se alinha com o conjunto de políticas de saúde no âmbito do SUS, considerando a transversalidade das ações de vigilância em saúde sobre a determinação do processo saúde-doença.

§ único. A análise de situação de saúde e as ações laboratoriais são atividades transversais e essenciais no processo de trabalho da Vigilância em Saúde.

Art. 4º – A PNVS tem como finalidade definir os princípios, as diretrizes e as estratégias a serem observados pelas três esferas de gestão do SUS, para o desenvolvimento da vigilância em saúde, visando a promoção e a proteção da saúde e a prevenção de doenças e agravos, bem como a redução da morbimortalidade, vulnerabilidades e riscos decorrentes das dinâmicas de produção e consumo nos territórios.

§ único. A PNVS deve contribuir para a integralidade na atenção à saúde, o que pressupõe a inserção de ações de vigilância em saúde em todas as instâncias e pontos da Rede de Atenção à Saúde do SUS, mediante articulação e construção conjunta de protocolos, linhas de cuidado e matriciamento da saúde, bem como na definição das estratégias e dispositivos de organização e fluxos da rede de atenção.

Art. 5º – A PNVS deverá contemplar toda a população em território nacional, priorizando, entretanto, territórios, pessoas e grupos em situação de maior risco e vulnerabilidade, na perspectiva de superar desigualdades sociais e de saúde e de buscar a equidade na atenção, incluindo intervenções intersetoriais.

§ único. Os riscos e as vulnerabilidades de que trata o *caput* devem ser identificadas e definidas a partir da análise da situação de saúde local e regional e do diálogo com a comunidade, trabalhadores e trabalhadoras e outros atores sociais, considerando-se as especificidades e singularidades culturais e sociais de seus respectivos territórios.

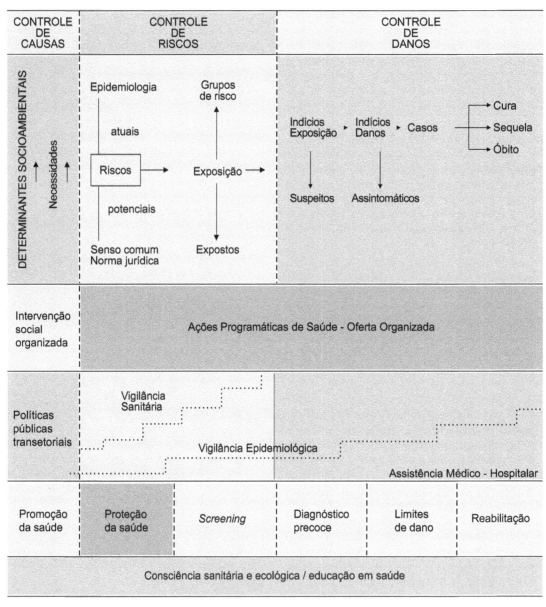

Figura 21.4 Diagrama de vigilância da saúde. (Paim, 1994.)

aproximando-se, assim, da concepção ampliada que inclui a intervenção sobre "determinantes", "riscos" e "danos". Nessa perspectiva, o plano elaborado pela Frente pela Vida, capitaneado pela ABRASCO (2020), enfatiza a necessidade de se efetivar a Política Nacional de Vigilância em Saúde e ressalta a necessidade de articulação da vigilância em saúde com a atenção primária, propondo a:

> produção sistemática de análises aprofundadas de situação de saúde, da produção de informações fidedignas que subsidiem o planejamento e a tomada de decisões em todos os âmbitos da política de saúde (assistenciais, de produção de tecnologias, de gestão, de medidas de promoção da saúde e prevenção de agravos e doenças), a tomada de decisão e de intervenções sanitárias, seja para controle de danos e riscos, seja para intervenção nos determinantes e condicionantes do processo saúde-doença-cuidado. (Frente, 2020: 50).

CONSIDERAÇÕES FINAIS

Em que pesem os esforços realizados ao longo do processo de construção do SUS para incorporação e institucionalização de propostas alternativas de organização e gestão dos modelos de atenção à saúde, é forçoso admitir que esse processo se deu sempre com o enfrentamento de resistências à mudança, com manutenção dos modelos hegemônicos – o médico-assistencial hospitalocêntrico, herdado do antigo INAMPS, e o modelo sanitarista, reproduzido através das campanhas sanitárias e programas verticais do Ministério da Saúde. Em um contexto de subfinanciamento crônico do SUS, e em virtude da fragilidade e instabilidade das estruturas burocráticas das instituições gestoras do SUS, atravessadas pelo patrimonialismo e o clientelismo que marcam a escolha dos dirigentes e técnicos que ocupam cargos de direção (Paim & Teixeira, 2007), o processo de mudança dos modelos de atenção à saúde, tendo em vista a universalidade, a integralidade e a equidade, tem enfrentado avanços localizados e retrocessos no período pós-1988.

Na atual conjuntura, que podemos recortar a partir da crise econômica internacional de 2008 e da crise política brasileira evidenciada em 2013 e que desaguou em 2015 no impedimento da presidente eleita, tem-se observado um processo de "desmonte" de políticas sociais e da política de saúde em particular, com o questionamento da viabilidade do SUS constitucional, fundado no reconhecimento do direito universal à saúde e da responsabilidade do Estado em garantir o gozo pleno desse direto por todos os cidadãos brasileiros.

Vários estudos têm analisado os desdobramentos dessa conjuntura, especialmente o subfinanciamento e o desfinanciamento do SUS a partir da aprovação da Emenda Constitucional 95 (Teixeira & Paim, 2018), bem como a intensificação do processo de privatização "por dentro" do SUS, através da transferência de responsabilidade da gestão de unidades de saúde às Organizações Sociais (OS) e Parcerias Público-Privadas (PPP) (Andrade, 2019). Além disso, destaca-se a intensificação do processo de precarização do trabalho em saúde (Morosini, 2016), acentuado inclusive no contexto da pandemia da Covid-19. Vale destacar, ainda, que o enfrentamento da pandemia acentuou o conflito interfederativo no âmbito do SUS por conta do negacionismo do Governo Federal e dos esforços de governadores e prefeitos para implementar medidas de proteção da população e controle da disseminação do vírus e evidenciou, mais uma vez, o descompromisso do atual Governo Federal com a manutenção e a consolidação do SUS constitucional.

Do ponto de vista da mudança ou conservação dos modelos de atenção hegemônicos, a conjuntura recente tem evidenciado um retrocesso significativo com a restauração e o fortalecimento do modelo médico-assistencial hospitalocêntrico, inclusive com a abertura de leitos e a implantação de UTI em hospitais de campanha em detrimento dos investimentos na atenção básica e nas ações de vigilância em saúde, com efeitos catastróficos sobre alguns indicadores de saúde, como queda de cobertura vacinal e aumento da mortalidade materna e dos índices de acidentes, homicídios e feminicídios, além da demanda reprimida para controle das condições crônicas que afetam a população adulta e idosa.

Permanece, portanto, o desafio de se reconstruírem políticas e programas de saúde desmontados nos últimos anos e retomar o processo de implantação de propostas e estratégias de mudança do modelo de atenção que contemple a reorientação das várias dimensões – gerencial, organizativa e técnico-assistencial – tendo em vista a universalidade do acesso, a integralidade do cuidado e a equidade na atenção a grupos populacionais que têm tido suas condições de vida e saúde deterioradas em função da crise econômica em que o país está imerso.

Nesse sentido, é importante manter uma atualização permanente dos estudos e pesquisas sobre problemas prioritários de saúde e sobre os limites e as possibilidades de mudança dos modelos de atenção hegemônicos, de modo a privilegiar a atenção básica, o fortalecimento das ações de promoção e vigilância da saúde, ao tempo que

se reorganiza a assistência às pessoas através das redes integradas de saúde e se investe na formação e educação permanente dos profissionais e trabalhadores do setor que conjuguem a necessária competência técnica à sensibilidade ética necessária à realização de um cuidado humanizado. Assim será possível pensar e agir pela construção e consolidação de um sistema de saúde que opere segundo a lógica da intervenção sobre determinantes, riscos e danos, contribuindo não só para o cuidado à saúde, mas sobretudo para melhoria da qualidade de vida da população e exercício pleno de seus direitos de cidadania.

Referências

ABRASCO – Associação Brasileira de Saúde Coletiva. Rede de Pesquisa em Atenção Primária à Saúde da ABRASCO. Bases para uma Atenção Primária à Saúde integral, resolutiva, territorial e comunitária no SUS: aspectos críticos e proposições. Rio de Janeiro, 2022. 126p. s.n.t.

Akerman M, Rocha DG. Produção do cuidado: há espaços para a promoção da saúde. In: Sá MC, Tavares MFL, De Seta MH (orgs.), Organização do cuidado e práticas de saúde; abordagens, pesquisas e experiências de ensino. Rio de Janeiro: Fiocruz, 2018: 69-86.

Andrade LR. A escolha de parceria público-privada para gestão hospitalar na Bahia: Atores, interesses e estratégias [Tese Doutorado em Saúde Pública]. Salvador: Universidade Federal da Bahia; 2019.

Aquino R, Medina MG, Nunes CA, Sousa MF. Estratégia de Saúde da Família e reordenamento do sistema de serviços de saúde. In: Paim JS, Almeida-Filho N (orgs.) Saúde Coletiva: teoria e prática. Rio de Janeiro: MedBook; 2014: 353-71.

Arce VAR, Teixeira CF. "De técnico a profissional da saúde": análise do processo de (re)construção da identidade profissional no âmbito do Núcleo de Apoio à Saúde da Família. Saúde e Sociedade [online]. 2022; 31(1):e210386. Disponível em: https://doi.org/10.1590/S0104-12902022210386. Acesso em 30 mai 2022.

Arouca ASO. Dilema preventivista: contribuição para a compreensão e crítica da medicina preventiva. São Paulo, Rio de Janeiro: Unesp, Fiocruz [1975], 2003.

Ayres JRCM, Calazans GJ, Saletti Filho HC, Franca Junior I. Risco, vulnerabilidade e práticas de prevenção e promoção da saúde. In. Campos GWS, Minayo MCS, Akerman M, Drumond Júnior M, Carvalho YM. Tratado de saúde coletiva. São Paulo: Hucitec, 2006: 375-417.

Azevedo CS, Sá MC, Miranda L, Grabois V. Entre racionalização e ampliação da clínica; complexos caminhos da gestão e organização do cuidado nos hospitais. In: Sá MC, Tavares MFL, De Seta MH (orgs.) Organização do cuidado e práticas de saúde; abordagens, pesquisas e experiências de ensino. Rio de Janeiro: Fiocruz, 201: 185-212.

Brasil. Decreto 4.726, de 9 de junho de 2003. Aprova a Estrutura Regimental e o Quadro Demonstrativo dos Cargos em Comissão e das Funções Gratificadas do Ministério da Saúde, e dá outras providências. Brasília-DF: Diário Oficial da União, 10 jun 2003. Disponível em: http://www.planalto.gov.br/ccivil_03/decreto/2003/D4726.htm. Acesso em 31 mar 2009.

Brasil. Lei 12.871, de 22 de outubro de 2013. Institui o Programa Mais Médicos, altera as Leis 8.745, de 9 de dezembro de 1993, e 6.932, de 7 de julho de 1981, e dá outras providências. Brasília-DF: Diário Oficial da União, 22 out 2013b. Disponível em: https://bit.ly/2JJV1OZ. Acesso em 18 out 2020.

Brasil. Lei 13.958, de 18 de dezembro de 2019. Institui o Programa Médicos pelo Brasil, no âmbito da atenção primária à saúde no Sistema Único de Saúde (SUS), e autoriza o Poder Executivo federal a instituir serviço social autônomo denominado Agência para o Desenvolvimento da Atenção Primária à Saúde (ADAPS). Brasília-DF: Diário Oficial da União, 19 dez 2019.

Brasil. Lei 6.259, de 30 de outubro de 1975. Dispõe sobre a organização das ações de Vigilância Epidemiológica, sobre o Programa Nacional de Imunizações, estabelece normas relativas à notificação compulsória de doenças, e dá outras providências. Brasília-DF: Diário Oficial da União, 1975. Disponível em: http://www.planalto.gov.br/ccivil_03/leis/l6259.htm. Acesso em 10 fev 2021.

Brasil. Ministério da Saúde – Gabinete do Ministro. Portaria 2.436, de 21 de setembro de 2017: Aprova a Política Nacional de Atenção Básica, estabelecendo a revisão de diretrizes para a organização da Atenção Básica, no âmbito do Sistema Único de Saúde (SUS). Disponível em: https://bvsms.saude.gov.br/bvs/saudelegis/gm/2017/prt2436_22_09_2017.html.

Brasil. Ministério da Saúde – Gabinete do Ministro. Portaria 2.488, de 21 de outubro de 2011: Aprova a Política Nacional de Atenção Básica, estabelecendo a revisão de diretrizes e normas para a organização da Atenção Básica, para a Estratégia Saúde da Família (ESF) e o Programa de Agentes Comunitários de Saúde (PACS). Disponível em: https://bvsms.saude.gov.br/bvs/saudelegis/gm/2011/prt2488_21_10_2011.html.

Brasil. Ministério da Saúde. Portaria 2.979, de 12 de novembro de 2019. Institui o Programa Previne Brasil. Brasília-DF: Diário Oficial da União, 13 nov 2019.

Brasil. Ministério da Saúde. Portaria GM 4.279, de 30 de dezembro de 2010. Estabelece diretrizes para a organização da rede de atenção à saúde no âmbito do Sistema Único de Saúde (SUS). Brasília-DF: Diário Oficial da União, 31 dez 2010.

Brasil. Ministério da Saúde. Secretaria de Assistência à Saúde. Coordenação de Saúde da Comunidade. Saúde da Família: uma estratégia para a reorientação do modelo assistencial. Brasília-DF: Ministério da Saúde, 1997.

Brasil. Ministério da Saúde. Secretaria de Atenção à Saúde. Departamento de Atenção Básica. Política Nacional de Práticas Integrativas e Complementares no SUS PNPIC-SUS. Brasília-DF: Ministério da Saúde, 2006. 92p.

Brasil. Ministério da Saúde. Secretaria de Atenção à Saúde. Núcleo Técnico da Política Nacional de Humanização. Clínica ampliada, equipe de referência e projeto terapêutico singular. 2. ed. Brasília-DF: Série Textos Básicos de Saúde, 2007.

Brasil. Presidência da República. Casa Civil. Subchefia de assuntos jurídicos. Decreto 7.508 de 28 de junho de 2011. Regulamenta a lei 8.080, de 19 de setembro de 1990, para dispor sobre a organização do Sistema Único de Saúde – SUS, o planejamento da saúde, a assistência à saúde e a articulação interfederativa, e dá outras providências. Disponível em: https://www.planalto.gov.br/ccivil_03/_Ato2011-2014/2011/Decreto/D7508.htm. Acesso em 25 de outubro de 2022.

Campos EA, Cohn A, Brandão AL. Trajetória histórica da organização sanitária da Cidade do Rio de Janeiro: 1916-2015. Cem anos de inovações e conquistas. Ciência & Saúde Coletiva, 2016; 21(5):1351-64.

Campos FE, Aguiar RAT, Belisário AS. A formação superior dos profissionais de saúde. In: Giovanella et al. (org.) Políticas e sistemas de saúde no Brasil. Rio de Janeiro: Fiocruz, 2008: 1011-34.

Campos GWS et al. A aplicação da metodologia Paideia no apoio institucional, no apoio matricial e na clínica ampliada. Interface – Comunicação, Saúde, Educação [online]. 2014; 18(suppl1):983-995. Disponível em: https://doi.org/10.1590/1807-57622013.0324. Acesso em 30 mai 2022.

Campos GWS. A clínica do sujeito: por uma clínica reformada e ampliada. In: Campos GWS Saúde Paideia. São Paulo: Hucitec, 2003.

Campos GWS. Considerações sobre a arte e a ciência da mudança, revolução das coisas e reforma das pessoas: o caso da saúde. In: Cecílio LCO (org.) Inventando a mudança na saúde. São Paulo: HUCITEC, 1994.

Campos GWS. Equipes de referência e apoio especializado matricial: uma proposta de reorganização do trabalho em saúde. Rio de Janeiro: Ciência e Saúde Coletiva 1999; 4(2):393-404.

Campos GWS. Sobre la reforma de los modelos de atención: un modo mutante de hacer salud. In: Eibenschutz (org.) Política de saúde: o público e o privado. Rio de Janeiro: Fiocruz, 1996: 293-312.

Carcereri D et al. Formação de profissionais de saúde na APS no contexto de crise sanitária e humanitária. Nota técnica. Rede APS, 2021. Disponível em: https://redeaps.org.br/wp-content/uploads/2022/01/NT_Formacao.pdf. Acesso em 16 mar 2022.

Cecílio LCO (org.) Inventando a mudança na saúde. São Paulo: HUCITEC, 1994.

Costa E, Souto A. Área temática de vigilância sanitária. In: Paim JS, Almeida-Filho N. Saúde Coletiva: Teoria e Prática. Rio de Janeiro: MedBook, 2014: 327-41.

Costa EA. Vigilância sanitária: proteção e defesa da saúde. São Paulo: Hucitec/Sobravime, 1999.

Costa NR. O Banco Mundial e a política social nos anos 90. In: Costa NR, Ribeiro JM (orgs.) Política de saúde e inovação institucional. Rio de Janeiro: MS/FIOCRUZ/ENSP, 1996: 13-29.

Cunha A, Matos SMA, Lessa I, Azevedo e Silva G. Prevenção, atenção e controle de doenças crônicas não transmissíveis. In: Paim JS, Almeida-Filho N. Saúde Coletiva: Teoria e Prática. Rio de Janeiro: Med Book, 2014: 423-35.

Dahlgren G, Whitehead M. Policies and strategies to promote social equity in health. Stockholm: Institute of Futures Studies, 1991.

De Seta MH, Dain S. Construção do Sistema Brasileiro de Vigilância Sanitária: argumentos para debate. Ciência & Saúde Coletiva, 2010; 15(3):3307-17.

Deslandes SF, Ayres JRCM. Editorial: Humanização e cuidado em saúde. Ciência & Saúde Coletiva, 2005; 10(3):510-11.

Dever GEA. A epidemiologia na administração dos serviços de saúde. São Paulo: Pioneira, 1988. 394p.

Donnangelo MCF, Pereira L. Saúde e sociedade. São Paulo: Duas Cidades, 1976. 124p.

Donnangelo MCF. Medicina e sociedade. O médico e seu mercado de trabalho. São Paulo: Pioneira, 1975.

Ferraz ST. Cidades saudáveis: uma urbanidade para 2000. Brasília: Paralelo 15, 1999. 103p.

Fonseca CMO. A história da política de saúde no Brasil (1889-1945): interpretações e trajetórias. In: Teixeira LA, Pienta TS, Hochman G (orgs.) História da Saúde no Brasil. São Paulo: Hucitec, 2018: 403-29.

Foucault M. O nascimento da clínica. 6. ed. Rio de Janeiro: Ed Forense Universitária, 2008.

Franco TB, Bueno WS, Merhy EE. O acolhimento e os processos de trabalho em saúde. Cadernos de Saúde Pública, 1999; 15(2):345-53.

Franco TB, Magalhães Júnior HM. Integralidade na assistência à saúde: a organização de linhas de cuidado. In: Merhy EE et al. (org.) O trabalho em saúde: olhando e experienciando o SUS no cotidiano. 2. ed. São Paulo: Hucitec, 2004.

Frente pela Vida. Plano nacional de enfrentamento à pandemia da Covid-19. Versão 2 – 15 jul 2020. Disponível em: https https://frentepelavida.org.br/uploads/documentos/PEP-COVID-19_v2.pdf?1509020. Acesso em 30 out 2020.

Giovanella L et al Atenção primária à Saúde. In: Giovanella L et al. (orgs.) Políticas e Sistema de Saúde no Brasil. 2. ed. rev e ampl. Rio de Janeiro: Ed Fiocruz, 2012.

Giovanella L et al. In: Mendonça MH et al. Atenção primária à Saúde no Brasil: conceitos, práticas e pesquisa. Rio de Janeiro: Ed Fiocruz, 2018: 569-610.

Gomes MQ. A construção de projetos pedagógicos na formação de profissionais da saúde. Interdisciplinary Journal of Health Education. 2016 jan-jul; 1(1):13-22. Disponível em: https://ijhe.emnuvens.com.br/ijhe/article/view/35/4. Acesso em 22 out 2021.

Kadt E, Tasca R. Promovendo a equidade: um novo enfoque com base no setor da saúde. São Paulo, Salvador: HUCITEC/Cooperação Italiana em Saúde, 1993. 107p.

Kuschnir R, Chorny AH. Redes de atenção à saúde: contextualizando o debate. Ciência & Saúde Coletiva, 2010; 15(5):2307-16.

Lalonde M. A new perspective of health of Canadians. Ottawa, Canada, Ministry of Health and Welfare, 1974. 76p.

Leavell H, Clark EG. Medicina Preventiva. Rio de Janeiro: McGraw-Hill, 1978. 744p.

Luz MT. Novas práticas em Saúde Coletiva In: Minayo MC, Coimbra CEA (orgs.) Críticas e atuantes: ciências sociais e humanas em saúde na América Latina. Rio de Janeiro: Fiocruz, 2005: 33-46.

Luz MT. Políticas de descentralização e cidadania: novas práticas em saúde no Brasil atual. In: Pinheiro R, Mattos RA (orgs.) Os sentidos

Capítulo 21 • Modelos de Atenção à Saúde no SUS

da integralidade na atenção e no cuidado à saúde. Rio de Janeiro: IMS/UERJ, ABRASCO, 2001.

Massuda A et al. Brazil's primary health care financing: case study. Lancet Global Health Commission on Financing Primary Health Care. Working Paper No. 1. 2022

Matta GC, Camargo Junior KR, Rabello ET. Gestão e práticas de cuidado na APS e medicalização. In: Sá MC, Tavares MFL, De Seta MH (orgs.) Organização do cuidado e práticas de saúde: abordagens, pesquisas e experiências de ensino. Rio de Janeiro: Fiocruz, 2018: 159-83.

Medina MG, Aquino R, Vilasbôas ALQ, Nunes CA. A pesquisa em atenção primária à saúde no Brasil. In: Mendonça MH et al. Atenção primária à Saúde no Brasil: conceitos, práticas e pesquisa. Rio de Janeiro: Editora Fiocruz, 2018.

Melo EA, Mendonça MHM, Oliveira JR, Andrade GCL. Mudanças na Política Nacional de Atenção Básica: entre retrocessos e desafios. Rio de Janeiro: Saúde em Debate setembro ; 42(esp.1):38-51. Disponível em: https://www.scielo.br/pdf/sdeb/v42nspe1/0103-1104-sdeb-42-spe01-0038.pdf.

Mendes EV (org.) Distrito Sanitário: o processo social de mudança das práticas sanitárias do Sistema Único de Saúde. São Paulo/Rio de Janeiro: HUCITEC/ABRASCO, 1993. 300p.

Mendes EV. As redes de atenção à saúde. Ciência & Saúde Coletiva, 2010; 15(5):2297-305.

Mendes EV. As redes integradas de atenção à saúde. Belo Horizonte: ESP/MG, 2009. 848p.

Mendes EV. Uma proposta de modelo de atenção às condições crônicas para o SUS. In: Sá MC, Tavares MFL, De Seta MH (orgs.) Organização do cuidado e práticas de saúde: abordagens, pesquisas e experiências de ensino, Rio de Janeiro: Fiocruz, 2018: 133-57.

Mendonça MHM, Alves MGM, Spadacio C. Determinação social da saúde e participação social na APS. Nota técnica. Rede APS. 2021. Disponível em: https://redeaps.org.br/wp-content/uploads/2021/12/NT_DeterminacaoSocial.pdf. Acesso em 16 mar 2022.

Merhy EE. Em busca da qualidade dos serviços de saúde: os serviços de porta aberta para a saúde e o modelo tecno-assistencial em defesa da vida. In: Cecílio L (org.) Inventando a mudança na saúde. São Paulo: HUCITEC, 1994: 117-60.

Morosini MVGC, Fonseca AFB, Faria TW. Previne Brasil, Agência de Desenvolvimento da Atenção Primária e Carteira de Serviços: radicalização da política de privatização da atenção básica? Cadernos de Saúde Pública [online], 2020; 36(9):e00040220. Disponível em: https://doi.org/10.1590/0102-311X00040220. Acesso em 23 set 2021.

Morosini MVGC. Precarização do trabalho: particularidades no setor saúde brasileiro. Editorial. Rio de Janeiro: Trab Educ Saúde, 2016; 14(supl.1):5-13. Disponível em: https://doi.org/10.1590/1981-7746-sip00131. Acesso em 23 set 2021.

Oliveira J, Teixeira SF. (Im)Previdência Social: 60 anos da história da previdência no Brasil. Rio de Janeiro: Vozes, 1979.

OPAS. Conselho Nacional de Secretários de Saúde. A gestão da saúde nos estados: avaliação e fortalecimento das funções essenciais. Brasília: OPAS/CONASS, jul 2007. 262p.

OPAS/OMS. Programación de la salud: problemas conceptuales y metodológicos. Publicaciones Científicas nº 111. 1965.

OPAS/OMS. Promoción de liderazgo y formación avanzada em Salud Pública: la prestación de servicios de salud. Educación Médica y Salud, 1992; 26(3):293-425.

Paim JS, Teixeira CF. Configuração institucional e gestão do Sistema Único de Saúde: problemas e desafios. Ciência & Saúde Coletiva, 2007; 12(Sup):1819-29.

Paim JS. A Reforma Sanitária e os Modelos Assistenciais. In: Rouquayrol MZ. Epidemiologia & Saúde. 4. ed. Rio de Janeiro: MEDSI, 1993b: 455-66.

Paim JS. A reorganização das práticas de Saúde em Distritos Sanitários In: Mendes (org.) Distrito Sanitário: o processo social de mudança das práticas sanitárias do Sistema Único de Saúde. São Paulo-Rio de Janeiro: HUCITEC/ABRASCO, 1993: 187-220.

Paim JS. Medicina Comunitária: introdução a uma análise crítica. In: Saúde, Crises e Reformas. Salvador-BA: UFBA, 1986a: 13-27.

Paim JS. Medicina Familiar no Brasil: movimento ideológico e ação política. In: _____Saúde, Crises e Reformas. Salvador-BA: UFBA, 1986b: 151-83.

Paim JS. Modelos de Atenção à saúde no Brasil. In: Giovanella L, Escorel S, Lobato LVC, Noronha JC, Carvalho AI (orgs.) Políticas e Sistema de Saúde no Brasil. 2ed. (revista ampliada). Rio de Janeiro: Editora Fiocruz, 2012: 459-91.

Paim JS. Modelos de atenção e Vigilância da Saúde. In: Rouquayrol MZ, Almeida-Filho N. Epidemiologia & Saúde. 6. ed. Rio de Janeiro: MEDSI, 2003: 567-86.

Paim JS. Movimentos no campo social da saúde. In: Desafios para a Saúde Coletiva no século XXI. Salvador-BA: EDUFBA, 2006: 117-38.

Paim JS. Saúde, política e reforma sanitária. Salvador: ISC, 2002.

Paim JS. Vigilância da Saúde: dos modelos assistenciais para a promoção da saúde. In: Czeresnia D, Freitas CM (orgs.) Promoção da saúde: conceitos, reflexões e tendências. Rio de Janeiro: Fiocruz; 2003b: 161-74.

Pasche DF, Passos E. Inclusão como método de apoio para a produção de mudanças na saúde – aposta da Política de Humanização da Saúde. Saúde em Debate, 2010; 34(86):423-32.

Paulon SM, Pasche DF, Righi LB. Função apoio: da mudança institucional à institucionalização da mudança. (o título faz referência a um artigo clássico da Análise Institucional denominado: La intervención: imaginario del cambio o cambio de lo imaginario? de Jacques Ardoíno. In: Guattari F et al. La intervención institucional. México: Plaza y Valdes; 1987: 13-42). Interface – Comunicação, Saúde, Educação [online]. 2014; 18(suppl.1):809-20. Disponível em: https://doi.org/10.1590/1807-57622013.0379. Acesso em 30 mai 2022.

Penido CMF, Alves M, Sena RR, Freitas MIF. Apoio matricial como tecnologia em saúde. Saúde em Debate, 2010; 34(86):467-74.

Pinto LF, Giovanella L. Do Programa à Estratégia Saúde da Família: expansão do acesso e redução das internações por condições sensíveis à atenção básica (ICSAB). Ciência & Saúde Coletiva, 2018; 23(6):1903-13.

Portela MC, Lia SML, Martins M, Mendes Júnior WV. Qualidade do cuidado de saúde: elementos conceituais, evolução de sua abordagem e grandes questões atuais. In: Sá MC, Tavares MFL, De Seta MH (orgs.) Organização do cuidado e práticas de saúde; abordagens, pesquisas e experiências de ensino. Rio de Janeiro: Fiocruz, 2018: 69-86.

Rasella D et al. Impact of primary health care on mortality from heart and cerebrovascular diseases in Brazil: a nationwide analysis of longitudinal data. BMJ 2014; 349:g4014-g4014.

Rios DRS, Teixeira C. Mapeamento da produção científica sobre o Programa Mais Médicos. Saúde Soc 2018; 27(3):794-808.

Rosen G. Uma História da Saúde Pública. São Paulo: UNESP-HUCITEC-ABRASCO, 1994.

Sá MC, Artmann E. O planejamento estratégico em saúde: desafios e perspectivas para o nível local. In: Mendes EV (org.) Planejamento e programação local da Vigilância da Saúde no Distrito Sanitário. Série Desenvolvimento de Serviços de Saúde, nº 13. Brasília: OPAS, 1994: 19-44.

Schraiber L (org.) Programação em Saúde hoje. São Paulo-Rio de Janeiro: HUCITEC/ABRASCO, 1990. 226p.

Schraiber LB, Nemes MIB, Mendes-Gonçalves RB (orgs.) Saúde do Adulto: programas e ações na unidade básica. São Paulo: HUCITEC, 1996.

Silva GAP, Teixeira MG, Costa MCN. Estratégias de prevenção e controle de doenças, agravos e riscos: campanhas, programas, vigilância epidemiológica, vigilância em saúde e vigilância da saúde. In: Paim JS, Almeida-Filho N. Saúde Coletiva: teoria e prática. Rio de Janeiro: MedBook, 2014: 391-99.

Silva Junior A. Modelos tecno-assistenciais em saúde. O debate no campo da Saúde Coletiva. São Paulo: HUCITEC, 1998.

Silva SF. Organização de redes regionalizadas e integradas de atenção à saúde: desafios do Sistema Único de Saúde (Brasil). Ciência & Saúde Coletiva, 2011; 16(6):2753-62.

Solla JP Acolhimento no sistema municipal de saúde. In: Teixeira CF, Solla JP. Modelo de atenção à saúde: promoção vigilância e saúde da família. Salvador: EDUFBA, 2006: 209-36.

Starfield B. Atenção primária: equilíbrio entre necessidades de saúde, serviços e tecnologia. Brasília: UNESCO/Ministério da Saúde, 2002.

Tavares MFL, Rocha RM, Castro AM. O cuidado: uma reflexão crítica à luz dos princípios e valores da promoção da saúde. In: Sá MC, Tavares MFL, De Seta MH (orgs). Organização do cuidado e práticas de saúde; abordagens, pesquisas e experiências de ensino. Rio de Janeiro: Fiocruz, 2018: 87-101.

Teixeira CF (org.) Planejamento em saúde; conceitos, métodos e experiências. Salvador-BA: EDUFBA, 2010. 161p.

Teixeira CF (org.) Promoção e Vigilância da Saúde. Salvador-BA: CEPS/ISC, 2002. 114p.

Teixeira CF, Melo C (orgs.) Construindo distritos sanitários: a experiência da Cooperação Italiana em Saúde no município de São Paulo, São Paulo. Salvador: HUCITEC/CIS, 1995. 107p.

Teixeira CF, Paim JS, Vilasbôas AL. SUS– modelos assistenciais e vigilância da saúde. Brasília-DF: Informe Epidemiológico do SUS abr/jun 1998; VII(2):7-28.

Teixeira CF, Solla JP. Modelos de atenção à saúde: Promoção, Vigilância e Saúde da Família. Salvador: EDUFBA, 2006. 237p.

Teixeira CF, Vilasbôas ALQ. Desafios da formação técnica e ética dos profissionais das equipes de Saúde da Família, In: Trad L (org.) Família contemporânea e Saúde: significados, práticas e políticas públicas. Rio de Janeiro: Fiocruz, 2010: 133-56.

Teixeira CF. A mudança do modelo de atenção à saúde no SUS: desatando nós, criando laços. Saúde em Debate, 2003; 27(65):257-77.

Teixeira CF. Planejamento e programação situacional em Distritos Sanitários: metodologia e organização. In: Mendes EV (org.) Distrito Sanitário: o processo social de mudança das práticas sanitárias do SUS. São Paulo-Rio de Janeiro: HUCITEC/ABRASCO, 1993: 237-65.

Teixeira CFS, Paim JS. A crise mundial de 2008 e o golpe do capital na política de saúde no Brasil. Rio de Janeiro: Saúde Debate, out 2018; 42(spe.2):11-21.Disponívelem:http://www.scielo.br/scielo.php?script=sci_arttext&pid=S0103-11042018000600011&lng=en&nrm=iso. Acesso em 22 jul 2020.

Teixeira MG, Costa MCN, Penna G. Prevenção atenção e controle de doenças transmissíveis. In: Paim JS, Almeida-Filho N. Saúde Coletiva: teoria e prática, Rio de Janeiro: Medbook, 2014: 401-22.

Teixeira MG, Costa MCN. Vigilância epidemiológica: políticas, sistemas e serviços, In: Giovanella L (org.) Políticas e sistemas de saúde no Brasil. Rio de Janeiro: Fiocruz, 2008: 795-818.

Teixeira MGLC, Paim JS. Os programas especiais e o novo modelo assistencial. Cad Saúde Pública 1990; 6(3):264-77.

Tesser CD, Neto PP, Campos GWS. Acolhimento e (des)medicalização social: um desafio para as equipes de saúde da família. Ciência & Saúde Coletiva, 2010; 15(supl.3):3615-24.

Tofani LFN et al. Caos, organização e criatividade: revisão integrativa sobre as Redes de Atenção à Saúde. Ciência & Saúde Coletiva [online], 2021; 26(10):4769-82. Disponível em: https://doi.org/10.1590/1413-812320212610.26102020. Acesso 30 mai 2022.

Veras RP, Oliveira M. Envelhecer no Brasil: a construção de um modelo de cuidado. Ciência e Saúde coletiva, 2018; 23(6):1929-36.

Viana ALD, Bousquat A, Melo GA, Negri Filho A, Medina MG. Regionalização e redes de saúde. Ciência e Saúde coletiva, 2018; 23(6): 1791-8.

Vilasbôas AQ. Planejamento e programação das ações de vigilância da saúde no nível local do Sistema Único de Saúde. Rio de janeiro: Fiocruz/EPJV/Proformar, 2004: 68.

Vilasbôas SALQ, Teixeira CF. Saúde da Família e Vigilância em Saúde: em busca da integração das práticas. Brasília: Rev Bras Saúde da Família 2007; VIII:63-7.

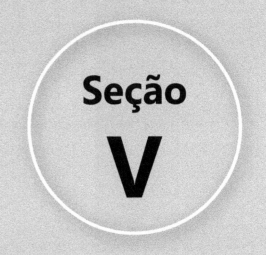

Seção V

ESTRATÉGIAS

22 | Estratégia de Saúde da Família – Evolução do Modelo de Organização da Atenção Primária à Saúde no Brasil

Rosana Aquino • Maria Guadalupe Medina
Ana Luiza Queiroz Vilasbôas • Cristiane Abdon Nunes
Nília Maria de Brito Lima Prado

INTRODUÇÃO

A organização de sistemas nacionais de saúde orientados pela Atenção Primária à Saúde (APS), com funções primordiais de porta de entrada preferencial e de coordenação dos cuidados, tem sido preconizada em todo o mundo como elemento fundamental para integração da rede de serviços e construção de sistemas de saúde mais resolutivos e equânimes. A APS corresponde ao nível de atenção mais próximo das pessoas, famílias e comunidades, sendo capaz de resolver a maioria dos problemas de saúde presentes em determinada população e coordenar um conjunto integrado de ações e serviços dos demais níveis do sistema de saúde, segundo os princípios de integralidade, universalidade e equidade.

Todavia, análises históricas das reformas de sistemas de saúde de diversos países, em vez de demonstrarem uma evolução progressiva do fortalecimento da APS, revelam trajetórias tortuosas de avanços e reveses e diversificados desenhos organizacionais que se materializam na heterogeneidade de experiências no Brasil e em diferentes países e ao longo do tempo. Fortemente condicionadas pelos contextos políticos, sociais e econômicos nacionais e internacionais, as diversas concepções de APS podem ser resumidas em três abordagens: (a) uma concepção reducionista, denominada APS seletiva, com uma cesta básica de ações de baixo custo direcionadas a populações vulnerabilizadas e difundidas por agências financeiras internacionais, a exemplo do Banco Mundial; (b) o primeiro nível de atenção do sistema de saúde, correspondendo aos serviços ambulatoriais não especializados, podendo incluir ações clínicas e de saúde pública para a população; (c) uma concepção ampliada e abrangente como estratégia de reorganização dos modelos assistenciais e dos sistemas universais de saúde (Giovanella & Mendonça, 2008).

No Brasil, embora desde o início do século XX tenha havido experiências de criação e expansão de serviços de atenção voltados para os cuidados primários em saúde, apenas nos anos de 1990, com o Programa de Saúde da Família (PSF), posteriormente denominado Estratégia de Saúde da Família (ESF), foi implementada uma política de saúde de envergadura nacional, que atribuiu à APS papel central na organização do sistema de saúde, configurando-se em uma das mais importantes políticas de reorientação do modelo de atenção do sistema de saúde brasileiro das últimas décadas, notadamente por sua significativa abrangência, capilaridade, longevidade e impacto na saúde da população.

Passados mais de 30 anos de constituição do Sistema Único de Saúde (SUS), a evolução da APS por meio da ESF atravessou diferentes fases, condicionadas pelo contexto socioeconômico e político do país, conformado em diferentes conjunturas. O presente capítulo analisa a evolução das políticas de APS, a partir da década de 1990, considerando seus antecedentes históricos, a emergência do PSF e as controvérsias de sua origem enquanto programa, a consolidação da política por meio de mecanismos que deram sustentabilidade à adoção da ESF como modelo prioritário de organização da APS, sua ampliação em âmbito nacional e, mais recentemente, um conjunto de mudanças estruturais e retrocessos em direção à descontinuidade da política, representados por modificações no financiamento, ameaças de privatização e descaracterização do modelo de APS de base territorial e abrangente, implementadas pelo Governo Federal de extrema direita e ultraneoliberal, que contribuíram para o avanço da lógica mercantil na APS, particularmente a partir de 2017. Por fim, são destacados os principais desafios de sustentação da política que vem sendo marcada por severas restrições no contexto atual de crise político-econômica e de ameaças à democracia no país. Para sistematizar os principais eventos nacionais e internacionais foi elaborada uma linha do tempo (Figura 22.1), que retrata os principais tópicos abordados no capítulo.

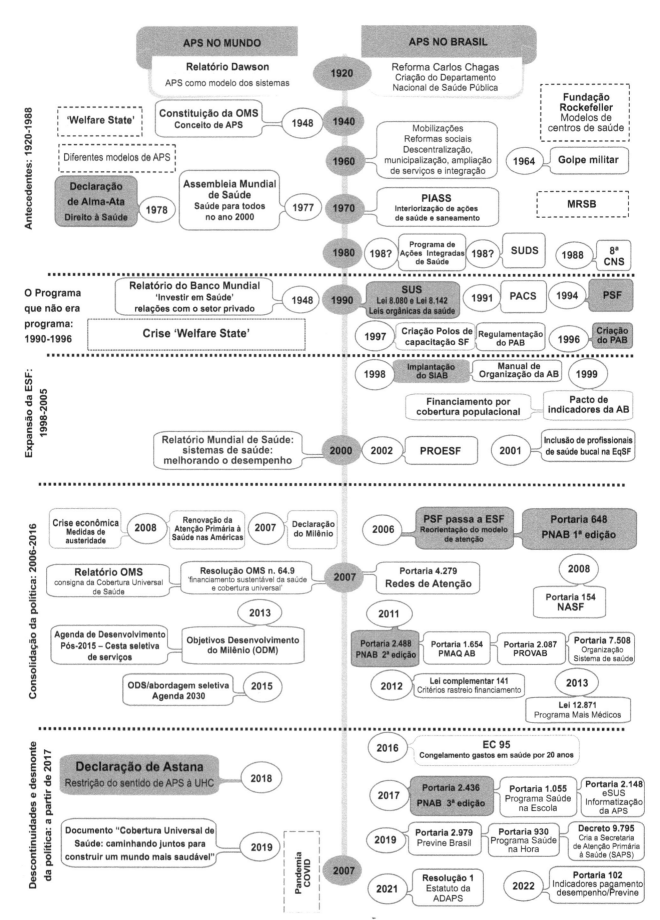

Figura 22.1 Linha do tempo da APS e eventos críticos no contexto nacional e internacional. (Elaborada pelas autoras.)

ORIGENS DA APS NO BRASIL E SUA RELAÇÃO COM OS MOVIMENTOS DE REFORMA DOS SISTEMAS DE SAÚDE NO MUNDO: DOS CENTROS DE SAÚDE PÚBLICA À CRIAÇÃO DO SUS

A proposição de que a APS seja coordenadora dos cuidados ofertados pelo sistema de saúde existe desde a década de 1920, com o documento elaborado pelo Ministério de Saúde do Reino Unido, denominado Relatório Dawson, que analisou os problemas do sistema de saúde inglês e foi um dos primeiros documentos de que se tem notícia a destacar a importância de centros primários de saúde para atender a populações em função de suas necessidades (Lord Dawson, 1920). Esse documento propunha um desenho regionalizado do sistema de serviços de saúde, com a criação de centros de saúde primários em distritos, com médicos generalistas, que integrariam uma rede com centros de saúde secundários, hospitais-escola e serviços domiciliares. Entretanto, devido às resistências da corporação médica, apenas em 1948 um modelo baseado nesses princípios foi implementado com a criação do Sistema Nacional de Saúde do Reino Unido (Conill, 2008).

No Brasil, o ano de 1920 marcou, também, o início de um importante processo de mudança no setor saúde, com a Reforma Carlos Chagas, que criou o Departamento Nacional de Saúde Pública, responsável por ampliar o leque de ações de saúde pública com a criação de Postos de Profilaxia e Saneamento Rural destinados a prestar assistência de maneira permanente a áreas e populações definidas no combate a endemias e epidemias consideradas prioritárias nacionalmente. Uma proposta mais arrojada de APS foi formulada em São Paulo com a criação de Centros de Saúde Escola por Paula Souza, considerada uma experiência pioneira e inovadora ao prever a oferta de um conjunto de ações integradas. Essa proposta, entretanto, não chegou a ser difundida, e o modelo de centro de saúde que prevaleceu no país foi o da Fundação Rockefeller, com ações mais restritas. Essa Fundação estimulou a criação no país de unidades do Serviço de Saúde Pública (SESP), estruturas que se difundiram progressivamente pelo interior dos estados brasileiros até os anos 1960 (Campos, 2007; Giovanella & Mendonça, 2008).

O modelo de organização dos serviços de APS em todo esse período (dos anos 1920 aos anos 1960) foi fortemente induzido pelo governo americano, por intermédio da Fundação Rockefeller, que financiou várias ações, especialmente a formação maciça de recursos humanos (enfermeiras de saúde pública e médicos sanitaristas), construção de prédios escolares, vinda de sanitaristas para o Brasil, bolsas de estudos para brasileiros, dentre outros (Campos, 2007). No início dos anos 1960, momento em que parcelas da sociedade brasileira se mobilizaram em prol de reformas sociais, surgiram críticas ao modelo de saúde pública nacional, fortemente centralizado, colocando-se na ordem do dia propostas de descentralização, municipalização, integração e ampliação dos serviços de saúde. Abortadas pelo golpe militar de 1964, tais propostas apresentadas na 3ª Conferência Nacional de Saúde foram retomadas nas discussões que se fariam a partir da década de 1970 (Teixeira, 2006).

Até a década de 1970, diferentes modos de organização da APS foram implementados em diversos países do mundo. Em alguns países socialistas, a atenção ambulatorial articulava serviços clínicos e preventivos de acesso universal e gratuito. Nos países europeus, os serviços ambulatoriais constituíam o primeiro nível do sistema de saúde, centrados sobretudo no cuidado individual preventivo e curativo. Nos países em desenvolvimento, a APS se resumia à oferta de um leque reduzido de ações e serviços voltados para populações e problemas específicos de saúde e subsidiados por recursos de agências internacionais que ofertavam "pacotes" padronizados, muito criticados por não considerarem as particularidades locais (Paim, 1996; Giovanella & Mendonça, 2008).

Nos anos 1970, o cenário mundial foi marcado por crises dos sistemas de saúde em que aos custos crescentes da atenção médica especializada se aliavam a baixa resolubilidade da assistência e a exclusão de parcelas expressivas da população ao acesso dos serviços de saúde (Giovanella & Mendonça, 2008; Paim, 2008). Esse cenário favoreceu a emergência e adoção de um grande pacto internacional pela melhoria da saúde mundial, que se estabeleceu em dois grandes eventos internacionais. A Assembleia Mundial de Saúde, realizada em 1977, que reafirmou a saúde como direito humano fundamental e definiu como meta "Saúde para Todos no ano 2000" (WHO, 1978), e a Conferência Internacional sobre Cuidados Primários de Saúde, realizada em setembro de 1978[1] e que produziu a Declaração de Alma-Ata, na qual foram elencados os princípios da APS, estruturados pelo conceito abrangente de saúde, espírito da justiça social e saúde como direito humano fundamental. O documento definiu a APS como parte integrante e função central dos sistemas nacionais de saúde, destacando seu papel no desenvolvimento social e econômico global da comunidade para enfrentamento dos determinantes socioeconômicos da saúde (WHO, 1981).

Nesse período, Barbara Starfield (1979) desenvolveu os fundamentos da concepção de APS com a definição de um conjunto de atributos, classificados como essenciais, que incluíram acesso de primeiro contato do indivíduo com o sistema de saúde, longitudinalidade, integralidade e coordenação da atenção, e, derivados, atenção à saúde centrada na família (orientação familiar), orientação comunitária e competência cultural.

No Brasil, na década de 1970, vivia-se um intenso movimento social pela redemocratização do país e, na saúde, criavam-se as bases do movimento da Reforma Sanitária Brasileira, alicerçadas em estudos inaugurais sobre a prática médica de Cecília Donnangelo e Sérgio Arouca (Paim, 2008). No plano das políticas governamentais, observou-se a emergência do Programa de Interiorização de Ações de Saúde e Saneamento (PIASS), uma proposta de extensão de cobertura de serviços básicos, inicialmente para municípios do Nordeste, que foram expandidos para outras regiões

---

[1]Embora o Brasil não estivesse presente à Conferência, assumiu posteriormente suas recomendações.

do país. Entre 1979 e 1981 foi elaborado o Programa Nacional de Serviços Básicos de Saúde (PREV-SAÚDE), proposta mais arrojada de universalização da atenção básica por meio da oferta pública de ações de saúde, associada à organização de uma rede regionalizada de serviços, envolvendo a participação comunitária em consonância com a Declaração de Alma-Ata. Entretanto, as características racionalizadoras, democratizantes e de favorecimento do setor público que fundamentavam o PREV-SAÚDE concorreram para a grande oposição de diversos atores sociais (representantes de hospitais e da medicina de grupo, de entidades médicas e de grupos do INAMPS), o que inviabilizou sua implementação (Paim, 2002; Escorel, 2008).

Várias iniciativas e experiências no setor saúde, no curso do processo de crise da previdência social e de redemocratização da sociedade brasileira, contribuíram para a formulação de projetos e ações no âmbito da APS. Programas de atenção integral à saúde (como PAISC e PAISM), propostas de organização do trabalho nas unidades básicas, como Ação Programática em Saúde, Programação em Saúde e a concepção do Modelo Assistencial da Vigilância da Saúde (Mota & Schraiber, 2011), deram subsídios teóricos e práticos para propostas de reorganização da APS. Ainda na década de 1980 foi criado o Programa de Ações Integradas de Saúde (AIS), transformado posteriormente em estratégia, visando à descentralização e ao reforço dos municípios com a articulação programático-funcional das ações de saúde no nível local. Na vigência das AIS, houve grande expansão da rede básica de serviços municipais (Paim, 2002; Escorel, 2008).

Um marco no processo de Reforma Sanitária brasileira foi, em 1988, a realização da 8ª Conferência Nacional de Saúde, que definiu os princípios e diretrizes para o arcabouço institucional do que viria a ser o Sistema Único de Saúde brasileiro. Nesse ano, a nova Constituição Federal, denominada Constituição Cidadã, estabeleceu a saúde como direito social fundamental e dever do estado e o Congresso Nacional aprovou as bases legais da reforma de saúde brasileira, centrada nos princípios de descentralização, integralidade, participação popular e equidade.

Apenas 4 anos após a criação do SUS, em 1994, inicia-se a implementação da ESF, que evoluiu com acelerada cobertura em todas as regiões e estados, sustentada por um conjunto de iniciativas governamentais até 2017, quando mudanças na formulação da política e no modelo de financiamento têm determinado um conjunto de retrocessos que colocaram em risco a maior reforma nacional de reorganização da atenção primária do Brasil, como descreveremos a seguir.

RAÍZES HISTÓRICAS, CONSOLIDAÇÃO E RETROCESSOS DA IMPLEMENTAÇÃO DA POLÍTICA DE ATENÇÃO BÁSICA ATRAVÉS DA ESF

Os antecedentes da formulação da política: 1991 a 1994

Nos anos 1990, a conformação dos sistemas locais de saúde sob gestão dos municípios representou um dos principais avanços na consolidação do SUS no Brasil. Em um contexto socioeconômico de aprofundamento da pobreza, aumento do desemprego e desigualdades sociais e de crise do modelo de atenção hegemônico, hospitalocêntrico, centrado na doença, em tecnologias de alto custo e excludente para a maioria da população, colocava-se a necessidade de formulação de propostas que consolidassem a reforma iniciada com a criação do SUS e os avanços decorridos da descentralização dos serviços de saúde para os municípios com a Norma Operacional Básica de 1993. Por outro lado, propostas concretas de reorganização da atenção à saúde estavam circunscritas a experiências locais isoladas em espaços acadêmicos e em alguns municípios, caracterizando esse período como um momento de "vazio programático" quanto a projetos de mudança dos modelos de atenção, quando as agendas e políticas se centravam, prioritariamente, nas questões de financiamento e descentralização das ações e serviços de saúde (Viana & Dal Poz, 1998).

No final do ano de 1993 foi formulada a proposta de criação do PSF[2], uma resposta do Ministério da Saúde a demandas de secretários municipais de saúde por financiamento para organização da rede básica de saúde que possibilitasse, especialmente, a incorporação de outros profissionais de saúde ao Programa de Agentes Comunitários de Saúde (PACS)[3]. O PACS, criado em 1991, foi considerado o "antecessor do PSF" pelos elementos centrais de seu desenho organizacional fundamentais na formulação da nova proposta: a noção de responsabilidade dos profissionais de saúde sobre um território e sua população adscrita; o enfoque das práticas de saúde na família, e não nos indivíduos; a intervenção "ativa" diante dos problemas de saúde por meio de ações preventivas e não apenas do atendimento da demanda espontânea; a integração dos serviços de saúde com a comunidade; e uma visão ampliada das práticas de saúde, não apenas centradas na intervenção médica. O PACS contribuiu com a organização dos sistemas locais de saúde, dado que adotou como requisitos para sua implantação nos municípios o funcionamento do Conselho Municipal de Saúde, a existência do Fundo Municipal de Saúde e de unidade básica de referência, o que foi mantido na proposta do PSF, assim como de profissional de nível superior para supervisão dos ACS e execução de ações e serviços primários, o que contribuiu para fixação de enfermeiros nos municípios do interior do país (Viana & Dal Poz, 1998).

Além da inspiração do PACS, contribuíram para a formulação do PSF as experiências exitosas de vários municípios e estados brasileiros, a exemplo do Programa

---

[2] Em 27 e 28 de dezembro de 1993, o PSF foi formulado em reunião convocada pelo gabinete do ministro da Saúde Dr. Henrique Santillo, com participação de técnicos do Ministério da Saúde, de secretarias estaduais e municipais de saúde, consultores da OPAS e UNICEF e especialistas em APS. O primeiro documento oficial com as diretrizes do PSF foi publicado em setembro de 1994, seguindo as bases estabelecidas a partir dessa reunião (Viana & Dal Poz, 1998).

[3] O PACS foi inspirado por diversas experiências existentes, como o Projeto Casa Amarela em Recife, do Vale do Ribeira em São Paulo, iniciativas focalizadas nos estados do Paraná e Mato Grosso do Sul e, principalmente, os agentes comunitários do Ceará, única experiência de abrangência estadual (Viana & Dal Poz, 1998; Sousa, 2001).

de Médicos de Família de Niterói e do Grupo Hospitalar Conceição em Porto Alegre e, no nível internacional, modelos de APS, especialmente do Canadá, Cuba, Suécia e Inglaterra, que serviram de guias para a concepção do modelo brasileiro (Viana & Dal Poz, 1998).

O programa que não era programa: 1994 a 1997

A primeira fase da implementação da política é caracterizada pela existência de instrumentos "precários" de financiamento, ambiguidades institucionais e controvérsias sobre o modelo de atenção primária que embasava a concepção do PSF, sua racionalidade e abrangência de grupos populacionais.

Em 1994, o PSF foi criado (Portaria GM 692, de 25 de março de 1994) como um programa do Departamento de Operações da Fundação Nacional de Saúde (FUNASA) e, ao lado do PACS, constituiu a nova Coordenação de Saúde da Comunidade (COSAC-FUNASA). No mesmo ano foi publicado o primeiro documento técnico orientador, intitulado "Programa de Saúde na Família – Saúde dentro de Casa". Em 1995, o PSF e o PACS foram transferidos para o Departamento de Assistência e Promoção da Saúde da Secretaria de Assistência à Saúde (SAS) do Ministério da Saúde, um marco para seu fortalecimento institucional e maior capacidade de articulação com outros setores do ministério.

Os primeiros documentos normativos do Ministério da Saúde, que definiram os princípios e as diretrizes do PSF (Portaria GM 1.886, de 18 de dezembro de 1997 – Brasil, 1997), já adotavam a denominação de estratégia estruturante do modelo assistencial e revelavam em seu arcabouço os principais elementos potencializadores de mudanças no modelo de organização da APS: caráter substitutivo, porta de entrada do sistema local, garantia de integralidade da atenção mediante o acesso dos pacientes aos serviços de saúde segundo suas necessidades, territorialização dos problemas e da atenção à saúde, ampliação do objeto e dos espaços de intervenção das equipes do indivíduo/unidade para famílias/comunidade/território, trabalho multiprofissional[4], incentivo para ações intersetoriais, participação popular e controle social, educação permanente das equipes e instrumentos de acompanhamento e avaliação.

Entre 1994 e 1996, o repasse de recursos do Governo Federal para o financiamento do PSF era efetuado por meio de convênios entre o Ministério da Saúde e os estados e posteriormente com os municípios, o que se constituía em mecanismo pouco flexível e contraditório ao processo de descentralização do SUS e dificultava a adesão dos municípios. Os critérios para celebração dos convênios incluíam prioridade para municípios de áreas de exclusão

social, aprovação do Conselho Municipal e existência de Fundo Municipal de Saúde (Viana & Dal Poz, 1998; Sousa, 2001).

A partir de 1996, o modelo de convênio foi substituído pela remuneração por procedimentos através da tabela SIA/SUS[5], o que, embora tenha se constituído em um avanço em relação ao modelo convenial, ainda era limitado. O financiamento, condicionado à produção das unidades, de um elenco determinado de ações ambulatoriais, de acordo com um teto estipulado, não proporcionava autonomia aos municípios para gestão dos recursos e se confrontava com a lógica do programa de implementar ações preventivas e de promoção da saúde (Viana & Dal Poz, 1998; Sousa, 2001).

Alguns fatores contribuíram para a polarização do debate sobre o potencial do PSF em promover mudanças no modelo de atenção: sua emergência em um contexto de crise e racionalização de gastos públicos, decorrente da implementação de medidas de ajuste estrutural prescritas pelo Banco Mundial e o Fundo Monetário Internacional; a adoção da modalidade convenial, mecanismo pouco flexível e incoerente com os propósitos descentralizadores do SUS; e a priorização, no momento inicial, de sua implantação em áreas de risco (Senna, 2002).

As principais críticas apontavam que o programa, enquanto continuidade do PACS, podia expressar políticas de focalização propostas pelo Banco Mundial e outros organismos internacionais, caracterizando "pacotes básicos" de atenção médica para pobres, contraditórios aos princípios do SUS. Além disso, foram destacadas as resistências quanto a uma possível tentativa de reedição do "médico de família" não só pelo conteúdo ideológico que conformava a proposta subordinada ao modelo estadunidense, mas também por seu potencial anacronismo ante a complexidade tecnológica da medicina moderna e as formas hegemônicas da prática médica nos setores público e privado (Paim, 2001).

Nesse contexto, é preciso destacar as "ambiguidades" de sua origem como programa da FUNASA, embora tenha sido curta sua permanência nesse órgão, e a existência de documentos oficiais do Ministério da Saúde que explicitaram as contradições de sua própria denominação, destacando que

[..] embora rotulado como programa [...] foge à concepção usual dos demais programas concebidos pelo Ministério da Saúde, já que não é uma intervenção vertical e paralela às atividades dos serviços de saúde, sendo uma estratégia que possibilita a integração e promove a organização das atividades em um território definido, com o propósito de propiciar o enfrentamento e resolução dos problemas identificados (Brasil, 1997).

A mudança dos mecanismos de financiamento, embora limitados, e a transferência, em 1995, da gestão do programa no nível federal da Fundação Nacional de Saúde para a Secretaria de Assistência à Saúde expressaram

---

[4]A equipe multiprofissional do PSF deve ter a definição de seu território de abrangência, e a população que reside em sua área, no máximo 1.000 famílias ou 4.500 pessoas, deve ser adstrita à unidade, através do cadastramento das famílias, e tem como parâmetros mínimos de composição: médico, enfermeiro, auxiliares de enfermagem e agentes comunitários de saúde – ACS (na proporção de um ACS para, no máximo, 150 famílias ou 750 pessoas) (Brasil, 1997).

---

[5]O Sistema de Informação Ambulatorial (SIA) foi implantado na década de 1990 visando ao registro dos atendimentos realizados no atendimento. Em 1996 foram incluídos códigos específicos para o PSF com valores diferenciados para alguns procedimentos (consultas médicas e visitas de ACS).

sua maior institucionalização ao interior do Ministério da Saúde (Viana & Dal Poz, 1998). Entretanto, até 1997 o PSF estava implantado em apenas 567 municípios e com cobertura populacional estimada de 3,5% (5,6 milhões de habitantes), quase seis vezes inferior à cobertura estimada do PACS (18,9%) no mesmo ano, já implantado em mais de 2.200 municípios[6].

Nesse período, embora os documentos oficiais ressaltem a importância do PSF para maior efetividade da APS e, em consequência, melhor racionalidade no uso dos recursos de saúde, ainda eram incipientes as formulações acerca das possíveis conformações da articulação entre níveis do sistema de saúde e, principalmente, não existiam mecanismos claros que apontassem para a adoção da APS como coordenadora da rede de atenção.

EXPANSÃO DA ESF, INSTITUCIONALIZAÇÃO DOS MECANISMOS DE FINANCIAMENTO, PACTUAÇÃO ENTRE GESTORES E QUALIFICAÇÃO DO TRABALHO DAS EQUIPES DE SAÚDE: 1998 A 2005

A criação do Piso de Atenção Básica (PAB), através da Norma Operacional Básica de 1996 (NOB 01/1996), representou um grande avanço na modalidade de financiamento do SUS com a atribuição de valores *per capita* para a APS (PAB fixo) e a criação do componente variável (PAB variável), incluindo incentivos para implantação da Estratégia de Saúde da Família (PSF e PACS) através de transferência regular e automática do Fundo Nacional de Saúde para os Fundos Municipais de Saúde. Regulamentado em 1997 (Portaria GM/MS 1.882, de 18 de dezembro de 1997) e implementado no ano seguinte, o PAB contribuiu para reduzir desigualdades na alocação de recursos federais para custeio da APS no Brasil e conferiu maior autonomia municipal na gestão dos recursos (Ugá *et al.*, 2003).

A NOB 01/1996, além de instituir novas formas de financiamento, constituiu-se em instrumento organizacional e político decisivo para fortalecimento da APS, pois definiu as responsabilidades dos gestores municipais nesse âmbito. Esse instrumento normativo trouxe com bastante ênfase a proposta de um novo modelo de atenção orientado pelo alcance da integralidade das ações por meio da incorporação do modelo epidemiológico ao modelo clínico hegemônico, "centrado na qualidade de vida das pessoas e de seu meio ambiente, bem como na relação da equipe de saúde com a comunidade, especialmente, com os seus núcleos sociais primários – as famílias". Embora essa racionalidade guarde coerência com os princípios da ESF, não há menção a seu papel como estratégia de reorientação do modelo de atenção no texto normativo, sendo estabelecido na portaria regulamentadora que o financiamento federal do PACS e do PSF seria destinado a reorientar práticas com ênfase em ações de prevenção de doenças e promoção da saúde.

As mudanças nas normas vigentes e a implantação do PAB representaram, nesse período, condições fundamentais para a sustentabilidade do SUS e da própria ESF como

proposta de reorganização da APS[7]. A partir de 1998, a ESF passou a assumir abrangência nacional, implantada em mais de mil municípios do país, com rápida expansão de sua cobertura pela ampliação quantitativa (número de agentes de saúde e de equipes de saúde da família) e geográfica, com aumento expressivo do número de municípios e ampliação para estados e regiões onde não existia anteriormente. Entretanto, muitos municípios que aderiram à ESF apresentavam baixas coberturas populacionais, o que configurava uma tendência de pulverização como estratégia marginal ao modelo de atenção hegemônico, com baixa incorporação aos sistemas locais e com pouca capacidade de impacto no estado de saúde da população nesses territórios.

Em 1999, o sistema de financiamento foi aperfeiçoado para considerar a cobertura populacional (Portaria GM/MS 1.329, de 12 de novembro de 1999), o que resultou em crescimento do número de municípios com altas coberturas. Entretanto, como a medida não considerava as especificidades de organização de sistemas municipais mais complexos, sua efetividade foi limitada a municípios com redes de atenção incipientes, com impacto reduzido nas capitais e nos grandes municípios.

A diversidade dos cenários de implantação do PSF nos municípios brasileiros foi destacada, nesse período, por estudos de caso e relatos de experiência. Estudos descritivos da implantação da ESF em estados da região Norte destacaram as dificuldades de implantação em contextos marcados pela incipiência das estruturas gestoras municipais, precariedade das redes locais de serviços de saúde e grande rotatividade de profissionais de nível superior devido às condições de trabalho e remuneração (Costa, 2000; Sousa & Gianlupp, 2000). Por outro lado, o panorama da implantação nos grandes centros do Sul e Sudeste apontava para dificuldades de sua inserção em complexos sistemas de saúde municipais, com hegemonia hospitalar e do setor privado de prestação de serviços, carência de trabalhadores de saúde com perfil adequado e existência de fortes corporações profissionais com restrições à ESF (Capristano Filho, 1999; Martini, 2000).

Em 2002, visando apoiar a expansão da ESF em grandes centros urbanos, foi criado o Programa de Expansão e Consolidação da Saúde da Família (PROESF), com ações de modernização institucional, adequação da rede de serviços, desenvolvimento de recursos humanos e incentivo à institucionalização de práticas de monitoramento e avaliação nas três esferas do SUS (Brasil, 2003b). O PROESF incentivou o desenvolvimento de estudos avaliativos sobre a APS, caracterizando experiências de implantação, desempenho e impacto sobre indicadores de saúde e organização da assistência, além de estudos de meta-avaliação (Hartz *et al.*, 2008; Mendonça *et al.*, 2008).

Após a implantação do PAB, foram implementados dois instrumentos fundamentais para reorganização da APS e dos sistemas municipais de saúde: o *Manual para*

---

[6]CAPSI – Sistema de Captação de Dados para Pagamento/Departamento de Atenção Básica/SPS/MS.

[7]"A presença cada vez mais importante do Programa de Saúde da Família no interior do PAB variável é marcante em todo o período. Para se ter uma ideia, entre 1998 e 2001, enquanto os recursos destinados para a totalidade da Atenção Básica foram ampliados em 86%, os recursos para este programa aumentaram em 778%" (Marques & Mendes, 2003: 407-8).

Organização da Atenção Básica, em 1998, e o Pacto de Indicadores da Atenção Básica, a partir de 1999. A portaria que editou o manual (Portaria 3.925, de 13 de novembro de 1998): (a) reafirmou a prioridade na implantação da ESF para construção de um modelo de saúde mais resolutivo e humanizado e destacou o papel da reorganização da atenção básica para o reordenamento dos demais níveis do sistema de saúde de modo a garantir acesso da população a todos os níveis de assistência e implantação de um novo modelo de atenção; (b) definiu o conceito de atenção básica como um amplo elenco de ações individuais e coletivas, de promoção da saúde, de prevenção de agravos, de tratamento e reabilitação; (c) orientou sobre o repasse, aplicação e acompanhamento dos recursos; e (d) definiu um elenco de indicadores de acompanhamento da atenção básica, constituindo na primeira edição do *Pacto de Indicadores*.

O Pacto de Indicadores da Atenção Básica foi a primeira ferramenta nacional de avaliação e monitoramento da atenção básica envolvendo as três esferas do SUS, a partir da negociação de um conjunto de metas e de indicadores provenientes dos sistemas de informação em saúde, sendo firmados anualmente e normatizados por meio de portarias ministeriais no período de 1999 até 2006. O pacto incluiu a realização de oficinais nacionais anuais com participação dos gestores do SUS para avaliação dos resultados alcançados, repactuação das metas e reformulação do elenco de indicadores, oficinas estaduais para discussão e acompanhamento dos municípios e construção do SISPACTO, ferramenta que permitiu a disponibilização das informações dos municípios na internet (Medina *et al.*, 2000).

Ao longo desse período, o processo de pactuação envolveu um número crescente de estados e municípios, mas foi implementado de maneira heterogênea, caracterizando um amplo espectro de formas de condução quanto à articulação entre setores estratégicos das secretarias estaduais e municipais de saúde, ao monitoramento dos gestores e à visibilidade perante as instâncias de deliberação e pactuação do SUS, caracterizados entre dois polos ou formatos denominados "burocrático" (normativo, pontual, fragmentado, demanda do Ministério da Saúde) e "dinamizador" (aglutinador de experiências e práticas que fortalecem a implementação do processo de municipalização, instrumento de monitoramento e avaliação das ações e serviços de saúde para qualificar os processos de gestão do SUS) (Medina *et al.*, 2000). Em que pesem a diversidade e os limites observados, sem dúvida os Pactos da Atenção Básica contribuíram para a institucionalização de espaços de discussão técnica e política para construção de consensos para monitoramento e avaliação da atenção básica no país, envolvendo, no âmbito do Ministério da Saúde e das secretarias estaduais, a articulação de diversas áreas técnicas. Além disso, ao lado da experiência da Programação Pactuada e Integrada da Vigilância em Saúde, contribuiu com o processo de discussão tripartite para articulação e integração entre diversos instrumentos de planejamento, programação e pactuação existentes no âmbito do SUS, que resultaram, em 2006, na criação do Pacto pela Saúde.

Três outras iniciativas implementadas nesse período merecem destaque por sua relevância para reorientação dos processos de trabalho das equipes de saúde e organização da APS nos sistemas de saúde locais: a criação dos Polos de Capacitação, Formação e Educação Permanente de Pessoal para a Saúde da Família, em 1997, a implantação do Sistema de Informação da Atenção Básica (SIAB), em 1998, e a incorporação de profissionais de saúde bucal nas equipes de saúde da família, em 2001.

Os Polos de Capacitação, Formação e Educação Permanente de Pessoal para a Saúde da Família foram criados por meio de recursos do REFORSUS[8] e concebidos como espaços de articulação entre instituições de ensino e da gestão do SUS, comprometidas com a integração ensino-serviço, com o objetivo de implementar programas de formação e educação permanente voltados para a Saúde da Família. Os programas desenvolvidos pelos polos articulavam diversas modalidades e estratégias pedagógicas, desde o treinamento introdutório para equipes e cursos de capacitação e aperfeiçoamento em temas e áreas prioritárias à formação pós-graduada *lato sensu*, sob a forma de especialização e residência, incentivo a mudanças nos cursos de graduação na área de saúde, assessoria aos municípios para implantação da ESF e apoio aos processos de acompanhamento e avaliação do trabalho das equipes nas unidades de saúde. Segundo dados do Ministério da Saúde, em 2001, 4 anos após sua criação, havia 30 polos de capacitação implantados no país e 104 instituições de ensino superior vinculadas a eles (Brasil, 2001b).

O SIAB[9] foi criado a partir do Sistema de Informação do PACS (SIPACS) para acompanhamento da situação de saúde da população coberta e das ações realizadas pelas equipes de saúde da família. O SIAB apresentava uma nova lógica de produção e utilização da informação em saúde no âmbito da APS, baseada nos conceitos de território, problema e responsabilidade sanitária, que o distinguia dos demais sistemas de informação existentes. Suas principais inovações eram a agregação de um módulo de cadastramento da população coberta com dados demográficos, socioeconômicos e da situação de saúde, que permitia o cálculo de indicadores populacionais, a consolidação progressiva da informação em diferentes níveis de agregação geográfica, incluindo, além do nível municipal, o território de cada equipe e das microáreas de atuação dos agentes comunitários de saúde, e características operacionais adequadas à sua utilização em um cenário de baixa capacidade informacional das unidades de saúde. A análise das informações, produzidas de maneira mais ágil e oportuna pelas próprias equipes de saúde, possibilitava a microespacialização dos problemas de saúde e o acompanhamento das ações nos territórios (Medina & Aquino, 2002).

Em que pese sua simplicidade tecnológica, esse sistema contribuiu para orientar a definição das políticas

---

[8]O Projeto Reforço à Reorganização do SUS (REFORSUS) foi uma iniciativa do Ministério da Saúde com financiamento do Banco Interamericano de Desenvolvimento e do Banco Mundial, com o objetivo de implementar ações para fortalecimento do SUS (Brasil, 1996).

[9]Página do SIAB no *site* DATASUS: http://www2.datasus.gov.br/SIAB/index.php?area=01.

de saúde no nível local, caracterizando de modo mais preciso a situação de saúde das populações cobertas, as intervenções necessárias nesse nível de atenção e seu monitoramento e avaliação. Para ilustrar sua relevância, podemos citar o projeto de integração do SIAB com o Sistema de Informações de Mortalidade (SIM) e o Sistema de Informações de Nascidos Vivos (SINASC), destacado como importante estratégia de melhoria da qualidade e cobertura dos dados sobre mortalidade infantil e responsável, em 2000, pelo incremento da identificação dos óbitos de menores de 1 ano na ordem de 6% no total de óbitos dessa faixa etária notificados ao SIM, sendo considerada pelos gestores federais como a iniciativa que determinou o maior incremento anual na notificação de óbitos de menores de 1 ano (Brasil, 2004).

A partir de 2001, o Governo Federal passou a financiar a incorporação de profissionais de saúde bucal às equipes de saúde da família em duas modalidades: composta de cirurgião dentista e auxiliar de consultório dentário (modalidade 1), acrescidos do técnico de higiene bucal (modalidade 2). Até 2003, o financiamento restringia a vinculação de uma equipe de saúde bucal a duas equipes de saúde da família. A partir desse ano, as regras do financiamento permitiram também a vinculação dos profissionais de saúde bucal a apenas uma equipe de saúde da família, além de aumentar o valor do incentivo financeiro, o que resultou em aumentos expressivos na cobertura populacional dessas ações. Em 2004, o Ministério da Saúde apresentou as Diretrizes da Política Nacional de Saúde Bucal (Brasil Sorridente), orientando a reorganização da atenção básica em saúde bucal, especialmente por meio da ESF, e a ampliação e qualificação da atenção especializada, principalmente por meio da implantação de Centros de Especialidades Odontológicas e Laboratórios Regionais de Próteses Dentárias (Brasil, 2004). Em 2001 foram implantadas mais de 2.200 equipes de saúde bucal em 1.288 municípios, aumentando, em 2005, para 12.603 equipes implantadas em 70% (3.897) dos municípios brasileiros, com estimativa de cobertura de 21,3% (veja a Figura 22.5, mais adiante).

Entre 1998 e 2005 observou-se maior expansão da ESF em toda sua evolução, com aumento da população coberta de 6,6% para 44,5% da população brasileira e grande crescimento do número de municípios que implantaram a ESF, de 1.134 (20,6%) para 5.012 (90,1%) no período. Entretanto, a evolução da cobertura da ESF foi heterogênea nas macrorregiões, estados e municípios quanto ao início e à velocidade de crescimento. O aumento da cobertura populacional foi maior na região Nordeste (9,3% a 64,6%), seguida pela Centro-Oeste (10,2% a 46,0%), Sul (5,1% a 43,3%) e Norte (4,4% a 40,8%), sendo menor na Sudeste (5,0% a 32,2%) (Figura 22.2). Entre os municípios, a cobertura variou segundo o porte populacional, alcançando ao final do período, respectivamente, 81,7% da população nos municípios com menos de 10 mil habitantes, 62,0%, nos de 10 mil a 50 mil habitantes e 45,2%, nos de 50 mil a 100 mil habitantes, enquanto nos municípios maiores foi de, respectivamente, 33,9%, nos municípios de 100 mil a 500 mil e 25,6% da população nos municípios com mais de 500 mil habitantes (Figura 22.3).

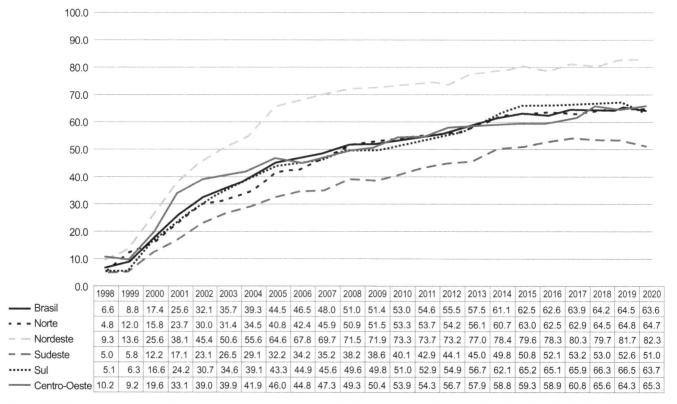

Figura 22.2 Percentual da população coberta por equipes de saúde da família, segundo regiões – Brasil, 1998 a 2020. (MS/SAPS – Histórico de Cobertura e Painéis de Indicadores: Atenção Primária à Saúde.)

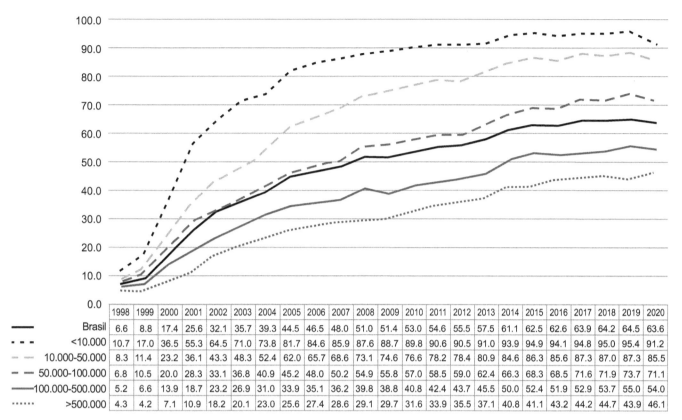

Figura 22.3 Percentual da população coberta por equipes de saúde da família, segundo porte populacional dos municípios – Brasil, 1998 a 2020. (MS/SAPS – Histórico de Cobertura e Painéis de Indicadores: Atenção Primária à Saúde.)

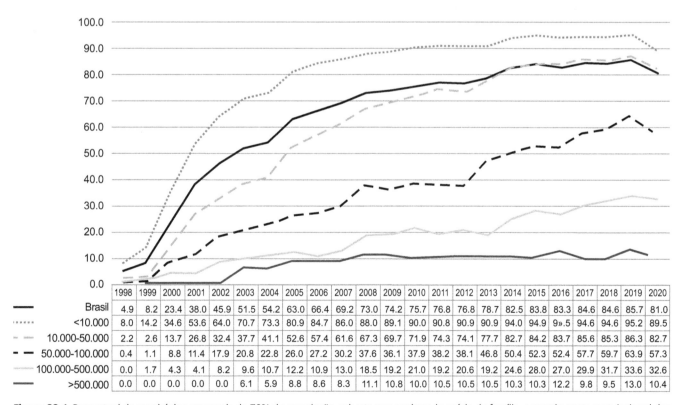

Figura 22.4 Percentual de municípios com mais de 70% da população coberta por equipes de saúde da família, segundo porte populacional dos municípios – Brasil, 1998 a 2020. (MS/SAPS – Histórico de Cobertura e Painéis de Indicadores: Atenção Primária à Saúde.)

A implementação da ESF como principal modelo de APS pode ser evidenciada pela evolução do percentual de municípios com altas coberturas populacionais. Entre 1998 e 2005, o percentual de municípios com coberturas superiores a 70,0% da população, no Brasil, cresceu de 4,9% para 63,0%, principalmente à custa dos municípios de menor porte populacional, que representam a maioria dos municípios brasileiros. Em 2005, enquanto 80,9% dos municípios de menor porte populacional alcançaram altas coberturas de ESF, o percentual foi de 12,2% dos municípios com 100 mil a 500 mil habitantes e de apenas 8,8% para os maiores municípios (Figura 22.3).

Os diferentes cenários de implantação da ESF foram condicionados pelas características demográficas, socioeconômicas e de consolidação do SUS no nível local, especialmente em relação à complexidade da rede de serviços dos municípios. Em municípios pequenos, a implantação da ESF, geralmente, representou uma estratégia de expansão de serviços básicos, e altas coberturas foram obtidas mesmo com a implantação de uma única equipe. Por outro lado, em municípios maiores a implantação da ESF, na maioria das vezes, exigiu a reorganização da rede básica já instalada, incluindo a reestruturação dos processos de trabalho e gestão do conjunto de profissionais que já atuavam segundo determinada lógica de assistência e de organização dos serviços.

Na esfera federal, em 2000, foi criado o Departamento de Atenção Básica da Secretaria de Políticas de Saúde do Ministério da Saúde e, nos estados e municípios, observou-se uma trajetória institucional semelhante, com as coordenações do PSF passando a constituir diretorias ou departamentos de atenção básica a partir dos quais, institucionalmente, foram reordenados os diversos programas e áreas técnicas, uma evidência da ascensão hierárquica da ESF dentro das estruturas das instâncias gestoras do SUS no país.

Nesse período, observa-se aumento da produção científica acerca dos efeitos da implantação da ESF. Em relação à organização dos serviços de saúde, alguns estudos demonstraram que o desempenho das equipes de saúde da família, comparadas às unidades básicas tradicionais, era melhor quanto ao desenvolvimento de ações programáticas para o cuidado integral, atividades domiciliares e comunitárias, sobretudo em contextos de maior vulnerabilidade social (Facchini et al., 2006; Piccini et al., 2006). O impacto da ESF sobre a redução da mortalidade infantil foi demonstrado em duas avaliações de abrangência nacional que analisaram dados referentes ao período de implantação da ESF até o início da década de 2000 (Macinko et al., 2005; Aquino et al., 2008). Foi observado maior efeito da ESF em municípios com menor IDH, apontando para redução das inequidades em saúde, e evidenciado que os municípios com maior cobertura do ESF realizaram número maior de consultas médicas, atividades educativas, visitas domiciliares e atenção pré-natal e alcançaram maiores coberturas vacinais (Aquino et al., 2008).

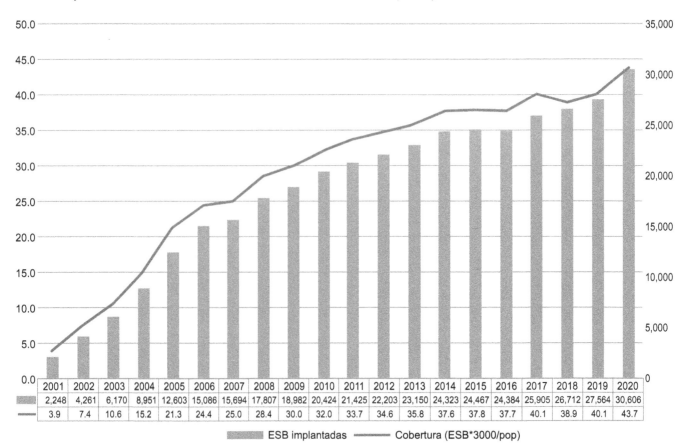

Figura 22.5 Número de equipes de saúde bucal implantadas e percentual de cobertura – Brasil, 2001 a 2020. (MS/SAPS – Histórico de Cobertura e Painéis de Indicadores: Atenção Primária à Saúde.)

CONSOLIDAÇÃO DA POLÍTICA NACIONAL DA ATENÇÃO BÁSICA E MECANISMOS DE GESTÃO, SUSTENTABILIDADE FINANCEIRA E AMPLIAÇÃO DO ESCOPO DA EQUIPE BÁSICA: 2006 A 2016

A primeira edição da Política Nacional de Atenção Básica (PNAB), em 2006, foi um marco importante da consolidação da ESF, explicitando no texto normativo o corpo doutrinário e as proposições para (re)organização da atenção primária nos municípios brasileiros. Reafirmou a eleição da Saúde da Família como estratégia prioritária, de caráter substitutivo em relação à rede básica tradicional, para expansão e consolidação da atenção primária no Brasil, e elencou o conjunto de fundamentos e diretrizes a serem observados na implementação das ações e serviços primários de saúde.

A política definiu claramente as responsabilidades e competências de cada ente federado, em uma perspectiva sinérgica e colaborativa, sendo o município o gestor do sistema local. Além disso, tratou das condições necessárias para viabilizar a execução da política, desde infraestrutura e recursos necessários, capacitação e educação permanente dos profissionais, financiamento das ações, processo de implantação, além do detalhamento das atribuições e dos processos de trabalho dos membros das equipes.

A PNAB 2006 apresentou uma concepção de reordenamento da atenção primária com base em um modelo territorializado, onde a ESF deveria estar inserida no sistema de saúde, constituindo-se na porta de entrada preferencial. A portaria que instituiu a política já sinalizava que sua operacionalização demandaria a elaboração de um conjunto adicional de manuais e guias orientadores que, ao lado de outras inciativas governamentais e políticas de qualificação e fortalecimento da APS sobre as quais discorreremos a seguir, tinham o objetivo de pôr em operação um novo modo de organização das práticas de saúde, fundamental para reorientação do modelo de atenção à saúde no Brasil.

Para apoiar a inserção da ESF na rede de serviços e ampliar a resolubilidade da APS, o Ministério da Saúde criou em 2008 os Núcleos de Apoio à Saúde da Família (NASF), constituídos de equipes com profissionais de diferentes áreas do conhecimento, a exemplo de psicólogos, assistentes sociais, farmacêuticos, fisioterapeutas, nutricionistas e profissionais da educação física, para atuar em parceria com as equipes de saúde da família no desenvolvimento de ações no território sob sua responsabilidade. Suas atribuições incluíram a realização do Projeto de Saúde no Território, Educação Permanente em Saúde, Educação Popular em Saúde e o Projeto Terapêutico Singular. A implantação dos NASF ampliou o escopo de ações da APS e contribuiu para o estabelecimento de uma rede de cuidados em nove áreas estratégicas: saúde da criança, do adolescente e do jovem; saúde da mulher; atividade física e práticas corporais; práticas integrativas e complementares; reabilitação e saúde integral da pessoa idosa; alimentação e nutrição; saúde mental; serviço social; e assistência farmacêutica (Brasil, 2008a, 2017).

Outra iniciativa governamental voltada para qualificação de pessoal na APS foi o Programa de Educação pelo Trabalho para a Saúde (PET Saúde), instituído em 2008 e em vigência até os dias atuais. Essa proposta consiste na oferta de programas de iniciação ao trabalho e estágios dirigidos aos estudantes de graduação da área de saúde através da formação de grupos de aprendizagem constituídos de tutores (docentes), preceptores (profissionais dos serviços) e estudantes que desenvolvem atividades em equipes de saúde da família (Brasil, 2008b). O PET Saúde pretende estimular o contato de estudantes com as diferentes realidades de vida e saúde da população e com a organização e o funcionamento dos serviços públicos de atenção primária, enquanto espaço privilegiado de formação profissional, contribuindo para reflexão sobre a organização dos serviços e das práticas de saúde nesse nível de atenção e se contrapondo a uma tendência de formação centrada nas práticas hospitalares.

Em 2010 foi criado o Programa Nacional de Melhoria do Acesso e da Qualidade da Atenção Básica (PMAQ-AB), que vinculou a ampliação dos recursos federais destinados à atenção básica à avaliação da qualidade da assistência prestada a partir do estabelecimento de padrões de qualidade que deveriam ser alcançados por todas as equipes de APS no país. Ao mesmo tempo, buscava fortalecer a institucionalização da avaliação desde a esfera local, no âmbito das equipes de saúde, até os níveis da gestão do SUS, por meio de uma metodologia complexa, articulando, em etapas sucessivas, a autoavaliação, o desempenho de indicadores pactuados com os municípios e a avaliação externa a partir de instrumentos que incluíam como entrevistados usuários, profissionais de saúde e gestores. Foram realizados três ciclos do PMAQ: o primeiro ocorreu entre 2011 e 2013, o segundo entre 2013 e 2015 e o terceiro entre 2015 e 2019. A participação dos municípios e equipes no PMAQ era voluntária e foi bastante considerável, havendo um crescimento, do primeiro ao terceiro ciclo, do percentual de equipes (de 54,1% para 97,8%) e de municípios participantes (71,3% para 95,6%), alcançando quase todas as equipes existentes (Giovanella *et al.*, 2018).

O processo de formulação do PMAQ contou com a participação de várias universidades públicas e da Rede de Pesquisas em Atenção Primária da Associação Brasileira de Saúde Coletiva (ABRASCO), desde a formulação de indicadores até a realização do trabalho de campo e análise dos resultados observados. Essa articulação foi reconhecida por pesquisadores e gestores como um dos fatores que contribuíram com a institucionalização da avaliação no âmbito da APS, fomentando processos de formação de avaliadores na esfera da gestão, promovendo a análise de indicadores produzidos pelos sistemas de informação e construindo e fortalecendo processos de parceria entre instituições de ensino e serviço, entre outros benefícios percebidos por diferentes atores sociais.

Como parte do processo avaliativo, as equipes e os municípios eram incentivados a elaborar um plano de intervenção de enfrentamento dos problemas identificados com base na avaliação dos resultados observados, estimulando a análise dos processos de trabalho, de modo que os recursos percebidos pelos municípios pudessem ser investidos

Quadro 22.1 Comparação das versões da Política Nacional de Atenção Básica, 2006, 2011 e 2017

Categoria	PNAB 2006 Portaria 648/GM, de 28/06/2006	PNAB 2011 Portaria 2.488, de 21/10/2011	PNAB 2017 Portaria 2.436, de 21/09/2017
Escopo da atenção básica	"Conjunto de ações de saúde, no âmbito individual e coletivo, que abrangem a *promoção e a proteção da saúde, a prevenção de agravos, o diagnóstico, o tratamento, a reabilitação e a manutenção da saúde...*"	"Conjunto de ações de saúde, no âmbito individual e coletivo, que abrange a promoção e a proteção da saúde, a prevenção de agravos, o diagnóstico, o tratamento, a reabilitação, *redução de danos* e a manutenção da saúde..."	"Conjunto de ações de saúde individuais, familiares e coletivas que envolvem promoção, prevenção, proteção, diagnóstico, tratamento, reabilitação, redução de danos, *cuidados paliativos e vigilância em saúde...*" Proposição de dois conjuntos de padrões para a ordenação das ações e serviços de atenção básica: os padrões essenciais, a serem implementados por todas as equipes no país, e os ampliados, correspondendo a ações estratégicas de melhoria da qualidade e do acesso que seriam adotadas a partir das especificidades locorregionais
Estratégia de saúde da família como estratégia prioritária	A atenção básica tem a saúde da família como estratégia prioritária para sua organização, assumindo caráter substitutivo em relação à rede de atenção básica tradicional nos territórios em que as equipes de saúde da família atuam	Estratégia de Saúde da Família como forma prioritária para reorganização da atenção básica. Inclui modalidades transitórias de conformação de equipes	Estratégia de Saúde da Família como forma prioritária, mas enfatiza as especificidades locorregionais na conformação de modelos de atenção primária à saúde
Atenção básica nas redes de atenção	Adoção da Estratégia de Saúde da Família como estruturante para organização dos sistemas municipais de saúde enquanto porta de entrada preferencial	Atenção básica como porta de entrada aberta e preferencial, ordenadora das redes de atenção e coordenadora do cuidado Principais funções da atenção primária à saúde nas redes de atenção à saúde: nível de atenção com o mais elevado grau de descentralização e capilaridade; resolutividade; organização do fluxo dos usuários entre os pontos de atenção das redes de atenção à saúde, através de práticas de microrregulação e incorporação de ferramentas e dispositivos de gestão do cuidado, articulação intra e intersetorial	Atenção básica como a principal porta de entrada e centro de comunicação da redes de atenção à saúde, coordenadora do cuidado e ordenadora das ações e serviços disponibilizados na rede
Modalidades de equipes de saúde	**Equipe de Saúde da Família (eSF):** composta por médico, enfermeiro, cirurgião dentista, auxiliar de consultório dentário ou técnico em higiene dental, auxiliar de enfermagem ou técnico de enfermagem e agente comunitário de saúde **Equipe de Atenção Básica (eAB):** composta por médico, enfermeiro, cirurgião dentista, auxiliar de consultório dentário ou técnico em higiene dental, auxiliar de enfermagem ou técnico de enfermagem e agente comunitário de saúde, entre outros **Equipes de Saúde Bucal (eSB):** modalidade 1: cirurgião dentista e auxiliar de consultório dentário integrado a uma ou duas equipes de saúde da família; modalidade 2: cirurgião dentista, auxiliar de consultório dentário e técnico de higiene dental	**Equipe de Saúde da Família (eSF):** equipes de saúde da família transitórias com médico cumprindo jornada de 20 horas semanais **Equipes de Saúde Bucal (eSB),** modalidades I ou II **Núcleos de Apoio à Saúde da Família (NASF)** **Equipe de Atenção Básica (eAB)** para populações específicas: **Equipes do Consultório na Rua (eCR)** **Equipes de Saúde da Família Ribeirinhas (eSFR);** **Equipes de Saúde da Família Fluviais (eSFF) em Unidades Básicas de Saúde Fluviais**	**Equipe de Saúde da Família (eSF)** **Equipe de Atenção Básica (eAB)** **Equipes de Saúde Bucal (eSB),** modalidades I ou II **Núcleos Ampliados de Saúde da Família e Atenção Básica (NASF-AB)** **Equipe de Atenção Básica (eAB)** para populações específicas: **Equipes do Consultório na Rua (eCR)** **Equipes de Saúde da Família Ribeirinhas (eSFR)** **Equipes de Saúde da Família Fluviais (eSFF) em Unidades Básicas de Saúde Fluviais**
Agentes comunitários de saúde nas equipes de saúde da família	Número suficiente de agentes comunitários de saúde para cobrir 100% da população cadastrada, com no máximo 750 pessoas por agentes comunitários de saúde e de 12 agentes comunitários de saúde por equipe de saúde da família	Mantido o número de agentes comunitários de saúde suficiente para cobrir 100% da população cadastrada, com no máximo 750 pessoas por agentes comunitários de saúde e de 12 agentes comunitários de saúde por equipe de saúde da família	Número de agentes comunitários de saúde por equipe definido segundo base populacional, critérios epidemiológicos e socioeconômicos, de acordo com a definição local Agente de combate às endemias como parte das equipes de saúde da família. Fusão de atribuições do agente de combate às endemias com os agentes comunitários de saúde

efetivamente na melhoria da qualidade das ações. Para tanto, foram propostas estratégias de apoio institucional em todas as instâncias da gestão (Brasil, 2015: 44), envolvendo Ministério da Saúde, coordenações estaduais de atenção básica e conselhos de secretários municipais de saúde, e o apoio da gestão municipal às equipes de saúde. Em diversos estados, as secretarias e coordenações estaduais da Atenção Básica implementaram ações de apoio institucional e assessoramento aos municípios, muitas vezes em parceria com universidades estaduais e federais. A implementação dessas estratégias foi um importante estímulo para o fortalecimento de relações técnico-políticas com um viés mais pedagógico entre as diferentes esferas da gestão e, muito provavelmente, contribuiu para melhoria dos indicadores de desempenho entre os ciclos do PMAQ, atestada em uma análise comparativa (Facchini *et al.*, 2021).

UMA NOVA EDIÇÃO DA POLÍTICA PARA CONTEMPLAR NOVOS FORMATOS DE EQUIPE E A CENTRALIDADE DA APS NAS REDES DE ATENÇÃO À SAÚDE

A nova edição da PNAB, em 2011 (Brasil, 2012), teve como ponto fundamental a ênfase no papel da APS enquanto ordenadora das Redes de Atenção e coordenadora do cuidado, em consonância com o Decreto Presidencial 7.508, de 28 de julho de 2011, que regulamentou a Lei 8.080, de 19 de setembro de 1990, reafirmando a ESF como forma prioritária para reorganização da atenção básica. A PNAB 2011 define a organização de Redes de Atenção à Saúde (RAS), constituídas em "arranjos organizativos formados por ações e serviços de saúde com diferentes configurações tecnológicas e missões assistenciais, articulados de forma complementar e com base territorial", sendo a atenção básica o primeiro ponto de atenção e porta de entrada preferencial do sistema, responsável pela coordenação do cuidado mediante elaboração, acompanhamento e gestão de projetos terapêuticos singulares e acompanhamento e organização dos fluxos dos usuários entre os pontos de atenção.

A nova edição da política incorporou os NASF e incluiu novas modalidades de equipes de atenção básica para populações específicas e vulneráveis, historicamente excluídas do acesso às ações de saúde, quais sejam: equipes do Consultório na Rua (eCR), para prestar assistência a pessoas em situação de rua; equipes de Saúde da Família Ribeirinhas (eSFR) e equipes de Saúde da Família Fluviais (eSFF), com especificações para as unidades básicas de saúde fluviais, para o atendimento da população ribeirinha da Amazônia Legal e Pantanal Sul Mato-Grossense. A criação de novas modalidades de equipes representou uma importante iniciativa para redução das desigualdades do acesso a serviços de saúde, conforme demonstrou um estudo realizado em municípios do Amazonas, que destacou a importância da criação das unidades básicas fluviais e de equipes fluviais e ribeirinhas, as quais instituíram novos modelos de trabalho e de atenção à saúde e aumentaram o acesso de populações marginalizadas que viviam dispersas em áreas pouco povoadas (Lima *et al.*, 2021).

Observa-se, na PNAB 2011, a ampliação das ações intersetoriais e de promoção da saúde articuladas ao Programa Saúde na Escola (PSE), que visa promover atenção integral à saúde de crianças, adolescentes e jovens do ensino público básico, no âmbito das escolas e unidades de saúde, e aos Centros de Atenção Psicossocial. Nessa versão, a definição da atenção básica passou a incluir no escopo de suas ações a *redução de danos* (estratégia desenvolvida para abordagem de usuários de álcool e outras drogas), a serem implementadas pelas eCR.

Esse conjunto de iniciativas de qualificação da APS foi traduzido na incorporação de novos incentivos financeiros ao componente do PAB variável e no reajuste dos valores atribuídos a equipes de saúde da família, saúde bucal e agentes comunitários de saúde. Foram criados incentivos para adesão ao PMAQ, equipes de NASF, eCR, eSFR e eSFF, PSE, bem como para o Programa de Requalificação das Unidades Básicas de Saúde. O Programa Requalifica-UBS criou incentivo financeiro para reforma, ampliação e construção de unidades básicas de saúde com intuito de prover condições adequadas para o trabalho em saúde, promovendo melhoria do acesso e da qualidade da atenção básica.

Entre 2007 e 2016, o PAB variável tornou-se o maior volume das transferências federais aos municípios (cerca de 60,0% do valor do PAB total), indicando o papel indutor do Ministério da Saúde na execução das ações e programas relacionados com o fortalecimento da APS (Massuda *et al.*, 2022). Pela ordem, entre 2014 e 2016, a maior destinação dos recursos do PAB variável foi dirigida ao custeio de equipes de saúde da família, agentes comunitários de saúde, pagamento por desempenho via PMAQ, equipes de saúde bucal e NASF (Medina *et al.*, 2014; Vilasbôas *et al.*, 2015, 2016).

Quanto ao PAB fixo, embora o subfinanciamento crônico do SUS represente um dos nós críticos para garantia do direito à saúde e um desafio permanente à sustentação das políticas de saúde, é notório observar que no período de consolidação da política de APS houve estabilidade do financiamento federal em razão de sua permanência como mecanismo de transferência regular dos recursos aos municípios. O componente fixo do PAB sofreu reajustes entre 2006 e 2016, e houve a introdução de critérios socioeconômicos para alocação de maiores valores *per capita* para municípios desfavorecidos a partir de 2011. Na vigência da primeira edição da PNAB, entre 2006 e 2010, houve reajuste no valor mínimo *per capita* do PAB fixo, passando de R$13,00 para R$18,00.

Em 2011, ano da segunda edição da referida política, a Portaria GM/MS 1.602 criou faixas distintas do valor *per capita* do PAB fixo, agrupando os municípios em quatro categorias segundo porte populacional e pontuação com base nos seguintes critérios socioeconômicos: PIB *per capita*, percentual da população com plano de saúde, percentual da população com Bolsa Família, percentual da população em extrema pobreza e densidade demográfica. O valor mínimo manteve-se em R$18,00 para municípios de maior porte populacional e melhores condições socioeconômicas com valor máximo de R$23,00 para municípios mais desfavorecidos. Entre 2011 e 2013, esses valores foram reajustados, passando a vigorar R$23,00 para os municípios classificados na primeira faixa e R$28,00 para aqueles da quarta faixa (Santana, 2021).

Um ponto crítico da PNAB 2011 foi a admissão de diferentes arranjos de carga horária para inserção do profissional médico na ESF mediante a criação de "equipes transitórias" com médicos com carga horária de 20 horas e os demais profissionais com 40 horas semanais. Essas equipes passaram a ser financiadas com recursos federais por meio de repasse mensal equivalente a 60% do incentivo financeiro referente a uma equipe de saúde da família, sem estipular prazo final para transitoriedade desse tipo de equipe. Esse aspecto é duramente criticado por Fontenelle (2012), ao assinalar que a PNAB consolidou a flexibilização de carga horária do médico de família e comunidade, iniciando o financiamento de formatos de equipe que não atendiam aos requisitos da ESF. Essa medida refletiu o tensionamento entre projetos distintos de atenção primária, em que alguns atores defendiam maior flexibilidade na definição das modalidades de organização da APS nos sistemas locais de saúde.

No campo científico, distintos pontos de vista têm sido debatidos sobre o conteúdo propositivo, expresso nas edições das PNAB, e o papel condutor e indutor exercido pelo Ministério da Saúde na conformação da APS, através dos mecanismos de financiamento. De um lado, problematiza-se a existência de uma "disjunção ou descompasso entre a formulação da política e sua implementação real", sendo destacada a necessidade de revisão do processo de formulação da PNAB, por sua natureza centralizada, com definições de normas e lógicas patronizadas para um país continental, que não consideram as diversidades entre os municípios (Cecílio & Reis, 2018a: 1) ou, o que é a outra face da mesma moeda, que a PNAB converteu-se em um "generoso guarda-chuva", contemplando as várias concepções em disputa: "preventivistas--promocionistas", 'clínica-ampliada-centradas", "programáticas", "medicina da família" e "intersetoriais" (Cecílio & Reis, 2018b: 2). De outro lado, tem sido ressaltada a importância da continuidade e sustentabilidade da indução financeira para ESF para o sucesso de sua expansão no país e avanços, ainda que parciais, no modelo assistencial (Giovanella, 2018: 3). E advoga-se que

> mecanismos autorregulatórios, sejam no nível local, regional ou nacional, com forte desequilíbrio das relações de poder entre os atores, não favorecerão a predominância de uma lógica democrática, vantajosa aos usuários do sistema de saúde [...] (sendo) mister que o movimento da reforma sanitária brasileira retome as conexões com os movimentos sociais nas lutas pela democracia em geral e garantia dos direitos, entre os quais, o direito à saúde (Medina, 2018: 4).

No que diz respeito ao financiamento da política, a literatura indica controvérsias sobre os benefícios da indução federal à implementação de políticas e programas na modalidade do PAB variável (Amorim & Mendes, 2020). O elemento central dessas controvérsias diz respeito ao grau de autonomia local *vis a vis* a indução federal para implementação das políticas de saúde, decididas

de modo consensual no âmbito da Comissão Intergestores Tripartite do SUS. A importância do PAB variável na expansão da ESF como modelo de organização da APS tem sido destacada, o que levou os municípios a investirem na contratação de equipes multiprofissionais de base territorial e orientação comunitária, ainda que se reconheçam a insuficiência de financiamento e os limites impostos pela Lei de Responsabilidade Fiscal como desafios à consolidação da política no âmbito municipal. De outro lado, há argumentos favoráveis à transferência federal de recursos de modo global, incluindo o financiamento de ações de atenção, vigilância e promoção da saúde executadas pela APS, de modo a assegurar aos municípios a decisão sobre a execução dessas ações segundo necessidades locais.

Finalmente, cabe assinalar a existência de outras iniciativas que buscavam dar maior sustentação ao desenvolvimento das práticas de APS, quais sejam: o e-SUS Atenção Básica (e-SUS AB), o Programa de Valorização do Profissional da Atenção Básica (PROVAB) e o Programa Mais Médicos (PMM).

Ainda em 2011, o Governo Federal instituiu, por meio da Portaria Interministerial 2.087, o PROVAB, cujo fundamento era apoiar e incentivar médicos, enfermeiros e cirurgiões-dentistas para atuação na atenção básica de municípios com carência de profissionais, em áreas de extrema pobreza e nas periferias das regiões metropolitanas sob supervisão presencial e à distância.

O e-SUS AB foi lançado em fevereiro de 2013 como uma estratégia para reestruturar as informações da atenção básica em nível nacional, incluindo prontuário eletrônico (PEC) e outras ferramentas para auxiliar o gerenciamento e a organização das atividades realizadas na APS, como geração de relatórios, cadastro de profissionais, envio e recebimento de dados clínicos, lista de atendimento e agenda profissional. Em um estudo de revisão sistemática, Toledo *et al.* (2021) apontaram que o PEC e-SUS favoreceu a organização de uma rede de serviços com integração horizontal entre a equipe de profissionais, promovendo uma gestão mais democrática e participativa nos serviços de saúde.

O PMM foi instituído pela Lei 12.871, em 2013, com o objetivo de suprir a carência de médicos em locais com vazios assistenciais (municípios de difícil acesso em regiões de árido e semiárido, de populações indígenas, ribeirinhas e quilombolas, dentre outras) e estruturado em três eixos estratégicos: (a) mudanças na formação médica, com investimento na criação de vagas de graduação e residência e novos cursos de medicina baseados em diretrizes curriculares revisadas; (b) ampliação e melhoria da infraestrutura das unidades básicas de saúde (UBS); (c) provisão emergencial de médicos em regiões com escassez de oferta, eixo esse que ficou conhecido como Projeto Mais Médicos para o Brasil (PMMB). Dada a baixa adesão de médicos brasileiros, foi aberta a possibilidade de inclusão de médicos estrangeiros, tendo o SUS incorporado 18 mil médicos até o ano de 2015, 79% cubanos.

O PMM foi palco de grandes disputas, encontrando oposição de alguns atores, especialmente de representações da categoria médica, como o Conselho Federal de

Medicina, que manifestaram suas críticas em veículos de comunicação em relação ao provimento emergencial e posteriormente ao eixo de formação, em relação à reformulação das diretrizes curriculares nacionais. Tais disputas podem ser evidenciadas pela apresentação de nada menos que 1.376 proposições de emendas ao PMM por parlamentares vinculados aos mais diversos partidos políticos (Jesus *et al.*, 2017).

As possíveis contribuições do PMM para o fortalecimento da APS no país foram objeto de diversas investigações. Um estudo de revisão sistematizou os achados de 47 artigos publicados e classificou aqueles que analisaram os resultados do programa (32 artigos) a partir de uma categorização dos efeitos observados em positivos, nulos e negativos. Foi observado que os artigos versavam sobre diversas áreas: 29 (90,6%) estudos identificaram efeitos positivos e apenas três efeitos positivos e negativos equivalentes, classificados como nulos, e em nenhum dos artigos analisados houve predomínio de resultados negativos. Entre os efeitos positivos, podemos citar a expansão e redução das desigualdades de acesso aos serviços de saúde, ao incorporar as regiões com maior vulnerabilidade social, o incremento de indicadores de produção de ações e serviços (agendamento, consultas, visitas, exames, encaminhamentos, ações de promoção da saúde, como aleitamento materno e acompanhamento de grupos, entre outras), resultados positivos na percepção/satisfação dos usuários, ampliação do leque e do tipo de ações desenvolvidas na APS e na organização do processo de trabalho em prol de modelos mais usuário-centrados, além de indicadores que foram considerados como *proxy* da efetividade das equipes do PMM, embora com ressalva em razão da impossibilidade de realização de estudos mais robustos no curto período em que esteve implantado, contribuindo para consolidação da atenção básica em todo o território brasileiro (Medina *et al.*, 2018).

Em 2016, quase duas décadas após seu início, a ESF estava implantada na maioria dos municípios brasileiros, alcançando 62,6% da população. A evolução da cobertura no período entre 2006 e 2016 foi sustentada, apresentando crescimento positivo em todas as regiões brasileiras, porém com maior estabilidade quando comparado à expansão do período anterior. A cobertura populacional, em todo o período, foi consistentemente mais alta na região Nordeste (67,8% para 78,3%), semelhante à média nacional nas regiões Sul (44,9% para 62,2%), Norte (42,4% para 62,5%) e Centro-Oeste (44,8% para 58,9%) e inferior na região Sudeste (34,2% para 52,1) (veja a Figura 22.2). Maiores diferenças da cobertura populacional foram observadas em relação ao porte populacional dos municípios, que variou, no final do período, entre os maiores e menores municípios, respectivamente, de 43,2%. a 94,1% (veja a Figura 22.3). O percentual de municípios com mais de 70,0% de cobertura de ESF variou de 66,4% para 83,3%, manteve-se bastante elevado entre os menores (84,7% para 94,9%) e muito baixo entre os maiores municípios (8,6% para 12,2%) (veja a Figura 22.4).

O crescimento do número de equipes de saúde bucal foi bastante expressivo entre 2006 e 2016, com aumento de mais de 10 mil equipes, totalizando, no final do período, quase 25 mil equipes, com 37,7% de cobertura populacional estimada (veja a Figura 22.5). Em 2008, os três primeiros NASF foram criados, e em 2010 mais de 1.300 núcleos da modalidade I e II estavam implantados. Em 2016 estavam implantados 2.506 NASF tipo I, 875 NASF tipo II e 1.025 NASF tipo III, correspondendo a um total de 4.406 equipes (Figura 22.6). O aumento das equipes de saúde bucal e dos NASF no período, foi fundamental para consolidação da ESF, destacando-se a importância da natureza multiprofissional do trabalho no âmbito da APS para ampliação do acesso e da qualidade de um conjunto ações e serviços, e maior efetividade ante a complexidade e diversidade dos problemas de saúde da população, os quais não podem ser adequadamente enfrentados com equipes de saúde restritas a médicos e enfermeiros com escopo de ações curativas e individuais.

Nesse período, diversos estudos avaliativos demonstraram os impactos da expansão da ESF sobre a organização dos serviços de saúde e o estado de saúde da população. A evolução da cobertura, analisada a partir dos resultados dos inquéritos populacionais das Pesquisas Nacionais de Saúde (PNS) de 2013 e 2019, demonstrou o papel da ESF como principal modelo de APS no SUS e seus resultados exitosos ao longo do tempo quanto à sua orientação comunitária e equidade (Giovanella *et al.*, 2021).

Os estudos que compararam estratégias diversas de organização da APS evidenciaram que aquelas que adotaram o modelo da ESF tiveram melhor desempenho em relação ao modelo dito tradicional (Tomasi *et al.*, 2015) e estudos baseados nos dados do PMAQ demonstraram que as equipes de APS vinham atuando cada vez mais como primeiro contato e filtro para serviços especializados (Fausto *et al.*, 2014), o que é consistente com achados de pesquisa produzidos a partir da análise de dados da PNS (2013), que demonstrou o efeito positivo da ESF na utilização de unidades básicas de saúde como fonte usual de cuidado (Dourado *et al.*, 2016).

Estudos de caso têm demonstrado a ESF como uma intervenção que apresenta várias inovações organizacionais, como abordagem territorial, trabalho em equipes multiprofissionais e articulação de ações de promoção, prevenção e cuidado. No entanto, alguns problemas de implantação também foram apontados, como pior desempenho na implantação em áreas rurais, o fato de a lógica da territorialização ainda não se fazer com a perspectiva da definição de espaços sociossanitários de risco maior para priorização de ações e a fragilidade da participação social no âmbito local (Medina & Hartz, 2009; Nunes, 2011). Em relação à organização dos serviços de saúde, estudos têm demonstrado melhoria no registro de informações (Rasella *et al.*, 2010a), mas existem limites na implementação de ações de vigilância à saúde, como a investigação de óbitos infantis, (Santana *et al.*, 2012) e ações de planejamento em saúde adaptadas ao contexto local (Vilasbôas & Paim, 2008; Sarti *et al.*, 2012).

Um estudo de revisão e síntese da literatura sobre os efeitos da ESF apresentou um conjunto de evidências que demonstraram: (a) ampliação do acesso e utilização de serviços de saúde para a população brasileira, especialmente entre indivíduos com renda menor, idosos e portadores de doenças; (b) reduções na mortalidade

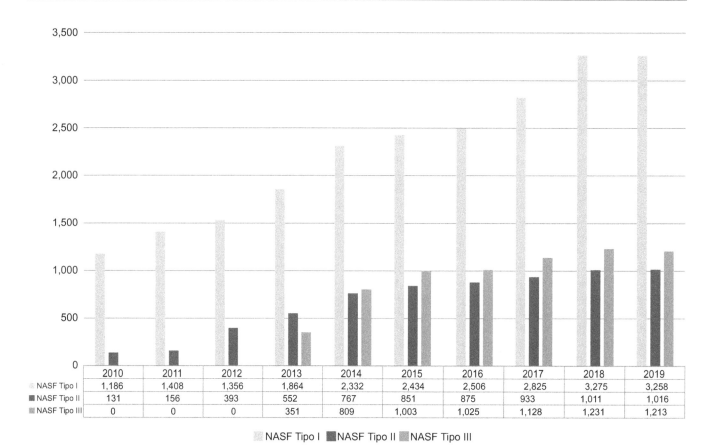

Figura 22.6 Número de NASF implantados por tipo – Brasil, 2010 a 2019. (MS/SAPS – Histórico de Cobertura.)

infantil e na mortalidade adulta para algumas condições de saúde sensíveis à atenção primária; (c) expansão de acesso a tratamentos odontológicos e ampliação no controle de algumas doenças infecciosas; (d) maior equidade do acesso aos serviços de saúde e diminuição de desigualdades em saúde; (e) redução de hospitalizações desnecessárias, melhoria na qualidade de estatísticas vitais e sinergias com programas sociais, como o Programa Bolsa Família; (f) expansão extensiva de infraestrutura e conhecimento, com grande número de pesquisas aplicadas sobre serviços e sistemas de saúde no Brasil (Macincko & Mendonça, 2018: 31-32).

Outro estudo de revisão sobre o conjunto de estudos realizados nos três primeiros ciclos do PMAQ demonstrou melhora da acessibilidade organizacional, pois quase 100% das unidades de saúde funcionavam todos os dias da semana e quase 82% durante um período de 8 horas ou mais; entretanto, a marcação de consultas era diária em apenas 47% das unidades básicas. A infraestrutura de metade das unidades de saúde foi classificada como regular, e apenas 5%, alcançaram padrões de excelência nesse quesito. Com relação à coordenação dos cuidados e à organização dos fluxos assistenciais, foi evidenciada a presença de instrumentos que facilitam a continuidade informacional, como os prontuários eletrônicos, em percentual maior na região Sudeste e em municípios com mais de 500 mil habitantes. Problemas no desenvolvimento de ações de promoção da saúde e prevenção de doenças foram detectados em dois estudos, além de outras questões relacionadas com o cuidado de grupos específicos (aos portadores de diabetes e de câncer de colo uterino), comprometendo a integralidade do cuidado (Giovanella et al., 2018).

Um dos nós críticos do processo de consolidação da APS diz respeito à fragilidade dos vínculos de trabalho, o que está diretamente relacionado com os modelos de gestão da atenção básica no país. Com base nos estudos do PMAQ, observou-se que grande percentual de respondores (36%) afirmava ter contratos temporários de trabalho (Giovanella et al., 2018) e cerca de 25% informaram ser contratados por terceiros (Seidl et al., 2014). A precarização dos vínculos de trabalho e a terceirização nas formas de contratação são fenômenos decorrentes do modo como se estabeleceram historicamente as relações entre público e privado no país e não afetam apenas, nem principalmente, a APS, mas todas os níveis do SUS.

Historicamente, a presença do setor privado sempre foi muito mais forte na atenção especializada e hospitalar, no entanto, houve um crescimento, desde a década de 1990, de novas formas de gestão na APS, como as organizações sociais (desde 1998), fundações estatais de direito privado (desde 2007) e organizações da sociedade civil (desde 2015). Os limites impostos ao gasto público em saúde, como a Lei de Responsabilidade Fiscal, aliados ao ideário gerencialista difundido largamente nos anos 2000, que vende uma falsa ideia de eficiência e otimização da gestão privada em saúde, têm tornado a APS um campo fértil de "oportunidades de experimentação e exploração por entes privados não estatais" (Teixeira et al.,2018: 138) que se fizeram presentes nos municípios brasileiros, onde a expansão de cobertura da APS veio acompanhada, muitas vezes, por precarização e terceirização de vínculos de trabalho.

Vários estudos têm evidenciado o impacto da ESF no estado de saúde da população. Estudos de abrangência nacional demonstraram o impacto da ESF na mortalidade infantil e de menores de 5 anos, especialmente na mortalidade por diarreia e pneumonia, principais causas de morte na infância (Rasella *et al.*, 2010b), e na redução das hospitalizações por causas sensíveis à atenção primária (Dourado *et al.*, 2011; Pinto & Giovanella, 2018), entre os adultos, e para as condições crônicas (Guanais & Macinko, 2009; Macinko *et al.*, 2010), e entre os menores de 1 ano, em especial no período pós-neonatal (Pinto *et al.*, 2020).

Efeitos do Programa Bolsa Família e da ESF têm sido investigados, sendo evidenciado que essas intervenções atuaram de forma combinada na redução das taxas de mortalidade por doenças transmissíveis e por causas evitáveis, de morbimortalidade materno-infantil e da desnutrição infantil, a partir de mecanismos sinérgicos de redução da pobreza e ampliação do acesso aos serviços de saúde (Rasella *et al.*, 2013; Nery *et al.*, 2014; Guanais, 2015; Nery *et al.*, 2017). Esses resultados reforçaram a relevância das ações intersetoriais envolvendo políticas de proteção social e de saúde na melhoria das condições de saúde.

DESCONTINUIDADE E DESMONTE DA POLÍTICA, FIM DA PRIORIDADE DA ESF E AMEAÇAS DE PRIVATIZAÇÃO DA APS: A PARTIR DE 2017

No contexto internacional, o aprofundamento da crise global do capitalismo, a partir de 2008, produziu graves consequências tanto para a saúde das populações, especialmente as mais vulneráveis, como para os sistemas nacionais de saúde (Hone, Macincko & Millett, 2018), com a implementação de políticas de austeridade fiscal baseadas na redução do gasto com políticas sociais que tiveram implicações sobre os sistemas de saúde (Vieira, 2016). O enxugamento do Estado enquanto projeto de enfrentamento da crise está na origem da concepção da Cobertura Universal de Saúde, defendida por organismos internacionais, como o Banco Mundial, a OMS e a Organização das Nações Unidas, com modalidade de financiamento por combinação de fundos públicos e privados e definição de pacotes restritos de ações e serviços. Essa concepção se opõe aos sistemas universais de saúde, nos quais o caminho para a universalidade é a ampliação dos gastos públicos e a saúde como direito e dever do Estado. A proposta de Cobertura Universal de Saúde, ao contrário, está alinhada à lógica mercantil, segmentando a cobertura por tipo de seguro, públicos ou privados, sem a garantia da integralidade da atenção segundo as necessidades dos usuários, aprofundando as desigualdades sociais em saúde (Giovanella *et al.*, 2019).

Em 2018, a Conferência de Astana representou considerável enfraquecimento no ideário da APS abrangente, pois, enquanto Alma-Ata evocava para um sentido de APS integral e orientada aos princípios de justiça social,

a declaração de Astana restringiu o sentido de APS ao da proposta de Cobertura Universal de Saúde. Com diminuição da intervenção estatal, seletividade e focalização, a responsabilidade do Estado com a saúde como direito humano perde nitidez ante a oferta de um conjunto de serviços essenciais a todos os cidadãos, mas não a garantia de todos os serviços (Giovanella *et al.*, 2018).

No Brasil, em 2016, com o golpe parlamentar, jurídico e midiático que afastou Dilma Rousseff da Presidência da República, a agenda neoliberal, defendida pelas elites brasileiras, avançou em seu projeto de Estado mínimo, com a retirada de direitos sociais, através das reformas trabalhista e previdenciária e do congelamento dos gastos públicos, medidas em consonância com o contexto internacional. Os efeitos da Emenda Constitucional 95 (2016), a "PEC da Morte", ampliaram o desfinanciamento do SUS, ameaçando sua sustentabilidade com retrocessos aos avanços alcançados na redução das inequidades em saúde e na melhoria do estado de saúde da população brasileira.

Com a eleição de um governo de extrema direita e ultraneoliberal, em 2018, foi instaurado o período de maior ameaça ao Estado democrático e de direito desde a ditadura militar, com aprofundamento da crise social, econômica e política. O rol de "necropolíticas"[10] do Governo Federal implementado nos últimos anos determinou retrocessos em questões cruciais, como a destruição do meio ambiente e ameaças aos povos indígenas e da floresta, pelas alianças com o agronegócio e empresas extrativistas e aumento da violência contra os grupos sociais vulnerabilizados. Na área da saúde, houve retrocessos em políticas bem consolidadas e reconhecidas internacionalmente, como as políticas de saúde mental e os programas de combate ao HIV/AIDS, devido ao discurso ultraconservador e negacionista que mais recentemente determinou a omissão e a descoordenação da resposta sanitária nacional para o enfrentamento da pandemia de Covid-19. Acrescentam-se ainda, sob a égide do discurso de eficiência econômica, o sucateamento, a privatização de empresas estatais, a privatização da gestão dos serviços públicos, em especial de saúde e educação, e a desregulação do setor privado.

Esses elementos da conformação da conjuntura político-econômica são imprescindíveis para compreender a natureza e a direcionalidade das mudanças na APS a partir da PAB, em 2017 (Portaria 2.436/2017), aprofundadas em 2019 com definição de novas regras do financiamento federal, com o Previne Brasil (Portaria 2.974/2019), a criação da Agência para o Desenvolvimento da Atenção

---

[10] O conceito de necropolítica, cunhado pelo filósofo e teórico político camaronês Achille Mbembe, complementa o conceito de biopolítica, esculpido por Michel Foucault, ou seja, as duas concepções se relacionam, pois "tanto o biopoder quanto a necropolítica dão destaque às formas de controle social", ao associar a concepção de morte (concreta ou simbólica) em larga escala, com base em uma lógica capitalista na qual o sujeito, historicamente marginalizado, visto como irrelevante socialmente, como apenas mais uma engrenagem do sistema capitalista e, por isso, facilmente substituído. Em suma, o Estado tem a legitimidade, bem como a autoridade, para exercer essa definição a partir do valor que determina que cada indivíduo tenha (Mbembe, 2016).

Primária à Saúde (Lei 13.958/2019), para contratação de serviços privados para prestação de serviços de APS e pela descontinuidade de estratégias exitosas como o PMM.

Em aparente contradição, em 2019 também foi criada a Secretaria de Atenção Primária à Saúde (SAPS), pelo Decreto 9.795, de 17 de maio de 2019, que alçou a APS à posição de maior destaque na estrutura organizacional do Ministério da Saúde. Aparente, uma vez que não existe incoerência em concentrar maior poder político-institucional na instância que foi responsável pela rápida, intensa e orquestrada implementação de um conjunto de medidas que não podem ser completamente entendidas se analisadas de maneira isolada, pois conformaram um processo único de desmonte da APS, coerente com o projeto de desfinanciamento do SUS, conforme a agenda neoliberal do Governo Federal.

O processo de elaboração da PNAB, rompendo com uma trajetória histórica de amplas discussões com as instâncias gestoras e de controle social do SUS, foi restrito a reuniões com técnicos do ministério, Conselho Nacional de Secretários de Saúde (CONASS) e Conselho Nacional de Secretarias Municipais de Saúde (CONASEMS). Após sua publicação, foi submetido à consulta pública por solicitação do CNS sem que tenha havido grande modificações em seu texto original. A PNAB foi aprovada na Comissão Intergestora Tripartite (CIT), apesar das críticas de diversas organizações vinculadas ao SUS, como a ABRASCO, Centro Brasileiro de Estudos de Saúde (CEBES), Escola Nacional de Saúde Pública e Frente Nacional contra a Privatização da Saúde.

O editor-chefe da Radis, Rocha (2017) resumiu no editorial da revista as disputas em jogo:

> De um lado, o governo federal e os secretários estaduais e municipais dispostos a colocar cada vez menos dinheiro na Saúde. Do outro, instituições acadêmicas, entidades profissionais e movimentos sociais preocupados com o desmonte da Atenção Básica e a destruição do SUS. A nova Política Nacional de Atenção Básica (PNAB), adotada pelo governo Temer numa articulação dos gestores à revelia do Conselho Nacional de Saúde, submete o cuidado na Saúde à política econômica pautada na retirada de recursos das políticas sociais e serviços públicos para assegurar compromissos com o mercado financeiro.

A aprovação da PNAB 2017 pelos Conselhos de gestores do SUS deve ser compreendida no contexto de restrição dos recursos federais para apoiar a ampliação da ESF, com ampliação progressiva do ônus financeiro principalmente sobre os municípios. À medida que os municípios passaram a arcar com os pagamentos regulares dos serviços de APS, sem o apoio adequado dos governos federal e estaduais, agravaram-se os desequilíbrios na alocação de recursos, principalmente na distribuição de médicos (Massuda *et al.*, 2022).

A terceira edição da PNAB representou uma drástica reversão da longa tendência de iniciativas e políticas de fortalecimento da ESF. Para compreensão da desestruturação do modelo de APS integral, comunitária e de base territorial, que vinha sendo consolidado nas últimas décadas com a ESF, é preciso uma leitura atenta do tortuoso texto da normativa, identificando as diversas medidas que ameaçaram os elementos constitutivos de seu arcabouço organizacional, assim como sua interpretação à luz das novas regras do financiamento que foram instituídas, com o Previne Brasil, com o fim de incentivos específicos para implantação da ESF.

A definição de atenção básica adotada guardou semelhança com as definições anteriores, passando a incluir em seu escopo os cuidados paliativos e a vigilância em saúde. Entretanto, ao discorrer sobre o funcionamento das equipes, a PNAB introduziu a proposição de dois conjuntos de padrões para ordenação das ações e serviços de atenção básica: os padrões essenciais, a serem implementados por todas as equipes no país; e os ampliados, correspondendo a ações/estratégias de melhoria da qualidade e do acesso e que seriam adotadas a partir das especificidades locorregionais. O texto da PNAB apenas recomendou a adoção de padrões de excelência, abrindo possibilidades de oferta de "cuidados mínimos" que configuram modelos de APS seletiva com a oferta de pacotes restritivos (cesta básica de ações) que reforçam a segmentação e a fragmentação dos serviços e das ações de saúde no SUS (Morosini, Fonseca & Lima, 2018).

Embora o texto tenha apresentado a ESF como estratégia prioritária de reorganização da APS, concretamente, ao destacar o reconhecimento de outras estratégias que poderiam ser implementadas pelo gestor municipal, não foi apontada a eleição de determinada conformação diante das demais. Outras modalidades de equipes básicas já haviam sido introduzidas, desde a edição anterior, mas na nova PNAB equipes reduzidas antes definidas como "transitórias", passaram a configurar como um dos tipos de equipes, na mesma condição das equipes de saúde da família, denominadas de equipe de atenção básica e compostas apenas por médico, enfermeiro e técnico ou auxiliar de enfermagem. A composição das equipes de saúde da família também foi fortemente comprometida com o fim da obrigatoriedade de número suficiente de agentes comunitários de saúde (ACS) para cobrir toda a população cadastrada, sendo apenas recomendado para áreas de risco e vulnerabilidade social. Ainda que, para as equipes de saúde da família tenha sido retomada a obrigatoriedade da carga horária de 40 horas para todos os profissionais, para as de atenção básica foi definida carga horária mínima de 10 horas por profissional, com equipes compostas com até três profissionais por categoria.

A criação de equipes com dedicação parcial e com menor carga horária tem sido amplamente criticada devido à possibilidade de fragmentação dos processos de trabalho a cargo de profissionais com múltiplos vínculos trabalhistas, inviabilizando a construção de processos de cuidado à saúde com base no conhecimento dos territórios e na maior vinculação entre a equipe e a população (Almeida, 2018; Cecilio & Reis, 2018; Morosini, Fonseca & Lima, 2018).

A criação de equipes sem ACS ou com um número reduzido desses profissionais representou um grande retrocesso ao trabalho multiprofissional da APS e atende apenas ao propósito de redução de gastos, devido às conquistas de piso salarial e direitos adquiridos pelo vínculo empregatício. Os ACS têm sido um elemento fundamental nas intervenções de saúde nos territórios, fortalecendo ações comunitárias, de controle social e de promoção da saúde, o que, com certeza, será gravemente comprometido com sua exclusão da equipe multiprofissional (Morosini, Fonseca & Lima, 2017; Pinto & Giovanella, 2018).

Outro ponto crítico da PNAB 2017 foi a proposta de fusão das atribuições dos ACS e dos Agentes de Combate às Endemias (ACE), com o argumento de que a integração das atividades desses profissionais favoreceria a articulação da APS e vigilância em saúde nas ações desenvolvidas nos territórios. Entretanto, tal proposição revela uma concepção errônea de "similaridade" de atribuições comuns aos ACS e aos ACE, inclusive quanto às atividades historicamente destinadas aos ACS, conformando mais uma descaracterização de seu trabalho. É preciso refletir sobre o quanto a integração entre esses profissionais estaria mais a serviço do corte de custos aliado ao discurso de "eficiência" do que do aprimoramento do processo de trabalho e do aumento da resolubilidade da ESF, uma vez que a proposição de articulação entre os campos da vigilância e da APS não se resume à fusão dos agentes comunitários.

A edição da PNAB 2017 não contemplou a explicitação dos mecanismos de financiamento, que só foram definidos em novembro de 2019 com a publicação da Portaria GM/MS 22.979, que instituiu um novo modelo de financiamento federal de custeio da APS, o Programa Previne Brasil, com o fim do Piso de Atenção Básica (fixo e variável), vigente desde 1998, que, apesar da redução proporcional dos recursos federais ao longo dos anos, foi fundamental para a sustentabilidade da APS.

O PAB foi substituído pelo Previne Brasil, baseado em três componentes: capitação ponderada, pagamento por desempenho e incentivo a ações estratégicas. O primeiro componente, a capitação ponderada, é resultante da multiplicação do número de usuários cadastrados pelas equipes de saúde da família e de atenção primária por um valor *per capita* diferenciado segundo características demográficas e socioeconômicas individuais e tipologia municipal. Crianças menores de 5 anos, idosos com idade igual ou superior a 65 anos e beneficiários de programas sociais e da Previdência Social até o limite de dois salários-mínimos equivalem a um valor *per capita* maior do que os demais usuários cadastrados. Outro critério de ponderação é a classificação dos municípios segundo critérios do IBGE, designando peso maior para os municípios classificados como intermediários e rurais remotos em relação aos municípios urbanos para a composição do cálculo final.

Ao vincular o maior volume da transferência dos recursos federais para APS à capitação ponderada, dependente da capacidade municipal de cadastramento de usuários, o Previne Brasil rompeu com o princípio da universalidade, um dos pilares do SUS (Mendes, Melo & Carnut, 2022), configurando uma segmentação dos usuários com evidentes prejuízos aos municípios com menores coberturas da ESF e com menor capacidade e estrutura para cadastrar todas as pessoas pelas equipes, ocasionando áreas descobertas e consequente redução do financiamento federal da APS para esses municípios.

O segundo componente do Previne Brasil, o pagamento por desempenho, tem como parâmetro o alcance de metas de indicadores definidos a cada exercício pelo Ministério da Saúde, com diferentes ponderações que, somadas, constituem o Indicador Sintético Final, utilizado para definição do volume de recursos repassados a cada município. Em 2022 foram selecionados indicadores de realização de consultas e procedimentos para gestantes e mulheres em idade fértil, imunização em menores de 1 ano e consultas, aferição de pressão arterial e solicitação de hemoglobina glicada para pessoas com hipertensão arterial e diabetes *mellitus*. Essa remuneração por desempenho substituiu o PMAQ, experiência exitosa de indução federal de ações de fomento à qualidade da APS que associava avaliação externa, autoavaliação e desempenho de um conjunto de indicadores pactuados entre os gestores para pagamento de um incentivo financeiro por equipe partícipe do programa.

O terceiro componente do Previne Brasil é o incentivo a ações estratégicas que corresponde ao financiamento federal dos ACS, equipes de saúde bucal, Programa Saúde na Hora, Programa Saúde na Escola (PSE), Programa Academia da Saúde, programas de apoio à informatização da APS, eCR, dentre outros.

Dentre os novos incentivos destaca-se o Programa Saúde na Hora, instituído em maio de 2019, que tem como objetivo expandir o horário de funcionamento das Unidades de Saúde da Família (USF) para 60 ou 75 horas, com pelo menos 11 horas ininterruptas e com possibilidade de funcionamento em horários de almoço, noturnos e aos finais de semana. Para tanto, a possibilidade de adesão se dá conforme quatro tipos de formato de funcionamento em horário estendido: USF com 60 horas semanais, USF com 60 horas semanais com Saúde Bucal, USF com 75 horas semanais com Saúde Bucal e USF ou UBS com 60 horas semanais. Segundo o Governo Federal, o programa resulta em maior cobertura e acesso da APS, diminui o custo por equipe, por incluir um número maior de profissionais, garante maior autonomia para os gestores organizarem as equipes e aumenta os repasses de recursos federais, diferenciados segundo quantidade e tipo de equipes na unidade.

Entretanto, o Saúde da Hora enfatiza um rol restrito de ações essenciais, quais sejam: acolhimento com classificação de risco; fornecimento de medicamentos; consultas médicas e de enfermagem; oferta de todas as vacinas previstas no calendário vacinal; coleta de exames laboratoriais; ações de rastreamento (recém-nascidos, gestação, infecções sexualmente transmissíveis); pequenos procedimentos (injetáveis, curativos, pequenas cirurgias, sondagem, cuidado de estomas, sutura), o que reforça modelos de APS seletiva. A composição e a quantidade de equipes inviabilizam a adesão de unidades de saúde que não contem com estrutura física para aportar novos profissionais e fluxos assistenciais, o que pode aumentar as inequidades no acesso aos recursos em saúde. Cabe destacar ainda que o programa encapsula as equipes em arranjos de distribuição de carga horária contrários ao vínculo com as famílias, atributo essencial da APS, e reforça a precarização do trabalho dos profissionais de saúde ante a intensificação da superexploração da força de trabalho em saúde.

Além do fim de incentivos específicos para implantação de equipes da ESF, o Previne Brasil também revogou as normativas que definiam os parâmetros e o custeio do Núcleo Ampliado de Saúde da Família e Atenção Básica. Desse modo, foi encerrado o repasse federal para implantação dessas equipes, um dos principais instrumentos de fortalecimento da ESF, através da lógica do apoio matricial de equipes multiprofissionais, consonantes com os princípios de integralidade e resolutividade do SUS. Após duras críticas, a SAPS emitiu a Nota Técnica 03/2020, destacando que, com a desvinculação da composição de equipes às tipologias adotadas para o financiamento, os gestores municipais passavam a ter autonomia para definir os profissionais, a carga horária e os diversos arranjos de equipes. O argumento da pretensa maior autonomia buscou, assim, ocultar que a permanência e a sustentabilidade financeira desses dispositivos passaram a ser unicamente da responsabilidade dos gestores municipais e dependentes da capacidade financeira dos municípios em um contexto de grande restrição de recursos para saúde.

A implementação do Previne Brasil coincidiu com a ocorrência da pandemia da Covid-19, em meio à descoordenação federal no enfrentamento da maior crise sanitária do século XXI, em um contexto de desfinanciamento do SUS. A operacionalização do Previne Brasil até o momento tem sido marcada por intensa burocratização, grande complexidade dos cálculos em meio à pandemia que comprometeu a capacidade dos municípios para realização do cadastramento da população elegível. Há que se notar a adesão do CONASEMS ao novo modelo de financiamento da atenção básica, possivelmente relacionada com a extensão do financiamento federal a outros formatos de equipes com menor carga horária para médicos e enfermeiros e menor número de ACS, desde que a quantidade de equipes de saúde da família, como critério para as transferências federais aos municípios, foi substituída pela capitação ponderada de usuários cadastrados.

Outras medidas implementadas nesse período reforçaram o processo de desmonte do modelo exitoso da ESF na reorganização da APS. Em 2019 foi editada a Lei 13.958, de 18 de dezembro de 2019, que instituiu o Programa Médicos pelo Brasil (PMB), em substituição ao PMM. O êxito do PMM, especialmente na redução da escassez e desigualdade na distribuição de médicos, não foi suficiente para barrar sua interrupção. O novo programa, centrado apenas na provisão de atenção médica individual, não contemplou os eixos relacionados com a regulamentação e fomentos à formação médica, evidenciando descumprimento da prerrogativa constitucional da formação para o SUS (Giovanella *et al.*, 2019; Miranda, 2019).

Essa lei também autorizou a criação da Agência para o Desenvolvimento da Atenção Primária à Saúde (ADAPS), serviço social autônomo, uma figura jurídica de direito privado sem fins lucrativos. A ADAPS foi regulamentada em 2021 com a publicação das cinco normativas, contemplando o estatuto (Resolução 1, de 15 de outubro de 2021), a Estrutura de Cargos em Comissão e Funções de Confiança da ADAPS e a respectiva remuneração (Resolução 2,

de 15 de outubro de 2021), o manual do regulamento das licitações, compras e contratações da ADAPS (Resolução 3, de 15 de outubro de 2021), o Regimento Interno da Agência (Resolução 4, de 15 de outubro de 2021) e o Contrato de Gestão para o desenvolvimento da Atenção Primária à Saúde (Resolução 5, de 15 de outubro de 2021). A criação da ADAPS, portanto, adota um modelo de gestão paraestatal, órgão auxiliar na execução de função pública, não submetido à observância das regras da administração pública. Esse modelo explicita uma opção do Governo Federal que amplia as possibilidades de participação do setor privado na provisão de serviços de APS (Giovanella *et al.*, 2019; Morosini, Fonseca & Baptista, 2020).

No período de 2017 a 2020, a cobertura da ESF no Brasil manteve-se em torno de aproximadamente 64,0%, com flutuações insignificantes entre as regiões e os grupos de municípios por porte populacional. Nesse período, embora tenha sido observada uma tendência de estabilidade da cobertura populacional em valores superiores a 50,0%, exceto nos municípios de grande porte, é importante destacar que em alguns cenários houve pequena redução da cobertura, o que não havia sido observado desde 1998. Os valores de cobertura foram semelhantes à média nacional nas regiões Norte (62,9% a 64,7%), Sul (65,9% a 63,7%) e Centro-Oeste (60,8% a 65,3%), sendo maiores na região Nordeste (80,3% a 82,3%) e inferiores na região Sudeste (53,2% para 51,0%), uma tendência que foi observada em todo o período (veja a Figura 22.2). Foram observados pequenos declínios na cobertura dos menores municípios (94,8% a 91,2%) e nos de 10 mil a 50 mil habitantes (87,3% a 85,5%), estabilidade nos grupos de municípios de 50 mil a 100 mil habitantes (71,6% a 71,1%) e pequeno aumento nos de 100 mil a 500 mil habitantes (52,9% a 54,0%) e de mais de 500 mil habitantes (44,6% a 46,1%) (veja a Figura 22.3). O percentual de municípios com mais de 70,0% de cobertura de ESF também apresentou leve declínio (84,6% a 81,0%), apresentando pequenas variações positivas e negativas nos mesmos grupos de municípios, conforme os padrões da cobertura populacional (veja a Figura 22.4). O número de equipes de saúde bucal aumentou, chegando a mais de 30 mil no final do período, com 43,7% de cobertura populacional estimada (veja a Figura 22.5).

A SAPS modificou o elenco de informações disponibilizadas no *site* do e-Gestor Atenção Básica e no Painel de Indicadores da Atenção Primária à Saúde. Duas medidas devem ser destacadas: a primeira, em 2020, diz respeito às informações sobre o número de equipes de NASF implantadas, que, com o fim do credenciamento e financiamento federal, não são mais disponibilizadas em âmbito nacional; a segunda, mais abrangente, foram as mudanças nas informações sobre a cobertura populacional da APS, a partir de 2021.

Até 2020, o *site* disponibilizava informações sobre população, número de equipes, estimativa de população coberta e cobertura tanto para a ESF como para atenção básica (totalizando equipes de ESF e de outras modalidades), mas a partir de 2021 passou a disponibilizar apenas informações sobre o número de equipes de ESF e APS financiadas, quantidade de cadastros das equipes financiadas e cobertura de atenção básica, conforme estabelecido pela

SAPS na Nota Técnica 418/2021-GCGAP/DESF/SAPS/MS. Como alertado no *site* da Rede APS da ABRASCO[11], trata-se da "invisibilidade do indicador da Estratégia de Saúde da Família" e tais mudanças atenderam aos propósitos do Programa Previne Brasil. A ausência de dados sobre cobertura da ESF não foi uma medida trivial e, além da coerência com a implementação de novas conformações da APS e o fim da prioridade do modelo da ESF, tem consequências próprias adicionais. O apagamento da informação restringe as possibilidades de análise da evolução temporal da ESF nos estados e municípios, em moldes amplamente utilizados desde 1998, para acompanhamento da gestão do SUS e na condução de estudos e investigações científicas, comprometendo, assim, tanto as análises dos impactos da implementação da ESF como os efeitos das medidas adotadas sobre sua evolução como principal modelo de reorganização da APS no Brasil.

As mudanças estruturais no financiamento, na composição e na organização do processo de trabalho das equipes, associadas ao descompromisso com a formação médica e à criação de mecanismos institucionais facilitadores da privatização da oferta e gestão dos serviços, são a expressão objetiva do desmonte da ESF, modelo exitoso da APS no Brasil. Essas medidas revelam a seletividade e a focalização da política de APS consoantes com diretivas do que Mendes, Melo & Carnut (2022) denominaram de SUS operacional, em clara oposição aos princípios da universalidade e da integralidade da assistência à saúde. Por conseguinte, encontram-se alinhadas ao contexto internacional de avanço do neoliberalismo, gerencialismo e discurso da eficiência dos gastos com saúde (De Seta, Ocké-Reis & Ramos, 2021).

CONSIDERAÇÕES FINAIS

Este capítulo analisou a evolução da APS no Brasil com a adoção e implementação da ESF. Buscamos capturar a dinâmica das transformações de sua arquitetura e todo o conjunto de dispositivos que marcaram sua implementação, ao lado da análise de sua difusão e grande expansão, dadas suas velocidade e sustentabilidade em um país em que as políticas e programas duram, por vezes, o curto tempo de uma gestão de governo. Foram impressionantes, em número e diversidade, as iniciativas e mecanismos de aperfeiçoamento e ampliação do modelo inicial, proposto em 1994, assim como a rapidez e a intensidade do desmonte das experiências exitosas construídas nessa trajetória da ESF, aqui apresentada em quatro fases sucessivas, articuladas aos contextos nacional e internacional e sistematizadas na linha do tempo e no Quadro 22.1, que compara as três edições da Política de Atenção Básica.

A primeira fase, de 1994 a 1997, correspondeu à criação do PSF, formulado a partir de uma concepção inovadora de APS, fundamentada na atuação multiprofissional das equipes de saúde com a presença dos ACS e na natureza comunitária e territorial, embasada em conceito ampliado de saúde e seus determinantes. Embora rompesse, desde o início, com modelos seletivos de atenção curativa e médico-centrada, o PSF não foi amplamente reconhecido, sendo questionado em suas potencialidades de reorientação dos modelos de atenção à saúde.

A segunda fase, de 1998 a 2005, caracterizou-se pela expansão territorial e populacional da cobertura e implementação de mecanismos de fortalecimento e sustentabilidade da ESF: criação do PAB, com aumento do volume de recursos e aprimoramento dos mecanismos de transferência federal; implementação do Pacto da Atenção Básica como instrumento de monitoramento e avaliação; criação de um sistema de informação específico para atenção básica, compatível e potente para apoiar a reorganização dos processos de trabalho das equipes de saúde da família; institucionalização de processos de educação permanente; e crescente legitimação institucional no âmbito das esferas de gestão do SUS enquanto uma política pública com evidências científicas de seus impactos positivos na ampliação do acesso e melhoria da qualidade da APS e no estado de saúde da população brasileira.

A terceira fase, de 2006 a 2016, com duas edições da Política Nacional da Atenção Básica, representou a consolidação da ESF com avanços no desenho organizacional de atenção primária à saúde integral. Quatro pontos podem ser destacados na evolução da conformação da ESF. Primeiro, a proposição do papel da APS de coordenação das redes de atenção à saúde; segundo, transformações na concepção do trabalho multiprofissional com a expansão das equipes de saúde bucal e de NASF e a criação de novas modalidades de equipes direcionadas para populações de rua e ribeirinhas, ampliando as potencialidades da integração de vários saberes e fazeres na resolução dos problemas de saúde; terceiro, o aperfeiçoamento dos processos de educação permanente e de monitoramento e avaliação; e quarto, o enfrentamento dos problemas de escassez e de formação dos profissionais de saúde, com o PMM. A análise dos impactos sobre a organização dos serviços e sobre a saúde da população demonstrou a relevância do modelo, mas também destacou a multiplicidade dos contextos estaduais e municipais e as desigualdades sociorregionais na implementação da política, com consequente variabilidade de seus efeitos.

A quarta fase, a partir de 2017, com a edição da nova PNAB e o Previne Brasil, tem sido caracterizada por um conjunto de medidas articuladas e implementadas em curto espaço de tempo, conformando um processo de desmonte do modelo de APS que vinha sendo implementado há mais de 25 anos. A implementação sistemática e sustentável de mecanismos de revisão e aperfeiçoamento da política é imprescindível para superação dos problemas ainda evidenciados em estudos avaliativos, dentre os quais destacamos: necessidade de qualificação da gestão pública, fortalecimento dos mecanismos democráticos e participativos, qualificação dos processos de trabalho das equipes e regularização dos vínculos de trabalho. No entanto, as proposições da PNAB 2017 e o Previne Brasil apontaram na direção oposta ao fortalecimento da ESF, ao descaracterizar os pilares do modelo de APS territorial e comunitária, com base no trabalho multiprofissional, comprometendo a integralidade e a longitudinalidade do cuidado e sedimentando caminhos para conformação

---

[11]Disponível em: https://redeaps.org.br/2022/04/18/invisibilidade-do-indicador-de-cobertura-da-esf/.

de modelos de APS que vigoravam no período pré-SUS, de prestação de assistência focalizada na atenção individual e curativa, e para ampliação da participação do setor privado, rompendo com os princípios de universalidade e integralidade do SUS, organizado a partir da atenção básica, com vínculo, acolhimento e resolutividade dos problemas mais prevalentes das populações em seus territórios (Rocha, 2017; Giovanella *et al.*, 2020).

Como salientamos neste capítulo, a evolução das políticas de APS é indissociavelmente condicionada pelo contexto político e socioeconômico nacional e internacional. Assim, a reversão do desmonte da APS não ocorrerá de maneira isolada, pois é dependente do fortalecimento do Estado democrático de direito e da participação social na construção de uma agenda política de enfrentamento ao neoliberalismo. O ponto fulcral é a reversão do desfinanciamento do SUS e das políticas sociais, não apenas com o fim do congelamento, mas com ampliação dos gastos públicos, coerente com a universalidade do direito à saúde. A sustentabilidade financeira precisa ser acompanhada do fortalecimento do papel do Estado na provisão e gestão dos serviços de saúde e no reforço da mudança do modelo assistencial segundo os princípios de universalidade, integralidade e equidade. Assim, urge contrapor-se às iniciativas de focalização, seletividade e segmentação da APS com o aumento de investimentos compatíveis com a complexidade de APS abrangente, resolutiva e ordenadora da rede, em articulação intersetorial com as políticas econômicas e sociais.

A análise empreendida neste capítulo tem a pretensão de, ao suscitar reflexões quanto às origens dos retrocessos recentes, invocar a ação política pelo fortalecimento das instituições democráticas, pela reconstrução dos princípios e diretrizes do sistema público, universal e de qualidade e pela defesa da ESF como modelo de orientação da APS brasileira.

Referências

ABRASCO. Novo modelo de financiamento para qual Atenção Primária à Saúde? (23 de outubro de 2019). Disponível em: https://www.abrasco.org.br/site/noticias/formacao-e-educacao/novo-modelo-de-financiamento-para-qual-atencao-primaria-a-saude-artigo-de-aquilas-mendes-e-leonardo-carnut/43609/. Acesso em 04 ago 2022.

Almeida PFD. Atenção primária à saúde no Brasil e os 40 anos de Alma-Ata: reconhecer os desafios para seguir adiante. Cadernos de Saúde Pública. 2018; 34(8). doi: 10.1590/0102- 311X00136118.

Amorim DA, Mendes AN. Financiamento federal da atenção básica à saúde no SUS: uma revisão narrativa. J Manag Prim Health Care, 2020; 12:e15. Disponível em https://doi.org/10.14295/jmphc.v12.970. Acesso em 22 abr 2022.

Aquino R, Oliveira NF, Barreto ML. Impact of the Family Health Program on Infant Mortality in Brazilian Municipalities. American Journal of Public Health, 2008; 99:87-93.

Banco Mundial. Propostas de Reformas do Sistema Único de Saúde Brasileiro. Brasília, DF: [s.n.]. Disponível em: http://pubdocs.worldbank.org/en/545231536093524589/Propostas-de-Reformasdo-SUS.pdf. Acesso em 24 mai 2019.

Brasil. Ministério da Saúde. Portaria 1.645, de 2 de outubro de 2015. Dispõe sobre o Programa Nacional de Melhoria do Acesso e da Qualidade da Atenção Básica (PMAQ-AB). Brasília, 2015e. Disponível em: . DOU, Seção 1, n. 190, p. 668-669. Acesso em 10 out 2015.

Brasil. Ministério da Saúde. Portaria GM 154, de 24 de janeiro de 2008. Cria os Núcleos de Apoio à Saúde da Família – NASF. Ministério da Saúde. Diário Oficial da República Federativa do Brasil, mar. 2008ª; 43:4.

Brasil. Ministério da Saúde. Portaria Interministerial 1.802, de 26 de agosto de 2008. Programa de Educação pelo Trabalho para a Saúde (PET Saúde). Brasília: Ministério da Saúde, 2008b.

Brasil. Ministério da Saúde. Saúde da Família – uma estratégia para a reorientação do modelo assistencial. Secretaria de Assistência à Saúde/Coordenação de saúde da Comunidade. Brasília, 1997.

Brasil. Ministério da Saúde. Secretaria de Assistência à Saúde. Departamento de Atenção Básica. Coordenação de Acompanhamento e Avaliação da Atenção Básica. Informe da Atenção Básica no 17: O projeto de expansão e consolidação do saúde da família – PROESF Brasília: Ministério da Saúde, 2003b.

Brasil. Ministério da Saúde. Secretaria de Assistência à Saúde. Departamento de Atenção Básica. Coordenação Nacional de Saúde Bucal. Diretrizes da Política Nacional de Saúde Bucal. Brasília-DF: Ministério da Saúde, 2004b. Disponível em http://bvsms.saude.gov.br/bvs/publicacoes/politica_nacional_brasil_sorridente.pdf. Acesso em 20 out 2012.

Brasil. Ministério da Saúde. Secretaria de Atenção à Saúde. Departamento de Atenção Básica. Diretrizes do NASF: Núcleo de Apoio a Saúde da Família. Caderno de Atenção Básica, n. 27. Série A. Normas e Manuais Técnicos. Brasília: Ministério da Saúde, 2010.

Brasil. Ministério da Saúde. Secretaria de Atenção à Saúde. Departamento de Atenção Básica. Política Nacional de Atenção Básica. Brasília: Ministério da Saúde, 2012. Disponível em http://189.28.128.100/dab/docs/publicacoes/geral/pnab.pdf. Acesso em 20 out 2012.

Brasil. Ministério da Saúde. Secretaria de Políticas de Saúde. Departamento de Atenção Básica. Coordenação de Investigação. Os polos de capacitação, formação e educação permanente de pessoal para a saúde da família. Informe da Atenção Básica, 10. Brasília: Ministério da Saúde, 2001.

Brasil. Ministério da Saúde. Sistemas de Informações sobre Mortalidade (SIM) e Nascidos Vivos (SINASC) para os profissionais do Programa Saúde da Família/Ministério da Saúde. 2. ed. rev. atual. Brasília: Ministério da Saúde, 2004a. 40 p. (Série F. Comunicação e Educação em Saúde)

Campos CEA. As origens da rede de serviços de atenção básica no Brasil: o Sistema Distrital de Administração Sanitária. História, Ciências, Saúde, 2007; 14(3):877-906.

Capistrano Filho D. O programa de saúde da família em São Paulo. Estudos Avançados, 1999; 13(35):89-100.

Cecilio LCDO, Reis AACD. Apontamentos sobre os desafios (ainda) atuais da atenção básica à saúde. Cadernos de Saúde Pública. 2018; 34(8). Disponível em: http://dx.doi.org/10.1590/0102-311x00056917.

Cecilio LCDO, Reis AACD. Atenção básica como eixo estruturante do SUS: quando nossos consensos já não bastam! Cadernos de Saúde Pública. 2018; 34(8). Disponível em: https://doi.org/10.1590/0102-311X00136718.

Conill E. Ensaio histórico-conceitual sobre a Atenção Primária à Saúde: desafios para a organização de serviços básicos e da Estratégia Saúde da Família em centros urbanos no Brasil. Cad Saúde Pública, 2008; 24(sup.1):S7-S27.

Costa CHL. Histórico sobre a implantação do PACS e PSF no Estado do Pará. Rev Bras Enferm 2000; 53:131-3.

Dourado I, Medina MG, Aquino R. The effect of the Family Health Strategy on usual source of care in Brazil: data from the 2013 National Health Survey (PNS 2013). International Journal for Equity in Health, 2016; 15:151.

Dourado I, Veneza B, Oliveira MD et al. Trends in primary health care-sensitive conditions in Brazil. The role of the Family Health Program (Project ICSAP-Brazil). Medical Care, 2011; 49:577-84.

Escorel S. História das políticas de saúde no Brasil de 1964 a 1990: do golpe militar à reforma sanitária. In: Giovanella L (org.) Políticas e Sistema de Saúde no Brasil. Rio de Janeiro: Editora FIOCRUZ, 2008: 385-434.

Facchini LA, Piccini R, Thumé E, Tomasi E, Silveira D, Siqueira FC, Rodrigues MA. Desempenho do PSF no Sul e no Nordeste do Brasil: avaliação institucional e epidemiológica da Atenção Básica à Saúde. Ciências e Saúde Coletiva, 2006; 11(3):669-81.

Facchini LA, Tomasi E, Thumé E (orgs.) Acesso e qualidade na atenção básica brasileira: análise comparativa dos três ciclos da avaliação externa do PMAQ-AB, 2012-2018. [E-book]. São Leopoldo: Oikos, 2021. 224p.

Fausto MCR, Giovanella L, Mendonça MHM, Seidl H, Gagno J. A posição da Estratégia Saúde da Família na rede de atenção à saúde na perspectiva das equipes e usuários participantes do PMAQ-AB. Saúde Debate 2014; 38(n esp.):9-12.

Fontenelle LF. Mudanças recentes na Política Nacional de Atenção Básica: uma análise crítica. Rev Bras Med Fam Comunidade, 2012; 7(22):5-9. Disponível em: https://doi.org/10.5712/rbmfc7(22)417.

Giovanella L et al. De Alma-Ata a Astana. Atenção primária à saúde e sistemas universais de saúde: compromisso indissociável e direito humano fundamental. Cad Saúde Pública 2019; 35(3):e00012219. doi: 10.1590/0102-311X00012219.

Giovanella L, Bousquat A, Almeida PF et al. Médicos pelo Brasil: caminho para a privatização da atenção primária à saúde no Sistema Único de Saúde? Cad Saúde Pública 2019; 35(10):e00178619.

Giovanella L, Bousquat A, Schenkman S, Almeida PF, Sardinha LMV, Vieira MLFP. Cobertura da Estratégia Saúde da Família no Brasil: o que nos mostram as Pesquisas Nacionais de Saúde 2013 e 2019. Ciênc Saúde Colet. jun 2021; 26(suppl.1):14.

Giovanella L, Mendonça MHM et al. Atenção Primária à Saúde. In: Giovanella L (org.) Políticas e Sistema de Saúde no Brasil. Rio de Janeiro: Editora Fiocruz, 2008: 575-625.

Giovanella L, Mendonça MHM, Medina MG et al. Contribuições dos estudos do PMAQ-AB para a avaliação da APS no Brasil. In: Mendonça MHM, Mata GC, Gondim R, Giovanella L (orgs.) Atenção primária à saúde no Brasil: conceitos, práticas e pesquisa. Rio de Janeiro: Fiocruz, 2018: 569-610.

Giovanella L, Mendoza-Ruiz A, Pilar ACA et al. Sistema universal de saúde e cobertura universal: desvendando pressupostos e estratégias. Ciência & Saúde Coletiva, 2018; 23(6):1763-76.

Giovanella L, Stegmüller K. Crise Financeira Europeia e Sistemas de Saúde. Rio de Janeiro: Cad Saúde Pública, nov 2014; 30(11):1-19. Doi: doi.org/10.1590/0102-311X00021314.

Giovanella L. Atenção básica ou atenção primária à saúde? Cad. Saúde Pública 2018; 34(8):e00029818 [Espaço Temático: Política Nacional de Atenção Básica].

Guanais F, Macinko J. Primary care and avoidable hospitalizations: evidence from Brazil. J Ambul Care Manage, 2009; 32(2):115-22.

Hartz Z, Felisberto E, Silva LV (orgs.) Meta-Avaliação da Atenção Básica à Saúde: teoria e prática. Rio de Janeiro: Editora Fiocruz, 2008.

Hone T, Macinko J, Millett CM. Revisiting Alma-Ata: what is the role of primary health care in achieving the Sustainable Development Goals? The Lancet, 2018; 392(10156):1461-72. Disponível em:shttps://doi.org/10.1016/S0140-6736(18)31829-4.

Jesus RA, Medina MG, Prado NMBL. Programa Mais Médicos: Análise documental dos eventos críticos e posicionamento dos atores sociais. s. Interface (Botucatu), 2017; 21(Supl.1):1241-55.

Lavras C. Atenção Primária à Saúde e a Organização de Redes Regionais de Atenção à Saúde no Brasil. Saúde Soc, 2011; 20(4):867-74.

Lima RTS, Fernandes TG, Martins Jr PJA, Portela CS, Santos Jr GDO, Schweickardt JC. Saúde em vista: uma análise da Atenção Primária à Saúde em áreas ribeirinhas e rurais amazônicas. Ciênc Saúde Coletiva jun-jul 2021; 26(6). Disponível em: http://cienciaesaudecoletiva.com.br/artigos/saude-em-vista-uma-analise-da-atencao-primaria--a-saude-em-areas-ribeirinhas-e-rurais-amazonicas/17943. Doi: https://doi.org/10.1590/1413-81232021266.02672021.

Lord Dawson of Penn. Interim Report on the Future Provision of Medical and Allied Services. (United Kingdom Ministry of Health, Consultative Council on Medical Allied Services) London: Her Majesty´s Stationery Offices, 1920. Disponível em: http://www.sochealth.co.uk/healthcare-generally/history-of-healthcare/interim-report-on-the--future-provision-of-medical-and-allied-services-1920-lord-dawson-of-penn/. Acesso em 6 out 2012.

Macinko J, Dourado I, Aquino R et al. Major expansion of primary care in Brazil linked to decline in unnecessary hospitalization. Health Affairs, 2010; 29(12):2149-60.

Macinko J, Guanais FC, Marinho de Souza MF. Evaluation of the impact of the Family Health Program on infant mortality in Brazil, 1990-2002. J Epidemiol Community Health 2006; 60:13-9.

Macinko J, Marinho de Souza MF, Guanais FC, da Silva Simões CC. Going to scale with community based primary care: an analysis of the Family Health Program and infant mortality in Brazil, 1999-2004. Soc Sci Med, 2007a; 65(10):2070-80.

Macinko J, Mendonça C.S. Estratégia Saúde da Família, um forte modelo de Atenção Primária à Saúde que traz resultados. Rio de Janeiro: Saúde Debate set 2018; 42(esp.1):18-37.

Martini JG. Implantação do Programa Saúde da Família em Porto Alegre. Rev Bras Enferm, 2000; 53:71-6.

Massuda A, Malik AM, Lotta G, Siqueira M, Tasca R, Rocha R. Brazil's Primary Health Care Financing: Case Study. Lancet Global Health Commission on Financing Primary Health Care. Working Paper nº 1. 2022.

Mbembe A. Necropolítica. Revista Arte & Ensaios, 2016; (32):122-51.

Medina MG, Almeida PF, Lima JG, Moura D, Giovanella L. Programa Mais Médicos: mapeamento e análise da produção acadêmica no período 2013-2016 no Brasil. Saúde Debate, set 2018; 42(spe.1).

Medina MG, Aquino R, Carvalho ALB. Avaliação da atenção básica: construindo novas ferramentas para o SUS. Div Saúde Debate 2000; (21):15-28.

Medina MG, Aquino R. Avaliando o Programa de Saúde da Família. In: Sousa MF (org.) Os sinais vermelhos do PSF. São Paulo: Hucitec, 2002: 135-51.

Medina MG, Hartz ZMA. The role of the Family Health Program in the organization of primary care in municipal health systems. Rio de Janeiro: Cad Saúde Pública, 2009; 25(5):1153-67.

Medina MG, Vilasbôas ALQ, Aquino R, Nunes CA et al. Financiamento da Política Nacional de Atenção Básica no Brasil no ano de 2014. Relatório de Acompanhamento de Políticas. Observatório de Análise Política em Saúde. Disponível em: http://www.analisepoliticaemsaude.org/oaps/matriz/analises/1/. Acesso em 0 mar 2017.

Medina MG. Dialogando com os autores: concordâncias e controvérsias sobre atenção primária à saúde no Brasil. Cad Saúde Pública 2018; 34(8):e00116118. [Espaço Temático: Política Nacional de Atenção Básica].

Mendes A, Melo MA, Carnut L. Análise crítica sobre a implantação do novo modelo de alocação dos recursos federais para atenção primária à saúde: operacionalismo e improvisos. Cad Saúde Pública 2022; 38(2):e00164621. Disponível em doi: 10.1590/0102-311X00164621. Acesso em 22 abr 2022.

Mendonça MHM, Vasconcellos MM, Viana AL. Atenção primária à saúde no Brasil. Cadernos de Saúde Pública, 2008; 24(suppl.1):S4-S5.

Miranda A. Médicos pelo Brasil: simulacro reciclado e agenciamento empresarial. Notícias ABRASCO 9 ago 2019. Disponível em: https://www.abrasco.org.br/site/outras-noticias/opiniao/medicos_brasil_bolsonaro_alcides_miranda/42108/.

Morosini MVGC, Fonseca AF, Lima LD. Política Nacional de Atenção Básica 2017: retrocessos e riscos para o Sistema Único de Saúde. Saúde Debate, 2018; 42(16):11-24. Disponível em: http://dx.doi.org/10.1590/0103- 1104201811601.

Morosini MVGC, Fonseca AFB, Faria TW. Previne Brasil, Agência de Desenvolvimento da Atenção Primária e Carteira de Serviços: radicalização da política de privatização da atenção básica? Cadernos de Saúde Pública [online] 2020; 36(9):e00040220. Disponível em: https://doi.org/10.1590/0102-311X00040220. Acesso em 22 abr 2022.

Mota A, Schraiber LB. Atenção Primária no Sistema de Saúde: debates paulistas numa perspectiva histórica. Saúde Soc 2011; 20(4):837-52.

Nery JS, Rodrigues LC, Rasella D et al. Effect of Brazil's conditional cash transfer program on tuberculosis incidence. International Journal of Tuberculosis and Lung Disease, 2017; 21:790-6.

Nunes CA. A Integralidade da atenção e o Programa de Saúde da Família: estudo de caso em um município do interior da Bahia. Salvador: Tese (Doutorado) – Instituto de Saúde Coletiva, Universidade Federal da Bahia. 2011.

Paim J. Saúde da Família: espaço de reflexão e de contra-hegemonia. Interface Comunic Saúde Educ 2001; 9:143-6. Disponível em: https://

www.scielo.br/j/icse/a/Xp4yMLqWXbHny8yGkg3W9Kd/?lang=pt&format=pdf.

Paim JS. Descentralização das ações de saúde no Brasil e a renovação da proposta "Saúde para Todos". In: Paim JS. Saúde, Política e Reforma Sanitária. Salvador: Instituto de Saúde Coletiva, 2002.

Paim JS. Políticas de saúde no Brasil ou recusando o apartheid sanitário. Ciência & Saúde Coletiva, 1996; 1:18-20.

Paim JS. Reforma Sanitária Brasileira: contribuição para a compreensão e crítica. Salvador: EDUFBA/Rio de Janeiro: Editora Fiocruz; 2008. 356p.

Piccini RX, Facchini LA, Tomasi E et al. Necessidades de saúde comuns aos idosos: efetividade na oferta e utilização em atenção básica à saúde. Ciência e Saúde Coletiva, 2006; 11(3):657-67.

Pinto Jr EP, Aquino R, Dourado I, Costa LQ, Silva MGC. Internações por condições sensíveis à Atenção Primária à Saúde em crianças menores de 1 ano no Brasil. Ciênc Saúde Coletiva 2020; 25(7). Disponível em: https://doi.org/10.1590/1413-81232020257.25002018.

Pinto LF, Giovanella L. Do Programa à Estratégia Saúde da Família: expansão do acesso e redução das internações por condições sensíveis à atenção básica (ICSAB). Ciência & Saúde Coletiva, 2018; 23(6):1903-14. Disponível em: http://dx.doi.org/10.1590/1413-81232018236.05592018.

Rasella D, Aquino R, Barreto ML. Impact of the Family Health Program on the quality of vital information and reduction of child unattended deaths in Brazil: an ecological longitudinal study. BMC Public Health (Online), 2010ª; 10:380.

Rasella D, Aquino R, Barreto ML. Reducing childhood mortality from diarrhea and lower respiratory tract infections in Brazil. Pediatrics (Evanston), 2010b; 126:e1-e7.

Rede APS. Discussões e posicionamentos sobre a Portaria 2.979 para o novo financiamento da APS. Rede de Pesquisa em APS da ABRASCO, 2020. Disponível em: https://redeaps.org.br/2020/02/17/discussoes-e-posicionamentos-sobre-a-portaria-no-2-979-para-o-novo-financiamento-da-aps/. Acesso em 04 ago 2022.

Santana AJ. Financiamento da Atenção Básica dos municípios da Bahia: Análise das transferências federais de 2008 a 2017. Dissertação (Mestrado em Saúde Comunitária). Salvador: Instituto de Saúde Coletiva, Universidade Federal da Bahia, 2021. 88p.

Santana M, Aquino R, Medina MG. Efeito da Estratégia Saúde da Família na vigilância de óbitos infantis. Revista de Saúde Pública (USP. Impresso), 2012; 46:59-67.

Sarti TD, Campos CE, Zandonade E, Ruschi GE, Maciel EL. Avaliação das ações de planejamento em saúde empreendidas por equipes de saúde da família. Cad Saude Publica, 2012; 28(3):537-48.

Seidl H, Vieira SP, Fausto MCR, Lima RCD, Gagno J. Gestão do trabalho na Atenção Básica em Saúde: uma análise a partir da perspectiva das equipes participantes do PMAQ-AB. Rio de Janeiro: Saúde Debate, out 2014; 38(esp):94-108.

Senna MCM. Equidade e política de saúde: algumas reflexões sobre o Programa de Saúde da Família. Cad Saúde Pública, 2002; 18(supl):203-11.

Seta, MHD, Ocké-Reis CO, Ramos ALP. Programa Previne Brasil: o ápice das ameaças à Atenção Primária à Saúde? Ciência & Saúde Coletiva [online], 2021; 26(suppl.2):3781-6. Disponível em: https://doi.org/10.1590/1413-81232021269.2.01072020. Acesso em 22 abr 2022.

Sousa CM, Gianlupp MVP. Implantação do Programa Saúde da Família no Estado de Roraima. Rev Bras Enferm, 2000; 53:135-7.

Sousa MF. A coragem do PSF. São Paulo: Hucitec, 2001.

Souza HM. Saúde da Família: desafios e conquistas. In: Negri B, Viana AL. O Sistema Único de Saúde em dez anos de desafio. São Paulo: Sobravime/Cealag, 2002.

Starfield B. Measuring the attainment of primary care. J Med Educ, 1979; 54(5):361-9.

Teixeira LA. Comentário: Rodolfo Mascarenhas e a história da saúde pública em São Paulo. Rev Saúde Pública, 2006; 40(1):3-19.

Teixeira M, Matta GC, Silva-Júnior AG. Modelos de gestão na Atenção Primária à Saúde: uma análise crítica sobre gestão do trabalho e produção em saúde. In: Mendonça MHM, Mata GC, Gondim R, Giovanella L (orgs.) Atenção primária à saúde no Brasil: conceitos, práticas e pesquisa. Rio de Janeiro: Fiocruz, 2018: 117-41.

Toledo PPS, Santos EM, Cardoso GCP, Abreu DMF, Oliveira AB. Prontuário Eletrônico: uma revisão sistemática de implementação sob as diretrizes da Política Nacional de Humanização. Ciênc Saúde Coletiva jun-jul 2021; 26(6). Disponível em: https://doi.org/10.1590/1413-81232021266.39872020.

Tomasi E, Fernandes PAA, Fischer T et al. Qualidade da atenção pré-natal na rede básica de saúde do Brasil: indicadores e desigualdades sociais. Cadernos de Saúde Pública, 2017ª; 3393):e00195815.

Tomasi E, Oliveira TF, Fernandes PAA et al. Estrutura e processo de trabalho na prevenção do câncer de colo de útero na Atenção Básica à Saúde no Brasil: Programa de Melhoria do Acesso e da Qualidade – PMAQ. Recife: Rev Bras Saúde Matern Infant, abr/jun 2015; 15(2):171-80.

Ugá MA, Piola SF, Porto SM, Vianna SM. Descentralização e alocação de recursos no âmbito do Sistema Único de Saúde (SUS). Ciência & Saúde Coletiva, 2003; 8(2):417-37.

Viana AL, Dal Poz MR. A Reforma do Sistema de Saúde no Brasil e o Programa de Saúde da Família. Physis, 1998; 8(2):11-48.

Vieira FS, Benevides RPS. O Direito à Saúde no Brasil em Tempos de Crise Econômica, Ajuste Fiscal e Reforma Implícita do Estado. Rev Estudos e Pesquisas sobre as Américas. 2016; 10(3):1-28. Disponível em: http://dx.doi.org/10.21057/repam.v10i3.21860.

Vilasbôas ALQ, Jesus AS, Ruiz D, Borges G. Financiamento Federal da Atenção Básica no Brasil em 2016. Relatório de Acompanhamento de Políticas. Observatório de Análise Política em Saúde. Disponível em: http://www.analisepoliticaemsaude.org/oaps/matriz/analises/1/. Acesso em 8 mar 2017.

Vilasbôas ALQ, Paim JS. Práticas de planejamento e implementação de políticas no âmbito municipal. Rio de Janeiro: Cad Saúde Pública, 2008; 24(6):1239-50.

Vilasbôas ALQ, Prado NMBL, Aquino R, Nunes CA et al. Financiamento da Política Nacional de Atenção Básica no Brasil no ano de 2015. Relatório de Acompanhamento de Políticas. Observatório de Análise Política em Saúde. Disponível em http://www.analisepoliticaemsaude.org/oaps/matriz/analises/1/. Acesso em 8 mar 2017.

WHO – World Health Organization. Global strategy for health for all by the year 2000. World Health Organizations. Geneva, 1981. Disponível em: http://whqlibdoc.who.int/publications/9241800038.pdf. Acesso em 18 out 2012.

WHO – World Health Organization. United Nations Children's Fund. Primary healthcare. Report of the International Conference on Primary Health Care, 1978 Sep 6-12; Alma-Ata, USSR. Geneva: World Health Organization, 1978.

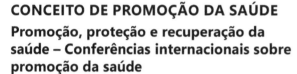

23 | Promoção da Saúde e seus Fundamentos – Determinantes Sociais de Saúde, Ação Intersetorial e Políticas Públicas Saudáveis

Paulo Marchiori Buss • Monique Azevedo Esperidião

CONCEITO DE PROMOÇÃO DA SAÚDE
Promoção, proteção e recuperação da saúde – Conferências internacionais sobre promoção da saúde

O conceito contemporâneo de promoção da saúde (e suas práticas consequentes) surgiu e se desenvolveu nos últimos 50 anos nos países desenvolvidos, particularmente no Canadá, EUA e países da Europa Ocidental. Dez importantes conferências internacionais sobre promoção da saúde, organizadas pela Organização Mundial da Saúde (OMS) e realizadas nos últimos 35 anos – em Ottawa (1986), Adelaide (1988), Sundsval (1991), Jacarta (1997), México (2000), Bangcoc (2005), Nairóbi (2009), Helsinque (2013), Shangai (2016) e Genebra (2021) –, foram importantes para o desenvolvimento das bases conceituais e políticas da promoção da saúde e serviram de espaço para o intercâmbio de experiências e práticas nessa área (Buss, 2000).

Rosen (1979) foi um dos primeiros autores a mencionar a expressão, quando definiu as quatro tarefas essenciais da medicina – a promoção da saúde, a prevenção das doenças, a recuperação dos enfermos e a reabilitação –, afirmando que "a saúde se promove proporcionando condições de vida decentes, boas condições de trabalho, educação, cultura física e formas de lazer e descanso", para o que recomendou o esforço coordenado de políticos, setores sindicais e empresariais, educadores e médicos. A eles, como especialistas em saúde, caberiam a definição de normas e a fixação de padrões.

Leavell & Clark (1976) também utilizaram o conceito de promoção da saúde ao desenvolver o modelo da história natural da doença, que comportaria três *níveis de prevenção*. Dentro desses segmentos existiriam pelo menos cinco níveis distintos nos quais poderiam ser aplicadas medidas preventivas, dependendo do grau de conhecimento da história natural de cada doença.

A prevenção primária, a ser desenvolvida no período de pré-patogênese, consta de medidas destinadas a desenvolver uma saúde geral melhor mediante a proteção específica do indivíduo contra agentes patológicos ou o estabelecimento de barreiras contra os agentes do meio ambiente. A educação em saúde é elemento importante para esse objetivo. Afirmam Leavell & Clark que os componentes para promoção da saúde incluem um bom padrão de nutrição, ajustado às várias fases do desenvolvimento humano; o atendimento das necessidades para desenvolvimento ótimo da personalidade, incluindo aconselhamento e educação adequados dos pais, em atividades individuais ou de grupos; educação sexual e aconselhamento pré-nupcial; moradia adequada; recreação e condições adequadas no lar e no trabalho. A orientação sanitária nos exames de saúde periódicos e o aconselhamento para a saúde em qualquer oportunidade de contato entre o médico e o paciente, com extensão ao resto da família, também estão entre os componentes da promoção. Trata-se, portanto, de um enfoque da promoção da saúde medicalizado, centrado no indivíduo, com projeções para a família ou grupos dentro de certos limites.

Por outro lado, verificou-se que a extensão dos conceitos de Leavell & Clark é insuficiente para o caso das doenças crônicas não transmissíveis. De fato, com a segunda revolução epidemiológica (Terris, 1996) – o movimento de prevenção das doenças crônicas –, a promoção da saúde passou a ser associada a medidas preventivas sobre o ambiente físico e sobre os estilos de vida, e não mais voltadas exclusivamente para indivíduos e famílias, com um enfoque biomédico.

Na realidade, as diversas conceituações disponíveis para promoção da saúde podem ser reunidas em dois grandes grupos. No primeiro deles, a promoção da saúde consiste centralmente em atividades dirigidas à transformação dos comportamentos dos indivíduos, focalizando em seus estilos de vida e os localizando no âmbito das famílias e, no máximo, no ambiente das culturas da comunidade em que vivem. Nesse caso, os programas ou atividades de promoção da saúde propostos se concentram quase exclusivamente em componentes educativos, dirigidos aos indivíduos, primariamente relacionados com riscos comportamentais que seriam passíveis de mudanças, os quais, em uma visão reducionista, estariam sob o restrito controle dos próprios indivíduos (p. ex., o hábito de fumar, a dieta, as atividades físicas, a direção perigosa no trânsito). Trata-se de uma visão estreita, com baixa eficácia, por ignorar o enorme peso dos padrões culturais coletivos, das políticas e da propaganda, entre outros, sobre os comportamentos ditos exclusivamente individuais.

O que, entretanto, vem caracterizar modernamente a promoção da saúde é a constatação do papel protagonista dos determinantes gerais sobre as condições de saúde em torno da qual se reúnem os conceitos do segundo grupo. Este se sustenta no entendimento de que a saúde é produto de um amplo espectro de fatores relacionados com a qualidade de vida, incluindo um padrão adequado de alimentação e nutrição e de habitação e saneamento; condições de trabalho adequadas; oportunidades de educação ao longo de toda a vida; ambiente físico limpo; apoio social para famílias e indivíduos; estilo de vida responsável; e um espectro adequado de cuidados de saúde. Suas atividades estariam, então, mais voltadas ao coletivo de indivíduos e ao ambiente, compreendido em sentido amplo, de ambiente físico, social, político, econômico e cultural, por meio de políticas públicas e de condições favoráveis ao desenvolvimento da saúde ("as escolhas saudáveis serão as mais fáceis") e do reforço (*empowerment*) da capacidade dos indivíduos e das comunidades.

Em outras palavras, promover saúde coincide com enfrentar os determinantes sociais e ambientais da saúde, isto é, as "causas das causas" das iniquidades sociossanitárias. Por conseguinte, promoção da saúde implica ação intersetorial e políticas públicas coerentes que tenham a explícita intensão de produzir saúde, como políticas equitativas de distribuição de renda e riqueza, saneamento básico, educação, moradia e de emprego e trabalho dignos, entre outras.

A Carta de Ottawa (1986) define promoção da saúde como "o processo de capacitação da comunidade para atuar na melhoria de sua qualidade de vida e saúde, incluindo uma maior participação no controle deste processo. Inscreve-se, desse modo, no grupo de conceitos mais amplos, reforçando a responsabilidade e os direitos dos indivíduos e da comunidade por sua própria saúde.

O moderno movimento de promoção da saúde surgiu formalmente no Canadá, em maio de 1974, com a divulgação do documento *A New Perspective on the Health of Canadians*, também conhecido como Informe Lalonde, então Ministro da Saúde daquele país. A motivação central do documento parece ter sido política, técnica e econômica, pois visava enfrentar os custos crescentes da assistência médica, ao mesmo tempo que se apoiava no questionamento da abordagem exclusivamente médica

para as doenças crônicas, em razão dos resultados pouco significativos que aquela apresentava.

Ao se examinar a evolução conceitual da promoção da saúde, verificam-se a aproximação e o diálogo com conceitos que foram sendo desenvolvidos ao longo dos últimos 40 anos: atenção primária de saúde, "nova" saúde pública, determinantes sociais da saúde, saúde e ambiente no contexto do desenvolvimento sustentável, Agenda 21 local e saúde em todas as políticas.

Uma questão central e restritiva ao pleno processo de promoção de saúde é que seus conceitos, políticas e práticas têm ficado restritos a segmentos do setor saúde – não alcançando sequer todos os profissionais da saúde – e tampouco têm impregnado as políticas e os políticos e técnicos de outros setores econômicos e sociais.

CONCEITO DE DETERMINANTES SOCIAIS DA SAÚDE

Iniquidades em saúde – Confluência da promoção da saúde, determinantes sociais e atenção primária na agenda global

Como vimos, os Determinantes Sociais da Saúde (DSS) constituem hoje o principal fundamento conceitual e operacional da promoção da saúde. O que entendemos por DSS? Para a Comissão Nacional sobre os Determinantes Sociais da Saúde (CNDSS), os DSS são os fatores sociais, econômicos, culturais, étnicos/raciais, psicológicos e comportamentais que influenciam a ocorrência da problemas de saúde e seus fatores de risco na população (CNDSS, 2008). A Comissão da Organização Mundial de Saúde (OMS) sobre DSS adota uma definição mais resumida, definindo-os como as condições sociais em que as pessoas vivem e trabalham (CNDSS, 2010). Krieger destaca a possibilidade de intervenção sobre os DSS ao defini-los como os fatores e mecanismos por meio dos quais as condições sociais afetam a saúde e que potencialmente podem ser alterados mediante ações baseadas em informação (Krieger, 2001). Tarlov propõe uma definição bastante sintética, ao entendê-los como as características sociais dentro das quais a vida transcorre (Tallov, 1996).

O Documento Técnico da Conferência Mundial sobre DSS, realizada no Rio de Janeiro em outubro de 2011, designa como DSS as condições sociais nas quais os indivíduos nascem, crescem, vivem, trabalham e envelhecem , as quais são responsáveis pelas enormes diferenças na situação de saúde entre países e entre os grupos populacionais no interior deles, diferenças essas que, por serem injustas e evitáveis, são denominadas iniquidades em saúde (Whitehead, 2000).

Há vários modelos que buscam representar graficamente os DSS. A CNDSS adotou o modelo de Dahlgren & Whitehead (1991) (Figura 23.1), no qual os DSS estão dispostos em camadas hierárquicas. No centro da figura aparece um grupo de indivíduos com suas características de idade, sexo e fatores hereditários. Esses são determinantes biológicos que não podem ser modificados por meio de políticas públicas. Os DSS, que podem e devem ser modificados pela ação humana, uma vez que são

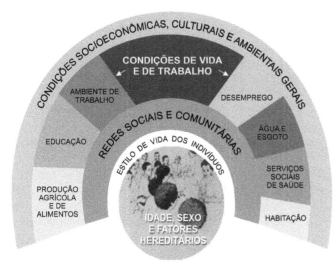

Figura 23.1 Modelo de Dahlgren & Whitehead.

produtos da ação humana, são representados em uma primeira camada pelo estilo de vida dos indivíduos e, apesar de resultarem de escolhas pessoais, essas escolhas sofrem forte influência de determinantes culturais, econômicos, acesso a informações etc. A camada seguinte é representada pelas redes sociais e comunitárias, que expressam o nível de interações e de coesão entre indivíduos e grupos. O apoio social derivado dessas interações se revela cada vez mais um importante elemento para promoção, proteção e recuperação da saúde. A camada seguinte se refere às condições de vida e trabalho, que incluem o acesso aos serviços de saúde e educação e, finalmente, a camada mais externa se refere aos macrodeterminantes relacionados com estruturas socioeconômicas, culturais e ambientais de dada sociedade.

Com maior ou menor detalhe, todas essas definições de DSS têm um denominador comum: o reconhecimento de que as condições de vida e trabalho dos indivíduos e de grupos da população estão relacionadas com sua situação de saúde. Trata-se de algo novo? Embora o conceito de DSS propriamente dito tenha surgido nos anos 1970 e no início da década de 1980, a partir de trabalhos de diversos autores que destacavam as limitações das intervenções de saúde individuais, sugerindo ações direcionadas às sociedades às quais esses indivíduos pertencem (Solar & Irwin, 2007), na realidade há muito tempo se sabe que a distribuição da saúde e da doença nas populações não é aleatória, mas obedece à estratificação socioeconômica dos grupos populacionais.

Em meados do século XIX, autores como Villermé, na França, Chadwick e Engels, na Inglaterra, observaram uma clara associação entre alta mortalidade e pobreza. Apesar da semelhança nos achados, esses autores diferem quanto às causas e, principalmente, quanto às soluções. Para Villermé, a pobreza e os vícios a ela associados são causas de doenças, e propõe como solução o fortalecimento da moral dos pobres e um maior *laissez-faire* na economia. Chadwick, enfatizando a importância do ambiente, considera que a sujeira e a imoralidade causam doenças e pobreza e propõe medidas de controle do ambiente, como acesso a água limpa, saneamento e cuidados com o lixo.

Engels afirma que o capitalismo e a exploração de classe produzem pobreza, doença e morte e considera a revolução socialista a única solução (Birn, 2010).

Na Alemanha, Virchow, considerado o pai da medicina social, adotava conceitos e propostas de soluções bastante semelhantes às atuais, pois já em 1848 escrevia que "a ciência médica é intrínseca e essencialmente uma ciência social", que "as condições econômicas e sociais exercem um efeito importante sobre a saúde e a doença e que tais relações devem submeter-se à pesquisa científica" e que "o próprio termo saúde pública expressa seu caráter político e sua prática deve conduzir necessariamente à intervenção na vida política e social para identificar e eliminar os obstáculos que prejudicam a saúde da população" (Rosen, 1979).

O século XX foi marcado por avanços e recuos no que se refere à importância dada às condições sociais como forma de explicar e orientar as intervenções para promover a saúde das populações e a equidade (Buss & Pellegrini Filho, 2007). No início do século, a criação da primeira escola de saúde pública nos EUA, na Universidade Johns Hopkins, é um exemplo interessante do enfrentamento entre diversas correntes e concepções sobre a conformação do campo da saúde pública, particularmente o conflito entre os enfoques biológico, social e ambiental para estudo e intervenção no processo saúde-doença. A proposta de criação da escola ensejou o debate de questões como: deve a saúde pública dedicar-se ao estudo de doenças específicas enquanto um ramo especializado da medicina, baseando-se fundamentalmente na microbiologia e nos sucessos da teoria dos germes, ou deve centrar-se no estudo da influência das condições sociais, econômicas e ambientais na saúde dos indivíduos? A saúde e a doença devem ser estudadas no laboratório, com o estudo biológico dos organismos infecciosos, ou nas casas, nas fábricas e nos campos, buscando conhecer as condições de vida e os hábitos de seus hospedeiros?

O debate em torno dessas questões durou cerca de 3 anos, de 1913 a 1916, quando Hopkins foi escolhida pela excelência de sua escola de medicina, seu hospital e corpo de pesquisadores, o que representou o predomínio do conceito da saúde pública orientada ao controle de doenças específicas e fundamentada no conhecimento científico baseado na bacteriologia, estreitando o foco da saúde pública que se distancia dos esforços por reformas sociais e sanitárias. A influência desse processo e do modelo por ele gerado não se limita à escola de saúde pública de Hopkins e, graças ao empenho da Fundação Rockefeller, vai estender-se por todo o país e internacionalmente, como na criação da Faculdade de Higiene e Saúde Pública de São Paulo (Fee, 1987).

Apesar do predomínio do enfoque médico-biológico na conformação inicial do campo da saúde pública, em detrimento dos enfoques sociopolíticos e ambientais, ao longo do século XX observa-se uma permanente tensão entre essas diversas abordagens. No contexto do pós-guerra e da construção do sistema das Nações Unidas, em 1948 foi criada a OMS, cujo processo de criação ensejou uma retomada da dimensão social do processo saúde-doença (Cueto, Brown & Fee, 2011). A própria definição de saúde como um estado de completo bem-estar físico, mental e social e não meramente a ausência de doença ou enfermidade, inserida na Constituição da OMS, é uma clara expressão de uma concepção bastante ampla da saúde para além de um enfoque centrado na doença.

Entretanto, até os anos 1970, em parte devido ao extraordinário êxito da campanha da erradicação da varíola iniciada pela OMS em 1959 e com o último caso da doença observado em 1977, predominou a esperança de que as tecnologias médicas seriam a principal resposta para os problemas de saúde das populações.

Em 1977, os Estados-membros da OMS, reunidos na 30ª Assembleia Mundial da Saúde (AMS), estabeleceram como principal meta dos governos e da organização o alcance, por parte de todos os povos do mundo, de um nível de saúde que lhes permitisse levar uma vida social e economicamente produtiva. Essa meta ficou conhecida como Saúde para Todos. Em 1978, na Conferência Internacional sobre Cuidados Primários de Saúde, conhecida como reunião de Alma-Ata, Saúde para Todos deixou de ser um *slogan*, tendo sido proposta a estratégia de Atenção Primária da Saúde (APS) como chave para que essa meta fosse atingida.

A APS, como descrito na Declaração de Alma-Ata (1978), estava bastante alinhada ao conceito de DSS ao propor uma série de estratégias, como a coordenação intersetorial, a participação social e a reestruturação dos sistemas de saúde a partir dos serviços básicos para lograr equidade no acesso e na qualidade da atenção à saúde. Entretanto, pouco depois, em 1982, foi lançada uma versão da APS que eliminava seu conteúdo transformador para concentrar-se apenas na aplicação de algumas medidas específicas para populações carentes.

Em 1986, com a Carta de Ottawa, o pêndulo oscila novamente em benefício da importância das condições sociais para estudo e ação sobre o processo saúde-doença. Entretanto, a década de 1990 é marcada por propostas para reforma dos sistemas de saúde com base no conceito da saúde como um bem privado passível de ser adquirido e regulado pelas regras do mercado. O relatório do Banco Mundial denominado "Relatório sobre Desenvolvimento Mundial 1993: Investindo em Saúde" teve grande influência nas reformas dos sistemas de saúde inspiradas por esse conceito (Banco Mundial, 1993).

A partir da criação da CDSS pela OMS, em 2005, há uma retomada da importância dos DSS e desencadeia-se um movimento global em torno deles. O relatório final dessa comissão, lançado em 2008, além da melhoria das condições de vida dos grupos vulneráveis e de melhores conhecimento e acompanhamento das tendências das iniquidades em saúde, propõe enfrentar a desigual distribuição de poder, dinheiro e recursos para a atenção à saúde.

Ao discutirem o Relatório da CDSS na 62ª Assembleia Mundial da Saúde, em 2009, os Estados-membros da OMS aprovaram a Resolução 62.14: "Reduzir as iniquidades sanitárias atuando sobre os determinantes sociais da saúde" (OMS) que, entre outras disposições, recomenda a organização de um evento mundial para compartilhar políticas e experiências, visando estabelecer as estratégias mais efetivas de ação sobre os DSS para combate às iniquidades em saúde. O Brasil ofereceu-se como sede desse evento, que se materializou na Conferência Mundial sobre Determinantes Sociais da Saúde (CMDSS), realizada em outubro de 2011.

Nesse evento, que contou com a participação de mais de 120 representantes oficiais dos 194 países-membros da OMS, o que expressa a importância do tema na agenda global da saúde, obteve-se um forte compromisso político com o combate às iniquidades em saúde, que se materializou na Declaração do Rio (2011). Discutiram-se também estratégias, metodologias e avaliação de experiências de ação sobre os DSS.

A ideia-força da CMDSS, traduzida no *slogan* Todos pela Equidade, busca evidentemente retomar o espírito de Alma-Ata, enfatizando que para lograr Saúde para Todos é fundamental que todos participem. De fato, a construção da equidade em saúde exige a contribuição de todos os setores do governo, de todos os segmentos da sociedade e da comunidade internacional em ações sobre os DSS organizadas por políticas públicas baseadas em evidências. Como se pode observar, a partir da segunda metade da primeira década deste século há uma confluência tanto nas bases conceituais como nas estratégias de ação dos movimentos de promoção da saúde, determinantes sociais e atenção primária, o que vem reforçando a articulação desses movimentos na agenda global e nas políticas públicas nacionais.

Iniciativa muito importante no campo dos DSS na região das Américas foi a publicação do informe da Comissão da Organização Pan-Americana da Saúde (OPAS) sobre Equidade e Desigualdades em Saúde nas Américas (OPAS, 2018). Segundo as evidências apresentadas no relatório, grande parte da saúde precária é determinada socialmente. Fatores como posição socioeconômica, etnia, gênero, orientação sexual, condição de deficiência e situação de migrante – individualmente ou em combinação – podem contribuir para desigualdades acentuadas na saúde ao longo da vida. A análise também revela que outros fatores estruturais, como a mudança climática, as ameaças ambientais e a relação da pessoa com a terra, bem como o impacto contínuo do colonialismo e do racismo, também estão retardando os avanços rumo a uma vida digna e ao gozo dos mais altos padrões de saúde que possam ser alcançados. Além disso, o impacto das condições de vida no dia a dia mostra que o efeito das desigualdades é visível no início da vida. O relatório oferece exemplos de políticas, programas e ações bem-sucedidas e já implementadas em vários países, apresenta 12 recomendações para se atingir equidade em saúde com o desenvolvimento de ações coordenadas entre governos locais e nacionais, organizações transnacionais e a sociedade civil para abordar, em conjunto, os determinantes sociais da saúde.

Já a iniciativa global mais importante quanto aos DSS nos últimos 10 anos, subsequente à Conferência do Rio, foi a resolução WHA 74.16., aprovada na 74ª Assembleia Mundial da Saúde, de 2021, pela qual os Estados-membros solicitam ao Diretor Geral

[...] que prepare, com base no relatório da Comissão da OMS sobre Determinantes Sociais da Saúde (2008) e trabalhos subsequentes, um relatório atualizado com base em evidências científicas, conhecimento e melhores práticas sobre determinantes sociais da saúde, seu impacto na saúde e equidade em saúde, progresso feito até agora para abordá-los, e recomendações sobre ações futuras, e submetê-lo à consideração da 76ª Assembleia Mundial da Saúde, em 2023 (WHO, 2021).

A mudança muito interessante no enfoque é que este se dá pelo positivo, ou seja, tratará dos determinantes sociais da *equidade na saúde.*

A pandemia de Covid-19 também suscitou a divulgação de um documento da OMS, relacionando-a com os DSS (WHO, 2021). Estamos no meio da maior crise global de saúde desde a II Guerra Mundial: pelo menos 6 milhões de pessoas morreram com a pandemia até meados de 2022 e bilhões tiveram suas vidas interrompidas, e a pandemia está longe de terminar. Esses impactos caíram de forma tão desigual na sociedade que a afirmação da CDSS da OMS de que "a injustiça social está matando em grande escala" nunca foi tão facilmente compreendida. O mencionado documento mostra os impactos desiguais da pandemia de Covid-19 na saúde, sinalizando, de maneira inequívoca, que os grupos sociais mais fortemente afetados foram as populações mais pobres, os grupos étnicos desfavorecidos, os trabalhadores essenciais mal pagos, incluindo profissionais de saúde, os migrantes e populações afetadas por emergências, os idosos que vivem em casas de repouso, as populações encarceradas e as pessoas sem teto.

ESTRATÉGIAS DE AÇÃO

Ações sobre os DSS para combate às iniquidades em saúde

As intervenções sobre os DSS para combate às iniquidades em saúde não devem ser entendidas como constituintes de mais um "programa". Atuar sobre os DSS implica um modo diferente de formular políticas e executá-las de maneira sustentável e a longo prazo, incidindo nos vários níveis de esquema proposto por Dahlgren & Whitehead (1991). Devem, portanto, incidir sobre os determinantes *proximais,* vinculados aos comportamentos individuais, *intermediários,* relacionados com as condições de vida e trabalho, e *distais,* referentes à macroestrutura econômica, social e cultural. As intervenções em quaisquer dessas camadas devem estar obrigatoriamente baseadas na ação coordenada de diversos setores, firmemente fundamentadas em conhecimentos e informações e apoiadas por uma ampla participação social em seu desenho e implantação (CNDSS, 2008) (Figura 23.2).

A adoção da equidade em saúde como preocupação central das políticas de saúde implica abandonar a definição de metas com base em médias populacionais, as quais podem ser alcançadas mesmo quando os pobres não experimentam nenhuma melhora e as diferenças de saúde se ampliam. Segundo Dahlgren & Whitehead (2007), os seguintes princípios devem ser considerados quando se definem metas de saúde com esse enfoque:

- A distribuição dos problemas de saúde obedece a um gradiente social, e o objetivo das intervenções deve ser nivelar por cima, ou seja, procurar que a saúde dos diversos grupos sociais alcance o nível do grupo em melhor situação.

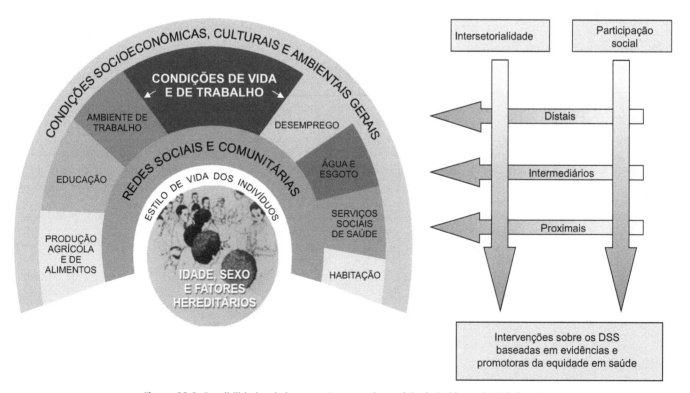

Figura 23.2 Possibilidades de intervenção segundo modelo de Dahlgren & Whitehead.

- Para que aconteça uma redução nas diferenças em saúde, as melhorias devem ser maiores entre grupos menos favorecidos, pois reduzir iniquidades em saúde equivale a reduzir diferenças.
- As ações devem conhecer e incidir sobre os determinantes das iniquidades em saúde, que podem ser diferentes conforme os diversos grupos socioeconômicos[1].

O Documento Técnico da CMDSS (2011) define as bases estratégicas para ações sobre os DSS organizadas em cinco dimensões que devem estar devidamente articuladas para reforço mútuo.

Governança para atuar sobre os DSS

Segundo o documento, "governança é como os governos (e seus diferentes setores) e outras organizações sociais interagem, como essas instituições se relacionam com os cidadãos, e como decisões são tomadas em um mundo complexo e globalizado". Assim, a ação para redução das iniquidades em saúde depende da instituição de um tipo de governança que deixe claro o papel de cada um e do conjunto dos diferentes atores e setores.

A divisão por setores na organização do Estado moderno oferece uma série de vantagens por permitir a divisão do trabalho e responsabilidades, mas, ao mesmo tempo, pode provocar fragmentação das ações e dificuldade para enfrentar problemas complexos que obrigam a intervenção de diferentes instâncias do Estado.

A adoção do enfoque de DSS para uma maior articulação intersetorial não significa reconhecer a saúde como variável dependente dos demais setores. Saúde deve ser considerada simultaneamente como determinada e determinante, pois os demais setores se beneficiam das melhorias nas condições de saúde e reduções nas desigualdades de saúde. Em lugar de persuadir os demais setores a trabalharem para a saúde, o que frequentemente redunda em fracasso, o enfoque dos DSS demanda a definição de mecanismos de negociação estratégica não apenas entre setores, mas também entre diferentes esferas de governo (federal, estadual e municipal) e diferentes poderes do Estado (Executivo, Legislativo e Judiciário), tendo por objetivo comum o desenvolvimento humano sustentável (Rovere & Pellegrini Filho, 2011).

Uma estratégia de governança a ser explorada é a da "saúde em todas as políticas". Existe um amplo consenso de que a saúde de um indivíduo ou população não é influenciada apenas pelos esforços do setor formal de saúde; ao contrário, também é definido pelas condições da vida cotidiana, bem como pelas contribuições, intencionais ou não, de vários atores e políticas. O reconhecimento de que os resultados de saúde e a desigualdade na saúde se estendem além do setor de saúde em muitos setores sociais e governamentais levou ao surgimento da perspectiva política abrangente conhecida como Saúde em

Todas as Políticas (STP). Com base em conceitos e princípios anteriores descritos na Declaração de Alma-Ata (1978) e na Carta de Ottawa para a Promoção da Saúde (1986), a STP é uma abordagem colaborativa para políticas públicas entre setores que sistematicamente leva em consideração as implicações de saúde das decisões, busca sinergias, e evita impactos prejudiciais à saúde, a fim de melhorar a saúde da população e a equidade em saúde. A STP tornou-se particularmente relevante à luz da adoção da Agenda 2030 para o Desenvolvimento Sustentável e dos 17 Objetivos de Desenvolvimento Sustentável (ODS), pois alcançar os objetivos da agenda requer coerência política e colaboração entre os setores

Dado que os governos locais estão idealmente posicionados para encorajar e galvanizar parcerias entre uma diversidade de partes interessadas locais, a implementação da STP no nível local é vista como abordagem poderosa para promover a saúde e alcançar os ODS por meio de iniciativas ampliadas. Como não existe um modelo único para desenvolvimento e implementação da STP, é fundamental examinar as diferentes experiências entre os países que obtiveram sucesso para identificar as melhores práticas. A região das Américas fez muito progresso no avanço da abordagem STP (Fortune *et al.*, 2018) e, como tal, muito pode ser aprendido com a análise da implementação em nível de país até agora. Iniciativas específicas das Américas podem destacar exemplos-chave de ação local para o STP e devem ser levadas em consideração para implementação futura. No futuro, será importante considerar abordagens de baixo para cima que abranjam diretamente os determinantes mais amplos da saúde e da equidade em saúde.

Estímulo a processos participativos na definição e implantação de políticas

A participação das comunidades e da sociedade civil no desenvolvimento de políticas públicas, no monitoramento de sua implementação e na avaliação de seus resultados é essencial para ações sobre os determinantes sociais. A participação social tem um valor intrínseco, como um dever e um direito das populações de participar de decisões que lhes afetem, e, ao mesmo tempo, um valor instrumental, garantindo o apoio político para viabilizar e garantir a sustentabilidade da redistribuição de poder e recursos necessários para o combate às iniquidades em saúde.

Para facilitar a participação, os processos de definição de políticas precisam ser o mais transparente possível e os grupos tradicionalmente marginalizados das decisões devem desenvolver suas capacidades para participar, o que inclui acesso a informações, competência para interpretá-las e utilizá-las e conhecimento dos atores e processos envolvidos na formulação de políticas.

No Brasil, como em outros países da América Latina que viveram situações semelhantes, as organizações da sociedade civil cumpriram importante papel de resistência a regimes ditatoriais, constituindo-se em símbolos da luta democrática e dos direitos de cidadania. Com a redemocratização, essas organizações vêm contribuindo para

---

[1]Por exemplo, ambientes de trabalho insalubres podem não ser determinantes importantes para a população como um todo, mas o são para determinados trabalhadores, podendo explicar as diferenças entre a situação de saúde desses trabalhadores e a dos demais grupos da população.

a construção de cidadania particularmente de minorias historicamente silenciadas que passam a constituir-se em novos atores políticos no sentido mais amplo do termo (Pellegrini Filho & Rovere, 2011).

Entretanto, essas formas de participação social direta não podem ser vistas como uma panaceia, pois podem também, como a experiência tem mostrado, ser cooptadas, manipuladas, burocratizadas ou expressar somente interesses corporativos. Em suas relações com o Estado, pode haver uma série de distorções. Ao mesmo tempo que o Estado pode desorganizar a sociedade civil, transformando-a em um apêndice do governo, por meio da dependência de recursos e da cooptação de suas lideranças, as relações com a sociedade civil podem deformar a capacidade do governo para representar o interesse público, fragmentando políticas públicas para responder a grupos de pressão (Sjorg, 2010).

A participação social tem um papel fundamental no fortalecimento de redes sociais e comunitárias, componente importante do capital social que, como vimos, constitui uma das camadas de DSS no modelo de Dahlgren & Whitehead. Muitos estudos mostram que, quanto maior o capital social, maior o crescimento econômico de longo prazo, menores a violência e a criminalidade, mais fortes as formas de representação democrática e maiores a participação e a pressão da cidadania pelo funcionamento eficiente dos serviços (Kliksberg, 2008).

Por outro lado, diversos estudos também mostram que o desgaste do capital social é um importante mecanismo por meio do qual as iniquidades de renda têm impacto negativo na situação de saúde. Grandes iniquidades de renda diminuem a coesão social e levam a uma menor participação política. Países com maiores iniquidades de renda apresentam baixos níveis de coesão social e de participação política e são os que menos investem em capital humano, o que afeta a saúde da população (Kawachi *et al.*, 1997).

Fortalecimento do papel do setor saúde na redução das iniquidades

O setor saúde é essencial para melhorar as condições de saúde e reduzir as iniquidades, constituindo-se em importante determinante social da saúde. Em colaboração com outros setores, contribui para reduzir diferenças nos níveis de exposição e vulnerabilidade diante dos riscos à saúde. Frequentemente, entretanto, em vez de reduzir as iniquidades em saúde, é comum que o setor saúde contribua para agravá-las, quando, por exemplo, existem acesso e qualidade diferenciados de serviços para os diversos grupos da população em prejuízo dos mais necessitados. É possível analisar os fatores responsáveis por essas diferenças, muitos dos quais serão externos ao setor saúde. Contudo, há vários que estão dentro de seu controle, como o financiamento e a localização dos serviços, e as competências e atitudes dos profissionais da saúde.

A atenção primária é uma estratégia fundamental do setor saúde que se orienta pelo enfoque dos DSS, pois coloca a equidade como valor central do setor saúde, juntamente com a cobertura universal, a ação intersetorial e

a participação social. Sua fortaleza reside em buscar responder às necessidades de indivíduos, famílias e populações, logrando um impacto na sociedade que vai além da saúde, reduzindo a iniquidade social (Cueto, Brown & Fee, 2011).

Segundo o Documento Técnico da CMDSS (2011), quatro funções devem ser executadas pelo setor saúde na ação sobre os DSS: em primeiro lugar, o setor tem um papel fundamental na defesa da abordagem dos DSS e na explicação de como ela pode beneficiar a sociedade como um todo (*advocacy*). Em segundo lugar, o setor saúde tem o conhecimento e a responsabilidade de monitorar as iniquidades em saúde e o impacto sobre elas de políticas que incidam nos determinantes sociais. Em terceiro lugar, o setor pode colaborar de maneira importante para unir os demais setores com o objetivo de planejar e implementar intervenções sobre os DSS. Em quarto e último lugar, o setor saúde tem importante papel no desenvolvimento de sua própria capacidade para o trabalho com os DSS.

Monitoramento e análise das tendências das iniquidades em saúde e dos impactos das ações sobre elas

A definição de políticas e programas que sejam efetivos no combate às iniquidades em saúde exige informações e conhecimentos confiáveis e de fácil acesso, pois são esses que possibilitam entender como operam os determinantes sociais na geração das iniquidades em saúde e onde devem incidir as intervenções para combatê-las. Isso implica disponibilidade de informação sistemática que torne possível registrar desigualdades em todo o gradiente social com dados e indicadores desagregados de acordo com estratificadores sociais, como renda, escolaridade, ocupação, local de residência e outros.

Entretanto, geralmente os sistemas de informação em saúde não foram desenhados de maneira a evidenciar as iniquidades relacionadas com a estratificação socioeconômica nem promover a identificação de pontos prioritários para a incidência de intervenções e análise de seu impacto. Por outro lado, a ausência de informações contínuas pode ser suprida por pesquisas de base populacional realizadas a intervalos regulares, como é o caso da Pesquisa Nacional por Amostra de Domicílios (PNAD) anual e dos suplementos de saúde das PNAD a cada 5 anos no Brasil.

A existência de evidências quanto às iniquidades em saúde não leva automaticamente à implementação de políticas sobre determinantes sociais. Para traduzir as evidências em informações úteis ao desenvolvimento de ações sobre os determinantes sociais e à promoção da equidade em saúde, são necessários mecanismos que possibilitem comunicar essas evidências aos formuladores de políticas e outros atores relevantes. Um importante mecanismo é constituído por instâncias de intermediação situadas na interface entre a produção da informação e o processo de tomada de decisão, como observatórios que realizem e disseminem de maneira sistemática e contínua revisões, sumários de políticas (*policy briefs*) e diretrizes de ação (*guidelines for action*), entre outros produtos que facilitem o entendimento das evidências e suas implicações para definição e implantação de políticas e ações de saúde (Pellegrini Filho & Rovere, 2011).

Com relação à pesquisa sobre as relações entre os determinantes sociais e seu impacto na saúde, ao longo do século XX muito se avançou no estudo dessas relações, particularmente entre as condições de vida e trabalho e a situação de saúde. A epidemiologia social latino-americana muito contribuiu para o estudo da determinação social do processo saúde-doença no âmbito dos diversos países da região (Almeida-Filho *et al.*, 2003). Atualmente, os esforços de pesquisa se concentram em estudar, entre outros temas, onde se originam as iniquidades em saúde entre grupos sociais, quais são os caminhos pelos quais as causas básicas produzem as iniquidades em saúde e onde e como devemos intervir para reduzir as iniquidades em saúde (Adler, 2006).

Do ponto de vista conceitual e metodológico, um importante desafio consiste na distinção entre os determinantes de saúde dos indivíduos e os da saúde de grupos e populações, pois alguns fatores que são importantes para explicar diferenças no estado de saúde de indivíduos não o são para explicar diferenças entre grupos no seio de uma sociedade ou entre uma sociedade e outra (Pellegrini Filho, 2011). Essa distinção tem importantes implicações para políticas e intervenções, pois as intervenções que derivam de estudos de indivíduos em geral se limitam a identificar os mais vulneráveis para poder atuar sobre os próprios, enquanto os determinantes no nível das sociedades indicam que as que apresentam melhores níveis de saúde não são necessariamente as mais ricas, mas as que são mais igualitárias e com alta coesão social, o que obriga o desenho de políticas que reconheçam o caráter essencialmente político e social dos problemas de saúde das coletividades (Corin, 1994).

Além dessas questões conceituais e metodológicas, a incorporação de conhecimentos científicos para fundamentar a tomada de decisões em políticas de combate às iniquidades em saúde enfrenta uma série de barreiras institucionais, de linguagem, de cultura e de valores entre atores que atuam nos processos de produção e de utilização do conhecimento (Pellegrin Filho, 2011). No que se refere à avaliação de intervenções sobre os DSS, além de seu número relativamente limitado, há dificuldades de caráter metodológico e de transferência de experiências exitosas em razão da grande dependência do contexto em que se desenvolvem.

Para superar essas limitações, são necessárias mudanças importantes no processo de produção/disseminação/utilização do conhecimento, como a definição de agendas de pesquisa em função da solução de problemas por meio de mecanismos que possibilitem a participação tanto de pesquisadores como de usuários do conhecimento, arranjos institucionais que estabeleçam redes colaborativas entre instituições de diversas naturezas para o desenvolvimento de pesquisas, mecanismos de validação do conhecimento onde tanto o mérito científico como a relevância social sejam os principais critérios e modos de divulgação do conhecimento que não se limitem às revistas científicas e que tornem possível alcançar os diversos atores do processo de tomada de decisões (Gibbons *et al.*, 1994).

Esforço global de ação sobre os DSS

A crescente integração da economia global promove um fluxo cada vez maior de bens, serviços, recursos e pessoas, e os atuais mecanismos de governança global não são mais adequados para lidar com os complexos problemas derivados desse processo de globalização. Determinantes sociais globais, como comércio internacional, segurança, migração, regulação de fluxos financeiros, fuga de capitais, tarifas e subsídios, mecanismos de proteção da propriedade industrial e intelectual, entre outros, afetam a saúde e a equidade em todos os países, reduzindo o espaço político disponível para os governos atuarem sobre os DSS (Documento Técnico da CNDSS, 2011).

Uma nova governança global exige o reconhecimento da importância estratégica da saúde para o desenvolvimento sustentável e uma melhor articulação das instituições que atuam nesse nível para apoiar, de maneira mais efetiva, os governos nacionais, superando a atual fragmentação de esforços.

Instituições de nível global podem desempenhar importante papel no desenvolvimento da capacidade de atuação dos governos sobre os DSS, apoiando, por exemplo, o fortalecimento dos sistemas de informação para monitoramento das iniquidades em saúde e o melhor uso dessas informações. Esses atores internacionais podem também apoiar e fortalecer a cooperação horizontal entre países em desenvolvimento, o que vem ganhando importância para o intercâmbio de experiências e o fortalecimento de capacidades da ação sobre os DSS.

Há uma série de iniciativas na agenda global que, devidamente articuladas, podem fortalecer a governança global sobre os DSS e as capacidades nacionais. Entres essas, merecem destaque as Metas de Desenvolvimento do Milênio (MDG), apesar de, por não ter sido considerada a equidade na definição dessas metas, em alguns países a melhoria da média ter sido acompanhada de aumento das desigualdades. Outra importante iniciativa foi a inclusão da discussão sobre doenças crônicas não transmissíveis no âmbito da Assembleia Geral da ONU, realizada no final de setembro de 2011 em Nova York, na qual se definiram metas e estratégias de controle dessas enfermidades por meio da ação sobre os DSS (ONU, 2011). A Conferência das Nações Unidas para o Desenvolvimento Sustentável, a Rio+20, realizada em julho de 2012 no Rio de Janeiro, é outro marco importante cujos desdobramentos, como a definição dos ODS, podem contribuir para incorporação da equidade em saúde.

A Declaração Política do Rio (2011), aprovada pelos países presentes na CMDSS, e a resolução da AMS de maio de 2012 (OMS, 2012), por meio da qual todos os países membros da OMS ratificaram os compromissos da declaração e definiram uma divisão de responsabilidades para alcançá-los entre governos, sociedade civil, OMS e outros organismos internacionais, servem como

Capítulo 23 • Promoção da Saúde e seus Fundamentos

Mecanismos / Cenários	Políticas públicas saudáveis	Ambientes favoráveis	Reorientação dos serviços de saúde	Reforço da ação comunitária	Desenvolvimento de habilidades pessoais
Municípios saudáveis					
Centro de saúde					
Escolas saudáveis					
Locais de trabalho					
Meios de comunicação					
Legislativos e outros					

Figura 23.3 Promoção da saúde: cenários e mecanismos de atuação.

importantes instrumentos orientadores dos esforços da comunidade internacional em prol da equidade em saúde.

Estratégias de promoção da saúde: municípios, escolas e ambientes de trabalho saudáveis

A promoção da saúde pode ser muito efetiva quando se desenvolve com o foco nos espaços coletivos, como municípios, escolas, ambientes de trabalho ou outros. Além desses, podem ainda ser considerados "cenários" da promoção da saúde espaços como os meios de comunicação e os espaços políticos legislativos, entre outros.

Essa tem sido uma estratégia amplamente utilizada para promoção da saúde, sempre organizando as atividades segundo todos os "mecanismos de atuação" harmonizados, em cada "cenário" ou "campo de atuação", conforme apresentado na Figura 23.3.

Municípios saudáveis

Uma das primeiras definições contemporâneas de "cidades saudáveis" (*healthy cities*) foi desenvolvida pelo canadense Trevor Hancock e pelo americano Leonard Duhl, no *Workshop* sobre Toronto Saudável 2000, realizado há quase 40 anos naquela cidade do Canadá, em 1984. A conferência realizada por Duhl, a convite de Hancock, intitulava-se "Cidades saudáveis: uma abordagem ampla, baseada na comunidade, para implementar a saúde pública por meio do trabalho sobre o amplo espectro de fatores que influenciam a saúde e a qualidade de vida nas cidades". Já então se reconhecia que o conceito de "cidade saudável" não era novo, pois foram lembrados no evento a Health of Towns Association, liderada por Edwin Chadwick, na Inglaterra, a partir 1844, e a conferência de Benjamin W. Richardson, então editor da *Sanitarian* e discípulo confesso de Chadwick, sobre "*Hygeia: A city of health*", em Brighton, Inglaterra, em 1875 (Hancock, 1993).

No mencionado *workshop* de Toronto, os autores ressaltam a importância histórica do processo de tomada de decisão dos governos locais no estabelecimento de condições para a saúde, de modo a interferir nos determinantes sociais, econômicos e ambientais por meio de estratégias como planejamento urbano, empoderamento comunitário e participação da população. Segundo a concepção dos autores, uma "cidade saudável é aquela que está continuamente

criando e melhorando o ambiente físico e social, fortalecendo os recursos comunitários que possibilitam às pessoas se apoiarem mutuamente no sentido de desenvolverem seu potencial e melhorarem sua qualidade de vida" (Hancock, 1993). Ilona Kickbusch inspirou-se nas ideias expostas nessa conferência para lançar no Escritório da OMS para a Europa, em Copenhague, entre 1985 e 1986, o movimento das cidades saudáveis na região europeia (Ashton, Grey & Barnaro, 1986; Hancock, 1993). Nas Américas, sob a liderança da OPAS, nos anos 1990 também são divulgados conceitos e elaboradas propostas de municípios-comunidades saudáveis.

Mendes foi um dos primeiros autores brasileiros a abordar o tema. Considera o projeto cidades/municípios saudáveis um "projeto estruturante do campo da saúde", em que os atores sociais (governo, organizações da sociedade civil, organizações não governamentais) procuram, por meio da "gestão social", transformar a cidade em um espaço de "produção social da saúde". Desse modo, a saúde é entendida como qualidade de vida e é considerada objeto de todas as políticas públicas, dentre as quais as políticas de saúde (Akerman, 2002).

Segundo o CEPEDOC Cidades Saudáveis[2], Centro Colaborador da OPAS/OMS no tema, sediado na Faculdade de Saúde Pública da USP, em São Paulo,

> [...] uma cidade saudável é aquela na qual há um forte compromisso de autoridades, comunidades e outros atores sociais de buscar permanentemente melhorias na qualidade de vida da população. Para realizar isso, preconiza-se a adesão aos princípios da participação social, intersetorialidade, sustentabilidade e equidade na gestão das políticas públicas, associada ao fortalecimento do espaço público, que é o espaço do encontro de saberes, experiências, desejos e juízos acerca de valores e ações necessários ao desenvolvimento humano.

Diversas podem ser as dimensões da qualidade de vida reconhecidas para compor um projeto de cidade saudável. Por isso, a aparente imprecisão em sua definição, ou a impossibilidade de "prescrever uma receita" de cidade saudável, é reveladora de sua potência, isto é,

---

[2]Disponível em: http://www.cidadessaudaveis.org.br/conteudo.aspx?TipoID=9.

a proposta é aberta o bastante para que seus atores se sintam confortáveis dentro dela e mobilizados a persistir em sua construção.

No nosso entendimento, um município-cidade-comunidade saudável é um território geográfico e social no qual transcorre um processo consciente, permanente, renovado e adequado de enfrentamento dos determinantes sociais e ambientais da saúde, por meio de uma governança adequada, o que implica um poder público e políticas públicas de qualidade e a mobilização e participação comunitária. Por essa razão, afirmamos que não há regra específica, senão orientações gerais para construir estratégias de municípios-cidades-comunidades saudáveis, nem projetos de tal natureza são idênticos entre si, pois os determinantes socioambientais e as formas de enfrentá-los são construções históricas e políticas e, por isso mesmo, variam enormemente em cada território considerado.

Verifica-se uma rica convergência de conceitos e práticas entre "municípios-cidades-comunidades saudáveis", "desenvolvimento local integrado", "municípios sustentáveis" e "Agenda 21 local", nos quais são enfatizados tanto a dimensão dos determinantes sociais e ambientais da saúde como a sustentabilidade dos processos.

Akerman, Sancho & Moysés, em seu capítulo *Cities, Health and Intersectorialities*, da *Oxford Research Encyclopaedia of Global Public Health* (no prelo), apoiados em inúmeros estudos, problematizam e revelam a extensão dos desafios que perpassam o atual ciclo civilizatório urbano, relacionada com as iniquidades sociais manifestadas na saúde e na governança intersetorial em cidades ao redor do mundo.

Experiências de municípios-cidades-comunidades saudáveis no Brasil podem ser visualizadas no Boxe 23.1, e outras experiências de desenvolvimento local no Brasil podem ser identificadas no Boxe 23.2.

Boxe 23.1 Experiências de municípios-cidades-comunidades saudáveis no Brasil

Apesar de amplamente discutida e mencionada em programas de promoção da saúde e como estratégia de enfrentamento dos DSS, sendo reconhecida em todo o mundo, a estratégia "municípios saudáveis" não chegou a ser efetivamente implementada no plano nacional. Trata-se de iniciativas localizadas em microrregiões, que em geral reúnem como parceiros principais as prefeituras e universidades, às quais podem ser agregados outros atores sociais. Contudo, o tema "cidades saudáveis" ainda não ganhou realce no Brasil e tampouco alcançou instâncias politicamente mais relevantes, como o Ministério da Saúde e o CONASEMS, ou, o que seria mais indicado, organismos que reúnem prefeituras e/ou prefeitos do país. A seguir, descrevemos algumas dessas iniciativas.

Uma das primeiras referências consistentes sobre municípios saudáveis no Brasil, relacionando-os com uma agenda para a saúde e o SUS, encontra-se no trabalho de Mendes (1996), quando propõe a necessidade de um "novo paradigma sanitário" e, nesse contexto conceitual, uma "mudança da ordem governativa nas cidades" e a promoção da saúde como uma das estratégias de intervenção da "vigilância da saúde". O mesmo autor aprofunda suas propostas em obras subsequentes (Mendes, 1998; Ferraz, 1999). Ferraz (1999), também na década de 1990, publica livro sobre cidades saudáveis com elementos conceituais e breve descrição de experiências nacionais.

A Rede Brasileira de Municípios Potencialmente Saudáveis (Sperandio, 2004; Sperandio *et al.*, 2004), criada em 2003, conta hoje com 27 municípios do estado de São Paulo, nos quais vivem cerca de dois milhões de habitantes. As prioridades dos governos municipais ligados à Rede estão agrupadas em cinco eixos temáticos (saúde, meio ambiente, participação social, geração de renda e segurança), pontos de partida ou de foco a partir dos quais os municípios desenvolvem suas políticas públicas. A Rede visa apoiar os municípios a: (1) desenvolver ações intersetoriais e transetoriais; (2) fortalecer os diferentes atores sociais no sentido da participação transformadora e busca da autonomia; (3) construir práticas que firmem os valores e desejos dos atores sociais em relação a seu território, para que assim colaborem para o desenvolvimento local saudável e sustentável, respeitando os critérios de equidade social; (4) divulgar experiências de sucesso nos municípios dentro e fora da Rede.

Também no estado de São Paulo, sob a liderança da Faculdade de Saúde Pública da USP, constituiu-se desde o ano 2000 o Movimento por Cidades e Municípios Saudáveis, uma rede de seis municípios (Bertioga, Itaoca, Lins, Motuca, Ribeira e São Paulo) reunidos em torno do conceito e das práticas das cidades saudáveis. Os projetos de cada um dos municípios têm características próprias e de teor variável (www.cidadessaudaveis.org.br).

Em Pernambuco, a UFPE e parceiros lançaram, em 2005, a iniciativa Municípios Saudáveis no Nordeste do Brasil, com cinco municípios. Uma experiência pioneira e muito consistente vem sendo desenvolvida já alguns anos em Curitiba-PR. Essa experiência e a de Fortaleza-CE foram exaustivamente analisadas por Andrade.

Existem também outras iniciativas inspiradas em princípios da promoção da saúde, em geral de âmbito local ou sub-regional, as chamadas "comunidades saudáveis". Um exemplo é a Rede de Comunidades Saudáveis do Rio de Janeiro, criada em 2005 e que reúne hoje cerca de 100 comunidades.

Boxe 23.2 Outras experiências de desenvolvimento local no Brasil

Foram criadas no Brasil experiências de desenvolvimento local que ganharam identidades variáveis – muitas delas se inspiram e tomam como ponto de partida os princípios da promoção da saúde. Em 2003, a ABRASCO criou o Grupo de Trabalho (GT) sobre Promoção da Saúde e Desenvolvimento Local, Integrado e Sustentável, que cumpre o papel de articulador e impulsionador dessas experiências. Informes publicados pelo GT concluíram que essas experiências se desenvolvem de modo desigual no país, dependendo, para seu êxito, da articulação local de atores da gestão pública, das universidades, da mobilização comunitária e, eventualmente, de empresas. Carecem também de uma articulação mais abrangente, não havendo nenhuma iniciativa governamental nacional propiciadora dessa estratégia de promoção da saúde. O tema da saúde e desenvolvimento local foi alvo de análise no contexto latino-americano, que incluiu o Brasil (Akerman, 2005).

Entre as experiências mais significativas, encontra-se o DLIS Manguinhos (Bodstein *et al.*, 2004), hoje TEIAS Manguinhos, desenvolvido a partir de meados dos anos 1990 em uma comunidade carente com cerca de 50 mil moradores nos arredores da Fiocruz, no Rio de Janeiro. O projeto, liderado pela ENSP/Fiocruz e que conta com cooperação canadense (CIDA-CPHA), reúne gestores governamentais, empresas, instituições civis e organizações comunitárias em torno de projetos locais em saúde, saneamento, educação, habitação, geração de emprego e renda, esporte e lazer. O projeto logrou importante mobilização da comunidade, o que certamente influenciou a escolha de Manguinhos como uma das áreas do PAC (Programa de Aceleração do Crescimento) em 2008, no Rio de Janeiro, e a conduziu à participação formal no comitê local do PAC.

Escolas promotoras da saúde

Seria de supor que os municípios saudáveis tivessem "escolas promotoras da saúde" e "ambientes de saúde saudáveis", pois esses "espaços" ou "cenários" existem exatamente no interior dos espaços locais (municipais). Contudo, não raro essas estratégias têm desenvolvimento independente.

A promoção da saúde no contexto escolar tem longa e variada trajetória, tendo sido importante objetivo da OMS, Unesco, Unicef e de outras agências internacionais e de alguns países desde os anos 1950, inicialmente com a introdução de conteúdos de educação para a saúde nos currículos escolares e atividades assistenciais, como os exames médicos periódicos, com especial atenção à detecção precoce de problemas visuais e auditivos que poderiam prejudicar a aprendizagem, o monitoramento dos esquemas de vacinação, a atenção bucodental e a desparasitação.

Em 1995, visando coordenar esforços das diversas agências internacionais e outros parceiros, a OMS criou o Comitê de Especialistas em Promoção e Educação em Saúde Escolar e lançou a Iniciativa Global de Escolas Promotoras da Saúde[3], um conceito ampliado, plenamente de acordo com os mecanismos para promoção da saúde estabelecidos na Carta de Ottawa de 1986. Em 2002, a OPAS lança, na região das Américas, a Estratégia e Linhas de Ação 2003-2012 da Iniciativa Regional das Escolas Promotoras da Saúde, visando orientar a formulação e o desenvolvimento de políticas nacionais e de redes nacionais e regionais de EPS[4].

Na Figura 23.4 são apresentados os principais marcos da promoção da saúde nas escolas nos últimos 30 a 35 anos[5], desde a Conferência de Alma-Ata, sobre a APS.

O objetivo último das escolas promotoras da saúde é criar condições favoráveis para que as futuras gerações adquiram conhecimentos e destrezas que lhes permitam cuidar e melhorar sua saúde e a de suas famílias e comunidades por meio da aplicação dos princípios da promoção da saúde no espaço (cenário) escolar, em que as pessoas aprendem, convivem e trabalham.

A partir da análise das principais questões sociossanitárias que afetam a região na qual se situa a escola, assim como a comunidade de trabalhadores da escola, estudantes e familiares, são preparados programas de promoção de uma escola promotora da saúde, o que implica necessariamente a cooperação intersetorial.

Pessoal da escola, estudantes, pais dos alunos e a comunidade onde se situa a escola criam uma escola promotora da saúde quando desenvolvem suas capacidades para prover: (a) educação em saúde; (b) um ambiente escolar saudável; (c) serviços de saúde escolar, inclusive na área da promoção da saúde mental; (d) projetos de promoção da saúde comunitários baseados na escola; (e)

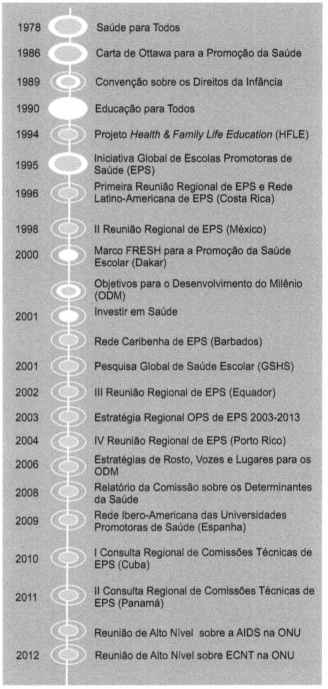

Figura 23.4 Marcos da promoção da saúde nas escolas.

programas de promoção da saúde para os próprios trabalhadores da escola; (f) programas de alimentação e nutrição; e (g) exercícios físicos e esportes (WHO, 1996).

Experiências brasileiras de escolas promotoras de saúde podem ser visualizadas no Boxe 23.3.

Ambientes de trabalho saudáveis

A base material de qualquer sociedade é o que nela se produz, como se produz e como se distribui. Toda produção se caracteriza por dois elementos inseparáveis: o *processo de trabalho* – processo de transformação de dado objeto (natural ou já elaborado) em determinado produto, transformação essa efetuada por atividade humana

---

[3] Um importante conjunto de documentos está disponível nas bases bibliográficas da OMS (http://www.who.int/school_youth_health/resources/information_series/en/index.html) e os relatórios do Comitê de Especialistas está disponível em: http://www.who.int/school_youth_health/resources/expert_reports/en/index.html.
[4] Veja: http://www.paho.org/Spanish/AD/SDE/HS/EPS_No4.pdf.
[5] Disponível em: http://new.paho.org/saludyescuelas/index.php?option=com_k2&view=item&layout=item&id=98&Itemid=235&lang=pt.

Boxe 23.3 Escolas promotoras de saúde no Brasil

Não obstante a relativa escassez de iniciativas de municípios saudáveis no Brasil, a Estratégia Escolas Promotoras da Saúde desenvolveu-se no país, com a multiplicação de projetos e programas orientados para o fomento de práticas saudáveis entre professores e alunos da rede escolar. Esses programas envolvem parcerias de diversas áreas entre o Ministério da Saúde e o Ministério da Educação, universidades, estados e municípios. Necessariamente, as iniciativas de escolas promotoras da saúde devem estar perfeitamente conectadas com as autoridades sanitárias locais correspondentes (secretarias de saúde e educação, entre outras) e integradas ao sistema local de saúde e às equipes de Saúde da Família.

Experiências auspiciosas foram implementadas, por exemplo, pelas prefeituras do Rio de Janeiro (2008) e Santos (2008), ao lado de muitas outras implantadas por estados e municípios. Por outro lado, a Sociedade Brasileira de Pediatria também se mostrou ativa na difusão da matéria ao editar cadernos sobre as escolas promotoras da saúde (Sociedade Brasileira de Pediatria, 2008), assim como a OPAS, por meio de traduções de documentos da Rede Latino-Americana de Escolas Promotoras da Saúde, da qual fazem parte inúmeras experiências brasileiras.

---

definida – e as *relações de produção* – formas históricas concretas (p. ex., posse dos meios de produção) nas quais se realiza o processo de trabalho.

Ao se pensar na saúde do trabalhador, há que compreendê-la no interior do processo de trabalho e das relações de produção em que aquele concretamente se realiza, assim como quando se pretende promover a saúde dos trabalhadores por meio da estratégia dos "ambientes de trabalho saudáveis". Em outras palavras, os ambientes de trabalho serão mais ou menos "saudáveis" de acordo com o êxito das lutas políticas dos trabalhadores para garantia de seus direitos quanto à proteção social e à saúde.

Portanto, uma dimensão fundamental para a saúde dos trabalhadores consiste nas relações econômicas e sociais dentro das quais o trabalho transcorre, as quais incluem, mais amplamente, os processos e as relações de poder e dominação existentes entre patrões e trabalhadores em determinada formação social considerada, assim como os ambientes físicos e psicossociais, os serviços de proteção e saúde disponíveis etc. A categoria analítica dominante no campo da saúde do trabalhador é a do desgaste individual e da força de trabalho como um todo, seja se considerarmos o modo de produção vigente, seja quando o fracionamos em "fatores de risco" que, se não obscurecerem a totalidade, podem ser úteis para formulação de políticas e programas, sempre que se aceite a estratégia da mitigação das consequências do modo de produção sobre a saúde e a qualidade de vida dos trabalhadores.

Na realidade, a saúde dos trabalhadores interessa a toda a sociedade por sua importância para a economia, assim como para produtividade, competitividade e sustentabilidade de empresas e comunidades. Por outro lado, existe um imperativo legal – caso do Brasil e de outros países que garantem a saúde como direito constitucional – que obriga o Estado e a sociedade a preservarem a saúde de seus cidadãos, inclusive os trabalhadores. Portanto, muito além da responsabilidade individual de cada trabalhador por sua saúde, o Estado e cada empresa em particular têm responsabilidades com a saúde de cada um e de todos os trabalhadores.

A OMS e a Organização Internacional do Trabalho (OIT) estimam que dois milhões de pessoas morrem a cada ano como resultado dos acidentes de trabalho e de doenças ou lesões relacionadas com o trabalho. Outros 268 milhões de acidentes não fatais no local de trabalho resultam em uma média de 3 dias de trabalho perdidos por acidente, e 160 milhões de novos casos de doenças relacionadas com o trabalho ocorrem a cada ano. Além disso, 8% do ônus global causado por doenças oriundas da depressão são atualmente atribuídos aos riscos ocupacionais. Ressalte-se que esses dados expressam apenas lesões e doenças oficialmente registradas, não incluindo os empregos informais em fábricas e empresas onde não há registros de lesões e doenças relacionadas com o trabalho, muito menos programas de prevenção de lesões ou doenças.

Tal magnitude dos problemas justifica *per se* uma transformação profunda do modo de produção que reduz os trabalhadores a meros "fatores de produção", seja na promoção de ambientes de trabalho que busquem reduzir os riscos no trabalho, seja na promoção da saúde dos trabalhadores, constituindo-se ambas as abordagens em extraordinários desafios para governos de todas as esferas, legisladores, movimento sindical, formuladores de política, profissionais de saúde e empresas.

Quando, entretanto, nos referimos à possibilidade de ações locais em relação à promoção da saúde dos trabalhadores, também é útil utilizarmos esquemas de atuação experimentados em circunstâncias diversas de proteção e mitigação de problemas.

A OMS (2011) define *ambiente de trabalho saudável* como aquele em que os trabalhadores e os gestores colaboram para implementação de um processo de melhoria contínua da proteção e promoção da saúde, segurança e bem-estar dos trabalhadores e para sustentabilidade do ambiente de trabalho, tendo em conta questões de: saúde e segurança no ambiente físico de trabalho; saúde, segurança e bem-estar no ambiente psicossocial de trabalho, incluindo organização do trabalho e cultura da organização; recursos para a saúde pessoal no ambiente de trabalho; envolvimento da empresa na comunidade para melhorar a saúde dos trabalhadores, suas famílias e outros membros da comunidade.

Essa definição demonstra como a compreensão de "saúde ocupacional" evoluiu de um foco quase exclusivo sobre o ambiente físico de trabalho para inclusão de fatores psicossociais e de práticas de saúde individual. Assim, o ambiente de trabalho está sendo cada vez mais usado como espaço para promoção da saúde e para atividades preventivas de saúde – não só para evitar doenças e acidentes de trabalho, mas para diagnosticar e melhorar, em geral, a saúde das pessoas envolvidas no processo. A Figura 23.5 (extraída do mencionado modelo de ação da OMS) ilustra o dinamismo e as inter-relações desse processo.

Ainda que se tenha observado tal evolução conceitual, o conceito carece de uma dimensão política mais consistente, que leve em consideração as forças antagônicas que movem capital e trabalho desde a gênese do

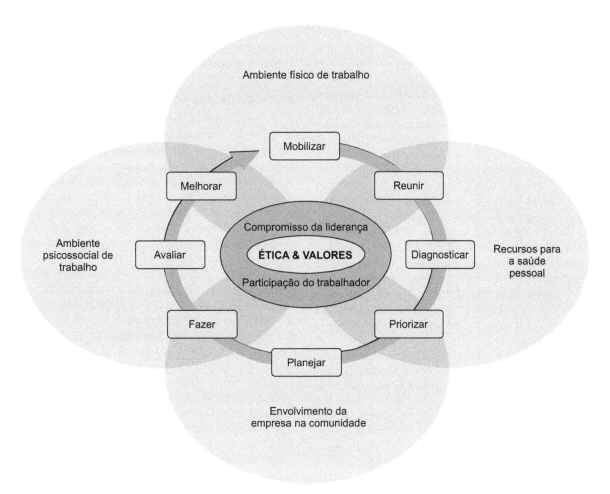

Figura 23.5 Modelo de ambiente de trabalho saudável da OMS: vias de influência, processo e princípios essenciais. (OMS, 2010.)

capitalismo até os dias de hoje. Ainda assim, o modelo proposto pela OMS torna-se aceitável para organizar ações na esfera local.

O *ambiente físico* de trabalho se refere a estrutura, ar, maquinário, móveis, produtos, substâncias químicas, materiais e processos de produção no local de trabalho. Os riscos existentes no ambiente físico podem ser organizados em categorias, como:

- **Riscos químicos:** solventes, pesticidas, amianto, sílica, fumaça de cigarro etc.
- **Riscos físicos:** ruídos, radiações, vibrações, calor excessivo, nanopartículas etc.
- **Riscos biológicos:** doenças infectoparasitárias (como hepatite B, malária, HIV, tuberculose e outras), mofo, falta de água potável, banheiros e instalações sanitárias, entre outros.
- **Riscos ergonômicos:** processos que exigem força excessiva, posturas inadequadas, tarefas repetitivas, levantamento de objetos pesados, entre outros.
- **Perigos mecânicos:** perigos oferecidos pelas máquinas relacionados com engrenagens, guindastes, empilhadeiras etc.
- **Riscos relacionados com energia (sistemas elétricos).**
- **Perigos relacionados com a condução de veículos:** durante situações climáticas adversas ou ao conduzir veículos com os quais não se tenha experiência ou que não tenham manutenção adequada.

O controle dos riscos dos ambientes físicos pode ser feito mediante a eliminação ou substituição dos fatores de risco, controles de engenharia e administrativos e equipamentos de proteção individual.

O *ambiente psicossocial* do trabalho inclui a cultura organizacional, bem como atitudes, valores, crenças e práticas cotidianas das empresas – muitas vezes chamados "estressores" – que afetam o bem-estar mental e físico dos trabalhadores. A organização do trabalho, a cultura organizacional, o estilo de gestão de comando e controle, o equilíbrio entre vida profissional e social-familiar e fatores relacionados com a situação do emprego e o vínculo profissional estão entre os principais conjuntos de fatores de risco do ambiente psicossocial do trabalho.

Os *recursos para a saúde individual* no ambiente de trabalho referem-se aos serviços de saúde, informação, recursos, oportunidades, flexibilidade e outros ambientes de apoio oferecidos aos trabalhadores, como apoio e incentivo aos esforços coletivos e individuais de modo a melhorar a qualidade de vida, a proteção social e a saúde dos trabalhadores e suas famílias. Nesse caso, verifica-se cada vez mais o surgimento de equipes de saúde multiprofissionais – compostas por médicos, pessoal de enfermagem e de outras especialidades (nutrição, odontologia, fisioterapia, serviço social, sanitaristas e outros) – para fazer frente à complexidade crescente dos fatores de risco, da promoção da saúde e do controle e tratamento de enfermidades.

Necessariamente, as iniciativas locais de empresas promotoras da saúde (ou ambientes de trabalho saudáveis) devem estar perfeitamente conectadas com as autoridades sanitárias locais correspondentes (secretarias de saúde e trabalho, entre outras) e integradas ao sistema local de saúde e às equipes de Saúde da Família.

Fundamentais para a implementação de ambientes promotores da saúde são as medidas regulatórias relativas à saúde e à segurança dos trabalhadores, estabelecidas pelo Poder Legislativo, implementadas e avaliadas por diversos agentes e atores sob a égide do Poder Executivo e asseguradas e fiscalizadas pelo Poder Judiciário (Justiça do Trabalho). Esse processo se beneficia com a participação direta do movimento organizado dos trabalhadores, por meio de seus sindicatos, que participam da formulação, monitoramento e avaliação desses processos regulatórios.

Outra dimensão dos "ambientes de trabalho saudáveis" são situações de risco ambiental cuja origem decorre de processos produtivos que interferem no quadro de morbidade e mortalidade da população. Essas situações de risco são complexas e exigem, no plano de intervenção concreta da realidade, um trabalho integrado e mecanismos de coordenação intergovernamental das diversas instituições envolvidas na questão, como os Ministérios da Saúde, Meio Ambiente, Seguridade Social e Trabalho.

Assim, entre os elementos que conformam estratégias para mitigação das situações de risco e efeitos para a saúde de poluentes ambientais originados a partir dos processos produtivos, destacam-se (Tambelini & Câmara, 1998): (a) implantação de Sistemas de Vigilância que possam gerar informações sobre os poluentes, os grupos de risco, as características do ambiente e os fatores específicos de risco e que, a partir do processamento e análise desses dados, se proponham a disseminar as informações e produzir ações concretas, incluindo, entre outras, tratamento das pessoas acometidas e medidas corretivas, preventivas, educativas e legislativas; (b) desenvolvimento de redes de monitoramento de emissões ambientais, biológicas e clínicas dos poluentes que gerem informações adequadas para avaliação das ações de prevenção e controle dos programas de vigilância; (c) criação de programas específicos de atenção à saúde na rede pública de serviços; (d) implantação de Centros de Informação Toxicológica e fomento à criação de laboratórios toxicológicos com controle de qualidade analítica; (e) formação e capacitação de recursos humanos; (f) incentivo à realização de avaliações e gerenciamento de risco que possam contribuir para o estabelecimento de normas ambientais sobre níveis seguros de exposição; (g) desenvolvimento de avaliações de impacto ambiental associadas aos projetos de desenvolvimento e instalação de empresas; (h) avaliações periódicas dos riscos por resíduos de substâncias perigosas, oferecendo capacidade de resposta para locais contaminados e indivíduos expostos a esses produtos perigosos; (i) elaboração e execução de plano para combater emergências químicas; e (j) desenvolvimento de programas de educação ambiental voltados para a saúde

Efetividade das ações de promoção da saúde

A promoção da saúde baseada em evidências consiste em uma abordagem que incorpora nos processos de decisão política e na implementação das práticas informações resultantes da análise da efetividade das intervenções (Rychetnik, 2004). Considerada importante para aumentar a racionalidade na oferta das políticas e programas, reduz o desperdício de recursos financeiros, aumenta a adesão e motivação de populações-alvo e evita efeitos indesejáveis em pessoas predominantemente saudáveis (Schloemer *et al.*, 2021).

O debate sobre a efetividade da promoção da saúde assinala, em geral, o tipo ou a natureza da evidência a ser explorada, assim como as metodologias e estratégias consideradas mais pertinentes e adequadas na exploração dessas evidências. Destacam-se ainda aspectos que envolvem a incorporação das evidências pelos tomadores de decisão, bem como sua disseminação entre seus principais usuários (Tilford, 2000).

A avaliação do efeito das políticas, estratégias e ações de promoção da saúde é essencial para estabelecer sua capacidade de resposta diante dos DSS e o impacto nas condições de vida da população. Quais as estratégias mais promissoras no enfrentamento das iniquidades em saúde? Como monitorar e avaliar as modificações introduzidas por uma intervenção? O que são boas práticas de promoção da saúde? Podemos aprender com as experiências de outros países?

O interesse pela evidência de êxito das ações de promoção da saúde tem mobilizado governos e academia, especialmente a partir dos anos 1990, em decorrência da necessidade de avaliação do resultado das políticas e dos investimentos públicos (O'Neil, 2004).

A expressão *promoção da saúde baseada em evidências* surge em 1998, quando a OMS recomenda a adoção de políticas e práticas de promoção da saúde baseada em evidências, ou seja, intervenções adaptadas de modelos ou testadas em níveis individuais ou comunitários (Nutbean, 1999). No Brasil, o compromisso com a evidência científica é um dos objetivos da CNDSS por meio da produção e disseminação de conhecimentos e informações sobre os DSS, suas hierarquias e mediações, contribuindo para favorecer um impacto maior das políticas públicas sobre as iniquidades em saúde (CNDSS, 2008).

A utilização de evidência para tomada de decisão em saúde é uma prática da medicina clínica, desde a década de 1970, que se tornou conhecida pela expressão *medicina baseada em evidência*, a partir da utilização de desenhos de pesquisas experimentais do tipo ensaios clínicos (*randomized controlled trials*) voltados para avaliação da afetividade de procedimentos clínicos, assim como medicamentos. A transposição desse enfoque experimental para implantação de políticas se constitui em importante desafio.

Entre as principais dificuldades, encontra-se a adequação das metodologias para geração das evidências de

Capítulo 23 • Promoção da Saúde e seus Fundamentos

políticas públicas de base populacional. Estabelecer a evidência não exige apenas assegurar que a intervenção é uma resposta apropriada ao problema, mas garantir que o método da pesquisa avaliativa é também apropriado à intervenção. No caso da *medicina baseada em evidência*, os ensaios clínicos tornam possível avaliar a afetividade de um procedimento clínico, mas não são indicados para as intervenções em nível populacional. A avaliação dos efeitos de intervenções em saúde com base no modelo experimental pressupõe a formação de dois grupos, um experimental (expostos ao programa) e outro de controle (não expostos), bem como a constituição de uma hipótese causal entre a intervenção e seus efeitos. Desse modo, descarta-se o fato de as intervenções em promoção da saúde serem permeadas por múltiplas influências externas e variáveis não controladas (Potvin, 2008).

É preciso considerar ainda que os resultados da avaliação de uma dada intervenção sobre os DSS muitas vezes são específicos de um contexto particular, o que coloca a questão de sua replicabilidade, ou seja, até que ponto os achados relacionados com uma intervenção implantada em dado contexto podem ser reproduzidos quando essa mesma intervenção é implementada em um contexto diferente (Pellegrini, 2011).

A promoção da saúde apresenta ainda um desafio adicional para os desenhos tradicionais da avaliação na medida em que toma como objeto o *empowerment*, a participação da comunidade, o desenvolvimento local, a educação em saúde e as ações intersetoriais voltadas para redução das iniquidades. Como medir as transformações sociais estruturais, como as políticas macroeconômicas? Ou como mensurar o aumento das capacidades comunitárias e da participação social e mesmo mudanças nos comportamentos individuais?

Uma hierarquia ou tipologia de efeitos deve ser estabelecida, como a distinção entre resultados de curto e longo prazo (Nutbean, 1999). Podem ser consideradas mudanças mais imediatas do que aquelas dirigidas ao comportamento individual e às habilidades pessoais, geralmente em decorrência de intervenções educacionais, mudanças nas normas sociais como resultado da mobilização comunitária e mudanças na política e na organização das práticas como resultado da defesa da saúde (*advocacy*). As medidas de longo prazo, por sua vez, pressupõem mudança nos DSS, implicando transformações nas condições socioeconômicas e ambientais com ação direta e indireta na saúde (Nutbean, 1999).

Com essas dificuldades, o número de estudos avaliativos sobre intervenções voltadas para os determinantes sociais é muito menor se comparado ao de avaliações de procedimentos clínicos.

Ainda constitui um desafio para os estudos de efetividade da promoção da saúde a distância entre os locais de produção do conhecimento e os locais de aplicação, bem como o uso dos estudos. Nem sempre o pesquisador que faz a avaliação se envolve nos processos decisórios concernentes à formulação e implantação de dada política, o que diminui tanto a possibilidade de estabelecer desenhos avaliativos mais consistentes (como a realização de estudos prévios, o estabelecimento de linhas de base

anteriores à intervenção, entre outros) como a possibilidade de melhor utilizar os resultados da pesquisa no aperfeiçoamento das políticas ou ações.

Uma maneira de superar as lacunas na produção de evidências e promover a aproximação entre pesquisa e tomada de decisão está na constituição de redes colaborativas, envolvendo distintos parceiros, como pesquisadores, gestores e tomadores de decisão, para definição compartilhada de agendas de políticas públicas e de pesquisa, de modo a assegurar o monitoramento dessas ações com foco nos resultados e impactos. A criação de observatórios, reunindo as instâncias que produzem as informações e aquelas que as utilizam, tem sido uma das estratégias de enfrentamento dessa dificuldade a partir da definição compartilhada de indicadores que possibilitem monitorar as iniquidades e os resultados das políticas públicas.

No Brasil, o "Observatório sobre Iniquidades em Saúde" do Centro de Estudos, Políticas e Informação sobre Determinantes Sociais da Saúde (CEPI-DSS) da Fiocruz é um exemplo desse tipo de iniciativa voltada para monitoramento das iniquidades em saúde e análise do impacto das políticas sobre os DSS. Finalmente, impulsionar a difusão do conhecimento para além da publicação em veículos acadêmicos, ampliando os recursos de comunicação, poderá representar ainda um importante avanço no estreitamento das relações entre conhecimento e ação e ampliação da interlocução para o público em geral. As intervenções sociais baseadas no conhecimento científico são importantes, mas se faz igualmente necessária uma ampla base de sustentação política dessas ações.

Na Alemanha, em 2015, entrou em vigor a Lei Alemã para Reforçar a Promoção e Prevenção da Saúde, atribuindo novas responsabilidades, de longo alcance, aos seguros de saúde (*Gesetzliche Krankenversicherung* [GKV]) para prevenção e redução dos riscos de doenças, com o objetivo de implementar ações de promoção de comportamentos saudáveis e redução das desigualdades de saúde sociais e de gênero. A lei exige que as intervenções estejam baseadas nas melhores evidências científicas disponíveis e determinam a importância da avaliação de sua efetividade em ambientes locais (Schloemer *et al.*, 2021). Nessa linha, os autores destacam que o Instituto Robert Koch, na Alemanha, exige a seleção de intervenções de promoção da saúde e prevenção de doenças que possam realmente melhorar a saúde da população-alvo, sendo adequadamente selecionadas como efetivas em sua implementação local.

No entanto, a despeito dos desafios tratados, o que dizem os estudos de avaliação da efetividade da promoção da saúde? Em primeiro lugar, cabe analisar que a grande maioria dos trabalhos publicados na literatura sobre avaliação da promoção da saúde se dirige às intervenções que mais se caracterizam como de prevenção de doenças e agravos, bem como de grupos considerados vulneráveis, caracterizando-se por uma limitação conceitual da promoção da saúde (ISC, 2010). Muitas pesquisas avaliam a efetividade de ações educativas ou centradas em habilidades individuais que favoreçam uma melhor qualidade de vida, como as ações dirigidas à prevenção e ao controle de doenças crônicas e seus fatores de risco. Essas ações, no entanto, têm sido descritas como de alcance limitado (Jackson *et al.*, 2007).

As estratégias de promoção da saúde consideradas mais promissoras são aquelas que envolvem uma ação política de várias ordens, combinando ações em vários níveis e setores (Jackson *et al.*, 2007), articulando macropolíticas (políticas públicas, regulação) com ações de micropolíticas para fortalecimento das capacidades comunitárias (Raebum *et al.*, 2006). As parcerias com a sociedade civil são apontadas como fundamentais para o êxito das políticas de promoção (Raebum *et al.*, 2006; Jackson *et al.*, 2007; Biglan *et al.*, 2009).

São consideradas efetivas as ações em nível estrutural, como investimento em políticas sociais e governamentais, criação de legislação e regulamentação, constituição de parceiras e colaborações intersetoriais e interorganizacionais. Há destaque ainda para o desenvolvimento de ambientes sustentáveis. Os estudos sobre as políticas intersetoriais de promoção da saúde têm demonstrado a efetividades dessas medidas, especialmente em níveis locais.

O *Projeto Reformando Bogotá*, implantado em 1995 na Colômbia, ilustra bem uma estratégia bem-sucedida para redução de violência e aumento do bem-estar dos cidadãos. O projeto envolveu todos os setores governamentais e também a ação dos cidadãos. As iniciativas incluíram iluminação da cidade, redução do tráfego no centro da cidade com aumento do preço dos estacionamentos, reforço do treinamento de policiais, taxação para circulação de carros e construção de um novo sistema de transporte público, modificação do horário de funcionamento de bares e envolvimento de artistas na promoção da cultura do "respeito pelo outro", entre outras. Como resultado, houve redução nas taxas de homicídio, de 80 por 100 mil em 1993 para 22 por 100 mil em 2003, redução pela metade de acidentes e mortes no trânsito, diminuição do consumo de água da cidade e aumento do uso do transporte público e melhoria do comportamento no trânsito (Lee, 2006).

Entre as ações envolvendo controle da legislação, medidas fiscais e taxações, destacam-se como experiências exitosas os códigos e convenções internacionais fomentados pela ONU, como o Código Internacional de *Marketing* dos Substitutos do Leite Materno (1981), a Convenção-Quadro para Controle do Tabaco (2003) e a Estratégia Global em Dieta, Atividade Física e Saúde (2004). Essas são consideradas estratégias de governança internacional para enfrentamento de problemas com efeitos para a "saúde pública" global (Lee, 2006).

São poucos os estudos voltados para o resultado de políticas dirigidas à redução da pobreza e iniquidades em saúde (Jackson *et al.*, 2007). Indica-se a necessidade de desenvolvimento de indicadores sociais para medir os efeitos de promoção da saúde, incluindo mudanças sociais mais amplas, capazes de medir a extensão das intervenções.

No Brasil, estudos conduzidos para avaliação do Programa Bolsa Família demonstraram efeitos positivos na redução das iniquidades, apesar das dificuldades relativas à implantação de um programa intersetorial. O programa, criado pela Lei Federal 10.836, de 2004, a partir da fusão de programas anteriores, como Bolsa Escola, Bolsa Alimentação e outros, foi considerado o principal programa na área da proteção social com o objetivo de

promover o acesso à rede de serviços públicos, em especial crianças e gestantes, de saúde, educação e serviço social; combater a fome e promover a segurança alimentar e nutricional; estimular a emancipação sustentada de famílias que vivem em situação de pobreza e extrema pobreza; promover a intersetorialidade, a complementariedade e a sinergia das ações sociais do poder público (CNDSS, 2008).

Os principais resultados encontram-se relacionados com os indicadores educacionais, como menor taxa de evasão escolar entre os beneficiários do programa, ou com o padrão alimentar, como a transferência de grande parte da população brasileira beneficiária para a condição de segurança alimentar, sendo o programa considerado ainda o principal responsável por 28% da queda do índice de Gini entre 1995 e 2004 (CNDSS, 2008). Há que se ponderar, no entanto, que outros estudos discutem dificuldades na implantação desse programa, bem como resultados de baixo alcance (CNDSS, 2008).

PROMOÇÃO DA SAÚDE NO BRASIL

Política Nacional de Promoção da Saúde (PNPS) e sua implantação – Experiências brasileiras de promoção da saúde e de ação sobre os DSS para combate às iniquidades em saúde

As reivindicações do Movimento da Reforma Sanitária Brasileira – que teve sua grande expressão na 8ª Conferência Nacional de Saúde, em 1986, quando houve a defesa da saúde como um conceito amplo e um direito social – afinam-se estreitamente com os preceitos da promoção da saúde expressos na Carta de Ottawa (WHO, 2012), publicada no mesmo ano e que recomenda a ação contra as iniquidades em saúde a partir de políticas públicas saudáveis. Desse modo, é nítida a força da repercussão do então nascente movimento de promoção da saúde no Brasil.

Pode-se dizer que as ações de promoção da saúde no SUS iniciam-se com o movimento da estruturação da atenção básica quando, a partir de 1992, por meio do Programa de Agentes Comunitários e posteriormente da Estratégia de Saúde na Família, iniciam as atividades centradas em preceitos da promoção da saúde, como estímulo à intersetorialidade, compromisso com a integralidade do cuidado, fortalecimento da participação social, corresponsabilidade e empoderamento dos usuários, entre outros (Buss & Carvalho, 2009). A seguir, encontra-se breve descrição das iniciativas relacionadas com a institucionalização de ações de promoção da saúde que resultaram na implantação, em 2006, da PNPS.

Política Nacional de Promoção da Saúde (PNPS)

A institucionalização da promoção da saúde no interior do Ministério da Saúde inicia-se em 1998, na então Secretaria de Políticas de Saúde, por meio do Projeto Promoção da Saúde, um novo modelo de atenção

Capítulo 23 • Promoção da Saúde e seus Fundamentos

(Projeto BRA 98/006), cooperação internacional estabelecida entre o Ministério da Saúde e o Programa das Nações Unidas para o Desenvolvimento (PNUD), voltado para introdução de princípios da promoção da saúde na reformulação do modelo de atenção à saúde no país, formulados a partir da experiência internacional, em espacial no Canadá e na Europa (Brasil, 2010). Nessa fase, a promoção da saúde estava centrada na implementação do programa Comunidade Solidária por meio de uma estratégia interministerial para o desenvolvimento local sustentável (Buss & Carvalho, 2009).

Esse primeiro movimento promoveu o debate sobre o tema da promoção da saúde na esfera federal, envolvendo também as instâncias de pactuação e negociação do SUS (CIT, CIB, CONASS, CONASEMS), profissionais e acadêmicas, com rica discussão sobre seus conceitos e estratégias (Brasil, 2010). O projeto resultou no lançamento de importantes publicações, como a revista *Promoção da Saúde* e nas *Cartas da Promoção da Saúde* (Buss & Carvalho, 2009).

Nesse período, destaca-se o papel do Brasil no cenário internacional da promoção da saúde, tendo protagonizado a elaboração do Tratado Internacional para o Controle do Tabaco, assumindo a presidência do Órgão de Negociação Internacional em 2000, que resultou na aprovação da Convenção-Quadro (OMS, 2003), da qual o Brasil foi signatário (Buss & Carvalho, 2009).

Como fruto do amplo debate ao longo da década de 1990, em 2000 foi escrito um documento básico que indicava a proposição de uma PNPS. A partir de então, novas discussões reuniram experiências nacionais distintas e o acúmulo do Ministério da Saúde, gestores locais do SUS e universidades.

A formalização de uma PNPS propriamente dita ocorre um pouco mais tarde, e pode-se dizer que ela foi escrita em duas versões. A primeira delas, em 2002, apesar de não ter sido implementada de maneira integral, impulsionou a elaboração de diversos projetos nas áreas de alimentação saudável e atividade física, violência no trânsito, incluindo ainda a proposta de promoção da saúde nas escolas, entre outros (Buss & Carvalho, 2009).

A constituição do Comitê Gestor da Política Nacional de Promoção da Saúde (CGPNPS), formado por setores distintos do Ministério da Saúde, além de representantes do CONASS e do CONASEMS, ficou responsável pela construção da "Agenda Nacional de Promoção da Saúde 2005-2007", que veio a consolidar tal política.

A PNPS veio responder à situação de saúde do país, marcada pela transição demográfica e por complexo quadro epidemiológico (taxas de mortalidade elevadas por doenças crônicas, altos índices de inatividade física, padrões alimentares inadequados) com agravamento de problemas sociais (em especial, o aumento da violência) e sanitários. No plano internacional, a OMS publicava a Estratégia Global para Alimentação Saudável, Atividade Física e Saúde (WHO, 2012). O Brasil então lançou o Programa Pratique Saúde (Brasil, 2012).

Em 2006, no âmbito da Coordenação Geral de Doenças e Agravos Não Transmissíveis (CGDANT), na Secretaria de Vigilância em Saúde (SVS) do Ministério da Saúde, a

PNPS (Brasil, 2006) é formalizada e publicada por meio da Portaria GM 687/2006 (Brasil, 2006). A PNPS foi redefinida pelas Portaria 2.446, de 11 de novembro de 2014, e posteriormente pela Portaria de Consolidação 2, de 28 de setembro de 2017, que consolida as normas sobre as políticas nacionais de saúde do SUS (Brasil, 2018).

O objetivo geral da PNPS é "promover a equidade e a melhoria das condições e dos modos de viver, ampliando a potencialidade da saúde individual e coletiva e reduzindo vulnerabilidades e riscos à saúde decorrentes dos determinantes sociais, econômicos, políticos, culturais e ambientais". São diretrizes da PNPS (Brasil, 2018: 13):

I. O estímulo à cooperação e à articulação intrassetorial e intersetorial para ampliar a atuação sobre determinantes e condicionantes da saúde.

II. O fomento ao planejamento de ações territorializadas de promoção da saúde com base no reconhecimento de contextos locais e no respeito às diversidades, a fim de favorecer a construção de espaços de produção social, ambientes saudáveis e a busca da equidade, da garantia dos direitos humanos e da justiça social.

II. O incentivo à gestão democrática, participativa e transparente para fortalecer a participação, o controle social e as corresponsabilidades de sujeitos, coletividades, instituições e de esferas governamentais e da sociedade civil.

IV. A ampliação da governança no desenvolvimento de ações de promoção da saúde que sejam sustentáveis nas dimensões política, social, cultural, econômica e ambiental.

V. O estímulo à pesquisa, à produção e à difusão de experiências, conhecimentos e evidências que apoiem a tomada de decisão, a autonomia, o empoderamento coletivo e a construção compartilhada de ações de promoção da saúde.

VI. O apoio à formação e à educação permanente em promoção da saúde para ampliar o compromisso e a capacidade crítica e reflexiva dos gestores e trabalhadores de saúde, bem como o incentivo ao aperfeiçoamento de habilidades individuais e coletivas para fortalecer o desenvolvimento humano sustentável.

VII. A incorporação das intervenções de promoção da saúde no modelo de atenção à saúde, especialmente no cotidiano dos serviços de atenção básica em saúde, por meio de ações intersetoriais.

VIII. A organização dos processos de gestão e de planejamento das variadas ações intersetoriais, como forma de fortalecer e promover a implantação da PNPS na Rede de Atenção à Saúde (RAS), de modo transversal e integrado, compondo compromissos e corresponsabilidades para reduzir a vulnerabilidade e os riscos à saúde vinculados aos determinantes sociais.

A PNPS destacou seis temas transversais como referências para formulação de agendas de promoção da saúde e adoção de estratégias conforme seus princípios e valores, quais sejam: I. DSS, equidade e respeito à diversidade; II. Desenvolvimento sustentável; III. Produção de saúde e cuidado; IV. Ambientes e territórios saudáveis; V. Vida no trabalho; VI. Cultura da paz e direitos humanos.

A PNPS define ainda os seguintes eixos operacionais como estratégias para concretizar as ações de promoção da saúde: I. Territorialização; II. Articulação e cooperação intrassetorial e intersetorial; III. Rede de Atenção à Saúde; IV. Participação e controle social; V. Gestão; VI. Educação e formação; VII. Vigilância, monitoramento e avaliação; VIII. Produção e disseminação de conhecimentos e saberes, e IX. Comunicação social e mídia.

A Portaria GM 687/2006 incluiu a promoção da saúde entre as diretrizes do Pacto pela Vida, em Defesa do SUS e de Gestão por meio da Portaria GM 399/2006 (Brasil, 2006), estabelecendo a concordância entre os princípios e diretrizes e potencializando as ações, significando importante passo para fortalecimento das ações de promoção da saúde em ações como reforço e qualificação da Estratégica da Saúde da Família; ênfase na promoção de atividade física e promoção de hábitos saudáveis de alimentação e vida; controle do tabagismo; controle do uso abusivo de bebida alcoólica; cuidados com o processo de envelhecimento e incentivo à produção de informação e educação em saúde (Brasil, 2006).

Dois importantes movimentos impulsionaram as ações e iniciativas de promoção da saúde no país: a já mencionada Comissão Nacional sobre DSS e o relatório "As causas sociais das iniquidades em saúde no Brasil" (CNDSS, 2008), apresentado em 2008. Como importante recomendação desse relatório, destaca-se a criação da Secretaria Nacional de Promoção da Saúde e Atenção Básica, implantada no Ministério da Saúde. O lançamento do programa "Mais Saúde: Direito de Todos 2008-2011" (Brasil, 2012), considerado prioritário no Ministério da Saúde, também impulsionou as ações de promoção, constituída como importante eixo de intervenção do programa.

Indicadores de promoção da saúde, como prevalência de sedentarismo e tabagismo, foram incorporados no Pacto pela Vida, o que reforçou o debate junto a estados e municípios quando de sua pactuação. Indicadores complementares dos Núcleos de Prevenção das Violências e Promoção da Saúde entraram nas agendas dos estados e municípios, reforçando a PNPS nesses espaços (Malta & Castro, 2009).

Com a PNPS, iniciou-se a descentralização de recursos financeiros para ações de promoção da saúde nos estados e municípios. Em 2006, um repasse da ordem de R$5 milhões é feito às capitais do país para implantação de experiências locais (Brasil, 2010). Em 2008, importante aumento de recursos financeiros foi aportado à PNPS e descentralizado a estados e municípios que apresentassem propostas vinculadas à Agenda Prioritária da PNPS, integrando no planejamento Vigilância em Saúde e Atenção Básica/Saúde da Família. Investiu-se também na formação de profissionais e gestores com diversos cursos de capacitação, incluindo educação à distância (Malta & Castro, 2009).

Como forma de qualificação da informação para gestão, o Ministério da Saúde participou de propostas relacionadas com a avaliação da efetividade de experiências no âmbito das práticas corporais e atividades físicas, em especial o sistema VIGITEL – Vigilância de Fatores de Risco e Proteção para Doenças Crônicas por Inquérito Telefônico (Brasil, 2009), voltado para monitoramento contínuo da frequência e distribuição de fatores de risco e proteção para doenças crônicas em todas as capitais dos 26 estados brasileiros e no Distrito Federal a partir de entrevistas por telefone. O inquérito investigou características demográficas e socioeconômicas da população, padrão de alimentação e atividade física, peso e altura referidos, consumo de cigarros e bebidas alcoólicas, autoavaliação do estado de saúde, assim como referência a diagnóstico médico de hipertensão, diabetes e colesterol elevado. Resultados do VIGITEL foram divulgados nos diversos meios de circulação, tornando possível o maior envolvimento dos diversos gestores com as políticas de saúde (Malta & Castro, 2009).

Ao longo do período de implantação da política, convém destacar avanços, como nas sucessivas ações de combate à violência no trânsito, em campanhas em prol da atividade física e na formulação e aplicação da Política de Saúde na Escola (PSE). No primeiro exemplo, há ações concretas resultantes da união de esforços de três diferentes ministérios (Saúde, Meio Ambiente e Cidades), que juntos realizaram a campanha "Minha Cidade sem Carro" (Brasil, 2008) para conscientização sobre a violência no trânsito, a poluição emitida pelos carros e a prática de exercícios físicos (andar, pedalar). Nesse mesmo exemplo, há ações envolvendo as três esferas de governo do Brasil e órgãos internacionais, que juntos realizaram a Semana Mundial das Nações Unidas de Segurança Viária (Brasil, 2007). Há ainda o envolvimento do Legislativo, com a aprovação da "Lei Seca" (Brasil, 2008), que estabeleceu limite de alcoolemia para motoristas e das mídias pública e privada para publicação de livros e reportagens sobre as mortes no trânsito e ações de educação para o trânsito.

A intersetorialidade e a articulação de diversos níveis de poder, sociedade civil e empresa também marcaram as campanhas de mobilização contra o sedentarismo, a exemplo da realização da Semana Nacional de Promoção da Saúde – Dias Mundiais da Atividade Física e da Saúde, com o lema "Entre para o time onde a saúde e o meio ambiente jogam juntos" (Brasil, 2012). Entre outros objetivos, a campanha estimulava o uso de espaços públicos para a prática regular de exercícios.

Quanto à ampliação do PSE (Brasil, 2012), destaca-se a introdução no conteúdo escolar de discussões sobre sexualidade e DST/AIDS, entre outras ações. Outro eixo da PSE é a aplicação, a cada 2 anos, da Pesquisa Nacional de Saúde do Escolar (PeNSE) (Brasil, 2012), constituída de questionários padronizados e autoaplicáveis para alunos do 9° ano nas capitais e no Distrito Federal. Os dados dessa pesquisa tornam possível conhecer a prevalência de fatores de risco nesse grupo etário e servem de base para o Sistema Nacional de Monitoramento da Saúde dos Escolares.

Cabe refletir que, apesar da importante inclusão da promoção da saúde na agenda de diferentes governos por meio da política nacional, é possível analisar que o fato de haver sido alocado no interior da divisão de doenças crônicas na SVS, cuja finalidade é o controle de riscos, doenças

Capítulo 23 • Promoção da Saúde e seus Fundamentos

e agravos, o tema promoção da saúde tem sido tratado no âmbito da prevenção de riscos e doenças, refletindo ainda baixa prioridade na esfera federal (Buss & Carvalho, 2007). Com ações setoriais centradas em danos e agravos, priorizando sintomas e ações biomédicas individuais e curativas, dificilmente conseguiremos avançar na consolidação de uma política de promoção da saúde.

Conforme demonstrado, a atuação sobre os DSS extrapola as competências e atribuições das instituições de saúde, exigindo ação coordenada e articulada dos diversos setores e instâncias governamentais. A intersetorialidade pressupõe uma decisão política suprassetorial, como pacto pela saúde e qualidade de vida, devendo ser operacionalizada nos planos institucional, programático e orçamentário (Buss & Carvalho, 2007).

Além da ênfase nos fatores e riscos individuais e na localização das ações de promoção da saúde no interior da SVS/MS, outras críticas podem ser dirigidas às políticas nesse âmbito no Brasil, como a fragmentação das ações dos diversos setores e a ausência de mecanismos de articulação que possibilitem a coordenação desses esforços intersetoriais (CNDSS, 2008).

Por essas razões, ainda em 2008, a CNDSS recomendou a criação, no âmbito da Casa Civil da Presidência da República, de uma instância dedicada às *Ações Intersetoriais para Promoção da Saúde e Qualidade de Vida*, responsável por captar recursos, elaborar projetos estratégicos e responsabilizar-se pelo acompanhamento e a avaliação de políticas, programas e intervenções relacionadas com os DSS, desenvolvida pelas diversas instituições que a integram (CNDSS, 2008). O Ministério da Saúde funcionaria como Secretaria Técnica/Executiva encarregada de coordenar as ações de promoção da saúde no interior do ministério, priorizando as ações intersetoriais relacionadas com a promoção da saúde na infância e adolescência, bem como o fortalecimento das redes de municípios saudáveis, além de enfatizar as *escolas promotoras de saúde* e os *ambientes de trabalho saudáveis* (CNDSS, 2008).

Tendo em vista intervenções sobre os DSS, a comissão brasileira sugere ainda o investimento na produção de evidências científicas a partir de programa conjunto entre o Ministério de Ciência e Tecnologia e o Ministério da Saúde (MCT/MS) para apoio, por meio de editais periódicos, a projetos de pesquisa e criação de redes de intercâmbio e colaboração entre pesquisadores e gestores a fim de acompanhar os projetos e utilizar os resultados (CNDSS, 2008). Em 2006, os editais Determinantes Sociais da Saúde, Saúde da Pessoa com Deficiência, Saúde da População Negra e Saúde da População Masculina foram iniciativas conjuntas da CNDSS, do DECIT/MS e do CNPq, com alocação do Ministério da Saúde de R$10 milhões que resultaram em diversas pesquisas nessas temáticas[6].

A ampliação do capital social por meio do empoderamento de grupos populacionais vulneráveis e do fortalecimento da gestão participativa, em especial, dos conselhos

municipais de saúde, é ainda uma forte recomendação da CNDSS para que as ações sobre os DSS no Brasil tenham sucesso e sustentabilidade.

Experiências locais de ação sobre os DSS para combate às iniquidades em saúde podem ser identificadas no Boxe 23.4.

Boxe 23.4 Experiências de ação sobre os DSS para combate às iniquidades em saúde

Buscando atender a algumas das recomendações contidas no relatório da Comissão Nacional sobre Determinantes Sociais da Saúde (CNDSS) intitulado "As causas sociais das iniquidades em saúde no Brasil", a Fiocruz (2008), por intermédio da Escola Nacional de Saúde Pública Sergio Arouca (ENSP), criou o *Centro de Estudos, Políticas e Informação sobre Determinantes Sociais da Saúde – CEPI-DSS* (https://dssbr.ensp.fiocruz.br).

O CEPI-DSS tem por objetivo apoiar as atividades do governo e da sociedade civil que visam à promoção da equidade em saúde mediante produção e disseminação de conhecimentos e informações, capacitação de pessoal e seguimento e avaliação de políticas e programas que atuam sobre os DSS. O CEPI-DSS mantém o *Portal sobre DSS* (www.dssbr.org) com notícias, resumos de artigos, opiniões, entrevistas, experiências e outras fontes de informação relacionadas com os DSS e a Biblioteca Virtual sobre DSS (http://bvsdss.icict.fiocruz.br).

O Portal foi reformulado entre 2019 e 2020, para atualização de sua plataforma tecnológica e do conteúdo ao cenário de transformações para a saúde pública, a exemplo da pandemia de Covid-19 e da Agenda 2030 para o Desenvolvimento Sustentável. A pandemia de Covid-19 evidenciou a temática dos DSS e das desigualdades sociais e seu impacto na saúde da população nos cenários nacional e internacional.

No *site* é possível visitar o *Observatório sobre Iniquidades em Saúde*, que oferece um conjunto de indicadores relacionados com DSS, situação de saúde e atenção à saúde para monitoramento de tendências das desigualdades no Brasil, segundo macrorregiões do país e regiões metropolitanas. Há ainda o relato de um conjunto de experiências territoriais de atuação sobre os DSS.

O processo de revisão da PNPS e os desafios atuais

A implementação da PNPS distingue três momentos: entre 1998 e 2004 – fase em que o tema é debatido no país como antecedentes para a criação da PNPS; entre 2005 e 2013 – período marcado pela gênese e desenvolvimento da política, em que se destacam avanços em sua institucionalização, como sua aprovação na CIT, a criação de linha de programação orçamentária específica para Promoção da Saúde no Plano Plurianual e sua inserção no Plano Nacional de Saúde; e de 2013 a 2015 – quando ocorre o processo de revisão, ampliação e divulgação da PNPS (Malta *et al.*, 2016).

A revisão da PNPS em 2014 (Brasil, 2014, 2018) foi considerada um marco importante para seu aperfeiçoamento, bem como representou um maior engajamento de distintos atores sociais nesse processo (Rocha *et al.*, 2014; Malta *et al.*, 2018; Gonçalves *et al.*, 2020), ressaltando a importância do envolvimento da participação social e dos movimentos populares.

O Ministério da Saúde e o Grupo Temático (GT) de Promoção da Saúde e Desenvolvimento Sustentável da ABRASCO propuseram sua revisão, a partir de extenso

---

[6]Os artigos correspondentes ao Edital sobre Determinantes Sociais da Saúde foram publicados pelo CEPI-DSS/ENSP em um número temático dos *Cadernos de Saúde Pública*, volume 27, suplemento 2, de 2011.

movimento de diálogo nas cinco regiões do país, envolvendo governo, trabalhadores dos serviços de saúde, conselheiros de saúde, representantes dos movimentos sociais e universidades. O processo de revisão teve início em 2013 e foi organizado pelo Ministério da Saúde, Comitê Gestor da PNPS, GT Pró-Rede em Promoção da Saúde e Desenvolvimento Sustentável da ABRASCO e OPAS. Além disso, foi realizada uma oficina com o Conselho Nacional de Saúde (GT Promoção da Saúde, ABRASCO).

A revisão caracterizou-se por mobilização ampla, democrática e participativa, tendo em vista a ampliação da articulação da PNPS com outras políticas públicas, considerando a importância do enfrentamento conjunto dos determinantes e condicionantes sociais, bem como uma ação coordenada entre o governo e a sociedade civil organizada, considerando desafios das transformações sociais no contexto nacional e internacional (Brasil, 2014; Malta et al., 2016).

Na revisão da política destacou-se um conjunto de acontecimentos considerados importantes desde 2006 para atualização da discussão sobre promoção da saúde, como a Conferência das Nações Unidas sobre o Desenvolvimento Sustentável – RIO+20, a Estratégia Global para Alimentação, Atividade Física e Saúde, a 8ª Conferência Internacional de Promoção da Saúde, com a Declaração de Helsinque com o tema Saúde em Todas as Políticas, o Plano Brasil Sem Miséria, o Plano da Década de Segurança Viária – 2011 a 2020 e o Fórum Econômico Mundial, com o desafio de enfrentar as doenças crônicas não transmissíveis e as agendas sociais coordenadas pela Casa Civil da Presidência da República. Destacam-se ainda mudanças na legislação do SUS, como a publicação do Decreto 7.508, de 2011, que regulamentou a Lei Orgânica da Saúde (Lei 8.080/1990), dispondo sobre a articulação interfederativa, com destaque para a equidade entre as regiões de saúde, e a publicação da Lei Complementar 141, de 2012, que normatizou a Emenda Constitucional 29, definindo os critérios de rateio e de transferência de recursos na saúde, bem como normas de fiscalização, avaliação e controle das despesas com saúde nas três esferas de governo (Brasil, 2018).

Na revisão da política foram incluídos novos elementos indutores para sua efetiva concretização, incluindo a explicitação de valores, a definição de temas transversais e de eixos operacionais, assim como a adequação e a atualização dos temas prioritários da política (Brasil, 2018). Destacam-se ainda iniciativas como "Da Saúde se Cuida Todos os Dias" (http://promocaodasaude.saude.gov.br/promocaodasaude) como estratégia integrada de comunicação em saúde e mobilização social, reforçando o papel indutor do Ministério da Saúde na informação sobre promoção da saúde.

O estudo de Malta et al. (2018) analisa avanços da implementação da PNPS quanto às suas agendas prioritárias e destaca resultados positivos dos programas e ações de enfrentamento ao uso do tabaco e seus derivados, alimentação adequada e saudável, práticas corporais e atividades físicas, promoção do desenvolvimento sustentável, enfrentamento do uso abusivo de álcool e outras drogas, promoção da mobilidade segura e sustentável e a promoção da cultura da paz e de direitos humanos.

Ao longo da implantação da política foram financiados projetos de promoção da saúde em nível municipal, bem como implementados programas como Vida no Trânsito, Academia da Saúde, Núcleos de Prevenção de Violências e Promoção da Saúde e Saúde na Escola.

Como desafios, Malta et al. (2018) assinalam que o país ainda precisa avançar e implementar medidas como a adoção das embalagens genéricas e a fiscalização dos ambientes livres do tabaco e dos pontos de venda, bem como para impedir o comércio ilegal oriundo do contrabando. Apontam ainda a baixa fiscalização no país da Lei 13.106/2015, que criminaliza a venda de bebida alcoólica para crianças e adolescentes, a necessidade de melhor estruturação da vigilância de violências e a importância de obter maior efetividade nas medidas regulatórias para deter o aumento dos índices de obesidade no país, como aprovar legislação para taxação de alimentos ultraprocessados, subsídios aos alimentos saudáveis e a proibição do marketing de alimentos para crianças. Os autores são enfáticos em destacar os obstáculos que se fazem presentes para a sustentabilidade da política em um contexto de cortes orçamentários e austeridade econômica, entre outros aspectos que configuram grave crise política, econômica e institucional no Brasil.

Em novembro de 2021, o Ministério da Saúde realizou o Seminário de Comemoração dos 15 anos da PNPS. Foram apresentadas experiências de Boas Práticas em Promoção da Saúde, incluindo temas como territórios saudáveis, sustentabilidade ambiental e biodiversidade, governança e articulação intra e intersetorial, cuidado em rede e promoção da saúde, implementação e articulação de programas em nível local e gestão de políticas e planos de promoção da saúde. O evento debateu ainda a promoção do autocuidado e da saúde, a prevenção e o controle do tabagismo Vigilância de DANT integrada, a promoção da saúde no trânsito, o papel da intersetorialidade na promoção da saúde, além de temas mais recentes, como a promoção da saúde em tempos de pandemia da Covid-19 e a estratégia de monitoramento das ações de promoção da saúde do plano de ações estratégicas para enfrentamento das doenças e agravos não transmissíveis (Brasil, 2021-2030) e desafios para construção da Agenda 2030 nos Objetivos do Desenvolvimento Sustentável na perspectiva da promoção da saúde.

Finalmente, ao adensar a base de luta pelo movimento de promoção da saúde e enfatizar a dimensão de respostas intersetoriais envolvendo governos e sociedade civil, a revisão da política assinala um avanço na institucionalização da PNPS diante dos desafios atuais em uma conjuntura de tripla crise: econômica, política e sanitária. Embora os recursos financeiros para sua implementação estejam longe do desejável, entende-se que houve avanços na compreensão do conceito ampliado de saúde e na busca pela qualidade de vida, bem como pelo investimento estratégico na gestão integrada e intersetorial de políticas públicas sobre os DSS.

Referências

Adler N. Behavioral and social sciences research contributions in NIH Conference on Understanding and Reducing Disparities in Health,

Capítulo 23 • Promoção da Saúde e seus Fundamentos

October 23-24, 2006. NIH Campus, Bethesda, Maryland. Disponível em: http://obssr.od.nih.gov/news_and_events/confe- rences_and_workshops/HealthDisparities/slideshow/08_Adler.pdf. Acesso em 24 abr 2013.

Akerman M et al. Avaliação em promoção da saúde: foco no "município saudável". Rev Saúde Pública 2002; 36(5):638-46.

Akerman M. Saúde e desenvolvimento local. São Paulo, Hucitec; Brasília, OPAS, 2005.

Almeida-Filho N, Kawachi I, Pellegrini Filho A, Dachs N. Research on health inequalities in Latin America and the Caribbean: Bibliometric analysis (1971-2000) and descriptive content analysis (1971-1995). Am J Public Health 2003; 93:2.037-43.

Andrade LOM. A saúde e o dilema da intersetorialidade. São Paulo, Hucitec, 2006.

Ashton J, Grey P, Barnard K. Healthy cities: WHO's new public health initiative. Health Promot Int 1986; 1(3):319-24.

Banco Mundial. Relatório sobre o Desenvolvimento Mundial 1993: Investindo em saúde. Washington, Banco Mundial, Fundação Getúlio Vargas, 1993. 347p.

Becker D, Edmundo K, Nunes NR, Bonatto D, Souza R. Empowerment e avaliação participativa em um programa de desenvolvimento local e promoção da saúde. Ciência & Saúde Coletiva 2004; 9(3):655-67.

Becker D, Edmundo KB, Guimarães W et al. Network of healthy communities of Rio de Janeiro, Brazil. Promotion & Education 2007; 14(2):101-2.

Biglan A, Hinds E. Evolving prosocial and sustainable neighborhoods and communities. Annual Review of Clinical Psychology 2009; (5):169-96.

Birn AE. Historicising, politicising and futurizing; closing the gap in one generation: health equity trough action on the Social Determinants of Health in Social Determinants of Health: Assessing Theory, Policy and Practice. In: Bhattacharya S, Messenger S, Overy C (eds.) New Delhi, India: Orient Blackswan Private Limited, 2010.

Bodstein R, Zancan L, Ramos CL, Marcondes WB. Avaliação da implantação de desenvolvimento integrado em Manguinhos: impasses na formulação de uma agenda local. Ciência & Saúde Coletiva 2004; 9(3):593-604.

Bourdages J, Sauvageau L, Lepage C. Factors in creating sustainable intersectoral community mobilization for prevention of heart and lung disease. Health Promot Int, 2003; 18(2).

Brasil. Leis, Decretos. Medida Provisória 415, de 21 de janeiro de 2008. Diário Oficial da União, Brasília, 22, jan., 2008: 1. Proíbe a comercialização de bebidas alcoólicas em rodovias federais e acresce dispositivos à Lei 9.503, de 23 de setembro de 1997 – Código de Trânsito Brasileiro.

Brasil. Ministério da Saúde. Gabinete do Ministro. Portaria 2.446, de 11 de novembro de 2014. Redefine a Política Nacional de Promoção da Saúde (PNPS). Brasília, 2014. Disponível em: http://bvsms.saude.gov.br/bvs/saudelegis/gm/2014/prt2446_11_11_2014.html.

Brasil. Ministério da Saúde. Mais Saúde: Direito de Todos. Disponível em: http://bvsms.saude.gov.br/bvs/pacsaude/. Acesso em 10 ago 2012.

Brasil. Ministério da Saúde. Pesquisa Nacional de Saúde do Escolar (PeNSE). Disponível em: http://portal.saude.gov.br/portal/arquivos/pdf/pense_versao_atual.pdf. Acesso em 10 ago 2012.

Brasil. Ministério da Saúde. Portaria do Gabinete do Ministro 687, de 30 de março de 2006. Aprova a Política de Promoção da Saúde. Disponível em: http://dtr2001.saude.gov.br/sas/PORTARIAS/Port2006/GM/GM-687.htm. Acesso em 13 set 2012.

Brasil. Ministério da Saúde. Portaria GM 399/2006. Portaria do Gabinete do Ministro 399, de 22 de fevereiro de 2006. Divulga o Pacto pela Saúde 2006 – Consolidação do SUS e aprova as Diretrizes Operacionais do Referido Pacto. Disponível em: http://dtr2001.saude.gov.br/sas/PORTARIAS/Port2006/GM/GM-399.htm. Acesso em 13 set 2012.

Brasil. Ministério da Saúde. Pratique Saúde. Disponível em: http://portal.saude.gov.br/portal/saude/area.cfm?id_area=919. Acesso em 10 ago 2012.

Brasil. Ministério da Saúde. Secretaria de Vigilância e Saúde. Política Nacional da Promoção da Saúde. Dia Mundial da Atividade Física. Disponível em: http://portal.saude.gov.br/portal/arquivos/pdf/. Acesso em 10 ago 2012.

Brasil. Ministério da Saúde. Secretaria de Vigilância em Saúde. Coordenação de doenças e agravos não transmissíveis. Curso de extensão para gestores do SUS em Promoção da Saúde. Brasília: Universidade de Brasília – Centro de educação a distância, 2010.

Brasil. Ministério da Saúde. Secretaria de Vigilância em Saúde. Departamento de Análise de Situação em Saúde. Coordenação de Doenças e Agravos Não Transmissíveis. 1ª Semana Mundial das Nações Unidas de Segurança no Trânsito. Brasília, 2007. Disponível em: http://www.redepazbrasil.ufms.br/uploads/assets/PrimeiraSemanaMundialdasNacoesUnidas.pdf. Acesso em 13 set 2012.

Brasil. Ministério da Saúde. Secretaria de Vigilância em Saúde. Política Nacional de Promoção da Saúde. Portaria 687 MS/GM, de 30 de março de 2006. Brasília: Ministério da Saúde, 2006. 60p. (Série B. Textos Básicos em Saúde).

Brasil. Ministério da Saúde. Secretaria de Vigilância em Saúde. Secretaria de Gestão Estratégica e Participativa. Vigitel Brasil 2006: vigilância de fatores de risco e proteção para doenças crônicas por inquérito telefônico. Brasília: Secretaria de Gestão Estratégica e Participativa, 2009.

Brasil. Ministério da Saúde. Secretaria de Vigilância em Saúde. Secretaria de Atenção à Saúde. Política Nacional de Promoção da Saúde: PNPS: Anexo I da Portaria de Consolidação nº 2, de 28 de setembro de 2017, que consolida as normas sobre as políticas nacionais de saúde do SUS/Ministério da Saúde, Secretaria de Vigilância em Saúde, Secretaria de Atenção à Saúde. Brasília: Ministério da Saúde, 2018.

Brasil. Ministério das Cidades. Na cidade sem meu carro. 2008. Disponível em: http://www.nacidadesemmeucarro.org.br/. Acesso em 10 ago 2012.

Brasil. Programa Saúde na Escola (PSE): orientações sobre o Programa Saúde na Escola para a elaboração dos projetos locais. Disponível em: http://dab.saude.gov.br/programa_saude_na_escola.php. Acesso em 10 ago 2012.

Buss P, Pellegrini Filho A. A saúde e seus determinantes sociais. Rio de Janeiro: PHYSIS: Rev Saúde Coletiva, 2007; 17(1):77-93.

Buss PM, Carvalho AI. Desenvolvimento da promoção da saúde no Brasil nos últimos vinte anos (1988-2008). Ciênc Saúde Coletiva 2009; 14(6):2305-16.

Buss PM. Promoção da saúde e qualidade de vida. Ciência & Saúde Coletiva 2000; 59(1):163-77.

Carvalho AI, Bodstein RC, Hartz Z, Matida A. Concepções e abordagens na avaliação em promoção da saúde. Debate. Mimeo. Disponível em: http://www.abrasco.org.br/GTs. Acesso em 20 abr 2010.

CDSS – Comissão para os Determinantes Sociais da Saúde. Redução das desigualdades no período de uma geração. Relatório Final da Comissão para os Determinantes Sociais da Saúde. Portugal: Organização Mundial da Saúde, 2010. Disponível em: http://cmdss2011.org/site/wp-content/uploads/2011/07/Redu%C3%A7%C3%A3o-das-Desigualdades-no-per%C3%ADodo.pdf.

Centro de Estudos, Pesquisa e Documentação em Cidades Saudáveis. [site da Internet]. Acessa em: 27/12/2008. Disponível em: http://www.cidadessaudáveis.org.br.

CNDSS – Comissão Nacional sobre Determinantes Sociais da Saúde. As causas sociais das iniquidades em saúde no Brasil. Rio de Janeiro: Fiocruz, 2008. 220p. Disponível em: http://bvsdss.icict.fiocruz.br/php/level.php?lang=pt&component=51&item=5.

Corin E. The social and cultural matrix of health and disease. In: Evans R, Barer M, Marmor T. Why are some people healthy and others not? New York: Aldine de Gruyter, 1994.

Cueto M, Brown T, Fee E. El proceso de creación de la Organización Mundial de la Salud y la guerra fría. Apuntes 2011; XXX-VIII(69):129-56.

Dahlgren G, Whitehead M. European strategies for tackling social inequities in health: Levelling up Part 2. Publicado pelo Escritório Regional da OMS na Europa, Dinamarca, 2007. Disponível em: http://www.euro.who.int/document/e89384.pdf.

Dahlgren G, Whitehead M. Policies and strategies to promote social equity in health. Stockholm: Institute for Future Studies, 1991.

Declaração de Alma-Ata. In: Conferência Internacional sobre Cuidados Primários de Saúde. Alma-Ata, Cazaquistão, 1978 Set 6-12. Disponível em: http://cmdss2011.org/site/wp-content/uploads/2011/07/Declaração-Alma-Ata.pdf.

Declaração Política do Rio. Conferência Mundial sobre Determinantes Sociais da Saúde. Disponível em: http://cmdss2011.org/site/wp-content/uploads/2011/12/Decl-Rio-versao-final_12-12-20112.pdf.

Escolas Promotoras da Saúde da Secretaria Municipal de Saúde da Cidade do Rio de Janeiro. [site da Internet]. Disponível em: http://www.saude.rio.rj.gov.br/saudeescolar. Acesso em 7 dez 2008.

Escolas Promotoras da Saúde de Santos, São Paulo. [site da Internet]. Disponível em: http://www.santos.sp.gov.br/comunicacao/escola/escola.html. Acesso em 7 dez 2008.

Fee E. Disease and discovery: A history of the Johns Hopkins School of Hygiene and Public Health. Baltimore, USA: The Jonhs Hopkins University Press, 1987.

Ferraz ST. Cidades saudáveis: uma urbanidade para 2000. Brasília: Paralelo 15, 1999.

Fortune K, Becerra F, Buss P, Solar O, Ribeiro P, Keahon GE. Health in all policies: Perspectives from the Region of the Americas. The Oxford Research Encyclopedia of Global Public Health. Disponível em: https://oxfordre.com/publichealth/view/10.1093/acrefore/9780190632366.001.0001/acrefore-9780190632366-e-26?rskey=SsVUYI&result=38 ou https://doi.org/10.1093/acrefore/9780190632366.013.26 (published online: 24 May 2018).

Gibbons M, Limoges C et al. The new mode of production of knowledge. London: DD Sage, 1994.

Gillies P. Effectiveness of alliances and partnerships for health promotion. Health Promot Int 1998; 13:99-120.

Gonçalves RN, Gonçalves JRSN, Cunha MJS, Cruz MRN, Carvalho Júnior MR, Ditterich RG, Bueno RE. Política Nacional de Promoção da Saúde: o percurso de elaboração, implementação e revisão no Brasil. Divers@ Revista Eletrônica Interdisciplinar, Matinhos, jul/dez 2020; 13(2):198-205.

Grupo de Trabalho sobre Promoção da Saúde e Desenvolvimento Local, Integrado e Sustentável. [site da Internet]. Disponível em: http://www.abrasco.org.br/grupos/arquivos/20060719172955.pdf. Acesso em 7 dez 2008.

Grupo de Trabalho sobre Promoção da Saúde e Desenvolvimento Local, Integrado e Sustentável. [site da Internet]. Disponível em: http://www.abrasco.org.br/grupos/ar- quivos/20060719173717.pdf. Acesso em 7 dez 2008.

Grupo de Trabalho sobre Promoção da Saúde e Desenvolvimento Local, Integrado e Sustentável. [site da Internet]. Disponível em: http://www.abrasco.org.br/grupos/arquivos/20060719173238.pdf. Acesso em 7 dez 2008.

Hancock T. The evolution, impact and significance of the healthy cities/healthy communities movement. J Public Health Policy 1993; 14:5-18.

Instituto de Saúde Coletiva. Universidade Federal da Bahia. Relatório técnico. Políticas, programas e ações intersetoriais de Promoção à Saúde: balanço das experiências nacionais e internacionais. Cooperação técnica. Instituto de Saúde Coletiva/Ministério da Saúde, 2010.

Jackson SF, Perkins E, Khandor E, Cordwell L, Hamann S, Busai S. Integrated health promotion strategies: a contribution to tackling current and future health challenges. Health Promot Int; 21(S1).

Kawachi I, Kennedy B, Lochner K, Prothrow-Stith D. Social capital, income inequality and mortality. Am J Public Health 1997; 87:1491-8.

Kliksberg B. Mais ética, mais desenvolvimento. Unesco; Sesi DN, 2008.

Krieger N. A glossary for social epidemiology. J Epidemiology Community Health 2001; 55:693-700.

Leavell H, Clark EG. Medicina Preventiva. São Paulo: Mc-Graw-Hill Inc., 1976. 744p.

Lee K. Global Health Promotion: how can we strengthen governance and build effective strategies? Health Promot Int 2006; 21(suppl.1):42-50.

Malta DC, Castro AM. Avanços e resultados na implementação da política nacional de promoção da saúde. B. Téc. SENAC: a R. Educ. Prof. RJ, maio/ago 2009; 35(2).

Malta DC, Morais Neto OL, Silva MMA et al. Política Nacional de Promoção da Saúde (PNPS): capítulos de uma caminhada ainda em construção. Ciência & Saúde Coletiva [online], 2016; 21(6):1683-94.

Malta DC, Reis AAC, Jaime PC, Morais Neto OL, Silva MMA, Akerman M. O SUS e a Política Nacional de Promoção da Saúde: perspectiva resultados, avanços e desafios em tempos de crise. Ciência & Saúde Coletiva 2018; 23(6):1799-809.

Manandhar M, Maimbolwa M, Muulu E, Mulenga MM, O'Donovan D. Intersectoral debate on social research strengthens alliances, advocacy and action for maternal survival in Zambia. Health Promot Int, 2008.

Mannheimer LN, Lehto J, Östlin P. Window of opportunity for intersectoral health policy in Sweden-open, half-open or half-shut? Health Promot Int 2007; 22(4):307-15.

Mendes EV (org.) A organização da saúde no nível local. São Paulo: Hucitec, 1998.

Mendes EV. Os grandes dilemas do SUS. Salvador: Casa da Qualidade Editora, 2001.

Mendes EV. Uma agenda para a saúde. São Paulo, Hucitec, 1996.

Moysés SJ, Moysés ST, Krempel MC. Avaliando o processo de construção de políticas públicas de promoção da saúde: A experiência de Curitiba. Ciência & Saúde Coletiva 2004; 9(3):627-41.

Nutbeam D. The challenge to provide "evidence" in health promotion. Health Promotion International 1999; 14(2):99-101.

O'Neill M. Le débat international sur l'efficacité de la promotion de la santé: d'où vient-il et pouquoi est-il si important? In: Promotion & Education, Efficacité de la promotion de la santé. IUHPE/UIPES (1), 2004; Edition especial:6-9.

OMS – Organização Mundial de Saúde. Assembleia Mundial da Saúde. Resolução WHA 62.14 Reduzir as iniquidades sanitárias atuando sobre os determinantes sociais da saúde. Genebra: OMS, 2009. Disponível em: http://apps.who.int/gb/ebwha/pdf_files/A62/A62_R14-sp.pdf.

OMS – Organização Mundial de Saúde. Assembleia Mundial da Saúde. Resolução WHA 65.8 Resultados de la Conferencia Mundial sobre Determinantes Sociales de la Salud. Genebra: OMS, 2012. Disponível em: http://apps.who.int/gb/ebwha/pdf_files/WHA65/A65_R8-sp.pdf.

OPAS – Organização Pan-Americana da Saúde. Sociedades justas: Equidade em saúde e vida com dignidade. Relatório da Comissão da Organização Pan-Americana da Saúde sobre Equidade e Desigualdades em Saúde nas Américas. 2018. Disponível em: https://iris.paho.org/handle/10665.2/51613#:~:text=A%20OPAS%20criou%20a%20Comiss%C3%A3o,melhorar%20as%20desigualdades%20nessa%20%C3%A1rea

Pellegrini Filho A, Rovere M. Novos modos de produção e divulgação da informação e conhecimento para apoiar políticas públicas [Internet]. Rio de Janeiro: DSS Brasil. Disponível em: http://cmdss2011.org/site/2011/08/novos-modos-de--producao-e-divulgacao-da-informacao-e-conhecimento-para-apoiar-politicas-publicas. Acesso em 24 mar 2011.

Pellegrini Filho A, Rovere M. Participação social na definição e implantação de políticas públicas [Internet]. Rio de Janeiro: DSS Brasi. Disponível em: http://cmdss2011.org/site/2011/08/participacao-social-na-definicao-e-implantacao-de-politicas-publicas. Acesso em 2 ago 2011.

Pellegrini Filho A. Ciencia en pro de la Salud. Publicación científica y técnica nº 578. Washington, DC: OPAS/OMS, 2000.

Pellegrini Filho A. Public policy and the social determinants of health: the challenge of the production and use of scientific evidence. Rio de Janeiro: Cad Saúde Pública, 2011; 27(sup.2):S135-S140.

Potvin L, McQueen D. Health promotion evaluation practices in the Americas. [s.l.]: Values and Research Springer, 2008.

Projeto municípios saudáveis no Nordeste brasileiro. [site da Internet]. Disponível em: http://www.nusp.ufpe.br/ projeto4.htm. Acesso em 7 dez 2008.

Raeburn J, Marco Akerman M, Chuengsatiansup K, Mejia Aladepo O. Community capacity building and health promotion in a globalized world. Health Promotion International, 2006; 21(supp.1):84-90. doi:10.1093/heapro/dal055.

Resolución 64/265 de la Asamblea General de la ONU sobre la Prevención y el Control de las Enfermedades No Transmisibles. Disponível em: http://www.un.org/es/comun/docs/?symbol=A/RES/64/265.

Rocha DG, Alexandre VP, Marcelo VP, Regiane R, Nogueira JD, Sá RF. Processo de Revisão da Política Nacional de Promoção da Saúde:

múltiplos movimentos simultâneos. Cien Saúde Colet 2014; 19(11): 4313-22.

Rosen G. Da Polícia Médica à Medicina Social. Rio de Janeiro: Graal, 1979.

Rovere M, Pellegrini Filho A. Intersetorialidade: tema em debate no Painel 1 do Seminário Preparatório para a Conferência Mundial sobre DSS [Internet]. Rio de Janeiro: DSS Brasil. Disponível em: http://cmdss2011.org/site/2011/07/intersetorialidade-tema-em-debate--no-painel-1-do-seminario-preparatorio-para-a-conferencia-mundial-sobre-dss. Acesso em 30 jul 2011.

Rychetnik L. Advocating evidence-based health promotion: reflections and a way forward Health Promotion International, 2004; 19(2):247-57.

Schloemer T, De Bock F, Schröder-Bäck P. Implementation of evidence-based health promotion and disease prevention interventions: theoretical and practical implications of the concept of transferability for decision-making and the transfer process. Bundesgesundheitsbl 2021; 64:534-43. Doi: https://doi.org/10.1007/s00103-021-03324-x.

Sjorg B. Introdução: (Des)construindo a sociedade civil na América Latina. In: B Sjorg (org.) Usos, abusos e desafios da sociedade civil na América Latina. São Paulo: Paz e Terra, 2010.

Sociedade Brasileira de Pediatria. [site da Internet]. Disponível em: http://www.sbp.com.br/img/cadernosbpfinal.pdf. Acesso em 7 dez 2008.

Solar O, Inwin A. A conceptual framework for action on the social determinants of health. Discussion paper for the Commission on Social Determinants of Health. Genebra: World Health Organization, 2007.

Sperandio AMG (org.) O processo de construção da Rede de Municípios Potencialmente Saudáveis. Campinas: IPES Editorial, 2004.

Sperandio AMG, Correa CRS, Serrano MM, Rangel HA. Há caminho para a construção coletiva de ambientes saudáveis. .São Paulo: Ciência & Saúde Coletiva 2004; 9(3):643-54.

Tambelini AMT, Câmara VM. A temática saúde e ambiente no processo de desenvolvimento do campo da saúde coletiva: aspectos históricos, conceituais e metodológicos. Ciênc Saúde Coletiva 1998; 3(2):47-59.

Tarlov A. Social determinants of health: the sociobiological translation. In: Blane D, Brunner E, Wilkinson R (eds.) Health and social organization. London: Routledge, 1996: 71-93.

Terris M. Conceptos de la promoción de la salud: Dualidades de la teoría de la salud pública. In: OPAS 1996. Promoción de la Salud: una antología. Washington: OPAS, 1992: 37-44.

Thurston W, Potvin L. Evaluability assessment: a toll for incorporating evaluation in social. Evaluation 2003; 9(4):453-70.

Tilford S. Evidence-based health promotion. Health Education Research, 2000; 15(6):659-63.

Westphal MF. O movimento cidades/comunidades saudáveis: um compromisso com a qualidade de vida. Ciência e Saúde Coletiva 2000; (1):39-51.

Whitehead M. The concepts and principles of equity and health. EUR/ICP/RPD 414, 7734r. Geneva: WHO, 2000.

WHO – World Health Organization . The status of school health. Geneva: WHO/HPR/HEP, 1996; 1:3.

WHO – World Health Organization. Covid-19 and the social determinants of health and health equity: evidence brief. Geneva: WHO, 2021. Disponível em: https://www.who.int/publications/i/item/9789240038387.

WHO – World Health Organization. Global Strategy on Diet, Physical Activity and Health. Disponível em: http://www.who.int/dietphysicalactivity/strategy/eb11344/strategy_english_web.pdf. Acesso em 10 ago 2012.

WHO – World Health Organization. Healthy workplaces: a model for action for employers, workers, policymakers and practitioners. Disponível em: http://www.who.int/occupational_health/healthy_workplaces/en.

WHO – World Health Organization. Resolution WHA 74.16. Social determinants of health. 2021. Disponível em: https://apps.who.int/gb/ebwha/pdf_files/WHA74/A74_R16-en.pdf.

WHO – World Health Organization. The Ottawa Charter for Health Promotion. Disponível em: http://www.who.int/healthpromotion/conferences/previous/ottawa/en/. Acesso em 10 ago 2012.

Regulação e Vigilância Sanitária – Proteção da Saúde

Ediná Alves Costa • Ana Cristina Souto

INTRODUÇÃO

A Vigilância Sanitária integra a Saúde Coletiva e pode ser considerada um componente específico do sistema de serviços de saúde. Representa, em suas origens, a configuração mais antiga da Saúde Pública institucionalizada e atualmente é sua face mais complexa (Costa & Rozenfeld, 2000). Conquanto a antiguidade de parte de suas práticas, desenvolvidas antes mesmo do capitalismo industrial e da conformação do Estado de Direito, somente em anos recentes se constituiu em tema emergente na pesquisa e no ensino. O objetivo deste capítulo é apresentar os principais conceitos, as funções e os elementos fundamentais da lógica de funcionamento desse componente do sistema público de saúde, avanços e desafios, com um breve histórico do processo de conformação da estrutura atual de Vigilância Sanitária no Brasil.

No começo dos anos 1990, constatava-se (Costa, 2004; Souto, 2004) a existência de raros estudos sobre o tema (Duarte, 1990; Waldman, 1991; Henriques, 1992). Atualmente, verifica-se relevante crescimento da produção científica (Pepe et al., 2010; Nunes, 2012), principalmente com a edição regular de um periódico indexado da área[1], mas permanecem muitas lacunas que exigem trabalho teórico e epistemológico para elucidar a grande diversidade de aspectos envolvidos, assim como faltam estudos e pesquisas sobre os serviços de vigilância sanitária. A insuficiente construção teórico-conceitual está relacionada com o fato de essa área se apresentar como fundamentalmente aplicada e pelo insulamento em que foi mantida, no Brasil, no âmbito restrito da fiscalização – mesmo que insuficientemente exercida – aliado à hegemonia do modelo médico-assistencial centrado na doença (Costa, 2004).

Sérgio Arouca, um dos mais importantes sanitaristas brasileiros, ao proferir uma palestra no Fórum Preparatório da I Conferência Nacional de Vigilância Sanitária, realizada em 2001, sinalizou a lacuna desse tema quando da formulação da Reforma Sanitária e alertou para sua importância na estruturação do Sistema de Saúde mais além da assistência[2].

A expressão *vigilância sanitária* é própria do Brasil, mas as atividades regulatórias e de vigilância sanitária são práticas universais em todo o mundo civilizado, existindo variadas denominações e modelos organizacionais para os espaços institucionais correspondentes. O termo adotado nos anos 1970, a despeito de contribuir para a conformação de uma noção equivocada[3] da existência de "duas vigilâncias" – a epidemiológica e a sanitária – rompe com o sentido restritivo do termo fiscalização anteriormente vigente. Isso ocorreu em um momento de reforma institucional, quando emergia uma nova concepção organizacional do controle sanitário no setor saúde, unificando-se, no mesmo espaço institucional, vários serviços relacionados com controle de riscos e vigilância. O contexto internacional era o de busca por novos conceitos e estratégias regulatórias para fazer frente aos problemas relacionados com as tecnologias em saúde, de modo

---

[1] Vigilância Sanitária em Debate: Sociedade, Ciência & Tecnologia (Visa em Debate), editada pelo Instituto Nacional de Controle de Qualidade em Saúde (INCQS) da Fiocruz, com apoio da Agência Nacional de Vigilância Sanitária.

[2] Sérgio Arouca. Palestra proferida no Fórum Preparatório da I Conferência Nacional de Vigilância Sanitária. Rio de Janeiro, Fiocruz, 2 de outubro de 2001. Acesso em 25 jul 2022. Disponível em: http://www6.ensp.fiocruz.br/visa/?q=taxonomy/term/443; vídeos; Sérgio Arouca fala sobre vigilância sanitária 1 e 2 (cont.).

[3] A experiência histórica demonstra que vigilância epidemiológica é uma das práticas fundamentais na atuação em vigilância sanitária. O exemplo clássico é a farmacovigilância ou vigilância de eventos adversos relacionados com medicamentos.

Boxe 24.1 Talidomida

A epidemia de uma malformação congênita que afetou filhos de mães que haviam utilizado talidomida durante a gravidez alertou o mundo para a possibilidade de efeitos graves devido ao uso de medicamentos e para a necessidade de dotar os sistemas regulatórios de efetivos instrumentos de proteção da saúde, mediante a introdução de conceitos que signifiquem a garantia de segurança de um produto antes de sua colocação no mercado (McKray, 1980). Considera-se que aquele evento impulsionou o desenvolvimento da farmacovigilância ou vigilância epidemiológica dos eventos adversos associados ao uso de medicamentos (Tognoni & Laporte, 1989).

que os sistemas de saúde pudessem promover eficácia e segurança (relação risco/benefício aceitável) desses bens e captar efeitos adversos na saúde humana após sua utilização (Costa, 2004) (Boxe 24.1).

Vigilância sanitária diz respeito a um conjunto de saberes de diversas áreas do conhecimento e práticas de natureza multiprofissional e interinstitucional, essencialmente desenvolvidas no âmbito do aparato estatal, com atribuições indelegáveis de regulação e controle sanitário da produção e consumo de bens e serviços, e de processos e ambientes, visando ao interesse público. Seu escopo de ação se situa no âmbito da proteção da saúde contra riscos de diversas naturezas e da promoção da saúde. Congrega um conjunto de intervenções do sistema de saúde para promover qualidade, segurança, eficácia e efetividade de produtos, processos e serviços e qualidade de ambientes; é, portanto, um dos condicionantes fundamentais para concretização do direito à saúde e qualidade de vida.

A noção de vigilância acompanha o desenvolvimento histórico da Saúde Pública em seus esforços na luta contra as doenças e na busca de intervir sobre seus determinantes (Garcia, 1989; Waldman, 1991). O desenvolvimento dos conceitos e das práticas de vigilância em Saúde Pública acompanhou as transformações econômico-sociais, sobretudo a partir da Revolução Industrial, com o processo de diversificação e ampliação da produção, que vai configurando um novo espectro de riscos à saúde. Consentâneo a esse processo deu-se o incremento da função regulatória do Estado moderno e, gradativamente, de sua capacidade de formulação e implementação de políticas, tendo em vista a saúde da coletividade (Costa, 2004).

RISCOS, REGULAÇÃO E VIGILÂNCIA SANITÁRIA

As sociedades complexas que foram se desenvolvendo na modernidade são marcadas, cada vez mais, por redes de interdependência que colocam novos e crescentes riscos para todos – seja no espaço da produção, seja no espaço do viver a vida – o que significa que a ameaça a uns poucos pode, potencialmente, ameaçar toda a coletividade. Nesse sentido, o conceito de externalidades – enquanto efeitos negativos ou colaterais ou adversidades que vão além dos envolvidos diretamente no evento e afetam outras pessoas ou a coletividade inteira (Bodstein, 2000) – mostra-se relevante na reflexão a respeito do tema da regulação e vigilância sanitária.

A possibilidade de externalidades negativas para pessoas, a coletividade e o ambiente, no tocante a um amplo conjunto de bens essenciais à saúde, *meios de vida* ou insumos de saúde, representa uma dada necessidade em saúde que demanda a formulação de políticas e leis, a organização de instituições e serviços e a realização de ações articuladas em todas as etapas do ciclo de vida desses bens. A esses bens – que apresentam benefícios, mas também portam riscos, intrínsecos e potenciais – somam-se aqueles inventados pelo segmento produtivo para satisfação de necessidades artificialmente criadas. O próprio processo de produção desses bens – sejam produtos ou serviços – gera externalidades que podem resultar em agravos para a saúde da população e do trabalhador e para o ambiente. Além disso, riscos para a saúde podem ser gerados por desvios de padrões éticos e morais de produtores, comerciantes e prestadores de serviços; não raro ocorrem ilicitudes que configuram crimes contra a saúde pública, ameaçam a saúde da população e desafiam os órgãos públicos e a sociedade civil (Costa, 2018).

Com a reconfiguração da ordem econômica nas últimas décadas, as práticas de vigilância – sanitária e epidemiológica – cresceram em importância, à medida que se ampliam possibilidades de disseminação mundial de numerosos riscos difusos, com a intensificação do tráfego internacional de modernos meios de transporte e da circulação de pessoas e mercadorias em quantidades e velocidade cada vez maiores. Riscos de diversas naturezas, envolvendo agentes biológicos, químicos e radiológicos, ameaçam a segurança sanitária de países ricos e pobres com repercussões sociais e econômicas, como visto nos seguintes exemplos: o caso da encefalopatia espongiforme bovina (ESB) – o "mal da vaca louca" –, a síndrome respiratória aguda (SARS), a pneumonia asiática, os acidentes radioativos ampliados, como Chernobyl e, mais recentemente, Fukushima, a epidemia de gripe H1N1 e, entre outros eventos de importância ampliada, a pandemia de Covid-19, declarada pela Organização Mundial de Saúde (OMS) como Emergência de Saúde Pública de Importância Internacional (ESPII) no final de janeiro de 2020.

A preocupação com os efeitos negativos das tecnologias tem colocado em alerta a questão da segurança sanitária, um conceito em formação e valorização no contexto internacional e que diz respeito a uma estimativa de uma relação risco/benefício aceitável. A segurança sanitária vem sendo objeto de debate, especialmente em países avançados, produtores de tecnologias e que também têm experimentado eventos negativos de repercussões sociais e econômicas, configurados como crises sanitárias, as quais levam esses países a reformular seus sistemas de saúde pública na busca de dotá-los de maior capacidade na gestão dos riscos à saúde, como ocorreu na França no final dos anos 1990 (Durand, 2001).

A expressão *segurança sanitária* é de uso frequente na legislação sanitária no Brasil como argumento para validar intervenções. Foi incorporada à missão da Agência Nacional de Vigilância Sanitária – ANVISA (Barbosa & Costa, 2010), criada como uma das respostas à crise sanitária experimentada pelo Brasil nos anos 1990 e que se caracterizava pela epidemia de falsificações de medicamentos, mortes evitáveis em serviços de saúde e pela incapacidade institucional de dar respostas às demandas e necessidades em saúde em seu âmbito de atuação.

A segurança sanitária exige atualização permanente do Direito Sanitário, seja pelo contínuo aparecimento de novos riscos ou agravamento dos riscos já conhecidos, seja pela ameaça de um futuro incerto (a exemplo da engenharia genética) ou em função de uma grande crise (Aith, Minhoto & Costa, 2009).

Vigilância sanitária guarda especificidades em relação ao conjunto das práticas em saúde e expressa articulações complexas entre o domínio econômico, o jurídico-político e o médico-sanitário. Suas ações, fundamentalmente intersetoriais, perpassam as relações entre ciência, mercado, saúde e sociedade; têm natureza regulatória, marcada pela intervenção nas relações sociais produção-consumo; são de competência exclusiva do Estado e, em sua maior parte, são reguladas pelo Direito. São exercidas sobre coisas, produtos, processos, serviços que portam benefícios, mas também portam riscos para a saúde individual e coletiva. As ações ainda são exercidas sobre os meios de transporte, especialmente os de circulação internacional, e ambientes, com uma fração bem menor sobre pessoas, principalmente os viajantes. Grande parte das ações se desprende de uma localidade e ultrapassa o território e até mesmo as fronteiras do país, na medida em que os objetos de atuação circulam pelos distintos territórios.

O trabalho em vigilância sanitária também apresenta especificidades que o distinguem do trabalho em saúde em geral, no tocante ao objeto do trabalho, aos meios e elementos que compõem seus processos de trabalho (Souza & Costa, 2010). Em grande medida, é modelado por condicionalidades inscritas na norma jurídica devido à natureza regulatória e de atividade do Estado em seu exercício do poder de polícia (Costa, 2008).

Como um subsistema do Sistema Único de Saúde (SUS), o Sistema Nacional de Vigilância Sanitária (SNVS) apresenta diferenciações em seu processo de constituição, mais lento do que o SUS em seu todo e no tocante à organização e gestão nas três esferas de governo, aspectos discutidos ao longo do texto.

A reflexão a respeito desse segmento da Saúde Coletiva revela aspectos ainda pouco estudados da questão saúde e desse tema específico. Os pressupostos a seguir apresentados podem constituir-se em possível via teórico-conceitual e para exploração dos conceitos-chave envolvidos: (I) as práticas de vigilância sanitária se articulam com outros setores, em torno de funções voltadas às condições e aos pressupostos institucionais e sociais para as atividades de reprodução material da sociedade; (II) vigilância sanitária tem por finalidade a proteção de "meios de vida", ou seja, a proteção de meios de satisfação de necessidades fundamentais; (III) as ações são de competência exclusiva do Estado, mas as questões de vigilância sanitária são de responsabilidade pública (Costa, 2009). Veja a seguir.

Pressuposto I

As práticas de vigilância sanitária se articulam com outros setores em torno de funções voltadas para as condições e pressupostos institucionais e sociais para as atividades de reprodução material da sociedade.

Com o crescimento da produção industrial estabeleceram-se novos padrões de produção e circulação de mercadorias, com os quais os riscos à saúde passam a ocorrer em escala ampliada; com isso, a colocação de produtos defeituosos no mercado poderá causar danos a milhões de pessoas, indo além das fronteiras de um país. Repercussões sociais e econômicas podem afetar a credibilidade dos produtos e das instituições públicas que têm responsabilidade pela regulação e controle sanitário.

Em estudo sobre o controle sanitário da importação de substâncias psicotrópicas no Brasil, entrevistados do setor produtivo reconheceram que o controle sanitário é importante, que deve ser realizado pela agência reguladora e que esta deve se tornar cada vez mais forte, pois, em seu entendimento, uma agência forte favorece seus negócios por promover credibilidade e respeitabilidade. Esse é o pensamento da AMCHAM[4] (Sebastião & Lucchese, 2010), que desde 2005 avalia a ANVISA e outras agências reguladoras, suas práticas e desempenho, sob a ótica do segmento regulado privado que busca a eficiência institucional no atendimento a seus pleitos (Boxe 24.2).

Nessas bases, pode-se compreender vigilância sanitária como uma prática social que integra as atividades regulatórias do Estado e que visa, ao mesmo tempo, à proteção e defesa da saúde e à reprodução e ampliação do capital. Suas políticas, saberes e práticas buscam acompanhar o desenvolvimento científico e tecnológico das forças produtivas, acionando um conjunto de instrumentos e estratégias para minimizar as externalidades negativas para a saúde, com atuação voltada para o controle de variados riscos sanitários (Souza & Costa, 2010).

Nem todos os fatores associados a riscos de agravos à saúde individual e coletiva são objeto de regulação pelo Estado, mas as sociedades atuais dispõem de ampla rede de sistemas de controle de riscos que buscam tornar a vida mais segura. Os sistemas de vigilância sanitária compõem a rede de instituições públicas que regulam a vida social quanto aos riscos para a saúde, com intervenções variadas para eliminar ou reduzir a exposição a certas substâncias, situações, comportamentos, procedimentos etc. (Lucchese, 2008).

Atualmente, é cada vez maior a ampliação das competências do setor saúde no âmbito de vigilância sanitária: por um lado, em decorrência do fenômeno da medicalização e do crescimento do complexo produtivo da saúde; por outro, pela importância que adquire o conjunto de

---

Boxe 24.2 Regulação

Regulação é um termo polissêmico e tem conotações distintas no sistema de saúde. Parece não haver consenso a respeito de seu significado, mesmo no âmbito da vigilância sanitária. Neste texto, o sentido de regulação abrange a competência para regulamentar, fiscalizar o cumprimento das normativas e para intervenções outras, visando preservar os interesses da saúde.

---

[4]Câmara Americana de Comércio para o Brasil. Veja Força-Tarefa de Agências Reguladoras em: http://www.amcham.com.br. Acesso em 30 jun 2022.

ações de controle de riscos no curso do fenômeno da globalização, em seus entrelaçamentos na produção de bens e serviços que se distribuem por todo o mundo; e ainda em decorrência de acordos regulatórios envolvendo interesses da saúde no âmbito do comércio internacional.

Nesse contexto, a participação de um país no comércio internacional de bens relacionados com a saúde está cada vez mais atrelada à competência técnica das instituições, dado que para atuar nesse mercado o país exportador deve comprovar que seus regulamentos e sistemas de controle sanitário são adequados às exigências do país importador no tocante às normas que este estabelece para a proteção da saúde de sua população (Lucchese, 2008). Assim, as ações de vigilância sanitária integram as condições gerais de produção, agregam valor aos bens produzidos e se revelam, ao mesmo tempo, ação de saúde e de prestação de serviços, pelo Estado, à organização econômica da sociedade, cujos agentes necessitam regularizar seus produtos e serviços a serem disponibilizados para uso ou consumo. Esses processos representam desafios à instituição vigilância sanitária, de modo a atender as incessantes demandas do segmento produtivo e, ao mesmo tempo, preservar os interesses da saúde (Costa, 2004). Nessa dinâmica, as práticas de vigilância sanitária, como parte especializada do setor de serviços, articulam-se com aquelas de outros setores institucionais, integrando um conjunto de funções que, segundo Claus Offe (1991), estão voltadas para a criação das condições e dos pressupostos institucionais e sociais específicos para as atividades de produção e reprodução material da sociedade.

No Brasil, a rede de sistemas de controle de riscos relacionados com a saúde envolve instituições de distintos setores e, além do setor saúde, abrange:

- Agricultura, que controla os alimentos de origem animal, agrotóxicos, bebidas e produtos de uso veterinário.
- Meio ambiente, que se incumbe de diversos aspectos relacionados com o equilíbrio ambiental, solo, ar, águas, agrotóxicos.
- Comissão Nacional de Energia Nuclear (CNEN), que é responsável pelas Normas Básicas de Radioproteção e pelo controle no campo das aplicações médicas da medicina nuclear, radiodiagnóstico, radioterapia e monitoração individual.
- Trabalho, que é incumbido da segurança nos ambientes de trabalho.
- Indústria e Comércio, que, por intermédio do Instituto Nacional de Metrologia, Normalização e Qualidade Industrial (Inmetro), operacionaliza o sistema de metrologia e avaliação da conformidade de produtos e tecnologias.
- Justiça, cujo ministério coordena a política do Sistema Nacional de Defesa do Consumidor.

As ações de vigilância sanitária conformam uma dada racionalidade da vida contemporânea e cumprem uma função mediadora entre os interesses da saúde e os interesses econômicos dos segmentos produtivos relacionados com a saúde: compete-lhe avaliar e gerenciar riscos e incertezas relacionados com objetos que a sociedade define, no processo social, como de interesse da saúde. A atuação se dá por meio de órgãos específicos, integrantes do SUS, de regras estabelecidas em leis e regulamentos, de mecanismos regulatórios e de restrições das liberdades dos que pretendem atuar com esses objetos.

Tudo isso nos marcos do ordenamento jurídico do país, que estabelece os direitos de todos, e em consonância crescente com a internacionalização da regulamentação sanitária, fruto dos acordos na área do comércio internacional relacionado com a saúde; e ainda conforme tratados e acordos firmados na comunidade internacional, a exemplo do Regulamento Sanitário Internacional, que rege a circulação de meios de transporte, mercadorias de interesse da saúde e viajantes.

Para desempenhar essas funções, faz-se necessário o uso concomitante de um conjunto de tecnologias de intervenção, ou meios de controle, que se intercomplementam em um conjunto organizado de práticas desenvolvidas nas três esferas de gestão do SNVS. Cada tecnologia de intervenção tem seu potencial e limites no gerenciamento de riscos, limitações que se somam às deficiências do próprio SNVS e das demais instituições da rede de sistemas de controle de riscos relacionados com a saúde. O conjunto de tecnologias integra o sistema de controle e é imprescindível para abarcar o ciclo produção-consumo dos bens em seus distintos momentos e seus efeitos na saúde, assim como os diversos atores que desenvolvem atividades com os objetos sob regulação e vigilância sanitária. O Estado não se exime do cumprimento das regras, embora, muitas vezes, os serviços de vigilância sanitária tenham baixa capacidade política para obrigá-lo, especialmente em relação aos serviços de saúde públicos, o que também ocorre em outros setores estatais (Costa, 2018).

Além da fiscalização – que é inerente à existência de lei sobre um dado assunto e tem por objetivo verificar o cumprimento de normas –, as principais tecnologias de intervenção que integram o sistema de controle em vigilância sanitária são: autorização de funcionamento de empresa, licença de estabelecimento, registro de produtos, análises laboratoriais, certificação do cumprimento de boas práticas de fabricação, inspeção sanitária, monitoramento da qualidade de produtos, serviços e ambientes; vigilância de eventos adversos relacionados aos objetos sob vigilância sanitária; anuência prévia de patentes de produtos farmacêuticos; controle da propaganda de interesse da saúde; informação e comunicação[5]. Algumas dessas tecnologias são tradicionais, outras foram incorporadas mais recentemente, no bojo da criação das agências reguladoras, e têm relação com os processos de fortalecimento da capacidade regulatória do Estado que se apresenta, cada vez mais, como Estado regulador em vez de provedor de serviços.

As intervenções em vigilância sanitária devem estar lastreadas em conhecimento técnico-científico atualizado e nos princípios estabelecidos na Constituição para a proteção da saúde. Embora nem sempre as decisões regulatórias se baseiem no conhecimento científico, dificilmente

_____

[5]Para saber mais sobre as tecnologias de intervenção em vigilância sanitária, veja Costa (2018).

as instituições reguladoras conseguem sustentar decisões sem evidências científicas ante os segmentos regulados que costumam se opor a limitações a seus interesses.

Para cumprir o dever que o Estado tem de proteger a saúde da população, vigilância sanitária é um daqueles setores da administração pública que detêm o chamado *poder de polícia* (Boxe 24.3), que permite ao aparato estatal limitar o exercício dos direitos individuais em benefício do interesse público. Com efeito, esse atributo possibilita que a vigilância sanitária exerça o poder normativo e estabeleça os regulamentos, que derivam da legislação sanitária; exerça a fiscalização e o controle sanitário; imponha penalidades no âmbito administrativo e obrigue o cumprimento dos requisitos e regras jurídico-administrativas por todos aqueles que pretendem atuar no setor saúde.

Em anos mais recentes vem ocorrendo maior aproximação entre a vigilância sanitária e algumas das demais políticas de saúde, com uma articulação com certas políticas transetoriais que favorecem as possibilidades de contribuir com o desenvolvimento econômico e social e ampliar o acesso a bens essenciais, como é o caso da Política de Medicamentos. Essas intervenções, e outras destinadas a elevar a qualidade de produtos, serviços e ambientes, não carecem necessariamente do exercício do poder de polícia. Passa-se ao segundo pressuposto.

Pressuposto II

Vigilância sanitária tem por finalidade a proteção de "meios de vida", ou seja, a proteção de meios de satisfação de necessidades fundamentais.

As ações de vigilância sanitária compõem a atenção em saúde e são essenciais para que seja alcançada a integralidade (Boxe 24.4), um dos princípios finalísticos do SUS. Têm implicações para a saúde e a qualidade de vida de toda a população, ao desenvolver um conjunto de intervenções, na função de regular, sob o ângulo sanitário, as atividades relacionadas com a produção, comercialização, uso e consumo de bens e serviços, seus processos e ambientes, sejam da esfera privada ou pública. A importância no setor saúde ganha relevo à medida que a atenção à saúde constitui um segmento estratégico para vários ramos do setor produtivo, em destaque as empresas do complexo médico-industrial – de medicamentos, vacinas, equipamentos, artigos médico-hospitalares e odontológicos, dispositivos diagnósticos etc. – e de serviços, cujas estratégias mercadológicas são poderosas no estímulo à incorporação de suas tecnologias no sistema de saúde, o que é feito, muitas vezes, de maneira acrítica e com uso não racional.

Boxe 24.3 Poder de Polícia

A razão de ser do poder de polícia é o interesse social e seu fundamento se assenta na supremacia que o Estado exerce, em seu território, sobre as pessoas, os bens e as atividades (Di Pietro, 2021). O poder de polícia, portanto, é um atributo para o cumprimento do dever que tem o Estado de proteger a saúde, um direito social.

Boxe 24.4 Integralidade

O princípio da integralidade é inscrito no artigo 198, inciso II, da Constituição da República, que estabelece "o atendimento integral, com prioridade para as atividades preventivas, sem prejuízo dos serviços assistenciais".

Além disso, a importância é sublinhada pelo conceito ampliado de saúde (Boxe 24.5), incorporado na Constituição, e o caráter prioritário atribuído às ações preventivas – é o caso das ações de vigilância sanitária que são essencialmente preventivas não só de agravos e doenças, como, principalmente, dos próprios riscos. Esse componente do SUS, como sinaliza Lucchese (2006), constitui um espaço privilegiado de intervenção do Estado, posto que, por suas funções e instrumentos de que dispõe, pode atuar para elevar a qualidade de produtos e serviços e no sentido de adequar o sistema produtivo de bens e serviços de interesse da saúde e os ambientes às demandas sociais em saúde e às necessidades do sistema de saúde.

No elenco das atribuições do SUS, definidas no artigo 200 da Constituição, constam ações de regulação e vigilância sanitária. A Lei Orgânica da Saúde (LOS), ao dispor sobre o SUS, seus objetivos, atribuições e diretrizes, demarcou o espaço de atuação em vigilância sanitária com centralidade na questão dos riscos e no âmbito das relações sociais produção-consumo, como expressa a definição do art. 6, parágrafo 1º da Lei 8.080/90:

> Entende-se por vigilância sanitária um conjunto de ações capaz de eliminar, diminuir ou prevenir riscos à saúde e de intervir nos problemas sanitários decorrentes do meio ambiente, da produção e circulação de bens e da prestação de serviços de interesse da saúde, abrangendo o controle de bens de consumo que, direta ou indiretamente, se relacionem com a saúde, compreendidas todas as etapas e processos, da produção ao consumo e o controle da prestação de serviços que se relacionam direta ou indiretamente com a saúde (Brasil, 1990).

Os elementos fundamentais dessa definição conferem grande complexidade e abrangência às ações de regulação e vigilância sanitária tanto pela multiplicidade e diversidade de riscos – muitas vezes de difícil avaliação e frequentes incertezas – como também porque o âmbito das relações sociais produção-consumo é campo de exercício de múltiplos interesses econômicos. Esses interesses não são homogêneos e apresentam diferenciações entre os segmentos industriais e os de serviços, entre empresas transnacionais e nacionais que, muitas vezes, conformam segmentos poderosos que podem dificultar as atividades

---

Boxe 24.5 Conceito ampliado de saúde

A Constituição conceitua saúde, no artigo 196, como "[...] direito de todos e dever do Estado, garantido mediante políticas sociais e econômicas que visem à redução do risco de doença e de outros agravos e ao acesso universal e igualitário às ações e serviços para sua promoção, proteção e recuperação".

regulatórias. A definição também remete à atribuição de intervir em problemas sanitários relacionados com os objetos de atuação, ampliando o escopo de atuação para mais além das ações de controle de riscos (Costa, 2018).

Como referido, os objetos da ação em vigilância sanitária portam benefícios, mas também riscos para a saúde, o que justifica a regulação sanitária. Em geral, portam riscos intrínsecos e riscos potenciais e, além disso, existe a possibilidade de serem adicionados outros riscos ao longo do ciclo de vida desses bens. Outra dimensão da natureza híbrida desses objetos é que são bens sociais e, ao mesmo tempo, estão no mercado como mercadorias; e assim, para induzir seu uso ou consumo, são alvo de estratégias mercadológicas que podem acarretar mais riscos para a saúde ao serem apresentados principalmente pelos aspectos benéficos, desconsiderando-se o potencial de danos. É o caso emblemático do medicamento, um bem social que porta riscos e que é submetido a poderosas estratégias promocionais que representam, segundo Lexchin (1997), 20% a 30% do preço de venda dos produtos.

Os medicamentos apresentam riscos intrínsecos à sua própria natureza; mesmo que adequadamente formulados, produzidos, acondicionados, conservados, transportados, armazenados, prescritos e utilizados, sempre portarão um grau de risco. Além desses, outros riscos podem ser gerados em qualquer fase do ciclo produtivo e ocorrer agregação concomitante de variados riscos no mesmo produto por qualquer procedimento inadequado: na produção de um medicamento ou de suas matérias-primas, coadjuvantes de tecnologias e embalagens; nas pesquisas clínicas, na circulação, distribuição e transporte; no armazenamento, comercialização, manuseio, prescrição e uso; na propaganda e publicidade e na deposição dos resíduos no ambiente. Podem ser acrescentados riscos pelas mais diversas razões, inclusive por práticas ilícitas de fabricantes, comerciantes ou prestadores de serviços que utilizam medicamento, e ainda por inadequação do ambiente, instalações e equipamentos onde se processa a atividade de prestação do serviço.

Risco é uma categoria teórica central na reflexão e atuação em vigilância sanitária, como visto na definição inscrita na LOS, pelo que se tecem algumas considerações. O termo *risco* é polissêmico e revela significados variados na linguagem técnico-científica e na linguagem comum. Atualmente, o vocábulo aparece em qualquer contexto discursivo com o sentido de alerta para as consequências futuras negativas de uma ampla variedade de fenômenos e processos (Brüseke, 2007).

Risco é um fenômeno social complexo, cada vez mais ampliado e de importância crescente para a saúde humana e ambiental. Dispõe-se de ampla bibliografia sobre o tema, em vários ramos do saber. Ganhou tamanha amplitude na sociedade moderna industrial que esta foi denominada *sociedade de risco* (Beck, 1998), evoluindo, nesse entendimento, para sociedade do risco mundial (Beck, 2008); isso porque, no contexto atual, os riscos já não se limitam espacialmente nos contornos das fronteiras dos Estados-nação e tampouco se limitam temporalmente, podendo afetar as futuras gerações; além disso, relacionam-se com as alterações climáticas globais, entre outros fatores.

A sociedade de risco é também a sociedade de consumo, onde tudo é transformado em mercadoria, sob a força da ideologia do consumo e poderosas estratégias mercadológicas que buscam estimular o consumo de quaisquer bens, sejam os essenciais, sejam aqueles inventados para satisfação de necessidades artificialmente criadas (Baudrillard, 1970). Muitos desses bens são ofertados com apelos de melhoria da saúde ou de gestão da aparência (estética) sem que se disponha, muitas vezes, de avaliação de riscos, de seu potencial de dano, e com limitadas possibilidades de controle ético e moral dos fabricantes; são exemplos a criação das câmaras de bronzeamento – logo condenadas pelo potencial cancerígeno –, técnicas e produtos não aprovados pelas agências regulatórias para perda de gordura corporal e o escândalo recente das próteses mamárias fabricadas com silicone industrial.

A problemática do risco é complexa e abrange o modo como é percebido, os sentidos e os modos de seu entendimento e as estratégias científicas e políticas para seu enfrentamento nos diversos setores em que se manifesta e se relaciona com a saúde humana e ambiental. Em virtude da natureza das ações de proteção da saúde, dos objetos da ação e da abrangência dos conhecimentos envolvidos, em vigilância sanitária as noções de risco são amplas: abrangem o conceito de risco epidemiológico e o conceito de risco potencial, que pode ainda ser conjugado com as noções de nocividade.

O conceito de risco epidemiológico, que de maneira resumida corresponde a uma *probabilidade* de ocorrência de um evento em determinado período de observação em população exposta a determinado fator de risco (Almeida-Filho, 1997), é fundamental, mas insuficiente para o desenvolvimento das intervenções em vigilância sanitária. É necessária, portanto, a compreensão do risco como *possibilidade* de ocorrência de eventos que poderão provocar danos à saúde. Nesse sentido, risco remete a possibilidades e contingências próprias da área que tem natureza essencialmente preventiva não só de agravos e doenças, mas também dos próprios riscos. Assim emerge o conceito de risco potencial, que se refere à possibilidade de que produtos, substâncias, processos, serviços, eventos, situações e a ação humana propiciem a ocorrência de dano à saúde, direta ou indiretamente (Costa, 2004), embora muitas vezes não se possa precisar qual o dano, tampouco sua gravidade e nem mesmo se algum ocorrerá (Navarro, 2010).

Um dos exemplos mais ilustrativos é o do tensiômetro, uma tecnologia sob vigilância sanitária: se estiver descalibrado, sua utilização poderá provocar danos à saúde de uma pessoa ao mensurar erroneamente sua pressão arterial e gerar uma prescrição equivocada ou nenhuma prescrição, caso fosse necessária. Em situações como essa, não é possível estimar a probabilidade de ocorrência de um dano para a saúde da pessoa, mas é perfeitamente admissível essa possibilidade.

Um dos grandes desafios no âmbito das práticas de vigilância sanitária é avaliar o risco potencial dos diversos objetos de ação, de maneira prática, de modo a obter resultados que possam contribuir efetivamente para seleção das melhores estratégias de controle sanitário.

A literatura mostra que o conceito de risco potencial tem-se revelado um construto operativo relevante para as estratégias de gerenciamento de risco, a elaboração de instrumentos para subsidiar o trabalho de inspeção sanitária e especialmente na avaliação de serviços de saúde; um exemplo é uma metodologia desenvolvida pela ANVISA para avaliação de serviços hemoterápicos (Rangel, 2012; Silva Jr. *et al.*, 2014) ou por Navarro (Navarro, 2009; Navarro *et al.*, 2010, 2021) para avaliação e controle de riscos em serviços de radiodiagnóstico. O conceito tem sido objeto de reflexão e experimentação em estudos sobre serviços de saúde na perspectiva de vigilância sanitária (Leite, 2007; Costa, 2011; Silva Júnior *et al.*, 2016), com metodologias inovadoras que buscam captar e avaliar os muitos fatores de risco e perigos nos serviços de saúde.

A noção de nocividade é utilizada pelo setor jurídico na aferição dos ilícitos como crimes contra a saúde pública. O sentido positivo de nocividade reporta à ação criminosa que imprime a uma substância ou produto medicinal ou alimentício destinado ao uso ou consumo a capacidade de causar dano direto à saúde. Já o sentido negativo de nocividade diz respeito à ação que suprime ou diminui a eficácia ou o benefício esperado de uma substância ou produto, embora não cause diretamente um dano à saúde (Magalhães & Malta, 1990) – é o caso de um medicamento contaminado com alguma substância tóxica e de outro sem a dosagem prevista do princípio ativo, respectivamente.

Cada vez mais englobada na noção geral de risco, a noção de nocividade se amplia para comportar outro sentido que não aquele decorrente de delinquência sanitária: pode ser exemplificada por situações em que eventos naturais afetam produtos e quando a evolução do conhecimento científico evidencia dada nocividade até então não conhecida. Nesses casos, os agentes envolvidos, seja o produtor, o comerciante ou o prestador de serviço, não estão isentos de responsabilidade civil por eventuais danos à saúde do usuário do produto ou serviço sob vigilância sanitária.

Mediante serviços organizados e ações desenvolvidas ao longo do ciclo de vida dos objetos de intervenção, o Estado, que tem o dever de proteger a saúde da população, busca que sejam assegurados os atributos desses objetos, que não são mercadorias quaisquer, embora estejam colocados no mercado de consumo. Os atributos são propriedades inerentes aos objetos e dizem respeito à identidade, finalidade, eficácia/efetividade, segurança e qualidade. São definidos nas normas jurídicas e regulamentos que estabelecem todos os requisitos relativos aos atributos de cada categoria de objeto, seja serviço ou produto, e a seus componentes, passíveis de regulação, como bulas, rótulos, embalagem, denominação, propaganda e condições para o exercício da atividade, entre outros (Costa, 2004).

Objetos da ação de vigilância sanitária

No Brasil, o conjunto de bens, produtos, tecnologias e serviços submetidos a regulação e vigilância sanitária no âmbito do SUS é bem amplo e envolve variadas categorias de objetos. Algumas delas são de competências compartilhadas com outros setores institucionais, a exemplo de alimentos, águas de consumo humano ou agrotóxicos. Em anos recentes foi incluído o tabaco, contrariando o conceito de que os bens sob vigilância sanitária portam benefícios. Os resultados positivos alcançados com as intervenções para reduzir o tabagismo no Brasil contaram com uma contribuição relevante das ações no âmbito da vigilância sanitária. O percentual da população adulta fumante das capitais dos estados e do Distrito Federal foi reduzido de 16,2%, em 2006 (Vigitel Brasil 2006), para 9,1%, em 2021 (Vigitel Brasil 2021).

As categorias de objetos da ação de vigilância sanitária são apresentadas a seguir:

- Medicamentos de uso humano, suas substâncias ativas e demais insumos e coadjuvantes de tecnologias e processos; embalagens e bulas.
- Propaganda de interesse da saúde, especialmente a de medicamentos e alimentos infantis.
- Alimentos, incluindo bebidas, águas minerais, seus insumos e suas embalagens, aditivos alimentares, limites de contaminantes orgânicos, resíduos de medicamentos veterinários e de agrotóxicos.
- Imunobiológicos e suas substâncias ativas, sangue e hemoderivados.
- Órgãos, tecidos humanos e veterinários para uso em transplantes e reconstituições.
- Pesquisa clínica com medicamentos, bens e tecnologias submetidos à vigilância sanitária.
- Equipamentos e materiais médico-hospitalares, hemoterápicos, odontológicos e de diagnóstico laboratorial e por imagem, órteses e próteses.
- Conjuntos, reagentes e insumos destinados a diagnóstico.
- Radioisótopos para diagnóstico *in vivo*, radiofármacos e produtos radioativos para diagnóstico e terapia.
- Saneantes destinados a higienização, desinfecção e desinfestação em ambientes hospitalares, domiciliares e coletivos.
- Produtos de higiene pessoal, perfumes, cosméticos e afins.
- Produtos obtidos por engenharia genética e outros submetidos a fontes de radiação que envolvam riscos à saúde.
- Produtos fumígenos, derivados ou não do tabaco, cigarros, cigarrilhas, charutos e a respectiva propaganda.
- Serviços de saúde, de atenção ambulatorial e hospitalar, de apoio diagnóstico ou terapêutico, incluindo a destinação de seus resíduos; bancos de leite humano e de órgãos; serviços hemoterápicos, de fisioterapia, odontológicos etc.
- Serviços relacionados com a saúde, como clínicas de estética, casas de repouso/instituições de longa permanência para idosos, laboratórios óticos e de próteses, salões de beleza, academias de ginástica, *studios* de tatuagem e *piercing*, creches, desinsetizadoras etc.
- Farmácias e outros estabelecimentos que desenvolvam atividades com produtos e bens submetidos à vigilância sanitária, sejam farmacêuticos, alimentícios, saneantes, cosméticos etc.

- Portos, aeroportos e fronteiras, suas instalações, meios de transporte, cargas e viajantes.
- Compartilhamento no controle sanitário de aspectos do meio ambiente, do ambiente de trabalho e vigilância em saúde do trabalhador.

Ao examinar conjunto tão amplo e diversificado, depreendem-se a complexidade das intervenções, a abrangência de conhecimentos técnico-científicos necessários, a multiprofissionalidade do corpo técnico e a multiplicidade de atores envolvidos, questão que remete ao princípio da responsabilidade pública, tratada no pressuposto seguinte.

Pressuposto III

As ações são de competência do Estado, mas as questões de vigilância sanitária são de responsabilidade pública.

O exercício de quaisquer atividades de interesse da saúde sob regulação sanitária implica responsabilidades de natureza civil, administrativa, penal e ético-profissional dos distintos atores. As questões relacionadas com esses objetos e as que decorrem do exercício de atividades com eles transbordam o aparelho de Estado e remetem, portanto, à noção de responsabilidade pública, ou seja, a responsabilidade abrange os diversos atores envolvidos com as atividades relacionadas com a saúde, pois são de interesse social. Além do Estado e de seus agentes, bem como produtores, distribuidores, comerciantes e prestadores de serviços, a responsabilidade abrange os profissionais de saúde, os agentes dos meios de comunicação, os cidadãos e os consumidores.

Os últimos atores citados, consumidores e cidadãos, são exatamente os mais vulneráveis, o elo mais frágil das relações sociais produção-consumo. Essa vulnerabilidade é o cerne na construção da doutrina da proteção dos direitos do consumidor, um ramo do Direito que reforça a área de vigilância sanitária, que abarca o consumidor e vai além, porque deve proteger a saúde de toda a população e o ambiente (Costa, 2004).

A legislação sanitária de proteção da saúde contém normas de proteção coletiva e de proteção individual. O Código de Defesa do Consumidor, os Códigos Civil e Penal e a legislação de defesa agropecuária, de proteção ambiental e trabalhista têm normas de proteção da saúde. O Código Penal define os crimes contra a saúde pública, entre os quais o exercício ilegal das profissões de saúde, adulterações ou falsificações de substâncias ou produtos alimentícios ou medicinais e a utilização de substâncias proibidas em sua fabricação. No caso de medicamentos, a falsificação foi incluída entre os crimes hediondos no final dos anos 1990, quando uma epidemia de falsificação de medicamentos demonstrava a falta de ética e responsabilidade de agentes econômicos e evidenciava a fragilidade do aparato estatal para proteger a saúde da população.

A qualidade de produtos e serviços sob vigilância sanitária é, respectivamente, de responsabilidade do produtor e do prestador de serviços, que também são responsáveis pelas informações fundamentais, que incluem informação sobre os riscos apresentados por produtos e serviços. A legislação sanitária e o Código de Defesa do Consumidor definem, precisamente, as responsabilidades do produtor e do prestador de serviços pela qualidade do que ofertam ao uso e consumo.

A legislação sanitária estabelece as regras para todos os que pretendem atuar com os objetos de regulação sanitária, os requisitos, deveres e responsabilidades, minuciosamente explicitados em leis e decretos e em regulamentos, resoluções e portarias que são periodicamente atualizados de acordo com necessidades técnico-científicas e operacionais relativas aos distintos objetos.

Também são estabelecidas regras para a atuação institucional, sem as quais corre-se o risco de o Estado ser arbitrário. A atuação dos trabalhadores de vigilância sanitária também está sujeita a condicionalidades e restrições modeladas pelo Direito Administrativo e seus princípios e pelos Códigos Profissionais de Ética e códigos de ética dos servidores de vigilância sanitária. Nessas condições, não podem desempenhar, ao mesmo tempo, função em entidade pública e privada nas mesmas áreas de atuação. Sua palavra tem fé pública, e eles também têm responsabilidade nas dimensões civil, penal, administrativa e ético-profissional em seu exercício. Além da capacitação técnico-científica atualizada, são necessárias sólida formação ética e habilidades para lidar com conflitos e pressões inerentes aos espaços institucionais regulatórios (Costa, 2008).

Na medida em que as questões dessa área são de interesse social e responsabilidade pública, os cidadãos também têm responsabilidades. Verifica-se, atualmente, como enfatizam Dallari & Ventura (2002), o reconhecimento de que os estados nacionais não conseguiriam lidar sozinhos com as questões sanitárias e ambientais, de que cresce a constituição de organismos multilaterais para tratar desses assuntos e de que também cresce, por parte de grupos organizados independentes do Estado, a reivindicação para participar das decisões nessas questões.

A participação social, estabelecida como um dos princípios organizativos do SUS, nos marcos do Estado Democrático de Direito, é a garantia de que os cidadãos, por intermédio de suas entidades representativas, participem do processo de formulação de diretrizes e estabelecimento de prioridades para as políticas de saúde; exerçam a fiscalização do cumprimento das disposições legais e normativas; e participem do controle e avaliação de ações e serviços executados nas distintas esferas de gestão. Isso abrange, obviamente, as questões do âmbito da área de vigilância sanitária. Almeja-se que se amplie a percepção da importância dessas questões no cotidiano das pessoas, com mudanças positivas no modelo de atenção, e que ações mais dialógicas com a população, com os profissionais e instituições de saúde se transformem em prioridade das políticas de vigilância sanitária nas três esferas de gestão.

Muitas dessas questões reclamam estratégias de comunicação de riscos e de divulgação de informações sobre questões da área relacionadas à saúde. A informação é um direito do cidadão, e a comunicação é um bem social, e ambas poderão contribuir para reduzir assimetrias de informação, modificar atitudes e comportamentos, na construção de uma consciência sanitária mais alinhada com a saúde, e também subsidiar uma ação mais proativa e participativa da cidadania na defesa da saúde como um direito que inclui a qualidade de produtos, serviços e ambientes. Essa compreensão é necessária para o estabelecimento de uma política de comunicação em vigilância sanitária com definição de princípios e diretrizes (Costa & Rangel, 2007) ainda inexistente.

O SISTEMA NACIONAL DE VIGILÂNCIA SANITÁRIA

A compreensão da necessidade de ações articuladas nas três esferas de gestão fez crescer no Brasil nas duas últimas décadas do século passado, gradativamente, a postulação de um sistema nacional de vigilância sanitária, em um movimento político que contou com a participação de atores da esfera federal e de órgãos estaduais de vigilância sanitária e de profissionais engajados no movimento da Reforma Sanitária. Considera-se relevante, neste texto, trazer um breve histórico sobre o processo que resultou na reformulação da vigilância sanitária na esfera federal e na criação de uma agência reguladora e do SNVS.

Com a abertura democrática ocorreu, em abril de 1985 em Goiânia, um encontro de dirigentes de vigilância sanitária de alguns estados que elaboraram a Carta de Goiânia. O documento alertava as autoridades sobre o descaso com a área e destacava a necessidade de reorientação dos serviços e de definição da Política Nacional de Vigilância Sanitária Integrada na Política Nacional de Saúde[6].

Em novembro do mesmo ano ocorreu o Seminário Nacional de Vigilância Sanitária, promovido pela então Secretaria Nacional de Vigilância Sanitária, que contou com a participação de técnicos dessa secretaria e representantes de todos os órgãos estaduais, bem como de algumas secretarias municipais e de instituições afins. O relatório final do evento apresentou um amplo conjunto de proposições e reafirmou as postulações da Carta de Goiânia quanto à necessidade de definição da política nacional, da descentralização das ações como caminho, com o fortalecimento das estruturas estaduais e municipais, e da inclusão da temática vigilância sanitária na 8ª Conferência Nacional de Saúde (CNS).

Como desdobramento desse seminário foi elaborado o Documento Básico sobre uma Política Democrática e Nacional de Vigilância Sanitária, divulgado em fevereiro de 1986. Apresentou-se, pela primeira vez, um marco referencial e conceitual com diretrizes para a área de vigilância sanitária; o documento teve por objetivo divulgar ideias, aprofundar questões tratadas no evento e subsidiar a elaboração participativa da referida política[7].

Boxe 24.6 Césio 137

No ano seguinte à conferência ocorreu um dos mais dramáticos eventos no país – a tragédia radioativa de Goiânia – o que deveria despertar as autoridades sanitárias para a necessidade de atenção para com os serviços de saúde, a começar pela normatização da matéria e estruturação dos serviços de vigilância sanitária.

Em setembro de 1987, dois catadores de sucata e de papel encontraram uma cápsula de Césio 137 abandonada em um terreno baldio no centro de Goiânia e a levaram para casa, onde foi quebrada a marteladas. Os envolvidos distribuíram porções do pó brilhante radioativo, e a contaminação atingiu uma área superior a dois mil metros quadrados. O governo reconheceu, oficialmente, 12 mortes, mas as consequências da tragédia perduram até hoje (Ciência Hoje, 1988, 1998).

Após a 8ª CNS, foi realizada uma conferência temática específica – a Conferência Nacional de Saúde do Consumidor – que teve por objetivo definir o papel do SNVS como "organismo-atividade responsável pela observância de condições, produtos e serviços que podem afetar a saúde do consumidor" (Boxe 24.6). A conferência contou com ampla participação de órgãos públicos e entidades da população organizada e trouxe ao debate inúmeras questões relacionadas com a vigilância sanitária que afetavam a saúde da população e o ambiente, tanto em razão dos desmandos e da falta de ética de agentes do segmento produtivo, como em virtude das limitações e precariedades da instituição que deveria proteger a saúde[8].

Desde o final dos anos 1970, o contexto era marcado pelas lutas em prol da redemocratização do país, pela reforma do setor saúde e também pelo movimento de defesa do consumidor, que se expressou no tema da conferência. O consumidor foi objeto de uma Comissão Parlamentar de Inquérito (CPI do Consumidor), que divulgou seu relatório em 1977. Esse movimento ganhava corpo em organizações dos próprios consumidores e na estruturação de organismos para sua defesa e proteção no âmbito do Estado, em algumas unidades da Federação, em Câmaras Municipais e Assembleias Legislativas e inclusive no Ministério da Agricultura. Em 1985 foi criado o Conselho Nacional de Defesa do Consumidor para assessorar a Presidência da República. Esses processos confluíram para a formulação da Política Nacional de Defesa do Consumidor, determinada pela Constituição de 1988, que estabeleceu no art. 5º, inciso XXXII, a defesa do consumidor como obrigação do Estado, o que se expressa na Lei 8.078/90 (Brasil, 1990), o Código de Defesa do Consumidor, promulgado no mesmo ano da LOS.

As limitações e precariedades dos serviços de vigilância sanitária se expressavam na falta de estrutura na esfera federal – mesmo que contasse com uma secretaria ministerial, criada em 1976 – e nos órgãos das secretarias estaduais de saúde, que não dispunham das condições necessárias para fazer cumprir as determinações estabelecidas na legislação de vigilância sanitária

---

[6]In: Carta de Goiânia exige vigilância reforçada. Saúde em Debate 1987; 19:25-6.

[7]In: Documento Básico sobre uma Política Democrática e Nacional de Vigilância Sanitária elaborado pela SNVS/MS junto aos órgãos de vigilância sanitária em fevereiro de 1986. Saúde em Debate 1987; 19:26-8.

[8]In: Relatório Final da Conferência Nacional de Saúde do Consumidor. Saúde em Debate 1987; 19:20-4.

e atender às demandas do segmento produtivo advindas de seu crescimento, tanto no tocante ao parque produtivo nacional como aos bens de interesse da saúde importados.

Mesmo que houvesse ações interdependentes a serem realizadas, as relações entre as duas esferas de gestão não eram sistemáticas, e o apoio de recursos financeiros era eventual (Costa, 2004; Souto, 2004; Lucchese, 2006). Entre a esfera estadual e os municípios pouco ou nada acontecia, pois até os primeiros anos da década de 1990, exceto as capitais, ao que parece raros municípios contavam com serviços de vigilância sanitária, principalmente os de pequeno e médio porte.

Nos primeiros anos da década de 1990 começaram a ser explicitadas as concepções sobre a organização das ações de vigilância sanitária em um sistema nacional, chegando a ser expressos essa intenção e seus delineamentos na Portaria Ministerial GM/MS 1.565, de 1994, cujas disposições nunca foram cumpridas.

O SNVS foi formalmente instituído em 1999, com a Lei 9.782 (Brasil, 1999), que criou a Agência Nacional de Vigilância Sanitária (ANVISA). O momento era de profunda crise na área, que acumulava muitos eventos negativos, em destaque na mídia nacional e internacional, como epidemias de mortes evitáveis relacionadas com serviços de saúde (Boxe 24.7) e desde 1996, aumento da falsificação de medicamentos, vendas de medicamentos ilegais, sem registro no Brasil ou contrabandeados, com validade vencida, roubos de cargas de medicamentos e outros crimes contra a saúde pública.

Um dos eventos de destaque na mídia foi o Caso Schering, de mulheres vítimas de gravidez indesejada em decorrência do uso de "anticoncepcionais de farinha". Segundo a empresa, 644 mil cartelas fabricadas com farinha para testagem de uma nova máquina de embalagem teriam sido roubadas, mas o fato não foi informado às autoridades e a comunicação foi retardada mesmo após as primeiras denúncias.

Em meados de 1998 explodiu a crise de medicamentos falsificados, vendidos em vários pontos do país por distribuidoras irregulares e que foram adquiridos inclusive por hospitais públicos. No período de 1997 e 1998 foram registrados pelo Ministério da Saúde 172 casos de falsificação de medicamentos (Nogueira & Vecina Neto 2011)[9]. Esse é um grave problema mundial de saúde pública, objeto de preocupações e estratégias diversas da OMS e de países membros.

O contexto era de Reforma do Aparelho de Estado e de reconfiguração do modelo de Estado provedor e prestador de serviços para o modelo de Estado regulador, e de seus rearranjos em face das necessidades decorrentes de uma posição mais destacada do Brasil na economia mundial, quando foram criadas várias agências reguladoras, duas na área de saúde, a ANVISA e a ANS (Agência Nacional de Saúde Suplementar).

> **Boxe 24.7** Tragédias em serviços de saúde
>
> Tiveram grande destaque na imprensa as mortes, em apenas 2 meses, de 99 dos 329 idosos internados em uma clínica no Rio de Janeiro em 2006, bem como as de 71 pacientes de uma clínica de hemodiálise em Caruaru-PE devido à contaminação da água de hemodiálise por uma alga, entre fevereiro de 1996 e setembro de 1997. Nesse mesmo ano, 18 pacientes morreram em hospitais da rede privada em Recife vítimas de acidentes tromboembólicos em decorrência do uso de um soro contaminado do laboratório Endomed. Em janeiro de 1998 houve a morte de 72 bebês, em apenas 1 mês, em maternidades do Rio de Janeiro (Costa, 2018).

O projeto governamental de criação da ANVISA tramitou muito rapidamente no Poder Legislativo, e a lei que estabeleceu formalmente o SNVS é minuciosa em relação à nova estrutura no modelo de agência, mas não quanto à concepção, aos princípios, às diretrizes e à organização do sistema que lhe foi atribuído coordenar. Esse sistema, nos termos do art. 1º da Lei 9.782/99, compreende o conjunto de ações definidas na LOS, parágrafo 1º do art. 6º e art. 15-18, executado por instituições da Administração Pública direta e indireta da União, dos estados, do Distrito Federal e dos municípios, que exerçam atividades de regulação, normatização, controle e fiscalização na área de vigilância sanitária.

A Constituição da República atribuiu ao Estado a obrigação de regular, fiscalizar e controlar as ações e serviços de saúde, considerados de relevância pública, e conferiu ao SUS, além de outras atribuições, a responsabilidade de executar as ações de vigilância sanitária, epidemiológica e da saúde do trabalhador, bem como de controlar e fiscalizar procedimentos, produtos e substâncias de interesse da saúde; fiscalizar e inspecionar alimentos, incluindo o controle de seu teor nutricional, bebidas e águas de consumo humano; participar do controle e fiscalização de substâncias e produtos psicoativos, tóxicos e radioativos e colaborar na proteção do ambiente, incluído o do trabalho; e participar na formulação e execução das ações de saneamento básico.

Outras matérias que dizem respeito ao componente vigilância sanitária – com profunda relação com intervenções no âmbito da promoção da saúde – referem-se à obrigatoriedade de o Estado regular a propaganda de produtos, práticas e serviços que possam ser nocivos à saúde e ao meio ambiente, ficando sujeita a restrições a publicidade de tabaco, bebidas alcoólicas, agrotóxicos, medicamentos e terapias, conforme os parágrafos 3º, inciso II, e 4º, respectivamente, do art. 220 da Constituição. Além disso, para que seja garantido o direito de todos ao meio ambiente ecologicamente equilibrado, reconhecido como bem de uso comum essencial à qualidade de vida, foi definida a responsabilidade do Estado de controlar a produção, a comercialização e o emprego de técnicas, métodos e substâncias que comportem risco para a vida, a qualidade de vida e o meio ambiente (art. 225, parágrafo 1º, inciso V).

Ao dispor sobre o SUS, a Lei 8.080/90 estabelece as atribuições das três esferas de gestão com base no princípio constitucional de que a saúde é competência comum dos três entes federados. As disposições dessa lei, a

---

[9]Apenas no período de 2005 a 2009, foram identificados 56 lotes de medicamentos falsificados (Nogueira & Vecina Neto, 2011).

legislação de vigilância sanitária que já existia e a lei que criou a ANVISA conformam o arcabouço jurídico básico de vigilância sanitária no país.

Compõem o SNVS, na esfera federal, a ANVISA e o Instituto Nacional de Controle de Qualidade em Saúde (INCQS), laboratório de referência nacional, vinculado tecnicamente à ANVISA e administrativamente à Fundação Oswaldo Cruz, na esfera dos estados e Distrito Federal, os órgãos de vigilância sanitária das 27 unidades da Federação, ligados às respectivas secretarias de saúde e três deles no modelo de agência, e os Laboratórios Centrais de Saúde Pública (LACEN), que existem em cada uma dessas unidades, algumas com laboratórios regionais. Na esfera municipal, compõem o SNVS os serviços de vigilância sanitária dos 5.570 municípios, alguns dos quais têm laboratórios municipais.

A ANVISA é uma autarquia da administração pública federal, sob regime especial, vinculada ao Ministério da Saúde. O modelo de agência é caracterizado por estabilidade dos dirigentes, autonomia financeira e independência administrativa, que, na verdade, é relativa. A estrutura organizacional é composta por cinco diretorias, gerências, assessorias, núcleos, procuradoria, auditoria interna e corregedoria. A ANVISA conta, ainda com uma ouvidoria e um conselho consultivo e coordenadorias de portos, aeroportos e fronteiras em todas as unidades da Federação. A gestão da ANVISA é conduzida pela diretoria colegiada, composta de cinco membros, sendo um deles seu diretor-presidente.

A ANVISA firma com o Ministério da Saúde um contrato de gestão, instrumento utilizado para avaliar sua atuação administrativa e seu desempenho com base em indicadores e metas pactuadas em um plano de trabalho anual. A ANVISA estabelece pactuações com estados e municípios, parte das quais lhes permite cumprir suas metas, e partilha com eles um montante do total de recursos arrecadados com as taxas de fiscalização e multas previstas na legislação de vigilância sanitária.

A finalidade institucional da ANVISA, definida na Lei 9.782/99, é promover a proteção da saúde da população mediante o controle sanitário da produção e da comercialização de produtos e serviços submetidos à vigilância sanitária, inclusive dos ambientes, processos, insumos e tecnologias a eles relacionados, bem como o controle de portos, aeroportos e fronteiras. Compete ao Ministério da Saúde formular, acompanhar e avaliar a Política Nacional de Vigilância Sanitária e as diretrizes do SNVS, ao passo que a ANVISA tem as seguintes competências:

- Normatização, controle e fiscalização de produtos, substâncias e serviços de interesse para a saúde.
- Execução da vigilância sanitária de portos, aeroportos e fronteiras, atribuição que poderá ser suplementada pelos estados, Distrito Federal e municípios.
- Coordenação e acompanhamento das ações de vigilância sanitária realizadas pelos demais entes federados, prestação de cooperação técnica e financeira e atuação em circunstâncias especiais de risco à saúde.
- Coordenação das ações de vigilância sanitária realizadas pelos laboratórios que compõem a rede oficial de

laboratórios de controle de qualidade em saúde e coordenação dos sistemas de vigilância de eventos adversos relacionados com medicamentos, tecnologias, produtos tóxicos e hemoterapia.
- Controle da atividade hemoterápica e atividades relacionadas com órgãos, tecidos humanos e veterinários para uso em transplantes ou reconstituições.
- Controle de produtos e substâncias que envolvem risco à saúde, como resíduos de medicamentos veterinários e produtos fumígenos, derivados ou não do tabaco.
- Anuência de patentes de medicamentos.

Nas esferas subnacionais do SNVS, há grande diversidade em termos de estrutura organizacional. São escassos os trabalhos que tratam de aspectos relacionados com a infraestrutura, organização e gestão dos serviços estaduais e municipais de vigilância sanitária de maneira abrangente, mas é possível perceber um intenso movimento no processo de descentralização e organização de serviços que contou com estímulo financeiro e apoio técnico da ANVISA e inclusão da área nos espaços de pactuação do SUS.

Compete à vigilância sanitária de cada estado e do Distrito Federal coordenar o sistema em seu âmbito de atuação; prestar apoio técnico e financeiro aos municípios e realizar ações em caráter complementar; e normatizar, em caráter suplementar à União, e colaborar na execução das ações de vigilância sanitária de portos, aeroportos e fronteiras, que são de competência da esfera federal (Brasil,1990). Muitas ações ainda são exercidas na esfera estadual de gestão, especialmente as mais complexas, parte das quais deverá ser executada pelos municípios, com avanços no processo de descentralização e capacitação técnica e operativa dos serviços municipais.

Nas unidades da Federação, os serviços de vigilância sanitária têm estruturas organizacionais diversas. Três estados – Paraíba, Pernambuco e Rondônia – contam com agências, criadas sob inspiração da ANVISA, embora não correspondam ao modelo dessa agência. Nas demais unidades predominam diretorias, coordenações ou departamentos, em sua maioria subordinados a uma estrutura denominada vigilância da/em saúde, exceto nos estados de Sergipe, Piauí, Rio Grande do Norte, Tocantins, São Paulo e Bahia. Na maioria das unidades da Federação existe vigilância sanitária em estruturas regionais de saúde.

Os municípios vêm assumindo competências gradativamente, à medida que os serviços se organizam e fortalecem sua capacidade operativa, ocorre o processo de descentralização e maior importância é atribuída pela gestão municipal. Compete ao município coordenar o sistema municipal de vigilância sanitária e executar os serviços e ações nos termos da legislação de vigilância sanitária, podendo suplementar essa legislação nos limites do interesse local. Os municípios têm competência para executar todas as ações e atividades de vigilância sanitária que não sejam de competência da esfera federal; a questão reside em sua capacidade, ainda limitada.

Estudos sobre municípios específicos (Cohen *et al.*, 2004; Garibott *et al.*, 2006; Leal, 2007; Marangon *et al.*, 2009; Bastos & Costa, 2011) e realizados por profissionais de vigilância sanitária de oito estados (Costa *et al.*, 2022) revelaram muitas fragilidades em termos de infraestrutura, de ordem técnico-operacional e política, distanciamento das demais ações de saúde e dificuldades de diversas naturezas, bem como grande esforço dos trabalhadores para realizarem suas atividades. Os resultados do estudo sobre a situação sanitária dos medicamentos na atenção básica, realizado pela PNAUM[10], despertou preocupações devido ao descumprimento da legislação sanitária, de requisitos técnicos e sanitários imprescindíveis à conservação dos medicamentos, revelando dificuldades na gestão dos serviços e fragilidades da vigilância sanitária em sua atuação nos serviços públicos de saúde (Costa *et al.*, 2017). Nas capitais brasileiras, a situação encontrada era menos desfavorável, mas igualmente preocupante (Pereira *et al.*, 2021).

A estrutura organizacional de vigilância sanitária nos municípios apresenta-se de maneira ainda mais diversificada do que nos estados. O Instituto Brasileiro de Geografia e Estatística (IBGE, 2015), na Pesquisa de Informações Básicas Estaduais e Pesquisa de Informações Básicas Municipais, em 2014, investigou pela primeira vez alguns aspectos relacionados com a estrutura e a gestão dos serviços de vigilância sanitária dos estados, Distrito Federal e municípios brasileiros.

A pesquisa investigou as responsabilidades, a escolaridade e a formação dos dirigentes desses serviços nas unidades da Federação: em 12 delas, o responsável também respondia por outros serviços, integrantes da vigilância em saúde; no Distrito Federal e em Minas Gerais, respondia por todos: vigilância epidemiológica, vigilância ambiental, vigilância em saúde do trabalhador, controle de zoonoses e controle de endemia. Quanto à escolaridade, em 22 unidades da Federação os responsáveis pela vigilância sanitária tinham pós-graduação e em cinco estados tinham ensino superior completo. Predominavam advogados e farmacêuticos (IBGE, 2015).

O quadro de pessoal dos serviços estaduais de vigilância sanitária, em 2014, apresentava 3.684 pessoas: 81,1% eram estatutários, 7,2% celetistas, 5,4% sem vínculo permanente, 4,0% comissionados e 2,3% eram estagiários. Quanto à escolaridade, 67,3% tinham ensino superior completo, e 29,6%, ensino médio completo (IBGE, 2015).

Dos 5.570 municípios brasileiros, 5.448 (98%) contavam com estrutura específica de vigilância sanitária; desses, 97,8% pertenciam à administração direta, entre os quais 89,7% eram ligados diretamente à Secretaria Municipal de Saúde. Um total de 351 municípios (6,3%) era subordinado a outra secretaria que não a de saúde, enquanto 119 (2,1%) informaram não ter estrutura específica, 50 desses localizados no Nordeste. Conquanto não dispusessem de estrutura específica, 111 desses municípios informaram ter uma pessoa responsável pelas ações de vigilância sanitária (IBGE, 2015).

Em 63,8% dos 5.559 municípios que informaram ter uma pessoa responsável pelas ações de vigilância sanitária e que também respondia pelo menos por mais um serviço dos componentes da vigilância em saúde, foram citados, em ordem decrescente, vigilância ambiental, vigilância em saúde do trabalhador e controle de endemias. Em 4,8% (268) desses municípios, o referido responsável também respondia por todos os componentes da vigilância em saúde. Quanto à escolaridade, 69,7% tinham ensino superior completo, 25,2% dos quais com pós-graduação[11]. A região Nordeste se destacou: 82,2% dos municípios tinham responsáveis pela vigilância sanitária com ensino superior completo. Nos pequenos municípios, com até 20 mil habitantes, os responsáveis com ensino superior alcançavam 50,1% do total.

Em 2014, o quadro de pessoal dos serviços municipais contava com 35.661 trabalhadores: 63,4% estatuários, 15,0% sem vínculo permanente, 11,8% celetistas, 8,5% comissionados e 1,1% estagiários. Quanto à escolaridade, 43,4% tinham ensino superior completo (IBGE, 2015). Embora produzidos com metodologias distintas, ao cotejar alguns desses dados com aqueles do Censo Nacional dos Trabalhadores de Vigilância Sanitária (ANVISA, 2004), é possível observar mudanças relevantes, por exemplo, nos indicadores relativos à escolaridade e à estabilidade do vínculo empregatício. No Censo de 2004 os estatutários alcançavam 67,9%, um pouco mais do que o encontrado na pesquisa de 2014, enquanto a proporção dos temporários era bem maior em 2004 (32,1%), chegando a 39% nos municípios com menos de 20 mil habitantes. Em 2004, o ensino superior completo alcançava 32,1% no conjunto dos municípios e 27,7% naqueles com menos de 20 mil habitantes.

Entre os aspectos relacionados com a gestão e a participação da vigilância sanitária no planejamento em saúde no município, a pesquisa (IBGE, 2015) identificou que, em 2014, 12,4% dos serviços de vigilância sanitária participaram do planejamento das secretarias municipais de saúde, 26,3% do planejamento da vigilância em saúde e 49,2% do planejamento das secretarias e da vigilância em saúde. Contudo, fragilidades e isolamento permanecem nos serviços: no conjunto dos municípios, 12,1% não tiveram nenhuma participação em planejamento, elevando-se para mais de 16% nas regiões Norte e Centro-Oeste e mais de 15% no Sul[12].

Em que pesem as fragilidades, reflexões (Silva *et al.*, 2018) apontam inegavelmente que houve avanços na vigilância sanitária no país com a qualificação dos trabalhadores, melhor estruturação dos serviços e outros recursos de controle e fiscalização e consideram que a atuação do SNVS foi o principal determinante da não ocorrência da situação calamitosa do final dos anos 1990.

---

[10]Pesquisa Nacional sobre Acesso, Utilização e Uso Racional de Medicamentos, realizada com uma amostra representativa de municípios e de serviços de atenção básica pelas regiões do Brasil.

[11]Foram realizados cursos de especialização em gestão em vigilância sanitária com muitos trabalhadores de todas as regiões, no âmbito do Programa de Apoio ao Desenvolvimento Institucional do Sistema Único de Saúde (Proadi-SUS), que funciona em parceria com instituições detentoras do Certificado de Entidade Beneficente de Assistência Social em Saúde (CEBAS Saúde).

[12]Sobre outros indicadores relacionados com a estrutura e gestão dos serviços de vigilância sanitária, veja: Pesquisa de Informações Básicas Municipais, Pesquisa de Informações Básicas Estaduais; Perfil dos estados e municípios brasileiros: 2014/ IBGE. Coordenação de População e Indicadores Sociais. Rio de Janeiro: IBGE, 2015. Disponível em: https://biblioteca.ibge.gov. br/visualizacao/livros/liv94541.pdf. Acesso em 30 jun 2022.

O SNVS, OS SERVIÇOS DE SAÚDE E A PANDEMIA DE COVID-19

A ANVISA tem-se fortalecido em termos técnico-científicos e dispõe em seu quadro de profissionais de excelência técnica estáveis, admitidos por concurso público. Desde sua instalação, tem introduzido novas práticas e reformulado outras, consoante as práticas de regulação sanitária do mundo globalizado, em meio a tensões e conflitos, inclusive com os poderes Legislativo e Judiciário[13]. A ANVISA é reconhecida pela OMS e pelas principais agências reguladoras internacionais como uma agência que segue padrões internacionais na atividade regulatória. Participa dos principais foros internacionais de harmonização e convergência regulatória de medicamentos e produtos para a saúde[14] e desde 2016 integra a Conferência Internacional de Harmonização de Requisitos Técnicos para Fármacos de Uso Humano – ICH.

A referida agência tem desenvolvido um intenso processo de regulamentação em todas as áreas de atuação. Tendo em conta o contexto atual da pandemia de Covid-19, o maior desafio já enfrentado pelos sistemas de saúde em todo o mundo, nos limites deste texto optou-se por tratar brevemente sobre duas intervenções das mais relevantes nos serviços de saúde no país e que somente em período mais recente passaram a receber atenção nas políticas de vigilância sanitária historicamente centradas em produtos, notadamente os farmacêuticos.

No final dos anos 1980 e durante os anos 1990, diversos eventos negativos de maior visibilidade pública relacionados com os serviços de saúde[15] chamavam a atenção para a questão da qualidade e segurança sanitária nos serviços de saúde e alertavam o país, que nem sequer dispunha de normativas para diversas categorias de serviços. A vigilância sanitária em serviços de saúde era muito limitada – poucos estados realizavam ações em serviços de saúde. A atuação, destinada ao licenciamento dos estabelecimentos, centrava-se tão somente na inspeção, com foco em elementos da estrutura; não incluía estratégias nem mecanismos voltados para o gerenciamento de riscos e a ocorrência de eventos adversos, tampouco direcionados para melhoria da qualidade dos serviços prestados (Costa, 2004).

Com a estruturação da agência surgiram diversos projetos (Lopes *et al.*, 2008), atos normativos (resoluções, instruções normativas, atos normativos com outros órgãos) e atos não normativos (guias, manuais, notas técnicas, protocolos) relativos aos serviços de saúde. Um dos mais importantes foi o Projeto Hospitais-Sentinela, iniciado em 2001 com o objetivo de constituir um observatório do desempenho e segurança de produtos de saúde, como medicamentos, órteses, próteses, equipamentos e materiais médico-hospitalares, *kits* para exames laboratoriais, saneantes, sangue e seus componentes. Esse projeto passou por alterações entre 2009 e 2011, vindo a constituir-se na Rede Sentinela, a qual é permanente e aberta, mediante critérios estabelecidos, a qualquer hospital público ou privado interessado em tornar-se um serviço sentinela para a vigilância sanitária.

Em atuação conjunta com o SNVS, os Hospitais-Sentinela integram o Sistema de Notificação e Investigação em Vigilância Sanitária de produtos em uso em estabelecimentos de saúde[16] e exercem um conjunto de atividades na identificação, investigação, monitoramento e resposta aos eventos adversos e às queixas técnicas relacionados com produtos sob vigilância sanitária, realizando a vigilância pós-mercado (ANVISA, 2020). Com o objetivo de aperfeiçoar algumas funcionalidades e melhorar o processo de notificação, em 2019 foi criado o VigiMed para as notificações de suspeitas e eventos adversos tão somente de medicamentos e vacinas, substituindo o Notivisa nessa finalidade, enquanto as notificações de queixas técnicas permanecem no Notivisa. A formulação do VigiMed tomou por base o Sistema VigiFlow, utilizado pela OMS com os Centros Nacionais que integram o Programa Internacional para o Monitoramento de Medicamentos e aberto às vigilâncias sanitárias, serviços de saúde, cidadãos, profissionais de saúde, empresas detentoras de registro de medicamentos e patrocinadores de ensaios clínicos.

A Rede Sentinela constitui importante estratégia para vigilância de eventos adversos em serviços de saúde e desenvolvimento da farmacovigilância, tecnovigilância, hemovigilância e outras atividades. O SNVS e a Rede dispõem de informações sistematizadas do Sistema de Notificação e Investigação em Vigilância Sanitária acima referido e continuamente atualizadas. A Rede Sentinela é fundamental também para promover a formação de uma cultura institucional de segurança do paciente, de gerenciamento de

---

[13]São exemplos de litigância contra regulações da ANVISA o caso da RDC 52/2011, que proibiu o uso das substâncias anorexígenas anfepramona, femproporex e mazindol e estabeleceu medidas de controle da prescrição e dispensação de medicamentos com sibutramina, e o da RDC 14/2012 que restringiu o uso de substâncias aromatizantes em cigarros (Silva *et al.*, 2018).

[14]Além da Conferência Internacional de Harmonização de Requisitos Técnicos para Fármacos de Uso Humano – ICH, considerado o principal fórum mundial dessa harmonização, composto por autoridades de regulação e indústria farmacêutica, a ANVISA também participa dos seguintes fóruns: Coalizão Internacional das Autoridades Reguladoras de Medicamentos – ICMRA, Conferência Internacional de Autoridades Reguladoras de Medicamentos – ICDRA, Fórum Internacional de Reguladores de Produtos para a Saúde – IMDRF, Programa Internacional dos Reguladores de Medicamentos – IPRP, Coalizão Internacional de Pesquisa em Ciência Regulatória – GCRSR.

[15]Alguns exemplos citados em Costa (2018): a tragédia radioativa de Goiânia em 1987 (Ciência Hoje, 1988, 1998); a tragédia do instituto de doenças renais de Caruaru-PE, de fevereiro de 1996 a setembro de 1997 (Lopes & Lopes, 2008; Melo Filho *et al.*, 1998; Súmula – Radis, 1996; Tema – Radis, 1998); a morte de 18 pacientes em hospitais da rede privada em Recife, em 1997, por acidentes tromboembólicos provocados por uso de soro contaminado do Laboratório Endomed (Melo Filho *et al.*, 1998; Tema – Radis, 1998); a epidemia de mortes de bebês em maternidades do Rio de Janeiro (Nascimento, 1998; Súmula – Radis, 1998); o caso da morte de 99 dos 309 idosos em pouco mais de 2 meses, vítimas de maus-tratos na Clínica Santa Genoveva, no Rio de Janeiro, em 1996 (Súmula – Radis, 1996).

---

[16]O Sistema de Notificação e Investigação em Vigilância Sanitária – VIGIPOS foi instituído através da Portaria Ministerial MS 1.660, de 22 de julho de 2009.

riscos e de atenção a eventos adversos e queixas técnicas relacionados com produtos usados no ambiente hospitalar que congregam múltiplos e variados riscos para a saúde de pacientes, profissionais, circunstantes e o ambiente.

A Rede Sentinela e o Programa Nacional de Segurança do Paciente, instituído pelo Ministério da Saúde em 2013, somam-se e em atuação conjunta com o SNVS potencializam as possibilidades de intervenção regulatória e objetiva na qualidade e segurança sanitária nos serviços de saúde para operar resultados positivos na proteção da saúde, em que pesem as deficiências e fragilidades da vigilância sanitária, sobretudo nas esferas subnacionais, e ainda a existência de limitações nos serviços assistenciais no tocante à responsabilidade de atenção aos eventos adversos e à respectiva notificação.

Os eventos adversos relacionados com os serviços de saúde, sobretudo os hospitalares, chamaram a atenção dos países, que foram impactados com a divulgação do relatório do Institute of Medicine (IOM) *Errar é humano*, em 2000, que apontou, com base em pesquisas, que cerca de 100 mil pessoas morreram em hospitais a cada ano, nos EUA, vítimas de eventos adversos, e também alertou para o prejuízo financeiro com os gastos deles decorrentes, estimado entre 17 e 29 bilhões de dólares anuais. Esse fato foi determinante para estimular pesquisas sobre o tema e uma mudança significativa na compreensão e no enfrentamento da questão dos eventos adversos em serviços de saúde.

A Assembleia Mundial da Saúde (World Health Assembly [WHA]) aprovou, em maio de 2002, uma resolução (WHA 55.18) que convocava os países para a atenção à segurança do paciente e solicitava ao Diretor-Geral da OMS que realizasse ações para promovê-la. Após um conjunto de propostas e ações, em 2004 a OMS criou a Aliança Mundial para a Segurança do Paciente (*World Alliance for Patient Safety*) como um esforço internacional amplo, em conjunto com agências reguladoras, governantes e pacientes, com o objetivo de conferir atenção ao problema mundial da segurança do paciente[17].

Em 2013, na gestão do ministro Alexandre Padilha, o Ministério da Saúde, por meio da Portaria MS/GM 529/2013, instituiu o Programa Nacional de Segurança do Paciente (PNSP), estruturalmente articulado com a vigilância sanitária, e definiu como objetivo geral contribuir para qualificação do cuidado em saúde em todos os estabelecimentos públicos e privados de saúde do país. Em seguida foi editada a Resolução da ANVISA RDC 36/2013 (ANVISA, 2013) com o objetivo de instituir ações para promoção da segurança do paciente e melhoria da qualidade nos serviços de saúde.

Uma das propostas estratégicas centrais do PNSP foi a criação dos Núcleos de Segurança do Paciente (NSP) nos estabelecimentos de saúde. Os NSP são responsáveis por elaborar os Planos de Segurança do Paciente em serviços de saúde (PSP), definir estratégias e ações de gestão de risco, implementar protocolos relacionados com a

segurança do paciente e monitorar e notificar os incidentes e eventos adversos por meio do Sistema Nacional de Notificações para a Vigilância Sanitária (Notivisa – módulo Assistência à Saúde). À ANVISA compete monitorar os dados sobre os eventos adversos notificados, divulgar relatório anual sobre tais eventos adversos com a análise das notificações e acompanhar, com as vigilâncias sanitárias distrital, estadual e municipal, as investigações sobre os eventos adversos que evoluíram para óbito.

Em 2015, a ANVISA publicou o Plano Integrado para Gestão Sanitária da Segurança do Paciente em Serviços de Saúde – Monitoramento e Investigação de Eventos Adversos e Avaliação de Práticas de Segurança do Paciente, elaborado com o apoio de um grupo de trabalho composto por especialistas em vigilância sanitária e em segurança do paciente, definindo como objetivo "integrar as ações do SNVS para a gestão da segurança do paciente em serviços de saúde", visando orientar e reorganizar as práticas de monitoramento e investigação de incidentes por parte dos serviços de saúde e das instâncias do SNVS (ANVISA, 2015).

Após um processo de discussão que levou em conta a avaliação dos resultados preliminares do plano lançado em 2015 e evidências científicas disponíveis sobre o tema, o plano foi atualizado, sendo publicado o Plano Integrado para a Gestão Sanitária da Segurança do Paciente em Serviços de Saúde 2021-2025 (ANVISA, 2021). Com uma participação mais ampliada, esse plano foi formulado com a colaboração de representantes das vigilâncias sanitárias das unidades da Federação e de municípios, de universidades e de especialistas no tema e definiu como objetivo geral "integrar as ações do Sistema Nacional de Vigilância Sanitária (SNVS) para promover a qualidade assistencial e a segurança do paciente, visando à gestão de riscos e à melhoria dos serviços de saúde".

Conforme o Boletim Segurança do Paciente e Qualidade em Serviços de Saúde, número 20, no período de janeiro a dezembro de 2018 foram notificados pelos NSP à ANVISA, por meio do Sistema Notivisa, 103.275 eventos adversos (ANVISA, 2018). As regiões que mais notificaram foram a Sudeste e a Nordeste, e a maioria das notificações foi feita pelos estados de Minas Gerais, São Paulo e Paraná, nesta ordem. Hospitais e serviços de urgência e emergência foram os que mais notificaram no país. Segundo a classificação dos eventos por grau de dano, a maioria dos eventos adversos provocou dano leve ou nenhum dano, mas ocorreram 2.656 notificações de eventos graves e 492 óbitos em 2018 (ANVISA, 2018).

O boletim analisa esse quadro e destaca que, apesar do crescimento do número de NSP cadastrados, persistem subnotificações, observando que um número reduzido desses núcleos notificou incidentes pelo menos uma vez em 2018 e alertando que o fato requer maior empenho dos NSP no processo de notificação e aprendizagem com os erros, bem como exige do SNVS maiores vigilância e monitoramento dos eventos adversos de modo a minimizar os riscos e melhorar o cuidado em saúde.

Em sua primeira edição, em 2009, a Agenda Regulatória da ANVISA dedicou um dos eixos à vigilância sobre a qualidade, a segurança e os riscos de produtos e serviços

---

[17]WHO. Aliança Mundial para a Segurança do Paciente. Antecedentes [internet]. Disponível em: https://www.who.int/teams/integrated-health-services/patient-safety/about/world-alliance-for-patient-safety. Acesso em 22 jun 2022.

de saúde, tendo por macrotema serviços de saúde, com abrangência às boas práticas de funcionamento desses serviços. Mais recentemente, os serviços de interesse da saúde, como instituições de longa permanência para idosos, creches, *studios* de tatuagem e *piercing*, clínicas de estética, estabelecimentos de educação infantil, entre outros, vêm sendo incluídos na Agenda Regulatória, definida como um instrumento de planejamento da atividade normativa sobre os assuntos considerados prioritários a serem regulados pela ANVISA.

Cabe citar a edição de uma resolução da ANVISA voltada aos serviços de vigilância sanitária: a RDC 560, de 30 de agosto de 2021, que dispõe pela primeira vez de forma minuciosa e em normativa única sobre a organização das ações exercidas pela União, estados, Distrito Federal e municípios relativas à Autorização de funcionamento, licenciamento, registro, certificado de boas práticas, fiscalização, inspeção e normatização no âmbito do SNVS. A normativa adota a Classificação do Grau de Risco Sanitário estabelecida em Resolução da Diretoria Colegiada[18], define as premissas da organização das ações, apresenta a definição de cada ação, as competências e responsabilidades de cada ente, bem como os requisitos da pactuação das ações de vigilância sanitária, e que a ANVISA instituirá programa de cooperação e apoio com vistas ao fortalecimento das ações, tendo como foco prioritário o Sistema de Gestão da Qualidade.

Inserida na Agenda Regulatória, essa normativa foi submetida à Análise de Impacto Regulatório (AIR)[19], realizada em reuniões internas com o objetivo de identificar o problema regulatório e suas causas. Segundo o Boletim 19/2022 da Assessoria do Sistema Nacional de Vigilância Sanitária (ASNVS), o debate até aquele momento identificou como problema crítico a ser enfrentado a "atuação desarticulada entre os entes do SNVS" e como causas principais

> [...] os mecanismos atuais de planejamento não favorecem a atuação integrada; a incipiência da abordagem do monitoramento e do gerenciamento de risco; a insuficiência de financiamento e estrutura além de fragilidades no desenvolvimento de pessoas e dificuldades que os entes do SNVS encontram em propor a coordenação e a descentralização das ações de vigilância sanitária (ANVISA, 2022).

Essas questões têm sido apontadas em estudos e reflexões sobre os problemas enfrentados pela vigilância sanitária nas esferas subnacionais do SNVS (Lucchese, 2008; De Seta & Dain, 2010; Freitas *et al.*, 2013; Associação Brasileira de Graduação em Saúde Coletiva. GT

---

[18]RDC 153, de 26 de abril de 2017, e suas atualizações.
[19]A Lei 13.874/19 torna obrigatória a Análise de Impacto Regulatório (AIR) das propostas de edição e de alteração de atos normativos por órgãos ou entidades da administração pública federal, autarquias e fundações públicas. Conforme a ANVISA, a AIR é "o procedimento, a partir da definição de um problema regulatório, de avaliação prévia à edição dos atos normativos de interesse geral, que conterá informações e dados sobre os seus prováveis efeitos, para verificar a razoabilidade do impacto e subsidiar a tomada de decisão". Disponível em: https://www.gov.br/anvisa/pt-br/assuntos/regulamentacao/air. Acesso em 05 jul 2022.

Vigilância Sanitária, 2014; Silva *et al.*, 2018; Costa *et al.*, 2020, 2022).

Vigilância sanitária e a pandemia de Covid-19

A pandemia de Covid-19 é certamente a maior tragédia sanitária mundial dos últimos cem anos. Além de ter acarretado perdas irreparáveis em múltiplas esferas – da vida individual à familiar – e em diversas dimensões da vida social (Matta *et al.*, 2021), revelou-se também uma tragédia humanitária (Arbix, 2020; Lima *et al.*, 2020) e sobretudo convocou os sistemas de saúde e de proteção social no mundo para o enfrentamento do maior de seus desafios. Em 30 de janeiro de 2020 foi declarada Emergência em Saúde Pública de Importância Internacional – ESPII (WHO, 2020), e em 11 de março a doença já atingia 114 países e declarada pandemia pela OMS[20]. Os países estabeleceram medidas de diversas naturezas para enfrentamento dessa crise sanitária global.

No Brasil, os esforços reuniram comunidades científicas com o propósito de produzir evidências e informações de distintas naturezas para subsidiar a tomada de decisão por agentes públicos, bem como pela população em geral (Barreto *et al.*, 2020). Constituíram-se, também, redes científicas e comunitárias[21] que se somaram a esses propósitos e deram contribuições relevantes. A pandemia da Covid-19 produziu, ainda, acesso aberto a publicações em periódicos e livros sobre o tema em todo o mundo. Esse fenômeno, de dimensões jamais vistas, demonstrou a importância de políticas de ciência aberta, do compartilhamento de dados e da cooperação interinstitucional no enfrentamento da pandemia (Martinez-Silveira *et al.*, 2021).

Esperava-se que o Brasil pudesse ter um razoável desempenho no enfrentamento da pandemia, visto que o SUS, um sistema de saúde universal, organizado com Atenção Primária à Saúde (APS), ampla cobertura populacional com a Estratégia de Saúde da Família, vigilância epidemiológica e sanitária descentralizadas, poderia potencializar a atenção à saúde e o controle de riscos da Covid-19, somado ao papel da vigilância em saúde do trabalhador, além de experiências anteriores no enfrentamento de pandemias, como a de H1N1.

Inicialmente, o Ministério da Saúde aparentava capacidade de condução da epidemia (Croda & Garcia, 2020; Oliveira, 2020). Entretanto, no transcorrer do processo, predominaram práticas ancoradas no modelo de atenção médico-assistencial hospitalocêntrico, em detrimento da APS e das ações de vigilância em saúde (Teixeira & Vilasbôas, 2014). Esses elementos provavelmente impactaram negativamente o sistema de saúde quanto à resposta à pandemia. Somaram-se ainda os problemas crônicos enfrentados pelo SUS, em especial seu financiamento e a aprovação da Emenda Constitucional 95, também conhecida como a Emenda do Teto dos Gastos Públicos (Fernandes & Pereira, 2020; Funcia *et al.*, 2022).

---

[20]Veja: https://www.paho.org/pt/news/11-3-2020-who-characterizes-covid-19-pandemic.
[21]A exemplo do Observatório Covid-19 (https://portal.fiocruz.br/observatorio-covid-19), a Rede CoVida. (https://redecovida.org/) e a Frente pela Vida (https://frentepelavida.org.br/).

Capítulo 24 • Regulação e Vigilância Sanitária

A capacidade de comunicação e transparência nas informações do Ministério da Saúde, internamente ao SUS e com a sociedade, não se mantiveram além dos primeiros 2 meses de pandemia em razão de disputas políticas no interior do Governo Federal e de um movimento político-ideológico fundamentado no negacionismo científico (Caponi, 2020; Calil, 2021; Penaforte, 2021) com estímulo insistente ao uso de medicamentos sem eficácia e segurança para tratamento e prevenção da Covid-19[22], contrariamente à posição da ANVISA e da comunidade científica. A arena de posições em relação ao uso da cloroquina/hidroxicloroquina para tratamento da Covid-19 colocou em debate o uso da incerteza científica como forma de produzir dissenso e assim sustentar convicções pessoais e ideologias (Penaforte, 2021).

Sinalize-se, ainda, o uso da máquina pública e dos meios de comunicação, em contraposição às reais necessidades de comunicação sobre os riscos e as estratégias científico-tecnológicas de enfrentamento da pandemia no país. O Brasil ocupa, entre os países com sistemas públicos e universais de saúde, o pior desempenho no enfrentamento da pandemia (Machado *et al.*, 2022).

A essa política adversa para a saúde da população somaram-se o agravamento da desigualdade social, o desemprego e a crise ambiental, que acabaram limitando a capacidade da sociedade brasileira em ter melhor desempenho no combate à pandemia. Apontam-se, a seguir, algumas contribuições da vigilância sanitária, assim como desafios à sua função de proteção da saúde e controle de riscos relacionados com a pandemia de Covid-19 e a futuras emergências em saúde pública de importância internacional.

Embora historicamente quase invisível para a sociedade, a vigilância sanitária mostrou-se relevante no enfrentamento da pandemia. O SNVS, constituído pela ANVISA, coordenadora do sistema, os serviços das unidades da Federação e municipais e a rede de laboratórios analíticos em saúde, coordenada pelo Instituto Nacional de Controle de Qualidade em Saúde (INCQS), utilizou diversas estratégias, ações e práticas com o propósito de controlar os riscos e proteger a saúde da população.

As vigilâncias sanitárias estaduais foram demandadas principalmente para atuações relacionadas com seu papel de coordenação estadual no SNVS (Lima *et al.*, 2020), produzindo normas técnicas relacionadas com suas atuações específicas ou de apoio aos municípios. Também foram articuladoras, com os municípios, de estratégias elaboradas pela esfera federal a serem implementadas no SNVS.

---

[22]Andrade H (2020, March 26). Bolsonaro mostra remédio feito com hidroxicloroquina em reunião do G20. Disponível em: https://noticias.uol.com.br/saude/ultimas-noticias/redacao/2020/03/26/bolsonaro-mostra-remedio-feito-com-hidroxicloroquina-em-reuniao-do-g20.htm; Briguet P (2020b, April 05). Dra. Nise e a batalha para salvar o Brasil do vírus. Disponível em: https://brasilsemmedo.com/dra-nise-e-a-batalha-para-salvar-o-brasil-do-virus/; GZH (2020, May 21). Bolsonaro queria alterar bula da cloroquina, afirma Mandetta. Disponível em: https://gauchazh.clicrbs.com.br/politica/noticia/2020/05/bolsonaro-queria-alterar-bula-da-cloroquina-afirma-mandetta-ckagti0dw005y015nzro-vz206.html.

Algumas práticas de natureza finalística relacionadas com os objetos de intervenção também couberam aos estados, a exemplo de ações relacionadas com o controle de riscos em serviços de saúde, em especial aqueles que realizam atividades mais arriscadas em relação ao SARS-CoV-2 – serviços que realizam intervenções de alta complexidade tecnológica, como os hemoterápicos e de intervenções de alto risco (Brasil, 2020; Souza, 2020). A segurança do paciente foi objeto de reflexão principalmente no primeiro ano de pandemia, precisando ser ampliada devido ao conhecimento insuficiente sobre o SARS-CoV-2 e a Covid-19 e à alta transmissibilidade, o que afetou intensamente o cuidado e a atenção em saúde.

Torna-se mais nítida a compreensão de que a segurança do paciente necessita ser concebida de maneira ampla, incorporando cuidados com ambientes e trabalhadores, de modo a contribuir para conter o avanço da epidemia para os domicílios e outros ambientes que façam parte da rotina desses trabalhadores (Souto *et al.*, 2020; Caldas *et al.*, 2022). Além disso, deve abranger todos os serviços, visto que as práticas em saúde envolvem múltiplos e diversos riscos reais e potenciais.

A esfera estadual do SNVS enfrentou desafios também nos processos de flexibilização regulatória de produtos utilizados no enfretamento da pandemia, a exemplo do controle sanitário do álcool enquanto saneante e dos riscos relacionados com a fabricação de produtos médicos nos respectivos estados, em especial máscaras cirúrgicas e respiradores. Ademais, os estados atuaram intersetorialmente no controle de riscos relacionados com as regiões de fronteiras e os viajantes, principalmente no início da pandemia.

Junto com os municípios, os estados foram desafiados ao controle sanitário de supostas inovações tecnológicas, como os "túneis de desinfecção de pessoas" e a distribuição do chamado "*kit* covid" para a população, mesmo que não houvesse evidências de qualquer eficácia e apesar do conhecimento sobre os malefícios que poderiam causar. Aliás, os medicamentos mais envolvidos em eventos adversos notificados por pacientes com Covid-19, em estudo do período de 1º de março a 15 de agosto de 2020, foram exatamente a hidroxicloroquina (59,5%), a azitromicina (9,8%) e a cloroquina (5,2%) (Melo *et al.*, 2021).

Os serviços de vigilância sanitária foram mais desafiados em suas funções durante a pandemia, especialmente os de municípios de pequeno porte que, em geral, são serviços com baixa capacidade organizacional, insuficiente quantitativo de trabalhadores e menos qualificação. Essa situação revela disparidades na capacidade operacional e técnica das vigilâncias municipais e contribui para atuações diferenciadas entre elas (Souza *et al.*, 2021), impactando sua efetividade.

Dificuldades no desenvolvimento de práticas de controle de riscos em momentos de incerteza e escassez tecnológica e de trabalhadores favoreceram a articulação e a realização de ações conjuntas entre as vigilâncias sanitária, epidemiológica e em saúde do trabalhador provavelmente nunca vistas antes, assim como ações conjuntas com outros setores institucionais. Foram identificadas atividades de informação e comunicação voltadas para serviços de interesse da saúde e a população em geral (Lima, **2020**; Ferreira *et al.*, **2021**; Rocha *et al.*, **2022**).

A esfera municipal, principalmente os municípios-capitais ou de médio ou grande porte, tem realizado atividades em comum, guardadas suas especificidades relacionadas com as competências por esfera de gestão, a exemplo da fiscalização do cumprimento de medidas restritivas para proteção da saúde da população, acompanhando o fechamento e a reabertura de estabelecimentos de interesse da saúde, como academias, restaurantes, salões de beleza e estabelecimentos escolares. No entanto, as práticas predominantes, reveladas em alguns estudos, são aquelas voltadas para as demandas dos segmentos regulados, entre as quais a fiscalização e a inspeção sanitária para licenciamento de estabelecimentos e as barreiras sanitárias (Ferreira *et al.*, **2021**; Rocha *et al.*, **2022**).

Faz-se necessário registrar dificuldades relacionadas com o trabalho e os trabalhadores. Assim como os demais trabalhadores da saúde e afins, os trabalhadores de vigilância sanitária vivenciaram dificuldades e desafios quanto à sua função de agentes públicos imbuídos no combate à Covid-19. A escassez de pessoal, seja por adoecimento, seja por mortes ou afastamento de atividades presenciais, por serem considerados grupos de risco, limitou ainda mais o contingente de trabalhadores no SNVS para enfrentamento da pandemia, ao mesmo tempo que conduziu à excessiva carga horária de trabalho, entre outros agravantes (Rocha *et al.*, **2022**), que possivelmente conformaram uma das maiores dificuldades na gestão do SNVS.

A ANVISA atuou intensamente na regulação de novas tecnologias voltadas para o enfrentamento da pandemia, vacinas, *kits* diagnósticos e medicamentos. Desde o início, produziu normativas para regulamentar novos objetos e para flexibilizar regras e estabelecer o chamado *fast track* na autorização de uso de produtos; elaborou documentos técnicos destinados ao controle de riscos em serviços de saúde e de interesse da saúde, em empresas fabricantes de produtos para a saúde e em atividades relacionadas a viajantes, portos, aeroportos e fronteiras, bem como para atualizar recomendações e orientar a atuação dos serviços subnacionais de vigilância sanitária no enfrentamento da atual crise sanitária (Costa *et al.*, **2022**), entre outras matérias. Foi a esfera de gestão do SNVS de maior visibilidade durante a pandemia, especialmente por causa da regulação sanitária das vacinas contra a Covid-19. Foi a ANVISA, principalmente, que revelou a importância das ações dessa área na proteção da saúde, ao mesmo tempo que também desvelava sua invisibilidade anterior.

Um dos momentos de destaque da instituição se deu no processo regulatório de vacinas contra Covid-19, em realce a flexibilização regulatória que foi intensamente debatida nos primeiros 2 anos da pandemia[23]. Nas atribuições relativas às vacinas, a ANVISA tem a responsabilidade de regulação e parte do gerenciamento de riscos em todas as etapas por que passam os imunizantes. Foram muitas as situações marcantes nesse processo, desde as etapas de realização de estudos clínicos até as solicitações e autorizações para uso emergencial e registro. O maior destaque nesses processos foi a autorização para uso emergencial, em 17 de janeiro de 2021, das vacinas AstraZeneca/Covishield e CoronaVac. A reunião da Diretoria Colegiada da ANVISA (DICOL), transmitida por diversas mídias, chamou a atenção e seus desdobramentos foram a incorporação dessas vacinas pelo Programa Nacional de Imunização (PNI) e o início da imunização da população brasileira contra Covid-19.

É importante sinalizar que a ANVISA não ficou imune a ataques e até mesmo ameaças de morte a dirigentes e técnicos, divulgadas na mídia[24], devido ao exercício de sua função institucional regulatória, como no processo da aprovação de vacinas contra Covid-19 para crianças, nos últimos meses do ano de 2021, mesmo que a vacina seja uma das tecnologias mais importantes para enfrentamento de epidemias de doenças transmissíveis e reconhecida a longa e bem-sucedida experiência do país. Ao exercer sua função, a ANVISA mostrou a importância de instituições do Estado para resistir a pressões de diversas naturezas, inclusive do governo do momento, que vão de encontro aos interesses da saúde; também revelou a toda a sociedade a importância da função do SUS e de seu SNVG.

CONSIDERAÇÕES FINAIS

A reflexão sobre esse componente do sistema de serviços de saúde, cujo escopo de atuação se revela tão amplo e complexo, enseja perceber a importância de suas ações no cotidiano das pessoas e da coletividade, pois a maior parte de tudo que se usa ou consome recebeu ou deveria receber em algum momento a ação de vigilância sanitária. Pela abrangência e a natureza de seus objetos de atuação, compreende-se a transversalidade das ações que abarcam a promoção da saúde e perpassam a esfera preventiva, a recuperação e a reabilitação da saúde, cujas práticas, serviços e tecnologias utilizadas recebem de algum modo a ação de vigilância sanitária.

É possível compreender que as questões da área de vigilância e regulação sanitária remetem a uma discussão mais ampla que precisa ser enfrentada no sistema de saúde e na sociedade e diz respeito às relações entre o conhecimento científico e os processos de decisão por parte do Estado, que, conforme sinaliza Barreto (2004), necessita cada vez mais de conhecimento científico para fundamentar as normas e suas decisões. Acrescente-se ainda a possibilidade de obtenção de informações e dados e dos prováveis efeitos de uma normativa com a Análise de Impacto Regulatório, estratégia postulada pelas ciências regulatórias. A produção do conhecimento é necessária ao desenvolvimento da área, à formulação de métodos e estratégias de atuação e avaliação das ações no

---

[23]Outros momentos em que a agência foi objeto de debate social foi a negativa, pela instituição, da importação das vacinas Covaxin e Sputnik V, entre os meses de março e abril de 2021, devido à insuficiência de comprovação de eficácia e segurança.

[24]Diretores são ameaçados de morte ante a possibilidade de aprovarem vacinas para crianças. Disponível em: https://www1.folha.uol.com.br/equilibrioesaude/2021/10/diretores-da-anvisa-sao-ameacados-de-morte-caso-aprovem-vacina-contra-covid-em-criancas.shtml.

enfrentamento de novos e velhos desafios relacionados com a questão da saúde e seus determinantes em suas relações com os riscos, as tecnologias e as inovações.

Mais dois aspectos devem ser enfatizados: a atuação necessariamente estatal e o forte componente legal/normativo, características próprias dessas práticas em saúde. As ações são exercidas no âmbito do Estado, mas não se pode olvidar que o Estado não é neutro, e sim campo de exercício de poderes e disputas de interesses. Essas condicionalidades impõem a necessidade de permanente vigilância e participação, por parte dos cidadãos, para que sejam preservados os superiores interesses da saúde.

A criação da ANVISA favoreceu o desenvolvimento da área no país, mas, ao mesmo tempo que se percebe que o modelo de agência foi favorável, também ficam mais nítidas as diferenças em relação aos demais componentes do SNVS em distintos aspectos, como infraestrutura, capacidade operativa, independência administrativa, autonomia financeira, bem como recursos e principalmente pessoal, com suas questões de carreira, salários, formação e qualificação. Tem-se observado que as esferas subnacionais se ressentem de uma atuação mais proativa da esfera federal, enquanto coordenadora do SNVS, no enfrentamento dessas desigualdades.

Embora tenham ocorrido avanços, ainda permanece a falta de integração entre as políticas de saúde em geral e as políticas de vigilância sanitária; certas práticas fundamentais de gestão, como o planejamento das ações, ainda não foram completamente integradas no planejamento do SUS e tampouco se dispõe de um sistema de informação de base nacional. Em geral, ainda se mantém certa incapacidade política de atuação ante o próprio Estado, que costuma descumprir as normas sanitárias, principalmente em relação aos serviços públicos de saúde, o que pode concorrer para mais iniquidade no que se refere à qualidade dos serviços.

Em virtude da natureza das instituições reguladoras como espaços de tensões e pressões, é necessário o desenvolvimento de mecanismos de transparência, parcerias e controle social da gestão em todas as esferas do SNVS, assunto pouco ou mesmo nada tematizado nesse âmbito do SUS. Mais nítido nas esferas subnacionais, é incipiente o relacionamento com as estruturas do controle social e com o cidadão e o consumidor, que necessitam de democratização de informação e estratégias adequadas de comunicação de risco e práticas de educação em saúde que contribuam com o processo de formação de uma consciência sanitária que favoreça a promoção da saúde e dos direitos de cidadania.

As incertezas surgidas com a pandemia causada pelo SARS-CoV-2 demonstrou que o processo de controle sanitário e as decisões regulatórias em momentos de emergência em saúde pública exigem ampla participação nas discussões sobre riscos e benefícios das estratégias de ação para minimização de riscos e proteção da saúde. Como visto em muitos debates sobre as vacinas, envolvem a comunidade científica, os governos, as instâncias decisórias do sistema de saúde e as organizações da sociedade, entre outras.

O outro aspecto a ser sinalizado, diz respeito às normas, que são fundamentais, mas não suficientes para operar a proteção e a defesa da saúde, o que exige intervenções para além do aparato institucional. É preciso compreender que as normas jurídicas e técnicas e as tecnologias de intervenção são construções sociais que resultam de processos técnicos e políticos que envolvem disputas de interesses e negociações tecidas em dados momentos da sociedade brasileira, mas que não se extinguem nem se encerram com elas (Costa, **2004**).

Um dos maiores desafios é romper com o normativismo excessivo, tarefa para a formação dos sujeitos-trabalhadores, sobre seu papel de intérpretes e aplicadores da lei, dado que a atuação em vigilância sanitária é vinculada ao direito à saúde e não apenas à lei. Disso decorre, também, a necessidade imperativa da produção de conhecimentos e informação atualizada e de articulação com a sociedade e seus segmentos não especializados, bem como do desenvolvimento de um modelo de atenção integral também em vigilância sanitária; significa ir além das atividades restritas de inspeção e fiscalização, de modo a promover a qualidade de produtos, serviços, ambientes e práticas para conferir efetividade às ações de regulação e vigilância sanitária.

Referências

_____ A vigilância sanitária no sistema Único de Saúde. In: De Seta MH, Pepe VLE, Oliveira GOD. Gestão e vigilância sanitária: modos atuais de pensar e fazer. Rio de Janeiro: Editora Fiocruz, 2006: 33-47.

Aith F, Minhoto LD, Costa EA. Poder de polícia e vigilância sanitária no Estado Democrático de Direito. In: Costa EA (org.) Vigilância Sanitária: temas para debate. Salvador: EDUFBA, 2009: 37-60.

Almeida-Filho N. A clínica e a epidemiologia. 2. ed. Salvador: APCE-ABRASCO, 1997.

Arbix G. Ciência e Tecnologia em um mundo de ponta-cabeça. Estudos avançados, 2020; 34(99):65-76. Disponível em: https://doi.org/10.1590/s0103-4014.2020.3499.005.

Associação Brasileira de Saúde Coletiva. GT Vigilância Sanitária. Referencial de Trabalho para o GT Vigilância Sanitária. Rio de Janeiro, 2014. Disponível em: http://www.abrasco.org.br/site/wp-content/uploads/2015/03/GT-VISA-REFERENCIAL-DE-TRABALHO.pdf. Acesso em 15 jul 2022.

Autos de Goiânia. Ciência Hoje 1988; 40(7-Supl). 48p.

Barbosa AO, Costa EA. Os sentidos de segurança sanitária no discurso da Agência Nacional de Vigilância Sanitária. Ciência & Saúde Coletiva ,2010; 15(Supl.3):3362-70.

Barreto ML, Barros AJD, Carvalho MS, Codeço CT, Hallal PRC, Medronho RA et al. O que é urgente e necessário para subsidiar as políticas de enfrentamento da pandemia de Covid-19 no Brasil? Revista Brasileira de Epidemiologia [online]. 2020; 23:e200032. Disponível em: https://doi.org/10.1590/1980-549720200032. Acesso em 30 jun 2022. Epub 22 abr 2020.

Barreto ML. O conhecimento científico e tecnológico como evidência para políticas e atividades regulatórias em saúde. Ciência & Saúde Coletiva 2004; 9(2):329-38.

Bastos AA, Costa EA. Trabalho em Saúde: vigilância sanitária de farmácias no município de Salvador. Ciência & Saúde Coletiva 2011; 16(5):2391-400.

Baudrilhard J. A sociedade de consumo. Lisboa: Edições 70, 1977.

Beck U. La sociedad del riesgo mundial. Barcelona: Paidós, 2008.

Beck U. La sociedad del riesgo. Buenos Aires: Paidós, 1998.

Bodstein RCA. A complexidade da ordem social contemporânea e redefinição da responsabilidade pública. In: Rozenfeld S (org.) Fundamentos da Vigilância Sanitária. Rio de Janeiro: Editora Fiocruz, 2000: 63-97.

Brasil. Agência Nacional de Vigilância Sanitária. Plano Integrado para a Gestão Sanitária da Segurança do Paciente em Serviços de Saúde – Monitoramento e Investigação de Eventos Adversos e Avaliação de Práticas de Segurança do Paciente Brasília, 2015. Sistema de Notificações para a Vigilância Sanitária – NOTIVISA. Módulo Assistência à Saúde. Disponível em: www8.anvisa.gov.br/notivisa/frmlogin.asp.

Brasil. Agência Nacional de Vigilância Sanitária. Resolução da Diretoria Colegiada da Anvisa – RDC 36, de 25 de julho de 2013. Institui ações para a segurança do paciente em serviços de saúde e dá outras providências. Diário Oficial da União, 26 jul 2013.

Brasil. Lei 8.078, de 11 de setembro de 1990. Dispõe sobre a proteção do consumidor e organiza o Sistema Nacional de Defesa e Proteção do Consumidor. Brasília: Diário Oficial da União, 20 set 1990.

Brasil. Lei 8.080, de 19 de setembro de 1990. Dispõe sobre as condições para a promoção, proteção e recuperação da saúde, a organização e funcionamento dos serviços correspondentes e dá outras providências. Brasília: Diário Oficial da União, 20 set 1990.

Brasil. Lei 9.782, de 26 de janeiro de 1999. Define o Sistema Nacional de Vigilância Sanitária e cria a Agência Nacional de Vigilância Sanitária, e dá outras providências. Diário Oficial da União, 27 jan 1999.

Brasil. Ministério da Saúde. Agência Nacional de Vigilância Sanitária. Boletim SNVS 19, maio 2022 [Internet] Disponível em: https://www.google.com/search?q=Anvisa+Boletim+SNVS+n%C2%BA+19%2C+maio+2022&oq=Anvisa+Boletim+SNVS+n%C2%BA+19%2C+maio+2022&aqs=chrome..69i57.19777j0j7&sourceid=chrome&ie=UTF-8. Acesso em 8 jul 2022.

Brasil. Ministério da Saúde. Agência Nacional de Vigilância Sanitária. Resolução RDC 560, de 30 de agosto de 2021. Diário Oficial da União. 31 ago 2021, Seção 1: 147.

Brasil. Ministério da Saúde. Agência Nacional de Vigilância Sanitária. Plano Integrado para a Gestão Sanitária da Segurança do Paciente em Serviços de Saúde 2021-2025. Disponível em https://www.gov.br/anvisa/pt-br/centraisdeconteudo/publicacoes/servicosdesaude/publicacoes/plano-integrado-2021-2025-final-para-publicacao-05-03-2021.pdf. Acesso em 30 jun 2022.

Brasil. Ministério da Saúde. Agência Nacional de Vigilância Sanitária. Boletim Segurança do Paciente e Qualidade em Serviços de Saúde nº 20: Incidentes Relacionados à Assistência à Saúde 2018. Disponível em: https://www.gov.br/anvisa/pt-br/centraisdeconteudo/publicacoes/servicosdesaude/publicacoes/boletim-seguranca-do-paciente-e-qualidade-em-servicos-de-saude-n-20-incidentes-relacionados-a-assistencia-a-saude-2018.pdf/view. Acesso em 30 jun 2022.

Brasil. Ministério da Saúde. Agência Nacional de Vigilância Sanitária. Rede Sentinela. 2020. Disponível em https://www.gov.br/anvisa/pt-br/assuntos/fiscalizacao-e-monitoramento/rede-sentinela/rede-sentinela-1. Acesso em 22 jun 2022.

Brasil. Ministério da Saúde. Agência Nacional de Vigilância Sanitária. Plano Integrado para a Gestão Sanitária da Segurança do Paciente em Serviços de Saúde Monitoramento e Investigação de Eventos Adversos e Avaliação de Práticas de Segurança do Paciente Brasília 2015. Disponível em: https://www.gov.br/anvisa/pt-br/centraisdeconteudo/publicacoes/servicosdesaude/publicacoes/plano_integrado-1.pdf. Acesso em 30 jun 22.

Brasil. Ministério da Saúde. Agência Nacional de Vigilância Sanitária. Boletim Anual de Avaliação Sanitária em Serviços de Hemoterapia. Ano 2010. Disponível em: http://portal.anvisa.gov.br/wps/wcm/connect/73516000491b6c68bd10bd466b74119d/boletim_anual3.pdf?-MOD=AJPERES. Acesso em 23 mai 2012.

Brasil. Ministério da Saúde. Agência Nacional de Vigilância Sanitária (ANVISA). Organização Pan-Americana da Saúde. Censo Nacional dos Trabalhadores de Vigilância Sanitária. Brasília: ANVISA, 2004. Disponível em: https://pesquisa.bvsalud.org/bvsms/resource/pt/mis-26096. Acesso em 25 jul 2022.

Brasil. Ministério da Saúde. Agência Nacional de Vigilância Sanitária. Plano Integrado para a Gestão Sanitária da Segurança do Paciente em Serviços de Saúde 2021-2025. Disponível em: https://www.gov.br/anvisa/pt-br/centraisdeconteudo/publicacoes/servicosdesaude/publicacoes/plano-integrado-2021-2025-final-para-publicacao-05-03-2021.pdf. Acesso em 30 jun 2022.

Brasil. Ministério da Saúde. Portaria 1.565, de 26 de agosto de 1994. Define o Sistema Nacional de Vigilância Sanitária e sua abrangência. Diário Oficial da União, 28 ago 1994.

Brasil. Ministério da Saúde. Secretaria de Vigilância em Saúde. Departamento de Análise em Saúde e Vigilância de Doenças Não Transmissíveis. Vigitel Brasil 2021: vigilância de fatores de risco e proteção para doenças crônicas por inquérito telefônico. Brasília: Ministério da Saúde, 2022.

Brasil. Ministério da Saúde. Secretaria de Vigilância em Saúde. Secretaria de Gestão Estratégica e Participativa. Vigitel Brasil 2006. Vigilância de Fatores de Risco e Proteção para Doenças Crônicas por Inquérito Telefônico. Brasília, Ministério da Saúde, 2007.

Brüseke FJ. Risco e contingência. RBCS 2007; 22(63):69-80.

Caldas BN, Reis LGC. Qualidade do cuidado e segurança do paciente: desafios e contribuições diante da pandemia de Covid-19. In: Portela MC, Reis LGC, Lima SML (orgs.) Covid-19: desafios para a organização e repercussões nos sistemas e serviços de saúde [online]. Rio de Janeiro: Observatório Covid-19 Fiocruz, Editora Fiocruz, 2022: 117-129. doi: https://doi.org/10.7476/9786557081587.0007. Acesso em 25 jul 2022.

Calil GG. A negação da pandemia: reflexões sobre a estratégia bolsonarista. Serviço Social & Sociedade [online]. 2021; (140):30-47. Disponível em: https://doi.org/10.1590/0101-6628.236. Acesso em 29 jun 2022. Epub 22 fev 2021.

Caponi S. Covid-19 no Brasil: entre o negacionismo e a razão neoliberal. Estudos Avançados [online]. 2020; 34(99):209-24. Disponível em: https://doi.org/10.1590/s0103-4014.2020.3499.013. Acesso em 29 jun 2022. Epub 10 jul 2020.

Carta de Goiânia exige vigilância reforçada. Saúde em Debate set/out 1987; (19):25-6.

Cohen MM, Moura MLO, Tomazelli JC. Descentralização das ações de vigilância sanitária nos municípios de gestão plena no estado do Rio de Janeiro. Rev Bras Epidemiologia 2004; 7(3):290-301.

Costa EA, Araújo PS, Pereira MT et al. Situação sanitária dos medicamentos na atenção básica, no Brasil. Rev Saúde Pública, 2017; 51(Supl.2). Disponível em: https://www.scielo.br/j/rsp/a/KW5tyNCQLgC8SYsc5ZNqH5r/?format=pdf&lang=pt. Acesso em 26 jul 2022. doi: https://doi.org/10.11606/S1518-8787.2017051007106 1.

Costa EA, Costa EAM, Souza MKB, Araújo PS, Souza GS, Lima YOR, Paz BMS. Desafios à atuação dos trabalhadores de Vigilância Sanitária nos serviços de saúde. Vigil Sanit Debate 2022; 10(1):14-24. doi: https://doi.org/10.22239/2317-269x.01844.

Costa EA, Costa EAM. Controle sanitário do reúso de dispositivos médicos de uso único: um estudo de caso. Vigil Sanit Debate 2020; 8(2):106-112. doi: https://doi.org/10.22239/2317-269X.01402.

Costa EA, Rozenfeld S. Constituição da vigilância sanitária no Brasil. In: Rozenfeld S (org.) Fundamentos da Vigilância Sanitária. Rio de Janeiro: Editora Fiocruz, 2000: 15-40.

Costa EA, Souza GS, Souza MKB, Araújo OS, Paz BMS, Costa EAM, Lima YOR. A pandemia da Covid-19 sob a perspectiva da vigilância sanitária. Boletim ObservaCovid-19. Ano 3. Ed 14. 2022. Disponível em: https://api.observacovid.analisepoliticaemsaude.org/media/boletins/14/pdfs/Boletim_ObservaCovid_Fev_2022__ed_14.pdf. Acesso em 26 jul 2020.

Costa EA. Fundamentos de Vigilância Sanitária. In: Costa EA (org.) Vigilância Sanitária: temas para debate. Salvador: EDUFBA 2009: 11-36.

Costa EA. O trabalhador de vigilância sanitária e a construção de uma nova vigilância. Fiscal ou profissional de saúde. In: Costa EA (org.) Vigilância Sanitária: desvendando o enigma. Salvador: EDUFBA, 2008: 77-90.

Costa EA. Regulação e vigilância: proteção e defesa da saúde. In: Rouquayrol MZ, Gurgel M (orgs.) Rouquayrol – Epidemiologia & Saúde. 8. ed. Rio de Janeiro: MedBook, 2018: 461-86.

Costa EA. Vigilância Sanitária: proteção e defesa da saúde. 2. ed. São Paulo: Sobravime, 2004.

Costa EM. Risco e proteção da saúde: reprocessamento de produtos médicos em hospitais de Salvador. [Tese de Doutoramento]. Salvador, Instituto de Saúde Coletiva da Universidade Federal da Bahia, 2011.

Croda JHR, Garcia LP. Resposta imediata da Vigilância em Saúde à epidemia da Covid-19. Epidemiologia e Serviços de Saúde [online]. 2020; 29(1):e2020002. Disponível em: https://doi.org/10.5123/S1679-49742020000100021. Acesso em 18 jul 2022. Epub 23 mar 2020.

Dallari SG, Ventura DFL. O princípio da precaução: dever do Estado ou protecionismo disfarçado? São Paulo em Perspectiva 2002; 16(2):53-63.

De Seta MH, Dain S. Construção do Sistema Brasileiro de Vigilância: argumentos para debate. Ciência & Saúde Coletiva, 2010; 15(Supl.3)3307-3317. Disponível em: https://doi.org/10.1590/S1413-81232010000900002.

Di Pietro MSZ. Direito Administrativo. 34. ed., rev., atual. e ampl. Rio de Janeiro, Forense, 2021.

Documento Básico sobre uma política democrática e nacional de vigilância sanitária elaborado pela SNVS/MS junto aos órgãos de vigilância sanitária em fevereiro de 1086. Saúde em Debate 1987; 19:26-8.

Duarte IG. Do Serviço Sanitário do Estado ao Centro de Vigilância Sanitária. Contribuição ao Estudo da Vigilância Sanitária no Estado de São Paulo [Dissertação de Mestrado]. São Paulo: Escola de Administração de Empresas de São Paulo da Fundação Getúlio Vargas, 1990.

Durand C. A segurança sanitária num mundo global: os aspectos legais. O Sistema de Segurança Sanitária na França. Revista de Direito Sanitário 2001; 2(1):59-78. doi: https://doi.org/10.11606/issn.2316-9044.v2i1p59-78.

Fernandes GAAL, Pereira BLS. Os desafios do financiamento do enfrentamento à Covid-19 no SUS dentro do pacto federativo. Rio de Janeiro: Rev Admin Pública, 2020; 54(4):595-613. Disponível em: https://bibliotecadigital.fgv.br/ojs/index.php/rap/article/view/81875. Acesso em 18 jul 2022.

Ferreira VES, Mesquita JMC, Parente PD, Costa Filho LG da, Lima MG F, Aguiar AM. O Agir da Vigilância Sanitária Frente à Covid-19 e o Necessário Exercício da Intersetorialidade. SANARE - Revista de Políticas Públicas, 2021; 20(S. l). Disponível em: https://sanare.emnuvens.com.br/sanare/article/view/1508. Acesso em 17 jul 2022. doi: 10.36925/sanare.v20i0.1508.

Freitas FP, Santos BMO. Irregularidades sanitárias como marcador de risco à saúde: um desafio para a vigilância sanitária. Vigil Sanit Debate 2013; 1(1):43-51. doi:10.3395/vd.v1i1.4.

Garcia JC. A articulação da medicina e da educação na estrutura social. In: Nunes ED (org.) Pensamento social em saúde na América Latina. São Paulo: Cortez, 1989: 189-238.

Garibotti V, Hennington EA, Selli L. A contribuição dos trabalhadores na consolidação dos serviços municipais de vigilância sanitária. Cadernos de Saúde Pública 2006; 22(5):1043-51.

Goiânia, 10 anos depois. Ciência Hoje 1998; 131:52-7.

Henriques CMP. A Vigilância Sanitária dos portos: experiência da prevenção da cólera no Porto de Santos [Dissertação de Mestrado]. São Paulo: Departamento de Medicina Preventiva, Faculdade de Medicina da Universidade de São Paulo, 1992.

Instituto Brasileiro de Geografia e Estatística – IBGE 2015. Perfil dos estados e municípios brasileiros: 2014/IBGE. Coordenação de População e Indicadores Sociais – Rio de Janeiro: IBGE, 2015.

Instituto Brasileiro para a Segurança do Paciente (IBSP). Notificação de eventos adversos – ANVISA libera novo relatório com principais incidentes e never events. Disponível em: https://segurancadopaciente.com.br/seguranca-e-gestao/notificacao-de-eventos-adversos-anvisa-libera-novo-relatorio-com-principais-incidentes-e-never-events/. Acesso em 30 jun 2022.

Kohn LT, Corrigan JM, Donaldson MS, McKay T, Pike KC. To err is human. Washington, DC: National Academy Press; 2000.

Leal COBS. Análise situacional da Vigilância Sanitária em Salvador. [Dissertação de Mestrado]. Salvador, Instituto de Saúde Coletiva da Universidade Federal da Bahia, 2007.

Leite HJD. Vigilância Sanitária em Serviços de Saúde: risco e proteção da saúde em serviços de hemodiálise. [Tese de Doutoramento]. Salvador: Instituto de Saúde Coletiva da Universidade Federal da Bahia, 2007.

Lexchin J. Uma fraude planejada: a publicidade farmacêutica no terceiro mundo. In: Bonfim JRA, Mercucci VL (orgs.) A construção da Política de Medicamentos. São Paulo: Hucitec/Sobravime, 1997: 269-89.

Lucchese G. Globalização e regulação sanitária: os rumos da vigilância sanitária no Brasil. Brasília: Editora Anvisa, 2008.

Magalhães HP, Malta CPT. Dicionário Jurídico. 7. ed. Rio de Janeiro: Trabalhista, 1990.

Marangon MS, Scatena JHG, Costa EA. A descentralização da vigilância sanitária no município de Várzea Grande, MT (1998-2005). Rev Adm Pública, 2009; 43(2):457-79.

McKray G. Consumer protection: the Federal Food, Drug and Cosmetic Act. In: Roemer R, McKray G. Legal aspects of health policy. Issues and trends. Connecticut: Greenwood Press, 1980: 173-211.

Navarro MVT, Costa EAM, Freitas LSM, Kindermann C, Duarte LGC. Avaliação do risco potencial: da teoria à prática em Vigilância Sanitária. Vigil Sanit Debate, 2021; 9(3):32-9. doi: https://doi.org/10.22239/2317-269X.01825. Acesso em 1 jul 2022.

Navarro MVT. Risco, radiodiagnóstico e vigilância sanitária. Salvador: EDUFBA, 2009.

Nogueira E, Vecina Neto G. Falsificação de medicamentos e a Lei 11.903/09: aspectos legais e principais implicações. São Paulo: Rev Direito Sanitário, 2011; 12(2):112-139. doi: https://doi.org/10.11606/issn.2316-9044.v12i2p112-139.

Nunes EMF Análise da produção bibliográfica sobre vigilância sanitária no Brasil. Um estudo bibliométrico do período 1999 a 2010. [Dissertação de Mestrado]. Salvador: Instituto de Saúde Coletiva da Universidade Federal da Bahia, 2012.

Offe C. Trabalho e sociedade: problemas estruturais e perspectivas para o futuro da sociedade do trabalho. Rio de Janeiro: Tempo Brasileiro, 1991.

Pepe VLE, Noronha ABM, Figueiredo TA, Souza AAL, Oliveira CVS, Pontes JRDM. A produção científica e grupos de pesquisa sobre vigilância sanitária no CNPq. Ciência & Saúde Coletiva 2010; 15(Supl.3):3341-50.

Pereira MT, Costa EA. Situação sanitária dos medicamentos na atenção primária no Sistema Único de Saúde nas capitais do Brasil. Vigil Sanit Debate, 2022; 10(2):2-12 doi: https://doi.org/10.22239/2317-269x.01992.

Rangel CP. Análise da situação sanitária da Rede Hemoterápica do Estado da Bahia. [Dissertação de Mestrado]. Salvador: Instituto de Saúde Coletiva da Universidade Federal da Bahia, 2012.

Rangel SML, Marques T, Costa EA. Risco, vigilância sanitária e comunicação: subsídios para uma política de proteção e promoção da saúde. In: Costa EA, Rangel SML (orgs.) Comunicação em vigilância sanitária: princípios e diretrizes para uma política. Salvador: EDUFBA, 2007: 13-39.

Relatório Final da Conferência Nacional de Saúde do Consumidor. Saúde em Debate 1987; 19:20-24.

Sebastião PCA, Lucchese G. A visão de distintos atores sobre o controle sanitário da importação de substâncias psicotrópicas no Brasil. Ciência & Saúde Coletiva 2010; 15(supl.3):3393-402.

Silva Júnior JB, Rattner D, Martins RC. Control of potential risk in blood establishments in Brazil: a strategy for regulating authorities. Rev Panam Salud Publica, 2016; 40(1):1-8.

Silva Júnior JB, Rattner D. A Vigilância Sanitária no controle de riscos potenciais em serviços de hemoterapia no Brasil. Saúde em Debate, 2016; 40:136-53.

Silva Júnior JB, Rattner D. Segurança transfusional: um método de vigilância sanitária para avaliação de riscos potenciais em serviços de hemoterapia. Vigil Sanit Debate 2014; 2(2):43-52. doi: https://doi.org/10.3395/vd.v2n2.126. Acesso em 20 jun 2022.

Souto AC. Saúde Política: a vigilância sanitária no Brasil 1976-1994. São Paulo: Sociedade Brasileira de Vigilância de Medicamentos, 2004.

Souza GS, Costa EA. Reflexões teóricas e conceituais acerca do trabalho em vigilância sanitária, campo específico do trabalho em saúde. Ciência & Saúde Coletiva 2010; 15(supl.3):3329-40. doi: https://doi.org/10.1590/S1413-81232010000900008.

Souza GS, Souza MKB, Costa EA et al. Impactos e desafios para a vigilância sanitária diante da pandemia de Covid-19 no Brasil. ObservaCovid: Análise de modelos e estratégias de vigilância em saúde da pandemia da Covid-19 (2020-2022). Boletim, Ano 2, Edição 4, fevereiro de 2021.

Souza MKB. Revisão sobre recomendações para o planejamento e a organização dos serviços hemoterápicos durante a pandemia pelo SARS-CoV-2. Rede CoVida. Nota Técnica 05/2020. Disponível em: https://covid19br.org/main-site-covida/wp-content/uploads/2020/05/Nota-Tecnica-05-hemoterapicos.pdf.

Teixeira CF, Vilasbôas ALQ. Modelos de atenção à saúde no SUS: transformação, mudança ou conservação? In: Paim JS, Almeida-Filho N. Saúde Coletiva: teoria e prática. 1 ed. Rio de Janeiro: Medbook, 2014; Cap. 21: 287-301.

Tognoni G, Laporte JR. Estudos de utilização de medicamentos e de farmacovigilância. In: Laporte JR, Tognoni G, Rozenfeld S. Epidemiologia do medicamento: princípios gerais. São Paulo: HUCITEC-ABRASCO, 1989: 43-56.

Waldman EA. Vigilância Epidemiológica como prática de Saúde Pública. [Tese de Doutoramento]. São Paulo: Departamento de Epidemiologia, Faculdade de Saúde Pública da Universidade de São Paulo, 1991.

WHO – World Health Organization. Aliança Mundial para a Segurança do Paciente. Antecedentes [internet]. Disponível em: https://www.who.int/teams/integrated-health-services/patient-safety/about/world-alliance-for-patient-safety. Acesso em 22 jun 2022.

WHO – World Health Organization. Statement on the second meeting of the international health regulations (2005) emergency committee regarding the outbreak of novel coronavirus (2019-nCoV) [Internet]. Geneva: WHO, 2020. Disponível em: https://www.who.int/news/item/30-01-2020-statement-on-the-second-meeting-of-the-international-health-regulations-(2005)-emergency-committee-regarding-the-outbreak-of-novel-coronavirus-(2019-ncov). Acesso em 20 jun 2022.

25 | Relações entre a Atenção Básica e de Média e Alta Complexidade – Desafios para a Organização do Cuidado no SUS

Jorge José Santos Pereira Solla • Jairnilson Silva Paim
Camila Ramos Reis

INTRODUÇÃO

A implantação de redes regionalizadas e hierarquizadas de saúde, a montagem de sistemas de referência e contrarreferência, a regulação e a concepção de redes alternativas, além do desenvolvimento de linhas de cuidado, representam iniciativas para fortalecer as relações entre a atenção básica e a atenção especializada e hospitalar.

Neste capítulo serão discutidas algumas características dos serviços reconhecidos como de média e alta complexidade (MAC) no âmbito da atenção especializada e hospitalar e as relações estabelecidas com a atenção básica.

Nos primeiros anos de implantação do Sistema Único de Saúde (SUS), poucas foram as iniciativas para reorientação do *modelo de atenção* na perspectiva do cuidado e para organização da *rede de serviços*. A ênfase maior nas políticas implementadas dirigiu-se para a descentralização e o financiamento do sistema público de saúde. Na segunda metade da década de 1990, a expansão do Programa de Saúde da Família (PSF) apontava para possibilidades de mudança dos modelos de atenção, embora somente com a aprovação da Norma Operacional de Assistência à Saúde (NOAS), em 2000, os temas de regionalização e organização da rede de serviços de média e alta complexidade foram efetivamente introduzidos na agenda das políticas públicas de saúde no Brasil. Nesse particular, parece que seria uma aposta nessas iniciativas, sem negligenciar as questões políticas da gestão e do financiamento do SUS.

A atenção básica engloba um conjunto de ações de caráter individual ou coletivo nos níveis de promoção da saúde, prevenção de doenças, diagnóstico, tratamento e reabilitação. É considerada o primeiro nível de atenção do sistema de saúde e, no caso da assistência médica, representaria a porta de entrada preferencial do sistema de saúde, contemplando as chamadas especialidades básicas: clínica médica, pediatria, obstetrícia e ginecologia.

O *acesso universal e igualitário* às *ações e aos serviços de saúde,* assegurado pela Lei 8.080/90, deve ser ordenado pela atenção primária (Decreto Presidencial 7.508/2011, art. 9 e 11) (Brasil, 2011a). Essa decisão, ainda que inspirada na experiência internacional de países que optaram por sistemas universais de saúde, impõe grandes desafios diante dos diferenciais de poder entre os serviços de atenção básica e os de MAC. Do mesmo modo, a fragilidade na capacidade de gestão da rede de atenção básica, inclusive do poder municipal, pode comprometer sua governabilidade no ordenamento do acesso.

Esse decreto presidencial cria uma Rede Nacional de Serviços de Saúde (RENASS), definindo como portas de entrada nas redes de atenção à saúde os serviços de atenção primária, urgência e emergência, atenção psicossocial e os serviços "especiais de acesso aberto". Já a *Política Nacional de Atenção Básica* (Portaria 2.488, de 21 de outubro de 2011) (Brasil, 2011b) propôs a revisão de diretrizes e normas, a centralidade no usuário e a coordenação do cuidado mediante o acompanhamento e a organização do fluxo dos usuários, além da educação permanente em saúde para qualificar o pessoal envolvido com essas inovações. Essa política passou por uma revisão em 2017, através da Portaria 2.436/2017 (Brasil, 2017), apresentando diversas mudanças alinhadas aos interesses econômicos, a exemplo da redução do número de trabalhadores e do acesso à atenção básica, possibilitando a oferta desses serviços na rede privada (ABRASCO, 2017; RADIS, 2017).

ATENÇÃO SECUNDÁRIA OU AMBULATORIAL ESPECIALIZADA

Esse nível de atenção contempla um conjunto de ações, conhecimentos e técnicas assistenciais com certa densidade tecnológica, envolvendo processos de trabalho e tecnologias especializadas. Os serviços localizados nesse nível de atenção são considerados de média e alta complexidade, identificados pela sigla MAC em documentos oficiais do SUS e por gestores e técnicos.

Os limites entre a atenção básica e a MAC não são precisos, pois a abrangência depende de definições políticas com diferentes critérios de valoração e de alocação de recursos pelo SUS entre as áreas básicas e as especialidades. De modo geral, a rede básica oferta ações e serviços de saúde de maneira descentralizada e inclui unidades de menor porte, mais próximas aos usuários, cabendo aos serviços alcançá-los e oferecer-lhes uma assistência quase todo o tempo. Na rede especializada, por sua vez, os serviços seriam ofertados de modo hierarquizado e regionalizado, os usuários seriam dirigidos às unidades, e a assistência não seria contínua, mas "pontual".

Enquanto na atenção básica a absoluta maioria dos usuários é continuamente alvo das ações e serviços prestados de maneira extensiva, na especializada a atenção é dirigida apenas para parte da população que em determinado momento precisa de cuidados especializados. Desse modo, os serviços básicos devem ser ofertados de maneira descentralizada em unidades de saúde o mais próximo possível de onde os indivíduos vivem e para atender menores contingentes populacionais. Já a atenção especializada deve ser ofertada de maneira hierarquizada e regionalizada, com serviços concentrados em polos regionais (municípios de maior porte e referência para a oferta desses serviços) para dar cobertura a um conjunto mais amplo de população. Assim, os serviços de atenção especializada, em geral, são viabilizados em unidades de abrangência regional (para atender a população de diversos bairros, distritos ou municípios), devendo receber pacientes referenciados a partir da atenção básica.

Na atenção ambulatorial especializada, a chamada média complexidade envolve ações e serviços que visam atender problemas de saúde da população, cuja prática clínica demanda disponibilidade de profissionais especializados e o uso de recursos tecnológicos de apoio diagnóstico e terapêutico. Envolve 52 especialidades médicas reconhecidas no Brasil. Contempla também o atendimento ambulatorial às situações de urgência e emergência. Conforme a lista de procedimentos do Sistema de Informações Ambulatoriais do SUS (SIA-SUS), seguem alguns exemplos de serviços de média complexidade: procedimentos especializados realizados por profissionais médicos e outros de nível superior e nível médio, cirurgias ambulatoriais especializadas, procedimentos traumato-ortopédicos, ações especializadas em odontologia, patologia clínica, anatomopatologia e citologia, radiodiagnóstico, exames ultrassonográficos, diagnose, fisioterapia, terapias especializadas, próteses e órteses e, por fim, anestesia.

No âmbito da atenção especializada, a chamada média complexidade representa um grande espaço de produção de serviços de apoio diagnóstico e terapêutico (SADT) com menor valor financeiro na tabela do SUS.

Em geral, suas ações são definidas por exclusão, correspondendo às que não se enquadram na atenção básica nem na alta complexidade. Verificam-se dificuldade de acesso e baixa resolutividade dos serviços, superposição de oferta nas redes ambulatorial e hospitalar, concentradas em locais de alta densidade populacional, além do baixo grau de integração entre as ações dos diferentes níveis de atenção ou graus de complexidade.

No que concerne à alta complexidade, inclui procedimentos ambulatoriais de alto custo com crescente inclusão de novas tecnologias. Constata-se o predomínio do setor privado contratado (lucrativo e filantrópico) e de serviços de hospitais universitários. Nesse âmbito, os valores de tabela praticados nos pagamentos realizados pelo SUS correspondem a preços mais próximos ou até mesmo, em alguns casos, equivalentes aos praticados no mercado privado. Assim como na média complexidade, a organização dos serviços está baseada na oferta e não na necessidade, de modo que o credenciamento de serviço pelo SUS tem sido realizado, na maioria das vezes, sem parâmetros de base populacional. No território nacional há extensas regiões sem cobertura, configurando vazios assistenciais. Em geral, essa oferta ainda se encontra desvinculada de linhas de cuidado que garantam a continuidade da oferta de procedimentos necessários a cada paciente, não efetivando a responsabilização do sistema pelos pacientes e suas demandas. Observou-se, no início dos anos 2000, um esforço por parte do Ministério da Saúde com vistas a definir parâmetros populacionais para oferta desses procedimentos e implementação de medidas para a indução de oferta nas regiões onde representam lacunas importantes (Brasil, 2004a, 2004b).

Entre as áreas de MAC que foram alvos de políticas nacionais no SUS, destacam-se: atenção cardiovascular, saúde auditiva, atenção ao portador de doença renal, procedimentos eletivos de média complexidade, atenção oncológica, saúde da pessoa portadora de deficiência, saúde bucal especializada, alta complexidade em traumato-ortopedia, atenção às urgências e emergências, atenção ao portador de doença neurológica, hospitais de pequeno porte, saúde da pessoa idosa e saúde da mulher.

Entre outras áreas de atenção na MAC, podem ser mencionadas: assistência em UTI, redes estaduais de assistência a queimados, assistência ao portador de obesidade grave e em terapia nutricional, Programa Nacional de Triagem Neonatal, Sistema Nacional de Transplante, Programa Nacional de Assistência à Dor e Cuidados Paliativos, Programa de Reestruturação e Contratualização de Hospitais de Ensino, Programa de Reestruturação e Contratualização de Hospitais Filantrópicos, Saúde da Criança, Saúde do Trabalhador, Programa de Assistência Ventilatória Não Invasiva, Rede de Assistência em Oftalmologia e assistência ao portador de lesão labiopalatal ou craniofacial.

Apesar do uso corrente do jargão MAC no SUS, há diversas críticas à essa concepção. É um equívoco referir-se à atenção básica como se fora de baixa complexidade. Em primeiro lugar, não cabe confundir complexidade tecnológica com *densidade tecnológica*, que expressa o uso de equipamentos sofisticados e caros que concentram, na realidade, alta densidade de capital. Em segundo lugar, a sigla MAC não é apenas uma listagem de atos técnicos, mas um modo de remuneração de prestadores por procedimentos que substituiu o pagamento por unidades de serviços (US) nos tempos do INPS/Inamps, considerados pelo famoso sanitarista Carlos Gentile de Melo como "fator incontrolável de corrupção". Em terceiro lugar, a expressão MAC induz o equívoco de insinuar que a atenção básica é um conjunto tecnológico de baixa complexidade, quando na verdade o cuidado a um problema emocional de uma pessoa ou uma visita domiciliar a uma família com vítima de violência doméstica, pode ser tecnologicamente bem mais complexo do que uma sessão de fisioterapia ou um procedimento de traumato-ortopedia.

Entre os problemas de atenção à saúde verificados na MAC, destacam-se: (a) excesso de pedidos de consultas com especialistas; (b) solicitação de exames complementares desnecessários; (c) utilização desses serviços para realização de procedimentos não cobertos pelos planos de saúde ou não autorizados pelas operadoras; (d) rede privada organizada em uma lógica completamente diferenciada do SUS, com excesso de serviços especializados submetidos a intensa concorrência.

No que diz respeito aos problemas de gestão na MAC, podem ser lembrados: (a) inadequação da oferta ao perfil epidemiológico; (b) financiamento atrelado às tabelas SIA e SIH, com teto financeiro rígido; (c) processo de credenciamento, contratos e convênios sujeito a interferências extratécnicas, seja por pressão dos entes privados, seja por práticas clientelistas da política e da gestão; (d) indefinição do papel das esferas de governo na organização e operação da rede, a despeito das tentativas de normalização por meio da NOAS 01/2002 e seus instrumentos – Plano de Desenvolvimento da Regionalização (PDR), Plano de Desenvolvimento de Investimentos (PDI) e Programação Pactuada Integrada (PPI) –, do Pacto de Gestão, em 2006, com a definição de competências e responsabilidades sanitárias dos gestores e do Decreto Presidencial 7.508/2011, já referido; (e) indefinição das relações entre rede básica e MAC, não obstante a profusão de leis, decretos, pactos e normas.

Portanto, entre os desafios para o desenvolvimento da atenção especializada, merecem destaque: (a) ausência de planejamento; (b) não observação das necessidades da população; (c) acesso baseado na oferta de serviços; (d) incorporação tecnológica acrítica, com escasso espaço para a avaliação tecnológica em saúde (ATS); (e) baixa resolutividade; (f) pouco investimento na qualificação profissional; (g) insuficiência de parâmetros técnicos e epidemiológicos; (h) baixa regulação da oferta existente; (i) incipientes protocolos assistenciais e ações de regulação para reduzir solicitação desnecessária e abusiva de determinados procedimentos; (j) baixa indução para realização de ajustes e correções das desigualdades na distribuição de equipamentos que empregassem parâmetros de necessidade.

Importante destacar também a tensão existente entre regionalização e descentralização na evolução do SUS, em razão da ausência de planejamento regional e em função do início tardio das medidas de indução da regionalização (posterior à indução à municipalização) (Viana & Lima, 2011).

Além disso, as ideias de regionalização e de redes de atenção à saúde são orientadas por diferentes concepções teóricas, políticas e de interesses nacionais e internacionais, além de articuladas a propostas de reforma dos sistemas universais, e sofrem influência das relações entre Estado, mercado e sociedade (Albuquerque & Viana, 2015).

ATENÇÃO TERCIÁRIA

No SUS, a atenção terciaria inclui a assistência hospitalar. Os hospitais dispõem de leitos para internações, ambulatórios e SADT. A infraestrutura do sistema de saúde brasileiro na atenção hospitalar passou por uma redução, em nível global, do número de leitos hospitalares desde a década de 1990.

Em 2018, havia no Brasil 6.164 hospitais e 438.005 leitos, 83% classificados como hospitais gerais e 17% como especializados. Dentre esses, 38% eram públicos, 32%, privados com fins lucrativos, e 29% eram sem fins lucrativos (Chioro et al., 2021). Cabe mencionar que os hospitais de pequeno e médio portes contribuem com esse crescimento hospitalar (Braga Neto et al., 2012). No caso dos hospitais privados, a lógica de crescimento é a de mercado, concentrando-se nas grandes cidades (Machado, 2012).

No início de 2020, o sistema de saúde contava com 8.018 estabelecimentos com pelo menos um leito cadastrado (hospitais e outras unidades de saúde) – 73,44% com vinculação com o SUS. Dentre os estabelecimentos estão os hospitais gerais (69,0%), as unidades mistas (9,8%), os hospitais especializados (9,4%), os hospitais-dia isolados (2,7%), os prontos-socorros gerais ou especializados (1,6%), os centro de parto normal (0,3%) e os considerados outros (7,2%), a exemplo dos Centros de Apoio Psicossocial (CAPS) (Campos &Canabrava, 2020).

No SUS podem ser identificados diferentes tipos de hospitais: hospitais federais, hospitais psiquiátricos, hospitais de ensino, hospitais de pequeno porte, hospitais filantrópicos e hospitais estratégicos. Desde o início do presente século, o Ministério da Saúde estabeleceu diretrizes para a atenção hospitalar, como: modelo de atenção centrado no usuário; planejamento e gestão da rede; alocação global ou mista de recursos; contratualização com metas; fortalecimento da capacidade gerencial; e relação com gestores (inserção no SUS).

Assim, a proposta de reforma da assistência hospitalar no SUS deveria estar assentada nos seguintes eixos: melhoria do acesso, humanização, inserção na rede, democratização da gestão, descentralização e regionalização, adequação da oferta às necessidades, fortalecimento da regulação e implantação do orçamento global (Brasil, 2004c).

Observa-se, no entanto, diminuição do número de hospitais (apesar de considerável aumento na área pública, houve grande redução de serviços privados), de modo que em 1993 havia 3,3 leitos por mil habitantes e, em 2009, apenas 1,9 leito por mil habitantes. Mesmo considerando a desospitalização verificada no Brasil a partir da Reforma Psiquiátrica, com a extinção de mais de 20 mil leitos e a implantação de serviços substitutivos, como os CAPS e os Serviços de Residência Terapêutica (SRT), não deixa de ser preocupante essa redução dos leitos, diante da mudança do perfil epidemiológico com predominância de condições crônicas, acidentes e violências, além do envelhecimento da população. De qualquer modo, cabe registrar o crescimento de unidades ambulatoriais especializadas e de SADT, o que de certo modo pode dispensar o recurso às internações (Paim *et al.*, 2011), como observado com a expressiva redução do quantitativo de leitos pediátricos de baixa complexidade.

Apesar do aumento do número de hospitais públicos (35,8% em 2017), os privados se destacam. Soma-se a eles as unidades de SADT que foram dominadas pelo setor privado, apenas com um pequeno aumento desse setor em 2017 (6,3%). Assim, o sistema público de saúde está imbricado ao setor privado, principalmente no caso dos serviços conveniados e contratados, mesmo que o SUS tenha um caráter público e universal (Viacava *et al.*, 2018).

Entre 1995 e 2016, houve uma variação de 11 milhões no número de internações realizadas a cada ano pelo SUS (Viacava *et al.*, 2018). No que diz respeito às desigualdades, nota-se que pessoas com menor escolaridade apresentam percentuais maiores de internação hospitalar quando comparadas àquelas com mais anos de estudo (Viacava & Bellido, 2016). Entre os anos de 2015 (11.325.421) e 2020 (9.838.458) houve diminuição do número de internações hospitalares no Brasil. No caso das taxas de internações hospitalares por mil pessoas nota-se uma redução especialmente entre 2015 (5,6) e 2019 (5,0) (DATASUS, 2022).

No que se refere à assistência hospitalar, verificam-se taxas mais altas de internação para portadores de planos de saúde (oito internações por cem pessoas) do que na população geral (7%). Observa-se, ainda, diminuição das internações pagas pelo setor público, que foram 13,1 milhão em 1982, quando existia o INAMPS, e 11,1 milhões em 2009, em plena vigência do SUS (Paim *et al.*, 2011). Foram encontrados dados semelhantes ao considerar a taxa de internação hospitalar por 100 habitantes segundo provedor. Nota-se que a taxa relacionada com a população que tem planos de saúde sofreu um aumento expressivo entre 2015 (8,28) e 2019 (11,49), em comparação com a taxa SUS (5,57 em 2015 e 5,52 em 2019) (DATASUS, 2022). Assim, as tentativas de regulação efetuadas pelo SUS têm sido insuficientes para alterar os padrões históricos da assistência hospitalar.

EVOLUÇÃO DA PRODUÇÃO AMBULATORIAL ESPECIALIZADA PELO SUS

A produção de procedimentos ambulatoriais especializados pelo SUS aumentou de 1.164.668.518 (39,8%) entre 2008 e 2014, para 2.926.556.858 em 2008 e para 4.091.225.376 procedimentos em 2014 (Tabela 25.1). Excluindo o Componente especializado da Assistência Farmacêutica (medicamentos de alto custo), 3.274.149.249 procedimentos foram realizados em 2014, com aumento de 888.028.182 (37,2%) em relação aos realizados em 2008 (2.386.121.067). Cabe mencionar que a partir de 2011 os subgrupos 0601 (Medicamentos de dispensação excepcional), 0602 (Medicamentos estratégicos) e 0604 (Componente especializado da Assistência Farmacêutica) passaram a ser considerados em um único subgrupo (0604 – Componente especializado da Assistência Farmacêutica). Assim, para os anos de 2008 a 2010 foram somados os valores dos três subgrupos no 0604.

No caso da produção ambulatorial do período de 2015 a 2021, constata-se uma redução de 632.083.381 (15,4%), passando de 4.113.909.249 em 2015 para 3.481.825.868 procedimentos em 2021. Ao considerar a produção sem o Componente especializado da Assistência Farmacêutica (medicamentos de alto custo) – 2.311.133.629 em 2021 – observa-se um decréscimo de 964.628.422 (29,4%) procedimentos em relação a 2015 (Tabela 25.2).

Assim, ficam evidentes, no período estudado, duas tendências completamente inversas: uma de ampliação progressiva da oferta de procedimentos ambulatoriais especializados pelo SUS entre 2008 e 2015, acompanhada por uma queda a partir de 2016 (Figuras 25.1 e 25.2).

Cabe destacar que em 2007 foram registrados 1.351.229.011 procedimentos na atenção ambulatorial especializada pelo SUS. Como a partir de 2008 ocorreram mudanças substanciais nas tabelas do SUS, são necessárias ressalvas na análise da evolução da produção entre os períodos anterior e posterior a essas alterações.

Em 2005, a produção ambulatorial especializada pelo SUS superou, pela primeira vez, a marca de um bilhão de procedimentos. Com a mudança na tabela do SUS, a maioria dos procedimentos de hemoterapia e parte de outros subgrupos classificados em alta complexidade passaram a ser considerados de média complexidade.

Da produção registrada em 2011, 88,51% dos procedimentos foram realizados em unidades públicas e 11,49% em instituições privadas. Retirando o Componente especializado da Assistência Farmacêutica, restam 85,91% de produção pública e 14,09% de produção privada. A menor oferta pública é na nefrologia, com 5,73% para tratamento em nefrologia e 9,75% para procedimentos cirúrgicos ambulatoriais nessa especialidade. Chama a atenção também a área de oncologia, com apenas 19,10% dos tratamentos realizados em serviços públicos (Tabela 25.3).

Cabe mencionar a mudança na organização dos dados de produção por tipo de prestador, os quais, a partir de 2015, foram organizados por "Natureza Jurídica" e "Esfera Jurídica". Para análise desse período, utilizou-se a "Esfera Jurídica".

Em 2021, 84,6% dos procedimentos foram realizados no setor público e 15,4% no privado. Ao excluir os dados do Componente especializado da Assistência Farmacêutica, 76,8% foram públicos e 23,2% privados, sendo a mesma situação observada em 2011 para a área de nefrologia (tratamento e procedimentos cirúrgicos ambulatoriais) em relação aos menores percentuais da oferta pública (Tabela 25.4).

Entre 2011 e 2021 observa-se, portanto, uma importante redução da oferta pública de procedimentos ambulatoriais especializados pelo SUS com a respectiva ampliação proporcional da oferta privada contratada.

A média complexidade é ainda hoje um dos principais pontos de estrangulamento nos serviços ofertados pelo SUS. Por um lado, a imensa ampliação da cobertura da atenção básica determinou grande aumento da demanda por SADT e procedimentos especializados; por outro, por ainda ser em muitos casos a porta de entrada no sistema de saúde e por sofrer pressão permanente para incorporação de inovações tecnológicas, a demanda supera em

Tabela 25.1 Procedimentos especializados ambulatoriais produzidos pelo SUS de acordo com o subgrupo – Brasil, 2008 a 2014

Subgrupo de procedimentos	2008 (n/%)		2009 (n/%)		2010 (n/%)		2011 (n/%)		2012 (n/%)		2013 (n/%)		2014 (n/%)		2014-2008 (n/%)	
0101 Ações coletivas/individuais em saúde	477.408.604	16,3	528.192.323	16,3	544.748.571	16,2	575.123.403	16,1	559.306.708	15,2	567.715.307	14,9	603.324.700	14,7	125.916.096	26,4%
0102 Vigilância em saúde	13.633.631	0,5	16.012.822	0,5	18.934.423	0,6	20.303.594	0,6	17.089.090	0,5	20.328.882	0,5	24.382.858	0,6	10.749.227	78,8%
0201 Coleta de material	56.810.812	1,9	56.515.849	1,7	62.867.065	1,9	66.785.274	1,9	67.091.834	1,8	74.170.870	2,0	76.957.636	1,9	20.146.824	35,5%
0202 Diagnóstico em laboratório clínico	384.449.345	13,1	426.126.381	13,1	472.751.991	14,1	506.735.026	14,1	538.632.348	14,6	554.207.529	14,6	601.324.824	14,7	216.875.479	56,4%
0203 Diagnóstico por anatomia patológica e citopatologia	13.871.027	0,5	14.105.049	0,4	13.840.359	0,4	13.661.813	0,4	13.325.884	0,4	12.755.437	0,3	12.160.647	0,3	-1.710.380	-12,3%
0204 Diagnóstico por radiologia	50.845.572	1,7	55.318.192	1,7	59.020.344	1,7	59.805.351	1,7	60.846.422	1,7	62.114.488	1,6	63.604.645	1,6	12.759.073	25,1%
0205 Diagnóstico por ultrassonografia	12.299.439	0,4	13.266.538	0,4	14.803.720	0,4	13.283.249	0,4	14.052.721	0,4	14.462.415	0,4	15.520.169	0,4	3.220.730	26,2%
0206 Diagnóstico por tomografia	1.583.932	0,1	1.857.313	0,1	2.215.041	0,1	2.559.251	0,1	2.816.561	0,1	3.172.451	0,1	3.683.968	0,1	2.100.036	132,6%
0207 Diagnóstico por ressonância magnética	317.283	0,0	385.305	0,0	490.551	0,0	604.871	0,0	691.440	0,0	790.313	0,0	926.513	0,0	609.230	192,0%
0208 Diagnóstico por medicina nuclear in vivo	311.176	0,0	315.986	0,0	340.127	0,0	373.750	0,0	387.667	0,0	411.899	0,0	431.596	0,0	120.420	38,7%
0209 Diagnóstico por endoscopia	1.563.712	0,1	1.582.378	0,1	1.723.761	0,1	1.559.097	0,1	1.656.711	0,0	1.680.624	0,0	1.823.310	0,0	259.598	16,6%
0210 Diagnóstico por radiologia intervencionista	44.689	0,0	51.612	0,0	54.909	0,0	58.242	0,0	56.617	0,0	59.066	0,0	58.905	0,0	14.216	31,8%
0211 Métodos diagnósticos em especialidades	25.319.883	0,9	25.586.982	0,8	28.312.261	0,8	29.086.541	0,8	30.420.816	0,8	31.240.057	0,8	34.690.918	0,8	9.371.035	37,0%
0212 Diagnóstico e procedimentos especiais em hemoterapia	13.024.047	0,4	12.645.110	0,4	12.682.807	0,4	12.286.863	0,3	12.714.841	0,3	12.627.815	0,3	13.161.071	0,3	137.024	1,1%
0213 Diagnóstico em vigilância epidemiológica e ambiental	197.695	0,0	919.181	0,0	626.706	0,0	592.287	0,0	425.114	0,0	951.537	0,0	1.404.623	0,0	1.206.928	610,5%
0214 Diagnóstico por teste rápido	18.288.838	0,6	26.651.274	0,8	30.620.157	0,9	38.258.747	1,1	40.970.657	1,1	45.607.390	1,2	49.718.064	1,2	31.429.226	171,8%
0301 Consultas/atendimentos/acompanhamentos	1.076.360.879	36,8	1.171.993.376	36,1	1.210.144.849	36,0	1.292.273.276	36,1	1.317.279.684	35,8	1.387.620.202	36,5	1.477.248.613	36,1	400.887.734	37,2%
0302 Fisioterapia	37.048.742	1,3	39.679.941	1,2	43.095.523	1,3	45.054.150	1,3	45.244.967	1,2	43.694.428	1,2	44.562.779	1,1	7.514.037	20,3%
0303 Tratamentos clínicos (outras especialidades)	4.982.604	0,2	5.339.789	0,2	6.342.227	0,2	7.502.359	0,2	5.878.163	0,2	5.776.793	0,2	6.325.427	0,2	1.342.823	27,0%
0304 Tratamento em oncologia	9.246.946	0,3	9.678.821	0,3	10.527.292	0,3	11.612.978	0,3	12.054.359	0,3	12.877.209	0,3	13.338.452	0,3	4.091.506	44,2%
0305 Tratamento em nefrologia	10.104.295	0,3	10.641.704	0,3	11.142.901	0,3	11.653.466	0,3	12.207.035	0,3	12.644.510	0,3	13.186.893	0,3	3.082.598	30,5%
0306 Hemoterapia	7.743.777	0,3	7.826.408	0,2	7.987.232	0,2	7.865.449	0,2	7.919.889	0,2	7.925.141	0,2	7.996.642	0,2	252.865	3,3%

(Continua)

Tabela 25.1 Procedimentos especializados ambulatoriais produzidos pelo SUS de acordo com o subgrupo – Brasil, 2008 a 2014 (*continuação*)

Subgrupo de procedimentos	2008 (n/%)		2009 (n/%)		2010 (n/%)		2011 (n/%)		2012 (n/%)		2013 (n/%)		2014 (n/%)		2014-2008 (n/%)	
0307 Tratamentos odontológicos	73.738.693	2,5	78.795.909	2,4	80.755.900	2,4	84.806.141	2,4	86.964.227	2,4	80.656.728	2,1	88.744.948	2,2	15.006.255	20,4%
0309 Terapias especializadas	802.722	0,0	783.691	0,0	918.392	0,0	993.028	0,0	988.688	0,0	986.737	0,0	1.041.991	0,0	239.269	29,8%
0310 Parto e nascimento	1.639	0,0	1.611	0,0	1.868	0,0	1.721	0,0	2.310	0,0	1.066	0,0	1.317	0,0	-322	-19,6%
0401 Pequenas cirurgias e cirurgias de pele, tecido subcutâneo e mucosa	59.099.586	2,0	63.018.624	1,9	62.860.979	1,9	62.891.631	1,8	62.271.773	1,7	60.786.981	1,6	66.682.577	1,6	7.582.991	12,8%
0403 Cirurgia do sistema nervoso central e periférico	2.090	0,0	5.844	0,0	8.465	0,0	11.878	0,0	14.933	0,0	22.727	0,0	25.458	0,0	23.368	1118,1%
0404 Cirurgia das vias aéreas superiores, da face, da cabeça e do pescoço	1.517.959	0,1	1.438.762	0,0	1.459.833	0,0	1.146.982	0,0	807.275	0,0	742.362	0,0	2.018.092	0,0	500.133	32,9%
0405 Cirurgia do aparelho da visão	881.222	0,0	955.017	0,0	1.053.794	0,0	1.049.211	0,0	1.092.068	0,0	1.163.114	0,0	1.304.684	0,0	423.462	48,1%
0406 Cirurgia do aparelho circulatório	168.584	0,0	192.504	0,0	181.253	0,0	159.661	0,0	138.204	0,0	128.290	0,0	208.214	0,0	39.630	23,5%
0407 Cirurgia do aparelho digestivo, órgãos anexos e parede abdominal	86.154	0,0	95.157	0,0	103.508	0,0	66.956	0,0	67.451	0,0	73.636	0,0	87.927	0,0	1.773	2,1%
0408 Cirurgia do sistema osteomuscular	1.348.644	0,0	1.268.044	0,0	1.227.590	0,0	569.119	0,0	514.359	0,0	431.252	0,0	398.947	0,0	-949.697	-70,4%
0409 Cirurgia do aparelho geniturinário	267.586	0,0	206.449	0,0	186.393	0,0	120.013	0,0	106.931	0,0	91.563	0,0	96.294	0,0	-171.292	-64,0%
0410 Cirurgia de mama	26.247	0,0	29.958	0,0	31.344	0,0	8.588	0,0	8.338	0,0	5.956	0,0	5.266	0,0	-20.981	-79,9%
0411 Cirurgia obstétrica	16.364	0,0	17.824	0,0	20.932	0,0	13.502	0,0	15.317	0,0	9.478	0,0	9.764	0,0	-6.600	-40,3%
0412 Cirurgia torácica	17.250	0,0	21.239	0,0	21.534	0,0	6.555	0,0	5.787	0,0	5.887	0,0	6.991	0,0	-10.259	-59,5%
0413 Cirurgia reparadora	181.160	0,0	184.090	0,0	207.523	0,0	198.852	0,0	209.381	0,0	388.631	0,0	351.421	0,0	170.261	94,0%
0414 Bucomaxilofacial	19.430.878	0,7	23.412.056	0,7	20.781.434	0,7	26.954.590	0,8	22.572.270	0,6	20.398.477	0,6	17.639.550	0,5	-1.791.328	-9,2%
0415 Outras cirurgias	106.286	0,0	120.446	0,0	124.533	0,0	129.961	0,0	141.994	0,0	171.017	0,0	172.736	0,0	66.450	62,5%
0417 Anestesiologia	41.679	0,0	72.419	0,0	109.025	0,0	163.871	0,0	215.126	0,0	285.573	0,0	374.566	0,0	332.887	798,7%
0418 Cirurgia em nefrologia	78.699	0,0	89.279	0,0	93.620	0,0	100.902	0,0	106.283	0,0	108.251	0,0	112.499	0,0	33.800	42,9%
0501 Coleta e exames para fins de doação de órgãos, tecidos e células e de transplante	1.051.900	0,0	1.312.465	0,0	1.494.651	0,0	1.540.986	0,0	1.040.828	0,0	1.025.491	0,0	1.209.359	0,0	157.459	15,0%
0503 Ações relacionadas com doação de órgãos e tecidos para transplante	5.308	0,0	16.832	0,0	15.395	0,0	21.727	0,0	19.914	0,0	20.194	0,0	23.217	0,0	17.909	337,4%

Capítulo 25 • Relações entre a Atenção Básica e de Média e Alta Complexidade

0504 Processamento de tecidos para transplante	47.423	0,0	43.692	0,0	37.591	0,0	47.965	0,0	44.825	0,0	45.050	0,0	49.006	0,0	1.583	3,3%
0505 Transplante de órgãos, tecidos e células	827	0,0	2.838	0,0	3.326	0,0	4.247	0,0	4.252	0,0	3.633	0,0	3.400	0,0	2.573	311,1%
0506 Acompanhamento e intercorrências no pré e pós-transplante	180.756	0,0	204.519	0,0	229.622	0,0	252.621	0,0	264.018	0,0	284.333	0,0	298.626	0,0	117.870	65,2%
0604 Componente Especializado da Assistência Farmacêutica	540.435.791	18,5	637.028.483	19,6	616.147.312	18,3	663.003.525	18,5	719.542.125	19,5	736.511.561	19,4	817.076.127	20,0	276.640.336	51,2%
0701 Órteses, próteses e materiais especiais não relacionados com o ato cirúrgico	2.460.746	0,1	3.281.235	0,1	3.932.156	0,1	3.965.172	0,1	4.322.150	0,1	4.644.052	0,1	5.177.928	0,1	2.717.182	110,4%
0702 Órteses, próteses e materiais especiais relacionados com o ato cirúrgico	227.316	0,0	257.866	0,0	261.457	0,0	279.722	0,0	281.389	0,0	279.344	0,0	286.357	0,0	59.041	26,0%
0801 Ações relacionadas com o estabelecimento	1.030.481	0,0	1.025.753	0,0	1.085.341	0,0	1.154.785	0,0	961.736	0,0	679.467	0,0	550.250	0,0	-480.231	-46,6%
0803 Autorização/Regulação	7.845.940	0,3	10.965.239	0,3	14.015.910	0,4	16.322.637	0,5	17.283.493	0,5	19.058.055	0,5	21.434.611	0,5	13.588.671	173,2%
Total	2.926.556.858	100	3.249.540.179	100	3.360.643.498	100	3.583.026.056	100	3.681.076.973	100	3.801.843.269	100	4.091.225.376	100	1.164.668.518	39,8%
Total sem Componente Especializado da Assistência Farmacêutica	2.386.121.067	81,5	2.612.511.696	80,4	2.744.496.186	81,7	2.920.022.537	81,5	2.961.534.848	80,5	3.065.331.708	80,6	3.274.149.249	80,0	888.028.182	37,2%

Fonte: Ministério da Saúde – Sistema de Informações Ambulatoriais do SUS (SIA/SUS). Situação da base de dados nacional em 20 de julho de 2022.

*No caso do "Componente Especializado da Assistência Farmacêutica", foram somados os valores de "0601 Medicamentos de dispensação excepcional" e "0602 Medicamentos estratégicos", pois a partir de 2011 esses subgrupos foram tratados apenas como um único subgrupo "0604 Componente Especializado da Assistência Farmacêutica".

Tabela 25.2 Procedimentos especializados ambulatoriais produzidos pelo SUS de acordo com o subgrupo – Brasil, 2015 a 2021

Subgrupo de procedimentos	2015 (n/%)		2016 (n/%)		2017 (n/%)		2018 (n/%)		2019 (n/%)		2020 (n/%)		2021 (n/%)		2021-2015 (n/%)	
0101 Ações coletivas/individuais em saúde	604.830.489	14,702	567.359.837	14,233	500.818.289	12,583	285.472.442	7,807	263.427.029	7,006	173.505.751	5,514	169.166.405	4,859	-435.664.084	-72,0%
0102 Vigilância em saúde	21.291.917	0,518	24.731.034	0,620	23.070.859	0,580	20.853.586	0,570	21.749.214	0,578	23.478.643	0,746	24.010.939	0,690	2.719.022	12,8%
0201 Coleta de material	76.680.330	1,864	64.689.181	1,623	65.944.477	1,657	51.538.840	1,409	51.427.288	1,368	33.497.292	1,065	40.979.774	1,177	-35.700.556	-46,6%
0202 Diagnóstico em laboratório clínico	618.700.226	15,039	622.346.941	15,613	631.632.781	15,870	677.385.625	18,525	717.141.758	19,072	584.247.869	18,568	717.804.770	20,616	99.104.544	16,0%
0203 Diagnóstico por anatomia patológica e citopatologia	11.725.409	0,285	11.717.105	0,294	11.724.751	0,295	12.097.015	0,331	12.071.654	0,321	7.603.846	0,242	10.035.570	0,288	-1.689.839	-14,4%
0204 Diagnóstico por radiologia	62.180.889	1,511	60.797.972	1,525	60.857.480	1,529	62.559.221	1,711	63.794.717	1,697	48.131.106	1,530	53.867.980	1,547	-8.312.909	-13,4%
0205 Diagnóstico por ultrassonografia	15.338.551	0,373	15.913.122	0,399	16.971.774	0,426	18.155.047	0,496	19.417.264	0,516	14.334.061	0,456	18.208.012	0,523	2.869.461	18,7%
0206 Diagnóstico por tomografia	3.988.379	0,097	4.326.222	0,109	4.710.169	0,118	5.326.656	0,146	5.961.415	0,159	6.332.359	0,201	7.839.878	0,225	3.851.499	96,6%
0207 Diagnóstico por ressonância magnética	1.011.602	0,025	1.070.819	0,027	1.121.132	0,028	1.220.820	0,033	1.411.701	0,038	1.197.276	0,038	1.480.054	0,043	468.452	46,3%
0208 Diagnóstico por medicina nuclear in vivo	436.041	0,011	446.382	0,011	454.235	0,011	441.994	0,012	459.352	0,012	361.889	0,012	402.614	0,012	-33.427	-7,7%
0209 Diagnóstico por endoscopia	1.818.038	0,044	1.836.641	0,046	1.884.008	0,047	1.994.909	0,055	2.132.209	0,057	1.316.267	0,042	1.653.156	0,047	-164.882	-9,1%
0210 Diagnóstico por radiologia intervencionista	53.004	0,001	50.594	0,001	53.001	0,001	54.919	0,002	56.137	0,001	46.494	0,001	55.328	0,002	2.324	4,4%
0211 Métodos diagnósticos em especialidades	37.190.116	0,904	39.292.996	0,986	40.859.886	1,027	44.454.744	1,216	49.031.762	1,304	34.185.298	1,086	43.424.515	1,247	6.234.399	16,8%
0212 Diagnóstico e procedimentos especiais em hemoterapia	15.914.440	0,387	16.036.060	0,402	16.476.018	0,414	16.322.435	0,446	16.639.413	0,443	15.083.414	0,479	15.981.226	0,459	66.786	0,4%
0213 Diagnóstico em vigilância epidemiológica e ambiental	1.035.615	0,025	716.864	0,018	1.080.850	0,027	1.096.122	0,030	1.269.395	0,034	2.271.504	0,072	4.385.009	0,126	3.349.394	323,4%
0214 Diagnóstico por teste rápido	52.933.893	1,287	52.313.914	1,312	49.239.500	1,237	41.711.613	1,141	41.199.111	1,096	36.762.361	1,168	40.836.212	1,173	-12.097.681	-22,9%
0301 Consulta/atendimentos/acompanhamentos	1.451.666.144	35,287	1.365.590.368	34,259	1.363.283.115	34,253	1.213.419.521	33,184	1.248.738.326	33,209	902.054.044	28,668	1.006.144.417	28,897	-445.521.727	-30,7%

0302 Fisioterapia	42.766.013	1,040	42.822.994	1,074	42.260.177	1,062	44.169.489	1,208	45.948.262	1,222	29.827.076	0,948	37.366.876	1,073	-5.399.137	-12,6%
0303 Tratamentos clínicos (outras especialidades)	6.613.455	0,161	6.887.847	0,173	6.418.437	0,161	5.820.843	0,159	5.860.839	0,156	4.663.677	0,148	5.112.231	0,147	-1.501.224	-22,7%
0304 Tratamento em oncologia	13.471.650	0,327	13.445.756	0,337	14.480.427	0,364	15.090.673	0,413	8.133.055	0,216	3.776.765	0,120	3.884.831	0,112	-9.586.819	-71,2%
0305 Tratamento em nefrologia	13.616.726	0,331	13.968.434	0,350	14.346.575	0,360	14.960.442	0,409	15.661.282	0,416	16.293.450	0,518	16.259.143	0,467	2.642.417	19,4%
0306 Hemoterapia	8.059.863	0,196	7.942.419	0,199	7.964.387	0,200	7.878.147	0,215	7.785.613	0,207	7.066.714	0,225	7.364.224	0,212	-695.639	-8,6%
0307 Tratamentos odontológicos	89.380.930	2,173	71.671.260	1,798	73.709.762	1,852	47.437.624	1,297	46.278.515	1,231	16.267.196	0,517	17.160.449	0,493	-72.220.481	-80,8%
0309 Terapias especializadas	1.114.583	0,027	1.256.600	0,032	1.236.208	0,031	1.389.195	0,038	1.766.526	0,047	1.216.170	0,039	1.468.627	0,042	354.044	31,8%
0310 Parto e nascimento	901	0,000	796	0,000	1.457	0,000	2.361	0,000	1.195	0,000	1.121	0,000	1.330	0,000	429	47,6%
0401 Pequenas cirurgias e cirurgias de pele, tecido subcutâneo e mucosa	68.643.693	1,669	55.255.873	1,386	45.504.947	1,143	28.803.217	0,788	29.884.692	0,795	17.770.708	0,565	8.215.097	0,236	-60.428.596	-88,0%
0403 Cirurgia do sistema nervoso central e periférico	27.241	0,001	39.711	0,001	32.229	0,001	34.585	0,001	48.819	0,001	24.479	0,001	31.875	0,001	4.634	17,0%
0404 Cirurgia das vias aéreas superiores, da face, da cabeça e do pescoço	1.265.969	0,031	765.963	0,019	758.881	0,019	991.921	0,027	932.852	0,025	478.883	0,015	1.118.766	0,032	-147.203	-11,6%
0405 Cirurgia do aparelho da visão	1.228.519	0,030	1.202.469	0,030	1.201.582	0,030	1.363.486	0,037	1.437.150	0,038	1.036.334	0,033	1.430.556	0,041	202.037	16,4%
0406 Cirurgia do aparelho circulatório	231.488	0,006	219.015	0,005	220.601	0,006	306.029	0,008	358.716	0,010	312.672	0,010	253.721	0,007	22.233	9,6%
0407 Cirurgia do aparelho digestivo, órgãos anexos e parede abdominal	93.830	0,002	99.031	0,002	107.256	0,003	124.118	0,003	134.845	0,004	94.315	0,003	126.709	0,004	32.879	35,0%
0408 Cirurgia do sistema osteomuscular	326.989	0,008	315.649	0,008	293.013	0,007	274.120	0,007	256.209	0,007	197.965	0,006	193.111	0,006	-133.878	-40,9%
0409 Cirurgia do aparelho geniturinário	98.565	0,002	92.304	0,002	86.252	0,002	90.108	0,002	91.591	0,002	58.640	0,002	69.170	0,002	-29.395	-29,8%
0410 Cirurgia de mama	4.723	0,000	4.512	0,000	4.259	0,000	5.326	0,000	6.251	0,000	4.520	0,000	14.302	0,000	9.579	202,8%
0411 Cirurgia obstétrica	7.559	0,000	7.454	0,000	12.649	0,000	14.321	0,000	8.907	0,000	9.133	0,000	11.137	0,000	3.578	47,3%
0412 Cirurgia torácica	8.277	0,000	8.384	0,000	7.705	0,000	9.671	0,000	9.245	0,000	6.651	0,000	6.561	0,000	-1.716	-20,7%
0413 Cirurgia reparadora	200.359	0,005	1.177.815	0,030	331.565	0,008	376.800	0,010	154.428	0,004	120.587	0,004	160.893	0,005	-39.466	-19,7%

(Continua)

Tabela 24.2 Procedimentos especializados ambulatoriais produzidos pelo SUS de acordo com o subgrupo – Brasil, 2015 a 2021 (*continuação*)

Subgrupo de procedimentos	2015 (n/%)		2016 (n/%)		2017 (n/%)		2018 (n/%)		2019 (n/%)		2020 (n/%)		2021 (n/%)		2021-2015 (n/%)	
0414 Bucomaxilofacial	19.007.274	0,462	17.111.468	0,429	15.788.630	0,397	12.263.548	0,335	9.074.450	0,241	2.813.711	0,089	4.596.788	0,132	-14.410.486	-75,8%
0415 Outras cirurgias	167.846	0,004	151.080	0,004	157.054	0,004	215.375	0,006	266.707	0,007	233.881	0,007	282.696	0,008	114.850	68,4%
0417 Anestesiologia	422.386	0,010	495.332	0,012	548.973	0,014	657.284	0,018	744.069	0,020	541.892	0,017	652.640	0,019	230.254	54,5%
0418 Cirurgia em nefrologia	118.001	0,003	119.882	0,003	125.032	0,003	132.615	0,004	141.612	0,004	145.472	0,005	148.496	0,004	30.495	25,8%
0501 Coleta e exames para fins de doação de órgãos, tecidos e células e de transplante	1.334.138	0,032	1.251.827	0,031	1.235.889	0,031	1.277.705	0,035	1.290.859	0,034	986.805	0,031	944.253	0,027	-389.885	-29,2%
0503 Ações relacionadas com doação de órgãos e tecidos para transplante	26.658	0,001	27.737	0,001	31.897	0,001	29.533	0,001	28.257	0,001	14.683	0,000	27.381	0,001	723	2,7%
0504 Processamento de tecidos para transplante	53.471	0,001	54.960	0,001	63.355	0,002	58.406	0,002	58.300	0,002	29.070	0,001	48.102	0,001	-5.369	-10,0%
0505 Transplante de órgãos, tecidos e células	3.576	0,000	4.156	0,000	5.116	0,000	4.452	0,000	4.132	0,000	2.254	0,000	3.821	0,000	245	6,9%
0506 Acompanhamento e intercorrências no pré e pós-transplante	319.343	0,008	338.645	0,008	365.610	0,009	376.876	0,010	396.215	0,011	330.806	0,011	354.967	0,010	35.624	11,2%
0604 Componente Especializado da Assistência Farmacêutica	838.147.198	20,373	866.773.842	21,745	926.295.192	23,273	978.174.257	26,751	1.021.432.011	27,164	1.122.546.380	35,676	1.170.692.239	33,623	332.545.041	39,7%
0701 Órteses, próteses e materiais especiais não relacionados ao ato cirúrgico	5.443.974	0,132	5.822.795	0,146	6.316.156	0,159	6.694.302	0,183	7.260.710	0,193	7.254.006	0,231	8.271.183	0,238	2.827.209	51,9%
0702 Órteses, próteses e materiais especiais relacionados com o ato cirúrgico	300.679	0,007	301.748	0,008	306.369	0,008	311.019	0,009	320.259	0,009	309.948	0,010	320.602	0,009	19.923	6,6%
0801 Ações relacionadas com o estabelecimento	636.076	0,015	665.313	0,017	714.381	0,018	441.336	0,012	162.519	0,004	161.351	0,005	126.437	0,004	-509.639	-80,1%
0803 Autorização/ Regulação	23.972.213	0,583	26.557.094	0,666	28.977.028	0,728	32.761.721	0,896	38.371.426	1,020	27.519.459	0,875	38.830.795	1,115	14.858.582	62,0%
Total	4.113.909.249	100	3.986.096.217	100	3.980.091.376	100	3.656.646.414	100	3.760.238.263	100	3.146.526.248	100	3.481.825.868	100	-632.083.381	-15,4%
Total sem Componente Especializado da Assistência Farmacêutica	3.275.762.051	80	3.119.322.375	78	3.053.796.184	77	2.678.472.157	73	2.738.806.252	73	2.023.979.868	64	2.311.133.629	66	-964.628.422	-29,4%

Fonte: Ministério da Saúde – Sistema de Informações Ambulatoriais do SUS (SIA/SUS). Situação da base de dados nacional em 20 de julho de 2022.

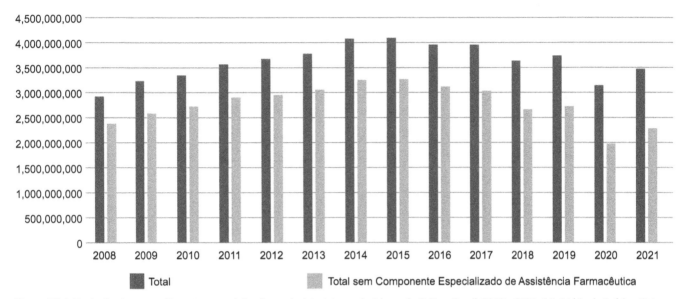

Figura 25.1 Evolução dos procedimentos especializados ambulatoriais produzidos pelo SUS no Brasil, 2088 a 2021. (Ministério da Saúde – Sistema de Informações Ambulatoriais do SUS [SIA/SUS]. Situação da base de dados nacional em 20 de julho de 2022.)

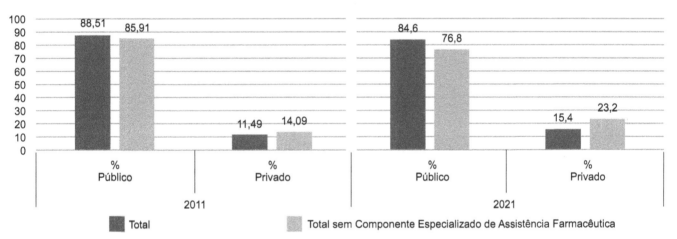

Figura 25.2 Procedimentos especializados ambulatoriais produzidos pelo SUS por tipo de prestador e esfera jurídica (público e privado) – Brasil, 2011 a 2021. (Ministério da Saúde – Sistema de Informações Ambulatoriais do SUS [SIA/SUS]. Situação da base de dados nacional em 20 de julho de 2022.)

muito a capacidade instalada do SUS. Chama atenção a demanda reprimida por consultas médicas especializadas, além de procedimentos de laboratório clínico e diagnóstico por imagem. Todavia, é possível admitir que em muitos locais não haveria essa demanda não atendida se fossem incorporados protocolos assistenciais e efetivados processos regulatórios.

REDES DE ATENÇÃO À SAÚDE COMO FORMA DE ORGANIZAÇÃO DAS RELAÇÕES ENTRE A ATENÇÃO BÁSICA E DE MÉDIA E ALTA COMPLEXIDADE

A noção de redes traz a ideia de possibilidade de integração entre os serviços, evitando que fiquem dispostos de maneira isolada, autarquizada, sem comunicação. Em tempos de internet, as conexões são superestimadas e insinuam ausência de poder ou mesmo um poder invisível. No entanto, abusando um pouco de metáforas, nem tudo que cai na rede é peixe, e muitos peixes têm dificuldade em se movimentar e se articular na rede. Portanto, as redes podem ser um recurso, mas não uma solução. Não deve ser por acaso que ainda hoje se discute o papel do hospital na rede de serviços. As redes regionalizadas e hierarquizadas propostas pela Constituição, Lei Orgânica da Saúde, NOAS e Pacto de Gestão, entre outros, ainda se encontram muito incipientes.

Para ilustração das redes de atenção no SUS podem ser usadas como exemplo as redes de supermercados, nas quais várias lojas pertencem a uma mesma empresa, e as redes de televisão, em que há várias emissoras integradas, mesmo que não pertencem a um único dono. Os supermercados podem dispor de uma sede da empresa onde são tomadas as principais decisões, além de escritórios em cada loja responsáveis pela solicitação de reposição de estoques, controle do pessoal, produção de dados, contabilidade, supervisão etc. Já nas redes de TV, os estabelecimentos podem não ser propriedade do grupo majoritário que controla a programação nacional, possibilitando a apresentação de programas locais, porém

Tabela 25.3 Procedimentos especializados ambulatoriais produzidos pelo SUS de acordo com o subgrupo e o tipo de prestador – Brasil, 2011

Subgrupo de procedimentos	Público					Privado					Total
	Federal	Estadual	Municipal	Total	%	Lucrativo	Não lucrativo	Sindical	Total	%	
0101 Ações coletivas/individuais em saúde	517.962	5.928.254	567.234.774	573.680.990	99,89	93.949	449.771	100.217	643.937	0,11	574.324.927
0102 Vigilância em saúde	0	348.759	19.957.892	20.306.651	100,00	0	0	0	0	0,00	20.306.651
0201 Coleta de material	608.224	3.594.325	62.092.509	66.295.058	98,15	417.595	830.750	502	1.248.847	1,85	67.543.905
0202 Diagnóstico em laboratório clínico	17.238.921	87.676.827	207.742.310	312.658.058	61,79	121.472.103	71.856.389	35.117	193.363.609	38,21	506.021.667
0203 Diagnóstico por anatomia patológica e citopatologia	519.064	1.938.435	1.428.035	3.885.534	28,43	6.708.752	3.072.208	0	9.780.960	71,57	13.666.494
0204 Diagnóstico por radiologia	1.196.811	11.458.845	26.625.313	39.280.969	65,77	6.961.318	13.466.498	12.196	20.440.012	34,23	59.720.981
0205 Diagnóstico por ultrassonografia	326.459	2.400.922	5.043.844	7.771.225	58,62	2.989.829	2.494.707	426	5.484.962	41,38	13.256.187
0206 Diagnóstico por tomografia	125.624	773.663	323.205	1.222.492	47,82	481.885	852.267	0	1.334.152	52,18	2.556.644
0207 Diagnóstico por ressonância magnética	18.680	120.419	28.431	167.530	27,85	226.149	207.967	0	434.116	72,15	601.646
0208 Diagnóstico por medicina nuclear in vivo	19.099	63.445	980	83.524	22,46	126.037	162.238	0	288.275	77,54	371.799
0209 Diagnóstico por endoscopia	91.695	393.747	284.791	770.233	49,54	325.886	458.511	0	784.397	50,46	1.554.630
0210 Diagnóstico por radiologia intervencionista	8.632	11.491	233	20.356	35,50	8.975	28.014	0	36.989	64,50	57.345
0211 Métodos diagnósticos em especialidades	1.338.468	4.782.035	9.682.073	15.802.576	54,46	5.080.167	8.135.444	884	13.216.495	45,54	29.019.071
0212 Diagnóstico e procedimentos especiais em hemoterapia	362.953	7.178.812	429.204	7.970.969	64,88	1.291.976	3.023.464	0	4.315.440	35,12	12.286.409
0213 Diagnóstico em vigilância epidemiológica e ambiental	1.995	454.639	134.551	591.185	99,85	841	31	0	872	0,15	592.057
0214 Diagnóstico por teste rápido	94.120	1.550.213	36.330.354	37.974.687	99,29	8.111	260.596	1.525	270.232	0,71	38.244.919
0301 Consultas/Atendimentos/Acompanhamentos	10.796.236	96.309.056	1.087.785.952	1.194.891.244	92,50	13.507.650	82.906.507	511.610	96.925.767	7,50	1.291.817.011
0302 Fisioterapia	232.620	2.350.201	16.082.583	18.665.404	41,46	18.133.266	8.217.414	6.852	26.357.532	58,54	45.022.936
0303 Tratamentos clínicos (outras especialidades)	141.808	690.951	1.781.523	2.614.282	34,88	3.393.554	1.488.157	0	4.881.711	65,12	7.495.993
0304 Tratamento em oncologia	668.304	1.224.671	320.140	2.213.115	19,10	1.536.496	7.840.366	0	9.376.862	80,90	11.589.977
0305 Tratamento em nefrologia	152.017	358.675	157.995	668.687	5,73	8.379.633	2.612.014	0	10.991.647	94,27	11.660.334
0306 Hemoterapia	223.876	4.384.280	356.995	4.965.151	63,12	899.884	2.000.883	0	2.900.767	36,88	7.865.918
0307 Tratamentos odontológicos	292.068	1.580.182	81.854.704	83.726.954	98,63	333.879	425.044	403.346	1.162.269	1,37	84.889.223
0309 Terapias especializadas	25.900	161.844	401.081	588.825	59,71	209.666	187.680	0	397.346	40,29	986.171
0310 Parto e nascimento	1	2	1.717	1.720	99,94	0	1	0	1	0,06	1.721
0401 Pequenas cirurgias e cirurgias de pele, tecido subcutâneo e mucosa	393.013	2.398.175	57.584.939	60.376.127	96,02	470.210	2.008.691	23.988	2.502.889	3,98	62.879.016
0403 Cirurgia do sistema nervoso central e periférico	2.197	5.511	1	7.709	64,91	1	4.167	0	4.168	35,09	11.877

Procedimento										
0404 Cirurgia das vias aéreas superiores, da face, da cabeça e do pescoço	33.588	94.002	827.169	83,33	58.422	132.519	17	190.958	16,67	1.145.717
0405 Cirurgia do aparelho da visão	40.380	131.270	263.326	25,24	425.630	354.235	0	779.865	74,76	1.043.191
0406 Cirurgia do aparelho circulatório	7.378	29.946	105.444	66,08	14.304	39.831	0	54.135	33,92	159.579
0407 Cirurgia do aparelho digestivo, órgãos anexos e parede abdominal	4.485	24.600	42.966	65,30	7.430	15.406	0	22.836	34,70	65.802
0408 Cirurgia do sistema osteomuscular	3.292	80.670	205.143	36,09	238.819	124.485	0	363.304	63,91	568.447
0409 Cirurgia do aparelho geniturinário	3.833	27.581	83.621	69,74	6.842	29.443	0	36.285	30,26	119.906
0410 Cirurgia de mama	513	1.759	5.906	68,74	886	1.800	0	2.686	31,26	8.592
0411 Cirurgia obstétrica	215	1.704	10.572	78,41	856	2.055	0	2.911	21,59	13.483
0412 Cirurgia torácica	163	2.656	3.769	57,42	133	2.662	0	2.795	42,58	6.564
0413 Cirurgia reparadora	3.912	71.063	129.784	65,33	43.845	25.040	0	68.885	34,67	198.669
0414 Bucomaxilofacial	134.833	362.730	26.121.002	98,73	132.074	117.470	92.004	341.548	1,27	26.960.113
0415 Outras cirurgias	1.651	26.463	95.266	73,66	8.697	25.367	0	34.064	26,34	129.330
0417 Anestesiologia	14.570	39.037	78.139	48,29	11.208	72.478	0	83.686	51,71	161.825
0418 Cirurgia em nefrologia	2.583	6.310	9.846	9,75	65.832	25.336	0	91.168	90,25	101.014
0501 Coleta e exames para fins de doação de órgãos, tecidos e células e de transplante	146.053	423.286	589.337	38,30	385.142	564.372	0	949.514	61,70	1.538.851
0503 Ações relacionadas com doação de órgãos e tecidos para transplante	1.152	1.753	3.048	14,06	634	17.995	0	18.629	85,94	21.677
0504 Processamento de tecidos para transplante	2.886	9.131	13.189	27,95	849	33.157	0	34.006	72,05	47.195
0505 Transplante de órgãos, tecidos e células	362	413	820	19,45	759	2.638	0	3.397	80,55	4.217
0506 Acompanhamento e intercorrências no pré e pós-transplante	39.066	42.409	81.480	32,32	30.664	139.953	0	170.617	67,68	252.097
0604 Componente Especializado da Assistência Farmacêutica	5.117.034	647.312.816	659.586.563	100,00	92	0	0	92	0,00	659.586.655
0701 Órteses, próteses e materiais especiais não relacionados com o ato cirúrgico	115.312	2.040.952	3.432.970	86,48	114.266	421.681	598	536.545	13,52	3.969.515
0702 Órteses, próteses e materiais especiais relacionados com o ato cirúrgico	8.740	21.870	32.876	11,75	167.334	79.527	0	246.861	88,25	279.737
0801 Ações relacionadas com o estabelecimento	883	6.338	1.148.766	99,75	83	2.792	0	2.875	0,25	1.151.641
0803 Autorização/Regulação	0	2.997.881	16.288.345	99,94	0	10.506	0	10.506	0,06	16.298.851
Total	41.079.631	891.895.019	3.166.985.755	88,51	194.772.613	215.230.527	1.189.282	411.192.422	11,49	3.578.178.177
Total sem Componente Especializado da Assistência Farmacêutica	35.962.597	244.582.203	2.507.399.192	85,91	194.772.521	215.230.527	1.189.282	411.192.330	14,09	2.918.591.522

Fonte: Ministério da Saúde – Sistema de Informações Ambulatoriais do SUS (SIA/SUS). Situação da base de dados nacional em 20 de julho de 2022.

Tabela 25.4 Procedimentos especializados ambulatoriais produzidos pelo SUS de acordo com o subgrupo e a esfera jurídica – Brasil, 2021

Subgrupo de procedimentos	Público						Privado						Total
	Federal	Estadual	Municipal	Outros	Total	%	Economia mista	Entidades empresariais	Sem fins lucrativos	Pessoas físicas	Total	%	Total
0101 Ações coletivas/ individuais em saúde	402.721	2.223.045	165.562.707	49.322	168.237.795	99,3	76.366	19.223	1.092.696	0	1.188.285	0,7	169.426.080
0102 Vigilância em saúde	121	395.554	23.649.442	0	24.045.117	100,0	0	0	0	0	0	0,0	24.045.117
0201 Coleta de material	239.967	2.103.455	37.496.271	52.028	39.891.721	97,1	43.683	220.814	914.094	7	1.178.598	2,9	41.070.319
0202 Diagnóstico em laboratório clínico	14.062.542	99.937.422	308.516.397	4.864.023	427.380.384	59,2	7.289.572	174.413.723	112.364.069	0	294.067.364	40,8	721.447.748
0203 Diagnóstico por anatomia patológica e citopatologia	293.217	1.170.442	1.291.234	72.384	2.827.277	28,0	203.705	4.490.029	2.592.699	0	7.286.433	72,0	10.113.710
0204 Diagnóstico por radiologia	353.967	8.797.148	28.201.120	461.034	37.813.269	70,0	328.156	4.414.118	11.474.535	350	16.217.159	30,0	54.030.428
0205 Diagnóstico por ultrassonografia	237.736	2.766.687	6.984.475	644.517	10.633.415	58,2	177.299	3.251.247	4.200.681	4.232	7.633.459	41,8	18.266.874
0206 Diagnóstico por tomografia	170.602	2.142.808	1.741.489	119.811	4.174.710	52,9	128.259	913.797	2.669.988	0	3.712.044	47,1	7.886.754
0207 Diagnóstico por ressonância magnética	24.096	301.808	138.251	60.682	524.837	35,3	26.457	493.622	442.952	0	963.031	64,7	1.487.868
0208 Diagnóstico por medicina nuclear *in vivo*	15.938	20.424	10.112	3.393	49.867	12,3	6.893	125.782	222.059	0	354.734	87,7	404.601
0209 Diagnóstico por endoscopia	66.888	445.672	300.957	66.981	880.498	53,0	35.791	202.939	540.159	1.030	779.919	47,0	1.660.417
0210 Diagnóstico por radiologia intervencionista	5.727	9.925	393	82	16.127	29,0	8.052	4.201	27.218	0	39.471	71,0	55.598
0211 Métodos diagnósticos em especialidades	828.799	5.560.663	11.811.034	652.333	18.852.829	43,2	479.216	9.101.276	15.171.087	9.676	24.761.255	56,8	43.614.084
0212 Diagnóstico e procedimentos especiais em hemoterapia	186.505	11.606.016	390.767	5.173	12.188.461	76,2	116.437	661.026	3.039.639	0	3.817.102	23,8	16.005.563
0213 Diagnóstico em vigilância epidemiológica e ambiental	51.872	3.406.642	861.002	3.832	4.323.348	96,8	8.035	7.622	127.507	368	143.532	3,2	4.466.880
0214 Diagnóstico por teste rápido	286.545	2.007.091	37.659.315	3.920	39.956.871	97,5	67.060	38.266	922.115	0	1.027.441	2,5	40.984.312
0301 Consultas/Atendimentos/ Acompanhamentos	5.159.093	109.570.028	767.165.556	5.490.918	887.385.595	88,0	3.777.650	11.770.346	105.973.005	32.045	121.553.046	12,0	1.008.938.641
0302 Fisioterapia	114.074	1.733.974	12.260.517	216.071	14.324.636	38,2	42.816	16.878.735	6.189.316	15.334	23.126.201	61,8	37.450.837
0303 Tratamentos clínicos (outras especialidades)	43.176	457.848	1.411.971	35.613	1.948.608	37,9	32.180	1.780.068	1.384.804	1.452	3.198.504	62,1	5.147.112
0304 Tratamento em oncologia	206.958	619.379	119.643	5.482	951.462	24,3	108.841	223.194	2.636.587	0	2.968.622	75,7	3.920.084
0305 Tratamento em nefrologia	85.116	582.589	282.546	0	950.251	5,8	68.247	11.290.570	3.963.398	0	15.322.215	94,2	16.272.466
0306 Hemoterapia	91.959	4.671.776	404.993	12.086	5.180.814	70,2	69.080	431.210	1.699.477	0	2.199.767	29,8	7.380.581
0307 Tratamentos odontológicos	126.460	854.333	15.831.345	69.539	16.881.677	98,2	18.467	41.975	241.421	402	302.265	1,8	17.183.942
0308 Tratamento de lesões, envenenamentos e outros, decorrentes de causas externas	0	3	8	0	11	100,0	0	0	0	0	0	0,0	11
0309 Terapias especializadas	21.014	263.208	825.560	7.447	1.117.229	75,8	12.199	165.453	178.603	0	356.255	24,2	1.473.484
0310 Parto e nascimento	0	21	1.293	0	1.314	98,8	0	1	15	0	16	1,2	1.330
0401 Pequenas cirurgias e cirurgias de pele, tecido subcutâneo e mucosa	75.222	1.165.766	5.282.577	47.027	6.570.592	79,8	54.703	149.465	1.461.935	413	1.666.516	20,2	8.237.108

Capítulo 25 • Relações entre a Atenção Básica e de Média e Alta Complexidade

0403 Cirurgia do sistema nervoso central e periférico	644	14.908	269	0	15.821	48,9	770	0	15.781	0	16.551	51,1	32.372
0404 Cirurgia das vias aéreas superiores, da face, da cabeça e do pescoço	11.488	77.076	876.127	4.787	969.478	86,5	3.842	35.261	111.887	0	150.990	13,5	1.120.468
0405 Cirurgia do aparelho da visão	17.150	154.651	118.362	14.843	305.006	21,2	20.255	572.616	542.019	0	1.134.890	78,8	1.439.896
0406 Cirurgia do aparelho circulatório	1.967	184.238	39.715	1.882	227.802	89,7	344	6.325	19.239	336	26.244	10,3	254.046
0407 Cirurgia do aparelho digestivo, órgãos anexos e parede abdominal	5.065	28.454	14.736	2.588	50.843	39,9	4.484	9.656	62.530	0	76.670	60,1	127.513
0408 Cirurgia do sistema osteomuscular	1.957	50.590	46.664	713	99.924	51,3	1.322	26.713	66.653	0	94.688	48,7	194.612
0409 Cirurgia do aparelho geniturinário	1.249	11.637	28.658	1.596	43.140	61,8	2.400	3.793	20.474	0	26.667	38,2	69.807
0410 Cirurgia de mama	149	648	11.828	26	12.651	88,4	277	261	1.123	0	1.661	11,6	14.312
0411 Cirurgia obstétrica	1	1.379	9.252	0	10.632	95,2	2	41	488	0	531	4,8	11.163
0412 Cirurgia torácica	262	1.386	1.968	0	3.616	54,7	79	26	2.887	0	2.992	45,3	6.608
0413 Cirurgia reparadora	58	51.698	44.761	359	96.876	59,7	530	29.067	35.876	0	65.473	40,3	162.349
0414 Bucomaxilofacial	48.772	152.525	4.185.964	21.961	4.409.222	95,8	3.452	117.345	73.949	36	194.782	4,2	4.604.004
0415 Outras cirurgias	2.064	31.887	224.447	1.321	259.719	91,6	277	1.910	21.549	0	23.736	8,4	283.455
0417 Anestesiologia	20.532	106.254	161.658	2.755	291.199	44,4	15.959	25.848	323.133	0	364.940	55,6	656.139
0418 Cirurgia em nefrologia	1.624	8.564	2.978	0	13.166	8,8	1.556	90.946	43.371	0	135.873	91,2	149.039
0501 Coleta e exames para fins de doação de órgãos, tecidos e células e de transplante	31.759	241.697	5.050	215	278.721	29,3	29.360	137.720	504.369	0	671.449	70,7	950.170
0503 Ações relacionadas com doação de órgãos e tecidos para transplante	32	2.469	202	0	2.703	9,6	371	5.066	19.886	0	25.323	90,4	28.026
0504 Processamento de tecidos para transplante	563	5.952	612	0	7.127	14,4	864	7.389	33.944	0	42.197	85,6	49.324
0505 Transplante de órgãos, tecidos e células	94	136	166	0	396	10,2	256	944	2.300	0	3.500	89,8	3.896
0506 Acompanhamento e intercorrências no pré e pós-transplante	20.717	40.421	1.746	0	62.884	17,5	20.093	33.956	241.520	0	295.569	82,5	358.453
0604 Componente Especializado da Assistência Farmacêutica	4.221.464	1.168.243.007	93.812	0	1.172.558.283	100,0	0	0	0	0	0	0,0	1.172.558.283
0701 Órteses, próteses e materiais especiais não relacionados com o ato cirúrgico	22.982	4.045.671	2.888.553	357.287	7.314.493	87,7	41.994	124.440	858.514	2.546	1.027.494	12,3	8.341.987
0702 Órteses, próteses e materiais especiais relacionados com o ato cirúrgico	4.665	19.713	7.186	57	31.621	9,8	3.146	179.971	107.355	0	290.472	90,2	322.093
0801 Ações relacionadas ao estabelecimento	0	0	140.996	0	140.996	99,9	0	0	197	0	197	0,1	141.193
0803 Autorização / Regulação	0	2.961.713	35.876.988	50.650	38.889.351	99,9	0	0	57.633	0	57.633	0,1	38.946.984
Total	27.565.573	1.439.250.401	1.472.983.673	13.404.738	2.953.204.385	84,6	13.330.797	242.497.996	282.696.736	68.227	538.593.756	15,4	3.491.798.141
Total sem Componente Especializado de Assistência Farmacêutica	23.344.109	271.007.394	1.472.889.861	13.404.738	1.780.646.102	76,8	13.330.797	242.497.996	282.696.736	68.227	538.593.756	23,2	2.319.239.858

Fonte: Ministério da Saúde – Sistema de Informações Ambulatoriais do SUS (SIA/SUS). Situação da base de dados nacional em 20 de julho de 2022.

sem comprometer os horários preferenciais da programação nacional. Assim, o SUS está mais para as redes de TV do que de supermercados.

Desse modo, as redes de atenção regionalizadas do SUS representam a articulação entre os gestores estaduais e municipais na implementação de políticas, ações e serviços de saúde qualificados e regionalizados para garantir acesso, integralidade e resolutividade na atenção à saúde da população, com uma escala adequada que viabilize uma boa relação custo/benefício e a devida qualidade dos serviços oferecidos. A economia de escala possibilita ampliar a quantidade de serviços prestados, sem aumentar na mesma proporção os gastos necessários para viabilizar essa oferta. Assim, é possível alcançar um menor custo médio para cada procedimento efetivado com o aumento da escala na oferta dos serviços especializados. Para tanto, foram propostos instrumentos como o PDR e o PDI, já mencionados, além das proposições do Decreto Presidencial 7.508/2011, que criou a Rede Nacional de Serviços de Saúde (RENASS).

A proposta das redes de atenção no Brasil teve entre os seus objetivos a ideia de aumentar o financiamento público de saúde e adequar os recursos a seus objetivos. Acrescenta-se a isso a influência de instituições internacionais como a Organização Mundial da Saúde, o Banco Mundial e o BID. Contudo, esta proposta proporcionou diversas noções de redes, região e território, expressão política de interesses envolvendo diversos atores e instituições que se organizam em busca de seus objetivos (Fleury & Ouverney, 2007; Albuquerque, 2013).

Cabe ainda mencionar que em 2011 foram criadas as redes temáticas prioritárias (Rede Cegonha, Rede de Atenção Psicossocial, Rede de Urgência e Emergência, Rede de Cuidado à Pessoa com Deficiência e a Rede de Atenção às Doenças e Condições Crônicas). Cada rede temática possui sua lógica de integração e hierarquização entre os serviços e tecnologias assistenciais, considerando que o leque de serviços de saúde (básico e especializado) serviria de referência para mais de uma rede temática (Albuquerque, 2013; Magalhães Jr, 2014).

A questão é que a maior parte dos municípios não tem condições de ofertar integralmente os serviços de saúde, nem é esse o objetivo em um sistema de saúde. Por isso se recorre à noção de redes, estabelecendo-se uma estratégia regional de atendimento com parcerias entre estados e municípios para corrigir as distorções de acesso. Os serviços mais complexos seriam organizados na seguinte sequência: unidades de saúde, município, município-polo e região. Seriam implantados centros de referência para graus de complexidade diferentes de serviços.

O caráter hierarquizado da rede não deve ser entendido como se um serviço fosse mais importante ou mais poderoso do que outro, mandando nos demais. A hierarquização não se dá entre os governos federal, estadual e municipal; portanto, não há hierarquia entre União, estados e municípios. A hierarquização prevista para rede tem como intenção o uso dos recursos disponíveis de maneira mais racional para atender mais e melhor as pessoas (racionalização em vez de racionamento). Portanto, os entes federados negociam e entram em acordo sobre ações, serviços, organização do atendimento e outras relações dentro do

SUS. Nesse sentido, para garantir a implantação da Rede de Atenção à Saúde (RAS) seria necessário certo investimento financeiro, mesmo que em longo prazo possa ser considerada alguma redução (Freitas & Araújo, 2018).

Para Mendes (2011), um ponto de atenção secundária na RAS deve ser pautado pelo planejamento das necessidades; precisa ter comunicação em rede com os outros níveis de atenção; deve ser governado a partir da APS, com acesso regulado diretamente a partir desse nível de atenção à saúde; deve ser pautado pelo cuidado multiprofissional; suas decisões clínicas devem ser articuladas a partir de protocolos clínicos, construídos com base em evidências; acumula funções assistenciais, educacionais e de pesquisa; e deve ter seu pagamento efetivado por orçamento global ou por rateio ajustado por gênero e idade.

Em que pese a racionalidade técnico-administrativa embutida na proposta das redes, a experiência, os estudos e as investigações ressaltam obstáculos políticos para sua implantação, entre os quais os diferenciais de poder entre os integrantes, a falta de responsabilização de atores, a descontinuidade administrativa e a alta rotatividade de gestores devido a questões político-partidárias (Paim *et al.*, 2011).

A literatura recente sobre a RAS demonstra que ela enfrenta problemas, como a integração do cuidado, a compreensão conceitual de aspectos da rede e do SUS, assim como das atividades profissionais. Além disso, há obstáculos em relação ao diálogo entre os entes federados, na articulação entre o público e o privado, e questões relacionadas com políticas partidárias (Freitas & Araújo, 2018). Acrescente-se o desfinanciamento agravado pela Emenda Constitucional 95, que dificulta o acesso, agravando as desigualdades e dificuldades para garantir a integralidade do cuidado e na atenção à saúde.

Contudo, alguns estudos demonstraram aspectos positivos na construção da RAS, a exemplo do estímulo a expansão da APS e da regionalização dos serviços de saúde (Santos *et al.*, 2017; Freitas & Araújo, 2018).

LINHAS DE CUIDADO

Embora essa proposta se vincule mais ao tema dos modelos de atenção, abordado no Capítulo 21, não deixa de ser relevante para o fortalecimento das relações entre a atenção básica e a de média e alta complexidade, buscando atender aos desafios para organização do cuidado no SUS. Visa à atenção especializada com o objetivo de assegurar cuidados integrais, com a garantia de retaguarda técnica e responsabilidade pelos usuários. Desse modo, assegura-se o processo de diagnóstico e tratamento, mantendo um vínculo principal com a rede básica (Franco & Magalhães Jr., 2003).

Alguns autores consideram as linhas de cuidado como o meio de superar o modelo hegemônico para construção de um sistema "redebasicocêntrico". Pretende-se com tal proposta inverter a lógica dos serviços especializados, modificando a escassa responsabilidade em relação ao processo saúde-doença, a falta de vínculo com o paciente e as relações burocráticas com os demais serviços (Mesquita & Silveira, 1996).

Capítulo 25 • Relações entre a Atenção Básica e de Média e Alta Complexidade

Se desde os Programas de Extensão de Cobertura (PEC) da década de 1970, passando pelas Ações Integradas de Saúde e os Sistemas Unificados de Saúde (SUDS) nos anos 1980, até o SUS, implantado nos anos 1990, não houve êxito na montagem de sistemas de referência e contrarreferência (SRCR), formalizados e operacionais, persistem dúvidas quanto à viabilidade das linhas de cuidado no aprimoramento das relações entre a atenção básica e a de média e alta complexidade.

Encontram-se no âmbito do SUS diversas concepções para o SRCR entre os trabalhadores de saúde, gestores ou população. As ações desenvolvidas pela parte técnica (trabalhadores e gestores) são insuficientes. Além disso, os usuários enfrentam dificuldades para acessar os serviços e obstáculos para marcar procedimentos e especialidades entre as centrais de regulação municipal e as unidades de Saúde da Família (Oliveira, Silva & Souza, 2021).

Na realidade, as respostas político-institucionais de caráter racionalizador para a atenção especializada e hospitalar estão voltadas para a política de regulação, com a implantação de Centrais de Regulação, a montagem de SRCR e linhas de cuidado, a valorização da medicina baseada em evidências e da Avaliação Tecnológica em Saúde (ATS), o uso de protocolos assistenciais e a reforma da educação médica e dos demais profissionais da saúde, com educação permanente e qualificação dos gestores.

Essas medidas, no entanto, enfrentam uma engrenagem de variáveis expansionistas presentes na atenção especializada e hospitalar. Nesse particular, os interesses do mercado capitalista no que tange à industrialização e à comercialização de equipamentos, medicamentos e produtos descartáveis, entre outros, representam por excelência as forças expansionistas. Do mesmo modo, o desenvolvimento científico-tecnológico da medicina, a reprodução do modelo médico hegemônico, especialmente seu componente médico-assistencial privatista, as distorções da educação médica "flexneriana", a medicalização da sociedade e a inflação de expectativas sociais de consumo médico parecem superar as forças racionalizadoras presentes no SUS.

As profundas alterações na atenção pública de saúde efetivadas no período estudado têm como principais características os seguintes aspectos: diminuição intensa do número de internações hospitalares, aumento expressivo da atenção ambulatorial e da oferta de procedimentos de alta complexidade e a falta de racionalidade na distribuição dos leitos nas especialidades em comparação com as necessidades da população (Mendes, 2012).

CONSIDERAÇÕES FINAIS

A ainda incipiente integração dos serviços de saúde leva à fragmentação e superposição de ofertas, ao aumento dos custos com a atenção prestada, ao aumento nos diferenciais de acesso e perpetuação de vazios assistenciais e à queda na qualidade e resolutividade da rede, determinando a ineficiência do sistema.

Além disso, distorções na oferta por parte de serviços privados ainda são observadas, quando não estão submetidos a mecanismos eficazes de controle e regulação por parte da gestão do SUS. Para receberem por serviços prestados ao SUS, as instituições privadas contratadas emitem uma fatura com base na Tabela de Procedimentos do SUS. Esse pagamento por procedimentos estimula a produção de serviços e intervenções mais bem remunerados (cujo valor na tabela do SUS esteja mais próximo da remuneração de mercado), secundarizando integralidade e a atenção básica, o que contribui para produzir distorções nas práticas de saúde, além de contrariar princípios e diretrizes do SUS.

Apesar das dificuldades ainda persistentes, com o processo de municipalização do SUS tem ganhado força a agenda da regulação e controle dos serviços de saúde, com muitos municípios viabilizando a implantação de processos importantes para a gestão do sistema de saúde, exercendo capacidade regulatória, reordenando a rede de serviços, ampliando a oferta pública, implantando centrais informatizadas de marcação de consultas, procedimentos especializados e de regulação de leitos hospitalares, ampliando o acesso às ações e aos serviços de saúde e a produtividade dos serviços, e reduzindo procedimentos desnecessários, especialmente as internações (Solla, 2005).

Para contrabalançar a lógica do mercado, a burocratização e o corporativismo diante do interesse público, vêm sendo experimentados modelos de gestão como terceirizações, fundações de apoio, organizações sociais, parcerias público-privadas (PPP), empresas públicas e fundações estatais de direito privado, como mostrado no Capítulo 17.

Entretanto, esforços racionalizadores, incluindo a "contratualização", enfrentam obstáculos políticos não superados. A organização, a gestão e a regulação do SUS sofrem influências de grupos de interesse e de constrangimentos burocráticos, enquanto os mecanismos adotados não têm sido suficientes para promover mudanças significativas na organização e na gestão do SUS para integração da atenção básica, especializada e hospitalar. O Decreto Presidencial 7.508, de 28 de junho de 2011, é uma tentativa de resposta a esses fracassos (Brasil, 2011b).

As demandas em saúde são continuamente geradas mediante a transformação da necessidade em determinada ação ou serviço de saúde para atendê-la. São muitas as mediações existentes entre necessidade e demanda, entre as quais as relativas ao acesso à informação, a possibilidade de a necessidade ser sentida e objetivada, a capacidade de ter atendida a demanda e o alcance de outras necessidades que foram prioritárias anteriormente. A geração de demandas não ocorre apenas a partir da percepção da necessidade, mas necessita que exista oferta e que seja possível o acesso a esta. A existência do serviço por si só gera demanda. As demandas são construídas socialmente em determinado cenário historicamente determinado pelas necessidades existentes e por sua possibilidade de atendimento em função dos recursos disponíveis. Assim, temos um processo contínuo de geração e ampliação de demandas, tornando cada vez mais complexas as respostas a serem efetivadas, mesmo com as informações disponíveis indicando crescente ampliação da oferta de ações e serviços de saúde pelo SUS e aumento contínuo dos gastos (Solla, 2010).

Desse modo, não existem limites preestabelecidos para a demanda por serviços públicos, tornando imprescindível a tarefa de priorizar continuamente as necessidades, ajustar e regular a relação entre oferta e demanda e aplicar recursos o mais racionalmente possível (Lipsky, 1980).

Cabe ainda identificar que, quanto melhores os serviços e o sistema de saúde, maior sua demanda, tanto pela melhoria do acesso como pela confiabilidade adquirida. Sem o enfrentamento adequado dessa situação, a demanda vai crescentemente se tornando reprimida, em virtude do aumento de usuários e por não conseguir dar conta de novas demandas, diminuindo a legitimidade obtida pelo sistema de saúde e sua capacidade de manter sua sustentabilidade (Solla, 2010).

Cumpre considerar que há uma dificuldade na compreensão por parte da população e de profissionais em relação à organização do SUS, especialmente em relação à conformação da RAS, do SRCR e fluxos estabelecidos (Freitas & Araújo, 2018). Tal situação é ampliada quando se consideram as dificuldades no diálogo entre os serviços municipais e estaduais com a presença do clientelismo. Além disso, existem diferentes forças e projetos em disputa no âmbito da sociedade e do sistema de saúde, o que dificulta o fluxo das relações entre APS e MAC.

Verifica-se ainda que o sistema de saúde, enfrenta problemas cotidianos, seja nas relações técnicas e sociais predominantes nos serviços de saúde entre os profissionais, trabalhadores e usuários, seja vinculados à concepção de SUS presente entre esses atores. Outros são resultantes da relação entre Estado, mercado e sociedade, como o desfinanciamento, os gastos em saúde e a relação conflituosa entre o subsistema público, privado e suplementar.

Por fim, cabe chamar a atenção para a mudança da tendência da evolução da oferta de procedimentos ambulatoriais especializados de positiva para negativa a partir de 2016 e a redução da participação da oferta pública ao comparar 2011 com 2021. É possível admitir que a vigência da Emenda Constitucional do "Teto de Gastos" (EC-95/16) tenha constrangido, a cada ano, o orçamento federal da saúde sem a correção dos valores repassados aos estados e municípios nos tetos MAC nem dos contratos de metas com filantrópicos. Isso pode ter levado a uma redução da oferta, em especial da oferta pública, que não recebe pagamentos por produção. Não havendo reajustes nos repasses, a resposta mais provável dos prestadores públicos estaduais e municipais seria a redução da oferta como forma de alcançar o corte nos gastos. Consequentemente, trata-se de mais um beneficiamento do setor privado em detrimento do SUS.

Referências

Albuquerque MV. O enfoque regional na política de saúde brasileira (2001-2011): diretrizes nacionais e o processo de regionalização nos estados brasileiros. Tese de Doutorado. Universidade de São Paulo. 2013.

Albuquerque MV, Viana ALA. Perspectivas de região e redes na política de saúde brasileira. Rio de Janeiro: Saúde em Debate 2015; 39(esp.):28-38.

ABRASCO - Associação Brasileira de Saúde Coletiva. Avanços promovidos pela Saúde da Família e retrocessos possíveis com a revisão da PNAB são destaque na imprensa. 2017. Disponível em: www.abrasco.com.br. Acesso em 20 jul 2022.

Braga Neto FC, Barbosa BR, Santos IS, Oliveira CMF. Atenção hospitalar: evolução histórica e tendências. In: Giovanella L, Escorel S, Lobato LVC, Noronha JC, Carvalho AI (orgs). Políticas e Sistemas de Saúde no Brasil. Rio de Janeiro: Editora Fiocruz; 2012: 577-608.

Brasil. Ministério da Saúde. Secretaria de Atenção à Saúde. Política Nacional de Atenção Cardiovascular de Alta Complexidade. Brasília-DF, 2004a.

Brasil. Ministério da Saúde. Secretaria de Atenção à Saúde. Política Nacional de Atenção ao Portador de Doença Renal. Brasília-DF, 2004b.

Brasil. Ministério da Saúde. Secretaria de Atenção à Saúde. Reforma do Sistema de Atenção Hospitalar Brasileira. Brasília-DF, 2004c.

Brasil. Presidência da República. Decreto 7.508, de 28 de junho de 2011. Brasília-DF, 2011a.

Brasil. Ministério da Saúde. Portaria 2.488, de 21 de outubro de 2011. Brasília-DF, 2011b.

Brasil. Ministério da Saúde. Portaria 2.436, de 21 de setembro de 2017. Brasília, 2017.

Campos FCC, Canabrava CM. O Brasil na UTI: atenção hospitalar em tempos de pandemia. Rio de Janeiro: Saúde em Debate 2020; 44(esp.4):146-60.

Chioro A, Furtado LAC, Beltrammi DGM, Souza MP. Atenção hospitalar no SUS. In: Santos TBS, Pinto ICM. Gestão hospitalar no SUS. Salvador: EDUFBA, 2021. 242 p.

DATASUS. Disponível em: https://datasus.saude.gov.br/informacoes-de-saude-tabnet/. Acesso em 20 jul 2022.

Franco TB, Magalhães Jr. HM. Integralidade na assistência à saúde: a organização das linhas do cuidado. In: Merhy EE et al. (orgs.) O Trabalho em Saúde: olhando e experienciando o SUS no cotidiano. São Paulo: Hucitec, 2003.

Fleury S, Ouverney AM. Gestão de Redes: a estratégia de regionalização da política de saúde. Rio de Janeiro: FGV, 2007.

Freitas MAS, Araújo MRN. As Redes de Atenção à Saúde nos 30 anos do Sistema Único de Saúde: histórias, propostas e desafios. Brasília: Rev Bras Polít Públicas, 2018; 8(3):14-33.

Lipsky M. Street-level bureaucracy: dilemmas of the individual in public services. Nova York: Russel Sage Foundation, 1980.

Machado MH. Trabalho e emprego em saúde. In: Giovanella L, Escorel S, Lobato LVC, Noronha JC, Carvalho AI (orgs.) Políticas e Sistemas de Saúde no Brasil. Rio de Janeiro: Editora Fiocruz; 2012: 259-286.

Magalhães Jr. HM. Redes de Atenção à Saúde: rumo à integralidade. Divulgação em Saúde para Debate, 2014; 52:15-37.

Mendes ACG et al. Assistência pública de saúde no contexto da transição demográfica brasileira: exigências atuais e futuras. Cadernos de Saúde Pública 2012; 28(5):955-64.

Mendes EV. As redes de atenção à saúde. Organização Pan-Americana de Saúde, 2011.

Mesquita AS, Silveira LT. A clínica a favor dos sujeitos: especialidades, hard core do SUS. Santos: Página Aberta, 1996.

Oliveira CCRB, Silva EAR, Souza MKB. Referência e contrarreferência para a integralidade do cuidado na Rede de Atenção à Saúde. Rio de Janeiro: Physis: Rev Saúde Coletiva, 2021; 31(1):e310105.

Paim J, Travassos C, Almeida C, Bahia L, Macinko J. O sistema de saúde brasileiro: história, avanços e desafios. The Lancet, Saúde no Brasil, maio 2011: 11-31.

RADIS. Não aceitamos atenção primária seletiva. Escola Nacional de Saúde Pública Sérgio Arouca (ENSP); FIOCRUZ. Comunicação e Saúde. N. 181. 2017.

Santos CM. et al. Avaliação da rede de atenção ao portador de hipertensão arterial: estudo de uma região de saúde. Rio de Janeiro: Cadernos de Saúde Pública, 2017; 33(5):e00052816.

Solla JJSP. Acolhimento no Sistema Municipal de Saúde. Rev Brasil Saúde Materno-Infantil 2005; 5(4):493-503.

Solla JJSP. Dilemas e desafios da gestão municipal do SUS: avaliação da implantação do Sistema Municipal de Saúde em Vitória da Conquista (Bahia), 1997-2008. São Paulo: Hucitec, 2010.

Viacava F, Bellido JG. Condições de saúde, acesso a serviços e fontes de pagamento, segundo inquéritos domiciliares. Cien Saúde Colet 2016; 21(2):351-70.

Viacava F, Oliveira RAD, Carvalho CC, Laguardia J et al. SUS: oferta, acesso e utilização de serviços de saúde nos últimos 30 anos. Ciência & Saúde Coletiva, 2018; 23(6):1751-62.

Viana AL, Lima LD (orgs.) Regionalização e relações federativas na política de saúde do Brasil. Rio de Janeiro: Contra-Capa, 2011.

26 | Qualidade e Segurança no Cuidado de Saúde

Claudia Travassos • Mônica Martins
Margareth Portela • Bárbara Caldas

INTRODUÇÃO

O presente capítulo inicia com um breve histórico acerca dos precursores, principais eventos e conceitos sobre a qualidade dos cuidados de saúde. Segue-se a apresentação dos principais atributos e características da qualidade. Dentre os atributos, é enfatizada a segurança do paciente, bem como é destacada a importância dos processos de melhoria da qualidade. A título de exemplo, é apresentada a abordagem da Gestão da Clínica, que trata do planejamento e da gestão dos processos de cuidado ao paciente, aprofundando três de suas principais ferramentas: diretrizes clínicas, itinerário clínico e indicadores de desempenho. Por fim, é abordado o prontuário do paciente, considerando, entre outras funções, sua centralidade para o cuidado prestado ao paciente e a produção de informação para monitoramento da qualidade.

HISTÓRICO

A qualidade do cuidado de saúde teve na enfermeira britânica Florence Nightingale (1820-1910) uma de suas precursoras. Um exemplo da importância dessa profissional para os serviços de saúde foi o conjunto de melhorias que implantou no Hospital Scutari, próximo a Istambul, na Turquia, durante a Guerra da Crimeia (1854-1856)[1]. Os soldados feridos no campo de batalha em condições de suportar uma viagem no navio que cruzava o Mar Negro eram levados para lá, encontrando, no entanto, leitos sujos, privadas entupidas, sujeira e morte. Florence, que trabalhava nesse hospital, coletava dados sobre os pacientes e sobre o ambiente e produzia detalhados relatórios estatísticos. Com base nesses relatórios, verificou que as altas

taxas de mortalidade no hospital eram decorrentes da absurda superlotação de pacientes, associada à ausência de ventilação, tratamento de esgoto, limpeza e conforto.

Em março de 1855, Florence e um grupo de 40 enfermeiras começaram a desenvolver ações para melhorar esse ambiente. As soluções implantadas incluíram abertura das janelas (pela primeira vez), limpeza geral e dos canos, lavagem das roupas, enterro de carcaças de animais que pereciam ao redor do hospital e reposição de utensílios para as refeições. Em fevereiro de 1855, 42,7% dos soldados admitidos haviam falecido. Em junho, 3 meses após a implantação das ações de melhoria, a taxa de mortalidade hospitalar havia caído para 2,2%. Antes dessas medidas, a mortalidade no Hospital Scutari superava a dos pacientes que ficavam no campo de batalha por não terem condições de transporte. Assim, Florence demonstrou que a alta mortalidade não era decorrente dos ferimentos de guerra, mas do que hoje classificamos como infecções associadas ao cuidado de saúde. Os feitos de Florence no Hospital Scutari ultrapassaram os limites do exército britânico e a transformaram em uma heroína nacional (Neuhauser, 2003).

Outro personagem importante no que se refere à qualidade do cuidado de saúde foi Ignaz Phillip Semmelweis (1818-1865). Em fevereiro de 1846, esse médico húngaro iniciou suas atividades no serviço de obstetrícia do Hospício Geral de Viena. Àquela época, o temor das mulheres era a febre puerperal, que ocasionava muitas mortes. O hospital em que Semmelweis trabalhava contava com dois serviços distintos de obstetrícia que, curiosamente, apresentavam taxas de mortalidade muito díspares: morria-se mais de febre puerperal no serviço A do que no B. Este fato o instigou a buscar uma explicação, e ele observou que no serviço de mortalidade mais alta trabalhavam estudantes de medicina e no outro, parteiras.

---

[1] Guerra travada na Península da Crimeia, onde os ingleses, aliados aos franceses e turcos, impediram a expansão do exército russo na região dos Bálcãs.

Suas observações levaram-no a concluir que era a mão dos estudantes de medicina, após as dissecções, que estava relacionada com o elevado número de mortes por febre puerperal. Semmelweis conseguiu por um tempo obrigar os médicos a higienizarem as mãos com uma solução de cloreto de cal e observou redução na taxa de mortalidade. Entretanto, sua contribuição foi reconhecida somente após as descobertas de Pasteur que culminaram no desenvolvimento da teoria microbiológica da doença, em 1857 (Céline, 1998).

Algumas décadas mais tarde, em 1910, nos EUA, a Associação Médica Americana publicou o Relatório Flexner, tornando aparente a precariedade das escolas médicas e dos principais hospitais do país. Na mesma época, destaca-se outro pioneiro da qualidade do cuidado de saúde, Ernest Codman (1869-1940), cirurgião do Hospital Geral de Massachusetts. Codman afirmava que para melhorar a qualidade do cuidado de saúde era necessário acompanhar os resultados do cuidado prestado aos pacientes a fim de se obter informação que orientasse sua melhora.

Ao longo de sua vida, Codman esforçou-se para acompanhar seus pacientes mesmo anos após o tratamento, visando registrar o resultado final do cuidado prestado. Ele anotava sistematicamente as falhas diagnósticas e terapêuticas que identificava e as correlacionava aos resultados observados nos pacientes (Neuhauser, 2002). Desse modo, conseguiu influenciar positivamente o Colégio Americano de Cirurgiões, que criou, em 1917, o primeiro elenco de padrões hospitalares de qualidade, conhecidos como "padrões mínimos" (Boxe 26.1). Os padrões mínimos constituíram o alicerce da estratégia de avaliação dos serviços de saúde conhecida como acreditação (Luce, Bindman & Lee, 1994). Como será descrito mais adiante neste capítulo, essa estratégia representa uma modalidade de avaliação e melhoria contínua da qualidade dos serviços de saúde e se tornou internacionalmente reconhecida, sendo ainda hoje praticada por muitos países.

Na segunda metade do século XX, mais precisamente a partir da década de 1960, surgem os primeiros trabalhos de Avedis Donabedian (1919-2000), que viria a se tornar autor clássico sobre a qualidade nos serviços de saúde (Donabedian, 1966). Filho de pais armênios, Donabedian nasceu e estudou medicina em Beirute, no Líbano. Depois da II Guerra Mundial, precisou exilar-se nos EUA, desenvolvendo seus trabalhos na Universidade de Michigan.

Para Donabedian, um cuidado de qualidade é aquele que maximiza o bem-estar do paciente, após ser levado em conta o balanço entre os ganhos e as perdas esperadas em todas as etapas do processo de cuidado (Donabedian, 1980). A qualidade constitui-se em uma propriedade fundamental da prática de saúde, compreendendo duas dimensões essenciais: (a) aplicação de conhecimentos científicos correntes e de recursos tecnológicos para resolver o problema de saúde do paciente (exige do profissional, além de seu conhecimento, habilidades, capacidade de julgamento e oportunidade em termos do momento da execução do procedimento) e (b) relação interpessoal, que

---

> **Boxe 26.1** Padrões mínimos hospitalares indicados pelo Colégio Americano de Cirurgiões em 1917
>
> 1. Médicos e cirurgiões com autorização para exercer a prática profissional no hospital (*privileges*) devem estar organizados como um grupo ou um corpo clínico.
> 2. A admissão no corpo clínico é restrita a médicos e cirurgiões graduados em medicina com licença legal para a prática em seus respectivos estados ou províncias, competentes e valorosos em caráter e em relação à ética.
> 3. O corpo clínico inicia suas atividades com a aprovação do Conselho Diretor do hospital, adota regras, regulamentos e procedimentos no trabalho no hospital: (a) reuniões do corpo médico ao menos mensalmente (em grandes hospitais os médicos podem optar por reunir-se separadamente); (b) revisão e análise da experiência clínica devem ser conduzidas regularmente nos vários departamentos, e o prontuário dos pacientes deverá ser a base dessa revisão e análise.
> 4. Os prontuários dos pacientes devem ser precisos e completos e estar escritos de maneira acessível a todo o hospital – incluindo dados de identificação, queixa, história pessoal e familiar, história da doença atual, exame físico, exames especiais, como consultas ou laboratório clínico ou raios X, entre outros, hipótese diagnóstica, tratamento clínico ou cirúrgico, achados patológicos, evolução clínica, diagnóstico final, condição de alta, seguimento e, no caso de morte, achados de necropsia.
> 5. Recursos diagnósticos e terapêuticos devem estar disponíveis para o estudo diagnóstico e o tratamento dos pacientes, incluindo ao menos um laboratório clínico com serviços de análises químicas, bacteriologia, sorologia e patologia, e departamento de raios X com serviços de radiografia e fluoroscopia.

---

diz respeito à relação entre o profissional de saúde e o paciente (refere-se, entre outros fatores, ao respeito ao paciente e à capacidade de comunicação e de obter a confiança do paciente) (Donabedian, 1980).

Donabedian (1990) ressaltou que a qualidade se sustenta em diversos pilares (atributos), como efetividade, eficiência, otimização e equidade, e chamou atenção para o fato de pacientes, profissionais de saúde, gestores e financiadores priorizarem diferentes atributos da qualidade em função de suas preocupações básicas e de seus interesses. Acrescente-se que fatores sociais relativos aos pacientes, como renda, mas também gênero, raça e etnia, idade, orientação sexual, entre outros, podem alterar o processo de cuidado, seja por desigualdades no acesso, seja até mesmo por discriminação por parte dos profissionais de saúde, afetando a equidade (Travassos Veras, 1992).

A contribuição teórica de Donabedian aos estudos sobre a qualidade dos cuidados de saúde está baseada no conhecido modelo criado para classificação desses estudos: *estrutura, processo e resultado* (Figura 26.1) (Donabedian, 1980). A estrutura compreende fatores referentes às condições sob as quais o cuidado de saúde é prestado; o processo envolve as etapas que constituem o cuidado de saúde em si; o resultado refere-se às mudanças (desejáveis ou indesejáveis) no estado de saúde dos indivíduos ou populações que são atribuídas ao cuidado recebido. Esse modelo pressupõe a existência de uma inter-relação entre estrutura, processo e resultado, isto é, apoia-se no pressuposto de que um recurso ou tecnologia

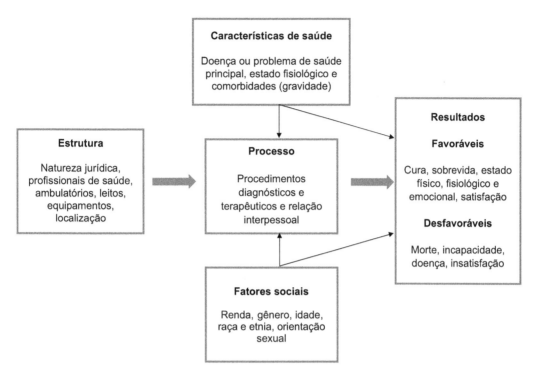

Figura 26.1 Fatores que afetam a qualidade do cuidado. (Donabedian, 1980; Travassos Veras, 1992; Iezzoni, 2003.)

(estrutura) contribui para diagnóstico e tratamento adequados (processo), dos quais resulta um estado de saúde favorável (resultado).

Donabedian também destacou a interdependência entre qualidade e custo, expressa nos atributos referentes à otimização e à eficiência (Donabedian, 1990, 2003). Na definição de otimização, depreende-se a ideia de um ponto ideal ou de um equilíbrio entre os custos e os benefícios dos cuidados de saúde. Donabedian mostra que esse equilíbrio deixa de existir quando os custos são maiores do que os benefícios. Essa asserção fica óbvia, por exemplo, quando um profissional presta um cuidado com potencial de ser mais nocivo do que vantajoso para o paciente ou que, apesar de não ser nocivo, seja desnecessário. As consequências desse cuidado extrapolam o próprio indivíduo que o recebeu, pois podem impedir que outras pessoas recebam o cuidado de que necessitam, em decorrência do mau emprego dos recursos disponíveis, o que torna esse tipo de cuidado socialmente irresponsável.

QUALIDADE DO CUIDADO: DEFINIÇÃO E CARACTERÍSTICAS

Em uma abordagem mais contemporânea, mas consistente com Donabedian, o Instituto de Medicina (IOM) dos EUA define qualidade do cuidado como o grau em que os serviços de saúde, voltados para cuidar de pacientes individuais ou de populações, aumentam a chance de alcançar os resultados desejados e são consistentes com o conhecimento profissional atual (Chassin & Galvin, 1998). Com base nesse referencial, os processos de melhoria da qualidade devem enfocar os seis principais atributos de qualidade do cuidado de saúde: segurança, efetividade, centralidade do paciente, oportunidade, eficiência e equidade (Quadro 26.1) (IOM, 2001).

Os problemas referentes à qualidade nos serviços de saúde, de modo geral, estão compreendidos nas seguintes situações: (a) sobreutilização, (b) subutilização e

Quadro 26.1 Atributos da qualidade do cuidado de saúde

Atributos	Definição
Segurança	Evitar lesões e danos nos pacientes em decorrência do cuidado que tem por objetivo ajudá-los
Efetividade	Cuidado baseado no conhecimento científico para todos que dele possam se beneficiar, evitando seu uso por aqueles que provavelmente não se beneficiarão (evita subutilização e sobreutilização, respectivamente)
Centralidade do paciente	Cuidado respeitoso e responsivo às preferências, necessidades e valores individuais dos pacientes e que assegura que os valores do paciente orientem todas as decisões clínicas
Oportunidade	Redução do tempo de espera e de atrasos potencialmente danosos tanto para quem recebe como para quem presta o cuidado
Eficiência	Cuidado sem desperdício, incluindo o desperdício associado ao uso de equipamentos, suprimentos, insumos e energia
Equidade	Qualidade do cuidado que não varia em decorrência de características pessoais, como gênero, raça e etnia, localização geográfica e condição socioeconômica

Fonte: IOM, 2001.

(c) utilização inapropriada (*misuse*). A sobreutilização diz respeito àquelas circunstâncias de uso desnecessário, em excesso, de procedimentos diagnósticos ou terapêuticos, não produzindo benefícios e com chance de provocar danos ao paciente. A subutilização refere-se à ausência de prestação de cuidado de saúde, quando este poderia produzir benefício para o paciente (Boxe 26.2). Por fim, a utilização inapropriada[2] caracteriza-se como situações em que o cuidado prestado é inadequado, capaz de produzir mais danos ao paciente do que benefícios. A sobreutilização e a utilização inapropriada relacionam-se com as questões do domínio da segurança do paciente, o que será detalhado no Boxe 26.4. Cabe ressaltar que há expressiva variação entre os autores em relação às definições apresentadas.

Boxe 26.2 Exemplos de sobreutilização, subutilização e utilização inadequada

Sobreutilização
Um exemplo de sobreutilização comumente apresentado é a altíssima frequência de partos cirúrgicos em nosso país. Oitenta e três por cento dos partos realizados por planos privados de saúde no Brasil são cirúrgicos. Isso ocorre mesmo com o aumento do risco de infecções, quando se comparam as cesarianas com o parto vaginal, e sem haver evidências científicas de que as primeiras reduzam o risco para o feto. Outro exemplo bem documentado de sobreutilização, mas também de utilização inadequada, é o uso de antibióticos no tratamento de infecções virais do trato respiratório superior. Trata-se de uma questão global com implicações importantes para a resistência antimicrobiana (Brownlee *et al.*, 2017).

Subutilização
No Brasil, a subutilização representa um grave problema do sistema de saúde, principalmente por ocorrer com maior frequência entre as pessoas mais pobres. Dados dos Suplementos de Saúde da Pesquisa Nacional por Amostra Domiciliar (PNAD) mostram que as pessoas que mais necessitam de cuidados de saúde são as que menos têm acesso a esses cuidados. O fato de a subutilização, de modo geral, ocorrer mais entre os pobres do que entre os ricos denota um problema na equidade do sistema de saúde brasileiro (Paim *et al.*, 2011).

Além de barreiras de acesso ao cuidado, como a indisponibilidade de serviços, a subutilização pode estar relacionada com a não adesão do paciente a cuidados efetivos (Glasziou *et al.*, 2017). Um exemplo recente no Brasil é a redução da cobertura vacinal. O país, até então referência internacional em imunização, viu as taxas de cobertura de vacinação contra paralisia infantil e sarampo, entre outras, despencarem de mais de 95% (2015) para 70% (2021) (https://www12.senado.leg.br/noticias/infomateriais/2022/05/vacinacao-infantil-despenca-no-pais-e-epidemias-graves-ameacam-voltar).

Utilização inapropriada (*Misuse*)
A antibioticoprofilaxia para prevenção de infecção do sítio cirúrgico (ISC) efetiva requer a disponibilidade de antimicrobiano no local da cirurgia antes que ocorra a contaminação (isto é, na incisão da pele). Para isso, é fundamental a seleção adequada do antibiótico (cobrindo os prováveis microrganismos associados ao procedimento e ao qual o paciente não seja alérgico), da dose (para exceder a concentração inibitória mínima) e do momento de administração. Um problema em qualquer desses pontos reduz a efetividade da profilaxia e aumenta o risco de ISC.

Boxe 26.3 Principais desafios para o cuidado de saúde de boa qualidade

Desafios para a qualidade
a. Prestar cuidados de saúde efetivos para todos aqueles que deles possam se beneficiar
b. Evitar a prestação de cuidados de saúde inadequados
c. Minimizar a ocorrência de complicações evitáveis

Fonte: adaptado de Chassin & Galvin, 1998.

Para melhor compreensão das questões de qualidade, destacam-se ainda os estudos de John E. Wennberg (2010) sobre variações no cuidado de saúde. Esses estudos são de base populacional e analisam variações no cuidado de saúde entre diferentes prestadores. Wennberg declara que o comportamento dos médicos influencia a demanda aos serviços de saúde, aos procedimentos diagnósticos e terapêuticos e, consequentemente, sua utilização. O que é importante salientar é que variações indesejáveis no cuidado de saúde são comumente observadas.

Wennberg classifica o cuidado de saúde em três categorias: (a) o cuidado efetivo/necessário; (b) o cuidado sensível às preferências dos pacientes; (c) o cuidado sensível à oferta.

O cuidado efetivo/necessário é aquele sobre o qual existem evidências científicas razoavelmente robustas que indicam que determinado procedimento responde melhor do que qualquer alternativa e que os benefícios para os pacientes excedem os riscos de possíveis danos. Portanto, procedimentos efetivos/necessários devem ser prestados a todos os pacientes com indicação para recebê-los. Como exemplos de cuidado efetivo/necessário podem ser citados os testes anuais de rastreio no acompanhamento do paciente diabético adulto, incluindo dosagem de hemoglobina glicada e exame de fundo de olho, e a vacinação. Quando esses cuidados não são prestados, verifica-se um problema de qualidade caracterizado como subutilização.

O cuidado sensível às preferências dos pacientes refere-se àquelas situações em que existe mais de uma opção de cuidado e os resultados variam segundo a opção selecionada. Esse é o caso do tratamento do câncer de próstata em que lesões de "baixo risco" podem ser abordadas por meio de vigilância ativa, cirurgia ou radioterapia. Na prática, no entanto, grande parte das decisões diagnósticas e terapêuticas ainda é tomada unicamente pelos médicos, que nem sempre escolhem o procedimento que seria o preferido pelo paciente.

Desse modo, é importante considerar a necessidade de mudança da cultura médica vigente, assim como a ampliação dos estudos sobre a efetividade dos diferentes procedimentos terapêuticos, que permanecem escassos. Esses são requisitos para aumentar a participação do paciente na decisão sobre seu cuidado (como requer o atributo da qualidade do cuidado referente à centralidade do paciente), a qual deve ser baseada em informação consistente sobre as alternativas existentes e potenciais riscos e benefícios.

Por fim, o cuidado sensível à oferta, o mais importante na explicação das variações no cuidado de saúde, geralmente resulta em sobreutilização, isto é, em uso desnecessário. Oferta aqui se refere tanto ao número de equipamentos,

---

[2]Cuidado apropriado ou adequado (*appropriateness*) é aquele em que o benefício potencial excede seus riscos à saúde, conforme avaliado pelo médico e pelo paciente. Cuidado inapropriado ou inadequado é aquele em que os riscos potenciais excedem o benefício potencial (Brook, 2009).

leitos e profissionais de saúde como à cultura médica local. A redução das variações indesejadas e desnecessárias depende também de avanços nos modelos de cuidado, principalmente para os portadores de doenças crônicas, mais vulneráveis a essas variações. As altas taxas de coronariografia constituem um exemplo de cuidado sensível à oferta, uma vez que um percentual considerável (até 30%) não tem indicação apropriada (Brownlee *et al.*, 2017).

Mais recentemente, outros modelos para classificação do cuidado de saúde foram propostos, como o da European Collaboration for Health Optimisation (ECHO), que caracteriza as atividades do cuidado de saúde de acordo com o benefício que trazem ao paciente (OECD, 2014), ou seja:

- **Cuidado efetivo:** procedimentos ou atividades de efetividade comprovada para qualquer paciente.
- **Cuidado efetivo com benefícios marginais incertos:** procedimentos ou atividades nos quais o balanço risco-benefício depende das características do paciente.
- **Cuidado de menor valor (*Lower-value care*):** procedimentos ou atividades sem evidência de efetividade.

No Brasil, apesar dos avanços observados nas últimas décadas tanto na disponibilidade de serviços de saúde como na organização das redes assistenciais, a subutilização de cuidados efetivos/necessários e a sobreutilização de cuidados sensíveis à oferta convivem como problemas que denunciam o deficiente desempenho do sistema de saúde. Acrescentem-se a essas deficiências as iniquidades existentes, expressas pelas desigualdades sociais no acesso e na adequação do cuidado prestado, com as pessoas socialmente menos favorecidas tendo menos oportunidades de receber o cuidado de saúde de que necessitam e dele se beneficiar (Paim *et al.*, 2011).

Para maiores informações e dados sobre variações no cuidado de saúde, consulte o *The Dartmouth Atlas of Health Care* (EUA) (http://www.dartmouthatlas.org/) ou o *Atlas de variabilidad de la práctica médica* (Espanha) (https://atlasvpm.org/atlas/).

SEGURANÇA DO PACIENTE

O preceito de ética médica "primeiro, não cause danos" foi apresentado por Hipócrates há cerca de 2.000 anos. No entanto, o relatório "Errar é Humano" (IOM, 1999) chamou a atenção de todos para a alta frequência de erros no cuidado de saúde, além de mostrar que esse cuidado envolve processos complexos, portanto mais suscetíveis ao erro – erro que, por definição, não decorre de negligência dos profissionais de saúde, mas da ausência de medidas de segurança nas organizações de saúde. Com esse referencial sobre o erro, o relatório propôs uma mudança de foco dos indivíduos para as organizações (sistemas) com o pressuposto de que, embora não possam ser mudadas a mente humana e sua falibilidade, as condições sob as quais os seres humanos trabalham podem ser alteradas para aumentar a segurança do paciente.

Os esforços para aumentar a segurança do cuidado de saúde também passam pelo estímulo a uma crescente participação do paciente e de seus familiares nesse cuidado. Mais ainda, envolve um grau maior de transparência, por parte dos serviços, quando um erro ocorre. Nesses casos, reconhece-se a importância de informar pacientes e familiares e apoiar os profissionais diretamente envolvidos com a ocorrência do erro (Leape, 2009), referidos por alguns autores como segundas vítimas (Wu, 2000).

Desde a publicação do relatório, em 1999, estudos sobre a ocorrência de eventos adversos, principalmente em hospitais, foram realizados em vários países e demonstraram a alta frequência de erros no cuidado de saúde. A ocorrência de eventos adversos em hospitais variou entre 2,9% e 21,9% (mediana 10%), sendo 34,3% a 83% (mediana 51,2%) considerados eventos adversos evitáveis (Schwendimann *et al.*, 2018).

A crescente preocupação com a segurança do paciente levou à criação pela Organização Mundial da Saúde (OMS) da Classificação Internacional de Segurança do Paciente (*International Classification for Patient Safety –* ICPS) (Runciman *et al.*, 2009). *Segurança do paciente* foi definida como a redução ao mínimo aceitável de dano desnecessário ao paciente associado ao cuidado de saúde. Nessa classificação, *erro* é uma falha na execução de um plano de ação como pretendido (p. ex., falha na administração de um medicamento) ou a aplicação de um plano incorreto (p. ex., erro diagnóstico). Os erros podem ocorrer por fazer a coisa errada (erro de ação) ou por falhar em fazer a coisa certa (erro de omissão) na fase de planejamento ou de execução do plano. *Erros* são, por definição, não intencionais, enquanto *violações* são atos intencionais, embora no caso do cuidado de saúde sejam raramente maliciosas, que podem se tornar rotineiros e automáticos em certos contextos. Um exemplo de violação "rotineira" é a não adesão à higienização das mãos por profissionais de saúde.

Incidente relacionado com o cuidado de saúde é um evento ou circunstância que poderia ter resultado, ou resultou, em dano desnecessário ao paciente. Os incidentes (Figura 26.2) são classificados como:

- **Incidente que não atingiu o paciente (*near miss*):** por exemplo, uma unidade de sangue é conectada ao paciente de maneira errada, mas o erro é detectado antes do início da transfusão.
- **Incidente sem dano ao paciente:** evento que atingiu o paciente, mas não causou dano discernível, como, por exemplo, a unidade de sangue acabou sendo transfundida para o paciente, mas não houve qualquer reação.
- **Incidente com dano ao paciente (evento adverso):** por exemplo, é feita infusão da unidade errada de sangue no paciente e este morre por reação hemolítica.

O entendimento dos fatores associados à ocorrência de incidentes é necessário para orientar a identificação de ações de redução do risco e aumento da segurança. Excesso de confiança na memória, turnos de trabalho muito prolongados, processos não padronizados, informação inconsistente e pouco clara, comunicação deficiente entre profissionais e equipamentos inadequados são exemplos de fatores responsáveis pela ocorrência de incidentes. A segurança do paciente é orientada pela abordagem do "fator humano"

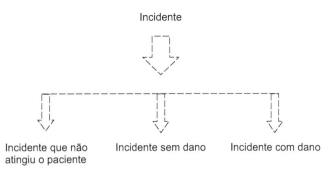

Figura 26.2 Incidentes relacionados com o cuidado de saúde com base na *International Classification for Patient Safety* – ICPS. (Proqualis, 2022.)

(Dekker, 2011). Nesse caso, o erro por trás de um incidente não é a causa de uma falha, mas sim o sintoma de algum problema existente no sistema. Como citado anteriormente, a maioria dos eventos adversos não decorre da negligência dos profissionais, mas de problemas existentes no sistema (Boxe 26.4). Portanto, a resposta da organização a um incidente deve incluir medidas específicas que levem a mudanças no sistema em um movimento de melhoria contínua da qualidade (Watcher, 2010).

Por fim, vale destacar que tem aumentado a compreensão de que o aumento da segurança de um sistema de cuidado não se restringe a estabelecer regras e processos robustos, mas reconhecer o caráter dinâmico do cuidado de saúde e o esforço ativo dos profissionais para manter a segurança em ambientes com variações constantes (Hollnagel *et al*., 2015; Weick & Sutcliffe, 2015). Essa compreensão parece ter influenciado uma definição mais abrangente de segurança do paciente pela OMS[3].

MELHORIA DA QUALIDADE

A melhoria da qualidade é um dos componentes da agenda da qualidade. No contexto do cuidado de saúde, melhoria da qualidade pode ser definida como "melhor experiência do paciente e resultados alcançados mediante mudança no comportamento dos profissionais de saúde, por meio do emprego de estratégias e métodos sistemáticos de mudança" (Øvretveit, 2009: 8). Os elementos-chave para definição de melhoria da qualidade são a combinação da mudança (melhoria) associada a um método (uma abordagem ou ferramentas específicas) para obtenção de um resultado melhor (Øvretveit, 2009).

A melhoria da qualidade tem raízes na indústria, abarcando o entendimento de que os múltiplos processos pertinentes a uma empresa precisavam ser controlados, acompanhados e reorientados para alcance das mudanças positivas desejadas. Especialmente nas duas últimas décadas, tem sido crescentemente encampada pelas organizações prestadoras de serviços de saúde no mundo, tornando-se objeto de interesse científico com vistas à geração de conhecimento generalizável sobre intervenções que funcionam e condições contextuais necessárias.

Esforços de melhoria da qualidade do cuidado de saúde estão centrados na promoção de mudanças positivas em processos do cuidado, podendo objetivar o aprimoramento da segurança do paciente, resultados do cuidado (efetividade), a distribuição de cuidados de saúde ante as necessidades da população para que sejam mais equânimes, a

---

[3]"Segurança do paciente é um conjunto de atividades organizadas que cria culturas, processos, procedimentos, comportamentos, tecnologias e ambientes no cuidado de saúde que, de modo consistente e sustentado, diminui riscos, reduz a ocorrência de dano evitável, torna o erro menos provável e reduz o impacto do dano quando ele ocorre" (WHO, 2020, p. xiii).

> **Boxe 26.4** Exemplo de evento adverso evitável e o Programa Nacional de Segurança do Paciente
>
> Em um fim de semana de dezembro de 2010, uma auxiliar de enfermagem trabalhava em um pronto-socorro municipal de São Paulo. Naquele dia, estava escalada na sala de reidratação. Dentre os pacientes atendidos estava uma menina de 12 anos de idade que apresentava quadro de diarreia e vômitos, para o qual o médico havia prescrito hidratação venosa com 2.000mL de soro fisiológico. Após a administração de 1.000mL de soro, a menina já se sentia melhor. A auxiliar então retornou ao posto de enfermagem para pegar os dois frascos de soro fisiológico para completar a medicação prescrita. Recorreu ao armário onde a solução ficava armazenada e voltou para a cabeceira do leito da pequena paciente. Fez uma rápida conferência dos rótulos e procedeu à troca do frasco para infusão. Meia hora após a troca, a mãe da menina chamou a auxiliar, pois sua filha se queixava de dormência na boca e na garganta. Ao avaliar a paciente e constatar que algo estava errado, a auxiliar chamou a enfermeira e o médico. O médico questionou qual solução estava sendo infundida, e ela disse que era soro fisiológico. No entanto, ao olhar o rótulo, a enfermeira constatou que na verdade se tratava de vaselina líquida. A paciente foi transferida para o CTI, mas os efeitos da vaselina administrada ocasionaram sua morte. A auxiliar não acreditava no que havia ocorrido: as duas garrafas eram idênticas e naquele armário, ao que soubesse, nunca havia sido guardada nenhuma outra solução além de soro fisiológico. Mais tarde se soube que naquele plantão uma criança com queimaduras estava sendo atendida e a vaselina líquida havia sido colocada no armário, pois seria utilizada em seu próximo curativo (Fonte: http://g1.globo.com/bom-dia-brasil/noticia/2010/12/sp-auxiliar-de-en-fermagem-diz-que-confundiu-vaselina-com-soro.html.).
>
> A elevada ocorrência de incidentes, dentre eles eventos adversos evitáveis como o descrito acima, foi um dos motivadores para a criação, em 2013, do Programa Nacional de Segurança do Paciente (PNSP) pelo Ministério da Saúde. O PNSP foi estruturado em quatro eixos: mudanças nos serviços de saúde, envolvimento do cidadão, inclusão do tema na formação e na educação permanente e estímulo à pesquisa (Brasil, 2014). As ações voltadas para os serviços de saúde (Brasil, 2013) combinam o fortalecimento da capacidade da organização de saúde para garantia da segurança do paciente, incluindo a criação de Núcleos de Segurança do Paciente (NSP), o estímulo à promoção da cultura de segurança e o foco em práticas clínicas específicas, abordadas nos seis protocolos básicos de segurança do paciente: (1) higienização das mãos, (2) cirurgia segura, (3) identificação de pacientes, (4) prevenção de quedas, (5) prevenção de úlceras por pressão e (6) segurança na prescrição e administração de medicamentos.
>
> Nove anos após a implantação do PNSP, o Brasil conta com 6.114 NSP registrados na ANVISA, aproximadamente 60% (3.814) referem-se a unidades hospitalares (Brasil, 2022). Evidências apontam que, apesar do número considerável de NSP, os hospitais têm dificuldade em implementar de modo efetivo as ações exigidas pelo PNSP. Entre as principais barreiras se destacam a baixa priorização da segurança pela alta gestão e dimensionamento e treinamento insuficientes, que comprometem o trabalho tanto dos NSP como das equipes assistenciais (Caldas *et al*., 2021; Coslop *et al*., 2022).

eficiência no uso de recursos disponíveis, a oportunidade temporal em que o cuidado é realizado ou a centralidade nas pessoas/pacientes, atentando para seus valores, expectativas e interesse em compartilhar decisões.

Como afirma o pediatra norte-americano Donald Berwick (1996), autor clássico sobre a melhoria da qualidade na área da saúde, para um processo contínuo (sistemático) de melhoria é necessária a definição de um método. Um exemplo de método é proporcionado pelo Institute for Healthcare Improvement (IHI) dos EUA, fundado por Berwick, em projetos em sistemas de saúde, países e outras organizações. Parte da definição de um objetivo claro, um plano de medição e uma estratégia de mudança para a produção de melhorias desejadas e utiliza ciclos PDSA (Figura 26.3) para testar as mudanças propostas, observar o que acontece, realizar as correções necessárias e testá-las novamente, antes de sua implementação em toda a organização (http://www.ihi.org/about/Pages/ScienceofImprovement.aspx).

O ciclo PDSA (Figura 26.3), ou ciclo de Shewhart-Deming, é composto de quatro fases – planejamento (*Plan*), execução (*Do*), estudo (*Study*) e ação (*Act*) –, tornando possível testar uma mudança em pequena escala antes de sua implantação na organização como um todo (Jones et al., 2021).

A geração de conhecimento científico na área com vistas à identificação de intervenções efetivas e sustentáveis lança mão não somente da boa documentação de projetos de melhoria conduzidos em nível local, com a descrição adequada da intervenção e do contexto de implementação (Ogrinc et al., 2015), mas também de estudos quantitativos e qualitativos voltados para avaliação da efetividade e eficiência das intervenções e do contexto de implementação (Portela et al., 2015).

Na melhoria da qualidade do cuidado de saúde tem sido valorizada a necessidade de compreensão de como funcionam os mecanismos de mudança pertinentes às intervenções propostas, apontando para a importância de desenvolvimento de teorias de mudança relacionadas com elas. Essas teorias de mudança, por sua vez, devem combinar teorias/conhecimentos oriundos de diferentes áreas passíveis de sustentar hipóteses testáveis (Davidoff et al., 2015; Jones et al., 2021). Destaca-se ainda o entendimento de que uma intervenção bem-sucedida em certo contexto não o será necessariamente em outro, o que reporta para a preocupação já apontada com as condições contextuais necessárias para seu bom funcionamento (Liberati et al., 2019). Outro ponto que merece ser sublinhado diz respeito ao crescente interesse pela coprodução de iniciativas de melhoria da qualidade do cuidado, buscando incorporar as perspectivas de pacientes, profissionais de saúde, gestores e outras partes interessadas (Jones et al., 2021).

Uma estratégia para melhoria da qualidade dos serviços de saúde amplamente utilizada em todo o mundo é a acreditação, definida como um sistema de avaliação externa para verificação do cumprimento de um conjunto de padrões (Scrivens, 1995). Pressupõe a atuação de avaliadores externos à organização na observação de padrões referentes à estrutura, ao processo e ao resultado. Os padrões de qualidade são definidos por especialistas. Além de atestar a qualidade existente nos serviços de saúde, a acreditação tem uma dimensão educacional voltada para construção de uma cultura da qualidade. Entretanto, essa construção depende do grau de envolvimento da alta direção da organização de saúde com a melhoria da qualidade (Rodrigues et al., 2011).

GESTÃO DA CLÍNICA

A gestão da clínica refere-se ao planejamento e à gestão dos processos necessários à prestação de cuidado adequado aos pacientes (Mendes, 2011). Emprega diversas abordagens e ferramentas, visando diminuir a incerteza que caracteriza os processos de decisão médica. Tem como objetivo obter certo grau de padronização no processo de cuidado aos pacientes (Bohmer, 2009), valorizando decisões baseadas na evidência científica. Dentre as ferramentas de gestão da clínica, destacam-se três: a diretriz clínica (*clinical guideline*), apoiada na medicina baseada em evidência; o itinerário clínico (*clinical pathway*); e os indicadores de desempenho.

Diretriz clínica

Uma diretriz clínica[4] é um documento que tem por objetivo orientar as decisões clínicas. Contém asserções, desenvolvidas de modo sistemático, sobre diagnóstico, tratamento e manejo do paciente nas diversas etapas do cuidado, a fim de auxiliar profissionais e pacientes na decisão sobre o cuidado apropriado a condições de saúde específicas (Portela et al., 2008). Deve estar baseada no exame da evidência científica disponível, explicitando, em suas asserções, a classe da recomendação e o nível de evidência que as sustentam (Visseren et al., 2022).

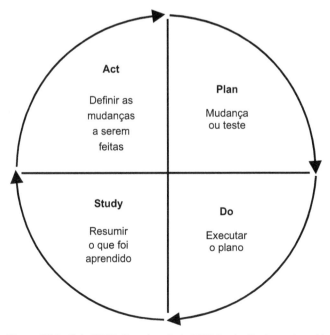

Figura 26.3 Ciclo PDSA. (Langley et al., 1992 [tradução dos autores].)

---

[4]Também denominada protocolo e, em inglês, *medical guideline*, *clinical guideline*, *clinical protocol* ou *clinical practice guideline*.

A *medicina baseada em evidência ou prática baseada em evidência* (que inclui a prática dos profissionais de saúde, além do médico) busca aplicar no cuidado ao paciente a melhor evidência científica disponível, combinada à experiência do profissional e à preferência do paciente (Sacket *et al.*, 1996). A evidência pode ser avaliada com base em revisão sistemática ou meta-análise de estudos clínicos controlados e randomizados (considerado o desenho de estudo mais robusto).

A revisão sistemática parte de uma pergunta definida, considerando população-alvo, intervenção, comparador e desfecho, e sintetiza resultados de estudos primários, selecionados de maneira sistemática, usando métodos rigorosos, explícitos e reprodutíveis, para minimizar o risco de viés, entender as inconsistências dos resultados e fornecer resultados confiáveis para a tomada de decisão (Brasil, 2021). A meta-análise, por sua vez, é um método estatístico que pode ser realizado em revisão sistemática para combinar os resultados de dois ou mais estudos independentes, gerando uma única estimativa de efeito. Avalia-se a força da evidência sobre os riscos e benefícios de procedimentos diagnósticos e terapêuticos (incluindo, quando pertinente e ético, a comparação com a ausência de tratamento).

Uma diretriz clínica identifica, resume e avalia a melhor evidência científica existente e as principais informações disponíveis sobre prevenção, diagnóstico, prognóstico, terapêutica (incluindo os medicamentos), seus riscos e benefícios e o custo-efetividade. Essas informações, em geral, incluem um consenso do que seja considerado a melhor prática no cuidado para aquela condição de saúde. Algumas diretrizes apresentam árvores de decisão ou um algoritmo informatizado com cada etapa sequencial do processo de cuidado.

As diretrizes são geralmente produzidas em âmbito nacional ou internacional por associações profissionais ou agências governamentais e são adaptadas aos serviços. O Ministério da Saúde do Brasil disponibiliza um conjunto de protocolos clínicos e diretrizes terapêuticas[5]. Nos EUA, diretrizes clínicas consideradas de alta qualidade, produzidas por várias organizações, estão disponíveis na *National Guideline Clearinghouse*[6]. No Reino Unido, diretrizes são desenvolvidas e publicadas pelo National Institute for Health and Clinical Excellence[7] (NICE). Essas e outras organizações de mesma natureza são membros da *Guidelines International Network*[8] (G-I-N), que é proprietária da maior biblioteca de diretrizes clínicas na internet. A G-I-N desenvolve atividades para promover a melhor prática, reduzir duplicações e estabelecer padrões.

Um importante objetivo da diretriz clínica é a melhoria da qualidade, otimizando a relação entre custos e efetividade. Contudo, a adesão dos profissionais às diretrizes clínicas na prática diária parece exigir estratégias de motivação e supervisão constantes, além da necessária atualização (Portela *et al.*, 2008).

Itinerário clínico (*Clinical pathway*)

Itinerário clínico[9] é uma ferramenta para gestão da qualidade voltada para reduzir a variabilidade da prática clínica e melhorar os resultados dos pacientes (Rotter *et al.*, 2008), sendo um instrumento de gestão multidisciplinar apoiado na prática baseada em evidência. Os itinerários clínicos são constituídos de diversos componentes, definidos com base na evidência científica e nas diretrizes clínicas (Campbell *et al.*, 1998). Voltam-se para um grupo específico de pacientes, com um itinerário clínico previsível, no qual as tarefas (intervenções) a serem desempenhadas pelos profissionais envolvidos no cuidado são definidas, otimizadas e sequenciadas em termos de momento, dia, hora e visita. Indicam também a condição clínica esperada do paciente em vários momentos do processo de cuidado. O itinerário clínico define a melhor sequência e os melhores momentos para cada intervenção e expressa o esforço colaborativo da equipe de saúde, correspondendo a um plano de cuidado multiprofissional.

Indicadores de desempenho

A avaliação do desempenho dos serviços de saúde é uma atividade importante quando o alvo é a melhoria do cuidado. Tem como foco a linha de produção central da organização de saúde: o cuidado prestado ao paciente (Bohmer, 2009). O monitoramento[10] e a comparação da qualidade dos serviços de saúde[11] ganharam espaço na agenda de financiadores, gestores e profissionais e foram acompanhados pelo desenvolvimento e uso de indicadores para avaliação do desempenho de médicos e demais profissionais de saúde, hospitais e redes de serviços (Oliveira & Malik, 2011).

Indicadores de desempenho são medidas que apontam o "grau de realização" de cada atributo de qualidade avaliado (Donabedian, 2003) e são utilizados para sinalizar possíveis problemas na qualidade, podendo medir tanto os recursos disponíveis (estrutura) e o processo de cuidado ao paciente como seu resultado. Os indicadores são geralmente medidas quantitativas sobre um aspecto do cuidado ao paciente, construídos na forma de uma taxa, proporção, razão, variável contínua ou categórica (sim/não) ou contagem direta de sua ocorrência (evento sentinela).

Indicadores devem ter validade, confiabilidade, reprodutibilidade, aceitabilidade e viabilidade. A validade indica até que ponto o indicador representa adequadamente a qualidade. Um elemento importante de um bom indicador é sua capacidade de medir diretamente a qualidade do cuidado. Em termos práticos, os valores

---

[5]Disponível em: https://www.gov.br/saude/pt-br/assuntos/protocolos-clinicos-e-diretrizes-terapeuticas-pcdt.
[6]Disponível em: https://www.ahrq.gov/gam/index.html.
[7]Disponível em: https://www.nice.org.uk.
[8]Disponível em: https://g-i-n.net/.

[9]Também denominado *integrated care pathways, critical pathways, care plans, care paths, care maps* e *care protocols* (Roter *et al.*, 2008).
[10]O monitoramento é uma atividade que examina periodicamente, ou de maneira contínua, o desempenho dos sistemas e serviços de saúde. Nessa atividade, avalia-se a qualidade do desempenho, buscam-se as possíveis causas dos problemas de qualidade identificados, propõem-se modificações e acompanham-se os efeitos dessas ações no desempenho.
[11]Também denominada *profiling* ou *report cards* ou *league tables*.

produzidos pelo indicador devem ser capazes de distinguir a boa e a má qualidade nas diferentes dimensões (Chassin *et al.*, 2010). Sobre esse ponto, Donabedian (1980) deu destaque à validade causal e atribuível da medida, que se apoia na força da relação direta entre o processo de cuidado adequado com base em evidência científica e o resultado subsequente no paciente, atribuível ao cuidado recebido. O segundo ponto diz respeito à importância dos distintos fatores explicativos das variações observadas nos indicadores de desempenho.

A gravidade dos casos exerce forte influência sobre o processo e o resultado do cuidado prestado, e sua mensuração representa um importante desafio metodológico (Iezzoni, 2009). O perfil de casos atendidos (*case mix*) está relacionado tanto com o prognóstico do paciente como com o consumo de recursos. É um importante fator de confundimento na análise dos indicadores, pois variações no perfil de casos de determinado serviço podem explicar variações nos indicadores de desempenho. Para controle desse tipo de confundimento, são empregadas estratégias para padronização do indicador pelos fatores de risco[12]. Inúmeros métodos para ajuste de risco foram desenvolvidos (Iezzoni, 2003). O ajuste de risco é importante para assegurar a validade atribuível do indicador, isto é, aumentar o grau de certeza de que diferenças nos resultados observados sejam causal e diretamente relacionadas com a qualidade do cuidado e não com outros fatores contributivos (Iezzoni, 2009).

As iniciativas desenvolvidas nessa área nos EUA foram pioneiras. Inicialmente, indicadores de resultados foram priorizados, passando gradativamente a incorporar indicadores do processo de cuidado[13] e, atualmente, indicadores sobre a segurança do paciente[14]. Hoje, indicadores de desempenho têm assumido maior importância nos mecanismos de pagamento – pagamento por desempenho – e como ferramenta de melhoria de qualidade (Chassin *et al.*, 2010).

---

[12]Técnica estatística (padronização indireta de taxas ou modelos multivariados) que possibilita modificar o dado para controlar variações na população de pacientes. O ajuste de risco controla o efeito das diferenças no perfil de casos atendidos quando se comparam indicadores de desempenho (Iezzoni, 2003).

[13]O portal *"Care Compare"* (https://www.medicare.gov/care-compare/) disponibiliza indicadores de resultado (mortalidade) e de processo de cuidado, como, por exemplo, a prescrição de ácido acetilsalicílico no momento da alta para pacientes pós-infarto agudo do miocárdio. Na totalidade, foram incluídos indicadores de processo para cerca de 20 procedimentos cirúrgicos e seis problemas de saúde específicos. O rol de indicadores é regularmente atualizado e ampliado; portanto, a obtenção de uma descrição precisa dos insumos disponíveis nesse portal exige consulta permanente.

[14]Nesse contexto, a Agency for Healthcare Research and Quality (AHRQ – https://www.ahrq.gov) construiu, em 2000, uma biblioteca de indicadores de qualidade (https://qualityindicators.ahrq.gov/). Ao longo do tempo, essa biblioteca passou a incorporar outras modalidades de atendimento e a mensurar outras dimensões da qualidade do cuidado. Em 2006, passou a disponibilizar indicadores de qualidade relacionados com a segurança do paciente (https://qualityindicators.ahrq.gov/measures/psi_resources).

O projeto "Metodologia de avaliação do desempenho do sistema de saúde brasileiro" (PROADESS) propôs um quadro conceitual para avaliação do desempenho do sistema de saúde brasileiro. Apresenta uma matriz de indicadores brutos e padronizados para os atributos adequação, efetividade, eficiência, segurança do paciente e acesso (http://www. proadess.icict.fiocruz.br/).

PRONTUÁRIO DO PACIENTE

Dentre as principais fontes de informação utilizadas para monitoramento da qualidade do cuidado está o prontuário do paciente. Esse documento é a principal fonte de informação sobre as características do paciente, sobre sua história e antecedentes clínicos, sobre o processo e o resultado do cuidado, além de conter as orientações e condutas para continuidade do cuidado (Vecina Neto, 2011). Deve incluir todas as informações fundamentais à boa prática clínica. Além de seu valor legal, é um instrumento fundamental para comunicação entre os vários profissionais envolvidos no cuidado do paciente e entre esses e os pacientes. Tem grande importância na integração das ações e dos procedimentos no processo de cuidado ao paciente e representa a principal fonte de dados para as bases de dados administrativas, que fornecem dados para construção dos indicadores de desempenho. Os prontuários do paciente são também importantes para gerar informação para o pagamento do cuidado prestado. Por fim, representam fonte de informação para a formação profissional e a pesquisa científica.

O registro no prontuário, sobretudo em papel, exige uma carga de trabalho considerável dos profissionais de saúde, demandando atenção especial para o emprego adequado de abreviaturas e para uma escrita correta e legível. Quando mal escritos ou ilegíveis, podem induzir erros em seu uso, ocasionando incidentes com ou sem lesão nos pacientes, e introduzir vieses nas pesquisas que deles se utilizam. Prontuários eletrônicos podem, dependendo de sua construção, minimizar essas insuficiências, mas não devem ser tomados como a solução para todos os problemas. Como toda nova tecnologia, traz consigo novos desafios que devem ser conhecidos e enfrentados para que seu uso seja em prol da melhoria da qualidade (McGlynn, 2009).

A completa anotação das informações sobre o paciente e sobre o cuidado prestado é elemento essencial para melhoria da qualidade do cuidado. A confiabilidade e a completude da informação extraída dos prontuários dos pacientes são, por si sós, uma demonstração da qualidade do desempenho dos profissionais de saúde e da organização como um todo.

Referências

Berwick DM. A primer on leading the improvement of systems. BMJ 1996; 312:618-22.

Bohmer RM. Designing care: aligning the nature and management of health care. Boston: Harvard Business Press, 2009.

Brasil. Agência Nacional de Vigilância Sanitária. Núcleos de Segurança do Paciente. Disponível em: https://www.gov.br/anvisa/pt-br/acessoainformacao/dadosabertos/informacoes-analiticas/nucleos-de-seguranca-do-paciente. Consulta em 19 jun 2022.

Brasil. Agência Nacional de Vigilância Sanitária. Resolução RDC 36, de 25 de julho de 2013. Institui ações para a segurança do paciente em serviços de saúde e dá outras providências. Diário Oficial da União, 26, 2013.

Brasil. Ministério da Saúde. Documento de referência para o Programa Nacional de Segurança do Paciente / Ministério da Saúde; Fundação Oswaldo Cruz; Agência Nacional de Vigilância Sanitária. Brasília: Ministério da Saúde, 2014.

Brasil. Ministério da Saúde. Secretaria de Ciência, Tecnologia, Inovação e Insumos Estratégicos em Saúde. Departamento de Gestão e Incorporação de Tecnologias em Saúde. Diretrizes metodológicas: elaboração de revisão sistemática e meta-análise de ensaios clínicos randomizados. Brasília: Ministério da Saúde, 2021. 93 p. Disponível em:https://bvsms.saude.gov.br/bvs/publicacoes/diretrizes_elaboracao_revisao_sistematica_ meta-analise.pdf. Acesso em jul 2022.

Brook RH. Assessing the appropriateness of care – its time has come. JAMA 2009; 302(9):997-8. doi:10.1001/jama.2009.1279.

Brownlee S, Chalkidou K, Doust J et al. Evidence for overuse of medical services around the world. Lancet 2017; 390(10090):156-68. doi:10.1016/S0140-6736(16)32585-5.

Caldas BN, Portela MC, Singer SJ, Aveling EL. How can implementation of a large-scale patient safety program strengthen hospital safety culture? Lessons from a qualitative study of national patient safety program implementation in two public hospitals in Brazil. Med Care Res Rev 2021; 1-14. Disponível em: https://doi.org/10.1177/10775587211028068.

Campbell H, Hotchkiss R, Bradshaw N, Porteous M. Integrated care pathways. BMJ 1998; 316:133-7.

Céline LF. A vida e a obra de Semmelweis. Trad. Rosa Freire d'Aguiar. São Paulo: Companhia das Letras, 1998.

Chassin M, Galvin RA. The urgent need to improve health care quality: Institute of Medicine. National Roundtable of Health Care Quality. JAMA 1998; (11):1000-5.

Chassin M, Loeb J, Schmaltz S. Accountability measures – using measurement to promote quality improvement. New Engl J Med 2010; 363(7):683-8.

Coslop S, Caldas BN, PereiraMSR, Calazans MSC, de Fátima EAL, Portugal FB. Estrutura e atividades dos Núcleos de Segurança do Paciente em hospitais: uma revisão integrativa. Vigilância Sanitária em Debate: Sociedade, Ciência & Tecnologia 2022; 10(1):55-63. Disponível em: https://doi.org/10.22239/2317-269X.01917.

Davidoff F, Dixon-Woods M, Leviton L, Michie S. Demystifying theory and its use in improvement. BMJ Qual Saf 2015 Mar; 24(3):228-38. doi: 10.1136/bmjqs-2014-003627.

Dekker S. Patient safety: a human factors approach. Florida: CRC Press, 2011.

Donabedian A. An introduction to quality assurance in health care. New York: Oxford University Press, 2003.

Donabedian A. Evaluating the quality of medical care. The Milbank Memorial Fund Quaterly 1966; 44:1666-703.

Donabedian A. The definition of quality and approaches to its assessment. In: Donabedian A. Explorations in quality assessment and monitoring. Volume I. Ann Arbor, Michigan: Health Administration Press, 1980.

Donabedian A. The seven pillars of quality. Arch Pathol Lab Med 1990; 114: 1115-8.

Feldman L, Gatto M, Cunha I. História da evolução da qualidade hospitalar: dos padrões à acreditação. Acta Paul Enferm 2005; 18(2):213-9.

Glasziou P, Straus S, Brownlee S et al. Evidence for underuse of effective medical services around the world. Lancet 2017; 390(10090):169-17. doi:10.1016/S0140-6736(16)30946-1.

Hollnagel E, Wears RL, Braithwaite J. From Safety-I to Safety-II: A White Paper. The Resilient Health Care Net: Published simultaneously by the University of Southern Denmark, University of Florida, USA, and Macquarie University, Australia, 2015.

Iezzoni L. Risk adjustment – measuring health care outcomes. Chicago: Health Administration Press, 2003.

Iezzoni L. Risk adjustment for performance measurement. In: Smith P, Mossialos E, Papanicolas I, Leatherman S. Performance measurement for health system improvement experiences, challenges and prospects. Part III: Analytical methodology for performance measurement WHO Regional Office for Europe, 2009:281-6.

Institute of Medicine. To err is human: building a safer system. Washington DC: National Academy Press, 1999.

Institute of Medicine. Crossing the Quality Chasm. A New Health System for the 21st century. Washington DC: National Academy Press, 2001.

Jones B, Kwong E, Warburton W. Quality improvement made simple: What everyone should know about health care quality improvement. Third Edition, London, UK: The Health Foundation, 2021. Disponível em: https://doi.org/10.37829/HF-2021-I05. Acesso em jul 2022.

Langley GJ, Nolan KM, Nolan TW. The foundation of improvement. Silver Spring, MD: API Publishing, 1992.

Leape LL. Errors in medicine. Clinica Chimica Acta 2009; 404:2-5.

Liberati EG, Tarrant C, Willars J, Draycott T, Winter C, Chew S, Dixon-Woods M. How to be a very safe maternity unit: An ethnographic study. Soc Sci Med 2019; 223:64-72. doi: 10.1016/j.socscimed.2019.01.035.

Luce JM, Bindman AB, Lee PR. A brief history of health care quality assessment and improvement in the United States. West J Med, 1994:263-8.

McGlynn E. Measuring clinical quality and appropriateness. In: Smith P, Mossialos E, Papanicolas I, Leatherman S. Performance measurement for health system improvement: experiences, challenges and prospects. Cambridge: Cambridge University Press, 2009.

Mendes E. As redes de atenção à saúde: uma mudança na organização e na gestão dos sistemas de atenção à saúde. In: Vecina Neto G, Malik A. Gestão em Saúde. Rio de Janeiro: Guanabara Koogan, 2011:32-49.

Neuhauser D. Ernest Amory Codman MD. Qual Saf Health Care 2002; 11:104-5.

Neuhauser D. Florence Nightingale gets no respect: as a statistician that is. Qual Saf Health Care 2003; 12:317.

OECD. Geographic Variations in Health Care: What Do We Know and What Can Be Done to Improve Health System Performance? OECD Health Policy Studies. Paris: OECD Publishing, 2014. Disponível em: https://doi.org/10.1787/9789264216594-en.

Ogrinc G, Davies L, Goodman D, Batalden P, Davidoff F, Stevens D. Squire 2.0 (Standards for Quality Improvement Reporting Excellence): revised publication guidelines from a detailed consensus process. Am J Crit Care 2015; 24(6):466-73. doi: 10.4037/ajcc2015455.

Oliveira A, Malik A. Avaliação de resultados. In: Vecina Neto G, Malik A. Gestão em Saúde. Rio de Janeiro: Guanabara Koogan, 2011:138-43.

Øvretveit J. Does improving quality save money? A review of the evidence of which improvements to quality reduce costs to health service providers. London: The Health Foundation, 2009.

Pagliosa FL, Da Ros MA. O Relatório Flexner: para o bem e para o mal. Revista Brasileira de Educação Médica 2008; 32(4):492-9.

Paim J, Travassos C, Almeida C, Bahia L, Macinko J. O sistema de saúde brasileiro. In: Victora C, Leal M, Barreto M, Schmidt M, Monteiro C. Saúde no Brasil: a série The Lancet. Rio de Janeiro: Editora Fiocruz, 2011:38-69.

Portela M, Lima S, Ferreira V, Escosteguy C, Brito C, Vanconcellos M. Diretrizes clínicas e outras práticas voltadas para a melhoria da qualidade assistencial em operadoras de planos de saúde sob a perspectiva dos seus dirigentes, no Brasil. Cad Saúde Pública 2008; 24(2):253-66.

Portela MC, Pronovost PJ, Woodcock T, Carter P, Dixon-Woods M. How to study improvement interventions: a brief overview of possible study types. BMJ Qual Saf 2015 May; 24(5):325-36. doi: 10.1136/bmjqs-2014-003620.

PROADESS/MS (s.d.) Programa de Avaliação do Desempenho do Sistema de Saúde. Disponível em: http://www.proadess.icict.fiocruz.br/. Acesso em jul 2022.

PROQUALIS/MS (s.d.) Centro Colaborador para a Qualidade do Cuidado e a Segurança do Paciente. Disponível em: http://proqualis.net/. Acesso em jul 2022.

Rodrigues MV, Carâp LJ, El-Warrak LO, Rezende TB. Qualidade e acreditação em saúde. Rio de Janeiro: Editora FGV, 2011.

Rooney AL, Van Ostenberg PR. Licenciamento, acreditação e certificação: abordagens à qualidade de serviços de saúde. (Série de aperfeiçoamento sobre a metodologia de garantia de qualidade). Bethesda: Center for Human Services, 1999.

Rotter T, Kugler J, Koch R et al. A systematic review and meta-analysis of the effects of clinical pathways on length of stay, hospital costs and patient outcomes. BMC Health Serv Res 2008; 19(8):265-306.

Runciman W, Hibbert P, Thomson R, Schaaf TV, Sherman H, Lewalle P. Towards an International Classification for Patient Safety: key concepts and terms. Int J Qual Health Care 2009; 21(1):18-26.

Sacket DL, Rosenberg WC, Gray JAM, Haynes RB, Richardson WS. Evidence based medicine: what it is and what it isn't. BMJ 1996; 312:71-72. doi: 10.1136/bmj.312.7023.71.

Schwendimann R, Blatter C, Dhaini S et al. The occurrence, types, consequences and preventability of in-hospital adverse events – a scoping review. BMC Health Serv Res 2018; 18:521. Disponível em: https://doi.org/10.1186/s12913-018-3335-z.

Scrivens E. Accreditation: protecting the professional or the consumer? Buckingham: Open University Press, 1995.

Travassos Veras, C. Equity in the use of private hospitals contracted by a compulsory insurance scheme in the city of Rio de Janeiro, Brazil, in 1986. 1992. 284f. PhD thesis, London School of Economics and Political Science. Disponível em: http://etheses.lse.ac.uk/2431/.

Vecina Neto G. Serviço de arquivo médico e estatística. In: Vecina Neto G, Malik A. Gestão em Saúde. Rio de Janeiro: Guanabara Koogan, 2011:244-6.

Visseren FLJ, Mach F, Smulders YM et al. 2021 ESC Guidelines on cardiovascular disease prevention in clinical practice. Eur J Prev Cardiol . 2022; 29(1):5-115. doi: 10.1093/eurjpc/zwab154.

Wachter RM. Compreendendo a segurança do paciente. Porto Alegre: Artmed, 2010.

Weick KE, Sutcliffe KM. Managing the Unexpected: sustained performance in a complex world. 3. ed. Hoboken: Wiley, 2015.

Wennberg JE. Tracking Medicine: a researcher's quest to understand health care. New York: Oxford University Press, 2010.

World Health Organization. Patient safety incident reporting and learning systems: technical report and guidance. Geneva: World Health Organization, 2020.

Wu AW. Medical error: the second victim. The doctor who makes the mistake needs help too. BMJ 2000; 320(7237):726-7. doi:10.1136/bmj.320.7237.726.

27

Regulação da Saúde – As Agências Reguladoras Setoriais (ANVISA e ANS)

Lígia Bahia • Luis Eugenio Portela Fernandes de Souza

INTRODUÇÃO

O debate sobre a intervenção do Estado na economia originou distintas alternativas de regulação, especialmente dos denominados monopólios naturais, caracterizados por investimentos muito elevados e retornos de longo prazo. Televisão a cabo, distribuição de energia elétrica ou sistema de telefonia são exemplos de monopólios naturais.

Recentemente, as experiências relacionadas com a finalidade de limitar os graus de liberdade de agentes econômicos passaram a ser consideradas inadequadas. Mais recentemente ainda, o debate sobre a natureza e o grau do controle econômico à disposição do Estado, tanto no âmbito de suas economias nacionais como no comércio internacional, deslocou-se da regulação para a desregulação.

No Brasil, ao fenômeno denominado *reforma regulatória*, nos anos 1990, associou-se o processo de desestatização. A criação de agências reguladoras refletiu a tentativa de estabelecimento de novos marcos normativos para transferência da prestação de alguns serviços públicos para a iniciativa privada.

No início do século XXI houve uma alteração do cenário nacional. A coalizão partidária que implementou as agências reguladoras foi substituída por um governo declaradamente favorável à intervenção estatal na economia. No entanto, essas contradições não foram respondidas com a retração das agências de saúde. A Agência Nacional de Vigilância Sanitária (ANVISA) e a Agência Nacional de Saúde Suplementar (ANS) expandiram suas esferas de atuação e se consolidaram.

A crise econômica mundial de 2008 e, no Brasil, a crise política, iniciada em 2016, e sanitária, em 2019, expuseram as inconsistências das teorias e do arsenal de instrumentos regulatórios erigidos sob a égide do ideário neoliberal. As instituições públicas falharam nas respostas à proteção da saúde da população. Durante a gestão do governo de matriz negacionista e autoritária, à natureza ambígua das agências reguladoras se justapôs a perda de lastro técnico em função do uso de critériosessencialmente pessoais e político-partidários para escolha de seus dirigentes.

De modo a propiciar uma visão panorâmica sobre a estruturação e dinâmica das agências do setor saúde, o presente capítulo sintetiza conceitos sobre regulação e imperfeições de mercado, buscando identificar desencaixes entre determinadas teorias econômicas e a realidade das ações concretas de saúde. Em seguida, apresenta resumidamente o processo de constituição das agências reguladoras federais no Brasil, tomando-o como referência para analisar avanços, conflitos e tensões das relações entre mercado, sociedade e Estado.

O QUE É REGULAÇÃO? PRESSUPOSTOS E SIGNIFICADOS

Existem definições de regulação bastante abrangentes. Segundo a mais concisa, regulação diz respeito a uma relação social, a maneira pela qual essa relação se reproduz apesar de seu caráter conflitante e contraditório. Refere-se, portanto, à compatibilidade do comportamento de distintos agentes implicados com atividades sociais que envolvem acumulação de riquezas e de recursos financeiros.

Para os teóricos, que encaram a regulação a partir de uma abordagem macroeconômica, as relações sociais básicas objetos da definição de regras regulatórias são as mercantis e a salarial, que se desdobram em normas para produção e consumo. Os procedimentos e as instituições que asseguraram a rotinização ou a mudança das normas de produção e de consumo constituem determinadas formas de regulação. Na época moderna, é o Estado que, ao constituir formas institucionais e ainda formas codificadas por convenções e hábitos, regula e arbitra as relações de mercado e as salariais. Por sua vez, o reconhecimento social do valor do trabalho e a legitimidade da propriedade projetam-se na formação dos preços e rendimentos monetários.

Os denominados contratos sociais condensam uma troca entre o valor de um item de consumo (que embute apropriação de trabalho e conhecimento) e os riscos de validação mercantil dos produtores desses bens ou serviços ante a sociedade. Nesse sentido, a regulação diz respeito aos conflitos de distribuição, que poderiam ser sintetizados na fórmula "muito salário e pouca acumulação ou muito lucro e pouca demanda". Assim, a regulação diz respeito aos preços e ao volume da produção (quantidade de produtos).

Os modos de atuação e os objetivos da regulação variam de acordo com acepções e práticas sobre o processo econômico. Aqueles que pressupõem a hegemonia de relações concorrenciais consideram que a permanência do Estado é "exterior" à organização da produção e do trabalho. Consequentemente, seus adeptos advogam uma regulação que se concentre na preservação da ordem, na defesa da propriedade privada, no mercado como lócus para ajustar salários e transferir capitais entre ramos por meio do mercado. Já para aqueles que consideram a vigência de relações monopolistas, nas quais predominam salários diretos de médio prazo acrescidos de salários indiretos (serviços sociais orientados por uma lógica não capitalista) e centralização do capital em grupos industriais e financeiros com comando sobre preços e reforço do crédito para atender às necessidades de circulação monetária, as perspectivas de regulação implicam o reforço considerável do papel do Estado, não apenas pelo peso das despesas governamentais, mas, principalmente, pela intervenção nas relações salariais e monetárias.

Portanto, os distintos conceitos de regulação carregam consigo acepções opostas sobre a estrutura e a dinâmica dos processos econômicos. Para uns, as chaves que abrem a compreensão dos processos econômicos são os conflitos concretos e, para outros, os modelos de equilíbrio entre oferta e demanda. Embora proveniente de matrizes teóricas muito diferenciadas, o entrelaçamento desses conceitos ocorreu em função da necessidade de examinar situações reais nas quais monopólios e oligopólios impediam a concorrência "pura" ou "perfeita". Assim, a noção de imperfeição de mercado deriva da constatação de situações de ausência ou incipiência das condições consideradas essenciais à concorrência, que são: (1) existência de um grande número de empresas vendedoras, todas relativamente pequenas e agindo independentemente, de modo que nenhuma possa isoladamente afetar o preço de mercado; (2) produto homogêneo, não sendo diferenciado pelos compradores, a não ser pelo preço; (3) todos os agentes perfeitamente informados sobre tudo que se passa no mercado; (4) completa liberdade de acesso ao mercado (não pode haver barreiras à entrada).

IMPERFEIÇÕES DE MERCADO

Como no mundo real os monopólios e oligopólios, bem como a existência de tensões e conflitos distributivos, questionam os pressupostos do equilíbrio em concorrência perfeita,

outros referenciais foram elaborados e disseminados. São relevantes para o pensamento e a ação sobre regulação a construção de uma taxonomia mais desagregada sobre a competição no mercado e o detalhamento das imperfeições ou das denominadas falhas de mercado. A diferenciação do produto, e não apenas o preço, passa a ser tomada como variável-chave do padrão de competição e outras situações de imperfeições (ou falhas) de mercado que não o monopólio ou oligopólio tornam-se reconhecidas.

São as situações de imperfeição do mercado que fundamentam a intervenção do Estado nas atividades econômicas ou regulação do mercado. O Quadro 27.1 sistematiza quatro circunstâncias que caracterizam imperfeições de mercado com repercussões relevantes para a regulação do mercado de bens e serviços de saúde.

A ação pública na regulação dos mercados para reduzir suas imperfeições compreende um conjunto bastante amplo de dispositivos que abrangem desde os instrumentos típicos de política econômica (fiscal, monetária, cambial) até a produção direta de bens e serviços pelo Estado. As políticas tradicionais atuam mediante a indução positiva ou negativa de certas atividades (incentivos, subsídios, renúncia fiscal, política de crédito, proteção tarifária, criação de impostos), dos gastos de transferência e do próprio poder de compra do setor público. Esses instrumentos respondem à atuação do Estado em face de externalidades, monopólios e inexistência ou insuficiência de oferta. A produção ou, em outros termos, a oferta de bens e serviços diretamente pelo Estado ocorre quando o mercado não consegue prover, no todo ou em parte, bens e serviços considerados essenciais. Refere-se não apenas aos bens públicos, que são exclusivos do governo, mas também os chamados bens "sociais" (saúde, educação etc.) e até bens econômicos, particularmente na área de infraestrutura e de serviços básicos. Existem ainda outros instrumentos de ação, relacionados com diversas formas de regulação pelo Estado, que são os dispositivos e agências de coordenação dos mercados e a regulamentação por meio de leis e instituições de defesa da concorrência e de direitos do consumidor.

SAÚDE, ECONOMIA DA SAÚDE E REGULAÇÃO DE ATIVIDADES DE SAÚDE

A vasta e crescente extensão do campo da saúde, ou seja, das teorias, saberes e práticas envolvidos com a complexidade dos processos promoção-saúde-doença-cuidado, associa-se a distintos padrões de intervenção estatal. De modo simplificado, podem ser identificados dois modelos a partir da amplitude e intensidade das ações governamentais. No primeiro, a saúde, o mal-estar e a doença, e especialmente a assistência médico-hospitalar, poderiam se expressar em unidades monetárias de troca. Em contraste, no segundo modelo a saúde é um valor social, manifesto como direito social, integrante da cidadania. Consequentemente, o modelo de enquadramento da saúde no âmbito estatal modula o conceito de bem público. A saúde e seus correlatos (vida, risco, doença, cuidado, cura) e a organização de sistemas de atenção (incluindo prevenção de doenças ou eventos mórbidos, saúde ambiental e ocupacional)

Quadro 27.1 Imperfeições de mercado

Indivisibilidade do produto	Diz respeito à existência de bens indivisíveis, aqueles para os quais não se podem estabelecer preços. Esses bens/produtos apresentam características de não exclusividade (a eles não se aplica o direito de propriedade) e não rivalidade (o acesso de mais pessoas a seu consumo não implica aumento de custos). Os bens indivisíveis são os bens públicos puros, e o exemplo sempre citado é a defesa nacional. Devem ser oferecidos pelo governo e constituem-se como atividades, por excelência, objetos da ação do Estado
Externalidades	Externalidades ocorrem quando o bem-estar de um consumidor ou as possibilidades de produção de uma firma são diretamente afetados pelas ações de outro agente da economia. De outro modo, as externalidades podem ser definidas como os efeitos, sobre uma terceira parte, derivados de uma transação econômica sobre a qual a terceira parte não tem controle. Externalidades positivas são efeitos que aumentam o bem-estar dessa terceira parte, enquanto externalidades negativas são efeitos que reduzem o bem-estar (p. ex., aumentando os custos de produção). Um exemplo de externalidade positiva é a construção de uma rodovia que possibilita a redução de custos de transporte e acesso mais rápido aos consumidores. O contrário acontece quando determinadas atividades econômicas causam contaminações ambientais com uma empresa, por exemplo, afetando lavouras com a emissão de agentes poluentes
Assimetria de informação	A decisão racional *homo œconomicus* baseia-se no conhecimento perfeito de todos os aspectos que influem no mercado. Trata-se de uma condição abstrata, que não se verifica em nenhum mercado real. O conceito de assimetria de informação tem sido difundido sob uma versão restrita, a qual considera apenas os aspectos relacionados com a boa ou má qualidade do produto. Assim, as imperfeições decorrem da impossibilidade de os consumidores saberem de antemão se o produto oferecido tem boa ou má qualidade. Quando alguém tenta vender um produto de má qualidade, isso afeta a percepção dos compradores sobre a qualidade desses bens, reduzindo o preço que estão dispostos a pagar e prejudicando os vendedores de produtos de qualidade. Essa situação tem dois desdobramentos: a seleção adversa e o risco moral (*moral hazard*)
Seleção adversa	A seleção adversa se manifesta quando, em um mercado competitivo, defrontam-se vendedores de bens com qualidades diferenciadas e custos igualmente diferenciados. Sendo competitivo o mercado, nenhum produtor poderá influir no preço de venda, levando todos os produtores a optarem por menor custo e menor qualidade, ou seja, os produtos de baixa qualidade expulsam do mercado os de alta qualidade em razão da impossibilidade de se dispor de antemão da informação sobre o produto. Situações como essa podem, no limite, levar à extinção desse mercado. A expressão *seleção adversa* surgiu no mercado de seguros para indicar situações em que as seguradoras cobram prêmios médios para populações com riscos diferenciados; isso afastará a população com menores riscos (que considerará alto o preço) e concentrará a demanda na população de alto risco (para quem o prêmio será considerado baixo)
Risco moral	Expressão também originada no mercado de seguros, designa situações em que os incentivos aos indivíduos que contratam seguros para evitar os sinistros são baixos (é essa a razão pela qual determinadas modalidades de seguro cobram franquias ou copagamentos). A existência de "risco moral" implica uma "falha" no funcionamento do mercado, pois induz que a quantidade demandada do bem (seguro) seja maior do que a ofertada

Fonte: Teixeira, 2001; Sandroni, 2005; Ministério da Fazenda, Secretaria de Acompanhamento Econômico, 2012.

podem ser considerados total ou parcialmente bens públicos. Portanto, a natureza e os conteúdos da regulação estatal decorrem de valores mercantis e sociais atribuídos à saúde em diferentes momentos históricos e distintos modos de produção social.

No mundo contemporâneo, a magnitude e o crescimento das despesas do subsistema de assistência médico-hospitalar, bem como a relevância e o volume de produção do "complexo industrial do setor saúde", exigiram respostas a um duplo desafio: (1) dar uma resposta econômica ao crescimento do gasto; (2) caracterizar o "mercado" (ou os "mercados") e detalhar características, desde a informação assimétrica até problemas relacionados com custos, eficiência alocativa e financiamento – todos essenciais para a gestão pública do setor.

Embora todos os autores afirmem que a saúde (especialmente o subsistema assistencial) apresenta características distintas dos demais setores e ramos industriais, a intervenção governamental nos mercados, abrigada sob a denominação de *regulação da saúde*, apoia-se na transferência de princípios e axiomas da teoria econômica, particularmente da microeconomia. Assim, o Quadro 27.2 sistematiza as principais imperfeições do mercado aplicadas à saúde.

REDEFINIÇÃO DO PAPEL DO ESTADO NO DESENVOLVIMENTO ECONÔMICO E AS AGÊNCIAS REGULADORAS DO SETOR SAÚDE

A gênese e a constituição do arcabouço político institucional da ANVISA e da ANS estão inextricavelmente vinculadas a dois processos políticos efetivados durante o governo FHC (1995-2003): a política de privatização de setores da infraestrutura (energia elétrica, telecomunicações, transportes e gás natural) e a reforma administrativa. Ambas as políticas se articularam em torno da perspectiva de redefinição do papel do Estado, que deixaria de ser o responsável direto pelo desenvolvimento econômico para se tornar promotor das atividades econômicas e regulador do mercado. Essas diretrizes foram traduzidas em princípios que nortearam a criação de novos entes reguladores, sendo atribuídas funções para as entidades de regulação no âmbito da administração federal. O Quadro 27.3 sintetiza as características estruturantes das agências reguladoras e evidencia que elas foram desenhadas e criadas com o intuito original de organização de um aparato burocrático voltado para privatização e flexibilização dos monopólios existentes em determinadas áreas da infraestrutura.

Capítulo 27 • Regulação da Saúde

Quadro 27.2 Imperfeições de mercado aplicadas à saúde

Externalidades	Externalidades negativas: aumento das doenças (p. ex., febre amarela, malária, esquistossomose) veiculadas pela água ou transmitidas por vetores, em virtude da construção de grandes reservatórios. Externalidades positivas: vacinas (uma cobertura populacional elevada protege inclusive quem não foi vacinado)
Assimetria de informação	Ausência de informações sobre qualidade, natureza e preço dos serviços de atenção à saúde e assimetria de informação entre médico e paciente
Seleção adversa	Tendência de maior demanda para os seguros de saúde de indivíduos doentes, impedindo que as seguradoras não baseiem seus preços na incidência média de problemas de saúde da população. A elevação dos preços em razão dos gastos com os doentes afastaria as pessoas saudáveis e concentraria a demanda por seguros nos indivíduos mais propensos a ficar doentes
Risco moral	Tendência de aumento da demanda por serviços de saúde em função da cobertura por seguros, ou seja, a demanda é maior do que quando os próprios indivíduos pagam por eles. Haveria uma utilização de serviços de saúde estimulada não pela estrita necessidade de saúde, mas pelo fato de existir um terceiro pagador
Monopólios, oligopólios e corporativismo profissional	Barreiras institucionais à entrada nos mercados de prestação de serviços de assistência (profissões são reguladas e regulamentadas pelas entidades profissionais e instituições governamentais) e discriminação de preços (cobrança de preços diferentes pelo mesmo serviço em decorrência do prestígio e da experiência do profissional) Existência de processos com custos muito elevados e rendimentos crescentes em escala, impedindo a determinação dos preços por meio de mecanismos competitivos e gerando um tendência a processos de monopolização ou oligopolização

Fonte: elaboração própria a partir de Varian, 2006, e Greenberg, 2002.

Quadro 27.3 Síntese das diretrizes operacionais e organizacionais das agências reguladoras

Princípios	Funções	Características básicas do formato jurídico-legal das agências reguladoras
1. Autonomia e independência decisória 2. Ampla publicidade de normas, procedimentos e ações 3. Celeridade processual e simplificação das relações entre consumidores e investidores 4. Participação de todas as partes interessadas no processo de elaboração de normas em audiências públicas 5. Limitação da intervenção estatal na prestação de serviços públicos no limite indispensável a sua execução	1. Promover e garantir a competitividade do respectivo mercado 2. Garantir os direitos dos consumidores e usuários dos serviços públicos 3. Estimular o investimento privado, nacional e estrangeiro, nas empresas prestadoras de serviços públicos e atividades correlatas 4. Buscar a qualidade e segurança dos serviços públicos aos menores custos possíveis para os consumidores e usuários 5. Garantir a adequada remuneração dos investimentos realizados nas empresas prestadoras de serviço e usuários 6. Dirimir conflitos entre consumidores e usuários, de um lado, e empresas prestadoras de serviços públicos, de outro 7. Prevenir o abuso do poder econômico por agentes prestadores de serviços públicos	a. Organização sob a forma de autarquia b. A independência decisória do ente regulador, assegurada mediante: nomeação de seus dirigentes pelo Presidente da República, após aprovação pelo Senado Federal, com mandato fixo não superior a 4 anos, facultada uma única recondução; processo decisório colegiado; dedicação exclusiva dos ocupantes dos cargos de presidente e membros do colegiado, não sendo admitida qualquer acumulação, salvo as constitucionalmente permitidas; recrutamento dos dirigentes da autarquia mediante critérios que atendam exclusivamente ao mérito e à competência profissional, vedada a representação corporativa; perda de mandato do presidente ou de membros do colegiado somente em virtude da decisão do Senado Federal, por provocação do Presidente da República; perda automática de mandato de membro do colegiado que faltar a determinado número de reuniões ordinárias consecutivas ou a percentual de reuniões intercaladas, ressalvados os afastamentos temporários autorizados pelo colegiado c. O número de membros do colegiado do ente regulador, fixando-o sempre que possível em número não superior a cinco d. A participação de usuários, consumidores e investidores na elaboração de normas específicas ou na solução amigável de controvérsia relativa à prestação do serviço, mediante audiências públicas

Fonte: Ministério da Administração Federal e Reforma do Estado, 1977.

Durante o governo FHC, o uso do modelo agência reguladora para intervenção estatal em atividades que extrapolassem o âmbito da privatização de monopólios estatais foi questionado. Para alguns estudiosos, o escopo das agências reguladoras da saúde – controle sanitário da produção e da comercialização de produtos e serviços e de planos e seguros de saúde, ou seja, atividades de bens e serviços públicos e privados e mercados existentes e consolidados – exigiria ações regulatórias distintas da intervenção governamental prevista para as agências reguladoras do setor infraestrutura. Contudo, o argumento da inadequação do objeto regulado ao ente regulador foi replicado tanto em função das analogias entre a ANVISA e a Food and Drug Administration (FDA – veja o Boxe 27.1) como no ajuste do modelo às imperfeições do mercado de seguros de saúde.

No início do governo Lula, as análises sobre a atuação das agências concentraram-se em torno das críticas à sua autonomia para concessão de serviços e celebração de contratos (incluindo a definição de diretrizes para licitações). Essas ponderações motivaram a elaboração do Projeto de Lei 3.337/2004, que enfatiza a transferência do poder concedente de agências reguladoras para os ministérios.

Boxe 27.1 Food and Drug Administration (FDA)

A agência FDA foi criada em 1927 sob a denominação de Food, Drug and Insecticide Administration (Administração de Alimentos, Drogas e Inseticidas). Em 1930, adotou o nome atual: Food and Drug Administration (Administração de Alimentos e Drogas). A FDA é responsável por assegurar a eficácia e a segurança de medicamentos de uso humano e veterinário, produtos biológicos, insumos médicos-hospitalares, alimentos, cosméticos e produtos que emitam radiação, bem como por estimular a inovação e o acesso a produtos essenciais para melhoria das condições de saúde. A FDA regula aproximadamente 20 centavos de cada dolar gasto pelos consumidores nos EUA e monitora 78% dos alimentos. Os produtos regulamentados pela FDA respondem por 15% do toral das importações e exportações do país. Em 2021, contava com cerca de 18 mil funcionários e um orçamento de US$6,1 bilhões.

Contudo, essas polêmicas, especialmente concernentes à concessão e licitação do setor de energia e comunicação, não afetaram diretamente a estrutura e a dinâmica de funcionamento das agências de regulação do setor saúde.

A Tabela 27.1 apresenta uma relação de agências reguladoras federais criadas a partir de meados dos 1990 e 2000 (exceto a Agência Nacional de Aviação Civil e a Agência Nacional de Mineração) e evidencia a importância, em termos do volume de recursos orçamentários, das agências do setor saúde, especialmente da ANVISA. Oberva-se ainda a perda, em termos reais, de receitas orçamentárias das agências (com exceção da Agência Nacional de Energia Elétrica e da Agência Nacional do Cinema), quando comparados seus recursos financeiros em 2011 e 2022.

ANVISA E ANS: AVANÇOS E LIMITES NA REGULAÇÃO

A ANVISA e a ANS ampliaram e reorganizaram os espaços de atuação governamental na saúde. O Quadro 27.4 expõe resumidamente o escopo de atuação e a tradução da legislação sobre a regulação nas instituições de saúde. A missão, a visão e os valores da ANS e da ANVISA distinguem-se quanto à integração ou não desses órgãos no SUS e, consequentemente, à explicitação ou não do caráter público da agência.

A Tabela 27.2 mostra o número de servidores e as previsões orçamentárias da ANVISA e da ANS em 2010 e 2020. Essas informações tornam possível uma aproximação das alterações na magnitude institucional dos dois órgãos entre 2010 e 2020. Destacam-se a significativa redução do quadro de pessoal da ANVISA, o aumento, ainda que discreto, do número de servidores da ANS e uma tendência de concentração dos gastos com pessoal em ambas as instituições.

Após mais de 20 anos de funcionamento, a ANVISA e a ANS consolidaram *expertise* técnica e política na regulação das distintas interfaces entre Estado-Mercado e Sociedade. Esse importante acervo de conhecimentos e técnicas, no entanto, não é isoladamente capaz de dirimir conflitos de natureza distributiva, como aqueles que dizem respeito ao acesso a bens e serviços de saúde. O novo ordenamento institucional e normativo não eliminou as contradições atinentes à regulação de produtos, bens e serviços de saúde.

As tensões relacionadas com a necessidade de intervenção estatal sobre preços, quantidades ofertadas, acesso e uso não foram sanadas. Com o passar do tempo, muitos dos conflitos e tensões que inspiraram a criação das agências setoriais da saúde permanecem pautando a agenda pública. Questionamentos sobre a atuação dos órgãos reguladores se diversificaram e avolumaram.

No que concerne à ANS, problemas como consentimento e autorização pelas agências reguladoras das políticas de renúncia fiscal e postergação e parcelamento de dívidas tributárias somaram-se aos valores elevados dos reajustes dos preços das mensalidades e restrições de cobertura. Interrogações sobre normas que desconsideram singularidades ou similaridades entre as diferentes modalidades de empresa classificadas pela ANS foram acrescidas por iniciativas de estímulos à constituição de oligopólios setoriais.

Tabela 27.1 Vinculação institucional, ano de criação e orçamento de agências reguladoras em 2010 e 2022

| Órgão superior | Nome da agência | Ano de criação | Orçamento (em milhões R$) | | | Variação% Real |
			2011	2011 (corrigido pelo IPCA)	2022	
Ministério da Defesa/ Presidência da República	Agência Nacional de Aviação Civil – ANAC	2005	354	681,5	528,2	–22,5
Ministério de Minas e Energia	Agência Nacional de Energia Elétrica – ANEEL	1996	171,5	330,19	1.725,20	422,5
	Agência Nacional de Mineração – ANM	2017			389,2	
	Agência Nacional do Petróleo, Gás Natural e Biocombustíveis – ANP	1998	350,2	674,25	418	–38,0
Ministério da Saúde	Agência Nacional de Vigilância Sanitária – ANVISA	1999	583,2	1.122,80	826,1	–26,4
	Agência Nacional de Saúde Suplementar – ANS	2000	175,3	337,5	317,2	–6,0
Ministério dos Transportes	Agência Nacional de Transportes Terrestres – ANTT	2001	248	477,5	614,8	28,8
	Agência Nacional de Transportes Aquaviários – ANTAQ	2001	86,7	166,9	158,4	–5,1
Ministério das Comunicações	Agência Nacional de Telecomunicações – ANATEL	1997	361	695	612,6	–11,9
Ministério da Cultura	Agência Nacional do Cinema – ANCINE	2001	59,3	114,2	140,9	23,4
Ministério do Meio Ambiente	Agência Nacional de Águas e Saneamento Básico – ANA	2000	254,3	489,6	488,9	-0,1

Fonte: Ministério do Planejamento e Senado Federal. Portal do Orçamento, 2011; Painel do Orçamento Federal. Dotação Anual, 2022.

Quadro 27.4 Missão, visão e valores das agências reguladoras da saúde

	ANS	ANVISA
Missão	Promover a defesa do interesse público na assistência suplementar à saúde, regular as operadoras setoriais – inclusive quanto às suas relações com prestadores e consumidores – e contribuir para o desenvolvimento das ações de saúde no país	Promover e proteger a saúde da população e intervir nos riscos decorrentes da produção e do uso de produtos e serviços sujeitos à vigilância sanitária, em ação coordenada com os estados, os municípios e o Distrito Federal, de acordo com os princípios do SUS, para melhoria da qualidade de vida da população brasileira
Visão	Contribuir para construção de um setor de saúde suplementar, cujo principal interesse seja a produção da saúde e que: seja centrado no cidadão; realize ações de promoção da saúde e prevenção de doenças; observe os princípios de qualidade, integralidade e resolutividade; inclua todos os profissionais de saúde; respeite a participação da sociedade e esteja adequadamente articulado com o Ministério da Saúde	Ser legitimada pela sociedade como uma instituição integrante do SUS, ágil, moderna e transparente, de referência nacional e internacional na regulação e no controle sanitário
Valores	A ANS tem por valores institucionais a transparência dos atos, que são imparciais e éticos, o conhecimento como fonte da ação, o espírito de cooperação e o compromisso com os resultados	Ética e responsabilidade como agente público; capacidade de articulação e integração; excelência na gestão; conhecimento como fonte para a ação; transparência; responsabilização

Fonte: ANS e ANVISA, 2022.

Tabela 27.2 Número de servidores e previsão orçamentária da ANVISA e da ANS em 2010 e 2020

	ANVISA				ANS			
	Quadro de Pessoal				Quadro de Pessoal			
	2010	%	2020	%	2010	%	2020	%
Servidores de carreira	2.330	84,9	1.201	84,4	568	70,3	753	76,1
Servidores temporários	0	0			84	10,4	0	0
Cargo em comissão	415	15,1	222	36,6	156	19,3	237	23,9
Número total de servidores	2.745	100	1.423	121,0	808	100	990	100,0
	Orçamento (milhões R$)				Orçamento (milhões R$)			
Pessoal	292,2	45,42	605,9	50,1	101,1	50,1	193,2	63,3
Capital	18,2	2,82	6,74	7,2	14,5	7,2	17,5	5,7
Outras/custeio	333,0	51,75	112,8	42,7	86,1	42,7	91,9	30,1
Inversões financeiras							2,4	0,8
Total do orçamento	643,4	100	725,4	100	201,7	100	305	100

Fonte: Relatórios de Gestão e ANS, 2010 e 2020.

A desregulamentação nos processos de aquisição de empresas teve consequências inusitadas tanto em âmbito nacional como internacional, especialmente após a aprovação da Lei 13.097, em 2015, que permite a participação de capitais e estrangeiros em atividades assistenciais e planos de saúde. Empresas de capital nacional foram adquiridas por grupos estrangeiros que, após a aquisição, diversificaram as atividades das empresas. Estabelecimentos de diagnóstico passaram a comercializar assistência médica. Grupos hospitalares adquiriram empresas de planos de saúde.

Os marcos legais da vigilância sanitária delineam um enorme perímetro para monitoramento dos riscos envolvidos nos processos de produção e consumo de bens e na prestação de serviços de saúde. Dada a abrangência de sua jurisidição, a ANVISA concentrou uma multiplicidade de críticas. Apreciações negativas relativas à lentidão para aprovação de produtos se conjugaram, por exemplo, com alertas sobre a precariedade das condições dos estabelecimentos de saúde indígenas e prisionais.

A partir de 2020, a ANVISA tornou-se o epicentro das desconfianças sobre conflitos de interesse em relação à permissão ou ao consentimento de uso intensivo de agrotóxicos banidos em outros países e por sua hesitação na reprovação de produtos como o cigarro eletronônico. Farmácias e drogarias ampliaram seu espectro de ações mediante a oferta de vacinas e exames sem articulação com o SUS. Avaliações do desempenho das agências reguladoras da saúde evidenciam forte influência político-partidária na escolha de seus dirigentes e livre trânsito de ex-diretores no mercado regulado (porta giratória).

Considerando as especificidades dos objetos e a natureza da ação, a ANVISA e a ANS têm sido poupadas de muitas das censuras dirigidas às agências da infraestrutura. No âmbito da saúde, as avaliações negativas sobre o desempenho das agências têm sido calibradas pelas especificidades históricas e culturas institucionais próprias de ambos os órgãos e seus graus distintos de aproximação com as estruturas do Ministério da Saúde e secretarias de saúde.

As críticas às políticas regulatórias incluem desde a responsabilidade por patentes, registro e controle do acesso a medicamentos, barreiras de entrada no mercado de planos de saúde com coberturas pouco abrangentes, até a normatização sobre fusões e aquisições de empresas e entrada de capital e empresas estrangeiras. Enquanto as críticas das empresas reguladas têm se pautado por combater as regras voltadas para a intervenção estatal sobre preços e coberturas e simultaneamente reivindicar aportes públicos, as censuras das entidades de defesa do consumidor e da Saúde Coletiva se concentram na natureza privatizante das agências. Foram registradas denúncias mais ou menos intensas sobre a ocupação de cargos por executivos do mercado na ANS e o favorecimento dos interesses do mercado em ambas as instituições (veja o Boxe 27.2).

Críticas às agências regulatórias na área da saúde

Os desdobramentos teóricos da ciência econômica no estudo de situações em que predominam as chamadas "falhas de mercado", sem a devida contextualização dessas estruturas nos casos reais em que se inserem, não resultam em uma regulação que alinhe automaticamente interesses em torno das melhores condições de saúde. Os esforços para regular interfaces público-privadas extensas como as existentes em "mercados" de saúde precisam ir muito além das fronteiras formais dos cânones da ciência econômica.

Assim, apesar do reconhecimento da importância da ANVISA e da ANS na construção e elevação do patamar de conhecimentos e práticas regulatórias, existem lacunas e divergências teóricas e embates políticos que geram

---

Boxe 27.2 Críticas às agências regulatórias na área da saúde

Entre as críticas às agências, destacam-se: (1) uso de forma incompleta e até improvisada do "modelo"; (2) uso deficiente dos instrumentos de transparência e consulta pública; (3) risco de captura – baixo nível de autonomia e profissionalização; (4) nível de qualidade da regulação insuficiente; (5) uso do poder concedente pelas agências conferido por lei contradiz a Constituição de 1988; (6) insuficiência de instrumentos de controle social e de gestão; (7) falta de cooperação entre órgãos do Sistema Brasileiro de Defesa da Concorrência (SBDC)[1].

---

[1]SBDC: sistema formado pelos três órgãos encarregados da defesa da concorrência no país: a Secretaria de Acompanhamento Econômico (SEAE), do Ministério da Fazenda, a Secretaria de Direito Econômico (SDE), do Ministério da Justiça, e o Conselho Administrativo de Defesa Econômica (CADE), autarquia vinculada ao Ministério da Justiça. A SEAE e a SDE exercem função analítica e investigativa, sendo responsáveis pela instrução dos processos, ao passo que o CADE, como tribunal administrativo, é a instância judicante do sistema. As decisões do CADE não comportam revisão no âmbito do Poder Executivo, podendo ser revistas apenas pelo Poder Judiciário. A atuação dos órgãos de defesa da concorrência subdivide-se em três vertentes: (i) o controle de estruturas de mercado, via apreciação de fusões e aquisições entre empresas (atos de concentração), (ii) a repressão a condutas anticompetitivas, e (iii) a promoção ou "advocacia" da concorrência.

---

avaliações dissonantes sobre a natureza e a direcionalidade da regulação. A ênfase na defesa da concorrência e no estímulo a fusões e aquisições de empresas não resulta necessariamente na ampliação do acesso e utilização de bens e serviços de saúde. Uma regulação decididamente voltada para a resolução de problemas de saúde exige a construção sistemática de uma agenda interinstitucional que leve em conta o "complexo industrial", incluindo-se aí seus suportes financeiros e políticos.

O complexo industrial da saúde compreende não só prestadores de serviços, usuários e intermediários, mas todos os segmentos ligados à produção e comercialização de produtos e prestação de serviços, inclusive a mídia e todas as instituições vinculadas a inovação, ensino e pesquisa. Entende-se por regulação não apenas o conjunto de mecanismos e instrumentos legais que têm por finalidade o equilíbrio do mercado, mas sim a adequação entre as condições de oferta e de demanda, de modo a promover maiores acesso e resolutividade; a atuação das agências deve ter um alcance amplo e não limitado à defesa da concorrência ou à garantia das boas condições financeiras das empresas.

O debate sobre os encaixes e desencaixes das agências da saúde e demais agências reguladoras com a agenda de desenvolvimento social recrudesceu diante do esgotamento da agenda neoliberal. O retorno das teses sobre a relevância do Estado, em um contexto de crise mundial provocada por agentes do mercado financeiro, ensejou interrogações sobre a precariedade das instituições e instrumentos regulatórios. Nesse contexto, a noção "falhas de governo" adquiriu grande visibilidade. Os conceitos fundamentais para análise das falhas de governo são os de *rent seeking* ou "busca de rendas" e captura, que significam, respectivamente, a obtenção de rendas ou vantagens econômicas não derivadas do livre jogo do mercado, que geralmente resultam da manipulação de agentes governamentais do ambiente regulatório e na sujeição de legisladores e burocratas à cooptação de grupos de interesse (das atividades reguladas) comprometidos com a garantia de renda ou prestígio extraordinários.

O FUTURO DO MODELO AGÊNCIA REGULADORA

Agências que atuam sobre um setor vital deverão buscar formas práticas de reforçar seus controles, gerar e manter a legitimidade de sua atuação, determinar e garantir suas fronteiras jurisdicionais. A regulação, quando não gera ou preserva privilégios, produz regras e normas que imputam custos às unidades reguladas. Portanto, a atração entre regulados e reguladores deve ser evitada porque nem toda regulação é a favor do público. As agências podem assumir distintos estatutos jurídicos, desde sua participação na administração direta até um formato autárquico e independente.

Em 2019 foi aprovada a Lei 13.848, que abrange todas as agências federais, com base no Projeto de Lei 3.337/2004, buscando ampliar o controle social e estabelecer divisão de atribuições harmônica entre agências e ministérios, em uma tentativa de delimitar a "autonomia reforçada" de agências, que foram instituídas para exercer funções regulatórias, mas teriam estendido suas atividades ao âmbito administrativo. O aumento de tarifas de telefonia e energia elétrica, por exemplo, foi objeto de disputas logo após a criação da ANEEL e da ANATEL.

Definição da atuação das ouvidorias, regras para realização de consultas públicas, articulação entre as agências reguladoras e os órgãos de defesa da concorrência e limites para recondução para cargos diretivos estão previstos na legislação. Contudo, a relação das agências setoriais da saúde com órgãos executivos, como ministérios e secretarias, Ministério Público e Poder Judiciário não foi devidamente equacionada. O caminho a ser percorrido para aprimoramento da regulação das atividades direta e indiretamente relacionadas com a saúde suscita interrogações: ou se reconhece a incidência das normas regulamentadoras da ANVISA e da ANS sobre o complexo industrial da saúde e se decide sintonizar o papel das agências com o preceito constitucional de universalização do direito à saúde ou se afirma a tese de um sistema de saúde fragmentado e estratificado.

Os embates para garantia à saúde no Poder Judiciário, relacionados tanto com coberturas de planos e seguros privados de saúde como com medicamentos, bem como demandas das empresas reguladas ao questionar as regras das agências, sinalizam fragilidades importantes no atual modelo regulatório *vis-à-vis* a Constituição de 1988.

A ANVISA e a ANS terão de levar em conta a ampliação dos mecanismos de controle social e prestação de contas de suas instituições, bem como zelar pela qualidade e quantidade de seus quadros de servidores e dirigentes. A complexidade da regulação exige equacionar os desafios da inovação, elevação de custos, acesso e qualidade das ações e cuidados de saúde em contextos de emergências sanitárias e mudanças climáticas.

Referências

Blinken AJ, Becerra X. Strengthening global health security and reforming the international health regulations: making the world safer from future pandemics. JAMA 2021 Oct 5; 326(13):1255-6.

Brasil. Ministério da Fazenda, Secretaria de Acompanhamento Econômico, 2012. Central de Documentos. Disponível em: http://www.seae.fazenda.gov.br/central_documentos/glossarios/.

Brasil. Ministério da Administração Federal e Reforma do Estado. O Conselho de Reforma do Estado/Ministério da Administração Federal e Reforma do Estado. Brasília: MARE, 1977. (Cadernos MARE da reforma do estado; c.8).

Culyer AJ, Newhouse, JP. Handbook of Health Economics. Amsterdan: Elsevier Science, 2000.

Greenberg W. Competition in the health care sector: past, present, and future. Washington, DC: Beard Books, 2002.

Sandroni P. Dicionário de economia. São Paulo: Best Seller, 1999.

Teixeira A. Mercado e imperfeições de mercado: o caso da assistência suplementar. Caderno de Saúde Suplementar volume 1(2): Rio de Janeiro: ANS, 2001.

Varian HR. Microeconomia: princípios básicos. Rio de Janeiro: Campus, 2000.

28

Estratégias de Prevenção e Controle de Doenças, Agravos e Riscos – Campanhas, Programas, Vigilância Epidemiológica, Vigilância em Saúde e Vigilância da Saúde

Gerluce Alves Pontes da Silva • Maria Glória Teixeira
Maria da Conceição Nascimento Costa

INTRODUÇÃO

No campo da saúde, o conceito de prevenção (providência precoce, precaução), como utilizado atualmente, significa desenvolver ações para evitar a ocorrência de doenças, sua progressão, limitações e sequelas, incluindo a reabilitação destas últimas.

Inicialmente, as estratégias adotadas para operacionalizar as ações de prevenção baseavam-se, principalmente, no conhecimento do ciclo de transmissão das doenças infecciosas. Leavell & Clark (1976) ampliaram essa compreensão ao considerar a tríade ecológica no delineamento da história natural da doença, visto que, de acordo com esse modelo explicativo de ocorrência de doenças na população, o adoecimento é determinado pelo desequilíbrio dos processos interativos que envolvem o agente, o hospedeiro suscetível e o meio ambiente. Nessa concepção, antes do aparecimento da expressão clínica da doença – período pré-patogênico – além do agente etiológico específico, existem fatores preliminares que interagem, como constituição genética do hospedeiro, ambiente físico e características sociais e econômicas, que podem atuar como estímulos patogênicos. No curso desse processo, os sinais e sintomas da doença poderão não surgir ou se expressar como resultado das alterações bioquímicas, fisiológicas e histológicas próprias de cada doença (período patogênico) e, a seguir, poderão evoluir para convalescença e cura ou cronificação, invalidez e morte.

A partir desse modelo explicativo, Leavell & Clark (1976) propuseram três níveis de aplicação de medidas preventivas. A prevenção primária, que corresponde ao primeiro nível, deve ser aplicada no período pré-patogênico e se destina a proteger e/ou manter a saúde das populações por meio da instituição de barreiras ambientais ou proteção aos indivíduos, de modo a impedir que eles sofram a ação de agentes patogênicos. Isso significa que

as ações são destinadas à "promoção da saúde" mediante saneamento ambiental, educação em saúde, alimentação saudável, lazer e regras de convivência, especialmente para evitar violências, dentre outras medidas. Ademais, o desenvolvimento científico e tecnológico vem propiciando a ampliação do arsenal de vacinas e fármacos específicos, que possibilitam a prevenção de muitas doenças tanto no nível individual como coletivo. Todavia, como mesmo em sociedades com condições socioeconômicas e políticas favoráveis inexoravelmente ocorrem doenças, torna-se necessária a adoção de outro tipo de enfrentamento. Este é realizado por meio de diagnóstico precoce, pronto atendimento e redução de sequelas, danos e óbitos (prevenção secundária). Por sua vez, na prevenção terciária buscam-se a reabilitação de sequelas e a recuperação de capacidades física e mental no intuito de melhorar a qualidade de vida dos indivíduos.

Assim, ao tomarem a história natural da doença como modelo explicativo do processo saúde-doença, assumindo a teoria da multicausalidade, os níveis de prevenção apresentados por Leavell & Clark ampliaram o escopo de atuação da Saúde Pública para além das doenças transmissíveis, que anteriormente enfocava apenas a biologia humana e se restringia, quase que exclusivamente, às campanhas sanitárias oriundas da estratégia da polícia médica. A principal crítica ao modelo da História Natural da Doença refere-se à não consideração de determinantes sociais, econômicos e políticos no processo saúde-doença, ou seja, dos efeitos das condições de vida e trabalho e da inserção dos indivíduos na sociedade para determinação da situação de saúde das populações (Buss, 2003).

Quanto ao controle, o termo pode ser entendido, segundo Waldman (2000), em uma perspectiva que compreende desde um conjunto de atividades destinadas a reduzir a incidência e a prevalência de uma doença ou agravo até

Capítulo 28 • Estratégias de Prevenção e Controle de Doenças, Agravos e Riscos

o ponto em que estes deixem de se constituir em um problema de Saúde Pública até esforços e intervenções integrados para prevenir, diagnosticar ou tratar um agravo à saúde precocemente e limitar seus danos. Entre os instrumentos empregados com essa finalidade, podem ser citados tecnologias médicas (vacinas e antibióticos, entre outras), atividades de vigilância e normas e regulamentos que fundamentam a ação da fiscalização sanitária.

As concepções, o planejamento e a estruturação da rede de serviços de saúde do Brasil responsável pelo desenvolvimento de ações e atividades voltadas para prevenção e controle de problemas de saúde, que se expressam na rotina desses serviços em doenças, agravos e riscos, têm sido modificados ao longo do tempo. Essas alterações ocorrem não só em função do estágio do conhecimento técnico-científico vigente, mas também devido a concepções e escolhas que, em última instância, são influenciadas pelos processos políticos sociais. Evidentemente, nos períodos de governos autoritários, o modelo de Saúde Pública mimetizava práticas autoritárias, verticais, dominadas pela centralização das decisões. Atualmente, embora ainda haja reflexo desses períodos, o sistema de saúde encontra-se sob maior influência dos princípios republicanos. Visando oferecer ao leitor um panorama sintético das concepções e modelos de organização que permeiam esse campo de atuação do sistema de saúde, apresentamos a seguir linhas gerais das principais estratégias adotadas.

CAMPANHAS SANITÁRIAS

No início do século XX, sob a influência de um processo vigente em países capitalistas avançados, o saber médico sanitário no Brasil passou a questionar os saberes tradicionais, baseados na teoria dos miasmas, e adotou os saberes experimentais fundamentados pela bacteriologia e microbiologia. As ações de controle de doenças tomaram como base um modelo técnico-assistencial do tipo campanhista-policial que valorizava a contaminação como causa geral e usava como instrumentos de ação a engenharia, a polícia médica e a campanha sanitária verticalmente administrada (Merhy, 1992). Assim, foram deixadas de lado medidas ligadas às condições sociais determinantes das doenças coletivas do modelo sanitarista campanhista do final do século XIX, produzido historicamente pelos médicos sanitaristas (Luz, 1982). Por exemplo, para combater as epidemias de febre amarela, peste bubônica e varíola foram utilizadas vacinação obrigatória, desinfecção de áreas públicas e domicílios e outras ações de normatização do espaço urbano (Costa, 1985).

Ao assumir a Diretoria de Saúde Pública, em 1903, a prioridade de Oswaldo Cruz foi o combate à febre amarela, e para tanto teve de vencer a resistência das camadas populares urbanas e de setores da classe dominante, além de neutralizar a oposição do saber médico acadêmico, que não acreditava no método adotado, baseado no controle de vetores, e não concordava com a privação da liberdade de ir e vir dos doentes (Costa, 1985) (Boxe 28.1). Posteriormente teve início o combate à epidemia de peste, voltando Oswaldo Cruz a ser alvo de oposição e

---

Boxe 28.1 As campanhas sanitárias contra a febre amarela no início do século XX

"Oswaldo Cruz [em 1903] [...] estruturou a campanha contra a febre amarela em moldes militares, dividindo a cidade em dez distritos sanitários, cada qual chefiado por um delegado de saúde. [...] A polícia sanitária adotava medidas rigorosas para o combate ao mal amarílico, inclusive multando e intimando proprietários de imóveis insalubres a demoli-los ou reformá-los. As brigadas mata-mosquitos percorriam a cidade, limpando calhas e telhados, exigindo providências para proteção de caixas d'água, colocando petróleo em ralos e bueiros e acabando com depósitos de larvas e mosquitos. Nas áreas de foco, expurgavam as casas, pela queima de enxofre e piretro, e providenciavam o isolamento domiciliar dos doentes ou sua remoção para o Hospital São Sebastião. [...] Numa época em que ainda se acreditava que a maior parte das doenças era provocada pelos ares pestilenciais, a ideia de se pagar a rapagões para caçar mosquitos, como dizia uma revista de então, só poderia provocar o riso. O jovem pesquisador bem que tentou alterar a opinião pública, fazendo publicar seus Conselhos ao Povo, uma série de folhetos educativos. Mas enfrentava a oposição de grande parte da classe médica, que não acreditava na teoria de Finlay. Oswaldo Cruz não foi poupado: charges diárias na imprensa, canções com letras maliciosas, quadrinhas... Mas o riso logo se transformou em indignação, devido ao rigor com que eram aplicadas as medidas sanitárias, especialmente a remoção dos doentes e a entrada nas casas para o expurgo, mesmo sem autorização dos proprietários" (Brasil, 2004: 16-7).

---

dos mais variados antagonismos em virtude de essa campanha, do mesmo modo que a anterior, também atuar com o enquadramento do espaço urbano. Outra campanha sob a direção desse sanitarista foi a de combate à varíola, cenário da chamada "Revolta da Vacina", movimento popular contra a vacinação obrigatória que ocorreu em 2004 no Rio de Janeiro.

Em 1930 foi criado o Ministério dos Negócios da Educação e Saúde Pública, que priorizou, inicialmente, os problemas educacionais, e com isso as práticas das campanhas sanitárias foram desmobilizadas, com exceção das atividades de combate à febre amarela, organizadas em todo território nacional, a partir de 1931, pela Fundação Rockefeller (Costa, 1985). As campanhas sanitárias foram retomadas a partir de 1935 e se constituíram no elemento central da institucionalização das ações de Saúde Pública no Brasil, como ações coordenadas centralmente, à maneira militar (Braga & Paula, 1981). Esse modelo predominou até o final dos anos 1960, ocorrendo, no entanto, progressivamente, maior incorporação do componente de educação e comunicação.

As campanhas foram conduzidas em nível nacional por vários órgãos subordinados ao Governo Federal, como o DNERu (Departamento Nacional de Endemias Rurais), criado em 1956 com o objetivo de eliminar as endemias rurais e que ao final de 1960 era responsável por 13 campanhas sanitárias; as Campanhas de Erradicação da Malária (CEM) e da Varíola (CEV), criadas na década de 1960 com grau acentuado de autonomia e suporte de recursos externos; além de organismos com legislação especial e administração própria, como as Campanhas Nacionais de Tuberculose e de Lepra. Em 1970, a partir da agregação do DNERu, da CEM e da CEV, foi criada a Superintendência de Campanhas de Saúde Pública (Sucam), responsável pelo controle ou erradicação das chamadas grandes endemias no Brasil: doença de Chagas, malária, esquistossomose, febre amarela, filariose, tracoma, peste, bócio endêmico e leishmaniose. Esse órgão herdou a estrutura centralizada e verticalizada dos serviços que lhe deram origem, sendo seus programas executados paralelamente às outras atividades de Saúde Pública, assistenciais e preventivas, das instituições federais, estaduais e municipais.

Na atualidade, o termo *campanha* vem sendo empregado para designar estratégias de reforço de algumas ações com período bem definido e utilizando as estruturas dos sistemas de saúde, como a campanha de vacinação contra influenza.

PROGRAMAS

Programas podem ser entendidos como processos complexos de organização de práticas voltados para objetivos específicos, contemplando tanto propostas direcionadas para grandes objetivos – envolvendo instituições, serviços e profissionais diversos – como atividades desenvolvidas em serviços de saúde para prestar um dado tipo de atendimento a uma clientela específica (Novaes, 2000). Em documentos sobre avaliação de programas em saúde, considera-se "programa" qualquer ação organizada para enfrentamento de uma dada situação, como as intervenções em serviços, esforços de mobilização comunitária, sistemas de vigilância, atividades para implementação de políticas, investigação de surtos, diagnósticos laboratoriais, campanhas de comunicação, projetos de construção de infraestrutura, treinamentos e sistemas administrativos, entre outros (CDC, 1999).

Torna-se necessário, portanto, explicitar que no presente texto entende-se por programa a noção apresentada pelo autor Mario Testa: *um ordenamento de recursos que têm um destino específico, com um objetivo prefixado e sob uma condução normativa – ocasionalmente também administrativa – única* (Testa, 1995: 74), ou seja, programa como um conjunto de recursos destinados a alcançar um objetivo claramente definido.

No Brasil, a organização dos serviços de Saúde Pública ocorreu, historicamente, por meio da institucionalização de programas verticais, também denominados "programas especiais", devido à prioridade atribuída a grupos populacionais (p. ex., criança, mulher) ou agravos específicos (tuberculose, hanseníase, doença de Chagas, esquistossomose, entre outros) (Teixeira & Paim, 1990). Esses programas tinham seus próprios instrumentos de coleta de dados, programação elaborada separadamente e metas que variavam da erradicação à prestação de assistência, e não levavam em consideração o perfil epidemiológico dos estados, municípios e regiões. Além disso, eram estruturados nas secretarias de saúde por meio de coordenações isoladas das demais equipes e, nas unidades de saúde, com responsáveis e especialistas próprios. O financiamento das ações se dava por meio de outros órgãos, principalmente o Ministério da Saúde, com base em uma gestão "administrativa convenial". Os programas

que tinham como objeto as chamadas "endemias" (doença de Chagas, malária, peste, esquistossomose, tracoma, leishmanioses) eram da responsabilidade de instituições federais (Sucam e posteriormente a Fundação Nacional de Saúde) com pouca integração de ações com a rede de serviços de saúde das secretarias estaduais e municipais (Silva, 1997).

A partir da 8ª Conferência Nacional de Saúde, em 1986, tornaram-se necessárias a reflexão sobre as experiências vividas e a discussão quanto ao modo de inserção desses programas na rede de serviços de saúde, considerando as mudanças decorrentes do processo de Reforma Sanitária e da implantação do Sistema Único de Saúde. Buscava-se a compatibilização dos Programas Especiais com a construção de um modelo assistencial baseado no princípio da integralidade da atenção (Teixeira & Paim, 1990).

Em 1999, a portaria que regulamentou o processo de descentralização das ações de vigilância e controle de doenças (Brasil, 1999) estabeleceu o repasse de recursos do Fundo Nacional de Saúde diretamente para os fundos estaduais e municipais, o que promoveu maior integração das ações dos programas aos sistemas de saúde estaduais e municipais.

A atualização das normas da vigilância em saúde, em 2009, define como componentes do Sistema Nacional de Vigilância em Saúde os programas de prevenção e controle de doenças de relevância em Saúde Pública, incluindo o Programa Nacional de Imunizações (Brasil, 2009). Apesar de o Ministério da Saúde ficar responsável pela normatização técnica e a coordenação nacional dos programas, destaca-se a importância da definição de estratégias de integração com a assistência à saúde e, em especial, com a Atenção Primária em Saúde. No entanto, estudos sobre o tema referem obstáculos para execução na atenção primária das ações historicamente desenvolvidas no país por meio de programas especiais, apontando para a falta de estrutura dos municípios para assumir as novas funções (Muniz *et al.*, 2005; Silva, 2006).

A Política Nacional de Vigilância em Saúde, aprovada por meio da Resolução 588 do Conselho Nacional de Saúde, de 12 de julho de 2018, estabeleceu que os programas estratégicos nacionais, estaduais e municipais voltados para a atuação da vigilância em saúde ficariam sob a gestão do nível de governo correspondente (Brasil, 2018).

São diversas as possibilidades de organização dos programas na atualidade; por isso, para análise de cada um deles devem ser explicitados seus componentes, suas ações programáticas e resultados esperados. Como exemplo, apresentamos o modelo lógico do programa de controle de dengue (Figura 28.1).

VIGILÂNCIA EPIDEMIOLÓGICA

No Estado Moderno, a Saúde Pública tem como propósitos promover e proteger a saúde da população, prevenir doenças específicas e controlar problemas de saúde que ocorrem nas coletividades. Esses problemas são identificados mediante observação, coleta e análise sistemática de dados sobre eventos relacionados com a saúde, ou seja, "vigiando" o que acontece na população no que diz

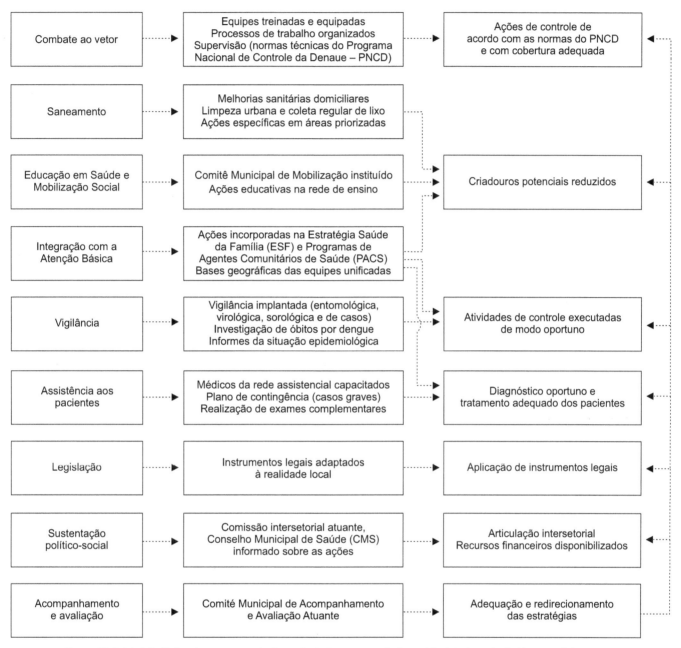

Figura 28.1 Modelo lógico do programa de Controle da Dengue no nível municipal. (Adaptada de Pimenta Júnior, 2005.)

respeito à sua saúde. Nesse sentido, o termo *vigilância*, quando aplicado para uma doença, significa:

[...] observação contínua da distribuição e tendência da incidência da doença, mediante a coleta sistemática, consolidação e avaliação dos informes de morbidade e mortalidade, assim como de outros dados relevantes. Fazendo parte do conceito também está "a regular disseminação dos dados e interpretações para todos que contribuíram na sua coleta e necessitem conhecê-los" (Langmuir, 1963: 182-3).

É fato que as antigas civilizações já conferiam importância às doenças e agravos que se apresentavam com grande magnitude e gravidade nas populações. Tem-se referência de que desde o século XIV dados de morbidade e mortalidade já eram utilizados para orientar as ações de Saúde Pública na Europa e que, possivelmente, a primeira lista de doenças sujeitas à quarentena tenha sido instituída em Veneza, em 1377 (Rosen, 1994). Um dos primeiros relatos de vigilância apoiada em registros sistemáticos de dados ocorreu durante a epidemia de peste do século XVII, quando os padres de Londres passaram a anotar o número diário de óbitos por essa causa, e esses registros se constituíam em relatórios de mortalidade que orientavam a adoção de ações para contenção daquela epidemia (Declich & Carter, 1994). No final do século seguinte, a denominada Polícia Médica na Alemanha passou a realizar análise sistemática de problemas de saúde, visando a seu enfrentamento (Declich & Carter, 1994), e nos EUA foi instituída a notificação de doenças contagiosas (varíola, febre amarela e cólera) (Thacker & Berkelman, 1988).

Já a vigilância tal como concebida nos dias atuais foi desenvolvida no século XIX por William Farr (1807-1883), reconhecido como seu fundador por ter sido pioneiro em realizar coleta sistemática, análise e disseminação de informações sobre a ocorrência de doenças e óbitos na população da Inglaterra, as quais subsidiavam as políticas públicas de saúde e saneamento (Langmuir, 1976). Até 1950, o termo *vigilância* vinha sendo utilizado para definir a função de observar indivíduos com doenças infecciosas (peste, varíola, tifo e sífilis) e seus contatos, visando à adoção de medidas de isolamento ou quarentena (Boxe 28.2), caso viessem a desenvolver sinais e sintomas da doença (Langmuir, 1971). Naquela década, o Chefe do Setor de Epidemiologia do Centro de Doenças Transmissíveis (atualmente denominado Centro de Controle e Prevenção de Doenças – CDC) ampliou o conceito de vigilância, considerando-a como o monitoramento da ocorrência de doenças em populações (Declich & Carter, 1994; Thacker & Gregg, 1996). Nessa concepção (Langmuir, 1976), vigilância e intervenção atuavam separadamente, pois à primeira não era atribuída a função de desenvolver atividades de controle, devendo apenas analisar os dados coletados e indicar as intervenções pertinentes. Na antiga Tchecoslováquia, em 1960, Karel Raska incorporou o termo *epidemiológica* à vigilância (Raska, 1964) e, em 1965, a Organização Mundial da Saúde (OMS) criou sua Divisão de Doenças Transmissíveis, sendo uma das unidades dessa estrutura denominada Vigilância Epidemiológica, que teve Raska como seu primeiro dirigente. Na 21ª Assembleia da OMS, em 1968, foi proposta a criação do sistema global de vigilância de doenças transmissíveis e discutida a necessidade de criação de sistemas nacionais de vigilância epidemiológica (VE). A partir de então, essa expressão passou a ser internacionalmente divulgada (Declich & Carter, 1994), adotando-se a definição de Raska (1966):

> Vigilância significa estudo epidemiológico de uma doença como um processo dinâmico que abrange a ecologia do agente, o hospedeiro, os reservatórios e os vetores, assim como os complexos mecanismos que intervêm na propagação da infecção e a extensão com que essa disseminação ocorre.

Nos países de desenvolvimento dependente, esses sistemas centrados nas doenças infecciosas associaram-se às propostas para melhoria do desempenho do Programa Ampliado de Imunização, vinculando-se a vigilância a ações de controle (Raska, 1966). Ademais, estimularam-se os organismos de vigilância, a depender das condições de estruturação e desenvolvimento dos serviços de saúde, a assumir ou participar das atividades de controle (Barata, 1993).

Os sistemas nacionais de VE foram gradativamente sendo implantados, passando a se constituir em uma das principais estratégias da Saúde Pública, por meio da coleta, acompanhamento e análise sistemática de dados de um elenco de doenças transmissíveis predefinidas. Trata-se de um *monitoramento*, termo utilizado em vários campos do conhecimento com significados diversos, como acompanhar e avaliar, controlar mediante acompanhamento, olhar atentamente, observar ou controlar com um propósito especial. No caso da VE, o principal propósito é orientar as intervenções necessárias para prevenção, controle, eliminação ou erradicação de doenças (Waldman, 1998; Teixeira *et al.*, 2002).

A definição de VE assumida pela Lei Orgânica de Saúde incorpora os fatores determinantes e condicionantes da saúde e ultrapassa a doença enquanto evento tomado como objeto (Brasil, 1990). Ressalte-se, contudo, que apenas a partir do ano 2000, os órgãos responsáveis por essas ações no Brasil passaram a concentrar esforços na vigilância das doenças e agravos não transmissíveis (Malta *et al.*, 2006).

Vigilância em saúde e vigilância da saúde

Na literatura de língua inglesa, a partir da década de 1990, observa-se a substituição da expressão *vigilância epidemiológica* por *vigilância em saúde* (*health surveillance*), *vigilância em Saúde Pública* (*public health surveillance*) ou *vigilância* (*surveillance*) sem adjetivos (Silva & Vieira-da-Silva, 2008). A concepção subjacente ao termo *vigilância* é a apresentada por Langmuir (1963), ou seja, coleta sistemática, análise e interpretação de dados de saúde essenciais para a prática de Saúde Pública, integradas com a oportuna disseminação da informação para intervenção/ação, não incorporando as medidas de controle, apesar da vinculação clara a uma intervenção, a um programa de saúde pública (Boxe 28.3). Ressalte-se que em países da Europa, Ásia e América Latina, inclusive no Brasil, apesar do uso cada vez mais frequente da expressão *vigilância em saúde*, continua sendo comum o uso da expressão *vigilância epidemiológica*.

Boxe 28.2 Quarentena

Restrição das atividades de pessoas sãs que tenham estado expostas a uma doença transmissível durante seu período de incubação para prevenir a disseminação da doença durante o período de incubação:

a. **Quarentena completa ou absoluta:** o cerceamento da liberdade de movimento de pessoas ou animais domésticos sãos que se tenham exposto ao contágio de uma doença transmissível, por prazo que não deve ultrapassar o período máximo de incubação habitual da doença, de maneira a evitar seu contato com indivíduos que não se expuseram a tal contágio.

b. **Quarentena modificada:** a restrição seletiva e parcial da liberdade de movimento de pessoas ou animais domésticos, geralmente na base de diferenças, conhecidas ou presumidas, de suscetibilidade e relacionada com o perigo de transmissão da doença. Pode ser aplicada para enfrentar situações especiais. Como exemplos, citem-se o afastamento de crianças da escola ou a isenção, para pessoas imunes, das restrições que se impõem a indivíduos suscetíveis, ou o confinamento de militares em seus acampamentos ou quartéis. Inclui a vigilância pessoal, que é a observação rigorosa, médica ou de outra natureza, dos contatos, a fim de facilitar o pronto diagnóstico da infecção ou doença, porém sem restringir a liberdade de movimento, e a segregação, que é a separação, para consideração, vigilância ou observação especial, de parte de um grupo de pessoas ou animais domésticos dos demais membros do grupo. A remoção de crianças suscetíveis para residência de pessoas imunes ou o estabelecimento de cordões sanitários para proteger indivíduos sãos do contato com grupos infectados constituem exemplos de segregação (OPAS, 1983).

Boxe 28.3 Definições utilizadas por organismos internacionais

(Surveillance) tracking and forecasting health events and determinants through the collection, analysis and reporting of data—is the backbone of a strong public health system. Surveillance makes it possible to: identify threats to public health, such as disease outbreaks; respond quickly to threats by deploying resources effectively; create practical, evidence-based policies and programs; and meet Canada's international public health obligations (Public Health Agency of Canada, 2022).

Public health surveillance is the continuous and systematic collection, orderly consolidation and evaluation of pertinent data with prompt dissemination of results to those who need to know, particularly those who are in a position to take action. Effective disease control programmes rely on effective surveillance and response systems. Strengthening disease surveillance capacity makes countries better identify disease prevention priorities, plan for the best possible health of their populations, sensitize beneficiaries, focus evidence based interventions that work and monitor the trends to show impact as well as to detect issues to address (WHO, 2022).

No Brasil, nos anos 1990, surgem propostas denominadas "vigilância em saúde", que partem de abordagens teóricas distintas. No mesmo período, as expressões *vigilância à saúde* e *vigilância da saúde* foram utilizadas por secretarias estaduais e municipais para designar unidades responsáveis por atividades de vigilância epidemiológica, vigilância sanitária e de saúde do trabalhador, unificadas no mesmo setor após reformas administrativas.

Há uma variação importante sobre a que conteúdo e a que âmbito de atuação o termo vigilância se refere, e são encontradas grafias distintas, a depender do autor e/ou do texto: vigilância da saúde, vigilância à saúde, vigilância em saúde e vigilância em Saúde Pública. Diante de tal profusão terminológica e da polissemia, presente tanto em textos acadêmicos como em documentos oficiais, são necessários esclarecimentos a respeito.

Em revisão da literatura, Silva & Vieira-da-Silva (2008) identificaram que o emprego das expressões *vigilância/vigilância da saúde/vigilância à saúde/vigilância em saúde* estava relacionado com a noção subjacente de um modo tecnológico de organização das práticas de saúde em diversos artigos. Em outros, o entendimento era de vigilância como uma prática de Saúde Pública, mais presente entre aqueles textos que adotaram vigilância sem adjetivação. Com base na revisão realizada, as autoras apresentam "tipos ideais" de arranjos tecnológicos das práticas de vigilância em sistemas locais de saúde (Quadro 28.1).

Vigilância em saúde pública

Corresponde ao componente municipal do Sistema Nacional de Vigilância em Saúde. São incorporadas ao conteúdo da vigilância as ações de prevenção e controle, além da coleta, consolidação, análise, interpretação e disseminação de dados e informações, tomando como referência Silva Júnior (2004), pois foi assim que essas práticas foram historicamente constituídas no Brasil, apesar de não ser o modelo adotado em outros países. As práticas de vigilância sanitária, seguindo outros autores (Waldman, 1998; Silva Júnior, 2004), não foram consideradas integrantes da vigilância em Saúde Pública por terem como núcleo central atividades voltadas para regulação, controle e fiscalização sanitárias, ações sobre a produção, distribuição e consumo de produtos e serviços passíveis de se tornarem nocivos à saúde, e não, propriamente, a vigilância de eventos relacionados com a saúde.

Vigilância da saúde

Compreendida como uma dada organização tecnológica do trabalho em saúde, um modo tecnológico caracterizado por práticas sanitárias que tomam por objeto problemas de saúde selecionados para enfrentamento contínuo, articulando um conjunto de ações (Paim, 2003). Fundamentada nas teorias dos Determinantes Sociais da Saúde, essa estratégia toma como horizonte a promoção da saúde, apontando para melhoria das condições de vida e saúde de grupos populacionais de dado território. Propõe ainda a articulação das tecnologias do saber epidemiológico e do planejamento para seleção de problemas a serem trabalhados de maneira contínua no território e considera diversos níveis de atuação (causas, riscos e danos) para enfrentamento desses problemas. Tem por perspectiva o deslocamento da ênfase nos danos para os riscos e causas e busca a superação da dicotomia entre as chamadas práticas coletivas e as práticas individuais de saúde, além de propor a articulação de ações intersetoriais. Nessa concepção, a vigilância em Saúde Pública e a vigilância sanitária, como outras práticas médico-sanitárias, seriam tecnologias a serem utilizadas a depender do problema a ser enfrentado.

Segundo Silva & Vieira-da-Silva (2008), a vigilância em Saúde Pública corresponde a uma vertente modernizadora da vigilância epidemiológica tradicional, com ampliação de seu objeto. Trata-se de uma tecnologia empregada em Saúde Pública/Saúde Coletiva para subsidiar a tomada de decisão sobre a adoção de medidas de prevenção e controle de eventos relacionados com a saúde (riscos e danos) ou recomendar ações de promoção da saúde. A vigilância da saúde, por outro lado, estaria relacionada com os estudos sobre os determinantes sociais da doença e representa um modo tecnológico de organização das práticas de saúde, com a incorporação de um conjunto de ações para enfrentamento de problemas selecionados em dado território.

O espaço de conformação das práticas de vigilância é dado pelas condições concretas de cada país, que estabelecem os limites e possibilidades entre a regulação exercida pelo nível central do sistema e o grau de autonomia e responsabilidade do nível local. No Brasil, o modelo adotado (Brasil, 1999, 2004, 2009) manteve no nível nacional as atribuições de coordenar as ações que exigiriam simultaneidade nacional ou regional, a normatização técnica, a coordenação dos sistemas de informação e o fornecimento de insumos estratégicos. De certo modo, a organização assumida parece se configurar, como proposto por Waldman (1998), em dois subsistemas, *o subsistema de informações para agilização das ações de controle*, situado nos

Quadro 28.1 Dimensões, critérios e padrões de tipos ideais de arranjos tecnológicos de práticas de vigilância em sistemas locais de saúde

Dimensões	Critérios	Vigilância da saúde	Vigilância em Saúde Pública
Agente das práticas	Agentes envolvidos e posição no sistema de saúde	Equipe de saúde municipal Presença de colegiado para coordenar a ação intersetorial	Equipe específica no nível central coordenando as ações e executando as de maior complexidade Equipes da rede básica executando ações de vigilância normatizadas
Objeto de trabalho	Questões que o conjunto das atividades toma como relevantes	Problemas de saúde de grupos populacionais que exigem atenção e acompanhamento contínuos em um território determinado	Problemas de saúde selecionados como prioritários pelo nível federal do Sistema Nacional de Vigilância em Saúde Doenças e agravos priorizados no nível municipal
Meios de trabalho	Tecnologias utilizadas no trabalho	Saberes da epidemiologia, clínica, ciências sociais e geografia Gerência que utiliza como ferramenta o Planejamento e Programação Local em Saúde (PPLS) Tomada de decisão no nível local e estruturação de operações para o enfrentamento dos problemas	Saber epidemiológico embasando a análise da situação dos eventos relacionados com a saúde sob vigilância Tecnologias sanitárias a partir da adequação à realidade local das bases técnicas dos programas elaboradas pelo nível federal
Ações implantadas	Ações de promoção da saúde	Políticas públicas voltadas para promoção da saúde Uso de tecnologias de comunicação social para incrementar o poder técnico e político das comunidades	Recomendação do desenho de políticas públicas voltadas para promoção da saúde Uso de tecnologias de comunicação para promover mudança de hábitos não saudáveis
	Vigilância de riscos à saúde e de danos	Monitoramento da situação de saúde local para identificar os problemas de enfrentamento contínuo	Gerenciamento dos sistemas oficiais de informação epidemiológica no âmbito municipal Elaboração de análises epidemiológicas Uso de ferramentas para integração das vigilâncias de riscos e danos
	Controle de riscos e de danos	Integração entre as ações de prevenção, controle e recuperação para os problemas de enfrentamento contínuo Ações programáticas de acordo com os problemas selecionados Ações intersetoriais com orçamento e plano comum	Ações programáticas para prevenção e/ou controle de riscos e danos priorizados Ações de educação e mobilização social no território de abrangência das unidades básicas com a atuação das equipes da ESF Equipe das unidades da rede básica realizando ações de acordo com seu nível de complexidade Realiza diagnóstico laboratorial para os casos priorizados Ações intersetoriais com foco na prevenção e no controle dos agravos sob vigilância
Produtos	Produtos esperados das práticas de vigilância	Redução da magnitude dos problemas selecionados para enfrentamento contínuo Incremento do poder técnico e político das comunidades e dos indivíduos	Elaboração e divulgação de relatórios com a situação epidemiológica de eventos sob vigilância Recomendações e/ou adoção de medidas para redução da magnitude dos eventos sob vigilância Recomendações de ações de promoção da saúde
Relações sociais	Relações técnicas e no trabalho	Equipe municipal com elevada capacidade técnica e com espaço de negociação para definição das formas de intervenção (setorial e intersetorial) Diretrizes gerais definidas de maneira democrática e presença de autonomia nos diversos níveis do sistema de saúde para adaptação das normas	Poder normativo e de coordenação do nível federal, com adaptação das normas à realidade local Técnicos da vigilância estabelecendo acordos e articulando ações junto às diversas áreas da secretaria municipal de saúde, equipes da rede básica e com os demais setores da administração municipal

sistemas locais de saúde, e *o subsistema de inteligência epidemiológica*, situado no nível nacional, que teria como objetivos a elaboração das bases técnicas dos programas de controle e a identificação de lacunas no conhecimento científico e tecnológico. No entanto, nos municípios, parecia não haver articulação entre a vigilância e as áreas de planejamento e avaliação de programas para elaboração das normas técnicas de uso local e, em geral, adotou-se um formato em que, a partir de uma mesma estrutura (pessoal, equipamentos), se faz a vigilância e se responde com ações em relação a diversos agravos (Silva & Vieira-da-Silva, 2008).

Em 2018 foi instituída a Política Nacional de Vigilância em Saúde, assumindo Vigilância em Saúde como:

> [...] o processo contínuo e sistemático de coleta, consolidação, análise de dados e disseminação de informações sobre eventos relacionados à saúde, visando o planejamento e a implementação de medidas de saúde pública, incluindo a regulação, intervenção e atuação em condicionantes e determinantes da saúde, para a proteção e promoção da saúde da população, prevenção e controle de riscos, agravos e doenças (Brasil, 2018).

Há uma proposta de ampliação do escopo da vigilância em saúde que preconiza sua inserção junto à Rede de Atenção à Saúde, considerando os diferentes níveis de complexidade, tendo como centro ordenador a Atenção Primária em Saúde (Brasil, 2018). Com isso, pode-se considerar que elementos do modo tecnológico (Boxe 28.4) da vigilância da saúde (Teixeira, Paim & Vilasbôas, 1998) foram incorporados às normas vigentes.

Torna-se necessário, no entanto, investigar se essa proposta vem sendo implementada em situações concretas ou, caso contrário, identificar os obstáculos para conformação de novos arranjos tecnológicos da vigilância nos sistemas locais de saúde que, além da prevenção e controle de doenças, contribuam para promoção da saúde.

Boxe 28.4 Modo tecnológico de intervenção em saúde e modelo assistencial de saúde (Paim, 2009: 168)

Modelos de atenção à saúde ou "modelos assistenciais" podem ser definidos genericamente como combinações de tecnologias (materiais e não materiais) utilizadas nas intervenções sobre problemas e necessidades sociais de saúde. Modelo, nessa concepção, não é padrão, não é exemplo, não é burocracia, nem é organização de serviços de saúde. [...] Modelo é uma "razão de ser" – uma racionalidade; uma espécie de "lógica" que orienta a ação.

Modelo de atenção é, portanto, um dado modo de combinar técnicas e tecnologias para intervir sobre problemas de saúde (danos e/ou riscos) e atender às necessidades de saúde individuais e coletivas; é uma maneira de organizar os "meios de trabalho" (saberes e instrumentos) utilizados nas práticas ou processos de trabalho em saúde. Aponta como melhor integrar os meios técnico-científicos existentes para resolver problemas de saúde individuais e/ou coletivos. Corresponde à "dimensão técnica" das práticas de saúde; incorpora uma "lógica" que orienta as intervenções técnicas sobre problemas e necessidades de saúde. Para contornar a polissemia que envolve o termo *modelo*, talvez seja mais apropriado recorrer à expressão *modos tecnológicos de intervenção em saúde*.

Referências

Barata RB. Reorientação das práticas de vigilância epidemiológica. In: Anais do Seminário Nacional de Vigilância Epidemiológica 1993. Brasília: FNS, Cenepi, 1993.

Braga JC, Paula SG. Saúde e previdência: estudos de política social. São Paulo: CEBES-Hucitec, 1981. 226p.

Brasil. Portaria 1399, de 15 de dezembro de 1999. Regulamenta a NOB SUS 01/96 no que se refere às competências da União, estados, municípios e Distrito Federal, na área de Epidemiologia e Controle de Doenças, define a sistemática de financiamento e dá outras providências. Diário Oficial da União, Brasília, 16 dez. 1999:21. Seção 1.

Brasil. Portaria 1.172, de 15 de junho de 2004. Regulamenta a NOB SUS 01/96 no que se refere às competências da União, Estados, Municípios e Distrito Federal, na área de Vigilância em Saúde, define a sistemática de financiamento e dá outras providências. Diário Oficial da União, Brasília, 17 jun. 2004:58. Seção 1.

Brasil. Fundação Nacional de Saúde. 100 anos de Saúde Pública: a visão da Funasa/Fundação Nacional de Saúde. Brasília: Fundação Nacional de Saúde, 2004:232.

Brasil. Portaria 3.252, de 22 de dezembro de 2009. Aprova as diretrizes para execução e financiamento das ações de Vigilância em Saúde pela União, Estados, Distrito Federal e Municípios e dá outras providências. Diário Oficial da União, Brasília, 23 dez. 2009:23. Seção 1.

Brasil. Ministério da Saúde. Conselho Nacional de Saúde. Resolução MS/CNS 588, de 12 de julho de 2018. Fica instituída a Política Nacional de Vigilância em Saúde (PNVS), aprovada por meio desta resolução. Diário Oficial da República Federativa do Brasil, Brasília (DF), 2018 ago 13; Seção 1:87.

Buss PM. Uma introdução ao conceito de promoção da saúde. In: Czeresnia D, Freitas CM (orgs.) Promoção da saúde: conceitos, reflexões, tendências. Rio de Janeiro: Editora Fiocruz, 2003.

CDC-Centers for Diseases Control. Framework for Program Evaluation in Public Health. MMVR 1999; 48 (RR-11):1-45 Disponível em: http://www.cdc.gov/mmwr/preview/mmwrhtml/rr4811a1.htm. Acesso em 13 jun 2022.

Costa NR. Lutas Urbanas e Controle Sanitário: origem das políticas de saúde no Brasil. Petrópolis, Vozes; Rio de Janeiro: Associação Brasileira de Pós-Graduação em Saúde Coletiva, 1985.

Declich S, Carter AO. Public Health Surveillance: historical origins, methods and evaluation. Bulletin of the World Health Organization 1994; 72(2):285-304.

Langmuir AD. The surveillance of communicable disease of national importance. New Engl J Med 1963; 24:182-92.

Langmuir AD. Evolution of the concept of surveillance in the United States. Proc Roy Soc Med 1971; 64:681-4.

Langmuir AD. William Farr: founder of modern concepts of surveillance. International Journal of Epidemiology 1976; 5(1):13-8.

Leavell H, Clark EG. Medicina preventiva. São Paulo: McGraw-Hill Inc, 1976.

Luz MT. Medicina e ordem política brasileira: política e instituições de saúde (1850-1930). Rio de Janeiro: Edições Graal, 1982.

Malta DC, Cezário AC, Mour L, Morais Neto OL, Silva Junior JB. A construção da vigilância e prevenção das doenças crônicas não transmissíveis no contexto do Sistema Único de Saúde. Epidemiologia e Serviços de Saúde 2006; 15(3):47-65.

Merhy EE. A saúde pública como política: um estudo de formuladores de políticas. São Paulo: Hucitec, 1992: 221.

Muniz JN, Palha PF, Monroe AA, Gonzales RC, Netto AR, Villa TCS. A incorporação da busca ativa de sintomáticos respiratórios para o controle da tuberculose na prática do agente comunitário de saúde. Ciên Saúde Coletiva 2005; 10(2):315-21.

Novaes HMD. Avaliação de programas, serviços e tecnologias em saúde. Revista Saúde Pública 2000; 34(5):547-59.

OPAS – Organização Pan-Americana da Saúde. Controle das doenças transmissíveis no homem. Publicação Científica 442. 13. Washington, 1983.

Paim JS. Vigilância da Saúde: dos modelos assistenciais para a promoção da saúde. In: Czeresnia D (org.) Promoção da saúde: conceitos, reflexões, tendências. Rio de Janeiro: Editora Fiocruz, 2003:161-74.

Paim JS. Vigilância da Saúde: dos modelos assistenciais para a promoção da saúde. In: Czeresnia D & Freitas CM. Promoção da saúde: conceitos, reflexões, tendências. 2. ed. rev. e amp. Rio de Janeiro: Editora Fiocruz, 2009.

Pimenta Júnior FG. Desenvolvimento e validação de um instrumento para avaliar o Programa Nacional de Controle da Dengue no âmbito municipal. [Dissertação] Rio de Janeiro (RJ): Escola Nacional de Saúde Pública, Fundação Oswaldo Cruz, 2005.

Public Health Agency of Canada. Surveillance.Disponível em: https://www.canada.ca/en/public-health/services/public-health-practice/surveillance.html . Acesso em 13 jun 2022.

Raska K. The epidemiological surveillance programme. J Hyg Epidemiol Microbiol Immuno 1964; 8-2:137-68.

Raska K. National e international surveillance of communicable diseases. WHO Chronicle 1966; 20:315-21.

Rosen G. Uma história da Saúde Pública. São Paulo: Editora Hucitec, 1994.

Silva GAP. O SUS real: os sujeitos na implementação da política de descentralização do controle de endemias. Dissertação de Mestrado. Instituto de Saúde Coletiva, Universidade Federal da Bahia, 1997.

Silva GAP. A vigilância e a reorganização das práticas de saúde, 2006. 137f. Tese (Doutorado em Saúde Coletiva) – Programa de Pós-Graduação em Saúde Coletiva, Instituto de Saúde Coletiva, Universidade Federal da Bahia, Salvador-BA, 2006.

Silva GAP, Vieira-da-Silva LM. Health surveillance: proposal for a tool to evaluate technological arrangements in local health systems. Cadernos de Saúde Pública 2008; 24(11):2463-75.

Silva Júnior JB. Epidemiologia em serviço: uma avaliação de desempenho do Sistema Nacional de Vigilância em Saúde. [Tese Doutorado] Campinas: Universidade Estadual de Campinas. Faculdade de Ciências Médicas, 2004.

Teixeira CF, Paim JS, Vilasboas AL. SUS, modelos assistenciais e vigilância da saúde. Informe Epidemiológico do SUS 1998; 7(2):7-28.

Teixeira MG, Paim JS. Os programas especiais e o novo modelo assistêncial. Cadernos de Saúde Pública, Rio de Janeiro, 1990; 6(3).

Teixeira MG, Barreto ML, Costa MCN, Strina A, Martins Jr. D, Prado M Sentinel areas: a monitoring strategy in public health. Cadernos de Saúde Pública 2002; 18(5):1189-95. [cited 2012-09-20].

Testa M. Pensamento Estratégico e Lógica da Programação. São Paulo-Rio de Janeiro: Hucitec Abrasco, 1995.

Thacker SB, Berkelman RL. Public Health Surveillance in the United States. Epidemiol Rev 1988; 10:164-90.

Thacker SB, Gregg MB. Implementing the concepts of William Farr: the contributions of Alexander D. Langmuir to public health surveillance and communications. Am J Epidemiol 1996; 111(Suppl 8):S23-8.

Waldman EA. Vigilância em Saúde Pública. Volume 7/Eliseu Alves Waldman: colaboração de Tereza Etsuko da Costa Rosa. (Série Saúde & Cidadania) – São Paulo: Faculdade de Saúde Pública da Universidade de São Paulo, 1998.

Waldman EA. O controle das doenças infecciosas mergentes e a segurança sanitária. Revista de Direito Sanitário 2000; 1(1).

World Health Organization. Health topics. Public health surveillance. Disponível em: http://www.emro.who.int/health-topics/public-health-surveillance/index.html. Acesso em 13 jun 2022.

29 | Prevenção, Atenção e Controle de Doenças Transmissíveis

Maria Glória Teixeira • Maria da Conceição Nascimento Costa
Gerson Oliveira Penna • Gerson Fernando Mendes Pereira

INTRODUÇÃO

As medidas de prevenção e controle de doenças transmissíveis são fundamentadas nos conhecimentos técnicos e científicos disponíveis em cada período. Destarte, essa atividade da Saúde Pública tem se beneficiado muito do avanço científico alcançado, especialmente a partir de meados do século XX. A importância desse progresso fica evidente com o expressivo impacto epidemiológico obtido com a aplicação dessas medidas na orientação de políticas públicas de saúde voltadas para controle, eliminação e erradicação de várias doenças infecciosas. Não por acaso, muitas delas passaram a ser consideradas doenças evitáveis (Teixeira & Costa, 2008; Teixeira et al., 2011).

A magnitude da morbimortalidade por doenças infecciosas e parasitárias (DIP) atingiu tal monta até o século XIX, especialmente entre crianças, que desempenhou importante papel na dinâmica demográfica das populações humanas (McNeill, 1977). No entanto, até aquele século, a Saúde Pública adotava quase que exclusivamente a estratégia de isolamento de doentes e seus contatos para tentar reduzir sua ocorrência. Embora as propostas de intervenções ambientais preconizadas pelos defensores da Teoria Miasmática estivessem apoiadas sobre frágil base científica (Chadwick, 1842; Buck et al., 1988), eram essas estratégias as que realmente produziam algum impacto epidemiológico, por reduzirem a circulação de patógenos nos ambientes urbanos. Ainda nos dias atuais, essas iniciativas se mostram efetivas para redução da incidência de determinadas doenças transmissíveis.

A melhoria das condições de vida das populações, especialmente nos países mais ricos, influenciou sobremaneira a importante redução de muitas DIP, a exemplo da tuberculose e da hanseníase, mesmo antes da era dos antibióticos. Contudo, não se pode desconsiderar que o avanço científico-tecnológico no campo da microbiologia, imunologia, dos fármacos e imunobiológicos também propiciou a redução desse grupo de doenças, principalmente em sociedades nas quais as condições de vida não eram muito favoráveis. Com efeito, a erradicação da varíola no século XX é um dos resultados exemplares da aplicação sistemática de um único produto dessa natureza.

A segunda metade daquele século foi pródiga na obtenção de resultados positivos com a disseminação e o uso racional e amplo dos modernos instrumentos de prevenção, controle e tratamento das DIP, bem como com as experiências exitosas que produziam conhecimentos sobre a utilização estratégica dessas ferramentas com efeitos extraordinários, sobretudo em países desenvolvidos, como os EUA e países da Europa. Entretanto, esses efeitos não vêm ocorrendo de maneira uniforme, visto que grandes diferenças são observadas entre continentes e países (Araújo, 1992).

No Brasil, até 1930, as DIP constituíam-se no primeiro grupo de causas de morte, sendo responsáveis por quase metade de todos os óbitos, enquanto em 2019 representavam apenas 4,2%. Esse declínio ocorreu em virtude de vários fatores, inclusive das intervenções nos campos da saúde e saneamento implementadas ao longo das últimas décadas. Contudo, em consequência da pandemia de Covid-19, o valor desse indicador elevou-se para 17,2% em 2020.

O sistema de saúde brasileiro tem como uma de suas prioridades de atenção a redução e/ou eliminação de um elenco de doenças por meio de ações sistemáticas e específicas. Em particular, recursos orçamentários do Sistema Único de Saúde (SUS) são disponibilizados para vigilância e controle de doenças transmissíveis, os quais são repassados para estados e municípios. Estes implementam essas atividades, considerando as normas técnicas estabelecidas e em acordo com o conhecimento científico vigente (Teixeira & Costa, 2008).

Neste capítulo serão apresentados os procedimentos de prevenção e controle preconizados pelo Ministério da Saúde para algumas DIP consideradas prioritárias para o Brasil.

ESTRATÉGIAS DE PREVENÇÃO E CONTROLE DE DOENÇAS TRANSMISSÍVEIS

O objetivo da vigilância das doenças transmissíveis é, primariamente, impedir sua ocorrência mediante atuação nos níveis coletivo e individual. Em outras palavras, busca evitar, ou pelo menos reduzir, a morbimortalidade por essas causas. Para isso, os serviços de saúde lançam mão de um conjunto de recursos técnicos preventivos, curativos ou de reabilitação, bem como operacionais (estratégia), que orientam o desenvolvimento de ações articuladas voltadas para cada problema. Esse processo exige a contribuição de saberes de vários campos de conhecimento, que subsidiam o estabelecimento de normas e procedimentos coerentes e que na maioria das vezes são sinérgicos, de modo que se potencializam para a obtenção dos resultados. Ademais, vale reiterar que as deliberações desse processo são definidas em consonância com a situação epidemiológica de cada momento e em cada espaço, e são adotadas em acordo com objetivos a curto, médio ou longo prazo.

Os conhecimentos provenientes da era bacteriológica determinaram as bases técnicas para a prevenção primária das doenças transmissíveis (Teixeira *et al.*, 2011). Nesse nível de atenção, procura-se atuar no período pré-patogênico. A prevenção de cada doença específica pode ser alcançada por meio de ações de promoção da saúde (água potável, higiene, educação sanitária, dentre outras) e/ou da utilização de instrumentos oriundos da biotecnologia que possibilitam a interrupção da cadeia epidemiológica do agente.

Nessa perspectiva, a estruturação das ações voltadas para redução ou eliminação de uma doença tem de considerar os mecanismos de transmissão (Quadro 29.1), o(s) *veículo(s) de disseminação* do agente, que tanto pode(m) ser vivo(s) (insetos) ou inanimado(s) (água, ar, alimentos, solo); o ecótopo natural ou artificial onde habitualmente se encontra o *reservatório da infecção* ou *fonte primária de infecção* (local no qual o agente infeccioso sobrevive); se a cadeia epidemiológica envolve *vetor*; e se o agente etiológico possui *hospedeiro intermediário* (organismo onde o agente se encontra em forma larvária ou assexuada) *e/ou hospedeiro definitivo* (organismo onde o agente desenvolve a fase adulta de seu ciclo vital ou passa sua fase sexuada), dentre outros mecanismos e processos (Chin, 2001).

A resistência (natural ou adquirida), a imunidade (ativa ou passiva) e a suscetibilidade do homem a cada microrganismo são fatores que sabidamente também interferem na dinâmica de transmissão de muitos agentes infecciosos e, portanto, não podem ser ignorados na escolha das estratégias de prevenção (Teixeira *et al.*, 2011). A consideração do *período de transmissibilidade* (ou de contágio) é de fundamental importância para efetividade das medidas de controle implementadas. Esse período varia de doença para doença e depende do *período de incubação* (intervalo entre a exposição a um agente infeccioso e o aparecimento dos sinais e sintomas da doença) e da possibilidade de o indivíduo continuar transmitindo o agente no período de convalescença, ou mesmo após a cura clínica ou no estado de portador sadio (crônico ou temporário), entre outras condições.

Quadro 29.1 Mecanismos de transmissão de agentes de doenças infecciosas e parasitárias

Modo de transmissão direto	Transferência direta e imediata do agente a uma porta de entrada receptiva pela qual se pode consumar a infecção do ser humano ou do animal			
	Via de transmissão	Veículo*	Meio de transmissão	Exemplos
Horizontal	Respiratória	Ar	Gotículas de *flügge*	Sarampo, coqueluche, rubéola, gripe, Covid-19
	Digestiva	Fezes Fômites**	Oral-fecal	Febre tifoide, poliomielite, hepatite A, enteroboses
	Sexual	Secreções sexuais	Solução de continuidade de pele e mucosas	Sífilis, linfogranuloma venéreo, HPV, AIDS
Vertical	Pele	Fômites, pele	Pele íntegra	Escabiose, *Phitirus pubis*
	Intrauterina	Sangue materno	Placenta	Rubéola, toxoplasmose, AIDS, sífilis, hepatite B
Modo de transmissão indireto	Transferência de um agente infeccioso para o homem ou outro animal mediante um veículo, vetor ou através do ar			
	Sanguíneo	Fômites	Sangue e secreções	Hepatite B, AIDS, doença de Chagas
	Digestiva	Água e alimentos	Alimentar	Cólera, febre tifoide, toxinfecções alimentares, hepatite A
	Pele	Solo, água	Penetração ativa	Ancilostomíase, estrongiloidíase, esquistossomose mansônica
	Vetor	Saliva, fezes do vetor	Picada de artrópode	Dengue, peste, febre amarela, malária

*Veículo: ser animado (vetor biológico, no qual o agente passa uma fase de desenvolvimento, ou mecânico, quando apenas transporta o agente), ou inanimado (material ou objeto) que se introduz no organismo do ser humano.

**Fômite: objeto de uso pessoal capaz de absorver, reter e transportar um agente infeccioso de um indivíduo a outro.

O sistema de vigilância em saúde define uma lista mínima das doenças infecciosas que deverão se constituir em objeto de intervenções específicas, e essa escolha é determinada por alguns princípios e critérios técnicos, os quais se encontram sintetizados no tópico a seguir. Os estados e municípios podem incluir outras doenças de acordo com seu perfil epidemiológico.

CRITÉRIOS DE SELEÇÃO DE DOENÇAS TRANSMISSÍVEIS DE INTERESSE PARA O SISTEMA NACIONAL DE VIGILÂNCIA EM SAÚDE

A seleção de doenças transmissíveis de interesse para a vigilância é definida segundo alguns critérios, como frequência e gravidade, interesses sociais e econômicos (transcendência) e disponibilidade de instrumento de prevenção, dentre outros. A lista de Doenças de Notificação Compulsória é modificada ao longo do tempo, pois a situação epidemiológica de uma doença ou agravo é dinâmica. Novas doenças emergem, outras têm sua importância reduzida, os avanços científicos tecnológicos aportam novas ferramentas para enfrentamento de problemas de saúde, a situação socioeconômica se modifica e as exigências da sociedade evoluem. Consequentemente, as listas de doenças de notificação compulsória dos países, estados e municípios são atualizadas periodicamente (Teixeira *et al.*, 1998).

Alguns critérios são quase que universalmente adotados, como a *magnitude*, aferida pela incidência e prevalência, bem como pela extensão geográfica de ocorrência da doença, e o *potencial de disseminação*, representado pelo elevado poder de transmissão do agente etiológico, característica considerada mandatória nessa seleção por colocar sob risco a saúde de outros indivíduos ou populações. Outro critério fundamental é a *vulnerabilidade*, que se refere à disponibilidade concreta de instrumentos específicos de prevenção e controle da doença, a exemplo das vacinas. Além disso, outros critérios são considerados subsidiários, mas conferem relevância especial à doença, como *transcendência*, evidenciada pela gravidade (mortes, hospitalizações e sequelas), *relevância social*, valor imputado pela sociedade à ocorrência da doença e que se manifesta pela sensação de medo, e *relevância econômica* (prejuízos decorrentes de restrições comerciais, redução da força de trabalho, absenteísmo escolar e laboral, custos assistenciais e previdenciários etc.).

Muitas doenças transmissíveis podem se expressar sob a forma de epidemias e surtos e nem sempre compõem nominalmente a lista de notificação compulsória. Entretanto, em geral, encontram-se ao final da relação nominal das doenças prioritárias as seguintes referências: surtos e epidemias. As intervenções para controle dessas situações são imperativas e previstas na Lei Orgânica da Saúde (Brasil, 1990). Ademais, o Regulamento Sanitário Internacional – RSI (WHO, 2005), cujo propósito é prevenir, proteger, controlar e dar uma resposta à propagação internacional de doenças, de maneira proporcional e restrita aos riscos para a saúde pública, preconiza que cada país adote providências para conter eventos de saúde "extraordinários". Essa regulação procede, visto que tais eventos constituem risco de saúde pública para outro estado membro da Organização Mundial da Saúde (OMS) por meio da propagação internacional de doenças e, desse modo, exigem potencialmente uma resposta internacional coordenada.

Evento é definido, em Saúde Pública, como a manifestação de uma doença ou outra ocorrência que cria um risco potencial de disseminação. Por sua vez, em epidemiologia, *risco* é entendido como "a probabilidade de ocorrência de um evento que pode afetar adversamente a saúde de populações humanas considerando, em particular, a possibilidade de que este se propague internacionalmente ou possa representar um perigo grave e imediato" (WHO, 2005; Fidler & Gostin, 2006).

Em virtude da gravidade e da extensão da pandemia de Covid-19, a OMS reuniu seu Comitê de Emergência Internacional, e uma das recomendações foi a de se proceder à revisão do RSI 2005, na medida em que as medidas inscritas nesse documento não foram suficientes para mitigar os efeitos e a disseminação das infecções pelo SARS-CoV-2.

Visando aprimorar o sistema de vigilância e a resposta às emergências, o Sistema Nacional de Vigilância em Saúde/Sistema Único de Saúde (SNVS/SUS) definiu como eventos de interesse nacional de Saúde Pública aqueles que, após avaliação, representem risco de propagação ou disseminação de doenças para mais de uma Unidade Federada (estado ou Distrito Federal), com priorização das doenças de notificação imediata e outros eventos de Saúde Pública (independentemente da natureza ou origem) e que possam necessitar de resposta nacional imediata. Para fins dessa definição, considera-se "evento" um agregado de casos de doenças novas (epizootias e/ou mortes de animais que podem estar associadas à ocorrência de doenças em humanos) e outros eventos inusitados ou imprevistos, incluindo fatores de risco com potencial de propagação de doenças, como desastres ambientais e acidentes químicos ou radionucleares (Carmo, Penna & Oliveira, 2008; Brasil, 2009a).

Cabe salientar que a adoção de medidas sistemáticas de prevenção voltadas para controle de uma doença específica torna necessária a obtenção de informações sobre a ocorrência de casos (tríade informação-decisão-ação) e também sobre situações de risco que possam resultar na doença. As doenças sob essas intervenções passam a ser registradas em um sistema de informações especial, alimentado pela rede de serviços de saúde por meio da ficha de notificação, a qual é preenchida em caso de suspeita de ocorrência de uma das doenças previamente selecionadas.

PRINCIPAIS INSTRUMENTOS DE PREVENÇÃO E CONTROLE

As medidas de promoção da saúde voltadas para melhoria da qualidade de vida das populações têm grande impacto sobre a incidência das doenças transmissíveis, a exemplo das ações de saneamento ambiental, educação formal e informal das populações, elevação do nível de renda, dentre outras. Entretanto, não serão abordadas neste capítulo. São apresentados tão somente alguns recursos particulares adotados pelos programas de vigilância e controle do referido grupo de doenças.

Para imprimir maior efetividade às intervenções, o conjunto desses recursos técnicos e operacionais voltados para prevenção e controle envolve produtos específicos disponíveis no mercado, o conhecimento e experiência acumulados que se mostraram efetivos ao longo do tempo e o desenvolvimento de novos experimentos que reúnem diferentes instrumentos e estratégias. Ações específicas de Educação em Saúde estão sempre aliadas a essas estratégias e são desenvolvidas em acordo com os mecanismos de transmissão e instrumentos de controle disponíveis para cada agente etiológico. Essas ações visam favorecer a adoção de hábitos, modos e atitudes de vida saudáveis e transmitir conhecimentos sobre o modo de evitar a infecção pelos agentes (bactéria, vírus, protozoários ou vermes) que causam a doença. Ademais, têm como objetivo estimular as populações, famílias e indivíduos a buscarem, de maneira proativa, a atenção dos serviços de saúde onde estão disponíveis os instrumentos de prevenção (vacinas, fármacos etc.) específicos. A ideia é incentivar as pessoas para que promovam, mantenham ou restaurem a saúde.

Entendendo-se estratégia como um caminho escolhido para atingir determinada meta, constata-se seu emprego pela Saúde Pública no controle, eliminação ou erradicação das doenças transmissíveis (Boxe 29.1) mediante a adoção de alguns procedimentos que, de modo isolado ou combinado, possibilitam alcançar seus objetivos. São destacados, a seguir, alguns dos procedimentos e estratégias considerados mais importantes nos dias atuais.

Imunização

A imunização representa uma medida que confere proteção imunológica mediante aumento da resistência do indivíduo contra uma doença infecciosa. Pode ser *passiva*, quando induzida por anticorpos específicos (naturais ou artificiais), ou *ativa*, se obtida por meio das vacinas. A *vacina* é um imunógeno, produzido industrialmente, que contém microrganismos (antígeno) vivos, mortos, modificados geneticamente ou suas frações, os quais provocam uma resposta imunológica no organismo (anticorpos) capaz de conferir proteção contra o agente específico (Bahia, 2011).

No século XX, com o advento de produtos dessa natureza contra uma série de doenças infecciosas que representavam graves problemas de saúde em todo o mundo, o uso de vacinas passou a ser uma das mais poderosas armas da Saúde Pública. Isso ocorreu devido ao impacto epidemiológico que os imunobiológicos (aplicadas na rotina e sob a forma de campanhas) vêm promovendo na redução da morbimortalidade por doenças infecciosas frequentes na infância, particularmente no Brasil, onde vitórias foram alcançadas, a exemplo da eliminação da poliomielite e da rubéola, e o tétano neonatal encontra-se em vias de eliminação (Barreto *et al.*, 2011).

O Programa Nacional de Imunização (PNI), considerado um dos mais exitosos programas de Saúde Pública do país, inclusive com reconhecimento internacional, tem como objetivo a aplicação de vacinas seguras e eficazes, visando conferir proteção individual e coletiva (Boxe 29.2). Coberturas vacinais adequadas, quando alcançadas, promovem o bloqueio da propagação da doença, criando a barreira de imunidade capaz de prevenir epidemias e casos isolados com impacto na redução da incidência. Para atender a esses propósitos, as estratégias de vacinação devem garantir coberturas necessárias para conferir proteção efetiva da população sob risco de adoecer e morrer pela causa contra a qual o imunógeno protege.

A seguir, encontram-se descritas as principais estratégias preconizadas pelo PNI, adotadas conforme a situação epidemiológica de cada momento e as metas a serem alcançadas:

- **Campanha de imunização em massa:** foi a primeira estratégia de vacinação adotada pela Saúde Pública, no começo do século XX. Visava à aplicação da vacina antivariólica em massa para a população de grandes centros urbanos de vários países onde a varíola ocorria, inclusive o Brasil. Apesar das reações iniciais da população do Rio de Janeiro contra uma das primeiras dessas intervenções no país (Costa, 1986), seu impacto foi tão positivo que estimulou, nos anos 1950, o desenvolvimento da Campanha Mundial de Erradicação da Varíola, meta alcançada em 1979. As campanhas de vacinação correspondem a uma ação pontual, em massa, com abrangência limitada no tempo.

Com o leque de imunógenos disponíveis na atualidade, várias modalidades de campanhas passaram a ser implementadas, as quais podem incluir uma ou mais vacinas (*campanhas de multivacinação*) e ser direcionadas para a população geral, determinadas faixas

---

Boxe 29.1 Objetivos das medidas de prevenção das DIP

- **Controle:** quando aplicado a doenças transmissíveis e algumas não transmissíveis, significa operações ou programas desenvolvidos com o objetivo de reduzir sua incidência e/ou prevalência a níveis muito baixos. Exemplo de doença sob controle no Brasil é a difteria, que é imunoprevenível.
- **Erradicação:** significa arrancar pela raiz. Em Saúde Pública, consiste na interrupção de transmissão da infecção por meio da extinção artificial da espécie do agente em questão. A erradicação pressupõe a ausência completa de risco de reintrodução da doença de modo a permitir a suspensão de toda e qualquer medida de prevenção ou controle. A única doença considerada erradicada do mundo é a varíola humana.
- **Eliminação:** ou erradicação regional, consiste na interrupção da transmissão de determinada infecção em ampla região geográfica ou país, porém o agente ainda circula em outras regiões. Estão eliminadas do Brasil a poliomielite e a rubéola, que também são doenças evitáveis por meio de vacinação. O sarampo foi considerado eliminado do país em 2016, mas houve a reintrodução dessa doença a partir de 2018.

Boxe 29.2 Imunidade coletiva, de grupo ou de rebanho

Estado de imunidade na população que previne o surgimento de epidemia. A proteção coletiva contra um agente infeccioso acarreta risco menor de todo o grupo contrair a infecção, e não só dos vacinados. Constitui o fundamento dos programas de vacinação, cujo efeito protetor também inclui as pessoas não vacinadas.

Fonte: Chin J. El control de las enfermedades transmisibles. 17 ed. Washington DC: OPS, Publicación Cientifica y Técnica, n. 581:700.

etárias, grupos populacionais e ocupacionais, entre outros. As denominadas *campanhas de intensificação* são realizadas em casos de surtos ou epidemias, quando se detectam bolsões com baixas coberturas vacinais.

- **Vacinação de rotina:** a grande intensidade com que vários agentes infecciosos incidiam na infância, de maneira endêmica ou como epidemias cíclicas, aliada à disponibilidade de novas vacinas contra os principais agentes causadores de doença (sarampo, poliomielite, tétano, coqueluche e difteria), estimulou a implantação de Programas Nacionais de Vacinação, que têm os menores de 1 ano de idade como principal população-alvo. A estratégia, que passou a ser utilizada de modo mais amplo na década de 1970, foi centrada na vacinação de rotina, que consistia em implantar um calendário de aplicação dos imunógenos, o qual deveria ser cumprido logo no primeiro ano de vida, em acordo com o desenvolvimento do sistema imunológico da criança e, especificamente, da possibilidade de resposta a cada um deles.

Essa estratégia exigiu da Saúde Pública a implantação de salas de vacinação nas unidades de saúde onde, cotidianamente, era realizado atendimento à população, resultando na institucionalização sistemática dessa ação na rede de serviços de saúde. Muitas vezes é necessária a complementação das coberturas obtidas na rotina com o deslocamento de equipes móveis de vacinação, especialmente nas zonas rurais, onde é mais difícil o acesso às unidades de saúde.

- **Vacinação de bloqueio:** estratégia complementar à vacinação de rotina, prevista pela vigilância epidemiológica, que se impõe de modo imediato quando ocorre um ou mais casos de doenças preveníveis por vacina. Tem a finalidade de interromper o ciclo de transmissão do agente infeccioso em questão, no menor espaço de tempo possível, por meio da rápida imunização dos indivíduos em torno que são suscetíveis a esse agente. O raio de cobertura de uma estratégia de bloqueio é definido de acordo com os resultados da investigação epidemiológica do(s) caso(s) que define(m) a população sob risco de adquirir a doença. A vacinação de bloqueio também é empregada em comunidades com baixa cobertura vacinal, mesmo na ausência de casos humanos, quando se comprova a circulação de um agente (em vetores, reservatórios etc.) para o qual se dispõe de imunógeno.

Controle de vetores e reservatórios de agentes infecciosos

Várias espécies de animais transmitem doenças ao ser humano, funcionando como hospedeiros intermediários, hospedeiros definitivos (ou primários), reservatórios, ou apenas como vetores mecânicos dos agentes etiológicos (Barreto, 2006; Teixeira *et al.*, 2011). Esse fato foi evidenciado com a descoberta dos ciclos evolutivos de agentes que provocavam diversas doenças transmissíveis. A partir daí, muitas ações de Saúde Pública foram voltadas para o combate a esse elo da cadeia de transmissão do agente. Cabe ressaltar que algumas das estratégias

desenvolvidas àquela época, com pequenas modificações, ainda são utilizadas nos dias atuais.

Redução da população de vetores

Essa estratégia demanda a articulação de várias tecnologias e atividades complementares que envolvem intervenções ambientais de combate químico, físico e biológico aos vetores, bem como ações contínuas de educação em saúde específicas de saneamento, especialmente água potável e coleta sistemática de lixo, esgotamento sanitário e limpeza do meio ambiente intra e peridomiciliar. Essas medidas visam reduzir as possibilidades de manutenção desses vetores nos espaços habitados pelo ser humano.

As ações dos programas de prevenção e controle são normatizadas segundo os conhecimentos sobre a biologia de cada vetor e as adaptações que favorecem sua proliferação nos ambientes antrópicos. Assim, o combate ao *Culex quinquefasciatus*, vetor da *Wuchereria bancrofti*, agente da filariose, está centrado na eliminação dos focos presentes nos esgotos e nas fossas a céu aberto (Oliveira, 1981). A educação sanitária e ações que promovam esgotamento sanitário adequado, aliadas ao tratamento quimioterápico em massa, são as medidas indicadas para eliminar essa parasitose. Por outro lado, para o combate ao *Aedes aegypti*, vetor urbano da febre amarela, do dengue, chikungunya e zika, as ações de saneamento mais importantes são: (a) suprimento contínuo de água potável para evitar seu armazenamento, condição em que se torna criadouro preferencial desse mosquito nas residências; (b) coleta adequada de lixo, visando evitar a disposição de recipientes que acumulam água no meio ambiente; (c) ações contínuas de educação em saúde para que a população cuide do ambiente intra e peridomiciliar, evitando a presença de criadouros potenciais para oviposição desse vetor. Além disso, é imprescindível o tratamento químico, físico e/ou biológico dos recipientes que não são passíveis de eliminação (caixas d'água, tonéis com água potável etc.) em locais onde não existe disponibilidade contínua de água corrente para uso humano.

Quimioprofilaxia

Trata-se da administração de substância química (quimioterápicos, antibióticos etc.) para prevenir o desenvolvimento de infecção, sua evolução para a forma ativa da doença e a ocorrência de novos casos. Por exemplo, a administração de eritromicina aos contatos de um paciente com diagnóstico de difteria tem como objetivo evitar novos casos decorrentes da transmissão do agente pelo paciente *e por um possível portador sadio;* rifampicina é a droga empregada como profilática para contatos próximos de paciente com doença meningocócica (Chin, 2001).

Tratamento em massa

O tratamento em massa é considerado uma medida auxiliar de prevenção contra determinadas doenças para as quais se encontra disponível um fármaco com evidências de alta taxa de cura, baixa toxicidade e de fácil administração em campo (em geral, por via oral em dose única) (Boxe 29.3).

> **Boxe 29.3** Tratamento em massa
>
> Administração do medicamento, no mais curto período de tempo, a toda a população de uma comunidade, incluindo doentes e não doentes, infectados e não infectados, de ambos os sexos e de todas as idades.

Fonte: Brasil, Conselho Nacional de Desenvolvimento Científico e Tecnológico. Epidemiologia e controle da esquistossomose e o nordeste semiárido, 1979: 56.

Muitas vezes, essa estratégia por si só não é capaz de interromper a transmissão dos patógenos; entretanto, como no caso da esquistossomose mansoni, pode reduzir o nível de endemicidade e, principalmente, evitar a evolução dos indivíduos infectados para as formas mais graves dessa doença por diminuir a carga parasitária (Brasil, 1979).

A OMS (WHO, 2022) tem indicado o tratamento anual, em massa, com agentes antifilariais para as populações residentes nos focos remanescentes da *Wuchereria bancrofti*. Essa iniciativa vem obtendo bons resultados na interrupção da cadeia de transmissão desse agente.

Esterilização da fonte de infecção

As ações de controle e prevenção da tuberculose e hanseníase são centradas no tratamento dos indivíduos bacilíferos, que eliminam os agentes etiológicos dessas doenças por meio das gotículas de *flugge* (Brasil, 2010).

Embora também esteja indicado o uso da vacina BCG na prevenção de formas graves de tuberculose e para estimular a imunidade dos contatos íntimos de pacientes com diagnóstico de hanseníase, na prática o sucesso dos programas de prevenção dessas micobacterioses está ancorado na esterilização das respectivas fontes de infecção, ou seja, os pacientes (fonte de contágio). Assim, para diminuição da ocorrência dessas doenças são necessários diagnóstico precoce, tratamento oportuno, correto e completo, bem como a busca ativa de comunicantes para adoção das medidas adequadas (quimioprofilaxia, vacinação, radiografia de tórax dos sintomáticos respiratórios etc.) (Brasil, 2010).

Medidas não farmacológicas

Há muitos séculos a humanidade busca formas para reduzir a ocorrência das doenças epidêmicas. O isolamento e a quarentena foram as primeiras estratégias adotadas. Com o passar do tempo, essas e outras medidas não farmacológicas foram sendo aperfeiçoadas de acordo com os conhecimentos obtidos sobre os agentes etiológicos de cada doença e empregadas de modo adequado para evitar a propagação de várias doenças infecciosas, principalmente aquelas de transmissão respiratória, a exemplo do sarampo, influenza e Covid-19, dentre outras.

No curso da pandemia de Covid-19, evidências científicas revelaram a importância da adoção dessas medidas de controle para reduzir a taxa de transmissibilidade (R0) do SARS-CoV-2. No contexto dessa pandemia foi necessário instituir de maneira ampla todas as medidas não farmacológicas, individuais e coletivas, capazes de mitigar essa emergência sanitária. Assim, orientações foram divulgadas para a população proceder com grande frequência à *higiene das mãos* com água e sabão e/ou álcool 70% (gel ou líquido), bem como para o uso obrigatório, principalmente em ambientes públicos, de *máscaras faciais* de boa qualidade para impedir a emissão e/ou aspiração do agente eliminado por perdigotos e que permanece no ar durante algum tempo.

Além dessas medidas, *isolamento* (separação dos doentes das pessoas não infectadas) e *quarentena* (restrição do movimento de pessoas supostamente expostas ao agente mesmo que ainda não apresentem manifestações da doença) também foram indicados e estimulados. *Distanciamento social* para reduzir ao máximo as aglomerações e interações entre as pessoas – fechamento de escolas, locais de trabalho e alguns tipos de comércio, cancelamento de eventos e, no limite, contenção comunitária ou bloqueio (*lockdown*), em que a população de uma cidade ou região é proibida de circular nas ruas, exceto para adquirir alimentos ou busca de atendimento de urgência.

Por sua vez, a principal forma de prevenção das doenças sexualmente transmissíveis é por meio do uso de preservativos nas relações sexuais, ou seja, estabelecendo uma barreira física para impedir a penetração do microrganismo no indivíduo através das mucosas (Brasil, 2010). Evidentemente, essa ação, ao depender de uma decisão individual, torna imprescindível o desenvolvimento de campanhas educativas com o propósito de transmitir informações e estimular a manutenção dessa prática entre a população.

EXEMPLOS DO USO DAS PRINCIPAIS FERRAMENTAS DE PREVENÇÃO E CONTROLE DE DOENÇAS INFECCIOSAS

Doença prevenível por vacinação – Febre amarela

Características gerais

A febre amarela (FA) é uma doença febril aguda que, em geral, têm início abrupto e curta duração (máximo de 12 dias), além de gravidade variável. Apresenta-se como infecções subclínicas e/ou leves que evoluem para cura, até formas graves e fatais, sendo acompanhada de calafrios, cefaleia intensa, mialgias, prostração, náuseas e vômitos. A forma grave da doença cursa com aumento da temperatura, icterícia e manifestações hemorrágicas (melena, epistaxe, hematêmese etc.).

De acordo com a localização geográfica de ocorrência e a espécie do mosquito transmissor, são observados três ciclos epidemiológicos do vírus amarílico (arbovírus do gênero *Flavivirus,* da família Flaviviridae*).* No ciclo silvestre (febre amarela silvestre [FAS]), o vírus circula de modo enzoótico ou epizoótico entre macacos (primatas não humanos (PNH]) nas regiões tropicais da África e das Américas, onde é transmitido por mosquitos com hábitos estritamente silvestres dos gêneros *Haemagogus* e *Sabethes*. O *Haemagogus janthinomys* é o vetor mais importante no Brasil. Quando o ser humano invade os ecótopos naturais desse vírus, ele pode ser infectado por essas espécies de mosquito e desenvolver a doença (Vasconcelos, 2003).

O *Aedes aegypti* é o mosquito transmissor da febre amarela urbana (FAU), forma da doença ainda observada na África. Nesse continente, tem-se constatado também um ciclo intermediário cujos vetores são os mosquitos semidomésticos que se reproduzem na floresta e em peridomicílios humanos, infectando macacos e seres humanos.

No Brasil só ocorrem casos humanos de FAS, em geral precedidos da ocorrência de epizootias em PNH. A maior incidência desses eventos e de casos humanos se dá nos meses de janeiro a abril, quando o elevado índice pluviométrico das áreas tropicais favorece a proliferação dos vetores. Esse é o período de maior atividade agrícola, o que atrai os indivíduos para espaços próximos a matas, propiciando que o ciclo epidemiológico macaco infectado-mosquito silvestre-macaco sadio se concretize. O tempo desde a picada do mosquito infectado até o aparecimento dos sinais e sintomas da doença (*período de incubação*) no homem varia de 3 a 6 dias; o período durante o qual o sangue do paciente se torna infectante para o vetor (*período de transmissibilidade*) é de 24 a 48 horas antes do início dos sintomas até 3 a 5 dias após o aparecimento da doença.

Para a Saúde Pública, a FA é uma doença de notificação compulsória e investigação obrigatória (Brasil, 2011), devendo, portanto, ser reportada imediatamente aos serviços e autoridades de saúde pelo meio de comunicação mais rápido, mesmo na vigência de suspeita de um único caso em humanos. A vigilância epidemiológica tem como objetivos impedir a transmissão urbana e reduzir a incidência da forma silvestre da doença. Para tal, faz-se necessário não só o diagnóstico de casos humanos, mas a detecção de epizootias mediante a busca ativa de morte de macacos com os propósitos de identificar, precocemente, o local onde está ocorrendo aumento de circulação do vírus amarílico entre os PNH e verificar nesses ecótopos a existência de vetores silvestres. Amostras biológicas dos primatas (fragmentos de fígado, rins, baço, gânglios linfáticos, cérebro, pulmões ou adrenais) e dos vetores capturados devem ser enviadas para laboratório de referência para confirmação diagnóstica.

Esses procedimentos devem ser conduzidos por equipes treinadas, com a observância dos cuidados de biossegurança (Brasil, 2009a). Como essas iniciativas visam à identificação e delimitação da área onde se deu a transmissão, além da continuidade da investigação, são de fundamental importância para nortear a extensão das medidas de controle imediatas. Assim, logo após a suspeita de caso humano e/ou epizootia, também deverá ser avaliada a possibilidade de transmissão silvestre e/ou urbana, no sentido de identificar as populações humanas sob risco (Romano *et al.*, 2011). Todas as medidas de controle necessárias para impedir a ocorrência de novos casos em humanos devem ser imediatamente acionadas pelos serviços de saúde (Boxe 29.4).

A *imunização* ativa de indivíduos e populações se constitui na principal medida de *prevenção e controle* da FA. A vacina é composta por vírus vivos atenuados (cepa 17DD) que conferem imunidade duradoura 7 a 10 dias após a administração (dose única) desse imunógeno. Portanto, deverá ser aplicada pelo menos 10 dias antes de o indivíduo

---

> **Boxe 29.4** Medidas adotadas em situações de surtos de FA silvestre e/ou na suspeita de risco de transmissão em ambiente urbano
>
> a. **Campanhas/bloqueio vacinal:** além da vacinação de rotina, deve ser imediatamente iniciada a vacinação em massa. Vacinação casa a casa e monitoramento rápido de cobertura podem também ser necessários. Na vigência de surto ou epidemia, a vacina pode ser administrada a partir dos 6 meses de idade. Não é necessário aguardar resultados de exames laboratoriais para o início da vacinação, que deve ser instituída em área de abrangência de pelo menos 30km ao redor de um caso humano suspeito, epizootias confirmadas pelo vírus amarílico ou confirmação da circulação viral em vetores silvestres.
>
> b. **Isolamento dos indivíduos infectados:** realizado por meio de telas e/ou cortinados durante o período de viremia até a convalescença, haja vista a possibilidade de poderem constituir-se em fonte de infecção.
>
> c. **Ações emergenciais de controle de mosquitos do gênero *Aedes*:** muito embora a FAU não ocorra no Brasil desde 1942, existe o risco potencial de reurbanização dessa doença devido à reintrodução e à recolonização em inúmeros municípios de *Ae. aegypti* e *Ae. albopictus*, razão pela qual se mantém forte esquema rotineiro de prevenção, vigilância e controle nas cidades localizadas em áreas consideradas de maior risco. Quando ocorrem casos de FAS, em humanos ou em PNH em locais próximos a áreas urbanas ou intraurbanas, além de vacinação em massa, convém intensificar as ações de controle de mosquitos do gênero *Aedes*.

Fonte: Brasil, 2019.

se deslocar para uma área de risco de FA. Esquema vacinal: de 9 meses a menos de 5 anos de idade – uma dose aos 9 meses de vida e uma dose de reforço aos 4 anos; acima dessa idade – apenas uma dose, válida para toda a vida.

As estratégias de controle da FA são norteadas pela dinâmica epidemiológica dessa doença que no Brasil se mantinha endêmica apenas na Região Amazônica até a segunda metade da década de 1990. Entretanto, a área de transmissão foi se expandindo, no sentido leste e sul, a partir de 1999. No período de 2017 a 2019 ocorreu a maior epidemia após a eliminação dessa arbovirose das áreas urbanas após a década de 1940. A expansão da circulação viral, ainda que transmitida por mosquitos silvestres, alcançou inclusive áreas da Mata Atlântica, havendo registro de casos autóctones confirmados nos estados da Bahia, Minas Gerais, São Paulo, Paraná e Rio Grande do Sul.

De 1990 a 2020 foram confirmados, no Brasil, 2.937 casos de FAS, dos quais 2.335 (79,5%) no biênio 2017/2018, quando se registrou a maior epidemia dessa doença após a eliminação da FAU, na década de 1940. Entre 1990 e 2016, o número anual máximo de casos de FAS foi de 85 (em 2000), quando se observou não só a elevação na incidência, mas também a expansão do vírus amarílico para fora da Região Amazônica.

Todos os estados das regiões Norte e Centro-Oeste notificam casos, ainda que esporádicos, sendo a primeira responsável por 6,8% das notificações e a segunda por 5,4%. O Paraná e o Rio Grande do Sul estavam silenciosos havia muitas décadas, mas o vírus amarílico voltou a circular entre PNH, de modo que 23 casos humanos foram registrados nesses estados do Sul do Brasil em 2008 (sete casos) e em 2009 (16 casos). A contínua expansão da área de transmissão de FAS fez com que Minas Gerais e São Paulo (região Sudeste) viessem a contribuir com 38,6% e 25,4% dos casos, respectivamente, enquanto 3,5% foram oriundos do Nordeste (Maranhão, Bahia e Pernambuco), ao se considerar a série histórica de 1990 a 2020. A letalidade média de FAS no Brasil, no período de 1996 a 2020, foi 19,7%, sendo Roraima a unidade da Federação que apresentou o maior valor (53,3%) deste indicador.

A expansão geográfica revelou a necessidade de avaliações periódicas das áreas de risco de ocorrência de FAS no intuito de aprimorar as estratégias de prevenção e controle da doença. Considerando-se evidências de circulação viral, ecossistemas (bacias hidrográficas, vegetação), corredores ecológicos, trânsito de pessoas e tráfico de animais silvestres, bem como áreas urbanas infestadas por *Aedes aegypti* e *Aedes albopictus,* desde 2020 o Ministério da Saúde incluiu a vacinação contra FA no calendário do PNI para todo o território nacional, desde os 9 meses de idade, preconizando cobertura de 100%, com dose de reforço a cada 10 anos. Essa estratégia visa alcançar imunidade coletiva de maneira gradula, sem desconsiderar as necessidades de intensificação vacinal quando da ocorrência de surtos em áreas de risco de transmissão com baixa cobertura. Além disso, também é recomendada para as populações residentes nessas áreas de risco de transmissão, bem como para os indivíduos que eventualmente se exponham ao risco de se infectar com o vírus amarílico (motoristas, agricultores, turistas, caminhoneiros, pescadores, caçadores, garimpeiros).

A vacina contra FA é contraindicada para gestantes e indivíduos com doença autoimune, doença neurológica e outros problemas crônicos de saúde. Convém evitar a vacinação de idosos. Eventos adversos leves, pós-vacinação antiamarílica, podem ocorrer, entre o quinto e o décimo dia, em 2% a 5% dos indivíduos vacinados (dor local, mal-estar, cefaleia, dores musculares e febre baixa). Eventos adversos graves são menos frequentes, a exemplo de encefalite pós-vacinal, reações de hipersensibilidade imediata (erupção, urticária, angiodema e choque anafilático) e doença viscerotrópica (Brasil, 2019).

O Regulamento Sanitário Internacional de 2005 (WHO, 2005) recomenda que a Vigilância Sanitária de portos, aeroportos e fronteiras exija o Certificado Internacional de Vacinação e Profilaxia da Febre Amarela de viajantes internacionais procedentes de áreas de ocorrência dessa doença.

Situação atual e perspectivas

A erradicação da FAS não é factível, uma vez que o vírus circula entre macacos e mosquitos silvestres, não sendo concebível a extinção dos ambientes de matas e florestas onde habitam esses seres, pois delas depende a sobrevivência da espécie humana e do planeta Terra.

Inicialmente, no Brasil, a estratégia de vacinação casa a casa limitava-se às populações residentes no interior ou nos arredores de matas sabidamente endêmicas ou epizoóticas. No início dos anos 1990, a rede de serviços de saúde do SUS passou a vacinar as populações residentes nas cidades próximas às áreas de risco. Os indivíduos que se dirigiam para esses espaços também eram orientados a se vacinar. Com a epidemia iniciada em 1999 foi instituída a vacinação em massa das populações das cidades e povoados próximos às áreas de risco dessa doença. Considerando que a vacina contra FA é uma arma valiosíssima para proteger indivíduos e populações contra essa grave virose, após a epidemia de 2017/2018 a estratégia de vacinação foi largamente ampliada, conforme explicitado no item anterior, visando possibilitar a consecução dos principais objetivos da Saúde Pública: controle da FAS e evitar a reurbanização dessa doença.

Doença cuja prevenção tem indicação de quimioprofilaxia – Doença meningocócica
Características gerais

A doença meningocócica (DM) consiste em uma infecção aguda de notificação compulsória e de grande interesse para a Saúde Pública, em virtude da elevada magnitude de sua ocorrência e letalidade, além do potencial para produzir surtos e epidemias. Seu agente etiológico é a *Neisseria meningitidis,* bactéria gram-negativa com vários sorogrupos, sendo os A, B, C, W135 e Y os mais importantes do ponto de vista epidemiológico, por produzirem doença invasiva.

No Brasil, epidemias de DM de grande magnitude ocorreram nos anos 1970, determinadas pelos sorogrupos A e C. O sorogrupo B passou a ser o mais frequente nos anos de 1980, sendo responsável pela epidemia de 1988, e se manteve predominante nos anos seguintes. No entanto, houve aumento progressivo do sorogrupo C, que voltou a atingir grandes centros urbanos, principalmente a partir da primeira década do século XXI (Brasil, 2009b; Brasil 2019).

Embora os menores de 5 anos de idade apresentem risco maior para DM, particularmente as crianças de 6 a 12 meses de vida, indivíduos de todas as faixas etárias podem ser acometidos. Ademais, durante epidemias podem ocorrer mudanças nas faixas etárias afetadas (Meira, 2002). As infecções causadas pelo meningococo podem cursar de modo assintomático, limitando-se à nasofaringe, ou apresentar-se como meningite meningocócica, meningococcemia (septicemia) ou ainda na forma mista (meningite meningocócica associada à meningococcemia). Febre alta associada a exantema eritematoso e macular no início da doença, que evolui rapidamente para petéquias, especialmente nas extremidades do corpo, acompanhada de cefaleia intensa, vômitos e sinais de irritação meníngea (sinal de Kernig, sinal de Brudzinski e variante de Lasègue), sugerem infecção de etiologia meningocócica. Convulsões, paralisias, tremores, transtornos pupilares, hipoacusia, ptose palpebral, nistagmo e delírio, além de coma e choque, são outros sinais que, a depender do grau de comprometimento encefálico, fazem parte do quadro clínico da doença.

Casos fulminantes também podem ocorrer. Deve-se estar atento às crianças menores de 1 ano de idade, que muitas vezes não apresentam os sinais clássicos de irritação meníngea, sendo abaulamento de fontanela, choro persistente e irritabilidade os principais sinais e sintomas da DM nessa faixa etária (Meira, 2002). A letalidade dessa doença no Brasil se encontra em torno de 18% a 20% (Brasil, 2022). Em cerca de 10% a 15% daqueles que sobrevivem são observadas sequelas, como perda de membros e sequelas neurológicas (perda da audição, distúrbios da fala, retardo mental e paralisia) (WHO, 2012a).

O ser humano é o reservatório da *Neisseria meningitidis*. Sua transmissão se dá através da via respiratória, mediante contato íntimo pessoa a pessoa ou por contato direto com as secreções do paciente. Em geral, o período de incubação varia de 2 a 10 dias, com a média de 3 a 4 dias. O período de transmissibilidade da DM é variável e persiste até que o meningococo desapareça da nasofaringe, o que geralmente acontece 24 horas após a antibioticoterapia. Aproximadamente 10% da população podem apresentar-se como portadores assintomáticos nos períodos endêmicos (Brasil, 2019).

Ações específicas de vigilância, prevenção e controle

A DM consta da Lista Nacional de Doenças de Notificação Compulsória (Brasil, 2011). Desse modo, qualquer caso suspeito deverá ser comunicado imediatamente, pelo meio mais rápido, à Vigilância Epidemiológica da secretaria municipal de saúde e incluído no SINAN (Sistema de Informação de Agravos de Notificação). A investigação epidemiológica de todos os casos também é obrigatória.

Os objetivos da vigilância epidemiológica da DM são: reduzir a letalidade mediante atenção médica adequada e oportuna; detectar precocemente surtos dessa doença e identificar o sorogrupo responsável, visando à adoção de medidas de controle pertinentes; e reduzir sua incidência, mantendo elevada cobertura vacinal. A vacina conjugada C deve ser aplicada aos 3 e aos 5 meses de idade (intervalo mínimo 30 dias), bem como aos 12 meses (dose de reforço), podendo ser administrada até os 4 anos de idade. Também pode ser administrada como dose única de reforço em adolescentes de 11 a 14 anos que foram vacinados na infância. Desde 2020 as vacinas meningocócica C (conjugada) e ACWY (conjugada) foram incluídas para adolescentes de 11 e 12 anos no calendário de rotina do PNI.

Qualquer caso suspeito de DM é uma emergência infecciosa. Logo, para evitar o óbito convém hospitalizar prontamente o paciente, coletar material para diagnóstico laboratorial e iniciar imediatamente a antibioticoterapia. Não se devem aguardar os resultados dos exames para dar início ao tratamento. O isolamento do paciente é mantido apenas nas primeiras 24 horas após o início do tratamento com antibiótico adequado. Concomitantemente, convém realizar a busca e identificação dos contatos para instituir a *quimioprofilaxia* (Boxe 29.5). Essas medidas se destinam à proteção individual e da população.

Conforme referido, a prevenção e controle da DM são realizados mediante vacinação e quimioprofilaxia. A *vacinação* constitui-se na medida mais eficaz para prevenção da doença. Encontram-se disponíveis vacinas antimeningocócicas (com polissacarídeos e conjugadas) para vários sorogrupos, porém nenhuma confere proteção a todos os sorogrupos. As vacinas que contêm polissacarídeos da cápsula da bactéria conferem proteção por

---

> **Boxe 29.5** Quimioprofilaxia da doença meningocócica
>
> Indicada para contatos íntimos* do doente, visando evitar casos secundários.
>
> **Medicamento de escolha – *Rifampicina***
> - Adultos: 600mg VO, de 12/12 horas, durante 2 dias (dose máxima total de 2.400mg).
> - Crianças de 1 mês a 10 anos: 10mg/kg/dose de 12/12 horas (dose máxima de 600mg).
> - Recém-nascidos (menores de 1 mês): 5mg/kg/dose, de 12/12 horas, durante 2 dias.
>
> **Medicamentos de segunda escolha**
> ***Ceftriaxona***
> - Igual e maiores de 12 anos: 250mg IM, dose única.
> - Menores de 12 anos: 125mg IM, dose única.
>
> ***Ciprofloxacino***
> - Maiores de 18 anos: 500mg VO, dose única.
>
> *Contato íntimo: moradores do mesmo domicílio, comunicantes de creches e pessoas diretamente expostas às secreções do paciente.
> Fonte: Guia de Vigilância em Saúde, 2019.

---

3 a 5 anos exclusivamente para os sorogrupos contidos na vacina e apresentam reduzida eficácia em crianças de pouca idade (particularmente em menores de 2 anos). Já a vacina conjugada para *meningite meningocócica C* apresenta elevada eficácia, boa resposta em menores de 1 ano e, possivelmente, proteção por toda a vida.

No Brasil, a quimioprofilaxia está indicada para prevenção de casos secundários entre contatos íntimos e aqueles próximos de casos de DM, apesar de não produzir efeito protetor absoluto e prolongado. O Ministério da Saúde recomenda como droga de escolha a rifampicina, o mais precocemente possível, de preferência até 48 horas após a exposição à fonte de infecção – doente ou portador sadio. Alternativamente, pode-se utilizar também a ceftriaxona ou o ciprofloxacino. A dose adequada deve ser administrada simultaneamente a todos os contatos próximos. A vigilância deve ser mantida pelo período mínimo de 10 dias, visando orientar a população sobre os sinais e sintomas da doença e sobre os serviços de saúde que devem ser procurados em caso de suspeita diagnóstica de qualquer caso de meningite (Brasil, 2019).

Medidas em caso de surtos

Diante de um surto de DM, a primeira medida para prevenção e controle consiste na instituição da quimioprofilaxia com o propósito de evitar a ocorrência de casos secundários. Essa medida está indicada para todos os contatos íntimos do caso primário, conforme orientações descritas no tópico anterior.

É fundamental identificar o local de ocorrência de todos os casos de DM para determinação da extensão do surto, verificação da existência de vínculos epidemiológicos entre os casos e identificação de seus contatos. Convém também estabelecer, a partir dos dados coletados na investigação epidemiológica, a população sob risco de adquirir a doença para que seja colocada sob vigilância de síndrome febril durante pelo menos 10 dias após a ocorrência do último caso. Para isso, é necessária a divulgação de informações adequadas sobre os sinais e sintomas para que os indivíduos acometidos busquem assistência médica precocemente.

Nos casos de surtos em que é identificado o sorotipo responsável está indicada a vacinação de bloqueio da população exposta. Contudo, a população vacinada só estará protegida da doença cerca de 20 dias após a administração do imunógeno. Portanto, diante da ocorrência de novos casos de DM, deverá ser mantida a vigilância da população e rapidamente instituída a quimioprofilaxia entre os contatos (Brasil, 2019).

Situação atual e perspectivas

Embora no Brasil não venham ocorrendo epidemias com a magnitude e extensão registradas na primeira metade da década de 1970, quando várias capitais e cidades de médio porte do país foram gravemente atingidas pela DM, esta enfermidade se apresenta de modo endêmico com surtos localizados de magnitude diversa em centros urbanos dass mais variadass dimensões.

Observa-se tendência de redução da incidência dessa doença para o país como um todo (Brasil, 2022a), cenário que indica que a vigilância epidemiológica tem atuado adequadamente na vigência de surtos e que a inclusão das vacinas meningocócicas conjugadas vêm contribuindo para a redução dessa doença. Entretanto, sua letalidade permanece elevada, variando de 15,8% a 21,9%, entre 2010 e 2020 (Brasil, 2009, 2022b), revelando a elevada patogenicidade dos sorogrupos circulantes, bem como a necessidade de melhoria de acesso e da qualidade da assistência médica, na medida em que a DM é uma emergência infecciosa.

Doença prevenível mediante controle vetorial – Doença de Chagas
Características gerais

A doença de Chagas (DC) é uma protozoose restrita às Américas, causada pelo *Trypanosoma cruzi,* que se manifesta clinicamente em duas fases: uma aguda (inaparente ou com sinais e sintomas graves), podendo ou não evoluir para a fase crônica (Prata, 2001). Trata-se de doença de transmissão vetorial (por meio de excretas de triatomíneos, também conhecidos como "barbeiros" ou "chupões"), transfusional, materno-infantil (transplacentária ou pelo leite, quando a lactante está na fase aguda da doença [DCA]), via oral (ingesta de alimentos contaminados pelo *T. cruzi*) ou acidental (laboratório, manejo de animais contaminados). Algumas espécies de triatomíneos tornaram-se domiciliadas. O ser humano infectado mantém o parasita nos tecidos e no sangue durante toda a vida, mas só o transmite através do sangue, órgãos ou placenta. Portanto, o indivíduo chagásico deve ser excluído das doações de sangue e de órgãos.

No Brasil, os transmissores mais importantes da DC são: *Triatoma infestans, T. brasiliensis, Panstrongylus megistus, T. pseudomaculata* e *T. sordida.* O período de incubação varia de acordo com o tipo de transmissão: vetorial – de 4 a 15 dias; transfusional – de 30 a 40 dias ou mais; vertical – a transmissão pode ocorrer em qualquer período da gestação ou durante o parto; via oral – de 3 a 22 dias; acidental – até, aproximadamente, 20 dias (Brasil, 2009c).

Sinais de porta de entrada do parasita (sinal de Romaña e chagoma de inoculação) são observados somente quando a transmissão é vetorial. Ao infectar o ser humano, o *T. cruzi* multiplica-se na corrente sanguínea (fase aguda [DCA]), provocando febre prolongada (até 12 semanas), a qual pode desaparecer ou progredir para uma forma grave com manifestações clínicas gerais (prostração, diarreia, vômitos, inapetência, cefaleia, mialgias, poliadenopatia etc.) e manifestações específicas (miocardite, pericardite, derrame pericárdico, tamponamento cardíaco, cardiomegalia, insuficiência cardíaca, derrame pleural, meningoencefalite etc.). Após essa fase, a infecção se torna assintomática (forma indeterminada) e, vários anos depois, uma parcela dos indivíduos infectados apresenta sinais e sintomas de comprometimento cardíaco (distúrbios eletrocardiográficos com ou sem insuficiência cardíaca congestiva) e/ou digestivo (megacólon ou megaesôfago) (Prata, 2001).

Ações específicas de vigilância, prevenção e controle

Todos os casos de DCA devem ser notificados e investigados (Brasil, 2011), pois, no Brasil, o principal objetivo da vigilância epidemiológica dessa doença é detectar precocemente os casos agudos para verificação da fonte de infecção (transfusional, órgão transplantado, oral, vetor), visando à adoção de medidas capazes de impedir a ocorrência de novos casos (Brasil, 2009a).

Já a doença de Chagas crônica (DCC) não é de notificação compulsória por se tratar de condição cuja transmissão ocorreu em passado remoto, e não existem medidas de prevenção para essa fase da doença. Entretanto, o setor saúde adota medidas contínuas de caráter preventivo nos centros de coleta de sangue de modo a garantir o controle de qualidade desse produto e de seus derivados (triagem de doadores e realização de exames sorológicos específicos para todas as doenças de transmissão sanguínea), visando evitar que indivíduos com infecções crônicas transmitam o *T. cruzi* e provoquem casos agudos da doença. Os centros de transplante de órgãos também realizam rotineiramente a triagem sorológica. A transmissão oral, que em geral provoca surtos localizados de DCA, necessita de pronta intervenção da vigilância sanitária no sentido de sustar a distribuição e a comercialização do alimento contaminado (p. ex., caldo de cana, açaí etc.).

O Programa de Controle da Doença de Chagas (PCDC), criado em 1975, desenvolveu durante mais de 30 anos ações sistemáticas de borrifação com inseticidas no intradomicílio, buscando eliminar o *T. infestans*, principal vetor do *T. cruzi* no Brasil, e reduzir a infestação por outros triatomíneos de importância epidemiológica, a exemplo do *P. brasiliensis* e do *P. megistus*. Esses vetores se mantinham domiciliados em amplas faixas do território brasileiro, principalmente nas casas de pau a pique das áreas rurais (Figura 29.1). Em virtude do sucesso dessas medidas, em 2005 foi declarada a eliminação da transmissão vetorial pelo *T. infestans* (Dias, 2009). Contudo, permanece o desafio de controlar a transmissão do *T. cruzi* por outras espécies de triatomíneos, importantes transmissores da doença em humanos, particularmente na Região Amazônica. Embora não sejam domiciliadas, essas espécies vêm produzindo casos e surtos de DCA por meio de diferentes formas de transmissão: oral, vetorial domiciliar (sem colonização de triatomíneo nas residências) e vetorial extradomiciliar (Moncayo & Silveira, 2009).

Como não é possível a eliminação da DC, tendo em vista a existência do ciclo silvestre, que pode invadir os ambientes antrópicos e infectar o ser humano, busca-se manter sob controle a atual situação epidemiológica. Assim, na vigência de diagnóstico de caso de DCA em qualquer área do país, faz-se necessária a adoção de procedimentos específicos, sistematizados na Figura 29.1, que visam impedir a continuidade de transmissão do *T. cruzi*.

Considerando o perfil epidemiológico atual do Brasil, com a transmissão vetorial quase que totalmente interrompida em grande parte do território (exceto a área amazônica – Acre, Amazonas, Amapá, Rondônia, Roraima, Pará e Tocantins – e parte do Maranhão e do Mato Grosso), as ações de vigilância e controle da DC para impedir esse modo de transmissão são orientadas de acordo com a situação entomológica de cada espaço sob investigação, que configuram riscos diferenciados de exposição: (a) áreas com transmissão domiciliar ainda mantida ou com evidências de que possa estar ocorrendo, mesmo que focalmente; (b) áreas com transmissão domiciliar interrompida, mas onde ainda se verifica a presença residual do vetor ou com transmissão domiciliar interrompida e sem detecção do vetor no intradomicílio. Na primeira situação, as medidas de prevenção indicadas incluem manutenção da borrifação sistemática das casas infestadas ou, principalmente, a adoção de melhorias nos domicílios (rebocar ou substituir as residências de pau a pique) de modo a impedir a colonização dos barbeiros. No segundo caso, a vigilância entomológica é imperativa (manter alerta a população para que capture e sempre que possível encaminhe exemplares de insetos semelhantes aos barbeiros para os serviços de saúde), visando à identificação de espécies de vetores, além da investigação no domicílio e no peridomicílio de todas as casas com suspeita de domiciliação de triatomíneos, indicada pelo encontro de formas imaturas desse inseto. Além disso, a população deve ser orientada a reduzir as fontes de alimentos desses insetos no peridomicílio de modo a dificultar a colonização nos domicílios.

Em virtude das peculiaridades de transmissão da DC na Amazônia, onde essa protozoose não era reconhecida antes da eliminação do *T. infestans* como problema de Saúde Pública, o modelo de vigilância adotado difere do restante do país. De fato, nessa área não são encontrados triatomíneos colonizando os domicílios, e os mecanismos de transmissão envolvidos são oral, vetorial extradomiciliar, transmissão vetorial domiciliar ou peridomiciliar sem colonização do vetor. A vigilância busca detectar casos febris apoiada, fundamentalmente, na Vigilância de Malária, que já se encontra estruturada nessa região. Além disso, procura identificar e mapear ecótopos de importância epidemiológica reconhecida, que incluem uma grande variedade de palmeiras, algumas com relevância econômica (p. ex., piaçava, ecótopo natural de *Rhodnius brethesi* e outros triatomíneos). Realiza-se ainda a investigação das situações em que haja suspeita de domiciliação de algum vetor. Quando é identificada a presença de triatomíneos positivos para *T. cruzi* no intradomicílio, impõe-se a realização de sorologia nos residentes.

O componente educativo para controle da DC nas áreas dos municípios onde há risco de infestação pelos triatomíneos é fundamental para estimular a participação popular. A rede de atenção básica, particularmente as equipes de Saúde da Família, deve apresentar mostruários com o ciclo de vida dos triatomíneos e exemplares desses insetos, orientar o morador quanto aos cuidados a serem adotados para evitar o contato das excretas com mucosas e pele que apresente solução de continuidade e estabelecer fluxo para encaminhamento de insetos semelhantes a triatomíneos.

Situação atual e perspectivas

Até a década de 1970, a DC era endêmica no Brasil, onde a transmissão ativa do *T. cruzi* ocorria na área rural de mais de 700 municípios. Inquérito realizado no final daquela década revelou que a soroprevalência média de infecção por esse protozoário na população rural brasileira era de 4,2%, correspondendo a cerca de cinco milhões de chagásicos (Massad, 2007; Dias, 2009). A mortalidade por essa causa superava a taxa de 5 por 100 mil habitantes, ou seja, mais de seis mil óbitos a cada ano, a grande maioria de adultos entre 30 e 40 anos de idade (Drumond & Marcopito, 2006). Essa situação foi revertida com as ações desenvolvidas pelo PCDC e, em 2006, uma comissão externa de avaliação da Organização Pan-Americana da Saúde (OPAS) concluiu que a transmissão intradomiciliar desse protozoário havia sido interrompida (Dias, 2009). O segundo inquérito sorológico nacional, conduzido em 2005, avaliou o impacto epidemiológico daquele programa, encontrando soroprevalência de 0,00005% em menores de 5 anos de idade. Esse resultado evidenciou que a DC havia sido controlada no país e que os raros casos positivos naquela faixa etária deviam-se a outros meios de transmissão (vertical, oral etc.) que não a vetorial nas habitações das áreas endêmicas (Massad, 2007).

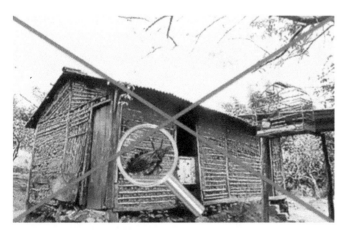

Figura 29.1 Típica casa de taipa (pau a pique) das áreas rurais brasileiras, onde os barbeiros se domiciliavam. A borrifação sistemática com inseticida e as melhorias habitacionais nas casas com focos residuais desse inseto tornaram possível a eliminação da transmissão vetorial intradomiciliar da doença de Chagas.

Entre 2010 e 2020 foram registrados 2.777 casos de DCA no Brasil, com letalidade de 2%, sendo a grande maioria por transmissão oral. Enquanto perdurou a intensa transmissão vetorial domiciliar do *T. cruzi* no país, os surtos de DCA resultantes da ingesta de formas tripomastigotas desse parasita em alimentos *in natura* contaminados por fezes de triatomíneos silvestres passavam quase que totalmente despercebidos pelos serviços de saúde. Atualmente, esses eventos têm sido identificados e passam a ser objeto de intensa vigilância com vistas ao desencadeamento de medidas imediatas de controle na perspectiva de evitar a continuidade da transmissão. Além disso, a Vigilância Sanitária vem fiscalizando a comercialização dos produtos *in natura* mais frequentemente relacionados com a produção desses surtos.

Doença com indicação de tratamento em massa – Esquistossomose mansônica

Características gerais

Doença causada por parasita do gênero platelmintos trematódeos, o *Schistosoma mansoni*, que na forma adulta se instala nos vasos mesentéricos de diversos animais, inclusive do ser humano, seu principal hospedeiro definitivo. Quando infectado, o ser humano poderá ou não apresentar sinais e sintomas de forma aguda (astenia, cefaleia, anorexia, mal-estar e náusea) e, posteriormente, permanecerá assintomático por alguns anos. Dependendo do grau de parasitismo e de algumas características individuais, passa a apresentar formas clínicas graves que podem, até mesmo, levar ao óbito (Rodrigues *et al.*, 2005).

O ciclo epidemiológico da esquistossomose mansônica (Figura 29.2) envolve a deposição no ambiente dos ovos de *S. mansoni* pelas fezes do hospedeiro definitivo que contaminam a água (rios, córregos, lagoas etc.), onde ocorrem a eclosão e a liberação do miracídio, forma ativa que infecta o hospedeiro intermediário (caramujo aquático do gênero *Biomphalaria*). Os miracídios sofrem alterações morfológicas no interior do corpo do caramujo, transformando-se em cercárias, forma larvar do trematódeo. Essas, em contato com a água, se movimentam ativamente e penetram a pele ou a mucosa do ser humano durante o banho, a lavagem de roupa ou a ingestão da água contaminada, dentre outros tipos de contato.

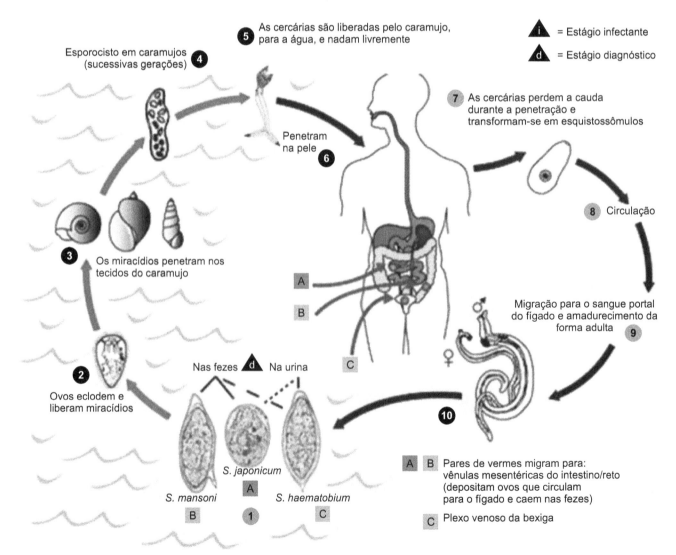

Figura 29.2 Ciclo epidemiológico do *Shistosoma mansoni*.

Na corrente sanguínea, as cercárias transformam-se em esquistossômulos que migram até atingir o coração e os pulmões e alcançam o fígado e os vasos portais mesentéricos, onde ocorre a sobreposição da fêmea no canal ginecóforo do macho e, consequentemente, a cópula, seguida de oviposição. O período de incubação, que vai desde a penetração das cercárias até a fase adulta do verme instalado nos vasos mesentéricos, dura, em média, 1 a 2 meses. O ser humano infectado pode eliminar ovos viáveis de *S. mansoni* a partir de 5 semanas após acção, por um período de 6 a 10 anos, podendo ultrapassar os 20 anos (período de transmissibilidade) (Brasil, 2009d).

A esquistossomose mansônica apresenta evolução crônica cuja gravidade depende da resposta imunológica do hospedeiro à invasão do verme e da intensidade do parasitismo. A maioria das pessoas infectadas permanece assintomática. Seis meses após a infecção podem aparecer os sinais de progressão da doença. A forma hepatointestinal inicia com diarreia e epigastralgia. Em seguida, há aumento do volume do fígado, que poderá ou não evoluir para as formas hepatoesplênicas. Nas fases mais avançadas dessa forma clínica (fibrose decorrente de granulomatose periporta ou fibrose de Symmers), instalam-se hipertensão pulmonar e porta, ascite e ruptura de varizes do esôfago, o que leva à hemorragia digestiva (hematêmese e/ou melena) e, em consequência, à diminuição acentuada do estado funcional do fígado. Em situações extremas, o paciente pode vir a óbito (Rodrigues *et al.*, 2005).

Ações específicas de vigilância, prevenção e controle

Embora a esquistossomose mansônica esteja incluída na lista de doenças de notificação compulsória (Brasil, 2011), não necessita notificação imediata. A Vigilância Epidemiológica tem como objetivos reduzir a prevalência da infecção, a ocorrência de formas graves e óbitos e o risco de expansão geográfica das áreas de transmissão. As bases do controle do parasita intestinal causador dessa doença são definidas por seu ciclo de transmissão e pelas características epidemiológicas de cada área, considerando o nível de endemicidade e se a transmissão é recente ou antiga. Desse modo, estão indicadas medidas de controle voltadas para o hospedeiro definitivo, quais sejam: educação em saúde, visando impedir o contato com água contaminada por cercárias, associada ao tratamento medicamentoso individual e em massa e a intervenções no meio ambiente para evitar que o ciclo se complete (Brasil, 2009d).

As ações de saneamento ambiental podem ser amplas ou, quando indicadas, mais direcionadas ao controle da esquistossomose, de acordo com as características de cada local, como aterro, drenagem ou retificação de coleções hídricas, revestimento e canalização de cursos d'água, limpeza e remoção da vegetação marginal e flutuante, abastecimento de água para consumo humano, esgotamento sanitário, controle do represamento de águas, correção de sistemas de irrigação, melhoria da infraestrutura sanitária e instalações hídricas e sanitárias domiciliares (Amaral *et al.*, 2006).

Outra intervenção ambiental complementar consiste no controle de hospedeiros intermediários (Amaral *et al.*, 2006). Entretanto, só está indicada quando se trata de novos focos ou em áreas com registro de permanência de prevalência elevada de infecção humana. Em caso de novos focos, convém determinar o potencial de transmissão das coleções hídricas da área e adotar medidas de saneamento ambiental, de modo a dificultar a proliferação e o desenvolvimento dos hospedeiros intermediários. Além disso, é necessário buscar impedir a contaminação das coleções de águas por fezes humanas (educação em saúde). O tratamento químico (moluscicidas) ou biológico (espécies competidoras) de criadouros não tem sido realizado com frequência por não se mostrar muito eficaz. Nas áreas com transmissão estabelecida, especialmente quando a prevalência da infecção humana é maior do que 5% impõe-se a realização de inquéritos coproscópicos periódicos, em média a cada 2 anos, para tratamento dos indivíduos infectados, medida que reduz a carga parasitária e impede o aparecimento de formas graves da doença.

Nas atividades de controle da esquistossomose não se pode prescindir de estratégias voltadas para educação em saúde, que devem anteceder e acompanhar as ações de saneamento e tratamento em massa das populações (Coura & Amaral, 2004). De acordo com a cultura e o comportamento local, devem ser desenvolvidas estratégias pedagógicas com o objetivo de orientar quanto à prevenção da doença.

Assim, quando voltadas para a população geral, as medidas de controle dessa doença devem ser instituídas em conjunto e de modo mais permanente com vistas à obtenção de efeito sinérgico, visando reduzir a exposição ao risco de infecção, independentemente da situação epidemiológica do local.

Para sustar ou, pelo menos, retardar a expansão da doença para áreas urbanas indenes, busca-se identificar ou evitar a instalação de novos focos (Boxe 29.6) nas coleções hídricas desses espaços. Portanto, é muito importante manter a vigilância ativa de casos de esquistossomose nos residentes, verificando-se o possível local (casos autóctones ou alóctones) onde ocorreu o contato com a coleção hídrica para averiguar se foi em área sabidamente endêmica ou supostamente indene, com vistas à adoção das medidas pertinentes, uma vez que o deslocamento campo-cidade é um dos fatores que propiciam essa expansão (Rodrigues *et al.*, 2005). Além disso, é imperativo que todos os casos diagnosticados sejam tratados tanto para evitar a evolução da doença como para impedir que os indivíduos infectados contaminem o meio ambiente com ovos do parasita (Bina, 1992).

Situação atual e perspectivas

Estima-se que, no Brasil, 1,5 milhão de pessoas residam em áreas de risco de infecção esquistossomótica. Embora essa situação ainda represente um desafio para a Saúde Pública do país, vale destacar que alguns indicadores de morbimortalidade dessa doença vêm apresentando importante redução, resultado das amplas estratégias de controle desenvolvidas. Em 1976, o Brasil implantou o Programa Especial de Controle da Esquistossomose (PECE) com o objetivo de reduzir a prevalência da infecção esquistossomótica para 4% em estados da região Nordeste. A prevalência média encontrada nas populações das

> **Boxe 29.6** Alguns procedimentos relativos à vigilância e ao controle da esquistossomose mansônica
>
> A investigação deve ser realizada em todos os casos notificados nas áreas indenes, vulneráveis, e nas áreas focais em vias de eliminação. Nas áreas endêmicas, recomenda-se que seja feita somente nos casos de formas graves notificados. Uma vez concluída a investigação, o caso deverá ser classificado como autóctone, se a transmissão ocorreu no mesmo município onde foi investigado; importado, se a transmissão ocorreu em outro município diferente daquele em que foi investigado; indeterminado, se o local da transmissão é inconclusivo ou desconhecido; e descartado, se o caso notificado não tiver confirmação laboratorial.
> - **Para identificação da área de transmissão:** verificar o local de procedência da pessoa e realizar exame coproscópico dos conviventes e pesquisa malacológica, visando à identificação dos caramujos nas coleções hídricas existentes.
> - **Para determinação da extensão da área de transmissão:** observar as condições locais que favorecem a instalação de focos de transmissão da doença, quais sejam: a distribuição geográfica dos caramujos hospedeiros intermediários (*B. glabrata, B. straminea* e *B. tenagophila*) e os movimentos migratórios de caráter transitório ou permanente de pessoas oriundas das áreas endêmicas. Tanto em áreas rurais como urbanas, a investigação deve ser conduzida para identificação dos locais de transmissão com vistas à eliminação dos fatores de risco.
> - **Conduta ante um surto:** a ocorrência de surtos de esquistossomose é rara e, geralmente, só acontece quando grupos de pessoas (escolares, militares, turistas e praticantes de esportes radicais), residentes em área indene, viajam para área endêmica, entram em contato com coleções hídricas contaminadas com cercárias e desenvolvem a forma aguda da doença. Nesses casos, todo o grupo deve ser examinado por meio de exames de fezes e investigado. Os casos positivos deverão ser tratados e acompanhados para verificação de cura.

> **Boxe 29.7** Tratamento da esquistossomose
>
> O tratamento da esquistossomose consiste na utilização de medicamentos específicos para cura da infecção. Dois medicamentos encontram-se disponíveis para tratamento de crianças e adultos portadores de *S. mansoni*: o praziquantel e a oxaminiquina.
>
> O praziquantel, na apresentação de comprimidos de 600mg, é administrado por via oral, em dose única de 50mg/kg de peso para adultos e 60mg/kg de peso para crianças. Os efeitos colaterais são leves, não existindo evidências de que provoque lesões tóxicas graves no fígado ou em outros órgãos. Dentre as reações adversas observadas, predominam diarreia e dor abdominal. Recomenda-se que a pessoa permaneça em repouso por, pelo menos, 3 horas após a ingestão do medicamento, prevenindo assim o aparecimento de náuseas e tonturas, que podem incomodar o paciente, embora sejam sintomas passageiros. Trata-se do medicamento preferencial para o tratamento da esquistossomose em todas as suas formas clínicas, respeitados os casos de contraindicação.
>
> A oxaminiquina é apresentada em cápsulas com 250mg e solução de 50mg/mL, para uso pediátrico. A dose recomendada é de 20mg/kg para crianças e 15mg/kg para adultos, tomada de uma só vez, cerca de 1 hora após uma refeição. Dentre as reações adversas, podem ser observadas náuseas, tonturas e reações urticariformes.
>
> A distribuição dos medicamentos esquistossomicidas é gratuita e repassada às Secretarias Estaduais de Saúde (SES) pela Secretaria de Vigilância em Saúde/Ministério da Saúde. Estão disponíveis na rede de Atenção Básica de Saúde dos municípios ou nas Unidades de Referência para tratamento da esquistossomose.

Fonte: Brasil, Ministério da Saúde, Secretaria de Vigilância em Saúde. Esquistossomose mansônica. In: Guia de Vigilância Epidemiológica, 2009.

áreas examinadas no ano seguinte aproximou-se dos 23%. As ações do PECE incluíam tratamento medicamentoso maciço das populações (Boxe 29.7), aplicação regular de moluscicidas em focos de transmissão intensa do parasita, educação em saúde e algumas medidas de saneamento básico (Coura & Amaral, 2006). O PECE, ao longo do tempo, sofreu variações tanto em extensão geográfica como na estratégia de tratamento em massa, atingindo o objetivo de redução da prevalência para menos de 5%. De fato, embora as avaliações que vêm sendo realizadas empreguem metodologias distintas e não representem o país como um todo, em 1977 a prevalência encontrada foi de 23%, em 1995 e em 2006, de 8,4% e 5,5%, respectivamente (Barreto *et al.*, 2011), enquanto em 2019 o percentual foi de 3,22%. Além disso, alcançou importante impacto na ocorrência das formas hepatoesplênicas e, consequentemente, no número de internações hospitalares e mortalidade da doença de 1995 a 2020. Nesse período, a taxa de hospitalizações decresceu 99,5% (de 21 para 0,1 por 100 mil habitantes) e a taxa de mortalidade mostrou declínio de 50% (0,4 para 0,2 por 100 mil habitantes).

Entretanto, as ações desenvolvidas não conseguiram impedir a expansão da doença, de modo que casos autóctones já foram encontrados em 19 unidades federadas, muito embora em 11 delas a transmissão seja, predominantemente, focal (Barreto *et al.*, 2011). À luz dessa situação, considera-se que o conjunto de ações desenvolvidas vem obtendo sucesso parcial, sendo da maior relevância a manutenção das atividades de controle por meio da rede de serviços do SUS no intuito de diagnosticar precocemente as infecções, visando continuar evitando formas graves e aprimorando a vigilância da doença para não permitir a formação de novos focos.

Doença com indicação de uso de preservativo – Infecções sexualmente transmissíveis (IST)

Para demonstrar a importância do uso de preservativos como medida de prevenção das IST, a AIDS e a gonorreia serão apresentadas como exemplos neste tópico.

AIDS

Características gerais. Causada pelos vírus da imunodeficiência humana (HIV-1 e HIV-2), a AIDS constitui importante problema de saúde na atualidade. Os indivíduos infectados pelo HIV evoluem para grave disfunção do sistema imunológico à medida que os linfócitos T CD4+, uma das principais células-alvo do vírus, vão sendo destruídos. A contagem dos linfócitos é importante marcador dessa imunodeficiência, sendo utilizada tanto para estimativa do prognóstico e avaliação da indicação de início de terapia antirretroviral como para definição de casos de AIDS para fins epidemiológicos (Brasil, 2010b).

A transmissão se dá por via sexual (esperma e secreção vaginal), pelo sangue (via parenteral e vertical) ou pelo leite materno. Portanto, são fatores de risco para contrair a doença: transfusão de sangue ou derivados não testados; recepção de órgãos ou sêmen de doadores não testados; reutilização de seringas e agulhas, bem como seu compartilhamento; acidente ocupacional durante a manipulação de instrumentos perfurocortantes contaminados com sangue e secreções de pacientes; gestação em mulheres HIV-positivas; e relação sexual desprotegida. Este último fator, do ponto de vista epidemiológico, é o mais importante por ser o principal responsável pela disseminação do HIV (USA, 2012).

Neste tópico, a prevenção dessa forma de transmissão por meio do uso de preservativos (métodos de barreira) nas relações sexuais será tratada com maior destaque.

Ações específicas de vigilância, prevenção e controle. Um indivíduo infectado pelo HIV pode transmiti-lo em todas as fases da infecção, com risco proporcional à magnitude da viremia. O período de incubação entre a infecção pelo HIV e o aparecimento de sinais e sintomas da fase aguda da doença pode variar de 5 a 30 dias, e o período de latência (da fase de infecção aguda até o desenvolvimento da imunodeficiência) varia de 5 a 10 anos (Brasil, 2013a).

A única maneira de prevenir a AIDS em uma população sexualmente ativa é por meio de informação e educação que incentivem a prática do sexo seguro, ou seja, uso de preservativos, masculino ou feminino, nas relações sexuais.

A infecção pelo HIV e a AIDS fazem parte da Lista Nacional de Notificação Compulsória de Doenças (Portaria 264, de 17 de fevereiro de 2020): a AIDS desde 1986, a infecção pelo HIV em gestantes desde 2000 e a infecção pelo HIV em qualquer indivíduo desde 2014.

Em algumas situações, a exemplo da simples suspeita de exposição de gestantes e conceptos ao HIV, a notificação e a investigação devem ser imediatas em razão dos benefícios do tratamento antirretroviral oportuno para o prognóstico da infecção no recém-nascido.

Situação atual e perspectivas. No Brasil, entre o início da epidemia da AIDS, em 1980, e junho de 2021, foram registrados 1.045.355 casos e 360.323 óbitos. A média de casos novos entre 2016 e 2020 foi de 41.814. Nesse último ano foram notificados 32.701 novos casos da doença, com taxa de detecção de 14,4 casos por 100 mil habitantes (Figura 29.3). O coeficiente de mortalidade padronizado para o Brasil decresceu 29,9%, passando de 5,7 para 4,0 óbitos por 100 mil habitantes no período de 2010 a 2020 (Figura 29.4) (Brasil, 2021).

A AIDS é uma pandemia que afeta homens, mulheres e crianças. A proporção de casos continua mais elevada entre os homens (2,4 casos para cada mulher). Conforme referido, a abordagem dos pacientes, da população geral e, sobretudo, dos adultos jovens sexualmente ativos objetiva, principalmente, o desenvolvimento de ações de educação em saúde contínuas e intensas voltadas para a prática do sexo seguro com uso de preservativos. O propósito dessas ações é interromper a transmissão das infecções por essa via, visando produzir impacto na redução da incidência da doença.

O aconselhamento sexual para que os indivíduos observem as possíveis situações de risco presentes em suas práticas sexuais e a necessidade de avaliação da(o) parceira(o) são medidas indissociáveis das iniciativas das campanhas educativas na mídia, voltadas para a população geral, com abordagens específicas para profissionais do sexo, bem como nas escolas e unidades de saúde, dentre outras.

O Departamento de Doenças de Condições Crônicas e Infecções Sexualmente Transmissíveis (DCCI-MS/SVS) adota a prevenção combinada como a principal estratégia de prevenção do HIV/AIDS. Essa estratégia se fundamenta em diferentes abordagens (biomédica, comportamental e socioestrutural) aplicadas em múltiplos níveis (individual, nas parcerias/relacionamentos, comunitário, social) para responder a necessidades específicas de diferentes públicos e formas de transmissão do HIV.

As *intervenções biomédicas* são ações que contribuem para redução do risco de exposição ao HIV e podem ser divididas em dois grupos: intervenções biomédicas clássicas, que empregam métodos de barreira física ao vírus, já largamente usados no Brasil, e aquelas baseadas

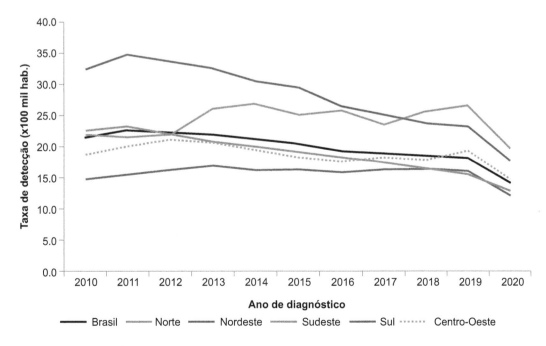

Figura 29.3 Taxa de detecção de AIDS (por 100 mil hab.) segundo região de residência e ano de diagnóstico – Brasil, 2010 a 2020.

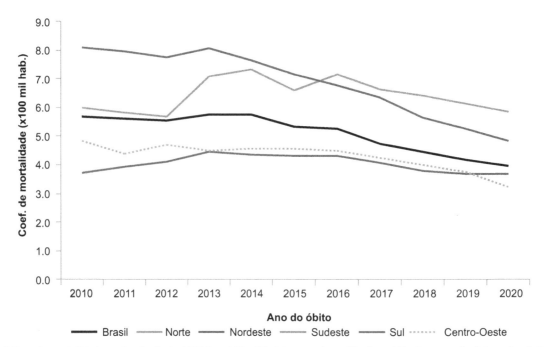

Figura 29.4 Taxa de mortalidade padronizada de AIDS (por 100 mil hab.) segundo região de residência e ano do óbito – Brasil, 2010 a 2020.

no uso de antirretrovirais (ARV). O primeiro grupo diz respeito à distribuição de preservativos masculinos e femininos e gel lubrificante. Como exemplo do segundo grupo tem-se o *tratamento para todas as pessoas como prevenção* (TTP), derivação adotada pelo DCCI com base na sigla TasP (*Treatment as Prevention*), a *profilaxia pós-exposição* (PEP) e a *profilaxia pré-exposição* (PrEP).

As *intervenções comportamentais* são ações que contribuem para aumento da informação e da percepção do risco à exposição ao HIV e para sua consequente redução, mediante incentivos a mudanças de comportamento do indivíduo e da comunidade ou do grupo social em que está inserido, podendo ser citados como exemplos: incentivo ao uso de preservativos masculinos e femininos; aconselhamento para o HIV/AIDS e outras IST com discussão e elaboração de estratégias para gerenciamento de risco; incentivo à testagem; adesão às intervenções biomédicas; vinculação e retenção nos serviços de saúde; redução de danos para as pessoas que usam álcool e outras drogas; e estratégias de comunicação e educação entre pares.

As *intervenções estruturais* são ações voltadas para os fatores e condições socioculturais que influenciam diretamente a vulnerabilidade de indivíduos ou grupos sociais específicos ao HIV, envolvendo questões relativas ao preconceito, ao estigma, à discriminação ou a qualquer outra forma de alienação dos direitos e garantias fundamentais à dignidade humana. Podem ser citados como exemplos: ações de enfrentamento ao racismo, sexismo, homofobia e demais preconceitos (não são somente preconceitos, mas violações de direitos); promoção e defesa dos direitos humanos; campanhas educativas e de conscientização.

A história natural, tanto da infecção pelo HIV como da doença clinicamente manifesta, vem sendo drástica e favoravelmente modificada após o advento da *terapia antirretroviral* (TARV), iniciada no Brasil em 1996, resultando em aumento da sobrevida e melhora na qualidade de vida dos pacientes. Entretanto, embora a incidência dessa doença tenha diminuído nos grandes centros urbanos, a transmissão vem ocorrendo em municípios de pequeno e médio porte, indicando sua interiorização. Esse cenário aponta para a necessidade de fortalecimento de todas as ações de prevenção, tratamento e controle da AIDS.

Gonorreia

Características gerais. Doença infecciosa do trato genital, de transmissão sexual, causada pela bactéria *Neisseria gonorrhoeae*, diplococo gram-negativo que determina desde infecção assintomática até doença clinicamente manifesta. O quadro clínico tem início entre 2 e 5 dias após a contaminação, com apresentação distinta entre homens e mulheres, nas quais, em altíssima proporção, a doença é assintomática (Brasil, 2009e).

A uretrite é a manifestação mais frequente da gonorreia nos homens e tem como sintoma inicial uma sensação de prurido na fossa navicular que vai se estendendo para toda a uretra. Seguindo a evolução, há ardência miccional (disúria) e corrimento, inicialmente mucoide e depois purulento. Pode ser acompanhada de febre e manifestações de infecção aguda sistêmica. Na ausência de tratamento oportuno, evolui com polaciúria, sensação de peso no períneo, até hematúria ao final da micção. Eventualmente, pode haver complicações, como balanopostite, prostatite e orquiepididimite com diminuição da fertilidade, podendo ir até a esterilidade. Sistemicamente, pode haver artrite, meningite, faringite, pielonefrite, miocardite, pericardite, até septicemia. Conjuntivite gonocócica por autoinoculação e síndrome de Fitz-Hugh-Curtis (peri-hepatite gonocócica) são complicações dessa doença (Brasil, 2009e).

Nas mulheres, a manifestação clínica inicia-se com cervicite que, quando não tratada oportunamente, evolui

Capítulo 29 • Prevenção, Atenção e Controle de Doenças Transmissíveis

em complicações ascendentes e graves com comprometimento do endométrio e das trompas, podendo levar a doença inflamatória pélvica (DIP) e peritonite. Às vezes, deixa sequelas, como esterilidade e infertilidade por oclusão das trompas de Falópio, o que favorece a produção de gravidez ectópica e dor pélvica crônica.

Ações específicas de vigilância, prevenção e controle. Mesmo não sendo doenças de notificação compulsória, as IST devem ser investigadas com o objetivo de identificação e tratamento da fonte de infecção.

Por se tratar de uma IST, o uso de preservativo em todo ato sexual é imperativo, por ser o único meio de prevenir a doença. Nesse sentido, impõe-se a necessidade de promoção de campanhas para estimular a prática segura do sexo. Por essa razão, as ações de vigilância e controle desse grupo de doenças são desenvolvidas em conjunto, principalmente as campanhas educativas. Vale destacar que a vigilância e o controle devem se estender ao tratamento dos casos (Boxe 29.8).

Por ser uma doença de distribuição universal que afeta ambos os sexos, principalmente adultos jovens sexualmente ativos, a abordagem do paciente com gonorreia inclui aconselhamento para que sejam observadas as possíveis situações de risco presentes nas práticas sexuais e da necessidade de avaliação da(o) parceira(o) sexual, visando interromper o ciclo de transmissão e prevenir novas ocorrências por meio de ações de educação em saúde.

Existe uma forte associação entre IST e o risco de infecção pelo HIV. Assim, todos os profissionais de saúde que prestam assistência aos pacientes com IST devem estar também capacitados a realizar esse aconselhamento, visando à adoção dos procedimentos para detecção de anticorpos anti-HIV.

Situação atual e perspectivas. Por não se constituir em doença de notificação compulsória, não se dispõe de informações epidemiológicas sobre a incidência de gonorreia na totalidade do país. Essa limitação impede a avaliação da situação atual e impacta as medidas de prevenção e controle que vêm sendo adotadas.

O diagnóstico precoce e o tratamento correto e oportuno da gonorreia, bem como de outras IST, que exige tanto o tratamento do paciente como de sua parceria sexual, promovem a interrupção da cadeia epidemiológica e exercem importante impacto na epidemiologia dessa doença infecciosa que, além de ser evitável, dispõe de terapêutica eficaz.

Boxe 29.8 Tratamento específico das uretrites

- **Abordagem sindrômica (uretrites mais frequentes – gonorreia e clamídia):** associação de ciprofloxacino, 500mg, em dose única, VO, mais azitromicina, 1g, em dose única, VO ou, alternativamente, doxiciclina, 100mg, de 12/12 horas, por 7 dias.
- **Abordagem etiológica (quando se identifica *Neisseria gonorrhoeae*):** ciprofloxacino, 500mg, VO, em dose única, ou ofloxacino, 400mg, VO, em dose única, ou ceftriaxona, 250mg, IM, dose única.

Fonte: Brasil, Ministério da Saúde/Secretaria de Vigilância em Saúde, Departamento de Vigilância Epidemiológica. Gonorreia. In: Guia de bolso: doenças infecciosas e parasitárias, 2010: 203-5.

Embora seja difícil o controle populacional da gonorreia, por ser centrado em comportamentos, atitudes e práticas individuais relativos ao uso de preservativos nas relações sexuais (Penna, Hajjar & Braz, 2000), sua incidência possivelmente, está diminuindo ou permanece estável, à semelhança do que vem ocorrendo com a AIDS.

Doenças cuja prevenção e controle estão centrados na esterilização da fonte de infecção

Hanseníase

Características gerais. As referências mais remotas à hanseníase, uma das doenças mais conhecidas da Antiguidade, datam de 600 a.C. Até metade do século XX, não existia tratamento para essa enfermidade, que hoje tem cura (Penna *et al.*, 2011).

Trata-se de uma doença infecciosa granulomatosa crônica causada pelo *Mycobacterium leprae*, bacilo com predileção pela pele e nervos periféricos. Esse agente é transmitido por via aérea, de um doente com a forma contagiosa da doença, não tratado, para um indivíduo suscetível, por meio das gotículas de *flügge*. Apresenta alta infectividade, baixa patogenicidade e longo período de incubação, que pode variar de 2 a 7 anos.

O único reservatório natural do bacilo com importância epidemiológica é o ser humano (WHO, 2012), no qual o *M. leprae* tem predileção pelo sistema nervoso periférico, particularmente pelas células de Schwann e da pele. Todavia, vários órgãos, como linfonodos, testículos, olhos e fígado, entre outros, podem abrigar grande quantidade de bacilos.

Fatores imunológicos, socioeconômicos e genéticos estão associados à transmissão da hanseníase, interferindo na relação parasita-hospedeiro, e determinam o desfecho: resistência ou suscetibilidade.

Ações específicas de vigilância, prevenção e controle. A hanseníase é doença de notificação compulsória em todo o território nacional e de investigação obrigatória (Penna *et al.*, 2011). A integralidade da atenção, o cuidado durante todo o tratamento e a orientação ao paciente e a seus familiares, adequando vínculo e adscrição da clientela, favorecem a detecção precoce de novos casos e o tratamento da hanseníase. Esses procedimentos estão normatizados de maneira simples, de modo que o tratamento seja conduzido pela Atenção Primária à Saúde. Por acometer população de faixa etária economicamente ativa, essa doença é objeto de intervenção do aparelho de Estado em razão de seu potencial incapacitante.

As incapacidades decorrentes dessa doença podem ser evitadas por meio da quimioterapia adequada e instituição de técnicas de prevenção dessas sequelas. No Brasil, apesar do decréscimo na prevalência entre 1994 e 2019, não se observou o impacto esperado sobre o número de casos novos, ou seja, a transmissão da doença não foi reduzida como se esperava (Figura 29.5), visto que houve redução na taxa de detecção em menores de 15 anos nesse período, de 5,54 para 3,44 por 100 mil habitantes, porém ainda continua relativamente elevada (Figura 29.6).

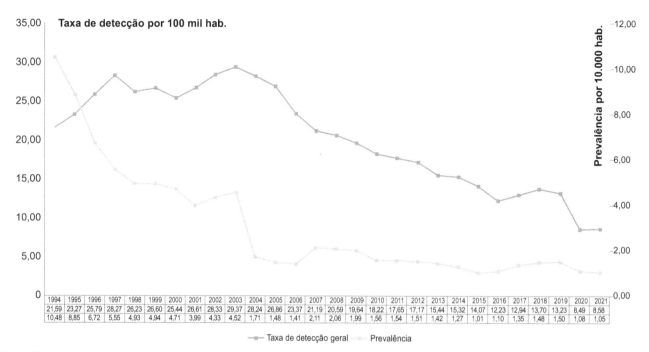

Figura 29.5 Taxa de detecção geral de hanseníase segundo ano de diagnóstico e prevalência segundo ano de tratamento – Brasil, 1994 a 2021.

Os objetivos da Vigilância Epidemiológica incluem: diagnosticar precocemente e tratar adequadamente com esquema poliquimioterápico indicado todos os casos de hanseníase; examinar contatos intradomiciliares que vivem ou viveram com o paciente nos últimos 5 anos; vacinar com duas doses de BCG e oferecer informações e ações de educação em saúde aos contatos de pacientes. Não menos importante é a instituição de técnicas de prevenção de incapacidades e de orientação do autocuidado (WHO, 2012).

O diagnóstico da hanseníase é clínico e epidemiológico, realizado mediante anamnese orientada e exame dermatoneurológico para identificação de lesões ou áreas de pele com alteração de sensibilidade e/ou comprometimento de nervos periféricos (WHO, 2012). Uma vez diagnosticado, para a instituição do esquema terapêutico

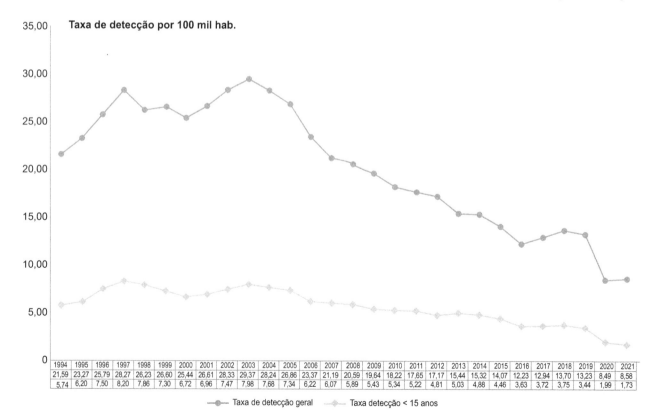

Figura 29.6 Taxa de detecção de hanseníase geral e em menores de 15 anos segundo ano de diagnóstico – Brasil, 1994 a 2021.

adequado, o paciente é classificado como paucibacilar (PB), aquele com até cinco lesões de pele, ou multibacilar (MB), com mais de cinco lesões de pele.

No tratamento poliquimioterápico, os adultos usam três medicamentos (rifampicina [600mg/mês] + dapsona [100mg/dia] + clofazimina [300mg/mês] e [100mg/dia]) – os classificados como PB usam durante 6 meses e os MB por 12 meses. As doses são ajustadas para crianças de acordo com o peso corporal (Brasil, 2022). Cabe destacar que já existem evidências científicas de efetividade terapêutica desse mesmo esquema com duração de 6 meses, denominado *Uniforme de Multidrogaterapia* (U-MDT) para as duas formas de hanseníase (PB e MB). Esse esquema, contudo, ainda não foi adotado pela OMS nem pelo Ministério da Saúde.

O diagnóstico clínico pode ser complementado com exame laboratorial, como baciloscopia de pele (esfregaço intradérmico) para classificação dos casos como PB ou MB. A baciloscopia positiva classifica o caso como MB independentemente do número de lesões, mas a baciloscopia negativa não exclui o diagnóstico de hanseníase (Brasil, 2022).

No curso e principalmente após o tratamento podem ocorrer episódios reacionais agudos, denominados reações hansênicas, decorrentes da resposta imunológica do indivíduo aos fragmentos do *M. leprae*. Essas reações se expressam clinicamente como manifestações inflamatórias agudas e subagudas e constituem a principal causa de lesões dos nervos, sendo, portanto, causadoras das incapacidades físicas da hanseníase, razão pela qual exigem intervenção imediata. Esses episódios são agrupados como reação tipo 1 ou reação reversa (RR), que se caracteriza pelo aparecimento de novas lesões de pele com infiltração, alterações de cor e edema nas lesões antigas, com ou sem espessamento e dor de nervos periféricos, e/ou reação tipo 2, cuja manifestação clínica mais frequente é o eritema nodoso hansênico (ENH), que cursa com surgimento de nódulos subcutâneos dolorosos, acompanhados ou não de febre, dores articulares e mal-estar generalizado, com dor e espessamento de nervos periféricos.

A abordagem quimioterápica da reação tipo 1 ou RR consiste no uso de corticosteroide (iniciando com prednisona, 1 a 2mg/kg/dia, conforme avaliação clínica, com redução da dose lenta e regularmente). Atenção deve ser dada aos efeitos colaterais dos corticosteroides. Na reação tipo 2 ou ENH, a talidomida é a droga de escolha, na dose de 100 a 400mg/dia, conforme a intensidade do quadro, mas não pode ser utilizada por mulheres em idade fértil (Lei 10.651, que dispõe sobre o uso da talidomida) (Brasil, 2003).

Para avaliação de contatos intradomiciliares indenes (sem sinais e sintomas de hanseníase), é recomendada a aplicação de teste rápido imunocromatográfico para determinação qualitativa de anticorpos IgM anti-*M. leprae*. Caso o teste seja reagente, recomenda-se acompanhamento anual sistemático com avaliação clínica para identificação de sinais e sintomas de hanseníase. Caso não seja reagente, recomenda-se que o indivíduo seja orientado, quando identificados sinais e sintomas da doença, a procurar atendimento médico imediato (Brasil, 2022). Na avaliação de contatos intradomiciliares com alterações suspeitas inconclusivas (dermatológicas e/ou neurológicas), o uso do teste também é recomendado. Em caso de resultado não reagente, encaminha-se o paciente para avaliação especializada; se reagente, fica indicada a pesquisa de bacilos álcool-acidorresistentes (BAAR). Identificados esses bacilos, conclui-se o diagnóstico de hanseníase multibacilar. Caso não sejam identificados, também se recomenda o encaminhamento do paciente para avaliação especializada (Brasil, 2022).

Na atenção especializada, a avaliação clínica deve ser conduzida por especialista em hanseníase. Permanecendo a dúvida diagnóstica, recomenda-se o teste de biologia molecular por reação em cadeia da polimerase em tempo real (RT-PCR) para detecção qualitativa de marcadores específicos do material genético de *M. leprae*. Conclui-se pelo diagnóstico da doença se houver a detecção (Brasil, 2022).

Para esterilização das fontes de infecção, tanto da tuberculose como da hanseníase, além da instituição da poliquimioterapia, é agregada uma estratégia de prevenção, ou seja, o uso da vacina BCG-ID (bacilo de Calmette-Guérin). No caso da hanseníase, a vacinação não evita a doença, mas impede as formas MB, devendo ser aplicada aos contatos intradomiciliares indenes (sem sinais e sintomas de hanseníase) independentemente de serem contatos de casos PB ou MB. A aplicação da vacina BCG depende da história vacinal: se o contato não tiver cicatriz vacinal de BCG, deverá ser prescrita uma dose dessa vacina. Caso apresente cicatriz de BCG, deverá ser prescrita uma dose adicional. Se tiver duas cicatrizes, não deverá receber nenhuma dose da vacina (WHO, 2012). Informações adicionais podem ser encontradas nas normas do PNI.

Situação atual e perspectivas. Em 2019, a OMS contabilizou 202.185 novos casos de hanseníase notificados no mundo. A região das Américas foi responsável por 29.936 (93%) (Brasil, 2020).

No Brasil, em 2019, foram notificados 27.864 casos novos, representando taxa de detecção de 13,23 por 100 mil habitantes. A maior concentração ocorreu em estados das regiões Norte, Centro-Oeste e Nordeste. Desse total, 1.545 (5,5%) casos foram diagnosticados em crianças menores de 15 anos. O coeficiente de detecção de grau II de incapacidade alcançou 11,16 casos por um milhão de habitantes em 2019 (Brasil, 2020).

Em que pesem todos os esforços para eliminar as doenças transmissíveis (WHO, 2012b) em um horizonte de curto e médio prazo, não há nada de novo no arsenal de enfrentamento de hanseníase que permita estabelecer a meta de eliminação dessa doença, cuja principal forma de enfrentamento baseia-se no diagnóstico e tratamento dos doentes (Penna *et al.*, 2011). Existem alguns estudos sobre a quimioprofilaxia como estratégia de prevenção, mas, no Brasil, seu uso em massa não está recomendado em programas de controle de larga escala. Quanto ao tratamento, alguns estudos vêm sendo conduzidos, um deles no Brasil, no sentido de se obter um esquema único (uniforme) com três medicamentos que possa tratar de modo eficaz todos os doentes sem necessidade de classificação.

A decodificação do genoma do *M. leprae* abriu um campo enorme para as pesquisas que buscam preencher as lacunas do conhecimento da hanseníase.

Tuberculose

Características gerais. Causada pelo *Mycobacterium tuberculosis*, a tuberculose (TB) é uma doença de transmissão aérea que acomete principalmente os pulmões, mas pode afetar qualquer órgão. O ser humano é o principal reservatório, mas outros mamíferos, como gado bovino e primatas, podem participar da cadeia de transmissão. A disseminação da doença se dá pela inalação de aerossóis, oriundos das vias aéreas, expelidos por meio da tosse, espirro ou da fala de indivíduos que apresentam a forma clínica pulmonar ou laríngea. A transmissão por fômites não cumpre papel importante no contágio.

Com o início do esquema terapêutico adequado, a transmissão do agente tende a diminuir gradativamente e em geral, após 15 dias de tratamento, encontra-se muito reduzida. Na grande maioria das situações, já não ocorre transmissibilidade nessa fase do tratamento. Desse modo, a baciloscopia de controle no escarro deve ser realizada não somente para confirmação da eficácia do esquema terapêutico, mas também para avaliação do risco para os contatos.

A suscetibilidade à infecção pelo *M. tuberculosis* é universal, mas a maior parte dos infectados não adoece após a primoinfecção. Nesses casos, os bacilos ficam encapsulados, em estado latente, em pequenos focos quiescentes que não progridem. Apenas cerca de 10% dos infectados adoecem, entre os quais metade desenvolve a doença nos primeiros meses ou anos após a primeira infecção e a outra metade adoece posteriormente por reativação dos bacilos (reativação endógena).

O desenvolvimento da doença ativa em pessoas com infecção latente da TB (ILTB) depende da combinação de fatores relativos ao bacilo (virulência), ao ambiente (ventilação, além de proximidade e tempo de exposição à fonte de infecção) e ao hospedeiro (competência imunológica).

Ações específicas de vigilância, prevenção e controle. *Vigilância epidemiológica da TB.* A vigilância epidemiológica da TB tem por objetivos reduzir a morbimortalidade por TB sensível e resistente aos medicamentos utilizados no tratamento, monitorar a situação epidemiológica da doença e identificar tendências e fatores associados à sua incidência e mortalidade de modo a fornecer subsídios para ações de controle.

Os sinais e sintomas sugestivos da TB são: febre vespertina, sudorese noturna, emagrecimento e inapetência. Na TB extrapulmonar, os sintomas podem variar. São consideradas casos suspeitos de TB pulmonar todas as pessoas que apresentam tosse com duração de 3 semanas ou mais, acompanhada ou não de outros sinais e sintomas sugestivos de TB. Pessoas privadas de liberdade (PPL), profissionais de saúde, pessoas vivendo com HIV (PVHIV), pessoas em situação de rua (PSR) e indígenas são considerados casos suspeitos de TB quando apresentam tosse, independentemente de sua duração.

A confirmação do caso de TB pode se dar por critério laboratorial ou por critério clínico. Assim, todo caso suspeito que, independentemente da forma clínica, apresente pelo menos uma amostra positiva de baciloscopia, teste rápido molecular para TB (TRM-TB) ou de cultura para TB será considerado confirmado laboratorialmente. Os casos que não atendem aos critérios de confirmação laboratorial, mas apresentam resultados de exames de imagem ou histológicos sugestivos para TB, serão considerados confirmados por critério clínico. Serão descartados os casos suspeitos que não atenderem aos referidos critérios.

Todos os casos suspeitos de TB devem ser investigados com o objetivo de confirmação diagnóstica, de preferência laboratorial, de modo a possibilitar o início oportuno do tratamento. A busca ativa de pessoas com sintomas respiratórios é preconizada para todos os níveis de atenção. Quando o diagnóstico é confirmado, deve-se dar início imediato ao tratamento, além do acompanhamento até sua conclusão.

Além disso, com intuito de aumentar a sensibilidade da vigilância da TB, orienta-se o monitoramento de sistemas de informação em saúde, onde é possível encontrar o registro do diagnóstico de TB para além do Sistema de Informação de Agravos de Notificação (SINAN), a saber: Sistema de Informação sobre Mortalidade (SIM), Sistema de Tratamentos Especiais de Tuberculose (SITE-TB), Sistema de Informações Hospitalares do Sistema Único de Saúde (SIH/SUS), Sistema de Informação em Saúde para a Atenção Básica (SISAB/e-SUS), Sistema de Informação para notificação das pessoas em tratamento da ILTB (IL-TB) e Gerenciador de Ambiente Laboratorial (GAL). No Brasil são notificados apenas os casos de TB confirmados por critério clínico ou laboratorial, e a notificação é de responsabilidade do serviço de saúde (público ou privado) que identificou o caso.

A avaliação de contatos das pessoas diagnosticadas com TB é uma das atividades que decorrem da investigação e é realizada majoritariamente pela atenção primária. Seu principal objetivo é a identificação precoce das pessoas com TB por meio de anamnese, exame físico e exames complementares de acordo com a presença de sinais e sintomas.

Vigilância da ILTB. Implantada em 2018, a vigilância da ILTB pretende: (i) conhecer o perfil clínico e sociodemográfico das pessoas tratadas para ILTB; (ii) descrever, monitorar e avaliar os indicadores operacionais e epidemiológicos das pessoas tratadas para ILTB; (iii) subsidiar o planejamento e a ampliação das ações de detecção e tratamento da ILTB; (iv) reduzir o número de casos da TB ativa. Sua organização se ancora nos seguintes pilares: (i) identificação de pessoas com maior probabilidade de ter ILTB ou com maior risco de adoecimento; (ii) identificação de pessoas com ILTB; (iii) indicação correta do tratamento e acompanhamento adequado de pessoas com ILTB; (iv) notificação das pessoas que realizarão o tratamento da ILTB no sistema de informação para notificação das pessoas em tratamento da ILTB (IL-TB); e (v) monitoramento e avaliação da realização do tratamento da ILTB.

Vigilância em ambiente hospitalar e outras instituições. A identificação precoce de casos de TB em hospitais e instituições de longa permanência, como presídios, albergues e asilos, é estratégica para contenção da transmissão da doença nesses ambientes e para oferta oportuna do tratamento e da notificação dos casos diagnosticados. Casos identificados no contexto hospitalar exigem estabelecimento de fluxo de referência e contrarreferência com outros níveis de atenção à saúde, de modo a facilitar a implementação do plano terapêutico mesmo após a alta hospitalar.

Vigilância entre populações mais vulneráveis ao adoecimento por TB. PVHIV, PPL, PSR, povos indígenas, profissionais de saúde e contatos de pacientes com TB drogarresistente (TBDR) são considerados grupos prioritários para controle da TB por apresentarem risco maior de infecção e/ou adoecimento por essa doença. As especificidades dos referidos grupos exigem adequações para viabilizar a confirmação dos casos de TB e o acompanhamento até o fim do tratamento.

Recomenda-se que a vigilância da TB em PPL transcenda a demanda passiva e se apoie na avaliação sistemática de todas as pessoas que ingressam no sistema prisional, em rastreamentos periódicos em massa e na comunicação entre unidades prisionais envolvidas na movimentação dessa população. Além disso, a interlocução com a rede de assistência à saúde extramuros é imprescindível para uma vigilância a contento, considerando a permeabilidade dos limites do ambiente prisional evidenciado pelo fluxo de PPL e de seus familiares.

No que tange às PSR, são encorajadas a interlocução com as políticas de assistência social e a priorização do acolhimento enquanto estratégia promovedora de vínculo. A vigilância da TB na população indígena, por sua vez, deve inserir-se nas ações de atenção à saúde realizadas pela Equipes Multidisciplinares de Saúde Indígena (EMSI). A investigação da TB nas PVHIV deve ser realizada ante a identificação de febre, tosse, emagrecimento ou sudorese noturna. O manejo adequado dos casos de TB nas PVHIV implica atuação conjunta da atenção primária e de serviços especializados, uma vez que a manutenção da TARV é determinante para melhora de prognósticos das pessoas com coinfecção TB/HIV.

Vigilância dos tratamentos especiais. Pessoas em tratamentos especiais de TB correspondem àquelas que tiveram indicação de uso de esquemas diferentes do esquema básico em decorrência de comorbidades, reações adversas ou por apresentarem resistência a algum medicamento para o tratamento da TB. A notificação dessas pessoas deverá ser incluída e encerrada no SINAN. Em seguida, nova notificação deverá ser feita no SITE-TB. Indivíduos que apresentam efeitos adversos maiores ou comorbidades devem ser acompanhados por serviços de referência secundária, enquanto para os casos de TBDR está indicado o seguimento por meio de referências terciárias.

Vigilância de óbito com menção de TB. Por se tratar de evento evitável, o óbito por TB é considerado evento sentinela, cuja compreensão pode evidenciar falhas assistenciais e determinantes associados à sua ocorrência. A vigilância do óbito com menção de TB tem por objetivo a identificação das condições individuais de acesso aos serviços de saúde pelas pessoas que faleceram por esse motivo, além da detecção dos contatos dessas pessoas, de mod a possibilitar uma avaliação adequada. A análise das informações contidas nos sistemas de informação de saúde e sua qualificação estão previstas entre os objetivos da vigilância do óbito. Em última instância, pretende-se com isso elaborar recomendações que possam reduzir o número de mortes por TB.

A prevenção da TB é realizada por meio de vacinação com BCG, que previne formas graves dessa doença em crianças, devendo ser aplicada ao nascer ou até 30 dias de vida. A identificação e o tratamento da ILTB constituem uma estratégia de prevenção fundamental. A instituição de medidas de controle de infecção por aerossóis em serviços de saúde cumpre um importante papel na proteção dos profissionais.

Por sua vez, a principal forma de controle das infecções e casos de TB consiste na identificação precoce dos casos suspeitos, no tratamento adequado dos casos confirmados e na busca ativa de sintomáticos respiratórios entre os contatos domiciliares de cada caso.

Tratamento. Os esquemas terapêuticos para TB variam de acordo com a idade, a forma clínica da doença e a resistência do agente às drogas, de modo que estão sendo constantemente atualizados. Em 2019, aproximadamente 14% dos casos diagnosticados apresentaram TB extrapulmonar e 17% as formas mistas (pulmonar + extrapulmonar). Dessa maneira, além da tosse, outros sinais e sintomas devem ser valorizados na investigação diagnóstica individualizada para escolha do esquema terapêutico adequado. As recomendações mais recentes para tratamento constam do *Manual de Recomendações para o Controle da Tuberculose no Brasil* (2019, segunda edição atualizada), modificado e complementado pela Nota Técnica de 2022.. Os medicamentos incluídos nesses esquemas de tratamento são disponibilizados gratuitamente pelo SUS e constam do Componente Estratégico da Assistência Farmacêutica da Relação Nacional de Medicamentos Essenciais – RENAME (Brasil, 2020).

Situação atual e perspectivas

A principal medida de controle da TB continua centrada no tratamento adequado dos casos bacilíferos; no entanto, essa doença ainda representa um grande problema de saúde pública global, agravado pelo redução da oferta de serviços de saúde de rotina, especialmente da atenção básica, no curso da pandemia de Covid-19. Antes da pandemia, a TB era responsável por cerca de 1,3 milhão de óbitos, excluindo pessoas infectadas pelo HIV (WHO, 2021). Entre 2015 e 2019, foram notificados 369.239 casos de TB no Brasil, correspondendo, em média, a 73.848 casos anuais.

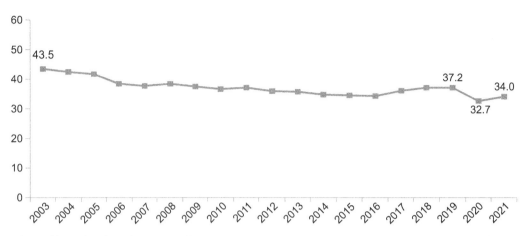

Figura 29.7 Taxa de incidência de tuberculose no Brasil, 2003 a 2021. (SINAN/SVS/MS. Dados atualizados em 15 de junho de 2022.) (*Anos de pandemia de Covid-19, quando houve redução da oferta de serviços de saúde de rotina da atenção básica, o que resultou em subnotificação de muitas doenças e agravos.)

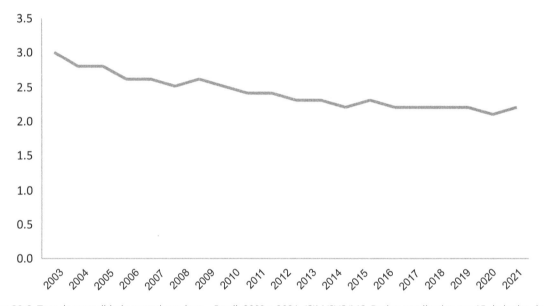

Figura 29.8 Taxa de mortalidade por tuberculose – Brasil, 2002 a 2021. (SIM/SVS/MS. Dados atualizados em 15 de junho de 2022.)

As taxas de incidência em 2003 e 2019 foram, respectivamente, de 43,5 e 37,2 por 100 mil habitantes (Figura 29.7). A redução de notificações observadas em 2020 e 2021 possivelmente decorreu das dificuldades de detecção e diagnóstico impostas pela referida pandemia, o que pode ser constatado pelo número de mortes anuais (em média, 4.570 óbitos de 2010 a 2021), que se manteve relativamente estável (variando de 4.421 a 4.795 mortes em 2012 e 2021, respectivamente), dado que os desfechos fatais sempre são registrados no SIM, ou seja, a taxa de mortalidade em média continuou em torno de 2,2 por 100 mil habitantes (Figura 29.8). Em que pesem as dificuldades de prevenção inerentes às doenças cuja medida de controle se apoia no tratamento individual, essa situação revela a premente necessidade de busca de novas estratégias que permitam reduzir a transmissão do *M. tuberculosis*, para que a TB deixe de ser um problema de saúde pública, conforme proposto no plano Brasil Livre da Tuberculose.

Referências

Amaral RS, Tauil PL, Lima DD, Engels D. An analysis of the impacto of the Schistosomiasis Control Program in Brazil. Memórias do Instituto Oswaldo Cruz 2006; 101:79-85.

Araújo JD. Polarização epidemiológica no Brasil. Informe epidemiológico do SUS 1991; 1(2):5-16.

Bahia. Secretaria da Saúde, Superintendência de Vigilância da Saúde – Divisão de Vigilância Epidemiológica. Manual de Procedimentos para Vacinação. 2011. [Internet] Disponível em: http://www.suvisa.ba.gov./br/sites/default/files/galeria/texto/2012/03/07/manual%20de...pdf. Acesso em 26 out 2012.

Barreto ML, Teixeira MG, Bastos FI et al. Successes and failures in the controlo f infectous diseases in Brazil: social and environmental context, policies, interventions, and research needs. The Lancet 2011 maio; 377(9780):1877-89.

Barreto ML. Infectous diseases epidemiology. Journal of Epidemiology & Community Health 2006 mar 1; 60(3):192-5.

Bina JC. O tratamento específico como arma no controle da esquistossomose. Memórias do Instituto Oswaldo Cruz 1992; 87:195-202.

Brasil. Conselho Nacional de Desenvolvimento Científico e Tecnológico. Epidemiologia e Controle da Esquistossomose e o Nor-

Capítulo 29 • Prevenção, Atenção e Controle de Doenças Transmissíveis

deste Semiárido. CNPq Programa do Trópico Semiárido, Brasília, 1979. 77p.

Brasil. Ministério da Saúde. Lei Orgânica de Saúde 8.080, de 19 de setembro de 1990: Dispõe sobre as condições para a promoção, proteção e recuperação de saúde, a organização e o funcionamento dos serviços correspondentes e dá outras providências.

Brasil. Ministério da Saúde, Secretaria de Vigilância em Saúde. Febre Amarela. In: Guia de Vigilância Epidemiológica 2009a: 23-41.

Brasil. Ministério da Saúde, Secretaria de Vigilância em Saúde, Departamento de Vigilância Epidemiológica. Meningites. In: Guia de Vigilância Epidemiológica 2009b: 21-47.

Brasil. Ministério da Saúde. Secretaria de Vigilância em Saúde: Doença de Chagas. In: Guia de Vigilância Epidemiológica 2009c: 10-8.

Brasil. Ministério da Saúde. Secretaria de Vigilância em Saúde. Esquistossomose mansônica. In: Guia de bolso: Doenças infecciosas e parasitárias 2009d: 171-5.

Brasil. Ministério da Saúde, Secretaria de Vigilância em Saúde, Programa Nacional de Controle da Tuberculose. Manual de recomendações para o controle da tuberculose no Brasil. Ministério da Saúde Brasília, 2010.

Brasil. Ministério da Saúde, Secretaria de Vigilância em Saúde. Casos de febre amarela, Brasil. Grandes Regiões e Unidades Federadas, 1990-2010. Disponível em: http://portal. saude.gov. br/portal/arquivos/pdf/tabela_1_fa_2010.pdf. Acesso em 29 out 2012.

Brasil. Ministério da Saúde, Secretaria de Vigilância em Saúde. Meningite por meningococo, casos confirmados por UF e região, 2000-2010. Disponível em: http://portal.saude.gov. br/portal/arquivos/pdf/tabela_dm_para_site_08_11.pdf. Acesso em 26 out 2012.

Brasil. Ministério da Saúde, Secretaria de Vigilância em Saúde. Meningite por meningococo, óbitos por UF e regiões, 2000-2008. Disponível em: http://portal.saude.gov.br/ portal/arquivos/pdf/tabela_dm_obitos_site_11. Acesso em 30 out 2012.

Brasil. Ministério da Saúde, Secretaria de Vigilância em Saúde. Departamento de DST, AIDS e hepatites virais. Manual de Controle das Doenças Sexualmente Transmissíveis. Disponível em: http://www.aids.gov.br/publicação/manual-de-controle-das-doenças-sexualmente-transmissíveis. Acesso em 26 dez 2012.

Brasil. Ministério da Saúde, Secretaria de Vigilância em Saúde. Departamento de DST, AIDS e hepatites virais. Sintomas e fases da AIDS. Disponível em: http://www.aids.gov.br/pagina/ sintomas-e-fases--da-aids. Acesso em 14 mai 2013a.

Brasil. Ministério da Saúde, Secretaria de Vigilância em Saúde. Programa Nacional de Controle de DST/AIDS. Disponível em: http://www.aids.gov/br/pagina/aids-no-brasil. Acesso em 14 mai 2013b.

Brasil. Ministério da Saúde, Secretaria de Vigilância em Saúde. Departamento de DST, AIDS e hepatites virais. Mudanças no início da terapia antiaids, 2010. [Internet]. Disponível em: http://www. aids.gov.br/noticia/mudancas-no-inicio-da-terapia-antiaids. Acesso em 14 mai 2013c.

Brasil. Ministério da Saúde. Portaria 104, de 25/1/2011. [Internet]. Disponível em: http://bvsms.saude.gov.br/bvs/saudelegis/ gm/2011/prt0104_25_01_2011.html. Acesso em 14 mai 2013.

Brasil. Ministério da Saúde, Secretaria de Vigilância em Saúde. Aspectos Epidemiológicos, Doença de Chagas. [Internet]. Disponível em: http://portal.saude.gov.br/portal/sau- de/profissional/visualizar_texto.cfm?dtxt=31454. Acesso em 14 mai 2013.

Brasil. Ministério da Saúde, Secretaria de Vigilância em Saúde. Cancro mole. In: Guia de bolso: Doenças infecciosas e parasitárias 2010: 108-10.

Brasil. Ministério da Saúde, Secretaria de Vigilância em Saúde. Indicadores epidemiológicos e operacionais da hanseníase, 2000-2011. [Internet]. Disponível em: http://portal.saude.gov. br/portal/arquivos/pdf/indi_epidemiologicos_operacionais_ hans_br2000_2011. pdf. Acesso em 14 mai 2013.

Brasil. Presidência da República. Casa Civil, Subchefia para Assuntos Jurídicos. Lei 10.651, de 16/4/2013. Dispõe sobre o controle do uso da talidomida. [Internet]. Disponível em: http://www. saude.mt.gov.br/

upload/legislação/1065-%5B2554-120110-SES-MT%5D.pdf. Acesso em 14 mai 2013.

Brasil. Ministério da Saúde, Secretaria de Vigilância em Saúde. Boletim Epidemiológico da Hanseníase 2021 [Internet]. Disponível em: http://www.aids.gov.br/pt-br/tags/publicacoes/boletim-de-hanseniase. Acesso em 05 ago 2022.

Brasil. Ministério da Saúde, Secretaria de Ciência, Tecnologia, Inovação e Insumos Estratégicos em Saúde. Portaria SCTIE/MS nº 67, de 7 de julho de 2022. Torna pública a decisão de aprovar, no âmbito do Sistema Único de Saúde – SUS, o Protocolo Clínico e Diretrizes Terapêuticas da Hanseníase. [Internet]. Disponível em: https://www.in.gov.br/web/dou/-/portaria-sctie/ms-n-67-de-7-de-julho-de-2022-414085258. Acesso em: 05/08/2022.

Carmo EH, Penna G, Oliveira WK. Emergências de saúde pública: conceito, caracterização, preparação e resposta. Estudos avançados. 2008; 22(64):19-32.

Chadwick E. Reporto n the sanitary condition of the labouring population of Great: Britain: supplementary reporto n the results of special inquiry into the practice of interment in towns. 1842. Chicago: Aldine Pub. Co.

Chin J. Organización Panamericana de La Salud. El Control de las enfermedades transmisibles. Washington: Organización Panamericana de La Salud, 2001.

Consenso brasileiro em doença de Chagas. Rev Soc Bras Med Trop. 2005; 38(SIII).

Costa NR. Lutas urbanas e controle sanitário: origens das políticas de saúde no Brasil; Petrópolis, Vozes; Rio de Janeiro: Associação Brasileira de Pós-Graduação em Saúde Coletiva, 1985.

Coura J, Amaral R. Epidemiological and control aspects of schistosomiasis in Brazilian endemic areas. Memórias do Instituto Oswaldo Cruz. 2004, vol. 99 (S1), 13-19.

Dias JCP. Elimination of Chagas disease transmission: perspectives. Memórias do Instituto Oswaldo Cruz, 2009; 104:41-5.

Drumond JAG, Marcopito LF. Migração interna e a distribuição da mortalidade por doença de Chagas. Brasil, 1981/1998. Cadernos de Saúde Pública. 2006 out; 22(10):2131-40.

Fidler DP, Gostin LO. The new International Health Regulations: an historic development for international Law and public health. The Journal of Law, Medicine & Ethics. 2006; 34(1):85-94.

Galvão J. Brazil and Access to HIV/AIDS drugs: A questiono f human rights and public health. American Journal of Public Health. 2005 jul; 95(7):1110-6.

Katz N. Schistosomiasis control in Brazil. Memórias do Instituto Oswaldo Cruz. 1998; 93:33-5.

Massad E. The elimination of Chagas'disease from Brazil. Epidemiology and infection 136(9):1153-64.

McNeill WH. Plagues and people. Health Care management Review. 1977; 2(2):99-100.

Meira DA. Doença meningocócica. In: Tratado de infectologia. 2. ed. Atheneu, 2002:645-54.

Moncayo A, Silveira AC. Current epidemiological trends for Chagas disease in Latin America and future challenges in epidemiology, surveillance and health policy. Memórias do Instituto Oswaldo Cruz 2009; (109):S1:17-30.

Nunn A. The politics and history of AIDS treatment in Brazil [Internet]. New York: Springer, 2009.

Oliveira ACR. Situação atual das filarioses. Situação e perspectivas do controle das doenças infecciosas e parasitárias. Brasília (DF):Cadernos da UnB. Brasília: UnB, 1981:165-84.

Penna GO, Domingues C, Siqueira Jr JB et al. Dermatological diseases of compulsory notification in Brazil. Anais brasileiros de dermatologia. 2011; 86(5):865-77.

Penna GO et al. Leprosy: the need to employ evidence-based medicine in control policies around the world. Leprosy review. 2010; 82(3):210.

Penna GO, Hajjar LA, Braz TM. Gonorrhea. Revista da Sociedade Brasileira de Medicina Tropical. 2000; 33(5):451-64.

Penna MLF et al. The epidemiological behaviour of leprosy in Brazil. Leprosy review. 2009; 80(3):332.

Penna MLF, Temporão JG, de Faria Grossi MA, Penna GO. Leprosy control: knowledge shall not be neglected. Journal of epidemiology and community health. 2011; 65(6):473-4.

Prata A. Clinical and epidemiological aspects of Chagas disease. The Lancet Infectious Diseases. 2001; set. 1(2):92-100.

Rodrigues IC, Bichara LNC, Santos MAV, Soares IS. Esquistossomose mansônica. In: Tratado de Infectologia. Ed. Atheneu. 2005:1524-8.

Romano APM, Ramos DG, Araújo FAA et al. Febre amarela no Brasil: recomendações para a vigilância, prevenção e controle. Epidemiologia e Serviços de Saúde. 2011; 30(1):101-6.

Teixeira MG, Costa MCN, Pereira SM, Barreto FR, Barreto ML. Epidemiologia das doenças infecciosas. In: Almeida-Filho N & Barreto ML. Epidemiologia & Saúde. Rio de Janeiro: Guanabara Koogan. 2011:458-74.

Teixeira MG, Costa MCN. Vigilância epidemiológica: políticas, sistemas e serviços. In: Políticas e sistema de saúde no Brasil. Fiocruz, RJ, 2008:795-818.

Teixeira MG, Penna GO, Risi JB et al. Seleção das doenças de notificação compulsória: critérios e recomendações para as três esferas de governo. Inf. Epidemiol. SUS. 1998; 7(1):7-28.

USA. Department of Health and Human Services. Center for Diseases Control e Preention. HIV Transmission [Internet]. Disponível em: http://www.cdc.gov/hiv/resources/qa/transmission.htm. Acesso em 14 mai 2013.

Vasconcelos PF. Febre amarela. Revista da Sociedade Brasileira de Medicina Tropical. 2003; 36(2):275-93.

WHO. Expert Committee on Leprosy, World Health Organization, Who Expert Committee on Leprosy: eighth report. World Health Organization, 2012.

WHO. Meningococcal disease. [Internet]. Disponível em: http:// www.who.int/csr/disease/meningococcal/en/index.html. Acesso em 26 nov 2012a.

WHO. International Health Regulations, 2005. [Internet]. Disponível em: http://www.who.int/ihr/en/. WHO. Acesso em 26 nov 2012.

WHO. World Health Organization. The Weekly Epidemiological Record (WER) [Internet]. Disponível em: http://www.who.int/ wer/en/. Acesso em 03 nov 2012a.

WHO. World Health Organization. Accelerating Work to Overcome the Global Impacto f Neglected Tropical Diseases – a Roadmap for Implementation. Executive Summary. 2012b.

WHO. Lymphatic filariasis. [Internet]. Disponível em: http://www.who.int/mediacentre/factsheets/fs102/en/WHO. Acesso em 14 mai 2013.

30 Prevenção, Atenção e Controle de Doenças Crônicas não Transmissíveis

Sheila Maria Alvim de Matos • Gulnar Azevedo e Silva
Alcione Brasileiro Oliveira • Ines Lessa

INTRODUÇÃO

As transformações socioeconômicas decorrentes das revoluções tecnológica e industrial levaram ao aumento da expectativa de vida e a mudanças no estilo de vida e, consequentemente, as doenças crônicas não transmissíveis (DCNT) tornaram-se a primeira causa de morte nos países de alta renda. Os países de média e baixa renda também passaram por mudanças similares em período posterior e a partir da segunda metade do século XX (Omran, 1971; Barreto & Carmo, 1978). Nos países industrializados, três transições sequenciais ficaram bem demarcadas: a demográfica, implicando o envelhecimento populacional, a epidemiológica e a nutricional (WHO, 2005; McKeownm, 2009). Assim, a transição epidemiológica caracterizou-se pela ascensão da morbimortalidade por DCNT e declínio da mortalidade por doenças infecciosas e parasitárias, o que ocorreu de modo completo nos países ricos e industrializados (Sanders, 2008).

No Brasil, Bayer & Paula (1984) detectaram o início da transição epidemiológica em torno de 1964 e 1965, com forte declínio da mortalidade por doenças transmissíveis e crescimento das doenças cardiovasculares. A partir daí, iniciou-se a transição nutricional no país, com rápida queda na prevalência de desnutrição em crianças e elevação acelerada da prevalência de sobrepeso e obesidade em adultos (Malaquias Filho & Rissin, 2003). Nesse contexto desfavorável, as desigualdades sociais e raciais se exacerbam (Uauy et al., 2001; Chor et al., 2015; Matos et al., 2021) e exercem grande reflexo em modos de vida pouco saudáveis, incluindo a redução da atividade física e mudanças nos padrões dietéticos. Houve intensificação do consumo de alimentos com altos teores de gordura saturada e baixos teores de carboidratos, em sua maior parte ultraprocessados e de baixo custo, que têm sido amplamente consumidos pela população (Monteiro, 2011), o que aumenta consideravelmente o risco de sobrepeso e obesidade e o aparecimento de várias DCNT (Monteiro et al., 2019).

O aumento considerável das DCNT tem se constituído em grande problema de saúde no país, e o conhecimento de sua distribuição e tendência é fundamental para subsidiar a construção de políticas e ações para seu enfrentamento. As mudanças observadas nos padrões de morbimortalidade por essas doenças no Brasil nas últimas décadas têm imposto grandes desafios aos gestores de saúde e aos governos devido ao custo crescente da assistência médica e seu impacto no sistema de segurança social (Schmidt et al., 2011).

Em um contexto de extrema desigualdade, as quedas na mortalidade, natalidade e fecundidade verificadas a partir de 1950 no país não ocorreram uniformemente entre as regiões. Nas regiões Sudeste, Sul e Centro-Oeste, essas transições se deram de modo mais acelerado, enquanto as regiões Norte e Nordeste mantiveram níveis de mortalidade e fecundidade mais elevados, com estruturas etárias menos envelhecidas (Vasconcelos & Gomes, 2012).

Entre 2000 e 2013 observou-se no Brasil redução de 2,5% ao ano na mortalidade prematura por DCNT, ou seja, antes dos 70 anos de idade. Essa tendência de declínio no conjunto de causas consideradas crônicas não transmissíveis foi observada em todas as regiões, indicando que essas doenças estão disseminadas por todo o país (Malta et al., 2019). A maior queda foi das doenças respiratórias crônicas, seguidas das cardiovasculares e reduções menores foram encontradas para diabetes e neoplasias.

Em 2019 foram registrados no país 738.371 óbitos por DCNT, correspondendo a 54,7% do total. Desses 41,8% ocorreram prematuramente (Ministério da Saúde, 2021. Plano de Enfrentamento). A maioria das mortes prematuras está associada à exposição a fatores de risco modificáveis, como obesidade, hábito alimentar inadequado, inatividade física, tabagismo, consumo de bebidas alcoólicas, poluição ambiental e saúde mental, sendo, portanto, passíveis de intervenções preventivas (WHO, 2013).

A pandemia de Covid-19, que chegou ao Brasil no início de 2020, impactou sob vários aspectos não só a mortalidade geral no país, mas também o perfil de morbidade da população por influência do grande número de casos e óbitos. Consequências diretas da pandemia se expressaram entre as pessoas que já viviam com DCNT, por fazerem parte do grupo populacional mais vulnerável à infecção pelo SARS-CoV-2, com risco maior de internação e óbito. Ao mesmo tempo, indiretamente, a pandemia levou ao agravamento do quadro clínico de portadores de DCNT em razão das dificuldades de acesso a serviços de saúde, acarretando atraso ou inviabilidade do diagnóstico e tratamento (Malta *et al.*, 2021a). Além disso, a pandemia levou a mudanças no estilo de vida da população com aumento do sedentarismo e risco maior de aparecimento de problemas crônicos (Malta *et al.*, 2021b).

Este capítulo tem por objetivo descrever o perfil da morbimortalidade por doenças crônicas e seus principais fatores de risco, bem como discutir o alcance e a efetividade das políticas de prevenção e controle de doenças crônicas adotadas no país.

O PESO DAS PRINCIPAIS DCNT NO BRASIL

A análise do perfil epidemiológico das populações é de extrema importância para planejamento e desenvolvimento de ações de enfrentamento ao oportunizar a prevenção, o tratamento e a consequente melhoria da qualidade de vida, bem como a diminuição das sequelas.

As doenças cardiovasculares (DCV) e o câncer são as principais causas de morte prematura em 127 países. Em 70 desses, as DCV se colocam em primeiro lugar, como é o caso do Brasil; em outros 57 países, o câncer já aparece como a primeira causa de mortalidade (Bray *et al.*, 2021). Acredita-se que esse fenômeno faça parte da última fase da transição epidemiológica, que teve início na segunda metade do século XX, em que o peso das DCNT vem se destacando. Estima-se que o câncer pode tornar-se a principal causa de morte prematura na maioria dos países ainda neste século.

No Brasil, o conjunto de causas de óbitos representado por DCV, neoplasias e doenças do aparelho respiratório correspondeu a 56,4% do total de óbitos em 2019 e a 47,3% em 2020 (Ministério da Saúde, 2022a). A Tabela 30.1 mostra o número absoluto e o percentual de óbitos registrados no Sistema de Informações de Mortalidade – SIM (Ministério da Saúde, 2022) pelas principais doenças crônicas não transmissíveis e pelas doenças infecciosas e parasitárias.

Observa-se que a maior parte dos óbitos nos 2 anos foi por DCV. Em 2019, o segundo grupo de causa registrado foi o das neoplasias, seguido pelas doenças respiratórias. Em 2020, no entanto, as doenças infecciosas e parasitárias apresentaram aumento marcante na proporção de óbitos em virtude da pandemia de Covid-19, passando de 4,20% para 17,14% e assumindo como a segunda causa de óbito, abaixo apenas das DCV. É possível observar

Tabela 30.1 Mortalidade proporcional pelas principais doenças crônicas não transmissíveis e por doenças infecciosas e parasitárias no Brasil, em 2019 e 2020

Causas de óbito	2019		2020	
	N	%	N	%
Doenças do aparelho circulatório	364.132	26,98	357.741	22,93
Neoplasias (tumores)	235.301	17,43	229.300	14,70
Doenças do aparelho respiratório	162.005	12,00	148.773	9,54
Doenças infecciosas e parasitárias	56.666	4,20	267.287	17,14
Total	**1.349.801**	**100,00**	**1.556.824**	**100,00**

ainda que os três primeiros grupos de causa tiveram a mortalidade proporcional diminuída em 2020, comparado com os percentuais de 2019 (DCV: –15,0%; neoplasias: –15,7%; doenças respiratórias: –20,5%). Por outro lado, os óbitos por doenças infecciosas e parasitárias tiveram aumento de 308,2%, o que evidencia o impacto da Covid-19 no perfil de mortalidade.

As taxas de mortalidade em 2019 e 2020 pelos principais grupos de causas crônicas não transmissíveis padronizadas por idade, segundo a população estimada para o Brasil em 2020, estão apresentadas na Figura 30.1 e indicam o peso dessas no perfil de óbitos do país. Em todas as grandes regiões, a tendência das últimas décadas se manteve com o predomínio das DCV, seguidas das neoplasias e das doenças respiratórias. Até o ano de 2019, a contribuição das doenças infecciosas e respiratórias permanecia em um patamar bem abaixo das causas crônicas. Em 2020, no entanto, os óbitos por doenças infecciosas e parasitárias tiveram aumento marcante por conta da pandemia de Covid-19, chegando a ser a primeira causa de óbito na região Norte e a segunda nas demais, com exceção da região Sul, onde as neoplasias se mantiveram em segundo lugar.

O perfil de mortalidade e morbidade no Brasil, quando desagregado pelas grandes regiões do país, mostra intenso contraste que expressa a influência das grandes desigualdades sociais e de acesso aos serviços de saúde. Observa-se, por exemplo, que na região Norte o número de anos potenciais de vida saudável perdidos aos 60 anos de idade é o dobro da região Sudeste (Szwarcwald *et al.*, 2016). Embora tenha havido alguma melhora nos indicadores de saúde no Brasil nas últimas décadas, a carga de doença continua maior nos estados das regiões Norte e Nordeste em comparação com as regiões Sudeste e Sul (GBD, 2016).

As sucessivas crises econômicas e políticas observadas em anos recentes já começam a resultar em piora no estado de saúde da população brasileira com aumento na incidência de vários problemas de saúde e excesso de mortes, principalmente por câncer e doenças cardiovasculares (Hone *et al.*, 2019).

Doenças cardiovasculares

As doenças do aparelho circulatório, com destaque para as DCV, doenças isquêmicas do coração (DIC) e acidente vascular cerebral (AVC), lideram as causas de morte da

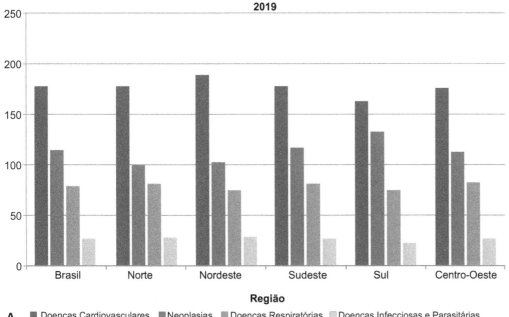
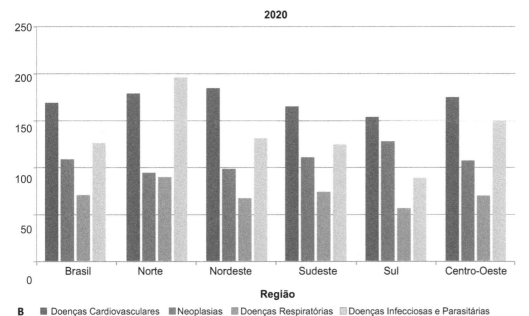

Figura 30.1 Taxas padronizadas de mortalidade* por DCV, neoplasias, doenças respiratórias e doenças infecciosas e parasitárias – Brasil e regiões, 2019 e 2020. (*Taxas por 100 mil habitantes padronizadas pela população Brasil estimada para 2020. Ministério da Saúde, 2022b.)

população brasileira, com 27,3% dos óbitos em 2017, apesar da redução do risco de morte em 47,9% entre 1990 e 2017 (342 e 178/100 mil habitantes, respectivamente) (Oliveira *et al.*, 2020). Embora as DCV representem o grupo de causas com as maiores taxas de incidência na população – 687,5 casos por 100 mil habitantes em 2017 – fator relacionado com o crescimento do envelhecimento populacional, as taxas de mortalidade vêm registrando decréscimo nos últimos anos (Oliveira *et al.*, 2020).

A tendência de redução vem sendo observada desde as últimas décadas do século XX nos países desenvolvidos em anos mais recentes e em alguns estados das regiões Sul e Sudeste do Brasil (Lotufo *et al.*, 2013). Esse comportamento reflete resultados da prevenção dos principais fatores de risco e melhoria das condições socioeconômicas da população brasileira na primeira década do século XXI (Lotufo *et al.*, 2013; Baptista & Queiroz, 2019), da assistência médica e do acesso aos serviços de saúde. Como uma Condição Sensível à Atenção Primária à Saúde no Brasil, as DCV foram impactadas especialmente pelo aumento da cobertura da Estratégia de Saúde da Família (Rasella *et al.*, 2014). O declínio dos casos de AVC tem relação direta com o tempo entre o surgimento dos sintomas e a assistência recebida, atendimento, com o local e a qualidade do atendimento. Quanto mais precoce o atendimento, tanto melhor e mais adequada a forma de tratamento e melhor o prognóstico.

Diferenças de gênero são observadas no comportamento das DCV, que após 2013 deixou de ser a principal causa de morte entre as mulheres. Entre 1990 e 2017, o maior risco de morte ocorreu entre os homens, sendo observada uma taxa de mortalidade de 190,41 por 100 mil homens e de 165,43 por 100 mil mulheres (GBD, 2017; Oliveira *et al.*, 2020) (Figura 30.1), embora apenas para as mulheres a mortalidade proporcional tenha estado acima de 30% das causas em todo o período (Oliveira *et al.*, 2020).

O declínio da mortalidade por DCV no Brasil apresenta diferenças marcantes entre as regiões (Brant *et al.*, 2017). Os coeficientes de mortalidade são mais elevados nas regiões Sudeste e Sul, com importante declínio até o ano de 2017 (Figura 30.2). As regiões menos desenvolvidas apresentam coeficientes mais baixos, os quais estão relacionados com a qualidade dos sistemas de informação e o envelhecimento mais tardio da população com a exposição a piores condições socioeconômicas e de acesso aos serviços de saúde, reflexo das desigualdades sociais e raciais (Baptista & Queiroz, 2019; Malta *et al.*, 2020).

Apesar dos avanços registrados na redução do risco de morte por DCV, já vinha sendo observada a sinalização de estagnação da tendência do declínio a partir de 2013 com possível aumento do número de mortes nos anos seguintes (Brant *et al.*, 2017). Mais recentemente, a crise política e econômica no Brasil e o início, a partir de 2020, de um fenômeno sem precedentes no último século – a pandemia da Covid-19 – vieram a modificar temporariamente a posição das DCV. Desde então, as DCV deixaram de ser a principal causa de morte no Brasil, posição assumida pela Covid-19, doença causada pela infecção por SARS-CoV-2. Os efeitos da Covid-19 guardam relação com as DCNT não apenas pela associação às complicações da doença infecciosa que interagem com condições crônicas prévias, produzindo uma sindemia (Bambra *et al.*, 2020), mas também pelas medidas não farmacológicas necessárias para controle da pandemia e que impactaram sobremaneira os fatores de risco das DCNT (Malta *et al.*, 2020). Além disso, a Covid-19 foi responsável pela redução de 16,3% nas hospitalizações por DCV em uma grande capital do país, um efeito indireto da sobrecarga dos sistemas de saúde, que precisaram voltar-se para os atendimentos dos casos de Covid-19, e possivelmente associado à menor busca pela população dos serviços de saúde nos períodos de maior necessidade de distanciamento social (Ribeiro *et al.*, 2022).

Câncer

Em todo o mundo, o câncer aparece como a segunda causa de adoecimento e morte. As últimas estimativas publicadas pela Global Cancer Statistics (GLOBOCAN) indicam que, excluindo-se os tumores malignos de pele não melanoma, em 2020 ocorreram no mundo 18,1 milhões de casos de câncer e 9,9 milhões de mortes. O câncer mais diagnosticado foi o de mama, com 11,7% do total, ultrapassando o de pulmão, que até então aparecia como o mais incidente. Em seguida estão os cânceres de pulmão, colorretal, próstata e estômago. Os números estimados para mortalidade mostram que o câncer de pulmão continua sendo o que mais pesa, levando a um total de 1,8 milhão de óbitos, seguido pelos cânceres colorretal, de fígado, de estômago e de mama (Sung *et al.*, 2021). Embora a incidência tenha sido maior nos países economicamente desenvolvidos, comparados aos que se encontram em processo de transição econômica,

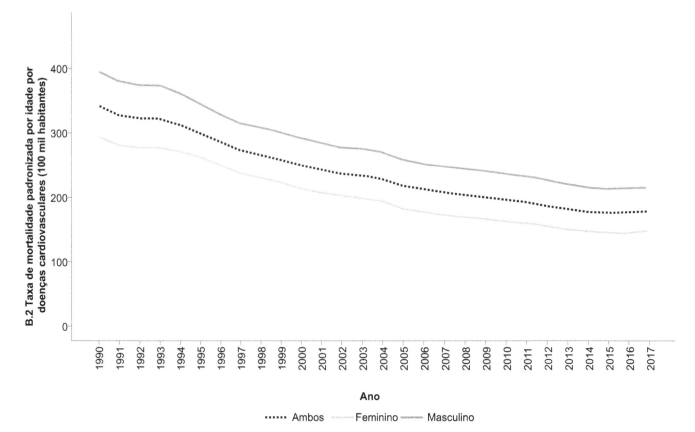

Figura 30.2 Taxa de mortalidade por 100 mil habitantes padronizada por idade e DCV e por sexo – Brasil e regiões, 1990-2017. (Dados derivados do Estudo *Global Burden of Disease* 2017 – GBD 2017). (Moraes de Oliveira GM et al. Estatística Cardiovascular – Brasil 2020. Arq Bras Cardiol 2020; 64:101660-7.)

Capítulo 30 · Prevenção, Atenção e Controle de Doenças Crônicas não Transmissíveis

isso não aconteceu em relação à mortalidade. Os avanços científicos conquistados nas últimas décadas, sobretudo em relação ao tratamento, têm aumentado a sobrevida líquida em vários países (Allemani *et al.*, 2018).

Nos países em desenvolvimento verifica-se aumento tanto na incidência como na mortalidade, destacando-se o grande número de óbitos por câncer de mama e do colo uterino (Bray *et al.*, 2018). Por serem tumores passíveis de detecção precoce, essas condições indicam a necessidade de priorização de ações que garantam o acesso à detecção precoce e ao tratamento (DeSantis *et al.*, 2015).

No Brasil, as estimativas do Instituto Nacional de Câncer (INCA, 2019) para o triênio 2020-2022 mostram a ocorrência de 450 mil casos novos de câncer, excluindo-se os de pele não melanoma. Os tipos mais frequentes em ambos os sexos são os de mama, próstata, cólon e reto, pulmão e estômago. Separando por sexo, os cinco tipos mais incidentes entre os homens são os de próstata, cólon e reto, pulmão, estômago e cavidade oral. Nas mulheres, os mais incidentes foram os de mama, cólon e reto, colo uterino, pulmão e tireoide. Há grande variação entre as regiões do país: nas regiões Sul e Sudeste, predominam os cânceres de próstata, mama, pulmão e intestino; nas regiões Norte e Nordeste, os cânceres do colo uterino e de estômago ainda registram altas taxas; na Centro-Oeste, observa-se padrão semelhante ao do Sudeste e Sul, mas ainda pesam as taxas dos cânceres de colo uterino e de estômago; a região Norte é a única do país onde as taxas de câncer de mama e colo uterino se equivalem entre as mulheres (INCA, 2019).

O peso do câncer no perfil de mortalidade brasileiro vem aumentando sucessivamente nas últimas quatro décadas. A mortalidade proporcional por câncer passou de 7,5% em 1978 para 16,2% entre os homens e de 7,7% para 18,3% entre as mulheres. A menor proporção no período foi relatada entre homens da região Nordeste, em 1979 (5,4%), e a maior entre as mulheres da região Sul, em 2017 (21,6%) (Azevedo e Silva *et al.*, 2020).

A taxa de mortalidade observada no Brasil para ambos os sexos no país, de 90,2 por 100 mil habitantes, foi semelhante à de países de alta renda, bem como foram semelhantes as dos cânceres de pulmão, mama, próstata e colorretal (Bray *et al.*, 2012). O câncer de colo uterino, diferentemente dos países de alta renda, também aparece entre os mais frequentes no país.

A tendência temporal da mortalidade no país como um todo não é constante, havendo diferenças marcantes entre as regiões e entre os residentes das capitais e dos municípios do interior, o que reflete a existência de diferentes padrões de exposição a fatores de risco e de acesso à detecção precoce e ao tratamento especializado.

As maiores quedas ocorreram para o câncer de estômago, exceto nas regiões Norte e interior da Nordeste, e para o câncer de colo uterino, com exceção do interior da região Norte. Houve diminuição clara da mortalidade para os cânceres de mama, próstata e pulmão entre homens nas regiões Sudeste e Sul. Nas regiões Norte e Nordeste, os perfil da mortalidade são compatíveis com os cânceres associados à pobreza, ao mesmo tempo que é grande o aumento dos relacionados com o estilo de vida sedentário.

A ocorrência de câncer é função de um processo dinâmico decorrente da exposição a fatores de risco ao longo da vida e do acesso às ações de controle. As desigualdades socioeconômicas, que historicamente sempre influenciaram o perfil de morbimortalidade brasileiro, no caso das neoplasias malignas deixam muito claro a existência de grandes contrastes. Esses contrastes podem ser bem exemplificados pelos cânceres de colo uterino e de mama, doenças com grande probabilidade de cura quando diagnosticadas precocemente. A mortalidade por câncer do colo uterino caiu em todo o país entre 1980 e 2010, exceto em municípios das regiões Norte e Nordeste fora das capitais, e os indicadores socioeconômicos positivos correlacionaram-se inversamente às taxas observadas. Para o câncer de mama, as taxas de mortalidade a partir de 1990 começaram a cair nas capitais, mas não nos demais municípios (Girianelli *et al.*, 2014).

As mudanças demográficas e as sucessivas crises políticas estabelecem um perfil que favorece o acúmulo de fatores de risco modificáveis, atribuíveis ao aparecimento de vários tipos de câncer no país (Azevedo e Silva *et al.*, 2016), o que consequentemente aumentará a incidência desses cânceres nos próximos anos.

Ao mesmo tempo, o subfinanciamento crônico do Sistema Único de Saúde (SUS) sempre limitou a expansão da rede assistencial, impedindo o acesso a todos os níveis de cuidado, em especial aos níveis secundário e terciário, imprescindíveis para os pacientes oncológicos (Barreto *et al.*, 2014). A falta de investimento na organização da Rede de Assistência à Saúde impossibilita ou dificulta o acesso e as etapas de cuidado se alongam, como já relatado, por exemplo, em relação ao câncer de colo uterino no estado de São Paulo (Ribeiro *et al.*, 2021). Todos esses obstáculos indicam a baixa resolutividade dos serviços de saúde (Oliveira *et al.*, 2020) e fazem com que grande parte dos casos seja diagnosticada em estádio avançado (Renna Jr. & Azevedo e Silva, 2018; Santos-Silva *et al.*, 2019) e com isso as perspectivas de cura ficam diminuídas e terão impacto no aumento da mortalidade.

No Brasil, o impacto da crise econômica sobre a saúde vem sendo tema de artigos científicos. Entre 2014 e 2016, o aumento do desemprego associou-se ao aumento da mortalidade por DCV e câncer (Hone *et al.*, 2019). As políticas de austeridade fiscal em curso no país nos anos recentes vão impactar a saúde da população e aumentar as desigualdades (de Souza *et al.*, 2019).

A pandemia de Covid-19, no início de 2020, trouxe como consequência direta o agravamento da assistência ao câncer. O aumento do número de declarações de óbitos em que o câncer e as DCV foram citados como comorbidade em 2020 (Jardim *et al.*, 2020) é um indicativo de que muitos pacientes oncológicos tiveram seu quadro agravado e não sobreviveram à Covid-19.

Todas essas questões comprovam que as políticas que visam ao controle do câncer no Brasil não foram efetivas para prevenir e diminuir as iniquidades de acesso à detecção precoce e ao tratamento e, ao mesmo tempo, projetam para futuro próximo um contexto desfavorável em que o câncer continuará tendo um peso cada vez maior na morbidade e mortalidade da população brasileira.

Doenças respiratórias

Em todo o mundo, as doenças respiratórias crônicas são a quarta causa mais frequente de óbitos evitáveis, bem como entre os brasileiros em 2017, sendo o cenário nacional semelhante ao internacional no que se refere aos tipos mais prevalentes: infecções respiratórias do trato inferior e doença pulmonar obstrutiva crônica – DPOC (WHO, 2005).

No Brasil, considerando todas as faixas etárias, as doenças respiratórias crônicas de maior morbimortalidade são DPOC, asma, rinite alérgica e câncer de pulmão. Essas doenças têm importante impacto social e podem provocar incapacidades, limitações emocionais e intelectuais e promover desfechos fatais (Reddel *et al.*, 2022).

Entre os adultos, cerca de 400 mil mortes anuais são atribuídas à DPOC nos países industrializados, e a maioria dessas mortes ocorre na China. Os dados mais recentes indicam a DPOC como a principal doença respiratória em adultos, com prevalência de 10,1%, sendo responsável por 40% dos óbitos por todas as doenças respiratórias crônicas (Rabe & Watz, 2017; Reddel *et al.*, 2022).

Em virtude do aumento crescente na incidência da asma e outras doenças alérgicas, as manifestações alérgicas são uma preocupação para a saúde. Segundo relatório do *Global Initiative for Asthma*, a prevalência média de asma em crianças brasileiras entre 13 e 14 anos de idade está em torno de 20%, o que coloca o Brasil entre os países com as maiores prevalências da doença em crianças, uma das mais elevadas da América do Sul e próxima à observada em países desenvolvidos (Cruz *et al.*, 2020). O aumento da incidência da asma tem sido associado à maior sensibilização atópica e a diversos fatores relacionados com o estilo de vida ocidental (*western lifestyle*), onde se incluem a urbanização, novos padrões habitacionais, nível socioeconômico baixo, exposição a poluentes ambientais, infecções, estresse, tabagismo, uso de antibióticos, vacinação, dieta, sedentarismo, alto peso ao nascer, excesso de peso, entre outros (Devereux, 2001; Flaherman, 2006; Cunha, 2007; Remes, 2008; Matos, 2011).

Em 2019 eram estimados 262 milhões de casos e 461 mil mortes por asma (GBD 2019), a maior parte prevenível e prematura. Em 2020, o fenômeno da Covid-19, uma síndrome respiratória aguda grave, lançou suspeitas de que pacientes com doenças respiratórias obstrutivas crônicas teriam risco aumentado para a nova doença. As medidas não farmacológicas para controle da pandemia, como uso de máscaras e distanciamento social, reduziram o número de hospitalizações por asma durante o ano de 2020 em razão da frequência menor de doenças respiratórias. Há evidências recentes de que pacientes com asma não apresentam risco maior de infecção por SARS-CoV-2 nem de doença mais grave (Franco, Jezler & Cruz, 2021).

Diabetes

O diabetes por si só é uma grave doença que tem desafiado a saúde pública, mas que também se comporta como fator de risco para hipertensão, doença arteriocoronariana (DAC) e AVC. O problema vem aumentando consideravelmente, acompanhando a elevação da prevalência do excesso de peso e obesidade (Brasil, 2022). A prevalência autorreferida no Brasil variava entre 5,5% em 2006 a 8,9% em 2016 (Brasil, 2017) e nos últimos inquéritos nacionais já se observam valores entre 9,1% e 15,9% (IBGE, 2020). Contudo, entre 2008 e 2010, na linha de base do ELSA-Brasil, um estudo de coorte com servidores públicos de seis centros no Brasil, incluindo 15.105 adultos, foram diagnosticados 20% dos participantes com diabetes (Schmidt *et al.*, 2014). Assim, além do envelhecimento populacional e do aumento do excesso de peso, a maior disponibilidade de recursos diagnósticos e terapêuticos e o acesso maior aos serviços de saúde parecem estar relacionados com a elevação observada nos últimos anos. A prevalência de diabetes é similar entre os sexos, sendo mais diagnosticada em mulheres, predominando em classes sociais mais baixas e sendo comum a presença de síndrome metabólica.

Em 2019, o Brasil ocupou a quinta posição entre os países com maior número de adultos com diabetes, que passou da sétima para a quinta causa de morte da população brasileira, segundo o *ranking* do GBD 2017 (Oliveira *et al.*, 2020). Além da crescente mortalidade, o diabetes também tem efeitos na qualidade e na expectativa de vida. A partir de análises do ELSA-Brasil, estima-se que pelo menos 30% dos jovens de 35 anos, brasileiras e brasileiros negros, desenvolverão diabetes no curso de suas vidas com impactos negativos na expectativa de vida e custos maiores para os serviços de saúde (Bracco *et al.*, 2021).

O controle do diabetes, por meio do acesso e da aderência ao tratamento, pode ser avaliado pelas metas de manutenção da glicose, pressão arterial e LDL-colesterol em níveis padrões. A análise de dados da Pesquisa Nacional de Saúde (2013) indicou que este controle é baixo entre os brasileiros com diabetes. Apenas 50% dos participantes alcançaram uma das três metas, e apenas 10% tiveram resultados padronizados para as três metas (Dos Reis *et al.*, 2021).

A pandemia de Covid-19 teve impacto significativo para o adoecimento por diabetes não apenas em razão da maior probabilidade dessa parcela da população apresentar formas mais graves da Covid-19 e impactos nos sistemas de saúde, mas porque a infecção por SARS-CoV-2 tem efeitos no desenvolvimento do diabetes. O acompanhamento de 180 mil mulheres e homens veteranos estadunidenses mostrou que o diagnóstico de Covid-19 nos 12 meses anteriores aumentou em 40% a chance de desenvolvimento de diabetes, mesmo naqueles que tiveram infecção leve e sem fatores de risco prévios (Xie & Al-Aly, 2022) e há outras evidências em outras coortes sugerindo o mesmo (The Lancet Diabetes & Endocrinology, 2022).

A redução das iniquidades em saúde com vistas a proporcionar acesso aos cuidados em saúde a toda a população, com ampliação do acesso ao diagnóstico de diabetes e outras DCNT, e investimentos na atenção básica do SUS, são a única maneira de lidar com esse problema que ameaça expandir-se anda mais nos próximos anos, após a pandemia da Covid-19.

VIGILÂNCIA DOS FATORES DE RISCO PARA DCNT

A vigilância e o controle das DCNT ainda enfrentam grandes desafios que exigem articulação intra e intersetorial na proposição de políticas públicas que viabilizem ações de promoção da saúde capazes de agir sobre os principais fatores de risco modificáveis para as DCNT (Mckee *et al.*, 2014). As ações devem promover práticas saudáveis, como alimentação adequada, redução do consumo de sal nos alimentos, espaços públicos adequados para atividade física, ambientes livres de fumo, regulamentação da propaganda de álcool, além do cuidado integral aos grupos populacionais acometidos com DCNT, especialmente por meio do fortalecimento do SUS (Malta *et al.*, 2014).

Tabagismo

O tabagismo é um dos mais importantes fatores de risco para o grupo de DCV, câncer e doenças respiratórias. No Brasil, a prevalência de fumantes vem se reduzindo desde os anos 1980. Dados de inquéritos nacionais mostram importante queda do tabagismo nas últimas décadas: em 1989, a prevalência era de 34,8%, e em 2006 passou a 15,6% (Monteiro *et al.* 2007; Brasil, 2022). Dados mais recentes do VIGITEL apontam que a frequência de fumantes entre pessoas com 18 anos e mais nas capitais sofreu redução de 38,5% em uma década (2011: 14,8%; 2021: 9,1%,), sendo maior entre as mulheres (44,2%), se comparadas com os homens (34,8%) (Brasil, 2022). Quanto à escolaridade, em 2021 a frequência de fumantes foi de 7,2% entre os indivíduos com mais de 12 anos de estudo, pouco mais da metade daquela observada para o grupo com até 8 anos de estudo, que foi de 12,9% (Brasil, 2022), ou seja, o tabagismo é mais frequente entre pessoas de menor posição social e, apesar de ser menor, a frequência de fumantes entre os adultos jovens, o aumento entre eles do uso dos dispositivos eletrônicos para fumar, cuja importação, propaganda e venda são proibidas pela ANVISA, causa preocupações porque esse hábito está relacionado com a iniciação do tabagismo.

O controle do tabagismo no Brasil é coordenado pelo Programa Nacional de Controle do Tabagismo, conduzido pelo INCA e o Ministério da Saúde (INCA/MS), que. desde o final da década de 1980, de maneira articulada com os estados, tem implementado diversas estratégias voltadas para redução da prevalência do tabagismo. Entre essas medidas se destacam: campanhas nas mídias para redução do tabagismo, proibição da propaganda de produtos derivados do tabaco em veículos de comunicação (desde 2000) e restrição do uso em locais coletivos fechados, públicos ou privados (Brasil, 2000, 2011). O combate ao tabaco também envolveu a publicação de imagens de advertência em embalagens de cigarros, visando alertar e esclarecer a população sobre os riscos da exposição ao fumo, bem como dificultar o acesso por meio de maior taxação de impostos.

Essas ações têm mostrado impacto na redução da iniciação e no aumento da cessação do tabagismo, podendo explicar, em parte, a redução na mortalidade por causas relacionadas com DCV e doenças respiratórias em contexto anterior à pandemia da Covid-19 no Brasil. Durante a pandemia, a exposição ao cigarro aumentou, bem como o consumo excessivo de bebidas alcoólicas e outros comportamentos de risco para a saúde (Malta *et al.*, 2020).

Consumo excessivo de álcool

O critério adotado para caracterização do consumo abusivo de bebidas alcoólicas, segundo o Vigitel. é a ingestão de quatro ou mais doses de bebidas alcoólicas, em uma mesma ocasião, para mulheres ou cinco ou mais para homens, dentro dos últimos 30 dias (Brasil, 2022). No Brasil, estima-se que 18,3% dos adultos consumiram bebidas alcoólicas de forma abusiva em 2021. Em que pese a maior frequência entre os homens (25,0%) do que nas mulheres (12,7%), na última década o consumo entre as mulheres aumentou 40%. Inversamente ao tabagismo, o consumo é maior na população com escolaridade maior (mais de 12 anos de estudo), com frequência de 22,5%, enquanto com até 8 anos de estudo apresentou frequência de 11,7%.

Ainda que o consumo excessivo de álcool seja um importante fator de risco para várias doenças e agravos, como DCV, neoplasias e acidentes de trabalho e de trânsito (Primo & Stein, 2004), apenas em 2007 foi publicada a Política Nacional do Álcool com estratégias para enfrentar os problemas relacionados com o consumo abusivo de bebidas alcoólicas no Brasil (Brasil, 2007). Entre as ações previstas estão a capacitação de garçons para proibição da venda de álcool a menores de idade e pessoas com sintomas de embriaguez e o incentivo à proibição da venda em postos de combustíveis, além da regulamentação e fiscalização da publicidade de bebidas alcoólicas (Brasil, 2007). Entretanto, a implementação dessas ações, em particular aquelas que exigem controle maior sobre a propaganda e a comercialização dos produtos, continua com poucos avanços – por um lado devido à força comercial e econômica das indústrias de cervejarias e por outro por se tratar de um hábito antigo e aceito socialmente, o que exige mudanças no comportamento e no estilo de vida individual.

Esse comportamento, contudo, também se relaciona com as desigualdades sociais. No ELSA-Brasil, a percepção de experiências de discriminação no curso de vida foi associada ao consumo excessivo de bebidas alcoólicas em homens (Patrão *et al.*, 2019). A exposição a situações que contribuem para a injustiça social, como a discriminação, favorece a adoção de comportamentos de risco à saúde, como o consumo excessivo de bebidas alcoólicas e o tabagismo.

Obesidade

A obesidade é considerada um marcador das recentes mudanças no estilo de vida que estão também associadas à ocorrência das DCNT. Além de ser uma doença de elevado custo para a sociedade, a obesidade situa-se entre os mais importantes fatores de risco cardiovascular e para o diabetes e encontra-se em fase epidêmica, com a evolução crescente da prevalência de sobrepeso e obesidade, e nenhum grupo social ou faixa etária está protegido dessa doença, embora sua prevalência aumente com a idade.

Elevação nas taxas de sobrepeso e obesidade tem sido continuamente observada em todo o mundo e, especialmente na América Latina, as iniquidades sociais e raciais têm papel preponderante nesse cenário (Uauy, Albala & Kain, 2001; Chor *et al.*, 2015; Matos *et al.*, 2021). No Brasil, a prevalência do excesso de peso na população adulta passou de 16% em 1974 para 57,2% em 2021 (IBGE, 1977; Brasil, 2022). Atribuir esse aumento às mudanças no estilo de vida decorrentes exclusivamente do aumento da renda média dos brasileiros (Uauy, Albala & Kain, 2001; Filho, 2003) é uma interpretação simplificada de um fenômeno complexo.

Segundo dados do VIGITEL (2021), na última década a frequência de adultos com excesso de peso aumentou 18%, sendo maior a elevação entre as mulheres (23%). A frequência de obesidade entre adultos também se ampliou, e 22,4% dos brasileiros estavam obesos em 2021, o que representa 41,8% de aumento em uma década, destacando-se entre as mulheres com até 8 anos de estudo, que representam quase o dobro em comparação com as mulheres com grau de escolaridade maior (28,2% e 17,7%, respectivamente) (Brasil, 2012).

A nutrição adequada e a manutenção do estado antropométrico ideal desde o início da vida têm impacto positivo na prevenção das DCNT. A dieta é reconhecidamente um dos fatores mais importantes na gênese e prevenção do ganho excessivo de peso. O segundo inquérito nacional sobre alimentação no Brasil, a Pesquisa de Orçamentos Familiares 2017-2018, revelou tendência crescente de substituição de alimentos básicos na dieta brasileira, como arroz, feijão e hortaliças, por alimentos ultraprocessados, como biscoitos e macarrão instantâneo, produtos de baixo custo, especialmente entre aqueles de renda mais baixa. O consumo de refrigerantes foi menor comparado ao inquérito anterior, principalmente no quarto de renda mais elevada, apesar disso, o consumo diário de açúcar de adição aumentou (IBGE, 2019). Essa mudança nos padrões alimentares da população brasileira, elevado em sódio e reduzido em grãos integrais, aumenta o risco de obesidade, bem como a carga das DCNT (Canhada *et al.*, 2020; Machado *et al.*, 2022).

Estratégias voltadas para adoção de alimentação saudável e realização de atividade física regular foram implementadas nos anos 2000. No âmbito do estímulo à alimentação saudável e à adoção de um estilo de vida mais ativo, datam de 1999 as primeiras ações com o lançamento da Política Nacional de Alimentação e Nutrição (PNAN), que define um conjunto de ações no âmbito da saúde e de outros setores para assegurar ambientes coletivos propícios a padrões saudáveis de alimentação e nutrição, reconhecendo a complexidade das DCNT relacionadas com a nutrição (Brasil, 2003).

Destaca-se no Programa Nacional de Alimentação Escolar a integração com a produção local de alimentos a partir da criação de legislação específica que destina um mínimo de 30% do orçamento do programa para aquisição de gêneros alimentícios, preferencialmente de empreendedor familiar rural local, favorecendo a oferta de frutas e hortaliças nas escolas (IBGE, 2009). Outras ações que visam ao combate à obesidade foram promulgadas pelo governo brasileiro nos anos 2000, como a inclusão de metas nacionais para redução da obesidade no Plano Nacional de Saúde (Brasil, 2005), o Programa Saúde na Escola (Brasil, 2007), a aprovação de diretrizes nacionais para alimentação saudável (CNS, 2008), a divulgação do Plano Intersetorial de Prevenção e Controle da Obesidade (CAISAN/MDS, 2011c), o repasse de recursos federais para financiamentos de ações específicas de promoção de alimentação saudável e de atividade física nos municípios (Brasil, 2011b) e a resolução da ANVISA (Brasil, 2010) que regulamenta a publicidade de alimentos processados, cujas informações nutricionais devem ser apresentadas de maneira clara e explícita.

Em que pesem todos os esforços envidados entre 1999 e 2013 e que resultaram inclusive na saída do Brasil do mapa da fome em 2014 (FAO), a partir de 2016 teve início um processo de degradação das estruturas socialmente construídas que permitiam o formato de participação social na área de segurança alimentar e nutricional, sendo representativa desse processo a extinção do Conselho Nacional de Segurança Alimentar e Nutricional (CONSEA) por decreto presidencial no primeiro dia do mandato, em 2018 (De Moraes, Machado & Magalhães, 2021).

Apesar do avanço do excesso de peso, o Inquérito Nacional sobre Insegurança Alimentar no Contexto da Pandemia da Covid-19 no Brasil mostra que de cada 10 famílias, seis estão em situação de insegurança alimentar (IA) no Brasil e 33 milhões de brasileiras e brasileiros se encontram em estado de IA grave (PENSSAN, [s.d.]).

POLÍTICAS DE PREVENÇÃO E CONTROLE DE DOENÇAS CRÔNICAS

Nas últimas décadas, o Ministério da Saúde vem incentivando um conjunto de ações com vistas a atuar na vigilância e controle dos fatores de risco para DCNT, buscando a integração das ações e a organização do sistema de serviços de saúde. Desde 2000, o desenho e estruturação de um sistema de Vigilância e Prevenção das DCNT têm sido implementados e estimulados nos diversos níveis de gestão (Malta *et al.*, 2006). Em 2005, o incentivo ao estabelecimento de um sistema de vigilância específico para essas doenças resultou na publicação pelo Ministério da Saúde de um documento intitulado *Agenda de prioridades para implementação da vigilância, prevenção e controle de doenças não transmissíveis,* cujo escopo foi a orientação para a estruturação da vigilância, controle e prevenção de DCNT no Brasil. No país, a vigilância dos fatores de risco se dá por meio de inquéritos[1] de saúde nacionais e locais, realizados periodicamente e que se constituem em bases de dados para monitoramento. Ainda no processo de aperfeiçoamento desse sistema, em 2008 foi lançado pelo Ministério da Saúde o documento *Diretrizes para a Vigilância de DCNT, Promoção, Prevenção e Cuidado,*

---

[1]Principais inquéritos voltados para DCNT: Pesquisa de Orçamento Familiar – POF; Pesquisa Nacional por Amostra de Domicílios – PNAD; Vigilância de Fatores de Risco e Proteção para Doenças Crônicas por Inquérito Telefônico – VIGITEL; Pesquisa Nacional da Saúde do Escolar – PeNSE; Pesquisa Nacional de Saúde – PNS.

Capítulo 30 • Prevenção, Atenção e Controle de Doenças Crônicas não Transmissíveis

buscando ampliar e consolidar as proposições publicadas anteriormente, incorporando, além do fortalecimento dos Sistemas de Vigilância em Saúde, a proposição de ações de Promoção da Saúde e a reorientação dos Sistemas de Saúde com ênfase no Cuidado Integral (Brasil, 2008).

O problema das DCNT foi debatido mundialmente na ONU em 2011, com a participação de chefes de Estado, evidenciando a relevância do tema como fundamental para alcance das metas dos Objetivos de Desenvolvimento do Milênio da ONU. Desse encontro resultou um documento elaborado pelo Ministério da Saúde, cujo teor reafirmou a importância de fortalecer e consolidar ações setoriais e intersetoriais voltadas para prevenção e controle das doenças crônicas intitulado *Plano de Ações Estratégicas para o Enfrentamento das DCNT no Brasil, para o período de 2011-2022* (Brasil, 2011). As estratégias propostas direcionam-se para o monitoramento de doenças e de fatores de risco, ações de promoção da saúde e para definição de um modelo de atenção voltado para portadores de DCNT (Brasil, 2011), abordando os principais grupos de doenças crônicas (cardiovasculares, cânceres, doenças respiratórias crônicas e diabetes) e seus fatores de risco (tabagismo, consumo abusivo de álcool, inatividade física, alimentação não saudável e obesidade). Esse documento reforça a importância das ações de promoção da saúde articuladas com a prevenção e a detecção precoce de doenças e a garantia de acesso ao tratamento oportuno, valorizando de igual modo a reorganização dos serviços de saúde do SUS a partir da atenção primária e da participação comunitária. Sistematizando o conjunto de iniciativas em curso no país, o Plano de Enfrentamento para o período 2011-2022 propôs ações a serem alcançadas por meio de três eixos estratégicos: I – Vigilância, Informação, Avaliação e Monitoramento; II – Promoção da Saúde; III – Cuidado Integral.

Pautado por diretrizes publicadas em 2013 (Brasil 2013), em 2014 o Ministério da Saúde editou a Portaria 483, em que reafirmou a importância da definição e implementação de uma *Rede de Atenção à Saúde das Pessoas com Doenças Crônicas*, ressaltando a necessária articulação entre os diferentes níveis do sistema de saúde e a atuação da gestão dos estados e municípios no processo de programação, planejamento e execução das ações (Brasil, 2014). Entre os principais objetivos dessa rede estão a garantia de acesso aos serviços e recursos diagnósticos, a promoção de hábitos saudáveis e o enfrentamento dos fatores de risco, como tabagismo e consumo excessivo de álcool (Brasil, 2014). Foram mantidos os mesmos pontos de atenção: I – Atenção Básica; II – Atenção Especializada, que se divide em (a) ambulatorial especializada, (b) hospitalar e (c) urgência e emergência; III – Sistemas de Apoio; IV – Sistemas Logísticos; V – Regulação; e VI – Governança.

Em 2021 foi publicado novo documento, intitulado "Plano de ações estratégicas para o enfrentamento das doenças crônicas e agravos não transmissíveis no Brasil 2021-2030" (Brasil, 2021), utilizado como diretriz para prevenção dos fatores de risco das doenças e agravos não transmissíveis (DANT) e a promoção da saúde da população. No contexto de elaboração do plano, diversas etapas foram cumpridas, contemplando a participação

de especialistas vinculados a diversas instituições e posterior apresentação da síntese inicial do documento ao VI Fórum de Monitoramento do Plano de Ações Estratégicas para Enfrentamento das Doenças Crônicas não Transmissíveis e Seminário de Avaliação da Política Nacional de Redução da Morbimortalidade por Acidentes e Violências, em 2019, em Brasília.

O documento disponibilizado faz uma atualização dos dados de morbimortalidade e um balanço das metas de acompanhamento dos 10 anos de vigência do plano anterior (2011-2022). Entre os principais aspectos, retrata a redução da mortalidade prematura por DCNT, uma média de 1,64 ponto percentual (p.p.) ao ano entre 2010 e 2019, ressaltando a possibilidade dessa tendência não ter sido mantida em 2022. Quanto às metas sobre redução da prevalência de tabagismo e do consumo abusivo de álcool, o documento ressalta o alcance do primeiro, chegando a −30% em 2019. Já o consumo abusivo de bebidas alcoólicas apresentou estabilidade durante todo o período analisado, mas sem que fosse alcançada a meta, que seria prevalência inferior a 16,3% em 2022. O documento também detalha a oferta de serviços de mamografia para mulheres de 50 a 69 anos, ressaltando a estabilidade na cobertura entre 2010 e 2019, assim como para realização do exame de Papanicolau, que variou de 82,2% a 81,5% no mesmo período. Apesar desse percentual, o documento destaca que a meta de aumento de exame de Papanicolau não foi atingida em nenhum momento (Brasil, 2021).

Em uma etapa final de elaboração do documento foram definidos três conjuntos de ações estratégicas vinculadas aos eixos e com especificidades por fatores de risco e proteção e conjunto das DCNT. São eles: (a) conjunto de ações estratégicas, (b) conjunto das ações estratégicas para promoção da saúde, enfrentamento dos fatores de risco, prevenção de agravos, produção do cuidado e assistência para enfrentamento das DANT e (c) conjunto de ações estratégicas para promoção da saúde, prevenção e cuidado diante do grupo de doenças crônicas, cada um desses eixos contemplando ações de promoção da saúde, vigilância em saúde, atenção integral à saúde e prevenção de doenças e agravos à saúde.

A proposta do novo plano reitera a importância de uma atenção voltada para promoção da saúde com ações de que contemplem alimentação saudável com vistas ao controle da obesidade, práticas corporais e atividade física, prevenção de uso de tabaco e álcool, construção de espaços urbanos sustentáveis e saudáveis e estímulo a um envelhecimento ativo (Brasil, 2011, 2014, 2021). Do ponto vista da vigilância em saúde, conforme plano anterior, direciona para realização de pesquisas e inquéritos populacionais, buscando identificar incidência, prevalência, morbimortalidade, fatores de risco e proteção para DCNT e fortalecimento dos sistemas de informação em saúde e de vigilância em estados e municípios. Quanto à atenção integral das DCNT, conforme iniciativas anteriores, propõe a ampliação e a diversificação de um conjunto de intervenções capazes de promover uma abordagem integral, buscando o controle e a assistência com a garantia e a ampliação do acesso gratuito a medicamentos e insumos estratégicos.

Na proposta atual, o Plano 2022-2030 acrescenta um item, chamado Prevenção de Doenças e Agravos à Saúde, que apresenta um escopo de ações bastante amplas que se desdobram em diferentes frentes, desde desenvolvimento e implantação de programas de formação dos profissionais de saúde para prevenção e cuidado dos indígenas em situação de violência até fomento à conformação de uma rede de ensino sobre violência e cultura de paz, desenvolvimento de ambientes saudáveis e livres de produtos fumígenos no trabalho e na escola e fomento à redução do risco de acidentes domésticos por meio do uso de querosene e álcool, entre outros (Brasil, 2021).

O plano também traz uma síntese dessas ações com base em cada grupo de doenças crônicas, cujo documento pode ser consultado na íntegra em Brasil (2021).

Quanto ao câncer, o plano (Brasil, 2021) reafirma a estratégia de qualificação do diagnóstico precoce e tratamento dos cânceres do colo uterino e de mama com a garantia de acesso ao exame preventivo e à mamografia de rastreamento e de tratamento adequado de todas as mulheres com exames alterados, buscando identificar o tumor em estágio inicial.

Apesar da expansão da assistência oncológica no Brasil ao longo das últimas décadas, ainda é um desafio o acesso a serviços de média complexidade em algumas regiões, de modo a garantir o diagnóstico oportuno e com qualidade das neoplasias (Migowski *et al.*, 2018). Nesse contexto, em que pese o aumento da oferta e da utilização de mamografias para rastreamento do câncer de mama, por exemplo, isso não significa que as mulheres estejam sendo atendidas em tempo oportuno (Tomazelli *et al.*, 2017, 2018). Torna-se relevante, além da priorização da realização de mamografias diagnósticas, a agilidade na emissão dos laudos, viabilizando para que as mulheres tenham suas necessidades de cuidados atendidas (Tomazelli et al. 2017; 2018).

O plano busca incentivar a realização de inquéritos populacionais para aumentar o conhecimento sobre o câncer e seus fatores de risco, além de estimular o aumento da cobertura vacinal de HPV para meninas de 9 a 14 anos e para meninos de 11 a 14 anos.

No âmbito das ações direcionadas ao diabetes *mellitus*, cabe reiterar a importância das estratégias para implantação de serviços de tratamento para controle do diabetes, abrangendo controle do peso, padrão alimentar, promoção de atividade física, redução do consumo de açúcar livre e do açúcar contido nos alimentos e uso racional de medicamentos (Brasil, 2021), além de iniciativas na APS sobre atividade física, alimentação saudável, cessação do uso de tabaco e derivados e autocuidado (Brasil, 2021). No que tange às DCV, o plano propôs o fortalecimento de projetos terapêuticos abrangendo iniciativas na APS sobre atividade física, alimentação saudável, cessação do uso de produtos fumígenos derivados ou não de tabaco e autocuidado, com o estabelecimento da linha de cuidado entre a APS e serviços especializados. Por fim, quanto às doenças respiratórias, encontram-se entre as ações a ampliação do acesso ao cuidado integral em todos os níveis de atenção, iniciativas intersetoriais que impactem a redução da influência de agentes ambientais e relacionados com o trabalho nas causas e agravamentos das doenças respiratórias crônicas e o desenvolvimento de ações de educação permanente para construção de habilidades, competências e cuidado interdisciplinar dos profissionais da APS na prevenção e manejo de doenças crônicas respiratórias mais prevalentes: asma, DPOC, tosse crônica, apneia obstrutiva do sono, dispneia e nódulos pulmonares.

A configuração de uma rede regionalizada e hierarquizada para prestação do cuidado especializado e hospitalar no caso das doenças crônicas pressupõe adequada articulação entre diferentes serviços, viabilizando a integralidade do cuidado a ser prestado e a continuidade da atenção aos usuários. Reconhece a necessidade de definição de fluxos entre a atenção básica (porta de entrada) e os serviços de referência e contrarreferência, caracterizados como ambulatórios especializados, serviços de apoio diagnósticos e terapêuticos e de atenção hospitalar (Solla & Paim, 2014).

Entre as várias questões presentes na organização dos serviços especializados, há que se ressaltar que grande parte dos Serviços de Apoio Diagnóstico e Terapêuticos (SADT) está vinculada ao setor privado e configura serviços contratados e conveniados ao SUS (Paim *et al.*, 2011). Esse aspecto expõe uma das grandes dificuldades na articulação da rede de serviços: a garantia do encaminhamento à rede especializada e aos serviços de urgência.

A implantação da Rede de Atenção à Saúde das Pessoas com Doenças Crônicas deve levar em consideração a organização e a operacionalização de linhas de cuidado específicas (Brasil 2014), observando a regionalização da atenção especializada de modo que ela trabalhe com abrangência territorial e populacional, garantindo assim que os pontos de atenção que conformam a linha de cuidado estabeleçam mecanismos de comunicação entre eles e assegurem a articulação dos recursos existentes e de acesso regulado à atenção especializada, ambulatorial e hospitalar (Brasil 2014).

Por fim, o novo plano (2022 a 2030) propõe quatro dimensões estruturantes como estratégias para fortalecer as ações voltadas para atenção e controle das DANT:

1. Educação permanente em saúde (EPS) voltada para os temas e as estratégias de implementação das ações, garantindo que a temática esteja presente nos planos estaduais e/ou municipais de EPS, com lastro de formação para construção e reforço de competências e habilidades dos profissionais da saúde para abordagem e produção do cuidado diante das DCNT e seus agravos.
2. Implantação e fortalecimento dos serviços de saúde voltados para prevenção das DCNT e dos agravos (violências e acidentes) com ênfase na vigilância em saúde e na APS, trabalhando para promover a integração das duas áreas.
3. Construção de parcerias multissetoriais, reconhecendo que as DCNT e os agravos estão fortemente relacionados com os Determinantes Sociais da Saúde. Assim, existe a necessidade de articulação com outras políticas, de modo a contribuir com iniciativas multissetoriais, como as áreas de educação, trânsito, assistência social e segurança pública.

4. Desenvolvimento de capacidades e habilidades para melhor uso da informação mediante a valorização e realização de grandes inquéritos, como a PNS, a PeNSE e o VIGITEL, buscam responder aos indicadores formulados em âmbito global e nacional (Brasil, 2022).

CONSIDERAÇÕES FINAIS

A promoção da saúde, a prevenção e a assistência aos pacientes com DCNT se colocam como grande desafio mundial, em especial em países de baixa e média renda. No Brasil, esse desafio é enorme em função do rápido envelhecimento populacional e das intensas desigualdades no risco de adoecer e nas possibilidades de acesso a serviços de saúde. Os retrocessos nas políticas de saúde, somados ao subfinanciamento crônico do SUS, condições que já vinham em curso pré-pandemia de Covid-19, ampliaram em muito o tamanho desse desafio.

A pandemia de Covid-19 não só agravou a condição de muitas pessoas que viviam com problemas crônicos, como também adiou a realização de procedimentos diagnósticos e terapêuticos. Somado a isso, o número de pessoas que sobreviveram à Covid-19 com sequelas crônicas tem aumentado a demanda de seguimento nos serviços de saúde, que, em grande parte, não se acham equipados e com equipes preparadas para dar resposta.

Imprimir uma agenda que coloque as prioridades para enfrentamento das DCNT, garantindo os recursos necessários para assegurar a qualidade das ações, impõe-se como tarefa primordial para autoridades políticas e gestores de saúde.

O grande investimento na promoção da saúde e prevenção de DCNT passa necessariamente pela construção de políticas públicas com ampla articulação com os demais setores do governo e da sociedade. O estímulo a modos de vida saudáveis deve ser a meta para alcançar melhor qualidade de vida da população brasileira e não deve ser encarado como uma responsabilidade individual, mas como uma sólida estratégia populacional que atinja todos os indivíduos, diminuindo a exposição a fatores de risco evitáveis e passíveis de prevenção, como tabagismo, obesidade, consumo excessivo de álcool e inatividade física.

Houve avanços importantes no Brasil com a política de controle do tabagismo, porém as ações estratégicas já implantadas precisam ser constantemente avaliadas e aprimoradas para que sejam asseguradas as metas de redução. Em relação à alimentação e à nutrição, a indústria alimentícia, assim como de bebidas alcoólicas, resiste a uma regulamentação mais restritiva relacionada com a publicidade de alimentos industrializados com a alegação principal de possíveis prejuízos financeiros, utilizando como argumento a redução de empregos, entre outros. Existe ainda a crença de que a obesidade poderia ser combatida apenas com a conscientização do consumidor por meio de educação nutricional. Entretanto, a exposição diária à mídia, especialmente a televisiva, contribui para formação e manutenção de ambientes obesogênicos, influenciando fortemente o comportamento alimentar de crianças e adultos ao dificultar a escolha de alimentos mais saudáveis.

Ao mesmo tempo, a assistência aos pacientes com DCNT no SUS precisa ser fortalecida e ampliada a partir da organização das redes assistenciais que funcionem articulando a atenção primária com os cuidados necessários de média e alta complexidade. A garantia de acesso oportuno e de qualidade a todos os pacientes é o melhor caminho para diminuir as iniquidades em saúde.

Referências

Allemani C, Matsuda T, Di Carlo V et al. CONCORD Working Group. Global surveillance of trends in cancer survival 2000-14 (CONCORD-3): analysis of individual records for 37 513 025 patients diagnosed with one of 18 cancers from 322 population-based registries in 71 countries. Lancet 2018 Mar 17; 391(10125):1023-75.

Azevedo e Silva G, de Moura L, Curado MP et al. The fraction of cancer attributable to ways of life, infections, occupation, and environmental agents in Brazil in 2020. PLoS One 2016; 11(2):e0148761.

Azevedo e Silva G, Jardim BC, Ferreira VM, Junger WL, Girianelli VR. Cancer mortality in the Capitals and in the interior of Brazil: a four-decade analysis / Mortalidade por câncer nas capitais e no interior do Brasil: uma análise de quatro décadas. Rev Saúde Pública 2020; 54:126.

Bambra C et al. The Covid-19 pandemic and health inequalities. Journal of Epidemiology and Community Health 2020; 74(11):964-8.

Baptista EA, Queiroz BL. The relation between cardiovascular mortality and development: a study of small areas in Brazil, 2001-2015. Demographic Research 2019; 41(51):1437-52.

Barreto ML, Carmo EH. Tendências crescentes das doenças crônicas no Brasil. In: Lessa I. O adulto brasileiro e as doenças da modernidade: epidemiologia das doenças crônicas não transmissíveis. 1. ed. São Paulo: Editora HUCITEC-ABRASCO, 1998.

Barreto ML, Rasella D, Machado DB et al. Monitoring and evaluating progress towards Universal Health Coverage in Brazil. PLoS 2014; 11(9):e1001692.

Batista Filho M, Rissin A. A transição nutricional no Brasil: tendências regionais e temporais. Rio de Janeiro: Cad Saúde Pública, 2003; 19(sup.1):S181-S191.

Batista Filho M. Nutritional transition in Brazil: geographic and temporal trends. Cad Saúde Pública 2003; 19(19-supl.1):S181-S191.

Bayer GF, Paula SG. Mortalidade nas capitais brasileiras 1930-1980. Radis-Fiocruz 1984; 7:1-8.

Bracco PA et al. Lifetime risk of developing diabetes and years of life lost among those with diabetes in Brazil. Journal of Global Health 2021; 11:04041.

Brant LCC et al. Variações e diferenciais da mortalidade por doença cardiovascular no Brasil e em seus estados, em 1990 e 2015: Estimativas do estudo carga global de doença. Rev Bras Epidem 2017; 20:116-28.

Brasil. Agência Nacional de Vigilância Sanitária. Resolução RDC 24, de 15 de junho de 2010. Brasília-DF: Diário Oficial da União, 2010.

Brasil. Decreto presidencial 6.286, de 05 de dezembro de 2007. Institui o Programa Saúde na Escola/PSE, e dá outras providências. Brasília-DF: Diário Oficial da União, 2007.

Brasil. Ministério da Saúde. Lei 12.546, de 14 de dezembro de 2011. Proíbe o uso de cigarros, cigarrilhas, charutos, cachimbos ou qualquer outro produto fumígeno, derivado ou não do tabaco, em recinto coletivo fechado, privado ou público. 2011.

Brasil. Ministério da Saúde. Portaria 2.607, de 10 de dezembro de 2004, aprova o Plano Nacional de Saúde/PNS – Um Pacto pela Saúde no Brasil, 2005.

Brasil. Ministério da Saúde. Portaria 483, de 1º de abril de 2014. Redefine a Rede de Atenção à Saúde das Pessoas com Doenças Crônicas no âmbito do Sistema Único de Saúde (SUS) e estabelece diretrizes para a organização das suas linhas de cuidado.

Brasil. Ministério da Saúde. Portaria GM/MS 1.402, de 15de junho de 2011. Incentivo financeiro para custeio das atividades de Polos de Academia da Saúde. 2011b.

Brasil. Ministério da Saúde. Secretaria de Atenção à Saúde. Departamento de Atenção Básica. Diretrizes para o cuidado das pessoas com doenças crônicas nas redes de atenção à saúde e nas linhas de cuidado prioritárias/Ministério da Saúde, Secretaria de Atenção à Saúde, Departamento de Atenção Básica. Brasília-DF: Ministério da Saúde, 2013. 28p.

Brasil. Ministério da Saúde. Secretaria de Vigilância à Saúde – Vigitel Brasil 2021: Vigilância de fatores de Risco e Proteção para doenças crônicas por inquérito telefônico. [s.l: s.n.], 2022.

Brasil. Ministério da Saúde. Secretaria de Vigilância à Saúde – Vigitel Brasil 2011: Vigilância de fatores de Risco e Proteção para doenças crônicas por inquérito telefônico. 2012; [s.l: s.n.].

Brasil. Ministério da Saúde. Secretaria de Vigilância à Saúde. Secretaria de Atenção à Saúde. Diretrizes e recomendações para o cuidado integral de doenças crônicas não-transmissíveis: promoção da saúde, vigilância, prevenção e assistência/Ministério da Saúde, Secretaria de Vigilância à Saúde, Secretaria de Atenção à Saúde. Brasília-DF: Ministério da Saúde, 2008. 72p. (Série B. Textos Básicos de Atenção à Saúde; Série Pactos pela Saúde 2006, v. 8)

Brasil. Ministério da Saúde. Secretaria de Vigilância à Saúde. Vigitel Brasil 2016: Vigilância de fatores de risco e proteção para doenças crônicas por inquérito telefônico. 2017; [s.n.]. 160p.

Brasil. Ministério da Saúde. Secretaria de Vigilância em Saúde. Departamento de Análise em Saúde e Vigilância de Doenças Não Transmissíveis. Plano de Ações Estratégicas para o Enfrentamento das Doenças Crônicas e Agravos não Transmissíveis no Brasil 2021-2030 [recurso eletrônico]/Ministério da Saúde. Brasília-DF: Ministério da Saúde, 2021. 118p. Disponível em: http://bvsms.saude.gov.br/bvs/publicacoes/plano_enfrentamento_doencas_cronicas_ agravos_2021_2030.pdf ISBN 978-65-5993-109-5.

Brasil. Ministério da Saúde. Secretaria de Vigilância em Saúde. Departamento de Análise de Situação de Saúde. Plano de ações estratégicas para o enfrentamento das doenças crônicas não transmissíveis (DCNT) no Brasil 2011-2022/Ministério da Saúde. Secretaria de Vigilância em Saúde. Departamento de Análise de Situação de Saúde. Brasília-DF: Ministério da Saúde, 2011. 160p. (Série B. Textos Básicos de Saúde).

Brasil. Ministério da Saúde. Secretaria de Vigilância em Saúde. Departamento de Análise em Saúde e Vigilância de Doenças Não Transmissíveis. Plano de Ações Estratégicas para o Enfrentamento das Doenças Crônicas e Agravos não Transmissíveis no Brasil 2021-2030. Brasília-DF: Ministério da Saúde, 2021. Disponível em: https://www.gov.br/saude/pt-br/centrais-de-conteudo/publicacoes/publicacoes-svs/doencas-cronicas-nao-transmissiveis-dcnt/09-plano-de-dant-2022_2030.pdf/.

Brasil. Ministério da Saúde/SAS/DAB. Política Nacional de Alimentação e Nutrição. 2. ed revista. Série B. Textos Básicos de Saúde. Brasília: Ministério da Saúde, 2003g.

Brasil. Ministério do Desenvolvimento Social e Combate à Fome/Câmara Interministerial de Segurança Alimentar e Nutricional. Resolução 7, de 9 de junho de 2011, institui o Plano Intersetorial de Prevenção e Controle da Obesidade. 2011c.

Brasil. Presidência da República, Casa Civil, Subchefia para Assuntos Jurídicos. Lei 10.167, de 27 de dezembro de 2000. Altera dispositivos da Lei 9.294, de 15 de julho de 1996, que dispõe sobre as restrições ao uso e à propaganda de produtos fumígenos, bebidas alcoólicas, medicamentos, terapias e defensivos agrícolas.

Bray F, Ferlay J, Soerjomataram I, Siegel RL, Torre LA, Jemal A. Global cancer statistics 2018: GLOBOCAN estimates of incidence and mortality worldwide for 36 cancers in 185 countries. CA Cancer J Clin 2018; 68:394-424.

Bray F, Jemal A, Grey N, Ferlay J, Forman D. Global cancer transitions according to the Human Development Index (2008-2030): a population-based study. Lancet Oncology 2012; 13(8):790-801.

Bray F, Laversanne M, Weiderpass E, Soerjomataram I. The ever-increasing importance of cancer as a leading cause of premature death worldwide. Cancer 2021; 127(16):3029-30.

Canhada SL et al. Ultra-processed foods, incident overweight and obesity, and longitudinal changes in weight and waist circumference: The Brazilian Longitudinal Study of Adult Health (ELSA-Brasil). Public Health Nutrition, 2020.

Chor D et al. Social inequalities in BMI trajectories: 8-year follow-up of the Pró-Saúde study in Rio de Janeiro, Brazil. Public Health Nutr 2015; 18(17):3183-91. Disponível em: http://www.scopus.com/inward/record.url?eid=2-s2.0-84949267336&partnerID=tZOtx3y1>.1368980015001.

Chor D, Andreozzi V, Fonseca MJM et al. Social inequalities in BMI trajectories: 8-year follow-up of the Pró-Saúde study in Rio de Janeiro, Brazil. Public Health Nutr [Internet] 2015; 18(17):3183-91.

Conselho Nacional de Saúde. Resolução CNS 408, de 11 de dezembro de 2008, aprova diretrizes nacionais para alimentação saudável. 2008.

Cruz AA et al. Asthma similarities across ProAR (Brazil) and U-BIOPRED (Europe) adult cohorts of contrasting locations, ethnicity and socioeconomic status. Respiratory Medicine 2020; 161(May 2019).

De Moraes VD, Machado CV, Magalhães R. The National Council for Food and Nutrition Security: dynamics and agenda (2006-2016). Ciência e Saúde Coletiva 2021; 26(12):6175-88.

de Souza LEPF, de Barros RD, Barreto ML et al The potential impact of austerity on attainment of the Sustainable Development Goals in Brazil. BMJ Glob Health 2019; 4(5):e001661.

DeSantis CE, Bray F, Ferlay J, Lortet-Tieulent J, Anderson BO, Jemal A. International variation in female breast cancer incidence and mortality rates. Cancer Epidemiol Biomarkers Prev 2015 Oct; 24(10):1495-506.

Dos Reis R, Citton P et al. Control of glucose, blood pressure, and cholesterol among adults with diabetes: The Brazilian national health survey. J Clin Med 2021; 10(15).

Dos-Santos-Silva I, De Stavola BL, Renna Jr. NL et al. Ethnoracial and social trends in breast cancer staging at diagnosis in Brazil, 2001-14: a case only analysis. Lancet Glob Health 2019 Jun; 7(6):e784-e797.

Franco PA, Jezler S, Cruz AA. Is asthma a risk factor for coronavirus disease-2019 worse outcomes? The answer is no, but... Current Opinion in Allergy and Clinical Immunology 2021; 21(3):223-8.

GBD 2016 Brazil Collaborators. Burden of disease in Brazil, 1990-2016: a systematic subnational analysis for the Global Burden of Disease Study 2016. Lancet. 2018; 392(10149):760-75.

Girianelli VR, Gamarra CJ, Azevedo, Silva G. Os grandes contrastes da mortalidade por câncer do colo uterino e de mama no Brasil. Rev Saúde Pública 2014; 48(3):459-67.

Hone T, Mirelman AJ, Rasella D et al. Effect of economic recession and impact of health and social protection expenditures on adult mortality: a longitudinal analysis of 5565 Brazilian municipalities. Lancet Global Health 2019; 7(11):e1575-e1583.

IBGE – Instituto Brasileiro de Geografia e Estatística, Coordenação de Trabalho e Rendimento. Pesquisa de orçamentos familiares 2017-2018: primeiros resultados. 2019 [s.l:s.n.]. 69p. Disponível em: http://scholar.google.com/scholar?hl=en&btnG=Search&q=intitle:Pesquisa+de+Or?amentos+Familiares#0>. .9788524041389.

IBGE – Instituto Brasileiro de Geografia e Estatística. Estudo Nacional da Despesa Familiar/ENDEF. Rio de Janeiro: IBGE, 1977. 88p.

IBGE – Instituto Brasileiro de Geografia e Estatística. Pesquisa Nacional de Saúde - atenção primária. 2020. [s.l:s.n.], 70p. Disponível em: https://biblioteca.ibge.gov.br/visualizacao/livros/liv101758.pdf>. .978-65-87201-25-2.

IBGE – Instituto Brasileiro de Geografia e Estatística. Pesquisa Nacional de Saúde do Escolar – PeNSE 2009. Rio de Janeiro: IBGE, 2009. Disponível em: http://www.ibge.gov.br/home/estatistica/populacao/pense/defaultshtm. Acesso em 2 nov 2010.

INCA – Instituto Nacional de Câncer José Alencar Gomes da Silva. Estimativa 2020: incidência de câncer no Brasil. Rio de Janeiro: INCA, 2019.

Jardim BC, Migowski A, Corrêa FM, Azevedo and Silva G. Impacto da pandemia de Covid-19 na mortalidade por câncer e doenças cardiovasculares no Brasil em 2020. Rev Saúde Pública (no prelo).

Lotufo PA et al. Income and heart disease mortality trends in Sao Paulo, Brazil, 1996 to 2010. International Journal of Cardiology 2013; 167(6):2820-3.

Machado ÍE et al. Burden of non-communicable diseases attributable to dietary risks in Brazil, 1990-2019: an analysis of the Global Burden of Disease Study 2019. Rev Soc Bras Med Tropical 2022; 55(suppl I).

Malta DC et al. A pandemia da Covid-19 e as mudanças no estilo de vida dos brasileiros adultos: um estudo transversal , 2020. Epidem e Serv Saúde 2020; 13:25.

Malta DC et al. Cardiovascular disease mortality according to the Brazilian information system on mortality and the global burden of disease study estimates in Brazil, 2000-2017. Arq Bras Cardiol 2020; 115(2):152-60.

Malta DC et al. Chronic non communicable diseases and the support of intersectoral action to tackle them. Ciência e Saúde Coletiva 2014; 19(11):4341-50.

Malta DC et al. Doenças crônicas não transmissíveis e mudanças nos estilos de vida durante a pandemia de Covid-19 no Brasil. Rev Bras Epidemiol 2021b; 24:e210009.

Malta DC, Andrade SSCAI, Oliveira TP, Moura L, Prado RR, Souza MFM. Probabilidade de morte prematura por doenças crônicas não transmissíveis, Brasil e regiões: projeções para 2025. Rev Bras Epidemiol 2019; 22:e190030.

Malta DC, Gomes CS, Silva AG et al. Uso dos serviços de saúde e adesão ao distanciamento social por adultos com doenças crônicas na pandemia de Covid-19, Brasil, 2020. Ciência & Saúde Coletiva, 2021a; 26(7):2833-42.

Matos SMA et al. Social position and anthropometric status among adults in the ELSA-Brasil study: a latent class analysis. Cad Saúde Pública 2021; 37(9):e00168918.

Matos SMA, Amorim LDAF, Pitanga FJG et al. Social position and anthropometric status among adults in the ELSA-Brasil study: a latent class analysis. Cad Saúde Pública 2021; 37(9):e00168918.

Mckee M et al. Towards a comprehensive global approach to prevention and control of NCDs. Globalization and health 2014; 10(1):74. Disponível em: http://www.globalizationandhealth.com/content/10/1/74.

McKeownm RE. The epidemiologic transition: changing patterns of mortality and population dynamics. Am J Lifestye Med 2009; 3(suppl):195-265.

Migowski A, Atty ATM, Tomazelli JG, Dias MBK, Jardim BC. A atenção oncológica e os 30 anos do Sistema Único de Saúde. Rev Bras Cancerol, 29 junho 2018[Internet]. [citado 9 jul 2022]; 64(2):247-50. Disponível em: https://rbc.inca.gov.br/index.php/revista/article/view/84. Acesso em 21 jun 2022.

Ministério da Saúde, DATASUS-Departamento de Informática do SUS. Sistema de Informação sobre Mortalidade-SIM. Transferência de arquivos [internet]. Brasília-DF: Ministério da Saúde, 2022a. Disponível em: https://datasus.saude.gov.br/transferencia-de-arquivos/.

Ministério da Saúde, DATASUS-Departamento de Informática do SUS. Tabnet – Demográficas e socioeconômicas – População residente [internet]. Brasília-DF: Ministério da Saúde, 2022b. Disponível em: http://tabnet.datasus.gov.br/cgi/deftohtm.exe?popsvs/cnv/popbr.def.

Monteiro CA et al. Ultra-processed foods, diet quality, and health using the NOVA classification system. Roma: 2019 [s.n.].

Monteiro CA, Levy RB, Claro RM, Castro IRR, Cannon G. Increasing consumption of ultra-processed foods and likely impact on human health: evidence from Brazil. Public Health Nutr 2011; 14:5-13.

Monteiro CA, Moubarac JC, Levy RB et al. Household availability of ultra-processed foods and obesity in nineteen European countries. Public Health Nutr 2018; 21:18-26.

Oliveira GMM et al. Artigo Especial – Estatística Cardiovascular, Brasil 2020. Arq Bras Cardiol 2020; 115(3):308-439.

Oliveira NPD, Santos Siqueira CA, Lima KYN, Cancela MC, Souza DLB. Association of cervical and breast cancer mortality with socioeconomic indicators and availability of health services. Cancer Epidemiology 2020; 64:101660-7.

Omran AR. The epidemiologic transition: a theory of the epidemiology of population change. Midbnak Mem Fund Q 1971; 49:508-83.

Paim et al. O sistema de saúde brasileiro: história, avanços e desafios. 2011. Disponível em: http://press.thelancet.com/brazilpor1.pdf. Acesso em 21 jun 2022.

Patrão AL et al. Association between perceived discrimination and alcohol and tobacco consumption in ELSA-Brasil Cohort: focusing on gender differences. Substance Use and Misuse 2019; 54(7):1214-25.

PENSSAN – Rede Brasileira de Pesquisa em Soberania e Segurança Alimentar. II Inquérito Nacional sobre Insegurança Alimentar no Contexto da Pandemia da Covid-19 no Brasil. São Paulo: Rede PENSSAN [s.d.].

RABE KF, Watz H. Chronic obstructive pulmonary disease. London, England: Lancet 2017; 389:1931-40.

Rasella D et al. Impact of primary health care on mortality from heart and cerebrovascular diseases in Brazil: a nationwide analysis of longitudinal data. BMJ (Online) 2014; 349(July):1-10. Disponível em: http://dx.doi.org/doi:10.1136/bmj.g4014.

Reddel HK et al. Global Initiative for Asthma Strategy 2021: Executive Summary and Rationale for Key Changes. J Allergy Clin Immun In Practice 2022; 10(1):S1-S18. Disponível em: https://doi.org/10.1016/j.jaip.2021.

Renna Jr. NL, Azevedo e Silva G. Tendências temporais e fatores associados ao diagnóstico em estágio avançado de câncer do colo uterino: análise dos dados dos registros hospitalares de câncer no Brasil, 2000-2012. Epidemiol e Serv de Saúde 2018; 27(2):e2017285.

Ribeiro CM, Santos Silva I, Eluf-Neto J, Cury LCPB, Azevedo e Silva G. Follow-up of women screened for cervical cancer in São Paulo, Brazil: an analysis of the times to diagnostic investigation and treatment. Cancer Epidemiology 2021; 72:10E1940.

Ribeiro EG et al. Impact of the Covid-19 pandemic on hospital admissions for cardiovascular diseases in a large Brazilian urban center. Revi Soc Bras Med Tropical 2022; 55(April).

Sanders JW, Fuhrer JS, Johnson MD, Riddle MS. The epidemiological transition: the current status of infectious diseases in the developed world versus developing world. Sci Prog 2008; 91(Pt 1):1-37.

Schmidt MI et al. Cohort Profile: Longitudinal Study of Adult Health (ELSA-Brasil). Intern J Epidem 27 Feb 2014: 1-8. Disponível em: http://www.ncbi.nlm.nih.gov/pubmed/24585730. Acesso em 1 out 2014.

Schmidt MI et al. Doenças crônicas não transmissíveis no Brasil: carga e desafios atuais. The Lancet, Série Saúde Brasil 2011: 61-74.

Solla J, Paim J. Relações entre atenção básica e média e alta complexidade: desafios para a organização do cuidado no Sistema Único de Saúde. In: Paim J, Almeida-Filho N (orgs.) Saúde Coletiva, Teoria e Prática. Rio de Janeiro: Medbook 2014: 343-52.

Sung H, Ferlay J, Siegel RL, et al. Global cancer statistics 2020: GLOBOCAN estimates of incidence and mortality worldwide for 36 cancers in 185 countries.CA Cancer J Clin 2021; 71:209-49.

Szwarcwald CL, Souza Jr. PRB, Marques AP, Almeida WS, Montilla DER. Inequalities in healthy life expectancy by Brazilian geographic regions: findings from the National Health Survey, 2013. Int J Equity Health 2016; 15(1):141.

The Lancet Diabetes & Endocrinology. Long Covid: the elephant in the room. Editorial. The Lancet Diabetes and Endocrinology 2022; 10(5):297. Disponível em: http://dx.doi.org/10.1016/S2213-8587(22)00111-5.

Tomazelli JG, dos-Santos-Silva I, Silva GA. Trajetória de mulheres rastreadas para o câncer de mama na Rede Pública de Saúde. Rev Bras Cancerol [Internet]. 31 dezembro 2018 [citado 9 julho 2022]; 64(4):517-26. Disponível em: https://rbc.inca.gov.br/index.php/revista/article/view/200. Acesso em 21 jun 2022.

Tomazelli JG, Migowski A, Ribeiro CM, Assis M, Abreu D. Avaliação das ações de detecção precoce do câncer de mama no Brasil por meio de indicadores de processo: estudo descritivo com dados do Sismama, 2010-2011. Brasília: Epidemiol Serv Saúde. jan-mar 2017. 26(1): 61-70.

Uauy R, Albala C, Kain J. Obesity trends in Latin America: transiting from under- to overweight 1. J Nutrit 2001; (4):893-9. 0022-3166.

Vasconcelos AMN, Gomes MMF. Transição demográfica: a experiência brasileira. Epidemiol Serv Saúde 2012; 21(4):539-48.

WHO – World Health Organization. Preventing chronic diseases: a vital investment. Geneva: WHO/Publica Health Agency Canada, 2005.

WHO – World Health Organization. The Global Action Plan for the Prevention and Control of Noncommunicable Diseases 2013-2020. WHO, 2013. Disponível em: https://www.who.int/ncds/management/ WHO_Appendix_ BestBuys.pdf.

Xie Y, Al-Aly Z. Risks and burdens of incident diabetes in long Covid: a cohort study. The Lancet Diabetes and Endocrinology 2022; 10(5):311-21. Disponível em: http://dx.doi.org/10.1016/S2213-8587(22)00044-4.

31 Prevenção, Atenção e Controle de Violências Interpessoais Comunitárias

Maria Fernanda Tourinho Peres • Carolina de Mattos Ricardo
Cézar Donizetti Luquine Júnior • Fernanda Lopes Regina
Marcelo Ryngelblum

INTRODUÇÃO

Em 2002, a Organização Mundial da Saúde (OMS) publicou o *Relatório Mundial sobre Violência e Saúde* (Krug *et al.*, 2002). Seis anos antes, em 1996, a OMS, na 49ª Assembleia Mundial da Saúde, havia declarado a violência com um dos principais problemas mundiais de Saúde Pública, estabelecendo como prioridade para os países membros a definição de ações visando a um maior conhecimento sobre a magnitude do problema e suas causas, assim como o delineamento de ações para prevenção da violência em suas diversas formas. Em 1994, no Brasil, a violência foi declarada a grande vilã da Saúde Pública da década de 1980 (Souza, 1994), dados o grande crescimento e o forte impacto, em especial dos homicídios, no quadro geral de mortalidade do país. Embora já se tenham passado muitos anos desde que oficialmente declarada um problema de Saúde Pública, ainda causa certa estranheza, em especial para aqueles que recentemente ingressaram na área, a afirmação de que a violência é um objeto de interesse para o campo da saúde em geral e da Saúde Coletiva em especial. Esse estranhamento se justifica, uma vez que a violência é tradicionalmente tratada no âmbito das políticas de segurança pública, como um objeto próprio ao campo de atuação policial e do sistema de justiça. De fato, não é possível dizer que a violência, enquanto fenômeno social, seja um objeto próprio ao campo da saúde, embora as implicações diretas para nosso campo – tanto no âmbito individual como no coletivo – sejam evidentes e indiscutíveis (Minayo, 1994; Minayo & Souza, 1999; Krug *et al.*, 2002; Peres, 2007; Schraiber & D'Oliveira, 2009; Moraes *et al.*, 2011).

O tema da violência engloba uma gama bastante diversificada de situações. Há, também, diversas maneiras de classificá-la, destacando-se ora a natureza dos atos, ora os agressores ou as vítimas, ora os impactos da violência em danos à saúde, à sociedade ou à economia de uma região e país, e, ainda, os contextos e motivos de sua ocorrência. Em linhas gerais, dois grandes grupos podem ser identificados: as situações que ocorrem em locais públicos, como o espaço da vida social e comunitária, e as que ocorrem no espaço privado, de natureza doméstica, implicando quase sempre contextos familiares ou de relações entre pessoas conhecidas e próximas. Se o primeiro grupo diz respeito, sobretudo, às situações de violência que ocorrem entre homens, em geral adultos jovens, o segundo se refere às mulheres, crianças ou adolescentes e idosos, na condição dos que sofrem as violências. Sendo de natureza, características e consequências distintas entre si, neste capítulo serão tratadas as violências interpessoais ditas comunitárias.

Este capítulo está estruturado em torno de quatro tópicos. No primeiro buscaremos definir brevemente violência e apresentar seus tipos. Esse tópico tem um caráter geral e introdutório. No segundo são apresentados alguns dados que tornam possível caracterizar a violência como um dos principais desafios atuais para o campo da Saúde Coletiva. Nosso foco, como já dito, é a violência interpessoal comunitária, com especial interesse no cenário nacional. Lançamos mão, em alguns momentos, de dados que possibilitam situar o Brasil no contexto internacional, apenas a título ilustrativo. No terceiro tópico apresentamos a abordagem da Saúde Pública para a violência, como proposto pela OMS, a qual se estrutura em torno das contribuições da epidemiologia e de conceito de risco. Ressaltamos, entretanto, a contribuição de outros campos disciplinares que compõem o grande campo da Saúde Coletiva. No quarto tópico são apresentados os tipos de prevenção, os marcos normativos nacionais que estabelecem os parâmetros para o desenvolvimento de ações, no campo da saúde, com vistas à prevenção, à

VIOLÊNCIA: CONCEITUAÇÃO E TIPOLOGIA

atenção e ao controle das violências interpessoais com exemplos de ações concretas implementadas no país.

VIOLÊNCIA: CONCEITUAÇÃO E TIPOLOGIA

Não são poucas as tentativas de definir violência sem que haja, até o momento, um conceito único que expresse toda a complexidade do fenômeno (Peres *et al.*, 2010). A identificação de um ato como *violência* varia no tempo, assim como varia entre diferentes culturas (Wieviorka, 1997). Há ainda uma variabilidade individual, que passa pelas diferentes maneiras de perceber e significar as coisas do mundo. O que para um é percebido como *violência*, pode não ser para outro.

São muitos os fatores que interferem nessa percepção individual e nas tentativas de definição formal do conceito (o qual exprime também o momento em que vivemos e a cultura a partir da qual falamos). Apenas para exemplificar essa questão, tomemos o uso de práticas disciplinares punitivas contra crianças, prática corrente e "natural" em dado momento histórico (presente inclusive nas instituições formais de ensino mediante o uso das palmatórias), hoje consideradas uma forma de violência com graves efeitos para a saúde e o desenvolvimento infantil. Outro exemplo pode ser extraído de um livro já clássico de Michel Foucault, *Vigiar e Punir* (1991): a cena inicial do corpo supliciado, prática corrente e institucionalizada como mecanismo formal de punição, é hoje impensável pelo alto grau de violência e violação de direitos. As concepções sobre violência, portanto, mudam no tempo, assim como diferem também entre culturas.

Essa polifonia conceitual da violência foi destacada por Zaluar (1994). Para a autora, a definição de violência passa necessariamente pelo reconhecimento das normas e regras que regulam as relações em determinado momento histórico ou contexto sociocultural. O ato violento é aquele no qual o emprego da força ultrapassa limites aceitáveis e perturba acordos e regras de convivência explícitos (na forma da lei) ou tácitos. Ao romper o contrato, a força adquire conotação negativa e objetiva-se como violência. Uma perspectiva semelhante é adotada por Chauí (1999).

Apesar das dificuldades existentes para uma definição objetiva de violência, esta se faz necessária para fundamentar ações e políticas públicas que tenham como objetivo enfrentar o problema (Minayo, 1994; Minayo & Souza, 1999; Peres, Ruotti & Vicentin, 2010). A OMS, no *Relatório Mundial sobre Violência e Saúde*, define violência como "o uso intencional da força física ou poder, real ou em ameaça, contra si próprio, contra outra pessoa ou contra um grupo ou comunidade, que resulte ou tenha grande possibilidade de resultar em lesão, morte, dano psicológico, deficiência de desenvolvimento e privação" (Krug *et al.*, 2000). Essa definição, que vem sendo insistentemente utilizada em estudos no campo da saúde, é bastante ampla, englobando não apenas atos concretos de uso da força, mas também as situações de ameaça e uso de diferenciais de poder que resultem em dano. Este, do mesmo modo, extrapola os limites da lesão física ou da morte, envolvendo situações mais abrangentes, como o dano psicológico e a privação de desenvolvimento.

É central para a definição proposta pela OMS a noção de intencionalidade, aqui compreendida como intencionalidade não de causar o dano final, mas, sobretudo, a intencionalidade que fundamenta o ato violento, a ameaça ou o uso do poder. Ao adotar essa posição, a OMS exclui da definição de violência as lesões acidentais, ao mesmo tempo que inclui uma série de situações nas quais a força foi usada intencionalmente sem que o dano resultante fosse, em si, o resultado esperado pelo autor. Como exemplo, citem-se os casos de síndrome do bebê sacudido, em que os pais ou cuidadores usam a força para calar uma criança, sem intenção de causar dano, mas a força usada acaba por resultar em graves lesões cerebrais. Estão incluídas ainda as situações de uso da força "culturalmente aceitáveis" que resultam em dano, lesão, morte ou privação, mesmo considerando que no contexto cultural específico esse dano não seja reconhecido como violência. É o caso, em muitas culturas, da violência de gênero.

Assim como há diferentes modos de definir a violência, existem diferentes maneiras de classificar os diferentes tipos de violência (Minayo, 1994; Wieviorka, 1997). No campo da saúde, Minayo propôs, em 1994, a classificação da violência em três grandes categorias: violência estrutural, violência de resistência e violência na delinquência. A *violência estrutural* compreende a situação concreta de vida dos sujeitos em sociedade, determinada pela forma de organização econômica, social e política, assim como pelos sistemas culturais que sustentam relações de poder desiguais, sejam relacionadas com gênero, geração, posição social ou outras. Parte a autora da compreensão de que essas estruturas de certa maneira modulam os modos de socialização, assim como o comportamento dos indivíduos. Ao promoverem desigualdade, opressão e exclusão, constituem-se em forma de violência, produzindo dano na forma de sofrimento, adoecimentos e morte. A *violência de resistência* seria, por seu turno, a resposta dos oprimidos pela violência estrutural e a *violência da delinquência* constitui os atos, reconhecidos por lei, como crime. Essa conceituação, proposta por Minayo (1994), não considera as diferentes naturezas do ato violento e é de difícil operacionalização.

Com vistas a viabilizar a comparação internacional e a operacionalização do conceito de violência em categorias, a OMS propôs, também no *Relatório Mundial* (Krug *et al.*, 2002), uma tipologia que classifica as violências segundo a natureza do ato violento e o agressor. Em relação à natureza do ato, pode ser classificada como violência física, sexual, psicológica ou que envolve privação e negligência. No que se refere ao agressor, as violências são classificadas em autoinfligida, interpessoal e coletiva. Cada um desses tipos prevê subtipos, como pode ser visto na Figura 31.1.

Schraiber & D'Oliveira (2005, 2009) ressaltam a importância do maior detalhamento da classificação, considerando especificamente os agressores e a natureza dos atos violentos, especialmente quando considerada a violência do tipo doméstica. Entretanto, o maior detalhamento das circunstâncias em que a violência ocorre beneficiaria também a melhor compreensão da violência do tipo comunitária, ora trabalhada neste capítulo. No que se refere aos agressores, as autoras propõem uma classificação em cinco categorias: parceiros íntimos ou ex-parceiros (não se limitando, nesse

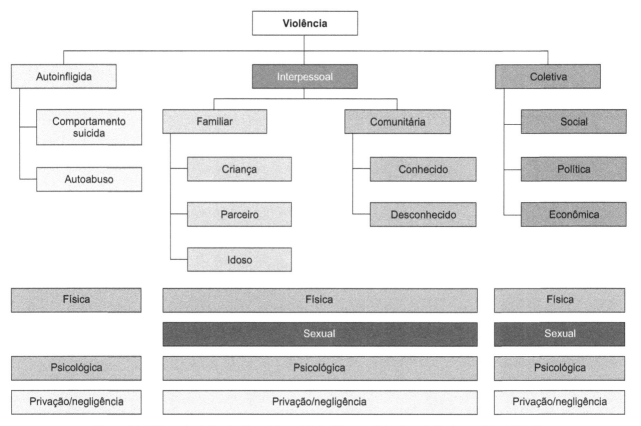

Figura 31.1 Tipos de violência. (Krug EG et al. Relatório mundial sobre violência e saúde, 2002: 7.)

caso, a relações formais que constituem as nucleações propriamente familiares), familiares (excluindo dessa categoria as relações familiares conjugais, as quais estão incluídas na categoria violência por parceiro íntimo), conhecidos, estranhos e agentes institucionais. Esta última categoria abarca as situações de violência perpetradas por indivíduos em situação institucional, pública ou privada. Aqui estariam incluídas situações como violência perpetrada por agentes policiais, atos de tortura, maus-tratos em serviços de saúde, dentre outros. No que se refere à natureza dos atos violentos, Schraiber & D'Oliveira (2009) incluem, além das quatro categorias propostas pela OMS, o assédio sexual e o assédio moral, ambos refletindo situações calcadas em diferencial de poder.

Quando consideramos a complexidade inicialmente apontada para a conceituação da violência, assim como a necessidade de classificação dos atos violentos, destacamos o fato de que a violência deve ser sempre pensada no plural (Minayo & Souza, 1999). Existem diferentes tipos de violência, os quais surgem a partir de configurações de risco também diferenciadas, pedindo, portanto, estratégias de ação e enfrentamento que levem em conta essas especificidades. É o caso das violências interpessoais comunitárias.

FREQUÊNCIA, DISTRIBUIÇÃO E DETERMINANTES: POR QUE A VIOLÊNCIA INTERPESSOAL COMUNITÁRIA É UM PROBLEMA DE SAÚDE PÚBLICA?

A caracterização de um problema de Saúde Pública passa pelo reconhecimento de sua dimensão coletiva, populacional. Tradicionalmente fazemos essa caracterização em torno de três grandes eixos: mortalidade, morbidade e demandas ao setor saúde, as quais têm custos diretos e indiretos. No Brasil, é vasto o conhecimento sobre o impacto das violências interpessoais comunitárias na mortalidade. O mesmo não pode ser dito acerca da violência não fatal, assim como sobre a demanda e os custos para o setor saúde, os quais ainda são escassos.

Mortalidade

Segundo a OMS, mais de 1,3 milhão de pessoas morrem, por ano, vítimas de violência no mundo. Em 2012, estimou-se que mais de um terço dessas mortes foi causada por homicídios, o que representava, então, 473 mil pessoas assassinadas (WHO, 2014). No gráfico apresentado na Figura 31.2 vemos como se dá, no mundo, a distribuição das mortes por homicídio. A maior proporção está nos países da região das Américas, com clara concentração nos países de baixa e média renda (90% dos casos).

De acordo com o *United Nations Crime Trends Survey* (UN-CTS) do Escritório das Nações Unidas sobre Drogas e Crime (UNODC)[1], o Brasil apresentava em 2020 o sétimo maior Coeficiente de Mortalidade por Homicídio (CMH) da região das Américas (22,5 por 100 mil habitantes) (Figura 31.3). A gravidade da situação do Brasil no cenário internacional já havia sido apontada por Yunes & Zubarew (1999): o país apresentou o maior crescimento no CMH,

---
[1] Disponível em: https://dataunodc.un.org/dp-intentional-homicide-victims. Acesso em 20 ago 2022.

Capítulo 31 • Prevenção, Atenção e Controle de Violências Interpessoais Comunitárias

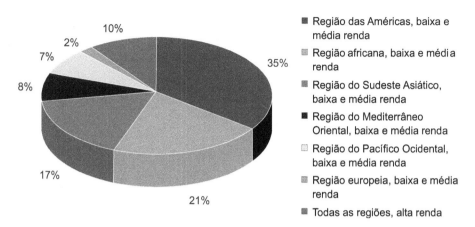

Figura 31.2 Distribuição das mortes por homicídio segundo região da OMS e nível de renda do país – 2012. (OMS, 2014.)

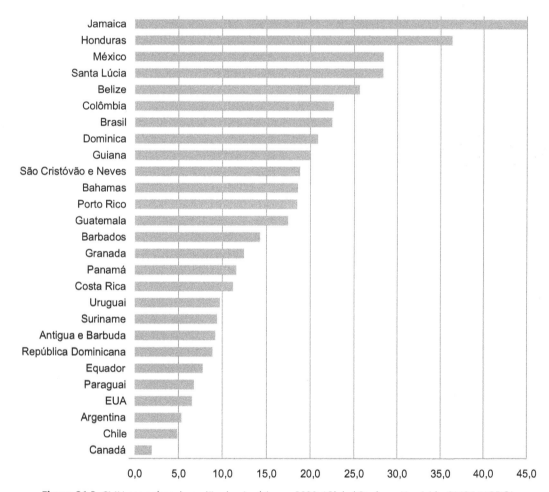

Figura 31.3 CMH em países da região das Américas – 2020. (*Global Study on Homicide*, OMS/UNODC.)

entre os países da região, de 1980 a meados da década de 1990. Desde então, foram muitos os estudos realizados no país que demonstraram não apenas o crescimento global do CMH, mas também sua distribuição desigual, evidenciando-se áreas e grupos populacionais sob risco maior de morte por violência interpessoal comunitária.

Os estudos nacionais inaugurais datam da primeira metade dos anos 1990. Neles se destaca, inicialmente, o crescimento acelerado das mortes por homicídios, que chegaram a ultrapassar aquelas por acidentes de trânsito em 1989 (Souza, 1994; Mello Jorge *et al.*, 1997; Peres & Santos, 2005b), ocupando a primeira posição entre as mortes por causas externas no país. Esse quadro se mantém inalterado. Segundo dados do MS/DATASUS, os homicídios permanecem em primeiro lugar entre as mortes por causas externas e representavam, em 2020, quase 35% das mortes nessa categoria, como pode ser visto na Figura 31.4. O CMH atingiu o pico em 2017 – 31 por 100 mil habitantes – com queda brusca em 2018, se mantendo no ano seguinte, mas retomando o crescimento no ano de 2020, quando se

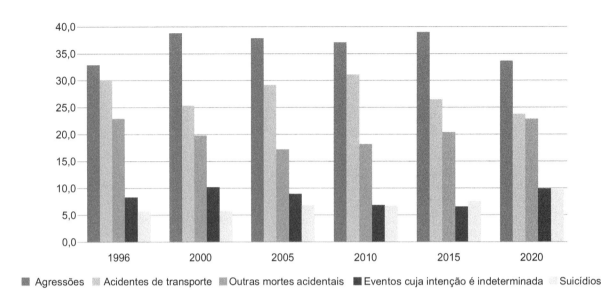

Figura 31.4 Mortalidade proporcional por causa externa específica no total de mortes por causas externas – Brasil, 1996-2020. (MS/SVS/CGIAE/SIM.)

encerra a série histórica disponível. A evolução dos CMH no país a partir de 1996 pode ser vista na Figura 31.5.

Os primeiros estudos realizados no Brasil já apontavam, também, para existência de uma distribuição desigual no risco de morte por homicídios. No que se refere às características demográficas da população, maiores CMH foram descritos entre homens, negros e nas faixas etárias jovens, em especial entre 15 e 29 anos (Silveira & Gotlieb, 1976; Mello-Jorge, 1980; Swarcwald & Castilho, 1986; Minayo & Souza, 1993; Souza, 1994; Barata et al., 1999; Yunes & Zubarew, 1999; Gawryzewiski & Mello-Jorge, 2000; Barros, Ximenes & Lima, 2001; Sant'Anna, Aerts & Lopes, 2005; Souza & Lima, 2006). Segundo dados do MS/DATASUS, o CMH em 2020 foi de 42,3 por 100 mil habitantes entre os homens e de 3,5 por 100 mil habitantes entre as mulheres, com o risco de um homem morrer vítima de homicídio no país superando o feminino em 11 vezes. Em relação à raça/cor, segundo dados do *Atlas da Violência de 2021* (Cerqueira, 2021), em 2019 os negros representavam 77% de todas as vítimas de homicídio no Brasil, e o risco de um negro ser assassinado era, naquele ano, 2,6 vezes maior do que o de um não negro. Já em relação à faixa etária, os maiores CMH são encontrados nos grupos de 15 a 19 e 20 a 29 anos de idade, nos quais os valores atingidos em 2020, também segundo dados do Sistema de Informação sobre Mortalidade (SIM/MS), foram 40,0 e 52,2 por 100 mil habitantes, respectivamente. Naquele ano, os homicídios representaram 54% das mortes por causas externas na faixa etária de 15 a 19 anos e 53% no grupo entre 20 e 29 anos de idade. Cabe ressaltar o grande impacto dos homicídios na mortalidade de jovens no Brasil, que constituem, desde 2000, a primeira causa de anos potenciais de vida perdidos (Reinchemheim & Werneck, 1994; Drummond & Lira, 2000).

Data também de meados da década de 1990 o reconhecimento da existência de diferenças na distribuição socioespacial no risco, assim como da dimensão urbana desse problema (Souza, 1994; Mello Jorge et al., 1997).

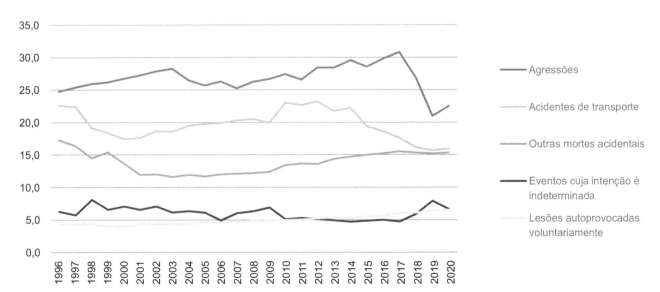

Figura 31.5 Evolução do coeficiente de mortalidade por causas externas (por 100 mil habitantes) – Brasil, 1996-2010. (MS/SVS/CGIAE/SIM.)

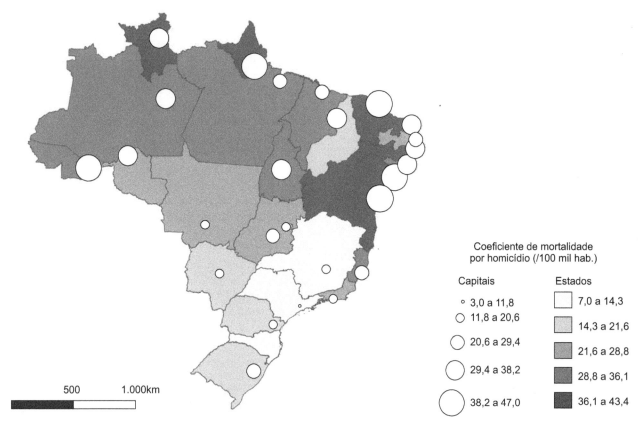

Figura 31.6 CMH nos estados e capitais brasileiras – 2020. (MS/SVS/CGIAE/SIM.)

Há uma grande diferença entre os CMH nas regiões e estados do Brasil, como demonstrado na Figura 31.6.

Os CMH, em 2020, variaram entre 7,0, em São Paulo, e 43,4 por 100 mil habitantes, no Ceará. Os oito estados com maiores CMH estão nas regiões Norte e Nordeste. Já entre os oito estados com menores CMH estão todos os três estados da região Sul e dois da região Sudeste. As capitais apresentam CMH mais elevados, variando de 3,0, em São Paulo, a 47,0 por 100 mil habitantes, em Fortaleza. Entre as oito capitais com maiores CMH, quatro são da região Nordeste (Fortaleza, Aracaju, Salvador e Recife) e quatro da região Norte (Rio Branco, Macapá, Manaus e Boa Vista). Uma das grandes mudanças no cenário nacional da violência comunitária no Brasil, com a entrada no século XXI, foi a definição de padrões distintos de evolução entre os estados e capitais (Figura 31.7). Nas primeiras décadas dos anos 2000 houve um crescimento bastante expressivo nos CMH em estados e capitais do Norte e Nordeste, assim como uma queda bastante importante em estados e capitais da região Sudeste, com destaque para São Paulo. O município de São Paulo (MSP) apresentava em 1994, segundo Mello Jorge et al. (1997), o terceiro maior CMH entre as capitais, mas em 2020 apresentou o CMH mais baixo. A queda teve início em 2001.

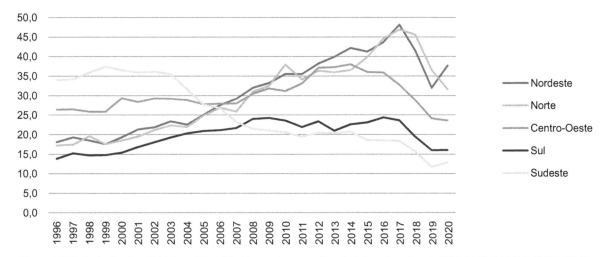

Figura 31.7. Evolução dos CMH (por 100 mil habitantes) por região administrativa – Brasil, 1996-2020. (MS/SVS/CGIAE/SIM.)

São muitos os estudos que tentam explicar a diferença na distribuição socioespacial do risco de morte por homicídio a partir de diferenças no grau de desenvolvimento socioeconômico (Moraes *et al.*, 2011; Peres & Nivette, 2017). As análises buscam estabelecer associação entre diversos indicadores socioeconômicos e o CMH em países, estados, municípios e áreas intraurbanas, com resultados nem sempre concordantes, dadas as diferenças metodológicas adotadas. Há, entretanto, evidências de que os CMH são mais elevados em áreas caracterizadas pela concentração de desvantagens sociais, com associações fortes entre CMH e indicadores de desigualdade de renda. Assim, há um certo consenso de que os níveis de violência expressos por meio dos CMH guardam uma relação forte com a pobreza relativa, em detrimento da pobreza absoluta (Blau & Blau, 1982; Hansmann & Quigley, 1982; Messner, 1982; Williams, 1984; Parker, 1988; Kaplan *et al.*, 1996; Kennedy *et al.*, 1996; Kawachi *et al.*, 1997; Sampson *et al.*, 1997; Wilkinson, 1997; Wilson & Daly, 1997; Daly *et al.*, 1998; Kennedy *et al.*, 1998; Butchart & Engstrom, 2002; Fajnzylber, Lederman & Loayza, 2002).

No Brasil, estudos ecológicos de corte transversal efetuados em diversas capitais encontraram grande desigualdade na distribuição do risco de morte por homicídio no espaço urbano (Moraes *et al.*, 2011). Associação entre CMH e baixo desenvolvimento socioeconômico, medido por meio de distintos indicadores, foi encontrada em São Paulo (Barata *et al.* 1998; Barata, Ribeiro & Moraes, 1999; Drummond Júnior, 1999; Barata & Ribeiro, 2000; Cardia & Schiffer, 2002; Cardia, Adorno & Poleto, 2003; Nivette & Peres, 2022), Salvador (Paim *et al.*, 1999; Macedo *et al.*, 2001; Viana *et al.*, 2011), Porto Alegre (Santos *et al.*, 2001) e Rio de Janeiro (Szwarcwald & Castilho, 1986; Szwarcwald *et al.*, 1999a, 1999b, 2000).

Mais recentemente, uma nova questão se coloca no campo dos estudos sobre homicídios: a existência de distintos padrões de evolução e trajetória em diferentes áreas (Kubrin & Herting, 2003; Griffiths & Chavez, 2004; Weisburd *et al.* , 2004; McDowall & Loftin, 2009; Stults, 2010, 2012; Cerda & Concha-Eastman, 2011), ou seja, não se trata mais apenas de entender e explicar por que as taxas de homicídio variam entre diferentes áreas, mas também reconhecer a existência de heterogeneidade entre as áreas e dentro de uma mesma área ao longo do tempo, buscando compreender os fatores associados às diferentes trajetórias. Teoricamente, a existência de heterogeneidade das trajetórias de homicídios vem sendo pensada a partir de um paralelo com teorias criminológicas baseadas na psicologia do desenvolvimento e que trabalham com a ideia de que as comunidades, assim como os indivíduos, passam por diferentes estágios e podem adotar distintos padrões de carreiras criminais (Bursik, & Webb, 1982; Schuerman & Kobrin, 1986; Bursik & Grasmick, 1992; Fagan & Davies, 2004). Aqui também é fundamental o reconhecimento do padrão espacial de distribuição das mortes, assim como a existência de um padrão de distribuição espacial das trajetórias. Análises estatísticas mais sofisticadas, como modelos de curva de crescimento hierárquicas (*hierarchical growth curve model*) e modelos de grupos baseados em trajetórias (*group based trajectories models*), vêm sendo utilizadas para responder essas novas perguntas (Nagin, 1999; Kubrin & Herting, 2003; Nagin *et al.*, 2005; Sampson & Laub, 2005; Stults, 2012,).

Peres & Nivette (2017) encontraram heterogeneidade espacial e temporal na mortalidade por homicídios nos municípios brasileiros e identificaram nove grupos de trajetórias entre os anos de 1991 e 2010. As trajetórias ascendentes se mostraram associadas à desorganização social, ou seja, municípios com maior grau de desorganização social apresentaram crescimento dos homicídios no período. Análises semelhantes foram feitas em São Paulo e Salvador (Nivette & Peres, 2021; Peres *et al.*, 2021). Ainda são escassos os estudos utilizando essa abordagem no país, mas os resultados iniciais apontam para a importância das desvantagens sociais não apenas para compreendermos como os homicídios se distribuem no espaço, mas também como evoluem no tempo.

No plano macrossocial, estudos apontam para a importância de investimentos em políticas de segurança pública, com aumento nas taxas de encarceramento, atividade policial e controle do acesso a armas de fogo, além da presença de mercados ilegais de armas e drogas, padrão de consumo de drogas e diferenças na composição demográfica das populações para compreensão dos diferenciais de morte por homicídio (Kelling & Bratton, 1998; LaFree, 1999; Zimring & Fagan, 2000; Blumstein *et al.*, 2001; Miller & Hamenway, 2002; Levitt, 2004; Messner *et al.*, 2007; McCall *et al.*, 2008; Cerda *et al.*, 2009). No Brasil, ênfase vem sendo dada às medidas adotadas para o desarmamento como fator importante para compreensão da redução dos homicídios. O papel do desarmamento para redução dos níveis de violência no Brasil foi inicialmente apontado por Souza *et al.* (2007). Cerqueira (2010) encontrou uma associação significativa entre o desarmamento e a redução dos homicídios nos municípios do estado de São Paulo, após controle do efetivo de policiais, aprisionamento e tamanho populacional. Os resultados foram discordantes com a análise realizada por Peres *et al.* (2012) no MSP, onde o acesso a armas de fogo não se mostrou associado à queda no CMH observada a partir de 2001. A literatura internacional, entretanto, destaca a importância do acesso a armas de fogo para o risco de morte por homicídio (Cook, 1978; Kellerman *et al.*, 1993; Miller *et al.*, 2002; Wiebe, 2003; Lee *et al.*, 2017). Ressalte-se ainda, no Brasil, a grande contribuição das armas de fogo para a mortalidade por homicídio, assim como para a tendência de crescimento dos CMH observada ao longo da década de 1990 (Souza, 1994; Mello Jorge *et al.*, 1997; Peres, 2004; Peres & Santos, 2005a).

Política de controle de armas e sua flexibilização no Brasil

O crescimento da violência urbana a partir da década de 1980 e o reconhecimento do papel das armas de fogo para as mortes violentas no país sustentaram grande mobilização com vistas ao maior controle da posse e porte de armas. Em dezembro de 2003 foi aprovada a Lei Federal 10.826, conhecida como Estatuto do Desarmamento, na qual é estabelecida uma política nacional de controle de armas de fogo.

Capítulo 31 • Prevenção, Atenção e Controle de Violências Interpessoais Comunitárias

Em linhas gerais, o estatuto define os seguintes eixos para a política pública de controle responsável de armas de fogo:

- Estabelece as possibilidades de posse e porte de armas[2]: autorizações, restrições, requisitos e proibições.
- Estabelece os mecanismos de produção e gestão de informação sobre o tema.
- Estabelece o modelo de fiscalização: define os órgãos responsáveis pela fiscalização e controle sobre a produção, o comércio e as diferentes categorias que podem ter acesso às armas.
- Estabelece mecanismos de controle das munições e das armas com marcação, registro, rastreamento.
- Estimula e retirada de armas de circulação (apreensão e campanha), custódia adequada e destruição rápida.

Além dos eixos listados, houve alterações significativas trazidas pelo estatuto para padronizar requisitos e possibilidade de porte nacionalmente, entre outros aspectos. Em relação ao estabelecimento de requisitos mínimos e padronizados para compra de armas, determinou a comprovação de efetiva necessidade para aquisição da arma, qual seja, o exercício de atividade profissional de risco ou ameaça à integridade física, determinou o aumento da idade mínima de 21 para 25 anos, a obrigatoriedade de realização de testes psicológicos e técnicos (de tiro), a ausência de antecedentes criminais e a ocupação lícita e residência certa.

Em relação à possibilidade de porte, a opção foi limitá-lo às instituições mais diretamente ligadas à promoção da segurança com proibição de porte para civis. Há alguns casos em que o porte é permitido para civis, como para a categoria de Colecionadores, Atiradores e Caçadores (CAC), que podem se deslocar com a arma para o clube de tiro.

Por fim, foi estabelecido o fortalecimento do Sistema Nacional de Armas (SINARM[3]) na Polícia Federal com concentração dos registros, porte e autorização de compra de armas para alguns públicos, assim como o cadastro das transferências de propriedade, extravio, furto e roubo de armas. Houve, ainda, a determinação da integração entre o SINARM e o Sistema de gerenciamento Militar de Armas do Exército (SIGMA[4]) e o maior controle sobre as munições adquiridas pelas forças de segurança, com obrigatoriedade de marcação no culote dos projéteis, identificando a corporação.

Alterações normativas após 2019

A campanha presidencial de Jair Bolsonaro foi marcada pelo compromisso com a facilitação do acesso às armas pela população civil. No dia 15 de janeiro de 2019, logo após

assumir a Presidência da República, editou o primeiro decreto que flexibilizava o acesso às armas de fogo no país.

Até julho de 2022 haviam sido publicados 42 atos normativos do Executivo Federal[5], entre decretos, portarias e resoluções, além de dois projetos de lei de autoria também do Executivo e encaminhados ao Congresso Nacional, todos buscando flexibilizar o Estatuto do Desarmamento.

É possível separar em três eixos as principais alterações promovidas:

1. **Facilitação da compra (posse) e também do porte de armas:** dispensou a comprovação de efetiva necessidade para compra de armas para civis que buscam armas para defesa pessoal, estabeleceu a presunção de veracidade nas informações fornecidas por quem quer adquirir uma arma, passou a exigir da Polícia Federal que justifique a negativa de concessão do porte de armas e alongou o prazo para renovação da comprovação da capacidade (técnica e psicológica), que passou de 5 para cada 10 anos.
2. **Aumento das potencias e limites de armas e munições por pessoas:** civis passaram a poder ter de duas para seis armas e de 50 para 200 munições por arma; o calibre permitido para civis passou de 400 para 1.620 Joules, passando a contemplar tipos de armas iguais ou de maior poder que as da polícia; em relação aos CAC, atiradores desportivos passaram a poder comprar até 60 armas, sendo 30 de uso restrito (inclui fuzis semiautomáticos) e até 180 mil munições por ano[6].
3. **Redução da estrutura de fiscalização e controle[7]:** revogação de portarias de marcação e rastreamento de armas, munições e explosivos, mais privilégios

---

[2]A posse de armas permite que a pessoa adquira a arma e a mantenha em sua residência ou estabelecimento comercial, já o porte de armas permite que a pessoa leve a arma consigo ou no veículo, municiada e pronta para uso, ainda que não de forma ostensiva. Veja: Langeani B. Arma de fogo no Brasil: gatilho da violência. Rio de Janeiro: Telha, 2021.

[3]Cabe à Polícia Federal, por meio do SINARM, registrar e fiscalizar armas para as pessoas físicas que compram armas para defesa pessoal, das Polícias Civis, das Guardas Civis e empresas de segurança privadas.

[4]Cabe ao Exército Brasileiro, por meio do SIGMA, registrar e fiscalizar as armas das Polícias Militares e Forças Armadas (inclusive as de uso privado de seus integrantes) e dos CAC.

[5]Balanço das normas e algumas das mudanças publicado em março de 2021 (https://www1.folha.uol.com.br/cotidiano/2022/03/embalada-por-decretos-de-bolsonaro-venda-de-municoes-para-cacs-dobra-em-2021.shtml). Acesso em 12 ago 2022.

[6]"Até 2018, atiradores desportivos tinham seus limites de aquisição definidos de acordo com seu grau de competição desportiva (que varia de I a III, a depender do seu tipo de prática), sendo as quantidades máximas estabelecidas em 16 armas, 60 mil munições e 12 kg de pólvora por ano. A partir do Decreto n° 9.846 (Art. 3° e 4°), de 25 de junho de 2019, qualquer atirador, independentemente de seu nível, pode adquirir até 60 armas (sendo 30 de uso restrito), 180 mil munições e até 20 kg de pólvora por ano. A mudança foi estabelecida pela Portaria n° 136 do Comando Logístico do Exército Brasileiro (COLOG), em 8 de novembro de 2019. Os caçadores também tinham limites de compra de 12 armas, 6 mil munições e 2 kg de pólvora por ano. Esses limites foram expandidos para 30 armas, 90 mil munições e 20 kg de pólvora. No caso dos colecionadores, que não possuem limite máximo de quantidade total de armas para o acervo, o limite de armas de cada modelo passa de um para cinco (Decreto n.° 9.846, Art. 3°)". In: Instituto Igarapé, "Boletim 2. Descontrole no Alvo. Mais grupos armados, menos fiscalização". 2021: 03. Disponível em: https://igarape.org.br/wp-content/uploads/2021/10/2021-10-20-boletim-2-Descontrole-no-alvo-CACs.pdf. Acesso em 10 ago 2022.

[7]Além das alterações normativas que reduziram as possibilidades de fiscalização, há também pouco investimento financeiro e político nos órgãos do Exército responsáveis pela fiscalização, como demonstra a matéria disponível em: https://oglobo.globo.com/brasil/noticia/2022/07/exercito-reduz-orcamento-para-fiscalizacao-de-cacs-para-menos-da-metade.ghtml. Acesso em 10 ago 2022.

para categorias pouco controladas (CAC), registradas no SIGMA (Exército) e sem acesso pela Polícia Federal; acessórios perigosos excluídos da lista de produtos controlados do Exército, como carregadores de munição, incluindo os de alta capacidade, miras *laser* e telescópicas e quebra-chama, e possibilidade de venda livre de máquinas de recarga e projéteis.

Há muitos outros detalhes em relação às mudanças realizadas, mas a própria sistematização e o entendimento sobre as alterações normativas promovidas entre 2019 e 2022 acabam se tornando bastante complexos, dada a enorme quantidade de novas normas e de suas revogações totais e parciais, ocasionando um caos normativo que resulta em insegurança jurídica, seja para quem tem de aplicar as normas, como policiais que fiscalizam o uso de armas, seja para os que querem analisar e entender a fundo as mudanças e seus impactos. Não à toa, parte dessas normas está sendo questionada no Supremo Tribunal Federal e também no Tribunal de Contas da União.

Por fim, como consequência dessa flexibilização, entre 2018 e 2021 o número de pessoas com Certificado de Registro de CAC junto ao sistema do Exército passou de 117 mil para 673 mil – um aumento de 340%, segundo dados do Anuário Brasileiro de Segurança Pública. Entre 2020 e 2021 aumentou em 65% o número de clubes de tiro no país, passando de 1.092 para 1.802[8]. Segundo dados do DATASUS, o número de óbitos por ferimento decorrente de projétil por arma de fogo (acidentais, suicídio, agressões e indeterminadas) cresceu de 34.109 para 36.401, um crescimento de quase 7% em 1 ano.

Violência policial letal

Em 1998, a Associação Americana de Saúde Pública (APHA, na sigla em inglês) declarou que a violência por parte das instituições de justiça e segurança deve ser tratada como um problema de Saúde Pública (APHA, 2019). Violência psicológica, sexual, física e na forma de negligência são praticadas por agentes da lei, com efeitos negativos na saúde. Foi reconhecido que o racismo estrutural e a desigualdade estão na base da violência policial que reproduz séculos de opressão racial contra os negros (Pinheiro, 1999; Vargas & Amparo-Alves, 2009; Krieger, 2015; Cooper & Fullilove, 2016; Edwards *et al.*, 2018; Mesic *et al.*, 2018). As relações entre racismo estrutural e saúde foram discutidas por Williams *et al.* (2019). Definido como a expressão do racismo através de leis, políticas e práticas sociais, o racismo estrutural produz opressão, aprofunda desvantagens sociais e, consequentemente, afeta a saúde das populações. A violência policial e o funcionamento do sistema de justiça criminal são, segundo Bailey *et al.* (2017), vias privilegiadas que conectam racismo estrutural e saúde. Por ser a polícia um claro representante do Estado e da Lei, esse tipo de violência tem efeitos que extrapolam a saúde individual. Perda de confiança na polícia, descrença nas instituições

do Estado, corrosão da legitimidade de instituições e políticas públicas são alguns dos efeitos nefastos da atuação policial violenta (Krieger, 2015; APHA, 2019).

O Brasil é reconhecido pelos altos índices de violência, a forte presença de grupos de criminalidade organizada nos centros urbanos e a reconhecida atuação violenta por parte das polícias (Pinheiro, 1999; HRW, 2019). Segundo Nunes (2018), temos uma das mais violentas forças policiais dentre as democracias ocidentais e, de acordo com dados do Anuário de Segurança Pública (FBSP, 2022), apenas no ano de 2021, 6.145 pessoas foram mortas pela polícia no Brasil, representando 12,9% das mortes violentas intencionais ocorridas no país. Embora haja um declínio em relação aos anos anteriores, o número elevado de mortes decorrentes da intervenção policial (MDIP) demonstra a persistência do uso desproporcional da força e de práticas abusivas, como execuções por parte das polícias. Em alguns estados, a situação ganha contornos ainda mais graves, como Goiás, Rio de Janeiro, São Paulo, Paraná e Amapá, onde as forças de segurança são responsáveis por cerca de 30% de todas as mortes violentas intencionais (FBSP, 2022).

No Brasil, as fontes oficiais de informação para investigar a violência policial letal (VPL) são as Secretarias de Segurança Pública (SSP) ou análogas, a depender do estado, e as secretarias municipais e estaduais de saúde, sendo as informações dessas últimas sistematizadas pelo Ministério da Saúde através do SIM. Os dados que alimentam o SIM são extraídos das Declarações de Óbito (DO) preenchidas por médicos que utilizam a 10ª Revisão da CID (CID-10) para classificação da causa básica de óbito. No caso da VPL, a categoria Intervenção Legal (Y35) deve ser utilizada segundo o CID-10. As SSP, por sua vez, sistematizam os crimes e delitos com base no Código Penal, com dados extraídos dos Boletins de Ocorrência (BO), sendo a categoria MDIP a que vem substituir o polêmico auto de resistência.

Se os registros do SIM são os mais confiáveis para estudo das mortes por agressão/homicídios, segundo Cerqueira (2013), o mesmo não acontece quando consideramos as mortes por intervenção legal. Apesar do uso crescente da categoria Intervenção Legal (Y35), a VPL continua sistematicamente subnotificada, se comparada aos dados das SSP (IPEA/FBSP, 2018).

A Figura 31.8 ilustra a divergência nas estatísticas relativas às mortes cometidas por policiais no Brasil entre os anos de 2013 e 2020, se considerarmos as duas principais fontes para estudo da mortalidade. Observa-se um descompasso entre as informações processadas pelo Ministério de Saúde com o SIM e as das SSP, uma vez que cada instituição refere montantes distintos para períodos idênticos relativos às mortes cometidas pela polícia. Não obrigatoriamente os números devem ser idênticos, pois as bases que alimentam as estatísticas são distintas e se debruçam sobre objetos de análise diferentes (DO na Saúde e o BO na Segurança Pública); no entanto, chama atenção a grande diferença entre os números ao longo dos anos.

Estudo realizado no MSP (Ryngelblum & Peres, 2021a, 2021b) com dados de 2014 e 2015 utilizou a estratégia de *record linkage* para analisar a qualidade das

---

[8]Disponível em: https://oglobo.globo.com/brasil/noticia/2022/07/exercito-reduz-orcamento-para-fiscalizacao-de-cacs-para-menos-da-metade.ghtml. Acesso em 12 ago 2022.

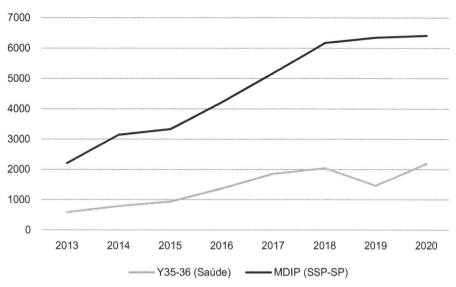

Figura 31.8 Série histórica de mortes cometidas pela polícia segundo fonte de informação (Saúde e Segurança Pública) – 2013-2020. (Sistema de Informação sobre Mortalidade [SIM]; Anuário Brasileiro de Segurança Pública 2022 [FBSP].)

informações do SIM a respeito dos óbitos causados pela ação policial. Mais da metade (53%) dos óbitos cometidos pela polícia no MSP não foi classificada na categoria Intervenção Legal (Y35) da CID-10. Desses, 50% foram classificados como Agressão por Disparo de Armas de Fogo (X93-95) e 3% como Disparo de Arma de Fogo Intenção não Determinada (Y24). A reclassificação dos óbitos aumentou em 96% o número de mortes por Intervenção Legal, de 403 para 789 óbitos. Apesar de a Secretaria de Saúde Pública de São Paulo reportar mais casos, seus dados são, na maioria das vezes, incompletos, com altos percentuais de informação faltante sobre as características sociodemográficas das vítimas. Já o SIM, apesar de reportar menos casos de violência policial letal, tem qualidade excelente no quesito completude (> 95%). Desse modo, o *record linkage* resulta em ganhos substanciais na qualidade da informação sobre as mortes perpetradas pela polícia para ambos os sistemas de informação e deve ser estimulado.

Em função da dificuldade de acesso e da baixa qualidade dos dados, poucos estudos buscaram investigar as características e a distribuição da VPL no espaço e sua associação às condições de vida. Nos EUA, estudo realizado por Feldman *et al.* (2019) encontrou taxas maiores de VPL em bairros com maior concentração de residentes de baixa renda e de residentes negros (*residents of color*), concluindo que as características contextuais dos bairros são importantes para compreender, prevenir e responder às mortes relacionadas com VPL. No Brasil, os poucos estudos existentes foram realizados no MSP. Com um padrão de distribuição espacial semelhante ao dos homicídios, segundo Ryngelblum (2021) e Ryngelblum & Peres (2021a, 2021b), as vítimas de VPL residem predominantemente em áreas periféricas do MSP, que apresentam desenvolvimento socioeconômico precário. A subnotificação já mencionada ocorre predominantemente nessas mesmas áreas (Ryngelblum, 2021). Quando se considera o endereço de ocorrência do evento violento que resultou na morte,

disponível nos BO, o padrão de distribuição espacial é distinto, com maior concentração das mortes em áreas mais centrais e afluentes. As vítimas são, em sua maioria, negros (64,5%), jovens (média de idade de 22,7 anos com 75% das vítimas até 25/27 anos) e de baixa escolaridade (73,8% com até 3 anos de escolaridade) (Ryngelblum, 2020; Ryngelblum & Peres, 2021a, 2021b).

O reconhecimento da violência policial como problema de Saúde Pública é recente. Embora o impacto social e de saúde da violência policial seja reconhecido, seu estudo sistemático continua sendo um desafio, dadas a qualidade dos dados e a dificuldade de acesso. Consideramos fundamental o compartilhamento contínuo de dados e a criação de um grupo de trabalho intersetorial com o objetivo de monitorar os casos com a participação de diversas secretarias, em especial as de Saúde e Segurança Pública. Ademais, a vinculação das bases de dados deve ser realizada regularmente no nível secretarial.

Violência não fatal e morbidade associada

Outro modo de abordar o fenômeno da violência interpessoal é por meio dos eventos não fatais. No *Relatório Mundial sobre Violência e Saúde*, Krug *et al.* (2002) ressaltam a dificuldade em estudar a violência interpessoal não fatal em virtude da escassez e dos problemas existentes com as fontes e dados oficiais, a exemplo das ocorrências policiais. É bastante conhecida, por exemplo, a existência de subnotificação de crimes às autoridades policiais. Desse modo, dados provenientes de fontes policiais estão, geralmente, subestimados (Beato-Filho, 2000; Cano, 2000; Kahn, 2002; Peres, 2004). Mesmo considerando esse problema, estudo realizado com dados da Secretaria Nacional de Segurança Pública (Senasp/MJ) apontam para uma taxa de lesão corporal da ordem de 390 por 100 mil habitantes em 2003, 12 vezes superior à taxa de homicídio no mesmo ano (28,9 por 100 mil habitantes) (Souza & Lima, 2006).

Poucos pesquisadores estudaram a violência interpessoal comunitária não fatal no Brasil, o que pode ser explicado pelo fato de o processo da coleta de informações sobre morbidade por causas externas não estar bem estabelecido em todo o país, quando comparado ao SIM (Moraes *et al.*, 2011). Em 1997, Lebrão *et al.* analisaram a morbidade hospitalar por lesões e envenenamentos no Brasil, utilizando como fonte de informação as Autorizações de Internação Hospitalar (AIH). Os dados apresentados devem ser analisados com cautela e contêm limitações importantes para compreensão da morbidade relacionada com a violência, dadas as características e finalidades da fonte de informação.

As AIH são instrumentos utilizados com finalidade explicitamente administrativa, e não epidemiológica. Além disso, as AIH são um instrumento obrigatório para internação dos pacientes e posterior pagamento pelo Sistema Único de Saúde (SUS). Referem-se, portanto, apenas às internações em hospitais públicos e conveniados ao SUS, não abrangendo as internações ocorridas na rede privada não conveniada. Por referir-se às internações, cabe ressaltar que apenas os casos mais graves, que necessitam internação hospitalar, são acessíveis mediante o estudo das AIH. Não são incluídos, também, os casos atendidos em emergência e pronto-socorro.

Outra limitação diz respeito à forma de codificação das internações, as quais seguiam, até 1998, a determinação da Classificação Internacional de Doenças (CID) no que se refere à natureza da lesão. Em outros termos, não havia, naquela ocasião, informação relativa ao tipo do acidente ou violência que motivou a internação (homicídio/agressão, suicídio, acidente etc.), mas sim à natureza da lesão (fratura, queimadura, lesões intracranianas etc.). Não era possível, desse modo, saber até que ponto os homicídios e a violência interpessoal contribuíam diretamente para as internações hospitalares. Apesar dessas limitações, é possível obter algumas informações importantes sobre a morbidade relacionada com causas externas.

Segundo Lebrão *et al.* (1997), as lesões e envenenamentos foram responsáveis por 5% a 6% das internações do país no período entre 1984 e 1994. Ao todo, 7.093.977 pessoas foram internadas em decorrência de lesões e envenenamentos nos 10 anos de estudo. Os autores evidenciaram ainda tendência de crescimento das internações motivadas por causas externas, da ordem de 60,6%. Considerando apenas os dados para o ano de 1994, evidencia-se que as lesões e envenenamentos ocupavam a sétima posição entre as causas de internação hospitalar. Na população masculina de 15 a 19 anos e de 20 a 29 anos de idade, as causas externas estão em primeiro lugar entre os motivos de internação hospitalar, no mesmo ano de 1994, e ocupam a segunda posição na população masculina de 30 a 39 anos. Quanto ao tipo de lesão, predominam as fraturas, seguidas das lesões intracranianas e ferimentos de vasos sanguíneos. Segundo Lebrão *et al.* (1998), estudos indicam que entre as lesões intracranianas e internas predominam, como causa, os acidentes de trânsito e os homicídios.

Gawryszewski *et al.* (2004) analisaram os 118.367 óbitos e as 652.249 internações realizadas pelo SUS por causas externas no ano 2000 com o objetivo de comparar os perfis de mortalidade e morbidade. Naquele ano ocorreram 35.494 internações hospitalares por lesões decorrentes de agressões (5,4% do total de internações do país). Assim como observado para os óbitos por homicídio, os homens predominam entre as vítimas de agressão internadas em hospitais vinculados ao SUS: do total, 29.880 eram homens (84,1%) e 5.614 eram mulheres (15,9%). Tanto na população total como na população masculina, as agressões ocupam a quarta posição entre as causas externas de internação hospitalar, com 5,4% e 4,6%, respectivamente. Considerando apenas os casos de internação decorrentes de agressões, predominam as fraturas (22,2%), especialmente aquelas localizadas na cabeça e pescoço. Em segundo e terceiro lugares estão os traumatismos de órgãos internos (13,9%) e os traumatismos intracranianos (11,5%). Para Gawryszewski *et al.* (2004), esses dados sugerem que as internações decorrentes de agressões se devem, sobretudo, a lesões por objetos contundentes em detrimento das armas de fogo e objetos perfurantes. Um dado a ser levado em consideração refere-se à gravidade das lesões, uma vez que 56,4% das lesões incluem fraturas, traumatismo intracraniano, traumatismos internos e lesões em múltiplas regiões (Gawryszewski *et al.*, 2004).

Couto & Schraiber (2005) estudaram a violência não fatal entre homens usuários de dois serviços de saúde de atenção primária pertencentes à rede pública da cidade de São Paulo. Os resultados desse estudo fornecem uma estimativa da frequência com que, entre usuários de serviços de saúde da rede básica, encontraremos homens que foram vítimas e homens que perpetraram violências. Assim como nos estudos do contexto hospitalar, as autoras destacam a alta prevalência de vitimização, uma vez que mais de 50% dos homens entrevistados (na faixa etária de 18 a 60 anos) referiram ter sofrido algum episódio de violência física em locais públicos e cerca de um terço referiu já ter praticado alguma violência física nesses mesmos locais.

Custos e demandas para o setor saúde

Os efeitos da violência para o desenvolvimento econômico e social foram tema de debate do Banco Interamericano de Desenvolvimento (BID). Em nota técnica, o BID (1999) identifica quatro componentes que contribuem para os custos totais da violência nas sociedades, como pode ser visto na Figura 31.9. Existem outras maneiras de classificar os custos relacionados com a violência, o que dificulta a comparação entre diferentes estudos (Cerqueira *et al.*, 2007).

Em escala nacional, existem alguns poucos estudos que buscam estimar os custos diretos do setor saúde para o tratamento de vítimas de violência. Em algumas capitais – Rio de Janeiro, Salvador e Belo Horizonte – foram realizados estudos mais abrangentes, buscando dar conta de outras dimensões do problema. Além dos estudos que abordam mais diretamente a questão dos gastos sociais com a violência, foram feitos alguns estudos sobre a vitimização no Brasil e em algumas capitais selecionadas que abordam o impacto da violência na vida cotidiana da população e no capital social (Cardia, 1999, 2012).

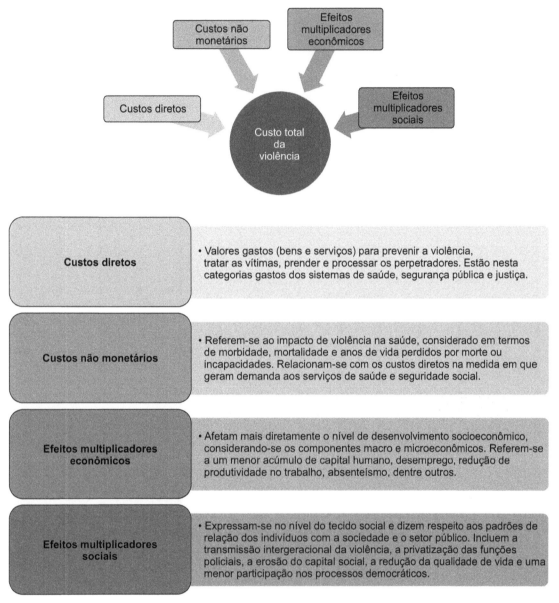

Figura 31.9 Custos da violência. (BID, Nota Técnica 4, 1999.)

Iunes (1997) analisou o impacto econômico das lesões e envenenamentos no Brasil por meio dos gastos hospitalares com internação. Assim como no estudo da morbidade hospitalar, a fonte de informação utilizada para análise de gastos foi a AIH. Por esse motivo, não foi possível conhecer o quanto a violência interpessoal contribuía para os gastos hospitalares. Além disso, foram computados apenas os gastos relacionados com o repasse do Governo Federal para as unidades vinculadas e credenciadas ao SUS, estando excluídos, desse modo, os gastos do setor privado não conveniado. Da mesma maneira, não foram incluídos na análise os gastos com atendimento de emergência e com atendimento ambulatorial. É possível supor, portanto, que os valores estão subestimados e expressam apenas uma parcela dos gastos diretos do setor saúde para o atendimento de vítimas de acidentes e violências.

Iunes (1997) analisou os dados para o mês de novembro de 1994. Foram internados, no período estudado, 72.766 casos, o que resultou em um total de 378.963 dias de internação hospitalar e um total estimado de 12.459 anos de vida perdidos por morbidade relacionada com acidentes e violências. Para o total de internações foram gastos R$23.923.861,94 para o tratamento das vítimas. Partindo dessa análise inicial, o autor estimou um gasto anual de R$287 milhões, o que corresponde a aproximadamente 0,07% do PIB nacional. Os principais achados estão sistematizados no Quadro 31.1.

Apesar de parcial e incompleto, o estudo de Iunes (1997) nos oferece uma ideia dos elevados custos monetários diretos relacionados com a violência no Brasil. Resultados muito semelhantes foram encontrados por Mendonça *et al.* (2002), quando analisaram os gastos hospitalares com crianças e adolescentes de 0 a 19 anos no estado de Pernambuco, onde o custo médio das internações hospitalares por causas externas também superou o custo médio das internações por todas as demais causas.

Em 2007, o Instituto de Pesquisas Econômicas Aplicadas (IPEA) publicou o resultado do estudo *Análise dos*

Quadro 31.1 Custos das lesões e envenenamentos no Brasil

Custos diretos	Custos não monetários
O custo/dia das internações por causas externas é 60% maior do que o custo/dia médio das internações pagas pelo SUS As internações por causas externas tendem a ser mais caras do que a média de hospitalizações pagas pelo SUS: representam 2% das internações e consomem 8%	A mortalidade por causas externas representou cerca de 2,5 milhões de anos potenciais de vidas perdidas (APVP) no país em 1981. Em 1991 foram 3,4 milhões de APVP em função da mortalidade por causas externas Considerando-se o total de causas de morte no país, houve uma queda – entre 1981 e 1991 – de 12% nos APVP. Já para as causas extremas, houve aumento de 30% dos APVP Os acidentes e violências representavam 12% dos óbitos

Fonte: Iunes, 1997.

Custos e Consequências da Violência no Brasil. Cerqueira *et al.* (2007) classificaram os gastos em duas grandes categorias: custos arcados pelo Estado e pelo setor privado, e chegaram a um montante estimado para 2004 de R$92 bilhões, representando 5,1% do PIB, e um custo *per capita* de R$519,00. No que se refere aos custos diretos para o setor saúde, componente de gastos do setor público, os autores estimaram, para 2004, um custo total de R$988 milhões, cerca de 0,06% do PIB, resultado semelhante ao encontrado por Iunes em 1997. O setor privado, segundo estimativa apresentada pelos autores, gasta o dobro do setor público, cujo montante em 2004 foi de R$31.889.000,00 (1,65% do PIB nacional).

Estudo semelhante foi realizado pelo BID/ISER em 1995 no Rio de Janeiro. Considerando entre os componentes do custo monetário os gastos dos sistemas de saúde, segurança e justiça, além das transferências sociais (seguros e perdas materiais diretas) e os anos potenciais de vida perdidos por morte ou incapacidade, os autores estimam que os gastos gerados pela violência no município do Rio de Janeiro representam 5% do PIB municipal. Cabe ressaltar que esses gastos são provavelmente maiores, uma vez que não foram estimados gastos com segurança privada e os efeitos da violência sobre crescimento e investimentos (efeitos multiplicadores econômicos). A maior parcela dos gastos refere-se ao setor saúde, incluídos os atendimentos e anos de vida perdidos por morte e incapacidades, os quais representaram 96,1% do total de gastos do setor.

Rondon *et al.* (2003) estudaram os custos relacionados com a criminalidade em Belo Horizonte. Os autores classificaram os custos em exógenos – gastos efetuados diretamente pelos agentes públicos e privados no combate ao crime – e endógenos – resultados diretos da ação do crime (gastos com atendimento médico às vítimas, anos de vida perdidos, montante roubado/furtado). Segundo os autores, em Belo Horizonte os custos da criminalidade representam quase 4% do PIB municipal, sendo a maior parte dos gastos decorrente de investimentos em Segurança Pública (40,8%). Os gastos exógenos totalizaram R$487.496.442,00. Em segundo lugar estão os gastos relacionados com a renda

potencial de vítimas fatais (20,9%), com os gastos endógenos da criminalidade totalizando R$348.250.613,00.

Alguns outros estudos, de abrangência local, buscaram estimar gastos específicos do setor saúde, trazendo para o debate dimensões não abordadas nos estudos realizados em escala nacional. Uma análise dos custos dos atendimentos hospitalares em emergência foi realizada por Deslandes *et al.* (1998) em dois hospitais municipais do Rio de Janeiro para um período de 1 mês. A violência interpessoal (violência doméstica, bala perdida e agressões) representa parcela significativa dos gastos com atendimento de emergência em ambos os hospitais, atingindo percentual que variou entre 24,9% e 49,8%. Em termos monetários, o custo do atendimento de vítimas de violência interpessoal variou entre R$11.255,58 e R$21.814,62, o que resulta em um gasto total de R$33.070,20 em apenas dois hospitais, em 1 mês de atendimento. Com base nesses dados, os autores estimam um custo mensal para o universo de atendimentos de vítimas de violência interpessoal nos dois hospitais da ordem de R$43.890,20/mês, sendo o custo anual estimado em R$526.682,40. Predominam em ambos os gastos com o tratamento de casos de agressão. Apesar de os resultados não poderem ser generalizados nem mesmo para a totalidade de hospitais municipais do Rio de Janeiro, esse estudo é muito relevante por possibilitar uma primeira aproximação aos gastos com um dos setores do sistema de saúde nunca estudado, dada a inexistência de dados.

Em Salvador, Noronha (2003) realizou um estudo com amostra de casos atendidos na emergência de dois hospitais de referência e estimou, a partir de dados coletados em prontuários e de informações obtidas diretamente das vítimas e/ou de seus familiares, os *custos monetários diretos* com o tratamento pelo setor público de saúde e pelas vítimas e seus familiares/acompanhantes (compra de medicamentos, dietas especiais, transporte etc.), e os *custos indiretos econômicos*, como prejuízos sofridos pelas vítimas e acompanhantes em razão de perda de rendimento potencial (oportunidades perdidas na ida ao atendimento médico). A partir dos dados coletados, foi realizada uma estimativa de gastos anuais com atendimento de emergência de vítimas de violência interpessoal intencional nos dois hospitais de Salvador. Os principais resultados da estimativa estão apresentados na Tabela 31.1.

Assim como os do trabalho de Deslandes *et al.* (1998), os resultados mostrados na Tabela 31.1 não podem ser generalizados para todos os hospitais do município de Salvador. Apesar disso, mostram-se bastante úteis para dar uma dimensão dos custos com atendimento de vítimas de violência, especialmente no que se refere aos custos pessoais. Segundo Noronha (2003), a violência intencional responde por quase 3% dos gastos totais em atendimentos de emergência nas duas unidades hospitalares estudadas. São bastante expressivos os gastos pessoais, da ordem de R$1.633.070,00. Algumas informações adicionais devem ser ressaltadas para melhor caracterização desses gastos: do total de entrevistados na amostra (n = 198), apenas 3% informaram ter adquirido as medicações prescritas por meio do SUS e 24% informaram ter comprado os medicamentos em farmácia;

Tabela 31.1 Custo anual de vítimas de violência intencional em dois hospitais de Salvador, Bahia, em 2002

	Ambulatorial			Internação			
	R$/vítima	Nº de vítimas*	Custo total	R$/vítima	Nº de vítimas*	Custo total	Custo total geral
Custos diretos institucionais (SUS)	59,36	5.967	354.196	1.282,79	1,536	1.970.467	2.324.663
Custos indiretos institucionais	28,8	5.967	171.847	622,46	1.536	956.148	1.127.995
Custos institucionais totais	88,16			1.905,25			3.452.658
Custos diretos pessoais	109,97	5.949	654.250	255,61	1,554	397.129	1.051.379
Custos econômicos (vítimas e acompanhantes)	159,82	2.008	320.979	312,73	834	260.713	581.692
Custos pessoais totais	269,79			568,34			1.633.071
Custo total	**357,65**		**1.501.273**			**3.584.456**	**5.085.729**

*Número estimado.
Fonte: Noronha et al., 2003.

41% dos entrevistados não retornaram a suas atividades de rotina após a incidente; entre os que não retornaram, 89% referiram sentir dores e apresentar sequelas relacionadas com a violência e 11% necessitaram de próteses.

Apesar das distintas metodologias e períodos de estudo, considerando ainda que nem todos os estudos apresentados englobam as mesmas dimensões dos custos relacionados com a violência, é possível afirmar o forte impacto que o fenômeno tem no Brasil, seja do ponto de vista monetário, seja das vidas e anos de produtividade perdidos. No *Atlas da Violência de 2019*, Cerqueira et al. apresentam uma estimativa do limite inferior para o custo social da violência em 5,9% do PIB de 2016, cerca de 373 bilhões de reais (IPEA/FBSP, 2019). Os gastos do setor saúde com internações hospitalares e atendimentos de emergência são bastante expressivos e consomem grande parte dos recursos destinados ao SUS pelo Governo Federal. Cabe ressaltar que esses recursos, gastos com o atendimento às vítimas de violência, poderiam estar sendo usados em outras atividades, como em medidas para redução da mortalidade infantil, na Estratégia de Saúde da Família, no tratamento de portadores de HIV/AIDS e em tantos outros problemas de saúde existentes no país. Outro dado extremamente importante consiste no gasto privado das famílias vítimas com o tratamento das lesões secundárias à violência interpessoal, o que provavelmente tem forte impacto no orçamento de milhares de famílias, comprometendo o bem-estar geral e a qualidade de vida.

Abordagem à violência a partir do campo da saúde: risco e vulnerabilidade

No *Relatório Mundial sobre Violência e Saúde*, Krug et al. (2002) estabelecem os parâmetros que delimitam, segundo a OMS, a abordagem da saúde pública à violência. O objetivo último das ações no campo é a prevenção, expressa na ideia de que a "violência pode ser evitada e seu impacto minimizado" (Krug et al., 2002). Para isso, é necessário compreender as causas da violência, passo fundamental para formulação das ações preventivas. Os autores ressaltam ainda a dimensão coletiva/populacional das ações no campo, cujo alvo são as populações, e estruturam a abordagem da Saúde Pública à violência em torno de quatro etapas (Figura 31.10).

A etapa inicial consiste no *diagnóstico descritivo* do problema, cujo objetivo é conhecer a magnitude e a distribuição em grupos populacionais. Busca-se, nesse momento, conhecer a distribuição e a frequência dos casos segundo características das pessoas (quem é mais acometido?), dos lugares onde ocorrem (como os casos se distribuem no espaço?) e do tempo (quando os casos são mais frequentes? Como ocorre a distribuição no tempo?). Essas são perguntas simples, mas cujas respostas tornam possível identificar grupos ou áreas sob risco maior, alocando de maneira mais racional recursos para prevenção, controle ou atenção. A segunda etapa – *diagnóstico etiológico* – objetiva a identificação de fatores de risco e/ou proteção – aqueles que, quando presentes, aumentam

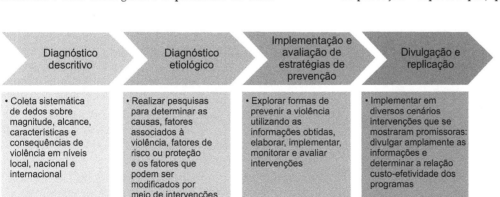

Figura 31.10 Etapas da abordagem da Saúde Pública à violência. (Adaptada de Krug et al., 2002.)

(fatores de risco) ou diminuem (fatores de proteção) a probabilidade de ocorrência de violência. Compõe ainda essa etapa a identificação dos fatores que podem ser modificados com vistas à prevenção. As duas etapas finais compreendem implementação, avaliação e replicação de ações preventivas que se mostram promissoras.

Krug et al. (2002) reconhecem a complexidade da violência e seu caráter multifacetado, cujos fatores de risco englobam características individuais, relacionais, sociais, culturais e ambientais. A existência desses múltiplos fatores de risco, assim como a relação entre eles, é sistematizada no *modelo ecológico* (Figura 31.11). Segundo a OMS (Krug et al., 2002), o modelo ecológico serve tanto para identificação dos fatores de risco específicos para cada nível de complexidade, auxiliando portanto o entendimento dos mecanismos causais que levam à violência, como para formulação e implementação de ações preventivas, as quais são estruturadas em torno dos fatores de risco identificados nos diferentes níveis de complexidade do modelo.

Segundo o modelo ecológico, a violência resulta da interação dos diferentes níveis de risco, os quais englobam aspectos relacionados com as características individuas, relacionais, comunitárias e sociais. O *nível individual* compreende os aspectos que refletem características das pessoas que, quando presentes, aumentam o risco de que a violência ocorra. Inclui fatores biológicos, demográficos, traços de personalidade, padrões de comportamento e aspectos biográficos, como história de maus-tratos na infância. O *nível relacional* se refere a características das relações sociais próximas que aumentam o risco de violência, a exemplo das relações afetivas, familiares e entre amigos. O *nível comunitário* busca compreender a ocorrência de violência a partir de características contextuais mais amplas, nas quais as relações interpessoais ocorrem. Exemplos de contextos comunitários são as escolas, os ambientes de trabalho e os locais de moradia. O *nível social*, por sua vez, engloba os fatores macrossociais e as características dos sistemas culturais que interferem diretamente nos recursos comunitários e estabelecem os limites para a relação entre os sujeitos e para a ação individual. Compreende, nesse sentido, as formas de organização social, política e econômica, assim como sistemas simbólicos que fundamentam relações calcadas em diferenciais de poder.

Embora Krug et al. (2002) reconheçam o caráter interdisciplinar da Saúde Pública, a abordagem proposta estrutura-se claramente em torno da epidemiologia e da identificação de fatores de risco e/ou proteção. Em que pese o fato de as análises de risco serem importantes para identificação das diferenças nas distribuições populacionais dos agravos e o reconhecimento dos agentes causais e mecanismos etiológicos, elas não conseguem apreender os significados concretos das vivências dos indivíduos ante as distintas situações de exposição (Ayres, 2003; Ruotti et al., 2011). De modo complementar à epidemiologia, abordagens centradas no conceito de vulnerabilidade (Delor & Hubert, 2000; Buchalla & Paiva, 2002; Sanches & Bertolozzi, 2007; Ayres, 2010) vêm sendo utilizadas no campo da Saúde Coletiva com vistas a uma maior compreensão dos processos de adoecimento. Inicialmente utilizado no campo de estudos e implementação de ações em torno do HIV/AIDS, o conceito de vulnerabilidade vem sendo incorporado gradativamente ao campo de estudo sobre violência no Brasil (Sant'Anna & Lopes, 2005; Peres, 2010; Ruotti et al., 2011, 2012).

Uma das características centrais da abordagem da vulnerabilidade é seu caráter interdisciplinar. Utilizando um referencial que mescla métodos quantitativos e qualitativos, e agregando ao raciocínio epidemiológico contribuições das ciências sociais e humanas, o estudo das vulnerabilidades visa compreender, para além dos determinantes epidemiológicos, a dimensão dos sentidos e dos significados da exposição dos sujeitos a determinadas situações de risco, bem como as implicações e os efeitos diferenciados dessas exposições nas trajetórias individuais e interativas (Buchalla & Paiva, 2002; Ayres, 2003; Sanches & Bertolozzi, 2007; Ruotti et al., 2011).

O uso do conceito de vulnerabilidade no estudo da violência interpessoal comunitária torna possível avançar na compreensão dos diferenciais no risco de morte por homicídio, desvelados pelos estudos epidemiológicos. Possibilita, por exemplo, compreender as múltiplas exposições (nem sempre voluntárias), ao longo das trajetórias sociais, que aproximam os jovens residentes em áreas periféricas dos centros urbanos de situações de risco maior de morte violenta. Para tanto é necessário levar em consideração os processos sociais em curso que vêm modificando as formas de socialização da juventude e consequentemente os contornos das trajetórias sociais (Ruotti et al., 2011). Um exemplo é a centralidade adquirida pelo risco nas configurações sociais modernas, como apontam diversos autores do campo das ciências sociais (Beck, 1997; Lupton, 1999; Le Breton, 2000; Giddens, 2002; La Mendola, 2005).

Tomemos como exemplo a sobremortalidade por homicídio de jovens do sexo masculino residentes em áreas periféricas de grandes centros urbanos. A compreensão das configurações de vulnerabilidade passa necessariamente pela consideração de características contextuais que favorecem ou precipitam a proximidade cotidiana ao

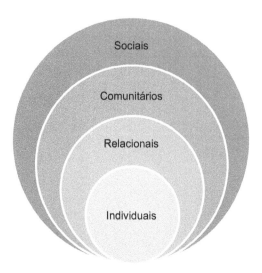

Figura 31.11 Modelo ecológico para compreensão da violência. (Krug et al., 2002.)

Capítulo 31 • Prevenção, Atenção e Controle de Violências Interpessoais Comunitárias

risco. Não se trata de uma proximidade buscada conscientemente, mas sim de uma proximidade que se dá pelas condições de uma vida que se estrutura próximo ao que Feltran (2010) chama de "mundo do crime", o qual influencia os processos de sociabilidade independentemente da participação ativa em atividades criminosas. O embaralhamento das fronteiras entre o lícito e o ilícito é um dos resultados da reestruturação dos processos de trabalho e do consequente crescimento das economias informais e ilegais (Telles, 2006; Telles & Hirata, 2010). Trabalho precário e desemprego marcam a trajetória social de muitos desses jovens, e o processo de transição para a vida adulta se torna menos linear (Pais, 2005).

Baixa escolaridade, ocupação em trabalhos informais, momentos de proximidade e envolvimento com atividades ilícitas e ilegais, encontros violentos com a polícia e processos de rotulação e institucionalização que ancoram uma gama de ações calcadas em mecanismos sociais de estigmatização compõem muitas das trajetórias que se fazem em contextos marcados pela presença do tráfico de drogas, violência policial, conflitos armados e mortes violentas (Zaluar, 1994; Caldeira, 2000; Peralva, 2000). A construção de uma imagem social conectada ao "mundo do crime" constitui-se, desse modo, em fator adicional de fragilização para lidar com uma ampla gama de riscos.

As relações arbitrárias e violentas da polícia, inclusive pela conexão de seus agentes a grupos de extermínio (Pinheiro & Mesquita, 1998), vinculadas a essa imagem social são um componente central para a conformação de situações de vulnerabilidade no percurso social de muitos jovens da periferia dos grandes centros urbanos. Nesse sentido, as instituições públicas responsáveis pela segurança operam, a partir de processos sociais calcados na estimigatização violenta, mecanismos que compõem a vulnerabilização. O mesmo ocorre quando consideramos a inoperância das agências de investigação das mortes que, pela impunidade, mantém em funcionamento o círculo vicioso que vitima jovens.

A vitimização juvenil por morte violenta transcende situações individuais de vulnerabilidade, evidenciando toda uma dimensão processual e contextual que nos impede de considerar a vulnerabilidade enquanto uma característica essencial dos indivíduos (Delor & Hubert, 2000). Estão imbricadas nesses processos as incertezas inerentes à condição juvenil, a precarização do trabalho, a presença do crime organizado, a limiaridade com o "mundo do crime", a atuação arbitrária e violenta das instituições de segurança pública e uma visão de punição sob a forma de vingança pessoal (Caldeira, 2000; Misse, 2008, 2010).

PREVENÇÃO, ATENÇÃO E CONTROLE DAS VIOLÊNCIAS INTERPESSOAIS COMUNITÁRIAS

No Quadro 31.2 são apresentadas diferentes maneiras de classificar estratégias de prevenção da violência: segundo o nível de prevenção (baseado no Modelo da História Natural [MHN] das doenças, considerando a evolução dos processos de adoecimento no tempo), segundo

características da população-alvo e o nível de risco do modelo ecológico. Os diferentes modos de classificação não são excludentes: um programa, ação ou política de prevenção pode ser classificado, por exemplo, como de prevenção primária no que se refere ao nível de prevenção, universal em relação ao escopo da população-alvo e voltado para o enfrentamento de fator de risco comunitário. Da mesma maneira, uma política, a exemplo da política para controle do consumo, porte e posse de armas de fogo, pode ser classificada como uma estratégia de prevenção universal e social que, ao mesmo tempo, pode ser primária (por evitar o acesso a armas de fogo de pessoas ainda não envolvidas com a violência/criminalidade) e secundária (uma vez que as normas mais rígidas de controle e punição podem dissuadir pessoas que já estão envolvidas em situações de violência/criminalidade a continuarem portando e usando armas de fogo).

Embora há muito tempo se reconheça a gravidade do problema, ainda são escassas as avaliações sistemáticas sobre resultados de iniciativas que objetivam prevenir as violências interpessoais comunitárias, em especial nos países de baixa e média renda (*low and middle income countries*) (WHO, 2010). Parte da dificuldade em avaliar as ações e programas é explicada pela complexidade do objeto, cujas causas são múltiplas, interagem entre si e apresentam distintos graus de complexidade, como sugere o modelo ecológico (Minayo & Souza, 1997; Krug *et al.*, 2002). Os modelos e estratégias de prevenção também são múltiplos: alguns são amplos em seu escopo, como aqueles que se classificam como universais e sociais, enquanto outros são mais focados em populações especiais e fatores de risco individuais. Em outras palavras, não existe uma única maneira de prevenir a violência, assim como medidas que se mostraram eficazes em determinado contexto podem não ser eficientes em contextos distintos (Muggha, 2012). Fatores de ordem cultural, social e política são aqui fundamentais, dada sua importância na determinação do fenômeno. Sob essa perspectiva, a violência de tipo doméstica, por exemplo, possui especificidades e mecanismos de causalidade diferentes daquele tipo de violência que ocorre entre os grupos de extermínio (Ratton, 2012). Assim, as políticas de prevenção para esses dois tipos de violência seriam distintas entre si, exigindo o envolvimento de capacidades, competências e processos específicos por parte de diferentes atores por meio de ações intersetoriais.

Há certo consenso no campo sobre a necessidade, como afirma a OMS (Krug *et al.*, 2002), de confrontar a violência em seus diversos níveis, assim como sobre a importância de ações intersetoriais e integradas que envolvam diversos setores da administração pública e a sociedade civil organizada (Minayo, 1994; Minayo & Souza, 1997; Peres, 2005, 2006; Silva *et al.*, 2007; Schraiber & D'Oliveira, 2009; Moraes *et al.*, 2011). A intersetorialidade é aqui compreendida como a articulação da *expertise* de diferentes setores para planejar, realizar e avaliar ações, buscando superar a fragmentação das políticas diante da complexidade dos problemas sociais (Junqueira & Inosoja, 1997; Nascimento, 2007; Monnerat & Souza, 2009). Diferentes estudos nesse campo têm demonstrado, sobretudo a partir do uso do modelo

Quadro 31.2 Formas de classificação dos tipos de prevenção da violência

Nível de prevenção	
Primária	Medidas que se aplicam antes de a violência ocorrer e que têm por objetivo evitar que ocorra
Secundária	Medidas aplicadas a vítimas de violência ou a perpetradores envolvidos em poucos episódios ou situações de pequena gravidade. O objetivo é dar assistência rápida às vítimas. Envolvem assistência pré-hospitalar, emergencial e todo tipo de suporte (psicológico, judicial) que favoreça a identificação precoce dos casos e a não cronificação da situação de violência (como vítima ou perpetrador) ou as consequências à saúde física e psíquica dos envolvidos
Terciária	Medidas de longo prazo que se aplicam a vítimas e perpetradores envolvidos cronicamente em situações de violência ou em casos que resultaram em graves lesões ou trauma psicológico. O objetivo último é a reintegração e reabilitação dos envolvidos (vítimas ou perpetradores) com interrupção de ciclos crônicos de violência e redução da invalidez e dos traumas
Características do grupo-alvo	
Universais	Medidas que se aplicam a toda a população, independentemente do risco, a exemplo das medidas para controle do porte e uso de armas de fogo, campanhas na mídia sobre violência familiar, alterações no currículo escolar com introdução de temas relacionados com prevenção à violência
Selecionadas	Medidas que se aplicam a grupos de pessoas identificados como estando sob risco maior de envolvimento com a violência – como vítima ou perpetrador – a partir da presença de fatores de risco, a exemplo de programas para inclusão de jovens residentes em áreas com concentração de desvantagens no mercado e trabalho formal, programas de tratamento do uso abusivo de drogas
Indicadas	Medidas que se aplicam a pessoas em situação de violência, como vítimas ou agressores, a exemplo dos programas de atendimento especializado para mulheres em situação de violência doméstica e perpetradores de violência doméstica
Nível de risco do modelo ecológico	
Individual	Medidas voltadas para redução de exposição a fatores de riscos individuais ou para a mudança de comportamentos individuais que resultam em maior exposição a riscos, a exemplo do uso abusivo de drogas, abuso e violência contra crianças
Relacional	Medidas que têm como objetivo interferir e modificar padrões de relacionamento pessoais próximos, a exemplo de programas voltados para o desenvolvimento de habilidades parentais e reforço de vínculos familiares
Comunitária	Medidas voltadas para modificação de características dos contextos comunitários que se mostram associados a maior risco de vitimização violenta, a exemplo de medidas de urbanização dos espaços públicos, iluminação pública, intervenções nos ambientes escolares e ocupacionais
Social	Adoção de ações, programas e políticas que objetivem a redução das desigualdades (sociais, de gênero etc.), assim como a alteração de atitudes e práticas culturais violentas, a exemplo de campanhas e a promulgação de leis e estatutos que garantam direitos civis e políticos a grupos desfavorecidos ou minoritários, dentre outras

Fonte: adaptada de Krug *et al.*, 2002.

ecológico, que os setores sozinhos são incapazes de atuar sobre todas as causas da violência e tampouco fornecer respostas de prevenção sustentáveis em longo prazo e que levem em conta os contextos (comunitário, grupos de pares, escolar, familiar e individual) e os distintos grupos populacionais que são mais vitimizados (idade, gênero, raça/cor etc.) (Douglas & Bell, 2011; Hammond & Arias, 2011; Bellis *et al.*, 2012; Ndumbe-Eyoh & Moffatt, 2013; Sugimoto-Matsuda & Braun, 2014). Afirmar a necessidade de ações intersetoriais e integradas representa uma mudança substancial nas políticas e práticas de enfrentamento da violência, tradicionalmente situadas nos campos da Segurança Pública e da Justiça, abrindo espaço para a atuação de setores como saúde, educação, urbanismo, assistência social, cultura e esportes, dentre outros.

Em documento intitulado *Violence Prevention: The Evidence* (WHO, 2010), a OMS identifica sete linhas gerais de ação para prevenção da violência interpessoal com resultados promissores, evidenciados por meio de estudos de avaliação sistemáticos. São elas: (a) desenvolvimento de relações seguras e estáveis entre crianças e seus pais ou cuidadores; (b) desenvolvimento de habilidades em crianças e adolescentes; (c) redução e controle do consumo de álcool; (d) controle do acesso a armas de fogo, facas e pesticidas; (e) promoção da igualdade de gênero para prevenir violência contra mulheres; (f) mudanças de normas culturais que sustentam práticas violentas; e (g) identificação, atenção e suporte a vítimas de violência.

Os programas voltados para o *desenvolvimento de relações seguras e estáveis entre crianças e seus pais ou cuidadores* podem ser classificados entre aqueles que se utilizam da promoção do desenvolvimento como via para prevenção da violência, como propõe Cardia (2006). Trata-se de programas com objetivos amplos que não se restringem à prevenção da violência, mas que vêm se mostrando bastante promissores, com resultados imediatos no que se refere à prevenção da violência contra a criança no ambiente doméstico e em médio prazo, com a redução do envolvimento de adolescentes em situações de violência com possível efeito na violência interpessoal comunitária. Embora as estratégias possam ser variadas, em geral esses programas se utilizam de visitas domésticas e desenvolvem atividades com os pais ou cuidadores com vistas a reforçar o vínculo com os filhos e instituir práticas disciplinares não violentas, visando garantir melhores condições de vida e cuidados para a criança (Cardia, 2006).

Os programas voltados para o *desenvolvimento de habilidades em crianças e adolescentes* têm se mostrado promissores para prevenção da violência juvenil, segundo a OMS (2010). A importância dessas ações para prevenção da violência interpessoal comunitária se deve à constatação de que os jovens são as principais vítimas de mortes violentas, e sua participação em situações de violência como perpetradores é também muito importante, destacando-se o envolvimento crescente com a criminalidade e a participação em gangues. Compreendem programas para o desenvolvimento de habilidades sociais, emocionais e comportamentais e programas de reforço escolar, cujo foco são as habilidades acadêmicas. Assim como os anteriores, os objetivos são amplos e não se restringem à prevenção da violência: pretende-se, em última instância, que as crianças adquiram habilidades que as ajudem a lidar com os múltiplos desafios da vida cotidiana de modo saudável e não violento. Pretende-se ainda que as crianças melhorem o desempenho escolar e ampliem as perspectivas de inserção ocupacional. No Brasil são muitas as ações desenvolvidas com essa perspectiva, seja por meio de programas e políticas governamentais, seja a partir de programas desenvolvidos no âmbito das organizações não governamentais, a exemplo do Programa Luta pela Paz, no Rio de Janeiro, e do Programa Redescobrindo o Adolescente na Comunidade, em São Paulo (Souza *et al.*, 2012).

As *medidas para redução e controle do consumo de álcool* partem da constatação de que o consumo excessivo de álcool é importante fator de risco para a violência interpessoal. Parte-se do pressuposto, portanto, de que as medidas para reduzir o consumo têm, potencialmente, efeito positivo na redução da violência. Entre essas, incluem-se medidas que visem à restrição do consumo por meio da regulação de horários e locais de funcionamento de bares, limites etários para compra e consumo, aumento do preço e da taxação e impostos para bebidas alcoólicas. No Brasil, experiência realizada em Diadema, na Região Metropolitana de São Paulo, aponta para o efeito positivo da regulação dos horários de funcionamento de bares no CMH (Duailib, 2007). Somam-se a essas medidas de controle programas voltados para o tratamento de *problem drinkers*, (usuários que fazem uso descontrolado de bebidas alcoólicas e que apresentam probabilidade maior de envolvimento em situações violentas). Nessa perspectiva, a ampliação da rede de Centros de Atenção Psicossocial-Álcool e Drogas (Brasil, 2004a), embora não seja um objetivo explícito, pode beneficiar as ações para redução e controle da violência. Ainda no âmbito das ações comunitárias e universais estão as *medidas para controle do acesso a armas de fogo, facas e pesticidas*. De maior importância, dado o forte impacto na mortalidade, são as armas de fogo. São muitos os estudos que demonstram que a disponibilidade de armas de fogo constitui importante fator de risco para as mortes por homicídios (Kellerman *et al.*, 1993; Cook, 1978; Miller, Azrael & Hemenway, 2002; Wiebe, 2003). Nesse sentido, espera-se que o controle mais rigoroso da comercialização, porte e posse de armas de fogo reduza o número de armas em circulação e contribua para a redução dos

níveis de violência interpessoal. No Brasil existem evidências de que a aprovação do Estatuto do Desarmamento (Lei 10.826/2003) tenha resultado em impacto positivo nos indicadores de violência, a exemplo das internações hospitalares (Souza *et al.*, 2007). Estudos adicionais, entretanto, ainda precisam ser realizados.

As medidas que visam à *promoção da igualdade de gênero para prevenir violência contra mulheres e mudanças de normas culturais que sustentam práticas violentas* podem ser classificadas como medidas de caráter comunitário ou social que têm como objetivo modificar padrões de relacionamento calcados em práticas violentas. Podem incluir uma série de ações, desde campanhas até programas desenvolvidos em escolas ou ambientes de trabalho, os quais questionam os estereótipos construídos em torno das situações de gênero.

As intervenções para *identificação, atenção e suporte a vítimas de violência* incluem uma série de ações que visam identificar as vítimas precocemente e intervir com vistas a reduzir as consequências negativas para a saúde física e psíquica, além de romper o ciclo da violência. Entre as ações se encontram os programas para detecção precoce de vítimas de violência por parceiros íntimos – *screening* –, intervenções psicossociais para redução do trauma e de outros transtornos mentais associados à vitimização violenta, além de medidas restritivas que visam impedir o contato entre os agressores e suas vítimas, bastante utilizadas também no âmbito das violências familiares. Percebe-se, a partir das linhas gerais destacadas pela OMS (WHO, 2010), que as políticas, programas e ações de prevenção da violência são amplos e ultrapassam os limites de ação próprios ao setor saúde. Isso se deve à complexidade do fenômeno.

A complexidade da violência, expressa na multicausalidade e nos múltiplos níveis de determinação, pede, portanto, ações intersetoriais e integradas, abordagens interdisciplinares ou multidisciplinares. A construção de uma abordagem intersetorial não é desprovida de desafios. As diferentes visões acerca do problema e, consequentemente, sobre os modos de solucioná-lo, que caracterizam as tradicionais abordagens setoriais, podem facilmente resultar na constituição de um campo de disputa que obstaculiza a articulação e a integração dos diferentes setores. Isso se torna evidente, por exemplo, quando prevenção e controle são pensados como linhas de ação excludentes e até mesmo opostas, dificultando o estabelecimento de planos de ação conjunta e complementar. Essa questão esbarra também no plano das instituições setoriais que buscam garantir ou manter o protagonismo na construção das respostas, enfraquecendo a possibilidade de uma formulação intersetorial. Um exemplo dessa dificuldade está na ausência de comunicação e compartilhamento de informações entre as instituições.

Esses e outros desafios foram identificados por Oliveira *et al.* (2021) ao analisarem de que maneira se dá a articulação intersetorial em 14 Planos Estaduais de Segurança Pública (PSP) brasileiros e qual o papel do setor saúde nesse processo. Os 14 planos analisados pelas autoras estabelecem como fundamentais ações de prevenção da violência compreendidas a partir do paradigma da

Segurança Cidadã. Segundo essa concepção, a violência deve ser compreendida como um fenômeno multicausal. Reconhece-se a importância dos determinantes sociais, assim como de determinantes e fatores de risco relacionais e individuais, aproximando-se do modelo ecológico proposto pela OMS. Todos os planos dão destaque às políticas sociais para redução da pobreza e das desigualdades, as quais são consideradas políticas de prevenção social da violência, compreendida como prevenção primária. No plano discursivo a intersetorialidade é afirmada como fundamental em todos os planos. É reconhecida a importância de distintos atores estatais (Executivo, Legislativo e Judiciário), setores (Segurança Pública, Justiça e Cidadania, Saúde, Educação, dentre outros) e a sociedade civil de modo geral (movimentos sociais, sindicatos, instituições de ensino etc.). Na prática, entretanto, poucos preveem articulações entre os distintos setores e atores desde a fase de planejamento. Além disso, os planos demonstram claramente a centralidade e o protagonismo das instituições de segurança e justiça, deixando os demais setores em uma posição marginal ou meramente complementar. A intersetorialidade permanece restrita ao plano discursivo, reconhecida em sua importância, mas não traduzida em práticas de planejamento e execução das ações previstas.

É digno de nota que todos os planos mencionam a importância do setor saúde para prevenção e reversão dos altos níveis de violência. Entretanto, a participação efetiva do setor na construção dos planos é ainda incipiente. Na maior parte dos casos, o setor não foi envolvido na fase de planejamento e desenho do plano, as ações a serem executadas não foram detalhadas e, quando foram, percebe-se uma concepção de saúde fundamentalmente assistencial e curativa, voltada para o atendimento de vítimas e de profissionais de segurança e seus familiares. Embora sejam citados alguns equipamentos e programas, como Centro de Atenção Psicossocial (CAPS), Estratégia de Saúde da Família (ESF) e Programa Saúde na Escola (PSE), não são definidas ações específicas a serem desenvolvidas com o objetivo de prevenir a violência. Não há nenhuma referência à *Política Nacional de Redução da Morbimortalidade por Acidentes e Violências* (PNRMAV), Promoção da Saúde, Atenção às Urgências, nem mesmo aos sistemas de informação à saúde e vigilância de acidentes e violências, ferramentas importantes para a produção de informação. Nos Planos Estaduais de Segurança Pública, como regra,

> A participação do setor saúde se dá sobretudo através de ações assistenciais, em detrimento de ações de prevenção e promoção. Essa presença do setor alinha-se a uma visão tradicional que reduz a área da saúde ao atendimento dos "efeitos da violência", desconsiderando a concepção de saúde integral, que considera aspectos psicossociais das vítimas e agressores (p. 1.311).

No que se refere às ações para prevenção da violência que podem ser mais claramente situadas no grande campo da saúde, no Brasil os marcos foram estabelecidos em 2001 por meio da PNRMAV (Portaria GM/MS 737, de 16 de maio de 2001), na qual a necessidade de articulação intersetorial é identificada como requisito indispensável

para operacionalização (Minayo, 2006). Entre os setores da administração pública definidos como parceiros indispensáveis para instituição de estratégias de prevenção eficazes estão a Secretaria de Estado do Desenvolvimento Urbano e os Ministérios da Justiça, da Educação, do Trabalho e Emprego, da Previdência Social, dos Transportes e da Ciência e Tecnologia. A PNRMAV enfatiza uma abordagem centrada na promoção da saúde e na prevenção primária, partindo do pressuposto de que "cada um dos acidentes e violências, em maior ou menor grau, é passível de prevenção", sem desconsiderar em seu escopo as ações voltadas para o tratamento das vítimas e a redução de sequelas e mortes. As diretrizes delineadas no âmbito da PNRMAV compreendem: promoção da adoção de comportamentos e ambientes seguros e saudáveis; monitoramento da ocorrência de acidentes e de violências; sistematização, ampliação e consolidação do atendimento pré-hospitalar; assistência interdisciplinar e intersetorial às vítimas de acidentes e de violências; estruturação e consolidação do atendimento voltado para recuperação e reabilitação; capacitação de recursos humanos; e apoio ao desenvolvimento de estudos e pesquisas.

Por meio da Portaria 936, de 18 de maio de 2004 (Brasil, 2004b), o Ministério da Saúde estabeleceu os marcos para estruturação da Rede Nacional de Prevenção da Violência e Promoção da Saúde. O objetivo último da rede é articular as diferentes iniciativas em curso nos estados e municípios, assim como as desenvolvidas por instituições acadêmicas e organizações não governamentais (ONG) conveniadas com o Ministério da Saúde, com as ações da Área Técnica de Prevenção da Violência e Causas Externas do Ministério da Saúde. Foram definidas as diretrizes para formação e consolidação de núcleos municipais e estaduais de prevenção da violência, assim como núcleos acadêmicos e núcleos-ONG de prevenção da violência e promoção da saúde. A articulação da rede nacional foi a estratégia adotada para implementação das ações no âmbito do Plano Nacional de Prevenção de Acidentes e Violências, segundo as diretrizes estabelecidas na PNRMAV. Cabe ressaltar que a estruturação dos núcleos municipais e estaduais, com participação das universidades e ONG, promove o estabelecimento de parcerias e articulações intersetoriais e com a sociedade civil organizada para concretização de ações e programas locais, municipais e estaduais. O papel da universidade, na forma dos núcleos acadêmicos, inclui desde o desenvolvimento de projetos e pesquisas, a realização de avaliações sistemáticas, o desenvolvimento de indicadores, a oferta de cursos de capacitação e o desenvolvimento de programas inovadores para prevenção e assistência, até o apoio técnico para desenvolvimento de planos de prevenção da violência nos níveis federal, estadual e municipal. Em 2007 (Malta *et al.*, 2007), a rede contava com 62 núcleos no país, incluindo acadêmicos, ONG, estaduais e municipais, como pode ser visto no Quadro 31.3. Essa Portaria, segundo Minayo (2006), é um dos marcos para consolidação da entrada da violência na agenda política da saúde no Brasil.

Ainda no âmbito das políticas de saúde, a *Política Nacional de Promoção à Saúde* (Portaria 687 MS/GM, de 30 de março de 2006) estabelece entre seus objetivos específicos a promoção de ambientes seguros e saudáveis, o

Quadro 31.3 Núcleos de Prevenção da Violência e Promoção da Saúde

Macrorregião	Núcleos acadêmicos	Núcleos municipais	Núcleos estaduais	Núcleos – ONG
Sudeste	Universidade Federal do Rio de Janeiro (UFRJ) Centro Latino-Americano de Estudos sobre Violência e Saúde Jorge Careli, da Escola Nacional de Saúde Pública Sérgio Arouca, Fundação Instituto Oswaldo Cruz (Claves/ENSP/Fiocruz/MS) Universidade de São Paulo (USP) – Ribeirão Preto-SP – Núcleo de Estudos da Violência (NEV)/USP Universidade Federal de Minas Gerais (UFMG)	Vitória-ES Cariacica-ES Serra-ES Vila Velha-ES Rio de Janeiro-RJ Belford Roxo-RJ Duque de Caxias-RJ Niterói-RJ Nova Iguaçu-RJ Petrópolis-RJ São Paulo-SP Campinas-SP Diadema-SP Embu-SP Guarulhos-SP Itaquaquecetuba-SP Osasco-SP Praia Grande-SP São José dos Campos-SP Belo Horizonte-MG	São Paulo Rio de Janeiro	Viva Rio, Rio de Janeiro-RJ Instituto Promundo, Rio de Janeiro-RJ Ipas Brasil, Rio de Janeiro-RJ
Sul	Universidade Federal do Rio Grande do Sul (UFRGS)	Curitiba-PR Foz do Iguaçu-PR Porto Alegre-RS Caxias-RS		
Centro-Oeste	Universidade Federal de Mato Grosso do Sul (UFMS) Universidade de Brasília (UnB)	Goiânia-GO Campo Grande-MS Corumbá-MS Cuiabá-MT	Mato Grosso do Sul Distrito Federal	
Nordeste	Universidade Federal de Pernambuco (UFPE) Fundação Universidade de Pernambuco (UPE) Escola de Saúde Pública do Ceará (ESP/CE) Escola de Saúde da Família de Sobral-CE Universidade Federal da Bahia (UFBA)	Campina Grande-PB Recife-PE Olinda-PE Feira de Santana-BA Sobral-CE Natal-RN	Paraíba	
Norte	Universidade Federal do Amazonas (UFAM)	Rio Branco-AC Manaus-AM Porto Velho-RO Boa Vista-RR Pacaraima-RR	Amapá	

Fonte: Malta DC *et al*. Iniciativas de vigilância e prevenção de acidentes e violências no contexto do Sistema Único de Saúde (SUS). Epidemiologia e Serviços de Saúde 2007; 16(1):45-55.

estímulo à adoção de modos de vida não violentos e o desenvolvimento de uma cultura da paz. No que se refere às ações para prevenção da violência, destacam-se a implementação da ficha de notificação da violência interpessoal e de serviços-sentinela para notificação dos casos, o incentivo ao desenvolvimento e o monitoramento e avaliação de planos estaduais e municipais de prevenção.

Nessa perspectiva, em 2006 (Portaria MS/GM 1.356, de 23 de junho de 2006) foi implantado o *Sistema de Vigilância de Violências e Acidentes* (Rede Viva) com o objetivo de coletar dados sobre violências e acidentes e produzir informações para subsidiar a formulação, implementação e avaliação de políticas públicas (Silva *et al.*, 2007; Malta *et al.*, 2007, Mascarenhas *et al.*, 2009, Brasil, 2010a). A Rede Viva é estruturada em torno de

dois componentes com fluxos (Figura 31.12) e fichas de notificação (Figuras 31.13 e 31.14) distintos, que alimentam sistemas de informação também distintos. Em ambos – Viva Contínuo e Viva Inquérito – a notificação dos casos de violência familiar contra crianças, adolescentes, mulheres e idosos é compulsória com base nas Leis 8.069/1990 (Estatuto da Criança e do Adolescente), 10.741/2003 (Estatuto do Idoso) e 10.778/2003 (Notificação de Violência contra a Mulher) (Brasil, 2010).

O Viva Contínuo começou a ser implementado em 2006, em serviços de referência para violência em seis estados, 32 municípios e no Distrito Federal. A ficha de notificação (Figura 31.13) deve ser preenchida pelas unidades assistenciais sempre que há suspeita da ocorrência de agravo secundário à violência. Os casos identificados de violência contra crianças e adolescentes devem ser notificados, também, aos conselhos tutelares, como indicado na Figura 31.12. Desde 2009, as fichas de notificação do sistema Viva Contínuo passaram a integrar o Sistema de Informação de Agravos e Notificação (SINAN).

O Viva Inquérito consiste em um estudo de corte transversal realizado em unidades de urgência e emergência selecionadas, com período de coleta de 30 dias em plantões alternados. De frequência inicialmente anual (2006 e 2007), desde 2007 está prevista uma regularidade na reaplicação a cada 2 anos. Em 2009 englobou 23 capitais, Distrito Federal, 24 municípios e um total de 138 serviços de urgência e emergência (Brasil, 2010), utilizando-se de uma ficha padronizada de notificação (Figura 31.14).

Ainda no que se refere às ações desenvolvidas no âmbito do setor saúde, destacam-se tradicionalmente aquelas voltadas para o atendimento às vítimas de violência, compreendendo assistência ambulatorial, hospitalar e pré-hospitalar de emergência. Considerando os níveis de prevenção, as ações assistenciais podem ser caracterizadas como de prevenção secundária ou terciária em função da gravidade das lesões e outras consequências à saúde. Trata-se de garantir o atendimento precoce com vistas a minimizar os danos causados à saúde ou a recuperação e reabilitação dos casos. No âmbito assistencial, os serviços e programas voltados para atendimento de vítimas de violência integram a Rede de Atenção e Proteção Social às Vítimas de Violência, que engloba os centros de referência para violências, centros de referência para infecções sexualmente transmissíveis/síndrome da imunodeficiência adquirida (IST/AIDS), ambulatórios especializados e maternidades, dentre outros serviços de saúde e externos ao setor (Brasil, 2010a). Conselhos tutelares, delegacias especiais, programas de proteção às testemunhas e programas de proteção judicial, dentre outros, compõem a Rede de Atenção e Proteção, na forma de uma rede intersetorial de proteção e garantia de direitos.

No Brasil, as ações assistenciais de urgência às vítimas de violência estão sistematizadas na Política Nacional de Atenção às Urgências (Brasil, 2004a), que se estrutura em torno de cinco eixos: organização do atendimento de urgência em unidades de pronto-atendimento, estruturação do atendimento pré-hospitalar móvel, reorganização das urgências e prontos-socorros hospitalares, criação de retaguarda hospitalar e atendimento pós-hospitalar (Malta *et al.*, 2007). Os serviços estão organizados em rede que compreende componentes pré-hospitalar fixo, pré-hospitalar móvel, hospitalar e pós-hospitalar, como pode ser visto no Quadro 31.4.

Cabe mencionar ainda as *Diretrizes Nacionais para Atenção Integral à Saúde de Adolescentes e Jovens na Promoção, Proteção e Recuperação da Saúde* (Brasil, 2010b), que têm como marco legal o Estatuto da Criança e do Adolescente (Lei 8.069, de 13 de julho de 1990), as Leis Orgânicas de Saúde (Lei 8.080, de 19 de setembro de 1990 e Lei 8.142, de 28 de dezembro de 1990) e a Lei Orgânica da Assistência Social (Lei 8.742, de 7 de dezembro de 1993). Entre os temas estruturantes para a atenção integral à saúde de adolescentes e jovens destaca-se a cultura da paz. As

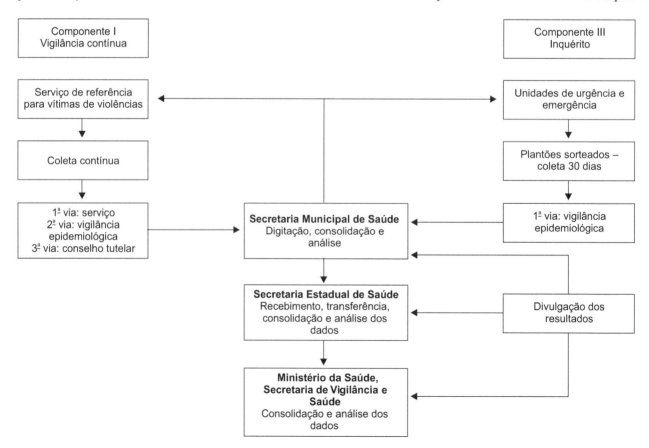

Figura 31.12 Componentes do sistema de vigilância de violências a acidentes. (Brasil, MS/SVS/DASS. Viva. Brasília: MS, 2010.)

Capítulo 31 • Prevenção, Atenção e Controle de Violências Interpessoais Comunitárias

---

República Federativa do Brasil
Ministério da Saúde

SINAN
SISTEMA DE INFORMAÇÃO DE AGRAVOS DE NOTIFICAÇÃO

Nº

FICHA DE NOTIFICAÇÃO / INVESTIGAÇÃO INDIVIDUAL   VIOLÊNCIA DOMÉSTICA, SEXUAL E/OU OUTRAS VIOLÊNCIAS

Definição de caso: Suspeita ou confirmação de violência. Considera-se violência como o uso intencional de força física ou do poder, real ou em ameaça, contra si próprio, contra outra pessoa, ou contra um grupo ou uma comunidade que resulte ou tenha possibilidade de resultar em lesão, morte, dano psicológico, deficiência de desenvolvimento ou privação (OMS, 2002). **Atenção**: Em casos de suspeita ou confirmação de violência contra crianças e adolescentes, a notificação deve ser obrigatória e dirigida aos Conselhos Tutelares e/ou autoridades competentes (Juizado da Infância e Juventude e/ou Ministério Público da localidade), de acordo com o **art. 13 da Lei no 8.069/1990 - Estatuto da Criança e do Adolescente**. Também são considerados de notificação compulsória todos os casos de violência contra a mulher (**Decreto-Lei no 5.099 de 03/06/2004, Lei no 10.778/2003**) e maus tratos contra a pessoa idosa (**artigo 19 da Lei no 10.741/2003**).

Dados Gerais

1 Tipo de Notificação   2 - Individual

2 Agravo/doença   **VIOLÊNCIA DOMÉSTICA, SEXUAL E/OU OUTRAS VIOLÊNCIAS**   Código (CID10) **Y09**   **3** Data da notificação

4 UF   **5** Município de notificação   Código (IBGE)

6 Unidade de Saúde (ou outra fonte notificadora)   Código (CNES)   **7** Data da ocorrência da violência

Notificação Individual

8 Nome do paciente   **9** Data de nascimento

10 (ou) Idade   1 - Hora / 2 - Dia / 3 - Mês / 4 - Ano   **11** Sexo M - Masculino / F - Feminino / I - Ignorado   **12** Gestante 1-1ºTrimestre 2-2ºTrimestre 3-3ºTrimestre 4- Idade gestacional Ignorada 5-Não 6- Não se aplica 9-Ignorado   **13** Raça/Cor 1-Branca 2-Preta 3-Amarela 4-Parda 5-Indígena 9- Ignorado

14 Escolaridade
0-Analfabeto 1-1ª a 4ª série incompleta do EF (antigo primário ou 1º grau) 2-4ª série completa do EF (antigo primário ou 1º grau)
3-5ª a 8ª série incompleta do EF (antigo ginásio ou 1º grau) 4-Ensino fundamental completo (antigo ginásio ou 1º grau) 5-Ensino médio incompleto (antigo colegial ou 2º grau)
6-Ensino médio completo (antigo colegial ou 2º grau) 7-Educação superior incompleta 8-Educação superior completa 9-Ignorado 10- Não se aplica

15 Número do Cartão SUS   **16** Nome da mãe

Dados de Residência

17 UF   **18** Município de Residência   Código (IBGE)   **19** Distrito

20 Bairro   **21** Logradouro (rua, avenida,...)   Código

22 Número   **23** Complemento (apto., casa, ...)   **24** Geo campo 1

25 Geo campo 2   **26** Ponto de Referência   **27** CEP

28 (DDD) Telefone   **29** Zona 1 - Urbana 2 - Rural 3 - Periurbana 9 - Ignorado   **30** País (se residente fora do Brasil)

Dados Complementares

Dados da Pessoa Atendida

31 Ocupação

32 Situação conjugal / Estado civil
1 - Solteiro   3 - Viúvo   8 - Não se aplica
2 - Casado/união consensual   4 - Separado   9 - Ignorado

33 Relações sexuais
1 - Só com homens   3 - Com homens e mulheres
2 - Só com mulheres   8 - Não se aplica   9 - Ignorado

34 Possui algum tipo de deficiência/ transtorno?
1- Sim 2- Não 9- Ignorado

35 Se sim, qual tipo de deficiência /transtorno?   1- Sim 2- Não 8-Não se aplica 9- Ignorado
Física   Visual   Transtorno mental   Outras deficiências/ Síndromes_____
Mental   Auditiva   Transtorno de comportamento

Dados da Ocorrência

36 UF   **37** Município de ocorrência   Código (IBGE)   **38** Distrito

39 Bairro   **40** Logradouro (rua, avenida,...)   Código

41 Número   **42** Complemento (apto., casa, ...)   **43** Geo campo 3   **44** Geo campo 4

45 Ponto de Referência   **46** Zona 1 - Urbana 2 - Rural 3 - Periurbana 9 - Ignorado   **47** Hora da ocorrência (00:00 - 23:59 horas)

48 Local de ocorrência
01 - Residência   04 - Local de prática esportiva   07 - Comércio/serviços
02 - Habitação coletiva   05 - Bar ou similar   08 - Indústrias/construção
03 - Escola   06 - Via pública   09 - Outro _____   99 - Ignorado

49 Ocorreu outras vezes?
1 - Sim 2 - Não 9 - Ignorado

50 A lesão foi autoprovocada?
1 - Sim 2 - Não 9 - Ignorado

Violência doméstica, sexual e/ou outras violências   Sinan NET   SVS   10/07/2008

Figura 31.13 Ficha de notificação Viva Contínuo. (Brasil, MS/SVS. Viva. 2010.) (*Continua*)

Seção V · ESTRATÉGIAS

Tipologia da violência

51 Tipo de violência — 1- Sim 2- Não 9- Ignorado
- Física
- Psicológica/Moral
- Tortura
- Sexual
- Tráfico de seres humanos
- Financeira/Econômica
- Negligência/Abandono
- Trabalho infantil
- Intervenção legal
- Outros _____

52 Meio de agressão — 1- Sim 2- Não 9- Ignorado
- Força corporal/espancamento
- Enforcamento
- Obj. contundente
- Obj. pérfuro-cortante
- Substância/Obj. quente
- Envenenamento
- Arma de fogo
- Ameaça
- Outro

Violência Sexual

53 Se ocorreu violência sexual, qual o tipo? 1- Sim 2 - Não 8 - Não se aplica 9- Ignorado
- Assédio sexual
- Estupro
- Atentado violento ao pudor
- Pornografia infantil
- Exploração sexual
- Outros _____

54 Se ocorreu penetração, qual o tipo?
1- Sim 2 - Não 8 - Não se aplica 9- Ignorado
- Oral
- Anal
- Vaginal

55 Procedimento realizado — 1- Sim 2 - Não 8 - Não se aplica 9- Ignorado
- Profilaxia DST
- Profilaxia HIV
- Profilaxia Hepatite B
- Coleta de sangue
- Coleta de sêmen
- Coleta de secreção vaginal
- Contracepção de emergência
- Aborto previsto em lei

Consequências da violência

56 Consequências da ocorrência detectadas no momento da notificação — 1- Sim 2 - Não 8 - Não se aplica 9- Ignorado
- Aborto
- Gravidez
- DST
- Tentativa de suicídio
- Transtorno mental
- Transtorno comportamental
- Estresse pós-traumático
- Outros _____

Lesão

57 Natureza da lesão (considerar somente o diagnóstico principal)
- 01 - Contusão
- 02 - Corte/perfuração/laceração
- 03 - Entorse/luxação
- 04 - Fratura
- 05 - Amputação
- 06 - Traumatismo dentário
- 07 - Traumatismo crânio-encefálico
- 08 - Politraumatismo
- 09 - Intoxicação
- 10 - Queimadura
- 11 - Outros _____
- 88 - Não se aplica
- 99 - Ignorado

58 Parte do corpo atingida (considerar somente o diagnóstico principal)
- 01 - Cabeça/face
- 02 - Pescoço
- 03 - Boca/dentes
- 04 - Coluna/medula
- 05 - Tórax/dorso
- 06 - Abdome
- 07 - Quadril/pelve
- 08 - Membros superiores
- 09 - Membros inferiores
- 10 - Órgãos genitais/ânus
- 11 - Múltiplos órgãos/regiões
- 88 - Não se aplica
- 99 - Ignorado

Dados do provável autor da agressão

59 Número de envolvidos
- 1 - Um
- 2 - Dois ou mais
- 9 - Ignorado

60 Vínculo / grau de parentesco com a pessoa atendida — 1- Sim 2 - Não 9- Ignorado
- Pai
- Mãe
- Padrasto
- Madrasta
- Cônjuge
- Ex-Cônjuge
- Namorado(a)
- Ex-Namorado(a)
- Filho(a)
- Irmão(ã)
- Amigos/conhecidos
- Desconhecido(a)
- Cuidador(a)
- Patrão/chefe
- Pessoa com relação institucional
- Policial/agente da lei
- Própria pessoa
- Outros_____

61 Sexo do provável autor da agressão
- 1 - Masculino
- 2 - Feminino
- 3 - Ambos os sexos
- 9 - Ignorado

62 Suspeita de uso de álcool
- 1- Sim
- 2 - Não
- 9- Ignorado

Evolução e encaminhamento

63 Encaminhamento no setor saúde
1 - Encaminhamento ambulatorial   2 - Internação hospitalar   8 - Não se aplica   9 - Ignorado

64 Encaminhamento da pessoa atendida para outros setores — 1- Sim 2 - Não 9- Ignorado
- Conselho Tutelar (Criança/Adolescente)
- Vara da Infância / Juventude
- Casa Abrigo
- Programa Sentinela
- Delegacia de Atendimento à Mulher/DEAM
- Delegacia de Prot. da Criança e do Adolescente
- Outras delegacias
- Ministério Público
- Centro de Referência da Mulher
- Centro de Referência da Assistência Social/CREAS-CRAS
- Instituto Médico Legal (IML)
- Outros _____

65 Violência Relacionada ao Trabalho
1- Sim 2 - Não 9 - Ignorado

66 Se sim, foi emitida a Comunicação de Acidente do Trabalho (CAT)
1- Sim 2 - Não 8 - Não se aplica 9- Ignorado

67 Circunstância da lesão
CID 10 - Cap XX

68 Classificação final
- 1 - Confirmado
- 2 - Descartado
- 3 - Provável
- 8 - Inconclusivo

69 Evolução do caso
- 1 - Alta
- 2 - Evasão / Fuga
- 3 - Óbito por Violência
- 4 - Óbito por outras causas
- 9 - Ignorado

70 Se óbito por violência, data

71 Data de encerramento

Informações complementares e observações

Nome do acompanhante

Vínculo/grau de parentesco

(DDD) Telefone

Observações Adicionais:

TELEFONES ÚTEIS

Disque-Saúde
0800 61 1997

Central de Atendimento à Mulher
180

Disque-Denúncia - Combate ao Abuso e Exploração Sexual de Crianças e Adolescentes
100

Notificador

Município/Unidade de Saúde

Cód. da Unid. de Saúde/CNES

Nome

Função

Assinatura

Violência doméstica, sexual e/ou outras violências   Sinan NET   SVS   10/07/2008

Figura 31.13 (*Continuação*) Ficha de notificação Viva Contínuo. (Brasil, MS/SVS. Viva. 2010.)

Capítulo 31 • Prevenção, Atenção e Controle de Violências Interpessoais Comunitárias **491**

República Federativa do Brasil
Ministério da Saúde
Secretaria de Vigilância em Saúde

**VIGILÂNCIA DE VIOLÊNCIAS E ACIDENTES EM
SERVIÇOS SENTINELAS DE URGÊNCIA E EMERGÊNCIA - VIVA Inquérito 2009** Nº

Definição de caso: Vítima de violência ou acidente atendida pela primeira vez neste serviço em decorrência desta violência ou acidente, com ou sem lesão física.

Dados Gerais

1 UF 2 Município de Notificação 3 Unidade de Saúde Código (CNES)

4 Concordou em participar da pesquisa
1-Sim (vítima) 5-Não (vítima)
2-Sim (familiar) 6-Não (familiar)
3-Sim (acompanhante) 7-Não (acompanhante)
4-Sim (corpo clínico) 8-Não (corpo clínico)

5 Data do Atendimento

6 Dia da Semana
1-Domingo 2-Segunda 5-Quinta
3-Terça 6-Sexta
4-Quarta 7-Sábado

7 Hora do Atendimento (00:00 - 23:59)

Dados da Pessoa Atendida

8 Nome

9 Data de Nascimento 10 Idade 1 - Dia / 2 - Mês / 3 - Ano / 9 - Ignorado 11 Sexo 1 - Masculino / 2 - Feminino / 9 - Ignorado 12 Raça/Cor da pele 1 - Branca / 2 - Preta / 3 - Amarela / 4 - Parda / 5 - Indígena / 9 - Ignorado

13 Escolaridade
01 - Sem escolaridade
02 - 1ª à 4ª série incompleta do EF
03 - 4ª série completa do EF
04 - 5ª à 8ª série incompleta do EF
05 - Ensino fundamental completo
06 - Ensino médio incompleto
07 - Ensino médio completo
08 - Ensino superior incompleto
09 - Ensino superior completo
88 - Não se aplica
99 - Ignorado

14 Ocupação

15 Meio de locomoção para chegar ao hospital
1 - A pé 3 - Viatura policial 5 - Ambulância 7 - Transporte coletivo
2 - Veículo particular 4 - SAMU 6 - Resgate 8 - Outro 9 - Ignorado

16 Possui algum tipo de deficiência 1 - Sim 2 - Não 9 - Ignorado

17 Se sim, qual tipo de deficiência 1- Sim 2- Não 8-Não se aplica 9- Ignorado
Física Mental Visual Auditiva Outras deficiências/Síndromes

18 Atendimento anterior por esta ocorrência em outro serviço 1 - Sim 2 - Não 9 - Ignorado

Dados de Residência

19 UF 20 Município de Residência 21 Bairro de Residência

22 Logradouro (rua, avenida,...) 23 Número 24 Complemento (apto., casa, ...)

25 CEP 26 (DDD) Telefone 27 Zona 1 - Urbana 3 - Periurbana / 2 - Rural 9 - Ignorado 28 País (se residente fora do Brasil)

Dados Específicos da Ocorrência

29 Tipo de Ocorrência
1 - Acidente de transporte
2 - Queda
3 - Queimadura
4 - Outros acidentes
5 - Lesão autoprovocada
6 - Agressão/maus-tratos
7 - Intervenção por agente legal público
9 - Ignorado

30 Data da Ocorrência 31 Dia da Semana 1-Domingo 2-Segunda 5-Quinta / 3-Terça 6-Sexta / 4-Quarta 7-Sábado 32 Hora da Ocorrência (00:00 - 23:59)

33 Local de Ocorrência
01 - Residência 03 - Escola 05 - Bar ou similar 07 - Comércio/serviços 09 - Outro
02 - Habitação coletiva 04 - Local de prática esportiva 06 - Via pública 08 - Indústrias/construção 99 - Ignorado

34 UF 35 Município de Ocorrência 36 Bairro de Ocorrência

37 Logradouro de ocorrência (rua, avenida,...) 38 Número 39 Zona de Ocorrência 1 - Urbana 3 - Periurbana / 2 - Rural 9 - Ignorado

Acidente de transporte

40 Tipo de vítima
1 - Pedestre
2 - Condutor
3 - Passageiro
4 - Outro
8 - Não se aplica
9 - Ignorado

41 Meio de locomoção da vítima
1 - A pé 5 - Coletivo
2 - Automóvel 6 - Outro
3 - Motocicleta 8 - Não se aplica
4 - Bicicleta 9 - Ignorado

43 Outra parte envolvida
1 - Automóvel
2 - Motocicleta
3 - Coletivo
4 - Bicicleta
5 - Objeto fixo
6 - Animal
7 - Outra
8 - Não se aplica
9 - Ignorado

42 Itens de segurança 1-Sim 2-Não 8-Não se aplica 9-Ignorado
Cinto de segurança Colete refletivo
Cadeira para criança Capacete
Outro

Queda

44 Tipo de queda
01 - Mesmo nível 08 - Telhado/laje
02 - Buraco 09 - Outros níveis
03 - Leito
04 - Outra mobília 88 - Não se aplica
05 - Andaime 99 - Ignorado
06 - Escada/degrau
07 - Árvore

Queimadura

45 Tipo de Queimadura
1 - Fogo/chama
2 - Substância quente
3 - Objeto quente
4 - Choque elétrico
5 - Substância química
6 - Outros
8 - Não se aplica
9 - Ignorado

46 **Outros acidentes**
01 - Sufocação/engasgamento
02 - Corpo estranho
03 - Afogamento
04 - Envenenamento/Intoxicação
05 - Ferimento por objeto perfurocortante
06 - Ferimento por arma de fogo
07 - Acidentes com animais
08 - Queda de objetos sobre pessoa
09 - Choque contra objetos/pessoa
10 - Entorse (torção)
11 - Esmagamento
12 - Outros
88 - Não se aplica
99 - Ignorado

Lesão autoprovocada

47 Meio utilizado
1 - Envenenamento/Intoxicação
2 - Enforcamento
3 - Arma de fogo
4 - Objeto perfurocortante
5 - Precipitação de lugar elevado
6 - Outro
8 - Não se aplica
9 - Ignorado

Agressão/maus-tratos/Intervenção por agente legal público

48 Natureza da agressão
1 - Sim 8 - Não se aplica
2 - Não 9 - Ignorado
Física Psicológica
Sexual Outra
Negligência/abandono

49 Meio de agressão
1 - Sim 8 - Não se aplica
9 - Ignorado
Força corporal/espancamento Obj. contundente
Arma de fogo Ameaça
Envenenamento Substância/Obj. quente
Objeto perfurocortante Outro

50 Provável autor da agressão
1 - Pai ou mãe
2 - Companheiro(a)/Ex-
3 - Outro familiar
4 - Amigo/conhecido
5 - Agente legal público
6 - Desconhecido
8 - Não se aplica
9 - Ignorado

51 Sexo do provável autor da agressão
1 - Masculino
2 - Feminino
3 - Ambos os sexos
8 - Não se aplica
9 - Ignorado

52 Ocorrência se deu durante o trabalho ou no trajeto para o trabalho da vítima 1 - Sim 2 - Não 9 - Ignorado

53 Ocorrência considerada acidental pelo entrevistado 1 - Sim 2 - Não 9 - Ignorado

54 Uso de bebida alcoólica declarado pelo entrevistado nas seis horas anteriores à ocorrência 1 - Sim 2 - Não 9 - Ignorado

55 Indícios de uso de bebida alcoólica pela vítima identificados pelo entrevistador ou corpo clínico 1 - Sim 2 - Não 9 - Ignorado

Lesão/Evolução

56 Natureza da lesão (considerar somente o diagnóstico principal)
01 - Sem lesão física 03 - Corte/laceração 05 - Fratura 07 - Traumatismo dentário 09 - Politraumatismo 11 - Queimadura 99 - Ignorado
02 - Contusão 04 - Entorse/luxação 06 - Amputação 08 - Traumatismo crânio-endefálico 10 - Intoxicação 12 - Outra

57 Parte do corpo atingida (considerar somente o diagnóstico principal)
01 - Boca/dentes 05 - Tórax/dorso 09 - Genitais/ânus
02 - Outra região da cabeça/face 06 - Abdome/quadril 10 - Múltiplos órgãos/regiões
03 - Pescoço 07 - Membros superiores 88 - Não se aplica
04 - Coluna/medula 08 - Membros inferiores 99 - Ignorado

58 Evolução na emergência (primeiras 24 horas)
1 - Alta
2 - Encaminhamento ambulatorial
3 - Internação hospitalar
4 - Encaminhamento para outro serviço
5 - Evasão/fuga
6 - Óbito
9 - Ignorado

59 Nome e código do entrevistador 60 Data do preenchimento 61 Circunstância da lesão CID 10 - Cap XX

SVS - CGDANT - VIVA 2009 - 09/07/2009

Figura 31.14 Ficha de notificação Viva Inquérito. (Brasil, MS/SVS. Viva. 2010.)

Quadro 31.4 Componentes fundamentais da Política Nacional de Atenção às Urgências, Brasil

Componentes	Unidades e serviços de saúde
Pré-hospitalar fixo	Unidades básicas de saúde e unidades de saúde da família, equipes de agentes comunitários de saúde, ambulatórios especializados, serviços de diagnóstico e terapias e unidades não hospitalares de atendimento às urgências
Pré-hospitalar móvel (SAMU)	Serviço de atendimento móvel de urgências e serviços associados de salvamento e resgate, sob regulação médica de urgências e com número único nacional para urgências médicas – 192
Hospitalar	Portas hospitalares de atenção às urgências das unidades hospitalares gerais de tipo I e II e das unidades hospitalares de referência tipos I, II e III, bem como toda a gama de leitos de internação, leitos gerais e especializados de retaguarda, de longa permanência e os de terapia semi-intensiva e intensiva, mesmo que esses leitos estejam situados em unidades hospitalares que atuem sem porta aberta para as urgências
Pós-hospitalar	Modalidades de atenção domiciliar, hospitais-dia e projetos de reabilitação integral com componente de reabilitação de base comunitária

Fonte: Brasil, Ministério da Saúde. Política Nacional de Atenção às Urgências. 2. ed. ampl. Brasília: MS, 2004.

diretrizes afirmam a importância do desenvolvimento de ações voltadas para o desenvolvimento de habilidades por parte dos adolescentes e jovens com vistas à adoção de um papel de protagonista na promoção de uma cultura da paz, modificando, portanto, a posição do jovem diante da violência. Para enfrentar a alta vitimização fatal de adolescentes e jovens por violência interpessoal, expressa nas altas taxas de mortalidade por homicídio, as diretrizes destacam o lugar estratégico do setor saúde para construção de ações e políticas intersetoriais. Trata-se, desse modo, de articular os diferentes níveis de atenção, políticas e programas internos ao próprio setor saúde e, ao mesmo tempo, criar mecanismos para viabilizar a articulação com os movimentos sociais e entre diferentes setores da administração pública, com ênfase especial nas políticas governamentais de segurança pública e de justiça.

Embora o foco desta seção sejam as ações no âmbito da saúde, cabe reiterar, para concluir, que a PNRMAV define a intersetorialidade como eixo de estruturação das iniciativas para prevenção da violência. Essa perspectiva está em acordo com a visão da intersetorialidade como uma "[...] ferramenta básica" da atenção integral à saúde e do papel protagonista do SUS para construção de uma política de saúde com forte componente de articulação intersetorial (Brasil, 2010b). Nesse sentido, cabe mencionar iniciativas (leis, políticas, planos, programas e projetos) que, embora não tenham sido formuladaos a partir do setor saúde, o envolvem diretamente e se somam às políticas e iniciativas setoriais já mencionadas. Sem pretender ser exaustiva, no Quadro 31.5 estão listadas algumas das leis, políticas e outras medidas que, no âmbito do governo federal, concorrem para prevenção contra a violência.

CONSIDERAÇÕES FINAIS

As violências interpessoais comunitárias compõem a gama de problemas a serem enfrentados no âmbito das políticas de saúde. Esse é hoje um fato inquestionável. A magnitude do problema, o impacto na mortalidade e na morbidade e as demandas e custos imputados ao setor saúde justificam essa inclusão. Embora avanços tenham sido observados desde a promulgação da PNRMAV, com a inclusão do tema no escopo da Política Nacional de Promoção da Saúde e nas Diretrizes Nacionais para Atenção Integral à Saúde de Adolescentes e Jovens, ainda são escassas as ações concretas, no âmbito da rede de Atenção Primária à Saúde, para acolhimento, atenção e prevenção contra a violência em sua forma comunitária. Predominam, na rede de atenção básica, serviços, programas e ações voltados para a violência familiar, com ênfase na violência contra a mulher e as crianças, e mais recentemente voltados para a população idosa.

As violências interpessoais comunitárias têm características distintas e estão imersas em dinâmicas e determinantes próprios. Como já salientado, ocorrem predominantemente no espaço público, não raro envolvem desconhecidos, e a vítima preferencial é o homem jovem, cujo agressor é, também em geral, homem e jovem. Na maioria dos casos há uma grande proximidade com o "mundo do crime", o que acaba por dificultar uma ação mais ativa do setor saúde.

Há muito se reconhece a importância do desenvolvimento de ações intersetoriais integradas para prevenção da violência em suas múltiplas formas. Essa diretriz está presente na PNRMAV, na Política Nacional de Promoção da Saúde e nas Diretrizes Nacionais para a Atenção Integral à Saúde de Adolescentes e Jovens, como foi visto. No caso específico da violência interpessoal comunitária, que vitima predominantemente a população juvenil, a intersetorialidade é imperativa. A complexidade das questões envolvidas na conformação das situações de vulnerabilidade dos jovens à violência comunitária justifica o ainda incipiente envolvimento do setor. Problemas como violência policial, crime organizado e impunidade, dentre outros, aumentam a vulnerabilidade juvenil e precisam ser enfrentados. É fundamental considerar esses elementos como fatores essenciais à formulação de qualquer medida que tenha por objetivo prevenir a violência interpessoal comunitária, o que põe em destaque a importância desses temas para o campo da saúde. Essas questões merecem ser incluídas na agenda de discussão com as Secretarias de Justiça e Segurança Pública. O reconhecimento do papel do crime organizado na vida cotidiana de jovens que residem em áreas periféricas (as quais concentram a maior parte das vítimas de violência comunitária interpessoal fatal) parece essencial para o enfrentamento da questão, assim como uma participação ativa em comissões que discutem a violência policial e nos conselhos de segurança. Nesse sentido, embora os avanços sejam muitos, ainda se mostra necessário um incremento substancial nas ações de prevenção que tenham como alvo específico a violência interpessoal comunitária.

Quadro 31.5 Leis, políticas, planos, programas e projetos que concorrem para a prevenção da violência no Brasil

Violência – geral	
Política Nacional de Redução das Morbimortalidades por Acidentes e Violências	Brasil/MS. Portaria GM/MS 737, de 16 de maio de 2001
Estruturação da Rede Nacional de Prevenção da Violência e Promoção da Saúde e a Implantação e Implementação de Núcleos de Prevenção à Violência em Estados e Municípios	Brasil/MS. Portaria 936, de 18 de maio de 2004
Política Nacional de Promoção da Saúde	Brasil/MS. Portaria 687 MS/GM, de 30 de março de 2006
Institui o Sistema de Vigilância de Violências e Acidentes (Viva)	Portaria MS/GM 1.356, de 23 de junho de 2006
Política Nacional de Atenção às Urgências Brasil/MS. Portaria GM 1.863, de 29 de setembro de 2003	
Incentivo Financeiro para a Implantação da Vigilância Epidemiológica de Violências e Acidentes	Portarias 1.356, de 23 de junho de 2006, e 1.384, de 12 de junho de 2007
Estatuto do Desarmamento	Lei 10.826, de 22 de dezembro de 2003
Proteção a Vítimas e a Testemunhas Ameaçadas	Lei 9.807, de 13 de julho de 1999
Programa Nacional de Direitos Humanos (PnDH-3)	Secretaria de Direitos Humanos da Presidência da República, 2010
Juventude	
Plano Juventude Viva – Plano de Prevenção à Violência contra a Juventude Negra	Secretaria de Políticas de Promoção da Igualdade Racial/Presidência da República e Secretaria Nacional de Juventude/Secretaria-Geral da Presidência da República, 2012
Diretrizes Nacionais para Atenção Integral à Saúde de Adolescentes e Jovens na Promoção, Proteção e Recuperação da Saúde	Brasil/MS, 2010
Crianças e adolescentes	
Estatuto da Criança e do Adolescente	Lei 8.069, de 13 de julho de 1990
Notificação de casos de suspeita ou de confirmação de maus-tratos contra crianças e adolescentes atendidos nas entidades do SUS	Portaria 1.968, de 25 de outubro de 2001
Plano Nacional de Prevenção e Erradicação do Trabalho Infantil e Proteção ao Trabalhador Adolescente	Brasília, Ministério do Trabalho e Emprego, Secretaria de Inspeção do Trabalho, 2004
Plano Nacional de Promoção, Proteção e Defesa do Direito de Crianças e Adolescentes à Convivência Familiar e Comunitária	Presidência da República/Secretaria Especial dos Direitos Humanos/ Ministério do Desenvolvimento Social e Combate à Fome, 2006
Diretrizes Nacionais para a Educação em Direitos Humanos	Resolução 1, de 30 de maio de 2012; Ministério da Educação/ Conselho Nacional de Educação
Projeto Escola que Protege	Ministério da Educação
Mulher	
Institui os serviços de referência sentinela para notificação compulsória dos casos de violência contra a mulher	Decreto Presidencial 5.099, de 3 de junho de 2004
Institui o serviço de notificação compulsória de violência contra a mulher e aprova instrumento e fluxo para notificação	Portaria 2.406, de 5 de novembro de 2004
Notificação compulsória de violência contra a mulher que for atendida em serviços de saúde públicos ou privados	Lei 10.778, de 24 de novembro de 2003
Lei Maria da Penha	Lei 11.340, de 7 de agosto de 2006
II Plano Nacional de Políticas para as Mulheres	Presidência da República. Secretaria Especial de Políticas para as Mulheres, 2008
Idosos	
Estatuto do Idoso	Lei 10.741, de 1 de outubro de 2003
Notificação compulsória dos atos de violência praticados contra o idoso atendido em serviço de saúde	Lei 12.461, de 26 de julho de 2011
Plano de Ação para o Enfrentamento da Violência contra a Pessoa Idosa	Brasil. Presidência da República. Subsecretaria de Direitos Humanos, 2005
Igualdade racial	
Estatuto da Igualdade Racial	Lei 12.288, de 20 de julho de 2010

Referências

APHA – American Public Health Association. Addressing Law Enforcement Violence as a Public Health Issue. 2019. Disponível em: https://www.apha.org/policies-and-advocacy/public-health-policy-statements/policy-database/2019/01/29/law-enforcement-violence.

Ayres JRCM. O conceito de vulnerabilidade e as práticas de saúde: novas perspectivas e desafios. In: Czereshia D, Freitas CM (orgs.) Promoção da Saúde: conceitos, reflexões, tendências. Rio de Janeiro: Ed. Fiocruz, 2003: 116-39.

Ayres JRCM. Vulnerabilidade e violência: a resposta social como origem e solução do problema. In: Westphal MF, Bedlowsky CR (orgs.) Violência e juventude. São Paulo: Hucitec, 2010: 59-71.

Bailey Z, Krieger N, Agénor M, Graves J, Linos N, Bassett M. Structural racism and health inequities in the USA: evidence and interventions. The Lancet. 2017; 389(10077):1453-63. Disponível em: https://www.thelancet.com/journals/lancet/article/PIIS0140-6736(17)30569-X/fulltext.

Barata RB, Ribeiro MC, Guedes MB, Moraes JC. Intra-urban differentials in death rates from homicide in the city of São Paulo, Brazil, 1988-1994. Soc Sci Med 1998; 47(1):19-23.

Barata RB, Ribeiro MC. Correlation between homicide rates and economic indicators in São Paulo, Brazil, 1996. Rev Panam Salud Publica 2000; 7(2):118-24.

Barata RB, Ribeiro MCSA, Moraes JC. Desigualdades sociais e homicídios em adolescentes e adultos jovens na cidade de São Paulo em 1995. Revista Brasileira de Epidemiologia 1999; 2(1-2):50-9.

Barros MD, Ximenes R, de Lima ML. Child and adolescent mortality due to external causes: trends from 1979 to 1995. Rev Saúde Pública 2001; 35(2):142-9.

Beato-Filho CC. Fontes de dados policiais em estudos criminológicos: Limites e potenciais. Rio de Janeiro: IPEA, 2000.

Beck U. A reinvenção da política: rumo a uma teoria da modernização reflexiva. In: Beck U, Giddens A, Lash, S. Modernização reflexiva. São Paulo: Ed. Universidade Estadual Paulista, 1997.

BID. La violencia como obstáculo para el desarrollo. Nota Técnica nº 4, 1999.

BID/ISER. Magnitude, custos econômicos e políticas de controle da violência no Rio de Janeiro. Banco Interamericano de Desenvolvimento, 1998.

Blau JR, Blau PM. Cost of inequality: metropolitan structure and violent crime. American Sociological Review 1982; 47(1):114-29.

Blumstein A, Rivara FP, Rosenfeld R. The rise and decline of homicide – and why. Am Rev Public Health 2001; 21:505-41.

Brasil, Presidência da República. Notificação compulsória de violência contra a mulher que for atendida em serviços de saúde públicos ou privados. Lei 10.778, de 24 de novembro de 2003. 2003.

Brasil, Presidência da República. Proteção a vítimas e a testemunhas ameaçadas. Lei 9.807, de 13 de julho de 1999.

Brasil, Secretaria de Políticas de Promoção da Igualdade Racial/Presidência da República e Secretaria Nacional de Juventude/Secretaria-Geral da Presidência da República. Plano Juventude Viva – plano de prevenção à violência contra a juventude negra. Brasília, 2012.

Brasil. Ministério da Educação. Projeto Escola que Protege. Disponível em: http://portal.mec.gov.br/index.php?option=com_content&view=article&id=12361&Itemid=560.

Brasil. Ministério da Educação/Conselho Nacional de Educação. Diretrizes Nacionais para a Educação em Direitos Humanos. Resolução 1, de 30 de maio de 2012. 2012.

Brasil. Ministério da Saúde. Institui o serviço de notificação compulsória de violência contra a mulher e aprova instrumento e fluxo para notificação. Portaria 2.406, de 5 de novembro de 2004. 2004a.

Brasil. Ministério da Saúde. Notificação de casos de suspeita ou de confirmação de maus tratos contra crianças e adolescentes atendidos nas entidades do SUS. Portaria 1.968, de 25 de outubro de 2001. 2001.

Brasil. Ministério da Saúde. Política Nacional de Atenção às Urgências (Portaria GM/MS 1.863, de 29 de setembro de 2003). 2. ed. ampl. Brasil, Ministério da Saúde. Brasília: MS, 2004b.

Brasil. Ministério da Saúde. Política Nacional de Promoção à Saúde. Portaria 687 MS/GM, de 30 de março de 2006. 2006.

Brasil. Ministério da Saúde. Política Nacional de redução das morbi-mortalidades por acidentes e violências. Portaria GM/MS 737 de 16 de maio de 2001. 2001.

Brasil. Ministério da Saúde. Portaria 936, de 18 de maio de 2004a. 2004.

Brasil. Ministério da Saúde. Secretaria de Atenção à Saúde. Departamento de Ações Programáticas Estratégicas. Saúde mental no SUS: os centros de atenção psicossocial. Brasília: Ministério da Saúde, 2004.

Brasil. Ministério da Saúde. Secretaria de Atenção em Saúde. Departamento de Ações Programáticas Estratégicas. Diretrizes nacionais para a atenção integral à saúde de adolescentes e jovens na promoção, proteção e recuperação da saúde. Brasília: Ministério da Saúde, 2010b.

Brasil. Ministério da Saúde/Secretaria de Vigilância em Saúde. VIVA – vigilância e violências e acidentes – 2008 e 2009. MS/SVS/DASS, Brasília: Ministério da Saúde, 2010a.

Brasil. Ministério do Trabalho e Emprego, Secretaria de Inspeção do Trabalho. Plano Nacional de Prevenção e Erradicação do Trabalho Infantil e Proteção ao Trabalhador Adolescente. Brasília: Ministério do Trabalho e Emprego, Secretaria de Inspeção do Trabalho, 2004.

Brasil. Presidência da República. Estatuto da Criança e do Adolescente. Lei 8.069, de 13 de julho de 1990. 1990.

Brasil. Presidência da República. Estatuto da igualdade racial. Lei 12.288, de 20 de julho de 2010. 2010c.

Brasil. Presidência da República. Estatuto do desarmamento. Lei 10.826, de 22 de dezembro de 2003. 2003a.

Brasil. Presidência da República. Estatuto do Idoso. Lei 10.741, de 1 de outubro de 2003. 2003b.

Brasil. Presidência da República. Institui os serviços de referência sentinela para notificação compulsória dos casos de violência contra a mulher. Decreto Presidencial 5.099, de 3 de junho de 2004. 2004.

Brasil. Presidência da República. Lei Maria da Penha. Lei 11.340, de 7 de agosto de 2006. 2006.

Brasil. Presidência da República. Notificação compulsória dos atos de violência praticados contra o idoso atendido em serviço de saúde. Lei 12.461, de 26 de julho de 2011. 2011.

Brasil. Presidência da República. Notificação de Violência contra Mulher. Lei 10.778, de 24 de novembro de 2003. 2003c.

Brasil. Presidência da República. Secretaria Especial de Políticas para as Mulheres. II Plano Nacional de Políticas para as Mulheres. Brasília, 2008.

Brasil. Presidência da República. Subsecretaria de Direitos Humanos. Plano de Ação para o Enfrentamento da Violência Contra a Pessoa Idosa. Brasília, 2005.

Brasil. Presidência da República/Secretaria Especial dos Direitos Humanos/Ministério do Desenvolvimento Social e Combate à Fome. Plano Nacional de Promoção, Proteção e Defesa do Direito de Crianças e Adolescentes à Convivência Familiar e Comunitária. 2006.

Brasil. Secretaria de Direitos Humanos da Presidência da República. Programa nacional de Direitos Humanos (PnDH-3)/Secretaria de Direitos Humanos da Presidência da República. Rev e atual. Brasília: SDH/Pr, 2010d.

Buchalla CM, Paiva V. Da compreensão da vulnerabilidade social ao enfoque multidisciplinar. Rev Saúde Pública 2002; 36(4-supl.):117-9.

Bursik RJ, Grasmick HG. Longitudinal neighborhood profiles in delinquency: The decomposition of change. J Quantitative Criminology 1992; 8(3):247-63. Doi: http://doi.org/10.1007/BF01064548.

Bursik RJ, Webb J. Community Change and Patterns of Delinquency. Amer J Sociol 1982; 88(1):24-42. Doi: http://doi.org/10.1086/227632.

Butchart A, Engstrom K. Sex and age specific relations between economic development, economic inequality and homicide rates in people aged 0-24 years: a cross-sectional analysis. Bull World Health Organ 2002; 80(10):797-805.

Caldeira TPR. Cidade de muros: crime, segregação e cidadania em São Paulo. São Paulo: Ed. 34/Edusp, 2000.

Cano I. Registros criminais da polícia no Rio de Janeiro: problemas de confiabilidade e validade. Rio de Janeiro: IPEA, 2000.

Cardia N, Adorno S, Poleto F. Homicídio e violação de direitos humanos em São Paulo. Estudos Avançados 2003; 17(47):43-73.

Cardia N, Schiffer S. Violência e desigualdade social. Ciência e Cultura 2002; 54(1):25-31.

Cardia N. Estado del arte de los programas de prevención de la violencia en jóvenes basados en la promoción del desarrollo. Washington, D.C.: OPS, 2006.

Cardia N. Pesquisa nacional, por amostragem domiciliar, sobre atitudes, normas culturais e valores em relação à violação de direitos humanos e violência: um estudo em 11 capitais de estado. São Paulo: Núcleo de Estudos da Violência da Universidade de São Paulo, 2012.

Cardia N. Pesquisa sobre atitudes, normas culturais e valores em relação à violência em 10 capitais brasileiras. Brasília: Ministério da Justiça, Secretaria de Estado dos Direitos Humanos, 1999.

Cerda M, Concha-Eastman A. Youth homicide in the Americas: a subregional analysis, 1989-2006. Inj Prev 2010; 16(S1):A214–A214.

Cerda M, Tracy M, Messner SF, Vlahov D, Tardiff K, Galea S. Misdemeanor policing, physical disorder, and gun-related homicide: a spatial analytic test of "broken-windows" theory. Epidemiology 2009; 20(4):533-41.

Cerqueira D. Atlas da Violência 2018. Rio de Janeiro, 2018. Disponível em: https://www.ipea.gov.br/portal/images/stories/PDFs/relatorio_institucional/180604_atlas_da_violencia_2018.pdf.

Cerqueira D. Atlas da Violência 2019. Fórum Brasileiro de Segurança Pública, 2019. Disponível em: .https://forumseguranca.org.br/publicacoes_posts/atlas-da-violencia-2019/

Cerqueira D. Atlas da Violência 2021. Fórum Brasileiro de Segurança Pública, 2021. Disponível em: .https://forumseguranca.org.br/publicacoes_posts/atlas-da-violencia-2021/

Cerqueira D. Mapa dos homicídios ocultos no Brasil. Brasília: IPEA, 2013. Disponível em: https://www.ipea.gov.br/portal/images/stories/PDFs/TDs/td_1848.pdf.

Cerqueira D, Carvalho, AXY, Lobão W, Rodrigues R. Análise dos custos e consequências da violência no Brasil. Texto para discussão 1.284. Brasília: IPEA, 2007.

Cerqueira D. Causas do crime no Brasil [tese]. Rio de Janeiro: Pontifícia Universidade Católica 2010.

Chauí MS. Uma ideologia perversa: explicações para a violência impedem que a violência real se torne compreensível. Folha de São Paulo, caderno mais! São Paulo, 1999; 3(3):14/4.

Cook PJ. The effect of gun availability on robbery and robbery murder: a cross-section study of fifty cities. In: R. H. H. a. B. B. Zellner (ed.). Annual Review of Policy Studies Beverly Hills: Sage, 1978: 743-81.

Cooper HL, Fullilove M. Editorial: Excessive Police Violence as a Public Health Issue. J Urban Health. 2016 Apr; 93(Suppl 1):1-7. Disponível em: https://pubmed.ncbi.nlm.nih.gov/26984303/.

Couto MT, Schraiber LB. Homens, saúde e violência: novas questões de gênero no campo da saúde coletiva In: Minayo MCS (org.) Críticas e atuantes: ciências sociais e humanas em saúde na América Latina. Rio de Janeiro: Editora Fiocruz, 2005:1:687-706.

Daly MC, Duncan GJ, Kaplan GA, Lynch JW. Macro-to-micro links in the relation between income inequality and mortality. Milbank Q 1998; 76(3):303-14.

Delor F, Hubert M. Revisiting the concept of 'vulnerability'. Soc Sci Med 2000; 50(11):1557-70.

Deslandes SF, Silva CMFP, Ugá MAC. O custo do atendimento emergencial às vítimas de violências em dois hospitais do Rio de Janeiro. Cad Saúde Pública 1998; 14(2):287-99.

Douglas K, Bell CC. Youth homicide prevention. Psychiatric Clinics of North America, mar 2011; 34(1):205-16.

Drummond Jr. M, Lira MMTA. Anos potenciais de vida perdidos no Brasil em 1980 e 1997. In: Funasa. Estudos Epidemiológicos. Brasília: MS/Funasa 2000: 7-46.

Drummond Jr. M. Homicídios e desigualdades sociais na cidade de São Paulo: uma visão epidemiológica. Saúde e Sociedade 1999; 8(1):63-81.

Duailibi SM. Políticas municipais relacionadas ao álcool: análise da lei de fechamento de bares e outras estratégias comunitárias em Diadema. Tese (Doutorado em Psiquiatria e Psicologia Médica) – Universidade Federal de São Paulo, 2007.

Edwards F, Esposito MH, Lee H. Risk of police-involved death by race/ethnicity and place, United States, 2012-2018. Am J Public Health 2018; 108:1241-8. Disponível em: https://ajph.aphapublications.org/doi/abs/10.2105/AJPH.2018.304559?journalCode=ajph.

Fagan J, Davies G. The natural history of neighborhood violence. J Contemp Criminal Justice 2004; 20:127-47. Disponível em: http://doi.org/10.1177/1043986204263769.

Fajnzylber P, Lederman D, Loayza N. Inequality and violent crime. J Law & Economics 2002; 45(1):1-40.

FBSP. Anuário de Brasileiro de Segurança Pública 2022. São Paulo, 2022. Disponível em: https://forumseguranca.org.br/wp-content/uploads/2022/06/anuario-2022.pdf?v=4.

Feldman JM, Gruskin S, Coull BA, Krieger N. Quantifying underreporting of law-enforcement-related deaths in United States vital statistics and news-media-based data sources: A capture–recapture analysis. PLOS Medicine 2017; 14(10). Disponível em: https://doi.org/10.1371/journal.pmed.1002399.

Feltran GS. Crime e castigo na cidade: os repertórios da justiça e a questão do homicídio nas periferias de São Paulo. Caderno CRH – UFBA 2010; 23:59-74.

Foucault M. Vigiar e punir – história da violência nas prisões. Tradução de Ligia M. Pondé Vassalo. Petrópolis: Vozes, 1991.

Gawryszewiski VP, Koizumi MS, Mello-Jorge MHP. As causas externas no Brasil no ano 2000: comparando a mortalidade e a morbidade. Cad Saúde Pública 2004; 20(4):995-1003.

Gawryszewski V, Mello-Jorge M. Mortalidade violenta no município de São Paulo nos últimos 40 anos. Rev Bras Epidem 2000; 3(1):50-69.

Giddens A. Modernidade e identidade. Rio de Janeiro: Jorge Zahar Ed., 2002.

Griffiths E, Chavez JM. Communities, street guns and homicide trajectories in Chicago, 1980-1995: Merging methods for examining homicide trends across space and time. Criminology 2004; 42(4):941-78.

Hammond WR, Arias Ileana. Broadening the approach to youth violence prevention through public health. J Prevention & Intervention in the Community, 2011; 39(2):167-75.

Hansmann HB, Quigley JM. Population heterogeneity and the sociogenesis of homicide. Social Forces 1982; 61(1):206-24.

HRW – Human Rights Watch. World Report 2019. EUA, 2019. Disponível em: https://www.hrw.org/sites/default/files/world_report_download/hrw_world_report_2019.pdf.

Instituto Igarapé. Descontrole no Alvo. Mais grupos armados, menos fiscalização. Boletim 2. 2021: 3. Disponível em: https://igarape.org.br/wp-content/uploads/2021/10/2021-10-20-boletim-2-Descontrole-no-alvo-CACs.pdf . Acessado em 10 de agosto de 2022.

Iunes RF. Impacto econômico das causas externas no Brasil: um esforço de mensuração. Rev Saúde Pública 1997; 31(4s):38-46.

Junqueira LAP, Inojosa RM. Desenvolvimento social e intersetorialidade: a cidade solidária. São Paulo: FUNDAP, 1997.

Kahn T. Armas de fogo: argumentos para o debate. Boletim Conjuntura Criminal mar 2004. Disponível em: http://www.conjunturacriminal.com.br.

Kaplan GA, Pamuk ER, Lynch JW, Cohen RD, Balfour JL. Inequality in income and mortality in the United States: analysis of mortality and potential pathways. BMJ 1996; 312(7037):999-1003.

Kawachi I, Kennedy BP, Lochner K, Prothrow-Stith D. Social capital, income inequality, and mortality. Am J Public Health 1997; 87(9):1491-8.

Kellerman A, Rivara FP, Rushforth NB et al. Gun ownership as a risk factor for homicide in the home. New Engl J Med 1993; 329(15):1084-109.

Kelling GL, Bratton WJ. Declining crime rates: insiders' views of the New York Story. J Crim Law Criminol 1998; 88(4):1217-31.

Kennedy BP, Kawachi I, Prothrow-Stith D, Lochner K, Gupta V. Social capital, income inequality, and firearm violent crime. Soc Sci Med 1998; 47(1):7-17.

Kennedy BP, Kawachi I, Prothrow-Stith D. Income distribution and mortality: cross sectional ecological study of the Robin Hood index in the United States. BMJ 1996; 312(7037):1004-7.

Krieger N, Chen JT, Waterman PD, Kiang MV, Feldman J. Police killings and police deaths are public health data and can be counted. PLOS Medicine 2015; 12(12):e1001915. Disponível em: https://doi.org/10.1371/journal.pmed.1001915.

Krug EG, Dahlberg LL, Mercy JA, Zwi AB, Lozano R. Relatório mundial sobre violência e saúde. Geneva: World Health Organization, 2007.

Kubrin CE, Herting JR. Neighborhood correlates of homicide trends: An analysis using Growth-Curve Modeling. The Sociological Quarterly 2003; 44(3):329-50. Disponível em: http://www.jstor.org/stable/4120710.

La Mendola S. O sentido do risco. Tempo Soc. 2005; 17(2):59-91.

Lafree G. Declining violent crime rates in the 1990s: predicting crime booms and busts. Annu Rev of Sociol 1999; 25:145-68.

Langeani B. Arma de fogo no Brasil: gatilho da violência. Rio de Janeiro, Telha, 2021.

Laranjeira R, Duailibi SM, Pinsky I. Álcool e violência: a psiquiatria e a saúde pública. Rev Bras Psiquiatr [online] 2005; 27(3):176-77.

Le Breton D. Passions du risque. Paris: Éditions Métailié, 2000.

Lebrão ML et al. Morbidade hospitalar por lesões e envenenamentos. RSP 1997; 31(4):26-37.

Lee LK, Fleegler EW, Farrell C et al. Firearm laws and firearm homicides: a systematic review. JAMA Intern Med 2017; 177:106. Disponível em: https://doi.org/10.1001/jamainternmed.2016.7051.

Levitt SD. Understanding why crime fell in the 1990s: four factors that explain the decline and six that do not. J Econ Persp 2004; 18(1):163-90.

Lupton D. Risk. London: Routledge, 1999.

Macedo AC, Paim JS, Silva LM, Costa MCN. Violence and social inequalities: mortality rates due to homicides and life conditions in Salvador, Brazil. Rev Saúde Pública 2001; 35(6):515-22.

Malta DC, Lemos MAS, Silva MMA, Rodrigues SEM, Gazal-Carvalho C, Morais Neto OL. Iniciativas de vigilância e prevenção de acidentes e violências no contexto do Sistema Único de Saúde (SUS). Epidemiologia e Serviços de Saúde 2007; 16(1):45-55.

Mascarenhas MDM, Silva MMA, Malta DC et al. Perfil epidemiológico dos atendimentos de emergência por violência no Sistema de Serviços Sentinelas de Vigilância de Violências e Acidentes (Viva) – Brasil, 2006. Brasília: Epidemiol Serv Saúde, jan-mar 2009; 18(1):17-28.

McCall P, Parker KF, MacDonald J. The dynamic relationship between homicide rates and social, economic and political factors from 1970 to 2000. Soc Sci Res 2008; 37(3):721-35.

Mcdowall D, Loftin C. Do US crime rates follow a national trend? The influence of nationwide conditions on local crime patterns. J Quant Criminol 2009; 25:307-24.

Mello Jorge MH. Mortality due to violent causes in the municipality of São Paulo. Accidental deaths. Rev Saúde Pública 1980; 14(4):475508.

Mello Jorge MHP, Gawryszewski VPL, Latorre MRD. Análise dos dados de mortalidade. Rev Saúde Pública 1997; 31(4 suppl):5-25.

Mendonça RNS, Alves JGA, Cabral-FO JE. Gastos hospitalares com crianças e adolescentes vítimas de violência no Estado de Pernambuco, Brasil, em 1999. Cad Saúde Pública 2002; 18(6):1577-81.

Mesic A, Franklin L, Cansever A et al. The relationship between structural racism and black-white disparities in fatal police shootings at the state level. J Natl Med Assoc 2018 Apr; 110(2):106-16. Disponível em: https://pubmed.ncbi.nlm.nih.gov/29580443/.

Messner SF, Galea S, Tardiff KJ et al. Policing, drugs and the homicide decline in New York City in the 1990s. Criminology 2007; 45(2):385-414.

Messner SF. Societal development, social equality and homicide: a cross-national test of a Durkheimian model. Social Forces 1982; 61(1):225-40.

Miller M, Azrael D, Hemenway D. Rates of household firearm ownership and homicide across US regions and states, 1988-1997. Am J Public Health 1993; 92(12):1988-93.

Miller MAD, Hamenway D. Rates of firearm ownership and homicide across United States regions and states, 1988-1997. Am J Public Health 2002; 92(12):1988-93.

Minayo MCC, Souza ER. É possível prevenir a violência? Reflexões a partir do campo da saúde pública. Ciênc Saúde Coletiva [online] 1999; 4(1):7-23.

Minayo MCC, Souza ER. Violence for all. Cad Saúde Pública 1993; 9(1):65-78.

Minayo MCS, Souza ER. Violência e saúde como um campo interdisciplinar e de ação coletiva. Hist Ciênc Saúde-Manguinhos, 1997; 4(3):513-53.

Minayo MCS. A violência social sob a perspectiva da Saúde Pública. Rio de Janeiro: Cad Saúde Públ 1994; 10(suppl.1):7-18.

Minayo MCS. The inclusion of violence in the health agenda: historical trajectory. Ciência & Saúde Coletiva 2006; 11(2):375-38.

Misse M. Crime, sujeito e sujeição criminal: aspectos de uma contribuição analítica sobre a categoria "bandido". São Paulo: Lua Nova 2010; 79:15-38.

Misse M. Sobre a acumulação social da violência no Rio de Janeiro. Porto Alegre: Civitas, set/dez 2008; 8(3):371-85.

Monnerat GL, Souza RG. Política social e intersetorialidade: consensos teóricos e desafios práticos. Rev SER Social 2009; 12(2):200-20.

Moraes CL, Peres MFT, Reichenheim ME. Epidemiologia das violências interpessoais. In: Almeida-Filho N, Barreto M (orgs.) Epidemiologia e Saúde: fundamentos, métodos, aplicações. Rio de Janeiro: Guanabara Koogan, 2011: 515-26.

Muggha R. Researching the urban dilemma: urbanization, poverty and violence. IDRC, May 2012.

Nagin DS, Tremblay RE, Sampson RJ, Laub JH. Developmental trajectory groups: Fact or a useful statistical fiction? Criminology 2005.

Nagin, DS. Analyzing developmental trajectories: a semiparametric, group-based approach. Psychological Methods 1999; 4(2):139-57.

Nascimento LC, Ckgnazaroff IB. Rede de Política Pública: estudo de caso no âmbito do Sistema Único de Saúde do Estado de Minas Gerais-SUS/MG. XXXI Encontro da ANPAD, 2007.

Ndumbe-Eyoh S, Moffatt H. Intersectoral action for health equity: a rapid systematic review. BMC Public Health dez 2013; 13(1):1056.

Nivette A, Peres MFT. Social Disorganization and urban homicide rates: a spatial-temporal analysis in São Paulo, Brazil 2000 to 2015. Homicide Studies 2022; 26:219-43. Disponível em: https://doi.org/10.1177/10887679211010883.

Noronha CV. Violência e Saúde: magnitude e custos dos atendimentos de emergência na cidade de Salvador, Bahia. Relatório de Pesquisa, UFBA/ISC/DFID/SESAB, 2003.

Nunes SB. Trabalho sujo ou missão de vida? Persistência, reprodução e legitimidade da letalidade na ação da PMESP. Tese [Doutorado]. 225p. Escola de Administração de Empresas de São Paulo da Fundação Getúlio Vargas, São Paulo 2018. Disponível em: https://bibliotecadigital.fgv.br/dspace/bitstream/handle/10438/22070/TESE_SamiraBueno.pdf?sequence=1&isAllowed=y.

Oliveira DCN, Lico FMC, Pereira HMS, Regina FL, Peres MFT. Intersetorialidade e saúde nas políticas estaduais de segurança pública e de prevenção à violência no Brasil. Ciência e Saúde Coletiva [periódico na internet], 2021.

Paim JS, Costa MCN, Mascarenhas JC, Vieira da Silva LM. Regional distribution of violence: mortality from external causes in Salvador (Bahia), Brazil. Rev Panam Salud Publica 1999; 6(5):321-32.

Pais JM. Ganchos, tachos e biscates: jovens, trabalho e futuro. Porto: Ambar, 2005.

Parker RN. Poverty, subculture of violence, and type of homicide. Social Forces 1988; 67(4):983-1007.

Peralva A. Violência e democracia: o paradoxo brasileiro. São Paulo: Paz e Terra, 2000.

Peres MFT, Santos PC. Mortalidade por homicídios no Brasil na década de 90: o papel das armas de fogo. Revista de Saúde Pública 2005; 39(1):58-66.

Peres MFT et al. Evolução dos homicídios e indicadores de segurança pública no Município de São Paulo entre 1996 e 2008: um estudo ecológico de séries temporais. Ciência & Saúde Coletiva 2012; 17(11).

Peres MFT et al. Mortes por homicídios em São Paulo e Salvador: uma análise comparativa das trajetórias e estratégias intersetoriais de enfrentamento. Relatório de Pesquisa CNPq processo 423550/2016-0. 2021.

Peres MFT, Nivette A. Social disorganization and homicide mortality rate trajectories in Brazil between 1991 and 2010. Social Science & Medicine 2017; 190:92-100. Disponível em: https://doi.org/10.1016/j.socscimed.2017.08.013.

Peres MFT, Ruotti C, Vicentin D. Violência: definição, tipos e representações. In: Westphal MF, Bedlowsky CR (orgs.). Violência e juventude. São Paulo: Hucitec, 2010: 40-58.

Peres MFT. Homicídios, risco e vulnerabilidade: para uma discussão da dinâmica da vitimização por homicídios. In: Gonçalves da Cruz MV, Batitucci EC (orgs.). Homicídios no Brasil. Rio de Janeiro: Ed. Fundação Getúlio Vargas, 2007: 125-40.

Peres MFT. Homicídios, risco e vulnerabilidade: para uma discussão da dinâmica da vitimização por homicídios. In: Cruz MVG, Batitucci EC (orgs.) Homicídios no Brasil. Rio de Janeiro: Ed. FGV 2007: 125-39.

Peres MFT. Violência e Saúde no Brasil. In: Mello MF, Bressan RA, Andreoli SB, Mari JJ (orgs.) Transtorno de estresse pós-traumático – TEPT. 1 ed. São Paulo: Manole, 2005: 168-86.

Peres MFT. Violência por armas de fogo no Brasil – Relatório Nacional. São Paulo: Núcleo de Estudos da Violência, Universidade de São Paulo Piquet-Carneiro, 2004.

Peres MFT. Violência: um problema de Saúde Pública. In: Lima RS, Paula L (orgs.). Segurança pública e violência: o Estado está cumprindo o seu papel? São Paulo: Editora Contexto, 2006: 101-12.

Pinheiro OS, Mesquita Neto P. Direitos Humanos no Brasil. Perspectivas no final do século. Textos do Brasil 1998; 2(6):43-52.

Pinheiro PS. Passado não está morto: nem passado é ainda... In: Dimenstein G. Democracia em pedaços: Direitos humanos no Brasil. São Paulo: Cia das Letras 1996. [Prefácio].

Ratton JL. Apresentação seminário políticas locais de prevenção da violência – 22 nov 2011. In: Ratton JL. A segurança cidadã em debate. Oliveira JL, Ribeiro M, Jatobá E (orgs.). Recife: Provisual, 2012. 63p.

Reinchenheim M, Werneck G. Anos potenciais de vida perdidos no Rio de Janeiro, 1990. As mortes violentas em questão. Cad Saúde Pública 1994; 10(Supl.1):S188-S198.

Rondon VV, Andrade MV. Custos da criminalidade em Belo Horizonte. Economia 2003; 4(2):223-59.

Ruotti C, Massa VC, Peres MFT. Vulnerabilidade e violência: uma nova concepção de risco para o estudo dos homicídios de jovens. Interface 2011; 15(37):377-90.

Ryngelblum M, Peres MFT. Análise da qualidade dos dados das mortes cometidas por policiais no Município de São Paulo, Brasil, 2014-2015. Cad Saúde Pública 2021b; 37(10). Disponível em: https://doi.org/10.1590/0102-311X00317020.

Ryngelblum M, Peres MFT. Social segregation and lethal police violence in the city of São Paulo, Brazil (2014-2015). Ciência & Saúde Coletiva (2021a); 26(9):4275-4286. Disponível em: https://doi.org/10.1590/1413-81232021269.250020201.

Ryngelblum, M. Violência policial letal no município de São Paulo (2014-2015): qualidade dos dados, estimativa do número de óbitos, perfil das vítimas e distribuição espacial. Dissertação de mestrado em ciências, Programa de pós-graduação em Saúde Coletiva, Universidade de São Paulo 2020.

Sampson RJ, Laub JH. Seductions of method: Rejoinder to Nagin and Tremblay's "developmental trajectory groups: Fact or fiction?" Criminology 2005; 43(4):905-13. Disponível em: http://doi.org/10.1111/j.1745-9125.2005.00027.x.

Sampson RJ, Raudenbush SW, Earls F. Neighborhoods and violent crime: a multilevel study of collective efficacy. Science 1997; 277(5328):918-24.

Sanchez AIM, Bertolozzi MR. Pode o conceito de vulnerabilidade apoiar a construção do conhecimento em Saúde Coletiva? Ciênc Saúde Coletiva 2007; 12(2):319-24.

Sant'Anna AR, Aerts D, Lopes MJ. Homicídios entre adolescentes no Sul do Brasil: situações de vulnerabilidade segundo seus familiares. Cadernos de Saúde Pública 2005; 21(1):120-9.

Santos SM, Barcellos C, Carvalho MS, Flores R. Spatial clusters detection of violent deaths in Porto Alegre, Rio Grande do Sul, Brazil, 1996. Cad Saúde Pública 2001; 17(5):1141-51.

Schraiber LB, D'Oliveira AF. Violência e saúde. In: Clínica Médica, volume 1. Barueri, SP: Manole, 2009: 390-402.

Schraiber LB, D'Oliveira AFPL. A violência intrafamiliar e as mulheres: considerações da perspectiva de gênero. Conciência Latinoamericana, Caxambú-MG, 2005; 14(12):30-5.

Schuerman L, Kobrin S. Community careers in crime. Crime and Justice 1986; 8:67-100. Disponível em: http://doi.org/10.1086/449120.

Silva MMA, Malta DC, Morais Neto OL et al. Agenda de Prioridades da Vigilância e Prevenção de Acidentes e Violências aprovada no I Seminário Nacional de Doenças e Agravos Não Transmissíveis e Promoção da Saúde. Epidemiologia e Serviços de Saúde 2007; 16(1): 57-64.

Silveira MH, Gotlieb SL. Accidents, poisonings and violence as the cause of death in residents of São Paulo City (Brazil). Rev Saúde Pública 1976; 10(1):45-55.

Souza ER, Lima MLC. Panorama da violência urbana no Brasil e suas capitais. Ciência & Saúde Coletiva 2006; 11(2):363-73.

Souza ER, Peres MFT, Constantino P et al. Jovens em risco social. Avaliação de Programas de Prevenção à Violência Armada. Ministério da Saúde/Fiocruz/Ensp/Claves. Brasília-São Paulo: Hucitec Editora. 2012.

Souza ER. Homicídios no Brasil: o grande vilão da Saúde Pública na década de 80. Cad Saúde Pública 1994; 10:45-60.

Souza MFM, Macinko J, Alencar AP, Malta DC, Neto OLM. Reductions in firearm-related mortality and hospitalizations in Brazil after gun control. Health Aff 2007; 26(1):575-84.

Stults BJ. Determinants of Chicago neighborhood homicide trajectories: 1965-1995. Homicide Stud 2010; 14(3):244-67.

Stults BJ. Determinants of Chicago neighborhood homicide trends: 1980-2000. 2012.

Sugimoto-Matsuda JJ, Braun KL. The role of collaboration in facilitating policy change in youth violence prevention: a review of the literature. Prevention Science abr 2014; 15(2):194-204.

Szwarcwald C, Castilho E. Mortalidade por causas externas no estado do Rio de Janeiro no período de 1976 a 1980.

Szwarcwald CL, Bastos FI, Barcellos C, Pina MF, Esteves MA. Health conditions and residential concentration of poverty: a study in Rio de Janeiro, Brazil. J Epidemiol Community Health 2000; 54(7):530-6.

Szwarcwald CL, Bastos FI, Esteves MA et al. Desigualdade de renda e situação de saúde: o caso do Rio de Janeiro. Cad Saúde Pública 1999; 15(1):15-28.

Szwarcwald CL, Bastos FI, Viacava F, Andrade CL. Income inequality and homicide rates in Rio de Janeiro, Brazil. Am J Public Health 1999; 89(6):845-50.

Telles VS, Hirata DV. Ilegalismos e jogos de poder em São Paulo. São Paulo: Tempo Soc 2010; 22:39-59.

Telles VS. Mutações do trabalho e experiência urbana. São Paulo: Tempo Soc jun 2006; 18(1):173-95.

Vargas JC , Amparo-Alves J. Geographies of death: an intersectional analysis of police lethality and the racialized regimes of citizenship in São Paulo, Ethnic and Racial Studies. 2010; 33(4):611-36. Disponível em: https://www.tandfonline.com/doi/abs/10.1080/01419870903325636.

Viana LAC, Costa MCN, Paim JS, Vieira-da-Silva L. Desigualdades sociais e crescimento das mortes violentas em Salvador, Bahia, Brasil: 2000-2006. Cad Saúde Pública 2011; 27(S2):S298-S308.

Weisburd D, Bushway S, Lum C, Yang SM. Trajectories of crime at places: a longitudinal study of street segments in the city of Seattle. Criminology 2004; 42(2):283-322 Disponível em: http://doi.org/10.1111/j.1745-9125.2004.tb00521.x.

WHO – World Health Organization. Global status report on violence prevention 2014. Geneva: WHO, 2014.

WHO – World Health Organization. Violence prevention: the evidence. WHO Press, 2010.

Wiebe DJ. Homicide and suicide risks associated with firearms in the home: a national case-control study. Ann Emerg Med 2003; 41(6):771-82.

Wieviorka M. O novo paradigma da violência. Tempo social – Revista de Sociologia da USP, 1997; 9(1):5-41.

Wilkinson RG. Comment: income, inequality, and social cohesion. Am J Public Health 1997; 87(9):1504-6.

Williams DR, Lawrence JA, Davis BA. Racism and health: evidence and needed research. Annu Rev Public Health 2019; 40:105-25. doi:10.1146/annurev-publhealth-040218-043750. Disponível em :https://www.ncbi.nlm.nih.gov/pmc/articles/PMC6532402/.

Williams KR. Economic sources of homicide: re-estimating the effects of poverty and inequality. Am Sociol Rev 1984; 49(2):283-9.

Wilson M, Daly M. Life expectancy, economic inequality, homicide, and reproductive timing in Chicago neighborhoods. BMJ 1997; 314(7089): 1271-4.

Yunes J, Zubarew T. Mortalidad por causas violentas en adolescentes y jóvenes: un desafío para la Región de las Américas. Rev Bras Epidemiologia 1999; 2(3):102-71.

Zaluar A. O condomínio do diabo. Rio de Janeiro: Ed. UFRJ, 1994.

Zimring FE, Fagan J. The search for causes in an era of crime declines: some lessons from the study of New York City homicide. Crime Delinq 2000; 46(4):446-56.

32 Prevenção, Atenção e Vigilância da Saúde Bucal

Sônia Cristina Lima Chaves • Carlos Botazzo

INTRODUÇÃO

Este capítulo discute as necessidades e os problemas da saúde bucal da população brasileira, bem como as respostas sociais organizadas no Brasil e no mundo para prevenção, atenção e vigilância da saúde bucal a partir de quatro eixos: (a) apresentação sintética do quadro epidemiológico da população brasileira quanto aos agravos bucais de maior magnitude; (b) descrição e análise das principais evidências científicas para prevenção e atenção a esses agravos; (c) discussão da atenção por meio dos modelos de atenção à saúde para enfrentamento desses problemas como respostas sociais técnico-científicas e políticas; (d) por fim, aponta os possíveis desafios do espaço de luta pela saúde bucal para implementação das atuais propostas na política nacional. Considera-se que os aspectos da superestrutura econômica e política da sociedade são mais importantes para ter impacto sobre os indicadores de saúde bucal e nas desigualdades existentes do que o próprio modo de organização da prática odontológica. Contudo, os modelos de atenção em saúde bucal não devem ser negligenciados.

SAÚDE BUCAL: NOTAS INTRODUTÓRIAS SOBRE UM CONCEITO COMPLEXO

O flagelo social representado pela mutilação dentária entre adultos brasileiros é tema também explorado por outros, como os artistas plásticos, além dos naturalmente implicados, os cirurgiões-dentistas. Em 2012, em Salvador, o artista plástico Bel Borba realizou exposição de obra de arte fotográfica do "antes e depois" da colocação de próteses de muitos adultos desdentados (Borba, 2012). Essa exposição foi financiada pelo Estado brasileiro (nesse caso, o governo estadual baiano), cuja responsabilidade está implicitamente estampada nas bocas sem dentes,

reveladoras da imensa exclusão social presente no país. A frase emblemática em seu catálogo é: "a vida lhes levou os dentes e o sorriso lhes devolveu a alma." Essa afirmação pode suscitar numerosas reflexões e algumas conclusões aparentemente contraditórias. Em primeiro lugar, a ideia de que foi a "vida" – ou a forma de "levar a vida" – que produziu o flagelo, assumindo essa questão como de responsabilidade individual. Em segundo lugar, a negação da "culpabilização da vítima", com uma necessária interrogação sobre os aspectos estruturais e políticos da organização social onde esses indivíduos se situam e que produziram essa espantosa realidade. Em uma perspectiva crítica, considera-se que a segunda reflexão é a que explica melhor essa questão, uma vez que incorpora um conjunto de pressupostos sobre a não aleatoriedade e unicausalidade na ocorrência da doença (representada pela mutilação) e sua forte determinação social, manifestada na dimensão dos corpos e, imediatamente, em seu deslocamento do campo biológico.

A Organização Mundial da Saúde (OMS) considera a saúde bucal inseparável da saúde geral, mantendo o pressuposto, para muitos considerado utópico, de "perfeito bem-estar físico, psíquico e social" (Petersen, 2009). Para outros, em uma perspectiva poética, a saúde pode ser considerada "uma alegria celular" (Rossetti, 1999).

Saúde bucal pode expressar uma grande complexidade de situações, haja vista não se limitar a dentes ou periodonto ou tecidos moles bucais nem a uma patologia inscrita cientificamente como "cárie dental" ou "periodontite". Saúde bucal remete à bucalidade e pode ser definida como a capacidade da boca em realizar suas funções sem limitação ou deficiência. Essas funções ou trabalhos bucais – a manducação[1], a erótica e a linguagem

---
[1]Ato de mastigar, de comer.

Capítulo 32 • Prevenção, Atenção e Vigilância da Saúde Bucal

– significam capacidade de realização a um só tempo no âmbito biológico, psíquico e social; são, portanto, parte geral da saúde do ser humano e resultantes de um conjunto de determinantes sociais e biológicos articulados entre si, o ser humano por inteiro (Botazzo, 2008).

As repercussões da saúde bucal são reveladas no sofrimento da dor, nos danos psicológicos da mutilação dental e nas consequências acarretadas pela impossibilidade de pleno desenvolvimento do ser humano. Embora comuns, as doenças bucais são evitáveis; todavia, nem todos os indivíduos são capazes de se beneficiar das medidas adequadas de promoção da saúde ou das tecnologias de proteção coletiva. Trata-se, portanto, de espaço de intervenção estatal de modo a oferecer respostas sociais organizadas (Narvai, 2011).

MEDIDAS DE SAÚDE BUCAL: CONTRIBUIÇÕES DOS ESTUDOS EPIDEMIOLÓGICOS

Há um conjunto de estudos importantes que, do ponto de vista epidemiológico, têm efetuado uma vigilância em saúde bucal das populações. O *World Oral Health Report 2003*, por exemplo, aponta que a cárie dentária ainda é o agravo mais prevalente em países asiáticos e latino-americanos e menos grave em países africanos, associado à alta prevalência de perda dental em adultos jovens e idosos. O segundo maior problema encontra expressão nas doenças periodontais, com grande proporção de crianças e adolescentes apresentando sangramento gengival; entre adultos, predomina a presença de cálculo dental e bolsa periodontal. Embora as doenças bucais sejam amplamente evitáveis, elas persistem com alta prevalência, refletindo desigualdades estruturais, sociais e econômicas, com baixo financiamento para tratamento e pouco foco na prevenção (Peres *et al.*, 2019), especialmente em países de média renda, como o Brasil.

Os agravos bucais afetam desproporcionalmente os grupos mais pobres e vulneráveis da sociedade, estando intimamente ligados ao *status* socioeconômico e aos Determinantes Sociais da Saúde (DSS). Além disso, causam dor, redução da qualidade de vida, repercussões familiares e da produtividade no trabalho, sendo os custos do tratamento dos problemas bucais onerosos tanto para o indivíduo como para os sistemas públicos de saúde (Peres *et al.*, 2019).

No Brasil, o índice CPO-D (dentes cariados, perdidos ou obturados) aos 12 anos de idade apresentou uma média de 2,1 no último inquérito nacional em 2010, valor 25% menor do que o encontrado em 2003, que foi de 2,8. É importante destacar que, no caso brasileiro, no primeiro inquérito nacional em 1986, o CPO-D aos 12 anos foi de 6,7. No componente relativo aos dentes cariados, passou de 1,7 em 2003 para 1,2 em 2010 (Brasil, 2011).

Chama a atenção que, para crianças aos 5 anos de idade, a proporção de livres de cárie aumentou timidamente, de 40,6% para 44,0%. Em outras palavras, isso revela uma tendência de estabilidade na prevalência da cárie dentária, não atingindo a meta da OMS para o ano 2000, de 50% de crianças nessa faixa etária livres de cárie. Além disso, a proporção do componente cariado na composição do ceo-d (média de dentes decíduos cariados, extraídos por cárie e restaurados) é bastante elevada, apontando um acesso limitado ou não acesso ao tratamento odontológico na Atenção Primária (Brasil, 2011).

No que se refere à cárie dentária, para a população adulta as metas propostas estão distantes de serem alcançadas. O CPO-D encontrado na idade-índice de 65 a 74 anos praticamente não se moveu: foi de 27,5 em 2010 contra 27,9 em 2003. Ainda que tímida, a maior queda ocorreu entre os adultos na faixa de 35 a 44 anos, que apresentavam CPO-D de 20,1 em 2003 e de 17,2 em 2010 (Quadro 32.1). Não há informação sobre duas das metas da OMS para adultos no relatório final do SB Brasil 2010 (Brasil, 2011).

Uma das prováveis explicações para esse quadro pouco alterado entre os adultos é que as estratégias populacionais implementadas nos anos 1990 no Brasil, como a adição de fluoretos às pastas dentais e a expansão da fluoretação das águas e das ações comunitárias de prevenção das doenças bucais no sistema público de saúde, ainda não produziram reflexos nessa população. Dito de outro modo, mesmo quando estabelecidas, medidas de proteção coletiva apresentam efeitos diferenciados segundo condições de existência; assim, os indicadores para esse grupo etário apresentaram pouco avanço nas últimas décadas.

Quadro 32.1 Comparação entre as metas propostas pela Organização Mundial da Saúde e a Federação Dentária Internacional para os anos de 2000 e 2010 com relação à cárie dentária e os resultados do Projeto SB Brasil – Brasil, 2003 e 2010

Indicador por faixa etária	Metas OMS 2000	Metas OMS 2010	SB Brasil 2003	SB Brasil 2010
Percentual de crianças livres de cárie (ceo-d = 0) aos 5 anos	50%	90%	40,6%	44%
Índice CPO-D aos 12 anos	CPO-D ≤ 3	CPO-D ≤ 1	CPO-D = 2,78	CPO-D = 2,1
Percentual de indivíduos com todos os dentes presentes aos 18 anos (P = 0)	80%	100%	55,1% CPO-D 15 a 19 anos = 6,2	CPO-D 15 a 19 anos = 4,7
Percentual de indivíduos com 20 ou mais dentes dos 35 aos 44 anos (P ≤ 12)	75%	96%	54% CPO-D = 20,1	CPO-D = 17,2 (I)
Percentual de indivíduos com 20 ou mais dentes dos 65 aos 74 anos (P ≤ 12)	50%	5% de desdentados	10,2% CPO-D = 27,8 24% necessitam prótese em ambas as arcadas	CPO-D = 27,5 (I) 23% necessitam prótese em ambas as arcadas 64% de desdentados

Fonte: Petersen, 2003; Pucca Jr. *et al.*, 2009; Brasil, 2011.
(I) Indicador não disponível no relatório do último inquérito nacional (2010).

Para a população adulta, estudos revelam que a realidade é diferente em outras partes do mundo, especialmente em países europeus, que apresentam CPO-D de 13,4 a 20,8 entre os 35 e os 44 anos de idade desde o final do século XX, com tendência de queda da perda dental (Leake & Birch, 2008). No caso da doença periodontal, há aumento de indivíduos com periodonto sadio, mas controvérsias quanto à tendência apontada de menor prevalência de periodontite nos próximos anos. Contudo, há informação limitada sobre as atuais estimativas nacionais de cárie dentária ou perda dental para os adultos na maioria dos países por problemas na periodicidade dos estudos, indicadores utilizados e metodologias adotadas nos critérios de diagnóstico, tamanho amostral e apresentação dos dados (Konig *et al.*, 2010). Ainda assim, sabe-se que o edentulismo está em declínio, evento que tem sido discutido inclusive pela odontologia privada, em razão das prováveis implicações para as especialidades em expansão, como a implantodontia (Carlsson & Omar, 2010). Vale lembrar que a tendência demográfica aponta para o envelhecimento populacional devido ao manejo adequado de doenças crônicas não transmissíveis (DCNT), à melhoria nas condições de vida e à redução das taxas de natalidade estimulada pela crescente urbanização. A Organização das Nações Unidas (ONU) estima que a proporção da população mundial com mais de 60 anos de idade aumentará de 10% em 2000 para 30% até 2150.

O câncer de boca é outro importante problema para a Saúde Pública. O diagnóstico tardio, as altas taxas de mortalidade e graves sequelas na sobrevida são ainda realidades bastante evidentes. O carcinoma epidermoide é responsável por aproximadamente 95% dos casos novos de câncer e o mais comum entre homens com mais de 40 anos com baixo *status* social (educação, renda e ocupação). O consumo abusivo de tabaco e álcool tem sido relacionado com maior ocorrência de casos. As desigualdades regionais na incidência e nas taxas de mortalidade são descritas entre os países e dentro deles. Há numerosos estudos de revisão sistemática que apontam que políticas de saúde nessa temática devem enfatizar a restrição ou eliminação do uso do tabaco e do consumo de álcool, fatores de risco comuns a outros agravos. Outra evidência relevante é que a posição socioeconômica do indivíduo foi significativamente associada a risco maior de câncer de boca independentemente de se tratar de um país de alta ou baixa renda (Torres-Pereira, 2010).

As maloclusões, ainda que menos graves e não fatais, também são consideradas problemas de Saúde Pública. A epidemiologia das maloclusões está em desenvolvimento, e estudos têm recomendado o uso de indicadores que articulem o diagnóstico da maloclusão com a necessidade de tratamento ortodôntico para priorização de casos de maior gravidade. O Índice de Necessidade de Tratamento Ortodôntico (IOTN, sigla em inglês para *Index of Orthodontic Treatment Need*) tem sido muito utilizado. Em estudos conduzidos com escolares, a prevalência de casos graves variou de 26,1% a 37,0% (Dias & Gleiser, 2008). O último inquérito nacional, em 2010, utilizou o Índice de Estética Dentária (DAI), sigla derivada da expressão inglesa *Dental Aesthetic Index*. Aos 12 anos de idade, a prevalência da oclusão considerada normal foi semelhante em todas as regiões, com valores em torno de 60%. Apontou também para uma prevalência de maloclusão severa e muito severa aos 12 e dos 15 aos 19 anos de 12,4% e 18,8%, respectivamente, não sendo encontradas diferenças significativas entre as regiões. A chance de ocorrência de oclusopatia moderada/severa é maior na segunda dentição, e há associação com a severidade da cárie dentária.

Os inquéritos epidemiológicos nacionais já realizados anteriormente no Brasil são importantes ferramentas nacionais para monitoramento dessas condições de saúde bucal e nortearão grande parte das decisões de políticas específicas a serem implementadas. O caso brasileiro é exemplar nesse sentido e assim continuará sendo com estudos nacionais periódicos a cada 10 anos.

PLATAFORMAS GLOBAIS, EVIDÊNCIAS CIENTÍFICAS E IMPLEMENTAÇÃO DE POLÍTICAS: A MEDIAÇÃO NECESSÁRIA

A comunidade científica ligada ao tema das políticas de saúde e prevenção das doenças bucais mais relevantes voltou-se para crianças e adolescentes, obtendo relativo êxito (Pucca Júnior *et al.*, 2010). No caso do Brasil, os esforços do Estado e dos grupos de pesquisadores no monitoramento constante de dados e da informação epidemiológica apontam para um otimismo cauteloso, uma vez que os estudos revelam que as estratégias até então implementadas para os grupos populacionais mais jovens não se aplicam automaticamente aos grupos adultos.

É opinião dos especialistas, e estudos têm evidenciado isso, que a fluoretação das águas de abastecimento e o uso da pasta dental com fluoretos, em diferentes realidades, agregados ao acesso maciço à escova dental com grande capilaridade junto às famílias, têm possibilitado a redução da cárie dentária, com algum sucesso sobre os sinais iniciais da doença periodontal.

Essas evidências são sempre cotejadas com metas estabelecidas por agências internacionais, eventualmente cercadas por polêmicas. As metas da OMS, assumidas para o ano 2000, encontram-se superadas. No *site* da OMS há referência às metas para 2010, mas sem quantificá-las, o que, portanto, as invalida do ponto de vista do planejamento, da gestão e da avaliação em saúde, posto que *meta é, conceitualmente, objetivo quantificado* (WHO, 2011). Assumem-se neste texto as metas para 2010, oficiosas ou não, elencadas em artigo publicado (Benzian *et al.*, 2011). Elas seriam: 90% das pessoas sem cárie na idade de 5 a 6 anos; CPO-D < 1 aos 12 anos de idade; perda dental = 0 aos 18 anos devido a cárie ou doença periodontal; não mais do que 2% de desdentados com idade de 35 a 44 anos; 96% de pessoas com no mínimo 20 dentes funcionais dos 35 aos 44 anos; não mais do que 5% de desdentados dos 65 aos 74 anos.

O foco menos polêmico, tradicionalmente, tem sido em torno da cárie e da perda dental, já que indicadores para doenças periodontais são ainda pouco consensuais. Além disso, outros agravos igualmente importantes, como maloclusão e câncer de boca, devem merecer maior atenção dos formuladores e implementadores de políticas, bem como foco maior por parte dos pesquisadores.

Em 1989, a OMS aprovou a promoção da saúde bucal como parte integrante da "Saúde para Todos até o ano 2000". Além disso, o Dia Mundial da Saúde, em 1994, foi dedicado à saúde bucal, o que também reflete a importância atribuída a essa questão. A plataforma global nesse quesito incluía quatro estratégias: (1) reduzir os problemas bucais, especialmente em populações pobres e marginalizadas; (2) promover estilos de vida saudáveis e reduzir os fatores de risco à saúde bucal que surgem a partir de causas ambientais, econômicas, sociais e comportamentais; (3) desenvolver sistemas de saúde bucal equitativos e melhorar os resultados de saúde bucal, respondendo às demandas legítimas das pessoas com financiamento justo; e (4) formulação das políticas em saúde bucal com base na integração da saúde oral nos programas nacionais e comunitários de saúde.

Observa-se, portanto, que historicamente o foco tem sido direcionado para redução das iniquidades e a formulação de propostas mais articuladas com outras áreas, na perspectiva dos fatores de risco comuns e do modelo de atenção da promoção da saúde. Nesse sentido, as plataformas globais são importantes para disseminação de compromissos governamentais com vistas à indução de políticas sociais nos distintos Estados nacionais. Cabe destacar, contudo, que a realidade local merece mediação, uma vez que a implementação de intervenções em saúde bucal exige, sem dúvida, o aporte epidemiológico, mas também o sociocultural e o histórico, revelador da complexidade de uma formação histórica específica marcada pela exclusão social, como é o caso brasileiro.

No Brasil, as características dos governos locais a partir das distintas teorias da ciência política (Chaves & Silva, 2007) têm sido decisivas para implementação de políticas de saúde bucal que universalizem a atenção primária, ampliem acesso a procedimentos especializados e mantenham a fluoretação da águas, por exemplo (Chaves & Vieira-da-Silva, 2007).

DESIGUALDADES EM SAÚDE BUCAL E EVIDÊNCIAS CIENTÍFICAS SOBRE O EFEITO DAS INTERVENÇÕES NA PREVENÇÃO E CONTROLE

Chama a atenção a grande produção científica de estudos de base epidemiológica a respeito da relação entre os DSS e a saúde bucal. Contudo, esse tema tem sido pouco explorado do ponto de vista das razões ou teorias que possam explicar o porquê dessas desigualdades na saúde bucal (Sisson, 2007).

De fato, há evidências de risco maior de doença bucal onde prevalecem más condições de vida, com baixo nível de escolaridade e renda, ou mesmo falta de tradições, crenças e cultura em apoio às políticas de saúde bucal. Além disso, é errado pensar que essas desigualdades são comuns apenas nos extremos dos estratos sociais (muito ricos e muito pobres). Estudos apontam que mesmo nos países desenvolvidos, onde a pobreza é menor, há um padrão de gradiente

social[2], em que aqueles nos estratos sociais mais altos são mais saudáveis do que aqueles imediatamente abaixo de maneira gradual e consistente (Watt & Sheiham, 2012).

Críticas têm sido feitas aos modelos comportamentalistas da teoria e prática dos fatores de risco comuns. A integração com a abordagem dos DSS reconhece que os comportamentos dos sujeitos, do ponto de vista da teoria e da epidemiologia social, são consequência das condições de vida e do ambiente em que as pessoas nascem, crescem, vivem, trabalham e envelhecem. Mais do que isso, a perspectiva da distribuição do poder no interior das sociedades ou dos Estados nacionais é vista como questão crucial a ser enfrentada para reduzir as desigualdades ou gradientes sociais, já que as políticas para reduzi-las precisam enfrentar a distribuição desigual de poder e meios de produção na sociedade moderna. Essa agenda política desafia os profissionais de Saúde Pública, incluindo os dentistas, quanto à responsabilidade ética e moral de resistir à doutrina dominante de foco na mudança do comportamento em favor de uma abordagem mais radical, que denuncie poderosos grupos de interesse capitalista e procure criar uma sociedade mais solidária e justa (Watt & Sheiham, 2012).

Ainda assim, as intervenções no campo da saúde que incorporem o princípio da equidade, ou seja, a noção de que é necessário intervir de maneira desigual entre os desiguais, têm sido uma lacuna importante. A grande proposição está na ideia de articulação com DSS de modo a romper com a abordagem comportamental predominante na saúde bucal dos fatores de risco individuais.

PREVENÇÃO, ATENÇÃO E VIGILÂNCIA DA SAÚDE BUCAL

O protagonismo dos DSS, mediais e distais, apontado por numerosos estudos é essencial para o questionamento das evidências científicas nesse campo. Assim, utilizando-se o modelo de determinação do processo saúde-doença (Brasil, 2008), as principais intervenções propostas, na esfera dos determinantes distais, são as seguintes: (1) melhoria das condições gerais de vida que influenciam a saúde bucal (entorno saudável, com saneamento e acesso à água potável, o que facilitaria o acesso à água fluoretada); (2) universalização do acesso à educação básica com aumento do nível de escolaridade das populações, o que está diretamente relacionado com melhores indicadores de saúde bucal; e (3) disponibilidade e acesso aos serviços de saúde bucal, visando à redução da

---

[2]*Gradiente social*, uma expressão usada por pesquisadores ingleses, refere-se à existência de uma hierarquia social de doenças ou resultados de saúde. O estado de saúde está diretamente relacionado com a posição socioeconômica através do gradiente socioeconômico das populações. Aqueles nas fileiras sociais mais altas são mais saudáveis do que aqueles imediatamente abaixo, de modo gradual e consistente, mesmo em países de alta renda. Um gradiente social em saúde tem sido encontrado em grande variedade e diversidade de desfechos de saúde, que vão desde medidas psicológicas, de saúde bucal, até dados de mortalidade. Esse gradiente nos resultados da saúde também existe ao longo da vida, da infância à velhice.

perda dentária precoce e evitável. Contudo, a redução de riscos para doenças bucais só será possível se os serviços forem orientados para cuidados primários de saúde.

Além dos fatores distais socioculturais e ambientais, o modelo enfatiza o papel dos determinantes intermediários, como os comportamentos de risco modificáveis, mas reconhece a limitação do foco excessivo nesse nível de determinação (Watt & Sheiham, 2012), ou seja, exatamente tudo que inclui as práticas individuais de higiene bucal, o consumo de açúcares (quantidade, frequência e tipo), bem como o uso de tabaco e consumo excessivo de álcool. Cabe destacar que a reflexão vai além do conceito de *estilo de vida*, fortemente vinculado a "escolhas" possíveis de um indivíduo. Atualmente, os estudos reconhecem o papel das estruturas de socialização que influenciam e determinam as escolhas, às vezes impositivamente e com pouca margem de arbítrio por parte dos indivíduos.

Quanto aos aspectos específicos da saúde bucal, sugerem-se a criação e manutenção de sistemas de fluoretação das águas com controle sobre os níveis de fluoretos, a ênfase nos programas de atenção primária com disseminação de tecnologias de proteção coletiva e o acesso a produtos de limpeza bucal, como uso de pasta dental fluoretada e outros insumos.

A fluoretação da água de abastecimento público é efetiva na prevenção da cárie dentária em crianças e adolescentes. O principal benefício está em favorecer todos os moradores independentemente de sua condição social ou econômica. Estudos têm demonstrado que a fluoretação do sal e do leite tem efeitos semelhantes, quando adotada em programas específicos (Petersen, 2009).

A maior parte das evidências é fortemente marcada pela prevenção da cárie dentária e o controle das doenças periodontais. A gengivite pode ser evitada por meio de boas práticas de higiene bucal, incluindo escovação e uso do fio dental pela população adulta, atuando também como coadjuvantes para controle de lesões periodontais avançadas (Petersen, 2009). Medidas profissionais e individuais, incluindo bochechos de flúor, géis, cremes dentais e aplicação de selantes dentários, são meios adicionais de prevenção da cárie dentária.

A prevenção de doenças bucais e a promoção da saúde podem ser expandidas mediante a disseminação de conhecimentos e práticas entre o público por meio de programas comunitários e nos serviços de saúde. Os profissionais de saúde bucal (níveis superior e médio) também podem atuar na promoção de modos de vida saudáveis a partir de sua inclusão em programas de redução do tabagismo e aconselhamento nutricional, em atividades partilhadas entre os membros da equipe de saúde.

São profundas as disparidades em saúde bucal tanto inter como intrarregiões e países. No caso do Brasil, o último levantamento nacional revela essas disparidades, as quais podem estar relacionadas com DSS – riqueza regional ou da nação – e a posição socioeconômica de grupos ou indivíduos, incluindo os aspectos étnicos e as relações de gênero (Brasil, 2011).

No caso da população adulta, os estudos sugerem que o curso de vida anterior é importante, mas que também é possível a ampliação dos níveis de saúde bucal por meio

da adoção de práticas no ambiente de trabalho. Em relação às atividades educativas, as ações de grupo, associadas a ações individuais, são as mais utilizadas, e os estudos mostram que deve haver um envolvimento ativo do indivíduo para que as ações educativas possam contribuir para a mudança de práticas. No ambiente de trabalho, entretanto, a articulação com os programas de saúde do trabalhador é fundamental para o sucesso do programa (Lima *et al.*, 2012).

No que se refere à organização da saúde bucal, a ênfase deve estar na atenção primária, articulando-a às atenções secundária e terciária. A atenção secundária pública em saúde bucal tem se expandido nos últimos anos com a oferta de serviços especializados de diagnóstico bucal, com ênfase no diagnóstico e na detecção do câncer de boca, periodontia especializada, cirurgia oral menor dos tecidos moles e duros, endodontia e atendimento a pacientes com necessidades especiais, inclusive com aumento no financiamento (Pucca Jr. *et al.*, 2010). Estudos que analisaram a implementação da atenção especializada na atual Política Nacional de Saúde Bucal têm revelado importantes problemas, como a difícil acessibilidade (Chaves *et al.*, 2010), a baixa utilização, ainda que com oferta disponível com possíveis barreiras organizacionais (Goes *et al.*, 2012), a execução de procedimentos típicos de atenção primária (Chaves *et al.*, 2010; Soares & Paim, 2011; Goes *et al.*, 2012), desviando-se do objetivo central, que é a garantia da integralidade na saúde bucal mediante o acesso a procedimentos de maior densidade tecnológica, além da baixa interface com a atenção primária (Morris & Burke, 2001). Uma atenção primária forte deve ser capaz de conduzir e coordenar a atenção com uso de protocolos que estimulem a continuidade e a longitudinalidade do cuidado nesse nível (Morris & Burke, 2001; Starfield, 2002).

Vigilância da saúde bucal ou em saúde bucal?

Quanto à vigilância em saúde bucal, cabe uma reflexão sobre o conceito de vigilância *em* saúde bucal ou *da* saúde bucal. Na literatura especializada, esse conceito é permeado pela influência da Saúde Coletiva brasileira e pode estar relacionado com três concepções: (a) como análise da situação de saúde bucal, especialmente no componente epidemiológico (Goes *et al.*, 2012; Peres & Moysés, 2012); (b) como integração entre as vigilâncias (epidemiológica, sanitária, ambiental etc.); ou (c) como redefinição das práticas de saúde, sendo nesse caso, a um só tempo, um modelo de atenção alternativo, um modelo assistencial e um modo tecnológico de intervenção.

Nesse particular, aqui se considera a concepção de vigilância *da* saúde bucal como parte do modelo assistencial, integrado ao modelo da vigilância da saúde (Paim, 2008), e com os mesmos princípios dos modelos alternativos, incluindo: (a) reconhecimento e mapeamento do território; (b) trabalho sobre os determinantes e fatores comuns de risco (vulnerabilidade); (c) ênfase nas ferramentas do planejamento e da comunicação em saúde para enfrentamento dos problemas; (d) ação intersetorial e multiprofissional. Cabe destacar que muitos desses eixos são comuns ao modelo da promoção da saúde, considerando seus cinco eixos de atuação defendidos na Carta de Ottawa (incentivo aos ambientes saudáveis, construção de políticas públicas saudáveis, fortalecimento da ação comunitária, desenvolvimento de habilidades pessoais e reorientação dos serviços de saúde de um enfoque curativo para um enfoque preventivo e de promoção da saúde) (WHO, 1986). Assim, vigilância da saúde bucal inclui a atenção nessa área, devendo ser ressaltado que a atenção à saúde bucal engloba a assistência odontológica individual e intervenções sobre os determinantes (ações coletivas de saúde) (Botazzo et al., 1988).

As expressões *vigilância em saúde bucal* e *vigilância à saúde bucal* são, portanto, sinônimos e se referem ao monitoramento dos indicadores de saúde bucal, especialmente os epidemiológicos (Peres & Moysés, 2012).

A OMS desenvolve um sistema de vigilância em saúde bucal, particularmente em relação à cárie dentária em crianças. O primeiro mapa global, com dados sobre CPO-D de 12 anos de idade, foi apresentado em 1969 e mostrou alta prevalência de cárie em países industrializados e números geralmente baixos nos países em desenvolvimento (Figura 32.1).

Um banco de dados tem sido alimentado ao longo dos anos e um número crescente de estudos epidemiológicos tem sido documentado. O modelo brasileiro de monitoramento por meio da vigilância em saúde bucal é exemplo para outros países em razão dos excelentes estudos epidemiológicos representativos, de base populacional (Peres & Moysés, 2012). Contudo, ainda não tem sido suficiente para adequação dos serviços às necessidades de saúde bucal dos indivíduos. Nesse particular, é necessário compreender os modelos de atenção e sua relação com necessidades.

ATENÇÃO À SAÚDE BUCAL: MODELOS ASSISTENCIAIS E NECESSIDADES

Estudos nacionais que pretenderam discutir ou mapear as intervenções ou modelos de atenção à saúde bucal têm carecido da construção de um marco teórico-conceitual sobre o campo social da prática odontológica, ou uma sócio-odontologia (Nickel et al., 2008; Martelli et al., 2009).

Torna-se necessária a análise dos distintos modelos de atenção no sentido atribuído por Paim (2008), como intervenções para enfrentamento das necessidades e problemas de saúde bucal a partir da análise do processo de trabalho em saúde (Gonçalves, 1994) e as implicações dessa perspectiva para organização dos serviços odontológicos.

Os modelos assistenciais são aqui compreendidos como combinações de tecnologias (estruturadas e não estruturadas, como os saberes) de modo a resolver problemas e atender às demandas nos níveis individual e coletivo. Indicam também o modo de dispor de meios técnico-científicos para intervenção nos determinantes, riscos e danos ou agravos à saúde. Consistem no "conteúdo" dos sistemas de saúde e das práticas, ou seja, dos processos de trabalho que produzem diferentes cuidados.

Em outras palavras, o processo de trabalho em saúde refere-se ao modo como são produzidas as ações de saúde, ou seja, o cuidado propriamente dito. Na presente análise, os quatro componentes principais são o objeto do trabalho, os instrumentos, os meios e produtos ou resultados desse trabalho, e os agentes produtores. Destaca-se, ainda, que esses elementos precisam ser examinados de maneira articulada, pois somente sua relação recíproca configura um específico processo de trabalho.

O objeto é o alvo da transformação, na saúde representado pelo que Mendes-Gonçalves chama de "carecimentos", entendidos como necessidades de saúde (Gonçalves, 1994). As necessidades de saúde têm sido designadas como as condições biológicas e sociais que asseguram o mínimo de sobrevivência fisiológica (os meios de vida) no sentido de atender à existência e à reprodução da força de trabalho. "Necessidades de serviços de saúde", por sua vez, tendem a expressar a demanda da população por saúde, ou melhor, por serviços de saúde. Mas haveria também as "necessidades dos profissionais de saúde", que se referem, em nosso caso, à produção, pelos cirurgiões-dentistas, de percepções sobre demandas de saúde bucal da população, ou seja, a depender de sua formação, do modo de organização e remuneração do serviço odontológico onde o profissional se insere, esse agente induziria ou não determinadas necessidades, como "extração"

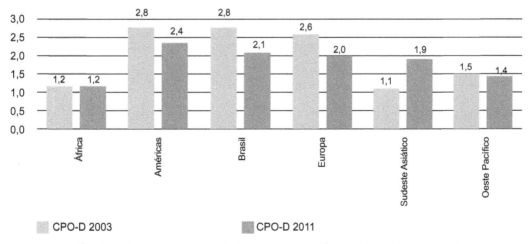

Figura 32.1 CPO-D aos 12 anos por região e no Brasil – 2003 e 2011. (OMS, 2012.)

e "prótese", em vez de "endodontia", e "restaurações" em vez de "preservação", problemática importante a ser investigada e já revelada em estudo sobre o sistema de saúde inglês (Tickle *et al.*, 2011).

Por outro lado, Heller (1986), a partir do arcabouço teórico de Marx, aprofunda a análise e define três grupos de necessidades: *necessidades naturais ou físicas*, *necessidades sociais* e *necessidades radicais*. As necessidades de saúde relacionam-se com os dois primeiros grupos, pois essas necessidades são fundamentais para manutenção da vida e, por serem socialmente produzidas, exigem a conformação de instituições (de educação e saúde) para seu cumprimento. Contudo, as *necessidades sociais* têm se revelado como necessidades dos estratos dominantes na sociedade (Heller, 1986). Nesse sentido, as políticas e modelos de atenção à saúde bucal podem estar refletindo a perspectiva de um pequeno grupo e não a dos usuários dos serviços de saúde, como já alertaram Barros & Botazzo (2011). Nesse sentido, cabe questionar quais *necessidades* estão sendo priorizadas quando é organizado um serviço de saúde em nível local ou quando é formulada uma política nacional voltada para esse problema.

Em geral, o componente epidemiológico informa sobre um olhar dominante sobre o tema, mas não engloba as dimensões subjetivas relacionadas com o acesso aos serviços de saúde.

Os agentes são os indivíduos que operam saberes para apreender esse objeto. Esses saberes são as ferramentas de trabalho, mas também são os instrumentos que servem para intermediar a ação humana sobre os objetos, conforme o processo social e histórico que inclui a reprodução social. Desse modo, meios de trabalho expressam o complexo de coisas que o trabalhador insere entre si e o objeto de trabalho e lhe serve para dirigir sua atividade sobre esse objeto. Há diferenças entre os instrumentos materiais e os não materiais. Os primeiros são os equipamentos, os instrumentais e os materiais. Os segundos são os saberes que articulam, em determinados arranjos, os instrumentos materiais. Estes se constituem nas ferramentas principais do trabalho de natureza intelectual. O agente do trabalho pode ser problematizado a partir dos projetos e das finalidades de caráter coletivo e no âmbito pessoal, a partir da posição que ocupa no espaço social, em sociedade. Nesse sentido, a conduta dos profissionais da saúde bucal (agentes) não pode ser considerada uma reação mecânica como "modelos" ou "protocolos", ou ainda meramente influenciados pela motivação econômica. Em verdade, a prática dos agentes é produto de uma relação dialética entre a situação e um *habitus*, aqui compreendido como um conjunto de disposições e esquemas de percepção que retraduzem as características intrínsecas e relacionais da posição do agente no espaço social em práticas e é inculcado pelo meio social como um conjunto de disposições inconscientes, socialmente adquiridas (Bourdieu, 1979).

O Quadro 32.2 sintetiza os diferentes objetos, instrumentos e agentes do trabalho na saúde bucal, levando em conta os diferentes modelos de atenção à saúde em uma perspectiva da prática odontológica. Os modelos são brevemente descritos, embora seja necessário maior aprofundamento sobre o tema.

Quadro 32.2 Modelos de atenção à saúde, à saúde bucal, agentes e processo de trabalho (objeto, meios e formas de organização)

Modelo assistencial	Agente	Objeto	Enfoque ou abordagem na saúde bucal	Meios de trabalho	Formas de organização
Modelo médico-assistencial privatista	Médico com especialização Dentista especialista, autônomo e "liberal"	Doenças biológicas (patologias) Doentes individuais (clínica e cirurgia)	Reabilitação e estética Procedimentos (preventivos, cirúrgicos, restauradores e estéticos)	Tecnologia médica (indivíduo) Tecnologia odontológica (implantodontia, prótese, estética, novos materiais)	Rede de serviços de saúde centrada no hospital Rede de serviços centrada em consultório ou clínicas do especialista
Modelo sanitarista	Sanitarista e auxiliares Dentista "sanitarista" e auxiliares	Modos de transmissão Fatores de risco Foco na odontologia preventiva ou abordagem individual dos fatores de risco	Enfoque populacional de risco por população-alvo Abordagem por programas	Tecnologia sanitária Tecnologia sanitária no escolar	Campanhas sanitárias Programas especiais Feiras de saúde, palestras e escovação dentária supervisionada em espaços (escolas e outros)
Alternativos (vigilância da saúde, promoção da saúde)	Equipe de saúde, dentistas e auxiliares (trabalho assalariado) Professores, outros setores públicos e população	Danos ou agravos, riscos, necessidades, incluindo os determinantes dos modos de vida e saúde (condições de vida e trabalho)	Fatores comuns de risco Dimensão social do processo saúde-doença Subjetividades Clínica odontológica ampliada	Tecnologias de comunicação social, de planejamento e programação local, análise política e situacional, tecnologias médico-sanitárias	Políticas públicas saudáveis Ações intersetoriais Intervenções específicas (promoção, prevenção e recuperação) Operações sobre problemas e grupos populacionais

Fonte: adaptada de Paim, 2008; Mendes-Gonçalves, 1994.

PRINCIPAIS MODELOS ASSISTENCIAIS

Os modelos assistenciais são produto da história na relação dos seres humanos em sociedade e de grupos sociais em disputa. A origem da discussão sobre os modelos de atenção para enfrentamento dos principais problemas de saúde bucal tem estreita relação com o campo médico, ou seja, pode-se afirmar que há um claro espelhamento, onde as disputas ocorridas no campo médico se refletiram de maneira muito similar no espaço da odontologia.

No caso particular da medicina, uma série de movimentos ideológicos, desde os anos 1950 e 1960, buscou enfrentar a crise relacionada com o aumento dos custos da assistência médica. A Saúde Pública tradicional não é considerada um movimento contestador da medicina, na medida em que surge como um espaço de atuação estatal sobre as cidades a partir da Revolução Industrial, fora do mercado de trocas, sendo considerada também hegemônica e espaço dominado pela medicina flexneriana.

O Quadro 32.3 sintetiza um conjunto de movimentos político-ideológicos ocorridos no campo médico, sua relação com o campo odontológico e as prováveis repercussões desse "mundo das ideias" na prática profissional, através de modelos. Cabe destacar que o conceito de campo aqui utilizado tem o sentido dado por Bourdieu (1994): um espaço social autônomo, onde diferentes agentes interessados ocupam posições relativas em um espaço de relações de poder pela definição legítima dos objetos (p. ex., de intervenção, de investigação, de priorização) e interesses específicos, cuja disputa para definição do que é legítimo e universal será exercida na relação de força entre os agentes ou entre as instituições engajadas na luta. Trata-se, portanto, de espaço de relações objetivas que são o lugar de uma lógica e de necessidades específicas no jogo social, denominado *illusio*, ou seja, o sentido de pertencimento ao jogo pelos agentes, no que se luta por ele (Bourdieu, 1994).

O modelo hegemônico na odontologia é o *modelo privatista*, algumas vezes denominado *odontologia de mercado* (Narvai, 2006), reflexo do modelo "médico-assistencial privatista" no campo médico. Em que pese sua denominação de cunho ideológico, é o mais conhecido e praticado, e, na forma da ideologia, não é exclusivo do setor privado. Essa prática também é reproduzida no setor público odontológico. Baseia-se na produção de procedimentos e fragmenta-se em especialidades, com consumo acrítico de tecnologias, tendo seu foco de atuação em hospitais, no caso da prática médica, e em consultórios isolados, no caso da odontologia. Com enfoque protético-cirúrgico, e voltado para a doença em seus aspectos individuais e biológicos, tem sua organização baseada na "livre demanda". Essa forma de organização dos serviços odontológicos reforça a ideia de que só procurarão os serviços aqueles que já apresentam problemas "dentariamente" identificados, não abrangendo outras necessidades, sejam os portadores de outras patologias bucais ou mesmo aqueles que não se sintam doentes, mas cuja experiência bucal se constitua em fonte legítima de necessidades ou "carenciamentos".

Nesse caso, a prática clínica odontológica tradicional é fortemente dirigida para a recuperação dentária por meio de restaurações "definitivas" ou, em sua falta, por dispositivos protéticos. Nesse caso, o objeto de trabalho é idealmente delimitado pelo conceito de cárie, tendo como meios ou instrumentos o conhecimento da clínica odontológica e seus materiais e como finalidade o "tratamento" da doença. O principal agente continua sendo o cirurgião-dentista. Uma das principais críticas se refere à incapacidade de regulação das necessidades de saúde dos indivíduos no mercado privado, porque o capitalismo

Quadro 32.3 Síntese entre movimentos ideológicos, propostas de modelos assistenciais no campo* médico e odontológico no século XX e início do século XXI

Campo médico		Campo ou espaço odontológico	
Movimentos	**Propostas de modelos**	**Movimentos**	**Propostas de modelos**
Medicina flexneriana	Modelo médico-assistencial privatista	Odontologia flexneriana	Odontologia de mercado ou odontologia privatista
Saúde pública tradicional		Odontologia sanitária	Fluoretação das águas Sistema incremental
Medicina preventiva	Modelo sanitarista	Odontologia preventiva e social	Programas de bochecho com flúor e uso de moldeiras com flúor gel Proesa (Aboprev) Atenção precoce em odontologia
		Odontologia simplificada	Clínicas modulares simplificadas
		Odontologia integral	Mudança no ensino da odontologia Programa de inversão da atenção
Medicina social	Modelos alternativos Vigilância da saúde Promoção da saúde Cidades saudáveis Acolhimento	Saúde bucal coletiva	Estratégia de Saúde da Família Práticas sanitárias em construção Vigilância da saúde bucal Clínica ampliada e bucalidade Prática epidemiológica e antropologicamente centrada

*Campo no sentido de Bourdieu (1994).

reforça as desigualdades, na medida em que os indivíduos mais desprovidos socialmente se mantêm sem acesso ao cuidado odontológico, crítica apontada também sobre o sistema de saúde bucal canadense (Leake & Birch, 2008) e com evidências dessas mesmas disparidades em outros países (Tickle *et al.*, 2011).

Por outro lado, o segundo grande modelo, denominado *modelo sanitarista*, que na odontologia conta com várias correntes, é voltado para combate a agravos mediante o uso de campanhas e programas especiais verticais, e geralmente de caráter temporário, com administração centralizada e pouca ou nenhuma articulação com as outras ações de saúde. As ações são planejadas com o objetivo de controlar determinados agravos ou esclarecer a população sobre determinada doença. Muitas práticas da odontologia sanitária, passando pela "preventiva e social", têm características muito próximas desse modelo, tendo em vista que se caracterizam por ações pontuais e temporárias, sem integração com outras áreas, ainda quando ditas "ação coletiva de escovação dentária supervisionada".

Nesse caso, o objeto se amplia para a saúde dos indivíduos. Os instrumentos incluem uma clínica preventiva ou abordagem individual dos fatores de risco ou fatores de risco comuns, com instrumentos de trabalho que reconhecem os novos conhecimentos sobre a prevenção das doenças bucais e novos materiais (uso de flúor conforme classificação de "risco", técnicas de controle de placa bacteriana, uso de ionômero de vidro para adequação do meio bucal e selantes oclusais, terapia periodontal de risco etc.). Essa prática apresenta, sem dúvida, importantes avanços, mas as críticas a esse modelo apontam que ele tem levado a uma atenção exclusiva a grupos denominados prioritários (p. ex., escolares e gestantes) e à inabilidade no enfrentamento de questões estruturais, como as desigualdades sociais, mantendo o foco nos componentes biológicos, ainda que mais ampliados (grupos de risco, fatores de risco comuns etc.).

Na odontologia sanitária, a similar odontológica da Saúde Pública tradicional, um dentista sanitarista formularia e executaria intervenções de saúde bucal de caráter "comunitário". Além disso, esse movimento foi o grande incentivador dos sistemas de fluoretação das águas em todo o mundo, originando-se nos EUA. No Brasil, foi introduzida pela Fundação SESP (Serviços Especiais de Saúde Pública) (Nickel *et al.*, 2008). Essa tem sido considerada a precursora de práticas de programação na odontologia no Brasil (Nickel *et al.*, 2008; Martelli *et al.*, 2009). Contudo, esse movimento, na verdade, reproduzia a prática do paradigma cirúrgico-restaurador. As práticas de programação se desenvolveram a partir do modelo "incremental", palavra que traduzia a ideia de incremento gradual, com a manutenção daquele grupo já tratado e o tratamento do grupo recém-chegado à escola. Ressalte-se que o foco era o agravo "cárie dentária". Cabe refletir sobre a real contribuição da programação nesse movimento, no qual o que permaneceu foi a centralidade do Tratamento Completado (TC), que se mantém de maneira acrítica, até os dias atuais, nos serviços públicos de saúde bucal. Cabe destacar que essa forma de atendimento pode limitar o acesso e o pronto atendimento nos serviços públicos de saúde, uma vez que rechaça os indivíduos que não sejam aqueles que terão consultas subsequentes programadas, desconhecendo suas necessidades e subjetividades (Botazzo, 2008; Barros & Botazzo, 2011). A hipótese é de que esse modelo clínico seria a reprodução da odontologia privatista ou de mercado e, portanto, danoso para o aumento do acesso ao tratamento odontológico nos serviços públicos, devendo ser repensado e relativizado.

Pode-se afirmar que os programas preventivos de atenção ao escolar e as práticas preventivas desenvolvidas em grande parte das equipes de saúde bucal na Estratégia de Saúde da Família, no Brasil, atualmente estão muito próximas dessa proposta, com forte influência da odontologia preventiva e social, como um remanescente da medicina preventiva no campo odontológico, que será discutida a seguir.

O movimento da medicina preventiva foi particularmente investigado por Sérgio Arouca, em sua tese de doutorado, cujo aprofundamento pode ser considerado um dos momentos fundadores da Saúde Coletiva no Brasil (Arouca, 2003). O "dilema preventivista" se refere à intenção equivocada desse movimento de mudar a atitude médica diante da prática para que esta fosse mais "preventiva", a partir da mudança no ensino médico. No entanto, o grande dilema é que a mudança da *atitude*, sem a respectiva mudança estrutural, como a forma de pagamento por procedimentos e a valorização de procedimentos realizados em hospital, por exemplo, não possibilitou essa transformação (Arouca, 2003).

A odontologia também recebeu forte influência desse movimento, como se pode perceber a partir das novas disciplinas criadas nas faculdades e a criação de Departamentos de Medicina Preventiva nas Faculdades de Medicina e Departamentos de Odontologia Preventiva e Social nos anos 1970/1980. Curioso observar a junção dos termos *social* e *preventiva* à odontologia, haja vista que essas seriam perspectivas opostas no campo médico: a medicina preventiva e a medicina social.

Portanto, a odontologia preventiva e social visou, no mesmo objeto, à mudança da atitude do dentista com um olhar sobre a prevenção. Como exemplo, pode-se constatar que na década de 1980 a influência do modelo escandinavo revelou-se importante para a disseminação dos novos conhecimentos da cariologia que legitimavam cientificamente práticas como a escovação dentária supervisionada e o uso intensivo do flúor. O Programa Odontológico Escolar de Saúde (Proesa), formulado inicialmente pela Associação Brasileira de Promoção da Saúde Bucal (Aboprev), foi um exemplo dessa prática. Pode ser considerado, por isso, um modelo dentro do mesmo movimento da odontologia preventiva, como o da Atenção Precoce em Odontologia (as "bebês-clínica"), obviamente com especificidades. Contudo, este não se diferenciava estruturalmente dos pressupostos da medicina preventiva porque não buscou mudanças na forma de remuneração, organização do serviços, nem era seu foco a incorporação de outros saberes fora da clínica (veja o Quadro 32.3) (Narvai, 2006).

O que estava em jogo, no caso do movimento da medicina preventiva originário nos EUA, era a redução da influência da medicina social, de cunho contestador do capitalismo, com forte influência marxista. No caso desse movimento da medicina preventiva, o principal resultado na América Latina foi a manutenção de uma Saúde Pública tradicional, hegemônica como modelo médico privatista, mas dominada por este. Em alguns países, como Brasil e Argentina, a existência de espaços como os Departamentos de Medicina Preventiva possibilitou a formação de uma massa crítica capaz de dar origem ao que hoje se domina "espaço da Saúde Coletiva", âmbito de saberes e de práticas não vinculados apenas à esfera estatal (veja o Quadro 32.3).

No espelho com o campo médico, pode-se afirmar que as propostas e iniciativas vinculadas à Saúde Coletiva brasileira são referências atualizadas dos movimentos da medicina social europeia, ao considerar a produção da saúde um espaço de luta diante da economia capitalista, então revisitado pelos movimentos críticos da saúde na América Latina.

O "movimento" da odontologia integral apresenta-se muito mais no espaço das propostas do que de modelos estruturados e é centrado na tentativa de mudança do ensino da odontologia. Eugênio Villaça Mendes aponta, em artigo de 1986 (ou seja, no ano da histórica 8ª Conferência Nacional de Saúde), que a odontologia integral se aproxima dos princípios doutrinários da Reforma Sanitária. Faz críticas à odontologia científica ou flexneriana e à odontologia simplificada, já que esta discursava sobre a importância da prevenção, mas priorizava o curativo (Mendes, 1986). O Programa de Inversão da Atenção é produto dessa proposta, mas não se expandiu além dos limites da região Sudeste.

Os modelos alternativos em construção avançam, em relação aos modelos anteriores, na tentativa de superar a dicotomia das práticas individuais (modelo médico-assistencial privatista) e práticas coletivas (modelo sanitarista). Esses novos modelos buscam incorporar o conceito ampliado de saúde mediante o uso de ferramentas da epidemiologia, sociologia, antropologia, ciência política, planejamento estratégico na saúde, comunicação social e da geografia. Propõem, dentre outras, a incorporação de novos agentes, visto que, além dos profissionais e trabalhadores da saúde, incorpora a população organizada. Respalda suas práticas para além das determinações clínicas e epidemiológicas, incluindo as determinações sociais em função dos diferentes grupos sociais e suas condições de vida.

Entre esses modelos alternativos, o modelo da vigilância da saúde baseia-se em intervenções segundo referência a um território, trabalhando sobre problemas de saúde (danos, riscos e/ou determinantes) com oferta programática de ações e serviços, incluindo ação intersetorial. Dentre as características presentes nesse modelo está a articulação entre ações curativas, de promoção e de prevenção de maneira organizada nos diversos níveis de atenção, trabalhando de modo intersetorial, o que representa um grande desafio. Uma prática de saúde bucal que inclua uma perspectiva dos modelos alternativos deve considerar que sua ação não pode estar isolada das demais ações de saúde, apesar de suas especificidades. Além disso, a incorporação do planejamento

e da programação em saúde à prática cotidiana, a análise política e estratégica na implementação das intervenções e a habilidade da ação comunicativa devem ser ferramentas imprescindíveis para a equipe de saúde bucal.

É importante esclarecer que é possível, em modelos alternativos, a execução de práticas coletivo-preventivas. O atendimento em coletivos, como os grupos, é tão importante quanto o atendimento individual. No caso da saúde bucal, o atendimento individual de qualidade pode ser parte de uma estratégia de Saúde Coletiva tão importante quanto os grupos de escovação ou educativos, porém uma consulta individual pode ser mais eficaz em alguns casos do que em grupo, pois o grupo potencializa a aprendizagem em algumas circunstâncias, porém não em todas, haja vista a resistência e a vergonha dos adultos na realização da escovação quando são ensinados como se fossem crianças.

O que vai caracterizar essas novas abordagens é a ampliação dos objetos e dos meios de trabalho e finalidades, quando não se atua apenas sobre um grupo com meios únicos. Se essa prática se caracteriza como "desodontologização" ou "menos odontologia" (Botazzo et al., 1988; Narvai, 2006), é motivo de investigações futuras, tendo como ideia a *illusio* presente nas relações entre os agentes no campo médico-odontológico. As práticas em construção pelo espaço de luta da saúde bucal estão descritas no Capítulo 43.

POLÍTICAS DE SAÚDE BUCAL NO BRASIL E SEUS DESAFIOS

Os modelos assistenciais de saúde bucal adotados em diversos países, mesmo naqueles com sistemas públicos universais de saúde, privilegiam o modelo médico-assistencial privatista ou cirúrgico-restaurador para atenção aos adultos por dois motivos (Tickle et al., 2011; Wallace & MacEntee, 2012): inicialmente, porque predomina o financiamento privado da saúde bucal ou por meio de desembolso direto ou por planos privados de saúde, ou mesmo por seguro social estatal – portanto, os modelos de livre mercado não se preocupam, *a priori*, em atuar sobre riscos, ainda que essa perspectiva possa reduzir agravos e aumentar as margens de lucro. Por outro, estudos revelam que as mudanças no perfil de saúde bucal da população resultam muito mais de mudanças estruturais, como aumento da escolaridade, que se reflete na posição socioeconômica e na riqueza nacional, do que do próprio modelo de prática odontológica (Watt & Sheiham, 1999). Em outras palavras, a superestrutura econômica e política, que são a base econômica e político-ideológica que assegura as condições materiais e não materiais para reprodução da estrutura social, têm sido consideradas mais importantes para redução ou melhoria dos indicadores de saúde bucal e das desigualdades existentes do que a contribuição dos serviços odontológicos. Contudo, os modelos assistenciais em saúde bucal não devem ser negligenciados.

No caso brasileiro, o grande desafio é que os serviços públicos de saúde bucal não reproduzam o modelo flexneriano e ampliem a perspectiva para além da clínica e de seus agravos, porque a maneira como se estrutura a prática odontológica, como clínica restrita, limita um avanço nos objetos de intervenção e, consequentemente, seus meios e suas finalidades (Mendes-Gonçalves, 1994); e, como suas finalidades são limitadas, os instrumentos de trabalhos também são limitados e, portanto, os objetos são considerados apenas na dimensão biológica, em detrimento dos modos de vida de indivíduos, famílias e grupos sociais. Na verdade, a análise das disposições dos agentes (cirurgiões-dentistas, especialmente) no espaço da prática odontológica revela limitações importantes, na medida em que há grandes aspirações em torno do exercício da prática liberal que impedem um ajuste de suas expectativas e a prática exitosa na Saúde Pública (Chaves & Vieira-da-Silva, 2007a). Esse é um dos principais desafios a serem enfrentados pelos sistemas locais de saúde na implementação de modelos assistenciais em saúde bucal mais atentos às necessidades de sua população e tema de investigação futura.

A Política Nacional de Saúde Bucal, formulada em 2003, tem como eixos principais: (a) a reorganização da Atenção Básica (especialmente por meio das Equipes de Saúde Bucal da Estratégia de Saúde da Família); (b) a (re)organização da Atenção Especializada (mediante a implantação de Centros de Especialidades Odontológicas e Laboratórios Regionais de Próteses Dentárias); (c) adição de flúor na água de abastecimento público; e (d) vigilância *em* saúde bucal (Pucca Júnior *et al.*, 2010). Torna-se necessária a produção de conhecimento que contribua para avaliação e análise de modo que sejam alcançados os objetivos pretendidos do ponto de vista técnico e político.

A ampliação da cobertura dos serviços públicos de saúde bucal no Brasil é inegável e resulta de um conjunto de esforços dos movimentos sociais e odontológicos progressistas (Narvai, 2011). Estima-se que 30% dos dentistas do país trabalham atualmente no Programa de Saúde da Família. Entretanto, os distintos grupos de perspectivas político-ideológicas, denominados "saúde bucal coletiva" e "odontologia de mercado", procuram influenciar os rumos da Política Nacional de Saúde Bucal na defesa de seus respectivos interesses (Narvai, 2011). Poder-se-ia afirmar que as lutas estão além desses dois polos apontados por Narvai (2011), já que mesmo no interior da saúde bucal coletiva há correntes ainda fortemente vinculadas às práticas tradicionais da medicina preventiva, sem avanço real sobre a problemática da Saúde Coletiva. Em outros termos, foram mudados os nomes das disciplinas e dos programas, mas não as velhas práticas.

A atualização da saúde bucal global revela que o espaço de luta pela garantia da saúde bucal no mundo é bastante incipiente (Watt et al., 2019), onde tanto em países de alta como de baixa renda o modelo de atenção ou abordagem sobre os problemas de saúde bucal são dominados pelos tratamentos especializados e de alta tecnologia, com baixa acessibilidade e inadequados, com pouca ênfase na promoção da saúde e no enfrentamento dos fatores de risco comuns (sociais e estruturais) a outras doenças crônicas não transmissíveis, como o consumo livre de açúcar, tabaco e álcool. A principal proposição dos autores tem sido não apenas a reforma dos serviços odontológicos, mas da própria abordagem preventiva individual que não reduz desigualdades. A ação sobre a indústria do açúcar é considerada um determinante comercial da saúde bucal com urgente necessidade de regulamentação e legislação fortes em todos os países. Ainda que a discussão sobre os determinantes intersetoriais não sejam o foco do presente capítulo, no que se refere à reforma dos serviços odontológicos, tanto públicos como privados, a proposição da "cobertura universal" baseada na Atenção Primária apresenta-se com potencial de maior aproximação dos serviços às necessidades populacionais, e o modelo formativo tem papel crucial, tanto quanto a mudança dos modelos de pagamento por procedimento, já que devem dar mais ênfase ao incentivo à prevenção em vez de recompensar os cuidados odontológicos restauradores e intervencionistas. No que se refere à saúde pública, as políticas intersetoriais com integração constituem uma alternativa fundamental.

As práticas de orientação de escovação supervisionada, com foco na remoção do biofilme dental, ainda são importantes, especialmente quando associadas ao uso de fluoretos tópicos para controlar a cárie. Embora o uso de fluoretos tópicos seja uma intervenção clínica preventiva comprovada e o acesso a essa abordagem preventiva deva ser promovido e melhorado, o foco na redução do consumo de açúcares, ainda que incentivada em muitas publicações de influência inglesa (Peres *et al.*, 2019), não tem recebido a mesma atenção no Brasil.

CONSIDERAÇÕES FINAIS

Nunca é demais lembrar que o objetivo do "espaço de luta pela saúde bucal", da qual fazemos parte, consiste na manutenção de um conjunto de características saudáveis que incluem, sem dúvida, todas as estruturas bucais —número maior possível de dentes naturais na boca, periodonto sadio, número menor de casos de câncer oral e maloclusão, dentre outros. Esses resultados de saúde bucal expressam a estrutura social e a qualidade dos serviços de um país, tanto do ponto de vista preventivo como terapêutico, e desoneram de modo bastante significativo os serviços de atenção especializada e reabilitadora. No entanto, também expressam a luta por melhores condições de vida – renda, escolaridade, direitos – e uma sociabilidade fecunda. Os resultados almejados no espaço de luta não necessariamente são compartilhados por todos os agentes e instituições engajados na luta e não necessariamente serão resultados oriundos apenas do movimento no interior do espaço odontológico. Na verdade, boa parte das melhorias no estado de saúde bucal das populações tem pouca influência da prática odontológica propriamente dita.

Os fatores sociais, econômicos e culturais e as mudanças demográficas constituem dimensões importantes para formulação das políticas traduzidas na organização dos serviços de saúde bucal. A redução das disparidades exige novas e amplas abordagens conforme a noção de gradiente social presente no movimento pelos DSS (Watt & Sheiham, 2012). Alguns resquícios dos movimentos e modelos anteriores podem explicar os impasses atuais da prática da saúde bucal coletiva, como a primazia na clínica, do tratamento completado (TC) e, no âmbito comunitário, da atenção preventiva aos escolares. Portanto, é importante aprofundar a reflexão teórico-conceitual, com ampliação dos objetos, suas finalidades e meios de trabalho.

Outra dimensão tornou-se relevante no Brasil: a mudança morfológica do campo com a chegada de muitos novos profissionais em razão do aumento das Faculdades de Odontologia, a grande maioria de faculdades privadas que respondem à concorrência sem refletir as necessidades de suas populações locais e resultam da desregulação do Estado para suas necessidades reais de recursos humanos em saúde. No Brasil, esses dados aumentam todos os dias, e mais de 80% das instituições são privadas, o que tem levado a um excesso de oferta de dentistas, ao risco de excesso de tratamento iatrogênico, a sobretratamentos com importantes dilemas éticos e ao aumento do desemprego entre os dentistas. Esse excesso de dentistas leva a pressões para a abertura de vagas no sistema público. Não há dados exatos, mas estima-se que cerca de 30% dos dentistas tenham algum vínculo com o SUS, ainda que a oferta pública tenha se expandido desde os anos 2000, chegando a cobrir cerca de 45% da população com potencial de atenção odontológica no nível primário e abertura de muitos centros de especialidades odontológicas, laboratórios de prótese dentária e ampliação de equipes de saúde bucal na atenção primária (Chaves et al., 2020). Por outro lado,

houve a ampliação do mercado em virtude da oferta de planos privados exclusivamente odontológicos de baixo valor, que atraem boa parte das pessoas com alguma renda e que querem evitar o desembolso direto. Dados da Agência Nacional de Saúde Suplementar apontam que 22,5% da população já contam com um plano exclusivamente odontológico, de mensalidade baixa e cuja regulação é limitada em 2022 (Tabela 32.1).

Estudiosos têm defendido que as principais características de um sistema ideal de saúde bucal seriam: (a) indivisibilidade entre saúde bucal e saúde geral; (b) enfoque na prevenção dos agravos e na promoção de saúde mediante monitoramento das necessidades via vigilância da saúde; (c) práticas baseadas em evidências, clinicamente eficazes e custo-efetivas, bem como universais e equitativas; (d) práticas empoderadoras para indivíduos e populações, capacitando as pessoas para o autocuidado, fornecendo proteção contra riscos à saúde e prevenindo cuidados inadequados (Peres et al., 2019; Watt et al., 2019).

Um desafio tem sido a tradução das evidências científicas de prevenção e atenção à saúde bucal em respostas sociais organizadas por meio de modelos assistenciais ainda "alternativos" que atendam às necessidades dos diferentes grupos e não apenas das elites dominantes, conforme salienta Heller (1986). Assim, ainda que tenham importância relativa no efeito sobre os indicadores de saúde bucal, os modelos assistenciais de saúde bucal não devem ser negligenciados. São, portanto, espaço de luta importante, e os futuros cenários serão resultado das distintas estratégias dos agentes sociais interessados de diferentes correntes político-ideológicas.

Tabela 32.1 Dados sobre força de trabalho da saúde bucal, percentual de consultórios dentários no SUS, número de Faculdades de Odontologia públicas e privadas e percentual e número de equipes de saúde bucal (eSB) Mod I e II, CEO e LRPD, e número de usuários de planos privados exclusivamente odontológicos nos anos 2006, 2010, 2016 e 2018

Ano	2006	2010	2016	2018
Força de trabalho				
CD	166.981	200.670	264.469	296.951
ASB	35.405	60.987	106.095	124.977
TSB	4.185	8.024	21.209	26.684
TPD	10.652	13.479	19.051	20.873
CD no SUS (%)	29,2	27	30	*
Oferta pública				
eSB Mod I	14.019	18.731	22.194	24.567
esB Mod II	1.067	1.693	2.190	2.145
% cobertura atenção primária (%)	39,8	36,5	39,9	42,2
CEO	498	853	1.072	1.139
LRP	152	678	2.349	2.666
Faculdades	170	203	220	350
Faculdades públicas (%)	57 (33,5)	55 (27,1)	55 (25,0)	55 (16,0)
Faculdades privadas (%)	113 (66,5)	148 (72,9)	165 (75,0)	295 (84,0)
Percentual de usuários de planos privados exclusivamente odontológicos	5,8	13,3	20,5	22,5

Fontes: CD, ASB, TSB e TPD (CFO, 2022); CD no SUS (Chaves et al., 2017, 2018); número de faculdades (CFO, 2015; Chaves et al., 2017; INEP, 2019); planos privados (ANS, 2022).

Referências

Arouca ASS. O dilema preventivista: contribuição para a compreensão e crítica da medicina preventiva. São Paulo-Rio de Janeiro: Ed. Unesp-Fiocruz, 2003.

Barros RS, Botazzo C. Subjetividade e clínica na atenção básica: narrativas, histórias de vida e realidade social. Ciência & Saúde Coletiva 2011; 16:4337-48.

Benzian H, Hobdell M et al. Political priority of global oral health: an analysis of reasons for international neglect. International Dental Journal 2011; 61(3):124-30.

Borba B. Bel Borba em sete elementos. CB Sun. Bahia. Palacete das Artes Auguste Rodin, 2012.

Botazzo C, Manfredini MA et al. Saúde bucal coletiva. Cursos de formação de pessoal auxiliar – Projeto Larga Escala. São Paulo: Secretaria de Estado da Saúde de São Paulo/Instituto de Saúde, 1988.

Botazzo C. A saúde bucal nas práticas coletivas de saúde. Saúde bucal coletiva. Textos selecionados. São Paulo: Hucitec, 2012.

Botazzo C. Integralidade da atenção e produção do cuidado: perspectivas teóricas e práticas para a clínica odontológica à luz do conceito de bucalidade. Saúde bucal coletiva. Implementando idéias, concebendo integralidade. Mônica Macau. Rio de Janeiro: Editora Rubio, 2008: 3-16.

Bourdieu P. La distinction. Critique social du jugement. Paris: Minuit, 1979.

Bourdieu P. Raisons pratiques. Sur la théorie de l'áction. Paris: Seuil, 1994.

Brasil. Comissão Nacional dos Determinantes Sociais da Saúde. As causas sociais das iniquidades em saúde no Brasil. Rio de Janeiro: Fiocruz, 2008: 220. Disponível em: http://www.cndss.fiocruz.br/pdf/home/relatorio.pdf.

Brasil. Ministério da Saúde. Projeto SB Brasil 2010: resultados principais. Brasília-DF: Secretaria de Atenção à Saúde, 2011: 92.

Carlsson GE, Omar R. The future of complete dentures in oral rehabilitation. A critical review. Journal of Oral Rehabilitation 2010; 37(2): 143-56.

Chaves SCL, Aranha-Rossi TF, Lima AMFS. Dental service coverage and oral health promotion community actions in primary care in Brazil between 2003 and 2019. Health Policy OPEN, 2020; 1:1000022. Doi: https://doi.org/10.1016/j.hpopen.2020.100022.

Chaves SCL, Barros SG et al. Política Nacional de Saúde Bucal: fatores associados à integralidade do cuidado. Rev Saúde Pública 2010; 44:1005-13.

Chaves SCL, Silva LMV. As práticas profissionais no campo público de atenção à saúde bucal: o caso de dois municípios da Bahia. Ciência & Saúde Coletiva 2007; 12:1697-710.

Chaves SCL, Vieira-da-Silva LM. Atenção à saúde bucal e a descentralização da saúde no Brasil: estudo de dois casos exemplares no Estado da Bahia. Cad Saúde Pública 2007; 23:1119-31b.

Dias PF, Gleiser R. O índice de necessidade de tratamento ortodôntico como um método de avaliação em saúde pública. R Dental Press Ortodon Ortop Facial 2008; 13(1):74-81.

Goes PSA, Figueiredo N et al. Avaliação da atenção secundária em saúde bucal: uma investigação nos centros de especialidades do Brasil. Cad Saúde Pública 2012; 28:s81-s89.

Goes PSA, Figueiredo N et al. Vigilância à saúde bucal: a construção de um modelo integrado. Cad Saúde Pública 2012; 28:s6-s7.

Gonçalves RBM. Tecnologia e organização social das práticas de saúde: características tecnológicas do processo de trabalho na rede estadual de Centros de Saúde de São Paulo. São Paulo: HUCITEC/ABRASCO, 1994.

Heller A. Teoría de las necesidades en Marx. Pensamiento Contemporáneo, 1986.

Konig J, Holtfreter B et al. Periodontal health in Europe: future trends based on treatment needs and the provision of periodontal services – position paper 1. European Journal of Dental Education 2010; 14:4-24.

Leake JL, Birch S. Public policy and the market for dental services. Community Dentistry and Oral Epidemiology 2008; 36(4):287-95.

Lima LS, Chaves SCL et al. Educational interventions aimed at improving the oral health conditions of workers: A critical review. Health 2012; 4(6):341-7.

Martelli PJL, Araújo-Júnior JLA et al. Modelos municipais em saúde bucal: tendências atuais. Int J Dent 2009; 8(3):146-59.

Mendes EV. A reforma sanitária e a educação odontológica. Cad Saúde Pública 1986; 2:533-52.

Morris AJ, Burke FJT. Primary and secondary dental care: The nature of the interface. British Dental Journal 2001; 191(12):660-4.

Narvai PC. Avanços e desafios da Política Nacional de Saúde Bucal no Brasil. Tempus – Actas de Saúde Coletiva 2011; 6(2):21-34.

Narvai PC. Saúde bucal coletiva: caminhos da odontologia sanitária à bucalidade. Rev Saúde Pública 2006; 40:141-7.

Nickel DA, Lima FG et al. Modelos assistenciais em saúde bucal no Brasil. Cad Saúde Pública 2008; 24:241-6.

Paim JS. Modelos de Atenção à Saúde no Brasil. In: Giovanella L, Escorel S (orgs.) Políticas e Sistema de Saúde no Brasil. Rio de Janeiro: Fiocruz, 2008: 547-74.

Peres MA, Moysés SJ. Vigilância à saúde bucal no Brasil. Cad Saúde Pública 2012; 28:s4-s5.

Peres MAA, Macpherson LMD, Weyant RJ et al. Oral diseases: a global public health challenge. The Lancet, 2019; 394:249-60.

Petersen PE. Global policy for improvement of oral health in the 21st century – implications to oral health research of World Health Assembly 2007, World Health Organization. Community Dentistry and Oral Epidemiology 2009; 37(1):1-8.

Petersen PE. The World Oral Health Report 2003: continuous improvement of oral health in the 21st century – the approach of the WHO Global Oral Health Program. Community Dentistry and Oral Epidemiology 2003; 31:3-24.

Pucca Jr. GA, Lucena EHG et al. Financing national policy on oral health in Brazil in the context of the Unified Health System. Brazilian Oral Research 2010; 24:26-32.

Pucca Júnior GA, Costa JFR et al. Oral health policies in Brazil. Brazilian Oral Research 2009; 23:9-16.

Rossetti H. Saúde para a Odontologia. São Paulo: Livraria e Editora Santos, 1999.

Sisson KL. Theoretical explanations for social inequalities in oral health. Community Dentistry and Oral Epidemiology 2007; 35(2):81-8.

Soares CLM, Paim JS. Aspectos críticos para a implementação da política de saúde bucal no Município de Salvador, Bahia, Brasil. Cad Saúde Pública 2011; 27:966-74.

Starfield B. Atenção primária: equilíbrio entre necessidades de saúde, serviços e tecnologia. Brasília-DF: Organização das Nações Unidas para a Educação (Unesco)/Ministério da Saúde, 2002.

Tickle M, McDonald R et al. Paying for the wrong kind of performance? Financial incentives and behavior changes in National Health Service dentistry 1992-2009. Community Dentistry and Oral Epidemiology 2011; 39(5):465-73.

Torres-Pereira C. Oral cancer public policies: is there any evidence of impact? Brazilian Oral Research 2010; 24:37-42.

Wallace BB, MacEntee MI. Access to dental care for low-income adults: perceptions of affordability, availability and acceptability. Journal of Community Health 2012; 37(1):32-9.

Watt R, Sheiham A. Inequalities in oral health: a review of the evidence and recommendations for action. British Dental Journal 1999; 187(1):6-12.

Watt RG, Daly B, Allison P et al. Ending the neglect of global oral health: time for radical action. The Lancet, 2019; 394:261-272.

Watt RG, Sheiham A. Integrating the common risk factor approach into a social determinants framework. Community Dentistry and Oral Epidemiology 2012; 40(4):289-96.

WHO – World Health Organization. The Ottawa charter for health promotion. Ottawa: C. P. H. Association, 1986.

WHO – World Health Organization. WHO Oral Health Country/Area Profile, 2012.

33 | Políticas de Prevenção e Cuidado ao Usuário de Substâncias Psicoativas no Brasil

Patrícia Maia von Flach • Maria Guadalupe Medina
João Mendes de Lima Júnior • Antonio Nery Filho

INTRODUÇÃO

O consumo de substâncias psicoativas (SPA) é uma prática usual em diversas sociedades desde, pelo menos, 3 mil anos a.C. (Escohotado, 1995; Araújo & Moreira, 2006). SPA são todos os produtos cuja ação principal se faz sobre o sistema nervoso central (SNC), promovendo alterações psíquicas e comportamentais. Segundo essa definição, no rol de SPA podem ser listados desde o café ou o chá – que produzem apenas leve estimulação – até medicamentos (sedativos, ansiolíticos) e outras substâncias, como o álcool, a maconha, a cocaína e os cogumelos, que podem produzir distúrbios comportamentais e profundas perturbações no indivíduo, em sua percepção do tempo, espaço e de si próprio (Delay & Deniker, 1961; Seibel & Toscano, 2001).

Os termos *psicotrópicos*, *narcóticos*, *tóxicos* e *drogas* também são utilizados para designar as SPA. As diferentes denominações atribuídas guardam relação com suas respectivas origens etimológicas, mas, sobretudo, traduzem significados distintos que têm por referência representações sociais pautadas em "juízos de valor" por determinados grupos sociais ou pela sociedade em geral, na maior parte das vezes relacionados com estratégias que buscam desqualificar e marginalizar os usuários (Zafiropoulos & Pinnel, 1982; Simões, 2008) de algumas dessas substâncias. Assim, cunharam-se expressões como *drogados*, *viciados* e *toxicômanos* que, para além de designações de problemas de saúde, têm forte significação simbólica, marcas do preconceito e da exclusão social que acompanham os sujeitos que apresentam problemas associados ao consumo de SPA. Em geral, a estigmatização do uso de SPA tem sido determinada não exatamente pela natureza fisioquímica da substância, mas pela interseção de aspectos como raça/etnia, classe social, idade, o gênero e orientação sexual, dentre outras características socioculturais relacionadas com a pessoa que a usa.

Inúmeras SPA são utilizadas por recomendação médica para tratar problemas de saúde dos mais diversos, como psicoses e transtornos severos de humor. Outras situações menos graves, como a ansiedade, também podem exigir o suporte terapêutico de SPA como apoio a terapias não biomédicas, como psicoterapias, práticas integrativas e complementares, dentre outras. Entretanto, podemos afirmar, sem receio, que esses usos terapêuticos representam apenas uma parcela de seu consumo global. Razões de natureza sociocultural, como rituais religiosos e ritos de mudança geracional ou ainda o uso recreativo, são motivações para o consumo das SPA sem que isso, necessariamente, se traduza em um problema médico ou de Saúde Pública.

Nessa perspectiva, o uso de SPA tem sido representado de acordo com valores sociais e culturais dominantes em cada momento da história. Escohotado (1995) e Lima Júnior et al. (2021) relatam diferentes faces de uma "cruzada moral" contra o uso das SPA. Durante a Idade Média, o uso recreativo do álcool passou a ser compreendido como um crime contra a ordem cristã ou "*contra la agracia de redención*", mesmo que o vinho tenha sido uma das substâncias usadas, mas apenas nos rituais; essa doutrina passou a considerar como "pecado" todas as experiências quimicamente induzidas. No século XVIII, surgiu uma segunda representação que caracterizou o uso de SPA, especialmente o álcool, como um problema, dessa vez um transtorno médico. Por volta de 1791, nos EUA, o psiquiatra Benjamin Rush tipificou o uso disfuncional do álcool como uma doença enquadrada no elenco dos "transtornos da vontade", e a embriaguez passou a ser considerada como uma patologia, um tipo de "transtorno do controle do impulso". Por fim, entre os séculos XIX e XX, o terceiro aspecto agregado foi a criminalização, de modo que a produção, o comércio e o uso de algumas SPA passaram a ser enquadrados no rol das condutas ilícitas passíveis de punição penal. Assim, configura-se o imbricamento dos três aspectos constitutivos da "cruzada moral": o pecado, a patologia e o crime.

De fato, apenas no início do século XX o uso de SPA emergiu como um problema de Saúde Pública, inicialmente nos EUA, expandindo-se para o resto do mundo em um contexto de globalização dos fenômenos mundiais, criando as condições para a adoção de medidas repressivas em diversos países, cuja inspiração estava mais relacionada com as implicações econômicas do enorme mercado de substâncias ilícitas do que com as consequências do uso de SPA como fenômeno de Saúde Pública (Zafiropoulos & Pinnel, 1982; Medina *et al.*, 2011). Além disso, não se pode negligenciar que a proibição é uma importante ferramenta na engrenagem do biopoder dos corpos e mesmo da necropolítica[1].

Mesmo que a tônica do século XX tenha sido o proibicionismo, também ocorreram dissensos. O mais importante deles foi o surgimento da Redução de Danos (RD) como princípio e como método de cuidado em saúde. Em 1926, na Inglaterra, uma comissão interministerial presidida pelo então ministro da Saúde, sir Humphrey Rolleston, publicou um relatório, o chamado Relatório de Rolleston, onde indicava que o melhor modo de cuidar de dependentes de morfina ou heroína, principalmente os refratários, seria promover a administração dessas substâncias com prescrição e monitoramento – ou mesmo a substituição de substâncias – feitos por profissionais de saúde. Esse relatório fundou o paradigma da RD e mais tarde, na década de 1970, na Holanda, a RD se constituiu a partir das reivindicações das pessoas que usavam drogas.

Como problema de Estado, a abordagem das SPA ganhou características peculiares nos diversos países, mas sob forte influência das orientações de organismos internacionais voltados para repressão ao tráfico de drogas, a exemplo da United Nations Office on Drugs and Crime (UNODC). As nuances que essas políticas, internacionalizadas, assumiram em território nacional na repressão e na atenção ao usuário serão abordadas neste capítulo.

Apesar do reconhecimento dos organismos internacionais e nacionais de que as substâncias lícitas, como o álcool e o tabaco, se constituem em problemas de maior magnitude e com maiores implicações sociais e para a saúde do que as substâncias ilícitas, apenas em anos recentes foram desenhadas políticas governamentais para seu enfrentamento. O primeiro tratado internacional que abordou o controle de tabagismo, do qual o Brasil foi signatário, data de 2005, embora desde o final dos anos 1990 algumas medidas tenham sido adotadas para seu

controle[2]. Em relação ao consumo de álcool[3], apesar de o problema ser tratado nos documentos juntamente com a questão das "outras drogas", certamente não tem sido considerado de acordo com sua importância.

Desde o começo do século XX a legislação brasileira acompanhou as tendências internacionais sobre o tema com algum déficit temporal em relação aos avanços. A marca desse período foi, inequivocamente, o proibicionismo, ainda que esforços significativos tenham sido empenhados para sua superação, como a implementação dos primeiros programas de RD em Santos, Salvador e Porto Alegre. No começo do século XXI, gradualmente, o paradigma proibicionista perdeu força em âmbito internacional. No Brasil, apenas em 2003 o Governo Federal publicou a primeira política de saúde para atenção integral a usuários de álcool e outras drogas, orientada pelos valores da Reforma Psiquiátrica Brasileira (RPB), que tem como compromissos técnico-assistencial e ético-político o tratamento em liberdade, as garantias afirmadas pela legislação de Direitos Humanos, a "desinstitucionalização" e a reabilitação psicossocial. Contudo, a partir de 2015, importantes alterações normativas mudaram a orientação e os investimentos nas políticas de saúde mental e, novamente, o proibicionismo, a criminalização e a institucionalização passaram a orientar o Governo Federal nesse campo, como será visto adiante.

Buscaremos responder, com este capítulo, a seguinte questão principal: como se conformaram, no Brasil, as políticas voltadas para prevenção e atenção ao usuário de SPA? Para tanto, recuperamos o contexto histórico das políticas sobre drogas, considerando as influências internacionais, analisando a conjuntura atual e trazendo algumas questões que se apresentam como desafios para implementação de uma política de atenção integral voltada para promoção, prevenção e cuidado ao usuário de SPA no Brasil.

POLÍTICAS VOLTADAS PARA PREVENÇÃO E TRATAMENTO DE USUÁRIOS E CONTROLE DE SPA NO BRASIL

Ainda que de maneira arbitrária e com limites não completamente precisos, podemos identificar cinco períodos na caracterização das políticas brasileiras voltadas para tratamento de usuários e controle de SPA no Brasil. O primeiro período, do século XIX ao início da década de 1960, corresponde a um momento da história marcado por algumas iniciativas governamentais de cunho

---

[1] Para Foucault (2013: 152), o "biopoder" corresponde ao controle exercido sobre os corpos, o "[...] poder de devolver a vida ou de causar a morte". Por sua vez, Achille Mbembe (2016: 123) construiu o conceito de necropolítica para caracterizar o poder soberano que define como a capacidade de ditar "*quem pode viver e quem deve morrer*" ou, em outras palavras, as "formas contemporâneas que subjugam a vida ao poder da morte (necropolítica) reconfiguram profundamente as relações entre resistência, sacrifício e terror" (idem, 146).

[2] Vale destacar que a política brasileira de controle do tabagismo tem sido apontada como uma das mais bem-sucedidas no país, com redução da prevalência de fumantes na população acima de 18 anos de 34,8%, em 1989, para 22,4%, em 2003 (Brasil, 2009). Já no 3º Levantamento Nacional sobre Uso de Drogas pela População Brasileira, realizado em 2015, constatou-se que o consumo diminuiu ainda mais, sendo 33,5% para Uso na vida, 15,4% para uso nos últimos 12 meses e 13,6% para o último mês (Bastos, 2017).

[3] No 3º Levantamento Nacional sobre Uso de Drogas pela População Brasileira realizado em 2015, pesquisadores entrevistaram cerca de 17 mil pessoas com idades entre 12 e 65 anos e constataram que o álcool é a droga mais consumida, com 66,4% para uso na vida, 43,1% para uso nos últimos 12 meses e 30,1% para o último mês (Bastos, 2017).

Capítulo 33 • Políticas de Prevenção e Cuidado ao Usuário de Substâncias Psicoativas no Brasil

proibicionista e a elaboração de um marco legal e institucional dessa política, ainda de modo incipiente, em resposta, principalmente, a acordos internacionais firmados pelo Brasil. No segundo período, que vai dos anos 1960 ao final da década de 1970, consolidam-se os dispositivos jurídico-legais e médico-institucionais de repressão às drogas no país, criando-se todo um aparato voltado para controle da oferta e do uso, com contenção dos usuários, marcadamente policialesco, ainda calcado no discurso proibicionista. Dos anos de 1980 ao início do século XXI, terceiro período, vive-se no país uma crise do modelo hegemônico na abordagem das SPA, com a emergência de experiências alternativas na perspectiva da redução de danos, de acordo com o movimento de redemocratização da própria sociedade brasileira e da saúde. O quarto período, que se inicia em 2003 e vai até 2016, caracteriza-se pela implementação, diversificação e ampliação da rede de atenção integral à saúde para usuários de SPA. Finalmente, o quinto período, que se inicia em 2016 e segue até os dias atuais, é marcado por retrocessos, pelo retorno ao investimento nos hospitais psiquiátricos e na lógica manicomial de atenção e pelo recrudescimento da política sobre drogas, seja no aspecto penal, seja no que diz respeito à prevenção e ao cuidado em saúde.

Primeiro período – do século XIX ao início da década de 1960: antecedentes da construção de um discurso antidrogas

No Brasil, os primeiros sinais proibicionistas do uso de algumas SPA surgiram ainda no século XIX. Em outubro de 1830, a Câmara Municipal do Rio de Janeiro aprovou um novo "Código de Postura" em função do qual passaram a ser proibidos a venda e o uso do "pito de pango", sob pena de multa para o vendedor e cadeia para o comprador, geralmente negros. Esse foi o primeiro registro de proibição e criminalização dessa substância no Brasil. Pouco tempo depois, vários outros municípios também passaram a proibir e criminalizar o comércio e o uso, a exemplo de Santos e Campinas. Tratava-se da imposição de uma doutrina de esquadrinhamento da cidade a partir do controle penal dos hábitos da população negra e dos pobres, que tinham a *cannabis* como uma substância de uso costumeiro para fins recreativos ou uso medicamentoso. O racismo e o classismo moldaram estruturalmente as políticas estatais relacionadas com as SPA, principalmente em países de economia periférica e/ou marcados por histórico de escravidão, como é o caso do Brasil (Carneiro, 2019).

Diferentemente das respostas oficiais em relação à *cannabis*, o Estado brasileiro passou a oferecer "tratamento" para os usuários de álcool desde os primeiros anos do Hospício Pedro II, no Rio de Janeiro. Em um levantamento dos registros dos prontuários dos internos dessa instituição, entre 1852 e 1889, constatou-se a presença de alguns diagnósticos, como alcoolismo, delírio alcoólico, mania alcoólica, *delirium tremens* e embriaguez (Ribeiro, 2012). O internamento em hospícios era a única forma de tratamento médico durante o restante do século XIX, mas também foi, basicamente, o tratamento padrão ao longo das primeiras décadas do século XX. Em *Diário do Hospício*, livro autobiográfico escrito por Lima Barreto em 1920, o autor descreve sua experiência no Hospício Pedro II, cuja motivação clínica também teria sido o uso do álcool, o que evidencia que o internamento de alcoolistas continuava sendo o "modelo de atenção" padrão por volta da década de 1920, especialmente para os negros.

Nessa época, o consumo de SPA não constituía um problema de saúde pública, e o consumo de álcool era tolerado pelos governantes e pela sociedade brasileira, apesar de o alcoolismo ser alvo de tratamento moral. Segundo Costa, "as campanhas de higiene mental, em particular as campanhas antialcoólicas, eram em última instância cruzadas moralizadoras que visavam extirpar os vícios e a devassidão que os psiquiatras supunham existir na sociedade brasileira" (1980: 95). Nesse sentido, sociedades de caráter privado foram formadas (Liga Antialcoólica de São Paulo, Liga Paulista de Profilaxia Moral e Sanitária, Liga Brasileira de Higiene Mental e União Brasileira Pró-Temperança) para promover a educação antialcoólica, fortemente marcadas por concepções moralistas e higienistas (Machado & Miranda, 2007).

Nas primeiras décadas do século XX, em se tratando das SPA ilícitas, o Brasil organizou sua política inspirada no binômio proibição-criminalização, com uma normatização oriunda do sistema de Justiça e operada pelo aparato de segurança (Machado & Miranda, 2007). Essa orientação acompanhou as convenções internacionais, das quais o Brasil era signatário, com a construção de alinhamentos e pactos entre vários países.

O controle internacional das substâncias consideradas entorpecentes tem como marco o ano de 1909, quando ocorreu a Conferência de Xangai, com a participação de 13 países, e onde foram formuladas recomendações para supressão gradual do comércio do ópio. Como essas recomendações não surtiram efeito, novos acordos internacionais foram realizados (1911 e 1912)[4], colocando em pauta o controle do comércio internacional de ópio, morfina e cocaína, cujas orientações só passaram a vigorar após a I Guerra Mundial (Silva, 2011; IMESC, 2012).

Em resposta a esses acordos internacionais, na primeira metade do século XX, no Brasil, vários atos oficiais – leis, decretos, código penal etc. – do Executivo e do Legislativo passaram a abordar o tema. Em geral, as propostas legislativas tinham caráter repressor em relação ao usuário, preconizando o tratamento obrigatório, a internação compulsória e a interdição de seus direitos. Destacaram-se o Decreto 14.969, de 1921, que instalou o "Sanatório para Toxicômanos" para tratamento compulsório, o Decreto 20.930, de 1932, que criminalizou a posse de drogas ilícitas, e o Decreto-lei 891, de 1938, que criminalizou o consumo, sendo posteriormente incorporado ao art. 281 do Código Penal de 1940 (Alves, 2009).

Com a fundação da Organização das Nações Unidas (ONU), em 1945, o proibicionismo ganhou força e a repressão ao tráfico foi potencializada e difundida como

---

[4]Em 1911 ocorreu a Primeira Conferência Internacional do Ópio, em Haia, que teve como consequência a formulação da Primeira Convenção Internacional do Ópio (1912), que regulamentou a produção e a comercialização da morfina, heroína e cocaína (Silva, 2011; IMESC/INFOdrogas, 2012).

estratégia principal para lidar com a problemática das drogas tornadas ilícitas, tendo os EUA sido alçados à posição de potência mundial. Para tanto, em 1946, a ONU criou a Comissão de Narcóticos (CND), composta por 53 Estados-membros, responsável pela formulação e acompanhamento da política sobre drogas. Essa comissão organizou, posteriormente, três "convenções-irmãs" (1961, 1971 e 1988) para estabelecimento de uma política comum para todos os países-membros (Ribeiro & Araújo, 2006).

Na Convenção Única de Entorpecentes (Nova York, 1961), os países-membros da ONU se comprometeram a lutar contra as drogas ilícitas por meio de programas de prevenção do consumo e da repressão à produção e ao tráfico. Essa convenção relacionou as substâncias, classificando-as segundo suas propriedades. Dispôs, ainda, sobre as medidas a serem adotadas no plano nacional pelos diversos países para ação efetiva contra o tráfico, prestando aos Estados assistência recíproca e recomendando que todas as formas dolosas de tráfico, produção e posse de entorpecentes em desacordo com a convenção fossem punidas; além disso, sugeria oferecer tratamento médico aos toxicômanos e criar facilidades para sua reabilitação. No Brasil, a prevenção consistiu na fiscalização e repressão policial aos consumidores e aos traficantes.

Segundo período – anos 1960-1970: a consolidação do aparato jurídico-legal e médico-institucional de repressão às drogas

No final dos anos 1960 emergiu, tanto na França como nos EUA, um movimento de iniciativa governamental e com expressão social de "luta contra a toxicomania", com a criação de novas leis repressivas para proteger a sociedade contra a denominada "ameaça das drogas" (Zafiropoulos & Pinnel, 1982). Em 1971, a Convenção sobre Substâncias Psicotrópicas, em Viena, reafirmou as decisões da conferência anterior e enfatizou o controle das drogas sintéticas, como o LSD, diante da difusão do uso dessa substância a partir do movimento americano de contracultura. Nessa convenção foi criado um órgão fiscalizador – o International Narcotics Control Board (INCB) – dos acordos realizados nas convenções entre os países-membros (Ribeiro & Araújo, 2006). Todo esse espírito de época foi amplamente assimilado pelo Estado brasileiro, que na ocasião vivenciava o endurecimento da ditadura militar iniciada em 1964, agravado com o Ato Institucional 5, de 1968.

O proibicionismo expandiu-se para diversos países do mundo e teve reflexos diretos na legislação brasileira relacionada com a prevenção e a repressão das substâncias ilícitas, no sentido do aprofundamento e aprimoramento dos mecanismos de controle do uso, dos usuários e de sua comercialização, conclamando a população para seu combate, em uma verdadeira ação de "guerra às drogas".

Nessa direção, destacam-se as Leis 5.726, de 1971, e 6.368, de 1976. A Lei 5.726 convocava *toda a sociedade* a combater o tráfico e o uso de drogas; mantinha a pena de prisão para *viciado infrator* ou seu internamento em estabelecimento hospitalar, caso o juiz considerasse que, em função do *vício*, este não tivesse a capacidade de "entender o caráter ilícito do fato ou de determinar-se de acordo com

esse entendimento", aproximando o usuário do doente mental, como previsto no Código Penal (Capítulo da Responsabilidade). Já a Lei 6.368, de 1976, conhecida como "Lei de Tóxicos", estabeleceu a criação de instituições especializadas para assistência ao usuário e ao dependente na rede pública de saúde, com tratamento em regime hospitalar e extra-hospitalar, e instituiu o tratamento como medida obrigatória.

Na prática, o usuário foi reconhecido como doente e o hospital psiquiátrico como lócus primeiro de tratamento. Entre 1961 e 1981, o número de hospitais psiquiátricos no Brasil cresceu de 135 para 430 instituições, momento de ápice do modelo hospitalocêntrico manicomial brasileiro. A política de saúde no Brasil, nesse período, era fragmentada. Para pessoas que contribuíam com a previdência social, havia alguns serviços ambulatoriais e hospitalares; portanto, não havia universalidade do acesso à saúde. Esse cenário se caracterizava por uma tríade – especialismo, privatismo, hospitalocentrismo – que repercutiu nos rumos da política de saúde mental e na assistência às pessoas que usavam drogas. O internamento era a resposta clínica padrão, principalmente para os usuários de álcool. O uso de drogas ilícitas era classificado ou como um problema psiquiátrico ou como um problema criminal.

Foi no texto da Lei de Tóxicos, de 1976, que apareceu pela primeira vez a ideia de "prevenção ampla, alcançando todos os segmentos da população e estabelecendo punições para as instâncias que deixassem de cumpri-la ou não facilitassem sua implantação". Uma prática considerada preventiva muito difundida não só no Brasil, mas em outros países, consistia na divulgação de informações sobre os "malefícios das drogas", dando lugar ao que veio a ser conhecido como a "pedagogia do terror" (Bucher, 2007), largamente implementada, especialmente junto à população escolar.

Vale ressaltar que nesse período não se dispunha de bases de dados epidemiológicos capazes de refletir a situação do consumo das SPA no país. As parcas informações disponíveis tinham como fonte as apreensões e prisões relativas ao tráfico, muito incipientes, uma vez que os sistemas de informação em saúde no Brasil só começaram a se estabelecer no final da década de 1970. Assim, pode-se afirmar que todo o aparato jurídico e médico-institucional desenvolvido até então refletia o que ocorria no plano internacional, tendo como pano de fundo a emergência de um discurso sobre "as drogas", em um contexto de globalização da implementação de políticas especialmente fundadas na repressão ao uso e ao tráfico e na medicalização.

O estudo do caso francês mostra que o propósito último dessa política era desqualificar e criminalizar grupos sociais que se opunham a políticas de Estado, o que teria ocorrido tanto nos EUA como na França (Zafiropoulos & Pinnel, 1982). Embora não conheçamos estudos sociológicos sobre esse fenômeno no Brasil, é plausível que ele tenha ocorrido. Há indícios, por exemplo, do uso de maconha e cocaína por classes médias (artistas, intelectuais e universitários) nas grandes cidades, no final dos anos 1960, antes restrito a setores marginalizados (prostitutas, assaltantes, detentos e malandros). Os mesmos estudos

Capítulo 33 · Políticas de Prevenção e Cuidado ao Usuário de Substâncias Psicoativas no Brasil

referem o aumento da oferta e a redução do preço da cocaína, a partir dos anos 1970, como fatores que favoreceram o aumento de seu consumo (Ferreira, 2001; Misse, 2003).

Contudo, mesmo que o proibicionismo tenha sido o discurso hegemônico em âmbito mundial, houve dissensos importantes. Ao longo da década de 1970 surgiram significativos avanços na perspectiva da RD, especialmente na Holanda, quando, a partir de 1976, o governo passou a categorizar "drogas leves" e "drogas pesadas" e com isso passou a implantar políticas públicas de auxílio às pessoas que usavam SPA com intuito de fortalecer sua condição física e social. Essas políticas, de caráter liberal e flexível, tinham como propósito preservar direitos civis e passaram a ser construídas com a participação direta dos usuários de SPA. A RD adotou como paradigma o exercício da cidadania, para além das ações biomédicas iniciadas na Inglaterra na década de 1920.

No Brasil, nesse período, as políticas de governo para o tema das SPA centraram-se, por um lado, no internamento e, por outro, no encarceramento. Com a organização das ações de repressão e controle das substâncias ilícitas, ampliou-se o aparato jurídico-legal e médico-institucional que conformou, até meados dos anos 2000, as intervenções de segurança pública e de saúde relacionadas com o consumo de SPA no país. Cabe destacar, também, que no final da década, entre 1977 e 1979, surgiram no Brasil as primeiras contestações à hegemonia do hospital psiquiátrico. As críticas apontavam para a violência e a iatrogenia dessas instituições e exigiam melhorias na assistência em saúde mental no sistema de saúde e assistência social, como já vinha ocorrendo em outros países, como a Itália.

Terceiro período – de 1980 ao início do século XXI: crise do modelo hegemônico na abordagem das SPA e a emergência do paradigma da redução de danos

A década de 1980 foi marcada pelas lutas sociais pela redemocratização da sociedade com repercussões na saúde e a emergência do Movimento pela Reforma Sanitária. Na política de saúde mental em particular, foi constituído o Movimento pela RPB – e movimentos antiproibicionistas –, que questionava as políticas repressoras, as instituições totais (manicômios e presídios) e a abordagem medicalizante das pessoas em sofrimento mental e/ou usuários de SPA. Em 1987, na ocasião de um encontro de trabalhadores de saúde mental realizado em Bauru, o movimento reformista entendia que

> [...] o manicômio é expressão de uma estrutura, presente nos diversos mecanismos de opressão desse tipo de sociedade. A opressão nas fábricas, nas instituições de adolescentes, nos cárceres, a discriminação contra negros, homossexuais, índios, mulheres. Lutar pelos direitos de cidadania dos doentes mentais significa incorporar-se à luta de todos os trabalhadores por seus direitos mínimos à saúde, justiça e melhores condições de vida (Manifesto de Bauru, 1987)[5].

Em vários países, ensaiava-se uma crítica radical ao reducionismo da resposta-padrão da psiquiatria: internar e/ou medicalizar. Buscava-se um modelo de cuidado que rompesse com a institucionalização, o simplismo, a exclusão social e a reprodução do histórico de opressão de grupos socialmente vulnerados. Frantz Fanon (2020: 100) dizia que "é preciso a todo custo, em todo caso, evitar a criação desses monstros que são os hospitais psiquiátricos clássicos". A geração da psiquiatria democrática na Itália, principalmente com Franco Basaglia e Franco Rotelli, iniciou um processo de ruptura e desmontagem do aparato psiquiátrico-manicomial e simultaneamente constituiu um conjunto de "instituições democráticas" como novos espaços de cuidado. Os avanços da década de 1980, tinham de alguma maneira relação com as diversas experiências de transformação das décadas anteriores, como a política de "desinstitucionalização" nos EUA, a experiência das Comunidades Terapêuticas (CT) de inspiração comunista com Maxwell Jones e a reforma psiquiátrica italiana, que por um lado negou as instituições da violência e, por outro, concebeu instituições democráticas-cidadãs. No Brasil, no contexto de redemocratização nacional, a crise deflagrada na Divisão Nacional de Saúde Mental (DINSAM) em 1978 com as denúncias das violências físicas e simbólicas nos hospitais psiquiátricos, o surgimento do Movimento dos Trabalhadores em Saúde Mental (MTSM) e a divulgação da situação de degradação humana imposta aos usuários institucionalizados no curta-metragem *Em nome da razão*, do cineasta Helvécio Ratton, e no livro *Nos porões da loucura*, de Hiram Firmino, foram alguns dos eventos e condições históricas que instigaram mudanças no paradigma da atenção em saúde mental.

No que diz respeito ao cuidado aos usuários de SPA, na década de 1980, práticas alternativas de atenção começaram a ser ensaiadas em centros de tratamento, pesquisa e prevenção para usuários de SPA[6], vinculados a universidades públicas e inspirados em novas modalidades terapêuticas na abordagem do usuário baseadas no modelo francês. Conhecido por seu discurso de oposição à psiquiatria

---

[5]Disponível em: https://site.cfp.org.br/wp-content/uploads/2017/05/manifesto-de-bauru.pdf.

[6]Os centros de atenção, formação e pesquisa no campo das políticas de álcool e outras drogas foram fundamentais para qualificar as discussões e práticas em saúde no campo. Dentre eles, destaca-se o Centro Brasileiro de Informações sobre Drogas Psicotrópicas da Universidade Federal de São Paulo (CEBRID/UNIFESP, 1978). Fundado inicialmente como centro universitário, atualmente funciona como entidade sem fins lucrativos que organiza pesquisas e reuniões científicas sobre drogas (https://www.cebrid.com.br). O Centro de Estudos e Terapia do Abuso de Drogas (CETAD/UFBA, 1985), serviço de extensão da Faculdade de Medicina, realizava pesquisas e formação de estudantes e profissionais para atuação no campo, prestava atendimento clínico-ambulatorial a usuários de álcool e outras drogas e implementou programas e serviços apoiados na redução de danos (https://cetadobserva.ufba.br). O Centro de Orientação sobre Drogas e Atendimento a Toxicômanos (CORDATO, 1986), serviço vinculado ao Departamento de Psicologia da Universidade de Brasília, desenvolve larga atividade clínica, pesquisa e formação de recursos humanos. Cabe lembrar também o Programa de Orientação e Atendimento a Dependentes da Escola Paulista de Medicina da Universidade Federal de São Paulo (PROAD/EPM/UNIFESP, 1987) (http://www.proad.unifesp.br/apresenta.htm).

dominante, o psiquiatra Claude Olievenstein, então diretor do Centre Médical Marmottan, em Paris, acreditava que "a toxicomania era resultante do encontro de uma pessoa com uma droga em um dado momento sociocultural" e seu tratamento orientado por três princípios – a adesão voluntária, a gratuidade e a garantia do anonimato do paciente –, em uma instituição aberta cuja regra principal era a completa interdição de qualquer manifestação de violência e do consumo de drogas em suas dependências[7].

No campo das políticas sobre drogas no Brasil, muitas iniciativas podem ser atribuídas ao Conselho Federal de Entorpecentes (CONFEN), criado em 1980. De pouca expressão até 1985, ganhou espaço político quando assumiu sua presidência (1985-1987) o advogado criminalista do Rio de Janeiro Técio Lins e Silva, que conduziu mudanças nos rumos desse organismo ao deixar de apoiar prioritariamente as práticas repressoras e voltou-se para as práticas preventivas, aproximando-se de outras instâncias governamentais, em particular dos Ministérios da Saúde e da Educação. Houve uma nova configuração técnica e política do CONFEN, que passou a incluir em sua composição representantes dos centros de tratamento mencionados, militantes dos movimentos de Reforma Psiquiátrica, publicitários, professores e juristas, dentre outras categorias, ao lado de representantes das instâncias repressoras. Além disso, o CONFEN assumiu a liderança brasileira nas negociações internacionais, em estreita parceria com o Itamaraty, buscando um afastamento da hegemônica e dominante política de repressão conduzida pelos EUA, elaborou o documento denominado Política Nacional na Questão das Drogas (1988), com critérios para criação de novos centros especializados e reconhecimento dos Centros Brasileiros de

---

[7]A primeira visita do Dr. Olievenstein ao Brasil ocorreu no início da década de 1980, a convite da Sra. Maria José Ulhôa e do Prof. José Elias Murad, da UFMG. Em 1983, por coincidência, encontraram-se em Paris, durante estágio no Hospital Marmottan, os professores Antonio Nery Filho (UFBA) e Richard Bucher (UnB). Movidos pela aproximação com novas práticas e ideias, criaram em 1985, em suas universidades, o Centro de Terapia e Prevenção do Abuso de Drogas (CTPD), cujo nome foi posteriormente mudado para Centro de Estudos e Terapia do Abuso de Drogas (CETAD), e o Centro de Orientação sobre Drogas e Atendimento a Toxicômanos (CORDATO). Sérgio Dario Seibel, da UERJ, Dartiu Xavier da Silveira, da UNIFESP, e Francisco Albuquerque, de Pernambuco, todos inspirados pelo Dr. Olievenstein, fundaram, no início da segunda metade dos anos 1980, o Núcleo de Estudos e Pesquisas em Atenção ao Uso de Drogas (NEPAD/UERJ), o Programa de Orientação e Atendimento a Dependentes (PROAD/UNIFESP) e o Centro Eulâmpio Cordeiro de Recuperação Humana (CECRH/SESAPE). O Centro Mineiro de Toxicomania (CMT), criado no âmbito da Fundação Hospitalar do Estado de Minas Gerais (FHEMIG), antecedeu esses centros e teve como um dos inspiradores o Dr. José Mário Simil, também próximo do Hospital Marmottan. Voltado para pesquisa e informação, nesse período foi criado, pelo Prof. Elisaldo Carlini, do Departamento de Psicobiologia da Escola de Medicina da UNIFESP, o Centro Brasileiro de Informações sobre Drogas Psicotrópicas (Cebrid). A Unidade de Dependência Química do Hospital Mãe de Deus, em Porto Alegre, foi o único serviço privado a compartilhar o forte movimento criador de novas práticas clínicas, desvinculadas do modelo hospitalar psiquiátrico dominante, desencadeado pelos centros supramencionados.

Referência em prevenção e tratamento do uso abusivo de drogas lícitas e ilícitas, já existentes, e promoveu o primeiro estudo epidemiológico sobre o consumo de drogas[8] realizado pelo CEBRID - Centro Brasileiro de Informações sobre Drogas Psicotrópicas (Lins e Silva, 2005).

Então, sob a condução do Juiz de Direito aposentado, o advogado Luiz Matias Flach, o CONFEN, na gestão 1994-1998, assumiu propostas arrojadas, como o apoio público à iniciativa do Centro de Estudos e Terapia do Abuso de Drogas (CETAD/UFBA) da Bahia, que consistia em estabelecer com os usuários de drogas injetáveis (UDI) uma aproximação para troca de seringas usadas por novas como parte de um conjunto de ações que incluíam distribuição de preservativos, aconselhamento, encaminhamento para consulta médica e terapia relacionada com a adição (caso o usuário aceitasse). Essa intervenção havia sido iniciada pela Prefeitura de Santos em 1989, motivada pelo crescimento da epidemia de AIDS entre os UDI, inspirando-se em experiências desenvolvidas com sucesso na Europa e no Canadá desde meados dos anos 1980, seguida, em 1993, pela primeira intervenção no Brasil envolvendo agentes de saúde na "cena de uso de drogas" (outreach workers), coordenada pelo Instituto de Estudos e Pesquisas em AIDS de Santos (IEPAS). A criação pelo CETAD/UFBA, em 1995, do primeiro Programa de Redução de Danos/Troca de Seringas vinculado a uma universidade pública abriu caminho para implantação de programas similares em diversas regiões do país (Bastos & Mesquita, 2001). Essa proposta foi combatida pela imprensa, por organismos judiciais e pela população em geral, que viam essa iniciativa como estímulo e propaganda do uso de SPA. Ainda nesse período ocorreu a publicação, em 1996, do documento Programa de Ação Nacional Antidrogas, que propôs a intensificação das ações públicas na área de drogas por meio de intervenções harmônicas nas áreas de prevenção, repressão, recuperação e reinserção social.

Em que pesem o apoio político e a intenção declarada de reverter a direcionalidade da política brasileira de drogas, até então centrada em abordagens repressivas e no discurso proibicionista, as ações adotadas continuavam restritas e não integradas ao setor saúde, mantendo-se a segmentação entre os ministérios, com indefinição e sobreposição de responsabilidades na implementação de ações de saúde nesse campo (Machado, 2006).

Cabe lembrar que já estava em curso a formulação para reorientação do modelo de atenção e cuidado em saúde mental inspirada no movimento da RPB. Entretanto, no que diz respeito à abordagem de SPA, por meio da Coordenação de Saúde Mental, o Ministério da Saúde estava voltado apenas para os problemas relacionados com o alcoolismo. A Coordenação Nacional de DST/AIDS foi extremamente reticente diante das experiências de redução de danos até 1998, quando apoiou a IX Conferência Internacional de Redução de Danos, coordenada pelo Núcleo de Pesquisas Epidemiológicas em AIDS da Universidade de São Paulo (NUPAids-USP).

---

[8]Primeiro levantamento epidemiológico de uma série, foi iniciado em novembro de 1986 e publicado após 20 meses (setembro de 1988), sendo financiado pelos Ministérios da Saúde e da Justiça.

No plano internacional, a ONU continuava implementando sua política proibicionista. Em 1988 foi realizada a Convenção das Nações Unidas contra o Tráfico Ilícito de Entorpecentes e Substâncias Psicotrópicas, voltada, principalmente, para o estabelecimento de medidas de controle contra o crime organizado, com ações de combate ao narcotráfico e à lavagem de dinheiro. Em 1998, a ONU convocou uma Sessão Especial da Assembleia Geral (UNGASS) para a discussão da política mundial de drogas, cujo *slogan* foi *Um Mundo Livre de Drogas: Nós Podemos Fazê-lo*. Estabelecia o ano de 2008 como prazo para o alcance da meta de erradicação do cultivo de plantas e vegetais para produção de substâncias ilícitas, uma estratégia considerada chave para a supressão do consumo dessas substâncias no mundo.

Diante do compromisso assumido junto às Nações Unidas de alinhar sua política às diretrizes internacionais para redução da oferta e da demanda de drogas, em 19 de junho de 1998 o Presidente Fernando Henrique Cardoso, por meio da Medida Provisória 1.669, extinguiu o Conselho Federal de Entorpecentes (CONFEN) e a Secretaria Nacional de Entorpecentes; por meio do Decreto 2.362, de 19 de junho de 1998, substituído pelo Decreto 3.696, de 21 de dezembro de 2000, instituiu o Sistema Nacional Antidrogas (SISNAD), composto pela Secretaria Nacional Antidrogas (SENAD) e pelo Conselho Nacional Antidrogas (CONAD), alocados não mais no Ministério da Justiça, mas no Gabinete Militar da Presidência da República.

A subordinação das instâncias responsáveis pela condução das políticas de drogas ao Gabinete Militar expressava, claramente, a concepção de que a questão da droga era um problema de segurança nacional. Esse retrocesso governamental provocou enormes insatisfações por parte de atores institucionais (centros universitários de tratamento e prevenção) e dos militantes dos movimentos de renovação nesse campo.

Nesse sistema, a SENAD[9] ocupou o lugar de órgão executivo responsável pela coordenação e integração das ações do governo relacionadas com a redução da demanda, tendo sido seu presidente o jurista Walter Maierovitch, que promoveu a realização do I Fórum Nacional Antidrogas, em 1998, com a participação de mais de 2000 pessoas – dentre policiais, representantes de comunidades terapêuticas, trabalhadores dos programas de RD, movimentos sociais organizados, acadêmicos e pesquisadores, dentre outros –, em cuja abertura o Presidente da República Fernando Henrique Cardoso enfatizou a importância de uma política brasileira de caráter intersetorial, indicando

a perspectiva da participação social como afirmadora das ações do Estado e a disposição para nova orientação nacional no campo. O resultado desse fórum foi apresentado no documento Política Nacional Antidrogas e, apesar de incluir um capítulo relativo à Redução de Danos Sociais e à Saúde, a questão foi tratada de maneira ambígua e sem menção aos programas de troca de seringas financiados pelo Ministério da Saúde. Em 2001 foi realizado o II Fórum Nacional Antidrogas, e a Política Nacional Antidrogas, já homologada, foi apresentada à sociedade brasileira e colocada em discussão. Em 2005, essa política passou por atualizações, sendo aprovado novo decreto com a síntese de uma nova Política Nacional sobre Drogas – Resolução 3/GSIPR/CONAD de 2005 – sem, contudo, rever o Decreto 4.345/2002, que continuou vigente. Em 2005, a SENAD também teve seu nome modificado para Secretaria Nacional de Políticas sobre Drogas, desenvolvendo esforços na construção de uma nova identidade (Machado, 2006; Garcia, 2008).

As contradições geradas no embate ideológico de perspectivas totalmente antagônicas vão se expressar nas políticas, pois, ao mesmo tempo que se mantinha a essência proibicionista em relação ao uso de drogas, buscando-se "incessantemente, atingir o ideal de construção de uma sociedade livre do uso de drogas ilícitas e do uso indevido de drogas lícitas", reconhecem-se as práticas de RD como importante estratégia de saúde. Como assinala Garcia (2008: 274), "o foco permanece oscilando entre a ênfase na segurança pública, que reafirma a 'guerra às drogas', e a ênfase na saúde pública, centrada nos danos individuais e coletivos".

No campo das políticas de saúde mental no Brasil, as lutas pela Reforma Psiquiátrica continuavam e, no final da década de 1980 e ao longo de toda a década de 1990, foram implantados os primeiros Centros de Atenção Psicossocial (CAPS), alguns dos quais destinados ao acolhimento de usuários de SPA, os CAPS-ad. Nesse primeiro momento, havia uma quantidade de CAPS ainda incipiente, uma vez que não existia política de indução para expansão desses serviços. Por outro lado, os programas e coletivos de redução de danos[10] se organizavam em

---

[9]De acordo com o Decreto 5.912, de 27 de setembro de 2006, são competências da SENAD: exercer a secretaria-executiva do CONAD; articular e coordenar as atividades de prevenção ao uso indevido de drogas, de atenção e reinserção social a usuários e dependentes de drogas; propor a atualização da política nacional sobre drogas na esfera de sua competência e gerir o Fundo Nacional Antidrogas (FUNAD) e o Observatório Brasileiro de Informações sobre Drogas – OBID (Brasil, 2006). A desarticulação e a duplicidade das atribuições no campo das políticas de prevenção e atenção à saúde entre a SENAD e o Ministério da Saúde permaneceram até 2003, com a elaboração da primeira política de saúde para usuários de SPA.

[10]Coletivos de Redução de Danos – década de 1990 – Marcha da Maconha (1994) é um evento que ocorre anualmente em diversos locais do mundo. Trata-se de um dia de luta e manifestações favoráveis a mudanças nas leis relacionadas com a maconha, em favor da legalização da *cannabis*, da regulamentação de comércio e uso (tanto recreativo como medicinal e industrial, tendo em vista as milhares de aplicações da *cannabis* em várias áreas) (https://www.facebook.com/marchadamaconhasalvador/; http://marchadamaconha.org); ABORDA (1997) – Associação Brasileira de Redução de Danos que objetiva destacar a importância de redutores e redutoras de danos, lutando pela melhoria das suas condições de vida e trabalho e contribuindo para sua organização e capacitação técnica (http://abordabrasil.blogspot.com/); REDUC (1998) – Rede Brasileira de Redução de Danos e Direitos Humanos, uma rede de pessoas e organizações que discutem a redução de danos (https://idpc.net/pt/profile/reduc); Centro de Convivência "É de Lei" (1998), fundado a partir de ações de RD nas ruas de São Paulo, atua na promoção da redução de riscos e danos sociais e à saúde, consequentes ao uso de drogas, e visando intervir politicamente no mundo da vida, transformando a lógica da guerra às pessoas (https://edelei.org/).

movimentos antiproibicionistas e libertários, a exemplo da Marcha da Maconha (1994), da Associação Brasileira de Redução de Danos (ABORDA, 1997), da Rede Brasileira de Redução de Danos (REDUC, 1998) e do Centro de Convivência "É de Lei" (1998).

O século XX se inicia com uma virada paradigmática. Em 2001, depois de 12 longos anos de tramitação no Parlamento federal, foi promulgada a Lei 10.216, que pretendia inverter a lógica do cuidado, deslocando o poder e a centralidade dos hospitais psiquiátricos[11] para uma rede de serviços comunitários. Ainda em 2001 foi realizada a III Conferência Nacional de Saúde Mental, que novamente pautou a necessidade de formulação, execução e avaliação de uma política de atenção a usuários de álcool e outras drogas comprometida com a ruptura da perspectiva binária que fragmentava a abordagem do tema em fronteiras não dialógicas.

Quarto período – 2003-2016: a reorientação do modelo de atenção em saúde mental focada nos serviços comunitários e a cidadania como paradigma

Em 2003, primeiro ano do governo do presidente Luís Inácio Lula da Silva, o Ministério da Saúde publicou *A Política do Ministério da Saúde para a Atenção Integral a Usuários de Álcool e Outras Drogas*. Alguns fatores podem ser apontados como favoráveis à sua implementação:

- A constituição do SUS e a afirmação de seus princípios: universalidade, igualdade-equidade, integralidade da assistência, participação social e descentralização do sistema e serviços de saúde.
- A Reforma Psiquiátrica e o processo de reestruturação da atenção em saúde mental, com a constatação dos altos custos da manutenção do modelo manicomial e a compreensão dos problemas relacionados com o consumo de álcool e outras drogas como problemas de saúde pública.
- O êxito dos programas de redução de danos na diminuição da morbimortalidade de usuários de álcool e outras drogas por doenças infecciosas, como AIDS e hepatites, no Brasil.
- Os compromissos assumidos pelo governo brasileiro, na Assembleia Geral da ONU em 1998, e o agravamento dos problemas sociais e de saúde associados ao consumo e ao tráfico (violências) de drogas.
- A III Conferência Nacional de Saúde Mental, realizada em 2001, com cerca de 1.700 participantes, e que aprovou a construção de uma rede de atenção integral à saúde para os usuários de álcool e outras drogas, assim como a Lei 10.216, também de 2001, que garantiu

a atenção a esse público na rede de serviços de base comunitária e territorial.
- Os movimentos de resistência organizados em torno das lutas antiproibicionistas e antimanicomiais, representados pelos trabalhadores e usuários dos serviços de saúde mental, Universidades e/ou ONG independentes, muitos organizados em associações de redução de danos.

Todos esses fatores e atores pressionaram o Estado a dar uma resposta de modo a conservar sua legitimidade e a ordem social, fornecendo a base do que se tornaria a primeira política pública de saúde para usuários de álcool e outras drogas (Brasil, 2003). Nesse documento foram definidos o marco conceitual e político e as diretrizes para a área, em consonância com os princípios e as orientações do SUS e da Reforma Psiquiátrica. O documento propôs a criação de uma rede de atenção integral a usuários de álcool e outras drogas composta por Unidades Básicas de Saúde vinculadas ao Programa de Saúde da Família, centros assistenciais especializados – CAPS-ad, apoiados por leitos em hospitais gerais e outras práticas de atenção comunitária. Nos serviços deveriam ser implementadas ações de promoção, prevenção e proteção, reforçando o desenvolvimento de articulações comunitárias e intersetoriais. A política, além de reforçar os princípios do SUS, criticava o tratamento focado na abstinência e no isolamento e assumia a redução de danos como um caminho, um método, uma possibilidade dentre outras construídas com o usuário.

A RD[12], contraparadigmática ao proibicionismo, é apresentada como a estratégia clínica/política orientadora do cuidado, objetivando minimizar os danos consequentes ao uso de drogas e partindo dos conhecimentos e experiências dos usuários, que devem ser cogestores de seus processos de cuidado. As intervenções propostas não se opõem à abstinência, mas consideram que muitas pessoas não podem, não conseguem ou não querem parar de usar drogas. Nesse sentido, envolvem os usuários e a própria comunidade no planejamento e na implementação das ações de saúde, exigindo do trabalhador disponibilidade para "estar junto", fazendo parte da vida do território, conhecendo sua cultura, suas potências e tensionamentos, vulnerabilidades de saúde e sociais, articulando-se e integrando-se com a rede de pessoas, com as lideranças locais, os coletivos organizados e também com outras redes sociais, institucionais e intersetoriais, sempre a partir do acolhimento aos usuários e seus familiares.

---

[11]Até o final da década de 1980, a política de saúde mental no Brasil estava centrada em hospitais psiquiátricos e em alguns poucos ambulatórios. O número de leitos em hospitais psiquiátricos chegou a 105 mil.

[12]Segundo a Associação Internacional de Redução de Danos (IHRA), "redução de danos é um conjunto de políticas e práticas cujo objetivo é reduzir os danos associados ao uso de drogas psicoativas em pessoas que não podem ou não querem parar de usar drogas. Por definição, redução de danos foca na prevenção aos danos, ao invés da prevenção do uso de drogas; bem como foca em pessoas que seguem usando drogas" (https://www.hri.global/files/2010/06/01/Briefing_what_is_HR_Portuguese.pdf).

Capítulo 33 • Políticas de Prevenção e Cuidado ao Usuário de Substâncias Psicoativas no Brasil

O modelo de atenção psicossocial, por sua vez, consubstanciava o cuidado em saúde para usuários de álcool e outras drogas, promovendo uma ruptura epistemológica com a ciência psiquiátrica tradicional e propondo o diálogo entre diferentes disciplinas e profissionais, incluindo o sujeito (coletivo)[13] do cuidado e seus saberes práticos, na e para a construção de novos conhecimentos, sendo assim essencialmente transdisciplinar. Seu objeto é complexo: refere-se aos humanos em sua existência-sofrimento e suas intervenções serão sempre, em última instância, relativas à dinâmica social, cultural e política de um dado espaço e tempo. As técnicas – estratégias de cuidado – são múltiplas, relacionadas com a singularidade dos sujeitos e situações, voltadas para a autonomia e a emancipação social – cuidado de si[14] – e devem transitar entre o singular e o coletivo. Quanto às práticas, contêm tanto valores técnicos como éticos e políticos (Campos, 2016), devendo produzir movimentos de vida, nos sujeitos e coletividades, em processos solidários e cooperativos de construção de cidadania. Os cuidadores são profissionais de diversas disciplinas que devem acolher e acompanhar o usuário "[...] fora dos espaços de reclusão convencionais, com que se inauguram outras formas de engate terapêutico, bem como outras possibilidades de conexão com os fluxos da cidade e da cultura" (Pelbart, 2006: 12). A clínica é peripatética, em movimentos de produção de vida e cooperação sanitária. É orientada pela RD, que "[...] no plano da proposta e na sua preciosa simplicidade, é redutiva, mas quando analisada na sua capilaridade, é menos uma diminuição do risco e mais uma ampliação da vida" (Lancetti, 2006: 80).

No campo da Justiça, em 2006, a Lei 6.368, de 1976, foi substituída pela Lei 11.343[15], que aboliu a pena de prisão no caso da posse de substâncias ilícitas para uso próprio, mantendo, porém, a proibição do uso com consequentes sanções: (a) admoestação verbal; (b) prestação de serviços à comunidade; e (c) medida educativa de comparecimento a programa ou curso educativo (Brasil, 2006, art. 28). A lei estabeleceu, ainda, o tratamento especializado gratuito, preferencialmente ambulatorial,

em unidade de saúde. O tratamento como imposição só foi previsto na ocorrência de prática de crime pelo dependente[16] (Machado, 2006; Alves, 2009).

Nesse ponto, a nova legislação representou um avanço, com um posicionamento mais brando em relação ao usuário, distinguindo-o do dependente e enfatizando ações de prevenção, tratamento e reinserção social. Em pesquisa realizada pelas Universidades Federais do Rio de Janeiro e de Brasília, constatou-se que um grande problema decorrente da aplicação dessa lei foi a não determinação de parâmetros precisos de diferenciação entre usuário, traficante-varejista, pequeno, médio e grande traficante. Na ausência de uma definição clara, tem-se verificado que a maioria dos condenados são pessoas flagradas sem porte de armas, presas com quantidades pequenas de drogas e desnecessárias à estrutura organizacional do tráfico. Ainda assim, são condenadas a longas penas de reclusão (Boiteux, 2009).

Em 2009, considerando os crescentes índices de criminalidade no Brasil e as complexas relações entre substâncias ilícitas e violência, envolvendo particularmente a população jovem, mais vulnerável, a SENAD e o Ministério da Justiça, por meio do Programa Nacional de Segurança Pública com Cidadania (PRONASCI), em consonância com as diretrizes do Sistema Único de Segurança Pública, elaboraram novo programa, denominado Ações Integradas na Prevenção ao Uso de Drogas e Violência, com três componentes: *mobilização* (sensibilização de atores, mobilização institucional e formalização de acordos), *prevenção* (capacitação de profissionais e lideranças comunitárias, disseminação de boas práticas e implementação simultânea de projetos) e *intervenção* (capacitação para intervenções, criação e otimização de recursos e georreferenciamento). Esse programa deveria ser implantado, inicialmente, em cinco áreas: Brasília e entorno, Salvador e Região Metropolitana (BA), Vitória (ES), Rio de Janeiro (RJ) e Porto Alegre (RS), onde existiam os denominados "Territórios da Paz".

Em âmbito internacional, o paradigma proibicionista, ainda hegemônico, estava em crise. Em 2009, o Escritório das Nações Unidas sobre Drogas e Crimes (UNODC) publicou um documento denominado "Da coerção à coesão: tratamento da dependência de drogas por meio de cuidados em saúde e não da punição", no qual sugere que "o tratamento como uma alternativa às sanções penais representa uma oportunidade oferecida pela comunidade aos usuários e dependentes de drogas de aceitarem alguma forma de assistência" (UNODC, 2009: 2).

Por meio do Decreto 7.179/2010, a Presidência da República instituiu o Plano Integrado de Enfrentamento ao *Crack* e outras Drogas, constituindo um Comitê Gestor através de um gabinete interministerial que envolveu a

---

[13]Sujeito coletivo refere-se à organização social da população em torno da melhoria das condições de vida em um processo de empoderamento político e cultural (Teixeira, 2006).

[14]Nos estudos sobre a civilização greco-romana, Michel Foucault analisa, em uma perspectiva ética, as práticas do cuidado para consigo e para com os outros, considerando que estas se referem ao conjunto de regras do viver que o sujeito constrói para si, constituindo um estilo de vida que retorna para o próprio sujeito e depois para o mundo como potenciais práticas de liberdade de ação e resistência política à "docilização dos corpos".

[15]Antes da Lei 11.343 foi promulgada a Lei 10.409, em 2002, que trouxe pela primeira vez na lei as ações de redução de danos sociais e à saúde. Entretanto, essa normativa foi muito criticada e teve vários de seus artigos vetados pelo presidente da República, que considerou seu texto ofensivo à Constituição e aos interesses da população brasileira. O capítulo sobre os tipos penais foi inteiramente vetado, impedindo sua aplicabilidade, de tal modo que passaram a valer, conjuntamente, as Leis 6.368/1976 e 10.409/2002 (Mendonça & Carvalho, 2007).

[16]A lei se refere ainda ao usuário em seu art. 33, quando considera que o fato de oferecer drogas gratuitamente a alguém implica pena restritiva de liberdade com "detenção de 6 (seis) meses a 1 (um) ano, e pagamento de 700 (setecentos) a 1.500,00 (mil e quinhentos) dias-multa", sem prejuízo de penas previstas no art. 28. No caso de produção não autorizada e de tráfico de drogas, há aumento das penalidades previstas (Brasil, 2006).

Saúde, a Justiça, a Educação, a Segurança e a Assistência Social. Esse plano visava articular ações de prevenção, o tratamento e a reinserção social de usuários, bem como o enfrentamento do tráfico de drogas ilícitas. Em 2011, esse plano foi alterado por meio do Decreto 7.637, de 8 de dezembro de 2011, e, apesar de não ter havido mudança na nomenclatura legal, o Governo Federal utilizou a designação "Crack, é possível vencer" como estratégia de comunicação e de diferenciação do plano anterior. Essa nova versão tinha três eixos estruturantes: o eixo do cuidado, focado no aumento da oferta de tratamento e atenção aos usuários de SPA; o eixo da prevenção, com foco na educação, informação e capacitação dos profissionais das diversas redes assistenciais; e o eixo autoridade, com foco no combate ao tráfico.

Com a evolução do plano "Crack, é possível vencer", um serviço existente no Brasil desde a década de 1960, porém sem amparo formal, passou a ganhar espaço na arquitetura das políticas de saúde e políticas sobre drogas, as chamadas Comunidades Terapêuticas (CT), remanescentes do modelo de assistência que se baseia no isolamento como condição para o cuidado; além disso, no que diz respeito aos princípios que regem a assistência por elas oferecida, a abstinência é a condição para acesso ao atendimento. No Brasil, em geral, as CT são serviços privados, a maioria diretamente vinculada a alguma instituição religiosa. Esse é um modelo que reproduz os primórdios da assistência em saúde mental no Brasil, no período colonial, quando os serviços também eram vinculados às Santas Casas de Misericórdia, orientadas pelos princípios de filantropia, caridade e assistência.

Ainda no ano 2011 – e após a IV Conferência Nacional de Saúde Mental, em 2010 – o Ministério da Saúde definiu as Redes de Atenção à Saúde (RAS) com cinco redes prioritárias, dentre as quais a Rede de Atenção Psicossocial (RAPS), instituída pela Portaria GM 3.088/11, no âmbito do SUS, para pessoas com histórico de sofrimento ou transtorno mental, bem como com necessidades decorrentes do uso de crack, álcool e outras drogas. Foram definidos os "componentes" e os "pontos de atenção" da RAPS, sendo ofertados, nessa ocasião diferentes tipos de serviços, como as Unidades Básicas de Saúde (com a incorporação da estratégia da redução de danos e os Consultórios na Rua[17], específicos para população de rua), dispositivos que funcionam como porta de entrada

no SUS e onde os outros pontos de atenção devem articular-se. Além disso, foram desenvolvidos os Centros de Atenção Psicossocial (CAPS), que para o atendimento dos usuários de álcool e outras drogas se apresentam como CAPS-AD nas modalidades II e III, o último com funcionamento 24 horas e a oferta de acolhimento ininterrupto para o cuidado à crise. Por fim, foram criadas as Unidades de Acolhimento Transitório Adulto e Infanto-Juvenil, as CT e o Serviço Hospitalar de Referência para Atenção Integral aos usuários de Álcool e outras Drogas.

A canalização dos recursos públicos para as CT representou, além de uma "concorrência" pelo financiamento, uma disputa pelo modelo de atenção aos usuários de SPA. As CT brasileiras abrem uma fissura no modelo de atenção de base comunitária, uma vez que os CAPS-ad e as Unidades de Acolhimento (UA) se caracterizam como serviços abertos, territorializados, inseridos no cotidiano da comunidade, laicos, exclusivamente públicos; as CT se baseiam em uma proposta divergente. Em geral, a permanência dos assistidos nas CT varia de 9 a 12 meses, situação não mais admitida para o cuidado na rede hospitalar. Por todos esses motivos, a assimilação das CT no conjunto das políticas públicas de saúde tem sido considerada uma das evidências de uma contrarreforma psiquiátrica que aos poucos ganhou lastro ainda no governo Dilma Rousseff e se fortaleceu após o golpe parlamentar de 2016, na contramão das recomendações da OMS que preconiza o encerramento dos hospitais psiquiátricos e das instituições de longa permanência (OMS, 2009: 21).

Ratifica-se que as diretrizes para implantação das RAS no SUS sustentam sua base territorial – ou seja, os serviços devem funcionar centrados no usuário e na comunidade e não o contrário – bem como garantem a participação e o controle social por parte de todos. Propõem uma rede viva, em movimento e com articulações diversas – adscritas ao território geográfico de atuação, mas também para além dele –, que fomente mobilização e cooperação social capaz de acolher, sem estigmatizações, as expressões do sofrimento humano e as possibilidades de cada sujeito andar na vida.

A articulação da rede representa o cuidado em movimentos de ativação dos pontos de atenção para acolhimento aos usuários, considerando que atenção psicossocial supõe interações com pontos exteriores ao setor saúde; nesse sentido, a rede a ser ativada é sempre maior do que o conjunto dos serviços, pois envolve outros pontos de fora da rede, em conexões estruturantes dos processos de cuidado pelos efeitos terapêuticos que produz, ainda que se configurem como espaços essencialmente não clínicos. Os pontos da rede menos investidos foram justamente os mais potentes na conformação de direitos e autonomia, que são aqueles fortemente alicerçados na convivência e no trabalho, como as estratégias relacionadas com o incentivo à cultura, as artes, as músicas, o esporte, o lazer, a economia solidária e o cooperativismo social, dentre outras que essencialmente modificam o lugar social da loucura e dos usuários de SPA, no intercâmbio permanente entre clínica e cotidiano, mas sem que se igualem (Boxe 33.1).

---

[17]No campo da saúde, as equipes de Consultório na Rua foram inspiradas nas estratégias de RD implementadas no Brasil no final da década de 1990, a exemplo do Projeto Consultório de Rua, em Salvador, em 1999, concebido pelo CETAD-UFBA; em 2004, essa estratégia foi inserida no primeiro CAPS-ad de Salvador, também sob a coordenação técnica do CETAD (Von Flach, 2019). No âmbito da Atenção Básica, Belo Horizonte (2002) implantou uma equipe de saúde da família para atendimento de pessoas em situação de rua e São Paulo (2004) introduziu agentes comunitários de saúde para atender a esse público por meio do Projeto "A Gente na Rua", constituindo posteriormente equipes de saúde da família para pessoas sem domicílio. Na sequência, Rio de Janeiro, Porto Alegre e Curitiba implantaram suas primeiras equipes (Lisboa, 2013).

Capítulo 33 • Políticas de Prevenção e Cuidado ao Usuário de Substâncias Psicoativas no Brasil

---

> **Boxe 33.1** Uma experiência no campo da Redução de Danos
>
> O Ponto de Cidadania-CETAD/UFBA, implantado em Salvador entre 2014 e 2017 e reimplantado em 2021 como parte do Projeto Girassóis de Rua (SMS), nasce com uma proposta de convivência na "extituição"[18]. Estruturalmente, constitui-se em um contêiner com 12 metros quadrados, onde se organizam uma recepção, um sanitário, espaço para banho, além de uma sala para atendimento individual, se necessário. Inserido em dois locais de grande concentração da população de rua na cidade de Salvador, oferta a convivência na rua, mediada por profissionais disponíveis ao encontro, que habitam e vivem o território no limite de sua tensão, mas também de sua potência, nos entrelaces só possíveis a quem não está de passagem, mas nas permanências e seguimentos que vão se constituindo no cotidiano e que se revelam no amparo ao sofrimento, nos novos vínculos e modalidades de lidar com o outro, na autonomia que vai estabelecendo "pontes" entre a população de rua e outros espaços e lugares de vida, de relações, de cidadania.

Como efeito desses processos históricos, marcados por conflitos de interesses entre os atores do campo e para além deles, constatam-se mudanças no modelo de atenção aos usuários de álcool e outras drogas, mas não sua completa reorientação. De modo geral, verificam-se uma grande descentralização da atenção, dos recursos e das responsabilidades, com o protagonismo do gestor municipal na implementação e organização de redes assistenciais de cuidado, uma inversão na lógica de financiamento, com os serviços comunitários recebendo mais investimentos do que os serviços de alta complexidade, o fechamento de leitos em hospitais psiquiátricos, o estímulo ao desenvolvimento de pesquisas e formações no campo da saúde mental/álcool e outras drogas, na perspectiva psicossocial (Onocko-Campos, 2019), e a expansão da RD, inicialmente restrita à prática dos redutores de danos nas cenas de uso, principalmente em territórios periféricos, para os mais diversos lugares e serviços de atenção à saúde – e para outros setores, como a assistência social e a educação – para além de sua incorporação no campo da saúde mental, consolidando-se como princípio e método de cuidado clínico-político para os componentes e pontos de atenção que estruturam as redes de saúde "[...] promovendo inflexões e deslocamentos com relação a abordagens clínicas fundamentadas no paradigma da abstinência e no modo asilar de atenção e cuidado em saúde mental" (Ferreira, 2018: 18).

Por conseguinte, é importante considerar que a incorporação da RD nas políticas públicas brasileiras, em uma perspectiva contra-hegemônica e emancipatória, sempre foi permeada por oposições e tensionamentos. Os avanços conquistados na atenção à saúde aos usuários de álcool e outras drogas têm sido permeados por conflitos entre atores sociais em disputa pelo modelo de assistência, pela condução política e pelo financiamento público, destacando-se como forças opositoras à reforma antimanicomial e

antiproibicionista a Federação Brasileira das Comunidades Terapêuticas (FEBRACT)[19] e a Associação Brasileira de Psiquiatria (ABP) e, mais recentemente, a Frente Parlamentar Mista em Defesa da Nova Política Nacional de Saúde Mental e da Assistência Hospitalar Psiquiátrica (2018)[20]. Por outro lado, como já referido, em uma perspectiva contra-hegemônica, experiências emancipatórias apoiadas na RD e no modo psicossocial são gestadas há muitos anos – e continuarão a se reinventar – produzindo novos atores sociais, saberes, técnicas e práticas a inspirar os movimentos de resistência e de luta pela democracia, pois é justamente nas tensões e na defesa da liberdade que está a potência da RD, fazendo-se "oportunidade de reimpulsionar uma reforma que estava em pleno devir" (Nunes *et al.*, 2019: 4.496).

No contexto internacional, medidas rumo à superação do modelo proibicionista têm sido implementadas em diversos países. Em Portugal, iniciou-se a descriminalização da posse para uso pessoal de várias substâncias, outrora totalmente ilícitas. O Canadá formalizou uma política de RD com a disponibilização de estabelecimentos para "consumo assistido" de drogas ilícitas injetáveis. Em 2012, nos EUA, os estados de Washington e Colorado se constituíram nos primeiros lugares do mundo com mercados legalmente regulados para uso adulto da *cannabis* para fins não medicinais. Em 2013, o Uruguai tornou-se o primeiro país do mundo a regulamentar desde a plantação até o comércio de *cannabis*, que passou a ser autorizado, por exemplo, em farmácias. Ainda naquele ano, a Costa Rica teve alterada sua legislação sobre drogas, contemplando penalidades alternativas para mulheres em situação de vulnerabilidade com alguma relação com SPA. Em 2016, a Sessão Especial da Assembleia Geral das Nações Unidas (UNGASS), convocada exclusivamente para debater o problema das drogas, teve como motivação a necessidade de promover uma guinada na política de saúde e de atenção integral ao usuário de SPA.

Nesse período, destaca-se o surgimento de dois importantes atores sociais para as lutas no campo das políticas sobre drogas, na perspectiva antiproibicionista e antimanicomial: a Associação Brasileira Multidisciplinar de Estudos sobre Drogas (ABRAMD[21], 2005), uma associação nacional multidisciplinar de estudos na área de drogas, promovendo um fórum coletivo e científico de debates e reflexão sobre drogas, e a Associação Brasileira de Saúde

---

[18]"*Extituición*" é um conceito desenvolvido pelo filósofo francês Michel Serres (1994) para descrever o processo de inversão das forças institucionais centrípetas em forças centrífugas; significa o rompimento da dualidade dentro-fora, em movimentos de abertura, continuidades, conexões em relações produtoras de novas sociabilidades e possibilidades (Tirado & Domènech, 2001; Lisboa, 2013).

[19]Fundada em 16 de outubro de 1990, pelo Padre Haroldo Joseph Rahm, pioneiro em CT no Brasil, e pelo Prof. Saulo Montserrat, tem como objetivo fortalecer, organizar, capacitar e assessorar as CT em todo o território nacional, além de atuar em parceria com o poder público na elaboração e execução de políticas públicas no que se refere à dependência química (https://febract.org.br/portal/).

[20]Movimento apoiado principalmente pelas entidades representativas do setor hospitalar, tendo como objetivo promover amplos debates, diálogos e conscientização sobre os direitos e a proteção das pessoas acometidas de transtorno mental. O grupo reúne 203 deputados e quatro senadores (https://www.camara.leg.br/noticias/548817-criada-frente-parlamentar-em-defesa-da-nova-politica-de-saude-mental/).

[21]https://www.abramd.org/.

Mental (ABRASME[22], 2007), uma organização não governamental que apoia a articulação de associações de usuários, familiares, conselhos de profissionais e movimentos sociais, dentre outros. Além disso, diversas experiências emancipatórias foram gestadas (um exemplo é apresentado no Boxe 33.2).

Quinto período – as políticas de saúde mental/álcool e outras drogas após 2016: contrarreformas e movimentos de resistência

Durante os primeiros 15 anos do século XXI, a política de saúde mental/álcool e outras drogas no Brasil esteve comprometida com a superação do modelo hospitalocêntrico, tanto pela redução dos leitos em hospitais psiquiátricos como pela significativa expansão dos serviços comunitários de saúde mental. Embora a política de saúde mental brasileira tenha reconhecimento internacional como uma das que mais avançaram na mudança do modelo, muito havia a ser feito em termos de expansão e qualificação da oferta e diversificação dos serviços.

Em maio de 2016, após a destituição da presidente eleita democraticamente, Dilma Rousseff, e no contexto de um governo conservador e autoritário, iniciou-se um amplo processo de revezes nas políticas sociais, em especial nas políticas de saúde e saúde mental. Os sinais da contrarreforma neoliberal impactaram o conjunto das políticas, como políticas trabalhistas, previdenciárias, de saúde, de educação, de cultura etc. No caso da saúde, além do impacto orçamentário gerador de desfinanciamento da política de saúde mental, pela primeira vez, após a implantação do SUS, passou a ocorrer também uma descaracterização de seus princípios com prejuízos diretos em relação à universalidade e à integralidade do cuidado. Foram publicadas diversas portarias e resoluções que atingem e/ou redirecionam a política de saúde mental – álcool e outras drogas, com alterações e retrocessos significativos na atenção aos usuários (Quadro 33.1).

Destaca-se, dentre as normativas citadas no Quadro 33.1, a Portaria GM 3.588/2017, que modifica a Portaria 3.088/2011 e introduz na RAPS os hospitais psiquiátricos e as Equipes Multiprofissionais de Atenção Especializada em Saúde Mental/Unidades Ambulatoriais Especializadas (EMAESM). As CT, que já figuravam como "ponto de atenção da RAPS", foram reafirmadas como "serviços de atenção residencial de caráter transitório", disputando diretamente com as UA o cuidado aos usuários de SPA. O discurso antimanicomial e a desinstitucionalização perderam a centralidade.

No campo da justiça, o Projeto de Lei 7.663/2010 foi aprovado e se transformou na Lei 13.840/2019, que alterou a Lei 11.343/2006 e redefiniu as condições para atenção aos usuários ou dependentes de SPA. Essa nova legislação distinguiu o "tratamento" e o "acolhimento" de pessoas que usam SPA. Passaram a ser considerados como "acolhimento" os serviços prestados pelas CT. Por fundamento, essa lei fortalece a abstinência como eixo norteador da política e facilita a formalização das CT. Sintomaticamente, o texto da lei não cita nominalmente nem o SUS nem a RAPS ou a RD.

Na análise dos dados de implantação da RAPS entre 2011 e 2020, os efeitos dessas normativas ainda não são evidentes em todos os componentes, mas já começam a revelar-se na estagnação da implementação de alguns dispositivos: (1) em relação à rede de atenção comunitária, há um crescimento da cobertura das equipes de saúde da família, que passam de 48% em 2007 para 63,6% em 2020, e das equipes de atenção básica, que passam de 60% para 76% no mesmo período. Os NASF também têm crescimento importante, saindo de 464 em 2008 para 5.886 em 2019. Já as equipes de Consultório na Rua tiveram um crescimento de 133% entre 2012 e 2014, com decréscimo em 2020. Em janeiro de 2021, o total de equipes no Brasil era de 178.

Em relação aos CAPS, em 2020 o Brasil contava com 2.785 serviços habilitados pelo Ministério da Saúde. Observa-se, porém, diminuição na velocidade de implantação a partir de 2017; em 2018 foram habilitados apenas 30 novos serviços. No mesmo ano, pela primeira vez, o Ministério da Saúde suspendeu o financiamento para alguns serviços por falta de registro nos sistemas de informação do SUS. Quanto aos leitos em Serviços Hospitalares de Referência em Saúde Mental, Álcool e outras Drogas (SHR), até dezembro de 2020 o Brasil possuía 1.927 leitos habilitados, com crescimento regular ao longo dos anos, mas a Portaria MS 3.588/17 mudou os parâmetros para implantação de leitos em SHR a partir de 2017, admitindo apenas a habilitação em hospital geral a partir de oito leitos e inviabilizando a oferta desse serviço em cidades menores, em geral com hospitais de pequeno porte, cujos leitos serviam de suporte para situações de crise gerenciadas pelos CAPS I ou até pelas equipes de saúde da família.

> **Boxe 33.2** A experiência do Programa de Braços Abertos (DBA) – 2013-2017
>
> A intervenção na região conhecida por cracolândia, maior cena de uso de substâncias psicoativas do município de São Paulo e do Brasil, é reconhecida por sua potência na articulação intersetorial e de pessoas em defesa do cuidado e da vida em liberdade. Foi pré-iniciada com a instalação de um Ponto de Apoio, equipamento municipal na Rua Helvetia, próximo ao "fluxo", para dar resposta ao sofrimento causado pelo frio do inverno. Posteriormente, esse local passou a ser a Tenda do DBA. A proposta não focava diretamente "na droga" e/ou na retirada das pessoas do local, mas nas vulnerabilidades sociais dos frequentadores, ofertando um "pacote de direitos" que incluía moradia, alimentação, trabalho e cuidados com a saúde – na perspectiva da redução de danos, investindo na formação dos trabalhadores e na revitalização da área para que pudesse ser utilizada por outros cidadãos, incentivando a convivência com outras redes de pessoas.
>
> A "Pesquisa preliminar de avaliação do Programa 'De Braços Abertos'", realizada pela Plataforma Brasileira de Política de Drogas (PBPD), constatou uma avaliação positiva por seus participantes e melhoria das condições objetivas e subjetivas na vida dessas pessoas, com diminuição do consumo problemático de *crack* (Rui, Fiore & Tófoli, 2016).
>
> As marcas deixadas pelo DBA inspiram outras iniciativas e assinala a potência de políticas que nascem das relações cotidianas com as pessoas e com o território. "Quando vemos os usuários varrendo ruas, alegres e conversando, podemos imaginar que não usaram pedra pelo menos em quantidade para acharem-se assim, mas é preciso mostrar para a sociedade que, independentemente da redução do consumo, o importante é a elevação da vida e da dignidade dessas pessoas. E suas alegrias" (Lancetti, 2015: 108).

---

[22] https://www.abrasme.org.br/.

Capítulo 33 • Políticas de Prevenção e Cuidado ao Usuário de Substâncias Psicoativas no Brasil

Quadro 33.1 Normativas e atos do Governo Federal entre 2016 e 2022 que reorientam a condução das políticas de saúde mental/álcool e outras drogas

Emenda Constitucional 95/2016: impõe um novo regime fiscal que vigorará por 20 exercícios financeiros e que congela os gastos e investimentos públicos, especialmente nos serviços de natureza social, incluindo a área de Saúde

Portaria 2.436, de 21 de setembro de 2017 – MS: aprova a Política Nacional de Atenção Básica (PNAB). Nessa portaria, o número mínimo de Agentes Comunitários de Saúde (ACS) por equipe, que era de quatro, não está definido, havendo apenas a recomendação de que os ACS devem cobrir 100% da população em condições de risco maior e vulnerabilidade e não mais 100% da população da equipe de Saúde da Família (EqSF), o que significa que os gestores municipais podem funcionar praticamente sem esses profissionais e sem a estratégia do matriciamento, retornando a lógica das consultas nas Unidades (Morosini *et al.*, 2018; Cruz *et al.*, 2020)

Resolução 32 da Comissão Intergestores Tripartite CIT/MS, de 14 de dezembro de 2017: estabelece as diretrizes para o fortalecimento da Rede de Atenção Psicossocial (RAPS), colocando o hospital psiquiátrico e os hospitais-dia como parte integrante do cuidado na RAPS e instituindo as equipes multiprofissionais de atenção especializada em saúde mental com um orçamento previsto maior que o CAPS tipo I, em uma política de indução do fortalecimento do modelo de atendimento ambulatorial-manicomial (Cruz *et al.*, 2020; Onocko-Campos, 2019).

Portaria MS 3.588, de 21 de dezembro de 2017: altera as Portarias de Consolidação 3 e 6, de 28 de setembro de 2017, para dispor sobre a Rede de Atenção Psicossocial. Institui o CAPS-AD IV – aumenta o tamanho das Residências Terapêuticas e das enfermarias de leitos de saúde mental em hospital geral; aumenta o valor da diária de internações em hospitais psiquiátricos em mais de 60%; e muda as regras para o estabelecimento de leitos de saúde mental em hospitais gerais e institui um incentivo financeiro para aqueles hospitais que se mantiverem com taxa de ocupação de ao menos 80% (Nunes *et al.*, 2019; Onocko-Campos, 2019).

Portaria GM 3.992, de 28 de dezembro de 2017: altera a Portaria de Consolidação 6/GM/MS, de 28 de setembro de 2017, para dispor sobre o financiamento e a transferência dos recursos federais para as ações e os serviços públicos de saúde do SUS. A portaria acaba com a destinação de financiamento do MS para fins específicos, resumindo todo orçamento em "Bloco de Custeio das Ações e Serviços Públicos de Saúde" e "Bloco de Investimento na Rede de Serviços Públicos de Saúde", permitindo aos gestores locais alocar as verbas da forma que considerarem mais conveniente, podendo investir ou não nos serviços de saúde mental (Cruz *et al.*, 2020).

Resolução CIT 35, de 25 de janeiro de 2018: estabelece prazo para os gestores que receberam recursos de implantação de serviços e não implantaram, efetivarem o seu funcionamento

Resolução CIT 36, de 25 de janeiro de 2018: define o prazo para os gestores enviarem manifestação ao MS e suspende a transferência dos recursos de custeio referente às habilitações dos serviços que não estejam em funcionamento ou não apresentem a produção assistencial registrada nos sistemas de informação em saúde

Portaria MS 3.659, de 14 de novembro de 2018: suspende o repasse do recurso financeiro destinado ao incentivo de custeio mensal de dispositivos da RAPS em todo o Brasil nos casos de ausência de registros de procedimentos nos sistemas de informação do SUS. As resoluções 35 e 36 prepararam o caminho para a Portaria 3659 (Nunes *et al.*, 2019)

Resolução 1 do CONAD, de 9 de março de 2018: que aprova as diretrizes para realinhamento e fortalecimento da Política Nacional sobre Drogas (PNAD), programas, projetos e ações decorrentes, sob responsabilidade e gestão da União Federal (OBID), assumindo uma posição contra a legalização das drogas; define a integração institucional e legal da gestão de programas entre vários ministérios e defende o apoio e fomento de comunidades terapêuticas

Portaria MS 544, de 7 de maio de 2018: define diretrizes para o cadastro do novo porte de CAPS-AD IV no Cadastro Nacional de Estabelecimentos de Saúde (CNES). O CAPS-AD IV foi inserido no CNES, desvirtuando a lógica de cuidado dos demais CAPS ao ser designado como um serviço capaz de prestar assistência a urgências e emergências; apresenta a características estruturais de um pequeno hospital psiquiátrico, com enfermarias de até 30 leitos e a indicação de construção junto a cenas de uso. (Cruz *et al.*, 2020)

Portaria MS 2.434, de 15 de agosto de 2018: altera a Portaria de Consolidação 6/GM/MS, de 28 de setembro de 2017. Essa portaria aumentou o financiamento das internações psiquiátricas de mais de 90 dias

Decreto Presidencial 9.761, de 14 de abril de 2019: aprova a PNAD e coloca o CONAD nos campos das "políticas de educação, assistência social, saúde, trabalho, esportes, habitação, cultura, trânsito e segurança pública", no que se refere à questão das drogas; indica apoio financeiro às comunidades terapêuticas e também às "entidades que as congreguem ou as representem"

Decreto Presidencial 9.926, de 19 de julho de 2019: exclui vagas destinadas a especialistas e integrantes da sociedade civil no CONAD

Resolução RE 1.492, de 6 de maio de 2022, da ANVISA: autoriza o uso do Extrato de Cannabis sativa Greencare 160,32mg/mL

Resolução RE 1.513, de 11 de maio de 2022: aprova mais dois produtos: Extrato de Cannabis sativa MantecorpFarmasa 160,32mg/mL e Extrato de Cannabis sativa MantecorpFarmasa 79,14mg/mL. O terceiro produto aprovado contém 47,5mg/mL de CBD e não mais que 0,2% de THC

Fonte: elaborado pelos autores a partir das legislações e referências bibliográficas citadas.

Em relação as Unidades de Acolhimento Transitório, quase metade delas foi habilitada nos anos de 2014 e 2015. A partir de 2016, ocorreu uma diminuição, e apenas uma unidade foi habilitada pelo Ministério da Saúde em 2018, situação que pode ser explicada pelo aumento da oferta de financiamento para as CT (Weber, 2021).

Por sua vez, pesquisas de avaliação revelam que, além da diminuição na expansão dos pontos de atenção da RAPS, os serviços comunitários, em especial os CAPS, têm demonstrado baixa qualidade institucional e fragilidade técnica nos últimos anos, carecendo de programas de formação continuada mais regulares, constituídos a partir da realidade territorial e da escuta aos profissionais, como os programas de supervisão técnico-institucional. Além disso, observa-se uma burocratização no acesso, com serviços pouco acolhedores e voltados "para dentro", com práticas cada vez mais médico-centradas, setoriais e pouco articuladas aos problemas do território, e que o subfinanciamento e a falta de uma política de avaliação permanente da RAPS impossibilitam o planejamento e uma gestão mais qualificada da política (Onocko-Campos, 2019). Destacam-se como dois grandes empecilhos para a Reforma Psiquiátrica

Antimanicomial e Antiproibicionista a precariedade e a fragilidade dos vínculos empregatícios do trabalhador da saúde pública que, tornando-se rotativo e sujeito às configurações políticas, tem dificuldade em assumir responsabilidade sanitária. Para qualificar o trabalho em saúde, e especialmente no campo da saúde mental, é preciso implementar uma política de recursos humanos que possibilite que o profissional siga uma carreira no SUS, construa vínculos e realize o cuidado longitudinal.

Em resumo, constata-se que o ritmo de expansão dos serviços comunitários da RAPS decresceu após 2016. A implantação anual de CAPS, incluindo os CAPS-ad, desacelerou com tendência à estagnação dos serviços de base comunitária. A política de progressiva redução de leitos em hospitais psiquiátricos foi substituída pela revalorização dessas instituições e da lógica ambulatorial de atendimento. A expansão das UA também paralisou, ao mesmo tempo que de modo crescente a SENAPRED[23] passou a investir em CT, o que revela a profunda mudança de orientação da política de saúde mental e sobre drogas em detrimento da RPB (Cruz *et al.*, 2020; Weber, 2021).

Em meio a um processo histórico marcado por avanços e recuos, é possível apostar na articulação de movimentos e forças sociais que emergem desse contexto de crise, pautando importantes questões e outros modos de fazer as lutas por uma nova política sobre drogas, a exemplo da Iniciativa Negra por uma Nova Política sobre Drogas (INNPD[24], 2015) que, com uma agenda de justiça racial e econômica, vem promovendo ações de *advocacy* em direitos humanos e propondo reformas na atual política de combate às drogas, da Plataforma Brasileira de Política de Drogas (PBPD[25], 2015), uma rede nacional que busca debater e promover políticas de drogas consubstanciadas na garantia dos direitos humanos e em evidências científicas, pautadas na RD, do Coletivo Intercambiantes Brasil[26] (2017), que se propõe a fomentar e defender políticas, no campo de álcool e outras drogas, apoiadas nos princípios gerais da ética, bioética e direitos humanos, da Rede Nacional de Feministas Antiproibicionistas (RENFA[27], 2016), uma organização feminista, antirracista, suprapartidária e anticapitalista, criada para atuar em rede na luta pelos direitos humanos e fortalecimento político das mulheres e pessoas LGBTQIA+, e, por fim, do Coletivo Movimentos[28] (2016), um grupo de jovens de várias favelas e periferias do Rio de Janeiro que acreditam que uma nova política de drogas é urgente e que

se consideram os mais impactados pela violência, pelo estigma e racismo gerados em nome da guerra às drogas.

Em que pesem os retrocessos das políticas sobre drogas no Brasil, desde 2014 a ANVISA passou a autorizar a importação de medicamentos produzidos a partir do canabidiol, um dos princípios ativos da *cannabis*. Em 2021, o Supremo Tribunal de Justiça do Brasil concedeu salvo-conduto para que três pessoas cultivem *cannabis* para fins medicinais. Essa decisão gera jurisprudência e abre uma nova perspectiva para as pessoas que fazem uso dessa substância especificamente. O uso recreativo da *cannabis* e de todas as demais drogas ilícitas continua proscrito.

CONSIDERAÇÕES FINAIS

O consumo de drogas é visto na atualidade como um fenômeno global, de interesse internacional, sendo objeto de políticas públicas cujos propósitos principais, historicamente, têm sido a repressão ao tráfico de drogas consideradas ilegais e a contenção dos usuários por meio de medidas de internamento ou tratamento, na maior parte das vezes involuntárias ou compulsórias, na perspectiva da construção de um "mundo ideal sem drogas". Essas políticas de dimensão intercontinental influenciaram sobremaneira a construção e a consolidação das políticas públicas brasileiras relacionadas com a temática em questão.

O consumo de drogas pode ser compreendido como uma prática social que deixou de ser regulada exclusivamente segundo preceitos culturais, ritualísticos e litúrgicos após a Revolução Industrial, quando passou a ser um bem de consumo, convertendo-se em mercadoria. Durante todo o século XX, assistiu-se ao fenômeno da internacionalização da prática comercial de SPA em larga escala e da transnacionalização das medidas de controle, calcadas em um discurso proibicionista e higienista na perspectiva de um "mundo sem drogas", ao mesmo tempo que cada vez mais o tráfico ilícito se torna um dos mercados mais lucrativos do mundo (Silva, 2011).

No campo da saúde, os resultados da inversão produzida pela transformação da droga em bem de mercado foram desastrosos. O nascimento da toxicomania como construção social e o enclausuramento e exclusão de usuários, consumidores necessários à manutenção desse mercado, produziram violências, criminalidade e doença, ao mesmo tempo que elegeram o grande bode expiatório: o consumidor.

A conformação das políticas sobre drogas no Brasil foi reflexo desse fenômeno global, que se apoiou em uma estreita articulação entre eixos disciplinares especializados no campo da medicina – que estabeleceu a nosografia classificatória dos problemas médicos associados ao consumo – e do direito – que definiu as infrações e penalidades correspondentes – sustentados, ambos, por discursos de cunho moral que colocaram os sujeitos consumidores na condição não apenas de doentes e/ou infratores, mas de sujeitos destituídos de valor social ou, no dizer de Espinheira (2004: 14), de "sujeito tornado sujeira humana".

As contradições e a subordinação do saber médico ao discurso jurídico são reveladas pelo fato de a proibição ou interdição do consumo desse ou daquele produto obedecer menos a critérios farmacológicos – intoxicação e

---

[23] Em uma perspectiva organizacional, ocorreu um desmembramento na condução da política sobre drogas e, além da Coordenação Nacional de Saúde Mental, Álcool e outras Drogas, vinculada ao Ministério da Saúde, tem-se a SENAD, vinculada ao Ministério da Justiça, e também a *Secretaria Nacional de Cuidados e Prevenção às Drogas* (SENAPRED), vinculada ao Ministério da Cidadania. Com fontes orçamentárias distintas do orçamento da política de saúde, essa secretaria passou a ser a grande impulsionadora do financiamento das CT.

[24] https://iniciativanegra.org.br/.

[25] https://pbpd.org.br/.

[26] https://www.facebook.com/intercambiantes/.

[27] https://renfa.org/.

[28] https://www.movimentos.org.br/.

danos – do que a interesses políticos e econômicos próprios a épocas e lugares distintos. O comércio internacional do álcool floresceu enormemente nos tempos da Lei Seca nos EUA. A indústria farmacêutica e de drogas ilegais é das mais lucrativas do planeta.

O processo de redemocratização da sociedade brasileira e os movimentos contemporâneos a este na saúde – a Reforma Sanitária e a Reforma Psiquiátrica – trouxeram à tona as mazelas e consequências perversas do modelo manicomial na atenção ao usuário de SPA no país, ao mesmo tempo que propostas afinadas com um novo ideário foram sendo construídas e configuraram o modelo psicossocial, em um cenário muito marcado por disputas ideológicas e de modelos de intervenção e pleno de incertezas.

O discurso higienista-eugenista é reeditado a todo momento. Tem sido cada vez mais frequente nas redes sociais a retirada das ruas dos usuários de *crack*, por se constituírem em "ameaças à sociedade". Essas iniciativas ganham adesão de parcelas da população e também de alguns representantes de categorias de profissionais de saúde, trazendo mais uma evidência de que a parceria médico-jurídica e a articulação dos saberes desses campos não têm se dado em benefício da população e têm reforçado modelos de (des)atenção.

É verdade, também, que propostas na contramão dessa história resistem, inspiram e conformam as políticas qualificadas como contra-hegemônicas e que trazem inovações político-gerenciais, organizacionais e técnico-assistenciais que têm em comum a construção dialogada com os sujeitos da intervenção e a constituição de redes sociais solidárias, promovendo encontros interpessoais e intercomunitários para mobilização dos recursos e das competências dos indivíduos, das famílias e das comunidades no cuidado ao usuário de SPA. Esses dispositivos de atenção levam em consideração as singularidades individuais e coletivas, fugindo da lógica da abstinência e da internação. Nestas, a pessoa que faz uso de SPA é vista como ser ativo, capaz e útil para seus pares e para a sociedade, como protagonista e como um cidadão de direitos.

Analisando-se o contexto atual, surgem novas questões que indicam a construção de possíveis saídas emancipatórias: quais caminhos seguir em direção a uma cidadania insurgente diante de uma democracia ameaçada? Como retomar o projeto da Reforma Psiquiátrica Antimanicomial por fora do Estado – e por dentro também – já que ele está ocupado por forças autoritárias e antidemocráticas? Será que a tática de fazer a reforma prioritariamente a partir da ocupação dos espaços institucionais conduziu o movimento a uma mudança apenas setorial e institucional na saúde mental, mesmo assim constrangida em sua essência? Será que esse processo de ocupação e construção dos espaços institucionais foi fragilizando os vínculos orgânicos com e entre os usuários e os movimentos sociais do campo, incluindo os trabalhadores, despolitizando os espaços sociais e resultando na fragilização do ideário participativo que marca as lutas pelo direito a uma "Loucura Cidadã"[29]?

Ainda que se referindo à Reforma Sanitária, cabe aqui relembrar, por intermédio de Sérgio Arouca, que o projeto em luta é o da Civilização Humana; então, o que se projeta para a saúde é o que se deseja para a sociedade brasileira e, nesse sentido, precisa ser construído com ela:

> Essa reforma não pode ser projeto da minha cabeça, não pode ser projeto da cabeça dos técnicos, não pode ser simplesmente o projeto da cabeça dos profissionais. Ele tem que ser construído. Mesmo que o resultado final não seja aquilo que muitos de nós estamos desejando, mas um resultado construído, desejado, montado e inventado pela sociedade brasileira (Arouca, 1986).

O que faz lembrar o antigo, mas tão atual discurso de Arouca, é que o movimento das Reformas – Sanitária e Psiquiátrica – é uma questão coletiva, da sociedade comprometida com a saúde como um direito, sendo imperativo mobilizar outros e todos os movimentos e setores da sociedade e retomar a capacidade de aliança e de mobilização. Nesse campo, inclusive, a saúde mental tem muito a ensinar, já que seus movimentos e lutas têm sido marcados pela intrínseca relação com a cultura, com as artes, com a música e a poesia, em uma loucura cidadã que, liberta, se revela bela no encantamento que produz no outro.

Ao longo do texto foram apresentados antigos e novos coletivos que emergem e reemergem das periferias, das universidades, das ruas, dos terreiros e templos, nas lutas antirracistas, feministas, antiproibicionistas e antimanicomiais e que se unem pela necessidade de continuar, de resistir e radicalizar a democracia, construindo por dentro da sociedade um novo pacto social. Quanto ao futuro,

> Nada está definitivamente "selado", apesar das vozes em contrário das carpideiras de plantão, e o percurso relatado é também o das lutas empreendidas nas últimas duas décadas no campo da saúde mental no Brasil, com seus impasses e deslocamentos. Nem otimismo nem pessimismo, mas jogo multívoco, polifônico. Como dizia Guattari: "Alegria, tragédia, comédia... os processos que gosto de qualificar como maquínicos traçam um futuro sem garantia – é o mínimo que podemos dizer! Estamos ao mesmo tempo "presos numa ratoeira" e destinados às mais insólitas e exaltantes aventuras" (Pelbart, 2006).

Finalmente, faz-se necessário reconhecer que as práticas de saúde estão sujeitas a determinações políticas e econômicas e que a viabilidade de propostas substitutivas extrapola, e muito, esse campo. Para subverter completamente a lógica manicomial e proibicionista são necessários tempo, trabalho e luta, além de tantas outras coisas, como desnaturalizar o que se tornou comum, manter a indignação, pensar e agir estrategicamente, criar fatos sociais e inverter poderes, e também investir muito na produção de conhecimentos que tenham por base as experiências e saberes produzidos pelos/com os usuários. É preciso continuar.

Aqui, cabe trazer, para finalizar, a proposta de Emiliano David e Maria Cristina Vicentin (2020) de "aquilombamento da Reforma Psiquiátrica Brasileira", onde aquilombar refere-se a uma práxis de libertação da opressão, com um modelo de organização dinâmico e construído com a

---

[29] Refiro-me aqui ao Guia de Direitos Humanos Loucura Cidadã, produzido pela Associação Metamorfose Ambulante em 2011 e organizado por Ludmila Cerqueira Correia (Salvador – BA).

comunidade, sendo que o comum que nos une é a luta pela liberdade.

Referências

Alves VS. Modelos de atenção à saúde de usuários de álcool e outras drogas: discursos políticos, saberes e práticas. Rio de Janeiro: Cad Saúde Pública, 2009; 25(11):2309-19.

Araújo MR, Moreira FG. História das drogas. In: Silveira DX, Moreira FG (orgs.) Panorama atual de drogas e dependências. São Paulo: Atheneu, 2006: 9-14.

Arouca S. Democracia é Saúde. Pronunciamento do Sanitarista Sergio Arouca durante a 8ª Conferência Nacional de Saúde – 1986. Disponível em: https://renastonline.ensp.fiocruz.br/recursos/democracia--saude-pronunciamento-sanitarista-sergio-arouca-durante-8a-conferencia-nacional. Acesso em 18 jul 2022.

Bastos FI, Mesquita F. Estratégias de redução de danos. In: Seibel SD, Toscano Jr. A (orgs.) Dependência de drogas. São Paulo: Atheneu, 2001: 181-90.

Bastos FIPM et al. (org.) III Levantamento Nacional sobre o uso de drogas pela população brasileira. Rio de Janeiro: Fiocruz/ICICT, 2017. 528p.

Boiteux L. Sumário Executivo: Relatório de Pesquisa "Tráfico de Drogas e Constituição". Rio de Janeiro/Brasília: Ministério da Justiça, 2009. 121p. Série Pensando o Direito.

Brasil. Decreto 2.362, de 19 de junho de 1998. DOU de 22 jun 1998. Dispõe sobre o Sistema Nacional Antidrogas, e dá outras providências. Diário Oficial [da] República do Brasil, Poder Executivo, Brasília, DF, jun 1998.

Brasil. Decreto 3.696, de 21 de dezembro de 2000. DOU de 22 dez 2000. Dispõe sobre o Sistema Nacional Antidrogas, e dá outras providências. Diário Oficial [da] República do Brasil, Poder Executivo, Brasília, DF, dez 2000.

Brasil. Decreto 4.345, 26 de agosto de 2002. DOU de 27 ago 2022. Institui a Política Nacional Antidrogas e dá outras providências. Dispõe sobre o Sistema Nacional Antidrogas, e dá outras providências. Diário Oficial [da] República do Brasil, Poder Executivo, Brasília, DF, ago 2002a.

Brasil. Decreto 5912, de 27 de setembro de 2006. DOU de 28 set 2006. Regulamenta a Lei 11.343, de 23 de agosto de 2006, que trata das políticas públicas sobre drogas e da instituição do Sistema Nacional de Políticas Públicas sobre Drogas – SISNAD, e dá outras providências. Diário Oficial [da] República do Brasil, Poder Executivo, Brasília, DF, set 2006a.

Brasil. Decreto 7.179, 20 de maio de 2010. DOU de 21 mai 2021. Institui o Plano Integrado de Enfrentamento ao Crack e outras Drogas, cria o seu Comitê Gestor, e dá outras providências. Diário Oficial [da] República do Brasil, Poder Executivo, Brasília, DF, mai 2010a.

Brasil. Decreto 7.637, de 8 de dezembro de 2011. DOU de 09 dez 2011. Altera o Decreto 7.179, de 20 de maio de 2010, que institui o Plano Integrado de Enfrentamento ao Crack e outras Drogas. Diário Oficial [da] República do Brasil, Poder Executivo, Brasília, DF, dez 2011a.

Brasil. Decreto 9.761, de 14 de abril de 2019. DOU de 11 abr 2019. Aprova a Política Nacional sobre Drogas. Diário Oficial [da] República do Brasil, Poder Executivo, Brasília, DF, abr 2019a.

Brasil. Decreto 9.926, de 19 de julho de 2019. DOU de 22 jul 2019. Dispõe sobre o Conselho Nacional de Políticas sobre Drogas. Diário Oficial [da] República do Brasil, Poder Executivo, Brasília, DF, jul 2019b.

Brasil. Gabinete de Segurança Nacional. Resolução 3/GSIPR/CH/CONAD de 27 outubro de 2005. Aprova a Política Nacional Sobre Drogas. Diário Oficial da República Federativa do Brasil, Brasília, DF, 27 out 2005: 17.

Brasil. Lei 10.216, de 6 de abril de 2001. Dispõe sobre a proteção e os direitos das pessoas portadoras de transtornos mentais e redireciona o modelo assistencial em saúde mental. Diário Oficial [da] República do Brasil, Poder Executivo, Brasília, DF, 9 abr 2001.

Brasil. Lei 10.708, de 31 de julho de 2003. Institui o auxílio-reabilitação psicossocial para pacientes acometidos de transtornos mentais

egressos de internações. Diário Oficial [da] República do Brasil, Poder Executivo, Brasília, DF, 1 ago 2003a.

Brasil. Lei 11.343, de 23 de agosto de 2006. Institui o Sistema Nacional de Políticas Públicas sobre Drogas – SISNAD; prescreve medidas para prevenção do uso indevido, atenção e reinserção social de usuários e dependentes de drogas; estabelece normas para repressão à produção não autorizada e ao tráfico ilícito de drogas; define crimes e dá outras providências. Diário Oficial [da] República do Brasil, Poder Executivo, Brasília, DF, 24 ago 2006b.

Brasil. Lei 13.840, de 05 de junho de 2019. Dispõe sobre o Sistema Nacional de Políticas Públicas sobre Drogas e as condições de atenção aos usuários ou dependentes de drogas e para tratar do financiamento das políticas sobre drogas. Diário Oficial [da] República do Brasil, Poder Executivo, Brasília, DF, 24 jun 2019c.

Brasil. Lei 5.726, de 29 de outubro de 1971. DOU de 01 nov 1971. Dispõe sobre medidas preventivas e repressivas ao tráfico e uso de substâncias entorpecentes ou que determinem dependência física ou psíquica e dá outras providências. Diário Oficial [da] República do Brasil, Poder Executivo, Brasília, DF, 1 nov 1971.

Brasil. Lei 6.368, de 21 de outubro de 1976. DOU de 22 out 1976. Dispõe sobre medidas de prevenção e repressão ao tráfico ilícito e uso indevido de substâncias entorpecentes ou que determinem dependência física ou psíquica, e dá outras providências. Diário Oficial [da] República do Brasil, Poder Executivo, Brasília, DF, 22 out 1976.

Brasil. Ministério da Saúde. A Política do Ministério da Saúde para atenção integral a usuários de álcool e outras drogas. Ministério da Saúde, Secretaria Executiva, Coordenação Nacional de DST e AIDS. Brasília, 2003b.

Brasil. Ministério da Saúde. Agência Nacional de Vigilância Sanitária. Resolução RE 1.492, de 6 de maio de 2022. Diário Oficial da União de 9 mai 2022.

Brasil. Ministério da Saúde. Comissão Intergestores Tripartite. Resolução 32, de 14 de dezembro de 2017. Brasília-DF: Diário Oficial da União: seção 1(245);239. 22 dez 2017d.

Brasil. Ministério da Saúde. Comissão Intergestores Tripartite. Resolução nº 35, de 25 de janeiro de 2018. Brasília-DF: Diário Oficial da União: seção 1(26):58-59. 6 fev 2018c.

Brasil. Ministério da Saúde. Comissão Intergestores Tripartite. Resolução 36, de 25 de janeiro de 2018. Brasília-DF: Diário Oficial da União: seção 1(26):59. 6 fev 2018d.

Brasil. Ministério da Saúde. Gabinete do Ministro. Portaria 2436, de 21 de setembro de 2017. Brasília, 2017b.

Brasil. Ministério da Saúde. Gabinete do Ministro. Portaria 3.588, de 21 de dezembro de 2017. Brasília, 2017a.

Brasil. Ministério da Saúde. Gabinete do Ministro. Portaria 3.659, de 14 de novembro de 2018. Brasília, 2018a.

Brasil. Ministério da Saúde. Gabinete do Ministro. Portaria 3.992, de 28 de dezembro de 2017. Altera a portaria de consolidação 6/GM/MS, de 28 de setembro de 2017, para dispor sobre o financiamento e a transferência dos recursos federais para as ações e os serviços públicos de saúde do Sistema Único de Saúde. Brasília, 2017c.

Brasil. Ministério da Saúde. Gabinete do Ministro. Portaria 3088, de 23 de dezembro de 2011. Brasília, 2011b.

Brasil. Ministério da Saúde. Secretaria de Atenção à Saúde. Portaria 544, de 7 de maio de 2018. Define diretrizes para o cadastro do novo porte de Centro de Atenção Psicossocial de Álcool e Outras Drogas do Tipo IV (CAPS AD IV) Cadastro Nacional de Estabelecimentos de Saúde (CNES) e dá outras providências. Brasília-DF: Diário Oficial da União: seção 1(117):31. 20 jun 2018b.

Brasil. Ministério da Saúde. Sistema Único de Saúde. Conselho Nacional de Saúde. Comissão Organizadora da III CNSM. Relatório Final da III Conferência Nacional de Saúde Mental. Brasília: Conselho Nacional de Saúde/ Ministério de Saúde. 2002.

Brasil. Ministério da Saúde. Sistema Único de Saúde. Conselho Nacional de Saúde. Comissão Organizadora da IV CNSM. Relatório Final da IV Conferência Nacional de Saúde Mental. Brasília: Conselho Nacional de Saúde/Ministério de Saúde, 2010b.

Capítulo 33 · Políticas de Prevenção e Cuidado ao Usuário de Substâncias Psicoativas no Brasil

Brasil. Secretaria Nacional de Políticas sobre Drogas. Centro Brasileiro de Informações sobre Drogas. Livreto Informativo sobre drogas psicotrópicas. Brasília-DF: SENAD. 2011c. 64p.

Bucher R. A ética da prevenção. Psic Teor Pesq 2007; 23(supl):117-23.

Campos GWS. Saúde Mental e Atenção Primária: apoio matricial e núcleos de apoio à saúde da família. In: Nunes M, Landim FLP (orgs.) Saúde Mental na Atenção Básica: política e cotidiano. Salvador: EDUFBA, 2016.

Carneiro H. "Proibição da Maconha: racismo e violência no Brasil". Cahiers des Amériques Latines, 2019; 92:135-52.

Costa JF. História da Psiquiatria no Brasil. Um Corte Ideológico. 3. ed. rev. Rio de Janeiro: Campos, 1980.

Cruz MS, Ferreira SMB. Determinantes socioculturais do uso abusivo de álcool e outras drogas. In: _____,_____ (orgs.) Álcool e drogas: usos, dependências e tratamentos. Rio de Janeiro: Ipub-Cuca, 2001: 95-113.

Cruz NFO, Gonçalves RW, Delgado PGG. Retrocesso da reforma psiquiátrica: o desmonte da política nacional de saúde mental brasileira de 2016 a 2019. Trabalho, Educação e Saúde [online], 2020; 18(3).

David EC, Vicentin MCG. Nem crioulo doido nem negra maluca: por um aquilombamento da Reforma Psiquiátrica Brasileira. Saúde em Debate [online], 2020; 44(spe 3):264-77.

Delay J, Deniker P. Méthodes chimiothérapiques en psychiatrie: les nouveaux médicaments psychotropes. Paris: Masson, 1961.

Escohotado A. Historia de las drogas. Madrid: Alianza, 1995.

Espinheira G. Os tempos e os espaços das drogas. In: Almeida AR et al. (orgs.) Drogas, tempos, lugares e olhares sobre o seu consumo. Salvador: EDUFBA, CETAD/UFBA, 2004: 1-26.

Fanon F. Alienação e liberdade. Trad. Sebastião Nascimento. São Paulo: Ubu, 2020.

Ferreira IFR. O paradigma da redução de danos na clínica com usuários de drogas: inflexões, deslocamentos e possibilidades de escuta e posicionamento clínico. Boletim de Análise Político Institucional. Brasília, DF, 2018; (18):71-9.

Ferreira Neto JL. Psicologia, políticas públicas e o SUS. São Paulo: Escuta; Belo Horizonte. FAPEMIG, 2011. 222p.

Fiore M. A medicalização da questão do uso de drogas no Brasil: reflexões acerca de debates institucionais e jurídicos. In: Venâncio RP, Carneiro H (orgs.) Álcool e drogas na História do Brasil. São Paulo, Alameda; Belo Horizonte, Editora PUC Minas, 2005: 257-90.

Foucault M. História da Sexualidade I: A vontade de saber. Rio de Janeiro: Graal, 2013.

Garcia MLT, Leal FXA, Cominoti C. A política antidrogas brasileira: velhos dilemas. Psicologia & Sociedade [online], 2008; 20(2):267-76.

Instituto de Medicina Social d Criminalística (IMESC)/INFOdrogas. São Paulo. Disponível em: http://www.imesc.sp.gov.br/infodrogas/con--venc.htm. Acesso em 17 out 2012.

Lancetti A. Clínica Peripatética. São Paulo: Hucitec, 2006.

Lancetti A. Contra fissura e plasticidade psíquica. São Paulo: Hucitec, 2015.

Lima Jr. JM, Nery-Filho A, Vasconcelos C. From Biopolitics to Bioethics: From Vulnerability to Autonomy of Drug Users. In: De Micheli D et al. (eds.) Drugs and Human Behavior. Springer, Cham, 2021.

Lins e Silva T. O que é ser advogado: memórias profissionais de Técio Lins e Silva/em depoimento a Fernanda Pedrosa. 2. ed. Rio de Janeiro: Record, 2005. 254p.

Lisboa MS. Os loucos de rua e as redes de saúde mental: os desafios do cuidado no território e a armadilha da institucionalização. Tese (Doutorado em Psicologia Social) – Pontifícia Universidade Católica de São Paulo, São Paulo. 2013.

Machado AR, Miranda PSC. Fragmentos da história da atenção à saúde para usuários de álcool e outras drogas no Brasil: da Justiça à Saúde Pública. Hist Ciênc Saúde-Manguinhos, 2007; 14(3):801-21.

Machado AR. Uso prejudicial e dependência de álcool e outras drogas na agenda da Saúde Pública: um estudo sobre o processo de constituição da política pública de saúde do Brasil para usuários de álcool e outras drogas. [Dissertação de Mestrado em Saúde Pública] Faculdade de Medicina, Universidade Federal de Minas Gerais, Belo Horizonte, 2006. 151p.

Mbembe A. Necropolítica: biopoder soberania estado de exceção política da morte. Arte & Ensaios. Revista do PPGAV/EBA/UFRJ, n. 32, dez. 2016. Disponível em: https://revistas.ufrj.br/index.php/ae/article/view/8993. Acesso em 20 jun 2022.

Medina MG, Aquino R, Almeida-Filho N, Nery-Filho A. Epidemiologia do uso/uso abusivo de substâncias psicoativas In: Almeida-Filho N, Barreto ML (orgs.) Epidemiologia e saúde: fundamentos, métodos, aplicações. Rio de Janeiro: GEN; Guanabara Koogan, 2011: 527-44.

Mendonça AB, Carvalho PG. Lei de Drogas: Lei 11.343, de 23 ago 2006, comentada artigo por artigo. São Paulo: Método, 2007.

Misse M. O movimento: a constituição e reprodução das redes do mercado informal ilegal de drogas a varejo no Rio de Janeiro e seus efeitos de violência. In: Baptista M, Cruz MS, Matias R (orgs.) Drogas e pós-modernidade: faces de um tema proscrito. Rio de Janeiro: Ed. Uerj, 2003: 147-56.

Morosini MVGC, Fonseca AF, Lima LD. Política Nacional de Atenção Básica 2017: retrocessos e riscos para o Sistema Único de Saúde. Saúde em Debate, 2018; 42(116):11-24.

Nunes MO et al. Reforma e contrarreforma psiquiátrica: análise de uma crise sociopolítica e sanitária a nível nacional e regional. Ciência & Saúde Coletiva [online], 2019; 24(12):4489-98.

OMS – Organização Mundial de Saúde. Integração da saúde mental nos cuidados de saúde primários: uma perspectiva global. Genebra: Suíça, 2009.

Onocko-Campos RT. Saúde mental no Brasil: avanços, retrocessos e desafios. Cafajeste. Saúde Pública, Rio de Janeiro, 2019; 35(11):e00156119. Disponível em: http://old.scielo.br/scielo.php?script=sci_arttext&pid=S0102-311X2019001300501&lng=en&nrm=iso. Acesso em 18 jul 2022.

Pelbart PP. Prefácio. In: Lancetti A. Clínica Peripatética. São Paulo: Hucitec, 2006.

Ribeiro DC. O hospício de Pedro II e seus internos no ocaso do Império: desvendando novos significados. Dissertação (Mestrado em História das Ciências e da Saúde) – Fundação Oswaldo Cruz. Casa de Oswaldo Cruz, Rio de Janeiro: [s.n.], 2012.

Ribeiro M, Araújo MR. Política mundial de drogas ilícitas: uma reflexão histórica. In: Silveira DX, Moreira FG (orgs.) Panorama atual de drogas e dependências. São Paulo: Atheneu, 2006: 457-68.

Rui T, Fiore M, Tófoli LF. Pesquisa preliminar de avaliação do Programa 'De Braços Abertos'. São Paulo: Plataforma Brasileira de Políticas de Drogas (PBPSD), 2016.

Seibel SD, Toscano JRA. Conceitos básicos e classificação geral das substâncias psicoativas. In: _____,_____ (orgs.) Dependência de drogas. São Paulo: Atheneu, 2001.

Silva AFLM. Histórico das drogas na legislação brasileira e nas convenções internacionais. Teresina: Jus Navigandi, 14 jul 2011; 16(2934). Disponível em: http://jus.com.br/revista/texto/19551. Acesso em 25 out 2012.

Simões JA. Prefácio. In: Labate BC, Goulart S, Fiore M, Macrae E (orgs.) Drogas e cultura: novas perspectivas. Salvador: EDUFBA, 2008.

Teixeira CF. A mudança do modelo de atenção à saúde no SUS: desatando nós, criando laços. In: _____, Solla JP (orgs.) Modelo de atenção à saúde: promoção, vigilância e saúde da família. Salvador: EDUFBA; 2006: 19-58.

Tirado FJ, Domènech M. Extituciones: del poder y sus anatomías. Política y Sociedad, 2001; 36:191-204. Disponível em: https://revistas.ucm.es/index.php/POSO/article/view/POSO0101130191A.

UNODC – Escritório das Nações Unidas sobre Drogas e Crimes. Da coerção à coesão: Tratamento da dependência de drogas por meio de cuidados em saúde e não da punição. Documento para discussão com base em uma oficina técnica da UNODC, Viena. 28-30 out 2009. Disponível em: https://www.unodc.org/documents/lpo-brazil/noticias/2013/09/Da_coercao_a_coesao_portugues.pdf. Acesso em 25 jun 2022.

Von Flach PM. A implementação do modelo de Atenção Integral a Usuários de álcool e outras drogas no Estado da Bahia. 165f. Dissertação (Mestrado em Saúde Coletiva) Instituto de Saúde Coletiva, Universidade Federal da Bahia, Salvador, 2010.

Von Flach PM. Experiências de sofrimento social e movimentos de resistência entre trabalhadores e gente de rua (usuários de álcool e outras drogas), na Praça das Duas Mãos. (Tese). Universidade Federal da Bahia, Salvador, 2019. 327p.

Weber R (org.). Painel Saúde Mental: 20 anos da Lei 10.2016/01. Desinstitute, Brasília [s.n.], 2021.

Zafiropoulos M, Pinell P. Drogues, déclassement et stratégies de disqualification. Actes de la recherche en sciences sociales, 1982; 42:61-75.

34 Prevenção, Atenção e Controle em Saúde Mental

Mônica de Oliveira Nunes • Rosana Onocko-Campos

SAÚDE MENTAL: UM CONCEITO PLURAL

O que é ter saúde mental? Muitos foram os esforços para o desenvolvimento desse conceito. Como afirma Robert Castel (1986), estudioso francês de grande reputação, saúde mental tem sido, na maior parte do tempo, pensada a partir da tradição biomédica, que se detém prioritariamente sobre a noção de cura da doença. Nesse caso, tende a abordá-la em uma perspectiva terapêutica e, como assinala Castel, historicamente essa perspectiva tem sido muito restritiva, uma vez que é centrada fundamentalmente sobre o tratamento hospitalar.

Ora, já em um primeiro momento podem ser identificados dois aspectos durante muito tempo hegemônicos na compreensão da saúde mental. Por um lado, ela tem sido vista como ausência de doença e, portanto, deveria ser restituída por meio de um tratamento. Por outro lado, o tratamento dominante, de meados do século XVIII até a segunda metade do século XX, tem sido realizado predominantemente intramuros de um hospital psiquiátrico. Isso que durante tantos séculos pode aparecer como algo "natural" reduziu enormemente a compreensão do que seriam as necessidades de saúde das pessoas que por alguma razão desenvolviam algum processo, mais ou menos grave, de adoecimento psíquico e, portanto, limitou também as buscas por solução.

A origem desse pensamento e prática acerca da saúde mental remonta a um período muito estudado e descrito por autores como Michel Foucault (1978) e largamente difundido, denominado alienismo. Para esse autor, a loucura pensada como doença é fruto de uma construção histórica e não se apresenta como a continuidade de um fenômeno que sempre existiu como tal na humanidade. Como bem assinala Sander (2010: 383), Foucault nos apresenta "uma história diferente: o advento e domínio da razão sobre a desrazão. A loucura é vista a partir da perspectiva que situa a razão como normativa. É a partir daí que a loucura ganha seus contornos e seu exílio".

Lantéri-Laura (2001) retoma esse aspecto a partir da constituição do campo da psiquiatria que, com seu precursor, Philippe Pinel, propõe a noção de alienação mental, compreendendo-a como uma única doença, abordável pelo tratamento moral e pelo isolamento em instituições que se ocupam exclusivamente desses problemas. Lantéri-Laura destaca o caráter naturalista da abordagem pineliana e retraça, no campo da medicina, alguns momentos precursores do naturalismo nos quais se observa uma tentativa de compreender o fenômeno do adoecimento mental em uma perspectiva cultural que afasta essa compreensão de uma perspectiva religiosa, até então mais frequente. Como exemplos, o autor cita o conceito de patologia mental, na medicina antiga, e a explicação de certos transtornos, no Renascimento, que não são vistos como uma ação demoníaca ou provocados por interferência de divindades. Essa reconstrução histórica é muito interessante porque se observa que o que é dominante em determinado momento e contexto pode não ser em outro, modificando-se a posição de centralidade, ou de margem, de uma ou outra explicação em períodos históricos diferentes.

Desse modo, em um primeiro momento, a perspectiva de Pinel foi tomada como revolucionária, uma vez que se propunha a libertar os loucos dos grilhões que os prendiam em instituições religiosas do século XVIII, misturados com mendigos, bandidos e degredados de toda ordem. Esse gesto de Pinel, que ao constituir o alienado mental institui o alienista, inaugura essa especialidade na medicina e tem como consequência a criação de espaços de tratamento muito particulares. Esses, conhecidos como asilos ou manicômios, caracterizados por "sólidas construções em pedra talhada e arrodeadas de parques e de florestas" (ibid: 252), favoreceram a progressiva segregação dos pacientes que, no suposto propósito de serem protegidos dos efeitos deletérios da sociedade, tinham, em sua grande maioria, o destino selado de aí permanecer por longos períodos, quando não pelo resto de suas vidas.

O que se observou, ao longo do tempo, foi a presença de um número sempre maior de pessoas internadas nesses asilos, submetidas a tratamentos repetitivos, maciços e despersonalizadores (Goffman, 1974), cada vez menos submetidos a um controle social, já que o nível de participação de pessoas externas à comunidade asilar era muito restrito. Os internos eram cobaias de muitos tratamentos que não apresentavam resultados satisfatórios em um número grande de casos ou passavam a ser alvo fácil de terapêuticas que assumiam perspectivas punitivas no lugar de curativas, como comprovavam o uso indiscriminado do eletrochoque, a reclusão em quartos solitários em momentos de crise ou as contenções repetitivas em camisas de força.

Além disso, em muitas dessas instituições as condições de vida dos internados se deterioraram, especialmente nos momentos de guerra na Europa ou nos países do Terceiro Mundo, onde espaços asilares ou prisionais são os primeiros a sofrer contenção orçamentária e abusos de toda ordem em relação aos direitos humanos. Muitas foram as denúncias pelas péssimas condições de higiene, ou até de morte por inanição, sofridas pelos pacientes. Vale dizer que em inúmeros países essas condições persistiram por séculos e ainda hoje são observadas em alguns lugares, inclusive em alguns municípios brasileiros. Por outro lado, um grande número dos que sobreviviam tinha sua condição de adoecimento cronificada. Um grande número de evidências indicava que essas práticas não condiziam com o que se esperava de uma "terapêutica" cujo objetivo, em princípio, seria o de restabelecer a saúde das pessoas que adoeciam.

Não tardou a surgirem movimentos que contestavam o modelo asilar de tratamento. Esses movimentos começaram com força na Europa, no final da II Guerra Mundial, traumatizada com as atrocidades dos campos de concentração e movida por buscas libertárias de romper com situações que ameaçavam a vida das pessoas, que as oprimiam ou as mantinham em uma condição de aprisionamento (Borrel, 2010).

Dentre os movimentos que questionaram a perspectiva alienista da psiquiatria, destacam-se aqueles desenvolvidos em quatro países: na França, a Psiquiatria Institucional ou de Setor; na Inglaterra, as Comunidades Terapêuticas ou Antipsiquiatria; nos EUA, a Psiquiatria Comunitária; e na Itália, a Psiquiatria Democrática (Desviat, 1999). Esses movimentos tiveram repercussão diferenciada em outros países, inclusive no Brasil. O objetivo não é falar em detalhe sobre esses movimentos neste capítulo; apenas tentaremos abordar de que modo o conceito de saúde mental ganha novos contornos a partir deles. Para tanto, continuaremos articulando os dois aspectos evocados quando se fala em saúde mental: de um lado, como ela é pensada, representada e vivida e, complementarmente, o que se tem feito para mantê-la, restituí-la ou, eventualmente, produzi-la ou inventá-la, o que diz respeito às práticas e comportamentos.

Os movimentos aos quais nos referimos apresentavam características muito particulares, mas também alguns objetivos e críticas comuns. Em primeiro lugar, em todos eles se encontram presentes a crítica ao paradigma psiquiátrico alienista de cuidado e a proposta de um modelo de atenção psicossocial orientado no sentido da comunidade. O modelo inglês cria as comunidades terapêuticas[1], extremamente inovadoras no sentido da horizontalização das relações sociais entre pacientes e profissionais, marcando uma forma de cuidado bastante vanguardista, embora com baixo poder de capilaridade social. O modelo francês põe em análise a instituição psiquiátrica e os atores que a constituem, problematizando as relações aí desenvolvidas, atribuindo-lhes um caráter adoecedor e propondo, como solução, a psicoterapia das relações institucionais (Loureau, 1970). O objetivo, com isso, era restabelecer o poder terapêutico do ambiente institucional e ao mesmo tempo humanizá-lo. No caso norte-americano, a instituição psiquiátrica é instada a estender seu trabalho ao espaço comunitário aberto, ampliando seu escopo de atuação. O hospital psiquiátrico permanece como lugar de tratamento privilegiado para casos de transtornos mais graves, embora haja propostas alternativas no formato comunitário com a perspectiva de desinstitucionalização de pacientes cujos quadros não tenham obtido melhora com o tratamento convencional.

Cabe dizer que a negação dos manicômios, expressa na necessidade de fechá-los, é posta de maneira radical apenas no movimento italiano. No entendimento dos italianos, as funções reais de uma instituição manicomial são produzir a exclusão social e manter a ordem social (Basaglia, 2005). Nesse sentido, sua perpetuação mantém essa engrenagem e não permite a construção de um novo lugar social para os loucos. Um dos esteios da perpetuação dos manicômios seria o fato de a sociedade enxergar os loucos pelo prisma da periculosidade e da desrazão, o que os torna uma ameaça ou pessoas com valor zero no campo das trocas sociais. Essas se configuram como características de segregação em contextos onde a razão é fundamental para garantir que os indivíduos sejam vistos como produtivos, possam se inserir no mercado de trabalho, possam ser vistos como cidadãos de direitos etc.

O segundo elemento fundamental para entender esses movimentos diz respeito à compreensão, por parte dos próprios, dos determinantes sociais do sofrimento psíquico. Vale dizer que a concepção das formas de produção do sofrimento e do tipo e significado dessas expressões de sofrimento ganham particularidades entre eles. Alguns ficaram conhecidos por terem se detido mais sobre a loucura propriamente dita; outros ampliaram progressivamente a preocupação a formas de adoecimento mais leves, mas não menos importantes. Também a produção das formas de adoecimento mental tem sido entendida como dando ênfase maior aos aspectos socioeconômicos das relações ou aos aspectos relacionais psicodinâmicos e culturais.

---

[1]Note-se que são completamente diferentes do que se chama atualmente de Comunidade Terapêutica no Brasil, que aqui são instituições de caráter manicomial, em sua maioria de orientação religiosa, principalmente evangélica, e que têm internado especialmente pessoas em uso problemático de drogas.

No grupo que prioriza os aspectos socioeconômicos das relações, encontramos as abordagens que associam mais diretamente o adoecimento psíquico a influências sociais, tais como o estresse, o desemprego, a violência urbana, as condições de trabalho, a violência estrutural, o racismo etc. (Fanon, 2008 [1952]; Dimenstein *et al.*, 2017). O segundo tipo de compreensão tem na psicanálise uma importante precursora e estende o sofrimento psíquico para as neuroses, incluindo, como aspectos geradores de sofrimento, o mal-estar da vida em sociedade e os processos de inadaptação da infância, entre outros. Nesse caso, a separação entre normal e patológico é muito mais tênue, estando um número muito maior de pessoas inscritas nessas possibilidades. Como consequência, verifica-se uma ampliação dos problemas incluídos no rol dos transtornos psíquicos, saindo de casos exclusivos de "loucura clássica", que abarcam prioritariamente as psicoses, para os casos mais graves. A terapêutica proposta, por sua vez, também é alargada, incluindo o que Castel (ibid) chama de "terapias para normais", que podem abordar muito mais aspectos da promoção da saúde do que da restauração da saúde.

Nessa compreensão está inscrito, também, o aparecimento de uma visão que propõe uma intervenção mais alargada sobre a sociedade com vistas a ter um efeito mais favorável sobre a saúde mental. Esta sairia de uma perspectiva terapêutica estrita para uma concepção de promoção da saúde mental, incluindo uma perspectiva política mais ou menos avançada.

Nessa nova amplitude no reconhecimento de fenômenos desencadeados ou produzidos por dinâmicas sociais, Castel (ibid) vai cotejar dois movimentos representativos: o ponto de vista higiênico e profilático que propõe Morel em 1860 na França, cujo objetivo seria intervir sobre as condições sociais que suscitam a doença, e o Movimento de Higiene Mental que se desenvolve nos EUA a partir de 1910 e que propõe "trabalhar na proteção da saúde mental da população", usando para tal programas de educação em saúde que difundissem na comunidade os conhecimentos acerca das doenças mentais, suas causas, tratamentos e prevenção. O que, em termos gerais, os diferencia são a estratégia e o horizonte da abrangência projetado por cada um deles. Enquanto o movimento francês tem um escopo mais abrangente de intervir sobre as condições que produzem os riscos de adoecer ou sobre os fatores sociais que perpetuam o adoecimento, no caso do movimento norte-americano o interesse se situa em difundir na sociedade conceitos em saúde mental para que uma sociedade mais esclarecida possa, toda ela, contribuir para redução da produção ou para intervenção precoce sobre os problemas de saúde mental.

Em ambas as sociedades, francesa e americana, verificou-se um desdobramento muito forte desses movimentos e mesmo sua diversificação pela influência de diferentes correntes do pensamento. Nos EUA, observa-se que a psicanálise deu uma contribuição muito forte, mas sua influência ficou mais restrita ao tratamento nos consultórios privados e, de certo modo, nos ambulatórios públicos. O movimento que realmente se difundiu extramuros foi a psiquiatria comunitária com um viés de saúde pública, algumas vezes bastante politizada, como aquela que se realizava nos guetos, outras vezes, e talvez de maneira mais predominante, bastante prescritiva e ordenadora de uma norma social. No entanto, de um lado, a ausência de uma política de saúde universalizante no contexto norte-americano reduziu enormemente o alcance desse movimento. De outro, a predominância de premissas biomédicas na orientação das ações desse movimento acaba por imprimir nelas uma tendência à medicalização (psiquiatrização) da vida, mais do que um questionamento sobre os determinantes sociais à base da produção do adoecimento psíquico na sociedade.

Autores como Castel, Castel & Lovell (1979) destacaram as características individualista, pragmática e normalizadora dessas perspectivas, de forte influência norte-americana, imprimindo um novo etos para a Psiquiatria. Em análise mais recente, Marques (2017) argumenta que essa nova abordagem ética avança no mundo com "a globalização dos modelos de cuidado em saúde mental, com a codificação legal da bioética e com a emergência da democracia sanitária" (p. 13). Para Rose (2007), novas condições econômicas e sociopolíticas, emergentes em democracias liberais, aportam, de forma original, o "paradigma da saúde mental".

Na França, também fortemente influenciada pela psicanálise, mas com a participação de correntes da psiquiatria mais diversas, como a marxista e o organo-dinamismo de Henri-Ey, o ponto comum se situa em torno da compreensão do adoecimento mental como uma patologia relacional. Apesar disso, como enfatiza Castel, a consequência maior dessa concepção se centra na defesa da psiquiatria como disciplina distinta das outras da medicina e não da revolução das formas de atuar sobre a sociedade com vistas a enfrentar os determinantes sociais do adoecimento. Apesar disso, podemos destacar que, no âmbito do manejo das relações com vistas a produzir efeitos mais saudáveis, a tradição francesa tem apresentado um importante legado.

Por sua vez, o movimento da antipsiquiatria inglesa é bastante particular em sua compreensão da relação entre loucura e sociedade. Ele acredita que a loucura é um modo de adaptação a um mundo adoecedor por suas regras, valores e modo de funcionamento "anormais". Nega, portanto, o caráter patológico da expressão do sofrimento psíquico e inverte a equação, acreditando que doente é a sociedade capitalista. Produz experiências muito interessantes do ponto de vista microssociológico, mas pouco abrangentes.

Finalmente, outros movimentos, como a psiquiatria democrática italiana, não concordam necessariamente com a perspectiva adaptativa da loucura, embora reconheçam seu caráter de disrupção, produção ou perpetuação pelos efeitos da vida social. O movimento italiano, sob a liderança de Basaglia, não nega a doença mental, mas entende que boa parte de sua produção está associada às péssimas condições de tratamento, à falta de oportunidades sociais, a atitudes discriminatórias diante de quem adoece e à falta de compreensão do que as pessoas realmente necessitam. Enxerga ainda o manicômio e a cronificação dos pacientes asilados como um reflexo do modo como a sociedade estigmatiza os loucos.

Na Itália, são os casos mais graves, incluindo os que foram institucionalizados por longos períodos de tempo, que constituíram o principal alvo do discurso e das intervenções propostas pela psiquiatria democrática. No entanto, os princípios aí propostos têm forte sustentação social e política e, inegavelmente, serviram como referência para a formulação de modelos de atenção psicossocial bastante includentes, que podem englobar pessoas em diversas situações de sofrimento psíquico. Como premissas centrais nesse movimento, destacam-se: é preciso colocar a doença mental entre parênteses para fazer emergir a pessoa doente; dá-se ênfase à necessidade de desinstitucionalizar as pessoas por um processo que envolve também a reconstrução de suas histórias e seu empoderamento político; propõe-se a multiplicação das redes de relações sociais das pessoas doentes (inclusive por meio da inserção no mercado de trabalho) como forma de aumentar seu poder contratual e suas relações de interdependência; desenvolve-se a construção de uma rede de serviços e equipamentos que se revelem totalmente substitutivos ao manicômio (Rotelli *et al.*, 1990). Vale dizer que a Reforma Psiquiátrica brasileira é fortemente influenciada pelo movimento italiano (veremos detalhes dessa reforma mais adinte neste capítulo).

Diante da multiplicidade desses aportes, observa-se, portanto, que conceber saúde mental para promovê-la exige, de um lado, identificar as necessidades sociais de saúde e propor soluções de cuidado para elas e, de outro, mapear aspectos das relações e dos contextos sociais que produzem adoecimento e sofrimento psíquico para enfrentá-los. Na identificação dos problemas, observa-se que na história da saúde mental a loucura ganhou grande relevância pela situação de violação dos direitos humanos e inadequação dos modelos de atenção historicamente gestados para abordá-la. Paulatinamente, outros sofrimentos psíquicos mais difusos e prevalentes foram vindo à tona e demandando também atenção. Para todo tipo de sofrimento psíquico, sejam eles psicóticos, neuróticos ou outros, foram sendo identificados problemas subjacentes de ordem social que pediam análise e intervenção. Todos eles, de certo modo, passaram a demandar ações de prevenção, atenção (incluindo reabilitação) e controle dessas ações, e é sobre elas que nos deteremos nos próximos tópicos.

A COMPLEXIDADE DO CONCEITO DE PREVENÇÃO DO ADOECIMENTO MENTAL

O conceito de prevenção apresenta na contemporaneidade uma grande complexidade. Após os trabalhos de Foucault (1980), a discussão sobre a tendência ao controle e ao uso do biopoder tornou-se quase consenso nas ciências sociais. No contexto da saúde coletiva brasileira, esse conceito foi problematizado desde os anos 1970 com o Dilema Preventivista de Arouca (2003) e tem sido abordado por numerosos autores da Saúde Coletiva (Camargo Jr., 2003; Filice, 2008).

Contudo, devemos admitir que, quando o referimos à saúde mental, essa complexidade aumenta de forma algébrica. Se há controvérsias acaloradas para decidir pela incorporação de uma ou outra vacina à programação de vacinações regulares do sistema público, imaginemos a árdua construção de consenso que seria necessária para implementarção de medidas preventivas de saúde mental. A primeira questão a ser colocada seria: prevenção do quê? A grande controvérsia de base versa sobre a própria definição do que seja adoecimento mental. Muitos concordariam, talvez, com a definição dos extremos: saúde mental e doença mental grave como os transtornos do espectro psicótico. Mas, e no meio? Os debates sobre a utilização do SQ20 (Maragno, 2006) são ilustrativos dessa questão: quando sintomas inespecíficos se tornariam diagnosticáveis como doenças e seriam portanto passíveis de intervenções terapêuticas e preventivas? Ali, um amplo território se abre para a medicalização, porém também para seu outro extremo: a desassistência.

Poderíamos nos perguntar o que se constitui em necessidades sociais de saúde mental, e nossa primeira constatação seria a de que não podem ser definidas como tais. Não haveria necessidades (entendidas aqui como questões que poderiam ser definidas objetivamente e para todos, como se pode construir, por exemplo, em relação à quantidade mínima de nutrientes necessários por dia). Contudo, devemos reconhecer que numerosos estudos (OMS, 2001) declaram que os transtornos mentais são cada dia mais prevalentes, e isso só tende a crescer com as condições de vida contemporânea. Muitos dos sistemas de saúde de cobertura universal do planeta têm-se preocupado com esse tema (Larigoiztia & Starfield, 1997) e tentam se reorganizar para enfrentar essa questão, como o sistema inglês, por exemplo (Rogers & Pilgrim, 2001). No Brasil, alguns estudos de uma década atrás, realizados pelo Ministério da Saúde, mostraram que 55% das equipes de saúde da família, ou seja, no atendimento de primeira linha, na porta de entrada do sistema, recebiam importantes demandas de saúde mental. Encontramos resultados semelhantes – do ponto de vista qualitativo – estudando Unidades Básicas de Saúde (UBS) da cidade de Campinas (Onocko--Campos *et al.*, 2012). Freud afirmava que a cura perseguida pela psicanálise consistia em "restabelecer a capacidade de amar e trabalhar". À falta de uma definição melhor de saúde mental, poderíamos trabalhar com essa para pensar, então, o que seria necessário para prevenir problemas mentais?

Estudos realizados em locais diferentes do mundo apontam para relações entre desigualdade e saúde mental (Ludemir & Melo Filho, 2002). Além de serem constatadas taxas maiores de transtornos graves em regiões desfavorecidas (Ribeiro *et al.*, 2009), também já foi apontada a relação entre maiores graus de medicalização do sofrimento e mais pobreza e grau menor grau instrução das pessoas (Requier *et al.*, 1984), bem como que dispositivos de acolhimento poderiam contribuir para minimizar esses riscos (Tesser *et al.*, 2010). Essa conjunção de fatores parece apontar que, ainda que não possamos definir *ipsis literis* o que é saúde mental ou sua prevenção, é evidente que poder contar com condições de vida minimamente dignas e acesso à educação e cultura interfere na produção de grave sofrimento psíquico.

O ser humano nasce frágil e tem um período de amadurecimento prolongado se comparado com qualquer outro mamífero. A dupla mãe-filho tem a função de garantir o desenvolvimento saudável do bebê humano (Winnicott, 1975) e para isso precisa de um ambiente de maturação apropriado. Para Winnicott, o pai teria esse papel no começo da vida do bebê, oferecendo à mãe um ambiente suficientemente seguro e protegido para que ela possa se dedicar aos cuidados com o recém-nascido. Como se daria isso no Brasil, um país no qual dados recentes mostram um número cada vez maior de famílias chefiadas por mulheres sozinhas? Outros países galgaram a mudança, oferecendo por meio do Estado esse ambiente de segurança e proteção: apoio em casa com as tarefas do lar para as mães e licença-maternidade prolongada, inclusive licença para os pais poderem ajudar, além de creches em horário amplo e ambiente seguro para os pequenos, escola em período integral etc. No Brasil, ao contrário, é mister reconhecer que as políticas públicas como um todo, incluindo a assistência à infância e à maternidade, o acesso à educação de qualidade e a bens culturais, têm se desenvolvido em ritmo menor que o necessário e que o Estado brasileiro e seus agentes continuam se relacionando com seus cidadãos de forma autoritária e clientelística, o que não contribui para o gozo da cidadania plena. A reforma almejada não pode ser simplesmente uma reforma dos serviços (Nicácio, 2003):

Ainda, o desejo humano nunca será "meramente" racional, por isso demandas e percepções de necessidades variam de caso a caso, influenciados por fatores os mais variados. Podemos pensar em fatores culturais, de origem social e nível de renda, ou de idade. Mas, se alguém morre de desejo por alguém do mesmo sexo, ou ante a vista de um fetiche qualquer, essas são as questões insondáveis do desejo que sempre escaparão à política pública. A questão que se coloca para ela é como ela respeitará as singularidades, com qual concepção da organização subjetiva ela operará em suas intervenções clínicas e preventivas etc.

A aposta brasileira em uma Reforma Psiquiátrica foi, sem dúvida, uma das apostas ético-políticas mais valorosas deixadas pelos anos 1980 (Delgado *et al.*, 2001). Nesse campo, em conjunto com a expansão do Sistema Único de Saúde (SUS) houve a expansão da rede de serviços comunitários (CAPS notadamente) e a diminuição do número de leitos em hospitais psiquiátricos, com inversão do padrão de financiamento nos últimos anos (Brasila, 2012). Isso significou um aumento crescente desses serviços e melhores cobertura e acolhimento para essas pessoas em sofrimento psíquico. Em algumas cidades, as redes assim constituídas mostraram-se continentes para familiares e usuários, confirmando a conquista de um desejo muito almejado: o de tratar de maneira humanizada, na comunidade, e sem produzir isolamento social nem exclusão (Onocko-Campos *et al.*, 2009). Para nós, isso prova que a proposta da Reforma não é mera utopia, e que pode sim ser alcançada quando nas cidades se investe em saúde. É de um grande valor técnico-político, sobretudo em épocas em que a psiquiatria clássica e entregue a interesses comerciais arrefece, pretendendo nos apresentar (a todos os reformistas) como burros, mal-informados ou, na melhor das hipóteses, como ingênuos ignorantes bem-intencionados.

ATENÇÃO PSICOSSOCIAL EM SAÚDE MENTAL – UMA PERSPECTIVA REFLEXIVA

A Reforma Psiquiátrica no Brasil caracteriza-se pela reformulação crítica e prática do paradigma tradicional asilar de Atenção à Saúde Mental, incluindo a revisão de saberes já constituídos, tentando provocar mudanças no âmbito sociocultural e oferecer à loucura outra resposta social. Como diz Amarante (1996: 87), a reforma psiquiátrica é definida como sendo "[...] um processo histórico de formulação crítica e prática, que tem como objetivos e estratégias o questionamento e elaboração de propostas de transformação do modelo clássico e do paradigma da psiquiatria".

Os equipamentos de Saúde Mental no país hoje demandam uma plasticidade na montagem da rede de atendimento que necessita de pessoas com uma formação diferenciada, profissionais que visem ao desenvolvimento de uma clínica baseada na teia de relações sociais dos usuários, promovendo uma atenção pautada na processualidade da vida. No campo internacional, são cada vez mais frequentes os estudos sobre a temática do *recovery*, desenvolvidos por ou em parceria com associações de usuários e familiares (Weingarten *et al.*, 2021; Brandão *et al.*, 2022), e apontam para a premente necessidade de serviços desenvolvidos com eixo nesse princípio (Davidson *et al.*, 1997; Duarte, 2007). Nesse campo, articulação de redes sociais, trabalho e lazer mostram-se fundamentais para a retomada de uma vida que se perceba com sentido e significativa, sem que isso equivalha a uma volta ao estado anterior à doença ou à remissão total de sintomas.

Centrais como dispositivo estratégico da Reforma Psiquiátrica Brasileira, os Centros de Atenção Psicossocial (CAPS) têm sido apontados pelo Ministério da Saúde como o equipamento organizador da rede de saúde mental, associados a outros serviços, como centros de convivência, serviços residenciais terapêuticos, núcleos e oficinas de trabalho protegido etc. Estudos têm indicado que é possível articular redes de cuidados valendo-se de arranjos e estratégias inovadoras da organização (Onocko-Campos *et al.*, 2012).

Temos chamado a atenção para a necessidade de repensar especificamente a clínica desenvolvida nos CAPS, enfrentando uma tendência da Saúde Coletiva de negligenciar essa temática. A qualidade da clínica desenvolvida nesses serviços estratégicos não é um aspecto a mais, ela está no cerne da superação do tratamento moral, da existência de um serviço voltado verdadeiramente para o *recovery* e para a reabilitação psicossocial. Não existe reabilitação psicossocial sem clínica, e não há clínica de CAPS que se preze se esta não visa à reabilitação, à reinserção social e ao *recovery*.

Chamamos essa clínica que almejamos ver desenvolvida nos CAPS de Clínica Ampliada, o que significa levar em conta o sujeito, o território e a complexidade de suas relações. Visamos à aquisição de uma postura terapêutica (que é sempre e necessariamente ético-política) no sentido de trabalhar até o limite a necessidade da defesa da vida, do compromisso com a produção de saúde e com o fortalecimento do sistema público de saúde como ferramenta fundamental para promoção da cidadania e o logro da equidade.

A Clínica Ampliada (Campos, 2003) não nega as técnicas da clínica *strictu sensu*, mas as incorpora em um conjunto mais amplo de ações, entrelaçando clínica e política, tratamento, organização institucional, gestão e subjetividade. Os cuidados buscam a produção de novos valores de saúde e cidadania. Muitos são os resquícios manicomiais a serem desconstruídos na Clínica Ampliada: a invenção de uma nova clínica, a clínica do cotidiano que nos convida (uma obrigação ética?) a alargar nosso foco de visão como estratégia para dar conta da multiplicidade que é a Vida, que é a produção de saúde como valor de uso (Campos, 2000).

Dois conceitos servem-nos de baliza nesse exercício cotidiano de tratar: o de *acolhimento,* como teoriza Jean Oury: "sendo coletivo na sua textura, não se torna eficaz senão pela valorização da pura singularidade daquele que é acolhido" (Oury, 1991). Esse conceito aponta para a necessidade de estarmos verdadeiramente presentes e em atitude de espera ativa, atentos para a emergência de algum momento em que algo da ordem do inédito se coloque para um sujeito em particular. Esse tipo de sensibilidade pode ser associado ao processo de identificação próprio do construto teórico que Winnicott (1994) chamou de *mãe suficientemente boa* e que Dias (2003) propõe ser um paradigma para o trabalho do terapeuta de pacientes psicóticos.

Por isso, então, o segundo conceito-baliza: o de *desvio*, reconhecimento de que a dimensão terapêutica deve buscar sempre produzir mudanças, e não meras "estabilizações", como já destacaram Passos & Benevides (2001). Oury (1991) aponta que o reconhecimento desses momentos privilegiados, a emergência de signos, essa espera ativa, tem importância, pois poderá nos ajudar a produzir mudanças na forma de andar a vida desses pacientes. O movimento buscado deveria ser, então, o de se deslocar da alienação e dependência para a responsabilização por si e pelos outros (Marazina, 1991), processo fundamental para essas "pessoas que descarrilaram no simbólico", como as define Oury (1991).

Mas dissemos também que nossa clínica (Onocko-Campos, 2001), além de ampliada, é do sujeito. Qual sujeito? Não do sujeito do cogito cartesiano. Não do sujeito moral. Não somente do sujeito de direitos, cidadão. Mas sempre em prol de graus maiores de exercício de cidadania plena. Para nós, o ser humano é sempre sujeito do inconsciente, com suas pulsões, barrado: "a pessoa, mesmo dissociada, permanece uma pessoa, com um nome" (Oury, 1991).

Propomos, assim, a qualificação da clínica, superando a dicotomia entre a Clínica do Olhar (Campos & Onocko-Campos, 2005), muito marcada pela nosografia e os diagnósticos fechados *a priori*, que utiliza remédios como intervenção central e eficaz, que tende a tomar o paciente como "objeto" e acaba descambando para o tratamento moral e/ou "educativo", e a Clínica da Escuta, do encontro singular, que se vale da espera ativa, porém que evita ser omissa. Borda perigosa que alguns psicanalistas habitam, amparando-se na necessidade de esperar o suposto desejo do usuário e/ou em sua necessária responsabilização, como se esses usuários pudessem ser cobrados de ter um funcionamento neurótico. Sendo sim deslocada do olhar, a Clínica da Escuta não pode se furtar de um compromisso ético ("a fé no outro enquanto humano", ensinava Françoise Dolto). Enfatizar o advento do sujeito do inconsciente não deve servir de desculpa para nos desresponsabilizar. Navegar é preciso...

Em pesquisas avaliativas que realizamos, os usuários de CAPS disseram confiar nos profissionais, sobretudo quando interrogados acerca da função do que chamamos de técnicos de referência, que são os profissionais mais próximos de cada usuário, responsáveis pela montagem conjunta, com eles e suas famílias, de um projeto terapêutico individual. Eles afirmam que confiam nos técnicos de referência, pois os profissionais dão valor à sua palavra ou conhecem sua história, ou deram provas de suportar estarem juntos em momentos difíceis como as crises (Miranda & Onocko-Campos, 2008; Togni & Onocko-Campos, 2011).

A instituição – o equipamento – a equipe de trabalho

Os serviços de saúde – como outras organizações – tornam-se palco de uma *mise-en-scène* inconsciente. Isso pode ser explicado pelas funções psíquicas da instituição em geral: ela organiza nossas identificações, dela se esperam amparo e suporte, e também reconhecimento. Por isso, torna-se persecutória como a figura materna, com muita facilidade. Diz-nos Kaës (1991: 20):

A instituição nos precede, nos determina e nos inscreve nas suas malhas e nos seus discursos; mas com este pensamento que destrói a ilusão centrista de nosso narcisismo secundário, descobrimos também que a instituição nos estrutura e que contraímos com ela relações que sustentam nossa identidade.

Ela se constitui, assim, em suporte ou apoio psíquico. A esse respeito, Kaës (1991: 28) define:

Entendo apoio no sentido em que Freud empregou este conceito, não apenas nos *Três ensaios sobre a sexualidade* (1905), mas também nos desenvolvimentos ulteriores do seu pensamento e até nos seus últimos escritos. Ao lado do apoio de determinadas formações psíquicas sobre as 'funções corporais necessárias à vida', ele desenvolveu o conceito *de apoio de outras formações psíquicas sobre as instituições da cultura e do vínculo social.*

Assim, é imprescindível relacionar essa clínica da qual viemos falando a uma postura ética, postura que se baseia em um profundo respeito pelos trabalhadores da saúde, que são atores fundamentais e – em princípio e maioria – bem-intencionados na busca da produção de saúde. São eles os que estão ali no gesto possível e também naquele que outro dia não foi possível, para acompanhar cada percurso dos usuários. Percurso que nos leva a pensar na equipe de saúde e em seu espaço intersubjetivo.

A equipe multiprofissional possui – do ponto de vista técnico – diferentes formações, uma variedade de núcleos de saberes e de compromissos (Campos, 1998). Essas técnicas servem para produzir uma *atenção trabalhada* que se torna *sensível ao insólito*, e que não impeça a emergência de questões, mais do que de um trabalho para favorecer tal ou qual coisa. A formação nos permite estar "advertidos", diz Oury, mas ele também nos alerta para a necessária (e sempre operante e presente) complementariedade inconsciente: o outro em sua qualidade de presença (Oury, 1991).

Uma equipe que trabalhe com pacientes graves de saúde mental deve ser composta de pessoas nem muito normóticas, nem tão loucas. Deve ser capaz de se sustentar na crise, enfrentar o risco da cristalização ou sua outra face: a fragmentação. A formação de pessoas (não gostamos muito da expressão Recursos Humanos – os torna objetos) para a área de Saúde Mental nesse contexto de reforma requer mudanças nas formas de ensinar e aprender. Em muitas faculdades de Psicologia, de Terapia Ocupacional etc., ensina-se muito pouco sobre a Reforma, seus princípios éticos e políticos, sua história, seus problemas e desafios atuais. Quando se ensina, se faz com certo tom ufanista, épico. Fica retórico e serve para estimular a militância, mas não dá aos alunos ferramentas de trabalho potentes. Ensina-se muito pouco a se trabalhar fora do *setting* clássico do consultório particular, como se os recém-formados fossem todos trabalhar no antigo modelo liberal.

Como se trata na comunidade, na rua, na escola? Pouquíssimas exceções conseguem ensinar isso a seus alunos (Nunes, Torrenté & Prates, 2015). Os modelos clínicos e de gestão são muito pouco debatidos. O diálogo com a psiquiatria foi abandonado como projeto, e não deveria ser. Em outros países do mundo os psiquiatras continuam a se interessar pelas estratégias terapêuticas não somente medicamentosas. A formação dos residentes de Psiquiatria continua a se dar isolada na maioria dos casos, e não no contexto de equipes multiprofissionais, e o mesmo ocorre com quase todos os outros profissionais. Depois criamos um CAPS e queremos que "magicamente" eles trabalhem juntos, sem supervisão nem apoio de nenhum tipo. Pesquisas recentes no Brasil mostraram que é possível interferir sobre esse aspecto (Otanari *et al.*, 2011).

Há também de considerar as características da rede pública, seus ritmos, ora muito rápidos, ora vagarosos na administração de recursos. Há inúmeras instituições que ali comparecem. Poderíamos mapear: o saber médico, encarnado na Psiquiatria, que tem sérias dificuldades para se inserir nos novos equipamentos; a "loucura", em cujo nome quase tudo se pode (ou não se pode, segundo o caso); o conceito de "reabilitação psicossocial", que funciona muitas vezes dessa mesma maneira; a instituição da violência nos bairros; as formas de subjetivação marcadas pela marginalidade que pululam no contemporâneo etc.

As práticas dos trabalhadores da saúde podem, muitas vezes, estar cristalizadas, edificadas em discursos médicos clássicos, ou, ainda, alienadas da produção de saúde, não se organizando de modo a estabelecer agenciamentos com outros equipamentos de saúde, sociais e culturais. Nesse contexto, pensamos e construímos cotidianamente um lugar em que se possam produzir desvios, onde a cogestão (Campos, 2000) possa efetuar-se como produtora de saúde. Mas, como contribuir para "rachar" as práticas em serviços de Saúde Mental?

Dada, então, a importância de a equipe construir certa grupalidade entre eles (propiciando um espaço de confiança, de trocas, de circulação de afetos), dada a necessidade de se distanciarem um pouco da prática cotidiana para estimular a reflexão sobre ela (uma pausa, um breque, uma vírgula [Onocko-Campos, 2003], um momento no qual não se faz nada, se pensa), e a necessidade de suporte propiciado pela incorporação de novos conceitos e teorizações, que vem alimentar a reflexão com novas categorias de análise, o dispositivo da supervisão clínico-institucional vem tomar lugar para lidar com essa enorme quantidade de questões importantes.

Trabalhamos o tempo todo assumindo que esse é um dispositivo de formação, porém implicado e comprometido com a construção de uma rede de serviços eficaz. Operar com ele exige coragem, pois entra-se em um processo de mudança de si e do mundo que constantemente nos faz deparar com as limitações do real, de nós mesmos, e com as novelas institucionais. Não separamos (porém, sim, distinguimos) as questões clínicas daquelas da gestão. Pensamos a gestão como inseparável da produção de certas formas de subjetivação. A gestão também como intermediária, espaço que pode propiciar experiências novas, pausas para reflexão, alimentos teóricos, desvios, ordenamentos, segundo o caso.

> Assim, uma gestão que de fato assuma suas dimensões do gerir e do gerar, analiticamente, ou seja, fazendo escolhas deliberadas sobre o que estimular em cada situação, momento histórico e lugar institucional (Onocko-Campos, 2003: 14).

Podemos, assim, caracterizar o equipamento de saúde mental como um estabelecimento com sua organização, normas, funções sociais e subjetivas, pessoas e personagens. Lugar ao qual comparecem inúmeras instituições que ora se apresentam, ora se mascaram. O que o caracteriza não é o prédio, mas as funções sociais às quais se destina (ou seja, sua tarefa primária). Tratando-se de serviços de saúde mental, a tarefa primária estará sempre relacionada com certa clínica e esta estará fortemente vinculada à maneira de organizar o trabalho. Questão de inter-esse. A expressão *inter-esse* é de Julia Kristeva (2002), que a utiliza para se referir à política, brincando com o fato de uma política sempre refletir determinada composição de interesses e ser sempre um "entre", um intermediário.

Desse modo compreendemos a dimensão da gestão, pois, por sua vez, a forma como os sujeitos se relacionam com ambas (a clínica e a organização do trabalho) será um dos principais determinantes da eficácia do serviço. O planejamento não poderá operar competentemente se não for incorporando essas categorias. As formas de organização do trabalho são produtoras e produto de formas de subjetivação, e os sujeitos, produtores ativos e com relativa autonomia desses processos. Destacamos que não há clínica sem organização do trabalho, nem organização

Capítulo 34 • Prevenção, Atenção e Controle em Saúde Mental

do trabalho em serviço de saúde que não esteja referida a uma clínica. Isto não significa, obviamente, que essas questões estejam sempre explicitadas.

Nossa tessitura partindo da academia

Essa teia emaranhada de relações tem sido fonte de indagações teóricas e de respostas práticas, as quais consideramos fundamentais para o avanço do conhecimento na área: avanço do conhecimento, formação de pessoas, levantamento de novas indagações teóricas, compromisso com a produção de saúde em termos de autonomia e cidadania para os usuários e trabalhadores, procura da equidade...

Isso nos remete à relação entre múltiplas instituições com a academia, instituição que acha que tudo sabe e sempre acha que sabe mais. Pois, se a academia sabe algumas coisas, nós (da academia) não estamos ali no dia a dia, pondo o corpo, vivendo tensões inevitáveis do cotidiano: a demanda, a dúvida clínica, o estímulo à fragmentação que a loucura sempre traz, as limitações da pobreza, das quebras do laço social no contemporâneo, as disrupções da violência.

Essa posição na academia, mas de entrelaçamento com os rumos do SUS, tem-nos permitido identificar alguns entraves e ameaças de retrocesso. Uma pesquisa avaliativa de todos os CAPS III do estado de São Paulo (Onocko-Campos *et al.*, 2009) mostra que a grande maioria se encontrava na época bastante fragilizada do ponto de vista dos recursos com que contavam, das modalidades organizativas que dali derivavam (incluindo sua capacidade de regulação de internações e vagas) e da escassa capacitação e supervisão continuada dos profissionais que ali trabalhavam. Isso é sério, pois os CAPS III são os serviços comunitários que contam com leitos para acolhimento em 24 horas, o que lhes permite dar consistência ao modelo de substituição do hospital psiquiátrico. Fragilizá-los equivale a fragilizar a Reforma. O mesmo se pode dizer da insuficiente implantação de CAPS III em território nacional, os quais, por sua característica de serviços que oferecem acolhimento noturno, particularmente fundamental para assistir pessoas em crise, são os mais qualificados, junto com os leitos de saúde mental em hospital geral, para realmente assumir o desafio da completa substituição dos hospitais psiquiátricos em nosso país.

Outras pesquisas têm mostrado fragilidades das redes de cuidados assentadas principalmente na rotatividade e na falta de estabilidade dos trabalhadores, bem como de critérios claros de encaminhamento, produzindo efeitos de medicalização do social e redução da informação aos usuários em relação aos medicamentos que tomam (Onocko-Campos *et al.*, 2011).

A Reforma Psiquiátrica e o SUS precisam muito da parceria universidade-serviços. A universidade pública precisa também colocar essas questões entre suas diretrizes, adaptando seus conteúdos e métodos ao Brasil real. A Reforma Psiquiátrica precisa também da organização da sociedade civil, dos movimentos de luta antimanicomial e da participação da população para quem ela vem sendo construída, de modo a tornar-se mais atenta

às suas necessidades e desejos, mais democrática e mais forte, reduzindo os riscos de sofrer retrocessos em função das intempéries políticas.

A esse respeito, de forma muito contundente, desde 2016, com a ruptura política no nível do governo federal em razão da entrada de um grupo político de direita de tendência ultraneoliberal, e desde 2018, com a chegada ao poder da extrema direita, as políticas sociais e o setor saúde têm sofrido um forte retrocesso com a implementação de medidas de austeridade econômica, entre elas a PEC-92, ou política do teto dos gastos. A política de saúde mental, desde então, tem tido as conquistas recentes da Reforma Psiquiátrica como alvo de ataque, especialmente pelo deliberado corte no investimento dos serviços substitutivos de caráter comunitário, pela reintrodução do hospital psiquiátrico na rede de atenção psicossocial, pela ampliação no número e financiamento das Comunidades Terapêuticas asilares, pelo estímulo à implantação de clínicas privadas e serviços especializados e voltados para patologias específicas e pela crescente financeirização e mercantilização da saúde mental. Essas medidas e outras tantas que fortalecem a remanicomialização e a excessiva psicofarmacologização das pessoas em sofrimento psíquico se inscrevem no Movimento de Contrarreforma Psiquiátrica (Lima, 2019; Nunes *et al.*, 2019).

CONTROLE SOCIAL, MONITORAMENTO E REINSERÇÃO SOCIAL COMO HORIZONTE

Falamos anteriormente sobre a complexidade das ações que buscam produzir uma sociedade mais saudável do ponto de vista da saúde mental. Sabemos que parte importante do sofrimento psíquico é reflexo de relações sociais opressivas, condições de vida desiguais, dificuldade de acesso a serviços que ofereçam uma atenção à saúde de qualidade, experiências de preconceito ou estigmatização, falta de oportunidades de trabalho, baixo valor social das pessoas, pouca aceitação da diferença e relações humanas pouco afetuosas, entre outros. Na construção de sociedades mais justas e favoráveis ao bem-estar humano, e também caracterizadas por sistemas de saúde mais equânimes, humanos e eficientes, a participação das pessoas que sofrem mais diretamente da ausência dessas condições tem fundamental importância. A participação popular não deve ser um projeto retórico ou populista. É necessário reconhecer que soluções para os problemas vividos por grande parte da população só podem ser atingidas se todos os grupos-alvo forem consultados e coconstruírem a análise dos problemas e as propostas de intervenção para enfrentá-los.

Algumas iniciativas mais contundentes têm sido tomadas para efetivar essa participação popular. No âmbito do Estado, marcos legais, como a Lei 8.142/90, garantem essa participação que ganha materialidade em espaços formulativos, de fiscalização e deliberativos como os Conselhos ou as Conferências de Saúde. Até o momento, houve quatro Conferências Nacionais de Saúde Mental. Ainda na direção da participação e controle social no Brasil, os dois principais movimentos da saúde mental são o Movimento Nacional da Luta Antimanicomial (MNLA) e a Rede Nacional Internúcleos da Luta Antimanicomial (RENILA). Esses movimentos, que reúnem profissionais, usuários e familiares, apresentam uma atuação histórica muito importante na defesa e implementação da Reforma Psiquiátrica e atuaram, desde muito precocemente, na luta pelos direitos humanos daqueles que se encontravam internados nos manicômios. Para tanto, defenderam formas de cuidado de portas abertas, em serviços territorializados, humanizados e não segregadores. Simultaneamente, lutaram pelo combate ao estigma e preconceito contra as pessoas que viviam intensos sofrimentos psíquicos e pela inclusão social dessas pessoas.

No âmbito da sociedade civil, observa-se uma crescente organização dos usuários da Saúde Mental em associações que se constituem para defender os direitos e promover o empoderamento desses grupos populacionais. Vasconcelos (2003) vem estudando esses movimentos e atribui particularidades àqueles que se desenvolvem no Brasil. Características históricas e contextuais fazem com que o movimento dos usuários no Brasil, segundo esse autor, tenha associações com configuração mista, envolvendo a família e profissionais de saúde mental, sejam menos autonomistas e mais dependentes dos serviços de saúde mental e de seus profissionais; priorizem a luta pela aquisição de direitos sociais básicos em detrimento da luta contra o estigma e tenham maisr dificuldade em sua organização em detrimento da baixa escolaridade dos usuários e familiares.

Mais recentemente, a pauta dos direitos humanos tem sido incorporada de forma central nas bandeiras e práticas desses movimentos, nas atuações de *advocacy* de agências governamentais como a Comissão Nacional de Direitos Humanos, assim como nos estudos acadêmicos (Vasconcelos, 2021). Apesar do inegável aumento do nível de organização desses atores sociais, eles ainda têm um caminho árduo na direção da conquista de seus direitos na sociedade, dentre os quais o direito à cidadania no sentido amplo da palavra. Relatos de usuários e familiares acerca do estigma vivido no cotidiano destacam reações da sociedade que foram sistematizadas por Nunes & Torrenté (2009) como formas de violência interpessoal, institucional, simbólica e estrutural.

A despeito desses obstáculos, o convívio dessas pessoas em espaços de militância frequentemente lhes tem aportado benefícios importantes, ainda que no âmbito das relações interpessoais e da construção de novas identidades. Goffman (1988), em seu livro clássico sobre o estigma, cita a militância como uma das "contra-ações" ao estigma, salientando o impacto que ações dessa natureza podem ter sobre a vida dessas pessoas, tornando-as representantes do grupo. Mezza & Nunes de Torrenté (2020) argumentam que espaços de participação e de luta criados por intermédio da Reforma Psiquiátrica, onde pessoas participam enquanto coletivos, têm sido fundamentais para promover reconhecimento social de pessoas em sofrimento psíquico e progresso moral da sociedade.

O recurso a metodologias etnográficas permite analisar, de modo mais detalhado e aprofundado, o cotidiano das associações e o efeito do pertencimento a grupos organizados sobre a vida dos usuários e na mudança de seu itinerário subjetivo. Em seu estudo sobre uma associação de usuários e familiares do campo da saúde mental, Santos (2012) descreve a simultaneidade de processos que os organizam para fora, quando lutam por mudanças sociais, e para dentro, quando constroem um espaço de organização pessoal. Esse autor destaca, a partir de referência a Sartre, que ali existe uma "identidade de ação" que combate mentalidades manicomiais e exerce controle social.

Santos aponta ainda para a singularidade dessas associações em função de idiossincrasias próprias a seus atores sociais. Essa singularidade se manifesta, inicialmente, a partir do reordenamento de uma "zona de interdição", conceito emprestado por Santos a Oliveira (2003) para se referir a uma política que, durante muito tempo, foi considerada "impossível": "a política atuada por loucos" (p. 95). Desdobra-se na tensão constituída pela coexistência, de um lado, de influências da biomedicina sobre esses movimentos, imprimindo-lhes uma modelagem simbólica inscrita nos limites do campo do saber psiquiátrico, tal como referido por Vasconcelos e observado por Santos no vasto uso de léxicos do campo da Saúde Mental pelos participantes da associação estudada. De outro lado, como explicita Santos (ibid: 95): "diferentemente de Vasconcelos, no entanto, penso que essas noções não chegam propriamente a moldar práticas, sempre abertas a reinterpretações e agregação de significados construídos cotidianamente e/ou apropriado de horizontes outros relacionados com diversos aspectos da existência." Por fim delineia-se, a partir da "síntese das especificidades existenciais que comportam a vivência com o sofrimento mental" composta de um agregado de experiências ligadas, tais como "o estigma, a situação de vulnerabilidade social e econômica, o mal-estar atribuído à medicação, às crises e às reinternações [...]" (Santos, ibid: 95).

Como mencionado anteriormente, a "loucura", habitualmente concebida a partir das experiências mais extremas de sofrimento psíquico, caracterizadas principalmente em quadros psicóticos graves, sempre esteve à frente dos movimentos do campo da Saúde Mental. Essa precedência pode associar-se à visibilidade maior desses quadros e aos efeitos sociais mais nefastos vividos por essas pessoas em termos de segregação e de violação a seus direitos humanos. No entanto, apesar da total pertinência de ações e políticas voltadas para esses segmentos da sociedade, a atenção tem sido progressivamente dirigida a grupos cujas manifestações clínicas e sociológicas parecem menos evidentes no campo da Saúde Mental, mas que exprimem, cada vez mais, formas de sofrimento psíquico fortemente associadas ao que determinados autores têm chamado de "sofrimento social" (Kleinman, 1997). No Brasil, parte desses casos tem sido conhecida como "sofrimento difuso", embora também possa se manifestar a partir de quadros clínicos mais bem definidos como "transtornos mentais comuns". Embora possam ser evidenciadas etiologias complexas em seu desencadeamento, certos estudos têm identificado fortes determinantes sociais em sua origem (Lynd *et al.*, 2011). Essa constatação tem conduzido pesquisadores a propor ações combinadas de produção de diagnóstico, a partir da consulta popular, com a busca de soluções através de políticas sociais mais alargadas e promoção de melhores condições de vida para populações mais vulneráveis a esse tipo de mal-estar.

Nessa perspectiva, o trabalho de Guimarães *et al.* (2011) propõe a constituição de uma "ouvidoria em saúde", onde se apresentem e discutam "as condições de vida e saúde das classes populares da região da Leopoldina (RJ) e os recursos utilizados na tentativa de superar os problemas encontrados, identificados a partir da percepção de profissionais de saúde, líderes comunitários e religiosos [...]" (p. 292). O artigo destaca as situações de adoecimento psíquico provocadas por condições de extrema pobreza. Relativiza o conceito de pobreza, destacando que tanto pode remeter-se à "pobreza relativa", em que as necessidades a serem satisfeitas situam-se em função do modo de vida de cada sociedade, ou à "pobreza absoluta", em que as necessidades estão vinculadas ao mínimo vital.

Essa relativização das necessidades sociais, incluindo a saúde, faz com que os autores destaquem, de um lado, a pobreza socioeconômica, fruto de inúmeros fenômenos sociais da vida contemporânea, até mesmo da insuficiência de alguns programas governamentais para enfrentá-los, como a fome, a violência urbana, a insalubridade das moradias, a falta de acesso à escola, a falta de tempo para cuidar de si, o esgarçamento das relações familiares etc. De outro lado, os autores trazem novos elementos para a configuração da pobreza, destacando que sua definição sofre influências de aspectos da subjetividade. Desse modo, salientam que "promover a saúde é entender que as pessoas não têm apenas necessidades, mas desejos e medos, e que o sofrimento também precisa ser atendido". Ressaltam que os desejos se materializam em objetos e penetram no cotidiano das pessoas que estão permanentemente atravessadas pela difusão de bens de consumo, ainda que não estejam na faixa dos consumidores aptos a adquiri-los. Assim complexificada, a pobreza, e consequentemente as necessidades sociais (de saúde), ganha uma textura que conclama meios não menos sofisticados para enfrentá-la (Lynd *et al.*, 2011). O que parece ser unânime, em diversas análises acerca dessas necessidades, é que o setor saúde é apenas parte da solução e muitas vezes, ao se depararem com a multiplicação e retropotencialização dos problemas de diversas naturezas, os profissionais de saúde se sentem absolutamente impotentes para resolvê-los. Geram-se então respostas maquiadoras dos problemas, como o uso maciço e indiscriminado de benzodiazepínicos e antidepressivos, ou atitudes de desresponsabilização, mas também de sofrimento por parte dos próprios cuidadores.

O que se verifica, então, é que a promoção da saúde mental e a prevenção e o cuidado dos males que a acometem necessitam de respostas em diversos níveis e setores de atuação e na interação entre eles. No nível macrosocial, demandam medidas estruturais de redução da desigualdade social, de políticas universalistas de atenção à saúde, de políticas de saúde mental com estratégias claras de desinstitucionalização e de promoção da saúde mental em conformidade com as necessaúdes sociais de saúde diferenciadas por regiões geográficas, por grupos populacionais brasileiros, contemplando distinções de classe, étnicas, de gênero e de idade. No nível microssociológico, é necessário escutar as pessoas em seu fazer cotidiano, identificando as estratégias de enfrentamento que já possam ser postas em prática e produzindo esforços de complementá-las, potencializá-las ou redefini-las a partir de ações estatais, da sociedade civil organizada, ou mesmo comunitárias. Para que sejam alcançados efeitos mais potentes sobre a realidade de saúde mental, é fundamental também que os profissionais e gestores responsáveis por esse campo sejam mobilizados e bem formados. Os processos transversais de formação, educação e conscientização podem desempenhar um papel preponderante na construção de coletivos e de sujeitos mais afeitos e comprometidos com a transformação social.

Por fim, a saída para a saúde mental não pode ser apenas dos muros dos manicômios, mas dos muros do próprio setor saúde. É preciso criar novas alternativas para as pessoas que vivenciam experiências de sofrimento psíquico no sentido de permitir-lhes transitar pela cidade e frequentar teatros, cinemas, escolas, lanchonetes, ou até mesmo as próprias ruas de seus bairros. É preciso ainda permitir-lhes inserir-se nos mercados de trabalho, formal e informal. Claro que essas são dificuldades vividas por muitas outras parcelas da população. No entanto, para esse segmento, a situação muitas vezes se coloca como um beco sem saída, negativamente potencializado pelas dificuldades que lhes são próprias (seus próprios medos e fragilidades), mas, principalmente, pelas dificuldades dos outros em aceitarem sua diferença. Nesse sentido, a construção de alternativas às condições vividas por essas pessoas necessita de muitos aliados, de estratégias que mobilizem recursos solidários, criativos, libertários e, é claro, de respaldo político que assegure as garantias necessárias a essas novas propostas.

ENTRE O SOFRIMENTO BRASIL E O ESPERANÇAR: DE QUE POLÍTICA DE SAÚDE MENTAL NECESSITAMOS?

Nesses últimos anos, em que o mundo inteiro viu-se assolado por uma pandemia provocada pelo novo vírus do SARS-CoV-2, palco de imensa crise sanitária e humanitária, não tardou o anúncio do crescimento de experiências novas e antigas de sofrimento psíquico associadas às experiências diretas ou indiretas com a doença Covid-19 (Lancet, 2020). Destacaríamos cinco grupos de fatores de risco que muito têm contribuído para esse crescimento. O primeiro deles muito repercutiu, tendo em vista sua emergência com a pandemia, e se refere ao distanciamento social e às consequências vividas de isolamento, solidão, inatividade e acesso limitado a suporte social. Um segundo grupo diz respeito à perda de renda, desemprego, insegurança financeira e aumento expressivo da pobreza. Um terceiro fator de risco de grande relevância consistiu na perda de pessoas significativas e na impossibilidade de realização dos rituais culturalmente legitimados de luto. Um quarto fator de risco teve relação com as disparidades raciais, étnicas e de renda na incidência da Covid-19. Por fim, mas sem sermos exaustivas, destacamos o difícil acesso a serviços de saúde, por questões de renda, pelo medo do contágio ou, ainda, e é o que se mantém mesmo depois de certo controle da pandemia, pela sobrecarga ou colapso do sistema de saúde (mental), relacionados, em alguns locais, com o baixo investimento na rede pública de saúde (Gopikumar, 2020).

No Brasil, a todos esses fatores se soma a gestão inapropriada e irresponsável da pandemia pelo Governo Federal, associada à sucessão de medidas de austeridade econômica, de destruição das medidas de proteção social e de ataque aos direitos humanos, seguidas da escassez de medidas que fizessem face ao agravamento das condições de vida, de trabalho e de saúde da população, o que levou a uma conjuntura sociopolítica e cultural altamente favorável ao que Freud chamaria de mal-estar da civilização e que nós denominamos Sofrimento Brasil. Nesse cenário, tornava-se adequado interpretar a coexistência da pandemia de Covid-19 e transtornos mentais à luz do "modelo sindêmico", concebido por Merril Singer (2009), em que esses dois eventos de saúde, ou dois agravos, se apresentam de forma sinérgica e, tal como formulado por Mendenhall (2019: 3, tradução livre), em que "[as] condições sociais contribuem significativamente para um ciclo de *feedback* biossocial negativo onde as desigualdades sociais são tanto a causa quanto a consequência das interações da doença e de morbidades e mortalidades associadas". Esse tem sido o quadro identificado tanto em sua expressão individual, por um sem número de profissionais de saúde na capilaridade das redes de saúde do SUS ou até mesmo em setores privados, como em sua expressão coletiva, nas manifestações dos segmentos das mulheres, indígenas, quilombolas, da população negra da periferia, da população LGBTQIA+, dos idosos e de tantos outros grupos, nessa maciça experiência encarnada do Sofrimento Brasil.

Diante desse breve apanhado sobre a situação de saúde mental relacionada com a pandemia do novo coronavírus, uma pergunta, suscitada pelo título de uma *live* realizada pela ABRASCO (https://www.youtube.com/watch?v=kSTVAE9qwmM – 19 de maio de 2021), precisa ser respondida: o que fazer no campo das políticas de saúde mental para enfrentar esses desafios? De novo, pontuaremos alguns aspectos para reflexão sem querermos ser exaustivas.

Para início de conversa, a concretização de tal política necessita contar com grande ampliação de orçamento, partindo da revogação da PEC-92 e da ampliação de investimentos na área da saúde mental, financiamento este sempre inferior ao preconizado pela OMS. É preciso investir recursos financeiros nas ações que já deram ou podem dar certo, e não no que a história já mostrou que dá errado, como é o caso dos hospitais psiquiátricos, das comunidades terapêuticas manicomiais contemporâneas ou de uma saúde mental por especialidades/patologias e mercantilizada. Tendo em vista o expressivo impacto da pandemia na saúde mental global, é inegável que é preciso resgatar e fortalecer a Rede de Atenção Psicossocial, além da Rede de Atenção Primária, acrescentando novos elementos que a experiência com a Covid-19 nos ensina como necessários para enfrentá-la. Nesse sentido, para esse enfrentamento, há muito do que já fazíamos, relacionado com experiências de sofrimento psíquico, e que

precisa ser incrementado com novos arranjos tecnoassistenciais, inclusive aqueles genuinamente brasileiros, como as terapias comunitárias (Barreto, 2020).

Em relação à extensa demanda para tratar aquelas necessidades de saúde relacionadas com a Covid-19, organizações internacionais, incluindo a OMS, advogam pela integração da saúde mental e do suporte psicossocial na resposta à Covid-19 em todos os seus âmbitos. Defende-se que a pandemia de Covid-9 pode propiciar uma oportunidade para melhorar a escala de custo-benefício de diferentes intervenções de saúde mental. Central para essa oportunidade é a disposição de repensar abordagens convencionais para o planejamento de sistemas, com a inclusão de técnicas de tratamento remoto que deram certo, manejo comunitário de sofrimento e maior participação social de usuários dos serviços, cuidadores e representantes de populações que foram desproporcionalmente afetadas pela pandemia no planejamento da saúde mental.

Outro aspecto nesse enfrentamento consiste em fortalecer a orientação da política de saúde mental no sentido de desenvolver respostas em saúde pública que fortaleçam a participação comunitária e social. Nesse sentido, a resposta da saúde pública à Covid-19 deve aumentar a literácia em saúde mental, furando as bolhas de desinformação; deve estimular espaços de educação e autocuidado, e o suporte familiar deve fazer parte das estratégias de prevenção em saúde mental; deve buscar a colaboração intersetorial entre serviços de moradia, educação e emprego; deve mobilizar redes de suporte social e trabalho com comunidades locais para ajudar a atacar estressores identificados e encorajar aqueles com necessidade de buscar ajuda de serviços de saúde mental. Nesse nível, destaca-se a atuação da Atenção Primária à Saúde. Convém ampliar as políticas de proteção social e estimular ações conjuntas com organizações do setor voluntário de usuários e cuidadores ou com organizações do terceiro setor que organizam fundos emergenciais para pessoas em dificuldades, além de encontros de apoio mútuo virtual, conversas comunitárias e recursos *online* (Gopikumar, 2020).

Dentre os efeitos da pandemia que precisam ser enfrentados com novas táticas e tecnologias, destacaríamos a impossibilidade de realização dos rituais de luto. Observa-se que em quase todos os rituais ocidentais modernos, dos povos indígenas ou dos povos africanos, entre outros, o contato com o corpo do morto, o velório, ou até mesmo a manipulação do corpo são gestos fundantes e fundamentais. Essa talvez tenha sido a grande interdição trazida, de maneira generalizada, pela pandemia. Mesmo antes disso, tivemos a impossibilidade do adeus no leito de morte. A morte por Covid-19 é uma morte solitária, ainda que os trabalhadores de saúde tenham desenvolvido formidáveis tentativas de minimizar esse dano. Eles foram e têm sido a extensão dos corpos dos parentes, segurando a mão dos doentes, dizendo palavras amenas, enxugando suas lágrimas, dando-lhes força inclusive para a passagem. Acreditamos que repensar novos rituais na emergência da pandemia e no pós-pandemia para os que perderam seus entes significativos, seja por meio de terapias comunitárias, seja no âmbito de projetos terapêuticos singulares, é uma necessidade dos nossos tempos.

Gostaríamos ainda de estabelecer considerações relacionadas com a ética e os direitos humanos na articulação entre a pandemia do novo coronavírus e a saúde mental. Sabe-se que a Covid-19 levantou inúmeras questões e dilemas éticos tanto referentes ao distanciamento do cuidado em saúde mental como ao risco acrescentado de exposição ao novo vírus nas decisões sobre institucionalização involuntária. Se por um lado isso acendeu um sinal de alerta para o que poderia acometer pessoas em situação asilar, por outro, pensando especialmente no caso brasileiro, isso não arrefeceu as políticas que estimulam esse tipo de internação e as instituições que as abrigam. A esse dilema ético se somam preocupações sobre cortes potenciais futuros ou já em curso nos serviços, carga de doença adicional desproporcional, acesso reduzido aos serviços, suporte financeiro inadequado, exacerbação das desigualdades no acesso ao cuidado em saúde e necessidade de maior suporte familiar e de cuidado (Moreno, **2020**).

Além disso, ficam claras as disparidades étnicas e raciais no acesso a serviços de saúde mental ou nos racismos institucionais que frequentemente atravessam o cuidado aos diferentes segmentos. O racismo sistêmico e a discriminação modificam resultados em saúde e afetam também a distribuição de outros bens fundamentais, como emprego, educação e moradia. Estes, por sua vez, interferem na recuperação da pandemia de Covid-19, demonstrando que existe um sistema de retroalimentação.

Por fim, mas não menos importante, devemos nos debruçar sobre o aumento ainda mais expressivo da violência durante a pandemia, em suas mais variadas formas de expressão no território brasileiro. Assistimos ao agravamento da violência policial contra as populações negras da periferia e contra pessoas em situação de rua, massacres em terras indígenas e quilombolas e nas disputas de território, violências contra as mulheres, com sua expressão máxima em taxas insuportáveis de feminicídio, violência contra idosos, inclusive no auge da pandemia, violência contra a população LGBTQIA+, com as taxas entre as mais elevadas no mundo etc. Esse quadro de coexistência de múltiplas violências fala de uma sociedade que guarda e cultiva conflitos sociais, culturais e estruturais de grande monta, de longa data e que jorram como larvas de um vulcão em ebulição.

Em uma tentativa de síntese e pensando o objeto pandemia e saúde mental em seu caráter de complexidade, de emergência e de agravamento de uma situação de sofrimento preexistente, arriscaríamos afirmar que precisamos, mais do que nunca, de uma política de saúde mental fortemente intersetorial, territorializada e em rede, baseada nos direitos humanos – logo antimanicomial, antipatologizante, antirracista e vigilante às relações de violência de gênero e de classe. É imprescindível lançar mão de soluções complexas para problemas complexos, sem desmerecer o tamanho do desafio para sua realização no âmbito macrossocial, mas também na microssociologia das relações e das invenções tecnológicas e no resgate dos ideais de uma sociedade justa, equitativa e fraterna. Essas são medidas que nos darão mais razões para esperançar, no imprescindível glossário de Paulo Freire, e de fazer sonharem os loucos (Nunes *et al.*, **2021**).

Referências

Amarante P. O homem e a serpente: outras histórias para a loucura e a psiquiatria. Rio de Janeiro: Editora Fiocruz, 1996.

Arouca S. O dilema preventivista: contribuição para a compreensão e crítica damedicina preventiva. São Paulo: Ed Unesp – Rio de Janeiro : Ed Fiocruz, 2003.

Barreto AP et al. Integrative Community Therapy in the Time of the New Coronavirus Pandemic in Brazil and Latin America. World Soc Psychiatry 2020; 2:103-5.

Basaglia F. Escritos selecionados em saúde mental e Reforma Psiquiátrica (org. por Paulo Amarante). Rio de Janeiro: Garamond, 2005.

Borrel P. Quand la folie déborde dans les rues et en prison. In: Borrel P. Un monde sans fous. Nimes: Champ Social Éditions, 2010 : 15-44.

Brandão ADL, Figueiredo AP, Delgado PGG. Incorporações e usos do conceito de recovery no contexto da Reforma Psiquiátrica Brasileira: uma revisão da literatura. Trabalho, Educação e Saúde, Rio de Janeiro, 2022; 20. Disponível em: https://www.scielo.br/j/tes/a/qf-vMh9bHtrNbLjJkm3rjybN/.

Brasil. Ministério da Saúde. SAS/DAPES. Coordenação Geral de Saúde Mental, Álcool e Outras Drogas. Saúde Mental em Dados – 10, Ano VII, nº 10, março de 2012. Brasília, 2012.

Camargo Jr KR. Biomedicina saber e ciência: uma abordagem crítica. São Paulo: Ed. Hucitec, 2003.

Campos GWS. Um método para análise e co-gestão de coletivos. São Paulo: Hucitec, 2000. 236 p.

Campos GWS. Clínica do sujeito: por uma clínica reformulada e ampliada. In: Saúde Paidéia. São Paulo: Ed Hucitec, 2003.

Campos GWS, Onocko-Campos R. Co-construção de autonomia: o sujeito em questão. In: Campos GWS, Minayo MCS, Akerman M, Cunha GT (orgs.) Tratado de saúde coletiva. São Paulo-Rio de Janeiro: Hucitec-Fiocruz, 2005: 86-107.

Castel F, Castel R, Lovell A. La Société psychiatrique avancée. Le Modèle américain. Paris: Grasset, 1979.

Castel R. Nouveaux concepts em santé mentale. Social Science and Medicine 1986; 22:162-5.

Davidson L et al. Phenomenological and Participatory Research on Schizophrenia: Recovering the Person in Theory and Practice. Journal of Social Issues 1997; 53(4):767-84.

Delgado PG, Gomes MPC, Coutinho ESF. Novos rumos nas políticas de saúde mental no Brasil. Cad Saúde Pública 2001; 17(3):452-3.

Desviat M. A reforma psiquiátrica. Rio de Janeiro: Editora Fiocruz, 1999.

Dias EO. A teoria do amadurecimento de D.W.Winnicott. Rio de Janeiro: Imago, 2003.

Dimenstein M, Siqueira K, Macedo JP, Leite J, Dantas C. Determinação social da saúde mental: contribuições à psicologia no cuidado territorial. Arquivos Brasileiros de Psicologia, Rio de Janeiro, 2017; 69(2):72-87.

Duarte T. Recovery da doença mental: Uma visão para os sistemas e serviços de saúde mental. Análise Psicológica 2007; 1(XXV):127-33.

Fanon F. Pele negra, máscaras brancas. Salvador, BA: EDUFBA, 2008 (1952).

Filice de Barros N. A construção da medicina integrativa: um desafio para o campo da saúde. São Paulo: Ed. Hucitec, 2008.

Foucault M. História da loucura na Idade Clássica. São Paulo: Perspectiva, 1978.

Foucault M. História da Sexualidade I: a vontade de saber. Rio de Janeiro: Graal, 1980 (1976) .

Goffman E. Manicômios, prisões e conventos. São Paulo: Perspectiva, 1974.

Kristeva J. O gênio feminino: a vida, a loucura, as palavras. Tomo I Hannah Arendt. Rio de Janeiro: Rocco Editora, 2002.

Gopikumar V et al. Mental Health and the Coronavirus: A Global Perspective. World Soc Psychiatry 2020; 2:88-93.

Kaës R.. Realidade psíquica e sofrimento nas instituições. In: Kaës R, Bleger J, Enriquez E et al. (orgs.) A instituição e as instituições. Tradução de Joaquim Pereira Neto. São Paulo: Casa do Psicólogo, 1991: 1-39.

Kleinman A, Lock M, Das V. Social Suffering. Berkeley, etc.: University of California Press, 1997.

Lancet Psychiatry. Editorial – Mental health and COVID-19: Change the conversation. Lancet Psychiatry May 2020 ; 7(6) :463.

Lantéri-Laura G. L'histoire contemporaine de la psychiatrie dans ses rapports avec la société française. In: Ehrenberg A, Lovell A (orgs.) La maladie mentale en mutation. Psychiatrie et Société. Paris: Éditions Odile Jacob, 2001: 247-63.

Larizgoitia I, Starfield B. Reform of primary health care: the case of Spain. Health Policy 1997; 41(2):121-37.

Lima RC. O avanço da Contrarreforma Psiquiátrica no Brasil. Physis: Revista de Saúde Coletiva, Rio de Janeiro, 2019; 29(1). Disponível em: https://www.scielo.br/pdf/physis/v29n1/pt_0103-7331-physis-29-01-e290101.pdf. Acesso em 19 jan 2021.

Lynd C; Silva M; Plagerson S et al. Poverty and mental disorders: breaking the cycle in low-income and middle-income countries. The Lancet 2011.

Loureau R. L'analyse institutionelle. Paris: Éditions de Minuit, 1970.

Ludemir AB, Melho Filho D. Condições de vida e estrutura ocupacional associadas a transtornos mentais comuns. Rev Saúde Pública 2002; 36(2): 213-21.

Marazina I. Trabalhador de saúde mental: encruzilhadas da loucura. In: Lancetti A. (org.) Saúde e Loucura I. São Paulo: Hucitec, 1991.

Maragno L et al. Prevalence of common mental disorders in a population covered by the Family Health Program (QUALIS) in Sao Paulo, Brazil. Cad Saude Publica 2006; 22(8):1639-48.

Marques TP. "Global mental health, autonomy and medical paternalism: reconstructing the 'French ethical tradition' in psychiatry". History of Psychiatry 2017; 28(3):326-43.

Mendenhall E. Beyond Co-Morbidity: A Critical Anthropological Perspective of Syndemic Depression and Diabetes in Cross-Cultural Contexts. Medical Anthropology Quarterly 2016; 30(4):462-78.

Mezza M, Nunes De Torrenté MO. A Reforma Psiquiátrica Brasileira como luta pelo reconhecimento e progresso moral. Saúde em Debate 2020; 44(3):236-50.

Miranda L; Onocko-Campos R. Análise do trabalho de referência em Centros de Atenção Psicossocial. Rev Saúde Pública 2008; 42(5):907-13.

Moreno C et al. How mental health care should change as a consequence of the COVID-19 pandemic. Lancet Psychiatry Sep 2020; 7:813-24.

Nunes MO, Torrenté M. Estigma e violência no trato com a loucura: narrativa de centros de atenção psicossocial, Bahia e Sergipe. Revista de Saúde Pública 2009; 43(1):101-8.

Nunes M, Torrenté M, Prates A. (org.) O otimismo das práticas: Inovações pedagógicas e inventividade tecnológica em uma Residência Multiprofissional em Saúde Mental. Salvador: EDUFBA, 2015.

Nunes MO, Mendes J, Portugal C, Torrenté M. Reforma e contrarreforma psiquiátrica: análise de uma crise sociopolítica e sanitária a nível nacional e regional. Ciência & Saúde Coletiva 2019; 24(12):4489-98.

Nunes MO, Torrenté M, Carvalho PAL. O circuito manicomial de atenção: patologização, psicofarmaceuticalização e estigma em retroalimentação. Revista Psicologia: Ciência e Profissão 2021; 33:e242180.

Onocko-Campos R. Clínica: a palavra negada. In: Saúde em debate. Rio de Janeiro, 2001; 25(58):98-111.

Onocko-Campos R. A gestão espaço de intervenção, análise e especificidades técnicas. In: Campos GV. Saúde Paidéia. São Paulo: Hucitec, 2003: 122-49.

Onocko-Campos R et al. Avaliação da rede de centros de atenção psicossocial: entre a saúde coletiva e a saúde mental. Rev Saúde Pública 2009; 43(1):16-22.

Onocko-Campos R et al. Saúde mental na atenção primária à saúde: estudo avaliativo em uma grande cidade brasileira. Ciência & Saúde Coletiva 2011; 16(12):4643-52.

Onocko-Campos R et al. Avaliação de estratégias inovadoras na organização da Atenção Primária à Saúde. Rev Saúde Pública 2012; 46(1):43-50.

Onocko-Campos R et al. Pesquisa avaliativa de saúde mental: indicadores para avaliação e monitoramento dos CAPS III do Estado de SP. FAPESP: pesquisa para o SUS: gestão compartilhada em saúde PPSUS-SP – MS/CNPq/Fapesp/SES-SP. Processo: 2009/53130-3.

OMS. Relatório sobre a saúde no mundo 2001 – Saúde Mental: nova concepção, nova esperança. Genebra: Biblioteca da OMS, 2001, 173 p.

Otanari TM et al. Os Efeitos na formação de Residentes de Psiquiatria ao experimentarem Grupos GAM. Revista Brasileira de Educação Médica 2011; 35(4):460-7.

Oury J. Itinerários de formação. In: Revue Pratique 1991; 1:42-50. Tradução: Jairo I. Goldberg. (mimeo s/d e sem paginação).

Passos E, Benevides R. Clínica e biopolítica na experiência do contemporâneo. Revista de Psicologia Clínica PUC/ RJ. Rio de Janeiro 2001; 13(1):89-100.

Regier DA et al. The NIMH Epidemiologic Catchment Area Program. Historical context, major objectives, and study population characteristics. Arch Gen Psychiatry 1984; 41(10):934-41.

Ribeiro WS, Andreoli SB, Ferri CP, Prince M, Mari JJ. Exposure to violence and mental health problems in low and middle-income countries: a literature review. Rev Bras Psiquiatr 2009; 31(2):S49-S57.

Rogers A, Pilgrim D. Mental Health Policy in Britain. Hampshire: Palgrave Macmillan, 2001.

Rose N. The Politics of Life Itself: Biomedicine, Power, and Subjectivity in the Twenty-First Century. Princeton, NJ: Princeton University Press, 2007.

Rotelli F, Leonardis O, Mauri D. Desinstitucionalização (org. por Fernanda Nicácio). São Paulo: Hucitec, 1990.

Sander J. A caixa de ferramentas de Michel Foucault, a reforma psiquiátrica e os desafios contemporâneos. Psicologia & Sociedade 2010; 22(2):382-7.

Santos MRP. Juntos na luta: A trajetória de uma associação de usuários e familiares dos serviços de saúde mental na cidade de Salvador, Bahia. Dissertação (Mestrado) - Faculdade de Filosofia e Ciências Humanas, Universidade Federal da Bahia, Bahia, 2012.

Singer M. Part one: Introducing key concepts in syndemics. Introduction to syndemics: A critical systems approach to public and community health, San Francisco: Jossey-Bass. 2009: 1-24.

Tesser CD, Poli Neto P, Campos GW. [User embracement and social (de) medicalization: a challenge for the family health teams]. Ciencia & Saude Coletiva 2010; 15 Suppl 3:3615-24. Epub 2010/12/09. Acolhimento e (des)medicalizacao social: um desafio para as equipes de saude da família.

Togni LS, Onocko-Campos RT. A avaliação dos usuários sobre os Centros de Atenção Psicossocial (CAPS) de Campinas, SP. Rev Latinoam Psicopat Fund, São Paulo, Mar 2011; 14(1):122-33.

Vasconcelos EM. O poder que brota da dor e da opressão: empowerment, sua história, teorias e estratégias. São Paulo: Paulus, 2003.

Vasconcelos EM (org.) Novos horizontes em saúde mental: análise de conjuntura, direitos humanos e protagonismo de usuário(as) e familiares. Rio de Janeiro: Hucitec, 2021.

Weingarten R, Noal MHO, Vasconcelos EM, Nunes de Torrenté M, Manso C. O programa Comunidade de Fala (CDF) nos seus cinco anos de implementação no Brasil. Cadernos Brasileiros de Saúde Mental 2021; 13(36):228-49.

Winnicott DW. O papel do espelho da mãe e da família no desenvolvimento infantil. In: D.W. Winnicott. O brincar e a realidade. Rio de Janeiro: Imago Editora, 1975: 153-63.

Winnicott DW. A importância do setting no encontro com a regressão na psicanálise. In: D. W. Winnicott. Explorações Psicanalíticas, Porto Alegre: Artes Médicas, 1994: 77-81.

Atenção Integral à Saúde dos Trabalhadores

Vilma Sousa Santana • Elizabeth Costa Dias
Jacinta de Fátima Senna da Silva • Luiz Carlos Fadel de Vasconcellos

INTRODUÇÃO

O trabalho, enquanto meio de transformação da natureza pelos seres humanos, é um primado na constituição da própria natureza humana. Organiza a vida das sociedades e define o cotidiano individual, familiar e as relações sociais. Fundamental na sociabilidade, é essencial no desenvolvimento de capacidades e habilidades, possibilitando e potencializando o conhecimento e a experiência. Pode, assim, favorecer a saúde, o bem-estar físico e emocional, mas também determinar sofrimento, desgaste, adoecimento, acidentes, o comprometimento da capacidade e funcionalidade, e até a morte. A compreensão desses dois efeitos antagônicos, no contexto da determinação social da saúde, requer a distinção entre trabalho e emprego e a inserção dos trabalhadores no mercado de trabalho. Trabalhadores formais, assalariados, contratados, registrados, servidores públicos e militares, além de informais, autônomos, biscateiros, por conta própria, empreendedores individuais, configuram múltiplas modalidades de inserção no mundo do trabalho (Benach et al., 2010), objeto de profundas alterações neste século.

A rápida metamorfose do mundo do trabalho, iniciada há pouco mais de quatro décadas, demarca uma nova face do capitalismo. Neoliberalismo, reestruturação produtiva e globalização de mercados, produção econômica, meios de produção e investimentos são ingredientes das profundas alterações do trabalho. Mais ainda, a incorporação maciça de tecnologias baseadas na inteligência artificial e os avanços no alcance e rapidez das comunicações, em escala planetária, modificam os modos de produzir e viver, os valores e crenças, criando padrões de comportamento e sociabilidade, da estrutura e relações familiares, em um ritmo sem precedentes. Inaugura, desse modo, um novo ciclo da história humana (Antunes, 2020).

Um eixo comum dessas mudanças é a fragilização da proteção social dos trabalhadores conquistada ao longo de séculos de lutas históricas. Surgem e se ampliam formas diversificadas de contratos de trabalho, com jornadas intermitentes, sazonais, fragmentadas, irregulares, com vínculos de emprego que não garantem direitos adquiridos, por isso chamados de precários. A Organização Internacional do Trabalho (OIT) denomina de *substandard* essas formas de emprego, comparando-as aos modos *standard* de contrato que implicam diferenças nos padrões de qualidade, proteção do emprego, proteção social e ambientes de trabalho saudáveis e seguros. As grandes corporações ampliam a terceirização de atividades (meio e fim) e subcontratações (*outsourcing*), que atingem todos os ramos de atividade econômica (ILO, 2013), dificultando a aplicação das leis e regulações protetivas dos trabalhadores.

A popularização e agilidade da comunicação digital têm favorecido o surgimento e a rápida expansão do uso de vínculos por aplicativos, intensificado ainda mais com a pandemia da Covid-19. Esse trabalho por aplicativo é caracterizado pela desresponsabilização dos empregadores, que não reconhecem vínculo com o trabalhador e que não participam com os equipamentos, como veículos, combustível etc., apenas com a gestão da relação trabalhador-cliente, a exemplo dos serviços de entrega.

Esses novos segmentos de informais vêm ampliando ainda mais o número de trabalhadores desprotegidos, que já compunham a maioria ou dimensão expressiva da força de trabalho em países de média ou baixa renda. Destituídos de empregos registrados, exercendo atividades informais de sobrevivência ou subsistência, muitos nunca tiveram contratos formais. Somente a definição dos direitos dos trabalhadores à saúde e proteção social como direitos humanos e a cobertura universal da atenção integral à saúde em bases não contributivas, possibilitará a garantia de uma vida com dignidade aos trabalhadores (Dardot & Laval, 2016; Abilio, 2020; Antunes, 2020).

O Brasil, por seu histórico secular de colonialismo e escravidão e uma industrialização e consolidação de direitos e proteção social do trabalhador tardias, produziu um segmento excluído, extenso e expressivo de sua força de trabalho, os denominados trabalhadores informais. Em 2022, representam em suas várias categorias, juntamente com os desalentados e desempregados, aproximadamente dois terços da população em idade ativa. Essa composição reflete profundas desigualdades sociais, estruturais e injustas, a que se juntam as iniquidades de gênero e o racismo, que moldam o mercado de trabalho e emprego e as necessidades e demandas relativas à saúde e ao bem-estar. No Brasil, a saúde é um direito do trabalhador enquanto cidadão e dever do Estado, concretizado no Sistema Único de Saúde (SUS) e definido na Constituição da República Federativa do Brasil de 1988 (CF/88).

Neste capítulo são introduzidos os componentes fundamentais do campo da Saúde do Trabalhador, suas origens históricas, conformação teórica e de práticas assentadas na participação do trabalhador, suas institucionalidades e construtos estruturantes, e a Política Nacional da Saúde do Trabalhador e da Trabalhadora em vigência no país. Em seguida é apresentada a estruturação da população de trabalhadores em seus vários recortes populacionais, que implicam distinções de acesso e coberturas específicas, pela rede de proteção social, garantia de ambientes de trabalho seguros e saudáveis, bem como o modelo de atenção integral à saúde do trabalhador, incluindo a vigilância em saúde, a assistência em todos os níveis de complexidade e a promoção da saúde.

TRABALHO E SAÚDE

As relações entre o trabalho e o processo saúde-doença são conhecidas desde a Grécia Antiga. Hipócrates descreveu a "asma dos mineiros", provável silicose decorrente da inalação de poeira. No entanto, somente em 1700 o médico italiano Bernardino Ramazzini (1633-1714) sistematizou conhecimentos sobre o processo saúde-doença dos trabalhadores em seu livro *De Morbis Artificum Diatriba* (As Doenças dos Trabalhadores)[1]. Recomendava que todo médico perguntasse pela "ocupação" ou "profissão" de seu paciente e completasse a "anamnese" com a "história profissional ou ocupacional", considerando-a essencial para "chegar às causas ocasionais do mal" e "obter uma cura mais feliz" (Ramazzini, 2000). Decorridos mais de três séculos, sabe-se que essa pergunta ainda é raramente formulada, refletindo o pouco conhecimento e importância atribuída ao trabalho como determinante da saúde.

Na Inglaterra, a Revolução Industrial de meados do século XVIII produziu mudanças radicais nos processos e relações de trabalho. As condições insalubres nas fábricas tornaram mais visíveis o impacto do trabalho na vida e saúde dos trabalhadores, a ponto de se tornarem objeto

de indignação, discussões, estudos e publicações (Engels [1820-1895], 2010). Mobilização e organização dos trabalhadores culminaram com a intervenção do Estado e o surgimento de uma legislação protetiva da saúde nas fábricas. Foram também criados os primeiros serviços médicos das empresas, responsáveis pela assistência aos trabalhadores, muitas vezes nos próprios locais de trabalho. No entanto, esses serviços eram centrados na atuação médica, no indivíduo, com intervenções restritas ao posto de trabalho e, além disso, comprometidos com a seleção e manutenção da força de trabalho hígida para garantir a produção (Mendes & Dias, 1991; Vasconcellos & Oliveira, 2011).

No Brasil, as lutas por melhores condições de trabalho, contundentes nas revoltas dos negros escravizados, cujas condições de vida e trabalho eram mantidas no limite da sobrevivência (Schwarcz & Starling, 2015), intensificaram-se no início do século XX. A abolição da escravatura acenava com melhores e maiores oportunidades de emprego, com a industrialização e urbanização no país, mas foi somente em meados do século passado, com a Consolidação das Leis do Trabalho (CLT), que se deu início à gestão mais apropriada às necessidades e demandas dos trabalhadores.

Ainda no século XX, o desenvolvimento da ciência e tecnologia se refletiu na gestão dos processos de trabalho e da saúde dos trabalhadores. A incorporação de saberes e metodologias de intervenção sobre o mundo do trabalho, além da Medicina, convocou outras disciplinas, como Engenharia, Enfermagem, Toxicologia, Ergonomia, Psicologia, Higiene e Segurança do Trabalho, entre outras, conformando a Saúde Ocupacional (Mendes & Dias, 1991). Todavia, os serviços permaneciam voltados para identificar os mais aptos ou adaptáveis para o trabalho. Faltas por problemas de saúde passaram a ser monitoradas, buscando a redução do tempo de recuperação e o pronto retorno ao trabalho. Exames pré-admissionais e periódicos são emblemáticos desse modelo por limitarem a admissão de trabalhadores não aptos para o trabalho, garantindo maior produtividade.

No Brasil, todos os mecanismos para lidar com a saúde no trabalho oriundos do Estado brasileiro foram estabelecidos por legislações, desde as de maior hierarquia de aplicação até as normativas subalternas, como portarias, resoluções, normas técnicas e outras. A primeira legislação específica sobre acidentes de trabalho foi adotada em 1919. Em seguida, foi adotada a CLT, em 1943, até alcançar os dispositivos constitucionais da CF/1988. Muitas leis e normas foram formuladas para impedir o adoecimento e a morte resultantes do exercício do trabalho. Muitos casos de acidentes, doenças e mortes foram evitados com a adoção desses dispositivos legais, mas não foram suficientes para atingirmos condições de trabalho e emprego de países no mesmo patamar econômico (Borja-Aburto & Santana, 2010).

Das primeiras leis do início do século XX até a CF/1988, a responsabilidade do Estado brasileiro pela saúde no mundo do trabalho por meio das leis e normas – inclusive sua aplicação, fiscalização, notificação, assistência médica, reabilitação e outras medidas – ficou a cargo das áreas trabalhista e previdenciária. Ressalte-se

---

[1] Disponível em: https://www.unicesumar.edu.br/biblioteca/wp-content/uploads/sites/50/2019/06/Doencas-Trabalhadores-portal.pdf. Acesso em 06 jun 2022.

que a Saúde Pública, com suas normas sanitárias de defesa da saúde, não se direcionava ao mundo do trabalho, exceto em questões pontuais de higiene e de fiscalização de alguns produtos e serviços. Isso significa dizer que o processo saúde-doença no trabalho não envolveu as ações de políticas públicas de saúde praticamente durante um século.

Somente nos anos 1980, quando a Reforma Sanitária que se apoiava no paradigma da Saúde Coletiva propiciou a criação do SUS, foi que se começou a pensar em um modelo de atenção à saúde dos trabalhadores alicerçado na Saúde Pública e como direito humano. No movimento pela Reforma Sanitária, equipes multiprofissionais passaram a atuar de modo interdisciplinar, com foco em ações coletivas a partir dos movimentos sociais, com o protagonismo de sindicatos e trabalhadores organizados. O movimento da Saúde do Trabalhador, que se iniciava, busca a melhoria das condições de vida e de trabalho, a redução dos agravos à saúde relacionados ou não com o trabalho, estabelecendo medidas de prevenção e, notadamente, de iniciativas de promoção da saúde. Dentre seus princípios, destacam-se o direito à proteção social, independentemente do tipo de vínculo de trabalho, e a garantia de um ambiente de trabalho saudável e seguro e do bem-estar. Inclui também o direito à recusa do trabalho perigoso e/ou insalubre, que pressupõe a informação e a sustentação política por suas organizações representativas (Santana & Silva, 2009).

Se antes o "manto" legal era calcado em um direito trabalhista, um direito previdenciário e um direito sanitário periférico, com a CF/88 inicia-se um movimento que, apesar de não ter superado as necessidades do enfrentamento dos desafios impostos pelo mundo do trabalho, implicou a reflexão e a inovação de estratégias. Trabalhar em condições dignas e a salvo de riscos de adoecimento, sofrimento e morte é, de forma inequívoca, um direito à vida e, portanto, um direito humano, o qual, de acordo com a CF/88, é dever do Estado brasileiro garantir.

A saúde do trabalhador como direito humano reafirma o conceito da Determinação Social da Saúde (DSS), e a precedência das causas sociais sobre outras, entre elas o modo de produção capitalista excludente, com a exploração do trabalhador, que resulta em iniquidades sociais, envolvendo as condições de saúde, vida, trabalho e bem-estar. Invoca, portanto, a interseccionalidade com as diversas lutas e resistências dos grupos populacionais mais vulneráveis, discriminados, excluídos, invisibilizados e abandonados pelas políticas públicas e de defesa dos direitos humanos, na sociedade organizada. Um conjunto de elementos e situações, entre eles gênero, raça, etnia, idade, escolaridade, renda, migração, voluntária ou não, crença e religião, operam como moduladores e intervenientes nos processos da DSS (CSDH, 2008). É nesse contexto que o trabalho é reconhecido como categoria central do objeto, amálgama da Saúde Coletiva, fundando a abordagem da saúde dos trabalhadores como direito humano fundamental e interseccional.

MUNDO DO TRABALHO

Razões e determinações do processo saúde-doença

No Brasil, a produção econômica evoluiu de um sistema colonial baseado na atividade primária, extrativa e agrícola, com larga base no trabalho escravo e predomínio de atividades rurais no interior do país, para um cenário fortemente urbanizado desde meados do século XX. Atualmente, a produção industrial manufatureira e especialmente os serviços representam a maioria das empresas e trabalhadores, destacando-se a agropecuária, com expressiva participação no PIB.

Nos anos 1940, a organização do trabalho e do emprego sofreu profunda transformação com a CLT, que inaugurou novos modos de relação entre capital e trabalho, empregadores e empregados. Foram definidos vínculos de trabalho, atribuições e direitos dos trabalhadores, inclusive os relativos às condições de trabalho e saúde. Entre os desdobramentos da CLT (1943) destaca-se a edição das Normas Regulamentadoras (NR), em 1978. As NR definem padrões de conformidade em segurança e medicina do trabalho que ao longo do tempo são ajustadas e atualizadas ante as mudanças do processo de produção e trabalho (Maeno & Carmo, 2005). A emissão, atualização e garantia do cumprimento das NR estão a cargo do Ministério do Trabalho, responsável por instrumentos de controle, atuando por meio de inspeções em locais de trabalho de empresas. Entretanto, essas ações não atingem a totalidade dos trabalhadores brasileiros, entre os quais se encontram os não registrados, autônomos e informais, em que pese ser esses trabalhadores parte substantiva de algumas cadeias de produção e de suprimento que envolvem empresas formais. Vale ressaltar que cabe ao Ministério do Trabalho as ações de enfrentamento ao trabalho ilegal, como o trabalho infantil, em condições análogas à escravidão, e aos trabalhadores elegíveis, mas privados de contratos formais de trabalho.

Na década de 1990, um conjunto de mudanças macroeconômicas, denominado neoliberalismo, passou a ganhar protagonismo em muitos países. Com seus dogmas de menor participação do Estado no provimento e garantia de bem-estar social e na regulação econômica, adota-se como prioridade a autorregulação do mercado. Disso resulta a preponderância do capital financeiro sobre o capital produtivo de bens e serviços, o que vem causando profundas mudanças no mercado de trabalho e a reorganização do processo de produção. A decorrente reestruturação produtiva, instalada em escala global, significou uma importante inflexão no paradigma da Saúde do Trabalhador (Benach *et al.*, 2010; Nehmy & Dias, 2010), notadamente entre os trabalhadores formais, com contratos registrados. O modelo produtivo taylorista-fordista restrito à empresa, organizado em tarefas fragmentadas, rígida hierarquia decisória, planejamento centralizado, supervisão das linhas de montagem, nas quais o trabalhador fica em um lugar fixo, com tempos e modos de produzir fortemente programados, foi pouco a pouco se adequando a essa nova realidade. Realidade que se revelou ainda mais comprometedora da saúde e bem-estar do que o descrito no modelo clássico.

Sob o domínio da redução de custos e de responsabilidades de patrões, destacam-se medidas de diminuição do número de postos de trabalho sem alteração da produção, ampliando o número de tarefas e funções desempenhadas por um mesmo trabalhador. Ademais, há a intensificação da produção e a alienação dos trabalhadores, resultando em maior distanciamento do trabalhador do produto e do processo de trabalho e na exclusão de grupos de menor qualificação. Disso resultam o aumento da terceirização e/ou subcontratação de trabalhadores e o estímulo à "pejotização" dos previamente contratados, repassando-se obrigações patronais, como as relativas à seguridade social, de emprego ou trabalhistas, e de garantia do ambiente de trabalho saudável e seguro. Por fim, a globalização, com o aumento das corporações internacionais, acentuou a divisão do processo de trabalho com a incorporação de trabalhadores de menor qualificação em países onde a remuneração do trabalho é mais baixa e as garantias legais de proteção são mais frágeis.

Simultaneamente, nas três últimas décadas foi intenso o desenvolvimento científico e da tecnologia, especialmente das ciências da computação, informação e comunicação. Esse desenvolvimento se refletiu na produção e gestão, expressas na robotização e mecanização de processos produtivos, com o uso intensivo da inteligência artificial, aprendizado de máquinas (*machine learning*), manipulação e análise simultânea de múltiplas bases de dados gigantes, cujo potencial para produção de conhecimento e uso ainda está por ser conhecido. Impossível não destacar a popularização da comunicação digital, especialmente do uso da internet e de redes sociais, e seu poder de formação de opiniões e controle por empresas globalizadas de capital privado mediante a utilização de algoritmos, o que vem causando uma revolução nos modos de andar a vida e no mundo do trabalho.

A pandemia da Covid-19 e o resultante confinamento prolongado apressaram e intensificaram o teletrabalho e o *home office* em várias modalidades, não apenas em funções administrativas ou técnicas, estendendo-se ao comércio, serviços, notadamente os de entrega e logística, ensino e até mesmo o atendimento médico, na telemedicina. Entre essas novas modalidades estão as plataformas digitais, operadas por investidores e corporações globais, com sede principalmente nos EUA, União Europeia (UE) e países asiáticos, baseadas em redes eletrônicas de comunicação que medeiam a relação entre empresas, clientes e trabalhadores. Disso resulta a gestão, incluindo decisões, quase totalmente impessoais, popularizadas pelos serviços de transporte e de entregas, comumente por adesão individual, ficando o trabalhador responsável pelos equipamentos necessários. Além dessa modalidade, o trabalho em plataformas digitais pode integrar cadeias de suprimento e produção, produção ou logística em-linha, a exemplo de compras *on-line*, ou de espaço (*location-based*), como nas empresas de distribuição de produtos cujos pontos descentralizados são domicílios de trabalhadores, ou por serviços presenciais executados no domicílio do cliente. Essas estratégias estão em sintonia com outras modalidades de desresponsabilização de patrões sobre os direitos dos trabalhadores, anteriormente empregados formalmente, que

vêm se expandindo em todo o mundo (ILO, 2021). Ademais, o avanço das tecnologias de informação e comunicação contribuiu para o surgimento de empresas abertas, virtuais, não mais limitadas a um ambiente de trabalho compartilhado. O forte componente de trabalho domiciliar, feito no espaço privado das residências, compromete a privacidade e o cotidiano dos trabalhadores, que se tornam permanentemente conectados, afetando as relações sociais e a saúde.

Por serem recentes, ainda são escassos os dados e informações sobre os impactos desses arranjos produtivos e formas de trabalho sobre a saúde dos trabalhadores. Todavia, a informalidade, a imprevisibilidade da duração do vínculo e das jornadas de trabalho, a falta de garantia de ambientes saudáveis e os limites à sindicalização e aos direitos minimamente garantidores de proteção social sugerem importantes impactos sobre a vida, a saúde e o bem-estar da sociedade como um todo, para além do mundo do trabalho. Adicione-se o desemprego estrutural decorrente do modo como a economia e a tecnologia afetam a oferta de emprego com a abolição de serviços e, consequentemente, de postos de trabalho. A falta de oportunidades de trabalho e emprego fortalece o aumento das formas precárias de vinculação ao mercado de trabalho, denominadas "precarização do trabalho", de sobrevivência ou subsistência, agravadas pelo enfraquecimento das redes de proteção social. Na UE, o neoliberalismo, além da precarização do emprego, tem se manifestado com o crescimento do trabalho em tempo parcial ou temporário e o desemprego estrutural agravado pela grave e duradoura crise econômica de 2008 (Benach *et al.*, 2010) e que agora, por força da pandemia, afeta todos os países.

Em outras palavras, apresenta-se um novo pacto entre capital e trabalho com oferta de empregos, desde que as regras sejam mais flexíveis. Cabe assinalar que os empregos "garantidos" com a flexibilização não recuperam nem aumentam os efetivos de trabalhadores expulsos do mundo do trabalho pela reestruturação produtiva. Um grande contingente desses trabalhadores desiste de retornar ao mercado de trabalho, tornando-se o que se rotula como desalentados. Somam-se a esses os trabalhadores informais que nunca conquistaram um emprego com contrato registrado em carteira, que assim permanecem invisíveis e desprotegidos e sem um lugar no futuro.

Na última década, a adoção e a implementação de medidas de flexibilização foram alvo de protestos e resistências em inúmeros países, como Espanha, Portugal, França e Grécia, dentre outros, mas são fortes as evidências de que essas medidas, amplamente criticadas pelos trabalhadores, não se transformaram de fato em menos desemprego e maiores salários. Consequentemente, a Espanha, por exemplo, já suspendeu sua reforma trabalhista. No Brasil, a Reforma Trabalhista de 2017[2] expressa cabalmente a flexibilização e vem sendo alvo de rejeição por amplos segmentos de trabalhadores, sindicatos e movimentos

---

[2]Brasil. Reforma Trabalhista de 2017 (Lei 13.467, de 13 de julho de 2017). Disponível em: http://www.planalto.gov.br/ccivil_03/_ato2015-2018/2017/lei/l13467.htm.

sociais, pois, como em outros países, não impactou positivamente o aumento de emprego, os benefícios sociais ou a qualidade da proteção social. A desregulamentação e a flexibilização do trabalho promovida por essa Reforma Trabalhista representam desproteção social. Crianças, adolescentes e idosos, mesmo aposentados, são incorporados às atividades de trabalho de modo a garantir a renda familiar. No caso das crianças e adolescentes, o envolvimento em atividades de trabalho contraria direitos constitucionais e o que está previsto no Estatuto da Criança e do Adolescente (ECA)[3] (Brasil, 2019).

Vale ressaltar que a maior rotatividade e a volatilidade dos empregos decorrentes do dinamismo da inovação tecnológica reduzem as possibilidades de aprendizagem dos trabalhadores. O emprego é desvalorizado e cresce a falsa sensação de autonomia, liberdade e participação do trabalhador qualificado nas decisões sobre o modo de produzir (Nehmy, 2001). Grande parte da população de trabalhadores, no Brasil, vincula-se a micro e pequenas empresas informais ou são autônomos com relações de emprego baseadas na confiança. Submetidos a condições de trabalho precárias, com exposição a agentes de risco físicos e químicos potencialmente causadores de doenças graves, como o câncer (Brasil, 2018), trabalham em ambientes inseguros que causam também acidentes de trabalho (Brasil, 2020).

Cabe lembrar que essas novas formas de produção coexistem no Brasil com formas ancestrais, como o trabalho escravo e de crianças e adolescentes, em processos que exigem força física, sob intensa supervisão e exigências que agravam suas consequências sobre a saúde e o desenvolvimento e que permanecem expressivos no país. É visível e facilmente constatável que a maioria dessas atividades ilegais faz parte de cadeias produtivas de grandes empresas, algumas multinacionais (Leão & Vasconcellos, 2015). Desse modo, a realidade do trabalho no Brasil apresenta-se multiforme, podendo ser observada, dentro da mesma cadeia produtiva, como na siderurgia, na mineração e no agronegócio, a coexistência de processos de trabalho com alta incorporação tecnológica e atividades artesanais, pequenas manufaturas de fundo de quintal, pequenas oficinas e mão de obra avulsa.

São inúmeras as formas de precarização do trabalho na contemporaneidade, e muitas são as denominações que a elas se aplicam. Na esteira das medidas preconizadas pela OIT na agenda do trabalho decente dos anos 2000, destaca-se a iniciativa dos microempreendedores individuais (MEI), que se destina ao aumento da cobertura pela previdência social dos informais autônomos que atendam a certas características e aceitem a contribuição individual, por ora, em valores menores que as dos empregados formais. Os MEI, que vêm crescendo em escala exponencial no país, estão cobertos por um escopo reduzido de benefícios da seguridade social, notadamente a exclusão de compensação específica para os agravos relacionados com o trabalho.

No contexto de isolamento social provocado pela pandemia surgiu um conceito "novo" de ocupações e atividades consideradas essenciais. Trabalhadores dos serviços de saúde, de cemitérios, servidores públicos, coletores de lixo, caminhoneiros, motoristas de ônibus, motoboys, policiais, bombeiros, frentistas, comerciários de padarias, farmácias, mercados, hortifrutis, açougues e feiras livres foram categorizados como essenciais, apesar do necessário rigor no cumprimento do isolamento. Muitas dessas ocupações ou atividades permanecem invisíveis para a sociedade e, por serem invisíveis, tendem a ser precarizadas, levando ao comprometimento da saúde e da qualidade de vida do trabalhador. Além desses aspectos relacionados com o trabalho, acrescentem-se as necessidades de superação da discriminação por idade, gênero, classe social, etnia, orientação sexual, capacidade funcional, dentre outras, que agregam fatores de exclusão, sofrimento e adoecimento. Infelizmente, ainda não se conhece a dimensão das desigualdades desses grupos ante a mortalidade e a morbidade desses trabalhadores, essenciais durante e pós-pandemia.

Mundo do trabalho – os trabalhadores, o trabalho e o emprego no Brasil

Segundo o Instituto Brasileiro de Geografia e Estatística (IBGE), a População Economicamente Ativa (PEA) compreende trabalhadores empregados, isto é, os que desenvolvem atividade produtiva, desempregados que procuram ou deixaram de procurar emprego, embora habilitados, com 10 ou mais anos de idade. A População Economicamente Ativa Ocupada (PEAO) compreende apenas os que se encontram no exercício de atividade remunerada. Com dados da Pesquisa Nacional por Amostra de Domicílios (PNAD), a composição da população de acordo com os grupamentos de interesse relativos à ocupação é mostrada na Figura 35.1. A população total estava estimada em 208,8 milhões e, considerando que a idade mínima permitida para o trabalho legal é de 14 anos, havia 170,3 milhões em idade ativa. Desses, 105,1 milhões integravam a força de trabalho, ou seja, ocupados (92,6 milhões) e desocupados (12,5 milhões). Dentre os ocupados, os que referiram trabalhar em quantidade de horas suficientes foram 85,8 milhões, ficando os 6,8 milhões restantes subocupados, ou seja, pessoas que poderiam trabalhar mais horas segundo suas próprias percepções. A esses últimos, que podem ser considerados subocupados, somam-se os desocupados (12,5 milhões) e a força de trabalho potencial (8,0 milhões), totalizando 27,3 milhões de trabalhadores subutilizados.

Essa estatística é valiosa por detalhar e revelar muito mais do que a conhecida taxa de desemprego, tornando visíveis outras camadas da falta ou insuficiência de oportunidades de trabalho e emprego. Vale notar que dentre os ocupados há um expressivo segmento de trabalhadores informais, que compreende as diversas formas *substandard* de empregos aos quais não são garantidos plenos direitos. A Reforma Trabalhista de 2017, à qual se atribuíam como justificativas mudanças para garantia de empregos, de fato provocou um grau ainda maior

---

[3]Brasil. Estatuto da Criança e do Adolescente. Disponível em: https://www.gov.br/mdh/pt-br/centrais-de-conteudo/crianca-e-adolescente/estatuto-da-crianca-e-do-adolescente-versao-2019.pdf.

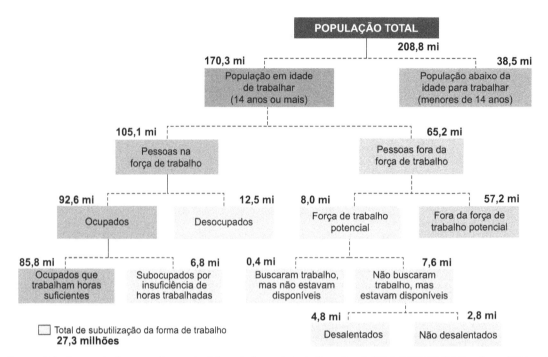

Figura 35.1 Composição da população segundo características da força de trabalho – Brasil, 2018. (IBGE, PNAD Contínua, 3º trimestre de 2018.)

de desocupação e de subocupados, mesmo antes da chegada da pandemia da Covid-19, em março de 2020. O fracasso das reformas baseadas na redução de direitos dos trabalhadores vem sendo observado em todo o mundo, bem como em manifestações contrárias de sindicatos e movimentos sociais.

Evidências do insucesso dessa Reforma Trabalhista de 2017 podem ser vistas na Tabela 35.1, que mostra a série histórica de dados quinquenais da população residente e da PEAO para os anos de 2009, 2013, 2017 e 2020, compilados de várias fontes, como a PNAD e os Boletins Estatísticos da Previdência Social (BEPS) do Ministério da Previdência Social. Em todo o período, no Brasil, a população residente se elevou linearmente entre 2009 e 2020, de 191 para 211 milhões, com aumento do componente urbano e queda do rural, demonstrando o continuado processo de urbanização, em que pese o crescimento da produção agropecuária, mas sem grande impacto no emprego. A PEA aumentou entre 2009 e 2017, mas reduziu em 2020 para 100.496.479 trabalhadores, dos quais a PEAO correspondia a apenas 86.673.387 (86,2%). De fato, a PEAO cresceu entre 2009 e 2013, declinando (7,4%) até 2020. Em todo o período, a queda foi de 6%. Essa situação parece refletir a crise econômica de 2015-2016, que se agravou com a pandemia da Covid-19 que atingiu o país em 2020, prolongando-se até 2022. O aumento do desemprego e a redução dos ganhos e salários estão na origem da expansão da população abaixo da linha de pobreza e daquela que se tornou afetada pela insegurança alimentar, determinantes do adoecimento e da ampliação das iniquidades de saúde.

Ainda na Tabela 35.1 pode ser vista a composição da PEAO e suas alterações no período estudado. Observa-se que o número de empregados atingiu o ápice em 2013, com 59 milhões de trabalhadores, reduzindo-se em 2017 para 57 milhões e chegando a 53 milhões em 2020. Vale notar que a maior queda ocorreu entre os trabalhadores com carteira assinada – de 39,8% da PEAO em 2013 para 37,6% em 2020, ano em que mudanças nas categorias de análise empregadas pelo IBGE limitaram a interpretação de tendências específicas.

Note-se que a proporção de trabalhadores domésticos com carteira assinada, em que pese a PEC de 2015 que pretendia ampliar a formalização e cobertura pela rede de proteção social, se manteve estável, em torno de 2,2%, caindo para 1,7% em 2020, o que corresponde a 22,7% de declínio. No total, o número de trabalhadores domésticos com ou sem carteira assinada caiu de 7 milhões para 4 milhões entre 2009 e 2020. Essa queda poderia ser interpretada pela mudança para atividades ocupacionais de melhor qualificação e maiores rendimentos resultantes da ampliação da permanência e frequência escolar, evidente na década de 2000, mas a crise econômica recente encolheu a capacidade da classe média de manter contratos desses profissionais, a maioria mulheres negras e pobres.

Em contrapartida, elevou-se a proporção de trabalhadores por conta própria, de 20,5% para 25,4% – crescimento de 23,9% nos 12 anos de análise. Essa dinâmica teve um componente significativo nos MEI, mas dados oriundos das mesmas fontes de informação não foram encontrados. Com os dados do IBGE mostrados na Tabela 35.1, verifica-se que o número de MEI chegava a mais de 2 milhões em 2013, quase duplicou 5 anos depois, em 2017, alcançando 5,4 milhões em 2020. Caso se considere relativamente à PEAO, isso representou, 2,1%, 4,3% e 6,3% de todos os ocupados, respectivamente.

Em síntese, entre 2009 e 2020, evidencia-se um período de manutenção do crescimento da população residente e de sua urbanização, o que contrasta com a tendência

Capítulo 35 • Atenção Integral à Saúde dos Trabalhadores

Tabela 35.1 Mudanças sociodemográficas e na posição no mercado de trabalho no Brasil, 2009 a 2020

Especificação	2009	%	2013	%	2017	%	2020	%	VPP1 2009-2020
População residente	191.795.854	100,0	201.467.084		207.652.843		211.096.453	100,0	
Urbana	161.040.936	84,0	170.785.618	84,8	177.931.827	85,7	181.297.792	85,9	2,26
Rural	30.754.918	19,1	30.681.466	15,2	29.721.016	14,3	29.798.661	14,1	-26,18
População economicamente ativa	101.110.213	100,0	103.401.464	100,0	104.418.828	100,0	100.496.479	100,0	
Ocupada	92.689.253	91,7	96.659.379	93,5	92.108.191	88,2	86.673.387	86,2	-6,00
Desocupada	8.420.960	9,1	6.742.085	6,5	12.310.637	11,8	13.823.092	13,8	51,64
População ocupada	92.689.253	100,0	96.659.379	100,0	92.108.191	100,0	86.673.387	100,00	–
Empregados	54.313.266		59.901.495		57.564.636		53.811.274		
Com carteira de trabalho assinada	32.364.450	34,9	38.512.869	39,8	33.320.689	37,7	32.610.976	37,6	7,76
Funcionários públicos e militares	6.637.834	7,2	7.138.295	7,4	7.819.360	8,8	7.827.917	9,0	26,11
Outros e sem declaração	15.310.982	16,5	14.250.331	14,7	11.114.596	12,6	9.956.001	11,5	-30,46
Setor público com e sem carteira	–	–	–	–	–	0,0	3.416.379	3,9	–
Trabalhador doméstico	7.223.406		6.473.746		**6.370.022**	0,0	4.873.583		
Com carteira de trabalho assinada	1.995.185	**2,2**	2.122.475	2,2	1.875.846	2,1	1.441.470	1,7	- 22,7
Sem carteira de trabalho assinada e sem declaração	5.228.221	**5,6**	4.351.271	4,5	4.494.176	5,1	3.432.113	4,0	-28,6
Conta própria	**18.978.498**	**20,5**	**19.924.377**	20,6	**23.198.468**	26,2	**21.988.299**	25,4	23,9
Empregador	**3.991.512**	**4,3**	**3.622.734**	3,7	**4.408.952**	5,0	**4.121.696**	4,8	60,5
Outros	8.182.571	**8,8**	**6.737.027**	7,0	**2.223.283**	2,5	**1.878.535**	2,2	-75,0
Microempreendedor individual[2]	–		2.054.038		3.931.352	–	**5.429.304**[3]	–	**164,3**[4]

[1] VPP – Variação proporcional percentual entre a estimativa (%) de 2009 e 2020, $VPP_{2009-2020} = ((X_{2020}-X_{2009})/X_{2009})*100$.
[2] Fonte de dados: AEPS, INSS Contribuintes, não disponível para 2009 e 2020[3], apresentado para 2019. [4]$VPP_{2013-2019}$
Fonte: https://www.gov.br/trabalho-e-previdencia/pt-br/acesso-a-informacao/dados-abertos/dados-abertos-previdencia/previdencia-social-regime-geral-inss/dados-abertos-previdencia-social.

do emprego e trabalho: crescimento até 2013, quando se elevaram as proporções dos empregados em geral, especialmente com carteira de trabalho assinada, mas que se reduziu de 2017 a 2020. Distintamente, a participação de empregados domésticos declinou para quase a metade em todo o período, com queda dos formalmente contratados com registro em carteira de trabalho. Cresceu a proporção de servidores públicos e militares no período, linearmente, como também o número de trabalhadores por conta própria e, expressivamente, o grupo de MEI, que quase triplicou entre 2013 e 2020, ou seja, houve um forte impacto da crise política e econômica de 2015-2016 com a expansão de inserções no mercado de trabalho de trabalhadores excluídos da rede de proteção social previdenciária, atenuado com o crescimento dos servidores e MEI, relativamente, apesar da menor diversidade de benefícios, como os acidentários. Cabe notar que a PEC de 2015 não contribuiu significativamente para o aumento do número de empregados domésticos com registro em carteira de trabalho.

Na Tabela 35.2 apresenta-se a distribuição da PEAO do número de trabalhadores, formais, informais, ou seja, sem carteira assinada e autônomos, e por ramo de atividade econômica disponível e risco ocupacional, medida indicativa do nível de adoecimento por fatores do trabalho. Essas estimativas, específicas por tipo da inserção no mercado de trabalho, foram obtidas mediante o emprego de dados do sistema Contas Nacionais – IBGE, que correspondem a projeções para o ano mais recente (2019); essas projeções do IBGE[4] são calculadas com base nos dados históricos e são revisadas e ajustadas posteriormente, se necessário. Algumas diferenças nas definições das variáveis nos dois sistemas tornaram necessários ajustes com base na distribuição proporcional. Para cada ramo de atividade, apresenta-se o grau de risco para agravos à saúde relacionados com o trabalho. Considera-se relevante o conhecimento dessa distribuição por expressar as dimensões possíveis de demandas potenciais e consequentemente de prioridades que podem ser atribuídas por ramo de atividade econômica e grau de risco (1 a 4). Essa escala corresponde a níveis de acidentabilidade ocupacional atribuídos, não guardando relação empírica com mortalidade ou morbidade relacionadas com o trabalho.

Na Tabela 35.2 é possível observar que, no final de 2021, estimava-se uma PEAO no Brasil de aproximadamente 95 milhões, a metade com contratos registrados em carteira de trabalho (50,2%), seguidos por autônomos, que compunham um terço (32,2%), possivelmente refletindo o

---

[4]IBGE Contas Nacionais. Disponível em: https://www.ibge.gov.br/estatisticas/economicas/contas-nacionais.html.

Tabela 35.2 Estimativas do número de trabalhadores (×1.000) por grupo de atividade econômica (PNAD-Contínua) e tipo de inserção no mercado de trabalho (distribuição empregada nas projeções das Contas Nacionais, IBGE). Brasil, 2021 (4º trimestre)

Grupo de atividade econômica	Grau de risco[1]	Total com vínculo formal	%	Tipo de inserção no mercado de trabalho					
				Sem vínculo formal					
				Sem carteira	%	Autônomo		%	
Total		**95.226**	**47.803**	**50,2**	**16.760**	**17,6**	**30.663**	**32,2**	
Agropecuária	3	8.743	1.093	12,5	1.626	18,6	6.024	68,9	
Indústria	3	12.322	6.025	48,9	1.947	15,8	4.362	35,4	
Construção	4	7.213	1.731	24,0	1.709	23,7	3.772	52,3	
Comércio, reparo de veículos	2	18.339	9.793	53,4	2.494	13,6	6.052	33,0	
Transporte, armazenagem e correio	3	4.977	2.329	46,8	582	11,7	2.065	41,5	
Alojamento e alimentação	1	5.303	2.477	46,7	1.416	26,7	1.411	26,6	
Informação e comunicação e atividades financeiras, imobiliárias	1	11.342	8.541	75,3	1.123	9,9	1.679	14,8	
Outras atividades de serviços	1	4.961	2.317	46,7	1.325	26,7	1.320	26,6	
Administração, defesa, saúde e educação públicas e seguridade social	1	16.356	15.407	94,2	916	5,6	33	0,2	
Serviços domésticos	1	5.670	–	–	–	–	–	–	

[1]Grau de risco de agravos à saúde relacionados ao trabalho, presumido, 1 a 4, do MTE, com ajustes feitos pelos autores.
Fontes: IBGE, PNAD Contínua, 4º Trimestre de 2021; Contas Nacionais. https://www.ibge.gov.br/estatisticas/economicas/contas-nacionais/9052-sistema-de-contas-nacionais-brasil.html?edicao=32075&t=resultados. Foram feitos ajustes devido a diferenças nas projeções dessa fonte, relativas às da PNAD-Contínua.

crescimento exponencial já mencionado dos MEI. Trabalhadores formais se concentraram na Administração Pública (94,2%), Informação, Comunicação e Atividades Financeiras e Imobiliárias (75,3%) e no Comércio e Reparos de Veículos (53,4%), com participação acima da média nacional de formais. Em contraste, a maior informalidade de vínculos de trabalho foi estimada na Agropecuária, que alcançou 87,5%, o qual, infelizmente, detém grau de risco 3, o que aponta para sua prioridade nas ações de vigilância e promoção da saúde. Vale ressaltar que o ramo de atividade econômica de maior grau de risco, nessa tabela, é o da Construção, que chega a 4 e abrange mais de sete milhões de trabalhadores, a maioria informal, especialmente autônomos (52,3%), os quais não contam com a compensação acidentária. Portanto, a Agropecuária e a Construção merecem grande atenção nas políticas de promoção da saúde por focar em duas vulnerabilidades, a desproteção social e o grau elevado de risco de agravos à saúde relacionados com o trabalho.

O planejamento das ações de cuidado e proteção à saúde dos trabalhadores no âmbito regional ou municipal de saúde exige o conhecimento e a análise da situação de saúde, incluindo o perfil produtivo específico, desagregando os grupos de atividade econômica para subgrupos, de modo a se obterem dados detalhados que possibilitem identificar necessidades específicas.

Mundo do trabalho – o processo saúde-doença

No exercício das atividades de trabalho, os trabalhadores podem expor-se a situações e fatores de risco e perigos para a saúde que comumente atuam em conjunto, em interação. Podem originar-se de: insumos e matérias-primas; uso de equipamentos, máquinas e ferramentas; materiais em suspensão no ar, como poeiras, vapores e névoas inaláveis, de natureza química ou biológica; agentes químicos ou físicos e biológicos que entram em contato com o trabalhador de diversas maneiras. A disposição ergonômica do ambiente e o posto individual de trabalho ou a organização do processo de trabalho podem, em inúmeras situações, favorecer a ocorrência de acidentes e adoecimento (Quadro 35.1).

Neste século cresceu em importância o reconhecimento de situações adversas causadas pela organização do trabalho, como longa duração da jornada de trabalho, intensidade excessiva do ritmo de trabalho, exigências de produtividade, jornada em turnos, trabalho noturno, tensões em relações com colegas e chefias ou supervisores, assédio moral e sexual e mesmo violência física, psíquica e verbal, incluindo a indução ao suicídio, o "suicidamento". Esses fatores causam desgaste, adoecimento difuso e intenso sofrimento mental. Além disso, a nocividade pode estender-se para além do trabalho, afetando o ambiente domiciliar, os familiares, a vizinhança e o ambiente geral (Brasil, 2018: 21).

A Lista Brasileira de Doenças Relacionadas ao Trabalho, baseada na Classificação de Schilling (Brasil, 2018), organiza as doenças relacionadas com o trabalho em três combinações clínico-individuais e coletivo-epidemiológicas: o trabalho como causa necessária, como fator contributivo, mas não necessário, e como provocador de distúrbios latentes ou agravador de doença já estabelecida. Essas categorias agregam elementos para o estabelecimento de nexo causal. Além do significado diagnóstico, essencial nos serviços de saúde para orientar a conduta terapêutica, o estabelecimento da relação entre o agravo ou a doença e o trabalho é imprescindível para os sistemas de notificação, para o reconhecimento de direitos junto à Previdência Social e junto ao Poder Judiciário, quando for

Capítulo 35 • Atenção Integral à Saúde dos Trabalhadores

Quadro 35.1 Categorias de risco e perigos ocupacionais e possíveis efeitos sobre a saúde

Riscos	Exemplos	Possíveis efeitos sobre a saúde	Circunstâncias, tarefas, ocupações, ramos de atividade econômica
Físicos	Ruído	Surdez, zumbidos, gastrite, insônia, estresse	Máquinas barulhentas, motores, britadeiras, veículos
	Temperaturas extremas (calor e frio)/umidade	Desidratação, cãibras pelo calor, fadiga, alergia respiratória, sinusite, resfriados frequentes	Trabalho na rua e a céu aberto, frigoríficos, cozinhas industriais, ar-condicionado
	Radiações ionizantes e não ionizantes	Câncer de pele, anemia aplástica, leucemia, catarata	Agricultura, trabalho a céu aberto, serviços de saúde que operam raios X, soldagem
	Vibrações/pressões anormais	Distúrbios ósseos, dores difusas	Britadeiras, máquinas vibráteis, ambientes sob pressão
Químicos	Poeiras, fumos, névoas, neblinas, gases, vapores e líquidos diversos	Queimaduras, náusea, vômito, cefaleia, alergia, asma brônquica, câncer, doenças gástricas, intestinais, renais, neurológicas, hepáticas. Acidentes decorrentes de explosões e incêndio	Indústrias diversas, agropecuária, silvicultura, madeireiras, desinsetizadoras, controle de endemias e zoonoses
Biológicos	Bactérias, fungos, bacilos, parasitas, protozoários, vírus	Hepatite, tuberculose, tétano, pneumonia, AIDS, raiva	Saúde em geral, pesquisa, cemitério, socorro, transporte, salões de beleza e manicure
Acidentes	Arranjos físicos inadequados, iluminação inadequada, inflamáveis, animais peçonhentos, assaltos, agressões	Quedas, fraturas, esmagamento, amputação, traumatismos diversos, picada de cobra ou escorpião. Invalidez e morte	Construção civil, transporte coletivo, agricultura e pecuária, madeireira. Qualquer estabelecimento de trabalho nos setores primário, secundário e terciário
Ergonômicos	Organização do trabalho, modelo de gestão, vínculos, jornada, ritmos, metas intensificadas, movimentos repetitivos, esforço físico, mobiliário, posto desconfortável, relações interpessoais, autoritarismo, opressão	Doenças osteomusculares relacionadas ao trabalho (DORT), problemas na coluna, dores musculares e articulares. Sofrimento mental, manifestações de insegurança, desmotivação, depressão, distúrbios do sono, estresse, suicídio	Linhas de montagem, movimentação de cargas, setores bancário e teleatendimento. Qualquer estabelecimento de trabalho nos setores primário, secundário e terciário
Sociais	Relacionados às características próprias do trabalho e suas consequências na vida dos trabalhadores	Especialmente vinculados à saúde mental, sofrimento, insegurança, desmotivação, depressão, distúrbios do sono, estresse	Trabalho temporário, sazonal, alta rotatividade, baixa participação sindical, baixos salários, alojamentos precários, distanciamento das famílias, violências
Ambientais	Todos os agentes de risco, fora dos limites do estabelecimento, cuja atividade seja exercida simultânea ou exclusivamente no meio ambiente *lato sensu*	Todos os descritos decorrentes das exposições específicas	Pesca, transporte, mineração, silvicultura, agricultura, pecuária, limpeza urbana, lixão, segurança pública

Nota: o assédio moral e o assédio sexual são considerados fatores ou situações de risco que causam constrangimento, sofrimento e adoecimento dos trabalhadores (Bahia, 2012).
Fonte: adaptado de Bahia, 2012; Brasil, 2018.

o caso. Todavia, é principalmente junto às empresas que a relação adoecimento-trabalho ganha relevância para permitir a vigilância em saúde do trabalhador, pela capacidade de ser utilizada como evidência de responsabilização e para que se tomem as medidas necessárias de prevenção dos danos ao coletivo de trabalhadores submetidos às mesmas condições. Assim, a Lista de Doenças Relacionadas ao Trabalho (LDRT)[5] é importante apoio na orientação de profissionais de saúde. A partir da LDRT foi publicado,

em 2001, o *Manual de Procedimentos para os Serviços de Saúde – Doenças Relacionadas ao Trabalho*, com detalhamento para aprimorar a capacidade diagnóstica, terapêutica e o estabelecimento da relação com o trabalho.

A notificação dos agravos e doenças relacionados com o trabalho no SUS é essencial para a produção do conhecimento e a superação da invisibilidade ou do silêncio sobre o adoecimento, tornando possível a democratização da informação sobre o mundo do trabalho em sua relação com a saúde. A ocorrência de um evento na população trabalhadora facilita as explicações causais e as decorrentes intervenções para prevenção de novos agravos, contribuindo também para o conhecimento da realidade epidemiológica em determinada área geográfica e setor produtivo.

---

[5] LDRT (Anexo LXXX da Portaria de Consolidação 5, de 28 de setembro de 2017) (Brasil, 2018), constitui uma ferramenta para uso clínico e epidemiológico de investigação das relações entre o trabalho e o adoecimento.

Mundo do trabalho – a informação como elemento estruturante da vigilância

A caracterização da situação da saúde dos trabalhadores compreende, tradicionalmente, informações sobre dimensão, distribuição espacial e temporal, perfis sociodemográficos da população de trabalhadores, composição da atividade de produção econômica e, em especial, presença e extensão de determinantes e fatores de risco para os agravos à saúde relacionados com o trabalho, mas também as ocorrências de casos, mortes e comprometimentos da capacidade de trabalhar. Outras informações relevantes dependem do contexto e das necessidades de conhecimento requeridos para os serviços e as políticas, planejamento e programações específicas.

Vale ressaltar a importância da carga, medida por indicadores quantitativos das doenças e acidentes, bem como dos custos diretos e indiretos. Menos estudada é a carga decorrente da exposição ocupacional, que pode exigir monitoramento especializado ao longo da vida, e do adoecimento e seu impacto sobre a produção e a produtividade, ou seja, pode incorporar a descrição da organização e distribuição dos serviços de saúde, gerais e especializados, ações relativas à vigilância em saúde e específicas para a saúde do trabalhador, bem como a participação em atividades intersetoriais, intrasetoriais e transversais, dentre outras.

É impossível definir um quadro fechado de indicadores apropriados para qualquer análise de situação de saúde dos trabalhadores. Em geral, essa análise precisa ser concebida e planejada a partir do propósito final desejado, como também dos dados e informações existentes, e de seu potencial para se traduzir em respostas factíveis às necessidades e demandas específicas. Por exemplo, em um município em que predomina a atividade de mineração, conhecida como de alto risco para a saúde e a segurança de trabalhadores, esse ramo de atividade econômica deverá merecer atenção especial com dados específicos que poderão melhorar o direcionamento das ações de saúde locais ou, quando não existam informações locais ou mesmo nacionais sobre a questão, pode-se incluir uma síntese do conhecimento existente em outros países, considerando-se devidamente as limitações e os pressupostos inerentes à extensão para realidades distintas.

No Brasil, dados relativos à situação do trabalhador de interesse para as políticas de proteção social e de saúde são registrados por várias instituições, conformam sistemas de informação, muitos dos quais disponíveis para o público para visualização, tabulação, elaboração de gráficos e mapas, e mesmo microdados individuais. Portais como o do DATASUS, Ministério da Saúde (MS), Secretaria da Previdência Social do Ministério da Economia, MTE, IBGE, dentre outros, são exemplos. Essa multiplicidade de instituições envolvidas traduz, de fato, a complexidade e diversidade de cobertura e missões institucionais respectivas, que definem recortes da população de trabalhadores coberta e, consequentemente, os sistemas de informação respectivos.

Cabe notar que o SUS, por sua cobertura universal, produz dados referentes a todos os trabalhadores, independentemente de sua posição no mercado de trabalho, incluindo os desempregados e até mesmo as formas ilegais, como os contratados sem registro ou o trabalhador em idade abaixo da permitida. Infelizmente, a informação sobre o tipo de inserção no mercado de trabalho não é registrada em todos os sistemas de informação em saúde, o que limita o conhecimento sobre eventuais distinções nos perfis de adoecimento segundo o tipo de emprego/trabalho nas estatísticas nacionais.

Outra particularidade da informação em Saúde do Trabalhador é a importância de dois descritores estritamente relacionados com o trabalho: o ramo de atividade econômica (Classificação Nacional de Atividades Econômicas [CNAE]) e a ocupação (Classificação Brasileira de Ocupações [CBO]). Essas variáveis são recomendadas para registro compulsório em sistemas de informação nacionais, baseiam-se em classificações internacionais, adaptadas com os ajustes necessários aos perfis de produção e trabalho nacionais. Na ausência de informações sobre os agentes de risco nos locais de trabalho, possibilitam compreender quais são as demandas e necessidades potenciais de ações preventivas, de promoção da saúde e de serviços para o presente e o futuro.

Para os empregados assalariados com carteira de trabalho assinada, também chamados de formais, registrados ou celetistas, a situação de saúde é comumente analisada com dados da Previdência Social provenientes dos sistemas de Comunicação dos Acidentes de Trabalho (SISCAT) e do Sistema Único de Benefícios (SUIBE), divulgados nos Anuários Estatísticos da Previdência Social (AEPS), Boletins Estatísticos da Previdência Social (BEPS) e nos Anuários Estatísticos dos Acidentes de Trabalho (AEAT). Mesmo no âmbito da Previdência Social há recortes de cobertura para os benefícios específicos. Por exemplo, registros de benefícios denominados acidentários, por abrangerem os agravos à saúde relacionados com o trabalho, se limitam aos trabalhadores cobertos pelo Seguro de Acidentes de Trabalho (SAT), ou seja, os empregados com carteira de trabalho assinada, incluindo os empregados domésticos contribuintes para esse seguro específico. Funcionários públicos e militares são cobertos pelo regime próprio da Previdência com especificidades legais e de benefícios tratadas separadamente. Cabe ressaltar que o reconhecimento do agravo à saúde como relacionado com o trabalho exige, além do diagnóstico clínico, a especificação de evidências de sua relação causal com o trabalho, que pode dispor de código próprio na *Classificação Internacional de Doenças* (10ª revisão). Vários estudos têm revelado extenso sub-registro dessa informação para acidentes de trabalho (Bordoni *et al.*, 2016; Rodrigues & Santana, 2019), que pode qualificar as vítimas como elegíveis para benefícios de compensação acidentários de origem ocupacional.

Em todo o mundo, estimativas epidemiológicas de agravos à saúde relacionados com o trabalho são conhecidas por seu subdimensionamento (AFL-CIO, 2022). No Brasil, o sub-registro desses agravos vêm sendo documentado em publicações, um problema que pode estar se reduzindo em consonância com os avanços da cobertura, acesso e qualidade dos serviços de saúde, incluindo-se a Rede Nacional de Atenção Integral à Saúde do Trabalhador (RENAST), além da gradual ampliação da rede da Atenção Básica na provisão do cuidado em saúde do trabalhador e da formação de profissionais especializados. Com isso, registros de agravos à saúde relacionados com o trabalho nos sistemas de informação do SUS vêm ganhando espaço em estudos e pesquisas, como também na vigilância, evidenciando a origem ocupacional desses agravos. Vale ressaltar a capacitação dos profissionais da vigilância, em todas as esferas, no manejo de dados e análise epidemiológica, resultando em autonomia na produção do conhecimento, por quem o emprega no planejamento e na tomada de decisão para solução dos problemas trazidos na linha de frente do SUS pelos trabalhadores, a sociedade e os movimentos sociais.

A informação atualizada e acessível aos profissionais e gestores de saúde permite o planejamento e a definição de prioridades de intervenção, além da avaliação do impacto das intervenções. No SUS, o Sistema de Informação de Agravos de Notificação (SINAN) é alimentado, principalmente, pela notificação e investigação de casos de doenças e agravos que constam da lista nacional de doenças de notificação compulsória (Portaria de Consolidação 4, de 28 de setembro de 2017, anexo V, Capítulo I), sendo facultada a estados e municípios a inclusão de outros problemas de saúde importantes da região (http://www.portalsinan.saude.gov.br/).

As Doenças e Agravos Relacionados ao Trabalho (DART) definidas como de notificação compulsória no SINAN são mostradas no Boxe 35.1.

Vale destacar que as intoxicações exógenas, os acidentes com animais peçonhentos, a situação de violência do VIVA e várias doenças infecciosas contam com fichas de notificação que incluem campos específicos para registro da relação com o trabalho.

Sobre o conceito de acidente do trabalho (AT), a Nota Informativa 94/2019 – DSASTE/SVS/MS define como

Todo caso de acidente de trabalho por causas não naturais compreendidas por acidentes e violências (Capítulo XX da CID-10 V01 a Y98), que ocorrem no ambiente de trabalho ou durante o exercício do trabalho quando o trabalhador estiver realizando atividades relacionadas à sua função, ou a serviço do empregador ou representando os interesses do mesmo (típico) ou no percurso entre a residência e o trabalho (trajeto) que provoca lesão corporal ou perturbação funcional, podendo causar a perda ou redução temporária ou permanente da capacidade para o trabalho e morte (Brasil, 2019: 1).

Assim, todos os acidentes de trabalho típicos e de trajeto, independentemente de sua gravidade, com ou sem afastamento do trabalho, e os que envolvem crianças e adolescentes devem ser notificados no SINAN, dentre outros. Sobre a obrigatoriedade da notificação de doença, agravo ou evento de saúde pública, aí incluídas as DART, segundo a Portaria de Consolidação 4, de 28 de setembro de 2017, anexo V, Capítulo I, Seção II, aplica-se a médicos e demais profissionais de saúde ou responsáveis por serviços públicos e privados de saúde que prestam assistência. A comunicação à autoridade sanitária dessas situações deve ser realizada por estabelecimentos públicos ou privados de saúde, cuidado coletivo, serviços de hemoterapia, unidades laboratoriais e instituições de pesquisa.

Assim, dados do SIM, SINAN, VIVA, dentre outros, vêm sendo analisados e divulgados em diferentes meios e modalidades, boletins digitais, vídeos, infográficos, dentre outros. O MS-SVS-DSAST divulgou recentemente uma nova plataforma na internet (https://colaboradsaste.saude.gov.br/) com análises focalizadas em agravos à saúde relacionados com o trabalho. Por utilizar diferentes recursos de mídia e apresentar indicadores epidemiológicos para todos os agravos à saúde de notificação no SINAN e no SIM, o país se destaca em toda a América Latina pela abrangência e atualidade de dados sobre a saúde do trabalhador. Vale destacar também o pioneirismo do país ao avaliar a rede de cuidados especializada, estimando cobertura, distribuição espacial e alcance de metas relativas à capacidade instalada e ao desempenho da Renast em seus diversos eixos de cuidado, da VISAT (Vigilância em Saúde do Trabalhador) à assistência em todos os níveis de complexidade (Machado *et al.*, 2011).

Com base nas estimativas divulgadas pela CGSAT/DSAST (Figura 35.2), o número de óbitos por AT registrados no SIM aumentou de 3.204 em 2009 para 3.870 em 2013, reduzindo para 3.213 e 2.897 em 2017 e 2020, respectivamente. Consistentemente, o coeficiente de mortalidade anual de AT por 100 mil trabalhadores ocupados (PEAO) se elevou de 3,5 em 2009, para 4,0 em 2013, com curva descendente até 2020, quando atingiu 3,0 por 100 mil. Essa é uma estimativa bruta, mas possibilita a comparação com a de outros países – foi maior que na UE[6] (1,7 por 100 mil), mas próxima à dos EUA, de 3,4 por 100 mil em 2020 (AFL-CIO, 2022). Na UE foram 3.408 mortes por AT em 2019, com elevação de 76 óbitos em relação ao ano anterior (2018), sendo mais de 20% em trabalhadores da construção (EUROSTAT, 2022). Diferentemente, nos EUA, os riscos maiores de AT fatais foram na

---

Boxe 35.1 DART notificáveis

1. Agravos à saúde com fichas de investigação e notificação exclusivas no SINAN
 1. Acidente de trabalho: grave, fatal e em crianças e adolescentes
 2. Acidente com exposição a material biológico
 3. Dermatoses ocupacionais
 4. Lesões por esforços repetitivos (LER), distúrbios osteomusculares relacionados ao trabalho (DORT)
 5. Pneumoconioses
 6. Perda auditiva induzida por ruído (PAIR)
 7. Transtornos mentais relacionados ao trabalho
 8. Câncer relacionado ao trabalho
2. Agravos à saúde com fichas que contêm campo para registro da relação com o trabalho no SINAN
 1. Intoxicações exógenas (por substâncias químicas, incluindo agrotóxicos, gases tóxicos e metais pesados)
 2. Acidentes com animais peçonhentos
 3. Violências (Sistema de Vigilância de Violências e Acidentes [VIVA])
 4. Botulismo, cólera, coqueluche, doença de Chagas, dentre outras doenças infecciosas

---

[6]EUROSTAT. Accidents at work statistics. Jan 2022. Disponível em: https://ec.europa.eu/eurostat/statistics-explained/index.php?title=Accidents_at_work_statistics

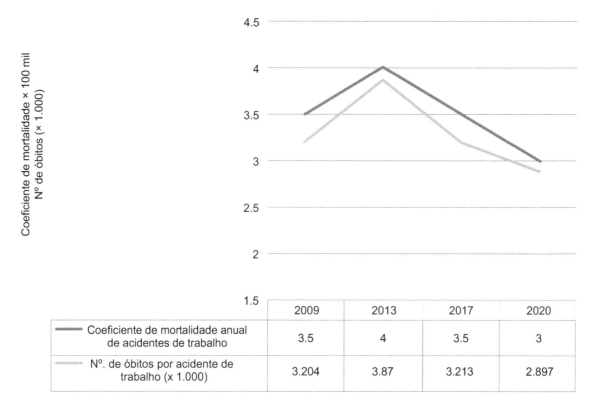

Figura 35.2 Número de óbitos (por 1.000) e coeficiente de mortalidade anual de acidentes de trabalho (por 100 mil) no Brasil – 2009-2020. (Sistema de Informações sobre Mortalidade [SIM], MS/SVS/DSAST/CGSAT Infográfico 28/04/2022. IBGE, dados da PNAD Contínua, PEAO, de 14 anos ou mais de idade.)

Agropecuária e Armazenagem, e após muitos anos declinou em 2020 (USA, 2021). Vale notar que as estimativas de 2020 não consideraram casos de Covid-19, analisados separadamente. No Brasil, o coeficiente de incidência por AT apresentou tendência de queda em 2017, quando comparado a 2013, período de crise política e econômica que pode ter afetado de diferentes maneiras o registro e sua qualidade, comprometendo a estimativa do número real de casos e o fluxo da informação e limitando as conclusões. Ademais, pode ter havido redução real da acidentabilidade em alguns ramos de atividade ou ocupações ou participação relativa maior de atividades de risco menor, como as administrativas, no perfil do mercado de trabalho. De todo modo, vale ressaltar a qualidade dos registros do campo "acidentes de trabalho", incluído na DO há alguns anos.

O número de AT notificados no SINAN vem se elevando linearmente no período estudado. Saltou de 35.321 em 2009 para 96.772 em 2018 e 110.990 em 2019. Os registros de 2020 a 2021 não foram considerados porque incluem casos de Covid-19 reconhecidos como relacionados com o trabalho. Na Figura 35.3 verifica-se que, com dados de notificação do SINAN, o coeficiente de incidência anual por 1.000 trabalhadores ocupados passou de 0,4 em 2009 para 0,9 em 2013, elevando-se linearmente até 1,21 por 1.000 em 2019(mais do que o dobro). A interpretação da tendência deve considerar o processo de implantação do SINAN no registro de AT, que é bastante distinto entre as regiões do país. Todavia, mostra o aumento da cobertura e traduz a universalidade da situação dos AT independentemente da posição na força de trabalho. Ademais, o SINAN registra várias características das circunstâncias de ocorrência, natureza da ocupação, medidas de prevenção tomadas e investigação da relação com o trabalho, dentre outras, que permite aprofundar a identificação de causas estruturais e imediatas, fundamentais para a eficiência das ações preventivas sobre os riscos, e de promoção da saúde, cuja divulgação é de relevância para toda a sociedade.

A interpretação dos dados recentes durante a pandemia de Covid-19, deve considerar as imensas alterações no perfil de morbimortalidade no país, com grande aumento de notificações de casos classificados como AT por se tratar de agravo relacionado com o trabalho em toda ocupação e ramo de atividade econômica. Por se tratar de um Sistema de Informação em Saúde (SIS) em implantação, comparações com estatísticas de outros países ficam comprometidas. Em 2019, o Coeficiente de Incidência de Acidentes de Trabalho (CI-AT) foi muito maior na UE, 16,03 por 1.000 em 2019, com estimativas expressivas em Portugal e Espanha (25,0) e muito mais elevada na França (34,25 por 1.000). Nos EUA[7], em 2020, estatísticas oficiais (USA, 2021)[8] revelaram 2,1 milhões de registros de AT, menor do que os 2,7 milhões de 2019, embora com grande aumento dos casos de doenças respiratórias, que

---

[7]AFL-CIO – The American Federation of Labor and Congress of Industrial Organization, 2022. Disponível em: https://aflcio.org/reports/death-job-toll-neglect-2022.

[8]USA. Employer-Reported Workplace Injuries and Illnesses – 2020. Disponível em: https://www.bls.gov/news.release/pdf/osh.pdf.

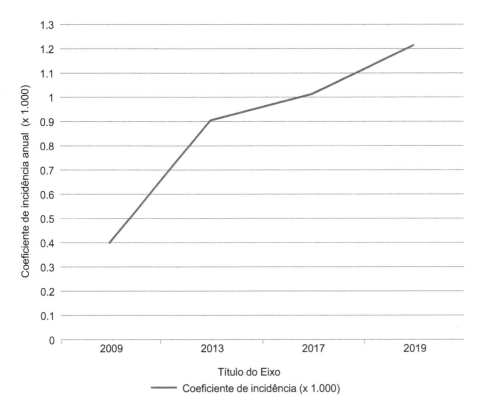

Figura 35.3 Coeficiente de incidência (por 1.000 trabalhadores ocupados) anual de acidentes de trabalho notificados no SINAN – Brasil, 2009-2019. (SINAN, CGSAT/DSAST/SVS Infográficos 28 abril de 2022; IBGE, PNAD Contínua, dados da PEAO disponíveis nos Boletins Estatísticos da Previdência Social [BEPS].)

passou de 10.800 para 428.700. O CI-AT foi de 2,2 por 100 FTE (*full time equivalent* ou número de trabalhadores com jornada integral de trabalho), menor do que no ano anterior (2,6 por 100 FTE).

Com os registros do Instituto Nacional de Seguridade Social (INSS), embora limitados aos trabalhadores segurados cobertos pelo SAT, que representam cerca de um terço do total da PEAO, são importantes as informações disponíveis. Isso se deve à longa série histórica existente que revela o passado, como também por presumidamente ser menos afetado pelo sub-registro ao representar benefícios pecuniários de direito do trabalhador. Todavia, mesmo para trabalhadores segurados, há barreiras de acesso aos serviços e ao diagnóstico e registro, especialmente em regiões remotas, para grupos vulneráveis ou de escolaridade menor (Rodrigues & Santana, 2019). De acordo com o Anuário Estatístico da Previdência Social, em 2021 foram concedidos 863.516 auxílios-doença previdenciários por incapacidade para o trabalho decorrente de enfermidade (Brasil, 2022). O total de benefícios acidentários concedidos foi de 760.530, referentes a agravos relacionados com o trabalho, sejam acidentes ou doenças, o que revela o trabalho como causa de doenças e acidentes graves. Outro indicador da expressão dos agravos ocupacionais se refere aos gastos. Em 2021, a Previdência gastou R$1.074.949.607 com benefícios relacionados com agravos à saúde originados no trabalho, do total de R$50.447.585.018,00, gastos no Regime Geral da Previdência Social.

Dentre os agravos fatais relacionados com o trabalho, os dados existentes no país revelam que são os acidentes os mais conhecidos e estudados, situação que passou a se modificar com o aumento do número de publicações que mostram notificações por grandes grupos diagnósticos dos agravos relacionados com o trabalho. Em setembro de 2021, a Coordenação Geral de Saúde do Trabalhador – CGSAT (Brasil, 2021) divulgou dados revelando o aumento da notificação no SINAN de 361 casos de TM-RT em 2009, que dobrou em 2013 (n = 723), passando a 2.190 em 2019, curva em ascensão, declinando até 2021. Mais dramática foi a elevação do número de casos de câncer relacionado com o trabalho, que passou de 30 notificações em 2009, para 781 em 2019, enquanto a PAIR cresceu até 2016 (n = 1.216) quando passou a cair, chegando a 667 casos no país em 2019. DME são as de maior ocorrência entre os casos de afastamento para o trabalho – primeiro lugar em homens com base nos dados do INSS. No SINAN, também ocupa o primeiro lugar, com elevação até 2018, quando descende até 2021. Essa dinâmica dos indicadores epidemiológicos requer informações adicionais para melhor compreensão, considerando que mudanças nos ambientes e na organização do trabalho são fatores determinantes da magnitude de agravos, mas a cobertura e o acesso aos serviços, e nesses a capacidade instalada para investigação da relação com o trabalho, variam entre as regiões, os estados e os municípios e ao longo do tempo. Indiscutivelmente, são balizadores do planejamento juntamente com as demandas apresentadas pelos trabalhadores, sindicatos e movimentos sociais.

ATENÇÃO INTEGRAL À SAÚDE DOS TRABALHADORES – PRIMEIRAS PALAVRAS

A doutrina do SUS enquanto política de Estado distributiva é alicerçada em pilares garantidores de direitos dos cidadãos, entre eles a universalidade, a integralidade, a igualdade e a equidade. Todos são aplicáveis ao mundo do trabalho com suas consequências para o sistema de saúde. Da universalidade espera-se o manto protetivo da Saúde Pública sobre todos os trabalhadores, formais, informais, servidores civis, militares, autônomos, empregados domésticos, avulsos, temporários, cooperativados, aprendizes, estagiários, aposentados, desempregados, migrantes, microempreendedores, privados de liberdade, dentre outros.

O reconhecimento do trabalhador/usuário qualifica a atenção, orienta procedimentos e contribui para a produção de dados e informações sobre o perfil de riscos no ambiente e organização do trabalho, bem como na morbimortalidade da população trabalhadora. Para tal, planejamento, programação e avaliação das ações são essenciais na pactuação de fluxos de atendimento, definição das linhas de cuidado e vigilância. A relação laboral dos diversos tipos de trabalhadores enseja a intra e intersetorialidade e amplia as possibilidades da efetiva participação social.

Da igualdade extrai-se a garantia de que todos os trabalhadores serão iguais perante o sistema de saúde pública, aplicada a equidade quando a igualdade não for suficiente para o exercício da atenção à saúde, ou seja, os trabalhadores em condições desiguais de qualquer ordem (físico-biológica, psicológica, econômica, habitacional, entre outras) serão alcançados pelo princípio da equidade.

Já o princípio doutrinário da integralidade tem dois sentidos. O primeiro, individual, coloca o trabalhador perante o olhar do sistema público de saúde como um ser biopsicossocial, com suas características identitárias e subjetivas que exigem uma atenção integral à saúde e não desintegradora de sua unicidade e presença singular no mundo. O trabalhador, obedecido o princípio da integralidade, não será visto como um corpo ou partes dele (mãos, pulmão, coluna vertebral etc.) ou ainda como um ser sem voz, um objeto. O segundo sentido da atenção integral diz respeito à abordagem do próprio sistema de saúde sobre os coletivos de indivíduos, capaz de garantir o direito à saúde, integralizando suas práticas e estrutura de serviços. Na atenção integral à saúde dos trabalhadores estão incorporadas a promoção, a prevenção, a proteção, a vigilância, a assistência em todos os níveis, a reabilitação, a recuperação, os cuidados paliativos e todas as linhas de cuidado que acompanham toda a vida, da concepção à morte.

Na perspectiva dos dois sentidos da integralidade, a participação dos trabalhadores como sujeitos de sua saúde, com voz e não como objetos, deve estar garantida em todas as suas dimensões. Um sentido adicional à atenção integral em saúde, coerente com seu significado totalizador, é o de se estender para além dos limites das ações e serviços de saúde propriamente ditos. Considerando que a saúde dos trabalhadores depende de políticas públicas de diversas ordens, sociais e econômicas, a ideia de integralidade deve alcançar diversos órgãos de governo, da sociedade do trabalho e dos trabalhadores organizados, rompendo com a fragmentação das políticas:

> [...] as políticas públicas setoriais que enfocam a produção e distribuição de bens oriundos da transformação da natureza e prestação de serviços, na agricultura, comércio, indústria, desenvolvimento, ciência e

tecnologia não têm, via de regra, levado em consideração as consequências sobre as condições de vida e os perfis de adoecimento relacionados ao trabalho. A mesma fragmentação se reproduz nas políticas setoriais na esfera da Previdência Social, Meio Ambiente e Trabalho (Dias & Hoefel, 2005: 820).

Conferindo uma outra dimensão, Mattos (2006) considera a integralidade como uma "bandeira de luta". Entendendo que o SUS é um processo em movimento, assinala que a busca pela integralidade se mantém como bandeira de luta da permanente construção do SUS. E enfatiza:

> Ao defender que ações preventivas e assistenciais estejam articuladas, advoga-se que os formuladores das diversas políticas de saúde devem levar em conta ambas as dimensões. [...] Nesse sentido, o princípio da integralidade tem repercussões sobre o arranjo das instituições governamentais voltadas para formular e implementar as políticas de saúde (Mattos, 2003: 38).

Do mesmo modo, pensar a integralidade como eixo doutrinário de uma nova concepção política de saúde pública passa por pensar a saúde dos trabalhadores em sua relação com o desenvolvimento sustentável. Nesse contexto, integralidade é a estratégia de considerar a saúde dos trabalhadores "como ponto básico de fundamento e primeira instância de abordagem, [...] ao afunilar o olhar técnico para a relação produção/saúde, [estabelecendo] um entendimento mais totalizante de desenvolvimento dos sistemas produtivos na sua relação com a saúde humana" (Vasconcellos, 2007: 170):

> [...] a palavra integralidade: está inscrita no conjunto de termos que derivam do verbo integrar que, etimologicamente, provém do latim "integer". A palavra inglesa *integer* (inteiro em português) tem sua origem linguística alicerçada no latim/hindu: *in* (não) + *tag* (tocar). Integralidade vem de Inteiro, que significa aquilo que não foi tocado, que não foi quebrado. Uma das traduções em que podemos juntar o sentido de inteiro e integralidade é aquela que refere à ação através da qual as partes se formam de um todo e que de alguma forma desaparecem nesse conjunto (Christófaro, 2008: 3).

O olhar da integralidade sobre o mundo do trabalho deve considerar a extensa rede de atividades econômicas que conformam cadeias produtivas complexas, geradoras de perigos para a saúde e o bem-estar dos trabalhadores. Tradicionalmente, os fatores de risco incluem os físicos, químicos, biológicos, ergonômicos e de acidentes. Todavia, a emergência de fatores psicossociais relacionados com a organização e as relações sociais e de poder no trabalho provoca transtornos mentais diversos, associados à intensificação do ritmo, à hierarquia, à reduzida autonomia do trabalhador sobre seu trabalho e ao assédio, dentre outras formas de violência.

Atenção integral à saúde dos trabalhadores – institucionalidades

No SUS, a atenção integral à saúde dos trabalhadores se estrutura no modelo de cuidado geral à saúde, compreendendo práticas de vigilância, prevenção de agravos, promoção da saúde e oferta de assistência, disponíveis em toda a Rede de Atenção à Saúde (RAS), segundo as diretrizes da Política Nacional de Saúde do Trabalhador e da Trabalhadora (PNSTT) em vigência. Essas ações são planejadas em conformidade com as necessidades e demandas que delineiam a situação de saúde dos trabalhadores nos territórios de cobertura.

A situação em saúde dos trabalhadores conforma, em geral, a descrição do perfil produtivo de atividades econômicas e a distribuição ocupacional da população de trabalhadores, que assim informam, em parte, os mais importantes riscos relacionados com o trabalho e as respectivas demandas potenciais por cuidados, incluindo-se, em especial, as manifestadas pelos trabalhadores, movimentos sociais, sindicatos, dentre outros. Também é um componente essencial para o diagnóstico das necessidades em saúde dos trabalhadores o conhecimento do perfil de morbidade e mortalidade em geral e das enfermidades e acidentes relacionados com o trabalho, de acordo com os ramos de atividade econômica e ocupação, separadamente para os grupos formais e informais, que ensejam estratégias de abordagens distintas. Essa especificidade de abordagem constitui um dos principais desafios do SUS, considerando que o arcabouço de conhecimento e práticas acumulado se desenvolveu, em grande medida, para ambientes de trabalho organizados e trabalhadores formais, legalmente cobertos pelos instrumentos normativos e ações garantidoras dos direitos dos trabalhadores pelo Estado. As atividades informais, como agricultura familiar, produção de alimento e produtos artesanais no domicílio, e serviços prestados nas residências dos clientes, além das mais recentes modalidades de gestão e mediação de serviços por aplicativos e entrega, por exemplo, estão a requerer espaços de discussão e troca de experimentos, investimento em pesquisa e incentivo à inovação tecnológica. Com a implantação da rede de cuidado em saúde dos trabalhadores, os graus de cobertura, qualidade e eficiência das ações efetivamente implantadas irão impactar a situação de saúde do trabalhador, moduladas pelas condições de vida no território, a dimensão do capital humano e social e suas interações com o trabalho e o emprego.

A pandemia de Covid-19 que atingiu o país em 2020 estabeleceu uma longa crise sanitária que afetou a situação da saúde dos trabalhadores em geral e, notadamente, os profissionais de saúde, cuidadores, do ramo de transporte e, em especial, os de entrega, atividade fundamental durante o período de confinamento. Nesse período reaprendemos como o trabalho é fundamental para a humanidade, como o adoecimento é coletivo e como as respostas de cuidado à saúde não serão efetivas se não considerarem o caráter social dos processos saúde-doença, e que essas ações são essencialmente interdisciplinares, transversais e intersetoriais, tanto em nível de território local, regional e nacional como global. No Brasil, a deterioração das condições de vida que se seguiu à crise econômica de 2016 agravou-se com a pandemia, sendo estimado em 100 milhões o número de pessoas em situação de pobreza ou indigência, com o reaparecimento da fome que, aliado à insuficiência de saneamento básico e habitação digna, deixou à mostra um país devedor da garantia dos direitos humanos.

Os objetivos e as estratégias para implementar a atenção integral à saúde dos trabalhadores são organizados pela PNSTT, instituída por meio da Portaria GM/MS 1.823, de 23 de agosto de 2012 (Brasil, 2012), envolvendo as três esferas de gestão do SUS (federal, estadual e municipal). Na esfera federal do SUS, a CGSAT é responsável pela gestão da PNSTT e pelo financiamento e organização da RENAST. Entre suas competências estão: coordenar a implementação das ações de saúde do trabalhador por meio de normas e documentos técnicos; apoio institucional aos estados e municípios; articulação intra e interinstitucional/setorial; estruturar estratégias de comunicação e informação; e estruturar ações de educação permanente nas redes do SUS. A CGSAT se organiza em quatro eixos: gestão da RENAST; Vigilância Epidemiológica das Doenças e Agravos Relacionados ao Trabalho (VEDART); Vigilância de Ambientes e Processos de Trabalho (VAPT); e Educação, Comunicação e Informação em Saúde do Trabalhador e da Trabalhadora (ECISTT).

A RENAST constitui uma rede nacional de informação e práticas de saúde organizada com o propósito de implementar ações assistenciais, vigilância e promoção da saúde no SUS, sob a perspectiva da Saúde do Trabalhador (Dias & Hoefel, 2005). Deve ser considerada uma rede temática do SUS, a exemplo da Rede Cegonha, da Rede de Atenção à Saúde Mental, do Idoso e da Criança, que conformam a RAS. Nos estados, regiões de saúde e municípios de cada estado, a RENAST congrega: os Centros de Referência em Saúde do Trabalhador (CEREST) estadual, regional ou municipal (grande porte); as Referências Técnicas em Saúde do Trabalhador – RTST (ou Equipe Técnica) estadual, regional ou municipal; e os Técnicos da Vigilância à Saúde: Vigilância à Saúde do Trabalhador (VISAT) e Vigilância Epidemiológica, Sanitária e Ambiental.

O ponto focal da RENAST, com estrutura, equipe e financiamento próprios, é o CEREST, com 230 unidades presentes em todos os estados brasileiros. Para garantir a integralidade do cuidado, a PNSTT pressupõe a inserção de ações de saúde do trabalhador em todas as instâncias e pontos da RSS do SUS mediante articulação de linhas de cuidado, matriciamento e construção conjunta de protocolos, estratégias e dispositivos de organização e fluxos da rede. Nessa linha, o CEREST é instância estratégica – polo irradiador de conceitos e práticas e suporte técnico-operacional da rede – com a atribuição de difundir no SUS a compreensão da centralidade do trabalho na vida das pessoas. Sua missão compreende articular a VISAT com as ações de promoção, apoiar a organização e o provimento da assistência, desde a Atenção Primária até os níveis de maior complexidade.

Sempre reconhecendo o trabalho e o não trabalho no âmbito da DSS, cabe ainda ao CEREST o apoio técnico e pedagógico no desenvolvimento das ações e na articulação com os movimentos de trabalhadores organizados (Brasil, 2018). Sobre o papel dos CEREST, a Resolução 603, de 8 de novembro de 2018, do Conselho Nacional de Saúde

(Brasil, 2018) estabelece: um serviço especializado inserido na RAS, que deve desenvolver, em seu âmbito de atuação, ações articuladas com os demais pontos da rede de atenção e vigilância, em interlocução contínua com o controle social e espaços de gestão. É um componente estratégico da RENAST, responsável pelo apoio institucional, técnico e pedagógico em Saúde do Trabalhador no território de sua abrangência, como representado na Figura 35.4.

A mesma resolução define o papel das Referências Técnicas em Saúde do Trabalhador (RTST) no âmbito da gestão estadual do SUS: realizar o apoio institucional e técnico aos municípios sob sua jurisdição.

A PNSTT ratifica que a integralidade da atenção deve ser descentralizada e hierarquizada em todos os níveis de atenção, incluindo ações de promoção da saúde, de vigilância, diagnóstico, tratamento, recuperação e reabilitação, entre outras. Desse modo, reconhece e valoriza o papel da Atenção Primária em Saúde (APS), compreendendo a Atenção Básica (AB) e a Estratégia de Saúde da Família (ESF) em seu papel estruturante do sistema e ponto central de comunicação das RAS.

Os objetivos da PNSTT estão representados na Figura 35.5. Observa-se a ênfase dada às atividades de Vigilância à Saúde dos trabalhadores e trabalhadoras, à compreensão do papel do trabalho na determinação do processo saúde-doença, à valorização da promoção da saúde e de ambientes de trabalho saudável e à necessidade da transversalidade das ações e da integralidade do cuidado à saúde no âmbito do SUS.

Sobre as estratégias definidas para implementação da PNSTT, é importante destacar a integração da VISAT na Vigilância em Saúde com as Vigilâncias Sanitária, Epidemiológica e Ambiental, a análise do perfil produtivo e da situação de saúde dos trabalhadores e trabalhadoras, o fortalecimento da RENAST enquanto rede temática da RAS, o fortalecimento da articulação intra e intersetorial e da participação efetiva dos trabalhadores em todas as etapas e a produção de conhecimento capaz de subsidiar as ações de saúde em um contexto de mudanças no trabalho.

Atenção integral à saúde dos trabalhadores – serviços e ações

A perspectiva da integralidade pressupõe articulação estrutural da RENAST/CEREST a partir da rede da APS em suas distintas formas de organização, em especial com a eSF, desenvolvidos nas Unidades Básicas de Saúde (UBS), e toda a rede assistencial do SUS, em seus níveis de complexidade, e com a Vigilância em Saúde, que compreende as Vigilâncias Epidemiológica, Sanitária, Saúde do Trabalhador e Ambiental.

Na APS, a capilaridade da rede de saúde, presente em todos os municípios brasileiros, a organização do trabalho em equipes multiprofissionais, referenciada a um dado território, e a possibilidade do estabelecimento de vínculos mais estáveis com os usuários conferem a essa organização um grande potencial de cuidar da saúde dos trabalhadores. Permite oferecer o cuidado nos locais mais próximos possíveis de onde as pessoas vivem e trabalham. As atividades das equipes da APS começam pelo cadastramento das famílias em dado território – população adscrita – em cada UBS. Em geral, o Agente Comunitário de Saúde (ACS) registra o perfil das famílias e os recursos socioeconômicos existentes na comunidade. No registro constam dados de cada membro das famílias e moradores que desempenham atividades produtivas, mesmo crianças, adolescentes, gestantes e idosos. São dados básicos de identificação: idade, sexo, atividades e trabalho desenvolvido e suas características: duração, natureza, ocorrência de acidente ou adoecimento relacionado. Identificam-se e registram-se as atividades produtivas desenvolvidas no domicílio e peridomicílio, como os ofícios de costura, produção de alimentos, marcenaria, serralheria, desmanche, oficina mecânica, entre outros, inclusive setores ou etapas de cadeias produtivas mais complexas como facção, metalurgia, assinalando o que, como e quem faz, os produtos e o destino dos rejeitos, dentre outras observações pertinentes.

Às equipes da APS cabe ainda o reconhecimento dos trabalhadores a partir do acolhimento, ou seja, o momento em que o usuário chega à UBS. Ouvir o trabalhador falar de seu trabalho, atual ou pregresso, suas origens, história de vida e o significado que o trabalho tem, ou não, é relevante para estreitar laços de confiança, relações de empatia e qualificação do cuidado, bem como orientações e encaminhamentos do trabalhador para outros setores – CEREST, VISAT, rede especializada do SUS, trabalhista, previdenciário, sindical, judiciário, serviço social etc. Já o aprofundamento do acolhimento que culmina na consulta clínica deve considerar a situação de vulnerabilidade do trabalhador em busca do cuidado. A anamnese ocupacional é o fundamento da consulta. No Boxe 35.2 é apresentada uma sugestão de perguntas para explorar esse tópico.

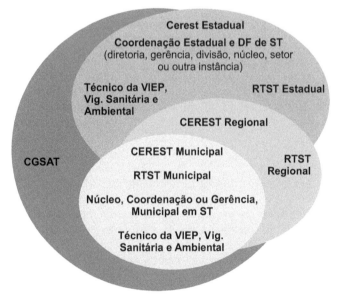

Figura 35.4 Componentes da RENAST. (DF: Distrito Federal; ST: Saúde do Trabalhador; VIEP: Vigilância Epidemiológica; RTST: Referência Técnica em Saúde do Trabalhador.) (Adaptada de Brasil, 2018.)

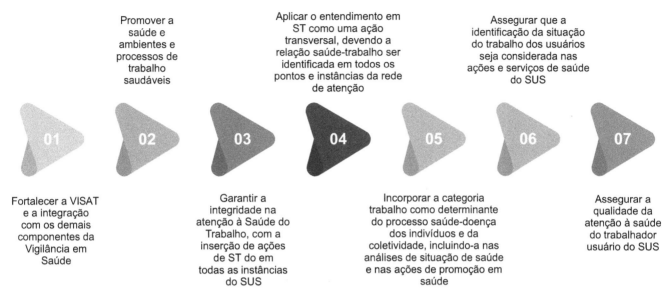

Figura 35.5 Objetivos da Política Nacional de Saúde do Trabalhador e da Trabalhadora (PNSTT). (Adaptada de Brasil, 2017.)

Boxe 35.2 Perguntas sugeridas para a obtenção de dados básicos da história profissional

1. Com que idade começou a trabalhar?
2. O que fazia? Como fazia?
3. Quais produtos e instrumentos ou ferramentas você utilizava?
4. Havia riscos ou perigos em seu trabalho?
5. Você observou algum efeito ou dano para sua saúde na época?
6. Você usava alguma proteção?
7. Você tinha carteira de trabalho assinada?
8. E hoje, o que você faz ou em que você trabalha? Há quanto tempo?
9. Conte para mim o que faz em um dia normal de trabalho?
10. É empregado ou trabalha por conta própria?
11. Tem contrato ou a carteira de trabalho assinada? – ou: É registrado?
12. Quais riscos para a saúde você percebe em seu trabalho?
13. Como se sente e o que pensa sobre seu trabalho?
14. Conhece outros trabalhadores com problemas de saúde semelhantes aos seus?

A história ocupacional torna possível identificar situações de risco à saúde ou suspeita de fatores capazes de causar problemas de saúde. Em certas situações, é útil a realização de entrevista coletiva com trabalhadores na mesma atividade. Ressalte-se que todos os profissionais que atendem trabalhadores – fisioterapeutas, psicólogos, terapeutas ocupacionais, enfermeiros, assistentes sociais e médicos – precisam ser informados sobre a importância e a necessidade de incorporar o conhecimento sobre a história ocupacional em suas práticas cotidianas. Cabe especialmente aos médicos a notificação dos casos nos sistemas de informação da Previdência Social e do SUS, quando houver o reconhecimento da relação com o trabalho do agravo à saúde, e a notificação à VISAT para averiguação do caso e a situação de outros trabalhadores e ambiente de trabalho no local de origem. Cabe notar que os Núcleos de Apoio à Saúde da Família (NASF) existentes em algumas regiões, como o apoio matricial às equipes da APS e ESF, assim como os CEREST, têm papel central no apoio institucional, técnico e pedagógico nesse contexto.

Muitos dos agravos à saúde relacionados com o trabalho, talvez a maioria, são atendidos na rede SUS, seja na urgência/emergência, seja nos ambulatórios especializados. Nessa situação é comum o trabalhador chegar ao nível secundário ou terciário sem história ocupacional, propiciando erros diagnósticos e não reconhecimento do nexo entre o adoecimento e o trabalho. Por conseguinte, os profissionais dos níveis mais complexos do sistema precisam estar preparados para reconhecer a relação trabalho-doença e aptos a orientar o trabalhador, notificar o agravo, acionar a VISAT e o acesso à Previdência Social, entre outras medidas. Na Figura 35.6 estão representadas as relações entre as ações de assistência e as de vigilância, considerando que são indissociáveis e interdependentes na perspectiva da integralidade da atenção.

Nessa compreensão, não existe hierarquia entre as ações. Quando identificado um agravo à saúde relacionado com o trabalho, toda a ação de assistência deve incluir a notificação, que desencadeia uma ação de vigilância epidemiológica e de vigilância dos ambientes e condições de trabalho. Da mesma maneira, a identificação de condições de trabalho que representem risco à saúde e à integridade dos trabalhadores deve desencadear o encaminhamento dos expostos e/ou doentes aos serviços de cuidado e/ou acompanhamento.

A VISAT é um componente do Sistema Nacional de Vigilância em Saúde constituído por um conjunto de ações e práticas sanitárias integradas que visa à promoção da saúde e à redução da morbimortalidade da população trabalhadora (Brasil, 1998). É um dos eixos estratégicos da PNSTT, compreendida como processo de busca permanente de ampliação de seu espectro de influência nos determinantes e condicionantes da saúde relacionados com o trabalho (Brasil, 2012). É somente com a VISAT que os fatores determinantes do adoecimento e morte no trabalho podem ser contidos ou preferencialmente eliminados. A VISAT abrange as ações de vigiar, observar, descrever, analisar e intervir em processos e ambientes de trabalho,

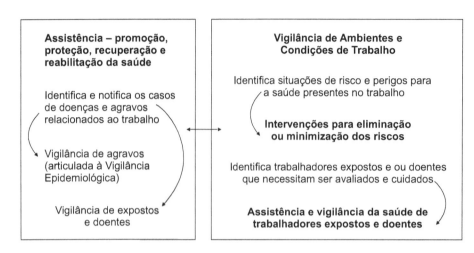

Figura 35.6 Articulação e complementaridade das ações de vigilância de agravos à saúde relacionadas com o trabalho, assistência e vigilância dos agravos e das condições e ambientes de trabalho – VISAT. (UFMG, 2016.)

buscando a promoção da saúde, a redução da morbimortalidade e a melhoria das condições de vida da população trabalhadora (Brasil, 2017). Exigindo uma atuação contínua e sistemática ao longo do tempo, a VISAT objetiva detectar, conhecer, pesquisar, analisar e intervir sobre os fatores determinantes e condicionantes dos agravos à saúde dos trabalhadores nos ambientes, processos e condições de trabalho. Seus mecanismos de intervenção sobre os processos de produção seguem os princípios do SUS, doutrinários e organizacionais, plurinstitucionalidade, controle social, hierarquização, descentralização, interdisciplinaridade, pesquisa-intervenção e o caráter transformador das intervenções (Brasil, 1998). Vários são os documentos oficiais e normas que apresentam as diversas faces de uma compreensão mais integralizadora da VISAT: conceituação, princípios, objetivos, modelos, estratégias, inspeção sanitária, atribuições dos profissionais, controle social, participação dos trabalhadores etc.

A formação de agentes de VISAT, no âmbito da RENAST, deve ser prioridade dos CEREST no enfrentamento do grave quadro de doenças, acidentes e mortes no trabalho no Brasil (Brasil, 2017). Os objetivos primordiais da formação em VISAT são produzir, analisar e difundir informações sobre os agravos à saúde no trabalho, realizar intervenções sanitárias corretivas e preventivas sobre esses agravos e estabelecer cultura de vigilância em saúde do trabalhador. A formação incorpora conhecimentos de diversas disciplinas, saberes e experiências dos trabalhadores e deve utilizar estratégias de educação permanente, apoiadas nas novas mídias[9]. O apoio pedagógico da VISAT deve seguir os processos da Educação Permanente em Saúde (EPS). A EPS envolve a troca de conhecimentos a partir da demanda do cotidiano dos serviços, de modo a construir conceitos transformadores das práticas (Ceccin & Feuerwerker, 2004).

As ações da VISAT têm como disparadoras: alertas da APS (trabalho no território de abrangência), indicadores (retirados dos sistemas de informação), notícias de emergências e de acidentes (imprensa, mídias, sindicatos de trabalhadores, organizações sociais), planejamento prévio com equipes de saúde (CEREST, APS/ESF) e de trabalhadores (sindicatos, associações, cooperativas etc.) e demandas institucionais (Ministério Público e outras). Cada situação, a depender de sua complexidade, exige uma estratégia de ação: acionamento intrasetorial, do próprio SUS, ou intersetorial (universidades, ministérios e secretarias de previdência, trabalho, Ministério Público, Poder Legislativo local, Conselhos de Ética, mídia local, segurança pública etc.). É importante assinalar que em todas as ações os representantes de trabalhadores, em suas diversas formas de organização, fazem parte do planejamento, do acompanhamento das ações e seus desdobramentos.

Atenção integral à saúde dos trabalhadores – participação da comunidade

A CF/88 é taxativa em relação à participação da comunidade:

Art. 198. As ações e serviços públicos de saúde integram uma rede regionalizada e hierarquizada e constituem um sistema único, organizado de acordo com as seguintes diretrizes: I – descentralização, com direção única em cada esfera de governo; II – atendimento integral, com prioridade para as atividades preventivas, sem prejuízo dos serviços assistenciais; III – participação da comunidade.

É fundamental assinalar que o mesmo artigo, em seu inciso II, enfatiza a questão da atenção integral com ênfase nas atividades preventivas, ou seja, ações que se situam em duas instâncias privilegiadas do SUS: a APS e as Vigilâncias, ambas essenciais para a saúde do trabalhador.

Várias são as expressões utilizadas para significar o que constitucionalmente se rotula como participação da comunidade. Entre elas se destacam: participação popular, participação comunitária, participação da sociedade, controle social, conselhos de saúde, democracia participativa e processo participativo. Compreende-se a participação da comunidade como participação popular efetiva, de maneira organizada, que luta e busca inflenciar as decisões políticas para a conquista de direitos. A participação comunitária institucionalizada no SUS, denominada controle social, se efetiva nos conselhos de saúde

---

[9]RENAST Online (disponível em: https://renastonline.ensp.fiocruz.br/); Multiplicadores de VISAT (disponível em: https://www.multiplicadoresdevisat.com); Fórum Acidentes de Trabalho (disponível em: https://www.forumat.net.br/fat/index.php).

e em especial nas conferências de saúde[10]. Os conselhos de saúde do SUS, de acordo com a Lei Orgânica de Saúde (Lei 8.080, de 19 de setembro de 1990), constituem a Comissão Intersetorial de Saúde do Trabalhador (CIST). Na esfera federativa, a CIST é instituída como apoio da RENAST e dos CEREST, com atribuições de promoção da saúde do trabalhador, elaborando normas técnicas e participando da formulação e implementação das políticas, dentre outras.

Todavia, outras formas de organização da sociedade, mesmo não contando com representação na estrutura do SUS, são essenciais para o desenvolvimento de suas ações. Além de sindicatos de trabalhadores que nem sempre têm a oportunidade de participar dos conselhos de saúde, outras organizações se envolvem no planejamento das ações, como as cooperativas de trabalhadores avulsos, autônomos, entregadores por aplicativos; associações de portadores de doenças do trabalho, pessoas com deficiência; movimentos de trabalhadores ligados à terra e à produção agrícola, Movimento dos Sem-Terra, organizações de assentados, de agricultura familiar e agroecologia, afetados pela expansão da fronteira agrícola predatória e pela grilagem; empregadas em serviços domésticos; movimentos de trabalhadores artesanais e populações tradicionais, como marisqueiras, quebradeiras de coco, pescadores, seringueiros e artistas populares; deslocados por desastres ambientais e grandes obras, a exemplo de hidrelétricas, barragens e mineração; migrantes e imigrantes em busca de trabalho, dentre outras.

As centrais sindicais têm sido relevantes no processo participativo e nos debates em defesa da saúde dos trabalhadores[11]. A Confederação Nacional dos Pescadores e Aquicultores (CNPA) e a Articulação Nacional das Pescadoras do Brasil (ANP) são entidades representantes de trabalhadores ligadas ao setor pesqueiro. O Movimento dos Trabalhadores Sem Terra (MST), de presença marcante em todos os estados brasileiros, é emblemático da luta pelo direito à terra, ao desenvolvimento sustentável e por condições dignas de vida e trabalho. O Conselho Nacional das Populações Extrativistas é outro exemplo de organização, cujos principais eixos de atuação são a luta pela qualidade de vida, o uso sustentável dos recursos naturais da Floresta Amazônica e o direito à terra. Trabalhadores informais, de diversas categorias, organizam-se em associações e cooperativas, com inúmeros exemplos pelo Brasil, e devem igualmente se constituir como interlocutores do SUS, em prol da saúde do trabalhador. Para isso, o CEREST, a APS e a VISAT mapeiam todas as entidades representativas de trabalhadores de suas regiões de abrangência de modo a garantir

a democracia participativa na construção da saúde do trabalhador. Um novo exemplo é o de trabalhadores de plataformas digitais, cuja atividade econômica, em crescimento exponencial, vem sendo acompanhada de iniciativas de organização em todo o mundo. Outro exemplo é a Confederação Nacional dos Trabalhadores de Transporte e Logística (CNTTL), com uma base aproximada de seis milhões, entre trabalhadores rodoviários, ferroviários, metroviários, portuários, marítimos, fluviais, aéreos, viários, caminhoneiros autônomos e os trabalhadores de logística.

Além dessas organizações representativas de trabalhadores, outras formas de agrupamento, oficiais ou não, são interlocutoras relevantes dos serviços e ações de saúde do trabalhador no SUS. Dentre as não oficiais, é relevante o papel de algumas Organizações Não Governamentais que influenciam agendas e lutas por condições dignas de trabalho e saúde, defendem a autonomia social e o respeito aos direitos humanos, lutando contra o trabalho escravo e infantil e pela preservação do ambiente. O Repórter Brasil[12] é uma dessas organizações, entre inúmeras outras, que nos instigam a pensar e lutar por um país mais justo.

Por fim, em se tratando de atenção integral à saúde dos trabalhadores, pouco há de florescer se o processo participativo não contemplar e incorporar a comunidade trabalhadora em todos os seus passos. Especialmente aos CEREST, à APS e à VISAT, até em obediência à CF/88, cabe o planejamento de suas ações em cada esfera local, seja distrital, municipal, regional, estadual e, principalmente, nacional, como um processo público e participativo, de acordo com as especificidades requeridas para cada caso. Sem a participação da comunidade, configura-se uma espécie de fraude nas ações estabelecidas claramente na CF/88.

O processo participativo possibilita introjetar nas ações e serviços de saúde suas demandas e agendas de luta. Arenas permanentes de disputas, interesses, poderes e barganhas são fatos cotidianos nas organizações sociais em busca de direitos. Em sua pluridiversidade, os grupos sociais pautam suas lutas em múltiplas dimensões: políticas, identitárias, econômicas, ambientais e direitos humanos, tendo como horizonte uma outra sociedade – ética, justa e feliz – em que a saúde e o trabalho digno são ingredientes sempre presentes.

DESAFIOS – UMA SÍNTESE

A saúde do trabalhador é considerada direito humano, e na Conferência Internacional do Trabalho de junho de 2022, da OIT, foi incluída como a quinta categoria de direitos e princípios fundamentais do trabalho. No Brasil, conforme foi demonstrado, esse direito continua a exigir reconhecimento e respostas efetivas para sua garantia a todos os cidadãos e cidadãs. Para essa tarefa, o princípio da integralidade, reconhecido na CF/88 e corporificado no modelo de atenção integral à saúde do trabalhador, é compreendido como fundamental e estratégico diante da complexidade da constituição desse campo. Além desse, podem ser elencados especificamente os seguintes desafios:

---

[10]A participação da comunidade na gestão do SUS é regulamentada pela Lei 8.142, de 28 de dezembro de 1990.

[11]As principais centrais são a Central Única dos Trabalhadores (CUT), Força Sindical, Coordenação Geral de Lutas (Conlutas), Central de Trabalhadores e Trabalhadoras do Brasil (CTB), Central Geral dos Trabalhadores do Brasil (CGTB), União Sindical Brasileira (USB), União Geral dos Trabalhadores (UGT), Confederação Nacional dos Trabalhadores na Agricultura (Contag), Nova Central Sindical, Intersindical Central da Classe Trabalhadora e Pública Central do Servidor.

[12]Repórter Brasil. Disponível em: https://reporterbrasil.org.br/.

- **O novo mundo do trabalho:** o neoliberalismo e seu dogma do Estado mínimo expressam a face mais perversa do capitalismo e remete à Revolução Industrial, ao colonialismo escravocrata e a barbárie do fascismo. Com a pandemia da Covid-19, iniquidades laborais e sociais na saúde do trabalhador em todo o mundo se aprofundaram e o impacto, extensão e efeitos ainda estão por ser conhecidos. É imperiosa a necessidade de conhecê-los para a construção e criação de modalidades apropriadas de garantia da proteção social e da saúde de todos os trabalhadores.
- **O campo da Saúde do Trabalhador:** compreendido como um conjunto de saberes e práticas (Bourdieu, 1976), é insuficiente para a plena garantia dos direitos à saúde do trabalhador, que requer ultrapassar seus limites, enquanto parte da Saúde Coletiva, para além de seus pilares científicos (Souza, 2019).
- **A garantia da integralidade:** exige a articulação da RENAST e dos CEREST com a Atenção Primária, a Vigilância da Saúde, em especial com a Vigilância à Saúde dos Trabalhadores (VISAT) e os demais pontos de atenção do SUS. Não há atenção integral em saúde do trabalhador sem intra e intersetorialidade e sem a participação dos trabalhadores como sujeitos e não como objetos.
- **A formação dos trabalhadores do SUS e participantes do Controle Social:** o conhecimento de que o trabalho não deve adoecer, lesionar e, principalmente, matar é fundamental para a formação cidadã desde a infância e é um desafio para o processo civilizatório do país. Toda formação profissional requer, atualmente, o desenvolvimento de habilidades do aprender, que se tornou um processo permanente e dinâmico e, em grande medida, autônomo, capacitando para uma postura de enfrentamento e construção de respostas e soluções possíveis.
- **A participação:** os conselhos de saúde representam a institucionalização da democracia participativa no SUS, mas não são suficientes para contemplar a grande pluralidade e diversidade do mundo do trabalho, especialmente os trabalhadores sob maior vulnerabilidade social, como os informais. Melhorias das condições de saúde no trabalho pouco aparecem nas reivindicações sindicais ou reiteram medidas já asseguradas pela legislação, o que não surpreende, considerando o amplo descumprimento das normas. Embora legítimo, o pagamento de auxílio insalubridade, periculosidade e penosidade defendida por muitos sindicatos representa monetização dos riscos (Gaze *et al.*, 2011) e não a recomendada redução do tempo de exposição ou trabalho quando não for factível a eliminação, a mitigação ou o controle dos riscos. É necessário o incentivo à criação e ao fortalecimento de novas modalidades de representação, para além das organizações sindicais tradicionais (Vasconcellos *et al.*, 2011). Associações de vítimas de agravos relacionados com o trabalho vêm se formando, bem como a incorporação de pautas de saúde nos movimentos sociais identitários que vem ganhando força no presente.
- **A VISAT:** enfrenta desafios do passado, do presente, do futuro e da utopia. Desde sua criação, em 1930, o Ministério do Trabalho vem enfrentando dificuldades no cumprimento de sua missão de inspeção fiscal de ambientes de trabalho, decorrentes da redução de pessoal, do subfinanciamento e da pouca efetivação de penalidades das empresas. Ademais, é frágil sua articulação com outras instituições, notadamente com o SUS, que conta com dispositivos constitucionais para o exercício da VISAT. No âmbito do SUS, a Vigilância Sanitária não contempla adequadamente a saúde do trabalhador, focalizando produtos e serviços, e dando menor atenção aos trabalhadores que sofrem, adoecem e morrem; fiscaliza somente atividades econômicas especiais, deixando à margem parcela significativa da população trabalhadora.

Assim, os desafios para garantir a atenção integral à saúde dos trabalhadores implicam superar problemas do passado e do presente e a preparação e capacitação para o enfrentamento das demandas trazidas pelas novas morfologias do trabalho. É nesse contexto que irrompe o desafio da utopia: reconhecer de pronto que o caminhar da Saúde do Trabalhador em direção ao horizonte utópico depende da apropriação simultânea de conhecimento e da incorporação de práticas que dialoguem com a subjetividade humana.

Referências

Abílio LC. Plataformas digitais e uberização: Globalização de um Sul administrado. Niterói: Contracampo, 2020; 39(1):12-26. Disponível em: https://doi.org/10.22409/contracampo.v39i1.38579.

ACL-CIO – American Federation of Labor-Conference of Industrial Organization, 2022. Disponível em: https://aflcio.org/reports/death--job-toll-neglect-2022.

Antunes R. O privilégio da servidão: o novo proletariado de serviços na era digital. 2. ed. São Paulo: Boitempo, 2020.

Benach J, Muntaner C, Sollar O, Santana VS, Quinlam M. Empleo, trabajo y desigualdades en salud: una visión global. Vol. I, Barcelona: Icaria Editorial, 2010: 518.

Bordoni PHC, Bordoni LS, Silva JM, Drummond EF. Brasília: Epidemiol Serv Saúde, jan-mar 2016, 25(1):85-94.

Borja-Aburto V, Santana VS. Trabajo y salud en la región de las Americas. In: Determinantes ambientales y sociales de la salud. México: Ed. México, McGraw-Hill Interamericana Eds., 2010: 439-56.

Bourdieu, P. Le champ scientifique. Actes de la recherche em sciences sociales. Paris, 1976; 2:88-104.

Brasil. Boletim Estatístico da Previdência Social. Secretaria de Políticas de Previdência Social. Coordenação-Geral de Estatística, Demografia e Atuária Fevereiro 2022 volume 27, número 02. Disponível em: https://www.gov.br/trabalho-e-previdencia/pt-br.

Brasil Nota Técnica 14/2021-CGSAT/DSASTE/SVS/MS. Orientações às equipes de Vigilância em Saúde do Trabalhador, Cerest, profissionais do SUS. Disponível em: https://www.saude.ms.gov.br › uploads › 17 de janeiro de 2022/01.

Brasil. Boletim Estatístico da Previdência Social. Secretaria de Políticas de Previdência Social. Coordenação-Geral de Estatística, Demografia e Atuária Fevereiro 2021 volume 26, número 07. Disponível em: https://www.gov.br/trabalho-e-previdencia/pt-br.

Brasil. Conselho Nacional de Saúde. Resolução 603, de 8 de novembro de 2018. [Brasília, DF, 2018a]. Disponível em: https://conselho.saude.gov.br/resolucoes/2018/Reso603-Publicada.pdf. Acesso em 25 mai 2022.

Brasil. Estatuto da Criança e do Adolescente. Disponível em: https://www.gov.br/mdh/pt-br/centrais-de-conteudo/crianca-e-adolescente/estatuto-da-crianca-e-do-adolescente-versao-2019.pdf.

Brasil. Lista das Doenças Relacionadas ao Trabalho – LDRT (Anexo LXXX da Portaria de Consolidação 5, de 28 de setembro de 2017), constitui uma ferramenta para uso clínico e epidemiológico de investigação das relações entre o trabalho e o adoecimento. 2018.

Brasil. Ministério da Saúde. A epidemiologia da saúde do trabalhador no Brasil [recurso eletrônico] / Ministério da Saúde, Universidade Federal da Bahia. Brasília-DF: Ministério da Saúde, 2020. 430p.

Brasil. Ministério da Saúde. Portaria 3.120, de 1 de julho de 1998. Instrução normativa de vigilância em saúde do trabalhador no SUS. [Brasília, DF, 1998]. Disponível em https://renastonline.ensp.fiocruz.br/recursos/portaria-3120-1o-julho-1998-instrucao-normativa-vigilancia-saude-trabalhador-sus. Acesso em 19 mai 2022.

Brasil. Ministério da Saúde. Portaria de consolidação 2, de 28 de setembro de 2017. Brasília, DF, 2017. Consolidação das normas sobre as políticas nacionais de saúde do Sistema Único de Saúde. Disponível em: https://bvsms.saude.gov.br/bvs/saudelegis/gm/2017/prc0002_03_10_2017.html. Acesso em 25 mai 2022.

Brasil. Ministério da Saúde. Secretaria de Vigilância em Saúde. Departamento de Vigilância em Saúde Ambiental e Saúde do Trabalhador. Atlas do Câncer Relacionado ao Trabalho no Brasil/ Ministério da Saúde, Secretaria de Vigilância em Saúde, Departamento de Vigilância em Saúde Ambiental e Saúde do Trabalhador. Brasília-DF: Ministério da Saúde, 2018. 202p.

Brasil. Nota Informativa 94/2019-DSASTE/SVS/MS. Orientação sobre as novas definições dos agravos e doenças relacionados ao trabalho do Sistema de. 4 páginas. Disponível em: http://www.saude.ba.gov.br l.

Brasil. Portaria 1.823, de 23 de agosto de 2012. Institui a Política Nacional de Saúde do Trabalhador e da Trabalhadora. Disponível em https://bvsms.saude.gov.br › gm › prt1823_23_08_2012.

Brasil. Reforma Trabalhista de 2017 (Lei 13.467, de 13 de julho de 2017). Disponível em: http://www.planalto.gov.br/ccivil_03/_ato2015-2018/2017/lei/l13467.htm.

Brasil. Saúde Brasil 2018 – análise da situação de saúde e de doenças e agravos crônicos: desafios e perspectivas. Ministério da Saúde, 2019. Disponível em: https://bvsms.saude.gov.br/bvs/publicacoes/saude_brasil_2018_analise_situacao_saude_doencas_agravos_cronicos_desafios_perspectivas.pdf.

Ceccim RB, Feuerwerker LCM. O quadrilátero da formação para a área da Saúde: Ensino, gestão, atenção e controle social. Rio de Janeiro: PHYSIS: Rev Saúde Coletiva, 2004; 14(1):41-65.

Christófaro MAC. A integralidade e a competência coletiva como significados e rumos para a transformação do cuidado em saúde como prática social. Brasília: UNB, 2008. 9p.

CSDH – Commission on Social Determinants of Health. Closing the gap in a generation: health equity through action on the social determinants of health. Final Report of the Commission on Social Determinants of Health. Geneva: World Health Organization, 2008.

Dardot P, Laval C. A nova razão do mundo: ensaio sobre a sociedade neoliberal. São Paulo: Boitempo, 2016.

Dias EC, Hoefel MG. O desafio de implementar as ações de saúde do trabalhador no SUS: a estratégia da RENAST. Ciência e Saúde Coletiva 2005; 10(4):817-27.

Engels F [1820-1895], 2010. A situação da classe trabalhadora na Inglaterra; tradução B.A. Schumann; supervisão, apresentação e notas José Paulo Netto. [Edição revista]. São Paulo: Boitempo, 2010. 388p.

EUROSTAT. Accidents at work statistics. Jan 2022. Disponível em: https://ec.europa.eu/eurostat/statistics-explained/index.php?title=Accidents_at_work_statistics.

Gaze R, Leão LHC, Vasconcellos LCF. Os movimentos de luta dos trabalhadores pela saúde. In: Vasconcellos LCF, Oliveira MHB (orgs.) Saúde, trabalho e direito. Rio de Janeiro: Ed Educam, 2011. 600p.

IBGE – Instituto Brasileiro de Geografia e Estatística. Contas Nacionais. Disponível em: https://www.ibge.gov.br/estatisticas/economicas/contas-nacionais.html.

ILO – International Labor Organization. Measuring informality: a statistical manual on the informal sector and informal employment. International Labour Office. Geneva: ILO, 2013.

ILO – International Labour Office. World Employment and Social Outlook 2021: The role of digital labour platforms in transforming the world of work. Geneva: ILO, 2021

Leão LHC, Vasconcellos LCF. Cadeias produtivas e a vigilância em saúde, trabalho e ambiente. Saúde Soc [online], 2015; 24(4):1232-43.

Machado JMH, Santana VS, Campos A et al. I Inventário de Saúde do Trabalhador, 2009 – Avaliação da Rede Nacional de Atenção Integral em Saúde do Trabalhador, 2008-2009. Brasília-DF: Ministério da Saúde, CGSAT, 2011.

Maeno M, Carmo JC. Saúde do Trabalhador no SUS – aprender com o passado, trabalhar o presente, construir o futuro. São Paulo: Hucitec, 2005.

Mattos RA (org.) Os sentidos da integralidade na atenção e no cuidado à saúde. Rio de Janeiro: UERJ–IMS/ABRASCO, 2006: 41-66.

Mattos RA. Integralidade e a Formulação de Políticas Específicas de Saúde. In: Pinheiro R, Mattos RA (orgs.) Construção da integralidade: cotidiano, saberes e práticas em saúde. Rio de Janeiro: UERJ–IMS/ABRASCO, 2003.

Mendes R, Dias EC. Da Medicina do Trabalho à Saúde do Trabalhador. Rev Saúde Pública, 1991; 25(5):341-9.

Nehmy RMQ, Dias EC. Os caminhos da Saúde do Trabalhador: para onde apontam os sinais? Rev Med Minas Gerais 2010; 20(2 Supl 2):S13-S23.

Nehmy RQ. O ideal do conhecimento codificado na sociedade da informação. Belo Horizonte: Universidade Federal de Minas Gerais. [Tese de Doutorado], 2001.

Ramazzini B. De Morbis Artificum Diatriba (Tratado sobre as Doenças dos Trabalhadores) Módena, 1700. (Tradução Raimundo Estrela). São Paulo: Fundacentro, 1971. (Reimpressão em 2000).

Rodrigues A, Santana VS. Acidentes de trabalho fatais em Palmas, Tocantins, Brasil: oportunidades perdidas de informação. Rev Bras Saúde Ocupacional 2019; 44:44e8.

Santana VS, Silva JM. Os 20 anos da saúde do trabalhador no Sistema Único de Saúde do Brasil: limites, avanços e desafios. In: Departamento de Análise de Situação de Saúde, Secretaria de Vigilância em Saúde, Ministério da Saúde (orgs.) Saúde Brasil 2008: 20 anos de Sistema Único de Saúde no Brasil. Brasília: Ministério da Saúde; 2009: 175-204. (Série G. Estatística e Informação em Saúde).

Schwarcz LM, Starling HM. Brasil: uma biografia. São Paulo: Companhia das Letras; 2015.

Souza DO. A desconstrução (dos limites) do "campo da saúde do trabalhador". Em Pauta, 2019; 43(17):74-89.

UFMG – Universidade Federal de Minas Gerais. Diretrizes para o desenvolvimento de ações de vigilância em saúde do trabalhador pelas equipes da Atenção Básica/Saúde da Família. Faculdade de Medicina. Belo Horizonte, 2016.

USA – United States of America. Employer-reported workplace injuries and illnesses – 2020-2021. Disponível em: https://www.bls.gov/news.release/pdf/osh.pdf.

Vasconcellos LCF et al. (orgs). Saúde do trabalhador em tempos de desconstrução: caminhos de luta e resistência. Rio de Janeiro: Cebes, 2021.

Vasconcellos LCF, Oliveira MHB. Saúde, trabalho e direito – Uma trajetória crítica e a crítica de uma trajetória. Rio de Janeiro: Educam, 2011. 600p.

Vasconcellos LCF. Saúde, trabalho e desenvolvimento sustentável: apontamentos para uma política de Estado. 2007. 421p. Tese (Doutorado em Saúde Pública). Escola Nacional de Saúde Pública Sérgio Arouca, Fundação Oswaldo Cruz, Rio de Janeiro, 2007.

Saúde Global e Diplomacia da Saúde

Luis Eugenio Portela Fernandes de Souza
Paulo Marchiori Buss

INTRODUÇÃO

O presente capítulo descreve a saúde global como campo de estudo e intervenções políticas que toma como objeto os problemas de saúde da população mundial. Começa pela discussão acerca dos conceitos de saúde global, mencionando a possível contribuição da Saúde Coletiva para sua compreensão. Em seguida, caracteriza o estado de saúde da população mundial, marcado, principalmente, pelas iniquidades. Depois, discute a governança global e a diplomacia da saúde, apontando as estratégias e os mecanismos de coordenação que Estados, empresas e organizações não governamentais adotam para intervir nos problemas de saúde que atingem todo o mundo. Por fim, faz um balanço do desempenho do sistema multilateral ante a pandemia de Covid-19 como exemplo objetivo das discussões e práticas que conformam a saúde global.

SAÚDE GLOBAL

Uma rápida consulta ao PubMed torna possível verificar o aumento constante de publicações científicas que usam a expressão *global health* em seus títulos ou resumos. Entre 2012 e 2021, o número de documentos publicados cresceu mais de cinco vezes, com maior intensidade nos últimos 2 anos da série, que coincidem, não por acaso, com os primeiros 2 anos da pandemia de Covid-19 (Figura 36.1).

Esse aumento na quantidade de publicações indica que a saúde global tem mobilizado de modo crescente o interesse do mundo acadêmico, que acompanha a ampliação da importância social, econômica e política dos problemas de saúde que atingem o mundo. Pode-se supor que o processo contemporâneo de globalização, caracterizado pela intensificação da circulação de capital econômico entre os países e do fluxo de informações por meios eletrônicos – com todas as suas consequências sociais –, tem sido determinante para o crescimento da saúde global como campo de estudos e de ação política.

Assim, o uso da expressão *saúde global* quer ressaltar que a preocupação com a saúde das pessoas de todo o planeta está acima e vai além dos interesses ou das possibilidades de intervenção descoordenada dos Estados nacionais (Brown, Cueto & Fee, 2006).

A saúde global não é, contudo, um conceito unívoco. Ao contrário, distintos autores enfatizam diferentes elementos que a caracterizariam. A professora Helena Ribeiro, da Faculdade de Saúde Pública da Universidade de São Paulo, elenca alguns desses elementos que podem vir a compor o significado de saúde global: a síntese da prevenção em nível populacional e do cuidado em nível individual (Koplan *et al.*, 2009 apud Ribeiro, 2016); as melhorias das condições de saúde de todo o mundo, incluindo a redução das disparidades e a proteção contra riscos e ameaças que não respeitam fronteiras nacionais (Mac Farlane, Jacobs & Kaaya, 2008 apud Ribeiro, 2016); e o interesse por problemas de saúde que tenham impacto político e econômico global (Global Health Initiative, 2008 apud Ribeiro, 2016).

Vale lembrar ainda que a saúde global é herdeira da *saúde internacional*, expressão adotada desde o início do século XX para se referir ao controle de epidemias que ultrapassavam fronteiras nacionais, exigindo ações coordenadas entre países (Ribeiro, 2016). A saúde internacional se fundamentava em bases biomédicas e em relações assistenciais que visavam, sobretudo, proteger as populações dos países centrais do sistema capitalista de riscos provenientes de países periféricos.

Diferentemente da saúde internacional, a saúde global teria, de acordo com Cueto (2015), as seguintes características: a preocupação com a emergência de novas epidemias;

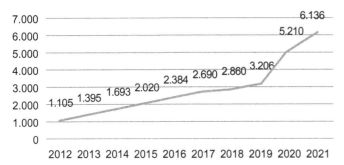

Figura 36.1 Evolução do número de publicações do PubMed com a expressão *Global Health* no título ou resumo – 2012-2021 (PubMed, Disponível em: https://pubmed.ncbi.nlm.nih.gov/?term=%22global%20health%22%5BTitle%2FAbstract%5D&sort=&timeline=expanded. Consultado em 13 jun 2022.)

a valorização da participação ativa de pacientes, organizações não governamentais e instituições privadas; o aumento de investimentos por parte de doadores; a incorporação de novas tecnologias; a preocupação com questões ambientais e com os direitos humanos; e a maior demanda por acesso gratuito a alguns tratamentos.

Adotando uma abordagem histórica, Cueto (2015) identifica, para além das diferenças, duas perspectivas que se encontram tanto na saúde internacional como na saúde global. Uma seria a perspectiva social, que prescreve intervenções holísticas e reformas sociais, e a outra a tecnológica ou tecnocrática, que recomenda intervenções focalizadas em doenças ou programas assistenciais específicos.

Também em uma perspectiva histórica, Smith (2013) distingue quatro eras da saúde global. Para ele, a saúde global 1.0 foi a medicina tropical que buscava manter vivos e saudáveis os brancos colonizadores e, posteriormente, a força de trabalho nos trópicos colonizados. A saúde global 2.0 foi a saúde internacional, caracterizada pela ação de filantropos de países ricos dirigida a pessoas de países pobres, sobretudo durante a Guerra Fria. A saúde global 3.0, contemporânea, é representada por programas de saúde executados em países de baixa renda sob a liderança de pessoas e instituições sediadas em países de alta renda. Finalmente, a saúde global 4.0, a ser desenvolvida, se caracterizaria pela realização de programas de saúde em países de baixa ou média renda sob a liderança de pessoas e instituições locais.

Buscando maior consistência entre essas distinções, Abimbola recorre a Farmer *et al.* (2013 apud Abimbola, 2018) para afirmar que a saúde global se distingue da saúde internacional por ter como valor e guia a equidade em saúde, não apenas entre países, mas também entre diferentes segmentos da população de cada país.

Na linha da saúde global como busca da equidade em saúde, intensifica-se, a partir de 2020, um debate acerca da descolonização da saúde global, vista como um movimento de luta contra esquemas de dominação em que se privilegiam o conhecimento e os valores dos países e das classes dominantes em detrimento da experiência vivida das populações-alvo dos programas de saúde. Para passar "da retórica à reforma" no que tange à promoção da equidade e à descolonização, Kahn *et al.* (2021) propõem um roteiro que inclui: (a) a garantia de diversidade de gênero, raça/etnia, condição social e localização geográfica nas direções das instituições de cooperação internacional; (b) a descentralização das decisões sobre a alocação de recursos, envolvendo diretamente as comunidades atendidas; (c) a seleção de líderes com experiência de vida e trabalho no país dos beneficiários do programa; e (d) o condicionamento do financiamento ao compromisso de promover parcerias equitativas.

Esse roteiro é criticado por Chaudhuri *et al.* (2021), que afirmam que, mais do que reformar, é preciso desmantelar a estrutura colonial da qual faz parte a "indústria da saúde global", superando a supremacia branca, o racismo, o sexismo e o capitalismo. Esses autores consideram que, para ser coerente com seus objetivos, a descolonização da saúde global deve incluir os elementos conceituais da teoria pós-colonial – poder e opressão.

De modo similar, Castro *et al.* (2021) afirmam que a distribuição desigual de poder e riqueza, dentro de cada país e entre os países, é a causa das causas das desigualdades em saúde, sendo necessárias ações globais, nacionais e locais sobre os Determinantes Sociais da Saúde para promover a saúde global.

Uma consequência grave das desigualdades sociais no plano da saúde global é a chamada securitização da saúde, processo que transforma problemas de saúde em questões de segurança nacional, justificando, às vezes, medidas unilaterais para proteger populações ricas e interesses econômicos particulares em detrimento da necessária cooperação para proteger a saúde de todo o mundo. A rigor, a efetiva segurança em saúde exigiria a promoção dos direitos humanos e da sustentabilidade, com o que a saúde global seria fortalecida (Ventura *et al.*, 2020).

Somando-se à questão das desigualdades sociais, a degradação ambiental causada pelo ser humano tem sido um elemento central da saúde global no debate contemporâneo. Com efeito, vários autores têm chamado a atenção para as interconexões entre as mudanças climáticas e os problemas globais de saúde (Correia *et al.*, 2021; Giulio *et al.*, 2021; Limaye, 2021). A própria Organização das Nações Unidas, ao aprovar a Agenda 2030, em 2015, destacou a estreita relação entre as condições de saúde e o equilíbrio ambiental (UNGA, 2016). Do mesmo modo, o Painel Intergovernamental sobre Mudanças Climáticas, em seus vários relatórios, tem mostrado que, sem ações de mitigação urgentes, as mudanças climáticas ameaçam não apenas a saúde humana e os meios de subsistência das pessoas em todo o mundo, mas o equilíbrio vital de todos os ecossistemas do planeta (IPCC, 2022).

Contudo, apesar das evidências e recomendações, persiste a falta de ação, por parte de quem tem mais poder para isso – corporações transnacionais e governos de países ricos –, para mitigar a crise climática e seus efeitos danosos sobre a saúde, incluindo aqueles decorrentes de calor extremo, poluição do ar, furacões e incêndios florestais (Krieger, 2020; Limaye, 2021).

Nesse contexto, surge a ideia de saúde planetária, definida como campo de estudos e práticas sobre as relações entre as atividades humanas, seus impactos no ambiente e as consequências para a saúde de seres humanos, outros organismos vivos e sistemas naturais, visando à obtenção do bem-estar e da equidade em todo o mundo (Whitmee, 2015; Iyer *et al.*, 2021).

A saúde planetária tem muito em comum com a saúde global, como destacam Giulio *et al.* (2021: 4375), estando ambas voltadas para os mesmos problemas: a distribuição desigual de doenças ao redor do mundo; os impactos das mudanças ambientais na saúde humana; os padrões dominantes de consumo; a xenofobia, o racismo, a misoginia e a transfobia; as desigualdades sociais; e as tensões políticas.

Além de ter muito em comum com a saúde planetária, a saúde global pode ser aproximada também da saúde única (*One Health*). Se inicialmente a saúde única enfatizava as conexões entre doenças humanas, doenças animais e degradação ambiental, agora entende que as condições sociais estão intrinsecamente relacionadas com a situação de saúde e a ocorrência de doenças (Rock *et al.*, 2009).

Nesse sentido, pode-se dizer que as três expressões – saúde global, saúde planetária e saúde única – compartilham princípios e abordagens, diferenciando-se apenas por nuances decorrentes de processos de institucionalização de disciplinas científicas que criam fronteiras conceituais. Tais fronteiras, infelizmente, contribuem para diminuir as chances de promoção de mudanças efetivas na saúde global, incluindo o alcance dos Objetivos do Desenvolvimento Sustentável (Correia *et al.*, 2021). Aceitar e aprofundar a convergência conceitual seria um passo significativo para apoiar a realização de ações transdisciplinares e intersetoriais capazes de mitigar a crise multidimensional – ambiental, sanitária, econômica, política, social – em que se encontra o mundo.

Em síntese, a saúde global é um campo de estudos e uma arena política que tem como objeto os problemas de saúde que atingem todo o mundo. Marcada em seu início por concepções e práticas abertamente coloniais, a saúde global evoluiu para incorporar concepções baseadas nos valores dos direitos humanos, da equidade e da sustentabilidade. Não evoluiu, contudo, a ponto de desenvolver práticas coerentes com esses valores, mantendo, predominantemente, uma abordagem tecnocrática com foco em doenças ou grupos populacionais específicos. Não está claro se e como serão superadas essas tensões entre valores éticos universais e práticas limitadas e focalizadas, sendo possíveis diversos desfechos.

Assim entendida, a saúde global pode ser facilmente aproximada da saúde coletiva (Paim & Almeida-Filho, 2000), ambas expressando um compromisso com o valor ético do direito universal à saúde, sem que isso tenha tido impacto significativo nas práticas hegemônicas de saúde. Essa aproximação torna possível pensar que a saúde coletiva, área acadêmica consolidada no Brasil, tem condições de estabelecer um diálogo profícuo com a saúde global que tem crescido, mas ainda não se constituiu como área acadêmica própria.

Mais especificamente, pode-se imaginar que a ideia de processo de determinação social da saúde (Fleury-Teixeira, 2009), pilar do campo da saúde coletiva, seria um tema a explorar no diálogo com a saúde global. Com efeito, ao enfatizar a discussão sobre modos de produção e distribuição da riqueza e superar a noção de "fatores" causais, estabelecendo as interfaces e explicitando o peso relativo específico de cada dimensão do processo saúde-enfermidade, a abordagem da determinação social pode ser mais potente – para compreender e explicar a realidade e para orientar a ação política – do que a perspectiva dos determinantes sociais, comerciais e ambientais comumente vistos pelos estudiosos da saúde global como fatores independentes e não hierarquizados, ainda que inter-relacionados.

A SAÚDE DA POPULAÇÃO MUNDIAL

Desde o início de 2020, a Covid-19 tem sido o principal problema de saúde da população em todo o mundo, seja pelo elevado número de casos e de mortes que causou direta e indiretamente, seja por suas graves consequências econômicas e sociais.

Em 20 de abril de 2022 havia 50,4 milhões de casos confirmados e 6,2 milhões de mortes diretamente atribuídas à Covid-19 globalmente. Todavia, as estimativas de excesso de mortalidade da Organização Mundial da Saúde (OMS) mostram que o número real de mortes associadas à Covid-19, entre 1º de janeiro de 2020 e 31 de dezembro de 2021, foi de 14,9 milhões – ou 9,5 milhões de mortes a mais do que os 5,4 milhões inicialmente relatados (WHO, 2022). Além disso, em 2020, pela primeira vez em mais de 20 anos a pobreza extrema aumentou em todo o mundo, em parte como resultado da pandemia. O Banco Mundial (2020) estimou que a Covid-19 levaria mais 150 milhões de pessoas à condição de pobreza extrema até o fim de 2021. Assim, 9,4% da população mundial teriam de viver com menos de US$1,90 por dia.

Não só a extrema pobreza aumentou, mas também cresceram as desigualdades. Em 2022, enquanto quase a metade da população (3,3 bilhões de pessoas) vivia abaixo da linha da pobreza com US$5,50 por dia, a riqueza dos bilionários teve o maior aumento já registrado na história, com os dez homens mais ricos do mundo tendo dobrado suas fortunas (Oxfam, 2022). Neste mesmo ano, mais de 161 milhões de pessoas em 42 países sofriam de fome aguda e outras 827 milhões podiam estar subnutridas (Oxfam, 2022). O nanismo, associado à fome de mães e crianças, atingiu 149,2 milhões (22% do total) de menores de 5 anos em 2020. Na África, a proporção chegou a 31,7% das crianças com menos de 5 anos (WHO, 2022).

Vale lembrar que até a eclosão da Covid-19 a saúde da população mundial vinha apresentando melhorias, ainda que persistissem iniquidades. A expectativa de vida ao nascer aumentou, na média mundial, de 66,8 anos em 2000 para 73,3 anos em 2019, mantendo-se, no entanto, 10 anos mais baixa nos países pobres do que nos países de alta renda. Acrescente-se que a pandemia de Covid-19 está desacelerando ou revertendo essa tendência de aumento da expectativa de vida (WHO, 2022).

A taxa de mortalidade infantil (TMI) diminuiu de 65 para 29 mortes por 1.000 nascidos vivos entre 1990 e 2018. Em termos absolutos, a redução foi de 8,7 milhões para quatro milhões de mortes infantis. Todavia, as iniquidades persistiram: na África, em 2018, a TMI foi de 52 por 1.000 nascidos vivos, mais de sete vezes maior do que na Europa, onde foi de 7 por 1.000 nascidos vivos (WHO, 2022).

Em virtude do crescimento populacional e do aumento da longevidade, o número total de mortes atribuídas às doenças não transmissíveis (DNT) se elevou. Câncer, doenças cardiovasculares, diabetes e doenças respiratórias crônicas levaram ao óbito 33,2 milhões de pessoas em todo o mundo em 2019, um aumento de 28% em relação a 2000. Mais de 20 milhões dessas mortes ocorreram em países de renda média, sendo a região do Pacífico Ocidental a mais afetada. No entanto, houve uma diminuição significativa – de 22,9% em 2000 para 17,8% em 2019 – na proporção de óbitos prematuros por DNT – aqueles que atingem pessoas de 30 a 69 anos de idade. O maior declínio ocorreu em países de alta renda e nas regiões da Europa e do Pacífico Ocidental (WHO, 2022).

Houve progressos também na redução de casos novos e de mortes por algumas doenças infecciosas. Em 2020, 1,5 milhão de pessoas adquiriram HIV, a metade do número registrado em 2000. Mais de dois terços do total de 37,7 milhões de pessoas vivendo com o HIV se encontram na África. O número anual de mortes por tuberculose diminuiu globalmente em 45% entre 2000 e 2019, mas a pandemia de Covid-19 provocou um retrocesso ao reduzir a oferta de serviços. Com isso, menos pessoas receberam tratamento em 2020 (2,8 milhões) do que em 2019 (3,6 milhões) e, em consequência, o número de óbitos aumentou de 1,2 milhão, em 2019, para 1,3 milhão, em 2020, sobretudo na África e no Sudeste Asiático. Houve também reduções na incidência de malária, que passou de 81 para 59 casos por 1.000 habitantes em risco, e na taxa de mortalidade, que foi de 30 para 15 mortes por 100 mil habitantes em risco entre 2000 e 2020. No entanto, desde 2017 têm havido retrocessos, acentuados com a chegada da Covid-19, que levaram a incidência e a mortalidade por malária de volta aos níveis de 2015 (WHO, 2022).

No que concerne às causas externas, as taxas de mortalidade por acidente de trânsito diminuíram 13%, passando de 19,1 para 16,7 óbitos por 100 mil habitantes entre 2000 e 2019. O declínio foi maior na Europa, com redução de 51%. A taxa bruta de mortalidade por suicídios diminuiu 29% entre 2000 e 2019, indo de 13 para 9,2 mortes por 100 mil habitantes. A redução ocorreu em todas as regiões do mundo, exceto nas Américas, onde teve aumento de 28%. No mesmo período, a taxa de mortalidade por homicídios diminuiu 22%, de 7,9 para 6,2 óbitos por 100 mil habitantes. A região das Américas teve a maior mortalidade por homicídio masculino em 2019, com 34 óbitos por 100 mil habitantes, uma taxa 3,5 vezes maior do que a taxa global.

A essa evolução da situação da saúde novos problemas vêm se juntar em decorrência da crise climática. O Relatório Especial da COP26 sobre Mudanças Climáticas e Saúde (WHO, 2021) mostra as várias maneiras com que as mudanças climáticas estão afetando a saúde. Ondas de calor, tempestades e inundações cada vez mais frequentes estão causando mortes e doenças. O aumento da temperatura global tem perturbado os sistemas agroalimentares e aumentado a quantidade e a variedade de zoonoses e doenças transmitidas por alimentos, água e vetores, além de problemas de saúde mental. Todos esses efeitos são sentidos mais fortemente por pessoas socialmente desfavorecidas, incluindo mulheres, crianças, minorias étnicas, comunidades pobres, migrantes, idosos e pessoas com problemas de saúde preexistentes.

Alguns indicadores ilustram os efeitos dos determinantes ambientais sobre a saúde. A poluição do ar foi responsável por sete milhões de mortes em todo o mundo em 2016, com 88% delas registradas nos países de baixa e média renda, tendo como causas imediatas o acidente vascular cerebral, a doença cardíaca, o câncer de pulmão, as infecções respiratórias inferiores e a doença pulmonar obstrutiva crônica, entre outras. No mesmo ano, a falta de acesso à água potável e ao saneamento causou cerca de 870 mil mortes globalmente, tendo a África uma taxa de mortalidade de 45,9 por 100 mil habitantes, quatro vezes maior do que a média global, de 11,7 por 100 mil (WHO, 2022).

Enfim, a saúde da população, na média mundial, vinha melhorando desde 2000 sem, contudo, apresentar reduções significativas nas iniquidades entre países ou regiões. A chegada da Covid-19, por sua vez, está desacelerando ou revertendo a tendência global de melhoria, bem como agravando as iniquidades. Embora de forma insidiosa, pelo menos até o momento, efeito semelhante ao da Covid-19 tem tido a crise climática.

Para enfrentar esse quadro e melhorar a saúde de todos, reduzindo as iniquidades, é necessário que os valores dos direitos humanos, da equidade e da sustentabilidade sirvam não apenas para valorizar retoricamente a saúde global, mas, sobretudo, para guiar as práticas locais, nacionais e globais de promoção, proteção e recuperação da saúde.

GOVERNANÇA GLOBAL E DIPLOMACIA DA SAÚDE

A problemas e desafios em saúde global correspondem respostas de diversos atores, incluindo organizações multilaterais e plurilaterais, sociedade civil e setor privado, que operam no espaço político da diplomacia da saúde.

O principal ator global da diplomacia da saúde é o sistema da Organização das Nações Unidas (ONU). Instituído em 1945 com o objetivo principal de manutenção da paz e promoção da cooperação internacional, o sistema ONU é formado por um conjunto de cerca de 30 órgãos, entre programas, fundos e agências especializadas, como, por exemplo, o Programa das Nações Unidas para o Desenvolvimento (PNUD), o Fundo das Nações Unidas para a Infância (UNICEF), o Banco Mundial e a OMS (Figura 36.2).

Oficialmente fundada no dia 24 de outubro de 1945, a ONU tem contribuído significativamente para o fortalecimento da cooperação entre os países, tendo produzido mais de 500 importantes acordos internacionais sobre temas variados, como ordenamento do comércio, proteção laboral, promoção dos direitos humanos e desenvolvimento sustentável.

CARTA DAS NAÇÕES UNIDAS

Assinada em 1945 por 50 Estados, define o propósito, o mandato e os principais órgãos da ONU

ÓRGÃOS PRINCIPAIS

Assembleia Geral
Membros: 193 Estados-membros da ONU
Mandato: discutir e aprovar recomendações relativas a qualquer assunto dentro do escopo da Carta das Nações Unidas
Deliberação: em geral, um país, um voto, mas certas decisões exigem maioria de dois terços

Secretariado
Dirigido pelo Secretário-Geral, eleito pela Assembleia Geral, após recomendação do Conselho de Segurança. Responsável pelas funcionamento rotineiro da ONU

Corte Internacional de Justiça
Membros: todos os 193 Estados-membros da ONU são parte da CIJ
Mandato: resolver disputas legais entre Estados. Caso algum Estado não respeite a decisão, o Conselho de Segurança pode tomar medidas para obrigá-lo.
Juízes: 15 juízes, eleitos pela Assembleia Geral e pelo Conselho de Segurança para um mandato de 9 anos

Conselho de Segurança
Membros: cinco Estados-membros permanentes e dez eleitos pela Assembleia Geral para mandatos de 2 anos
Deliberação: são necessários nove votos, incluindo os de cada um dos cinco membros permanentes, para tomar qualquer decisão

Conselho Econômico e Social – Ecosoc
Membros: 54 Estados-membros, eleitos pela Assembleia Geral para um mandato de 3 anos
Mandato: preparar recomendações ou acordos a serem submetidos à Assembleia Geral em assuntos relativos ao desenvolvimento econômico e social e ao meio ambiente
Deliberação: votação, maioria simples

Figura 36.2 Estrutura da Organização das Nações Unidas.

Apesar das significativas contribuições para o desenvolvimento mundial, o sistema multilateral apresenta falhas importantes, como o limitado conceito de segurança (restrito à dimensão militar), a concentração de poder decisório nos cinco membros permanentes do Conselho de Segurança (China, EUA, Itália, França e Rússia) e a falta de participação da sociedade civil na Assembleia Geral (Buss, Alcázar & Galvão, 2020). Além disso, não se cumpriu a promessa de paz duradoura e respeito aos direitos humanos, solenemente feita naquele momento de fim da II Guerra Mundial.

De todo modo, com seus méritos e deficiências, é esse o sistema de governança global existente há 77 anos e que se encontra no início do século XXI sob forte tensão, decorrente do entrelaçamento de múltiplas crises: ambiental (como as mudanças climáticas e a perda da biodiversidade), acirramento de disputas geopolíticas e exacerbação das desigualdades sociais e sanitárias (como a pandemia), para citar apenas algumas.

Nesse contexto, torna-se fundamental o fortalecimento da cooperação internacional por meio da diplomacia, lembrando que o fracasso da diplomacia costuma ser a antessala da guerra. Importa compreender, portanto, as estratégias e os mecanismos de coordenação que os Estados nacionais e outros agentes atuantes na arena global podem adotar para resolver os problemas que exigem algum tipo de concertação mundial.

Governança global pode, então, ser definida como esse conjunto de estratégias, mecanismos, instituições, relações e processos, formais e informais, que Estados, empresas privadas, organizações intergovernamentais e não governamentais desenvolvem para pactuar leis e obrigações, no nível global, que articulam interesses coletivos e medeiam diferenças (Thakur & Weiss, 2006 *apud* Buss *et al.*, 2017).

No arcabouço da governança global, as questões de saúde contam com uma estrutura especializada, representada pela OMS com sua sede mundial em Genebra e seus escritórios regionais para África, Américas (Organização Pan-Americana de Saúde), Sudeste Asiático, Europa, Mediterrâneo Oriental e Pacífico Ocidental. Como espaço de pactuação e decisões, a OMS está organizada em três instâncias: a Assembleia Mundial de Saúde (AMS), o Conselho Executivo e o Secretariado, dirigido pelo diretor geral.

A Assembleia é o órgão máximo de deliberação, reunindo anualmente os ministros da saúde dos 194 Estados-membros, cada um com direito a um voto. A principal função da AMS é definir a política geral da OMS, aprovando os planos de trabalho, nomear o diretor-geral e supervisionar e avaliar as finanças da organização. Além disso, é responsável por apreciar e adotar convenções, regulamentos, tratados e acordos internacionais que precisam posteriormente ser ratificados em cada país.

O Conselho Executivo é formado por representantes de 34 Estados-membros, que representam todos os demais, distribuídos de maneira equitativa entre as seis regiões da OMS, com mandato de 3 anos. A principal função do Conselho é propor a agenda preliminar da AMS e encaminhar a implementação das decisões da mesma, orientando a atuação do Secretariado.

O Secretariado é composto pelo diretor-geral e sua equipe, que conta com cerca de sete mil funcionários atuantes por períodos predeterminados na sede da OMS, nos seis escritórios regionais e nas representações nacionais. O diretor-geral funciona como secretário *ex officio* da Assembleia, do Conselho e de todas as comissões existentes e que venham a ser formadas, devendo ainda apresentar ao Conselho os relatórios de atividades e as prestações de contas (Tobar, 2017).

Cabe salientar que a OMS é, em tese, financiada pelas contribuições regulares de seus Estados-membros. Na prática, contudo, essas contribuições não representam mais do que 20% de seu orçamento, advindo a maior parte de doações voluntárias, tanto de governos como de instituições privadas, que têm destinações específicas definidas pelos doadores.

Concretamente, o balanço financeiro do biênio 2020-2021 apresentou os seguintes resultados: um gasto total de US\$9,4 bilhões, dos quais US\$1,6 bilhão (17%) vieram de contribuições regulares e US\$6,6 bilhões de contribuições voluntárias (70%). Note-se que ao final do biênio a OMS apresentava um déficit de US\$1,2 bilhão (WHO, 2022).

A maior contribuição financeira, no biênio, foi feita pela Alemanha, que participou com US\$1,15 bilhão, dos quais US\$1,09 bilhão (95%) como a soma de aportes voluntários para fins específicos. Os EUA fizeram a segunda maior contribuição, US\$679 milhões, dos quais US\$448 milhões (66%) com destinações específicas. A terceira maior contribuição foi a da Fundação Bill & Melinda Gates, que deu destinos particulares ao total da doação de US\$592 milhões. A China, segunda potência econômica mundial, contribuiu com US\$177,7 milhões, dos quais US\$114,9 milhões (65%) como contribuição regular. O Brasil pagou exclusivamente sua contribuição regular, que somou US\$28,2 milhões (WHO, 2022).

Os recursos foram destinados principalmente às respostas às emergências agudas de saúde (31,8%), à melhoria do acesso a serviços de saúde essenciais (15,7%), a ações de erradicação da poliomielite (12,1%), ao fortalecimento da liderança e governança da saúde (6,3%), à gestão da OMS (5,7%), à prevenção de epidemias e pandemias (4,4%) e à melhoria do acesso a medicamentos essenciais, vacinas, diagnósticos e dispositivos (3,3%), entre muitas outras ações (WHO, 2022).

Embora a OMS seja formalmente o principal órgão do sistema de governança global da saúde, cabe reconhecer que diversos órgãos do sistema das Nações Unidas têm influência decisiva nos rumos da saúde no mundo, como mostram Buss *et al.* (2017). Com efeito, a saúde tem sido objeto frequente de debates e resoluções das três principais instâncias diretivas da ONU: a Assembleia Geral das Nações Unidas (AGNU), o Conselho Econômico e Social (Ecosoc) e o Conselho de Segurança. Em 2021, a AGNU teve como tema geral "Construindo Resiliência através da Esperança", em que se afirmou a urgência de acabar com a pandemia de Covid-19 e a necessidade de intensificar os esforços para alcançar os Objetivos de Desenvolvimento Sustentável (UNGA, 2021). Também o Ecosoc discutiu, em fevereiro de 2022, o enfrentamento da Covid-19 e a implementação completa da Agenda 2030 (UN-Ecosoc, 2022). Por sua vez, o Conselho de Segurança aprovou, em 26 de fevereiro de 2021, a Resolução 2.565, em que pede o fortalecimento da cooperação internacional para ampliar o acesso às vacinas contra a Covid-19 (UN-CS, 2021).

O Conselho de Direitos Humanos da ONU, órgão subsidiário da Assembleia Geral, também debate e formula resoluções sobre temas de saúde, dispondo inclusive de um *Special Rapporteur* sobre o Direito à Saúde (https://www.ohchr.org/en/special-procedures/sr-health).

A saúde está também presente nos planos estratégicos de vários programas, fundos e agências das Nações Unidas. O PNUD tem a redução da pobreza, a preservação do meio ambiente e a prevenção do HIV/AIDS entre suas áreas prioritárias de ação. O UNICEF dedica-se bastante à melhoria da saúde de mães e crianças por meio de programas de vacinação, nutrição e acesso a água e saneamento. A pandemia de HIV/AIDS foi considerada tão grave que levou o Ecosoc a criar o Programa Conjunto das Nações Unidas sobre HIV/AIDS (UNAIDS). Em 2006 foi criado o Organismo Internacional de Compra de Medicamentos (UNITAID), visando corrigir falhas dos mercados de medicamentos e *kits* diagnósticos.

A Organização das Nações Unidas para Educação, Ciência e Cultura (UNESCO) tem vários objetivos relacionados com a saúde, como apoiar o desenvolvimento social inclusivo, promover a educação para todos e fortalecer os sistemas de ciência, tecnologia e inovação. A Organização Internacional do Trabalho (OIT) contempla, em seu plano estratégico, objetivos importantes para a saúde, como a promoção de condições seguras de trabalho. Todas as áreas prioritárias de atuação do Programa das Nações Unidas para o Meio Ambiente (PNUMA) têm interface com a saúde, destacando-se a mitigação dos efeitos das mudanças climáticas, o controle de substâncias nocivas à saúde e a prevenção de desastres. A Agência Habitat das Nações Unidas (UN-Habitat) tem foco no desenvolvimento urbano sustentável, na moradia adequada e na universalização do acesso à água potável e ao saneamento que são determinantes da saúde.

O Fundo de População das Nações Unidas (UNFPA) é agência especializada em saúde sexual e reprodutiva. A Organização das Nações Unidas para a Alimentação e Agricultura (FAO) tem como propósito garantir a todos o acesso regular a alimentos de boa qualidade em quantidade suficiente. Em 1965, a FAO criou o Programa Alimentar Mundial (WFP) que busca promover a segurança alimentar. O Escritório das Nações Unidas sobre Drogas e Crime (UNODC) tem três áreas de atuação: saúde, justiça e segurança pública. A Agência das Nações Unidas para os Refugiados (ACNUR) é responsável por coordenar as ações internacionais de proteção dos refugiados, o que inclui a garantia do acesso a serviços de saúde. O Escritório das Nações Unidas para a Redução de Riscos em Desastres (UNISDR) tem como uma de suas áreas de atuação a gestão de riscos para a saúde em caso de desastres e conflitos.

A Comissão Econômica para América Latina e Caribe (CEPAL) busca promover o desenvolvimento econômico e social, entendendo a saúde como fator decisivo para isso. A Organização Mundial do Comércio (OMC) e a Organização

Mundial da Propriedade Intelectual (OMPI) têm atribuições que incluem bens e serviços de interesse da saúde. Por fim, o Grupo Banco Mundial descreve sua missão como "reduzir a pobreza e elevar os níveis de vida mediante o crescimento sustentável e investimento nas pessoas", tendo se dedicado nos últimos 20 anos a promover a cobertura universal de saúde (Buss *et al.*, 2017).

O Observatório de Saúde Global e Diplomacia da Saúde do Centro de Relações Internacionais em Saúde da Fundação Oswaldo Cruz (CRIS/Fiocruz) produz análises sistemáticas quinzenais sobre a diplomacia da saúde operada no âmbito de todas as organizações das Nações Unidas acima mencionadas, acessíveis em: https://portal.fiocruz.br/cadernos-cris-informe-sobre-saude-global-e-diplomacia-da-saude.

Além dos órgãos oficiais do sistema multilateral, diferentes organizações privadas são importantes agentes na arena global da saúde, financiando e desenvolvendo projetos diretamente ou por meio de instituições nacionais ou internacionais, como a própria OMS. Ainda que possa ser bem-vinda a ajuda financeira, questiona-se bastante a interferência dessas organizações nas políticas globais e nacionais de saúde, notadamente por conta dos conflitos de interesse. A Fundação Bill & Melinda Gates, por exemplo, grande doadora de recursos à OMS, têm investimentos vultosos na indústria do petróleo, principal responsável pelo aquecimento global, e na indústria de bebidas açucaradas, cujos produtos estão entre as causas das epidemias de obesidade e diabetes (Buss *et al.*, 2017). Ademais, os críticos desse "filantrocapitalismo" alertam, com razão, para o risco de enfraquecimento dos mecanismos de formulação democrática de políticas com as prioridades sendo definidas por organizações privadas (Birn, 2014; Dentico & De Negri, 2021).

Registre-se que, além da Fundação Gates, têm atuações importantes na saúde global a Wellcome Trust, que financia pesquisas em saúde, a Fundação Ford, que apoia projetos relativos à saúde sexual e reprodutiva, a Fundação Rockefeller, que foi muito atuante na primeira metade do século XX no combate a doenças endêmicas e agora atua na promoção da cobertura universal de saúde, a Fundação Kellogg, que tem atuado na área da educação médica, e a Fundação Clinton, que tem interesse nas mudanças climáticas e no acesso a medicamentos e diagnósticos (Buss *et al.*, 2017).

Para completar o panorama da governança da saúde global, é preciso mencionar a participação de organizações da sociedade civil que não têm vínculos com empresas privadas, mas representam movimentos ecológicos, grupos de defesa de direitos sociais, de mulheres, negros, povos indígenas etc., além de associações profissionais e científicas.

As agências das Nações Unidas, incluindo a OMS, reconhecem formalmente a importância da participação das organizações da sociedade civil que se orientam pela defesa da saúde como um bem público global. No entanto, a efetiva participação dessas entidades é limitada e tem encontrado obstáculos na redução relativa do poder da OMS de definir a agenda global de saúde.

Essa perda de poder, que não é recente, parece associada tanto à multiplicação de programas das Nações Unidas com mandatos relacionados a questões de saúde como à proliferação de parcerias público-privadas – a exemplo da Aliança Global para Vacinas e Imunização (GAVI), Rede Global de Injeções Seguras, Programa Global de Erradicação da Pólio, Iniciativa Internacional de Vacinas contra a AIDS, Aliança Global para o Desenvolvimento de Medicamentos para Tuberculose – cujos espaços de decisão são restritos aos sócios.

As organizações da sociedade civil têm denunciado a dificuldade de participação e a proeminência de conflitos de interesse em muitas dessas parcerias. Essa situação levou a OMS a elaborar o Quadro de Compromisso com Atores Não Estatais (FENSA na sigla em inglês) que, contudo, não tem sido capaz de evitar a ocorrência de conflitos de interesse (De Negri & Dentico, 2021). As organizações da sociedade civil de interesse público com atuação na saúde global são numerosas e heterogêneas. Entre elas, a título de exemplos, merecem ser citadas algumas que reúnem grande contingente de militantes do direito universal à saúde.

O Movimento pela Saúde dos Povos (MSP) é uma rede que engloba trabalhadores de saúde, redes de temas específicos, acadêmicos e ativistas da saúde. Criada em 2000, suas atividades buscam promover a Saúde para Todos, conforme definida em 1978 na Declaração de Alma-Ata sobre Atenção Primária à Saúde. Uma importante contribuição do MSP é a publicação do WHO Watch, que facilita o acompanhamento das deliberações da OMS pelas entidades da sociedade civil (https://phmovement.org).

O G2H2 (*Geneva Hub for Global Health*) é uma frente de movimentos e organizações da sociedade civil que assegura uma presença continuada e firme junto à OMS e outros órgãos intergovernamentais em Genebra. De acordo com seus estatutos, a democracia, a equidade, o respeito à diversidade, a ética e a justiça são os valores que orientam sua atuação (https://g2h2.org).

Em 2020 foi criado o Movimento pela Equidade Sustentável em Saúde (SHEM na sigla em inglês), em reação ao aumento das desigualdades em saúde no contexto da pandemia de Covid-19. Reunindo assinaturas de personalidades políticas mundiais – como o Prêmio Nobel da Paz Oscar Arias, ex-presidentes e ex-primeiros-ministros, como Lula, Felipe González, Mássimo D'Alema, além de 165 entidades científicas e profissionais da área da saúde – o SHEM falou diretamente à sub-secretária-geral da ONU e ao diretor-geral da OMS em favor de medidas de promoção da equidade (https://www.sustainablehealthequity.org).

Fundada em 1967, a Federação Mundial de Associações de Saúde Pública (WFPHA) representa mais de 5 milhões de profissionais de saúde pública em todo o mundo, tendo como objetivos defender a equidade em saúde e a melhoria da saúde das populações. Como entidade em relações oficiais com a OMS, a WFPHA tem sido bastante atuante nos fóruns multilaterais da saúde, enfatizando recentemente a necessidade da adoção de um Tratado da Pandemia que deixe o mundo mais bem preparado para prevenir e enfrentar as emergências sanitárias (wfpha.org).

Em síntese, o conjunto de estratégias, mecanismos, instituições, relações e processos que articulam interesses e medeiam diferenças relativas a problemas de saúde entre

Capítulo 36 • Saúde Global e Diplomacia da Saúde

todos os tipos de agentes constitui a governança global da saúde. Como se viu, o exercício da governança e da diplomacia da saúde ocorre em uma arena complexa e conflituosa, mas, sem dúvida, representa a esperança de solução de problemas e resolução de conflitos de forma não violenta.

Vale notar que nessa arena é objeto de disputa o próprio sentido da saúde global: uma prática tecnocrática voltada para controle de doentes em populações pobres, ainda que sob a retórica da equidade, ou uma prática técnico-política que, em linha com a perspectiva da saúde coletiva, busca a superação das iniquidades a partir de intervenções sobre o processo social de determinação da saúde.

DESEMPENHO DO SISTEMA MULTILATERAL DIANTE DA PANDEMIA DE COVID-19

A infecção de humanos por um novo coronavírus no final de 2019 não foi de modo algum uma surpresa. Pelo menos desde 2015, a ONU previa a possibilidade dessa ocorrência (UNGA, 2016). Bem antes disso, em 1992, o Comitê sobre Ameaças Microbianas Emergentes à Saúde do Instituto de Medicina dos EUA mencionava esse risco (IoM, 1992). No entanto, apesar dos alertas, o aparecimento de um novo coronavírus em Wuhan encontrou despreparados os países e todo o sistema da ONU. Como, então, o sistema multilateral tem lidado com a emergência da Covid-19[1]?

Cabe registrar que a OMS seguiu as orientações do Regulamento Sanitário Internacional (RSI-2005). De fato, foi com base no RSI-2005 que a OMS declarou, no dia 30 de janeiro de 2020, a disseminação das infecções pelo novo coronavírus como uma emergência de saúde pública internacional, o mais alto nível de alerta previsto. Essa declaração, contudo, não foi suficiente para desencadear ações vigorosas de preparação e resposta na maioria dos países. Assim, em uma tentativa de fazer soar mais alto o alerta, a OMS declarou, em 11 de março, que estava em curso uma pandemia, situação não prevista no RSI-2005.

Referindo-se a esses momentos iniciais, o Painel Independente sobre Preparação e Resposta a Pandemias (2021) e o Comitê de Revisão do Funcionamento do Regulamento Sanitário Internacional (2021) criticaram o texto ou a implementação do RSI-2005, apontando a existência de deficiências dos mecanismos globais de alerta e resposta.

O RSI (2005) não representou a única falha, contudo. Houve falhas em muitos pontos da resposta internacional à pandemia. Em relatório apresentado à Assembleia Mundial de Saúde de 2021, o Comitê Independente de Supervisão e Assessoramento para o Programa de Emergências de Saúde da OMS (IOAC), instituído em 2016, apontou as principais dificuldades para enfrentamento da Covid-19: insuficiência das ações vigilância, monitoramento e gerenciamento de risco, incluindo detecção precoce, rastreamento e isolamento de casos; ausência ou inadequação da comunicação de risco; inexistência de uma rede global de vigilância genômica; deficiências dos sistemas nacionais de saúde em relação à assistência aos infectados e aos enfermos, incluindo a proteção dos trabalhadores de saúde; e incapacidade de assegurar a provisão adequada de equipamentos e insumos, destacando-se o acesso equitativo às vacinas (IOAC, 2021).

É preciso admitir que as causas dessas dificuldades não são novas, mas bem conhecidas. No âmbito do sistema multilateral, o apoio que a OMS costuma dar aos diversos países – sobretudo os de baixa renda – tem sido comprometido pelo subfinanciamento e pela dependência de doações que, em regra, têm destinação definida pelo doador. Essa redução dos repasses financeiros à OMS por parte dos Estados-membros tem provocado a insuficiência de pessoal de saúde, seja nos órgãos centrais, seja nas representações regionais e nacionais do órgão multilateral.

Ressalte-se que desempenho inferior ao da OMS tem sido observado nos principais órgãos diretivos do sistema das Nações Unidas. Em relação ao combate à Covid-19, a AGNU, o Conselho de Segurança e o Conselho Econômico e Social mantiveram-se no plano da retórica com poucas ações efetivamente realizadas (Alcázar, 2021).

As causas das fragilidades não estão apenas no sistema multilateral, mas também na falta de investimento nos sistemas nacionais de saúde. Se o desinvestimento é um problema crônico nos países de renda baixa, passou a ser um problema sério também em vários países de renda alta, devido às medidas de privatização e redução do Estado adotadas nas últimas décadas.

O início da vacinação, no final de 2020, fez crescer a esperança de controle da pandemia e, de fato, a situação epidemiológica melhorou nos países que alcançaram taxas de cobertura elevadas, sobretudo, no que concerne à redução dos números de casos graves e óbitos. No entanto, a iniquidade do acesso a vacinas entre os países impede que se vislumbre o controle efetivo da pandemia em curto ou médio prazo. Convém ressaltar que a causa principal dessa iniquidade é a opção política dos governos de países ricos de proteger o lucro de acionistas das empresas farmacêuticas, ainda que à custa da saúde de bilhões de pessoas em todo o mundo.

Além de prolongar o sofrimento dos mais pobres, a baixa cobertura vacinal contribui para o surgimento de novas variantes e subvariantes, as quais têm provocado novas ondas de casos, hospitalizações e mortes, mostrando que a vacinação sozinha não é capaz de controlar a pandemia. Por isso, cientistas e profissionais de saúde pública têm apelado à OMS e aos países que adotem uma abordagem que associe a expansão da cobertura vacinal em todo o mundo, sobretudo nos países mais pobres, à intensificação de medidas de vigilância em saúde e proteção social (Greenhalg *et al.*, 2022).

Finalmente, a análise do enfrentamento global da pandemia deve ressaltar que o foco exclusivo no controle da doença poderá, na melhor das hipóteses, levar a um quadro

---

[1] O Centro de Relações Internacionais em Saúde da Fundação Oswaldo Cruz (CRIS/Fiocruz) publicou dois livros, correspondentes aos anos de 2020 e 2021, com a resposta do sistema multilateral à pandemia: Buss, PM, Fonseca LE (orgs.). Diplomacia da saúde e Covid-19: Reflexões a meio caminho. Editora Fiocruz, 1. ed. Série Informação para ação na Covid-19, Fiocruz, 2020. v. 1. 362p. Disponível em: http://books.scielo.org/id/hdyfg. Buss PM; Burger P (orgs.). Diplomacia da saúde: Respostas globais à pandemia. Edições ALASAG – CRIS Fiocruz, 456p. Disponível em: https://www.arca.fiocruz.br/handle/icict/50217.

de endemicidade entremeado de surtos epidêmicos. De fato, a superação da situação de crise sanitária exigiria o enfrentamento das causas estruturais da pandemia, relacionadas com o modelo de desenvolvimento concentrador de riqueza e predador do meio ambiente, incluindo o compromisso com a Agenda 2030 e o Acordo de Paris sobre o Clima.

Em conclusão, o mundo não estava preparado e tem enfrentado mal a pandemia de Covid-19, apesar dos esforços da OMS e da dedicação de milhões de profissionais de saúde em todos os países do mundo. As fragilidades da resposta à pandemia vão desde a insuficiência das ações de vigilância até a inação sobre os determinantes estruturais, passando pela incapacidade de prover acesso equitativo a vacinas. Soma-se a esse cenário a desinformação que, potencializada pelas redes sociais, posiciona a infodemia como um desafio adicional relevante.

Esse desempenho insatisfatório do sistema multilateral ante a pandemia evidencia o funcionamento real da saúde global, guiada pela abordagem tecnocrática que propõe apenas intervenções focalizadas em doenças e programas assistenciais específicos. Nesse sentido, a saúde coletiva tem o que debater com a saúde global, mostrando que para superar as fragilidades, tendo em vista não apenas o combate à Covid-19, mas também a prevenção de novas pandemias, é preciso fortalecer os sistemas de saúde em todos os seus componentes – desde medidas de prevenção de doenças até o cuidado de enfermos –, assim como pôr a saúde e o bem-estar social no centro de todas as políticas, como base para um novo modelo de desenvolvimento sustentável e inclusivo.

CONSIDERAÇÕES FINAIS

Neste capítulo argumentou-se que a saúde global é um campo de conhecimento e uma arena política que tem como objeto de estudo e de intervenção os problemas de saúde que atingem todo o mundo. Ademais, descreveu-se a evolução temporal da saúde global, desde quando predominavam as práticas tipicamente coloniais da medicina tropical até o contexto contemporâneo em que se debate a possibilidade de descolonização da saúde global, depois que passou a predominar, nos discursos oficiais de governos e organismos intergovernamentais, a retórica da equidade em saúde e do desenvolvimento sustentável. Foi ressaltado, contudo, que as práticas de saúde global se mantêm predominantemente como programas assistenciais dirigidos por instituições de países ricos com vistas a melhorar a saúde de pessoas pobres, acometidas por doenças ou agravos próprios para os quais existe uma tecnologia específica eficaz. Além disso, registrou-se a possibilidade de diálogo entre a saúde coletiva e a saúde global, particularmente em torno da ideia de processo de determinação social da saúde, superando a abordagem dos determinantes sociais como fatores causais.

O capítulo apresentou ainda o que, em tese, constitui ou deveria constituir o alvo principal das discussões e das práticas da saúde global, a saber, as condições de saúde da população mundial. Mostrou-se que, apesar de ter havido melhorias, na média geral essas condições se caracterizam sobretudo pelas iniquidades, ou seja,

desigualdades desnecessárias e injustas. Demonstrou-se também que a pandemia de Covid-19 e a exacerbação dos efeitos da crise climática não apenas infletiram a tendência global de melhoria, como estão agravando as iniquidades.

Necessária para melhorar as condições de saúde de todo o mundo, a governança global foi definida como o conjunto de estratégias, mecanismos, instituições, relações e processos que medeiam diferenças e interesses relativos a problemas de saúde entre todos os tipos de agentes. Evidenciou-se a importância da OMS para a governança global, mas se registrou seu enfraquecimento *vis-à-vis* empresas e fundações privadas. Destacou-se ainda que a governança e a diplomacia da saúde se desenvolvem em uma arena complexa e conflituosa, representando a esperança de resolução não violenta de conflitos.

Por último, ficaram evidenciados os limites práticos da saúde global pelo exemplo concreto das dificuldades de enfrentamento da pandemia de Covid-19, que não se restringem à incapacidade de prover acesso equitativo a vacinas, mas incluem a insuficiência das ações de vigilância e a inação sobre os determinantes estruturais. Buscou-se deixar claro que as fragilidades não se encontram apenas no sistema multilateral, mas envolvem os sistemas nacionais de saúde e de proteção social e decorrem, em última instância, de um modelo de desenvolvimento socialmente excludente e ambientalmente insustentável.

Enfim, a saúde global é um campo em disputa entre os privilegiados defensores do *statu quo*, que veem a saúde global como prática de ajuda humanitária associada à expansão de mercados, e os que sofrem e se incomodam com a sucessão infindável de crises e almejam, portanto, uma saúde global descolonizada e efetivamente baseada nos valores da equidade e da sustentabilidade. Não se sabe o desfecho dessa disputa, mas cresce a consciência geral de que, se não forem superadas as crises com intervenções sobre suas causas, a vida na Terra perecerá muito antes do fim do planeta.

Referências

Aavitsland P et al. Functioning of the International Health Regulations during the COVID-19 pandemic. Lancet 2021 Oct 9; 398(10308):1283-87. 10.1016/S0140-6736(21)01911-5.

Alcázar S. Quatro Pequenas Estórias Onusianas sobre a Pandemia. In: Buss PM, Burger P (orgs.) Diplomacia da Saúde: respostas globais à pandemia. Rio de Janeiro: Fiocruz, 2021: 193. Disponível em: https://portal.fiocruz.br/diplomacia-da-saude-respostas-globais-pandemia.

Banco Mundial (World Bank), 2020. Report Poverty and Shared Prosperity 2020: Reversals of Fortune. doi: 10.1596/978-1-4648-1602-4

Birn A-E. Philanthrocapitalism, past and present: The Rockefeller Foundation, the Gates Foundation, and the setting(s) of the international/global health agenda. Hypothesis 2014, 12(1):e8. doi:10.5779/hypothesis. v12i1.229.

Brown TM, Cueto M, Fee E. The World Health Organization and the transition from "international" to "global" public health. Am J Public Health, 2006; 96(1):62-72. Disponível em: https://doi.org/10.2105/AJPH.2004.050831.

Buss P, Fonseca LE, Ungerer R, Hoirisch C. Governança global e regional e a saúde. In: Buss P, Tobar S (orgs.) Diplomacia em saúde e saúde global: perspectivas latino-americanas. Rio de Janeiro: Editora Fiocruz, 2017: 281-348.

Buss P, Alcázar S, Galvão LA. Pandemia pela Covid-19 e multilateralismo: reflexões a meio do caminho. Estudos Avançados 2020; 34(99). doi: 10.1590/s0103-4014.2020.3499.004.

Castro A, Marmot M, Garay J, De Negri A, Buss P and on behalf of the Sustainable Health Equity Movement. Achieving sustainable health equity. Bull World Health Organ 2022; 100:81-3. doi: http://dx.doi.org/10.2471/BLT.21.286523.

Chaudhuri MM, Mkumba L, Raveendran Y et al. Decolonising global health: beyond 'reformative' roadmaps and towards decolonial thought. BMJ Global Health 2021; 6:e006371. doi:10.1136/bmjgh-2021-006371.

Correia T, Daniel-Ribeiro CT, Ferrinho P. Calling for a planetary and one health vision for global health. One health (Amsterdam, Netherlands), 2021; 13:100342. Disponível em: https://doi.org/10.1016/j.onehlt.2021.100342.

Cueto M. Saúde global: uma breve história. Rio de Janeiro: Editora Fiocruz, 2015. 120p. (Coleção Temas em Saúde).

Fleury-Teixeira P. Uma Introdução Conceitual à Determinação Social da Saúde. Rio de Janeiro: Rev Saúde em Debate, set/dez 2009; 33(83): 380-7.

Giulio GMD, Waldman EA, Nunes J et al. Global Health and Planetary Health: perspectives for a transition to a more sustainable world post Covid-19. Cien Saúde Colet. 2021 Oct; 26(10):4373-82. doi: 10.1590/1413-812320212610.14332021. Epub 2021 Sep 1. PMID: 34730629.

Greenhalg T et al. Covid-19: An urgent call for global "vaccines-plus" action. BMJ 2022; 376:o1 doi: https://doi.org/10.1136/bmj.o1. (Published 3 January 2022).

Independent Panel for Pandemic Preparedness and Response. Covid-19: Make it the Last Pandemic. Geneva: Independent Panel, 2021. Disponível em: https://theindependentpanel.org/.

Institute of Medicine (US). Committee on Emerging Microbial Threats to Health. Emerging Infections: Microbial Threats to Health in the United States. Lederberg J, Shope RE, Oaks SC Jr (eds.) Washington (DC): National Academies Press (US); 1992. Disponível em: https://pubmed.ncbi.nlm.nih.gov/25121245/.

IPCC. Sixth Assessment Report: Mitigation of Climate Change, 2022. Disponível em: https://report.ipcc.ch/ar6wg3/pdf/IPCC_AR6_WGIII_FinalDraft_FullReport.pdf.

Iyer HS, DeVille NV, Stoddard O et al. Sustaining planetary health through systems thinking: Public health's critical role. SSM Popul Health. 2021 Jun 11; 15:100844. doi: 10.1016/j.ssmph.2021.100844. PMID: 34179331; PMCID: PMC8213960.

Khan M, Abimbola S, Aloudat T et al. Decolonising global health in 2021: a roadmap to move from rhetoric to reform. BMJ Global Health 2021; 6:e005604. doi:10.1136/bmjgh-2021-005604.

Krieger N. Climate crisis, health equity, and democratic governance: the need to act together. J Public Health Policy. 2020 Mar; 41(1): 4-10. doi: 10.1057/s41271-019-00209-x. PMID: 31965049; PMCID: PMC7041593.

Limaye VS. Making the climate crisis personal through a focus on human health. Clim Change 2021; 166(3-4):43. doi: 10.1007/s10584-021-03107-y. Epub 2021 Jun 17. PMID: 34155416; PMCID: PMC8210734.

Oxfam. Relatório. Primeiro a crise, depois a catástrofe. 12 abr 2022. Disponível em: https://materiais.oxfam.org.br/relatorio-primeiro-a--crise-depois-a-catastrofe.

Paim J, Almeida-Filho N. A crise da saúde pública e a utopia da saúde coletiva. Salvador-Bahia: Casa da Qualidade, 2000.

Ribeiro, H. Saúde global: olhares do presente. Rio de Janeiro: Editora Fiocruz, 2016. 106p. (Coleção Temas em Saúde).

Rock M, Buntain B, Hatfield J, Hallgrímsson B. Animal–human connections, "one health," and the syndemic approach to prevention, Social Science & Medicine, 2009; 68(6):991-5. Disponível em: https://www.sciencedirect.com/science/article/pii/S0277953608006850. Doi: https://doi.org/10.1016/j.socscimed.2008.12.047.

Seye A. On the meaning of global health and the role of global health journals. International Health, March 2018; 10(2):63-5. Doi: https://doi.org/10.1093/inthealth/ihy010.

Smith R. Moving from global heath 3.0 to global health 4.0 BMJ Blogs, October 8, 2013. Disponível em: https://blogs.bmj.com/bmj/2013/10/08/richard-smith-moving-from-global-heath-3-0-to--global-health-4-0/.

Tobar S. Governança da saúde global e regional: OMS/OPAS. In: Buss P, Tobar S (orgs.) Diplomacia em saúde e saúde global: perspectivas latino-americanas. Rio de Janeiro: Editora Fiocruz, 2017: 385-420.

UNGA – United Nations General Assembly. Resolution adopted by the 70th General Assembly on 25 September 2015 – Transforming our world: the 2030 Agenda for Sustainable Development. Disponível em: https://www.un.org/ga/search/view_doc.asp?symbol=A/RES/70/1&Lang=E.

UNGA – United Nations General Assembly. Resolution A/70/723. Protecting humanity from future health crises. Re-port of the High-level Panel on the Global Response to Health Crises. UNGA, 2016. Disponível em: https://www.un.org/ga/search/view_doc.asp?symbol=A/70/723.

UNGA-United Nations General Assembly, 2021. Building Resilience Through Hope. Disponível em: https://www.un.org/en/content/sum-mits2021/. Acesso em 02 nov 2022.

UN-Ecosoc, United Nations Economic and Social Council, 2022. ECOSOC's response to COVID-19 Disponível em: https://www.un.org/ecosoc/sites/www.un.org.ecosoc/files/files/en/2020doc/ECOSO-C-and-COVID-19-compilation-of-actions.pdf. Acesso em 06 nov 2022.

UN-United Nations Security Council. Highlights of Security Council Practice, 2021. Disponível em: https://www.un.org/securitycouncil/content/highlights-2021. Acesso em 06 nov de 2022.

Ventura D, Giulio G, Rached D. Lessons from the Covid-19 pandemic: sustainability is an indispensable condition of Global Health Security. Ambient Soc 23, 2020. Disponível em: https://doi.org/10.1590/1809-4422asoc20200108vu2020L3ID.

Whitmee S, Haines A, Beyrer C et al. Safeguarding human health in the Anthropocene epoch: report of The Rockefeller Foundation. Lancet Commission on planetary health. The Lancet, 2015; 386(10007):1973-2028. Disponível em: https://www.sciencedirect.com/science/article/pii/S0140673615609011. Doi: https://doi.org/10.1016/S0140-6736(15)60901-1.

World Bank. Disponível em: https://www.worldbank.org/en/about/partners/civil-society/overview.

World Bank. Report Poverty and Shared Prosperity 2020: Reversals of Fortune. doi: 10.1596/978-1-4648-1602-4 .

WHO – World Health Organization. World health statistics 2022: monitoring health for the SDGs, sustainable development goals. Disponível em: https://cdn.who.int/media/docs/default-source/gho-documents/world-health-statistic-reports/worldhealthstatistics_2022.pdf?sfvrsn=6fbb4d17_3.

WHO – World Health Organization. COP26 special report on climate change and health: the health argument for climate action. World Health Organization 2021. Disponível em: https://apps.who.int/iris/handle/10665/346168.

WHO – World Health Organization. Financing of General Program of Work 2020 – 2023. WHO, 2022. Disponível em: http://open.who.int/2020-21/budget-and-financing/gpw-overview.

WHO – World Health Organization. A74/16. Independent Oversight and Advisory Committee for the WHO Health Emergencies Program. In: Seventy-Fourth World Health Assembly, 5 May 2021c. Disponível em: https://apps.who.int/gb/ebwha/pdf_files/WHA74/A74_16-en.pdf.

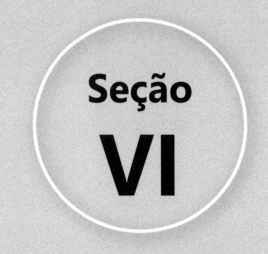

Seção VI

ESTADOS DA ARTE

Estado da Arte em Epidemiologia no Brasil

Naomar de Almeida-Filho • Roberto de Andrade Medronho
Maurício L. Barreto

INTRODUÇÃO

Conforme apresentado nesta coletânea, a Saúde Coletiva compreende um campo de aplicação de saberes e práticas e um espaço de produção de conhecimentos científicos e tecnológicos. Nessa perspectiva, pode ser considerada como um campo acadêmico interdisciplinar, cujas disciplinas básicas são planejamento e gestão em saúde, ciências sociais em saúde e, como eixo estruturante, a Epidemiologia. Certamente, a análise das raízes históricas e eixos conceituais da Epidemiologia no mundo e no Brasil pode contribuir para a compreensão das linhas de desenvolvimento dessa ciência em nosso contexto profundamente marcado pelo movimento de construção do campo da Saúde Coletiva.

Neste capítulo pretendemos oferecer ao leitor uma breve apresentação desse campo disciplinar e seu panorama geral no contexto brasileiro atual. De fato, o Brasil talvez seja o único país do mundo que se refere a estratégias de uso da Epidemiologia em sua Constituição (art. 200). Isso resulta das peculiaridades da construção institucional do Sistema Único de Saúde em nosso país, baseado na aplicação de conhecimento e tecnologia desenvolvidos, com competência e originalidade, a partir de dados de nossa realidade de saúde. Como hipótese, propomos que o estado da arte da Epidemiologia praticada no Brasil indica uma virtuosa combinação de rigor epistemológico, ecletismo teórico, pluralismo metodológico e pragmatismo de aplicação.

Neste capítulo, primeiro focalizaremos os principais elementos precursores de consolidação da Epidemiologia como disciplina científica, como espaço institucional e como eixo acadêmico fundamental das Ciências da Saúde no cenário europeu pós-Renascimento. Em segundo lugar, apresentamos de modo resumido os eventos, etapas e protagonistas do desenvolvimento do campo epidemiológico no Brasil durante todo o século XX. Nos dois âmbitos, as raízes históricas da Epidemiologia podem ser analisadas em termos de objeto de conhecimento, de balizamento metodológico e de campo de prática social. O capítulo se completa com a abordagem da fase atual de desenvolvimento desse campo disciplinar, pondo em destaque o contexto contemporâneo de práticas acadêmicas e profissionais no campo da saúde, sempre com foco em nosso país, onde a Epidemiologia se impõe, cada vez mais, como marco metodológico fundamental do campo de práticas da saúde coletiva.

ANTECEDENTES DA EPIDEMIOLOGIA

Nesta seção vamos apresentar uma síntese dos principais eixos de constituição da ciência epidemiológica: a Clínica, a Estatística e a Medicina Social.

Em uma primeira fase da história do cuidado à saúde, leigos e religiosos encarregados da assistência aos doentes desenvolveram uma prática clínica adequada à racionalidade científica que então surgia, contraposta à medicina dos "físicos" medievais. Nessa fase ainda não havia uma distinção clara entre as dimensões da saúde individual e da saúde populacional. Na etapa histórica seguinte, a medicina se consolida como corporação, com um saber técnico próprio e uma rede de instituições de prática profissional. Nessa fase, a arte-ciência da clínica reforça o estudo do caso a partir da investigação sistemática dos enfermos nos hospitais. A terceira etapa vincula-se à emergência da medicina moderna quando, já em meados do século XIX, a Revolução Industrial propiciava espaço e poder para a ascensão do saber científico e tecnológico como ideologia dominante nos países ocidentais (Scliar, Almeida-Filho & Medronho, 2012).

Michel Foucault (1979) nos ensina que o hospital nem sempre foi um lugar de cura para os enfermos. O termo *hospital* (de onde vem "hospitalidade") etimologicamente denotava simplesmente um local para abrigo ou acolhimento, como os hotéis, hospedarias ou albergues. Os hospitais eram locais protegidos, sob mandato de ordens religiosas (a primeira delas foi a dos Cavaleiros Hospitalários, que remontava às Cruzadas e da qual se originou o termo *hospital*), destinados a receber viajantes, pobres, aqueles que não tinham casa e apenas eventualmente doentes sem família. O hospital não era primariamente um lugar para tratar ou estudar doenças, mesmo porque a medicina pouco podia fazer pelos pacientes, sobretudo graves; tratava-se, portanto, de dar apoio espiritual a essas pessoas. Só aos poucos o caráter dos nosocômios foi mudando com a introdução, nestes, de uma prática médica de base científica.

Em sua fase de constituição como prática profissional, a medicina precisou afirmar-se mediante a unificação do saber técnico próprio da cirurgia com a base conceitual (científico-filosófica) da clínica (Scliar, Almeida-Filho & Medronho, 2012). Para os anglo-saxões, o fundador da clínica médica foi Thomas Sydenham (1624-1689), médico e líder político londrino. Sydenham foi também um precursor da ciência epidemiológica com sua teoria da constituição epidêmica, de inspiração hipocrática. Formado em medicina na Universidade de Oxford, Sydenham estabeleceu as diferenças entre escarlatina e sarampo e entre gota e reumatismo articular, bem como propôs tratamentos para doenças como a malária, a varíola e também para a dependência do ópio.

De acordo com a escola historiográfica francesa, os primeiros passos para uma medicina moderna conectam-se a uma questão veterinária. Foucault (1979) conta que a Sociedade de Medicina de Paris, fundadora da clínica moderna no século XVIII, organizou-se a partir da Ordem Real para que os médicos investigassem uma epizootia que periodicamente dizimava o rebanho ovino com graves perdas para a nascente indústria têxtil francesa. A investigação incluía, o que era novidade, a contagem de casos, o que representou uma importante contribuição para introdução da metodologia epidemiológica, ainda que não em humanos. A terceira etapa de constituição da medicina como prática científica ocorreu em paralelo (e às vezes em antagonismo) aos primeiros movimentos de constituição da Epidemiologia. Nessa fase, a clínica renovava-se com a emergência da fisiologia moderna e da microbiologia, a partir, principalmente, das contribuições de Claude Bernard (1813-1878) e de Louis Pasteur (1828-1895).

Para muitos autores, o projeto de quantificação das enfermidades representa um elemento metodológico distintivo da nova ciência da saúde que, ao mesmo tempo, poderia servir como garantia de sua neutralidade científica (Scliar, Almeida-Filho & Medronho, 2012). Métodos numéricos no estudo da sociedade e de sua situação de saúde já haviam sido introduzidos no século XVII por pioneiros frequentemente mencionados como precursores da demografia, da estatística e da epidemiologia (Hacking, 1980). William Petty (1623-1687) abandonou uma cátedra de Anatomia em Oxford para estudar o que denominava "anatomia política", coletando dados sobre população, educação, produção e também doenças. John Graunt (1620-1674), comerciante de profissão, mas membro da Royal Society, havia conduzido, com base nos dados de obituário, os primeiros estudos analíticos de estatística vital, identificando diferenças na mortalidade de diferentes grupos populacionais e correlacionando sexo e lugar de residência (Hacking, 1980).

A valorização da matemática no então nascente campo científico da saúde muito deve a várias personagens importantes da história das matemáticas (Scliar, Almeida-Filho & Medronho, 2012). Daniel Bernouilli (1700-1782), físico, matemático e médico suíço, membro de uma das famílias mais geniais da história da ciência, um dos criadores da teoria das probabilidades (Hacking, 1980), aficionado da nascente corrente experimentalista da ciência, pioneiramente derivou fórmulas para estimar anos de vida ganhos pela vacinação contra varíola e para realizar análises de custo-benefício de intervenções clínicas. Na França, Pierre-Simon Laplace (1749-1827), matemático e astrônomo, além de consolidar a teoria das probabilidades, aperfeiçoou métodos de análise de grandes números, aplicando-os a questões de mortalidade e outros fenômenos em saúde. Aluno de Laplace, Lambert-Adolphe Jacques Quetelet (1796-1874), astrônomo e matemático belga, além de criador do popular índice de superfície corporal que leva seu nome, foi o principal defensor da estatística aplicada, sobretudo a fenômenos biológicos e sociais, o que incluía dados de morbidade e mortalidade. Em 1835, Quetelet apresentou sua proposta de uma "física social", baseada na concepção do homem "médio" a partir do valor central das medidas de atributos humanos agrupados de acordo com a curva normal (Hacking, 1980).

Médico e matemático, Pierre-Charles Alexandre Louis (1787-1872) é considerado um dos fundadores da Epidemiologia (Lilienfeld, 1970). Louis também foi o precursor da avaliação da eficácia dos tratamentos clínicos, utilizando os métodos da nascente estatística. Louis foi desprezado e depois perseguido por ter demonstrado o caráter nocivo de tratamentos muito usados à época; comprovou, por exemplo, que a sangria (praticada desde os tempos hipocráticos para reduzir a febre, supostamente causada pelo excesso do elemento fogo no sangue) não tinha efeitos terapêuticos e, pior, resultava em aumento da mortalidade por febre tifoide. Posto no ostracismo pela poderosa corporação médica francesa, criou uma escola médica em sua própria casa, atraindo mais alunos estrangeiros do que compatriotas. Essa formação em muito influenciou o desenvolvimento dos primeiros estudos de morbidade, por intermédio de discípulos de Louis, principalmente William Farr (1807-1883). Médico, Farr tornou-se em 1839 diretor-geral do recém-estabelecido General Register Office da Inglaterra, e seus relatórios chamaram a atenção para as desigualdades entre distritos "sadios" e "não sadios" do país.

Com o "método numérico" de Louis e a estatística médica de Farr alcançava-se razoável integração entre a clínica e a estatística. Contudo, para que dessa combinação resultasse uma ciência da saúde de caráter essencialmente coletivo era necessário partir do princípio segundo o qual a saúde é uma questão social e política, aliado a uma preocupação com os processos de transformação da situação de saúde na sociedade (Scliar, Almeida-Filho & Medronho, 2012).

Capítulo 37 • Estado da Arte em Epidemiologia no Brasil

Na Inglaterra, o movimento do assistencialismo promoveu uma medicina dos pobres parcialmente sustentada pelo Estado (Rosen, 1975). Na França, com a Revolução de 1789, implantou-se uma medicina urbana com a finalidade de sanear os espaços das cidades, ventilando ruas e construções públicas e isolando áreas consideradas miasmáticas (Foucault, 1979). Na Alemanha, Johann Peter Frank (1745-1821) sistematizava as propostas de uma política médica baseada em medidas compulsórias de controle e vigilância das enfermidades, sob a responsabilidade do Estado, juntamente com a imposição de regras de higiene individual para o povo (Rosen, 1975).

A formação de um proletariado urbano, submetido a intensos níveis de exploração, expressava-se como luta política orientada por diferentes doutrinas sociais chamadas de socialismos utópicos (Scliar, Almeida-Filho & Medronho, 2012). Entre 1830 e 1850, um desses socialismos se destacou por interpretar a política como medicina da sociedade e a medicina como prática política, iniciando um movimento organizado para politização da medicina na França e na Alemanha. Desde então, a expressão *Medicina Social*, proposta por Guérin em 1838, tem servido para designar, de uma forma genérica, modos de tomar coletivamente a questão da saúde.

Na Alemanha, um jovem médico sanitarista chamado Rudolf Virchow (1821-1902), após investigar uma epidemia de tifo na Silésia e identificar que suas causas eram fundamentalmente sociais e políticas, liderou o movimento médico-social naquele país. O movimento da medicina social foi reprimido violentamente nas comunas de Paris e Berlim. Virchow foi condenado a um exílio interno e posteriormente, entre outras coisas, tornou-se o mais importante nome da patologia moderna, além de iniciar a antropologia física e influenciar a geografia médica (Trostle, 1986).

Os sanitaristas britânicos buscaram integrar preocupações filantrópicas e sociais ao conhecimento científico e tecnológico, propondo transformações políticas pela via legislativa (Scliar, Almeida-Filho & Medronho, 2012). Tentavam, em uma perspectiva reformista e de certo modo conservadora, institucionalizar uma nova ciência – síntese da clínica médica, da estatística e da medicina social – que viria a se tornar a Epidemiologia.

Assim, em 1850, sob a presidência de Lord Ashley-Cooper, organizou-se na Inglaterra a London Epidemiological Society, fundada por jovens simpatizantes das ideias médico-sociais, juntamente com profissionais de saúde pública e membros da Real Sociedade Médica. Entre os membros daquela sociedade científica pioneira encontrava-se Florence Nightingale (1820-1910), que mais tarde seria considerada a fundadora da moderna enfermagem (Williamson, 1999). A ela se atribuem a introdução do gráfico setorial e o aperfeiçoamento dos estudos comparativos controlados, originalmente concebidos por Louis.

Entre os membros da London Epidemiological Society, encontrava-se John Snow (1813-1858), por muitos considerado o pai fundador da Epidemiologia (Vandenbroucke *et al.*, 1991). Snow estudou medicina em Londres, tinha interesse pela anestesiologia e foi pioneiro no uso de éter e clorofórmio. Em agosto de 1849, durante o segundo ano de uma grave epidemia de cólera, publicou um panfleto intitulado *Sobre a Maneira de Transmissão do Cólera*, onde propunha que a doença era transmitida pela água, uma vez que a distribuição geográfica e social da doença era desigual. Em 1854, Snow decidiu reunir evidências estatísticas sobre a doença e preparou um mapa que mostrava menor frequência de casos entre os indivíduos que viviam em residências que recebiam água de uma companhia que a captava em pontos a montante do Rio Tâmisa e ocorrência maior entre os indivíduos residentes em moradias que recebiam água captada em pontos do rio em sua passagem por Londres – portanto, águas contaminadas. Para completar sua modelar investigação, desenvolveu e aplicou métodos de análise numérica, antecipando os fundamentos da teoria microbiana antes mesmo de Pasteur (Cameron & Jones, 1983). As evidências de Snow foram tão convincentes que levaram William Farr, adepto da teoria miasmática da doença e que divergia de Snow sobre o modo de transmissão da cólera, a determinar que se registrasse qual empresa de abastecimento fornecia água para cada casa onde ocorria óbito por cólera (Gordis, 2009).

A medicina social germânica sobreviveu através de dois movimentos complementares. Por um lado, estreitamente influenciada e apoiada por Virchow, surgiu em Berlim uma escola de "patologia geográfica e histórica", liderada por August Hirsch (1817-1894). Considerado o fundador da moderna "geografia médica", Hirsch foi também um precursor da Epidemiologia Ecológica, antecipando as análises de tempo-lugar que atualmente reemergem no campo epidemiológico. Por outro lado, fundado em 1872 por Max von Pettenkoffer (1818-1901), o Instituto de Higiene de Munique buscava uma síntese entre as disciplinas biológicas da Saúde Pública (patologia e bacteriologia) e uma ação política inspirada na Medicina Social (Ayres, 1997).

Nos EUA, vários ex-alunos de Louis alcançaram posições acadêmicas importantes e continuaram engajados no ensino da "estatística médica" como fomentadora de uma potencial reforma sanitária (Scliar, Almeida-Filho & Medronho, 2012). Destacam-se Oliver Wendell Holmes (1809-1894), professor de Harvard, considerado o primeiro epidemiologista norte-americano, e Joseph Goldberger (1874-1929), cujas investigações sobre a pelagra, desde 1915, estabeleceram a natureza carencial dessa doença. Encarregado pelo governo americano de estudar essa doença endêmica do sul dos EUA, Goldberger mostrou que não se tratava de uma infecção, como então se pensava, mas sim de um déficit de nutrientes, especialmente de vitamina B.

Inspirada nos princípios do famoso Relatório Flexner, uma escola de saúde pública pioneira foi inaugurada em 1918 na Universidade Johns Hopkins (em Baltimore, EUA), tendo como primeiro diretor William Welch (1850-1934), ex-aluno de von Pettenkoffer. A convite de Welch, Wade Hampton Frost (1880-1938), sanitarista do National Public Health Service especializado em doenças respiratórias, assumiu a nova cátedra de Epidemiologia, tornando-se o primeiro professor dessa disciplina em todo o mundo. Como investigador, seus trabalhos utilizavam novas técnicas estatísticas para estudo das variações na incidência e prevalência de enfermidades transmissíveis, como a tuberculose pulmonar, com a intenção de avaliar seus determinantes genéticos e sociais.

A crise econômica mundial de 1929 precipitou uma crise da medicina científica na década seguinte. O avanço tecnológico e a tendência à especialização da prática médica provocavam uma redução de seu alcance social. A fragmentação do cuidado médico promoveu a elevação dos custos e a elitização da assistência à saúde. Nessa fase, a epidemiologia impunha-se aos programas de ensino médico e de saúde pública como um dos setores da investigação médico-social mais dinâmicos e frutíferos (Scliar, Almeida-Filho & Medronho, 2012).

Nos anos 1940, durante o recrutamento para a II Guerra Mundial, enfermidades não infecciosas se revelaram como importantes problemas de saúde pública. No pós-guerra, associados à intensa expansão do sistema econômico capitalista, foram realizados grandes inquéritos epidemiológicos (Scliar, Almeida-Filho & Medronho, 2012). Na década de 1950, programas de investigação e departamentos de Epidemiologia começaram a desenvolver novos desenhos de investigação, como os estudos de coorte inaugurados a partir do famoso experimento de Framingham (Susser, 1987). É também a época dos primeiros ensaios clínicos controlados, cuja formalização metodológica é atribuída a Sir Austin Bradford Hill (1897-1991), sucessor da cátedra de Major Greenwood. No plano teórico, novos modelos explicativos foram propostos para dar conta dos impasses gerados pela teoria monocausalista da enfermidade, reforçando o paradigma da "história natural das doenças". Emergiu nessa época uma forte tendência ecológica na Epidemiologia, com uma versão ocidental da "epidemiologia do meio ambiente" contraposta a uma versão soviética, a "epidemiologia da paisagem" (Scliar, Almeida-Filho & Medronho, 2012).

A partir daí, estabeleceram-se as regras básicas da análise epidemiológica, sobretudo pela fixação dos indicadores típicos da área (incidência e prevalência) e pela delimitação do conceito de risco (Almeida-Filho, Castiel & Ayres, 2012), fundamental para a adoção da bioestatística como instrumental analítico de escolha. Nessa fase, cabe destacar a contribuição de Jerome Cornfield (1912-1979) que, além de introduzir técnicas de regressão logística na análise epidemiológica, demonstrou que o risco relativo poderia ser derivado de parâmetros das equações logísticas uni ou multivariadas, o que permitirá a generalização do uso desse método e das estimativas de risco relativo, tornando-o um dos pilares da chamada Epidemiologia Moderna, movimento que se firmará nas décadas seguintes. A tendência quantitativista da Epidemiologia recebeu considerável reforço, que inclui o uso de técnicas estatísticas complexas (frequentistas e bayesianas) e a reintrodução dos modelos matemáticos para estudo da dinâmica de diversos agentes infecciosos e inúmeras patologias. Também ocorrem nesse período intenso desenvolvimento de técnicas de identificação de casos (em praticamente todos os setores da medicina), adequadas à aplicação em grandes amostras, e a descrição dos

principais tipos de bias na investigação epidemiológica. O campo epidemiológico encontrava assim uma identidade analítica, justificando a consolidação de sua autonomia enquanto disciplina científica (Scliar, Almeida-Filho & Medronho, 2012).

A epidemiologia da década de 1980 caracteriza-se por duas tendências. Primeiro, consolida-se a proposta de uma Epidemiologia Clínica como projeto de uso pragmático da metodologia epidemiológica fora dos contextos coletivos mais ampliados. A consequência principal dessa variante da epidemiologia parece ser uma maior ênfase metodológica nos procedimentos de identificação de caso e na avaliação da eficácia das terapêuticas e da acurácia dos métodos diagnósticos, conformando o que se tem chamado de medicina baseada em evidências (Schmidt, Duncan & Lopes, 2012). Em segundo lugar, abordagens mais críticas da epidemiologia emergem na Europa e na América Latina, como reação à tendência à "biologização" da saúde pública, reafirmando a historicidade dos processos saúde-enfermidade-atenção e a raiz econômica e política de seus determinantes (Goldberg, 1982; Breilh & Granda, 1986; Laurell & Noriega, 1989). Ao mesmo tempo, novos desafios se colocavam sob a forma de doenças antigas que ressurgiam e de novas patologias que ganharam o nome de doenças emergentes. Há que considerar, nessa época, principalmente o efeito devastador da pandemia de síndrome de imunodeficiência adquirida – SIDA ou AIDS – a mais conhecida das doenças emergentes até a eclosão da pandemia de Covid-19, ao final de 2019.

A epidemiologia dos anos 1990 buscava com empenho abordagens de síntese ou integração, fomentando novas tendências, desde uma epidemiologia molecular (Schulte & Perera, 1993 – para uma crítica, veja Castiel, 1996) até uma etnoepidemiologia (Almeida-Filho et al., 2012). No plano metodológico, observou-se renovado interesse pelo desenho e aperfeiçoamento dos estudos agregados (ditos "ecológicos"), reavaliando-se suas bases epistemológicas e metodológicas como etapa inicial de um processo de exploração de novas técnicas analíticas (Aquino et al., 2012). Ademais, o processo de alargamento de horizontes da disciplina se deu mediante a ampliação de seu objeto de conhecimento, com a abertura de novos territórios de pesquisa e de prática, como, por exemplo, a farmacoepidemiologia (Laporte, Tognoni & Rozenfeld, 1989), a epidemiologia genética (Khoury, 1998) e a epidemiologia de serviços de saúde (Barreto et al., 1998).

Na primeira década do século XXI, constatamos que a pesquisa e a prática epidemiológicas mantêm o foco sobre doenças não transmissíveis. Gripe, pneumonia, tuberculose e gastrenterite foram outrora as principais causas de óbito no mundo inteiro. Em período mais recente, o lugar de destaque vem sendo ocupado por doenças do coração, câncer, doenças cerebrovasculares, acidentes e violência. Nas sociedades pós-industriais, principal matriz da ciência epidemiológica, doenças crônicas não infecciosas constituem foco de interesse devido ao prejuízo social causado pela invalidez parcial ou total dos acometidos e pelo número potencial de anos de vida produtiva perdidos. Não obstante, mesmo nesses países, pandemias como AIDS, gripe aviária e influenza A (H1N1), epidemias de doenças emergentes, como hantavírus e febre do Nilo, doenças reemergentes, como dengue, ameaças de bioterrorismo, como antraz e varíola, e o crescimento da resistência bacteriana, como o caso da tuberculose MDR (resistente a múltiplas drogas) e XDR (extensivamente resistente a drogas), têm recentemente provocado maior interesse pela epidemiologia de doenças transmissíveis (Scliar, Almeida-Filho & Medronho, 2012).

Recentemente, a pandemia da Covid-19 trouxe enormes desafios para a epidemiologia, chamada a contribuir para compreensão da rápida propagação das doenças emergentes, especialmente de etiologia viral, resultantes do processo de exploração não sustentável do meio ambiente aliado à globalização e à grande desigualdade social. Essa pandemia – que no mundo inteiro matou mais de 6,5 milhões de pessoas e no Brasil resultou em quase 700 mil óbitos – evidenciou o caráter complexo dos fenômenos epidêmicos no mundo contemporâneo globalizado, justificando a retomada do termo *sindemia*, cunhado por Merrill Singer na década de 1990 ao analisar a pandemia de AIDS (Almeida-Filho, 2021).

DESENVOLVIMENTO DA EPIDEMIOLOGIA BRASILEIRA

No final do século XIX, várias tentativas de análise quantitativa da ocorrência de doenças foram registradas no Brasil, mas sem empregar técnicas estatísticas já de uso corrente no cenário europeu e norte-americano. Nesse contexto se destaca o estudo de Nina Rodrigues, que investigou surtos de beribéri ocorridos em um asilo da Bahia no período de 1897 a 1904. Ao analisar as taxas de mortalidade anuais por beribéri, Nina Rodrigues afastou a hipótese infecciosa, concluindo que a explicação da doença deveria ser procurada nas más condições higiênicas do asilo, incluindo a alimentação (Jacobina & Carvalho 2001).

No início do século XX, o médico Oswaldo Cruz, recém-egresso do Instituto Pasteur, recebeu a incumbência de sanear o Rio de Janeiro, então capital do país, e combater as principais epidemias que assolavam a cidade: a febre amarela, a peste bubônica e a varíola. As campanhas contra essas doenças foram estruturadas em moldes militares, sendo impostas medidas rigorosas: aplicação de multas, intimação aos proprietários de imóveis insalubres para reformá-los ou demoli-los, notificação compulsória dos casos e combate aos ratos da cidade. Na epidemia de varíola incluía-se a obrigatoriedade da vacinação contra a doença, prevendo sanções para quem descumprisse a lei. A forma autoritária com que foi implementada a vacinação gerou grande insatisfação popular, o que deu origem à Revolta das Vacinas, que durou 1 semana e deixou um saldo de 30 mortos (Scliar, 1996). Em 1905, Carlos Chagas conseguiu controlar um surto de malária em Itatinga, interior de São Paulo, e sua experiência acabou se tornando referência para o combate à doença no mundo inteiro. Em 1909, Chagas descobriu o protozoário causador da tripanossomíase americana, denominado por ele *Trypanosoma cruzi* em homenagem a Oswaldo Cruz. A doença ficou conhecida mundialmente como doença de Chagas.

Após o fim da I Guerra Mundial, os EUA assumiram uma posição de destaque como potência militar, econômica e científica. Nessa época, a Fundação Rockefeller passou a exercer importante influência na formação do pensamento sanitário brasileiro, que se estendeu até as décadas de 1950 a 1970. Com o término da II Guerra, incentivadas pelo governo norte-americano, a Organização Pan-Americana da Saúde (OPAS) e a Organização Mundial da Saúde (OMS) empreenderam diversas ações no nível global ou regional, visando ao controle e à erradicação de várias doenças. Exemplos dessas ações no Brasil foram as duas campanhas de erradicação da malária, de sucesso parcial, e do *Aedes aegypti*, que foi plenamente exitosa, embora não tenha sido permanente. As campanhas de erradicação da varíola na década de 1960 e da poliomielite na década de 1970, aliadas à grave epidemia de doença meningocócica ocorrida na década de 1970, contribuíram para consolidar, em meados daquela década, o Sistema Nacional de Vigilância Epidemiológica no Brasil.

Nos anos 1960, vários professores participantes das cátedras de Higiene e de Saúde Pública, além de quadros dos departamentos de Medicina Preventiva, receberam bolsas de estudo para formação em Bioestatística e Epidemiologia nas universidades norte-americanas fomentadoras da ciência epidemiológica, em programas induzidos ou patrocinados por fundações estrangeiras (Rockefeller, Ford, Kellogg, Millbank e outras) e por organismos internacionais, como OMS e OPAS. Dentre esses, que podem ser considerados a primeira geração de epidemiologistas brasileiros, destacam-se os nomes de Guilherme Rodrigues da Silva e José da Rocha Carvalheiro, que estudaram na Harvard University; Maria Zélia Rouquayrol, formada na Tulane University; Euclides Castilho, que estudou na University of North Carolina; Moysés Szklo, que foi para a Johns Hopkins University, e Sebastião Loureiro, formado na London School of Hygiene and Tropical Medicine e na University of Texas.

A partir dos anos 1970, intensificou-se um esforço de construção de novas teorias, enfoques e métodos da Epidemiologia, além de investigações concretas em busca da aplicação de métodos das ciências sociais e da planificação no campo da saúde, que na América Latina e no Brasil em particular ganhou o nome de Saúde Coletiva. Desse conjunto de iniciativas no campo da saúde emergiram novos objetos de conhecimento e de intervenção, como os casos da comunicação social em saúde e da vigilância em saúde (Medronho, Almeida-Filho & Scliar, 2012). No processo de constituição desse movimento, ainda na década de 1970, diversos núcleos de pesquisa e pós-graduação em saúde foram criados e consolidados nas principais instituições de ensino e pesquisa do país, com a participação dessa primeira geração de epidemiologistas brasileiros e de seus discípulos. Nesse contexto, em 1979 foi criada a Associação Brasileira de Pós-Graduação em Saúde Coletiva (ABRASCO), que, embora focada na pós-graduação, sempre pautou sua atuação nas questões de ordem acadêmica e dos serviços de saúde, incluindo com destaque os temas de pesquisa, formação e intervenção da Epidemiologia (Medronho, Almeida-Filho & Scliar, 2012).

Na década de 1980, a Comissão de Epidemiologia da ABRASCO liderou o engajamento dos epidemiologistas no movimento de Reforma Sanitária em curso no país e que teve seu ápice na 8ª Conferência Nacional de Saúde, marco da criação do Sistema Único de Saúde (SUS). Logo após a promulgação da Constituição Brasileira, realizou-se em Itaparica, em 1989, o seminário denominado "Estratégias para o Desenvolvimento da Epidemiologia no Brasil", no qual foi elaborado o I Plano Diretor para o Desenvolvimento da Epidemiologia no Brasil, documento base para o desenvolvimento da Epidemiologia no Brasil tanto nas áreas de ensino de graduação, pós-graduação e pesquisa como nas ações dos serviços de saúde.

O ano de 1990 constitui um marco para a Epidemiologia brasileira em função de dois acontecimentos muito importantes (Medronho, Almeida-Filho & Scliar, 2012): o I Congresso Brasileiro de Epidemiologia, em Campinas, sob o tema "Epidemiologia e desigualdade social: os desafios do final do século", e a criação do Centro Nacional de Epidemiologia (CENEPI), órgão vinculado ao Ministério da Saúde e responsável pelo desenvolvimento de ações voltadas para promoção e disseminação do uso da Epidemiologia em todos os níveis do SUS. Em 1995, o III Congresso Brasileiro de Epidemiologia, em Salvador, teve como tema "Epidemiologia na busca da equidade em Saúde". Esse encontro se constituiu no primeiro evento de caráter internacional realizado no Brasil e contou com a presença de quase 3.000 participantes. Em 1998, o Rio de Janeiro sediou o IV Congresso Brasileiro de Epidemiologia com o tema "Epidemiologia em perspectiva: novos tempos, pessoas e lugares", consolidando definitivamente esse tipo de evento e demonstrando a pujança e a diversidade dos temas e dos métodos da Epidemiologia. Nesse mesmo ano foi lançada a *Revista Brasileira de Epidemiologia*, um marco na divulgação científica na área e que hoje se encontra indexada nas bases do LILACS – *Index Medicus Latinoamericano* e do SciELO – *Scientific Electronic Library Online*.

No ano de 2002, em Curitiba, realizou-se o V Congresso Brasileiro de Epidemiologia, sob o tema "A Epidemiologia na Promoção da Saúde". Em 2004, realizou-se o VI Congresso Brasileiro de Epidemiologia em Recife, sob o tema "Um olhar sobre a cidade". Dando sequência ao processo de planejamento estratégico do campo que evolui desde 1989, a Comissão de Epidemiologia da ABRASCO lançou em 2005 o IV Plano Diretor para o Desenvolvimento da Epidemiologia no Brasil. Em 2008 ocorreu em Porto Alegre o VII Congresso Brasileiro de Epidemiologia e o *XVIII World Congress of Epidemiology*, organizados pela ABRASCO e pela International Epidemiological Association (IEA). A IEA foi presidida no período de 2011 a 2014 pelo epidemiologista brasileiro César Victora. Em 2011, em São Paulo, foi realizado o VIII Congresso Brasileiro de Epidemiologia, com o tema "Epidemiologia e as Políticas Públicas de Saúde". O último da série de congressos ocorreu virtualmente em Fortaleza, focando nas relações entre democracia e saúde. Um resumo da história desses importantes eventos foi recentemente apresentado por Barata, Costa & Goldbaum (2022).

A pesquisa em Epidemiologia vem crescendo cada vez mais no Brasil e adquirindo reconhecimento científico em nível mundial. Pellegrini *et al.* (1997) analisaram as publicações científicas em saúde em periódicos indexados no Institute of Scientific Information (ISI) no período entre 1973 e 1992 nos seis países de maior produção em pesquisa da América Latina (Argentina, Brasil, Chile, Cuba, México e Venezuela). Os autores verificaram que, na Saúde Pública, o Brasil era responsável por 61% da produção científica. Cabe ressaltar que grande parte dos trabalhos classificados como de Saúde Pública no ISI se concentra principalmente na Epidemiologia. Segundo Guimarães *et al.* (2001), em 2000 existiam no país 363 pesquisadores com título de Doutor realizando pesquisa epidemiológica.

Barreto (2006) analisou a produção científica em Epidemiologia no Brasil em comparação com o total de publicações indexadas na base bibliográfica MEDLINE/PubMed no período de 1985 a 2004. Do total de 211.727 artigos identificados, 1.952 (0,9%) eram referentes ao Brasil. Desses, 91 artigos foram publicados no período de 1985 a 1989 contra 1.096 artigos no período de 2000 a 2004, um crescimento de 12 vezes no número de artigos publicados. Considerando-se a proporção de trabalhos referentes ao Brasil em relação ao total de trabalhos indexados, os 91 artigos representavam 0,5% do total publicado no período de 1985 a 1989 e os 1.096 artigos publicados no período de 2000 a 2004 representavam 1,1% do total desse período, evidenciando um aumento maior do que duas vezes no período estudado. A despeito de diferenças na magnitude, o crescimento da produção científica no Brasil foi mais acelerado do que o crescimento mundial nas duas décadas analisadas. Segundo o autor, esses resultados mostram o intenso crescimento e a diversificação temática e metodológica da pesquisa epidemiológica no Brasil nas últimas décadas.

Em suma, a pesquisa epidemiológica brasileira vem se consolidando de forma muito consistente no cenário mundial. Não obstante, como disciplina científica aplicada às práticas de saúde, a Epidemiologia mantém-se fiel a seus compromissos sociais, ampliando cada vez mais o conhecimento sobre as condições de saúde da população brasileira e seus determinantes (Barreto 2002).

PANORAMA DA EPIDEMIOLOGIA BRASILEIRA

A Epidemiologia brasileira moderna, enquanto campo de investigação, investe em um amplo espectro de níveis ou planos de determinação. Apesar de se destacar nos planos ambiental, social e cultural, também articula os planos subindividuais, compreendendo as subdisciplinas Epidemiologia Molecular e Epidemiologia Genética, com o nível individual de ocorrência dos fenômenos da saúde-doença-cuidado, explorado pela pesquisa em Epidemiologia Clínica. A ciência epidemiológica nacional, em sua constituição como campo de conhecimento, de fato avançou mais na dimensão populacional menos típica da Epidemiologia, focalizando os aspectos coletivos da saúde-doença-cuidado particularizados nas relações interpessoais simbólicas e políticas determinantes de desigualdades sociais em saúde. Trata-se de importante conexão com as escolas latino-americanas de pesquisa em Saúde Coletiva, destacando as vertentes etnoepidemiológica e socioepidemiológica.

Nesse contexto, dentre as abordagens socioepidemiológicas atualmente mais influentes no mundo desponta a perspectiva denominada Epidemiologia do Curso de Vida ou dos Ciclos Vitais, cobrindo especificidades dos processos epidemiológicos em distintas fases do desenvolvimento humano (Perinatal, Infância, Adolescência e Envelhecimento). De fato, essa vertente da pesquisa epidemiológica tem recebido grande atenção e se desenvolvido bastante no cenário nacional, destacando-se as contribuições do Grupo de Pelotas, um dos importantes centros de formação avançada em Epidemiologia no Brasil.

Não obstante a importância desses conjuntos de condições de saúde facilmente reconhecíveis como doenças ou enfermidades, os problemas que mais impactam a situação de saúde da população brasileira nessa fase do desenvolvimento nacional compreendem questões mais claramente socioculturais, como violências interpessoais, uso/abuso de drogas e problemas de saúde mental. O desenvolvimento econômico, com recuperação de níveis de emprego, aumento de renda, melhoria das condições de vida e segurança alimentar, juntamente com queda de natalidade, tem produzido novas demandas de informação e conhecimento, determinando segmentações, diversificação e ampliação de objeto. Exemplos desse processo de diferenciação da Epidemiologia brasileira são as áreas de Saúde Bucal, Saúde do Trabalhador, Saúde Nutricional, além da "epidemiologia especial" das questões vinculantes dos temas Sexualidade e Reprodução às condições de saúde na sociedade. As contribuições de vários grupos de pesquisa evidenciam que o Brasil dispõe de robusta base de produção de conhecimento epidemiológico metodologicamente rigoroso e consistente sobre esses temas.

Um elemento definidor da Epidemiologia nacional consiste em articular ciência e prática epidemiológicas aos processos de planejamento, gestão e avaliação de serviços de saúde, com desenvolvimento e aperfeiçoamento de estratégias de monitoramento de eventos epidemiológicos orientados para a vigilância em saúde. Da construção dessa plataforma conceitual e metodológica emergem novas dimensões interdisciplinares, como a articulação entre Epidemiologia e Economia da Saúde, novos subcampos de investigação e ação, como a Farmacoepidemiologia, e novas fronteiras e objetos de aplicação da Epidemiologia, como a Avaliação Tecnológica e Regulação em Saúde. Essa vertente da pesquisa epidemiológica tem-se desenvolvido bastante no cenário nacional, destacando-se as contribuições dos grupos de pesquisa do Instituto de Saúde Coletiva da UFBA, outro importante centro de formação avançada em Epidemiologia no Brasil.

Considerando que tipicamente a idade adulta constitui foco central na maioria dos estudos epidemiológicos, a Epidemiologia brasileira tem-se mostrado suficientemente eclética e diversificada para dar conta dos problemas de saúde (ou doenças, enfermidades, agravos e fenômenos correlatos) que afetam em maior medida nossa população.

O conjunto de doenças infecciosas, que praticamente monopolizou a pesquisa epidemiológica na maior parte de sua história como campo disciplinar, foi redefinido pela epidemia de HIV/AIDS, tomada como modelo de doença emergente, paradigmática da nova abordagem epidemiológica das enfermidades transmissíveis. Por outro lado, o conjunto de enfermidades crônicas não transmissíveis, de alto impacto na morbidade e mortalidade no Brasil atual, incluindo atopias e doenças respiratórias crônicas, neoplasias e doenças cardiovasculares, tem recebido competente atenção da Epidemiologia nacional em centros de pesquisa localizados no Rio de Janeiro (em destaque Fiocruz, UFRJ e UERJ), São Paulo (USP e UNIFESP) e na Bahia (UFBA). Nesse contexto, destacam-se grandes estudos longitudinais, como o *Estudo Longitudinal de Saúde do Adulto* (ELSA-Brasil) composto por seis centros (UFRGS, USP, Fiocruz-RJ, UFMG, UFES e UFBA) em diferentes partes do Brasil com coleta de dados primários de 15 mil participantes (Aquino *et al.*, 2012), e a *Coorte de 100 Milhões de Brasileiros/as* com a integração de dados secundários (Barreto *et al.*, 2022). Essas e outras iniciativas similares têm sido essenciais para atualizar os temas abordados na Epidemiologia brasileira, ao introduzir novos significados à pesquisa sobre determinação social de doenças e ao valorizar dados produzidos rotineiramente no sistema de saúde para produção de conhecimento no campo da Epidemiologia.

CONSIDERAÇÕES FINAIS

Certamente, a análise das raízes históricas e eixos conceituais da Epidemiologia no mundo e no Brasil pode contribuir para a compreensão das linhas de desenvolvimento dessa ciência em nosso contexto profundamente marcado pelo movimento de construção do campo da Saúde Coletiva. Pelo exposto neste capítulo, para além de análises preliminares e aproximações parciais, gostaríamos de levantar a hipótese de que, em um percurso histórico que produziu o panorama acima apresentado, construímos o que se poderia com justiça denominar uma "Epidemiologia Brasileira". Se concordamos com essa possibilidade, quais elementos definidores permitiriam identificá-la como tal? Em que essa "escola brasileira" se distinguiria de outras epidemiologias regionais ou nacionais?

Em princípio, podemos indicar quatro elementos constitutivos da identidade de uma possível Epidemiologia própria de nosso país: (a) estreita articulação institucional com políticas e práticas de cuidado e promoção da saúde; (b) desenvolvimento metodológico pragmático, pluralista e voltado prioritariamente para aplicação em situações concretas; (c) abertura para modelos teóricos diversificados; (d) consciência epistemológica rigorosa e diferenciada. Vejamos essa questão em mais detalhe.

Em primeiro lugar, a Epidemiologia brasileira, em sua constituição histórica, vincula-se fortemente aos movimentos de resgate da Medicina Social conduzidos na América Latina nas últimas décadas. Por essa vertente e dada essa condição, caracteriza-se por forte viés político, resultando em substantiva presença institucional tanto em organismos de governo como em centros de pesquisa e de formação profissional. Isto ocorre sem se abdicar do rigor metodológico e da visão pragmática necessários à validação e aplicação de achados e conclusões em projetos e ações de melhoria da situação de saúde. Isso implica que, além de uma abordagem epistemologicamente robusta e cientificamente rigorosa de doenças e enfermidades, o elemento mais característico e quiçá definidor de uma "escola brasileira" de Epidemiologia encontra-se em sua referência e estreita articulação com o sistema público de saúde, acentuando e reafirmando o caráter humanístico, ético e político das práticas de cuidado em saúde.

Em segundo lugar, nesse momento de maturidade, a Epidemiologia brasileira mostra-se capacitada a operar (e mesmo recriar) o que há de mais avançado no contexto científico internacional em termos de delineamentos de estudos e nos processos de produção de dados e de informação. Ainda em termos metodológicos, integra-se às tendências dominantes no mundo, especialmente no que se refere a uma perspectiva pluralista, expressa na variedade e rigor no uso de estratégias, técnicas e instrumentos de análise de dados em saúde. Ao reforçar o valor do método e a utilidade social de suas aplicações tecnológicas pertinentes, a Epidemiologia brasileira em igual medida aproxima-se da matriz anglo-saxã da ciência epidemiológica e suas variantes no Hemisfério Norte. Um exemplo importante é o Centro de Integração de Dados e Conhecimentos para Saúde (CIDACS) (Barreto *et al.*, 2019), que "conduz estudos e pesquisas baseados em projetos interdisciplinares originados na vinculação de grandes volumes de dados para ampliar o entendimento dos determinantes e das políticas sociais e ambientais sobre a saúde da população" (https://cidacs.bahia.fiocruz.br/).

Em terceiro lugar, a ciência epidemiológica nacional também se notabiliza por sua grande riqueza conceitual e ampla abertura teórica, incorporando modelos de determinação biológica e social da saúde-enfermidade de distintas extrações. Consideremos um exemplo: especificamente em termos de elaboração teórica, há consenso entre os epidemiólogos brasileiros da centralidade do risco como conceito básico da Epidemiologia, porém essa clara consciência crítica não impede a difusão e o debate em torno de perspectivas alternativas, sejam os modelos biomoleculares aplicados à dinâmica populacional, sejam os conceitos da vulnerabilidade de orientação etnometodológica. Ainda em termos de construção teórica, note-se o esforço sustentado, em nosso meio, para viabilizar uma "verdadeira" Epidemiologia da Saúde, definida, em grande medida, como campo de saberes e de práticas aplicadas a promoção, prevenção, proteção e cuidado em Saúde, e não como mera ciência da informação sobre o dano, a doença e a morte.

Por último, podemos destacar a preocupação com o estatuto da Epidemiologia enquanto ciência empírica e crítico-reflexiva, tanto em termos históricos como em seus aspectos lógico-epistemológicos, sempre presente na comunidade acadêmica e na rede ativa de pesquisadores desse campo. A reflexão sobre a causalidade praticamente tem monopolizado os debates sobre temas de filosofia da ciência epidemiológica, desde a década de 1970, a partir da crítica ao indutivismo de Karl Popper. No Brasil, essa discussão se amplia cada vez mais, considerando uma pluralidade de determinantes de processos saúde-enfermidade que vai além do reducionismo biologicista ou funcionalista ainda hegemônico na Epidemiologia internacional. Dessa maneira, pode-se compreender bem por que em nosso país se concede tamanha importância às questões teóricas e metodológicas comuns entre a ciência epidemiológica e outros campos científicos. De fato, o desenvolvimento histórico recente da Epidemiologia brasileira tem aprofundado sua participação e contribuições ao campo interdisciplinar da Saúde, criando e cultivando novas interfaces com outros campos disciplinares, incluindo, cada vez mais, a integração de perspectivas sociais, culturais e ambientais.

Referências

Almeida-Filho N, Castiel LD, Ayres JR. Risco: Conceito Básico da Epidemiologia. In: Almeida-Filho N, Barreto ML (orgs.) Epidemiologia & Saúde: Princípios, Métodos, Aplicações. Rio de Janeiro: Editora Guanabara-Koogan, 2012.

Almeida-Filho N, Fernandes RC, Larrea C, Silva LAV. Etno-Epidemiologia. In: Almeida-Filho N, Barreto ML (orgs.) Epidemiologia & Saúde: Princípios, Métodos, Aplicações. Rio de Janeiro: Editora Guanabara-Koogan, 2012.

Almeida-Filho N. Sindemia, infodemia, pandemia de Covid-19: Hacia una pandemiología de enfermedades emergentes. Salud Colectiva. 2021; 17:e3748. doi: 10.18294/sc.2021.3748.

Aquino R, Gouveia N, Teixeira MG, Costa MC, Barreto ML. Estudos Ecológicos. In: Almeida-Filho N, Barreto ML (orgs.) Epidemiologia & Saúde: Princípios, Métodos, Aplicações. Rio de Janeiro: Editora Guanabara-Koogan, 2012.

Aquino EM, Barreto SM, Bensenor IM et al. Brazilian Longitudinal Study of Adult Health (ELSA-Brasil): objectives and design. Am J Epidemiol 2012 Feb 15; 175(4):315-24. doi: 10.1093/aje/kwr294. Epub 2012 Jan 10. PMID: 22234482.

Ayres JRCM. Sobre o risco: para compreender a epidemiologia. 2. ed. São Paulo: Hucitec, 2002.

Barata RB, Costa MFFLE, Goldbaum M. The Brazilian congresses of epidemiology. Rev Bras Epidemiol, 2022 Apr 22; 25:e220008. English/Portuguese. doi: 10.1590/1980-549720220008. PMID: 35475904.

Barreto M, Almeida-Filho N, Veras R, Barata R (orgs.) Epidemiologia, Serviços e Tecnologias em Saúde. Rio de Janeiro: Editora Fiocruz/ABRASCO, 1998.

Barreto ML. Papel da epidemiologia no desenvolvimento do Sistema Único de Saúde no Brasil: histórico, fundamentos e perspectivas. Rev Bras Epidemiol, 2002; 5(Supl 1):4-17.

Barreto ML. Crescimento e tendência da produção científica em epidemiologia no Brasil. Rev Saúde Pública, 2006; 40:79-85.

Barreto ML, Ichihara MY, Almeida BA et al. The Centre for Data and Knowledge Integration for Health (CIDACS): Linking health and social data in Brazil. Int J Popul Data Sci 2019 Nov 20; 4(2):1140. doi: 10.23889/ijpds.v4i2.1140. PMID: 34095542; PMCID: PMC8142622.

Barreto ML, Ichihara MY, Pescarini JM et al. Cohort Profile: The 100 Million Brazilian Cohort. Int J Epidemiol 2022 May 9; 51(2):e27-e38. doi: 10.1093/ije/dyab213. PMID: 34922344; PMCID: PMC9082797.

Breilh J, Granda E. Os novos rumos da Epidemiologia. In: Nunes E (org.) As Ciências Sociais em Saúde na América Latina. Tendências e Perspectivas. Brasília: OPAS, 1985: 241-53.

Cameron D, Jones C. John Snow, the Broad Pump and modern epidemiology. Intern J Epidemiol, 1983; 12:393-6.

Castiel LD. O buraco e o avestruz – A singularidade do adoecer humano. Campinas, Papirus, 1994.

Feinstein AR. Clinical Epidemiology: an additional basic science for clinical medicine, I-IV. Annals of Internal Medicine, 1988; 99:393-7, 554-60, 705-12 e 843-8.

Foucault M. O nascimento da clínica. 2. ed. Rio de Janeiro: Forense-Universitária, 1980.

Gordis L. Epidemiology. 4. ed. Philadelphia: Elsevier Saunders, 2009.

Hacking I. The taming of chance. Cambridge, Cambridge Universidade Press, 1990.

Jacobina R, Carvalho F. Nina Rodrigues, epidemiologista: estudo histórico de surtos de beribéri em um asilo para doentes mentais na Bahia, 1897-1904. Hist Ciênc Saúde-Manguinhos [online], 2001; 8(1):113-32.

Khoury M. Genetic Epidemiology. In: Rothman K, Greenland S. Modern Epidemiology. Philadelphia, Lippincott-Raven, 1998: 609-22.

Laporte JR, Tognoni G, Rosenfeld S. Epidemiologia do medicamento: princípios gerais. São Paulo: Hucitec-ABRASCO, 1989.

Laurell AC, Noriega M. Processo de produção e saúde: trabalho e desgaste operário. São Paulo: Hucitec, 1989.

Lilienfeld D. The Greening of Epidemiology: Sanitary Physicians and the London Epidemiological Society (1830-1870). Bulletin of the History of Medicine, 1979; 52:503-28.

Medronho R, Almeida-Filho N, Scliar M. Nota sobre a História da Epidemiologia no Brasil. In: Almeida-Filho N, Barreto ML (orgs.) Epidemiologia & Saúde: Princípios, Métodos, Aplicações. Rio de Janeiro: Editora Guanabara-Koogan, 2012.

Scliar M. Do mágico ao social: a trajetória da Saúde Pública. São Paulo, Senac, 2002.

Scliar M, Almeida-Filho N, Medronho R. Raízes Históricas da Epidemiologia. In: Almeida-Filho N, Barreto ML (orgs.) Epidemiologia & Saúde: Princípios, Métodos, Aplicações. Rio de Janeiro: Editora Guanabara-Koogan, 2012.

Rosen G. Uma história da Saúde pública. São Paulo: Hucitec/UNESP/ABRASCO, 1994.

Schmidt MI, Duncan B, Lopes AA. Epidemiologia clínica. In: Almeida-Filho N, Barreto ML (orgs.) Epidemiologia & Saúde: Princípios, Métodos, Aplicações. Rio de Janeiro: Editora Guanabara-Koogan, 2012.

Schulte P, Perera F. Molecular Epidemiology – Principles and practices. New York: Academic Press, 1993.

Susser M. Epidemiology, Health & Society – Selected Papers. New York: Oxford University Press, 1987.

Trostle J. Early work in anthropology and epidemiology: from social medicine to the germ theory. In: Janes C, Stall R, Gifford S (eds.). Anthropology and Epidemiology: Interdisciplinary approaches to the study of health and disease. Dordrecht: Reidel, 1986.

Vandenbroucke JP, Rodda HM, Beukers H. Who made John Snow a hero? Am J Epidemiol, 1991; 133:967-73.

Williamson L (ed.). Florence Nightingale and the birth of professional nursing. London: Thoemmes Press, 1999.

Ciências Sociais em Saúde Coletiva

Marcelo Eduardo Pfeiffer Castellanos • Maria Andréa Loyola
Jorge Alberto Bernstein Iriart

INTRODUÇÃO

As Ciências Sociais em Saúde (CSS) consistem, ao mesmo tempo, em uma área do conhecimento e em um eixo da Saúde Coletiva. As CSS são compostas por práticas científicas e pedagógicas, com desdobramentos para constituição do campo da Saúde Coletiva e para formulação de respostas sociais organizadas aos problemas e necessidades em saúde e enfrentamento das desigualdades sociais. Vale lembrar que não há um ponto de vista homogêneo e consensual sobre os objetos e questões das CSS, tampouco sobre seu próprio processo de constituição e desenvolvimento. Um conjunto de estudos, publicados no Brasil, procura descrever e analisar as práticas científicas e pedagógicas das CSS sob diversos aspectos e interesses[1]. Recorreremos a alguns desses trabalhos, ao longo deste texto, sem a pretensão de apresentar sistematicamente seus resultados e análises, nem sequer refazer o caminho por eles percorrido. Aqueles interessados em ampliar e aprofundar sua visão sobre a área encontrarão material valioso nas referências.

Este capítulo, organizado em quatro seções, se dirige principalmente àqueles que iniciam suas leituras e aproximações com as CSS. A primeira seção situa seu contexto de surgimento, delineia seu desenvolvimento e apresenta alguns dos conceitos e questões mais centrais dessa área. A segunda seção introduz alguns enfoques assumidos na análise da relação indivíduo-sociedade. A terceira apresenta novos objetos e questões emergentes que desafiam a reflexão e as práticas das CSS na contemporaneidade. A quarta e última seção destaca as contribuições das CSS para formulação de premissas e questões que estão na base da Saúde Coletiva.

CIÊNCIAS SOCIAIS E(M) SAÚDE: CONTEXTOS, IDEIAS E CONTRIBUIÇÕES

O surgimento do pensamento social em saúde na modernidade pode ser identificado em análises de autores clássicos da sociologia e da antropologia, de meados do século XIX a meados do século XX, ainda que as questões abordadas não tenham recebido por parte desses uma atenção sistematizada. Também podemos localizar a origem desse pensamento em um momento anterior, no contexto de estruturação da medicina social, da higiene social e da saúde pública, especialmente na Europa e nos EUA (Nunes, 1992, 1999).

Portanto, a incorporação das questões sociais no campo da saúde não é nenhuma novidade, ainda que seja constante foco de debates e controvérsias. Pode-se apontar o texto *Medicina Social*, escrito por Jules Guérin, em 1848, como precursor da ideia de que as práticas e serviços médicos deveriam ser vistos como bens públicos e, portanto, objeto privilegiado de reflexões e intervenções da esfera pública (Nunes, 1999). A saúde do povo como um assunto de Estado é uma noção básica da Medicina Social, desenvolvida no processo de consolidação dos Estados nacionais, na Europa (Foucault, 1979; Nunes, 2000).

No transcorrer dos séculos XVII, XVIII e XIX, firmou-se a aliança entre medicina e Estado, quando se toma o "social" como espaço primeiro focalizado pelos saberes e práticas em saúde. Traçada inicialmente na Europa e reproduzida em outras partes do mundo (inclusive no Brasil), essa aliança garantiu aos profissionais de saúde um largo poder de intervenção sobre a vida individual e social, ao mesmo tempo que viabilizou a implementação de estratégias de controle do Estado sobre a sociedade.

---
[1] Podemos mencionar Alves & Minayo (1994), Alves (2006), Barros & Nunes (2009), Canesqui (1995, 1997, 2005, 2007), Gomes & Goldenberg (2003), Marsiglia *et al.* (2003), Minayo (2006) e Nunes (1992, 1999, 2003, 2006), dentre outros.

Capítulo 38 • Ciências Sociais em Saúde Coletiva

Os conceitos de poder disciplinar e de biopolítica respondem, respectivamente, pela internalização de dispositivos disciplinares pelos indivíduos (Foucault, 1979) e pela biorregulamentação das coletividades operada por saberes e instituições que estão na origem da Saúde Pública, dentre outras áreas (como a Demografia) responsáveis pela produção e consolidação da noção de "povo" (Foucault, 2000). Assim, a saúde deixa de ser um assunto circunscrito ao âmbito privado e de domínio individual para ser considerada um objeto de interesse público (em particular, do Estado).

As consequências dessa mudança são vastas e profundas: entre o nascer e o morrer temos nossas vidas e formas de viver enredadas em linhas de preocupações e atenções instauradas por práticas e agentes institucionais, dentre os quais se destacam os profissionais de saúde. Esse processo de medicalização social avança com a expansão e o fortalecimento dos sistemas formais de saúde, apoiados na racionalidade científica e na profissionalização e tecnificação do trabalho em saúde. Avança com a estruturação de sistemas formais de saúde pouco permeáveis ao pluralismo terapêutico (Tesser & Barros, 2008) e às diferentes racionalidades que fundamentam as práticas em saúde (Good, 1994; Luz, 1996, 2005), muitas vezes em arranjos híbridos e complexos (Barros, 2000). Avança enfim com o processo de racionalização da vida social (Weber, 1991).

Na antropologia, podemos identificar reflexões importantes sobre o tema da saúde em autores clássicos, como Mauss, Rivers, Evans-Pritchard, Turner e Benedict e Levy-Strauss, entre outros. A antropologia enfoca centralmente a dimensão cultural da vida social ao analisar como a dimensão simbólica das práticas sociais delimitam possibilidades interpretativas e significados atribuídos aos fenômenos sociais. As práticas culturais presentes em diversas esferas sociais (econômicas, política etc.) produzem representações sobre a vida, o corpo, saúde e doença. Essas práticas e representações conformam sistemas simbólicos e sociais.

Marcel Mauss ([1936] 2003), em estudo seminal do início do século XX, mostrou como o corpo, longe de ser um dado natural, resulta de um incessante aprendizado social e cultural. A noção de *habitus*, presente no artigo de Mauss e depois retrabalhada por Bourdieu, remete à ideia do adquirido e sua variação é concebida como resultado da socialização a que estão submetidos os indivíduos. Nesse processo, a sociedade inscreve-se no corpo, produzindo sensibilidades, gostos, formas de apresentação, gestualidades, etc. Consequentemente, culturas diferentes engendram diferentes técnicas sociais do corpo. Posteriormente, a antropóloga britânica Mary Douglas (2002) mostrou como o corpo, enquanto símbolo da sociedade, funciona como um espelho que reflete as tensões sociais. Enquanto símbolo natural e lócus no qual são reproduzidos os poderes e perigos atribuídos à estrutura social, o corpo cumpre o duplo papel de fonte de metáforas para representação de estruturas sociais ao mesmo tempo que serve como imagem da sociedade.

Vários estudos etnográficos têm mostrado, desde então, como as concepções de corpo, de seus limites e da noção de pessoa variam em diferentes culturas. O dualismo mente/corpo ou corpo/espírito, tão naturalizado no pensamento ocidental, não é encontrado em numerosas sociedades (Le Breton, 2011). Porém, a concepção de corpo dominante nas sociedades ocidentais implica o "isolamento do sujeito em relação aos outros (uma estrutura social de tipo individualista), em relação ao cosmo (as matérias-primas que compõem o corpo não têm qualquer correspondência em outra parte) e em relação a ele próprio (ter um corpo mais do que ser um corpo)" (Le Breton, 2011: 9).

Estudos socioantropológicos, sobretudo na perspectiva fenomenológica, têm desenvolvido uma nova forma de abordar o corpo, deslocando o enfoque de seu simbolismo e enfatizando o corpo como base existencial da cultura. Csordas (1990), inspirado em Merleau-Ponty, propõe o paradigma do *embodiment* (corporificação), partindo do pressuposto de que nossa existência no mundo é corporal e que o corpo não é um simplesmente objeto da cultura, mas um agente produtor de sentido. Nessa perspectiva, corpo e subjetividade estão intimamente imbricados. No lugar do dualismo corpo-consciência, temos o "corpo vivido" que passa a ser pensado como sujeito da cultura, com capacidade ativa de reconstruir esquemas corporais e subjetividades.

Estudos sobre as concepções de saúde e doença e práticas de cura e cuidado (medicina popular, xamanismo etc.) procuraram analisar tais concepções e práticas em relação aos sistemas sociais e simbólicos que as integram. São estudos que enfocam as interpretações dadas por membros de determinadas sociedades aos fenômenos de saúde e doença, delimitando sua natureza e suas causas. A definição da natureza desses fenômenos é dada pelo acionamento de diferentes categorias sociais que delimitam as distinções e/ou relações entre o domínio físico, mental, espiritual ou ainda entre o natural e o sobrenatural, o presente e o passado. As explicações causais fundamentam-se em relações de sentido estabelecidas entre esses domínios ou em um mesmo domínio, podendo dirigir-se a conflitos, inveja, magia, falha moral, alimentação, micróbios, agentes tóxicos, modo de vida e trabalho. Essas interpretações são acionadas por categorias, como quente-frio, seco-úmido, infortúnio, mau-olhado, sangue ruim, nervoso, infecção, dano etc.

Os estudos mostram que o "mal/sofrimento" nem sempre tem sua origem identificada no indivíduo, podendo vincular-se a um grupo social específico através de categorias como "nervoso", "grupo de risco" etc. Além disso, o que é considerado doença/patológico em dado contexto social nem sempre o é em outro contexto. Assim, advoga-se a defesa de um relativismo cultural na abordagem das questões e práticas de saúde. Defende-se, também, que as práticas de saúde implicam princípios, conceitos, regras e significados que, ao serem acionados pelos indivíduos e grupos sociais, modelam e se expressam nas formas como eles vivem. Nesse sentido, as concepções de saúde e doença estariam sempre relacionadas com concepções e sistemas sociais mais amplos, implicados nas situações específicas enfrentadas pelos indivíduos e grupos sociais.

Essas análises indicam a existência de uma relação estreita entre natureza e causa do "mal/sofrimento", de um lado, e o tipo de intervenção ou resposta socialmente acionada e legitimada para aquela situação, de outro. A eficácia terapêutica está intimamente relacionada com os processos de legitimação social dos agentes e práticas de cura e cuidado. Levy-Strauss (1975) propõe que toda intervenção terapêutica pressupõe uma eficácia simbólica assentada na regulação estrutural que o sistema social exerce sobre as posições, ações a interpretações assumidas pelo doente/sofredor e pelo curador/cuidador, em contextos específicos de interação social. Ao se perguntar como pode o xamã realizar uma intervenção terapêutica efetiva sem manter contato físico com o doente/sofredor, ele propõe que essa efetividade se assenta em um sistema de crenças – do doente no xamã, do xamã em sua intervenção e da sociedade naquelas práticas de cura/cuidado. Os processos rituais (gestos, palavras, cantos etc.) empreendidos pelo xamã restituem posições e lugares simbólicos que intervêm sobre as condições de saúde do doente.

Estudos sobre a eficácia simbólica das intervenções em saúde (Levy-Strauss, 1975; Bibeau, 1983) mostram a importância de superarmos uma posição etnocêntrica sobre contextos culturais estranhos ao nosso. Nesse sentido, ao investigarmos a dimensão cultural da vida social, devemos "suspender" ou colocar entre parênteses alguns dos pressupostos e categorias que orientam nosso olhar para nos abrirmos à compreensão do Outro (alteridade), à compreensão de lógicas que diferem das nossas, mas que nem por isso são menos válidas e efetivas socialmente. Além disso, esse tipo de análise mostra que as práticas científicas também se constituem culturalmente enquanto normas legitimadas e negociadas em processos sociais específicos.

É importante lembrar que a relação entre a eficácia simbólica e o caráter ritual das práticas de cura e cuidado se estabelece não apenas no contexto da magia, mas também da ciência (Bonet, 2004). A antropologia define cultura como um sistema simbólico, formas de pensar que conformam uma visão de mundo, valores e motivações conscientes e inconscientes. Para a antropologia interpretativa, a cultura é uma espécie de lente através da qual as pessoas interpretam e dão sentido a seu mundo (Geertz, 1989). A ciência não escapa a essa dinâmica, na medida em que opera linguagens, saberes, perspectivas, interpretações. Porém, ela procura incessantemente se distinguir de outros saberes ou formas de produção de conhecimentos, afirmando-se e sendo legitimada como superior a esses, ao se autorrepresentar como sistemática, rigorosa, objetiva, em contraposição a outros conhecimentos representados como fragmentados, infundados, subjetivos.

Devemos lembrar que nem a cultura nem a ciência devem ser apreendidas como um conjunto homogêneo e completamente coerente de significações, mas como linguagens dinâmicas, complexas e multifacetadas que comportam contradições e a coexistência de diferentes visões de mundo e quadros de referência no mesmo contexto social. Como mostra Bourdieu (1989), a produção cultural se dá em meio a uma disputa pelo poder simbólico, ou seja, o poder de produção e legitimação de significados culturais dominantes. Muitas vezes, grupos dominantes na sociedade operam, a partir do Estado e da ciência, "regimes de verdade" que legitimam determinados saberes e regulam práticas sociais, de modo a (re)produzir hierarquias e privilégios sociais (Foucault, 1996, 1999, 2000).

Essas ideias nos mostram que, inseridas em um sistema de saúde formal ou não, as práticas em saúde podem ser referidas a sistemas sociais e simbólicos em que se travam relações entre interpretações, saberes e práticas sociais distintas, inscritas em relações de poder.

Também podemos identificar contribuições importantes dos autores clássicos da sociologia à análise do tema da saúde, ainda que este não tenha recebido uma atenção específica e sistematizada. Assim, Durkheim analisa o suicídio como uma patologia social que deve ser explicada por causas sociais, relacionadas com fragilidades nas relações de solidariedade e coesão social. Ele mostra como fenômenos aparentemente individuais, como o suicídio, podem ser analisados como "fatos sociais".

Marx analisa as condições de trabalho e a inserção social da classe trabalhadora no modo de produção capitalista, apontando suas implicações para as condições de vida do proletariado e possibilidades de superação. Para ele, o que define a condição humana é sua capacidade de projetar e transformar o real através do processo de trabalho. Quando o trabalhador não pode definir os sentidos dos processos de trabalho em que está inserido, ele é desumanizado em um processo que o "coisifica".

Weber analisou as relações entre diferentes esferas da vida (econômica, política, religiosa etc.) e formas de dominação, sem assumir uma hierarquização predefinida de uma esfera sobre a outra. Assim, o imperativo econômico, afirmado de modo contundente na abordagem marxista, é relativizado por Weber. Desse modo, outras formas de dominação ganham relevo em suas análises. No que se refere às questões de saúde, podemos destacar processos de dominação operados na organização burocrática, cada vez mais importantes em sociedades que vivenciam forte processo de racionalização da vida social.

Algumas ideias weberianas exerceram larga influência sobre as bases da sociologia da saúde por intermédio de um de seus precursores. Talcott Parsons, principal representante do funcionalismo norte-americano, dedica um capítulo inteiro de seu principal livro, *O Sistema Social*, à análise do papel social da medicina na sociedade urbana dos EUA de meados do século XX (Parsons, 1951). Trata-se, provavelmente, do primeiro texto da sociologia da medicina propriamente dita. Sua análise, fortemente influenciada por Weber (Gerhardt, 2002, 2011), incide sobre o contexto marcado pelo racionalismo individualista. Nesse trabalho, ele propõe que a medicina cumpre uma função de regulação social, na medida em que atua na normalização de situações desviantes. A patologia é vista como um desvio social, pois, muitas vezes, limita a realização das atividades cotidianas. Nesse sentido, a medicina deve ser analisada em relação ao sistema social. Para ele, o médico é um agente que cumpre um papel social específico, na medida em que deve julgar a realidade (legitimidade) da situação desviante e restabelecer a normalidade corporal anterior à doença por meio de uma atuação neutra, ética e orientada por um saber esotérico (monopólio do conhecimento especializado). O paciente, por sua vez, deve desejar a cura e/ou o restabelecimento, aderindo ao diagnóstico e ao tratamento indicado pelo médico, perfazendo a carreira do paciente, isto é, se submetendo ao conjunto de encontros, procedimentos e intervenções proporcionados pelos profissionais e instituições de saúde.

Se as reflexões das ciências sociais sobre as questões de saúde podem ser identificadas antes do século XX, é a partir do fim da II Guerra Mundial que elas tomam a saúde como objeto específico e sistemático de estudo (Nunes, 1992, 1999). É nesse momento que as CSS começam a consolidar-se no mundo enquanto área específica, estruturada em departamentos, associações e textos acadêmicos.

Na Europa, a necessidade de reconstrução das nações, cujas estruturas produtivas e sociais estavam bastante fragilizadas, formou a base para um novo pacto social em favor do Estado de Bem-estar Social. Os sistemas públicos de saúde representaram um componente estrutural desse pacto, elevando o interesse científico sobre as questões de saúde. Nos EUA, os traumas de guerra impulsionaram o interesse e o investimento público em estudos da chamada Ciências da Conduta.

Dando continuidade à análise sobre o "papel do doente" (Parsons, 1951), novos estudos irão revisitar a visão parsoniana, buscando ampliá-la e aprofundar algumas questões com forte interesse no contexto hospitalar e no desenvolvimento de conhecimento aplicado sobre práticas preventivas, dentre outras. Esses estudos não focalizaram as relações de poder e contradições sociais presentes nas práticas de saúde. De modo coerente com o contexto da "Guerra Fria", as análises empreendidas procuravam identificar fatores de mediação social que conduzissem a uma rápida intervenção sobre os "desvios" e conflitos sem mexer nas contradições que os sustentavam.

Essa ênfase começará a mudar, ainda na mesma década, com estudos que exploraram a relação entre problemas mentais e classe social (Holligshead & Redlich, 1958), por exemplo. Mas será no decorrer dos anos 1960 e 1970, dentro de um contexto social mais amplo de contestação das instituições, dos saberes e dos poderes, que as críticas à análise das ciências da conduta e do funcionalismo sociológico ganharão fôlego na sociologia da saúde. Essas críticas foram especialmente feitas por autores do interacionismo simbólico norte-americano.

Critica-se a análise (e se questiona a existência!) de relações sociais entre *agentes universais*, tal qual concebida por Parsons, quando este pressupõe uma relação completamente assimétrica e consensual entre médico e paciente. Para Freidson ([1970] 2009), a análise parsoniana não considera os conflitos entre médico e paciente, ignorando a heterogeneidade social e relações de poder presentes nos contextos de interação em que esse encontro se estabelece. Em outros termos, poderíamos dizer que não considera a dimensão (micro)política das diferenças de gênero, de classe social, de geração, de raça/etnia presentes na relação médico-paciente. Segundo o interacionismo simbólico, o encontro entre

[...] o médico e o doente se caracteriza por um conflito resultante da divergência de perspectivas e de interesses [...] O médico enxerga o paciente e suas necessidades a partir das categorias de sua especialidade [...] O doente, em compensação, entende sua doença em função das exigências da vida quotidiana e de acordo com seu contexto cultura (Adam & Herzlich, 2001: 96-7).

Esse "modelo conflitivo" é sensível às relações entre cultura e poder. Por isso mesmo, tem grande pertinência em contextos epidemiológicos com forte presença de doenças crônicas. Isso porque aquele que é acometido por uma condição crônica realiza contato intenso e prolongado com a "cultura profissional/institucional" dos serviços e profissionais de saúde, mantendo com esses relações de submissão, incorporação e resistência, manifestas, por exemplo, em suas produções narrativas (Williams, 2000).

Seguindo o caminho aberto por Ivan Illich (1974) e Erwing Goffman (1963), uma série de trabalhos irá denunciar o caráter iatrogênico das ações dos profissionais de saúde, especialmente daquelas realizadas nas instituições asilares. Essas instituições são consideradas por Goffman "instituições totais", ou seja, lugares de residência e trabalho em que indivíduos classificados em uma situação semelhante (doentes mentais, criminosos etc.) são separados de outros espaços de sociabilidade e têm sua vida formalmente administrada pela instituição. O caráter iatrogênico das instituições totais não residiria unicamente na reclusão a que os "internos" estão submetidos, mas também em suas implicações para a identidade social e pessoal desses sujeitos, submetidos que estão a ritos institucionais que imprimem mudanças em seus corpos e em suas interações sociais. Goffman (1961, 1963) e Scheff (1966) mostram como as pessoas rotuladas como "doentes mentais", por exemplo, passam a ser objeto de intervenções institucionais a partir das quais sofrem intensos processos de rotulação e estigmatização. No Brasil, a luta antimanicomial tem uma longa história, de conquistas e retrocessos, permanecendo atual (Amarante & Nunes, 2018).

Outra ordem de críticas também se impôs à ênfase comportamentalista e funcionalista da primeira geração de estudos em CSS. Fundamentadas no materialismo histórico, essas críticas denunciavam a suposta "neutralidade" da interpretação científica, a ênfase no estudo do espaço hospitalar e a desconsideração de processos de transformação social das práticas e contextos analisados (Nunes, 1987). Os estudos orientados pelo referencial marxista investiram na análise das relações entre saúde e estrutura social, especialmente no contexto latino-americano dos anos 1970 e 1980. Conceitos marxistas, como o de classe social e modo de produção, foram empregados na definição de questões e objetos de estudo, em investigações interessadas na análise de concepções e práticas de saúde, doença e cuidado, por um lado, e na determinação social do processo saúde-doença, por outro (Nunes, 2000).

Laurell (1983), dentre outros notórios representantes da medicina social latino-americana, analisou as relações entre condições de saúde, estruturas produtivas e relações de produção. Esse e outros estudos assumiram o argumento de que a necessidade da restauração da capacidade produtiva dos corpos dos trabalhadores tornou-se um fator importante na reprodução do sistema capitalista, orientando a organização dos serviços de saúde e sua justificativa ideológica (Minayo, 1997). Nas sociedades capitalistas, aponta-se a intensificação da representação, muito presente entre as classes trabalhadoras, que iguala saúde à capacidade para o trabalho (Boltanski, 1979).

Vários estudos mostraram como a organização das práticas e dos sistemas de saúde pode ser analisada como uma resposta à necessidade de reprodução social de corpos e mentes de trabalhadores de setores estratégicos da economia, muito mais do que uma resposta às necessidades sociais desses sujeitos (Donnangelo, 1976; Cohn, 1996). A mercantilização dos serviços de saúde, a estruturação da prática médica em grandes organizações (hospitais etc.) e a proletarização do trabalho em saúde também foram analisados (Machado, 1997; Freidson, 1998). Nesse contexto, a autonomia médica mostra-se muito mais um ideal do que uma realidade técnica (Schraiber, 1993).

A reflexão sobre os instrumentos, saberes, modelos de atenção em saúde, definidos em termos de tecnologias socialmente definidas (em suas articulações internas e externas), possibilitará a análise das relações entre a estruturação do processo de trabalho em saúde e os contextos sociais mais amplos em que se inserem. Vale lembrar a definição assumida em importante trabalho da área sobre a questão:

> Tecnologia refere-se aos nexos técnicos estabelecidos no interior do processo de trabalho entre a atividade operante e os objetos de trabalho, através daqueles instrumentos [de trabalho] [...] [sendo assim] um conjunto de saberes e instrumentos que expressa, nos processos de produção dos serviços, a rede de relações sociais em que seus agentes articulam sua prática em uma totalidade social (Mendes Gonçalves, 1994: 19 e 32).

A partir da década de 1980, as análises passam a incidir sobre relações de poder mais matizadas, explorando em profundidade processos de negociação entre o doente e os profissionais de saúde, em diferentes contextos institucionais e sociais. Mais uma vez, os estudos sociológicos sobre o adoecimento crônico rendem formulações teóricas relevantes para o debate sociológico no campo da saúde. Nesse sentido, destaca-se o modelo da "ordem negociada", desenvolvido por Anselm Strauss (1978), para compreender os acordos e as relações estabelecidas entre diferentes categorias profissionais, no contexto hospitalar, a propósito da definição das práticas terapêuticas e intervenções institucionais dirigidas ao paciente com problemas crônicos de saúde. Nessa análise fica evidente que as hierarquias profissionais não são totalmente rígidas e que os acordos firmados no ambiente institucional são sempre provisórios (Adam & Herzlich, 2001). Os estudos narrativos ganharam força e interesse a partir da crise das explicações totalizantes (Castellanos, 2014), analisando principalmente as relações entre identidade, *self* e experiência em relação às condições crônicas

(Canesqui, 2007; Castellanos, 2015), muitas vezes assumindo um enfoque narrativo biográfico (Bury, 1982; Roberts, 2002; Castellanos, 2011).

Nesse contexto crítico à abordagem parsoniana da relação médico-paciente, ao modelo biomédico e ao processo de medicalização social, observa-se um crescente interesse na análise do adoecimento e do cuidado enquanto experiências sociais (Kleinman, 1980; Alves, 1993) e na análise das relações de poder entre profissionais e usuários dos serviços de saúde. Uma estratégia importante desse pensamento crítico, portanto, foi evidenciar a natureza social de todas as práticas de saúde (incluída a biomédica) e analisar a maneira como essas práticas constroem realidades sociais e estabelecem relações de poder entre os sujeitos dessas práticas.

O termo *biomedicina* remete à estrutura institucional da medicina no Ocidente e enfatiza a primazia de sua base epistemológica e ontológica centrada na fisiopatologia (Kleinman, 1995). Para o modelo biomédico dominante em nossa sociedade, saúde e doença constituem, sobretudo, fenômenos de ordem biológica que devem ser tratados por meio de uma ação de natureza técnica. O olhar das ciências sociais tem contribuído para a "desnaturalização" do saber biomédico, evidenciando a interação complexa entre biologia, práticas sociais e cultura na produção da doença como objeto social e experiência vivida. Assim, o foco da doença como entidade biológica desloca-se para a experiência da enfermidade em dado contexto social e cultural.

As premissas básicas da perspectiva biomédica incluem a racionalidade científica, a ênfase na mensuração objetiva e numérica de dados bioquímicos, o mecanicismo (que tem como metáfora dominante o corpo como máquina bioquímica), o dualismo corpo-mente, a visão da enfermidade como entidade ontológica (atribuindo-lhe uma identidade mórbida que é independente do sujeito e do contexto sociocultural em que este está inserido) e a ênfase do diagnóstico e tratamento sobre o indivíduo doente em detrimento da família ou da comunidade (Helman, 2003).

Essas premissas se refletem de várias maneiras na prática médica, como, por exemplo, no momento em que a desordem orgânica é percebida como o verdadeiro objeto da medicina; quando a racionalidade científica despreza as dimensões emocionais e morais da aflição; quando o médico se coloca na posição de conhecedor ativo, deixando o paciente na posição de conhecedor passivo; e na despersonalização dos pacientes. Em especial, a dificuldade dos médicos na escuta das queixas dos pacientes repercute de modo negativo na qualidade da relação terapêutica. Como afirmam Kirmayer *et al.* (1995), epistemologicamente, a biomedicina separa evidências objetivas de doença, a partir de sinais físicos e testes laboratoriais, do discurso subjetivo do paciente sobre sua doença, atribuindo credibilidade distinta às duas fontes de informação e, muitas vezes, deslegitimando a perspectiva do paciente.

Os conceitos de *disease, illness* e *sickness*, desenvolvidos pela antropologia médica anglo-saxã (Kleinman, 1980; Young 1982), ajudam a compreender didaticamente essas dimensões objetiva e subjetiva da doença. *Disease,* que nós poderíamos associar a patologia, refere-se à doença tal como concebida pela biomedicina, designando anormalidades na estrutura ou função dos órgãos ou sistemas orgânicos, e a estados patológicos independentemente de serem ou não culturalmente reconhecidos.

Já *illness*, ou *enfermidade*, refere-se à percepção e à experiência do paciente da patologia ou de outros estados "socialmente desvalorizados", independentemente de serem ou não reconhecidos pela biomedicina como doença. O conceito de *illness* remete aos significados que a pessoa atribui aos sinais e sintomas corporais, que podem ou não ser interpretados por ela e por seu meio cultural como doença. Uma pessoa que refira sentir peso nos ombros, desânimo, dores difusas e acredite estar com "encosto de morto", estado "socialmente desvalorizado", cujos sintomas são explicados pelo candomblé, umbanda e espiritismo kardecista como causados pela ação nefasta de um espírito, estaria com *illness* (enfermidade) sem *disease* (patologia). A *disease* também pode ocorrer na ausência da *illness*, como no caso de uma hipertensão não diagnosticada e assintomática.

O conceito de *illness* remete assim ao modo como a doença é trazida à experiência individual e se torna significativa para o paciente, pois, para que a pessoa se reconheça doente, é necessário que ela interprete os sintomas experienciados como sinais de uma doença. Essa interpretação é fortemente influenciada pelo contexto cultural em que o indivíduo está inserido. É a cultura que fornece as lentes através das quais será realizada a leitura dos sinais corporais. Influenciando a apreensão cognitiva dos sintomas, a cultura contribui para determinar se eles serão avaliados como irrelevantes, naturais e não indicadores de doença ou se, ao contrário, serão percebidos como algo que demande ajuda terapêutica imediata.

Por fim, o conceito de *sickness* (doença), como proposto por Young (1982), enfatiza a dimensão social da enfermidade, incorporando ao esquema de Kleinman a compreensão dos fatores sociais, políticos e econômicos que se encontram na base da determinação social das doenças.

Parte da dificuldade encontrada pelos médicos na relação terapêutica se deve ao fato de que o objetivo terapêutico do modelo biomédico é intervir no processo da doença, visando à cura da patologia (*disease*), sem considerar sua dimensão subjetiva (*illness*). Nesse sentido, a biomedicina está voltada para a remissão dos sintomas, o que Kleinman (1980) denomina *curing* (cura da patologia) em oposição a *healing* (cura da enfermidade), conceito que remete à percepção do paciente sobre seu problema e se ele se considera curado. *Healing* designa então o objetivo terapêutico dos modelos terapêuticos culturais que, diferentemente da biomedicina, não estão necessariamente voltados para os sinais e sintomas e visam, sobretudo, trazer ao entendimento do paciente aspectos escondidos da realidade da enfermidade, transformando-a e reformulando a maneira como são compreendidos (Kleinman, 1980). As práticas terapêuticas populares e religiosas geralmente centram seus esforços na busca do sentido da doença para o paciente, atuando sobre a *illness* (enfermidade).

Como mostra Montero (1985), em seu estudo sobre as práticas terapêuticas na umbanda, a concepção religiosa da doença transcende a finalidade puramente técnica da cura. A mãe de santo, mediante a interpretação religiosa do infortúnio, busca articular a multiplicidade de sensações e acontecimentos percebidos de maneira caótica e atomizada pelo indivíduo doente, permitindo-lhe construir um discurso que dê sentido à doença. A ordenação da experiência de sofrimento transforma a relação do Eu com o mundo, favorecendo certo rearranjo das relações pessoais e o enfrentamento das situações-problema que se encontram associadas à enfermidade (Montero, 1985).

A dimensão cultural e intersubjetiva da enfermidade é extremamente importante para a relação terapêutica, pois todas as doenças estão envoltas em representações culturais que são apropriadas e reelaboradas pelos indivíduos quando vivenciam situações de doença. Sobretudo nas doenças graves, existe a necessidade do paciente de buscar uma explicação existencial para a enfermidade. Para fazer referência a essa rede de significados associada à doença, o antropólogo Byron Good (1977) cunhou o conceito de *rede semântica da enfermidade*. Essa rede se constitui de palavras, metáforas, situações, sintomas, experiências e sentimentos que estão associados à doença e que a tornam significativa para o doente (Good, 1994).

Como mostram os estudos de Loyola (1984) e Montero (1985), entre outros, a população combina diferentes alternativas terapêuticas em busca de dar conta das distintas dimensões da doença. Essas autoras mostram também como o recurso às terapias populares representa um modo de relativização do saber médico e de resistência das camadas populares à expropriação de seu saber sobre a saúde e a doença. Em seu estudo sobre as práticas terapêuticas na umbanda, Montero discute como o saber religioso sobre a cura não se opõe diretamente à biomedicina, mas constrói sua legitimidade nos espaços onde a biomedicina encontra seus limites.

Seria importante que os profissionais de saúde conhecessem mais profundamente o contexto sociocultural em que estão inseridos seus pacientes e estivessem mais atentos a como diferenças na linguagem, representações e códigos de leitura do corpo se refletem no encontro terapêutico. Estudos antropológicos têm discutido como, no diálogo com os profissionais de saúde, a população incorpora termos e conceitos médicos, realizando, no entanto, uma releitura desses mesmos termos e conceitos segundo sua matriz cultural.

O estudo das diversas formas de racionalidades médicas (Madel Luz, 1995), concepções e representações sobre saúde e doença torna possível relativizar nosso ponto de vista e nossa prática, enriquecendo-os a partir de outras perspectivas. O conhecimento do modo como as pessoas vivenciam, atribuem significados e lidam com o mal-estar, o sofrimento e a dor em distintos contextos socioculturais possibilita expandir e aprofundar nossa compreensão sobre o ser humano. Hoje, mais do que nunca, é necessário humanizar a prática biomédica que, como observa Kleinman (1995), apesar de ter alcançado um desenvolvimento tecnológico sem paralelo quando comparada a outras formas de medicina, teria o que ganhar ao aprender com as medicinas tradicionais, populares ou alternativas, em termos de humanização de sua prática. O crescimento nas sociedades ocidentais do recurso às medicinas alternativas reflete a busca pela população de outras racionalidades terapêuticas, fenômeno que Madel Luz (1997) situa no interior de uma crise sanitária e médica na sociedade atual.

Para humanização da prática médica, e particularmente para melhoria da qualidade do atendimento à população pelo SUS, seria também importante que os profissionais de saúde adquirissem maior conhecimento do contexto cultural no qual estão inseridos seus pacientes, o que lhes permitiria desenvolver maior sensibilidade em sua atuação junto à população e assim melhorar a qualidade do encontro terapêutico e das ações de educação em saúde. É importante observar, no entanto, que a postura dos profissionais da saúde com relação ao conhecimento do contexto sociocultural de seus pacientes deve ser guiada pela recusa ao etnocentrismo que caracteriza a perspectiva antropológica. Assim, não se trata de conhecer para melhor dominar, mas de se deixar transformar no diálogo com o saber do Outro. É necessário procurar compreender a alteridade em sua própria lógica, evitando projetar sobre ela nossos conceitos e preconceitos. Como afirma Minayo (1997), seria importante para o profissional da saúde perceber o grau de bom senso contido nas queixas do paciente, procurando compreender esse discurso diferenciado à luz das condições de vida e trabalho dessas pessoas e dos significados culturais que formatam a percepção e expressão da doença.

A participação social no SUS deve contemplar as experiências de seus usuários no curso de seus itinerários terapêuticos, bem como suas expectativas e avaliações sobre os serviços de saúde. Como afirma Vaitsman (1992), uma concepção ampliada de saúde deveria recuperar o significado do indivíduo em sua singularidade e subjetividade na relação com os outros e com o mundo, o que não se expressa apenas por meio do trabalho (o corpo produtivo), mas também do lazer, do afeto, da sexualidade e das relações com o meio ambiente.

ESTRUTURA SOCIAL: INDIVÍDUO, SOCIEDADE E SAÚDE

Desde seus primórdios, as ciências humanas e sociais se preocupam com a difícil relação entre o subjetivo e o objetivo ou, nos termos dessas ciências, com a relação entre o indivíduo e a sociedade, entre os fenômenos psicológicos e os fenômenos sociais. Ainda que o resultado de históricas divisões de trabalho nesse campo do conhecimento tenha conferido forte autonomia àqueles fenômenos – levando a psicologia a se especializar no trato das questões referentes ao indivíduo e à sua subjetividade e a sociologia e a antropologia às questões referentes à coletividade social e cultural –, tanto em suas origens como em seus desenvolvimentos posteriores, essas disciplinas não têm conseguido evitar essa questão.

O que vem caracterizando muitas dessas abordagens é a contraposição entre "vida objetiva" (externa, prática, coletiva) e a "vida subjetiva" (interna, emocional, individual), sendo o aspecto mais congruente da maioria delas o de que a relação entre indivíduo e sociedade implica a consideração da subjetividade a da objetividade na

perspectiva de sua constituição recíproca: o indivíduo não é apenas afetado externamente pela sociedade, mas se constitui por ela, isto é, por sua introjeção. Quanto a isso, tanto o behaviorismo radical (Skinner, 1998) como a psicanálise moderna (Freud, 1969) estão de acordo: é a cultura que modela a subjetividade, disponibilizando para os indivíduos seus hábitos e costumes, valores, padrões de comportamento, normas sociais etc.[2].

Nas ciências sociais, essa contraposição se traduz em interpretações teóricas sobre a sociedade, dentre as mais conhecidas, a *estruturalista*, o *interacionismo* simbólico e o *construtivismo* – frequentemente colocadas em oposição, mas que na realidade se complementam e mutuamente se constituem. A visão *estruturalista* acentua o aspecto determinante e coercitivo do mundo social e as classificações historicamente construídas que hierarquizam os indivíduos em diferentes posições sociais[3]. Na visão *construtivista* ou *individualista*, o indivíduo ocupa lugar de destaque, sendo a sociedade considerada produto das decisões, das ações e dos atos de conhecimento de indivíduos conscientes, aos quais o mundo é dado como imediatamente familiar e significante[4].

Essa visão mais geral de subjetividade, como a *sociedade interiorizada,* como diriam os sociólogos, ou como a *cultura incorporada,* como diriam os antropólogos, não necessariamente nos esclarece sobre os tipos de sociedade ou de cultura que são incorporados[5].

Alguns estudiosos dessas áreas, localizados especialmente na Saúde Coletiva – cientistas sociais, filósofos, psicólogos e psicanalistas influenciados por Foucault (1968, 1976) –, vêm tentando enfrentar esse problema, enfatizando os conteúdos de determinada forma de dominação presente na cultura da sociedade ocidental contemporânea. Se esse esforço tem o mérito de reintroduzir os processos subjetivos em uma dimensão de poder e de realinhá-los aos processos históricos de transformação das sociedades e das culturas contemporâneas, ainda assim eles permanecem em um nível bastante geral e abstrato, a ponto de muitos deles deixarem a impressão de que a cultura (ou, mais especificamente, a cultura ocidental) é dotada de existência própria e de capacidade

---

[2]Pesquisadores, tanto nas ciências sociais como na psicologia e na psicanálise, têm se preocupado com os *mecanismos* por meio dos quais as normas culturais (valores, regras etc.) são incorporadas (estímulos, repressão, relações familiares); outros com os *veículos* dessa incorporação (experiências de sociabilidade na família, escola, grupos de amigos, comunidade local, profissional etc.); outros ainda com seus *conteúdos,* ou seja, com as normas.

[3]Entre os autores tidos como mais representativos dessa corrente nas ciências sociais, embora suas abordagens possam diferir e mesmo contraditar-se sob diversos aspectos, encontram-se Émile Durkheim (2003, 2010) e Claude Lévi-Strauss (2008), e entre os autores marxistas, além do próprio Marx (1976), principalmente Louis Althusser (1985).

[4]Para essa perspectiva consultar, principalmente, Peter Berger & Thomas Luckmann (1997), Louis Dumont (1985), Georg Simmel (2011) e Clifford Geertz (1989).

[5]Sem esquecer, dentre outras, as clássicas descrições da sociedade ocidental dos séculos VIII e XIX feitas por Émile Durkheim (2010), Max Weber (1991) e Karl Marx (1976).

Capítulo 38 • Ciências Sociais em Saúde Coletiva

de coerção pelo simples fato de existir e, talvez o mais importante, deixando a impressão de que só é possível apreender o caráter da norma através da própria norma e não de suas manifestações individuais e institucionais, o que pressupõe que as normas culturais são distribuídas uniforme e homogeneamente em toda sociedade ou que todos os indivíduos a incorporam da mesma maneira. Entretanto, mesmo no caso das normas dominantes e mais universais, elas não são homogêneas nem homogeneamente absorvidas pelos indivíduos.

Como o de subjetividade, o conceito de classe social é complexo e varia de acordo com as teorias que o constroem. Mas, ao contrário dos conceitos de indivíduo e de subjetividade, plenamente atuais e amplamente utilizados, o conceito clássico de classe social constitui, hoje, um conceito em desuso nas ciências humanas e sociais. Sabemos que as classes sociais se estruturam em função de vários fatores, inclusive culturais, e que denotam classificação, estratificação, hierarquização. Em ciências sociais, a expressão *classe social*, para muitos, é indissociável de um sistema de dominação (mais precisamente do sistema de dominação capitalista), aspecto facilmente esquecido quando se utiliza apenas o conceito de hierarquia[6]. Por isso, grande parte dos pesquisadores da atualidade prefere usar categorias como *camadas*, *estratos*, *grupos*, politicamente menos marcadas, ou seja, não necessariamente vinculadas a um sistema de dominação como o de *classe social*.

Para autores como Pierre Bourdieu[7], uma sociedade diferenciada não forma uma totalidade única, integrada por funções sistemáticas, uma cultura comum, conflitos entrecruzados ou uma autoridade global, mas consiste em um conjunto de espaços de jogos relativamente autônomos, que não podem ser remetidos a uma lógica social

---

[6]Isso se deve, em grande parte, ao fato de a definição dominante de classe social, durante quase todo o século passado, ter sido aquela dada por Marx e utilizada pelos movimentos socialistas e comunistas que entram em declínio com a queda do muro de Berlim. Na definição marxista de classes, estas se constroem nas relações de produção, ou seja, no âmbito econômico. Para ele, as relações de produção constituem as relações de classe, marcadas fortemente pelo antagonismo entre os detentores dos meios de produção e os portadores da força de trabalho, representados, na sociedade capitalista, pela burguesia e o proletariado, respectivamente (*cf.* Marx, 1976). Entre os marxistas, Louis Althusser (1985) e Antônio Gramsci (2001) se destacam por pensar as relações entre cultura e economia ou, mais especificamente, a determinação daquela pelas relações econômicas de produção sem conseguir, entretanto, superar o mecanicismo e/ou a fluidez dessa determinação. A expressão *classe social* é hoje amplamente utilizada como instrumento para vendas, *marketing* e pesquisa de mercado. Com base em dados sobre o poder aquisitivo, a população investigada, por meio de pesquisas quantitativas, é classificada segundo seu potencial e nível de consumo, em A, B, C, D, E etc. Essa classificação é usada também nas pesquisas de opinião, como as de tipo eleitoral.

[7]Em sua extensa obra, Bourdieu aborda, de maneira exaustiva e exemplar, as relações entre essas diferentes e complexas dimensões da realidade social – individual, econômica, cultural ou simbólica. Para uma relação de seus principais livros e artigos, incluindo traduções em português, consultar Bourdieu (2002).

única, seja aquela do capitalismo, seja a da modernidade ou da pós-modernidade. Para ele, a oposição entre a sociedade e o indivíduo e sua tradução na antinomia do *estruturalismo* e do *construtivismo* entre o determinismo social e o individualismo metodológico, entre o mecanicismo que percebe a ação como o efeito mecânico das pressões exercidas pelas causas externas e o finalismo que, notadamente com a teoria da ação racional, acredita que o ator age de maneira livre, consciente, são prejudiciais ao conhecimento. A ciência social não tem de escolher entre esses dois polos porque a realidade histórica, tanto a do indivíduo como a da sociedade, reside nas *relações* entre ambos, e essas, sim, constituem o verdadeiro foco da análise sociológica. Para lidar com essas relações sem recair na falácia das antinomias sociais mencionadas, Bourdieu construiu alguns conceitos-chave, tais como os conceitos de *campo, habitus, capital econômico, cultural* e *social*.

Um *campo* – econômico, político, cultural, científico, jornalístico, médico etc. –, é um sistema estruturado de forças objetivas, uma configuração relacional que, à maneira de um campo magnético, é dotado de uma gravidade específica, capaz de impor sua lógica a todos os agentes que nele penetram.

Um *campo* é também um espaço de conflitos e de concorrência no qual os concorrentes lutam para estabelecer o monopólio sobre a espécie específica do capital pertinente ao campo (a autoridade cultural no campo artístico, a científica no campo científico, a definição dominante de saúde/doença, no campo da saúde etc.). Nos diferentes campos existe uma correspondência entre as divisões objetivas do mundo social – notadamente entre dominantes e dominados – e os princípios de visão e de divisão que os agentes lhes aplicam. A posição e o sucesso dos indivíduos e grupos que atuam em determinado campo dependem do tipo e do montante de capital acumulado: *capital econômico* (riquezas ou bens econômicos acumulados), *capital cultural* (relação privilegiada com a cultura erudita e escolar), *capital social* (rede de ralações sociais que franqueiam o acesso ao poder) e *capital simbólico* (formado pelo conjunto de signos e símbolos que situam o indivíduo no espaço social) (Loyola, 2002: 66). Depende também do tipo de capital mais valorizado em um campo; o que é valorizado em um, poderá ser depreciado em outro: os valores do campo dos negócios, por exemplo, onde predomina o capital econômico, são inversos àqueles do campo cultural, onde o que importa são a estima dos pares, o desinteresse e a distância aparentes em relação aos valores mercantis[8]. Um campo é, assim, um espaço de relações em movimento, cujo estado o pesquisador deve permanentemente construir e/ou reconstruir.

Nos diferentes campos, existe uma correspondência entre as divisões objetivas do mundo social – notadamente entre dominantes e dominados – e os princípios de visão e de divisão que os agentes lhes aplicam. As divisões sociais e os esquemas mentais são estruturalmente homólogos, pois são geneticamente ligados. A exposição

---

[8]Atualmente, no subcampo universitário do espaço cultural, o que vem sendo principalmente valorizado é o número de publicações em periódicos internacionais (Loyola, 2008, 2010).

repetida às condições sociais definidas imprime nos indivíduos um conjunto de disposições duráveis e transferíveis, que são a interiorização da realidade externa, das pressões de seu meio social inscritas no organismo (Loyola, 2002). Nisso constitui o *habitus*, que conjuntamente com o conceito de campo são relacionais, no sentido de que só podem funcionar um em relação ao outro. O *habitus* constitui um sistema de esquemas de percepção, de apreciação e de ação; um conjunto de conhecimentos práticos adquiridos ao longo do tempo que nos permitem perceber, agir e evoluir com naturalidade em dado universo social. Enquanto coletivo individualizado pela incorporação do social, ou indivíduo biológico coletivizado pela socialização, o *habitus* não é uma invariante antropológica, mas uma matriz geradora, historicamente constituída, institucionalmente enraizada e socialmente variável. O *habitus* é um operador de racionalidade, mas de uma racionalidade prática, inerente a um sistema histórico de relações sociais; o *habitus* é criador, inventivo, mas nos limites de suas estruturas (Loyola, 2002: 68-9).

Em síntese, tanto as construções como as traduções e retraduções dos valores e normas sociais passam por um sistema de estratificação social e simbólico que se organiza em diferentes *campos,* mediante as relações entre os diferentes atores sociais que os integram – agentes e clientela –, sendo em ambos os casos determinadas pelo *habitus de classe* (e este pelo montante de capital econômico, cultural ou social acumulado) que os aproxima ou distancia.

A ideia de *habitus* é especialmente importante no campo da saúde, porque ele é em grande parte responsável pelas escolhas em matéria de saúde, pelos *itinerários terapêuticos* que determinada população efetua, em função dos serviços de saúde disponíveis em determinado campo. No campo médico estudado por Loyola (1984, 1987, 1991) e utilizado para exemplificar o tipo de análise descrito, tanto a oferta como a demanda de serviços de cura, relativas às medicinas consideradas – *medicina popular* e *homeopatia* –, transcorriam segundo as crenças e a visão de mundo preconizadas pelos especialistas dessas medicinas e compartilhadas por sua clientela. Em função dessas crenças e de suas teorias sobre a saúde e a doença, essas medicinas se hierarquizavam a partir de sua proximidade maior ou menor com as ciências ou com as religiões presentes no campo – catolicismo popular, igrejas pentecostais, umbanda e candomblé, no caso da medicina popular; espiritismo kardecista, igreja metodista, budista e messiânica, no caso da homeopatia. Elas se hierarquizavam também em função da classe ou posição social de sua clientela. Quanto mais perto da *medicina científica* oficial, mais elevada a classe social dos agentes e de seus clientes; quanto mais perto da religião, mais baixa.

As representações do corpo, da saúde e da doença dos clientes dessas medicinas intervinham constantemente em sua relação com o sistema de ofertas terapêuticas – seja na maneira como se cuidavam, seja na escolha que faziam de uma ou outra categoria de especialistas. Os clientes da medicina popular tinham em comum com aqueles da homeopatia o fato de negarem os dualismos *corpo/espírito* ou *corpo/alma, objetivismo/subjetivismo* e o *mecanicismo orgânico* da medicina científica ou oficial. Os primeiros, mais dependentes dos serviços de cura oferecidos pelas religiões, enfatizavam, sobretudo, as categorias *espírito/matéria* – negando a existência da doença mental (identificada em seu universo simbólico como doença espiritual); os clientes da homeopatia enfatizavam, principalmente, as categorias corpo/cabeça e a participação do próprio indivíduo naquele processo, em um tipo de voluntarismo característico das camadas que se orientam fortemente por uma conduta de mobilidade.

As representações sobre saúde e doença dos clientes dessas medicinas se apoiavam, também, em um sistema de oposições organizado a partir da visão e da utilização do corpo, que refletia em grande parte sua posição de classe. Exercendo atividades que demandavam um uso intensivo do corpo, os clientes da medicina popular definiam saúde e doença pela oposição das categorias *força/fraqueza,* contrapondo situações que possibilitavam ou impossibilitavam o uso do corpo para o trabalho. Para os clientes da homeopatia, saúde e doença eram representadas como situações de *equilíbrio/desequilíbrio* físico e mental, categorias que reproduziam, no plano simbólico, sua posição equilibrada e equilibrante entre as camadas socialmente mais privilegiadas e/ou mais desprovidas.

Entretanto, as relações entre medicina popular e medicina científica oficial e entre essa medicina e homeopatia não eram estáticas: ao contrário, nos dois casos, o recurso alternativo, e mesmo concomitante aos dois sistemas de tratamento, produzia efeitos sobre ambos, reforçando-os mutuamente. A oposição entre elas se traduzia, ao mesmo tempo, como oposições de classe – as representações da doença sendo determinadas por um conjunto de características sociológicas que podiam ser resumidas na noção de *habitus* mais ou menos "letrado" ou "corporal". Tanto na medicina popular como na homeopatia, o sistema de relações com a medicina científica era caracterizado, simultaneamente, pela complementaridade (reconhecimento da medicina oficial e de seu sistema terapêutico) e pela oposição (de visões do corpo, da saúde e da doença).

Assim, ao mesmo tempo que rejeitavam e reivindicavam o acesso às terapias oferecidas pela medicina científica, os clientes da medicina popular e da homeopatia, mais próximas de suas representações do corpo e de sua relação com o mundo, podiam, através delas, subtrair parcialmente à imposição da visão do mundo das classes dominantes veiculada pela medicina científica oficial e pela biomedicina e contrabalançar, assim, a relação de dominação que resulta da prática médica científica oficial. Eles podem, inclusive, afirmar sua própria identidade e reivindicar um saber próprio sobre o corpo e a doença e, por essa via, se contrapor às interpretações médicas dominantes.

NOVOS OBJETOS E QUESTÕES CONTEMPORÂNEAS

A partir dos anos 1990, observaram-se a emergência e a diversificação de objetos na área de CSS com ampliação do leque de perspectivas teórico-metodológicas. Houve grande crescimento dos estudos em gênero, desconstruindo significados associados às diferenças sexuais e desvelando as relações de poder que oprimiam as mulheres e as repercussões sobre sua saúde (Villela, Monteiro & Vargas, 2009). A epidemia de HIV/AIDS contribuiu para legitimação dos estudos sobre sexualidade e impulsionou a realização de estudos qualitativos que abordassem a saúde sexual e reprodutiva e como as desigualdades de gênero impactavam a epidemia.

Nos últimos anos ganhou destaque o conceito de interseccionalidade, cunhado por Crenshaw (2004), e que tem sido muito utilizado pelos feminismos negros no questionamento da unicidade da categoria mulher, permitindo analisar como o racismo intersecciona com outros marcadores sociais (classe, geração, identidade de gênero, sexualidade) na produção de discriminação e assujeitamento. Observa-se também o crescimento de estudos em gênero que abordam a saúde da população LGBTQI+, com contribuições teóricas importantes, a exemplo da teoria *queer*.

A globalização intensificou o fluxo de pessoas, de informações e intercâmbios culturais, produzindo tensões entre processos globais e identidades socioculturais locais (Whiteford & Manderson, 2000). As transformações sociais, políticas, econômicas e demográficas decorrentes transcendem as fronteiras geográfica, gerando a necessidade de enfrentamento global a problemas como mudanças climáticas, ameaças de bioterrorismo, comércio internacional de órgãos e poluição ambiental. Os problemas de saúde assumiram igualmente uma dimensão global em que doenças infecciosas – como HIV/AIDS, gripe aviária, SARS e mais recentemente a Covid-19 – se disseminam rapidamente por vários países, demandando ações que ultrapassam os níveis locais. Com as epidemias circulam muita desinformação, preconceitos, *fake news*, teorias da conspiração e negação de evidências científicas. Nesse contexto, as ciências sociais têm um papel importante na reflexão e análise crítica dessas transformações sociais e de seu impacto sobre a saúde, levando em conta as interações complexas existentes entre as culturas, sistemas econômicos, organizações políticas e a ecologia do planeta (Iriart & Caprara, 2011).

A medicamentalização social, definida como um processo sociotécnico que produz identidades em torno do uso de fármacos, atualiza e expande o conceito de medicalização social ao avançar na análise da produção material e simbólica do corpo para além e anteriormente à identificação de uma doença. Podemos mencionar como exemplo disso a produção de identidades e de padrões de normalidade a partir de processos sociotécnicos de controle do risco operados no emprego de vacinas para hepatite B ou para o papilomavírus humano, ou mesmo da profilaxia pré-exposição (PrEP) para minimizar o risco de infecção pelo HIV. Nesses casos, a produção de tecnologias em saúde envolve a medicamentalização do risco de transmissão sexual de doenças, assim como interesses sanitários e econômicos por vezes conflitantes (Mamo & Epstein, 2013; Camargo Jr., 2013).

Ainda no campo da inovação tecnológica, os avanços da biologia molecular, da genômica e das biotecnologias prometem transformar radicalmente o modo como pensamos o corpo, a saúde e a doença, suscitando também importantes questões éticas que devem ser objeto de reflexão dos cientistas sociais em saúde (Iriart & Caprara, 2011). A biomedicina passa por um processo acelerado de "tecnocienticização" (Clark *et al.*, 2010) e molecularização em que o desenvolvimento da engenharia genética, ao mesmo tempo que aporta fantásticas promessas utópicas, traz também o risco do retorno da eugenia em projetos de aprimoramento da espécie humana e o perigo do esfacelamento das fronteiras entre as diferentes formas de vida nos processos de transmutações gênicas (Sibilia, 2003; Iriart & Caprara, 2011). A genômica abre a possibilidade de uma evolução artificial ou evolução pós-biológica em que novas espécies, organismos geneticamente modificados, tanto vegetais como animais, são criados artificialmente (Sibilia, 2003).

Nesse contexto, a medicina personalizada ou de precisão emerge como um movimento ideológico ambicioso de transformação da biomedicina, propondo uma nova abordagem para classificar, compreender, tratar e prevenir doenças com base em marcadores biológicos e ambientais individuais, com a promessa de oferecer o medicamento preciso, na dose exata e no momento certo, a partir, sobretudo, das características genéticas dos pacientes (Iriart, 2019). A medicina de precisão pressupõe também uma transformação na postura e na subjetividade do paciente, que deve se tornar mais proativo, contribuindo com a produção de dados sobre sua saúde e introjetando comportamentos preventivos com base na avaliação de riscos, gerando novos dispositivos de biopoder. O alto custo das biotecnologias, no entanto, pode agravar as iniquidades em saúde, constituindo-se em problema para a sustentabilidade dos sistemas de saúde, especialmente em países de média e baixa renda (Iriart, 2019).

O olhar das ciências sociais mostra que as tecnologias não são neutras e estão permeadas por interesses sociais, políticos e econômicos subjacentes à sua produção. Nesse contexto, as ciências sociais contribuem tanto para desvelamento dos fatores macroestruturais, das relações de poder e de dominação associadas à produção e à implementação das novas biotecnologias, como para compreensão de suas repercussões na vida dos sujeitos, fazendo emergir o saber local, os dilemas éticos e a experiência dos indivíduos e das comunidades que estão diretamente afetados pelas inovações tecnológicas (Lock & Nguyen, 2010; Iriart & Caprara, 2011).

Novas formas de sociabilidade e de subjetivação emergiram com as rápidas disseminação e popularização da internet, tornando o ciberespaço um lócus importante de pesquisa com crescente importância da etnografia virtual (Silva & Iriart, 2010; Duarte, Moraes & Andrade, 2018; Correa & Lima, 2020). Observa-se também, nos últimos anos, a disseminação da autoetnografia (Gama, Raimondi & Barros, 2022), forma de pesquisa em que o autor realiza uma análise crítica de sua experiência em relação a determinado tema, processo ou condição (p. ex., uma enfermidade), em uma narrativa autobiográfica, partindo do pressuposto de que ela ilustra e permite refletir sobre um fenômeno mais amplo, relacionando a experiência individual com o contexto social, cultural, econômico e político. As autoetnografias adotam uma perspectiva crítica, engajada, corporificada, reflexiva e emotiva (Gama, 2020).

Nos últimos anos ganharam destaque as chamadas "novas ontologias", a exemplo da teoria ator-rede de Bruno Latour (2012) e das ontologias múltiplas de Anne Marie Mol (2002). A teoria ator-rede tem sido utilizada para analisar como conhecimentos e tecnologias biomédicas são constituídos em processos sociais e culturais que envolvem atores humanos e não humanos, todos denominados "actantes", e que compõem uma rede de produção de conhecimento (Latour, 2012). Mol (2002) aborda como diferentes práticas de pacientes, médicos e pesquisadores, em interação entre si e com as tecnologias, constroem realidades médicas onde a doença, no caso a aterosclerose, comporta múltiplas construções. O paciente que relata para o médico dor ao caminhar como sintoma da aterosclerose está atuando (*enacting*) na prática uma doença que difere daquela evidenciada no corte de uma placa de gordura em uma artéria inflamada. Ambas as versões da doença são construídas nas interações entre médicos e pacientes.

Novas perspectivas epistemológicas também emergiram nas últimas décadas. A chamada crise da representação na antropologia e a crítica ao positivismo impulsionaram a importância da reflexividade na prática de pesquisa, demandando do pesquisador reflexão sobre seus pressupostos e interação com os sujeitos da pesquisa. O pesquisador deve situar-se biograficamente, partindo do pressuposto de que seu olhar é sempre influenciado por sua história pessoal, biografia, gênero, classe social, raça e etnia, assim como das pessoas que fazem parte do contexto da pesquisa (Denzin & Lincoln, 2006).

Destacam-se também a emergência das epistemologias do Sul, que discutem e denunciam o impacto do colonialismo e do capitalismo moderno nas práticas de produção de conhecimento e na construção de uma dominação epistemológica que suprimiu ou subalternizou os saberes dos povos e nações colonizadas (Santos & Menezes, 2009). As epistemologias do Sul propõem reinserir a reflexão epistemológica nos contextos sociais, culturais e políticos de sua produção, investigando as condições de um diálogo horizontal de conhecimentos com uma pluralidade epistemológica (denominado ecologia de saberes) e com a valorização dos saberes produzidos no Sul Global (Santos & Menezes, 2009). O conceito de colonialidade, desenvolvido por Quijano (2009), remete à forma como o poder capitalista opera em diversos domínios da vida social na construção de subjetividades que tomam por referência os signos "branco, masculino e ocidental", afirmados em relações sociais de dominação que atualizam e diversificam o etnocentrismo eurocentrado.

CIÊNCIAS SOCIAIS NA SAÚDE COLETIVA

A variedade e o caráter frequentemente restrito e restritivo das conceptualizações do coletivo/social não invalidam o fato de que as práticas sanitárias viram-se constantemente invadidas pela necessidade de construção do social como objeto de análise e como campo de intervenção nem devem induzir a suposição de que a vida social concreta acabe por tornar-se mero produto dessas opções conceituais. Ela irromperá,

certamente, sob outras formas, também no campo do saber, quando as malhas conceituais e sociais se revelarem estreitas em face da concretude dos processos sociais (Donnangelo, 1983).

[...] Tanto o mundo natural como o mundo social se encontram determinados e em constante devir, porém sua diferença radica em que no segundo o conhecimento se transforma em consciência e sentido de necessidade e necessidade de ação (Granda, 1994).

Muito embora as CSS se estruturem como uma área específica do conhecimento, a partir de seu recorte disciplinar, vimos que ela analisa objetos, questões e processos próprios ao campo da saúde e da Saúde Coletiva. Seu processo de institucionalização como uma área específica tem uma história complexa que não será possível relatar, mas que imprime algumas situações que serão aqui pontuadas no sentido de compreender o lugar específico das CSS na Saúde Coletiva.

Se nos EUA as CSS se estruturaram principalmente nos departamentos de Ciências Sociais, no Brasil sua institucionalização ocorreu prioritariamente nos departamentos de Medicina Preventiva e Social (e congêneres) da escola médica. Essa situação envolveu alguns tensionamentos e questões, incluindo perspectivas, interesses e relações de poder. Ao tempo que a inserção na escola médica aufere legitimidade à Saúde Coletiva e às CSS, essa inserção também implica processos de deslegitimação e subordinação. Além disso, de um lado as CSS são demandadas a produzir conhecimentos "aplicados" e/ou "adequados" aos problemas e questões enfrentados pelos profissionais de saúde, de outro elas adotam um posicionamento crítico ao paradigma biomédico e às práticas dos profissionais e instituições de saúde (Nunes, 1987, 1992). Robert Straus, em artigo seminal de 1957, propõe as expressões *sociologia da medicina* e *sociologia na medicina* para enfatizar a tensão na ordem da produção do conhecimento estabelecida pela inscrição dos pesquisadores na escola médica ou nas faculdades e institutos de ciências sociais nos EUA (Nunes, 2007). Essa tensão também se fez sentir no Brasil, porém, com especificidades.

Embora a inscrição das CSS no Brasil tenha ocorrido prioritariamente na escola médica (o que configuraria a situação nomeada por Straus como sociologia na medicina), sua participação na criação do campo da Saúde Coletiva acentuou a valorização de seu caráter crítico e favoreceu análises mais abrangentes que poderiam ser configuradas pela expressão *sociologia da medicina*.

Além disso, a presença das CSS na Saúde Coletiva envolve uma relação incessante com saberes fundamentados em paradigmas distintos e conflitantes, operados por sujeitos inscritos em diferentes áreas do conhecimento desse campo. Assim, as relações entre as três áreas básicas ou "pilares de sustentação" da Saúde Coletiva, responsáveis por garantir seu caráter interdisciplinar (Paim & Almeida-Filho, 2000) – a saber, as ciências sociais em saúde, a epidemiologia e a política, planejamento e gestão – se dão a partir de processos de incorporação e de delimitação (de conhecimentos, sujeitos e identidades), de aproximação e distanciamento (entre práticas pedagógicas e científicas) e de valorização e disputa (de capitais acadêmicos, políticos e científicos). Se cada eixo contribui de maneira específica ao campo da Saúde Coletiva, será nas complexas relações estabelecidas entre eles que encontraremos uma tensão (nem sempre) harmônica desse campo que dá o tom da Saúde Coletiva.

Assim, as CSS fundamentam e enriquecem valores e perspectivas centrais ao campo da Saúde Coletiva, ao mesmo tempo que produzem conhecimentos específicos. Nesse sentido, as CSS no Brasil ora aparecem delimitadas em um recorte disciplinar, ora se confundem com o próprio campo mais amplo da Saúde Coletiva. As contribuições das CSS foram ampla e profundamente incorporadas nesse campo, integrando algumas de suas formulações centrais (Nunes, 1994; Fleury, 1997, 1985; Paim & Almeida-Filho, 2000), ainda que a incorporação de profissionais oriundos das ciências humanas e sociais tenha ocorrido com fôlego menor.

Considerar as ações de saúde como práticas sociais é um pressuposto fundamental da Saúde Coletiva, partir do qual somos instados a abordar, com consistência teórica e consequência política, a dimensão social e a perspectiva histórica dos processos e práticas de saúde. Isso se verifica, por exemplo, nas análises que situam tais práticas nas conjunturas e estruturas sociais e produtivas; ou que buscam compreender os sentidos e significados das ações e experiências sociais presentes no processo saúde-doença-cuidado; ou ainda que focalizam as respostas sociais organizadas às necessidades de saúde, a pluralidade de racionalidades médicas e suas relações de poder; ou mesmo que interpretam o processo de determinação social dos perfis de morbimortalidade populacionais.

Nesse sentido, os objetos de investigação e de intervenção da Saúde Coletiva não se confundem com o corpo individual e biológico. Trata-se de um corpo de objetos (indivíduos, populações; políticas e instituições; doenças e agravos; necessidades de saúde etc.) instados nessa relação com o social e o histórico. Ao investigar, sob diferentes pontos de vista, as situações de saúde que afetam indivíduos e populações, a Saúde Coletiva deverá analisá-las como uma produção material e simbólica existente na tensão "biossocial". Aqui, estamos diante de outra contribuição fundamental das CSS, pois essa dupla determinação ("biossocial") se reflete tanto em práticas corporais culturalmente definidas como em perfis epidemiológicos socialmente determinados. Assim, por exemplo, estruturas de poder micro e macrossociais têm especial relevância para análise dos processos materiais e simbólicos de estratificação social das crianças, dos adultos, dos idosos, do trabalhador, do morador de rua, dentre outros.

Devemos lembrar que os processos de diferenciação social se expressam tanto na determinação das condições de vida dos grupos ou segmentos sociais como nos processos de negociação das identidades e valores desses grupos e segmentos no âmbito das interações sociais. Assim, por exemplo, as populações em situação de rua têm sua vulnerabilidade social extremamente aumentada não apenas em decorrência das más condições de vida, mas também em vista dos estigmas que afetam sua identidade, muitas vezes reforçados por marcas materiais e simbólicas relacionadas com as estratégias de sobrevivência na rua (roupas, cheiro, gestualidade, vocabulário etc.). Assim, a materialidade corporal também participa da produção dessa realidade biossocial, que as vulnerabiliza à drogadição, a doenças transmissíveis e à violência urbana.

Entender a saúde como política é outra incorporação fundamental das CSS no campo da Saúde Coletiva, destacada em importante publicação internacional sobre o Sistema Único de Saúde no Brasil, a qual traz em sua capa a seguinte afirmativa: "Em última análise, o desafio é político, exigindo um engajamento contínuo pela sociedade brasileira como um todo, para assegurar o direito à saúde para todos os brasileiros" (Paim *et al.*, 2011). Levar em consideração as relações de poder que orientam a distribuição do acesso a bens e serviços é um fundamento da Saúde Coletiva que renova seu compromisso com a análise e superação das desigualdades sociais em saúde. Um compromisso que envolve a análise das diferentes formas de opressão e dominação dos corpos e modos de agir em saúde, sejam elas relacionadas com questões de gênero, raça/etnia, classe social etc. Um compromisso com a crítica à medicalização e superação das diferentes formas de colonização da vida social efetuadas pelos discursos e práticas em saúde.

Analisar a saúde enquanto setor produtivo relacionado com as estruturas sociais mais amplas e o campo do saber é outra contribuição a ser destacada. Como exemplo, podemos lembrar a análise das políticas de saúde e a estruturação da rede assistencial, considerando a relação "capital-trabalho", por um lado, e a análise dos processos de trabalho em saúde e das tecnologias em saúde, interessada na relação "saber-trabalho", por outro.

Ainda que outros pontos possam ser levantados, cabe finalmente destacar a tendência a criticar um ponto de vista tecnocrático e autoritário para se definir o que vêm a ser necessidades em saúde que legitimamente requisitem uma resposta social organizada expressa pelas instituições de saúde reguladas pelo Estado.

As CSS mantêm uma posição crítica em relação ao processo de medicalização social, à biomedicina e a tecnocracia que, muitas vezes, caracteriza a ação de instituições e profissionais de saúde, inclusive, ao longo da história da Saúde Pública. Essa crítica, evidentemente, não deve substituir um processo de "colonização médica" da vida social por um "imperialismo sociológico" sobre as práticas de saúde (Gerhardt, 1990). Feita essa ressalva, cabe afirmar que se trata de uma posição crítica valiosa para construção de contextos e práticas em saúde que fragilizem ou minimizem o "agir prescritivo" da área da saúde (Castiel & Dardet-Diaz, 2007), privilegiando trocas e relações pautadas pelo diálogo, autonomia, pactuação e comprometimento dos atores sociais envolvidos.

Trata-se de uma crítica ao autoritarismo social que ainda rivaliza fortemente com a redemocratização política conquistada recentemente no Brasil. Assim, essa crítica ganha força no movimento de Reforma Sanitária Brasileira e na defesa do controle social e da participação popular no SUS. Ganha força também nos investimentos teóricos e políticos realizados a partir da bandeira da "humanização" (Deslandes, 2004, 2006) e da "integralidade"

(Pinheiro & Matos, 2005), quando se colocam em relevo a experiência, a perspectiva e os interesses de usuários e trabalhadores em saúde, em uma perspectiva mais horizontal e longitudinal.

Nesse sentido, a identificação de problemas e necessidades de saúde e a consequente estruturação de respostas sociais organizadas devem levar em consideração diferentes interesses e perspectivas dos indivíduos e grupos sociais envolvidos, fortalecendo os processos de negociação e pactuação social (Silva *et al.*, 2007). Assim, a definição do que é problema, do que é necessidade e de quais são as respostas mais adequadas e efetivas para enfrentá-los não pode ser estabelecida unilateralmente. Aqui se questiona tanto uma suposta neutralidade e superioridade do saber científico (quando este se apresenta como um ponto de vista puramente "técnico e objetivo" sobre o real) como os interesses e perspectivas que procuram legitimar-se unicamente na defesa da "experiência subjetiva" de quem vive o problema na "pele" (vocalizado em termos de demandas individuais). Assim, nem os problemas de saúde "objetivados" pela epidemiologia ou pela clínica nem a demanda espontânea "vocalizada" pelos usuários de saúde devem isoladamente definir as necessidades em saúde. Essas necessidades devem ser definidas mediante a interlocução entre saberes e sujeitos e a pactuação de modos de superação dos conflitos aí surgidos.

Ao procurarem identificar esses problemas, necessidades e respostas sociais por meio de análises que levam em consideração as dimensões macro e micropolíticas das condições e práticas de saúde, as CSS defendem que devemos identificar diferentes perspectivas, saberes e interesses em disputa na formulação e acionamento legítimo de recursos sociais (p.ex., ações, serviços, programas e políticas de saúde). Nessas situações, os indivíduos, grupos e instituições se constituem em "sujeitos coletivos" ou atores sociais em disputa e estabelecem diferentes sentidos para as necessidades singulares, particulares e gerais em saúde.

CONSIDERAÇÕES FINAIS

As CSS têm uma longa história com contribuições relevantes para o pensamento crítico e emancipatório. Ao problematizar a realidade a partir de sua natureza histórica e social, elas apontam tanto para a reprodução social como para seu caráter transitório e aberto a transformações, ampliando nossa liberdade para agir em meio às dinâmicas sociais. As CSS se constituem a partir de práticas pedagógicas e científicas inseridas no mundo social. Elas se inscrevem na Saúde Coletiva como um de seus eixos centrais, na medida em que são constitutivas desse campo desde seu surgimento, ao contribuírem para formulação de algumas de suas premissas e valores fundantes.

Assim, as CSS integram de maneira mais ampla as práticas da Saúde Coletiva, além de constituírem de maneira específica esse campo. Nesse sentido, elas são constitutivas das atividades de ensino e pesquisa da Saúde Coletiva, sempre que tais práticas assumem a natureza social dos fenômenos de saúde, doença e cuidado. Elas também estão presentes na luta pela defesa da vida e do direito à saúde para todos empreendida pela Saúde Coletiva, ao problematizarem as desigualdades sociais e contribuírem para análises e ações comprometidas com a transformação social. Assim, as CSS na Saúde Coletiva mantêm-se críticas e atuantes, aprofundando análises e atualizando questões e abordagens atinentes à contemporaneidade social.

Referências

Adam P, Herzlich C. Sociologia da doença e da medicina. São Paulo: Edusc, 2001.

Althusser L. Aparelhos ideológicos de Estado. Rio de Janeiro: Ed. Graal, 1985.

Alves P. A experiência da enfermidade: considerações teóricas. Cad Saúde Pública 1993; 9:263-71.

Alves PC. A fenomenologia e as abordagens sistêmicas nos estudos sócio-antropológicos da doença: breve revisão crítica. Cad Saúde Pública [online] 2006; 22(8):1547-54.

Alves PC, Minayo MCS. Saúde e doença: um olhar antropológico. Rio de Janeiro: Fiocruz, 1994.

Amarante P, Nunes MO. A reforma psiquiátrica no SUS e a luta por uma sociedade sem manicômios. Ciência & Saúde Coletiva 2018; 23:2067-74.

Barros NF. Medicina complementar: uma reflexão sobre o outro lado da prática médica. São Paulo: Annablume/Fapesp, 2000.

Barros NF, Nunes ED. Sociologia, medicina e a construção da sociologia da saúde. Rev Saúde Pública [online] 2009; 43(1):169-75.

Berger P, Luckmann T. A construção social da realidade. Rio de Janeiro: Editora Vozes, 1997.

Bibeau G. L'activation des mécanismes endogènes d'auto-guérison dans les traitements rituels des Angbandi. Culture 1983; 3(1):33-49.

Bodstein RCA. Ciências sociais e saúde coletiva: novas questões, novas abordagens. Cad Saúde Pública [online] 1992; 8(2):140-49.

Boltanski L. As classes sociais e o corpo. Rio de Janeiro: Ed. Graal, 1979.

Bonet O. A ciência como objeto. In: Bonet O. Saber e sentir: uma etnografia da aprendizagem da biomedicina. Rio de Janeiro: Fiocruz, 2004:23-44.

Bourdieu P. Pierre Bourdieu – entrevistado por Maria Andréa Loyola. Coleção Pensamento Contemporâneo. 1. ed. Vol. 1. Rio de Janeiro: Eduerj, 2002:63-86.

Bourdieu, Pierre et al. O poder simbólico. Lisboa: Difel, 1989.

Bury M. Chronic illness as biographical disruption. Sociol Health Illn 1982; 4 (2):167-82.

Cabral ALLV, Martinez-Hemaez A, Andrade EIG, Cherchiglia ML. Itinerários terapêuticos: o estado da arte da produção científica no Brasil. Ciênc Saúde Coletiva [online] 2011; 16(11):4433-42.

Camargo Jr KR. Medicalização, farmacologização e imperialismo sanitário. Cad Saúde Pública 2013; 29:844-6.

Canesqui AM (org.) Olhares socioantropológicos sobre os adoecidos crônicos. São Paulo: Hucitec/Fapesp, 2007.

Canesqui AM (org.) Ciências sociais e saúde. São Paulo/Rio de Janeiro: Hucitec/Abrasco, 1997.

Canesqui AM (org.) Dilemas e desafios das ciências sociais na Saúde Coletiva. São Paulo/Rio de Janeiro: Hucitec/Abrasco, 1995.

Canesqui AM. Ciências sociais e saúde no Brasil. São Paulo: Hucitec, 2007.

Canesqui AM (org.) Antropologia e nutrição: um diálogo possível. Rio de Janeiro: Fiocruz, 2005.

Canesqui AM. Os estudos de antropologia da saúde/doença no Brasil na década de 1990. Ciênc Saúde Coletiva [online] 2003; 8(1):109-24.

Castellanos MEP et al. Cronicidade: experiência de adoecimento e cuidado sob a ótica das ciências sociais. Fortaleza: UECE, 2015.

Castellanos MEP. A narrativa nas pesquisas qualitativas em saúde. Ciênc Saúde Coletiva 2014; 19:1065-76.

Castellanos MEP. Adoecimento crônico infantil – um estudo das narrativas familiares. São Paulo: Hucitec, 2011.

Castiel LD, Dardet-Diaz CA. A saúde persecutória, os limites da responsabilidade. Rio de Janeiro: Fiocruz, 2007.

Cecílio LCO, Matsumoto NF. Uma taxonomia operacional de necessidades de saúde. In: Pinheiro R, Ferla AA, Mattos RA (orgs.) Gestão em redes: tecendo os fios da integralidade em saúde. Rio de Janeiro, Caxias do Sul: CEPSC, IMS, Uerj, Educs, 2006.

Cecílio LCO. As necessidades de saúde como conceito estruturante na luta pela integralidade e eqüidade na atenção em saúde. In: Pinheiro R, Mattos RA (orgs.) Os sentidos da integralidade na atenção e no cuidado à saúde. Rio de Janeiro: IMS, Uerj, 2001.

Cohn A. A saúde na Previdência Social e na seguridade social: antigos estigmas e novos desafios. In: Cohn A, Elias PEM (orgs.) Saúde no Brasil: políticas e organização dos serviços. São Paulo: Cortez/Cedec, 1996. 117p.

Corrêa LM, Lima RC. Uma etnografia virtual em um grupo sobre o transtorno bipolar: sociabilidades e saberes produzidos no meio on-line. Interface (Botucatu) 2020; 24:e190882.

Courtine JJ. Os stakhanovistas o narcisismo: body-building e puritanismo ostentatório na cultura americana. In: Sant'Anna DB (org.) Políticas do corpo. São Paulo: Estação Liberdade, 1995:39-48.

Csordas T. Embodiment as paradigm for anthropology. Ethos 1990; 18:5-47.

Crenshaw K. A intersecionalidade na discriminação de raça e gênero. VV. AA. Cruzamento: raça e gênero. Unifem 2004; 1(1):7-16.

Denzin NK, Lincoln YS. O planejamento da pesquisa qualitativa: teorias e abordagens. Artmed, 2006.

Deslandes SF (org.) Humanização dos cuidados em saúde: conceitos, dilemas e práticas. Rio de Janeiro: Fiocruz, 2006.

Deslandes SF. Análise do discurso oficial sobre a humanização da assistência hospitalar. Ciênc Saúde Coletiva [online] 2004; 9(1):7-14.

Donnangelo MCF, Pereira L. Saúde e sociedade. São Paulo: Duas Cidades, 1976.

Donnangelo MCF. A pesquisa na área da saúde coletiva no Brasil: a década de 70. In: Abrasco. Ensino da saúde pública, medicina preventiva e social no Brasil.

Douglas M. Natural symbols. Routledge, 2002.

Duarte NIG, Moraes LL, Andrade CB. A experiência do aborto na rede: análise de itinerários abortivos compartilhados em uma comunidade online. Ciênc Saúde Coletiva 2018; 23:3337-46.

Dumont L. O individualismo: uma perspectiva antropológica da ideologia moderna. Rio de Janeiro: Editora Rocco, 1985.

Durkheim E. A divisão do trabalho social. São Paulo: Editora Martins Fontes, 2010.

Durkheim E. As formas elementares da vida religiosa. São Paulo: Editora Martins Fontes, 2003.

Fetherstone M. The body in Consumer Culture. In: The body. Social process and cultural theory. London: Sage Publications, 1995.

Fleury S. A questão democrática na Saúde. In: Fleury S (org.) Saúde e Democracia: a luta do Cebes. São Paulo: Lemos, 1997:25-43.

Fleury S. As ciências sociais em saúde no Brasil. In: Nunes ED (org.) As ciências sociais em saúde na América Latina: tendências e perspectivas. Brasília: Organização Pan-Americana da Saúde, 1985:87-109.

Foucault M. Doença mental e psicologia. Rio de Janeiro: Tempo Brasileiro, 1968.

Foucault M. História da sexualidade I. A vontade de saber. Rio de Janeiro: Graal, 1976.

Foucault M. O nascimento da medicina social. In: A microfísica do poder. Rio de Janeiro: Graal, 1979.

Foucault M. A ordem do discurso. São Paulo: Loyola, 1996.

Foucault M. A verdade e as formas jurídicas. Rio de Janeiro: Nau, 1999.

Foucault M. Em defesa da sociedade: Curso no Collège de France (1975-1976). São Paulo: Martins Fontes, 2000.

Freidson E. Profissão médica: um estudo de sociologia do conhecimento aplicado. São Paulo: Unesp, 2009 [1970].

Freidson E. O renascimento do profissionalismo. Tradução: Celso Mauro Paciornik. São Paulo: Edusp, 1998.

Freud S. Mal-estar na civilização. Vol. XXI da Coleção Standard Obras Completas de Sigmund Freud. Rio de Janeiro: Imago, 1969.

Gama F. A autoetnografia como método criativo: experimentações com a esclerose múltipla. Anuário Antropológico [Online] 2020; 45(2), Disponível em: https://doi.org/10.4000/aa.5872.

Gama F, Raimond G, Barros NF. Apresentação-Autoetnografias, escritas de si e produções de conhecimentos corporificadas. Sexualidad, Salud y Sociedad 2021. Disponível em: https://doi.org/10.1590/1984-6487.sess.2021.37.e21300.a.

Geertz C. A interpretação das culturas. Rio de Janeiro: Guanabara Koogan, 1989.

Gerhardt U. Introdutory essay – qualitative research on chronic illness: the issue and the story. Soc Sci Med 1990; 30(11):1149-59.

Gerhardt U. Talcott Parsons. An intellectual biography. UK: Cambridge, 2002.

Gerhardt U. The social thought of Talcott Parsons. UK: Ashgate, 2011.

Goffman E, Asylums: Essays on the social situation of mental patients and other inmates. New York: Doubleday, 1961. (Tradução brasileira: Manicômios, prisões e conventos. São Paulo: Perspectiva, 1974.)

Goffman E. Stigma: notes on the management of spoiled identity, Englewood Cliffs NJ: Prentice-Hall, 1963. (Tradução brasileira: Estigma: notas sobre a manipulação da identidade deteriorada. Rio de Janeiro: Zahar, 1975.)

Goldenberg M. O corpo como capital: para compreender a cultura brasileira. Arq Mov 2006; 2(2):115-23.

Gomes MHA, Goldenberg P. Interfaces e interlocuções: os congressos de ciências sociais em saúde. Ciênc Saúde Coletiva 2003; 8(1):251-64.

Good B. Medicine, rationality and experience. an anthropological perspective. Cambridge: Cambridge University Press, 1994.

Good B. The heart of whats the matter: the semantics of illness in Iran. Culture, Medicine and Psychiatry 1977; 1:25-8.

Gramsci A. Cadernos do cárcere. Rio de Janeiro: Civilização Brasileira, 2001.

Granda E. Salud pública: sujeto y acción. In: Conferencia Panamericana de Educación en Salud Pública. Conferencia de la Associacion Latinoamericana y del Caribe de Educación en Salud Pública, 16, Rio de Janeiro, 1994.

Helman C. Cultura, saúde e doença. Porto Alegre: Artmed, 2003. Holligshead AB, Redlich FC. Social class and mental illness. New York: Wiley, 1958.

Illich I. Medical Nemesis. London: Calder & Boyars. 1974.

Illich I. A expropriação da saúde: nêmesis da medicina. 4. ed. São Paulo: Nova Fronteira, 1975.

Iriart JAB. Medicina de precisão/medicina personalizada: análise crítica dos movimentos de transformação da biomedicina no início do século XXI. Cadernos de Saúde Pública 2019; 35. Disponível em: https://doi.org/10.1590/0102-311X00153118.

Iriart JAB, Caprara A. Novos objetos e novos desafios para a antropologia da saúde na contemporaneidade. Physis 2011; 21(4):1253-68.

Kirmayer L, Trang DAOT, Smith, A. Somatization and psychologization: understanding cultural idioms of distress. In: Okpaku S (org.) Clinical methods in transcultural psychiatry. American Psychiatric Press, 1995:2-39.

Kleinman A. Writing at the margin: discourses between anthropology and medicine. Berkerley: University of California Press, 1995.

Kleinman A. Patients and healers in the context of culture: an exploration of the borderland between anthropology, medicine and psychiatry. Berkeley: U.C. Press, 1980.

Kleinman A. Concepts and a model for the comparison of medical systems as cultural systems. Soc Sci Med 1978; 12:85-93.

Latour B. Reagregando o social: uma introdução à teoria do ator-rede. Edufba, 2012.

Laurell AC. Saúde-doença como processo social. In: Nunes ED. Medicina social – aspectos históricos e teóricos. São Paulo: Global, 1983:133-58.

Le Breton D. Adeus ao corpo. São Paulo: Editora Papirus, 2003.

Le Breton. Antropologia do corpo e modernidade. Petrópolis: Editora Vozes, 2011:17-41.

Leal OF. Sangue, fertilidade e práticas contraceptivas. In: Leal OF (org.) Corpo e significado. Ensaios de Antropologia Social. Porto Alegre: Editora da Universidade Federal do Rio Grande do Sul, 1995:7-35.

Levy-Strauss C. Antropologia estrutural. Rio de Janeiro:. Tempo Brasileiro, 1975.

Lock M, Nguyen V. An anthropology of biomedicine. Malden: WileyBlackwell, 2010. 506p.

Loyola MA. Bourdieu e a Sociologia. In: Loyola MA (org.) Pierre Bourdieu (entrevista) – Coleção Pensamento Contemporâneo. 1. ed. Rio de Janeiro: Eduerj, 2002; 1:63-86.

Loyola MA. Social and cultural hierarchies and different ways of healing in Brazil. In: Leibins A (org.) The medical anthropologies in Brazil. Vol. 5. Berlim: VWB – Verlag fur Wissenschaft und Bildung, 1997:59-66.

Loyola MA. Médicos e curandeiros, conflito social e saúde. São Paulo: Difel, 1984. (Tradução de L'esprit et le corps. Dês thérapeutiques populaires dans la banlieue de Rio. Paris: Editions da la Maison des Sciences de l'Homme, 1983).

Loyola MA. Uma medicina de classe média: ideias preliminares sobre a clientela da homeopatia. Cadernos do IMS, UERJ, 1987; 1(1):45-72. Loyola MA. A saga das ciências sociais na saúde coletiva. Physis – Revista de Saúde Coletiva, Rio de Janeiro, 2008; 2(18).

Luz MT. Cultura contemporânea e medicinas alternativas: novos paradigmas em saúde no fim do século XX. Physis 2005; 15(Supl): 145-76.

Luz MT. Racionalidades médicas e terapêuticas alternativas. Rio de Janeiro: Instituto de Medicina Social, Universidade Estadual do Rio de Janeiro, 1996. (Série Estudos em Saúde Coletiva, 62).

Luz MT. Cultura contemporânea e medicinas alternativas: novos paradigmas em saúde no fim do século XX. Physis – Revista de Saúde Coletiva, Rio de Janeiro, 1997; 7(1):13-43.

Machado MH. Os médicos no Brasil: retrato da realidade. Rio de Janeiro: Fiocruz, 1997.

Mamo L; Epstein S. The pharmaceuticalization of sexual risk: vaccine development and the new politics of cancer prevention. Soc Sci Med 2014; 101: 155-65.

Marsiglia RMG, Spinelli SP, Lopes MF, Silva TCP. Das ciências sociais para as ciências sociais em saúde: a produção científica de pós-graduação em ciências sociais. Ciênc Saúde Coletiva [online] 2003; 8(1):275-85.

Marx K. Le Capital. Livre troisième. Paris: Éditions Sociales, 1976. Mauss M. Sociologia e antropologia. São Paulo: Cosac Naify, 2003.

Mauss M. "Les techniques du corps". Journal de Psychologie, XXXII, ne, 3-4, 15 mars – 15 avril 1936. (Trad. Bras. Paulo Neves. São Paulo, Cosac Naify, 2003)

Mendes Gonçalves RB. Tecnologia e organização social das práticas de saúde, características tecnológicas de processo de trabalho na rede estadual de centros de saúde de São Paulo. São Paulo: Hucitec/Abrasco, 1994.

Minayo MCS. Contribuição da antropologia para pensar e fazer em saúde. Tratado de Saúde Coletiva. Rio de Janeiro: Fiocruz, 2006: 185-218.

Minayo MCS. Saúde e doença como expressão cultural. In: Amâncio Filho A, Moreira MCGB (orgs.) Saúde, trabalho e formação profissional. Rio de Janeiro: Fiocruz, 1997:31-9.

Minayo MCS. Estrutura e sujeito, determinismo e protagonismo histórico: uma reflexão sobre a práxis da saúde coletiva. Ciênc Saúde Coletiva [online] 2001; 6(1):7-19.

Mol A. The body multiple: Ontology in medical practice. Duke University Press, 2002.

Montero P. Da doença à desordem: a magia na Umbanda. Rio de Janeiro: Graal, 1985.

Nunes E. Carências urbanas, reivindicações sociais e valores democráticos. Lua Nova – Revista de Cultura e Política 1989; 17:67-91.

Nunes ED. Ciências sociais em saúde no Brasil: notas para a sua história. Educ Med Salud 1987; 21(2):106-16.

Nunes ED. As ciências sociais em saúde: reflexões sobre as origens e a construção de um campo de conhecimento. Saúde Soc [online] 1992; 1(1):59-84.

Nunes ED. Saúde coletiva: história de uma idéia e de um conceito. Saúde Soc [online] 1994; 3(2):5-21.

Nunes ED. Sobre a sociologia da saúde. São Paulo: Hucitec, 1999.

Nunes ED. A doença como processo social. In: Canesqui AM. Ciências sociais e saúde para o ensino médico. São Paulo: Hucitec, 2000.

Nunes ED. As ciências humanas e sociais e a saúde: algumas considerações. Revista Brasileira de Educação Médica jan/abr 2003; 27(1): 65-71.

Nunes ED. A trajetória das ciências sociais em saúde na América Latina: revisão da produção científica. Rev Saúde Pública 2006; 40(N Esp):64-72.

Nunes ED. As duas sociologias médicas. Rev Saúde Pública [online] 2007; 41(3): 467-71.

Paim J, Travassos C, Almeida C, Bahia L, Macinko J. O sistema de saúde brasileiro: história, avanços e desafios. TheLancet.com. 2011:11-31.

Paim JS, Almeida-Filho N. A crise da saúde pública e a utopia da saúde coletiva. Salvador: Casa da Saúde, 2000.

Parsons T. Social system. Chicago: Free Press, 1951.

Pinheiro R, Mattos R. Os sentidos da integralidade na atenção e no cuidado em saúde. 4. ed. Rio de Janeiro: Cepesc/IMS/Uerj/Abrasco, 2005.

Pires MRGM. Politicidade do cuidado e processo de trabalho em saúde: conhecer para cuidar melhor, cuidar para confrontar, cuidar para emancipar. Ciência e Saúde Coletiva 2005; 10(4): 1025-35.

Quijano A. Colonialidade do Poder e classificação social. In: Boaventura de Sousa; Santos e Maria Paula Menezes (Org.). Epistemologias do Sul. Edições Almedina, 2009.

Roberts B. Biograhical research. Great Britain: Opens University Press, 2002.

Santos BS, Meneses MP. Epistemologias do Sul. Edições Almedina, 2009.

Scheff TJ. Being mentally ill: A sociology theory. Chicago: Aldine, 1966.

Schraiber LB. O médico e seu trabalho. São Paulo: Hucitec, 1993.

Sfez L. A saúde perfeita. Crítica de uma nova utopia. São Paulo: Editora Loyola, 1996. 407p.

Sibilia P. O homem pós-orgânico: corpo, subjetividade e tecnologias digitais. Rio de Janeiro: Relume Dumará, 2003:111-56.

Silva JPV, Batistella C, Gomes ML. Problemas, necessidades e situação de saúde: uma revisão de abordagens para a reflexão e ação da equipe de saúde da família. In: Fonseca AF (org.) O território e o processo saúde-doença. Rio de Janeiro: EPSJV-Fiocruz, 2007:159-76.

Silva LA, Iriart JAB. Práticas e sentidos do barebacking entre homens que vivem com HIV e fazem sexo com homens. Interface-Comunicação, Saúde, Educação 2010; 14:739-52.

Simmel G. Ensaios sobre a teoria da história. Rio de Janeiro: Editora Contraponto, 2011.

Skinner BF. Ciência e comportamento humano. São Paulo: Ed. Martins Fontes, 1998.

Stotz EM. Necessidades de saúde: mediações de um conceito (Contribuição das Ciências Sociais para a fundamentação teórico-metodológica de conceitos operacionais da área de planejamento em saúde). Tese de doutorado. Rio de Janeiro: Escola Nacional de Saúde Pública, 1991.

Strauss A. Negotiations: varieties, processes, contexts, and social order. San Francisco: Jossey-Bass, 1978.

Tesser CD, Barros NF. Social medicalization and alternative and complementary medicine: the pluralization of health services in the Brazilian Unified Health System. Rev Saúde Pública 2008; 42(5):914-20. Trad LAB. Humanização do encontro com o usuário no contexto da atenção básica. In: Deslandes SF (org.) Humanização dos cuidados em saúde – conceitos, dilemas e práticas. Rio de Janeiro: Fiocruz, 2006:185-204.

Trad LAB, Tavares JSC, Soares CS, Ripardo RC. Itinerários terapêuticos face à hipertensão arterial em famílias de classe popular. Cad Saúde Pública 2010; 26(4):797-806.

Vaitsman J. Saúde, cultura e necessidades. In: Fleury S (org.) Saúde Coletiva: questionando a oripotência do social. Rio de Janeiro: Relume-Dumará, 1992:157-73.

Weber K. Economia e sociedade. Brasília: Ed. UnB, 1991.

Williams GH. Knowledgeable narratives. Anthropology & Medicine 2000; 7(1):135-40.

Whiteford LM, Manderson L. Global health policy, local realities: the fallacy of the level playing field. Boulder: Lynne Rienner Publishers, 2000.

Young A. The anthropologies of illness and sickness. Annual Review of Anthropology 1982; 11:257-85.

39 | Produção Científica sobre Política, Planejamento e Gestão em Saúde no Campo da Saúde Coletiva – Visão Panorâmica

Carmen Fontes Teixeira • Jamilli Silva Santos
Marcelo Nunes Dourado Rocha • Mariluce Karla Bomfim de Souza
Washington Luiz Abreu de Jesus

INTRODUÇÃO

O desenvolvimento da Saúde Coletiva e o aumento da produção científica na área de Política, Planejamento e Gestão em saúde no campo da Saúde Coletiva (PPGSC) exigem que periodicamente se faça um balanço do "estado da arte" de modo a identificar tendências, lacunas, questões, enfim, avanços e desafios que se colocam para os pesquisadores, estudantes e gestores das políticas de saúde e de ciência e tecnologia.

Vários trabalhos têm sido realizados com essa finalidade, podendo ser destacado o estudo publicado no lançamento do primeiro número da *Revista Ciência e Saúde Coletiva* da Associação Brasileira de Pós-Graduação em Saúde Coletiva – ABRASCO[1] (Teixeira & Sá, 1996). Posteriormente, outros estudos foram realizados, embora distintos do ponto de vista metodológico, de modo que 10 anos depois foi possível sistematizar os resultados desses trabalhos (Paim & Teixeira, 2006) como ponto de partida para o levantamento da produção científica brasileira na área de Política, Planejamento e Gestão em Saúde registrada na base de dados bibliográficos Literatura Latino-Americana em Ciências da Saúde (LILACS).

A descrição e a análise dessa produção possibilitaram a identificação dos principais temas e linhas de pesquisa que foram constituídas no período estudado, evidenciando inclusive a conexão entre os problemas e desafios enfrentados no âmbito político mais geral e no âmbito político-institucional, à medida que se desenvolveram o movimento em torno da Reforma Sanitária Brasileira (RSB) e o processo de construção do Sistema Único de Saúde (SUS).

Nesse sentido, a publicação chama a atenção para os estudos que realizaram a crítica ao sistema de saúde vigente no período anterior à aprovação da Constituição Federal de 1988 e das leis 8.080 e 8.142 e para a ênfase que foi sendo concedida a temas e problemas relacionados com o processo de construção do SUS. Além disso, aponta a tendência de diversificação das abordagens teórico-metodológicas, expressa na referência a um conjunto heterogêneo de "matrizes teóricas" provindas do campo das Ciências Humanas e Sociais, com as quais a produção científica na área de PPGSC dialoga, constituindo-se assim em uma área onde se dá o entrelaçamento de questões abordadas nas várias disciplinas da Saúde Coletiva.

Considerando as limitações do material analisado (resumos de artigos), o estudo apontou a necessidade de trabalhos de maior fôlego, que permitissem não só o mapeamento mais detalhado dos temas e das questões que têm sido investigadas, mas também a identificação dos referenciais teóricos e das estratégias metodológicas utilizadas pelos diversos pesquisadores. Nessa perspectiva foram realizados dois estudos que atualizaram o levantamento das informações bibliográficas. A atualização da revisão sobre planejamento em saúde se baseou nos estudos disponíveis na *Scientific Electronic Library Online* (SciELO) no período de 1990 a 2010 (Abreu de Jesus, 2012). A revisão dos estudos sobre gestão de sistemas de saúde foi realizada no LILACS, abarcando o período de 1987 a 2009 (Souza & Teixeira, 2012). A revisão dos estudos sobre políticas de saúde foi realizada no Banco de Teses e Dissertações da Coordenação de Aperfeiçoamento de Pessoal de Nível Superior (CAPES), compreendendo o período entre 2009 e 2011.

Mais recentemente, tratou-se de atualizar o levantamento da produção científica na área de PPGSC para o período de 2012 a 2021 com o incremento dos descritores empregados e a ampliação do número de bases de dados.

---

[1] Diante da incorporação dos novos cursos de Graduação em Saúde Coletiva, a entidade decidiu pela mudança de seu nome, em Assembleia Geral realizada dia 13 de novembro de 2011, para Associação Brasileira de Saúde Coletiva – ABRASCO (ABRASCO, [s.d.]).

Com isso, além dos descritores "política de saúde", "planejamento em saúde" e "gestão em saúde", utilizados anteriormente, foi incluída a expressão *financiamento em saúde*. Com relação às bases de dados, foram consultadas a Biblioteca Virtual em Saúde (BVS), a SciELO, a SciELO Livros e o Banco Digital de Teses e Dissertações (BDTD).

A partir do levantamento desse conjunto de trabalhos, foram identificados e selecionados textos completos de artigos, livros, capítulos de livros, teses e dissertações de autores considerados referências importantes na área de PPGSC, visando ao mapeamento de temas e questões abordadas. Desse modo, os objetivos do presente capítulo são: (a) delimitar e caracterizar a área de PPGSC; (b) mapear os principais temas e questões abordadas nos estudos realizados nessa área entre 1975 e 2021.

A CONFORMAÇÃO DA PPG NO CAMPO DA SAÚDE COLETIVA

Com o desenvolvimento da Saúde Coletiva, a área de PPGSC vem contribuindo com a produção de conhecimentos científicos sobre múltiplos processos políticos, técnicos e administrativos, especialmente no âmbito do SUS.

A incorporação de conhecimentos e tecnologias da área de Administração, Economia e Ciência Política no campo da saúde ocorreu principalmente a partir da segunda metade do século passado como resposta aos problemas administrativos, organizacionais e políticos decorrentes da complexificação dos processos de trabalho e de gestão dos estabelecimentos de saúde. Esse processo implicou o surgimento de várias disciplinas acadêmicas, que passaram a ser ministradas nos cursos de graduação e pós-graduação, contemplando conteúdos de "administração hospitalar", "administração sanitária", "programação de saúde", "planejamento de saúde", "gestão de sistemas de saúde" e outros (Quadro 39.1).

No contexto latino-americano e brasileiro, em particular, as mudanças ocorridas na produção de ações e serviços de saúde em função do intenso desenvolvimento científico e tecnológico dos últimos 50 anos conduziram a uma transformação significativa nas formas de organização social das práticas de saúde, que se fez acompanhar da difusão e incorporação de métodos, técnicas e instrumentos originalmente elaborados no âmbito das ciências naturais, a exemplo das técnicas e instrumentos laboratoriais, e das ciências sociais, a exemplo dos métodos e técnicas de planejamento e gestão.

A área de PPGSC tem sido também, objeto *de incorporação, produção e aplicação tecnológica* de planejamento, programação, gestão e avaliação de sistemas, programas e serviços, bem como de gestão de estabelecimentos de saúde, redes de serviços, gestão de pessoas/gestão do trabalho em saúde, gerenciamento de recursos financeiros e materiais e gerenciamento de sistemas de informações, educação e comunicação em saúde.

No Brasil, o desenvolvimento de estudos em políticas de saúde possibilitou a elaboração de formas alternativas de pensar as instituições e, consequentemente, o planejamento e a gestão (Paim & Teixeira, 2006). Os estudos pioneiros se desdobraram em várias linhas de pesquisa, entre as quais cabe destacar as análises dos determinantes histórico-estruturais da Política de Saúde no Brasil, que tomavam como eixo central o estudo do Estado brasileiro (Fleury, 1988, 1992) e de suas relações com a sociedade (Oliveira & Teixeira, 1985).

Nessa perspectiva se situam os estudos que abordam a emergência do movimento pela RSB e seus desdobramentos no âmbito político-institucional (Fleury, 1989, 1997; Gerschmann, 1995; Escorel, 1999; Paim, 2008a), bem como os estudos que focam na análise do processo de construção do SUS, seja descrevendo e analisando os processos institucionais que configuram as opções políticas em torno do Financiamento, Gestão e Organização dos serviços, utilizando assim uma matriz de análise sistêmica (Mendes, 1996, 2001a, 2001b), seja buscando caracterizar os determinantes do processo político-social em distintas conjunturas governamentais (Teixeira, Jacobina & Leal de Souza, 1980; Paim, 2002; Teixeira & Paim, 2005).

Autores latino-americanos, como Mario Testa e Carlos Matus, dialogaram com os brasileiros nas últimas décadas e passaram a desenvolver uma *produção teórica*, na qual tomam como objetos de investigação a distribuição do poder e as características do governo no setor

Quadro 39.1 Emergência e desenvolvimento das disciplinas da área de PPGSC

Período	Áreas temáticas em saúde	Áreas de conhecimento
1950	Administração hospitalar	Administração
1960	Programação em saúde – Método CENDES-OPS (OPS, 1965) Administração sanitária (Sonis & Lanza, 1978)	Economia; Administração
1970 a 1980	Formulação de políticas de saúde (CPPS, 1975) Organização de sistemas de saúde (Chaves dos Santos, 1999) Planejamento estratégico e situacional (Matus, 1981, 1982, 1987)	Ciências Políticas; Administração; Epidemiologia
1980 a 1990	Gestão de sistemas e serviços de saúde Avaliação de políticas, programas e projetos Avaliação de sistemas de saúde Reorientação das práticas de saúde	Administração; Economia Política; Sociologia; Antropologia

2000 a 2021	Economia da saúde
	Gestão do trabalho em saúde
	Gestão de redes integradas de serviços de saúde
	Gestão de atividades de educação permanente de profissionais e trabalhadores
	  de saúde (ensino à distância), sistemas de informação em saúde
		Economia; Psicologia Social; Ciências
		  Políticas; Filosofia; Direito; Antropologia;
		  Sociologia; Comunicação etc.

saúde, contribuindo com as práticas de formulação e implementação de políticas, planejamento, programação, gestão, organização e avaliação de serviços e sistemas de saúde.

A difusão do pensamento estratégico e do enfoque situacional de planejamento no meio acadêmico da Saúde Coletiva estimulou a reflexão, o debate e a produção científica de vários pesquisadores brasileiros (Rivera, 1989, 1992, 2003; Schraiber, 1990, 1996; Mendes, 1993; Teixeira, 1993, 2010; Sá & Artmann, 1994; Merhy & Onocko, 1997; Cecílio, 1997; Campos, 2000).

A partir dos anos 1990 observa-se o desenvolvimento de uma produção científica centrada na análise de políticas, marcada pela incorporação de perspectivas teóricas provindas da tradição norte-americana das ciências políticas (Viana, 1996; Souza, 2007), desdobrada na análise de vários aspectos do processo político governamental na área da saúde (Chaves dos Santos, 1999; Pinto, 2004; Cortes, 2007; Arretche & Marques, 2007; Menicucci, 2007; Giovanella *et al.*, 2008; Machado, Baptista & Lima, 2010), concomitantemente ao processo de construção do SUS, pontuado pela implementação de um conjunto de normas, portarias e decretos que expressaram as distintas estratégias acionadas no processo de descentralização da gestão do sistema através da municipalização (Goulart, 2001) e regionalização dos serviços (Lima *et al.*, 2012), bem como os programas e estratégias voltados para reorientação do modelo de atenção à saúde (Teixeira & Vilasbôas, 2014), especialmente o Programa/Estratégia de Saúde da Família (Giovanella *et al.*, 2009).

No que diz respeito ao Planejamento e Gestão em saúde, o interesse dos pesquisadores voltou-se para o estudo dos processos de planejamento em nível municipal e estadual, enquanto no nível nacional acentuou-se o debate em torno da Reforma do Estado (Pinto, 2004) e das modalidades alternativas de gestão dos serviços de saúde, a exemplo da proposta de criação das organizações sociais para gestão de hospitais públicos (Cohn & Elias, 2003), tema que posteriormente se desdobrou em um conjunto de estudos sobre outras modalidades de gestão que combinam elementos da administração pública com a administração empresarial.

Na década seguinte, o processo de construção do SUS no período de 2003 a 2010, apesar das dificuldades estruturais, como o subfinanciamento crônico, despertou o interesse internacional sobre a experiência brasileira, de modo que em 2011 foi publicado um número especial da revista *Lancet* dedicada ao Brasil, contendo um conjunto de artigos de pesquisadores da área de PPGSC, analisando o caminho percorrido e os desafios a enfrentar (Barreto *et al.*, 2011; Paim *et al.*, 2011). Cabe destacar também a publicação em 2018 de um número especial da revista *Ciência e Saúde Coletiva* dedicada ao balanço dos 30 anos do SUS (Paim, 2018; Paim *et al.*, 2018; Santos, 2018) e que evidencia, também, a diversidade de temas e questões que passaram a ser abordadas na área, bem como a publicação recente de análises da produção de conhecimentos em PPGSC a partir dos artigos publicados na *Revista de Saúde Pública* (Bousquat & Tanaka, 2016) e na *Revista Ciência e Saúde Coletiva* (Machado *et al.*, 2020; Vieira-da-Silva *et al.*, 2020).

Todo esse processo tem motivado a organização de encontros de pesquisadores de PPGSC interessados em desenvolver uma reflexão crítica sobre as características da produção científica na área, a exemplo da oficina organizada pelo Departamento de Administração e Planejamento em Saúde da Escola Nacional de Saúde Pública Sérgio Arouca da Fundação Oswaldo Cruz (ENSP-Fiocruz) em 2011, na qual foi apresentado um texto seminal de Schraiber (2015) que discute o "engajamento ético-político" dos pesquisadores e chama a atenção para a necessidade de superação da "rarefação teórica" que se observa em muitos estudos dessa área. Também cabe ressaltar os encontros realizados durante os Congressos da ABRASCO, tanto o específico da área de PPGSC como o chamado "Abrascão", que têm oportunizado uma reflexão crítica sobre o trabalho desenvolvido nos diversos centros e grupos de pesquisa em PPGSC.

MAPEAMENTO DE TEMAS E QUESTÕES ABORDADAS NA PRODUÇÃO CIENTÍFICA EM PPGSC EM SAÚDE – 1975-2021

O ponto de partida para mapeamento da produção científica da área de PPGSC implicou, em primeiro lugar, a definição de áreas temáticas[2] para classificação dos estudos identificados nas fontes bibliográficas pesquisadas, destacando-se três subáreas: Política de Saúde, Planejamento e Programação em Saúde e Gestão de Sistemas e Serviços de Saúde. Em seguida, foram feitos o processamento e a análise do contcúdo dos documentos selecionados, levando em conta o desenho de uma "linha do tempo" (Quadro 39.2), subdividida em vários períodos, cujos pontos de corte representam momentos de inflexão no processo político em saúde, adotando-se, portanto, como pressuposto que esse processo influencia direta ou indiretamente[3] a produção científica na área de PPGSC.

O período de 1974 a 1979 caracterizou a emergência do movimento da Reforma Sanitária (Escorel, 1999). O segundo período – 1980 a 1986 – foi marcado pela aglutinação sociopolítica em torno da RSB (Paim, 2008a). O terceiro período – 1987 a 1990 – caracterizou-se pela operacionalização do Sistema Unificado e Descentralizado

---

[2]Foram identificadas preliminarmente 12 áreas temáticas: Política de Saúde, Planejamento e programação em Saúde, Gestão de Sistemas e Serviços de Saúde, Organização de Sistemas de Saúde, Recursos Humanos em Saúde, Controle Social em Saúde, Economia da Saúde, Informação em Saúde, Educação e Comunicação em Saúde, Legislação Sanitária, Pesquisa Avaliativa em Saúde e outros (que incluem estudos "híbridos" difíceis de classificar em uma subárea específica). A leitura dos resumos incluídos em cada subárea revela, entretanto, a dificuldade em delimitar com precisão as fronteiras de cada uma, na medida em que grande parte dos estudos poderia ser classificada em duas ou mais subáreas.

[3]Através das políticas de desenvolvimento científico e tecnológico que destinam recursos específicos à realização de determinados estudos e pesquisas, e/ou pelo fato de os pesquisadores da área se debruçarem sobre temas derivados dos desafios enfrentados na prática política e institucional no âmbito dos sistemas público e privado.

Quadro 39.2 Pesquisa em PPG em saúde – Linha do tempo

Período	1974 a 1979	1980 a 1986	1987 a 1990	(1991 a 1992) 1993 a 2002	2003 a 2010
Contexto político	Emergência do movimento sanitário	Aglutinação sociopolítica em torno da RSB	SUDS Leis 8.080 e 8.142	SUS no governo FHC (NOBS 01/93;01/96; Reforma do Estado (OS) NOAS 2002	SUS no Governo Lula (Pacto pela Saúde; Mais Saúde; PlanejaSUS; Reorientação da ESF: criação dos NASF)
Pesquisas	**Temas/questões**				
Política de saúde	Crise do setor saúde Determinantes econômicos, políticos e sociais da conformação dos sistemas de saúde no Brasil Crítica aos movimentos ideológicos em saúde	Prática médica/processo de trabalho médico Modelo assistencial/ atenção primária à saúde Movimentos sociais em saúde	Princípios e diretrizes da RSB Cidadania e direito à saúde Financiamento do sistema de saúde, acesso e demanda aos serviços, descentralização Experiências de distritalização dos serviços em vários estados e municípios do país	Definição do papel de cada esfera de governo Municipalização da saúde Reforma do Estado: modalidades alterativas de gestão publica Relação público-privada (SUS-SAMS-SDD) Regulamentação do financiamento do SUS Organização da rede regionalizada de serviços	Estudos sobre sistema de saúde suplementar Estudos sobre financiamento e alocação de recursos em saúde Equidade em saúde: formulação de políticas voltadas a grupos populacionais específicos Estudos sobre políticas específicas (Saúde da Família, Saúde Bucal, Saúde Mental, Promoção da Saúde, Saúde da População Negra, Saúde do Índio, Política Nacional de Humanização, Saúde do Homem, Saúde da Pessoa com Deficiência, Saúde Internacional) (Regulamento sanitário)
Planejamento e programação em saúde	Organização de serviços de medicina comunitária Cobertura e acessibilidade da população aos serviços de APS Necessidades de saúde/ necessidades de serviços de saúde	Programas de extensão de cobertura Formação e capacitação de pessoal em planejamento (CAPSIS) Difusão do enfoque estratégico	Interesse crescente por questões teórico-metodológicas (crítica ao caráter instrumental do planejamento) Desenvolvimento de correntes de pensamento na área	Desenvolvimento conceitual e metodológico do planejamento em saúde Modelos assistenciais, Programa de Saúde da Família Sistemas de informação em saúde (análise de situações de saúde)	Estudos sobre regionalização do sistema de saúde e organização de redes integradas de serviços Estudos sobre práticas de planejamento e programação no âmbito estadual e municipal Estudos sobre implementação de programas de saúde, com destaque para o Programa de Saúde da Família
Gestão em saúde			Democratização na gestão em saúde Participação social no processo decisório	Experiências de municipalização e regionalização dos serviços de saúde Fortalecimento e continuidade do processo de descentralização e organização do acesso no SUS Conselhos como instâncias colegiadas de participação e gestão do SUS Monitoramento, supervisão e avaliação de sistemas e serviços de saúde Financiamento e gestão em saúde	Multiplicação de estudos sobre a municipalização da gestão Estudos sobre mecanismos de institucionalização do controle social (conselhos e conferências de saúde) Pacto pela Saúde em suas três dimensões Gestão de redes em saúde Novas modalidades de gestão em saúde (contratualização, regulação e controle, experiências de organizações sociais e formação de consórcios intermunicipais) Gestão do trabalho em saúde, com destaque para a problemática da precarização do trabalho e novas modalidades de contratação de pessoal Educação na saúde e capacitação de pessoal para a gestão de sistemas de saúde

Capítulo 39 • Produção Científica sobre Política, Planejamento e Gestão em Saúde no Campo da Saúde Coletiva

Período	2011 a 2014	2015 a 2016	2017 a 2018	2019	2020 a 2022
Contexto político	SUS no Governo Dilma I (Decreto 7.508; Redes de Atenção à Saúde; PMM)	SUS no Governo Dilma II (PEC 451: expansão do setor privado; 15ª CNS: em defesa do SUS)	SUS no Governo Temer (EC 95: congelamento dos gastos públicos; Reorientação da PNAB)	O SUS no Governo Bolsonaro (Cobertura Universal de Saúde vs. Sistemas Universais; Previne Brasil; desmonte do PMM e de outras políticas de saúde)	Pandemia da Covid-19: confronto de concepções e de estratégias de enfrentamento da pandemia (Governo Federal vs. Governos estaduais e municipais); Frente pela Vida; CPI da Covid
Pesquisas					
Política de saúde	Ação política do CEBES no cenário político em Saúde; Atuação do poder legislativo na formulação da política de saúde; Estudos sobre a implementação de políticas específicas (Saúde do Homem, Saúde Prisional, Saúde no Campo, Saúde Ambiental, Doenças Raras, Saúde Indígena, Saúde da Mulher, Assistência Farmacêutica, Educação Permanente, Desenvolvimento Produtivo da Saúde, Gestão de Tecnologias em Saúde, entre outras).	Relações intergovernamentais e crise política do federalismo cooperativo no âmbito do SUS; Análise da ação política de diferentes organizações, atores e sujeitos do campo da saúde	Estudos sobre a implementação de políticas específicas (Pessoa com deficiência, HIV/AIDS, LGBTI, Saúde Bucal, Saúde do Trabalhador, Saúde Indígena, Regulação, Saúde da Mulher, Pessoas em Situação de Rua, entre outras) 30 anos do SUS; Capitalismo, crise econômica, austeridade fiscal e saúde	Efeitos das reformas sobre a configuração dos sistemas de saúde; Análise de conjuntura política e saúde; Análises do processo político em saúde; Interfaces entre saúde e democracia; Aspectos conceituais e metodológicos acerca da análise política em saúde.	Análise de conjuntura política e saúde na pandemia de Covid-19; Aspectos conceituais e metodológicos acerca da análise de conjuntura; Estudos sobre políticas específicas (População ribeirinha, Saúde LGBTQIA+ com ênfase nos retrocessos impostos pela austeridade fiscal, Atenção Básica, Saúde Mental e Saúde Bucal, entre outras)
Planejamento em saúde	Estudos sobre práticas de planejamento e programação no âmbito estadual e municipal; Desafios para implementação do planejamento no SUS; Programação pactuada e integrada; Revisão histórica, conceitual e metodológica do planejamento em saúde	Estudos sobre práticas de planejamento e programação no âmbito estadual e municipal	Programação pactuada e integrada; Planejamento de redes de serviços e de cuidados em saúde	Estudos sobre práticas de planejamento e programação no âmbito estadual e municipal	Estudos sobre práticas de planejamento local em saúde; Estudos sobre práticas de planejamento regional em saúde; Análise da produção científica em política, planejamento e gestão em saúde; Planejamento no contexto da Covid-19
Gestão em saúde	Avaliação e auditoria em saúde; Relações público-privadas: modalidades de organização e gestão dos serviços do SAMS; Organização e gestão de Redes de Atenção à Saúde (RAS)	Relações intergovernamentais na gestão do SUS; Modalidades alternativas e gestão de serviços de alta e média complexidade, especialmente na área de gestão hospitalar; Regionalização e organização RAS	Relações intergovernamentais na gestão do SUS; Tendências do mercado de trabalho em saúde: precarização do trabalho em saúde; Financiamento dos sistemas de saúde; Judicialização da saúde; Regionalização e organização de RAS	Relações intergovernamentais na gestão do SUS; Monitoramento e avaliação da Política de Educação Permanente; Regionalização e organização de RAS; Financiamento das políticas e sistemas de saúde	Gestão e organização da atenção hospitalar; Reorganização da atenção básica no contexto da pandemia da Covid-19; Efeitos da pandemia sobre a gestão do trabalho em saúde e sobre a saúde dos profissionais e trabalhadores do setor; Regionalização e organização de redes de atenção à saúde; Financiamento das políticas e sistemas de saúde

de Saúde (SUDS) até a promulgação das Leis Orgânicas 8.080 e 8.142 (Brasil, 1990a, 1990b). O quarto período – 1991 a 2002 – foi marcado pela formulação e implementação das Normas de Operacionalização do SUS (NOB 01/91, 01/93, 01/96) até o ano de 2002, com a publicação da Norma Operacional de Assistência à Saúde (Levcovitz, Lima & Machado, 2001; Brasil, 2002).

O quinto período se inicia no ano de 2003 com o debate em torno da reorientação da gestão do SUS que culmina com a publicação do Pacto pela Saúde em 2006, em suas três dimensões – Pacto pela Vida, em Defesa do SUS e Pacto de Gestão (Brasil, 2006) – e se estende até o final do segundo Governo Lula. O período de 2011 a 2014 corresponde ao Governo Dilma I, marcado pela promulgação do Decreto 7.508, que regulamenta a criação das Redes de Atenção à Saúde, bem como pela formulação e implantação do Programa Mais Médicos (PMM), um das respostas governamentais às demandas sociais expressas nas Jornadas de 2013 (Magno & Paim, 2015). O período seguinte demarca o Governo Dilma II, interrompido com o impedimento da presidente, período em que se agudiza a crise política e institucional iniciada em 2013.

Os 2 anos seguintes correspondem ao Governo Temer, período em que se aprovou a Emenda Constitucional 95, do "teto dos gastos públicos", que agravou o subfinanciamento do SUS (Funcia & Ocké-Reis, 2018), observando-se, nesse período, a reorientação da Política Nacional de Atenção Básica (PNAB) (Melo *et al.*, 2018). Em seguida, o Governo Bolsonaro foi subdividido em dois momentos: o primeiro referente ao ano de 2019, quando se configurou a mudança de direcionalidade da política de saúde, acentuando-se o desmonte de políticas que já se anunciava no período anterior, destacando-se a substituição do PMM pelo projeto Médicos para o Brasil e o debate em torno do Previne Brasil e da criação da Agência para o Desenvolvimento da Atenção Primária à Saúde (ADAPS) (Giovanella *et al.*, 2019), evidenciando a subordinação do Ministério da Saúde (MS) ao projeto mercantilista (Santos, Araújo & Teixeira, 2021), em detrimento da defesa do SUS constitucional. Finalmente, o período 2020-2021 se caracteriza pela eclosão da pandemia da Covid-19 (Werneck & Carvalho, 2020) e pelo confronto de concepções e estratégias de enfrentamento da pandemia entre o Governo Federal e os governos estaduais e municipais (Lima, Pereira & Machado, 2020), bem como pela criação da Frente pela Vida (Souto & Travassos, 2020) e pela instalação da CPI da Covid no Senado Federal (Senado Federal, 2021).

Esses diversos momentos políticos constituem, portanto, o cenário em que se desenvolveu a pesquisa em PPGSC, pontuada pela publicação de livros, artigos e documentos de posição das entidades representativas da área. Considerando que grande parte dessa produção foi divulgada sob a forma de livros, este capítulo inclui um levantamento das principais publicações de referência à pesquisa na área de PPGSC (Boxe 39.1), seguido da descrição dos resultados do mapeamento dos temas e questões identificados na revisão bibliográfica da produção da área.

Boxe 39.1 Livros de referência da área de PPGSC

Além da publicação de artigos nas revistas, a produção científica da área de PPGSC tem sido divulgada por meio da publicação de livros, em geral coletâneas de autores vinculados a uma determinada instituição ou grupo de pesquisa. Assim, ainda que correndo o risco de deixar de fora publicações importantes, a atualização da revisão do estado da arte nessa área não poderia deixar de registrar algumas das publicações realizadas nos últimos 10 anos, que se somam aos livros "clássicos" da área, como é o caso dos livros de Cecília Donnangelo (1975, 1976), o livro de Madel Luz (1982) e a tese de doutorado de Antônio Sergio Arouca (Arouca, 1975), lançada em livro em 2003 (Arouca, 2003), aos quais se agregaram, ao longo dos anos, outras publicações largamente difundidas, como é o caso dos livros de Jaime Oliveira e Sonia Fleury Teixeira (Oliveira & Teixeira, 1985) e a primeira reflexão teórica sobre a Reforma Sanitária Brasileira (Fleury, 1989). Dessa época também se destacam os livros de Javier Uribe Rivera sobre planejamento em saúde (Rivera, 1989, 1995), os livros organizados por Lilian Blima Schraiber sobre programação em saúde (Schraiber, 1990; Schraiber, Nemes & Gonçalves, 1996), o livro de Zulmira Hartz e Ligia Vieira da Silva, sobre avaliação em saúde (Hartz & Vieira-da-Silva, 2005), o livro de Jairnilson Paim, sobre a Reforma Sanitária Brasileira (Paim, 2008a) e muitos outros que constituíram, ao longo dos últimos 40 anos, leitura obrigatória para todos que ingressam na pesquisa, docência e na prática institucional e política na área de PPGSC.

Mais recentemente, algumas publicações da área se destacam, cabendo referenciá-las como um convite aos leitores deste capítulo para que enriqueçam sua compreensão acerca da multiplicidade de temas, objetos e abordagens utilizadas na produção científica da área de PPGSC. Nesse sentido, cabe destacar a coletânea intitulada *Políticas, Planejamento e Gestão em Saúde: Abordagens e métodos de pesquisa* (Baptista, Azevedo & Machado, 2015), que apresenta o mosaico de perspectivas teóricas e metodológicas que vêm sendo incorporadas à pesquisa em PPGSC, como exemplificam dois livros de pesquisadores da Fiocruz: *Subjetividade, Gestão e Cuidado em Saúde* (Azevedo & Sá, 2013) e a coletânea *Organização do cuidado e práticas de saúde* (Sá, Tavares & De Seta, 2018).

Em outra linha, trazendo à luz uma reflexão sobre a contribuição de Ricardo Bruno Mendes-Gonçalves ao pensamento crítico no campo da Saúde Coletiva, a Rede Unida e a Hucitec publicaram uma coletânea comentada dos textos desse autor (Ayres & Santos, 2017). A obra reaviva o interesse pela leitura dos clássicos do marxismo que inspiraram as reflexões primeiras sobre o processo de trabalho em saúde, necessidades e práticas de saúde, "iluminações" que têm estimulado, inclusive, a reflexão epistemológica na área de Epidemiologia sobre a complexidade do objeto "saúde-doença-cuidado" (Almeida-Filho, 2000, 2011).

Também na área de planejamento observou-se uma retomada do debate sobre o pensamento estratégico, discutido no livro de Federico (2015), que, além disso, contém um posfácio escrito por Jairnilson Paim (2015) que sistematiza as abordagens teóricas prevalentes nas pesquisas da área de PPGSC, diferenciando os estudos de "análise política em saúde" da "análise de políticas de saúde", perspectivas exemplificadas na coletânea de Teixeira (2016) que apresenta a produção científica do Observatório de Análise Política em Saúde do ISC-UFBA.

Também cabe ressaltar as publicações do Centro Brasileiro de Estudos de Saúde (CEBES), que registram a trajetória do Movimento Sanitário (Sophia, 2015), da Luta pelo Direito à saúde no Brasil (Rizzotto & Costa, 2014) e dos 40 anos do CEBES (Camargo *et al.*, 2016), além da coletânea *Políticas e riscos sociais no Brasil e na Europa: convergências e divergências* (Rodrigues & Santos, 2017), que atualiza a agenda de debates sobre as reformas dos sistemas de saúde no mundo, levando em conta as tendências recentes do processo de globalização da economia e crise do Estado de Bem-estar social, cabendo registrar, também, a contribuição recente de Sestelo (2018a) sobre o processo de financeirização da saúde e que altera radicalmente a dinâmica das relações público-privadas no âmbito

> dos sistemas de saúde. Por fim, cabe destacar a coletânea organizada por Sonia Fleury, *Teoria da Reforma Sanitária: diálogos críticos* (Fleury, 2018), que aborda criticamente as estratégias adotadas pelo movimento da RSB e os desafios que se colocam para continuidade e aprofundamento desse processo, na conjuntura atual.

Política de saúde

Uma visão geral sobre a produção científica na área de Política de Saúde revela a ocorrência de um processo interessante de diversificação de temas e questões abordadas pelos pesquisadores, acompanhado de uma diferenciação de abordagens teórico-metodológicas.

Em sua emergência, essa área temática se centrava nos estudos acerca da "crise do setor saúde", notadamente a crítica (externa) ao processo de medicalização da sociedade (Donnangelo, 1976) concomitante a uma crítica (interna) ao processo de "mercantilização da medicina" (Arouca, 1975). Esses estudos, juntamente com as pesquisas sobre a prática/trabalho médico e a educação médica, fundaram, de um lado, as bases da investigação sobre "modelos de atenção à saúde" (Paim, 1993; Teixeira & Solla, 2006) e, de outro, inauguraram os estudos sobre política de saúde, centrados na análise crítica do Estado capitalista e suas crises (Fleury, 1992; Paim, 1992).

A produção científica nessa área contemplou estudos vinculados à teoria da democracia que tomam como objeto a Reforma Sanitária, inclusive em uma perspectiva de análise comparativa (Berlinguer, Teixeira & Campos, 1988; Almeida, 1995) e os que incorporaram a problematização da questão do direito à saúde, problematizando a perspectiva social-democrata de construção do Estado de Bem-estar social (Fleury, 1986; Teixeira, 1989).

A década de 1990 viu surgir a discussão em torno do neoliberalismo e a Reforma do Estado, o que abriu espaços à incorporação da contribuição de autores norte-americanos ao estudo das políticas de saúde (Viana, 1996; Viana & Baptista, 2008), tendência que se consolidou na década seguinte, quando se desloca a reflexão acerca da problemática do Estado capitalista, em crise e reformas, para a análise do Governo, dos atores governamentais e não governamentais, das relações público-privadas e, consequentemente, das relações entre o sistema público de saúde e o sistema privado.

Não por acaso, nesse período ganham importância os estudos sobre o Sistema de Assistência Médica Supletiva – SAMS (Bahia, 2005), ao tempo que, por outro lado, intensificam-se outros sobre os processos de formulação e implementação de políticas no âmbito do SUS, notadamente as políticas de descentralização (municipalização), regionalização, expansão da Atenção Básica (Programa de Saúde da Família [PSF]), regulação etc.

Pode-se constatar a ocorrência de certos "deslocamentos" de perspectiva, que incidem sobre a escolha dos temas estudados e, principalmente, sobre a abordagem teórica utilizada nos estudos realizados. Um exemplo interessante desse processo ocorreu na abordagem do tema "Participação em saúde", o qual, no período de emergência do movimento pela Reforma Sanitária, era abordado fundamentalmente na perspectiva da "educação e participação popular em saúde", buscando subsidiar os movimentos populares, de oposição e luta contra o Estado (autoritário) vigente (Fleury, 1989). Com o avanço do processo de construção do SUS e a institucionalização dos "mecanismos de participação e controle social", os estudos realizados passaram a abordar, em sua grande maioria, os limites e as possibilidades da atuação dos conselheiros, evidenciando também as mudanças que ocorreram nas formas de organização e mobilização da sociedade civil, a exemplo do fortalecimento do corporativismo, inclusive na área da saúde (Carvalho, 1997; Labra, 2005).

No período entre 2003 e 2010, a análise da produção científica revelou a persistência de certas questões, a exemplo do estudo teórico acerca da relação entre democracia e descentralização no âmbito das políticas de saúde no Brasil (Müller Neto, 2010), assim como se verifica a manutenção de certas temáticas, como seguridade social, burocracia e reforma administrativa do Estado, além da preocupação acerca dos processos de formulação e implementação de políticas públicas com ênfase nas políticas de regionalização, expansão/qualificação da atenção básica (PSF) e regulação de sistemas e serviços de saúde. Ao mesmo tempo são incorporados novos estudos que tratam da avaliação de políticas, sistemas e programas de saúde, como, por exemplo, estudos acerca do Programa Bolsa-Família (Monnerat, 2009) e sobre a análise de implantação de sistemas municipais de saúde (Solla, 2009). As questões relacionadas com o direito à saúde (judicialização), a intersetorialidade, a humanização do cuidado e a integralidade da atenção também são assuntos abordados.

Nesse período verificou-se, ainda, a diversificação dos estudos que abordam políticas específicas, contemplando temas tão variados como saúde da mulher, saúde do adolescente, saúde ambiental, saúde bucal, saúde mental, saúde do idoso, práticas integrativas e complementares etc. Dentre outros exemplos, pode-se destacar o aumento da produção científica em torno da assistência farmacêutica, com investigações que tratam da Política Nacional de Medicamentos, do direito ao acesso aos medicamentos, da questão das patentes e dos direitos de propriedade intelectual e sua relação com a produção pública de medicamentos e os processos de incorporação tecnológica, bem como o desenvolvimento de estratégias para enfrentamento das doenças negligenciadas.

A análise das publicações científicas da década de 2011 a 2021 revelou, em primeiro lugar, a continuidade e a ampliação do número de publicações que tomam como objeto políticas de saúde formuladas a partir da incorporação de novos temas na agenda do Ministério da Saúde, em resposta a demandas e necessidades de grupos específicos, como os povos indígenas (Martins, 2013), a população negra (Araújo, 2011), a população LGBTT (Bezerra *et al.*, 2021), pessoas com deficiência (Peixoto *et al.*, 2018), saúde do homem (Hemmi, Baptista & Rezende, 2020), populações do campo e da floresta (Moreira, 2014), população ribeirinha (Lima *et al.*, 2021), população quilombola (Figueiredo, 2021), população em situação de rua (Hino, Santos & Rosa, 2018), pessoas com doenças raras (Souza & Sá, 2015) e assistência farmacêutica

(Alencar, 2016), entre outros. Também aparecem nesse período estudos sobre a implementação da Política Nacional de Saúde Mental (Cavalcanti, 2019), bem como sobre a Política Nacional de Atenção Básica (Giovanella, Franco & Almeida, 2020) e das estratégias de reorganização dos serviços de saúde, inclusive da Atenção à Saúde Bucal (Soares, 2014; Chaves *et al.*, 2018), apontando os desafios impostos pelo contexto econômico de ajuste fiscal, marcado pelo desmonte das políticas sociais.

Nesse período, também se observou a publicação de um conjunto de artigos que analisam o processo político em saúde, configurando uma perspectiva que tem sido definida como "análise política em saúde" (Teixeira & Silveira, 2016: 34) em razão da abordagem especialmente da correlação de forças entre sujeitos, organizações e partidos políticos que defendem projetos distintos com relação à política de saúde e à organização do SUS. Vários estudos desse grupo analisam o impacto da crise econômica sobre as políticas adotadas pelos últimos governos, especialmente o impacto da adoção de medidas de austeridade fiscal sobre o financiamento da saúde e sobre as relações público-privadas no setor (Viana, Fonseca & Silva, 2017; Sestelo, 2018b; Teixeira & Paim, 2018; Viana & Silva, 2018).

Outros artigos focam na análise da ação política de diferentes organizações, atores e sujeitos que participam do processo político em saúde, a exemplo do CEBES (Sophia, 2012), Conselho Nacional de Saúde – CNS (Silva, 2018), Ministério da Saúde (Costa, Engstrom & Siqueira, 2017), comissões e órgãos do Poder Legislativo (Costa *et al.*, 2016), instâncias representativas de governos estaduais e municipais, como Conselho Nacional de Secretários de Saúde – CONASS (Cerqueira, 2019), Conselho de Secretários Municipais – COSEMS (Shimizu *et al.*, 2017) e Conselho Nacional de Secretarias Municipais de Saúde – CONASEMS (Ouverney *et al.*, 2019), que discutem, entre outros temas, as relações intergovernamentais e a crise do federalismo (Padilha *et al.*, 2019; Shimizu *et al.*, 2021). Nessa perspectiva, têm sido desenvolvidos estudos sobre os projetos políticos em disputa no campo da saúde (Paim, 2017a; Bahia, 2018) que subsidiaram inclusive, em 2018, o balanço dos 30 anos do SUS (Santos, 2018; Paim, 2018; Paim *et al.*, 2018).

Cabe ressaltar que também se observou, nessa subárea, a diversificação das abordagens teórico-metodológicas com a incorporação da sociologia reflexiva de Pierre Bourdieu em estudos sócio-históricos (Barros, 2013; Souza, 2013; Soares, 2014; Aranha, 2016), ao tempo que se retomou a reflexão sobre o pensamento estratégico de Mario Testa (Federico, 2015), de matriz marxista, que tem orientado a distinção teórico-epistemológica entre "análise política em saúde" e "análise de políticas de saúde" (Paim, 2015), norteadora da sistematização da produção científica sobre política de saúde no período de 2011 a 2021 anteriormente apresentada.

Além disso, reativou-se o interesse pela reflexão acerca da RSB concomitantemente à comemoração dos 40 anos do CEBES (Camargo *et al.*, 2016) retomando, em algumas dissertações, teses e artigos, o debate acerca das estratégias acionadas pelo Movimento da Reforma Sanitária Brasileira (MRSB) (Fleury, 2018) no contexto da crise

internacional do capital, que tem posto em questão a viabilidade de políticas de saúde vinculadas ao processo de construção e consolidação do Estado de Bem-estar social não só no Brasil, mas em vários países do mundo (Rodrigues & Santos, 2017). Desse modo, tem sido observada a emergência de estudos que problematizam os obstáculos à garantia do direito universal à saúde, particularmente no contexto mais recente (2013-2020), marcado pela crise da democracia no mundo (Mounk, 2019) e no Brasil (Souza Neto, 2020), identificando-se artigos que analisam os desafios para efetivação do direito universal à saúde no Brasil (Machado, Lima & Baptista, 2017; Souza *et al.*, 2019), o futuro do SUS (Paim, 2019, 2021) e "A urgência de reinvenção da RSB em defesa do Sistema Único de Saúde" (Cohn & Gleriano, 2021).

Cabe destacar, por fim, o surgimento de estudos de corte epistemológico que apresentam reflexões acerca das abordagens teórico-metodológicas utilizadas na pesquisa em política de saúde (Paim, 2015; Esperidião, 2018), bem como artigos que discutem questões metodológicas específicas, a exemplo do mapeamento de atores e sujeitos políticos que participam do processo de RSB (Baptista, Borges & Rezende, 2019) e análise de conjuntura (Virgens & Teixeira, 2018; Reis & Paim, 2021),

Planejamento em saúde

O Planejamento em Saúde trata dos processos de produção de políticas (formulação), dos modos de organização das práticas (programação) e das formas de gestão (operacionalização) de planos, programas e projetos de ação. Lembrando que "tecnologia" diz respeito a "modos de fazer", então, é necessário atentar para que os conceitos, métodos e técnicas de que dispõe o Planejamento em Saúde, enquanto área de conhecimento, estão voltados fundamentalmente para compreensão e intervenção sobre as práticas, sobre as ações sociais, especialmente as ações de saúde.

Durante a década de 1980, no contexto de aglutinação do movimento em torno da RSB, a difusão do debate latino-americano na área de planejamento (Paim, 2002), especialmente a crítica ao enfoque normativo e a incorporação do enfoque estratégico, contribuiu para "ampliação do vocabulário" político dos militantes do movimento pela RSB, subsidiando assim a elaboração de propostas políticas, o aprendizado do pensamento estratégico, a realização de análises de viabilidade, o mapeamento de atores, o desenho de estratégias de ação no espaço acadêmico e no âmbito das instituições públicas de saúde etc.

Assim, o aprendizado da teoria e da prática do planejamento estratégico e situacional, por meio dos textos de Mario Testa (1979, 1981, 1985, 1989a, 1989b, 1991, 1995) e de Carlos Matus (1969, 1981, 1982, 1987, 1996, 1997, 2000, 2007), certamente contribuiu para compreensão, crítica e intervenção nos processos políticos que atravessam o espaço da saúde. Pesquisas realizadas no Brasil, entre o final da década de 1980 e o início dos anos 1990, analisaram a contribuição teórico-metodológica desses autores (Giovanella, 1989; Rivera, 1989, 1992; Sá, 1993; Artmann, 1993).

Capítulo 39 • Produção Científica sobre Política, Planejamento e Gestão em Saúde no Campo da Saúde Coletiva

Na década seguinte ocorreu a ampliação do debate sobre a possibilidade de desenvolvimento e institucionalização da prática de planejamento em saúde, não mais limitada à elaboração de "programas verticais", e sim posta como uma "ferramenta de governo", uma "tecnologia de gestão", a serviço da implementação de mudanças na organização e funcionamento dos serviços públicos de saúde, bem como na organização do processo de trabalho em saúde (Schraiber, 1990, 1996; Teixeira, 1993, 1994).

Cabe ressaltar que a maior parte da produção acadêmica derivada dessas experiências foi divulgada por meio de livros ou documentos técnicos. Dessa produção, é importante registrar a coletânea organizada por Merhy & Onocko (1997), recolhendo parte significativa da produção do grupo da Unicamp durante a década de 1980 e início dos anos 1990, bem como as publicações organizadas por Rivera (1989, 1995), Gallo, Rivera & Machado (1992), Gallo (1995) e Teixeira & Melo (1995), que registram parte da reflexão derivada da prática desenvolvida no período anterior.

As características do processo político na década de 1990, com a ascensão do "ideologismo neoliberal", repercutiram na área de saúde e, apesar dos esforços desenvolvidos em vários âmbitos para garantia da implementação do SUS, o planejamento viveu uma fase de relativa desvalorização, mantendo-se praticamente como um ritual burocrático na maioria das instâncias de governo do sistema. Esse fato possivelmente incidiu sobre o interesse dos pesquisadores da área, observando-se certo "esvaziamento" da produção teórica e metodológica sobre o tema.

Mesmo nesse contexto restritivo foram produzidas investigações sobre o planejamento em saúde a partir do referencial teórico elaborado nos estudos supramencionados, especialmente no âmbito dos programas de pós-graduação em Saúde Coletiva (Campos, 2001; Sampaio, 2003; Lotufo, 2003; Vilasbôas, 2006; Rocha, 2008; Cerqueira, 2009).

A criação do Sistema de Planejamento do SUS (PlanejaSUS), em 2006, por iniciativa da Secretaria Geral do Ministério da Saúde, lançou as bases para organização e funcionamento de um sistema nacional de planejamento em saúde no SUS. Essa iniciativa foi acompanhada pela publicação, entre 2006 e 2010, de uma série de *Cadernos de Planejamento*, organizada em oito volumes, com intuito de contribuir para disseminação do arcabouço jurídico-normativo e dos instrumentos básicos de planejamento e gestão em saúde nas três esferas de gestão do SUS.

O movimento de revalorização e difusão do planejamento em saúde através do "PlanejaSUS" parece ter influenciado a produção acadêmica em planejamento, que apresentou um "reaquecimento", como indicam os trabalhos de Vilasbôas & Paim (2008), Vieira (2009) e Gonzalez (2009). De fato, no ano de 2010 foi publicado um número especial da revista *Ciência e Saúde Coletiva* dedicado ao Planejamento e Gestão em Saúde, destacando-se três artigos voltados especificamente, para o planejamento em saúde (Machado, Baptista & Lima, 2010; Mattos, 2010; Abreu de Jesus & Teixeira, 2010), além do texto (Rivera & Artmann, 2010) que provocou intervenções críticas de debatedores.

A produção científica analisada entre 2011 e 2021 revela uma multiplicação dos temas de interesse associados ao Planejamento em Saúde, dentre os quais se nota a manutenção de temas abordados em períodos anteriores como a contribuição teórico-metodológica do pensamento estratégico (Federico, 2015), conceitos, métodos e técnicas do planejamento em saúde (Rivera & Artmann, 2012; Baptista, Azevedo & Machado, 2015) e a programação em saúde (Rodrigues, 2012), mas também e sobretudo aspectos relacionados com o processo de construção do SUS. Assim, são abordados os desafios do planejamento na construção do SUS (Abreu-de-Jesus & Assis, 2011; Vicentine, 2016), o planejamento municipal com ênfase na Atenção Primária à Saúde (Sarti *et al.*, 2012; Alves da Silva, 2015; Soares de Souza, 2016), o planejamento estadual (Abreu-de-Jesus & Teixeira, 2012, 2014; Moreira, 2017; Quevedo *et al.*, 2017), o planejamento regional (Vianna & Lima, 2013; Cunha, 2016; Ferreira *et al.*, 2018; Silva *et al.*, 2020), o planejamento de redes (Viana & Lima, 2011; Souza 2018) e, mais recentemente, o planejamento no contexto da pandemia de Covid-19 (Shimizu *et al.*, 2021; Santos *et al.*, 2021).

Gestão de sistemas e serviços de saúde (GSS)

A gestão em saúde, abordada de modo recorrente nos debates políticos e objeto de publicações técnicas, tem ganhado crescentemente os espaços da produção científica. Há que se registrar a influência positiva da expansão dos cursos de pós-graduação, *sensu lato* e *sensu estrito*, que contemplam a área de concentração de PPGSC, seja em cursos de especialização, residência, mestrados profissionais e mestrados e doutorados acadêmicos. Tal assertiva revelou-se no mapeamento sobre gestão de sistemas de saúde (Souza & Teixeira, 2012), cuja produção foi destaque nos trabalhos de conclusão de cursos, especialmente dissertações de mestrado, embora ainda tenha sido numericamente significativa a abordagem dos temas sob o formato de manuais, guias, informes e relatórios técnico-científicos.

A produção científica sobre GSS publicada em periódicos nacionais contempla vários temas, possibilitando que os estudos analisados sejam classificados por subáreas temáticas, a saber: Descentralização (estudos sobre municipalização, pactos federativos e atuação das comissões intergestoras no processo de descentralização); Democratização da Gestão (estudos sobre a participação e o controle social no processo de gestão); Regionalização dos Serviços (estudos sobre regionalização dos serviços, organização da assistência e do acesso, gestão de redes e mecanismos de gestão como os consórcios intermunicipais); Regulação, Avaliação, Controle e Auditoria; Gestão do Trabalho e da Educação na Saúde (Gestão de Recursos Humanos e Educação Permanente em Saúde); Financiamento (estudos sobre gestão de recursos financeiros e custos do sistema de saúde), entre outros (estudos sobre modelos de gestão, dispositivos de gestão, gestão sanitária, gestão estratégica, percepção sobre a gestão de sistemas, estilos de gestão e informações para a qualificação da gestão).

Um aspecto importante a destacar na análise do conjunto dessa produção tem sido a ênfase na dimensão operativa, visto o predomínio de trabalhos descritivos, como os relatos de experiência e estudos de caso, que descrevem e analisam criticamente as experiências e práticas de gestão concretizadas nos espaços institucionais, revelando as práticas e os modos de condução da gestão em saúde. Essas iniciativas fazem pouca referência à fundamentação teórica utilizada, com a exceção das dissertações de mestrado e teses de doutorado.

Considerando os períodos analisados e as subáreas temáticas, observou-se certo destaque para as questões relativas ao processo de descentralização da gestão do SUS, com a publicação das NOBS (93 e 96) e da NOAS (2001 e 2002) que instaura o processo político de regionalização, e especialmente com a promulgação do decreto 7.508, em 2011, no Governo Dilma, mantém-se o interesse pelo desenvolvimento de estudos voltados para fortalecimento do processo de descentralização da gestão, organização das redes regionalizadas de serviços de saúde e ampliação do acesso da população aos serviços de saúde, principalmente a partir da implementação da Estratégia de Saúde da Família (Pinto & Giovanella, 2018) e, mais recentemente, do Programa Mais Médicos (Rios & Teixeira, 2018).

Os estudos sobre Regulação, Avaliação, Controle e Auditoria foram raros até o ano de 1998, identificando-se, entretanto, um interesse crescente na área de avaliação e auditoria em saúde, principalmente a partir da criação da Agência Nacional de Saúde Suplementar (ANS), paralelamente ao aumento da produção sobre as relações público-privadas (Bahia, 1999, 2018), com a fortalecimento das diversas modalidades de organização e gestão dos serviços que compõem o Sistema de Assistência Médica Supletiva (SAMS) (Mendes, 2001b).

Outro tema que ganhou destaque na produção mais recente foi a organização e gestão de Redes de Atenção à Saúde (Mendes, 2010; Rivera & Artmann, 2016), estabelecendo-se, inclusive, grupos de pesquisa voltados especificamente para o estudo dos processos de regionalização e organização de redes, com intensa produção, que toma como referência a questão federativa, ou seja, a problemática das relações intergovernamentais no processo de construção do SUS (Weigelt, 2007; Viana & Lima, 2011; Carvalho *et al.*, 2017; Cerqueira, 2019).

Paralelamente, ocorreu a emergência de estudos específicos sobre a implantação de modalidades alternativas e gestão de serviços de alta e média complexidade, especialmente na área de gestão hospitalar, o que tem motivado a elaboração e a execução de projetos específicos sobre o tema no âmbito dos cursos de pós-graduação. Nessa linha, vêm sendo estudadas experiências inovadoras de gestão pública, a exemplo da gestão de hospitais por meio de organizações sociais (Santos *et al.*, 2018) e de parcerias público-privadas (Santos *et al.*, 2020), tratando-se de avaliar suas vantagens e desvantagens com relação a formas tradicionais de gerenciamento das unidades públicas de saúde.

Na subárea temática Gestão do Trabalho e da Educação na Saúde observa-se uma produção anual regular e constante com tendência a aumento após a criação da Secretaria de Gestão do Trabalho e Educação na Saúde (SGTES) e da Comissão Interministerial de Gestão do Trabalho e da Educação na Saúde, cabendo destacar o interesse pelo tema da precarização do trabalho em saúde, decorrência da reestruturação produtiva do capitalismo contemporâneo que afeta a organização e a gestão do trabalho no setor (Pierantoni *et al.*, 2015; Vieira *et al.*, 2017; Machado & Ximenes, 2018), bem como a ênfase recente que tem sido dada ao monitoramento e à avaliação do processo de implementação da Política de Educação Permanente (PNEPS) do SUS (Pinto *et al.*, 2014; Leite, Pinto & Fagundes, 2020; Castro, Vilar & Costa, 2021), estratégia que visa adequar o perfil dos profissionais e trabalhadores às exigências derivadas das mudanças no processo de trabalho em saúde na contemporaneidade.

Também chama a atenção o interesse crescente por estudos na área de Economia da Saúde (Carnut, Pires & Mendes, 2021), que abordam tanto o "financiamento dos sistemas de saúde" como a problemática da judicialização (Graziane, Bahia & Santos, 2016; Santos, 2021) que incide sobre os custos operacionais do sistema público na medida em que, fundamentados no disposto na legislação do SUS, têm se avolumado os processos judiciais que reivindicam o custeio de procedimentos e medicamentos de alto custo, com impacto negativo sobre a gestão dos recursos financeiros do SUS, limitados historicamente e reduzidos por força da EC 95 aprovada em 2016 (Funcia & Ocké-Reis, 2018; Justo & Mendes, 2021).

Por fim, cabe enfatizar o surgimento de estudos que abordam os efeitos da pandemia da Covid-19 (Aquino *et al.*, 2020; Bousquat *et al.*, 2021; Santos *et al.*, 2021) sobre a gestão e organização do sistema de saúde, especialmente no âmbito da atenção hospitalar e na reorganização da Atenção Básica, chamando a atenção, também, a realização de estudos a respeito dos efeitos da pandemia sobre a gestão do trabalho em saúde e sobre a saúde dos profissionais e trabalhadores do setor (Teixeira *et al.*, 2020). O impacto da pandemia de Covid-19, aliás, tem sido analisado em suas múltiplas dimensões, algumas das quais tangenciam a análise crítica e os desafios colocados na atual conjuntura ao sistema de saúde brasileiro, constituindo, assim, um tema cuja análise tem evidenciado os problemas econômicos, políticos e culturais que atravessam o SUS e a sociedade brasileira como um todo (Quadro 39.2).

CONSIDERAÇÕES FINAIS

O mapeamento da produção científica em PPGSC evidencia aumento no volume de estudos, difundidos por meio dos mais diversos veículos de divulgação científica, como congressos, revistas, livros, documentos técnicos e *position papers* apresentados em espaços de decisão política no âmbito do sistema de saúde, que constituem um acervo composto por várias centenas de textos.

A análise realizada neste capítulo privilegiou a identificação de artigos, capítulos de livros e livros que de certo modo marcaram a trajetória dos debates políticos das disputas teóricas ocorridas no campo científico da Saúde Coletiva, bem como tratou de estabelecer uma relação entre os temas abordados pela comunidade de pesquisadores da área e o processo político nas distintas conjunturas nos últimos 46 anos (de 1975 a 2021).

A distribuição dos temas apresentados na linha do tempo sugere que o movimento pela Reforma Sanitária e o processo de institucionalização do SUS influenciaram a atividade científica na área de PPG, na medida em que tais processos constituíram um campo de experimentação e consolidação de saberes e práticas políticas e administrativas em várias esferas do governo nacional, estadual e municipal.

A diversificação temática e a incorporação de novas abordagens teórico-metodológicas parecem indicar, por um lado, a ampliação da base da "comunidade científica" nessa área com a criação de grupos e a diversificação das linhas de investigação e, por outro, instigam a reflexão acerca dos possíveis determinantes da "abertura" do campo à influência de perspectivas teóricas e políticas distintas das bases conceituais que constituíram o fundamento dos estudos nessa área.

Evidentemente que uma pesquisa dessa natureza extrapola os limites de um estudo bibliográfico como o apresentado aqui e exige o levantamento de informações que deem conta das condições objetivas e subjetivas envolvidas nas escolhas realizadas pelos pesquisadores, isto é, desde a influência das políticas de saúde e das políticas de fomento à ciência e tecnologia em saúde, passando pela análise da "filiação" dos pesquisadores a determinadas tradições do pensamento social e político, bem como das oportunidades de comunicação dos resultados do seu trabalho em função da política editorial vigente nas revistas da área.

Nessa perspectiva, cabe também problematizar os achados na área de planejamento, os quais indicam forte influência do contexto político e institucional, ou seja, da valorização/desvalorização da prática do planejamento no âmbito do processo político e do governo do sistema de saúde. Nesse sentido, a questão central que se encontra na base dessa reflexão diz respeito à ênfase concedida ao mercado como mecanismo regulador das relações entre oferta e demanda por serviços de saúde e o papel que o planejamento governamental pode desempenhar no sentido de estabelecer políticas, prioridades, objetivos e metas a alcançar com respeito às condições de saúde da população e à reorganização do sistema de serviços de saúde.

De fato, os estudos nessa área parecem indicar que subsiste no país um processo contraditório que contempla a coexistência de esforços em direção à institucionalização das práticas de planejamento e programação em saúde em uma perspectiva racionalizadora, ao tempo que continuam atuando intensamente as forças expansionistas, com pressões decorrentes do processo de reprodução ampliada da "mercantilização da saúde", não restrita à capitalização da produção de serviços, senão estendida aos mecanismos de gestão do sistema e dos serviços de saúde, fundamentados cada vez mais na lógica da eficiência econômica e da acumulação de capital financeiro por parte das empresas do chamado "complexo industrial da saúde".

Cabe reafirmar, portanto, a necessidade de fortalecimento dos estudos na área de gestão, os quais podem vir a contribuir para compreensão mais ampla das determinações econômicas e políticas que estão influindo nos rumos do processo de mudança do sistema de saúde brasileiro. Como visto com a apresentação sucinta das tendências de pesquisa nessa área, alguns eventos, como a publicação de portarias e normas operacionais, vêm influenciando a produção científica, em grande parte voltada para descrever os efeitos do processo de implementação dessas diretrizes na organização e gestão do sistema.

Considera-se necessário, porém, ampliar os horizontes da investigação científica sobre o processo político que permeia o sistema de saúde e a sociedade brasileira, de modo a subsidiar a formulação de políticas e ações em planejamento e gestão, tendo em vista os desafios colocados pela conjuntura econômica e a política atual.

Referências

Brasil. Lei 8.142, de 28 de dezembro de 1990. Diário Oficial da República Federativa do Brasil, Brasília, DF; Poder Executivo, 31 dez 1990b.

Brasil. Ministério da Saúde. Diretrizes operacionais dos Pactos pela Vida, em Defesa do SUS e de Gestão. Secretaria Executiva, Departamento de Apoio à Descentralização. Coordenação-Geral de Apoio à Gestão Descentralizada. Brasília: Ministério da Saúde, 2006; v. 1.

Brasil. Norma Operacional de Assistência à Saúde NOAS-SUS 01/2002. Portaria MS/GM 373, de 27 de fevereiro de 2002. Brasília: Ministério da Saúde, 2002.

ABRASCO – Associação Brasileira de Saúde Coletiva. Sobre a ABRASCO [internet] [s.d.]. Disponível em: https://www.abrasco.org.br/site/sobreaabrasco/.

Abreu de Jesus WL. Produção científica brasileira sobre Planejamento em Saúde no contexto de construção do SUS (1990-2010). In: Abreu de Jesus WL. Planejamento em saúde no SUS. Tese de Doutorado. Salvador: PPGSC, ISC mar 2012: 41-75.

Abreu de Jesus WL, Assis MMA (orgs.). Desafios do planejamento na construção do SUS. Salvador: EDUFBA, 2011. 174p.

Abreu de Jesus WL, Teixeira CF. Planejamento estadual no SUS: o caso da Secretaria da Saúde do Estado da Bahia. Ciência e Saúde Coletiva, 2010; 15(5):2383-93.

Abreu de Jesus WL, Teixeira CF. Planejamento governamental em saúde no estado da Bahia, Brasil: atores políticos, jogo social e aprendizado institucional. Ciência & Saúde Coletiva, 2014; 19(9):3839-48.

Alencar TOS. A Reforma Sanitária Brasileira e a questão medicamentos/assistência farmacêutica. Tese (Doutorado em Saúde Pública). Salvador: Universidade Federal da Bahia, 2016. 439f.

Almeida Filho N. O conceito de saúde: ponto-cego da epidemiologia? Rev Bras Epidemiol, 2000; 3(1-3):4-20.

Almeida Filho N. O que é saúde? Rio de Janeiro: Editora Fiocruz, 2011.

Almeida CM. As Reformas Sanitárias dos anos 80: crise ou transição? Tese de Doutoramento. Rio de Janeiro: ENSP. FIOCRUZ, jul 1995.

Alves da Silva P. Processo de planejamento, avaliação e monitoramento da atenção básica no Estado de Goiás. Dissertação (Mestrado). Universidade Federal de Goiás, Programa de Pós-Graduação em Saúde Coletiva. 2015.

Aquino R et al. Experiências e legado da atenção primária em saúde no enfrentamento da pandemia de COVID-19: como seguir em frente? In: Barreto ML, Pinto Jr. EP, Aragão E, Barral-Netto M. (orgs.). Construção de conhecimento no curso da pandemia de Covid-19: aspectos assistenciais, epidemiológicos e sociais. Salvador: Edufba, 2020; v. 2.

Aranha TR. Produção social das políticas de saúde bucal no Brasil. Tese (doutorado). Instituto de Saúde Coletiva. Universidade Federal da Bahia Salvador, 2016. 380p.

Araújo MVR. Formulação da política de saúde da população negra em Salvador, 2005-2006: um estudo de caso. Tese (doutorado). Instituto de Saúde Coletiva. Salvador: Universidade Federal da Bahia, 2011.

Arouca ASS. O dilema preventivista: contribuição para a compreensão e crítica da medicina preventiva [tese]. Campinas: Universidade Estadual de Campinas; 1975. 261p.

Arouca ASS. O dilema preventivista: contribuição para a compreensão e crítica da medicina preventiva. São Paulo. UNESP, Rio de Janeiro, Fiocruz, 2003. 268p.

Arretche M, Marques E. Condicionantes locais da descentralização das políticas de saúde. In: Hochman G, Arretche M, Marques E (orgs.) Políticas Públicas no Brasil. Rio de Janeiro: Fiocruz, 2007: 173-204.

Artmann E. O planejamento estratégico situacional: a trilogia matusiana e uma proposta para o nível local de saúde (uma abordagem comunicativa). Dissertação (Mestrado). Escola Nacional de Saúde Pública. Rio de Janeiro: Fiocruz. 1993: 117-34.

Ayres JR, Santos L (orgs.). Saúde, sociedade e história: uma revista às contribuições de Ricardo Bruno Mendes-Gonçalves. Porto Alegre: Rede Unida: Hucitec, 2017; v. 1.

Azevedo CS, Sá MC (orgs.). Subjetividade, gestão e cuidado em saúde: abordagens da psicossociologia. Rio de Janeiro: Editora Fiocruz, 2013.

Bahia L. O SUS e os desafios da universalização do direito à saúde: tensões e padrões de convivência entre o público e o privado no sistema de saúde brasileiro. In: Lima NT et al. (orgs.). Saúde e democracia: história e perspectivas do SUS. Rio de Janeiro: Fiocruz, 2005: 407-49.

Bahia L. Trinta anos de Sistema Único de Saúde (SUS): uma transição necessária, mas insuficiente. Cad Saúde Pública [online] 2018, 34(7):e00067218. Disponível em: https://doi.org/10.1590/0102-311X00067218.

Bahia L. Mudanças e Padrões das Relações Público-Privado: Seguros e Planos de Saúde no Brasil. Tese de Doutorado, Rio de Janeiro: Escola Nacional de Saúde Pública, Fundação Oswaldo Cruz. 1999.

Baptista TWF, Borges CF, Rezende M. Outros olhares para a Reforma Sanitária Brasileira. Saúde em Debate [online] 2019; 43(n.spe8):05-10. Disponível em: https://doi.org/10.1590/0103-11042019S800.

Baptista TWF, Azevedo CS, Machado CV. Políticas, Planejamento e Gestão em Saúde abordagens e métodos de pesquisa. Rio de Janeiro: Ed. Fiocruz, 2015.

Barreto ML, Teixeira MG, Bastos F, Ximenes RAA, Barata RB, Rodrigues LC. Saúde no Brasil: Sucessos e fracassos no controle de doenças infecciosas no Brasil: o contexto social e ambiental, políticas, intervenções e necessidades de pesquisa. The Lancet, 2011; 3:47-60.

Barros SG. A política nacional de luta contra a aids e o espaço aids no Brasil. Tese (Doutorado em Saúde Pública). Salvador: Universidade Federal da Bahia. Instituto de Saúde Coletiva, 2013. 274f. Disponível em: https://repositorio.ufba.br/handle/ri/11487.

Berlinguer G, Teixeira SF, Campos GW. Reforma sanitária: Itália e Brasil. São Paulo: Cebes, Hucitec, 1988. 207p.

Bezerra MVR et al. Condições históricas para a emergência da Política Nacional de Saúde Integral LGBT no espaço social da saúde no Estado da Bahia, Brasil. Cad Saúde Pública [online] 2021; 37(8):e00221420. Disponível em: https://doi.org/10.1590/0102-311X00221420.

Bousquat A et al. Pandemia de Covid-19: o SUS mais necessário do que nunca. Revista USP, 2021; 128:13-26.

Bousquat A, Tanaka OY. A Política de Saúde nas páginas da Revista de Saúde Pública. Rev Saúde Pública [online] 2016; 50(0):65. Disponível em: https://doi.org/10.1590/S1518-8787.2016050000180.

Brasil. Lei 8.080, de 19 de setembro de 1990. Diário Oficial da República Federativa do Brasil, Poder Executivo, Brasília, DF, 24 set. 1990a.

Camargo ATSP, Costa AM, Lobato LVC, Sophia DC (orgs.) CEBES 40 anos: memórias do futuro. Rio de Janeiro: CEBES, 2016. 404p. Disponível em: http://cebes.org.br/site/wp-content/uploads/2017/07/Cebes_40_web.pdf.

Campos GWS. Um método para análise e co-gestão de coletivos. São Paulo: HUCITEC 2000. 229p.

Campos RTO. O Planejamento no labirinto: uma viagem hermenêutica. Tese de doutorado. 2001. 96p.

Carnut L, Pires JSM, Mendes A. Economia e saúde: aproximações para uma abordagem da economia política crítica marxista. Marx e o Marxismo, 2021; 9:122-56.

Carvalho AI. Conselhos de saúde, responsabilidade pública e cidadania: a reforma sanitária como reforma do Estado. In: Fleury S (org.) Saúde e democracia: a luta do CEBES. São Paulo: Lemos, 1997: 93-11.

Carvalho ALB, Abreu de Jesus WL, Senra IMVB. Regionalização no SUS: processo de implementação, desafios e perspectivas na visão crítica de gestores do sistema. Ciência & Saúde Coletiva, 2017; 22(4): 1155-64.

Castro JL, Vilar RLA, Costa TPT. Trabalho e Educação na saúde: análise e vivência. 1. ed. Natal: 2021. 395p.

Cavalcanti MT. Perspectivas para a política de saúde mental no Brasil. Cad Saúde Pública [online] 2019; 35(11):e00184619. Disponível em: https://doi.org/10.1590/0102-311X00184619.

Cecílio LC. Uma sistematização e discussão da tecnologia leve de planejamento estratégico aplicada ao setor governamental. In: Merhy E, Onocko (orgs.). Praxis en salud: un desafio para lo público. Hucitec 1997: 151-67.

Cerqueira SCC. O CONASS e as linhas de construção do SUS: análise política no período 2006-2016. Tese (doutorado). Instituto de Saúde Coletiva. Salvador: Universidade Federal da Bahia, 2019. 380p.

Cerqueira SCC. O processo de incorporação do plano municipal de saúde como tecnologia de gestão: o caso da Secretaria Municipal de Saúde de Salvador. Dissertação de mestrado. Instituto de Saúde Coletiva. Universidade Federal da Bahia, 2009. 2012p.

Chaves dos Santos SM. Políticas públicas e políticas sociais: uma síntese das principais abordagens teóricas. Salvador: Escola de Nutrição da UFBA, 1999.

Chaves SCL et al. Política de Saúde Bucal no Brasil: as transformações no período 2015-2017. Saúde em Debate [online] 2018; 42(n.spe2):76-91. Disponível em: https://doi.org/10.1590/0103-11042018S206.

Cohn A, Gleriano JS. A urgência de reinvenção da Reforma Sanitária Brasileira em defesa do Sistema Único de Saúde. São Paulo: Rev Dir Sanit, 2021; 21:e-0012.

Cohn A, Elias PE. Saúde no Brasil: políticas e organização de serviços. [S.l: s.n.]. São Paulo: Editora Cortez, 2003.

Cortes SV. Viabilizando a participação em conselhos de política pública municipais: arcabouço institucional, organização do movimento popular e policy communities. In: Hochman G, Arretche M, Marques E (orgs.) Políticas Públicas no Brasil. Rio de Janeiro: Fiocruz, 2007: 125-43.

Costa AM et al. Saúde no Poder Legislativo: Objeto, Investigação e Tendencias. In: Teixeira CF (org.) Observatório de Análise Política em Saúde abordagens, objetos e investigações. 1. ed. Salvador: EDUFBa, 2016; 1:113-58.

Costa NR, Engstrom EM, Siqueira SAV. Política pública e papel institucional do Ministério da Saúde no Brasil. Ciência & Saúde Coletiva [online] 2017; 22(5):1394. Disponível em: https://doi.org/10.1590/1413-81232017225.10352017.

CPPS – Centro Panamericano de Planificación de la Salud. OPS. Formulación de Políticas de Salud. Oficina Sanitaria Panamericana, Oficina Regional de la Organización Mundial de la Salud. Santiago, Chile, Julio 1975.

Cunha ER. Planejamento das ações de saúde na Atenção Básica do Nordeste do Brasil. Dissertação (Mestrado). Universidade Federal do Maranhão. Mestrado profissional em Saúde da Família. 2016.

Donnangelo MCF. Medicina e sociedade. O médico e seu mercado de trabalho. São Paulo: Pioneira, 1975.

Donnangelo MCF, Pereira L Saúde e sociedade. São Paulo: Duas Cidades; 1976. 124p.

Escorel S. Reviravolta na saúde: origem e articulação do movimento sanitário. Rio de Janeiro: Fiocruz, 1999. 206p.

Esperidião MA. Análise política em saúde: síntese das abordagens teórico-metodológicas. Saúde em Debate [online] 2018; 42(n.spe2):341-60. Disponível em: https://doi.org/10.1590/0103-11042018S224.

Federico L. Análise política em saúde: a contribuição do pensamento estratégico. Salvador: EDUFBA, 2015.

Ferreira J et al. Planejamento regional dos serviços de saúde: o que dizem os gestores? Saúde e Sociedade, 2018 Jan; 27:69-79.

Figueiredo AM. Política Pública de Saúde à População Quilombola: a realidade de Sertão/RS. Dissertação de Mestrado. Programa de Pós-Graduação em Educação, da Universidade Federal da Fronteira Sul – UFFS, 2021.

Fleury SM (org.). Teoria da reforma sanitária: diálogos críticos. Rio de Janeiro: Editora Fiocruz; 2018.

Fleury SM (org.) Saúde e Democracia: a luta do CEBES. São Paulo: Lemos Editorial, 1997. 324p.

Fleury SM. Cidadania, Direitos sociais e Estado. In: 8ª CNS. Brasília: Anais, 1986: 91-112.

Fleury SM. Estado e crisis: uma perspectiva latinoamericana. In: Fleury S (org). Estado e políticas sociais em América Latina. México: UNAM. Fiocruz, 1988: 19-49.

Fleury SM. Estado, poder e democratização da saúde. In: Fleury S (org.) Saúde Coletiva? Questionando a onipotência do social, Rio de Janeiro, Relume-Dumará, 1992: 13-66.

Funcia F, Ocké-Reis CO. Efeitos da política de austeridade fiscal sobre o gasto público federal em saúde. In: Rossi P, Dweck E, Oliveira ALM (orgs.) Economia para Poucos: impactos sociais da austeridade e alternativas para o Brasil. 1. ed. São Paulo: Autonomia Literária, 2018: 83-97.

Gallo E. Razão e planejamento: reflexões sobre política, estratégia e liberdade. São Paulo, Hucitec; Rio de Janeiro, Abrasco, 1995. 154p.

Gallo E, Rivera FJU, Machado MH (orgs.) Planejamento Criativo. Rio de Janeiro: Relume-Dumará, 1992.

Gerschmann S. A democracia inconclusa: um estudo da reforma sanitária brasileira. Rio de Janeiro, Fiocruz, 1995. 189p.

Giovanella L et al. Médicos pelo Brasil: caminho para a privatização da atenção primária à saúde no Sistema Único de Saúde? Cad Saúde Pública [online] 2019; 35(10):e00178619. Disponível em: https://doi.org/10.1590/0102-311X00178619.

Giovanella L et al. Saúde da família: limites e possibilidades para uma abordagem integral de atenção primária à saúde no Brasil. Rio de Janeiro: Ciênc Saúde Coletiva, jun 2009; 14(3):783-94. Disponível em: http://www.scielo.br/scielo.php?script=sci_arttext&pid=S1413-81232009000300014&lng=en&nrm=iso.

Giovanella L. Ideologia e poder no planejamento estratégico em Saúde: uma discussão da abordagem de Mário Testa. Dissertação (Mestrado em Saúde Pública). Rio de Janeiro: ENSP-FIOCRUZ, 1989. 363p.

Giovanella L, Escorel S, Lobato LVC, Noronha JC, Carvalho AI (orgs.). Políticas e sistema de saúde no Brasil. Rio de Janeiro: Fiocruz, 2008.

Giovanella L, Franco CM, Almeida PF. Política Nacional de Atenção Básica: para onde vamos? Ciência & Saúde Coletiva [online] 2020; 25(4):1475-82. Disponível em: https://doi.org/10.1590/1413-81232020254.01842020.

Gonzalez MML. Planejamento estratégico em saúde com base em determinantes: o caso do município de Campo Bom (RS). Uma proposta metodológica para a gestão descentralizada. Ciência e Saúde Coletiva, 2009; 14(Supl.1):1587-97.

Goulart FAA. Esculpindo o SUS a golpes de portaria... considerações sobre o processo de formulação das NOBs. Ciência & Saúde Coletiva, 2001; 6(2):292-318. Disponível em: http://www.redalyc.org/articulo.oa?id=6306020. Acesso em 20 set 2018.

Graziane E, Bahia AMF, Santos L. O financiamento da saúde na Constituição de 1988: um estudo em busca da efetividade do direito fundamental por meio da equalização federativa do dever do seu custeio mínimo. A&C Rev Direito Adm Const 2016; 16(66):1-290. Disponível em: http://www.revistaaec.com/index.php/revistaaec/article/view/366/652.

Hartz ZMA, Vieira-da-Silva LM (orgs.) Avaliação em saúde: dos modelos teóricos à prática na avaliação de programas e sistemas de saúde. Salvador: EDUFBA/ Rio de Janeiro: Editora Fiocruz; 2005. 275p.

Hemmi APA, Baptista TWF, Rezende M. O processo de construção da Política Nacional de Atenção Integral à Saúde do Homem. Physis: Rev Saúde Coletiva [online] 2020; 30(3):e300321. Disponível em: https://doi.org/10.1590/S0103-73312020300321.

Hino P, Santos JO, Rosa AS. Pessoas que vivenciam situação de rua sob o olhar da saúde. Rev Bras Enferm [Internet] 2018; 71(Suppl.1):684-92. [Edição temática: Contribuições e desafios das práticas de enfermagem em saúde coletiva]. doi: http://dx.doi.org/10.1590/0034-7167-2017-0547.

Justo R, Mendes A. Impactos do ajuste fiscal pós-2015 sobre o financiamento da Política de Assistência Social no Brasil. Sociedade em Debate, 2021; 27(3).

Labra E. Conselhos de saúde: dilemas, avanços e desafios. In: Lima NT et al. (org.) Saúde e democracia: história e perspectivas do SUS, Rio de Janeiro, Fiocruz, 2005: 353-83.

Leite CM, Pinto ICM, Fagundes TLQ. Educação Permanente em saúde: reprodução ou contra- hegemonia? Trabalho, Educação e Saúde [online] 2020; 18(suppl.1):e0025082. Disponível em: https://doi.org/10.1590/1981-7746-sol00250.

Levcovitz E, Lima LD, Machado CV. Políticas de saúde nos anos 90: relações intergovernamentais e o papel das normas operacionais básicas. Ciência e Saúde Coletiva, 2001; 6(2):269-91.

Lima LD et al. Descentralização e regionalização: dinâmica e condicionantes da implantação do Pacto pela Saúde no Brasil. Ciência & Saúde Coletiva [online] 2012; 17(7):1903-14. Disponível em: https://doi.org/10.1590/S1413-81232012000700030.

Lima LD, Pereira AMM, Machado CV. Crise, condicionantes e desafios de coordenação do Estado federativo brasileiro no contexto da COVID-19. Cad Saúde Pública [online] 2020; 36(7):e00185220. Disponível em: https://doi.org/10.1590/0102-311X00185220.

Lima RTS et al. Saúde em vista: uma análise da Atenção Primária à Saúde em áreas ribeirinhas e rurais amazônicas. Ciência & Saúde Coletiva [online] 2021; 26(6):2053-64. Disponível em: https://doi.org/10.1590/1413-81232021266.02672021.

Lotufo M. Gestão pública em saúde: análise da capacidade de governo da alta direção da SES-MT em 2001-2003. Tese (Doutorado em Saúde Pública). Salvador: ISC-UFBA, 2003.

Luz M (coord.) Medicina e ordem política brasileira: políticas e instituições de saúde (1850-1930). Rio de Janeiro: Graal. 1982.

Machado CV et al. Produção de conhecimento em política, planejamento e gestão na Revista Ciência & Saúde Coletiva. Ciência & Saúde Coletiva [online] 2020; 25(12):4681-91. Disponível em: https://doi.org/10.1590/1413-812320202512.18152020.

Machado CV, Lima LD, Baptista TWF. Políticas de saúde no Brasil em tempos contraditórios: caminhos e tropeços na construção de um sistema universal. Cad Saúde Pública [online] 2017; 33(Suppl 2):e00129616. Disponível em: https://doi.org/10.1590/0102-311X00129616.

Machado CV, Baptista TW, Lima LD. O planejamento nacional da política de saúde no Brasil: estratégias e instrumentos nos anos 2000. Ciência e Saúde Coletiva 2010; 15(5):2367-82.

Machado MH, Ximenes FRG. Gestão da Educação e do Trabalho em Saúde no SUS: trinta anos de avanços e desafios. Ciência & Saúde Coletiva [online] 2018; 23(6):1971-9. Disponível em: https://doi.org/10.1590/1413-81232018236.06682018.

Magno LD, Paim JS. Dos clamores das ruas aos rumores no Congresso: uma análise da conjuntura recente da saúde no Brasil. Rio de Janeiro: Reciis: Revista Eletrônica de Comunicação, Informação e Inovação em Saúde, 2015; 9(4):1-14.

Martins AL. Política de saúde indígena no Brasil: reflexões sobre o processo de implementação do Subsistema de Atenção à Saúde Indígena. Dissertação (Mestrado em Saúde Pública). Rio de Janeiro: Escola Nacional de Saúde Pública Sergio Arouca, Fundação Oswaldo Cruz, 2013. 53f.

Mattos RA. (Re)visitando alguns elementos do enfoque situacional: um exame crítico de algumas das contribuições de Carlos Matus. Ciência e Saúde Coletiva 2010; 15(5):2327-36.

Matus C. Chimpanzé, Maquiavel e Ghandi: estratégias políticas. São Paulo: Edições FUNDAP, 1996. 294p.

Matus C. Estrategia y Plan, Santiago, Chile, 1969.

Matus C. Los 3 cinturones del gobierno. Gestión, organización y reforma. Caracas: Fondo Editorial Altadir, 1997. 262p.

Matus C. O líder sem estado-maior. São Paulo: Edições FUNDAP, 2000. 206p.

Matus C. Planificación, Libertad y conflito. Caracas, Venezuela: Cuadernos IVEPLAN 1, 1981. 80p.

Matus C. Planificación, Política y Gobierno. Washington D. C.: OPS, 1987. 768p.

Matus C. Política y Plan. Caracas, Venezuela: IVEPLAN, 1982. 186p.

Matus C. Teoría del juego social. Buenos Aires, Argentina: Ediciones de la Universidad Nacional de Lanús 2007. 488p.

Melo EA et al. Mudanças na Política Nacional de Atenção Básica: entre retrocessos e desafios. Saúde em Debate [online] 2018; 42(spe.1):38-51. Disponível em: https://doi.org/10.1590/0103-11042018S103.

Mendes EV (org.) Distrito Sanitário: o processo social de mudança das práticas sanitárias do Sistema Único de Saúde. São Paulo/Rio de Janeiro, Hucitec/ABRASCO, 1993. 300p.

Mendes EV. As redes de atenção à saúde. Ciência e Saúde Coletiva 2010; 15(5):2297-305.

Mendes EV. Os grandes dilemas do SUS, v.1. Salvador: Casa da Qualidade Editora, 2001a. 136p.

Mendes EV. Os grandes dilemas do SUS, v. 2. Salvador: Casa da Qualidade Editora, 2001b. 167p.

Mendes EV. Uma agenda para a saúde. São Paulo: Hucitec, 1996. 300p.

Menicucci T. A implementação da Reforma Sanitária: a formação de uma política. In: Hochman G, Arretche M, Marques E (orgs.) Políticas Públicas no Brasil. Rio de Janeiro: Fiocruz, 2007: 303-25.

Merhy E, Onocko R (orgs.) Praxis en salud: un desafio para lo público, São Paulo: Hucitec, 1997.

Monnerat GL. Transferência Condicionada de Renda, Saúde e Intersetorialidade: lições do programa bolsa família. Tese de Doutorado. 1v. Rio de Janeiro: Fundação Oswaldo Cruz, 2009. 283p.

Moreira CR. As políticas públicas de saúde no campo das substâncias psicoativas ilícitas e os direitos humanos. Dissertação (mestrado). Escola de Enfermagem da Universidade de São Paulo. São Paulo, 2014. Disponível em: https://www.teses.usp.br/teses/disponiveis/7/7141/tde-05112014-110408/publico/Dissertacao_CarlaMoreira.pdf.

Moreira LCO. Planejamento em saúde: a Programação Pactuada e Integrada da Assistência à Saúde no Estado de Mato Grosso do Sul. Tese (Doutorado). Programa de Pós-Graduação em Saúde e Desenvolvimento na Região Centro-Oeste da Universidade Federal de Mato Grosso do Sul. 2017.

Mounk Y. O povo contra a democracia. Por que nossa liberdade corre perigo e como salvá-la. Tradução: Cássio Arantes Leite; Débora Landsberg. 1. ed. Companhia das Letras, 2019.

Müller Neto JS. A relação entre democracia, descentralização e políticas de saúde no Brasil. Tese de Doutorado. 1v. Rio de Janeiro: Fundação Oswaldo Cruz, 2010. 321p.

Oliveira J, Teixeira SF. (Im)Previdência Social: 60 anos de história da previdência no Brasil. Rio de Janeiro: Vozes/ABRASCO, 1985. 356p.

OPAS – Organización Panamericana De Salud/OMS. Problemas conceptuales y metodológicos de la programación de la salud. Publicación Científica, 1965. n. 111.

Ouverney ALM et al. Gestores municipais do Sistema Único de Saúde: perfil e perspectivas para o Ciclo de Gestão 2017-2020. Saúde em Debate [online] 2019; 43(spe7):75-91. Disponível em: https://doi.org/10.1590/0103- 2358-2898. Doi: https://doi.org/10.1590/0103-11042019S706.

Padilha A et al. Crise no Brasil e impactos na frágil governança regional e federativa da política de saúde. Ciência & Saúde Coletiva [online] 2019; 24(12):4509-18. Disponível em: https://doi.org/10.1590/1413-812320182412.25392019.

Paim JS. A Covid-19, a atualidade da reforma sanitária e as possibilidades do SUS. In: Santos AO, Lopes LT (orgs.) Reflexões e futuro. Coleção Covid-19. Brasília-DF: CONASS – Conselho Nacional de Secretários de Saúde, 2021; 6:310-24.

Paim JS. A Reforma Sanitária e os Modelos Assistenciais. In: Rouquayrol MZ. Epidemiologia & Saúde, 4. ed. Rio de Janeiro: MEDSI, 1993: 455-66.

Paim JS. Burocracia y aparato estatal: implicaciones para la planificación e instrumentación de políticas de salud. In: Fleury S (org.) Estado y politicas sociales en America Latina. México: UAM/FIOCRUZ/ENSP 1992: 293-311.

Paim JS et al. Sistema Único de Saúde: 30 anos de luta! Ciência & Saúde Coletiva [online] 2018; 23(6):1704. Disponível em: https://doi.org/10.1590/1413-81232018236.06612018.

Paim JS. Os sistemas universais de saúde e o futuro do Sistema Único de Saúde (SUS). Saúde em Debate [online] 2019; 43(spe5):15-28. Disponível em: https://doi.org/10.1590/0103-11042019S502.

Paim JS. Pósfacio – Análise política em saúde: um pensamento estratégico para a ação estratégica. In: Federico L. Análise política em saúde: a contribuição do pensamento estratégico. Salvador: EDUFBA, 2015: 279-86.

Paim JS. Reforma sanitária brasileira (RSB): expressão ou Reprodução da revolução passiva? Planejamento e políticas públicas. jul/dez 2017ª; (49). Disponível em: http://www.ipea.gov.br/ppp/index.php/PPP/article/view/946/441. Acesso em 02 set 2018.

Paim JS. Saúde, Política e Reforma Sanitária. Salvador: CEPS-ISC, 2002.

Paim JS. Sistema Único de Saúde (SUS) aos 30 anos. Ciência & Saúde Coletiva [online] 2018; 23(6):1723-28. Disponível em: https://doi.org/10.1590/1413-81232018236.09172018.

Paim JS, Teixeira CF. Política, Planejamento e Gestão em Saúde; balanço do estado da arte. São Paulo: Rev Saúde Pública, 2006: (n.esp):73-8.

Paim JS, Travassos C, Almeida C, Bahia L, Macinko J. O sistema de saúde brasileiro: história, avanços e desafios. The Lancet, Saúde no Brasil, mai 2011: 11-31.

Paim JS. Reforma Sanitária Brasileira: contribuição para a compreensão e crítica. Salvador, Rio de Janeiro: EDUFBA/Fiocruz, 2008a. 355p.

Peixoto MVS et al. Análise da participação popular na política de atenção à saúde da pessoa com deficiência em Aracaju, Sergipe, Brasil. Interface – Comunicação, Saúde, Educação [online] 2018; 22(67):1099-110. Disponível em: https://doi.org/10.1590/1807-57622017.0230.

Pierantoni CR et al. Rotatividade da força de trabalho médica no Brasil. Saúde em Debate [online] 2015; 39(106):637-47. Disponível em: https://doi.org/10.1590/0103-110420151060003006.

Pinto HA et al. Atenção Básica e Educação Permanente em Saúde: cenário apontado pelo Programa Nacional de Melhoria do Acesso e da Qualidade da Atenção Básica (PMAQ-AB). Divulg Saúde Debate [internet] 2014; (51):145-160. Disponível em: http://cebes.org.br/site/wp-content/uploads/2014/12/Divulgacao-51.pdf. Acesso em 9 set 2019.

Pinto ICM. Ascensão e queda de uma questão na agenda governamental: O caso das organizações sociais da saúde na Bahia. Tese de Doutorado. Salvador: Universidade Federal da Bahia. Núcleo de Pós-Graduação em Administração, 2004. 237p.

Pinto LFE, Giovanella L. Do Programa à Estratégia Saúde da Família: expansão do acesso e redução das internações por condições sensíveis à atenção básica (ICSAB). Ciência & Saúde Coletiva [online] 2018; 23(6):1903-14. Disponível em: https://doi.org/10.1590/1413-81232018236.05592018.

Quevedo AL et al. Determinantes e condicionantes sociais: formas de utilização nos planos nacional e estaduais de saúde. Trabalho, Educação e Saúde, 2017; 15(3):823-42. Disponível em: https://doi.org/10.1590/1981-7746-sol00085.

Reis CR, Paim JS. Análise de conjuntura em saúde: aspectos conceituais, metodológicos e técnicos. Saúde em Debate [online] 2021; 45(130):795-806. Disponível em: https://doi.org/10.1590/0103-1104202113017.

Rios DRS, Teixeira C. Mapeamento da produção científica sobre o Programa Mais Médicos. Saúde e Sociedade [online] 2018; 27(3):794-808. Disponível em: https://doi.org/10.1590/S0104-12902018170887.

Rivera FJU, Artmann E. Planejamento e gestão em saúde: conceitos, história e propostas. SciELO-Editora Fiocruz, 2012.

Rivera FJU. Agir Comunicativo e Planejamento Social (Uma Crítica ao Enfoque Estratégico). Rio de Janeiro: Fiocruz, 1995. 253p.

Rivera FJU. O planejamento situacional: uma análise reconstrutiva. In: Gallo E, Rivera FJU, Machado MH (orgs.) Planejamento Criativo. Rio de Janeiro: Relume-Dumará, 1992: 41-92.

Rivera FJU. Planejamento de Saúde na América Latina: revisão crítica. In: Rivera JU (org.) Planejamento e programação em Saúde: um enfoque estratégico. São Paulo: Cortez Editora/ABRASCO, 1989: 13-55.

Rivera FJU, Artmann E. Planejamento e gestão em saúde: histórico e tendências com base numa visão comunicativa. Ciência e Saúde Coletiva, 2010; 15(5):2265-74.

Rivera FJU, Artmann E. Inovação e agir comunicativo: redes e tecnologias de gestão para a saúde. Cad Saúde Pública, nov 2016; 3:32.

Rivera FJU. Análise estratégica em saúde e gestão pela escuta. Rio de Janeiro: Editora Fiocruz, 2003. 309p.

Rizzotto ML, Costa AM. 25 anos do direito universal à Saúde. Rio de Janeiro: CEBES; 2014.

Rocha AARM. O planejamento no cotidiano de uma instituição hipercomplexa: o caso da SES/Sergipe. Tese de Doutorado. PPGSC. ISC-UFBA, 2008. 156p.

Rodrigues ET. Do CENDES-OPAS à programação da saúde no SUS: uma crítica da Programação Pactuada e Integrada (PPI) da Assistência à Saúde. Dissertação (mestrado). Instituto de Saúde Coletiva. Salvador: Universidade Federal da Bahia., 2012. Disponível em: https://repositorio.ufba.br/handle/ri/12828.

Rodrigues PHA, Santos IS. (orgs.) Políticas e riscos sociais no Brasil e na Europa: convergências e divergências. Rio de Janeiro: Cebes; São Paulo: Hucitec Editora, 2017.

Sá MC, Artmann E. Planejamento Estratégico em Saúde: Desafios e Perspectivas para o Nível Local. In: Mendes EV (org.) Planejamento e Programação Local da Vigilância da Saúde no Distrito Sanitário. Brasília: OPS/Escritório Regional da Organização Mundial da Saúde: Representação do Brasil, 1994: 19-44.

Sá MC. Planejamento Estratégico em Saúde: problemas conceituais e metodológicos. Tese de Mestrado. Rio de Janeiro: Escola Nacional de Saúde Pública, 1993.

Sá MC, Tavares MFL, De Seta. MH (orgs.) Organização do cuidado e práticas em saúde: abordagens, pesquisas e experiências de ensino. Rio de Janeiro: Editora Fiocruz, 2018. 406p.

Sampaio LFR. Integralidade da atenção à saúde: análise crítica da programação da atenção básica. Dissertação Mestrado em Saúde Coletiva, ISC-UFBA, 2003.

Santos JS, Araújo M, Teixeira CFS. Plano Nacional de Saúde 2020-2023 sob análise. Boletim do Observatório de Análise Política em Saúde, mai/jun 2021; 7(35). Disponível em: https://www.analisepoliticaemsaude.org/oaps/boletim/edicao/35/.

Santos L. Judicialização da saúde: as teses do STF. Saúde em Debate [online] 2021; 45(130):807-18. Disponível em: https://doi.org/10.1590/0103-1104202113018.

Santos NR. SUS 30 anos: o início, a caminhada e o rumo. Ciência & Saúde Coletiva [online] 2018; 23(6):1729-36. Disponível em: https://doi.org/10.1590/1413-81232018236.06092018.

Santos TBS et al. Contingência hospitalar no enfrentamento da covid-19 no Brasil: problemas e alternativas governamentais. Ciência & Saúde Coletiva [online] 2021; 26(4):1407-18. Disponível em: https://doi.org/10.1590/1413-81232021264.43472020.

Santos, T. B. S et al. Gestão hospitalar no Sistema Único de Saúde: problemáticas de estudos em política, planejamento e gestão em saúde. Ciência & Saúde Coletiva [online]. 2020. v. 25, n. 9, pp. 3597-3609. Disponível em: <https://doi.org/10.1590/1413-81232020259.33962018>.

Santos TBS et al. Gestão indireta na atenção hospitalar: análise da contratualização por publicização para rede própria do SUS. Saúde em Debate [online] 2018; 42(spe2):247-61. Disponível em: https://doi.org/10.1590/0103-11042018S217.

Sarti TD et al. Avaliação das ações de planejamento em saúde empreendidas por equipes de saúde da família. Cad Saúde Pública, 2012; 28:537-48.

Schraiber L (org.) Programação em Saúde hoje. São Paulo - Rio de Janeiro: Hucitec/ABRASCO, 1990. 226p.

Schraiber LB. Engajamento ético-político e construção teórica na produção científica do conhecimento em saúde coletiva. In: Baptista TWF, Azevedo CS, Machado CV (orgs.) Políticas, planejamento e gestão em saúde. abordagens e métodos de pesquisa. Rio de Janeiro: Editora Fiocruz; 2015: 33-57.

Schraiber LB, Nemes MIB, Gonçalves RB. Saúde do Adulto: programas e ações na unidade básica. São Paulo: Hucitec, 1996. 286p.

Senado Federal. CPI da pandemia. Relatório Final. 26 de outubro de 2021. Disponível em: https://download.uol.com.br/files/2021/10/2954052702_relatorio_final_cpi_covid.pdf.

Sestelo JAF. Planos de Saúde e dominância financeira. 1. ed. Salvador: EDUFBA, 2018ª; v. 1. 397p.

Sestelo JAF. Dominância financeira na assistência à saúde: a ação política do capital sem limites no século XXI. Ciência & Saúde Coletiva [online] 2018b; 23(6):2027-34. Disponível em: https://doi.org/10.1590/1413-81232018236.04682018.

Shimizu HE et al. O protagonismo dos Conselhos de Secretários Municipais no processo de governança regional. Ciência & Saúde Coletiva [online] 2017; 22(4):1131-40. Disponível em: https://doi.org/10.1590/1413-81232017224.28232016.

Shimizu HE et al. Regionalização e crise federativa no contexto da pandemia da Covid-19: impasses e perspectivas. Saúde em Debate [online] 2021; 45(131):945-57. Disponível em: https://doi.org/10.1590/0103-1104202113101I.

Silva BT. Análise estratégica da participação do Conselho Nacional na construção da política de saúde no Brasil no período de 2014 a 2017. Tese (doutorado). Instituto de Saúde Coletiva. Salvador: Universidade Federal da Bahia, 2018. 193f.

Silva RCF et al. A governança e o planejamento na perspectiva regional de saúde. Physis: Revista de Saúde Coletiva, 2020; 30(3):e300331. Disponível em: https://doi.org/10.1590/S0103-73312020300331.

Soares de Souza R. Planejamento da Atenção Primária em Saúde de Fortaleza: Constituição, (Des)constinuidade e Resultados. Universidade Estadual do Ceará. Centro de Ciências da Saúde. Programa de Pós-Graduação em Saúde Coletiva. Tese. Doutorado em Saúde Coletiva. 2016.

Soares CLM. A constituição da saúde bucal coletiva no Brasil. Tese (doutorado). Instituto de Saúde Coletiva. Salvador: Universidade Federal da Bahia, 2014. 179f.

Solla JJSP. Avaliação da Implantação do Sistema Municipal de Saúde em Vitória da Conquista (Bahia), 1997-2008. Tese de Doutorado. Rio de Janeiro: Universidade Federal do Rio de Janeiro, 2009; 1v. 401p.

Sonis A, Lanza A (org.) Medicina Sanitária y administración de la salud (Tomo II). Buenos Aires, Argentina: Editorial El Ateneo, 1978.

Sophia DC. O Cebes e o movimento de reforma sanitária: história, política e saúde pública (Rio de Janeiro, 1970-1980). Tese (Doutorado em História das Ciências e da Saúde). Rio de Janeiro: Casa de Oswaldo Cruz/Fiocruz, 2012. 215f.

Sophia DC. Saúde e Utopia. O Cebes e a Reforma Sanitária Brasileira. São Paulo: Hucitec/Sobravime, 2015. 328p.

Sousa AM, Sá NM. Análise Das Características E Dos Preceitos Normativos Da Política Nacional De Atenção Integral às Pessoas Com Doenças Raras. Brasília: Cad Ibero-Amer Dir Sanit., abr/jun 2015; 4(2).

Souto LRF, Travassos C. Plano Nacional de Enfrentamento à Pandemia da Covid-19: construindo uma autoridade sanitária democrática. Saúde em Debate [online] 2020; 44(126):587-9. Disponível em: https://doi.org/10.1590/0103-1104202012600.

Souza C. Estado da arte da pesquisa em políticas públicas. In: Hochman G (org.) Políticas Públicas no Brasil. Rio de Janeiro: Fiocruz, 2007: 65-86.

Souza Neto CP. Democracia em crise no Brasil: valores constitucionais, antagonismo político e dinâmica institucional. Saúde Paulo: Editora Contracorrente, 2020.

Souza JC. A gênese do programa de incentivo fiscal à alimentação do trabalhador (PIFAT/PAT). Tese (Doutorado em Saúde Pública). Salvador: Universidade Federal da Bahia. Instituto de Saúde Coletiva, 2013. 261f. Disponível em: https://repositorio.ufba.br/handle/ri/11477.

Souza LEPF et al. Os desafios atuais da luta pelo direito universal à saúde no Brasil. Ciência & Saúde Coletiva [online] 2019; 24(8):2783-92. Disponível em: https://doi.org/10.1590/1413-81232018248.34462018.

Souza MKB. Planejamento e gestão em saúde: caminhos para o fortalecimento das hemorredes. EDUFBA, 2018.

Souza MKB, Teixeira CF. Produção científica sobre gestão de sistemas de saúde: um estudo realizado em espaço Web (1987-2009) Ciência & Saúde Coletiva, 2012; 17(4): 935-44.

Teixeira CF (org.) Planejamento em saúde; conceitos, métodos e experiências. Salvador: EDUFBA, 2010. 161p.

Teixeira CF. A construção social do Planejamento e programação local da vigilância a saúde no Distrito Sanitário. In: Mendes EV (org.) Planejamento e programação local da Vigilância da Saúde no Distrito

Sanitário. Brasília: OPS, Série Desenvolvimento de Serviços de Saúde, 1994; (13):43-59.

Teixeira CFS, Paim JS. A crise mundial de 2008 e o golpe do capital na política de saúde no Brasil. Saúde em Debate [online] 2018; 42(spe2):11-21. Disponível em: https://doi.org/10.1590/0103-11042018S201.

Teixeira CF, Solla J. Modelo de atenção à saúde: promoção, vigilância e Saúde da Família. Salvador: EDUFBA, 2006. 237p.

Teixeira CF et al. A saúde dos profissionais de saúde no enfrentamento da pandemia de Covid-19. Ciência & Saúde Coletiva [online] 2020; 25(9):3465-74. Disponível em: https://doi.org/10.1590/1413-81232020259.19562020.

Teixeira CF, Jacobina RR, De Souza L. Para uma análise da conjuntura política em saúde. Rio de Janeiro: Saúde em Debate, 1980; (9).

Teixeira CF, Melo C (orgs.) Construindo Distritos Sanitários: a experiência da Cooperação Italiana no município de São Paulo. São Paulo-Salvador: Hucitec/Cooperação Italiana em Saúde, 1995. 107p.

Teixeira CF, Sá M. Planejamento e Gestão em Saúde no Brasil: situação atual e perspectivas para a pesquisa, ensino e cooperação técnica na área. Rio de Janeiro: Ciência e Saúde Coletiva, ABRASCO, 1996; (1):80-103.

Teixeira CF, Vilasbôas ALQ. Modelos de Atenção à Saúde no SUS: mudança ou conservação? In: Paim JS, Almeida-Filho N. Saúde Coletiva: Teoria e Prática. Rio de Janeiro: Medbook, 2014: 287-301.

Teixeira CF (org). Observatório de análise política em saúde: abordagens, objetos e investigações. Salvador: EDUFBA, 2016. 510p.

Teixeira CF. Planejamento e programação situacional em Distritos Sanitários: metodologia e organização. In: Mendes EV (org.) Distrito Sanitário: o processo social de mudança das práticas sanitárias do SUS. São Paulo-Rio de Janeiro: Hucitec/ABRASCO, 1993: 237-65.

Teixeira CF, Paim JS. A política de saúde no governo Lula e a dialética do menos pior. Saúde em Debate, 2005; 29(31):268-83.

Teixeira C, Silveira P (orgs.) Glossário de análise política em Saúde. Salvador: EDUFBA, 2016. Disponível em: https://repositorio.ufba.br/bitstream/ri/22110/4/glossario%20em%20saude.pdf.

Teixeira SF (org.) Reforma Sanitária em busca de uma teoria. 1. ed. São Paulo: Cortez; Rio de Janeiro: ABRASCO, 1989. 232p.

Testa M et al. Estructura de poder en el sector salud. Caracas, Venezuela: CENDES/UCV, 1981 (mimeo).

Testa M. O Diagnóstico de saúde In: Rivera FJU (org.) Planejamento e programação em saúde: em enfoque estratégico. Rio de Janeiro: Cortez/ABRASCO, 1989a: 59-76.

Testa M. Pensamento estratégico e lógica de programação: o caso da saúde. São Paulo-Rio de Janeiro: Hucitec/ABRASCO, 1995. 306p.

Testa M. Pensar em Saúde. Intermédica. Porto Alegre, 1991.

Testa M. Planejamento de saúde: as determinações sociais. In: Nunes ED. As Ciências Sociais em Saúde na América Latina: tendências e perspectivas. Brasília: OPS, 1985: 335-67.

Testa M. Planificación estratégica en el sector salud. Caracas, Venezuela: CENDES, 1979 (mimeo).

Testa M. Tendências em Planificação In: Rivera FJU (org.) Planejamento e programação em saúde: em enfoque estratégico. Rio de Janeiro: Cortez/ABRASCO, 1989b: 77-104.

Viana AL. Abordagens metodológicas em políticas públicas. Cad Pesquisa, nov 1996; (n.esp): 5.

Viana AL, Baptista TW. Análise de políticas de saúde. In: Giovanella L (org.) Políticas e Sistema de Saúde no Brasil. Rio de Janeiro: Editora Fiocruz, 2008.

Viana ALD, Fonseca AMM, Silva HP. Proteção social na América Latina e Caribe: mudanças, contradições e limites. Cad Saúde Pública [online] 2017; 33(Suppl 2):e00216516. Disponível em: https://doi.org/10.1590/0102-311X00216516.

Viana ALD, Silva HP. Meritocracia neoliberal e capitalismo financeiro: implicações para a proteção social e a saúde. Ciência & Saúde Coletiva [online] 2018; 23(7):2107-18. Disponível em: https://doi.org/10.1590/1413-81232018237.07582018.

Viana ALD, Lima LD (orgs.) Regionalização e relações federativas na política de saúde no Brasil. Rio de Janeiro: Contracapa, 2011. 216p.

Vianna RP, Lima LD. Colegiados de Gestão Regional no estado do Rio de Janeiro: atores, estratégias e negociação intergovernamental. Physis: Revista de Saúde Coletiva [online] 2013; 23(4):1025-49. Disponível em: https://doi.org/10.1590/S0103-73312013000400002.

Vicentine FB. Instrumentos de planejamento: ferramentas para a qualificação da gestão pública em saúde. Dissertação de Mestrado. Ribeirão Preto: Faculdade de Medicina de Ribeirão Preto, Universidade de São Paulo. 2016.

Vieira FS. Avanços e desafios do planejamento no Sistema Único de Saúde. Ciência & Saúde Coletiva, 2009; 14(Supl.1):1565-77.

Vieira SP et al. Planos de carreira, cargos e salários no âmbito do Sistema Único de Saúde: além dos limites e testando possibilidades. Saúde em Debate [online] 2017; 41(112):110-21. Disponível em: https://doi.org/10.1590/0103-1104201711209.

Vieira-da-Silva LM et al. A construção do campo da Saúde Coletiva e as políticas de saúde. Contribuições da Revista Ciência & Saúde Coletiva. Ciência & Saúde Coletiva [online] 2020; 25(12):4669-80. Disponível em: https://doi.org/10.1590/1413-812320202512.21912020.

Vilasbôas ALQ, Paim JS. Práticas de planejamento e implementação de políticas em âmbito municipal. Rio de Janeiro: Cad Saúde Pública, 2008; 24(6):1239-50.

Vilasbôas AL. Práticas de planejamento e implementação de Políticas de saúde no âmbito municipal. Tese de Doutorado, PPGSC-ISC-UFBA, 2006. 129p.

Virgens JHA, Teixeira CF. Revisão da produção científica sobre análise de conjuntura: contribuição à análise política em saúde. Saúde em Debate [online] 2018; 42(spe2):377-93. Disponível em: https://doi.org/10.1590/0103-11042018S226.

Weigelt LD. Política pública de saúde: um estudo sobre o processo de implementação da descentralização/regionalização da saúde na região do Vale do Rio Pardo-RS. Santa Cruz do Sul, RS: EDUNISC, Serie Conhecimento 2007; 43. 156p.

Werneck GL, Carvalho MS. A pandemia de Covid-19 no Brasil: crônica de uma crise sanitária anunciada. Cad Saúde Pública [online] 2020; 36(5):e00068820. Disponível em: https://doi.org/10.1590/0102-311X00068820.

Diferentes Formas de Apreensão das Relações entre Trabalho e Saúde/Doença – O Campo da Saúde do Trabalhador – Aspectos Históricos e Epistemológicos

Francisco Antonio de Castro Lacaz

HISTORICIDADE DA MORBIDADE RELACIONADA COM O TRABALHO

Historicamente, as doenças do trabalho são objeto de interesse da medicina moderna desde 1700, quando Bernardino Ramazzini, médico italiano, publicou seu livro *De Morbis Artificum Diatriba*, traduzido para o português como "As Doenças dos Trabalhadores". Esses "trabalhadores", no latim original, seriam os artífices ou artesãos. Com esse livro, Ramazzini recebeu o título de "pai da Medicina do Trabalho", como é mundialmente conhecido, e a edição mais recente em língua portuguesa é datada do ano de 2000.

No livro, o autor já descrevia os sintomas e sinais do agravo que ficou conhecido como lesões por esforços repetitivos (LER), apontando que essa doença predominava entre os notários e escribas, cuja atividade principal consistia na escrita e cópia de documentos de maneira constante e intensiva. Também descreveu as pneumoconioses, ou seja, as doenças pulmonares relacionadas com o trabalho, como a silicose, frequente entre trabalhadores em minas de ouro e de carvão, as quais compõem a lista das principais doenças que acometiam mineiros, douradores, massagistas, químicos, oleiros, estanhadores, pintores, ferreiros, farmacêuticos, coveiros, carpinteiros e escribas (Ramazzini, 2000).

Frise-se que, quando Ramazzini escreveu seu importante livro, o capitalismo apenas engatinhava e os agravos que mais frequentemente acometiam homens, mulheres e também crianças eram os acidentes de trabalho, dado que não havia uma restrição ao trabalho de menores e mulheres (Mendes, 1980).

Com a chegada do século XIX, era cada vez maior o número de mortes dos trabalhadores em função da exploração do trabalho, que ocorria sem qualquer regulamentação legal (Mendes, 1980). Em função dessa realidade, no ano de 1828, um empresário inglês contratou um médico para atuar na fábrica de sua propriedade – o embrião do serviço médico de empresa – o que permite levantar as primeiras informações sobre alterações na saúde dos trabalhadores relacionadas com o trabalho. Seu exemplo fez com que outros empresários adotassem o mesmo procedimento (Nogueira, 1991). Pode-se dizer que essa é a origem da Medicina do Trabalho (MT) na Inglaterra, país que foi o centro da Revolução Industrial (Mendes, 1980).

Essas iniciativas coincidem com as lutas coletivas dos trabalhadores pela regulamentação da duração da jornada de trabalho e pela proibição do trabalho de mulheres e menores. Assim, em 1833, sob pressão da opinião pública, o Parlamento Britânico aprovou lei pioneira na proteção dos trabalhadores, a Lei das Fábricas, que criou o *Inspetorado de Fábrica*, cuja função era fiscalizar o cumprimento da referida lei (Nogueira, 1991). Sobre o mesmo período histórico, e assinalando os conflitos de interesses existentes na sociedade inglesa, afirma Rosen (1994: 209): "[...] atos importantes se fizeram preceder de agitação social [...] enfrentando oposição determinada. [...] o desenvolvimento da legislação nas fábricas [...] entre 1830 e o fim do século, deve muito pouco aos proprietários das [...] manufaturas [...]".

A mudança do perfil de morbidade relacionada com o trabalho ao longo do capitalismo, desde a Revolução Industrial até a chamada reestruturação produtiva[1], está esquematizada no Quadro 40.1, no qual momentos

---

[1] "A reestruturação produtiva [...] consiste em um processo que compatibiliza mudanças institucionais e organizacionais nas relações de produção e de trabalho, [...] redefinição de papéis dos estados nacionais [...] visando atender às necessidades de garantia de lucratividade. Nesse processo, a introdução de novas tecnologias informatizadas tem desempenhado papel fundamental" (Corrêa, 1977: 202).

Quadro 40.1 Historicidade dos ciclos produtivos no modo de produção capitalista, tipo de automação predominante e morbidade populacional

Período histórico	Ciclos produtivos	Automação	Morbidade mais frequente
Até 1850	Acumulação primitiva do capital Exploração intensiva do trabalho	Mecânica	1. Doenças infectocontagiosas e carenciais 2. Acidentes e doenças do trabalho típicas 3. Doenças do trabalho atípicas
1850 a 1950	Pré-monopolista do capital Exploração intensiva do trabalho	Eletromecânica	1. Acidentes e doenças do trabalho típicas 2. Doenças infectocontagiosas e carenciais 3. Doenças do trabalho atípicas
Pós-1950	Monopolista do capital Exploração intensiva e controlada do trabalho	Microeletrônica	1. Doenças do trabalho atípicas 2. Acidentes e doenças do trabalho típicas 3. Doenças infectocontagiosas e carenciais

Fonte: extraído e adaptado de Ribeiro, 2012.

marcantes do desenvolvimento do modo de produção capitalista estão relacionados com mudanças na morbidade populacional desde meados do século XIX até os dias atuais, caracterizadas pela grande penetração das tecnologias de informática nos processos de trabalho[2] e pelo aumento do trabalho em condições precárias, como o trabalho em tempo parcial, sem vínculos de emprego, subemprego ou sob desemprego franco (Antunes, 1995, 2007).

Observe-se que o Quadro 40.1 busca mostrar a trajetória histórica do capitalismo, partindo da chamada acumulação primitiva, quando ocorre a concentração de riquezas nas mãos dos burgueses, entre os séculos XVI e XVIII, em consequência da exploração e venda de terras, do comércio de escravos, da usura, o que possibilitou o investimento na criação de fábricas. Posteriormente ocorre a fase de forte concorrência na venda de mercadorias produzidas nas fábricas e indústrias, até chegar à fase monopolista, em que poucas empresas dominam o mercado de venda de mercadorias (Marx, 1980a). A essa realidade correspondem determinadas mudanças dos processos de trabalho e formas predominantes de automação das máquinas e equipamentos, as quais foram influenciando o perfil da morbidade prevalente na população geral e de trabalhadores.

HISTORICIDADE DAS EXPLICAÇÕES SOBRE AS RELAÇÕES ENTRE TRABALHO E SAÚDE/DOENÇA: REFLEXOS NOS SERVIÇOS DE SAÚDE, NA ACADEMIA E NO MOVIMENTO SINDICAL

De início, cabe salientar que a historicidade acima referida tem reflexos sobre os estudos relativos às relações entre trabalho e saúde/doença, pois neles aparecem denominações diversas para identificar disciplinas e campos de práticas e saberes que as abordam e sobre tais relações formulam, como é o caso da MT, da Saúde Ocupacional (SO)[3] e do campo da Saúde do Trabalhador (ST) (CESTEH/ENSP/Fiocruz, 1986).

Essa realidade indica a necessidade de explicitação daquilo que conforma suas identidades, bem como exige definições mais claras sobre seus conceitos, enunciados e metodologias, para não parecer que se trata de uma questão meramente semântica. Ademais, é importante não inibir o aparecimento de suas diferenças para que não se confundam pressupostos, objetos e possibilidades de superação de limites para a produção do conhecimento (Foucault, 1987).

Como foi mostrado no Quadro 40.1, até os anos 1950 e 1960 predominavam os acidentes e doenças do trabalho *típicas*, mais conhecidas como doenças profissionais ou ocupacionais, ou seja, aquelas em que o nexo de causalidade, melhor dizendo, a relação entre causa e efeito era direta e relacionada com determinados agentes e fatores patogênicos, como o ruído, a sílica, o benzeno, o chumbo, o mercúrio etc.

Nesse momento, a MT e a SO explicavam e apreendiam a realidade mediante a noção de risco probabilístico e da ação dos agentes de risco (Breilh, 1994; Lacaz, 1996). Já no período seguinte, que chega até nossos dias, há a predominância das doenças do trabalho *atípicas*. São as hoje denominadas doenças relacionadas com o trabalho (veja o Quadro 40.4), as quais também são prevalentes na população geral, como as doenças cardiovasculares, as doenças psicossomáticas, os distúrbios mentais, mas que ocorrem em faixa etária mais precoce na população trabalhadora. Elas apresentam um nexo de causalidade bem mais complexo de ser determinado e cujas mediações não são tão diretas ou claras (Lacaz, 2003). Esse outro perfil de morbidade característico do trabalho contemporâneo é mais difícil de ser explicado nos marcos da MT e da SO, já que a noção de agentes de risco, semelhante à noção bacteriológica, é pobre para dar conta da complexidade causal dessas doenças.

---

[2]Por processo de trabalho, conforme Marx (1980b), entende-se um complexo de relações sociais de produção que envolvem os objetos de trabalho, ou seja, a matéria-prima ou o subproduto a ser transformado; os meios e instrumentos de trabalho, ou seja, as máquinas, ferramentas e equipamentos; a organização do trabalho com seus ritmos, hierarquia, relações de poderes e o próprio trabalho, pensado em sua finalidade, isto é, atender às necessidades do ser humano na vida em sociedade, em um processo em que ele se transforma e também transforma a natureza.

[3]Para Mendes (1980), é da Medicina Preventiva que emergem as bases para a enunciação da Saúde Ocupacional pela Organização Internacional do Trabalho e pela Organização Mundial da Saúde, ao adotarem termos como prevenção, proteção, riscos, adaptação, na perspectiva de intervir na saúde dos trabalhadores. E o paradigma da causalidade dos agravos à saúde dá-se pela precedência das condições de trabalho, em uma visão a-histórica e descontextualizada das relações econômicas, políticas, ideológicas e sociais que influem nos nexos entre trabalho e saúde/doença (Lacaz, 1996).

Capítulo 40 • Diferentes Formas de Apreensão das Relações entre Trabalho e Saúde/Doença

Quanto à abordagem da MT, apresenta limites epistemológicos para explicar a dinâmica dessa morbidade mais complexa relacionada com o trabalho contemporâneo, caracterizada pela predominância das doenças do trabalho *atípicas*, como a depressão, o estresse e a fadiga patológica, as neuroses (Lacaz, 2003). Os limites derivam do fato de a MT ser uma atividade prática cujo objeto é a abordagem individual da saúde/doença dos trabalhadores, os quais estariam sob a ação de agentes patogênicos de risco encontrados nos ambientes de trabalho que são considerados externos à ação dos próprios trabalhadores (Lacaz, 1996).

Seus instrumentos e meios de operar sobre a realidade têm caráter eminentemente empírico, em que a técnica está a serviço dos interesses empresariais, baseando-se na clínica, na terapêutica e na tríade epidemiológica do modelo da História Natural da Doença (Leavell & Clark, 1976). O resultado de sua ação dá-se somente nos níveis secundário e terciário de prevenção, o que dificulta o controle das doenças e traz uma informação deformada sobre as relações entre trabalho e saúde/doença. Do ponto de vista de um entendimento mais amplo das relações entre trabalho e saúde/doença, os resultados dessa prática são: condições sanitárias precárias; alienação e desinformação dos trabalhadores, como parte do controle e do poder do capital sobre eles; e atuação autoritária dos administradores do trabalho e dos profissionais, como os médicos e enfermeiros do trabalho, cuja ação está restrita ao ambiente do trabalho (CESTEH/ENSP/Fiocruz, 1986).

Por seu turno, a SO, que se origina nos EUA no período posterior à II Guerra Mundial, também apresenta limites para explicar a morbidez do trabalho contemporâneo (Lacaz, 1996). Constitui-se do encontro das ciências do comportamento e nas dobras do discurso relativo à adaptação, à prevenção e à educação dos trabalhadores. Sua atividade é uma prática com algum grau de teorização explicitado na noção de risco, tendo como agente dessa prática o sanitarista. Seu objeto de ação são *grupos* de trabalhadores expostos aos agentes de risco que se encontram nos ambientes de trabalho, e os instrumentos para empreender tal ação originam-se na Saúde Pública articulada à clínica e à epidemiologia. O resultado dessa abordagem é a intervenção nos níveis primário e secundário de prevenção, o que mantém as condições e ambientes de trabalho sob situações propícias para ampliar a produtividade, construindo um conhecimento parcial e ideologizado da realidade (CESTEH/ENSP/Fiocruz, 1986). Seu limite para o conhecimento da realidade é dado por uma abordagem calcada nas ciências positivas – como a física, a química e a biologia –, buscando tudo mensurar, daí a importância que assumem os limites de tolerância e de exposição (Lacaz, 1996).

Em síntese, pode-se afirmar que o horizonte epistemológico da MT e da SO limita sua capacidade de interpretar a realidade e a morbidade derivada do trabalho. Ao partir de uma abordagem das relações entre trabalho e saúde/doença que privilegia a ideia cartesiana[4] de

corpo como máquina, que se expõe aos *agentes* de risco do trabalho, entende as consequências para a saúde como resultado da interação do corpo-*hospedeiro* com esses agentes de natureza física, química, biológica e mecânica presentes no *ambiente* de trabalho, o qual manteria relação de externalidade à ação dos trabalhadores sobre ele (Mendes, 1980).

É o chamado "industrialismo" desenvolvimentista que, nos anos 1950/1960, dará sustentação à estratégia de atuação nas fábricas calcada na MT, atuação esta baseada na organização dos serviços médicos de empresas, os quais, além de fazerem atendimento clínico individual, incorporam um receituário em conformidade com a conceituação formulada por um comitê misto formado por técnicos da Organização Mundial da Saúde (OMS) e da Organização Internacional do Trabalho (OIT) em 1950. Nesse sentido, esses serviços vão atuar na análise das causas do absenteísmo, bem como dos acidentes, doenças ocupacionais e na seleção de pessoal.

Em texto pioneiro que aponta as atribuições desses serviços, estratégicos para os interesses das grandes empresas brasileiras, ainda na década de 1950 e em período anterior à sua obrigatoriedade legal, afirmam Teixeira & Oliveira (1978: 181-2): "[...] existe um papel importante, do ponto de vista dos empresários, a ser desenvolvido por uma seção médica no interior das empresas [...]."

Quanto à ação governamental, o discurso da técnica aliado às relações de poder e ao disciplinamento do trabalhador (Foucault, 1994), embasado em teorias científicas universais, faz com que o modelo preconizado pela OMS e a OIT seja institucionalizado nacionalmente nos anos 1970. Isso ocorre mediante política adotada pelo Governo Militar na qual, por meio de portarias do Ministério do Trabalho, institui-se a criação dos Serviços Especializados em Engenharia de Segurança e Medicina do Trabalho, conforme normativa da OIT que propunha, já no ano de 1959, a criação dos Serviços de Medicina do Trabalho pelas empresas (Mendes, 1980), delegando a elas a tutela da saúde dos trabalhadores. Essa política busca aumentar a produtividade do trabalho, e a saúde dos trabalhadores assume caráter de instrumento para a produção (Lacaz, 1996).

A propósito dessa questão, segundo Arouca (1975), a universalidade dos conceitos (e práticas) se estabelece quando, ao serem elaborados por *experts* institucionais – no caso acima vinculados à OIT e à OMS –, produzem um discurso impermeável à variedade de pensamentos sobre, no exemplo, as relações entre trabalho e saúde/doença.

No que se refere ao campo da ST, para o entendimento das origens do surgimento de seu discurso é necessário observar que também durante a década de 1970 se completavam as transformações socioeconômicas, políticas e culturais que, na América Latina, vão servir de base e estímulo à industrialização e à urbanização (Laurell, 1985).

Nessa época são publicados importantes estudos sobre a temática trabalho e saúde/doença, os quais se tornam referência para a instituição das bases daquele campo de práticas e saberes. Trata-se dos trabalhos de Laurell (1975) e Tambellini (1978) relativos aos contextos sócio-históricos e econômicos do México e do Brasil, respectivamente.

---

[4]O adjetivo cartesiano deriva de René Descartes, pensador francês do século XVII, cuja doutrina é considerada o marco original da filosofia moderna, e que pensava o funcionamento do corpo como se ele fosse uma máquina (Lalande, 1999).

Mais ainda, na América Latina, nos anos 1970/1980, a emergência da formulação teórico-conceitual do campo acompanha-se de uma nova visão sanitária: buscava-se retornar ao social para apreender a determinação dos agravos à saúde dos trabalhadores, incorporando categorias do marxismo, de conformidade com a elaboração teórico-metodológica de autores "filiados" à Medicina Social Latino-Americana e à Saúde Coletiva (Tambellini, 1978; Laurell, 1991; Minayo-Gomez & Thedim-Costa, 1993; Breilh, 1994; Lacaz, 1996).

Nesse momento, o quadro de deterioração das condições de vida e degradação do trabalho decorrentes da industrialização tardia e seus reflexos sobre a saúde dos trabalhadores expressam-se na ocorrência de um número cada vez maior de acidentes do trabalho (Singer, 1976; Tambellini, 1978).

Assim, pode-se afirmar que o campo da ST, enquanto espaço de formulação e ação, estudos e pesquisas, está vinculado ao processo de industrialização e à forma particular que este assumiu na América Latina (Laurell, 1985; Lacaz, 1996). Caracterizam-no sua rapidez, a grande heterogeneidade de processos de trabalho que fazem parte de uma nova divisão internacional do trabalho, o caráter efêmero dos milagres econômicos que o sustentam, os quais são vividos por países como Argentina, Brasil, Chile e México, ao que se associam as profundas mudanças em sua estrutura de classes, com o surgimento de uma jovem classe operária industrial e urbana (Singer, 1976; Laurell, 1985). Esta se constitui em um "[...] novo sujeito social e político, que tem como experiência vivencial [...] a concretização das contradições que caracterizam o desenvolvimento industrial tardio" (Laurell, 1985: 256) e, por isso, luta por reivindicações já conquistadas pelas classes operárias dos países capitalistas centrais.

O traço marcante dessa industrialização, quando visto pelo lado dos trabalhadores, envolve uma ruptura com formas passadas de produzir e viver, sendo hegemonizada, no Brasil, pela grande indústria multinacional de bens de consumo duráveis, como a indústria automobilística, ao que se associa a extrema espoliação da força de trabalho, possível em função da existência da mão de obra excedente e de ações repressivas ao movimento sindical que acontecem no Brasil durante a Ditadura Militar (Singer, 1976). Enfim, esses trabalhadores lutam, ainda, pela regulamentação da jornada de trabalho, por melhores salários e, sincronicamente, defendem sua saúde e integridade física, buscando mudanças das condições de trabalho (Laurell, 1985; Ribeiro & Lacaz, 1984; Lacaz, 1996).

Outros elementos da realidade brasileira ajudaram a criar as condições de possibilidade para o surgimento do discurso (Foucault, 1987) do campo da ST, contribuindo para sua efetivação como política de saúde, sendo identificados por alguns autores como espaços que permitiram a consolidação do campo não somente do ponto de vista da formulação teórico-metodológica, como da prática transformada em políticas de Saúde Pública (Lacaz, 1996; Minayo-Gomez & Lacaz, 2005).

Esses elementos situam-se na Academia, mais particularmente no Departamento de Saúde Ambiental da Faculdade de Saúde Pública da Universidade de São Paulo (Mendes, 1986) e nos Departamentos de Medicina Preventiva e Social de algumas Faculdades de Medicina, sendo estes últimos os espaços também apontados por Tambellini (1984).

Mendes (1986) afirma que, no Brasil, a mudança é um reflexo da discussão internacional que revela a falência dos serviços médicos de empresa como modelo hegemônico para executar a assistência aos trabalhadores e que, como já assinalado, está baseado nos pressupostos da MT e na SO.

Lembre-se que nos anos 1980 ocorre uma significativa modificação nos rumos da política de saúde no Brasil quando, na 8ª Conferência Nacional de Saúde, realizada em março de 1986, consolida-se a proposta de criação do Sistema Único de Saúde (SUS) com o atributo de coordenar as ações de saúde (Brasil, 1986), agora alçada à condição de Direito Social, incorporando uma tendência mundial, ou seja, a meta da saúde daqueles que trabalham (Parmegiani, 1985).

Ainda no início da década de 1980, em São Paulo, setores do movimento sindical, como metalúrgicos, químicos, petroquímicos e bancários, exigem que os serviços de Saúde Pública envolvam-se com as questões sanitárias relacionadas com o trabalho, fato contemporâneo à criação, por parte de dezenas de sindicatos de trabalhadores, do Departamento Intersindical de Estudos e Pesquisas de Saúde e dos Ambientes de Trabalho (Diesat), que atuará na discussão sobre o rompimento com o assistencialismo médico existente nos sindicatos, nefasta herança dos tempos do Estado Novo, na perspectiva de que tal tarefa passe a ser atribuição da rede pública de serviços de saúde (Lacaz, 1996). Posteriormente, o Diesat espraia-se para outros estados do país, como Rio de Janeiro, Minas Gerais, Bahia e Rio Grande do Sul (Lacaz, 1996). Frise-se que a assessoria técnica do Diesat junto ao Sindicato dos Trabalhadores Químicos e Petroquímicos do ABCD teve relevante papel, contribuindo para que o sindicato propusesse à Secretaria de Estado da Saúde (SES), no ano de 1984, a implantação do Programa de Saúde do Trabalhador (PST) Químico do ABCD, experiência pioneira com efetiva participação sindical em sua gestão (Botelho et al., 1987; Lacaz, 1996).

Datam dessa época greves para reivindicação da defesa da saúde e melhoria das condições de trabalho, para além das demandas meramente salariais, ao lado de ações dos sindicatos de trabalhadores que denunciam as precárias condições de trabalho mesmo em empresas automobilísticas, como mostra publicação editada pelo próprio Diesat (Rebouças et al., 1989).

Para Mendes (1986) também é marcante, nesse momento, a influência exercida sobre os sindicatos de trabalhadores brasileiros pela experiência do Modelo Operário Italiano, o que estimulará a luta pela melhoria das condições de trabalho e defesa da saúde, visando superar o estágio de reivindicações pautado no recebimento dos adicionais de insalubridade, a chamada "monetização do risco" (Lacaz, 1983). À época, ocorre importante intercâmbio entre técnicos e sindicalistas brasileiros e italianos, a partir da vinda ao Brasil, em 1978, de Giovanni Berlinguer,

Capítulo 40 • Diferentes Formas de Apreensão das Relações entre Trabalho e Saúde/Doença

professor italiano de Medicina Social para lançamento de seu livro (Berlinguer, 1978), o que ajuda a disseminar a proposta do Modelo Operário Italiano, método de intervenção contra a nocividade do trabalho desenvolvido pelos operários italianos, apoiados por técnicos militantes, no final dos anos 1960 (Oddone *et al.*, 1986). Frise-se que a luta pela saúde no trabalho na Itália foi um dos pilares da implantação do Sistema Nacional de Saúde como parte da Reforma Sanitária daquele país e que terá também marcante influência no processo da Reforma Sanitária Brasileira (Berlinguer, Teixeira & Campos, 1988).

Em síntese, quanto ao campo da ST, vale dizer que se trata de uma abordagem interdisciplinar, com contribuição multiprofissional, e que tem como pressuposto a participação dos trabalhadores, inclusive do ponto de vista metodológico, conforme propõe o Modelo Operário Italiano (Oddone *et al.*, 1986) e suas adaptações (Laurell & Noriega, 1989), o que sustenta e orienta as condições de possibilidade de sua existência, ao mesmo tempo que torna possível verificar como suas formações e práticas discursivas vão se consolidando ao longo do tempo (Foucault, 1987)[5].

DESAFIO DA EXPLICAÇÃO DAS REPERCUSSÕES DAS RELAÇÕES ENTRE TRABALHO E SAÚDE/DOENÇA HOJE E CAMPO DA SAÚDE DO TRABALHADOR: OBJETO, MÉTODO, ATORES SOCIAIS E MODELO DE ATENÇÃO

Objeto

Diante do referido sobre os limites epistemológicos da MT e da SO, impõe-se o desafio de explicar o perfil de morbidade prevalente em função das relações entre trabalho e saúde/doença na contemporaneidade. Esse desafio será enfrentado pelas formulações do campo da ST mediante a incorporação do conceito de *processo de trabalho* (Marx, 1980b), central para a abordagem daquelas relações desenvolvidas pelo campo em sua busca de uma integração disciplinar[6] de práticas e saberes (Lacaz, 1996).

Contribui para isso o fato de nos anos 1970/1980, a partir da *Saúde Coletiva*, assumir relevância a preocupação com o estudo da determinação social do processo saúde/doença, o que suscita a necessidade de considerar o trabalho, enquanto relação social, determinante do perfil da morbidade coletiva, o que aparece de modo mais estruturado e orgânico quando, a partir do enfoque da Ciências Sociais em Saúde, produzem-se estudos e pesquisas que ressaltam os aspectos teóricos e conceituais das relações entre trabalho e saúde/doença (Nunes, 1985, 1999; Laurell, 1991).

Nesse sentido, é pedagógico citar Dejours (1987), quando este propõe uma divisão didática – no que se refere ao processo de trabalho – entre condições de trabalho e organização do trabalho, as quais articuladamente compõem esse processo, até porque, para apreensão das formas de adoecimento pelo trabalho na contemporaneidade, em que predominam os distúrbios mentais (Lacaz, 2003), é mandatório considerar a organização do trabalho e sua relação com a construção da subjetividade dos coletivos de trabalhadores (Araújo *et al.*, 2004).

Os Quadros 40.2 e 40.3 mostram o que se entende por condições de trabalho e organização do trabalho, respectivamente, em conformidade com a taxonomia proposta por Dejours (1987). Observa-se, então, retomando o que foi colocado no início, que as doenças do trabalho *típicas* (ou doenças profissionais) têm sua explicação causal mais relacionada com o que Dejours (1987) classifica como condições de trabalho, o que estaria situado no horizonte de visibilidade da MT e da SO. São as doenças do trabalho que na época de Ramazzini, dada a limitada variedade das ocupações e atividades dos artesãos, eram predominantes, como silicose, intoxicação pelo mercúrio, pelo chumbo etc.

Por outro lado, a ocorrência das doenças do trabalho *atípicas* – cuja causalidade mais complexa explica-se a partir de várias mediações – envolve os aspectos constitutivos da organização do trabalho, o que escapa à formulação da MT e da SO. Assim, a organização do trabalho vai constituir-se no elemento central da explicação formulada pelo campo da ST quando introduz na análise e compreensão da realidade do mundo do trabalho contemporâneo o conceito de processo de trabalho (Marx, 1980b; Laurell, 1993).

Pelo exposto, percebe-se que nos dias que correm impõe-se uma classificação mais complexa para buscar explicar a morbidade relacionada com o trabalho. Foi isso que buscou Schilling (1984), utilizando-se da expressão *doenças relacionadas com o trabalho* com o objetivo de dar conta da variada gama dos nexos de causalidade dessas doenças. O Quadro 40.4 explicita a classificação por ele proposta.

Acompanhando essa tendência de ampliação do perfil das doenças em sua relação com o trabalho, o National Institute for Occupational and Safety Health (Niosh),

Quadro 40.2 Condições de trabalho

> Ambiente físico: temperatura, pressão, ruído, vibração, irradiação, altitude etc.
> Ambiente químico: produtos manipulados, vapores, gases tóxicos, poeiras, fumos, fumaças etc.
> Ambiente biológico: vírus, bactérias, parasitas, fungos etc.
> Condições de higiene, de segurança de máquinas e equipamentos.
> Características antropométricas do posto de trabalho (relação homem-máquina)

Fonte: adaptado de Dejours, 1987.

Quadro 40.3 Organização do trabalho

> Divisão do trabalho (técnica e social)
> Conteúdo das tarefas
> Sistema de hierarquia e competitividade
> Ritmo, duração da jornada, turnos alternantes
> Modalidades de comando
> Relações de poder
> Nível de responsabilidade: sobrecarga ou subcarga de exigências
> Apoio social

Fonte: adaptado de Dejours, 1987.

---

[5]Para Foucault (1987), formações discursivas são as bases ideológicas, políticas e jurídico-legais que sustentam a emergência de um determinado discurso, enquanto as práticas discursivas são as estruturas institucionais que lhes dão concretude.

[6]Para uma discussão sobre integração disciplinar em ST, veja Porto & Almeida, 2002.

Quadro 40.4 Categorias de doenças relacionadas com o trabalho e exemplos

Categoria	Exemplo
I. Trabalho como causa necessária	Intoxicação por mercúrio, silicose
II. Trabalho como fator causal contributivo, mas não necessário	Doença coronariana, varizes
III. Trabalho como provocador de distúrbio latente ou agravante de uma doença já existente	Bronquite crônica, úlcera péptica, eczemas, doenças mentais

Fonte: Schilling, 1984.

órgão que regulamenta e fiscaliza o trabalho nos EUA, adota, em 1982, uma listagem exemplificadora dos principais grupos de doenças e acidentes relacionados com o trabalho a qual está expressa no Quadro 40.5.

Frise-se que alguns grupos de agravos são aqueles que mais comumente afetam trabalhadores em todo o mundo, o que serviu de referência, no Brasil, quando foi instituída a lista de doenças e acidentes de notificação compulsória, conforme a Portaria 777 do Ministério da Saúde, datada de 2004 (Brasil, 2004), com que se busca, por instrumentos da Saúde Pública e Coletiva, apropriar-se da gravidade dessa realidade.

Ainda em conformidade com o Quadro 40.5, as doenças do trabalho *atípicas* são, especialmente, as que aparecem nos itens 5 (doenças cardiovasculares) e 10 (distúrbios psíquicos), os principais problemas que afetam a saúde dos trabalhadores, configurando um novo perfil de morbidade relacionada com o trabalho (Lacaz, 2003). Quando se trata dos distúrbios mentais e do estresse patológico, seu aparecimento está relacionado com os aspectos ligados à

Quadro 40.5 Grupos de distúrbios, doenças e acidentes relacionados com o trabalho

1. Doenças pulmonares: asbestose, bissinose, silicose, pneumoconioses dos trabalhadores do carvão, câncer de pulmão, asma ocupacional
2. Lesões musculoesqueléticas e do aparelho locomotor: distúrbios da coluna lombar, do tronco, extremidades superiores, pescoço, extremidades inferiores, fenômeno de Raynaud traumaticamente induzido, tenossinovites, tendinites, osteoartrose
3. Cânceres ocupacionais (outros que não de pulmão): leucemia, mesotelioma, câncer de bexiga, de nariz e fígado
4. Amputações, fraturas, traumas oculares e politraumatismos
5. Doenças cardiovasculares: hipertensão, coronariopatias e infarto agudo do miocárdio
6. Distúrbios da reprodução: infertilidade, abortamento espontâneo, teratogênese
7. Distúrbios neurotóxicos: neuropatias periféricas, encefalites tóxicas, psicoses, alterações de personalidade (relacionadas com exposições ocupacionais)
8. Perdas auditivas relacionadas com exposição a barulho
9. Afecções dermatológicas: dermatoses, queimaduras térmicas e químicas, contusões (abrasões), alergias
10. Distúrbios da esfera psíquica: neuroses, depressão, estresse patológico, distúrbios de personalidade, alcoolismo e dependência de drogas

Fonte: National Institute for Occupational and Safety Health, 1983 *apud* Mendes, 1986.

organização do trabalho, conforme apontado no Quadro 40.3, isto é, à sobrecarga de trabalho quantitativa, ou seja, quando há muito para fazer em pouco tempo, ou à exigência qualitativa inferior às possibilidades do trabalhador (*underload*), o que se relaciona com atividades pouco estimulantes ou desafiadoras ou que não exigem criatividade, sendo por isso monótonas ou repetitivas (Lacaz, 2003).

Além disso, para explicar essa morbidade, também são importantes aspectos relacionados com a hierarquia, o que inclui conflitos de papéis e responsabilidades, falta de controle sobre a própria atividade, em uma situação em que outros decidem o que fazer, onde e como, inclusive impondo ritmos e velocidades, bem como a ausência do chamado apoio social de chefias e dos próprios colegas de trabalho, expressão da falta de solidariedade e da competitividade que caracteriza as relações de trabalho no momento atual (Gorender, 1997).

Ademais, para explicar os distúrbios mentais e as doenças cardiocirculatórias podem também ser apontados aspectos das condições de trabalho, como mostra o Quadro 40.2, em que o ruído, o calor e o frio excessivos, a iluminação deficiente ou excessiva e odores incômodos têm importância, bem como os chamados estressores específicos do trabalho industrial, como a tecnologia de produção em linha de montagem, os trabalhos altamente automatizados e o trabalho realizado em turnos alternantes, aspectos estes também fortemente relacionados com a organização do trabalho (veja o Quadro 40.3).

Método de apreensão da realidade adotado pelo campo da saúde do trabalhador

Como salientado previamente, a experiência dos trabalhadores italianos em sua luta contra a nocividade do trabalho para a saúde vai influenciar o campo da ST na definição do método de análise dos determinantes das relações entre trabalho e saúde/doença, o qual está baseado no Modelo Operário Italiano, que foi posteriormente modificado e adaptado à realidade latino-americana pelos professores do programa de mestrado em Medicina Social da Universidade Autônoma do México (UAM) do *campus* Xochimilco (Laurell & Noriega, 1989).

O Modelo Operário Italiano tem como pressuposto a grande valorização do conhecimento empírico dos trabalhadores sobre seu próprio trabalho e propõe que a análise do trabalho deve começar pela observação espontânea, a partir das prioridades definidas pelos próprios trabalhadores, que atuam como sujeitos da análise da nocividade do trabalho para a saúde, considerando o comportamento de quatro grupos de fatores de risco à saúde. São eles: (a) agentes físicos (ruído, temperatura, ventilação, luminosidade, umidade); (b) agentes químicos (fumos, gases, poeiras, vapores); (c) agentes ergonômicos e mecânicos (esforço físico, relação homem-máquina, segurança das máquinas); e (d) organização do trabalho (ritmos excessivos, monotonia, repetitividade, ansiedade e responsabilidade, outros efeitos estressantes). Em um segundo momento, os fatores de risco devem ser analisados quanto a seus efeitos nos coletivos de trabalhadores, mediante questionários, sendo cotejados, em um terceiro momento,

Capítulo 40 • Diferentes Formas de Apreensão das Relações entre Trabalho e Saúde/Doença

com os registros de dados ambientais coletados na investigação (Oddone *et al.*, 1986). Essa metodologia, nos anos 1969/1970, embasou grande pesquisa no setor metalúrgico do norte da Itália, envolvendo cerca de 300 mil trabalhadores, os quais também atuaram como pesquisadores (Berlinguer, 1983), e que foi objeto de interesse de estudos em todo o mundo (Laurell, 1984; Lacaz, 1996).

Como na realidade mexicana, a fragilidade política da ação sindical causa dificuldades para se adentrar nos locais de trabalho com o objetivo de empreender estudos e pesquisas, fato também observado no Brasil, e uma adaptação adotada consistiu na reconstituição dos processos de trabalho a partir da enquete coletiva realizada com os trabalhadores submetidos ao trabalho nocivo à saúde que se buscava estudar.

Do ponto de vista metodológico, as modificações propostas pelos professores e pesquisadores da UAM-Xochimilco introduzem a noção de cargas de trabalho que produzem desgaste[7]. Pode-se dizer que as cargas de trabalho assemelham-se aos fatores de risco do Modelo Operário Italiano, podendo ser diferenciadas em cargas físicas (calor, ruído), cargas químicas (poeiras, fumaças, vapores, solventes líquidos), biológicas (microrganismos) e cargas mecânicas que produzem contusões, fraturas e ferimentos. Essas cargas têm como característica o fato de serem externas ao corpo do trabalhador e, quando interagem com ele, produzem complexos processos intracorporais (Laurell & Noriega, 1989).

Por outro lado, as cargas fisiológicas "somente adquirem materialidade no corpo [...] ao se expressarem em transformações em seus processos internos [...]" (Laurell & Noriega, 1989: 111). Assim, as cargas fisiológicas são consideradas "um esforço físico pesado [...] e não podem existir senão através do corpo, [...] como a alternância de turnos é impensável à margem dos homens [...] submetidos a este regime de trabalho" (Laurell & Noriega, 1989: 111).

No que se refere às cargas psíquicas, suas manifestações no corpo podem ser divididas em dois grupos: um que se relaciona com a sobrecarga mental e outro que diz respeito à subcarga mental. No primeiro grupo enquadram-se: "atenção permanente, supervisão com pressão, [...], altos ritmos de trabalho etc." (Laurell & Noriega, 1989: 112). No segundo grupo: "perda de controle sobre o trabalho [...], desqualificação do trabalho [...], parcelização que redunda em monotonia e repetitividade etc." (Laurell & Noriega, 1989: 112). As cargas psíquicas somente existem como resultado das relações sociais de trabalho e resultam, no caso do trabalho desqualificado, em "hipotrofia do pensamento e da criatividade" (Laurell & Noriega, 1989: 112).

Por outro lado, quanto aos efeitos para a saúde do controle excessivo ou despótico sobre as atividades laborais dos trabalhadores, é pertinente afirmar que este gera grande "tensão nervosa prolongada sintetizada na reação do estresse crônico e fadiga nervosa" (Laurell & Noriega, 1989: 112).

Observa-se, por conseguinte, que não se pode compreender cargas psíquicas meramente como "riscos", descontextualizando-as das condições socialmente produzidas e que lhes dão origem, o que se aplica também aos outros tipos de cargas (Laurell & Noriega, 1989).

No Quadro 40.6 são comparados aspectos do Modelo Operário Italiano e do Modelo UAM-Xochimilco.

Com o objetivo de demonstrar a riqueza da discussão teórico-conceitual interna ao campo da ST, sustentáculo de suas formulações, Breilh (1994) aponta que as categorias empíricas "risco" e "carga" constituem-se em uma "camisa de força [pois são] concepções fisicalistas do processo de trabalho e da saúde" (Breilh, 1994: 98). Para ele, o trabalho contém riscos enquanto "contingência [...] ou probabilidade de dano, [mas isto] não

Quadro 40.6 Metodologias de pesquisa-ação para o conhecimento da relação entre trabalho e saúde como formulações do campo da saúde do trabalhador

Modelo Operário Italiano	Modelo UAM-Xochimilco
Princípios e propósitos	
Demanda operária sustentada por apoio técnico militante	Visão contra-hegemônica no apoio técnico aos trabalhadores
Empirismo operário radical	Materialismo dialético
Enfrentamento da nocividade do trabalho	Transformação da produção capitalista
Conhecer para transformar	Humanização do trabalho
Objetos de estudo	
Ambiente de trabalho a partir dos grupos homogêneos de risco; da experiência operária coletiva; da validação consensual e não delegação*	Análise histórico-epidemiológica de agravos e do perfil produtivo
	Estratégias de geração de valor
Fatores de risco segundo quatro grupos de fatores nocivos	Processo de produção, seus processos de trabalho (base técnica, organização e divisão de trabalho)
Propostas de contratação coletiva com empresas	Cargas de trabalho e padrões de desgaste
	Transformação do trabalho
Objetivos	
Instrumentalizar o papel de sujeito dos operários mediante seu conhecimento e suas soluções	Construir perfis epidemiológicos de conformidade com processos produtivos
Instrumentalizar a subjetividade operária para estudar a realidade: elaborar mapas de risco	Integrar saber operário com a produção científica
Integrar e experiência operária com a ciência	
Principais influências	
Sociologia	Economia política
Psicologia social	Sociologia
	Epidemiologia crítica

Fonte: adaptado de Breilh, 1994.

*No Modelo Operário Italiano, entendem-se por grupos homogêneos de risco os grupos de trabalhadores que atuam sob as mesmas condições de trabalho; por validação consensual, a definição do que investigar a partir da prioridade coletiva e consensualmente definida pelos grupos homogêneos, e por não delegação, o papel dos trabalhadores como agentes do processo de investigação da nocividade do trabalho (Oddone *et al.*, 1986). Dessa articulação resulta a construção dos mapas de risco de cada ambiente de trabalho, a partir dos quais se deve agir.

---

[7] Entendem-se por cargas de trabalho elementos dos processos de trabalho que interagem entre si e com os corpos dos trabalhadores, gerando formas de adaptação que produzem desgaste, o qual é apreendido como a "perda de capacidade potencial e/ou efetiva corporal e psíquica" (Laurell & Noriega, 1989: 110).

cobre a totalidade dos processos determinantes" (Breilh, 1994: 98). O autor cita como exemplo dessa impropriedade uma fábrica automobilística onde funciona uma linha de montagem cuja divisão e organização do trabalho conforma uma realidade determinante, necessária, permanente, e não um perigo provável ou fortuito para a saúde dos trabalhadores. Ademais, aponta que o conceito de risco não apreende um aspecto fundamental da natureza do trabalho mesmo no capitalismo, ou seja, não dá "conta do caráter contraditório do trabalho, que não é absolutamente destrutivo nem absolutamente benéfico [...] seus aspectos favoráveis e prejudiciais coexistem e operam de modo distinto de acordo com o momento histórico e a categoria de trabalhadores a que refere [...]" (Breilh, 1994: 98).

Para o autor, é mais pertinente falar em *processo*, o que melhor traduz a dinâmica da realidade de trabalho, ou seja, em "processos destrutivos ou [...] protetores para referir-se aos determinantes que condicionam epidemiologicamente ao trabalhador, seja no espaço da produção, seja no espaço do consumo [...]" (Breilh, 1994: 98).

Para ele, reparos semelhantes devem ser feitos quando se depara com o conceito de carga, o qual se confunde com a noção de "ação ou efeito de carregar" (Breilh, 1994: 99) ou, quando se associa à potência absorvida pela máquina, como um limite até o qual ela pode ser usada sem danificar-se. A única situação de trabalho a que o termo carga se aplica é ao "trabalho muscular: cargas estáticas e dinâmicas dos músculos ou a qualquer circunstância que implique uma tensão funcional" (Breilh, 1994: 99). E complementa: aplicar a ideia de carga à atividade mental no trabalho acaba empobrecendo a noção de processo de deterioração da saúde pelo trabalho. O termo poderia ser usado para tratar dos "problemas de tensão neurofisiológica por sobrestimulação ou subestimulação, mas não esgota o conjunto de processos de sofrimento-proteção mental que implica o trabalho em distintos contextos" (Breilh, 1994: 99).

Partindo das formulações do grupo mexicano observa-se, portanto, que as contribuições de Breilh (1994) trazem elementos para se pensar o aspecto dialético do trabalho em sua relação com a saúde/doença, fazendo refletir, do ponto de vista epidemiológico, tanto sobre seus aspectos protetores como nocivos à saúde.

Outro questionamento a ser assinalado quanto à crítica interna que se dá no campo da ST refere-se à forte valorização do "empirismo radical" relativo à experiência operária e que é advogado e praticado pelo Modelo Operário Italiano.

Para Laurell (1984), essa defesa radical não possibilita um distanciamento crítico (e teórico) sobre a própria prática, o que dificulta a possibilidade de tirar conclusões sobre o geral diante de experiências particulares. Daí a necessidade de uma práxis (Sánchez-Vázquez, 2011) que torne possível refletir criticamente sobre a experiência empírica a partir de um distanciamento reflexivo, pois não é verdadeiro o dístico popular de que quem sabe faz e ensina. Disso resulta a pouca capacidade do Modelo Operário Italiano de apreender as relações entre trabalho e saúde/doença que se impõem com o advento da chamada

reestruturação produtiva dos processos de trabalho, sob o toyotismo ou modelo japonês[8] (Gorender, 1997).

Atores sociais do campo da saúde do trabalhador

Para se entender a emergência do campo da ST como prática teórica (geração de conhecimentos) e prática político-ideológica (superação de relações de poder e conscientização dos trabalhadores) e seus desafios, é necessário frisar, como já salientado, que ele eclode concomitantemente à maturação do processo de industrialização e à forma particular que assume na América Latina, nos anos 1970, com o surgimento de uma classe operária industrial urbana (Laurell, 1985). Esta se constitui enquanto força social e política e busca como aliados, na luta pela saúde no trabalho, setores médios, particularmente intelectuais de fora e de dentro da Universidade (Tambellini, 1984).

A experiência trazida pela realização das Semanas de Saúde do Trabalhador, a partir de 1979, espelhou essa aliança e resultou da ação conjunta de sindicatos de trabalhadores e técnicos militantes (Lacaz, 1983; Ribeiro & Lacaz, 1984). A partir delas, cria-se o Departamento Intersindical de Estudos de Saúde do Trabalhador (DIESAT) e ocorre a implantação de vários grupos de assessoria técnica em sindicatos para questões relativas à saúde no trabalho, cujo fruto é a celebração de cláusulas nas negociações coletivas entre o patronato e os sindicatos de trabalhadores que visavam à melhoria das condições de trabalho e ao fortalecimento da representação sindical nos locais de trabalho (Ribeiro & Lacaz, 1984).

Ao lado disso, a incorporação de ações em ST no SUS acontece sincronicamente ao momento histórico do fim do milagre econômico e da passagem que transforma o papel do Estado, a chamada Reforma do Estado (Paula, 2005), cujo recorte neoliberal (Anderson, 1995) traz consigo a diminuição do investimento público nas políticas sociais e o aumento do desemprego e do subemprego, como decorrência da reestruturação produtiva industrial e da globalização da economia (Laurell, 1995). Essa realidade terá importante influência sobre as lutas sindicais no mundo que se fragilizam (Navarro, 1995).

Ao se avaliar a realidade atual dos atores e protagonistas anteriormente apontados, observa-se que, se nos anos 1980 os PST contavam com importante participação e controle social, hoje, a fragilidade dos sindicatos de trabalhadores, ao lado da nova configuração do mundo do trabalho, dificulta a participação, na medida em que os órgãos sindicais não mais representam a polissemia do mundo do trabalho reestruturado (Antunes, 2005; Minayo-Gomez & Lacaz, 2005; Steingart, 2006; Lacaz & Santos, 2010).

Quanto à Academia, a pujança detectada na produção científica do campo da ST na virada dos anos 1980/1990,

---

[8]Por modelo japonês entende-se uma "designação genérica [...] – de um conjunto de técnicas de organização da produção e do trabalho industrial, de práticas administrativas, relações de trabalho e princípios de gestão da empresa que estariam associados aos importantes ganhos de produtividade atingidos pelo sistema produtivo do Japão após a II Guerra Mundial" (Xavier-Sobrinho, 1997: 156).

Capítulo 40 • Diferentes Formas de Apreensão das Relações entre Trabalho e Saúde/Doença

com marcante caráter inter(trans)disciplinar, bem como a incorporação de pressupostos trazidos pela contribuição de autores filiados à Medicina Social Latino-Americana e à Saúde Coletiva, conforme apontou Lacaz (1996), não é mais observada (Minayo-Gomez & Lacaz, 2005). Confirma essa assertiva a análise empreendida a partir do levantamento realizado por Mendes (2003) relativo à produção de dissertações e teses sobre trabalho e saúde de 1950 até 2002, o qual, quando analisado sob a ótica da produção do conhecimento e da interdisciplinaridade, revelou:

> [...] predomínio da construção de conhecimento fragmentado, [...] unidisciplinar, quando não repetitivo e tecnicista, resultante de pesquisas e análises pontuais desenvolvidas com abordagens próprias de cada disciplina: só da epidemiologia, ou [...] das ciências sociais, humanas, ou só da toxicologia ou [...] engenharia [...] (Minayo-Gomez & Lacaz, 2005: 802).

No que se refere às demandas sociais advindas de um dos espaços privilegiados de expressão dos atores do campo previsto pelo SUS, ou seja, a III Conferência Nacional de Saúde do Trabalhador (CNST) (Brasil, 2006), as resoluções daí emanadas espelham o estágio atual de formulação dos vários atores sociais envolvidos. O que se observa é que, ao ratificarem enfaticamente essas resoluções, apenas reiteram o tema central da II CNST (Brasil, 2002) realizada 11 anos antes, em 1994, cujo lema era "Construindo uma Política [Nacional] de Saúde do Trabalhador". Há um verdadeiro retrocesso na medida em que algumas resoluções expressam o retorno de propostas que "recuperam" as formulações da Saúde Ocupacional, desconsiderando, por exemplo, o acúmulo desenvolvido em ações de Vigilância em Saúde do Trabalhador no SUS (Porto, Lacaz & Machado, 2003), as quais superam a prática dos serviços de Medicina do Trabalho e a própria normatização do Ministério do Trabalho e Emprego (Brasil, 2006)[9].

Pode-se afirmar que a fragilidade político-reivindicatória experimentada pelo movimento sindical e a postura pouco engajada da Academia, ao que se soma o desenvolvimento de políticas públicas de saúde focalizadas (Laurell, 1995; Minayo-Gomez & Lacaz, 2005), constituem o pano de fundo da relativa perda de espaço das formulações teórico-metodológicas do campo da ST.

Urge discutir essa situação, visando ao resgate dos pressupostos do campo e à crítica aos reducionismos teórico-metodológicos perpetrados pela SO, apesar de observar-se que ainda nos dias que correm existe a hegemonia de seu discurso e prática.

---

[9]As observações podem ser constatadas a partir de algumas resoluções da III CNST, tais como: "Garantir o cumprimento das *normas regulamentadoras* de segurança e saúde para os trabalhadores do serviço público, [...] priorizando o *programa de prevenção de riscos ambientais e o programa de controle médico de saúde ocupacional*"; "Transformar os Serviços Especializados em Engenharia de Segurança e Medicina do Trabalho – SESMT (Norma Regulamentadora NR 4 do Ministério do Trabalho e Emprego) em serviços especializados de segurança e saúde no trabalho [...]" (Brasil, 2006) (Resolução 44, grifos nossos).

Na busca pelo envolvimento da rede de saúde pública na atenção à saúde dos trabalhadores, a articulação entre ações de assistência e de vigilância para apreender as relações entre trabalho e saúde/doença constitui-se no cerne da prática sanitária do campo da ST como parte da Saúde Coletiva, em sua vertente do planejamento em saúde, para o que os trabalhadores organizados tiveram papel protagônico (Lacaz, 1996).

Além disso, é necessário frisar que se trata de envolver "corações e mentes" no resgate do social para sustentar essas práticas em saúde, objetivando dar suporte ao modelo de atenção que foi sendo construído ao longo da trajetória de constituição do campo enquanto espaço para uma proposta que já incorporava os princípios de diretrizes do SUS antes mesmo dele existir (Minayo-Gomez & Lacaz, 2005).

Campo da saúde do trabalhador e modelo de atenção

Colado às formulações teórico-conceituais do campo da ST, também ocorre o envolvimento da rede de Saúde Pública nas propostas de atenção, o que se concretiza inicialmente nos PST criados inicialmente na rede da Secretaria de Estado da Saúde de São Paulo, implantados em várias regiões do Estado de São Paulo a partir de 1984 e posteriormente em outros estados, em resposta à demanda do movimento sindical (Lacaz, 1996).

Seu nome indica que a proposta está calcada nos pressupostos que sustentam a programação em saúde (Schraiber, 1990), alguns deles tornados princípios do SUS. Esses pressupostos eram: a universalidade de acesso, independentemente do vínculo de trabalho e previdenciário; o controle social mediante a participação dos trabalhadores, em alguns casos na própria gestão, controle e avaliação; a integralidade do cuidado mediante acesso às informações obtidas a partir da assistência, o que possibilitava o desencadeamento de ações de vigilância nos locais de trabalho geradores de danos à saúde, com participação sindical (Freitas, Lacaz & Rocha, 1985).

A isso se somava a percepção de que o trabalhador possui um saber como sujeito coletivo inserido no processo produtivo, mas agora deve ser visto pelo serviço de saúde não apenas como um mero consumidor desses serviços, bem como de condutas médicas e prescrições, mas com a compreensão de que o processo de trabalho é danoso à saúde, o que coloca outras determinações para o sofrimento, o mal-estar e a doença, agora motivados pelas relações sociais que se estabelecem nos processos de trabalho (Navarro, 1982).

Os PST surgiram como parte de uma tendência mundial influenciada pelos organismos internacionais que preconizavam a incorporação de ações de saúde na rede de serviços de Saúde Pública a partir da criação dos SST como política pública, com ampla participação dos trabalhadores (OIT, 1985).

Ao lado da OIT, a atuação da OMS de maneira mais concreta nessa questão ocorre a partir de 1983, pela iniciativa de seu órgão regional para as Américas, a Organização Pan-Americana da Saúde (OPAS), quando esta publica o documento "Programa de Salud de los Trabajadores" (OPS, 1983).

Na sequência, em 1984, no seminário Actividades de Salud Ocupacional en la Red de Servicios de Salud, patrocinado pela OPAS e realizado em Campinas, São Paulo, documento de apoio às discussões elaborado por consultores da OPAS colocava a necessidade de se

> [...] passar do conceito de Saúde Ocupacional para o de saúde dos trabalhadores para enfrentar a problemática saúde-trabalho como um todo, onde se conjuguem fatores econômicos, culturais e individuais para que se possa produzir um resultado que é a saúde de uma sociedade, de um país, de um continente [...] (Sandoval, 1983: 47).

Pelo que foi exposto, vê-se que existe, internacionalmente, a preocupação de superar o modelo baseado no olhar da SO como parte de uma tendência internacional que coloca a saúde como direito (Parmeggiani, 1988).

No Brasil, sabe-se que o movimento pela Reforma Sanitária (Paim, 1999) contribuiu para formular o projeto do SUS, conforme prescreveu a 8ª Conferência Nacional de Saúde, cujo relatório final aponta que o trabalho em condições dignas e o conhecimento e controle dos trabalhadores sobre processos e ambientes de trabalho eram pré-requisitos centrais para o pleno exercício do acesso à saúde (Lacaz, 1994).

Nesse sentido, a I CNST, realizada no mesmo ano, incorporou a proposta de que o sistema de saúde a ser criado deveria englobar ações e órgãos voltados para a saúde dos trabalhadores, na perspectiva da saúde como direito (Brasil, 1986).

Frise-se que essa trajetória é parte da experiência histórica brasileira na luta pela redemocratização do país, cujo ápice foi a Assembleia Constituinte, que concretiza direitos sociais, momento em que os trabalhadores elegem o Estado como interlocutor, não na perspectiva da acumulação capitalista, em uma visão meramente estrutural-funcionalista de seu papel em que somente prevalecem os interesses capitalistas, como pensavam estudiosos nos anos 1960/1970, conforme aponta Fleury (1994). Agora, o Estado é um espaço de luta política pela incorporação de direitos pelas classes populares, na perspectiva do planejamento e execução de políticas públicas que atendam às demandas sociais dos trabalhadores organizados, visando à implementação de propostas de ações de Saúde Pública que permitam a gestão e seu controle social compartilhado, o que depois foi incorporado pelo SUS (Lacaz, 1996).

Assim, os PST são também resultado do processo de lutas sociais na busca de retirar das empresas a tutela da saúde dos trabalhadores, dando-lhes o direito de exercer controle sobre a própria saúde, a partir de sua inserção e atendimento nos serviços de Saúde Pública enquanto produtores (Navarro, 1982; Freitas, Lacaz & Rocha, 1985). Até o início dos anos 1980 isso não acontecia, visto que era atribuição das empresas, como ressaltado previamente por meio de seus Serviços Especializados em Engenharia de Segurança e Medicina do Trabalho (Lacaz, 1996), e da Previdência Social, por meio do Instituto Nacional de Assistência Médica da Previdência Social (INAMPS) (Dias, 1994).

Em momento posterior, já nos anos 1990, quando a municipalização da saúde torna-se uma realidade no Brasil, surgem os Centros de Referência em Saúde do Trabalhador, cuja atividade situa-se na perspectiva de ser uma instância especializada para dar suporte técnico-operacional à rede básica (Lacaz, 1996).

Do ponto de vista do Planejamento e Gestão em Saúde, o modelo dos Centros de Referência em Saúde do Trabalhador merece críticas, na medida em que não conseguiu inserir de maneira efetiva as ações em ST na rede básica de saúde. Além disso, as ações de assistência ainda assumem, em sua prática, um peso importante em detrimento das ações de vigilância, ao que se associa a falta de formação adequada dos quadros que neles atuam (Santos & Lacaz, 2012). Apesar disso, o modelo torna-se hegemônico no SUS, a partir de 2002, com a criação da Rede Nacional de Atenção Integral à Saúde dos Trabalhadores (RENAST), mediante portaria emanada do Ministério da Saúde (Brasil, 2002b). Posteriormente, buscou-se um aperfeiçoamento da RENAST mediante a emissão de mais duas portarias por parte do Ministério da Saúde, em 2005 e 2009, visando priorizar as ações de vigilância em ST e à melhor formação de quadros técnicos (Brasil, 2005, 2009; Santos & Lacaz, 2012).

No entanto, a par do retrocesso conceitual das formulações do campo já assinalado, na prática dos Centros de Referência em Saúde do Trabalhador, mesmo após a criação da RENAST, privilegia-se a contratação de médicos e enfermeiros do trabalho, cuja formação está calcada nos pressupostos da MT e da SO, em vez da incorporação em suas equipes de saúde, e de modo mais programático, de profissionais como psicólogos, sociólogos, assistentes sociais, fisioterapeutas, fonoaudiólogos, médicos, enfermeiros, engenheiros que estão sendo formados nos cursos de Especialização em Saúde do Trabalhador, desenvolvidos na rede do SUS (Ramos, 2008), persistindo importante carga assistencial em detrimento das ações de Vigilância em Saúde do Trabalhador (Silva, 2012).

Ademais, apesar do grande acúmulo de experiência adquirida na área assistencial, as políticas de atenção em ST no SUS ainda são pouco integradas intra e intersetorialmente, existindo parcas avaliações sobre a efetividade e a adequação dessas ações, ao que se soma a ausência de demanda qualificada pelos gestores da saúde e de uma Política Nacional de Saúde do Trabalhador que integre efetivamente os Ministérios da Saúde, da Previdência Social e do Trabalho em parceria com o Ministério de Ciência e Tecnologia por meio do fomento de pesquisas sobre temas de grande importância e que precisam ser mais e melhor estudados (Lacaz, 2010; Minayo-Gomez, 2011).

Essa constatação, além de apontar as lacunas do campo, tanto no que se refere à produção de conhecimento como às ações de uma Política de Estado integradora e consistente, ratifica o diagnóstico de que se trata de um campo de práticas e saberes cuja vida é recente, ainda em construção, influenciado de maneira marcante pela realidade sócio-histórica de uma sociedade tão complexa como a brasileira, como espaço da Saúde Coletiva (Minayo-Gomez, 2011).

CAMPO DA SAÚDE DO TRABALHADOR: DESAFIOS, LACUNAS, AVANÇOS E INTERFACES

Em consonância com o que foi anteriormente referido, é possível concluir que o campo da ST está em permanente construção e ainda tem desafios teórico-metodológicos que se relacionam com seu objeto de interesse, cuja polissemia, pulsão e dinâmica de transformação permanente exigem adaptações e frequente ampliação/revisão teórico-conceitual, mesmo considerando seus avanços e interfaces (Lacaz, 2007).

Quanto aos desafios, um deles é relativo à seguinte questão: de fato, suas formulações conformam um campo (científico) de práticas e conhecimentos? Nesse sentido, cabe assinalar o que sustenta, a partir de Bourdier (1996), Minayo-Gomez (2011) em recente publicação.

Para ele, essa abordagem da relação entre trabalho e saúde/doença deve ser considerada um campo científico, mas não se pode deixar de apontar as lacunas que ainda devem ser preenchidas no que se refere à produção do conhecimento, pois persiste uma falta de precisão conceitual no que se refere à relação entre trabalho e saúde na produção científica do campo; na medida em que predominam hoje abordagens disciplinares e pontuais, com objetos de estudo cujas premissas são pouco aderidas à concepção do campo; pela predominância de estudos meramente descritivos, considerando os trabalhadores como objeto de estudo (Minayo-Gomez, 2011) e, acrescente-se, em um verdadeiro retrocesso em relação ao que se deu nos anos 1980/1990 (Lacaz, 1996, 2007; Minayo-Gomez & Lacaz, 2005).

Ainda como desafio digno de nota, deve ser salientada a lacuna representada por uma ainda muito claudicante Política Nacional de Atenção à Saúde do Trabalhador, cuja discussão iniciou-se na I CNST, em 1986, e que até hoje está distante de propor uma real definição de papéis quanto à interlocução e às atribuições de pelo menos três ministérios afetos ao tema, ou seja, o Ministério da Saúde, por intermédio do SUS, o Ministério do Trabalho e Emprego e o Ministério da Previdência Social (Lacaz, 2010), aos quais devem ser incorporados o Ministério da Agricultura e o do Meio Ambiente, dada a questão do trabalho rural, por exemplo (Pignati, 2007; Nasrala-Neto, 2011).

Essa lacuna também interfere no modelo de atenção proposto pelo campo e tem dificultado ações que, além da assistência, tenham efetiva capacidade de intervir nos determinantes geradores de acidentes e doenças do trabalho, na perspectiva da Vigilância em Saúde do Trabalhador (Porto, Lacaz & Machado, 2003; Machado, 2005). Cabe ainda assinalar que, de certo modo, esses desafios e lacunas interferem no próprio ensino da temática relacionada com o trabalho e a saúde/doença a partir das formulações do campo da ST, na medida em que é ainda pouco desenvolvido nos cursos de graduação da área da saúde, mesmo após a edição das Diretrizes Curriculares Nacionais para o Curso de Graduação em Medicina, em 2001 (Brasil, 2001).

Uma hipótese para explicar essa situação seria a existência de uma disputa (Bourdier, 1983) em função da busca pela hegemonia na abordagem da temática, a qual é tensionada pelas formulações da MT, da SO e do campo da ST, cujo tempo de existência e de maturação ainda é bastante recente (Lacaz, 1996), fato este que ratifica os desafios para proposição de soluções para a prevenção da morbimortalidade prevalente hoje no mundo do trabalho.

Quanto aos desafios que produziram avanços teórico-conceituais e metodológicos, coloca-se a abordagem de processos de trabalho em sua relação com a saúde/doença no setor *terciário* da economia ou de *serviços*, onde hoje se concentra a maior parcela dos trabalhadores em todo o mundo (Antunes, 2007; Lacaz, 2011).

Esse avanço ocorre a partir de contribuição da Sociologia do Trabalho em sua articulação com a Saúde Coletiva a partir das Ciências Sociais em Saúde, que traz a noção de *simultaneidade* para assinalar a concomitância do momento da produção e do consumo das ações no setor de serviços, o que exige uma troca intersubjetiva muito intensa entre o trabalhador e a clientela por ele atendida, mobilizando afetos, responsabilidades e vínculos (Cecílio & Lacaz, 2012).

A isso se soma a ideia de *copresença*, em que o consumidor do produto está presente no momento mesmo de sua produção, o que pode pressionar o aumento da produtividade, ou seja, a quantidade de trabalho em período de tempo, cujo exemplo mais claro é a tensão exercida pelas filas nos serviços de saúde ou nos bancos.

Por último, propõe a noção de *coprodução*, a qual também ajuda a explicar as particularidades do trabalho em serviços, ao chamar a atenção para o fato de que a clientela consumidora de serviços de saúde e de serviços bancários acaba por executar ações e tarefas que antes eram exercidas pelos trabalhadores. É o caso dos serviços bancários que passaram a ser executados pela própria clientela, como o saque de dinheiro, a impressão de cheques, pagamentos etc., em função da intensa automação e informatização do setor. O mesmo ocorre no setor saúde, no que se refere à automedicação, por exemplo (Cecílio & Lacaz, 2012).

Como foi visto, se internamente ao campo ainda persistem desafios e lacunas, deve ser ressaltada como promissora a potencialidade de estudos e pesquisas no que se refere à interface trabalho-ambiente, na vertente hoje identificada pela tríade produção-ambiente-saúde (Tambellini & Câmara, 1998; Vasconcelos, 2007; Rigotto & Augusto, 2007; Dias *et al.*, 2009), particularmente quando o mundo se depara com a discussão de sua sustentabilidade socioambiental (Porto, 2005; Vasconcelos, 2007; Cartier *et al.*, 2009). Trata-se de entender que a poluição ambiental origina-se nos processos produtivos e que a fábrica "contamina" o ambiente (Berlinguer, 1978).

Outra interface promissora se dá pela temática trabalho-gênero-saúde, cuja importância cada vez maior é consequência da entrada maciça da mulher no mercado de trabalho, o que a torna cada vez mais estudada pelo viés dos preconceitos, das diferenças salariais e dos agravos específicos do gênero feminino relacionados com o trabalho (Oliveira & Scavone, 1997; Hirata, 2003; Neves *et al.*, 2011).

De grande relevância como preocupação do campo e também como real desafio, hoje, mesmo que apresentando "encaminhamentos ainda frágeis" (Athayde, 2011: 348), coloca-se a questão da Saúde Mental e Trabalho (Athayde, 2011; Merlo, 2011), na medida em que a reestruturação produtiva impõe relações e processos de trabalho que envolvem a esfera psicoafetiva e o adoecimento pelos distúrbios mentais, doenças psicossomáticas, estresse e fadiga crônicos, como apontado no Quadro 40.5.

Finalmente, é importante ressaltar que, por estar situado em um espaço de interseção marcado pelo conflito de interesses estabelecido entre o processo de valorização do capital e a luta dos trabalhadores contra a exploração daí advinda, o campo da ST tem forte conotação político-ideológica, o que não deve descaracterizar sua capacidade de produzir conhecimento científico e de interferir na realidade para transformá-la, na perspectiva da re-humanização do trabalho, escopo principal das formulações do campo aqui discutido, conforme aponta Lacaz (1996, 2007).

Referências

Anderson P. Balanço do neoliberalismo. In: Sader E, Gentilli P (orgs.) Pós-neoliberalismo: as políticas sociais e o Estado democrático. Petrópolis: Vozes, 1995:9-23.

Antunes R. Adeus ao trabalho? Ensaio sobre as metamorfoses e a centralidade do mundo do trabalho. São Paulo: Cortez Editora/Campinas: Editora da Universidade Estadual de Campinas, 1995.

Antunes R. A nova morfologia do trabalho e o desenho multifacetado das ações coletivas. Cadernos ANDES 2005; 21:8-16.

Antunes R. Dimensões da precarização estrutural do trabalho. In: Druck G, Franco T (orgs.) A perda da razão social do trabalho: terceirização e precarização. São Paulo: Boitempo, 2007:13-22.

Arouca ASS. O Dilema Preventivista. Contribuição para a compreensão e crítica da Medicina Preventiva. [Tese de Doutorado]. Campinas: Faculdade de Ciências Médicas, Universidade Estadual de Campinas, 1975.

Araújo A, Alberto MF, Neves MY, Athayde M (orgs.) Cenários do trabalho: subjetividade, movimento e enigma. Rio de Janeiro: DP & A Editora, 2004.

Atahyde M. Saúde "Mental" e Trabalho: questões para discussão no campo da Saúde do Trabalhador. In: Minayo-Gomez C, Machado JMH, Pena PGL (orgs.) Saúde do Trabalhador na Sociedade Brasileira Contemporânea. Rio de Janeiro: Fiocruz, 2011:345-67.

Berlinguer G. Medicina e política. São Paulo: Cebes-Hucitec, 1978. Berlinguer G. A saúde nas fábricas. São Paulo: Cebes-Hucitec, 1983. Berlinguer G, Teixeira SF, Campos GWS. Reforma sanitária: Itália e Brasil. Rio de Janeiro: Centro Brasileiro Estudos de Saúde/São Paulo: Editora Hucitec, 1988.

Botelho ZGA, Lacaz FAC, Sato L, Travieso P. Avaliação Qualitativa de alguns aspectos organizacionais do "Programa de Atenção à Saúde do Adulto: Projeto de Atenção à Saúde do Trabalhador Químico do ABC" em duas Unidades Básicas. Relatório de Pesquisa. São Paulo: CNPq/SES/TS/Área Saúde e Trabalho, 1987.

Bourdier P. O campo científico. In: Ortiz R (org.) Pierre Bourdier: Sociologia. São Paulo: Ática, 1983:122-53 (Coleção Grandes Cientistas Sociais, 39).

Bourdier P. Razões práticas: sobre a teoria da ação. Campinas: Papirus, 1996.

Brasil. Ministério da Saúde. VIII Conferência Nacional de Saúde. Relatório final. Brasília: Ministério da Saúde, 1986.

Brasil. Ministério da Educação, Conselho Nacional de Educação, Câmara de Educação Superior. Resolução CNE/CES, de 7/11/2001. Diretrizes Curriculares Nacionais para Curso de Graduação em Medicina. Brasília, legislação oficial, 2001.

Brasil. Ministério da Saúde. II. Conferência Nacional de Saúde do Trabalhador 1994. Anais. Brasília: Ministério da Saúde, 2002.

Brasil. Ministério da Saúde. Portaria 1.679, de 19 de setembro de 2002. Dispõe sobre a Rede Nacional de Atenção Integral à Saúde do Trabalhador (Renast). 2. ed. Caderno de Legislação em Saúde do Trabalhador. Brasília: Ministério da Saúde, 2005.

Brasil. Ministério da Saúde. Portaria 777, de 28/04/2004. Dispõe sobre a notificação compulsória de agravos relacionados ao trabalho. 2. ed. Caderno de Legislação em Saúde do Trabalhador. Brasília: Ministério da Saúde, 2005.

Brasil. Ministério da Saúde. Portaria GM 2.437, de 7 de dezembro de 2005. Dispõe sobre a ampliação e o fortalecimento da Rede Nacional de Atenção Integral à Saúde do Trabalhador – Renast – no Sistema Único de Saúde – SUS e dá outras providências. Diário Oficial da União, 236, 09/12/2005, pp. 78-79.

Brasil. Ministério da Saúde. Resoluções. III Conferência Nacional de Saúde do Trabalhador, 2006.

Brasil. Ministério da Saúde. Portaria 2.728, de 11 de novembro de 2009. Dispõe sobre a Rede Nacional de Atenção Integral à Saúde do Trabalhador (Renast) e dá outras providências. Diário Oficial da União, no 216, 12/11/2009, pp. 76-77.

Breilh J. Nuevos conceptos y técnicas de investigación. Guía pedagógica para un taller de metodología. 3. ed. Quito: Ediciones Centro de Estudios y Asesoría en Salud (Ceas), 1994.

Cartier R, Barcellos C, Hubner C, Porto MFS. Vulnerabilidade social e risco ambiental: uma abordagem metodológica para avaliação da injustiça ambiental. Cadernos de Saúde Pública 2009; 25(12):2695-704. Cecilio LCO, Lacaz FAC. Trabalho em Saúde. Coleção "Projeto Formação em Cidadania para a Saúde: temas fundamentais da Reforma Sanitária". E-book. Portal da Universidade Aberta do SUS – UnaSUS e Portal do Centro Brasileiro de Estudos de Saúde – Cebes. Brasília: Ministério da Saúde/Secretaria de Gestão do Trabalho e Educação na Saúde e Organização Panamericana da Saúde, 2012.

Centro de Estudos em Saúde do Trabalhador e Ecologia Humana/Escola Nacional de Saúde Pública/Fundação Oswaldo Cruz. Política Nacional de Saúde do Trabalhador – análises e perspectiva. [Contribuição para a I Conferência Nacional de Saúde dos Trabalhadores], 1986.

Corrêa MB. Reestruturação produtiva e industrial. In: Cattani AD (org.) Trabalho e tecnologia: dicionário crítico. Petrópolis: Vozes/Porto Alegre: Ed. Universidade, 1997:202-5.

Dias EC. A atenção à saúde dos trabalhadores no setor saúde (SUS), no Brasil: realidade, fantasia ou utopia? [Tese de Doutorado]. Campinas: Faculdade de Ciências Médicas, Universidade Estadual de Campinas, 1994.

Dias EC, Rigotto RM, Augusto LGS, Cancio J, Hoefel MGL. Saúde Ambiental e Saúde do Trabalhador na Atenção Primária à Saúde, no SUS: oportunidades e desafios. Ciência & Saúde Coletiva 2009; 14(6):2061-70.

Fleury S. Estado sem cidadãos: seguridade social na América Latina. Rio de Janeiro: Fiocruz, 1994.

Foucault M. A arqueologia do saber. 3. ed. Rio de Janeiro: Forense-Universitária, 1987.

Foucault M. Vigiar e Punir: nascimento da prisão. Petrópolis: Editora, 1994.

Freitas CU, Lacaz FAC, Rocha LE. Saúde Pública e ações de Saúde do Trabalhador: uma análise conceitual e perspectivas de operacionalização programática na rede básica da Secretaria de Estado da Saúde. Temas IMESC. Sociedade. Direito. Saúde 1985; 2(10): 3-10.

Gorender J. Globalização, tecnologia e relações de trabalho. Estudos Avançados 1997; 29(11):311-61.

Hirata H. Comment la mondialization libérale s'est réapproprié la division sexuelle du travail. In: Hirata, H. Quand les femmes se heurtent à la mondialisation. Paris: Librairie Arthème Fayard, 2003:15-30.

Lacaz FAC. Saúde no Trabalho. [Dissertação de Mestrado]. São Paulo: Faculdade de Medicina da Universidade de São Paulo, 1983.

Lacaz FAC. Reforma Sanitária e Saúde do Trabalhador. Saúde & Sociedade 1994; 3(1):41-59.

Lacaz FAC. Saúde do Trabalhador: um estudo sobre as formações discursivas da academia, dos serviços e do movimento sindical. [Tese

Capítulo 40 • Diferentes Formas de Apreensão das Relações entre Trabalho e Saúde/Doença

de Doutorado]. Campinas: Faculdade de Ciências Médicas, Universidade Estadual de Campinas, 1996.

Lacaz FAC. Qualidade de vida no trabalho e Saúde do Trabalhador: uma visão crítica. In: Goldenberg P, Marsiglia RMG, Gomes MHA (orgs.) O clássico e o novo: tendências, objetos e abordagens em ciências sociais e saúde. Rio de Janeiro: Fiocruz, 2003:413-32.

Lacaz FAC. O campo Saúde do Trabalhador: resgatando conhecimentos e práticas sobre as relações trabalho-saúde. Cadernos de Saúde Pública, 2007; 23(4):757-66.

Lacaz FAC. Política Nacional de Saúde do Trabalhador: desafios e dificuldades. In: Lourenço E, Navarro VL, Bertani I, Silva JFS, Sant'Ana R (orgs.) O avesso do trabalho II: trabalho, precarização e saúde do trabalhador. São Paulo: Expressão Popular, 2010:199-230.

Lacaz FAC, Santos APL. Saúde do Trabalhador, hoje: re-visitando atores sociais. Revista Médica de Minas Gerais 2010; 20(2, supl. 2):5-11.

Lacaz FAC. As relações entre trabalho e saúde nos serviços de saúde: discutindo o marco teórico. In: Cêa GSS, Murofuse NT (orgs.) Trabalho, educação e saúde: formação permanente de profissionais e usuários da saúde pública. Vol. 1. Cascavel: Edunioeste, 2011. [no prelo]

Lalande A. Vocabulário técnico e crítico da filosofia. 3. ed. São Paulo: Martins Fontes, 1999.

Laurell AC. Medicina y capitalismo en Mexico. Cuadernos Políticos 1975; 5:6-16.

Laurell AC. Ciencia e Experiencia Obrera: La lucha por salud en Italia. Cuadernos Políticos 1984; (41):63-83.

Laurell AC. Saúde e trabalho: os enfoques teóricos. In: Nunes ED (org.) As ciências sociais em saúde na América Latina: tendências e perspectivas. Brasília: Organização Pan-Americana de Saúde (OPAS), 1985:255-76.

Laurell AC. Trabajo y Salud: estado del conocimiento. In: Franco S, Nunes ED, Breilh J, Laurell AC (orgs.) Debates en Medicina Social. Quito: Organización Panamericana de la Salud (OPS) – Associação Latino-Americana de Medicina Social (Alames), 1991. (Serie Desarollo de Recursos Humanos, no 92).

Laurell AC, Noriega M. Processo de produção e saúde. Trabalho e desgaste operário. São Paulo: Hucitec, 1989.

Laurell AC. La construcción teórico-metodológica de la investigación sobre la Salud de los Trabajadores. In: Laurell AC (coord.) Para la investigación sobre la Salud de los Trabajadores. Washington: Organización Panamericana de la Salud, 1993:13-36.

Laurell AC. Avançando em direção ao passado: a política social do neoliberalismo. In: Laurell AC (org.) Estado e políticas sociais no neoliberalismo. São Paulo: Cortez, 1995:151-78.

Leavel HR, Clark EG. Medicina Preventiva. São Paulo: McGraw-Hill, 1976. Machado JHM. A propósito da Vigilância em Saúde do Trabalhador.

Ciência & Saúde Coletiva 2005; 10(4):797-807.

Marx K. As metamorfoses do capital e o ciclo delas. In: Marx K. O Capital. Crítica da Economia Política. Livro segundo. O processo de circulação do Capital. 3. ed. Vol. 3. Rio de Janeiro: Editora Civilização Brasileira, 1980a:64-87.

Marx K. Processo de trabalho e processo de produzir mais valia. In: Marx K. O Capital. Crítica da Economia Política. Livro primeiro. O processo de produção do Capital. 3. ed. Vol. 1. Rio de Janeiro: Editora Civilização Brasileira, 1980b:201-23.

Mendes R. (org.) Medicina do Trabalho. Doenças profissionais. São Paulo: Sarvier, 1980.

Mendes R. Doutrina e prática da integração da saúde ocupacional no setor saúde: contribuição para a definição de uma política. [Tese de Livre-Docência]. São Paulo: Faculdade de Saúde Pública, Universidade de São Paulo, 1986.

Mendes R. Produção científica brasileira sobre saúde e trabalho publicada na forma de dissertações de Mestrado e teses de Doutorado, 1950-2002. Revista Brasileira de Medicina do Trabalho 2003; 2:87-118.

Merlo ARC. O Trabalho e a Saúde Mental no Brasil: caminhos para novos conhecimentos e novos instrumentos de intervenção. In: Minayo-Gomez C, Machado JMH, Pena PGL (orgs.) Saúde do Trabalhador na Sociedade Brasileira Contemporânea. Rio de Janeiro: Fiocruz, 2011:369-83.

Minayo-Gomez C. O campo da Saúde do Trabalhador: trajetória, configuração e transformações. In: Minayo-Gomez C, Machado JMH, Pena PGL (orgs.) Saúde do Trabalhador na Sociedade Brasileira Contemporânea. Rio de Janeiro: Fiocruz, 2011:23-34.

Minayo-Gomez C, Lacaz FAC. Saúde do trabalhador: novas-velhas questões. Ciência & Saúde Coletiva 2005; 10 (4):797-807.

Nasrala-Neto E. Estudo da Atuação da Vigilância em Saúde sobre as repercussões do uso agrotóxicos na saúde e no ambiente nos municípios de Lucas do Rio Verde; Sorriso; Primavera do Leste e Campo Verde do estado de Mato Grosso. [Tese de Doutorado]. São Paulo: Escola Paulista de Medicina, Universidade Federal de São Paulo, 2011.

Navarro, V. The labour process and health: a historical materialist interpretation. International Journal of Health Services 1982; 12(1):5-29.

Navarro V. Produção e estado de bem-estar: o contexto das reformas. In: Laurell AC (org.) Estado e políticas sociais no neoliberalismo. São Paulo: Cortez, 1995:91-124.

Neves YM, Brito J, Araújo AJS, Silva EF. Relações sociais de gênero e Divisão Sexual do Trabalho: uma convocação teórico-analítica paea estdos sobre a saúde das trabalhadoras em educação. In: Minayo-Gomez C, Machado JMH, Pena PGL (orgs.) Saúde do Trabalhador na Sociedade Brasileira Contemporânea. Rio de Janeiro: Fiocruz, 2011:495-516.

Nogueira DP. Notas de aula. São Paulo: Faculdade de Saúde Pública da Universidade de São Paulo, 1991. [mimeo]

Nunes ED (org.) As Ciências Sociais em Saúde na América Latina: tendências e perspectivas. Brasília: Organização Pan-Americana da Saúde, 1985.

Nunes ED. Sobre a Sociologia da Saúde: origens e movimento. São Paulo: Hucitec, 1999.

Oddone I, Marri G, Gloria S, Briante G, Chiattella M, Re A. A luta dos trabalhadores pela saúde. Rio de Janeiro: Centro Brasileiro de Estudos de Saúde/São Paulo: Hucitec, 1986.

Oliveira EM, Scavone L. (orgs) Trabalho, Saúde e Gênero na era da Globalização. Goiânia: Editora Cultura e Qualidade, 1997.

Organización Panamericana de la Salud. Programa de Salud de los Trabajadores: ante-proyeto. Washington DC: Organización Panamericana de la Salud, 1983.

Organización Internacional del Trabajo. Convención 161: servicios de salud en el trabajo. Ginebra: Organización Internacional del Trabajo, 1985.

Paim JS. A Reforma Sanitária e os modelos assistenciais. In: Rouquayrol MZ, Almeida-Filho N (orgs.) Epidemiologia & Saúde. 5. ed. Rio de Janeiro: Medsi, 1999:473-87.

Parmeggiani L. Occupational health services in 1984: a prospective model. American Journal of Industrial Medicine 1985; 7:91-2.

Parmeggiani L. Evolução dos conceitos e práticas de medicina do trabalho. Saúde & Trabalho 1988; 2:3-13.

Paula APP. Administração Pública brasileira: entre o gerencialismo e a gestão social. Revista de Administração de Empresas 2005; 45(1):36-49.

Pignati WA. Os riscos, agravos e vigilância em saúde no espaço de desenvolvimento do agronegócio no Mato Grosso. [Tese de Doutorado] Rio de Janeiro: Fundação Oswaldo Cruz/Escola Nacional de Saúde Pública, 2007.

Porto MFS. Saúde do Trabalhador e o desafio ambiental: contribuições do enfoque ecossocial, da ecologia política e do movimento pela justiça ambiental. Ciência & Saúde Coletiva 2005; 10(4) 829-39.

Porto MFS, Almeida GES. Significados e limites das estratégias de integração disciplinar: uma reflexão sobre as contribuições da Saúde do Trabalhador. Ciência & Saúde Coletiva 2002; 7(2):335-47.

Porto MFS, LACAZ FAC, Machado JMH. Promoção da saúde e intersetorialidade: contribuições e limites da Vigilância em Saúde do Trabalhador no Sistema Único de Saúde. Saúde em Debate 2003; 27:192-203.

Ramazzini B. As doenças dos trabalhadores. 3. ed. São Paulo: Fundacentro, 2000. [Tradução de Raimundo Estrela].

Ramos JCL. Especialização em Saúde do Trabalhador: estudo dos cursos realizados no período de 1986 a 2006. [Dissertação de Mestrado] Salvador: Instituto de Saúde Coletiva, Universidade Federal da Bahia, 2008.

Rebouças AJA, Antonaz D, Lacaz FAC et al. Insalubridade: morte lenta no trabalho. São Paulo: Oboré Editorial/ Departamento Intersindical de Estudos e Pesquisas de Saúde e dos Ambientes de Trabalho (Diesat), 1989. [2a Parte: Morte lenta no trabalho. pp. 85-215].

Ribeiro HP. O grito do silêncio: a degradação do trabalho e os estados da voz. Relatório de pesquisa. São Paulo: Universidade Federal de São Paulo, 2012.

Ribeiro HP, Lacaz FAC (orgs.) De que adoecem e morrem os trabalhadores. São Paulo: Imprensa Oficial do Estado de São Paulo/Departamento Intersindical de Estudos e Pesquisas de Saúde e dos Ambientes de Trabalho (Diesat), 1984.

Rigotto RM, Augusto LGS. Saúde e Ambiente no Brasil: desenvolvimento, território e iniquidade social. Cadernos de Saúde Pública, 2007; 23(supl. 4):475-501.

Rosen G. Uma História da Saúde Pública. São Paulo: Hucitec, Editora da Universidade Estadual Paulista; Rio de Janeiro: Abrasco, 1994.

Sánchez-Vázquez A. O que é a práxis. In: Sánchez-Vázquez A. Filosofia da Práxis. 2. ed. Buenos Aires: Consejo Latinoamericano de Ciencias Sociales – Clacso; São Paulo: Expressão Popular, 2011:221-39.

Sandoval HO. Actividades de salud ocupacional en la red de servicios de salud – marco conceptual. Seminario Actividades de Salud Ocupacional en la Red de Servicios de Salud. Washington DC: Organización Panamericana de la Salud/Organización Mundial de la Salud, 1984:1-29.

Santos APL, Lacaz FAC. Apoio matricial em Saúde do Trabalhador: tecendo redes na Atenção Básica do SUS, o caso de Amparo/SP. Ciência & Saúde Coletiva 2012; 17 (5):1143-50.

Schilling RSF. More effective prevention in occupational health practice? Journal of Society of Occupational Medicine 1984; 13(50):55-62.

Schraiber LB. (org.) Programação em Saúde Hoje. São Paulo: Hucitec, 1990.

Singer PI. A crise do "milagre": interpretação crítica da economia brasileira. Rio de Janeiro: Editora Paz & Terra, 1976.

Silva VP. Formação e capacitação da equipe do Centro de Referência em Saúde do Trabalhador e sua relação com o modelo de atenção adotado: estudo de caso no estado de Minas Gerais. [Tese de Mestrado] São Paulo: Escola Paulista de Medicina, Universidade Federal de São Paulo, 2012.

Steingart G. Uma baixa causada pela globalização: a morte dos sindicatos. Der Spiegel. Edição de 28 de outubro de 2006. [Tradução de Danilo Fonseca].

Tambellini AT. O trabalho e a doença. In: Guimarães R (org.) Saúde e medicina no Brasil: contribuição para um debate. Rio de Janeiro: Edições Graal, 1978:93-119.

Tambellini AT. A política oficial de desenvolvimento científico e tecnológico no Brasil na área de saúde e trabalho: discurso e prática. In: Associação Brasileira de Pós-Graduação em Saúde Coletiva (org.). Ensino da saúde pública, medicina preventiva e social no Brasil. Rio de Janeiro: Associação Brasileira de Pós-Graduação em Saúde Coletiva – Abrasco, 1984.

Tambellini AT, Câmara VM. A temática da saúde e ambiente no processo de desenvolvimento do campo da Saúde Coletiva: aspectos históricos, conceituais e metodológicos. Ciência & Saúde Coletiva 1998; 3(2);47-59.

Teixeira SMF, Oliveira JA. Medicina de grupo: a medicina e a fábrica. In: Guimarães R (org.) Saúde e medicina no Brasil: contribuição para um debate. Rio de Janeiro: Edições Graal, 1978:181-206.

Vasconcelos LCF. Saúde, Trabalho e Desenvolvimento Sustentável: apontamentos para uma Política de Estado. [Tese de Doutorado] Rio de Janeiro: Escola Nacional de Saúde Pública, Fundação Oswaldo Cruz, 2007.

Xavier-Sobrinho GGF. Modelo Japonês. In: Cattani AD (org.) Trabalho e tecnologia: dicionário crítico. Petrópolis: Vozes; Porto Alegre: Ed. Universidade, 1997:156-61.

De Recursos Humanos a Trabalho e Educação na Saúde – O Estado da Arte no Campo da Saúde Coletiva

Isabela Cardoso de Matos Pinto • Catharina Leite Matos Soares
Liliana Santos • Soraya Almeida Belisário
Tânia Celeste Matos Nunes

INTRODUÇÃO

Refletir sobre o estado da arte da área Trabalho e Educação na Saúde implica discutir o desenvolvimento teórico-conceitual e político-institucional da área, analisando, na perspectiva histórica, os avanços e possíveis desafios relacionados com sua consolidação. Em que pesem eventuais riscos de esquematismos e simplificações, para situar a perspectiva escolhida para o tratamento do tema foram formuladas neste texto algumas diretrizes orientadoras que abrem possibilidades de recuperação e análise da temática de trabalho e educação na saúde, partindo do olhar da Saúde Coletiva (SC):

1. Reconhecer a área de Trabalho e Educação na Saúde como área interdisciplinar, interprofissional e intersetorial, estruturada por distintos saberes e práticas e atravessada por fenômenos que tangenciam os espaços da formação de profissionais, gestão e regulação do trabalho, mobilizando distintos segmentos da sociedade.
2. Tomar aspectos históricos como referência para recuperar elementos que possibilitaram o surgimento e o desenvolvimento da área no campo da saúde em articulação com a trajetória da SC no Brasil.
3. Contextualizar as distintas conjunturas e as experiências concretas desenvolvidas na área como arranjos complexos diante de situações complexas e que, portanto, carregam em si as dimensões da criatividade e da contradição, promovendo, ao mesmo tempo, inovações e questionamentos.
4. Considerar os desafios e desdobramentos advindos tanto das mudanças conjunturais e administrativo-estruturais da atual realidade brasileira como da eclosão da pandemia de Covid-19 em 2020.

Para organização deste capítulo, foi desenvolvida uma periodização composta por quatro intervalos de tempo: de 1970 a 1989; de 1990 a 2002; de 2003 a 2016 e de 2017 a 2022. O primeiro intervalo se caracteriza pela mobilização social e é mediado por práticas político-pedagógicas realizadas em sintonia com o movimento da Reforma Sanitária Brasileira (Nunes, 2007). Nesse contexto, o protagonismo da educação e do trabalho está expresso em projetos de intervenção, nas produções científicas e Conferências Nacionais de Saúde, como "pedras fundamentais" que sedimentaram a organização da área, mesmo na contramão de conjunturas adversas, como a ditadura (cerceamento democrático), e com as reformas de Estado (mudanças na lógica de financiamento e gestão do Estado com políticas neoliberais).

A década de 1970 foi tomada como marco de referência de um processo instituinte para o campo da SC, reconhecendo que sua dinâmica se orientou pelo movimento da sociedade civil organizada, estruturado com profissionais e projetos progressistas que se articularam dentro e fora do aparelho de Estado brasileiro. A luta pela democracia em todo o território nacional orientou-se por ações organizadas de vários setores e com a participação de entidades, como o Centro Brasileiro de Estudos de Saúde (CEBES) e a Associação Brasileira de Pós-Graduação em Saúde Coletiva (ABRASCO), entre outras (Belisário, 2002; Nunes, 2007; Paim, 2008).

O segundo período, de 1990 a 2002, é marcado, por um lado, pela promulgação da Lei Orgânica da Saúde (8.080 e 8.142/90) e, por outro, por um conjunto de medidas de cunho neoliberal que representam retrocessos na conquista de direitos de trabalhadores da saúde (Machado, 2005). Apesar de ser uma década de institucionalização do SUS, poucas pautas relativas aos trabalhadores ganharam destaque nesse período, entre elas algumas estratégias de integração docente-assistencial, como o projeto UNI, a instalação da Mesa Nacional de Negociação Permanente do SUS (MNNPSUS), a instalação de grupo de trabalho para elaboração da Norma Operacional Básica de Recursos Humanos do SUS (NOB-RH-SUS) e as discussões acerca das Diretrizes Curriculares para a área da saúde (Almeida *et al.*, 2021).

Entre 2003 e 2016, contornam-se novas linhas de projetos e de políticas com a criação da Secretaria de Gestão do Trabalho e da Educação na Saúde no âmbito do Ministério da Saúde (SGTES/MS), o que conferiu um novo *status* à área no interior das políticas de saúde e da gestão do Sistema Único de Saúde (SUS). Esse período coincide com a mudança de tratamento teórico-conceitual e analítico pelos atores da área, que passaram a adotar a referência de trabalho e educação como orientadora de suas ações nos meios acadêmicos e nas políticas do setor, alternativamente à noção de recursos humanos. Essa mudança expressa o reconhecimento de que as práticas de saúde estão imbricadas com os processos formativos, como áreas interdependentes na dinâmica da organização de sistemas e serviços de saúde. Cabe também destacar a centralidade do trabalho e o lugar de protagonismo que assumem os profissionais da saúde e trabalhadores do SUS nessa nova configuração.

Nesse contexto ocorrem formulações importantes na agenda da gestão do trabalho, como a reativação de mesas de negociação, a criação do Sistema Nacional de Negociação Permanente do SUS e a discussão acerca dos planos de carreira no SUS, que originou o documento de Diretrizes Nacionais para os PCCS-SUS. Na gestão da educação, renovam-se grandes temáticas, como as mudanças curriculares, a formação profissional e a Educação Permanente em Saúde, que ganham contornos políticos e operacionais mais estáveis, assumindo maior institucionalidade em relação ao bloco anterior.

O quarto período, de 2017 a 2022, é marcado pela deposição da presidente da República e a ascensão ao poder de um novo grupo político, de extrema direita, cujos valores, princípios e posições ideológicas influenciaram os rumos das políticas públicas, com perdas substantivas relacionadas com o setor saúde e, consequentemente, com a área de Trabalho e Educação na Saúde. Esse período caracteriza-se por desmontes de várias ordens e múltiplas crises – econômica, política, social, cultural – atravessado por uma longa pandemia, que provocou uma grande reviravolta nas políticas de saúde , e, paradoxalmente, contribuiu para explicitar a importância do SUS e dos trabalhadores da saúde, além de ter viabilizado a implementação de ações que foram emergencialmente priorizadas.

Para discutir o desenvolvimento da área de Trabalho e Educação na Saúde nos períodos destacados, é importante revisar alguns conceitos e apresentar o desenvolvimento da produção científica. O caminho trilhado neste capítulo tornou possível recuperar um panorama sobre a história da constituição da área na SC, revelando seu caráter multirreferencial e multifacetado, promovendo a identificação de três elementos fundamentais que serão abordados ao longo deste texto: a produção de conhecimento, o exercício da prática política e a formulação e implementação de políticas públicas relacionadas com a estruturação do campo da SC no período.

DELIMITAÇÃO CONCEITUAL

Inicialmente tratada como Recursos Humanos em Saúde (RHS), essa área adquire visibilidade no âmbito das políticas de governo e na produção científica, incorporando características teórico-conceituais, operacionais e políticas, mais identificadas como área de Gestão do Trabalho e Educação na Saúde. Assim, o primeiro ponto a ressaltar é que a área se caracteriza pelas múltiplas dimensões de análise e pela polissemia de termos utilizados nas diferentes perspectivas de estudos, como as expressões *pessoal de saúde, recursos humanos em saúde, força de trabalho em saúde, trabalhadores de saúde* e *profissionais de saúde*, entre outros.

A expressão *recursos humanos* tem origem na administração e está relacionada com as funções de produzir, aprimorar ou administrar a capacidade de trabalho dos indivíduos. Envolve planejamento, capacitação, seleção, plano de cargos e salários, entre outros (Nogueira, 1987). O conceito ampliado de saúde incorporado à Constituição Brasileira expande a noção de Recursos Humanos em Saúde (RHS) para toda população que pode ser mobilizada para atividades de saúde, seja em ações de promoção, proteção, recuperação ou reabilitação. Nesse sentido, além de profissionais e trabalhadores com qualificação específica na área da saúde, Paim trata como RHS os "agentes que, mesmo não cuidando diretamente da saúde, produzem as condições necessárias para a preservação da saúde da coletividade". Entendendo as práticas de saúde como ação social organizada, o autor inclui no âmbito dos RHS empresários, políticos, líderes sindicais e comunitários, bem como cidadãos que atuam coletivamente em defesa da saúde da população (Paim, 1994: 4-5).

A expressão *recursos humanos* foi posteriormente criticada na área da saúde pela interpretação de que se diferencia da representação material e estática dos outros recursos (financeiros e materiais). Cabe destacar que as pessoas que participam ativamente da produção e reprodução das condições de vida e se inserem no mundo do trabalho são revestidas de sentido e ação que se expressam no campo da saúde, em análise e produção de seus objetos, sejam eles as práticas sociais em saúde e suas distintas configurações. Em outras palavras, não se poderia tomar as pessoas como objetos de políticas e programas, mas sim partir do pressuposto de que são dotadas de autonomia, com capacidade de decisão, que podem assumir posição de apoio ou resistência aos diferentes projetos (Pinto *et al.*, 2014).

Nesse debate, Rovere (1993) chama a atenção para duas perspectivas de análise: uma perspectiva de objetos (otimizar ou fazer mais eficiente a utilização do RHS como fator produtivo) contraposta a uma perspectiva de sujeitos (categoria central em que se incluem profissionais de saúde, trabalhadores da saúde, agentes do trabalho em saúde). Em outras palavras, não se poderia tomar as pessoas como objetos de políticas e programas, mas entender que são sujeitos dotados de autonomia, com capacidade de decisão, que podem assumir posição de apoio ou resistência aos diferentes projetos. Agrega-se aqui a dimensão política e ética relativa aos compromissos e responsabilidades que os trabalhadores devem ter com o desempenho de suas funções.

Vale destacar, portanto, a centralidade da categoria *trabalho*, tanto para os delineamentos teórico-científicos como para a gestão de políticas dessa área. A problemática ligada ao mundo do trabalho envolve composição e distribuição da força de trabalho, formação, qualificação profissional, mercado de trabalho, organização do trabalho, dimensionamento, desempenho, absorção, fixação, regulação do exercício profissional, negociação e gestão/administração de pessoal.

O conceito de *força de trabalho* remete ao quantitativo de profissionais disponíveis para realização de atividades em determinado setor. Trata-se da população economicamente ativa, empregada ou não, com habilidades para realização de atividades na área. Assim, a *força de trabalho em saúde* abarca aqueles que têm qualificação específica em saúde (enfermagem, fisioterapia, medicina, saúde coletiva, entre outros) e aqueles que não têm qualificação específica, mas podem se inserir em ações de saúde (habilitação para conduzir veículos, engenharia, estatística, administração, entre outros). O uso dessa expressão possibilita a correlação entre a oferta de trabalhadores e suas relações com as demandas do mercado de trabalho, o que, na área da saúde, vincula-se às necessidades e problemas de saúde da população. Dessa forma, abrem-se possibilidades para análise de fenômenos demográficos e macroeconômicos, como produção, emprego/desemprego, renda, divisão do trabalho, assalariamento e precarização do trabalho.

Formação e qualificação profissional são também conceitos polissêmicos, utilizados muitas vezes em substituição ou como se fossem sinônimos de ensino, treinamento, capacitação e habilitação, entre outros. Para a finalidade deste capítulo, inicialmente será demarcada a distinção entre educação *na* saúde e educação *em* saúde. De acordo com Falkenberg *et al.* (2014), educação *em* saúde compreende as ações realizadas por profissionais da saúde destinadas à população, nas perspectivas da prevenção de agravos e da promoção da saúde. Já a educação *na* saúde abarca todas as ações educativas destinadas aos profissionais da saúde (formação profissional, educação continuada, educação permanente em saúde).

Entende-se por *formação profissional* a oferta institucionalizada de processos educativos voltados para a profissionalização, o que desencadeia os processos de habilitação para o exercício de profissões da área da saúde. A educação formal integra as modalidades de ensino técnico profissionalizante (qualificação, habilitação e especialização técnica) e educação superior. Pereira & Lima (2008: 187) consideram que

> [...] do ponto de vista legal, a atual Legislação Educacional, conforme prevista no art. 39 da Lei 9.394 e no Decreto 5.154, de 23 de julho de 2004, a educação profissional em saúde compreende a formação inicial ou continuada, a formação técnica média e a formação tecnológica superior. Ela pode ser realizada em serviços de saúde (formação inicial ou continuada) e em instituições de ensino (formação inicial ou continuada, formação técnica e tecnológica).

Além da formação inicial de profissionais da saúde, ações educativas são necessárias para aprimoramento do exercício profissional e aquisição de habilidades técnicas e tecnologias. Nesse sentido, a Educação Continuada (EC) oferece atualização técnica para o desempenho de atividades específicas a determinados profissionais, enquanto que a Educação Permanente em Saúde (EPS) coloca os processos de trabalho como foco dos processos educativos, sustentando o reconhecimento dos conhecimentos prévios, a reflexão crítica, a identificação de lacunas e a produção coletiva de soluções aos desafios, tomando como princípios o trabalho em equipe, a aprendizagem significativa e a transformação das práticas profissionais (Brasil, 2009).

A problematização da noção de RHS e a incorporação de múltiplas perspectivas teórico-conceituais na pesquisa e intervenção sobre as diversas dimensões do trabalho em saúde têm se refletido no processo de formulação e implementação de políticas e programas que tomam como objeto a formação profissional e a distribuição da força de trabalho no setor, bem como têm provocado o realinhamento de práticas e modos de gestão do Estado com repercussões substantivas na estruturação da força de trabalho em saúde e mudanças profundas nas formas de vínculo e na organização e gestão do processo de trabalho em saúde.

No contexto inaugurado com a ascensão do ideário neoliberal na década de 1990, ganharam importância no debate internacional e nacional os princípios e as propostas oriundas do Novo Gerencialismo Público, assumido como base doutrinária da proposta do Ministério da Administração e Reforma do Estado (MARE). Essa reforma trouxe novas orientações para a administração pública, entre as quais a possibilidade de introdução de "inovações" gerenciais nas organizações de saúde (Pinto, 2009).

As novas alternativas de gestão[1] têm introduzido na administração pública práticas como "terceirização", "flexibilização" e "uberização", que indicam, ao contrário de estratégias para melhoria das condições de trabalho, terreno fértil para o acirramento da "precarização" do trabalho na saúde. De fato, as novas configurações dos vínculos nas organizações de saúde têm lançado um conjunto de desafios para os gestores. A problemática da "precarização do trabalho" (Boxe 41.1) afeta um número significativo de trabalhadores do SUS, inclusive em áreas estratégicas, como é o caso da Atenção Básica e dos serviços hospitalares de urgência/emergência. Em outros termos, os diversos tipos de vínculos que nem sempre garantem os direitos trabalhistas e se caracterizam pelo caráter temporário dos contratos, aliados às múltiplas jornadas de trabalho, que variam de 12, 20, 24, 32, 40 até 44 horas, fazem do setor saúde, segundo Machado (2005), uma "anarquia institucional organizada".

Em virtude da compreensão acerca dessa multiplicidade e complexidade teórica e conceitual, passou-se a utilizar a expressão *Gestão do Trabalho e da Educação na Saúde* para designar uma área que abarca a multiplicidade de concepções relacionadas com a problemática do

---

[1]Para saber mais sobre os novos modelos de gestão, veja o Capítulo 17.

> **Boxe 41.1** Precarização, flexibilização, *uberização* e terceirização
>
> - **Precarização:** segundo Nogueira *et al.* (2004), a precarização denota "um déficit de observância de direitos trabalhistas e sociais em situações de emprego mantidas pela administração pública". Os autores destacam dimensões de análise da precarização: (a) déficit ou ausência de direitos de proteção social; (b) instabilidade do vínculo do ponto de vista dos interesses dos trabalhadores; (c) condições de trabalho que criam vulnerabilidade social para os trabalhadores.
> - **Flexibilização:** capacidade de adaptação às novas formas e condições de trabalho. Na saúde, multiplicam-se os tipos de vínculo nas unidades públicas prestadoras de serviço, submetendo o trabalhador a condições contratuais precárias. Sennet (1999) destaca que "a palavra flexibilidade entrou na língua inglesa no século XV. Seu sentido derivou originalmente da simples observação de que, embora a árvore dobrasse ao vento, seus galhos sempre voltavam à posição normal. Flexibilidade designa essa capacidade de ceder e recuperar-se da árvore [...]. Em termos ideais, o comportamento humano flexível deve ter a mesma força têxtil: ser adaptável a circunstâncias variáveis, mas não quebrado por elas".
> - **Terceirização:** pode ser entendida como a transferência de responsabilidades sobre as "atividades-fins" (p. ex.,serviços de saúde) ou sobre as "atividades-meio", sejam de apoio ao processo de prestação de serviços (limpeza, transporte, segurança etc.), sejam gerenciais (Pinto, 2004).
> - ***Uberização:*** pode ser definida como uma tendência global que incide na maneira de gerir, organizar e controlar o trabalho. Trata-se de um trabalho mediado por plataformas digitais que conectam prestadores de serviço a consumidores, articulando os dados gerados por ambas as partes nessa interação (prestação do serviço, remuneração, avaliação do usuário etc.). É uma modalidade de trabalho onde trabalhadores não negociam o preço de seu trabalho, uma vez que recebem seus rendimentos de acordo com tarifas determinadas pela plataforma, não têm acesso às regras para distribuição das demandas entre os trabalhadores, nem sobre como são feitas as médias de suas avaliações (Abílio, 2019 *apud* Uchôa de Oliveira, 2020).

Trabalho em Saúde, conectada a distintas concepções da área de Educação e Formação de Profissionais, especialmente no que diz respeito à configuração das ações diante das necessidades de saúde da população e dos sistemas de saúde. No Brasil, essa designação passou a orientar as práticas do setor saúde a partir da primeira metade da década de 2000. Seus desdobramentos convergem, na esfera governamental, para a organização da Secretaria de Gestão do Trabalho e da Educação na Saúde no âmbito do Ministério da Saúde, em 2003, e, no campo da Saúde Coletiva, para a reconfiguração do grupo de trabalho (GT) "Recursos Humanos e Profissões de Saúde" da ABRASCO para GT "Trabalho e Educação na Saúde".

DESENVOLVIMENTO DA ÁREA: A PRODUÇÃO CIENTÍFICA BRASILEIRA

A temática do trabalho em saúde e sua relação com a formação de profissionais acompanha o campo da SC desde seus estudos instituintes, tendo como marco o trabalho de Cecília Donnangelo sobre "O médico e seu mercado de trabalho" (Donnangelo, 1975). As discussões acerca das configurações do trabalho, os modelos de atenção à saúde e suas relações com a formação de profissionais

ganham seus primeiros contornos com o estudo sobre as escolas médicas na América Latina, de Juan Cesar García (García, 1972). Também são contribuições para a área os trabalhos pioneiros de Guilherme Rodrigues da Silva (Silva, 1973) e a tese de doutorado de Antônio Sérgio Arouca (Arouca, 1975) sobre a Medicina Preventiva (Pinto *et al.*, 2012).

A década de 1970 é apontada por Paim como "momento de inflexão no campo do estudo de RHS" (Paim, 1994), no sentido da abertura de uma linha de investigação sobre a *organização social da prática médica* (Donnangelo, 1975; Gonçalves, 1979), desdobrada em pesquisas sobre as práticas de saúde, o mercado de trabalho no setor e as propostas de mudança na formação de pessoal. Nessa perspectiva, registram-se também as contribuições da década de 1980 (Nogueira, 1986, 1987; Médici, 1986; Girardi, 1986, Schraiber, 1989), configurando, assim, uma área de produção de conhecimentos que, apesar de extrapolar a SC, foi assumida como objeto de estudo por vários pesquisadores do campo.

O conhecimento produzido sobre a Força de Trabalho em Saúde no Brasil passou a se constituir como referência essencial à compreensão dos aspectos que envolviam, principalmente, as necessidades e a distribuição dos trabalhadores do setor. Representou, também, um esforço de síntese e teorização que possibilitou a construção de um pensamento crítico do que viria a se constituir como área da gestão do trabalho no SUS brasileiro. Nogueira (1983), Girardi (1986), Machado (1987) e Paim & Médici (1987) foram precursores dos estudos sobre o tema, relacionando, analisando e discutindo questões como emprego, salário, dinâmica e composição da força de trabalho, segmentação do mercado de trabalho e a situação da mulher no mercado de trabalho em saúde.

Mais recentemente, a produção científica sobre a área de "Trabalho e Educação" vem sendo investigada, sistematicamente (Schraiber & Peduzzi, 1993; Pinto *et al.*, 2013; Silva *et al.*, 2017), o que tornou possível identificar os interesses de pesquisa e principais temas estudados na área, os quais dizem respeito à problemática do trabalho e da educação na saúde.

Os três trabalhos citados utilizaram as categorias de análise sugeridas por Schraiber & Peduzzi (1993), quais sejam: (a) profissionais de saúde: estudos com ênfase na prática profissional analisada e discutida sob as diferentes maneiras; (b) formação/capacitação de RHS: estudos sobre o processo educacional ou práticas educativas; (c) administração de recursos humanos: estudos sobre aspectos relacionados com a gestão dos trabalhadores; (d) mercado de trabalho em saúde: estudos sobre a oferta de trabalhadores de saúde e sua utilização; (e) política de recursos humanos: diretrizes e propostas políticas.

As evidências produzidas nesses trabalhos de revisão mostram a concentração da produção científica nas categorias formação/capacitação de RHS e profissionais de saúde, com a maioria localizada na primeira em detrimento da segunda (Schraiber & Peduzzi, 1993; Pinto *et al.*, 2013; Silva *et al.*, 2017), embora a diferença numérica entre as duas categorias venha sendo reduzida no último quadriênio (Silva *et al.*, 2017).

Uma possível explicação para o número elevado de trabalhos sobre a formação em saúde nas décadas de 1990 e 2000 encontra ressonância nos resultados dos debates em torno dos perfis necessários para o SUS presentes nas pautas em âmbito nacional desde a década de 1970, com o Programa de Estudos Socioeconômicos e Sociais, o Programa de Estudos Populacionais e de Pesquisas Epidemiológicas, o Programa de Interiorização das Ações de Saúde e Saneamento (PIASS) e o Programa de Preparação Estratégica do Pessoal de Saúde (PPREPS), sucedidos pela realização da I Conferência Nacional de Recursos Humanos em Saúde, em 1986, que, desde então, resultou em uma série de programas e projetos voltados para a formação de RHS (Nunes, 2007).

A partir da segunda metade da década de 1990, o acúmulo de experiências em vários estados, decorrentes da implementação dos projetos UNI (Uma Nova Iniciativa na Formação dos Profissionais de Saúde) e Integração Docente Assistencial (IDA), contribuiu com a produção analisada neste estudo (Belaciano, 1996; Feuerwerker & Marsiglia, 1996; Lima, Komatsu & Padilha, 1996; Caldas Jr. *et al.*, 1996; Kisil, 1996; Ito *et al.*, 1997; Machado *et al.*, 1997) e para consubstanciar esse grupo de artigos.

Na mesma década, os "profissionais de saúde" aparecem como a segunda categoria onde se concentram as publicações. Nesse particular, artigos sobre essa temática apresentam-se como objetos de estudo já nos primeiros anos do período estudado, colaborando com 14% da produção científica global, em que se se discutem a organização do trabalho nas instituições e os fatores que facilitam e dificultam o processo de trabalho, abordando também o perfil profissional em saúde no âmbito das profissões (Frazão, 1994; Feix & Crossetti, 1994; Silva *et al.*, 2001).

Na análise da produção científica é possível identificar a importância dos temas na agenda de pesquisa: pelo lado da educação, a discussão do papel das instituições gestoras na formulação e implementação de políticas que direcionem a formação de pessoal, a constituição de redes descentralizadas de formação das equipes multiprofissionais e dos trabalhadores da saúde, a reorientação dos processos de educação permanente dos trabalhadores da saúde, a implantação de novos cursos de graduação e pós-graduação (Bosi & Paim, 2008) e a reorientação dos currículos e a incorporação de novas tecnologias no processo educacional. No que tange ao trabalho, as discussões versam sobre a desprecarização do trabalho no SUS, o estabelecimento de mesas de negociação coletiva, a discussão do Plano de Cargos, Carreiras e Salários (PCCS) para o SUS e a regulação profissional no âmbito das políticas estabelecidas para o Mercosul.

Observa-se ao longo das últimas décadas que, embora se mantenha a tendência de maior número de estudos (70% da produção) voltados para a formação/capacitação/educação permanente dos trabalhadores da saúde, vêm crescendo as contribuições acerca de outras temáticas, a exemplo dos estudos voltados para o dimensionamento da força de trabalho em uma demonstração da necessidade de apontar as lacunas existentes no que se refere à deficiência de pessoal na saúde, considerando os desequilíbrios regionais que se verificam na relação entre profissional de saúde e população. Partindo das necessidades detectadas, discutem-se as estratégias para fixação de profissionais aos programas e às áreas prioritárias, assim como a precarização dos vínculos empregatícios (Guimarães, 2009), e são incorporados novos estudos que tratam da formulação e implementação de políticas (Pinto & Teixeira, 2011).

A análise da produção científica a partir das teses e dissertações revela o crescimento de grupos de pesquisa nas universidades e a ampliação do número de trabalhos na área entre os anos de 1990 e 2010. Tal achado corrobora os dados apresentados por Barata (2008) sobre o crescimento dos Programas de Pós-Graduação em Saúde Coletiva credenciados pela CAPES.

A síntese da produção de 2011 a 2015 reitera os estudos acerca da formação/capacitação de RH e profissionais de saúde como dominantes na área de trabalho e educação, concentrando quase 95% da produção total da área, contendo estudos, em ordem decrescente de produção, sobre processo pedagógico, currículo, avaliação, educação permanente, políticas de formação e análises históricas (Silva *et al.,* 2017). Ainda nesse período, a categoria "profissionais de saúde" cresceu nos últimos 4 anos em relação à década investigada e inclui artigos sobre processo de trabalho, saúde do trabalhador, competências e identidade profissional, do maior para o menor quantitativo.

A produção científica nacional sobre a área de trabalho e educação, nos anos que seguem a última publicação (Silva *et al.*, 2017), evidencia que os estudos sobre capacitação e formação lideram a produção, seguida de profissionais de saúde, assim como nas produções anteriores (Schraiber & Peduzzi, 1993; Pinto *et al.*, 2013; Silva *et al.*, 2017). Na primeira categoria, formação e capacitação, houve um incremento na produção acerca da formação médica (Tanaka *et al.*, 2016; Cavalli & Rizzotto, 2018), possivelmente em virtude dos efeitos do Programa Mais Médicos para o Brasil e de seus distintos eixos. Por esse motivo, encontram-se estudos acerca das novas diretrizes curriculares para os cursos de medicina, sua implementação (Ferreira *et al.*, 2019), inclusão de inovações nos processos avaliativos do curso (Di Camargo, 2020), assim como trabalhos específicos sobre os currículos (Benedetto & Gallian, 2018; Giovannini *et al.*, 2018; Rezende *et al.*, 2019), além da formação sob forma de residência (Oliveira *et al.*, 2017). O interesse sobre a área registra estudos históricos sobre essa formação profissional (Machado, Wlo & Heinzle, 2018) e estudos sobre expectativas do mercado de trabalho médico, com ênfase na atenção primária (Rotta & Nascimento, 2020). Além dos estudos que focam no ensino médico, destacam-se também os ensinos de outras profissões da saúde, como nutrição (Recine *et al.*, 2018), enfermagem (Feltermann *et al.*, 2018), odontologia (De-Carli *et al.*, 2019) e psicologia (Signori, Farreti & Silva, 2021).

No período mencionado, estudos sobre residências são valorizados, sobretudo as multiprofissionais, seja na reflexão sobre essa modalidade de formação voltada para o trabalho (Torres *et al.*, 2019; Bernardo *et al.*, 2020), seja destacando as distintas ênfases nessa modalidade formativa, a exemplo da saúde mental (Lima; Passos, 2019) e enfermagem obstétrica (Silva *et al*, 2020).

Os processos pedagógicos e de ensino/aprendizagem também seguem presentes na produção científica entre 2016 e 2021 (Santos *et al.*, 2018), principalmente na abordagem utilizando tecnologias digitais (Toffoletto & Tello, 2020) e metodologias ativas (De-Carli, 2019; Barreiros *et al.*, 2020). Já na área de políticas de formação em saúde são identificados alguns trabalhos acerca de programas como Pet Saúde (Kovalesky *et al.*, 2016; Leite, Aguiar & Dantas, 2016; Grzybowski, Levandowski & Centenaro, 2017; Pereira, 2017), Permanecer SUS (Figueiredo & Varas, 2016) e o VERSUS (Fettermann *et al.*, 2018). No entanto, é a educação permanente em saúde que abarca número mais expressivo de publicações nessa subcategoria (Lemos, 2016; Martins *et al.*, 2018; Silva *et al.*, 2021). Vale destacar ainda, nesse segmento, a inclusão de estudos contemplando a Educação Interprofissional (Casanova, Batista & Moreno, 2018; Wetzel *et al.*, 2018; Toassi *et al.*, 2020) e a formação de docentes (Guillan & Nunes, 2021).

No segmento profissional de saúde, segue a preponderância dos estudos sobre os processos de trabalho em saúde, principalmente aqueles que abordam a Atenção Básica em saúde, seja na estratégia de saúde da família e seus entornos, como o NASF (Belotti *et al.*, 2017; Ribeiro *et al.*, 2017; Wanderkoken & Dalbello, 2017; Baldanni *et al.*, 2018; Engry, Apostólico & Moares, 2018; Santos, Mishima & Merhy, 2018, Souza & Medina 2018). Assim como a interprofissionalidade foi abordada com ênfase na formação, aparecem estudos acerca da prática profissional, enfatizando, portanto, o trabalho (Escalda & Parreira, 2018; Previatto & Baldessera, 2018; Peduzzi *et al.*, 2020).

A enfermagem é a categoria profissional que lidera os trabalhos que enfocam aspectos relativos à carga de trabalho, precarização, planos de cargos e organização coletiva dos trabalhadores e outros aspectos da gestão do trabalho em estabelecimentos de saúde de diferentes características e densidades tecnológicas (Eberhart & Carvalho, 2016; Ferreira *et al.*, 2017; Nassif *et al.*, 2018). Em adição, vale ressaltar os estudos que contemplam novas tecnologias para o trabalho em saúde, como as teleconsultorias (Lucena *et al.*, 2016; Mayema & Calvo, 2018; Da Costa *et al.*, 2020).

Na administração de recursos humanos, o tema central emergente nos estudos do período é o planejamento da força de trabalho, principalmente decorrente da atenção dada ao provimento médico na atenção primária (Carvalho, Marques & Silva, 2016; Pinto *et al.*, 2017; Andrade *et al.*, 2019; Dolzane & Schweickardt, 2020), todavia os trabalhos acerca do dimensionamento concentram-se nos hospitais (Vandresen *et al.*, 2018). Em adição, um detalhe a constar no panorama da produção científica da área de trabalho e educação, em consecução aos trabalhos anteriores que sistematizaram a área, é a ausência de estudos sobre o mercado de trabalho, abrindo lacunas para o desenvolvimento posterior de investigações científicas para aprimoramento desse campo científico.

Por último, vale destacar a produção sobre os trabalhadores da saúde durante a pandemia, dada sua centralidade. Encontram-se estudos robustos contendo, inclusive, revisões internacionais da literatura a respeito dos efeitos das mudanças nos processos de trabalho no âmbito dos serviços de saúde, notadamente nos hospitais e unidades básicas encarregadas do acolhimento e assistência aos pacientes de Covid-19, sobre a saúde física e mental dos trabalhadores do setor (Teixeira *et al.*, 2020; Lasalvia *et al.*, 2021).

POLÍTICAS PÚBLICAS DE TRABALHO E EDUCAÇÃO NA SAÚDE

Muito precocemente, o setor saúde compreendeu a importância da articulação da educação e do trabalho na saúde, concedendo atenção especial ao tema dos *recursos humanos* e adotando modelos que se identificavam com os marcos conceituais de cada período. Vale destacar que cada uma das atividades dessa área sofre as influências de múltiplos atores nacionais e internacionais e, principalmente, se relacionam com um processo de reforma sanitária e de constituição do campo da SC, influenciando ou sendo influenciadas por essas interações.

Primeiro período: de 1970 a 1989

Nos anos 1970 foram estabelecidas conexões nacionais e internacionais, destacando-se a Organização Pan-Americana da Saúde (OPAS), o Ministério da Saúde, os Departamentos de Medicina Preventiva das Universidades, as Secretarias Estaduais de Saúde e a Escola Nacional de Saúde Pública (ENSP) da Fiocruz como seus protagonistas na área de trabalho e educação na saúde.

Os elementos do contexto aqui apresentados retratam o resultado de um período que combinou a implementação de projetos que visavam produzir mudanças no sistema de saúde com a estratégia de ocupação de espaços, em um momento adverso da ditadura militar. As estratégias formuladas e implantadas foram mediadas por um movimento que agregava movimentos sociais de base popular a profissionais progressistas vinculados ao meio acadêmico e às políticas e serviços de saúde, engajados na organização da ABRASCO e do CEBES. Os Departamentos de Medicina Preventiva das faculdades de Medicina do país tiveram especial protagonismo nesse período (Ponte & Falleiros, 2010).

Um de seus marcos, a III Reunião Especial de Ministros da Saúde das Américas, realizada em 1972, assinala tanto a escassez de profissionais de saúde na América Latina como a inadequação dos processos formativos. No que se refere à formação pós-graduada, na década de 1970 podem ser assinaladas a criação do primeiro curso de mestrado em Medicina Social no Instituto de Medicina Social da Universidade Estadual do Rio de Janeiro (IMS/UERJ), a política de descentralização dos cursos de especialização em Saúde Pública empreendida pela ENSP-Fiocruz, os cursos de formação de sanitaristas da Faculdade de Saúde Pública da USP, em parceria com a Secretaria de Saúde daquele estado, os cursos de mestrado da Faculdade de Medicina Preventiva da USP e de Saúde Comunitária da UFBA e a implantação das Residências em Medicina Preventiva e Social em diferentes pontos do país (Nunes, 2007). O Programa de Residências em Medicina Preventiva e Social expandiu-se e se desdobrou a partir de 1980 com o Programa de Apoio às Residências de Medicina Social, Medicina Preventiva e Saúde Comunitária, o PAR-MS/MP/SC.

Capítulo 41 • De Recursos Humanos a Trabalho e Educação na Saúde

O Programa Nacional de Cursos Descentralizados da ENSP formou uma "massa crítica" de sanitaristas em todo o território nacional, produziu alianças entre os grupos de docentes e das instituições envolvidas com essa formação e possibilitou a entrada progressiva e maciça de diferentes profissionais no campo da SC (Paim & Uchoa, 1982; Belisário, 1993; Nunes, 2007).

No âmbito do Acordo de Cooperação Técnica assinado entre a OPAS e o governo brasileiro em 1973, em 1974 é criado o Grupo de Trabalho Interministerial, constituído pelo Ministério da Saúde, o Ministério da Educação e Cultura e a OPAS – na pauta, estudos sobre a situação e as perspectivas dos RH na área da saúde e as contribuições ao II Plano Nacional de Desenvolvimento instituído pelo então governo brasileiro. O resultado desse trabalho apontou a Integração Docente Assistencial (IDA) como um projeto estratégico, criou o Programa de Preparação Estratégica de Pessoal de Saúde (PPREPS) em 1976 e, posteriormente, estimulou a implantação do Projeto Larga Escala, de formação de pessoal auxiliar de saúde (Pires & Paiva, 2006).

O PPREPS promoveu a progressiva integração das atividades de capacitação à realidade do sistema de saúde, traçando três diretrizes: treinamento e desenvolvimento de recursos humanos, integração docente-assistencial e coordenação e administração. Sua implantação se deu conjuntamente ao Programa de Interiorização das Ações de Saúde e Saneamento (PIASS), em um momento em que os cuidados primários em saúde e os programas de extensão de cobertura ganhavam espaço no Ministério da Saúde (Macedo, Santos & Vieira, 1980).

Em 1986 foram realizadas a 8ª Conferência Nacional de Saúde e a I Conferência Nacional de Recursos Humanos para a Saúde, ambas de inegável contribuição aos novos rumos das políticas de saúde. A I Conferência Nacional de Recursos Humanos para a Saúde contemplou os dois eixos – trabalho e educação – com temáticas que versaram sobre valorização do profissional, mercado de trabalho, salário, jornada de trabalho, plano de cargos e salários e avaliação de desempenho. Na vertente da preparação de recursos humanos, a I Conferência de Recursos Humanos para a Saúde abordou temas como a formação e o aprimoramento de pessoal de nível médio e elementar, o ensino de graduação, a capacitação de recursos humanos para a saúde após a graduação e a educação continuada para pessoal de nível superior, na perspectiva dos serviços.

Em 1988 foi promulgada a nova Constituição Brasileira que, dentre outros avanços, apresenta a inserção do tema da ordenação da formação de RH sob a responsabilidade do Ministério da Saúde, abrindo espaços para formatos de integração entre os Ministérios da Saúde e da Educação nos anos que se seguiram (Brasil, 1988).

Segundo período: de 1990 a 2002

Os elementos do contexto aqui apresentados retratam o resultado de um período que combinou a implementação de projetos que visavam produzir mudanças no sistema de saúde com a estratégia de ocupação de espaços, na conjuntura adversa da ditadura militar. No marco jurídico-institucional, as Leis 8.080 e 8.142, de 1990, tratam, entre outras questões, da necessidade de articulação entre as diferentes esferas de governo para formalização e execução da política de RH e das atribuições das comissões do Conselho Nacional de Saúde (CNS), entre elas a Comissão Intersetorial de Recursos Humanos (CIRH)[2], que passa a ocupar espaço fundamental na formulação das políticas de RH para a saúde, com protagonismo até os dias atuais.

Durante esse período, especialmente em meados dos anos 1990 e início dos 2000, foi sistematizado um conjunto de proposições, oriundas da articulação entre estudiosos da área, gestores e representação de trabalhadores do SUS, que deu origem à Norma Operacional Básica de Recursos Humanos para o SUS. Em 1998, elaborou-se uma primeira versão do documento "Princípios e Diretrizes para a NOB/RH-SUS". Esse documento, além de discutido e aprovado em Conferências Nacionais de Saúde (em especial a 11ª e a 12ª), foi negociado e amadurecido técnica e politicamente, subsidiando posteriormente a direcionalidade da Política Nacional de Gestão do Trabalho e da Educação na Saúde, a ser tratada no próximo período (Brasil, 2005).

No âmbito da Reforma do Estado dos anos de 1990, ganha espaço a terceirização como alternativa de contratação de pessoal, deslocando a relação entre Estado e trabalhador, típica do Regime Jurídico Único, e introduzindo nesse ambiente as empresas de contratação de mão de obra para suprir as necessidades de pessoal. Essas medidas têm repercussão no âmbito federal, estadual e municipal, e sua lógica altera as relações de trabalho no setor saúde. Desde então, esse é um tema recorrente nos estudos da área de trabalho e educação.

A não oferta de concursos públicos se reflete na baixa expansão do ensino público nesse contexto, e são introduzidas como propostas formas alternativas de contratação, como a Consolidação das Leis Trabalhistas (CLT) e a Organização da Sociedade Civil de Interesse Público (OSCIP), bem como organizações sociais, entre outras, introduzindo a flexibilização como discurso que permanece até os dias atuais na pauta de gestores e em objetos que integram a produção científica da área (Andrade, 2009; Silva, 2012). De acordo com Machado & Ximenes (2018), esse foi um:

> momento da "antipolítica" de RH, caracterizado pelo abandono da proposta de PCCS, precarização do trabalho, desmobilização do movimento sindical (a Mesa Nacional de Negociação criada em 1993 pelo CNS foi desativada no mesmo ano pelo governo federal), pulverização das ações educativas e formativas no âmbito do

---

[2] A Comissão Intersetorial de Recursos Humanos (CIRH) é integrada por representações dos Ministérios da Saúde e da Educação e por entidades representativas da sociedade civil com o objetivo de definir, nos aspectos conceituais e de articulações intersetoriais, as obrigações legais de ordenação da formação de recursos humanos da saúde e outros temas relacionados com a temática do Trabalho e da Educação na Saúde. A CIRH está vinculada ao Conselho Nacional de Saúde, e suas atribuições estão previstas na Lei 8.080/90.

SUS, proliferação de escolas na área da saúde. Período marcado pelo desrespeito e desvalorização dos trabalhadores da saúde – a década perdida para os trabalhadores do SUS (Machado & Ximenes, 2018: 1.978).

O contexto era considerado de muita dificuldade, com medidas restritivas em relação a salários e à estabilidade dos trabalhadores, provocando debates e a produção de documentos em defesa da Reforma Sanitária pelo CEBES e a ABRASCO, respaldados em uma cultura de engajamento construída no movimento das décadas anteriores e com grande legitimidade nos meios acadêmicos e políticos, incluindo entre esses atores o Conselho Nacional de Secretários de Saúde (CONASS) e o CONASEMS (Paim, 2008). Como nas décadas anteriores, os atores inseridos nas entidades e instituições produziram arranjos e projetos acompanhados de iniciativas governamentais com influência na área de trabalho e educação na SC.

Não são detalhadas aqui todas as experiências implantadas nesse período, mas merecem destaque como ações relevantes para a área de educação na saúde o ensino à distância, o Programa de Incentivo a Mudanças Curriculares nos Cursos de Medicina (Promed), a publicação das Diretrizes Curriculares Nacionais, a Rede de Escolas Técnicas em Saúde, a Rede de Observatórios de Recursos Humanos e os Polos de Capacitação em Saúde da Família.

Terceiro período: de 2003 a 2016

Em 2003, em reconhecimento à legitimidade de seu processo de construção, bem como por sua densidade e abrangência, o documento "Princípios e Diretrizes da NOB-RH/SUS" foi adotado como orientador para a Política Nacional de Gestão do Trabalho e da Educação em Saúde, no âmbito do SUS (Resolução 330/CNS/2003) (Brasil, 2005).

A criação da Secretaria de Gestão do Trabalho e da Educação na Saúde (SGTES), no âmbito do Ministério da Saúde, é um marco para as políticas de trabalho e educação. Com *status* de Secretaria, a SGTES se organizava em dois departamentos: de Gestão da Educação na Saúde e de Gestão e Regulação do Trabalho em Saúde. Os movimentos e investimentos advindos desse novo arranjo no setor permitiram a orientação de políticas nacionais com nível de institucionalidade maior e, principalmente, estimularam a adoção de mecanismos indutores, antes pulverizados nas diferentes secretarias do Ministério.

Com a criação da SGTES, destaca-se a formulação da Política Nacional de Educação Permanente em Saúde[3] (PNEPS), lançada em 2003 e institucionalizada com a publicação da Portaria GM/MS 198, de 13 de fevereiro de 2004 (Brasil, 2004), que estabeleceu diretrizes para orientação de sua implementação e fomento da condução regional da política e a participação interinstitucional e intersetorial. Posteriormente, foi publicada a Portaria

[3]O processo de discussão em torno da formulação da PNEPS envolveu as instâncias de deliberação do SUS, como a Comissão Intergestores Tripartite (CIT), a Câmara Técnica de Recursos Humanos do CONASS, a Comissão Intersetorial de Recursos Humanos e Relações de Trabalho (CIRHRT), vinculada ao CNS, assim como o CONASEMS.

GM/MS 1.996/07 (Brasil, 2007), que definiu novas diretrizes para a PNEPS, que integra a base normativa do SUS, consolidada em 2017.

Cabe ressaltar que essa política fomenta a condução regional e a participação interinstitucional por meio das Comissões de Integração Ensino-Serviço (CIES), além de definir critérios para repasse de recursos de maneira clara, de acordo com os princípios do SUS. No percurso de quase 20 anos desde a implementação da PNEPS, muitos avanços foram identificados, mas também alguns retrocessos, inclusive com a interrupção, a partir de 2012, dos repasses regulares de recursos para os estados, o que dificultou, e até mesmo impediu, a execução de ações pelas secretarias estaduais de saúde.

Vários programas se destacaram no período pós-2003, como o Prosaúde, o Telesaúde, as formações em larga escala para o Programa de Saúde da Família, a criação do Programa de Estágios e Vivências na Realidade do SUS (VER-SUS/Brasil), a criação das Residências Multiprofissionais em Saúde, o PET Saúde, o Programa de Fixação de Profissionais em áreas remotas, a formação de facilitadores em Educação Permanente em Saúde, Ativadores de Mudanças na Graduação, entre outros (Almeida *et al.,* 2021).

Vale ressaltar a criação, pelo Ministério da Saúde, da Universidade Aberta do SUS (UnaSUS), com investimento expressivo em tecnologia da informação, visando estimular a oferta formativa em larga escala para o SUS, também na linha da integração ensino-serviço. A UnaSUS atua com diversas instituições educacionais que oferecem cursos de especialização na modalidade à distância, em especial para trabalhadores inseridos no Programa de Saúde da Família (Oliveira, 2014).

A partir de 2007 institui-se a Rede de Escolas e Centros Formadores em Saúde Pública, que conta com unidades ligadas aos serviços, universidades e institutos de pesquisa de todo o país, com foco na formação em SC. A rede tem como objetivo estimular o desenvolvimento pedagógico e gerencial das escolas e fortalecê-las como interlocutores dos sistemas locais de saúde nas ofertas formativas estratégicas para o SUS.

Outras iniciativas que integraram a pauta do Ministério da Saúde na área da formação foram o Programa de Valorização de Profissionais da Atenção Básica (Provab), o Quali Conselhos de Saúde e o Programa Mais Médicos, instituídos em 2011, 2013 e 2014, respectivamente.

O Provab surge "da necessidade de provimento e fixação de profissionais em áreas de maior vulnerabilidade" (Brasil, 2012) e se apoia na concessão de incentivos para fixação de profissionais da saúde em áreas remotas. Esse programa tinha o objetivo de prover e incentivar profissionais das áreas de medicina, enfermagem e odontologia para atuarem na Atenção Básica (Brasil, 2012).

O Programa Mais Médicos (PMM) foi criado em 2013, a partir da Lei 12.871, com o objetivo de suprir a escassez de médicos para compor as equipes de saúde da família. Sua ideia central era possibilitar a universalização do acesso da população aos cuidados primários em saúde, nas dimensões de formação, provimento e fixação de profissionais (Brasil, 2013). O argumento para sua criação partiu da baixa quantidade de médicos no país por habitante, cujo indicador (razão de médicos por habitante) se encontrava abaixo dos padrões internacionais (Pinto *et al.*, 2013), somado à inadequação do perfil profissional para oferecer serviços de qualidade à população.

Para além das ações de educação permanente e das estratégias de formação e provimento médico, uma nova e desafiadora modalidade de formação no campo da SC surgiu no final dos anos 2000. Trata-se da criação dos cursos de graduação em SC (CGSC), que contou com ampla participação e estímulo dos docentes e dirigentes de Institutos e Núcleos de Saúde Coletiva das Universidades. Sua viabilização deveu-se, em grande parte, ao apoio do Programa de Apoio a Planos de Reestruturação e Expansão das Universidades Federais (Reuni). Inicialmente inseridos como algo polêmico no seio da comunidade da SC e da própria ABRASCO, esses cursos são hoje uma realidade em diversas instituições de ensino espalhadas pelo país. Seu acompanhamento pela ABRASCO se faz de maneira sistemática por meio do Fórum de Graduação em Saúde Coletiva e do GT de Trabalho e Educação.

A graduação em SC pode ser considerada uma inovação entre as modalidades de formação para o campo e responde a uma necessidade de renovação da formação de quadros para um sistema de saúde consolidado e expansivo em todo o país. Além da graduação em SC, nesse período foi criado, em algumas universidades brasileiras, o Bacharelado Interdisciplinar em Saúde (Teixeira *et al.*, 2013) como uma estratégia de formação inicial e interdisciplinar, não profissionalizante, para a área da saúde. Essa formação visa estimular o olhar interdisciplinar, o trabalho em equipe e o amadurecimento das escolhas profissionalizantes.

No que tange às políticas públicas da área de trabalho em saúde, a negociação e a desprecarização dos vínculos de trabalho assumiram papel preponderante nas políticas empreendidas pelo governo brasileiro por meio do MS/SGTES após 2003. A Mesa de Negociação Permanente do SUS, reinstalada em 2003, constituiu um fórum de trabalhadores e gestores para o estabelecimento de relações colaborativas entre gestores e trabalhadores, na perspectiva da prevenção e conflitos inerentes às relações de trabalho no SUS. Entre seus objetivos se destacam o debate e a pactuação de questões pertinentes às relações de trabalho em saúde, visando à melhoria e à qualidade dos serviços em saúde. O Comitê Nacional Interinstitucional de Desprecarização do Trabalho e a estratégia DesprecarizaSUS foram criados com o objetivo de buscar soluções para essa problemática nas três esferas de governo (Brasil, 2012).

Na revisão de literatura (Souza *et al.*, 2009; Girardi *et al.*, 2010; Teixeira, 2010) não foi possível identificar dados de avaliação dos desdobramentos nacionais dessa política no âmbito do SUS. Os autores reconhecem o caráter inovador das propostas governamentais, mas ponderam sobre a complexidade dos temas que são influenciados por fatores da governança das instituições. A desprecarização relaciona-se ainda com as esferas econômicas, e a qualidade do emprego é considerada um indicador relacionado com múltiplas determinações (Girardi *et al.*, 2009; Teixeira, 2009).

Um outro foco de debates importante no período pós-2003 foi a criação de uma carreira no SUS, articulada ao CONASS, ao CONASEMS e à Mesa Nacional de Negociação Permanente do SUS, que tomou como referência os Princípios e Diretrizes da NOB-RH-SUS (Brasil, 2012). Para isso, contou-se com uma Comissão Especial para Elaboração de Diretrizes do PCCS-SUS, composta por trabalhadores e gestores privados e públicos. Seus resultados deveriam auxiliar os gestores nas três esferas de governo na criação ou modificação de seus planos de carreira. O documento gerado por esse processo foi objeto do protocolo 006/2006 da MNNP-SUS e resolução do CNS (Brasil, 2006).

No mesmo período, vale citar a existência do Programa de Qualificação e Estruturação da Gestão do Trabalho e da Educação no SUS (Progesus), cuja gestão envolveu o CONASS, o CONASEMS e o Ministério da Saúde nesse período, organizado em torno de quatro componentes: estruturação e qualificação da gestão do trabalho; capacitação das equipes de gestão do trabalho e de educação no SUS; Sistema Nacional de Informações em Gestão do Trabalho no SUS; e Sistema de Informação Gerencial (Machado *et al.*, 2012).

As ações relacionadas com a gestão do trabalho, caracterizadas pelo caráter indutor assumido pelo governo brasileiro nos primeiros anos do período, compuseram uma pauta gerida por colegiados e organizada por matérias que se inseriram nas políticas estatais, de modo a positivar a centralidade dos trabalhadores, e que vinha sendo debatida no âmbito da CIRH do Conselho Nacional de Saúde, acompanhando os avanços da NOB-RH desde a década de 1990.

Em 2016, embora tenha assumido o comando nacional o vice-presidente eleito na chapa proposta pela composição entre o PT e o PMDB em 2014, a direção política e ideológica reforça o estado liberal e, por conseguinte, certo desalinhamento para as políticas de trabalho e para o trabalhador da saúde. Nesse segmento se fortalece um conjunto de reformas que vão obter desdobramentos em período posterior no que tange à seguridade social no Brasil, tais como a Reforma Trabalhista e da Previdência Social.

Quarto período: de 2017 a 2022

O ano de 2017 começa com a implantação de uma nova equipe na gestão pública federal e mudanças político-institucionais são realizadas no âmbito do Ministério da Saúde. Apesar de visíveis retrocessos em outras áreas da saúde, no caso do trabalho e educação, contraditoriamente, retoma-se como pauta a Política de Educação Permanente em Saúde.

Sobre essa política, um diagnóstico analisando os 18 anos de sua existência identificou como principais problemas no âmbito estadual e municipal para sua implementação: aspectos vinculados à gestão da política de EPS nos estados, interrupção do financiamento, dificuldades em relação às mudanças necessárias ao modelo de formação/educação permanente implementado, problemas de infraestrutura, necessidade de alinhamento do conceito de

EPS com a equipe, fragilidade das relações interfederativas e dificuldades em monitorar e avaliar as ações de educação permanente, enfatizando a ausência de indicadores que superem a mera quantificação dos cursos e outras atividades realizadas (Gonçalves et al., 2019).

Esse diagnóstico subsidiou, em 2017, a instituição de um importante incentivo para o desenvolvimento da EPS, consolidado na publicação da Portaria 3.194, de 28 de novembro de 2017, que dispõe sobre o Programa para o Fortalecimento das Práticas de Educação Permanente em Saúde no Sistema Único de Saúde (Pro EPS-SUS).

Com a assunção em 2019 do grupo eleito em 2018, uma das primeiras ações implementadas foi a Reforma Intraministerial que levou à remoção do Programa Mais Médicos da Secretaria de Gestão do Trabalho e da Educação na Saúde para a recém-criada Secretaria de Atenção Primária à Saúde (SAP), provocando, em alguma medida, seu esvaziamento, dada a importância desse programa, já que constitui pauta de envergadura para a SGTES. Além disso, o PMM foi substituído pelo Programa Médicos pelo Brasil em 1º de agosto do mesmo ano, por meio da Medida Provisória 890, transformada na Lei 13.958 em dezembro do corrente ano. Junto a esse programa, criou-se a Agência para o Desenvolvimento da Atenção Primária à Saúde (ADAPS), classificada juridicamente como Serviço Social Autônomo (SSA), uma entidade paraestatal de direito privado (Brasil, 2019). Alguns autores asseveram que essa agência constitui o embrião da privatização da Atenção Primária à Saúde e pode ser responsável por mudar a concepção de atenção primária abrangente para uma atenção primária (neo)seletiva com implicações para a atenção e o sistema de saúde no Brasil (Giovanella *et al.*, 2019; Oké, 2020).

Observou-se, a partir de então, um acirramento do retrocesso da área, especialmente no que tange à Gestão do Trabalho, destacando-se, nesse sentido, a extinção da Mesa Nacional de Negociação Permanente do SUS por decreto presidencial (Brasil, 2019).

Em 2020, o mundo inteiro foi surpreendido pela pandemia de Covid-19, afetando todos os setores da sociedade e da saúde em particular. Essa pandemia lança luz sobre os trabalhadores da saúde e pressiona, no caso brasileiro, a SGTES a desenvolver ações de modo a viabilizar o ingresso de profissionais para suprir as necessidades de ampliação da força de trabalho para atuar na epidemia. Diante disso, o Governo Federal formulou uma ação estratégica, denominada "Brasil Conta Comigo", instituída pela Portaria ministerial 639, de 2020 (Brasil, 2020). O "Brasil Conta Comigo" apresentava três focos: (a) selecionar e capacitar profissionais de saúde com vistas a criar um cadastro nacional envolvendo as 14 categorias profissionais da saúde, de modo a auxiliar o planejamento e a distribuição da força de trabalho; (b) recrutar residentes dos Programas de Residência Médica ou Residência em Área Profissional da Saúde, visando ampliar a cobertura na assistência aos usuários do SUS, em todos os níveis de atenção, com redução do tempo de espera nos atendimentos (Brasil, 2020).

Paradoxalmente, a emergência sanitária também permitiu investimentos em várias dimensões, demandando em curto espaço de tempo um conjunto de adequações que envolveram, além da melhoria da infraestrutura tecnológica, a qualificação das equipes para enfrentar os problemas impostos pela pandemia. Sem dúvida, a trajetória e o amadurecimento das instituições são preponderantes quando reformulações e agilidade são necessárias para enfrentar contextos de incerteza e ameaças à vida. Nesse sentido, a pandemia foi também uma janela de oportunidade para incentivar o desenvolvimento institucional para as questões de EPS e para o investimento nas Escolas Estaduais de Saúde Pública, fomentando a implementação de ações que vinham caminhando a passos lentos para sua concretização, a exemplo do Telessaúde (Pinto & Paim, 2021). A educação mediada pela tecnologia foi absorvida com vigor no interior das instituições de ensino com ofertas de cursos concretas e produzidas em tempo recorde pelas universidades, escolas técnicas e centros de pesquisa, propiciando a organização de pautas e a experimentação de novas práticas antes produzidas de maneira menos abrangente por esses grupos de instituições.

A rapidez com que os materiais educativos foram produzidos e partilhados mostrou não só a capacidade de resposta das secretarias estaduais e municipais de saúde, apoiadas pelo CONASS e CONASEMS, também mas a articulação e a solidariedade entre instituições, em uma situação sem precedentes criada pela pandemia, e dando respostas que buscavam, através das práticas educativas voltadas para o aperfeiçoamento das práticas de saúde e o fortalecimento, reiterar a importância do SUS e melhorar suas práticas junto à população brasileira.

CONSIDERAÇÕES FINAIS

Para finalizar este capítulo, cabe problematizar um certo paradoxo que acompanha o desenvolvimento da área: de um lado, um corpo de conhecimentos e produção científica que se traduzem na diversidade e capilaridade de ações, em especial junto a estados e municípios; de outro, uma fragilidade diante das respostas às necessidades de trabalhadores no que tange à formação, à valorização profissional e ao desenvolvimento de carreiras. Apesar da trajetória marcada por um conjunto de referências que se alargou ao longo das décadas estudadas com criatividade, luta política, poder de articulação, produção de conhecimento e grande engajamento, o conjunto de trabalhadores da saúde permanece em condição de vulnerabilidade.

Com estruturas próprias, conhecimentos, saberes e práticas pertinentes, essa área se firmou ao longo dos últimos 52 anos dentro das instituições governamentais de serviços, nas universidades, nas escolas técnicas, escolas de Saúde Pública e nas entidades de representações de trabalhadores. Foi construída uma identidade própria para a área de trabalho e educação.

A mudança no tratamento da área, assumida por seus profissionais e pelas estruturas governamentais do Ministério da Saúde depois de 2003, e a explicitação das categorias do trabalho e da educação na nomeação da própria área contribuíram para favorecer a ampliação das possibilidades de estudos e de construção de arranjos de políticas, tendendo a agregar consistência às propostas e concorrendo para uma aproximação aos debates dos campos do trabalho e da educação no mundo contemporâneo.

A articulação dos dois campos contribuiu para os desafios de renovação da formação em SC, integrando a problematização dos processos de trabalho a uma formação calcada nos preceitos da educação, abrindo espaço para a atuação do sujeito na elaboração e implementação das propostas. O resgate dessa temática favoreceu a visualização de iniciativas que se organizaram na integração de equipes e instituições, acadêmicas e governamentais, indicando a integração ensino-serviço como uma proposta dos primeiros anos dessa revisão que se firmou em sucessivos formatos ao longo das décadas abordadas.

O olhar ampliado sobre os contextos tornou possível a visualização de uma agenda de movimento com embates, associações, ocupação de espaços, alianças entre atores comprometidos com a Reforma Sanitária em construção e com formulações concretas dando corpo a esse movimento, onde se destacam as Conferências Nacionais de Saúde e específicas de Recursos Humanos e de Gestão do Trabalho e da Educação.

A busca por alternativas para profissionalização da força de trabalho engajada nas práticas de SC esteve presente nos ciclos revisitados por este capítulo, com resultados evidenciados tanto na produção científica como na construção de alternativas pedagógicas aqui mencionadas.

As últimas cinco décadas registraram muitas mudanças na lógica de organização do trabalho no mundo, com significativa incorporação tecnológica e a adoção de grande capacidade de produção e circulação de fatos e ideias, em um contexto de emergência do sujeito com maior protagonismo nas instituições e na produção do trabalho. É intensa a capacidade de comunicação entre os sujeitos e entre as instituições, e as novas gerações de estudantes, trabalhadores e usuários dos sistemas de saúde já circulam no cotidiano do trabalho e da vida com novos hábitos e novos poderes para interferir na realidade. Há um encurtamento do tempo para produção de conhecimento e para realização do trabalho em razão da celeridade com que os fatos circulam em múltiplas mídias e múltiplas linguagens. E essa é uma matéria que pode ser explorada pelos profissionais da área de trabalho e educação para a renovação de suas práticas.

A graduação em SC foi importante no âmbito da formação, da organização da ABRASCO e das instituições de saúde. No entanto, vem exigindo, ao longo dos mais de 10 anos de sua existência, esforços na construção de caminhos a serem pavimentados para absorção de jovens sanitaristas, a exemplo da regulamentação da profissão, em tramitação no Senado Federal.

A emergência de uma pandemia evidenciou a importância dos trabalhadores da saúde e do SUS e aproximou a produção de ciência da sociedade. O debate diário dos temas referidos aos avanços da epidemia de Covid-19 em todo o mundo produziu um olhar diferenciado aos profissionais de saúde pelos meios de comunicação de massa, mobilizando um sentimento de admiração e respeito da população pelo trabalho do SUS e de seus profissionais. Nesse momento e nos próximos anos, parece pertinente se debruçar sobre o significado desses ganhos, como matéria de reflexão e prática, desenhando caminhos realistas diante das dificuldades históricas estruturais relacionadas com a gestão do sistema como um todo e que atingem a área de formação e trabalho em saúde, buscando construir caminhos para a superação de tamanhos desafios.

Têm-se observado mudanças nas instituições de saúde onde a prestação de serviço envolve a multiplicação de modalidades de vínculos de trabalho, bem como a intensificação da necessidade do trabalho colaborativo e da interprofissionalidade, que são matérias do cotidiano da área de trabalho e educação para produção de conhecimento e para formulação de políticas do setor. Também se destacam as necessidades de análise das consequências dos novos formatos para realização do trabalho, a exemplo do teletrabalho e da incorporação de tecnologias de informação e comunicação para desenvolvimento da clínica e da gestão em saúde. As questões relacionadas com gênero, racismo, divisão social do trabalho, ambiente e saúde seguem atuais, configurando-se em lacunas na produção científica e na proposição de ações estratégicas para a área.

Da mesma maneira, os novos contextos deixam aflorar novas perguntas, as quais serão sempre renovadas nos ciclos políticos que virão, mas vale a pena considerar que há uma estrada aberta ao movimento, com atores mobilizados para a educação, a produção de conhecimento e para o exercício da política, que os objetos da área de trabalho e educação parecem demandar.

Referências

Almeida BG, Pinto ICM, Teixeira CF, Alves GA. Da administração de recursos humanos à gestão do trabalho em saúde: pluralidade teórica e desenvolvimento institucional no sistema único de saúde. In: Almeida BG, Pinto ICM (org.) Gestão do trabalho no SUS Bahia: esquadrinhando caminhos e esperançando a prática. Belo Horizonte: Avohai, 2021: 21-38.

Andrade LR et al. Provimento e fixação de médicos na atenção primária à saúde no estado da Bahia. Revista de Administração Pública 2019; 53:505-19.

Arouca ASS. O dilema preventivista: contribuição para a compreensão e crítica da medicina preventiva [tese de Doutorado]. Unicamp. 1975.

Baldani MH et al. Processo de trabalho em saúde bucal na atenção básica: desigualdades intermunicipais evidenciadas pelo PMAQ-AB. Saúde em Debate 2018; 42:145-62.

Barata RIB. Avanços, desafios do mestrado profissionalizante. Rio de Janeiro. Ed. Fiocruz. 2008.

Barreiros BC et al. Active Teaching-Learning Strategies for Family Medicine Preceptors in the EURACT. Rev Bras Educação Médica, v. 44, 2020.

Belaciano MI. O SUS deve aceitar este desafio: elaborar proposições para a formação e capacitação de recursos humanos em saúde. Divulg Saúde Debate jul 1996; (12):29-33.

Belisário SA. Associativismo em Saúde Coletiva: um estudo da Associação Brasileira de Pós-Graduação em Saúde Coletiva/ABRASCO. [Tese de Doutorado]. Unicamp, 2002.

Belotti M et al. Percepções sobre o processo de trabalho em um Centro de Atenção Psicossocial Infanto-Juvenil. Trends in Psychology, 2017; 25:1547-57.

Benedetto MAC, Gallian DMC. Narrativas de estudantes de Medicina e Enfermagem: currículo oculto e desumanização em saúde. Interface-Comunicação, Saúde, Educação, 2018.

Bosi MLM, Paim JS. Graduação em saúde coletiva: limites e possibilidades como estratégia de formação profissional. Ciênc Saúde Coletiva jul 2010; 15(4):2029-38.

Brasil. Constituição da República Federativa do Brasil (1988). Brasília, DF: Senado Federal: Centro Gráfico, 1988.

Brasil. Decreto 11.098/2022. Aprova a Estrutura Regimental e o Quadro Demonstrativo dos Cargos em Comissão e das Funções de Confiança do Ministério da Saúde e remaneja e transforma cargos em comissão e funções de confiança. Diário Oficial da União, 21 jun 2022. Edição: 115. Seção: 1. Página: 3

Brasil. Decreto 9.759/2019. Extingue e estabelece diretrizes, regras e limitações para colegiados da administração pública federal. Diário Oficial da União – Edição Extra de 11/04/2019 – nº 70-A.

Brasil. Ministério da Saúde (MS). Secretaria-Executiva. Secretaria de Gestão do Trabalho e da Educação na Saúde. Glossário temático: gestão do trabalho e da educação na saúde. Brasília: Editora do Ministério da Saúde; 2009. (Série A. Normas e Manuais Técnicos).

Brasil. Ministério da Saúde. Conselho Nacional de Saúde. Princípios e diretrizes para a gestão do trabalho no SUS (NOB/RH-SUS)/Ministério da Saúde, Conselho Nacional de Saúde. 3. ed. rev. atual. Brasília: Ministério da Saúde, 2005.

Brasil. Ministério da Saúde. Conselho Nacional de Saúde. Princípios e diretrizes para NOB/RH-SUS. 2a ed. Brasília: Ministério da Saúde, 2003.

Brasil. Ministério da Saúde. Departamento de Gestão da Educação na Saúde. Secretaria de Gestão do Trabalho e da Educação na Saúde. PCCS – SUS: diretrizes nacionais para a instituição de planos de carreiras, cargos e salários no âmbito do Sistema Único de Saúde /Ministério da Saúde, Departamento de Gestão da Educação na Saúde, Secretaria de Gestão do Trabalho e da Educação na Saúde. Brasília: Ministério da Saúde, 2006.

Brasil. Ministério da Saúde. Portaria GM 639, de 31 de março de 2020. Dispõe sobre a Ação Estratégica "O Brasil Conta Comigo – Profissionais da Saúde", voltada à capacitação e ao cadastramento de profissionais da área de saúde, para o enfrentamento à pandemia do coronavírus (Covid-19). Diário Oficial da União, - 31 mar 2020.

Brasil. Ministério da Saúde. Portaria GM/MS 1.996, de 20 de agosto de 2007. Disponível em: http://portal.saude.gov.br/portal/arquivos/pdf/Portaria_1996-de_20_de_agosto-de-2007.pdf.

Brasil. Ministério da Saúde. Relatório da I Conferência de RH, 1986. Brasil. Ministério da Saúde. Secretaria de Gestão do Trabalho e da Educação na Saúde. Departamento de Gestão da Educação em Saúde. Política Nacional de Educação Permanente em Saúde. Série B. Textos Básicos de Saúde, Série Pactos pela Saúde 2006, v. 9. Brasília-DF, 2009: 20.

Brasil. Ministério da Saúde. Secretaria de Gestão do Trabalho e da Educação na Saúde. Departamento de Gestão da Educação na Saúde. Sistema de Mapeamento em Educação na Saúde - SIMAPES: proposta metodológica/Ministério da Saúde. Secretaria de Gestão do Trabalho e da Educação na Saúde. Departamento de Gestão da Educação na Saúde. Brasília: Ministério da Saúde, 2020.

Brasil. Ministério da Saúde. Secretaria Executiva. Departamento de Apoio à Descentralização. Diretrizes operacionais dos Pactos pela Vida, em Defesa do SUS e de Gestão. Brasília, 2006. Disponível em: http://www.saude.gov.br/bvs.

Buss P. Refletindo sobre a prática pedagógica. Rev Estudos de Saúde Coletiva, nov. 1988; 5:16.

Caldas Jr. AL et al. O Ideário UNI e a formação e capacitação de recursos humanos: processos e resultados. Divulg Saúde Debate, jul 1996; (12):77-89.

Candeias NMF, Abujamra AMD, Pereira IMTB. Delineamento do papel profissional dos especialistas em Educação em Saúde – uma proposta técnica. Rev Saúde Pública ago 1991; 25(4):289-98.

Carvalho VKS, Marques CP, Silva EN. A contribuição do Programa Mais Médicos: análise a partir das recomendações da OMS para provimento de médicos. Ciência & Saúde Coletiva, 2016; 21:2773-84.

Casanova IA, Batista NA, Moreno LR. A Educação Interprofissional e a prática compartilhada em programas de residência multiprofissional. Interface-Comunicação, Saúde, Educação, 2018; 22:1325-37.

Castro J, Santana JP. Capacitação em Desenvolvimento de Recursos Humanos de Saúde. Editora da UFRN, 1999: 13-22.

Castro JL. Protagonismo silencioso. A presença da OPAS na formação de recursos humanos em saúde no Brasil. Natal, RN: Observatório RH, NESC, UFRN, 2008.

Cavalli LO, Rizzotto MLF. Formação dos médicos que atuam como líderes das equipes de atenção primária em saúde no Paraná. Rev Bras Educação Médica, 2018; 42:31-9.

Ceccim RB, Feuerwerker LCM. Mudança na graduação das profissões de saúde sob o eixo da integralidade. Cad Saúde Pública set-out 2004; 20(5):1400-10.

Da Costa CB et al. Teleconsultoria no sistema único de saúde: relato de experiência inédita em Santa Catarina. Braz J Periodontol, mar/jun 2020; 30(3).

De-Carli AD et al. Integração ensino-serviço-comunidade, metodologias ativas e Sistema Único de Saúde: percepções de estudantes de Odontologia. Cadernos Saúde Coletiva, 2019; 27:476-83.

Dolzane RS, Schweickardt JC. Atenção básica no Amazonas: provimento, fixação e perfil profissional em contextos de difícil acesso. Trabalho, Educação e Saúde, 2020; v. 18.

Eberhardt LDr, Carvalho M. Gestão do trabalho e organização coletiva de trabalhadores do setor público de saúde. Trabalho, Educação e Saúde, 2016; 14:45-65.

Egry EY, Apostolico MR, Morais TCP. Notificação da violência infantil, fluxos de atenção e processo de trabalho dos profissionais da Atenção Primária em Saúde. Ciência & Saúde Coletiva, 2018; 23:83-92.

Escalda P, Parreira CMSF. Dimensões do trabalho interprofissional e práticas colaborativas desenvolvidas em uma unidade básica de saúde, por equipe de Saúde da Família. Interface-Comunicação, Saúde, Educação, 2018; 22:1717-27.

Falkenberg MB, Mendes TPL, Moraes EP, Souza EM. Educação em saúde e educação na saúde: conceitos e implicações para a saúde coletiva. Ciênc Saúde Coletiva Mar 2014; 19(03)..

Feix MA, Crossetti MGO. O enfermeiro e o sistema único de saúde. Rev HCPA & UFRGS abr 1994; 14(1):32-5.

Ferraz C. O Mestrado Profissional como política pública para formar recursos humanos para a saúde. In: Amâncio A, Pacheco S (orgs.) Mestrado Profissional em Gestão do Trabalho e da Educação na Saúde: ação e reflexões. Rio de Janeiro: MS-ENSP, 2009.

Ferreira PC et al. Classificação de pacientes e carga de trabalho de enfermagem em terapia intensiva: comparação entre instrumentos. Revista Gaúcha de Enfermagem, 2017; v. 38.

Fettermann FA et al. Projeto VER-SUS: Influências na formação e atuação do enfermeiro. Rev Bras Enfermagem, 2018; 71:2922-9.

Feuerwerker LCM, Marsiglia R. Estratégias para mudanças na formação de RH com base nas experiências IDA/UNI. Divulg Saúde Debate jul. 1996; (12):24-8.

Figueredo WN, Véras RM. Integrando educação e trabalho: o caso do permanecer sus da secretaria da saúde do estado da Bahia. Trabalho, Educação e Saúde, 2016; 14:803-23.

Frazão P. Desenvolvimento de pessoal universitário odontológico na perspectiva do Sistema Único de Saúde. Saúde Debate mar 1994; (42):30-5.

Frigotto G, Ciavatta M. Educar o trabalhador cidadão produtivo ou o ser humano emancipado? Revista Trabalho, Educação e Saúde, Rio de Janeiro: Fiocruz 2003; 1(1).

García JC. La educación médica en la America Latina. OPAS, 1972, 413p. (Publicacion Científica, 225).

Giovannini PE. et al. Promoção da saúde em campos de estágio para a formação médica. Revista Brasileira de Educação Médica, 2018; 42:181-9.

Girardi SN. Força de trabalho no setor saúde. Divulg Saúde Debate jun1991; (4):103-7.

Girardi SN. O perfil do "emprego" em saúde no Brasil. Cad Saúde Pública 1986; 2(4):423-39.

Gomes KO et al. A práxis do agente comunitário de saúde no contexto do programa saúde da família: reflexões estratégicas. Saúde Soc dez 2009; 18(4):744-55.

Gonçalves CB, Pinto ICM, França T, Teixeira CF. A retomada do processo de implementação da Política Nacional de Educação Permanente em Saúde no Brasil. Saúde Debate ago 2019; 43(spe1).. Disponível em: https://doi.org/10.1590/0103-11042019S101.

Gonçalves RBM. Medicina e história: raízes do trabalho médico. [tese Doutorado] Universidade de São Paulo, 1979. 209p.

Grzybowski LS, Levandowski DC, Costa ELN. O que Aprendi com o PET? Repercussões da Inserção no SUS para a Formação Profissional. Rev Bras Educação Médica, 2017; 41:505-14.

Guillan C, Nunes TC. Projeto de Formação de Docentes da Fiocruz: em busca de novos padrões de Ensino Aprendizagem para as Escolas de Saúde. Relatório de Pesquisa. RJ, 2021.

Guimarães MC. Transformações do trabalho e violência psicológica no serviço público brasileiro. Rev Bras Saúde Ocup, jul-dez 2009.

Ito AMY, Ivama AM, Takahashi OC, Vannuchi MTO, Gordan PA. Desenvolvimento de um novo modelo acadêmico na educação dos profissionais de saúde no contexto do Prouni-Londrina (1991-1997): sistematização e reflexões teórico-metodológicas. Semina, nov 1997; 18(ed. esp):7-32.

Kisil M. Uma estratégia para a reforma sanitária: a iniciativa UNI. Divulg Saúde Debate jul 1996; (12):5-14.

Koster J, Machado MH. A gestão do trabalho e o contexto da flexibilização no Sistema Único de Saúde. In: Divulg em Saúde para Debate. Rio de Janeiro abr 2012. (47).

Kovaleski DF et al. Trajectory of the Pro-PET Program – Family Health in Everyday Health Promotion. Rev Bras Educação Médica, 2016; 40:765-71.

Lasalvia A et al. Psychological impact of Covid-19 pandemic on healthcare workers in a highly burdened area of north-east Italy. Epidemiology and Psychiatric Sciences, 2021; v. 30.

Leite IC, Aguiar ASW, Dantas MMP, Lemos CLS. Educação Permanente em Saúde no Brasil: educação ou gerenciamento permanente? Ciência & Saúde Coletiva, 2016; 21:913-22.

Leonardelli N, Rosa RS. Histórico e planos de ensino da residência em medicina preventiva e social. Rev HCPA & Fac Med Univ Fed Rio Gd do Sul 1990; 10(1):38-47.

Lima VV, Komatsu RS, Padilha RQ. UNI Marília: Capacitação de recursos humanos e desenvolvimento de lideranças. Divulg Saúde Debate jul 1996; (12):90-6.

Lucena AM et al. Teleconsultorias de fonoaudiologia em um serviço público de telessaúde de larga escala. Revista CEFAC, 2016; 18:1395-403.

Macedo CG, Santos I, Vieira CAB. Uma experiência de formação de pessoal de saúde no Brasil. In: Educ Med Salud 1980; 14(1).

Machado CDB, Wuo A, Heinzle M. Educação médica no Brasil: uma análise histórica sobre a formação acadêmica e pedagógica. Rev Bras Educação Médica, 2018; 42:66-73.

Machado JLM et al. Uma nova iniciativa na formação dos profissionais de saúde. In: Interface comunicação. Saúde Educ. 1997: 147-56.

Machado MH et al. ProgeSUS: uma proposta para mudar a realidade da gestão de trabalho. In: Rev. divulgação em saúde para debate. Rio de Janeiro, 2012. (47).

Machado MH. A participação da mulher na força de trabalho em Saúde no Brasil – 1970-1980. In: Recursos Humanos em Saúde. Textos de Apoio. Rio de Janeiro: PEC/ENSP/ABRASCO, 1987.

Machado MH. As profissões e o SUS: arenas conflitivas. Divulg Saúde Debate ago 1996; (14):44-7.

Machado MH. Trabalhadores da Saúde e sua trajetória na reforma sanitária. In: Lima et al. Saúde e democracia: história e perspectivas do SUS. Fiocruz, Rio de Janeiro. 2005.

Maeyama MA, Calvo MCM. A integração do telessaúde nas centrais de regulação: a teleconsultoria como mediadora entre a atenção básica e a atenção especializada. Rev Bras Educação Médica, 2018; 42:63-72.

Malik A. Pesquisa coordenada por Ana Malick apresentada no Seminário Nacional de Gestão do Trabalho e da Educação na Saúde – 19 a 21/7/2010 sobre avaliação de resultados. 2012: 20.

Marcondes E, Lima Goncalves E. Programa de avaliação curricular da Faculdade de Medicina da Universidade de São Paulo. Rev Hosp Clin Fac Med Univ São Paulo set-out 1991; 46(5):243-9.

Martins JRT et al. Educação permanente em sala de vacina: qual a realidade?. Rev Bras Enfermagem, 2018; 71668-76.

Médici AC. A força de trabalho em Saúde no Brasil dos anos 70: percalços e tendências. In: A Força de Trabalho em Saúde. Recursos Humanos em Saúde. Textos de Apoio. Rio de Janeiro: PEC/ENSP/ABRASCO, 1987.

Nassiff A et al. Carga de trabalho de enfermagem e a mortalidade dos pacientes em Unidade de Terapia Intensiva. Texto & Contexto-Enfermagem, 2018; v. 27.

Nietsche EA et al. Política de educação continuada institucional: um desafio em construção. Rev Eletr Enf, 2009.

Nogueira RP. A força de trabalho em saúde no contexto da Reforma Sanitária. Cad Saúde Pública, 1987; 3(3):332-42.

Nogueira RP. A força de trabalho em Saúde. In: Recursos Humanos em Saúde. Textos de Apoio. Rio de Janeiro: PEC/ENSP/ABRASCO, 1987.

Nogueira RP. A força de trabalho em Saúde. In: Revista de Administração Pública jul/set 1983; 17(3):61-70.

Nogueira RP. A reforma do Estado e os recursos humanos de saúde: flexibilidade de ação com continuidade de direção (Breve ensaio). RASPP (Rev Assoc Saúde Pública do Piauí) jun 1999; 2(1):32-5.

Nogueira RP. Tendências generales del mercado de trabajo médico en las Américas. Cad Saúde Pública, 1986; 2(4):440-56.

Nunes TCM. Democracia no Ensino e nas Instituições. A face pedagógica do SUS. Rio de Janeiro: Fiocruz, 2007.

Oliveira VA. O quebra-cabeça da Universidade Aberta do SUS. In: Relatos do uso de Tecnologias Educacionais na Educação permanente de profissionais da saúde no Sistema Universidade Aberta do SUS/Gusmão CMGet al. (orgs.)Recife: Ed. Universitária da UFPE, 2014: 11-27.

Paim E, Médici AC. Estrutura e dinâmica da força de trabalho em enfermagem. In: Recursos Humanos em Saúde. Textos de Apoio. Rio de Janeiro: PEC/ENSP/ABRASCO, 1987.

Paim JS, Nunes TCM. Contribuições para um programa de educação continuada em saúde coletiva. Cad Saúde Pública jul-set 1992; 8(3):262-9.

Paim JS. Recursos Humanos em Saúde no Brasil: problemas crônicos e desafios agudos. São Paulo: Faculdade de Saúde Pública/USP, 1994.

Paim JS. Reforma Sanitária Brasileira. Contribuição para a compreensão e crítica. Salvador: EDUFBA; Rio de Janeiro: Fiocruz, 2008.

Peduzzi M et al. Trabalho em equipe: uma revisita ao conceito e a seus desdobramentos no trabalho interprofissional. Trabalho, Educação e Saúde, 2020; v. 18.

Pereira AMC et al. Contribuições do PET-Saúde na formação dos profissionais de nível superior na área da saúde. Integração entre universidade e sistemas locais de saúde: experimentações e memórias da educação pelo trabalho, 2017: 144.

Pereira IB, Lima JCF. Dicionário da educação profissional em saúde. 2a ed. Rio de Janeiro: EPSJV, 2008.

Pierantoni CR, Vianna CM. Gestão de Sistemas de Saúde. Rio de Janeiro: UERJ/Instituto de Medicina Social, 2003: 20.

Pinheiro TX. Uma Visão do Núcleo de Estudos em Saúde Coletiva. Revista História, Ciências, Saúde de Manguinhos. Rio de Janeiro, out-dez 2009; 16(4):1045-56.

Pinto HA et al. Programa Mais Médicos: avaliando a implantação do Eixo Provimento de 2013 a 2015. Interface-Comunicação, Saúde, Educação, 2017; 21:1087-101.

Pinto ICM et al. Trabalho e Educação em Saúde no Brasil: tendências da produção científica entre 1990-2010. In: Revista Ciência e Saúde Coletiva, 2012.

Pinto ICM, Teixeira CF. Formulação da Política de Gestão do Trabalho e Educação na Saúde: o caso da Secretaria Estadual de Saúde da Bahia, Brasil, 2007-2008. Cad Saúde Pública. Rio de Janeiro, set 2011; 27(9):1777-88.

Pinto ICM. Reforma gerencialista e mudança na gestão do Sistema Nacional de Vigilância Sanitária. In: Costa EA. Vigilância Sanitária: temas para debate. Salvador: EDUFBA, 2009.

Ponte CF, Falleiros I (org.) Na corda bamba de sombrinha: a saúde no fio da história. Rio de Janeiro: Fiocruz/COC; Fiocruz/EPSJV, 2010.

Previato GF, Baldissera VDA. A comunicação na perspectiva dialógica da prática interprofissional colaborativa em saúde na Atenção Primária à Saúde. Interface-Comunicação, Saúde, Educação, 2018; 22:1535-47.

Ramos AS, Pinto ICM, Caputo MC, Camarão MJ. Política de gestão do trabalho e educação permanente na Bahia: O SUS é uma escola. Rev Baiana Saúde Pública jan-mar 2009; 33(1):40-50.

Ramos M. A pesquisa sobre educação profissional em saúde no MERCOSUL: uma contribuição para políticas de integração regional referentes à formação de trabalhadores técnicos em saúde. Cad Saúde Pública 2007; 23(supl.2):S282-S291.

Ramos M. Concepções e práticas pedagógicas nas escolas técnicas do Sistema Único de Saúde: fundamentos e contradições. Trab Educ Saúde, 2009; (supl.1).

Ramos M. Educação pelo trabalho: possibilidades, limites e perspectivas da formação profissional. Saúde Soc, jun 2009; 18(suppl.2): 55-9.

Recine E et al. Formação profissional para o SUS: análise de reformas curriculares em cursos de graduação em nutrição. Avaliação: Revista da Avaliação da Educação Superior (Campinas), 2018; 23:679-97.

Rezende VLM et al. Percepção discente e docente sobre o desenvolvimento curricular na atenção primária após Diretrizes Curriculares de 2014. Rev Bras Educação Médica, 2019; 43:91-9.

Ribeiro AA et al. O processo de trabalho e a produção do cuidado em um serviço de saúde indígena brasileiro. Escola Anna Nery, 2017; v. 21.

Rotta MFO, Nascimento DDG. Perspectivas profissionais e motivações de estudantes de Medicina para atuação na Estratégia Saúde da Família. Interface-Comunicação, Saúde, Educação, 2020; 24:e190531.

Rovere MR. Planificacion estratégica de Recursos Humanos en Salud. Washington, D.C.: OPS, 1993. (Série de Desarrollo de Recursos Humanos em Salud. 96.)

Ruiz T, Morita I. Curso de graduação na Faculdade de Medicina de Botucatu – UNESP: inquérito entre ex-alunos. AMB Rev Assoc Med Bras oct-dec 1991; 37(4):200-4.

Santos DS, Mishima SM, Merhy EE. Processo de trabalho na Estratégia de Saúde da Família: potencialidades da subjetividade do cuidado para reconfiguração do modelo de atenção. Ciência & Saúde Coletiva, 2018; 23:861-70.

Santos JLuG et al. Estratégias didáticas no processo de ensino-aprendizagem de gestão em enfermagem. Texto & Contexto-Enfermagem, 2018; 27(2):e1980016.

Schimith MD et al. Precarização e fragmentação do trabalho na estratégia saúde da família: impactos em Santa Maria (RS). Trabalho, Educação e Saúde, 2017; 15:163-82.

Schraiber LB, Peduzzi M. Tendências e possibilidades da investigação de recursos humanos em saúde no Brasil. Educación Médica y Salud (OPAS) jul-set 1993; 27(3):295-313.

Sennet R. A corrosão do caráter: consequências pessoais do trabalho no novo capitalismo. Rio de Janeiro: Record, 1999.

Signorini T, Ferretti F, Silva MEK. Práticas em Psicologia na Saúde Pública: Aproximando Cenários e Contextos. Psicologia: Ciência e Profissão, 2021; v. 41.

Silva EM, Nozawa MR, Silva JC, Carmona SAMLD. Práticas das enfermeiras e políticas de saúde pública em Campinas, São Paulo, Brasil. 2001.

Silva GR. Origens da Medicina preventiva como disciplina do ensino médico. In: Rev. Hosp Clínicas Fac Med São Paulo, 1973; 28:91-96.

Silva GR. Uma retrospectiva da educação médica no Brasil. Rev Bras Educ Med 1987; 11(3):81-5.

Silva RRD et al. Desafios da educação permanente na atenção primária í saúde: uma revisão integrativa. Saúde Coletiva (Barueri), 2021; 11(65):6324-33.

Silva VO et al. Trabalho e educação na saúde: análise da produção científica brasileira entre 2011 e 2014. Saúde em Debate, 2017; 41:296-315.

Sobra DT. Três casos de inovação curricular no panorama recente (1964-1988) da educação médica brasileira: subsídios de um retrospecto baseado na revisão de documentos. Rev Bras Educ Méd, jan-dez 1991; 15(1/3):11-7.

Sório R, Lamarca I. Novos desafios das escolas técnicas de saúde do SUS. Physis (RJ) 1998; 8(2):147-64.

Sório R. Izabel dos Santos: educação para a vida. In: Rev Trabalho, Educação e Saúde 2004; (11(2):9-14.

Sousa ALL. Ensino e a prática na formação do enfermeiro. Saúde Debate mar 1994; (42) 23-9.

Souza TS, Medina MG. Nasf: fragmentação ou integração do trabalho em saúde na APS? Saúde em Debate, 2018; 42:145-58.

Teixeira CF, Noronha CV, Paim JS. O ensino da medicina social na graduação. Rev Bras Educ Médica, jan-abr. 1994; 18(1):11-9.

Teixeira CF, Paim JS. Políticas de formação de recursos humanos em saúde: conjuntura atual e perspectivas. Divulg Saúde Debate, jul 1996; (12):19-23.

Teixeira CFS et al. A saúde dos profissionais de saúde no enfrentamento da pandemia de Covid-19. Ciencia & Saude Coletiva, 2020; 25:3465-74.

Teixeira CFS, Coelho MTAD, Rocha MND. Bacharelado interdisciplinar: uma proposta inovadora na educação superior em saúde no Brasil. Ciênc. Saúde Coletiva, jun 2013; 18(6). Disponível em: https://doi.org/10.1590/S1413-81232013000600015.

Toassi RFC et al. Ensino da graduação em cenários da atenção primária: espaço para aprendizagem interprofissional. Trabalho, Educação e Saúde, 2020; v. 18.

Toffoletto MC, Tello JDA. Telenursing in care, education and management in Latin America and the Caribbean: an integrative review. Rev Bras Enfermagem, 2020; v. 73.

Uchôa-de-Oliveira FM. Saúde do trabalhador e o aprofundamento da uberização do trabalho em tempos de pandemia. Rev Bras Saúde Ocupacional, 2020; v. 45.

Vandresen Let al. Classificação de pacientes e dimensionamento de profissionais de enfermagem: contribuições de uma tecnologia de gestão. Rev Gaúcha Enfermagem, 2018; v. 39.

Vendruscolo C et al. Contribuições da educação permanente aos núcleos ampliados de saúde da família. Escola Anna Nery, 2020; v. 24.

Von Simpson ORM et al. (orgs). Educação não-formal. Cenários de criação. Campinas, SP: Editora da Unicamp, 2001.

Wandekoken KD, Dalbello-Araujo M, Borges LH. Efeitos danosos do processo de trabalho em um Centro de Atenção Psicossocial Álcool e Drogas. Saúde em Debate, 2017; 41:285-97.

Wetzel C et al. Análise sobre a formação interprofissional em serviço em um Centro de Atenção Psicossocial. Interface-Comunicação, Saúde, Educação, 2018; 22:1729-38.

Comunicação e Saúde – Aproximação ao Estado da Arte da Produção Científica no Campo da Saúde

Maria Ligia Rangel-S • Jane Mary Medeiros Guimarães
Adroaldo de Jesus Belens • Marcele Carneiro Paim

INTRODUÇÃO

Este capítulo tem por objetivo mapear e analisar o estado da arte da produção de conhecimentos sobre comunicação e saúde no Brasil, considerando-a uma área emergente da produção científica no campo da Saúde Coletiva (SC). Embora a interface entre as áreas de Comunicação e Saúde (CS) acompanhe a história da Saúde Pública Brasileira (Pitta, 1995; Teixeira, 1997; Teixeira & Cyrino, 2003; Cardoso, 2007; Araújo & Cardoso, 2007), esta se desenvolve como objeto de pesquisa e ensino somente a partir da década de 1990, no contexto da Reforma Sanitária Brasileira (RSB), que introduz mudanças significativas na organização e estruturação do sistema público de saúde e nos modos de pensar e fazer saúde. Nesse sentido, a comunicação passa a ser objeto de reflexão e crítica no âmbito nos espaços acadêmicos e dos serviços de saúde, vindo a se constituir, a partir de então, como uma nova área de produção de conhecimentos e práticas em interface com a saúde. Foram utilizados métodos e técnicas da pesquisa quantitativa e qualitativa na base de dados da Biblioteca Virtual em Saúde – BVS, considerando as "Ciências da Saúde em Geral" (Lilacs & Medline), sendo selecionados 131 artigos sobre saberes e práticas sociais na interface comunicação-saúde no período de 1987 a 2012. Em seguida, foi realizada a análise qualitativa exploratória e quantitativa de um *corpus* composto por 41 artigos sobre a CS, publicados em periódicos classificados como Qualis A e B (1 e 2) da área de SC, destacando-se os objetos e objetivos. Com vistas à atualização da investigação, realizou-se uma nova busca à BVS, entre 2012 e 2022, acrescida de busca no Portal de Periódicos da CAPES para o mesmo período (entre 2012 e 2022). Foram selecionados 173 artigos, todos publicados em periódicos com o Qualis A e B (1 e 2) da área de SC. Assim, o novo *corpus* da investigação tem 304 artigos, sendo 214 em periódicos com o referido Qualis. Em outra perspectiva, a partir dos 304 estudos foi constituída uma nova amostra com 35 artigos, visando evidenciar a demarcação de um novo campo de interface na SC. Foram considerados de caráter inovador por tentarem romper com a visão instrumental, informacional e transmissional da comunicação na área da saúde, aproximando-se de teorias e métodos das ciências sociais que tratam da comunicação e da saúde relacionadas com contextos macrossociais.

Define-se então CS como um campo ou área de interface em que, de um lado, a comunicação, enquanto campo de saberes e práticas, toma a saúde como seu objeto para fins de produção de fatos noticiosos, jornalísticos e de publicidade e, de outro, o campo da saúde lança mão de saberes e práticas do campo da comunicação como instrumentos ou ferramentas com a finalidade de prevenção de doenças ou proteção e promoção da saúde (Fausto Neto, 1995). A primeira abordagem surge e se expande em consonância com o desenvolvimento do complexo médico-industrial da área da saúde, de tal modo que divulga a saúde enquanto mercadoria e constrói, como sugere Lefèvre, a saúde como fato coletivo, ou seja, a SC enquanto "a-saúde-que-aparece-na-mídia" (Lefèvre, 1999), ao mesmo tempo que exerce sobre o cidadão, que necessita desse espaço de produção do fato coletivo, o poder de venda e difusão de representações sobre a saúde e a doença, consumidas enquanto bem individual, no plano da recepção. Trata-se aqui de uma aderência ao modelo biomédico de atenção à saúde, privatista e individualista. É fato que esse modelo biomédico é parte de um modelo de sociedade que baseia suas relações em uma economia de mercado.

Por sua vez, a segunda abordagem data do início do século passado, vinculada ao sanitarismo. As atividades de comunicação em saúde caracterizam-se por um padrão de centralização, verticalização, especialização (agravos) e unidirecionalidade – próprias do campanhismo que estrutura as ações sanitárias reforçadas ao longo do tempo pela propaganda sanitária e concepção instrumental da comunicação de informações, ideias ou conhecimentos com o objetivo de modelar comportamentos e atitudes de saúde. Nesse sentido, a função da comunicação é a do preparo de mensagens claras e adequadas a cada público, propiciando uma compreensão que leve à mudança de comportamento desejada pelo emissor. Trata-se de aumentar mensagens com esses atributos e utilizar meios e canais mais adequados – sem interferências (ruídos) – para obter uma comunicação bem-sucedida e seus objetivos alcançados: a mensagem decodificada tal como foi enviada.

Essa visão fundamentou, e ainda fundamenta, tentativas infrutíferas de inculcar hábitos, apoiada em modelos de comunicação criticados por diversos autores tanto no campo da comunicação (Martín-Barbero, 2003; Marcondes Filho, 2008) como no da saúde (Pitta, 1995; Teixeira & Cyrino, 2003; Rangel-S, 2005, 2007; Araújo & Cardoso, 2007) por pressupor uma relação de mecânica entre emissão e recepção que não se sustenta no mundo da vida prática, por desconsiderar a mediação complexa entre mensagem e recepção, que inclui a ordem da experiência e do inconsciente. Desses modelos se originam posições etnocêntricas dos "emissores" em relação aos saberes do senso comum com a finalidade de impor modelos e padrões de vida nos âmbitos locais (Budge, 1994). O autor assinala que são equívocos dessa comunicação: ser reduzida a mero veículo de informação, operar de modo ambíguo e contraditório em relação à publicidade comercial, ao *marketing*, à educação e à participação, produzindo tendências escolarizantes, utilizando os meios maciços com mensagens custosas, de efeito, sofisticadas e descontextualizadas.

Trata-se, nesse caso, do modelo sanitarista de atenção à saúde, que convive com o modelo biomédico privatista, este voltado para as populações pobres e excluídas do acesso a bens de consumo de saúde. Tem, portanto, até a implantação do Sistema Único de Saúde (SUS), a partir da Constituição Federal de 1988, o caráter complementar à assistência médica individual, sendo voltado para conter epidemias, controlar endemias e prevenir doenças de elevada prevalência nas coletividades, além de proteger a saúde de grupos sociais específicos.

O período em que transcorre o processo de implantação do SUS, orientado pelos princípios da universalidade, integralidade e equidade, a partir da década de 1990, coincide com o acelerado processo de inovações, trazendo ao setor saúde crescentes transformações científicas e tecnológicas nas duas décadas finais do século XX, as quais terão impacto significativo na área da saúde. No que se refere à saúde, as novas tecnologias de informação e comunicação expandem o acesso à informação em todas as áreas; redefinem relações comunicacionais por meio de redes telemáticas; redefinem noções de tempo e espaço; facilitam interações presenciais e a distância. Criam-se, expandem-se e potencializam-se redes sociais em torno de temas e problemas específicos, trazendo à tona as conexões da saúde com diversos campos do conhecimento. Torna-se evidente o caráter interdisciplinar da saúde e transversal da comunicação, com seu potencial de produzir e disseminar múltiplos sentidos; aproximar

e integrar pessoas e grupos sociais; criar novos espaços de interação e comunicação que potencialmente colocam em questão relações de poder do "mundo real", possibilitando a expansão de ideais de saúde em várias direções, modificando relações e gerando novas necessidades e demandas.

Nesse sentido, no campo da saúde se destacam iniciativas que buscam relacionar a comunicação com o direito à saúde e a participação pública para o exercício do controle social sobre o SUS como forma de exercício desse direito social. São iniciativas acadêmicas de reflexão crítica sobre os modelos transferenciais de comunicação inseridos no projeto ético-político da Reforma Sanitária e do SUS; são esforços no sentido da formulação de políticas de comunicação em diversos espaços institucionais, no sentido de modificar as práticas; são iniciativas de reflexão sobre os limites e tensões que coexistem nas práticas cotidianas dos serviços de saúde; são exercícios de construção e implantação de práticas inovadoras. Enfrenta-se o desafio para o desenho de práticas e políticas de comunicação que sejam dialógicas, participativas e capazes de dialogar com os distintos universos culturais no campo da saúde e de compreender os modos de produção, circulação e apropriação de produtos e mensagens.

Contudo, pouco se conhece a respeito do que resulta desses movimentos críticos em termos de produção de conhecimentos sobre esse conjunto de fenômenos e de processos capazes de legitimar a área e seus pesquisadores como sujeitos e atores implicados nos processos de transformação social com respeito à saúde, nem sequer se conhece o entendimento dos diversos agentes da área da saúde sobre o que seja CS, quais seus objetos e métodos e como têm se desenvolvido ao longo dessas duas décadas.

Este capítulo é parte de um estudo mais amplo que tem por objetivo analisar o lugar da CS na produção científica no campo da saúde no Brasil, observando sua participação no conjunto da produção a partir da década de 1980 até 2022 e interrogando acerca de seus objetos, métodos, autores, regiões do país, bem como os meios de disseminação desses conhecimentos (livros, revistas etc.). Questiona-se se a concentração de centros de estudos e pesquisas no Sul do país favorece uma maior concentração de trabalho de estudos e pesquisa nessa região e em quais centros, em quais estados, com quais sujeitos. Neste capítulo, o objetivo se limita a analisar a produção do período de 1987 a 2022, publicada na forma de artigos, destacando os principais objetos e objetivos, distribuição temporal e temática. Vale ressaltar que consoante à atualização da investigação com o acréscimo do intervalo entre 2012 e 2022, explorou-se a indexação realizada para a área na Biblioteca Virtual de Saúde (BVS), com a incorporação de nova busca à BVS e busca no Portal de Periódicos da CAPES para o referido intervalo.

ABORDAGENS TEÓRICAS E CRÍTICAS SOBRE COMUNICAÇÃO E SAÚDE

Neste tópico são analisados, em artigos selecionados, a articulação do discurso, os métodos de estudos e a diferenciação das variadas abordagens temáticas sobre CS.

Capítulo 42 • Comunicação e Saúde

Como objeto de problematização teórico-metodológica da comunicação na área da saúde, não se pode ignorar o protagonismo da Rede IDA-Brasil que, durante a gestão no Instituto de Saúde Coletiva em Salvador, Bahia, organizou um Seminário de Comunicação e Saúde, em 1995, que deu visibilidade à temática e originou uma publicação da Organização Pan-Americana da Saúde (OPAS/OMS) intitulada "Informação e Comunicação Social em Saúde", organizada pela secretaria executiva da referida rede.

Destacou-se na ocasião, na área da saúde, o pioneirismo do trabalho de Áurea Maria da Rocha Pitta que, também em 1995, organizou o livro *Saúde & Comunicação – visibilidades e silêncios*, publicado pela Editora Hucitec-ABRASCO, agregando diversos autores em torno dessa interface. Destaca-se, nesse livro, o capítulo de Fausto Neto (1995) que reflete acerca dessa interface a partir de uma análise histórica de sua construção. Até então, Fernando Lefèvre (1991), em seu livro *Medicamento como mercadoria simbólica*, ao analisar a questão do consumo de medicamento, chamava a atenção para a dimensão simbólica da mercantilização da saúde, influenciando a pesquisa em torno desta.

Ressalte-se também a criação da *Revista Interface – Comunicação, Saúde, Educação*, em 1997, que abre um espaço editorial para problematização desses novos objetos, nos primeiros anos de sua criação, quando publicava de dois a quatro artigos com temática de CS, por número, entre 1997 e 2001. Posteriormente, as publicações acerca desse tema passaram a ser espaçadas no periódico, enquanto aumentava o número de publicações em livros e em outros periódicos. A referida revista passou a enfatizar, nos anos seguintes, os temas de educação em saúde e formação profissional, em especial a educação médica, que predominam como objetos dos artigos publicados ao longo dos anos, ao lado de práticas e políticas de saúde, além de reflexões teóricas, metodológicas e filosóficas sobre temas relacionados com a saúde. Cabe destacar ainda as contribuições de pesquisadores do Rio de Janeiro, em especial Araújo e Cardoso. Em 2004, Araújo publica na *Revista Interface* o artigo "Mercado Simbólico: um modelo de comunicação para políticas de saúde", resultante de sua tese de doutorado, que tem como fundamento a sociologia de Pierre Bourdieu, e propõe uma abordagem teórico-metodológica da CS. Parte da comunicação como processo de produção, circulação e consumo/apropriação de mensagens e propõe método para o mapeamento da comunicação em territórios e instituições.

Também em 2004, Araújo publica, na mesma revista, o artigo "Os muitos sentidos da comunicação e saúde", e com Cardoso, em 2007, lança o livro *Comunicação e Saúde* (Araújo & Cardoso, 2007), que explora conceitos e noções, além de inúmeras possibilidades de aproximação dos dois campos, com destaque para as políticas de saúde.

Considera-se a seguir a transversalização da comunicação com a saúde, para identificar como os pesquisadores utilizaram os instrumentos disponíveis para analisar a temática e identificar se a produção científica no campo da saúde acumulou e problematizou questões sob as condições sócio-históricas e culturais no período dos artigos publicados. Nos primeiros trabalhos analisados

no período de 2002, observa-se que a tendência de produção sobre CS concentrou-se no esforço de construir a fundamentação teórica, mas também já se percebia nos autores, em sua produção, a articulação interdisciplinar. Há o interesse em estudar a comunicação, focando a análise na construção dos discursos, na produção de sentidos e símbolos, mas também indagando como as novas tecnologias de informação e comunicação facilitaram e influenciaram temas e problemas.

Alguns trabalhos, publicados entre 2003 e 2009, concentraram-se na análise do discurso nos jornais sobre o tema saúde. Nesse período foram identificados dois marcos fundamentais. Nos primeiros trabalhos, em 2003, as pesquisas tiveram como fonte de dados jornais impressos e campanhas televisivas em São Paulo. No mesmo período, uma produção no Nordeste marca o surgimento de outra perspectiva de pesquisa. A análise focaliza a construção de sentidos em narrativas jornalísticas sobre problemas de saúde relevantes, como as epidemias, a partir da cobertura realizada por quatro jornais de Salvador de uma epidemia de leucopenia por exposição ocupacional ao benzeno, ocorrida no Polo Petroquímico de Camaçari-BA, nos anos de 1990 e 1991.

Em 2007, com a mesma perspectiva de aproximar comunicação e risco, a autora organiza com Costa o livro *Comunicação e Vigilância Sanitária: princípios e diretrizes para uma política* (Costa & Rangel, 2007), que agrega um conjunto de artigos produzidos a partir das intervenções da Oficina Nacional de Comunicação em Vigilância Sanitária, realizada em 2006 em Salvador.

A internet inaugura uma nova fase na produção de trabalhos sobre CS, destacando os primeiros registros entre 2007 e 2009, quando as bases de dados Medline e Lilacs se constituíram em espaços de divulgação da produção de conhecimento em CS. Por outro lado, as bases de dados do Ministério da Saúde foram fundamentais para avaliação da eficácia na implantação dos programas de governo.

As plataformas são parte da era informacional marcada pela expansão da internet e a intensa digitalização. É considerada uma nova ordem econômica que se estrutura a partir de dados produzidos pelas experiências humanas, como matérias-primas concedidas pelos usuários das plataformas e *sites* de redes sociais para práticas de negócios, de modo oculto de extração de dados e sua venda, inclusive dados de saúde. As transformações sociais, as crises sanitárias e o surgimento de ideologias de cunho neoliberal, negacionista dos conhecimentos científicos, fizeram emergir novos objetos, temas e desafios metodológicos no campo da CS (Paiva, Castro & Oliveira, 2020; Fernandes & Montuori, 2020).

A nova economia capitalista de plataformas e os compartilhamentos dão suporte à disseminação de narrativas falsas sobre temas da saúde. As redes sociais remodelam modos de produção de conteúdos, meios e apropriação de sentidos que interferem nas práticas sociais e de saúde.

Assim, as redes de desinformação não são um fenômeno isolado no contexto da sociedade contemporânea, em que as informações são popularizadas pelos meios digitais, alcançando grande amplitude e favorecendo o processo de democratização do conhecimento. Entretanto, essa ampliação também representa um risco social, na medida em que a ausência de gestão da informação e do conhecimento que circulam coloca em descrédito saberes científicos consolidados pelas inúmeras comunidades de pesquisa em todo o mundo (Vasconcellos-Selva & Castiel, 2020).

DISTRIBUIÇÃO QUANTITATIVA E TEMÁTICA DA PRODUÇÃO CIENTÍFICA EM COMUNICAÇÃO E SAÚDE NO BRASIL

Observando-se o marco cronológico da produção científica sobre CS entre 1987 e 2022, publicada em todas as revistas da área da saúde indexadas à BVS e no Portal de Periódicos da CAPES de 2012 a 2022, pode-se constatar uma oscilação na tendência de crescimento durante o período estudado, bem como maiores decréscimos da produção nos anos de 2010, 2015, 2020 e 2022, como mostra a Figura 42.1.

Entretanto, há que se considerar que a pandemia de Covid-19 lançou desafios à cultura da produção científica e limitações para o desenvolvimento de investigações qualitativas, diante da dificuldade de ida a campo e incursões nos serviços de saúde, acarretando prejuízo à utilização de algumas técnicas. Ademais, o maior decréscimo na produção em 2022 poderia ser explicado, possivelmente, em função do período em que a busca foi realizada (maio de 2022).

Contudo, em geral, a análise teve como marcos a ocorrência de conferências de saúde, nos níveis nacional e internacional, a estruturação do SUS e a intensificação da inserção das novas tecnologias de informação e comunicação (TIC) como meio de divulgação dos estudos e pesquisas que podem ter funcionado como catalisadores da produção na área, mesmo considerando que esta ainda seja escassa. Além disso, cabe registrar a intensificação do uso das TIC com a pandemia, bem como as consequências dessa crise sanitária mundial para a ciência, a comunicação e as políticas de saúde, em contexto que evidenciou a ameaça à democracia e a necessidade de revigorar as lutas em defesa do SUS.

Quando se observa a distribuição temática dos artigos, destaca-se *Comunicação na Prática de Enfermagem*, com liderança absoluta, seguida de *Comunicação na Formação Profissional em Saúde, Comunicação na Prática Clínica da Medicina* e *Comunicação, Saúde e Sociedade* (Figura 42.2). Considerando os estudos sobre práticas, as

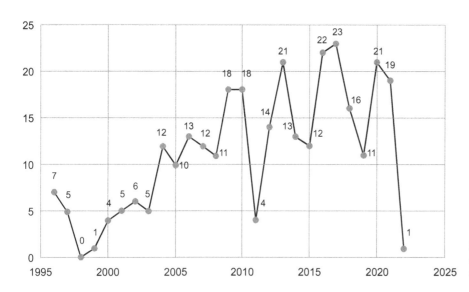

Figura 42.1. Gráfico de distribuição temporal dos artigos publicados de 1987 a 2022. (Dados primários dos pesquisadores.)

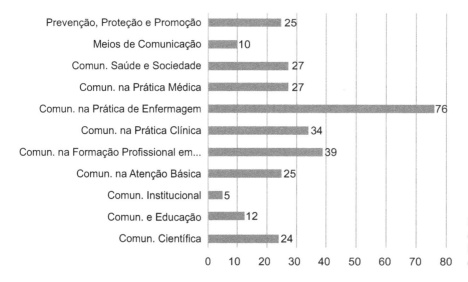

Figura 42.2. Gráfico de Distribuição da frequência dos artigos de "comunicação" em publicação científica, segundo tema, no período de 1987 a 2022. (Dados primários da pesquisa.)

áreas de enfermagem e medicina, juntas, somam 103 publicações (Figura 42.1). Quando se acrescentam estudos acerca de outras profissões da saúde na prática clínica, têm-se 137 publicações, ou seja, 45% do total analisado, o que pode demarcar a influência da hegemonia médico--hospitalar do modelo de atenção à saúde.

Em geral, os artigos discorrem sobre a comunicação interpessoal nesse tipo de prática, fundamentados em uma concepção instrumental da comunicação com o objetivo, principalmente, de analisar criticamente a relação médico-paciente e de outros profissionais de saúde com os pacientes, em consultas e atividades cotidianas dos serviços de saúde, em todos os níveis de atenção à saúde. Trazem argumentos que enfatizam a importância da comunicação para obtenção de melhores resultados nas condutas terapêuticas e no conforto dos pacientes, mas deixam de considerar os obstáculos decorrentes das concepções que orientam os estudos.

No caso da medicina ressaltam-se, entre os objetos de estudo: visita médica domiciliar como espaço de interação e comunicação com as famílias; problemas de comunicação como causas de erro de medicação; a iatrogenia no cuidado de enfermagem; visão do médico intensivista acerca da participação da família em situação de terminalidade em UTI e da comunicação de más notícias. Por outro lado, cabem destaque também um estudo sobre relações estabelecidas entre profissionais de saúde, ouvintes/usuários e comunicadores envolvidos com uma rádio comunitária e um trabalho sobre as *fake news* divulgadas em página do Facebook com pesquisas científicas publicadas nas áreas de vacinação e imunização.

Já dentre os artigos sobre práticas de enfermagem, ressaltam-se a focalização em questões da gestão/gerência do trabalho em enfermagem, análises sobre o processo de comunicação entre a equipe de enfermagem e o paciente hospitalizado; comunicação do diagnóstico de infecção pelo HIV; conhecimento acerca das dúvidas dos familiares de pacientes internados na unidade de terapia intensiva (UTI); cultura de segurança do paciente em relação à comunicação na visão da equipe multiprofissional e, também, a comunicação de más notícias.

Complementando a análise sobre práticas, destacam--se entre as questões abordadas nos artigos classificados no tema Comunicação na Prática Clínica: comunicação verbal oral e escrita entre os gestores e as equipes das unidades de pronto atendimento; análises das falas de profissionais e familiares de internos em UTI; percepção dos pacientes e profissionais da saúde sobre o diagnóstico de câncer e sua relação com a morte; perfil da comunicação do trabalhador atendido em fonoaudiologia.

Cabe considerar que o período estudado compreendeu fases de introdução das medidas de fortalecimento da Política Nacional de Humanização (PNH) do SUS do Ministério da Saúde, implantado desde 2003, como política pública transversal que busca "traduzir os princípios do SUS em modos de operar dos diferentes equipamentos e sujeitos da rede de saúde" e pensar o humano no plano da experiência, construindo "trocas solidárias e comprometidas com a dupla tarefa de produção de saúde e produção de sujeitos" e contagiando a rede do SUS (gestores,

trabalhadores da saúde e usuários) por atitudes e ações humanizadoras (Brasil, 2008). Essa política teve como precursor o Programa Nacional de Assistência Hospitalar. Note-se que vários artigos se referem a práticas em ambiente hospitalar, com foco nas relações interpessoais, explorando a percepção de profissionais e pacientes quanto à dimensão comunicativa do trabalho hospitalar.

A formação profissional em saúde é objeto de 39 estudos publicados entre 2001 e 2021, ou seja, 12,82% do total. A despeito da presença de objetivos relacionados com as formas de comunicação utilizadas nas Unidades Básicas de Saúde (UBS) com equipes da Estratégia de Saúde da Família (ESF)e as experiências de educação em saúde na Atenção Básica, chama a atenção ainda a reduzida produção de estudos nesse nível considerado fundamental para mudança do modelo de atenção, mediante a implantação da ESF, cujas ações devem priorizar a prevenção de doenças, a proteção e a promoção da saúde (Paim, 2003; Teixeira & Solla, 2005). Nessas ações, a comunicação e a educação devem ter prioridade, especialmente quando se trata da Política de Promoção da Saúde (Brasil, 2006).

Nesse sentido, vale ainda ressaltar que o tema *Comunicação na Atenção Básica* foi contemplado por 8,22% dos estudos, com destaque para objetivos que abordam condutas comunicativas de idosos, percepção de jovens com AIDS diagnosticada na adolescência, comunicação terapêutica na interação entre profissionais de saúde e pacientes hipertensos na ESF, comunicação com família e crianças com paralisia cerebral, comunicação de grupos socioeducativos na Saúde da Família, entre outros.

Com 27 artigos, o tema *Comunicação, Saúde e Sociedade* corresponde a 8,88% dos estudos. Entre eles, cabe destacar a discussão sobre a cultura e a medicina dos povos tradicionais afro-brasileiros como determinantes sociais da saúde em diferentes grupos étnicos, suas relações com processos comunicativos e a efetivação de políticas públicas. Salienta-se, também, o surgimento de análises das informações veiculadas no contexto da pandemia, buscando compreender e explicitar as produções dos discursos e sentidos produzidos, desinformação e risco, violência doméstica, infodemia, a linguagem e a comunicação e as estratégias para combater a pandemia e assegurar a atenção à saúde nas áreas carentes das cidades.

São 25 artigos (8,22%) que tomam como objeto a prevenção, proteção e promoção da saúde, com destaque para estudos sobre estratégias de comunicação para prevenção de arboviroses; habilidades de comunicação; conscientização da população sobre determinadas doenças; mídia e violência; análises de conteúdo de campanhas publicitárias sobre doenças crônicas e infectocontagiosas, bem como de mensagens telefônicas para pessoas que vivem com HIV, entre outros. Contudo, desses 25 artigos, apenas sete focalizaram o controle dos riscos no que se refere à governança, à bioética, à interdisciplinaridade e à legislação. Embora se trate de aspecto fundamental da saúde na sociedade contemporânea, considerada por alguns sociólogos, como Giddens (1991) e Beck (1992), a Sociedade do Risco e do desenvolvimento de tecnologias e legislação para regulação e controle do risco dentre as práticas de vigilância da saúde (Costa, 2004), isso pouco se refletiu na produção acadêmica na interface da saúde e comunicação. São, portanto, poucos artigos dispersos entre 2001 e 2021.

Já o tema *Comunicação Científica* emergiu em 24 artigos, apresentando questões que versam sobre mediação da informação, relações entre saúde pública, meios de comunicação e a formulação e divulgação da informação sobre saúde; questões simbólicas e dialógicas nas trocas comunicacionais; difusão de informações relacionadas com a epidemia de zika e a microcefalia no Brasil; produção científica sobre a comunicação em cuidados paliativos; dimensão comunicativa da Política Nacional de Ciência, Tecnologia e Inovação em Saúde; retórica na divulgação científica do imaginário de vida e saúde, entre outras. Todavia, o caráter educativo da comunicação é inexpressivo, com apenas seis estudos. Com relação aos meios, observa-se a tendência à publicação em revistas específicas das profissões.

Importa destacar ainda que, dos 304 artigos que compõem o *corpus* deste trabalho, 173 foram acrescidos à revisão de literatura realizada em 2012, todos publicados em periódicos classificados com o Qualis A e B (1 e 2) da área de SC. Desse modo, considerando os 41 artigos Qualis A e B (1 e 2) da primeira seleção de 2012, a presente atualização contempla 214 (70,39%) com a referida classificação.

Em que pese esse crescimento do número de artigos Qualis A e B (1 e 2) na análise, o aumento da produção referente à interface CS ainda pode ser considerado insuficiente, possivelmente em razão do restrito quantitativo dos meios de publicação científica no campo da SC. Logo, remete, dentre outras, às seguintes questões: será que a produção de artigos no campo de comunicação em saúde não alcança o padrão de legitimidade acadêmica? Será que a opção por temáticas da epidemiologia (de abordagem quantitativa) não restringe a possibilidade de atender às demandas por publicação deste e de outros subcampos? Será que a baixa produção de artigos no campo da comunicação em saúde decorre da relevância dada ao modelo biomédico e individualista de atenção à saúde? Será que essa baixa produção ainda se vincula à visão instrumental sobre a comunicação que, ao reduzi-la às técnicas e aos meios, lhe confere baixa envergadura para a agenda de produção científica?

ANÁLISE DOS ARTIGOS PUBLICADOS EM PERIÓDICOS DA ÁREA DE SAÚDE COLETIVA COM QUALIS A E B

Os 214 artigos publicados em revistas Qualis A e B foram analisados sob a ótica dos objetos e objetivos de pesquisa, independentemente da classificação por temas, conforme apresentado no Quadro 42.1.

Conforme se vê no Quadro 42.1, os artigos que tiveram como objeto a *Formação do profissional de saúde* apresentaram uma frequência de 23,4%, quando comparados aos demais. Ressalte-se que os 50 artigos publicados apresentaram objetivos diversificados de pesquisa.

Ainda sobre o mesmo objeto, destaca-se a análise do processo ensino/aprendizagem da comunicação na relação médico-paciente durante a graduação médica, além

Quadro 42.1 Distribuição dos artigos publicados no período de 1997 a 2022 quanto ao objeto de estudo

Objeto	Quant.	%
Comunicação na relação entre profissional de saúde e paciente	50	23,4
Formação do profissional de saúde	50	23,4
Informação e comunicação no processo de trabalho	16	7,5
Promoção da saúde	16	7,5
Gestão e planejamento	14	6,5
Disseminação científica em saúde	13	6,1
Política de comunicação em saúde	8	3,7
Análise conceitual do campo da comunicação em saúde	7	3,3
Comunicação na relação intrafamiliar	7	3,3
Mudança de prática e comunicação	7	3,3
Pandemia	7	3,3
Comunicação nas redes sociais digitais	4	1,9
Análise do campo disciplinar da interface comunicação-saúde	3	1,4
Comunicação de risco	3	1,4
Comunicação nas representações sociais	3	1,4
Comunicação comunitária	2	0,9
Fakes news em saúde	2	0,9
Comunicação na relação entre profissional de saúde e família	1	0,5
Divulgação de medicamentos	1	0,5
Total	214	100,0

Fonte: dados primários da pesquisa.

do relato de experiência de um grupo de docentes do curso de medicina no ensino de comunicação de ensino de psiquiatria, habilidades de comunicação e atitudes no currículo integrado do curso de medicina.

Descrevem-se e ilustram-se as possibilidades instrucionais em Competência Comunicacional, abordando a comunicação de notícias "ruins", com foco também na apresentação de propostas e metodologias de atividades (laboratório de comunicação), construída com base na experiência acumulada e inspirada pelos trabalhos e contribuições dos vários autores.

Em contrapartida, são também analisados os aspectos sociais da incorporação de novas tecnologias de informação e comunicação em instituições de ensino e pesquisa da Saúde Pública. Abordam ainda Agentes Comunitários de Saúde (ACS) e questões relativas às práticas de educação, comunicação e mobilização comunitárias no controle da dengue, por exemplo.

Os artigos que tiveram como objeto a *Comunicação na relação profissional de saúde e paciente* também alcançaram 23,4% das publicações. Esses estudos analisaram questões variadas acerca do processo comunicacional que envolve profissionais e pacientes, como as repercussões na comunicação social de conteúdos genéticos; a compreensão de como a visita domiciliar tem impacto na

Capítulo 42 • Comunicação e Saúde

prática médica; as práticas de comunicação de diagnóstico de soropositividade para HIV e AIDS; o silêncio como mais uma possibilidade de comunicação; estratégias de comunicação na Saúde da Família e em cuidados paliativos, entre outros.

Outrossim, alguns estudos focaram questões atinentes à percepção, objetivando conhecer a percepção dos pacientes sobre aspectos da comunicação não verbal e investigar imagens e significados sobre experiências vivenciadas por pacientes no processo de atendimento/tratamento em enfermaria, assim como compreender as percepções de trabalhadores e usuários de uma unidade de Saúde da Família sobre o papel da comunicação no contexto do acolhimento.

Por outro lado, foram avaliadas falhas de comunicação entre os médicos assistentes e os médicos rotineiros do centro de tratamento intensivo, apreendendo as estratégias utilizadas pelos profissionais de saúde para realização da comunicação.Os artigos que tiveram como objeto a *Análise conceitual da comunicação em saúde* representaram 3,3% dos artigos publicados. No que se refere aos objetivos propostos, apresenta-se um modelo de análise como possibilidade para criação e avaliação da comunicação visual na área da saúde, especialmente em campanhas educativas, além da reflexão sobre o agir comunicativo do enfermeiro na assistência ao paciente crítico e problematização de modelos comunicativos esquemáticos marcados por uma perspectiva pragmática e utilitarista da linguagem.

Observou-se também a preocupação de refletir sobre as narrativas e experiências dos profissionais de comunicação acerca da loucura, além de identificar categorias fundamentadas na teoria dos atos de fala, bem como oferecer subsídios teórico-metodológicos para que a Saúde do Trabalhador possa aprimorar as práticas comunicativas.

O objeto *Promoção da saúde* representou 7,5% das publicações. Destacam-se como objetivos: a análise da comunicação sazonal nos grupos socioeducativos das equipes de Saúde da Família para prevenção e controle da dengue; destacar a contribuição dos processos comunicacionais no envelhecimento saudável; analisar a construção do diálogo sobre lazer por meio de uma atividade educativa desenvolvida em grupo social virtual; e relatar a experiência de um ciclo de atividades educativas sobre a comunicação segura em um serviço de saúde.

Outro elemento relevante é o levantamento de questões referentes à não adesão de muitas mulheres às campanhas, além da análise dos aspectos de comunicação relacionados com o uso de agrotóxicos em uma região agrícola e da apresentação de metodologias que articulam os textos acadêmicos e outros tipos de linguagem, como pintura, música, radionovela e poesia, entre outros.

Os artigos referentes à *disseminação científica em saúde* representaram 6,1% do total das publicações. Entre os principais objetivos destacam-se: apresentar um estudo exploratório sobre a distribuição da produção científica internacional, regional e nacional na área de informação e CS e o modelo de comunicação tradicional e sua evolução para a comunicação científica eletrônica, além de refletir sobre a integração de aspectos envolvidos na difusão de ciência em saúde.

Quanto ao *planejamento e gestão*, 6,5% dos artigos publicados enfocaram esse objeto. No que se refere a seus objetivos, os artigos tecem relações entre noções que permeiam o Planejamento Estratégico Social (PES) e uma economia política do significante, avaliam o processo e o conteúdo da comunicação das organizações certificadas conforme a NBR ISO 14001 sob o ponto de vista de uma das partes interessadas – a Universidade – e estudam a gestão do trabalho, da educação, da informação e da comunicação na ABS, comunicação como ferramenta de gestão em saúde. Os estudos mais recentes versaram sobre comunicação em saúde e colaboração interprofissional, redes e uso de novas tecnologias de informação e comunicação para planejamento e gestão em saúde, a exemplo de *blogs* e observatórios.

Os artigos que tiveram como objeto a *comunicação de risco* representaram apenas 1,4% das publicações. Entre essas se destacam a análise de estratégias de comunicação de risco adotadas junto às comunidades locais, incluindo sentidos de saúde, cuidado e risco para adolescentes, a discussão da comunicação enquanto tecnologia para controle do risco, proteção e promoção da saúde e segurança, estratégias educativas na promoção da comunicação segura e a complexidade imbricada no campo da biossegurança.

Não obstante, é preciso pontuar a ocorrência de novos objetos, a partir da análise proveniente da atualização da pesquisa, como *Pandemia* e *Fakes news em saúde* com, respectivamente, 3,3% e 0,9% dos artigos, que também abrangeram questões referentes à comunicação de risco. Destarte, esses estudos mais recentes discutem riscos em contextos que envolvem consumo, necropolítica, desigualdades, Covid-19, narrativas, *fake news* e rede de desinformação. Nessa perspectiva, também endossam o compromisso com valores democráticos e defesa da saúde, da ciência e do SUS.

No que tange aos demais novos objetos que emergiram, tem-se a *Comunicação na relação intrafamiliar*, com 3,3% dos artigos, contemplando questões da comunicação em saúde no âmbito das famílias com idosos e crianças em situação de câncer infantil. Além disso, há a participação em menos de 2% dos artigos dos seguintes objetos: *Comunicação nas redes sociais digitais, Comunicação nas representações sociais, Comunicação comunitária e Comunicação na relação entre profissional de saúde e família.*

DEMARCAÇÃO DE UM NOVO CAMPO DE INTERFACE NA SAÚDE COLETIVA

Alguns estudos podem ser considerados demarcadores de fronteiras, a partir dos quais se inaugura um pensamento crítico no campo da saúde e da comunicação, em que se pretende romper com a visão instrumental da relação CS. Para compreender melhor esse "olhar" para o campo da CS foram analisados 35 artigos a partir de abordagem qualitativa exploratória.

A análise considerou o período, a abordagem de pesquisa, o local de produção, o periódico, os temas transversais entre comunicação e sua aproximação com questões caras ao campo da SC, como democracia, participação social e construção de novos modelos de atenção à saúde.

Os 35 artigos com abordagem teórica em CS foram classificados no tema *Comunicação, saúde e sociedade*, assim distribuídos segundo o tipo de estudo: abordagem qualitativa (29) e abordagem quali-quantitativa (6). No que se refere ao tipo de análise, 11 artigos apresentaram metodologia exploratória documental, três foram teóricos/discursivos; seis, documental/análise de conteúdo; nove foram descritivos; um, etnográfico; um, análise de narrativas; um, análise de imagens; dois, análise de conteúdo; e um, artigo reflexivo.

Na análise dos artigos publicados em 2002, observou--se que, apesar do volume de produção com abordagem qualitativa nesse ano, destacam-se como marcos alguns estudos que abordam a temática de modo ensaísta. Destacam-se duas mesas redondas realizadas na Universidade de São Paulo, uma por Bernardo Kucinsky e a outra por Aurea Rocha Pitta, ambas publicadas em 2002 na *Revista Saúde e Sociedade*.

Kucinsky (2002) dá destaque ao valor notícia da saúde, ao analisar o jornalismo e a saúde na era neoliberal. Para ele, as coberturas jornalísticas da saúde e da SC se ressentem do caráter de mercadoria da notícia, problemática mais geral de todo o jornalismo. A notícia como produto de mercado ganha contornos mais graves quando se trata da saúde, porque também nesse campo há uma crescente mercantilização com a predominância de reportagens sobre o corpo, a beleza e os problemas de saúde que afetam as pessoas. Segundo o autor, essas notícias têm maior valor de mercado do que outras notícias de saúde e, por isso, são consideradas estratégicas no campo da comunicação. O autor também destaca, nesse contexto, a intensificação dos conflitos entre os profissionais da saúde e os da comunicação, especialmente os jornalistas, e destes com o processo mais geral de produção de notícias, configurando-se como uma tensão permanente entre o valor de mercado da notícia e o caráter democrático que deve ter a comunicação. Desse modo, o autor põe em evidência a importância das análises das coberturas jornalísticas para os temas da saúde, que estão longe de apenas informar.

Jornalista e pesquisadora da Fiocruz, Pitta (2002) destaca a comunicação como um tema estratégico na elaboração das políticas públicas, em especial as de saúde. Segundo a autora, os meios de comunicação de massa, em particular a televisão, veiculam notícias de saúde com grande ênfase no discurso clínico e biomédico, e geralmente esse viés se sintoniza com os interesses das grandes empresas de equipamentos, medicamentos e serviços médicos, chegando, inclusive, a determinar as pautas das programações de instituições públicas de comunicação, como as televisões educativas. A autora ainda chama a atenção para a necessidade de realização de pesquisas e trabalhos que recoloquem o conceito ampliado de saúde na esfera pública, na ótica da promoção e como direito de todos os cidadãos, como uma forma de democratização da informação. Além disso, destaca a importância da disseminação na mídia das falas dos setores populares e segmentos de profissionais de saúde comprometidos com a promoção da saúde.

Tanto Kucinsky como Pitta discutem a CS na perspectiva da democratização da informação e produzem uma crítica ensaística ao discurso clínico e biomédico disseminado pela mídia.

Em 2003 surgem novos estudos, mas ainda de caráter teórico-discursivo, evidenciando a predominância da abordagem qualitativa na produção sobre a temática CS.

No estudo de Castiel (2003), cujo título é *Insegurança, ética e comunicação em saúde pública*, publicado na *Revista de Saúde Pública*, são descritos e abordados analiticamente questões pertinentes à Saúde Pública, referentes a aspectos da insegurança que atingem as sociedades contemporâneas. O autor destaca os diversos autores que, no campo da sociologia, têm trazido a noção de insegurança (Bauman, Beck e Giddens, dentre outros) e apresenta tópicos que abordam a relação entre profissionais da saúde e instâncias de informação e comunicação pública de conteúdos ligados a riscos à saúde, com exemplos provenientes de questões vinculadas à biotecnologia, tendo como principais descritores a comunicação, a Saúde Pública; a ética; o pessoal da saúde, a informação pública, a biotecnologia e o jornalismo médico.

Em trabalho publicado na *Revista Saúde e Sociedade*, de caráter qualitativo teórico-descritivo, Oliveira (2004) discute a participação popular nos Conselhos de Saúde e o papel da comunicação e da informação nesse processo, procurando entender de que maneira diferentes atores sociais ali presentes agiam e interagiam com o objetivo de deliberar, fiscalizar e interferir no funcionamento do SUS. Segundo sua hipótese, as relações sociais assimétricas determinam os alcances e os limites comunicacionais e informacionais e dificultam a participação popular e, simultaneamente, o exercício do controle público.

Discurso sobre a saúde na mídia. O estudo dos discursos da saúde na mídia é outro recorte importante no pensamento crítico da comunicação, e a análise do discurso referente aos produtos da mídia sobre a saúde tem sido um dos métodos preferidos de estudo, ao lado da análise de conteúdo.

O trabalho de abordagem quali-quantitativa, teórico--descritivo, publicado na *Revista Saúde e Sociedade* por Penteado, Giannini & Costa, a partir de uma análise documental, nesse mesmo período, discute o papel dos meios de comunicação na sociedade atual e na formação da opinião pública. Na área da saúde, esses meios foram destacados para a educação e a promoção da saúde da população.

Os autores analisaram as notícias sobre a Campanha da Voz nos jornais de grande circulação na cidade paulista, como *O Estado de S. Paulo* e a *Folha de S. Paulo*, no período entre 13 e 20 de abril de 2002. A análise considerou aspectos quantitativos e qualitativos das reportagens e levou em conta sua contribuição para processos educativos condizentes com a promoção da saúde. Os pesquisadores constataram que somente a *Folha* publicou duas reportagens sobre a campanha na seguinte perspectiva:

- Evidenciam recursos apelativos dramáticos e a ênfase na doença.
- Abordam aspectos de caráter comportamental, normatizador, tecnicista e tecnológico, referindo-se à prevenção e ao tratamento.

Capítulo 42 • Comunicação e Saúde

- Reforçam os estereótipos e a banalização da complexidade das ações das especialidades envolvidas, discutindo aspectos dessas especialidades e das concepções que as fundamentam, bem como do processo de produção da notícia implicado nas problemáticas evidenciadas.

Em síntese, os pesquisadores concluem que, em se tratando da Campanha da Voz, as notícias publicadas pouco contribuíram para a construção de processos educativos em saúde condizentes com a promoção da saúde. Dentre os trabalhos publicados no periódico, esse foi um dos primeiros de caráter analítico-descritivo a fazer uma análise do discurso disseminado pela mídia, com a prevalência do discurso biomédico.

Em 2003, observou-se no *corpus* analisado uma "mudança de rota" da produção científica, até então centrada em São Paulo, surgindo uma pesquisa no Nordeste, especialmente na Bahia. Esse pode ser considerado outro marco importante sobre a discussão da comunicação em saúde, mesmo tendo sido publicado em um periódico paulista. Esse trabalho se destaca por seu enfoque, acerca dos sentidos das narrativas produzidas nos jornais baianos, abordando aspectos epidemiológicos em uma área de produção industrial nos anos de 1991 a 1994, no município de Camaçari.

Trata-se de uma pesquisa de caráter quali-quantitativo, em direção semelhante à análise realizada pelos pesquisadores paulistas Penteado, Giannini & Costa. Rangel-S (2003), pesquisadora da UFBA, publicou o resultado de sua tese com o título "Epidemia e mídia: sentidos construídos em narrativas jornalísticas". O objetivo desse estudo foi analisar a construção de sentidos em narrativas jornalísticas sobre problemas de saúde relevantes, focalizando a cobertura realizada por quatro jornais de Salvador sobre a epidemia de leucopenia por exposição ocupacional ao benzeno, ocorrida no Polo Petroquímico de Camaçari nos anos de 1990 e 1991. Os resultados foram discutidos, considerando-se os discursos sociais correntes que fundamentaram e informaram os sentidos.

Para a pesquisadora, a ampla cobertura e a diversidade das abordagens jornalísticas permitem refletir acerca do papel da mídia maciça no crescimento da consciência crítica da sociedade na proteção da saúde de coletividades, especialmente quando vários meios se manifestam, levando a um debate público com várias visões sobre o tema.

A autora analisou as narrativas construídas pela circulação de 217 notícias publicadas sobre o tema ao longo de 18 meses, com base na Teoria da Interpretação de Paul Ricoeur, tendo como referência para análise a interpretação técnico-científica do evento, reconstituída por meio de análise documental e de entrevistas realizadas com pesquisadores, profissionais de saúde e de segurança do trabalho envolvidos com as ações de diagnóstico e controle da situação e proteção da saúde dos trabalhadores na ocasião da epidemia.

A partir de diferentes níveis de análise, Rangel-S identificou quatro sentidos distintos da epidemia produzidos pelos diferentes jornais e ainda refletiu acerca dos limites e possibilidades das agências de notícias na comunicação de informações que contribuíram para promoção e proteção da saúde em situações de conflito, como são as epidemias, quando as populações afetadas anseiam por informação.

O estudo de Cavaca (2012), publicado na *Revista Ciência & Saúde Coletiva* em 2012, constituiu-se em uma abordagem no campo da análise dos discursos que necessariamente problematizam diferentes áreas no campo da saúde. A autora delineou as principais características das matérias sobre saúde bucal veiculadas na mídia impressa do Espírito Santo de 2004 a 2009 a fim de analisar e comparar os assuntos, as abordagens e a relevância jornalística relacionada com a temática priorizada pelos jornais *A Tribuna* e *A Gazeta*.

Mediante pesquisa exploratória documental, a partir da análise de conteúdo categorial quantitativa das matérias, a autora constatou que a mídia abordava desde informações sobre políticas de saúde bucal, serviços prestados à comunidade e prevenção às doenças bucais, até as "tendências estéticas" do sorriso, bem como a divulgação de novas tecnologias e de especialidades odontológicas. Segundo ela, houve um predomínio de páginas pares, poucas chamadas na primeira página e a veiculação em página inteira, o que significa uma valorização moderada desses assuntos. Os projetos editoriais distintos, aliados à diferença de público-alvo determinaram o padrão jornalístico e houve o predomínio de fonte especialista. Outro trabalho publicado em 2012, por Gomes & Ferraz, na *Revista Saúde e Sociedade*, reafirmou a importância da comunicação no campo da saúde. O objetivo foi avaliar a produção das notícias sobre a gripe A (H1N1) nas três principais revistas de circulação nacional do Brasil. Tomando como base noções ligadas à Análise do Discurso e às Teorias do Jornalismo, as análises indicam que o noticiário se divide em duas fases, enfatizando, inicialmente, o alarme provocado pelo medo diante do novo vírus e das mortes registradas e, em seguida, o controle pela constatação de que a moléstia representava menos risco do que se imaginava, além das ações para combatê-la.

Camargo *et al.* (2013), por meio de um estudo descritivo e explicativo, investigaram os efeitos do contexto interacional nas representações sociais sobre o corpo e o papel da comunicação na produção de diferentes representações sociais. Os resultados evidenciaram que a saúde aparece como eixo estruturante das representações sociais; portanto, emerge a dificuldade de pensar em corpo sem considerar sua saúde. Ademais, essas representações, ativadas nos contextos de saúde e beleza, sob diferentes influências comunicacionais são distintas, dependem da situação específica em que ocorrem, mas envolvem tanto o contexto cognitivo como o comunicacional.

É certo que os meios tradicionais de produção de sentido foram perdendo força com a disseminação e o uso cada vez mais intenso da internet. Compreende-se que as novas abordagens de pesquisa e produção demarcaram o período que vai de 2005 a 2022 e, ao que parece, emergem novos temas e novos problemas.

Internet e os novos desafios na divulgação de conhecimento em comunicação em saúde

Como um elemento de disseminação da produção científica em CS no Brasil, entende-se que os pesquisadores buscaram analisar a influência da internet na Saúde Pública. Entre 2007 e 2009, constatou-se que a abordagem nas pesquisas em saúde sobre a divulgação científica foi tema de muitos trabalhos. Aqui se destacaram dois, um deles já utilizando os recursos existentes nos bancos de dados oficiais e acadêmicos e o outro, um jornal paulista.

A informação científica tem sido um dos insumos básicos para o desenvolvimento científico e tecnológico de uma nação. No atual momento vivenciado pela sociedade contemporânea há um reconhecimento de que ciência, tecnologia e inovação constituem-se em fatores diferenciadores do desenvolvimento social e econômico de países e regiões (Rocha & Ferreira, 2004).

Em 2005, dentre os trabalhos analisados, apenas um enfocou a "influência da internet na comunidade acadêmico-científica da área de saúde pública", publicado por Cuenca & Tanaka na Revista de Saúde Pública. Observam-se duas temáticas que se intercruzam: a internet e a divulgação científica em saúde. Significativamente, esses temas entram na agenda da produção científica em saúde no Brasil. Trata-se de um estudo descritivo, de abordagem quali-quantitativa, centrado na opinião de 237 docentes vinculados aos programas de pós-graduação em Saúde Pública, nos níveis de mestrado e doutorado, no Brasil, no ano de 2001, que responderam a um questionário autoaplicado via internet e correio postal. As pesquisadoras Cuenca & Tanaka (2005) concluíram que a internet influenciou o trabalho dos docentes e afetou o ciclo da comunicação científica, principalmente na rapidez de recuperação de informações. Observou-se uma tendência entre os docentes de eleger a comunicação como a etapa que mais mudou, desde o advento da internet, no mundo acadêmico-científico brasileiro.

O artigo publicado na Revista Ciência & Saúde Coletiva e intitulado "A distribuição do conhecimento científico público em informação, comunicação e informática em saúde indexado nas bases de dados Medline e Lilacs", de autoria de Packer, Tardelli & Castro, trouxe à tona, a partir de um estudo exploratório, uma análise sobre a distribuição da produção científica internacional, regional e nacional na área de informação e comunicação em saúde, referenciada nas bases de dados Medline e Lilacs, de 1996 a 2005. Foram determinados quatro domínios específicos: informação em saúde, informática médica, comunicação científica em saúde e comunicação em saúde.

Observa-se também, em artigo publicado por Teixeira, Silva & Gallian em 2009 na Revista Saúde e Sociedade, intitulado "O Jornal da Paulista: a configuração de um meio de divulgação universitária numa perspectiva histórica", uma intensificação na abordagem histórica e multidisciplinar nas pesquisas em CS. Esse artigo apresentou a descrição e análise da trajetória histórica do jornal universitário que surgiu na Escola Paulista de Medicina em 1987 e que circulou até 2003, quando esta já havia se transformado em universidade. Os pesquisadores apontaram que o Jornal da Paulista se constituiu preponderantemente como um veículo de divulgação científica das ciências da saúde.

Em vista do exposto, concebe-se que a temática da informação e comunicação jornalística é incorporada na produção científica no campo da saúde.

Em 2008, um estudo teórico-descritivo utilizou como fonte principal de informações dados do Ministério da Saúde e do Instituto Nacional de Câncer (INCA) e como fonte de apoio livros, artigos científicos, periódicos e dissertações sobre a temática. O artigo foi publicado por Cruz & Loureiro na Revista Saúde e Sociedade com o título "A comunicação na abordagem preventiva do câncer do colo do útero: importância das influências histórico-culturais e da sexualidade feminina na adesão às campanhas". Essa perspectiva de análise abriu uma discussão sobre a promoção da saúde, a questão de gênero, a comunicação e o sistema de informação.

A comunicação analisada a partir das campanhas para prevenção do câncer cervicouterino, considerado no período ainda um problema de Saúde Pública no Brasil, se diferenciaria dos produzidos nos anos de 2003 e 2004, quando os pesquisadores, embora se utilizando de categorias histórico-culturais, focaram na análise do discurso e no sentido da comunicação em saúde promovida pelos meios de comunicação de massa.

As fontes de pesquisa foram os bancos de dados do Ministério da Saúde e do INCA e as campanhas preventivas que se compuseram como fonte dessa análise. O mais relevante nesse novo modo de análise para o qual confluiu a comunicação interpessoal do sistema de informação, de certo modo, refletiu o modelo da sociedade da informação. Esse meio comunicacional permitiu inclusive avaliar os resultados de adesão de mulheres aos programas, em um contexto histórico-cultural, e ainda analisou a questão do câncer do colo uterino sob a perspectiva da corporeidade feminina.

No trabalho, observou-se que os meios eficazes para maior adesão feminina às campanhas preventivas dependem da abordagem dos profissionais de saúde e da linguagem utilizada nas campanhas de prevenção do câncer do colo uterino, atentando-se para o fato de que conceitos transmitidos podem endossar valores culturais de abordagem do feminino que dificultam a identificação e a adesão de muitas mulheres.

O estudo descritivo demonstrou a relevância da divulgação científica no campo da saúde e como um caminho para disseminação de conhecimento e aprimoramento do processo de trabalho. Ademais, o ambiente de pesquisa também tem sido alvo de preocupação de pesquisadores, a exemplo de Noronha, Silva, Szklo e Barata, que no estudo intitulado de "Análise do sistema de pesquisa em saúde do Brasil: o ambiente de pesquisa", publicado em 2009 na Revista Saúde e Sociedade, enfocou a percepção dos formuladores de política científica, pesquisadores e usuários.

No que tange à internet e às novas tecnologias de informação e comunicação, Guimarães et al. (2018) analisaram blogs que divulgaram notícias sobre a inovação tecnológica em saúde para o cuidado do diabetes mellitus, compreendendo o blog enquanto espaço virtual de compartilhamento de informações, conhecimento e ideias que possibilitam o surgimento de novos problemas e objeto de pesquisa em comunicação e saúde coletiva.

Ainda acerca das novas tecnologias, registra-se também que a expansão da demanda por informações no processo de elaboração e/ou monitoramento de políticas

Capítulo 42 • Comunicação e Saúde

públicas, das mais distintas áreas e campos de produção de conhecimento, é um fator que vem possibilitando o uso crescente de ferramentas designadas "observatórios" como um dispositivo institucional para a saúde. Estudos recentes destacaram o potencial comunicativo e intercultural dessas ferramentas a partir da utilização de múltiplas linguagens, capacidade de troca de saberes e intercâmbio de experiências e informações (Paim & Santos, 2018, 2020).

Em 2018, a *Revista Saúde em Debate* publicou revisão de literatura acerca das narrativas existentes sobre os observatórios na área de saúde, caracterizando a produção científica sobre experiências brasileiras e internacionais dedicadas à temática da análise de políticas e sistemas. Na perspectiva de redes de informação e comunicação para saúde, a *Revista* Interface – Comunicação, Saúde, Educação publicou, em 2020, estudo que analisa os observatórios de saúde enquanto redes sociotécnicas em contextos de políticas e análises de sistemas de saúde. À luz da Teoria Ator-Rede (TAR), as autoras refletem sobre relações em políticas de saúde propiciadas por mudanças tecnológicas e mediadas pelas tecnologias de informação e comunicação.

Comunicação, saúde e participação social

A temática da comunicação e participação social é, sem dúvida, um dos focos das estratégias de formulação das políticas públicas em saúde. Estudo realizado por Silva *et al.* (2011), publicado na *Revista de Saúde Pública*, analisou como se estabeleceu a comunicação sazonal nos grupos socioeducativos das equipes de Saúde da Família para prevenção e controle da dengue. A pesquisa de abordagem qualitativa, descritiva e exploratória coletou os dados em 2009, concluindo que a prática comunicativa predominante estava centrada no repasse de informações e no discurso comportamentalista e prescritivo.

O estudo descritivo, de abordagem qualitativa, com base em categorias teórico-metodológicas da educação popular e do modelo de comunicação do mercado simbólico, de Cardoso & Nascimento, cujo título é "Comunicação no Programa Saúde da Família: o agente de saúde como elo integrador entre a equipe e a comunidade", publicado na revista *Ciência & Saúde Coletiva*, em 2010, buscou identificar e analisar a percepção dos ACS quanto a seus principais interlocutores, o grau de impacto desses interlocutores e as formas de comunicação predominantes em seu processo de trabalho em duas unidades do Programa Saúde da Família. Os resultados revelaram a importância de ampliação do diálogo e da negociação na comunicação estabelecida no interior da equipe e com a comunidade.

Com o propósito de problematizar as práticas de educação, comunicação e mobilização comunitárias no controle da dengue, para subsidiar o debate desse tema no contexto do I Fórum de Ciência e Tecnologia sobre Dengue, Rangel-S (2008) partiu de estudos avaliativos e interrogou sobre inovações necessárias e possíveis no controle da dengue. Foram considerados criticamente pela autora os modelos de comunicação que fundamentam as práticas de comunicação e educação, o modelo explicativo de saúde e doença, o modelo de prevenção e o modelo de participação

social/relação Estado/sociedade. Segundo a autora, para propor algumas mudanças necessárias e possíveis para o controle da dengue é preciso considerar que a introdução de inovações nas práticas de comunicação e educação em saúde em geral exige a revisão crítica desses modelos e a valorização de aspectos culturais que impedem a adesão às práticas de prevenção propostas pelos programas de controle da dengue. Observa que as práticas de comunicação e educação realizadas não se diferenciam daquelas hegemônicas no tradicional campo da Saúde Pública no Brasil, caracterizando-se como modelo centralizado, vertical e unidirecional, orientadas pela visão de que informações e conhecimentos estão concentrados e devem ser difundidos, e de que a comunicação é uma questão de aperfeiçoamento de técnica de transmissão de mensagens e de adequação de linguagem.

Oliveira Neto & Pinheiro (2013), com um estudo etnográfico, analisaram as relações que se estabelecem entre profissionais de saúde, ouvintes/usuários e comunicadores envolvidos com uma rádio comunitária para entender como são constituídos os nexos entre um programa de rádio sobre saúde e os imaginários desses sujeitos. Os autores defendem que as rádios comunitárias podem ser mediadoras entre a comunidade e a gestão pública, e entre os segmentos da sociedade civil. Para eles, a comunicação comunitária e a saúde podem se encontrar na produção de saberes e no cotidiano dos serviços, destacando que o campo da saúde tem muito ainda a dialogar com as mídias comunitárias, incluindo as rádios, consideradas espaços potencialmente eficazes para se trabalhar com questões de saúde. Em consonância com a temática, Silva *et al.* (2017), por meio de um estudo descritivo com dados provenientes de entrevistas semiestruturadas com ACS, buscaram identificar as opiniões sobre o uso do rádio como ferramenta para realização da educação em saúde.

Penteado *et al.* (2018), através de análise da linguagem fílmica, ilustram como uma produção cinematográfica de animação é capaz de afirmar imaginários sociais. Ao evidenciar a presença desses nas práticas sociais e profissionais nas áreas de educação, saúde e comunicação voltadas para a infância e a adolescência, os autores destacam que o reforço a modelos de caricaturização e rejeição do corpo obeso alimenta a espetacularização e a dignificação do corpo atlético, bem como influencia as produções midiáticas nos processos de formação cultural e educacional.

De Holanda Cavalcante (2020) aborda a cultura e a medicina dos povos tradicionais afro-brasileiros como Determinantes sociais da Saúde em diferentes grupos étnicos, bem como as relações existentes nos processos comunicativos mediante a análise dos arquivos de memória da Escola Semente de Jurema. A autora destaca que os processos de comunicação podem amparar a construção de metodologias pertinentes aos inventários participativos de Patrimônios Imateriais da Saúde, além de subsidiar cursos de formação profissional em saúde, no campo das Práticas Integrativas e Complementares em Saúde (PICS). Destaca também que nas comunidades tradicionais de matriz afro-indígena a medicina não se separa da educação nem da espiritualidade, do meio ambiente e da saúde. Por fim, considera que a inserção de saberes tradicionais, através de um sistema de comunicação comunitária, no espaço da educação em saúde, se constitui em uma perspectiva contra-hegemônica de uma "pedagogia colonizada das doenças".

Pandemia e *fake news*: desafios para a comunicação em saúde no século XXI

A pandemia trouxe desafios para a vida e o modo de se comportar na sociedade no mundo inteiro. Nesse cenário, a guerra cultural que impacta aas crenças sobre a saúde coletiva tem a internet como base para disseminação de muitas informações negativas ao momento pandêmico.

Vasconcellos-Silva & Castiel (2020) trazem contribuições a respeito de a quem servem as *fake news*. Segundo esses autores, vive-se em uma época na qual as narrativas falsas, viralizadas por tecnologias de comunicação de atuação em escala global, são exploradas por grupos políticos que servem a projetos autoritários de poder e debilitam a saúde das democracias.

Fornari (2020) discute a violência doméstica contra a mulher na pandemia com relação às estratégias de enfrentamento divulgadas pelas mídias digitais. Esse estudo revelou que essas mídias abordaram estratégias associadas à manutenção da comunicação com mulheres em situação de violência, aos serviços de atendimento e à promoção de informações sobre o tema junto às redes sociais virtuais.

Fernandes & Montuori (2020) sugerem a necessidade de contrapor o conjunto de argumentos em que se apoiaram as *fake news*. As autoras consideram que a nova ambiência midiática propiciou a expansão de informações falsas sobre vacinação e apresentam argumentos compartilhados no Facebook, bem como dados que apontam para o decréscimo dos indicadores de vacinação no Brasil e no mundo. Também sobre *fake news* e rede sociais, Cunha (2020), destaca os impactos na saúde da população, apontando que parte da população brasileira não checa a veracidade dos conteúdos e retransmite para seus contatos mensagens em redes sociais, como o Facebook, e aplicativos, como o WhatsApp, contribuindo com a desinformação

Dias *et al.* (2020) analisam as informações veiculadas na pandemia, buscando compreender e explicitar aspectos ancorados nas produções dos discursos, nos sentidos produzidos, bem como as materialidades expressas através do comportamento de consumo e acumulação da população. As autoras destacam que as *fake news* chamam a atenção por comunicarem as significações que a mídia e as pessoas propõem em torno dos impactos desse acontecimento sobre a população.

CONSIDERAÇÕES FINAIS

A presente análise da produção científica na interface CS no Brasil sugere alguns pontos que devem ser considerados para o debate na área de SC.

Ressalta-se que a produção em seus aspectos críticos, macro ou microsociais, é escassa, predominando estudos na área clínica e da formação biomédica de diversas profissões da saúde, em que a comunicação tende a ser tomada em seu caráter instrumental.

Dentre os 214 artigos analisados, destaca-se o uso das tecnologias como recursos pedagógicos utilizados, principalmente, na formação em saúde. Destacam-se ainda, na análise do processo ensino/aprendizagem da comunicação na relação entre profissionais de saúde e pacientes, as possibilidades instrucionais em competência comunicacional, abordando a comunicação de notícias "ruins".

Alguns estudos sugerem que a comunicação contribui para implantação de políticas de saúde com qualidade, a exemplo da humanização do cuidado à saúde. Assim, foram ressaltadas as repercussões na comunicação social e a percepção dos pacientes sobre aspectos da comunicação não verbal como elementos para investigação de imagens e significados sobre experiências vivenciadas, mas também as percepções dos trabalhadores e usuários sobre o papel da comunicação no contexto do acolhimento. E questiona-se a não adesão de mulheres às campanhas de proteção e prevenção em saúde.

Contudo, não se observa preocupação com a avaliação de práticas e programas de comunicação, a exemplo de campanhas, mas apresenta-se um modelo de análise como possibilidade para criação e avaliação da comunicação visual na área da saúde, especialmente em campanhas educativas.

A disseminação científica em saúde ganha relevância a partir da distribuição da produção científica internacional, regional e nacional na área de informação e comunicação em saúde e do fato de que o modelo de comunicação tradicional evolui para a comunicação científica eletrônica, observando-se inclusive maior integração nos meios de difusão de ciência em saúde.

Na análise dos resumos e artigos, observou-se que o decréscimo dos trabalhos de caráter teórico deu lugar ao crescimento gradativo de estudos de caráter empírico, vinculados às práticas assistenciais de saúde. As publicações ocorreram em periódicos de São Paulo e foram produzidas por pesquisadores de universidades paulistas e muito poucas são do Nordeste. Nesse sentido, evidencia-se a necessidade de maior articulação acadêmica nessa região e do incentivo à realização de pesquisas e publicação dos produtos, reforçando o movimento crítico da década de 1990, quando começaram as publicações sobre esse tema, com foco na crítica ao modelo biomédico e à mercantilização da saúde e na reivindicação da comunicação em saúde como parte na formulação de estratégias das políticas públicas de saúde.

A despeito da relevância da comunicação de risco, a produção científica é considerada exígua, sendo identificados poucos estudos sobre análise de estratégias de comunicação de risco adotadas junto às comunidades locais, tendo a comunicação como tecnologia para controle do risco, proteção e promoção da saúde.

Entretanto, considerando o advento da pandemia de Covid-19, esta análise registrou a ocorrência de novos objetos – a saber *Pandemia* e *Fake news em saúde* – ainda que presentes em número reduzido de publicações, que também abrangeram questões referentes à comunicação de risco. Desse modo, o complexo fenômeno das *fake news* e desinformação que acompanha a pandemia de Covid-19 tem impacto na Saúde Coletiva, impondo a necessidade de novos estudos.

Por fim, a expansão da internet e a acentuada digitalização corroboram uma nova ordem econômica que, por meio das plataformas e das redes sociais, remodela modos de produção de conteúdos, meios e apropriação de sentidos que interferem nas práticas sociais e de saúde. Nesse sentido, as transformações sociais, a intensificação do uso das TIC e o advento da pandemia fizeram emergir novos objetos, temas e desafios metodológicos no campo da CS.

Referências

Araújo IS. Mercado Simbólico: um modelo de comunicação para políticas públicas. Interface (Botucatu) [online] 2004; 8(14):165-78.

Araújo IS. Os muitos sentidos da comunicação e saúde. Interface: Comunic, Saúde, Educ mar/ago 2004; 8(15):363-6.

Araújo IS, Cardoso JM. Comunicação e Saúde. Rio de Janeiro: Fiocruz, 2007:61-85.

Beck U. Risk society: toward a new modernity. New Delhi: Sage Publication 1992. (Theory, Culture and Society.)

Brasil. Portaria 687, de 30 de março de 2006. Aprova a Política de Promoção da Saúde. D.O.U. no 63, de 31/3/2006.Brasil. Ministério da Saúde. Política Nacional de Humanização. Disponível em: http://portal.saude.gov.br/portal/saude/cidadao/area. cfm?id_area=1342). Acesso em 15 nov 2012.

Brasil. Ministério da Saúde. Secretaria de Atenção à Saúde. Núcleo Técnico da Política Nacional de Humanização. HumanizaSUS: Documento base para gestores e trabalhadores do SUS/Ministério da Saúde, Secretaria de Atenção à Saúde, Núcleo Técnico da Política Nacional de Humanização. 4. ed. Brasília: Editora do Ministério da Saúde, 2008.

Budge EC. Comunicación y salud: lecciones y experiencias. Notas para una discusión. In: UNESCO/OPS (eds.) Por una Política de Comunicación para a Promoción de la Salud en América Latina. Washington-DC, 1994:91-111.

Camargo BV, Justo AM, Alves CTB, Schlösser A. Efeitos de contexto e comunicação nas representações sociais sobre o corpo. Psicologia e Saber Social 2013; 2(1):33-50.

Cardoso AS, Nascimento MC. Comunicação no Programa Saúde da Família: o agente de saúde como elo integrador entre a equipe e a comunidade. Ciênc Saúde Coletiva [online] 2010; 15(suppl.1):1509-20.

Cardoso JM. Práticas e modelos de comunicação na saúde: alguns elementos para pesar uma política de comunicação para a Vigilância Sanitária. In: Costa EA, Rangel-S ML. Comunicação e Vigilância Sanitária: princípio e diretrizes para uma política. Salvador: Edufba, 2007.

Castiel LD. Insegurança, ética e comunicação em saúde pública. Rev Saúde Pública [online] 2003; 37(2):161-7.

Cavaca AG et al. A saúde bucal na mídia impressa: análise das matérias jornalísticas nos anos de 2004-2009. Ciênc Saúde Coletiva [online] 2012; 17(5):1333-45.

Costa EA. Vigilância sanitária: proteção e defesa da saúde. São Paulo: SOBRAVIME 2004.

Costa E, Rangel-S ML (orgs.) Comunicação em Vigilância Sanitária. Salvador: Edufba, 2007. 180p.

Cunha WT. Fake News: às consequências negativas para a saúde da população. Revista Baiana de Saúde Pública 2020; 44(1):81-102.

Cruz LMB, Loureiro RP. A comunicação na abordagem preventiva do câncer do colo do útero: importância das influências histórico-culturais e da sexualidade feminina na adesão às campanhas. Saúde Soc [online] 2008; 17(2):120-31.

Cuenca AMB, Tanaka ACD'. Influência da internet na comunidade acadêmico-científica da área de saúde pública. Rev Saúde Pública [online] 2005; 39(5):840-6.

Dias BLA, Mendonça ES, Silva JCB. Produção de riscos, consumo, necropolítica e desigualdades: expressividades midiáticas da pandemia no contexto brasileiro. 2021.

Fausto Neto A. Percepções acerca dos campos da Saúde e da Comunicação. In: Pitta AMR (org.) Saúde & Comunicação. Visibilidades e silêncios. São Paulo: Hucitec/Abrasco, 1995:267-93.

Fernandes CM, Montuori C. A rede de desinformação e a saúde em risco: uma análise das fake news contidas em 'As 10 razões pelas quais você não deve vacinar seu filho'. Revista Eletrônica de Comunicação, Informação e Inovação em Saúde 2020; 14(2).

Fornari LF, Lourenço RG, Oliveira RNG, Santos DLA, Menegatti MS, Fonseca RMGS.Violência doméstica contra a mulher na pandemia: estratégias de enfrentamento divulgadas pelas mídias digitais. Revista Brasileira de Enfermagem 2021; 74.

Giddens A. As conseqüências da modernidade. São Paulo: Unesp, 1991.

Gomes IMAM, Ferraz LMR. Ameaça e controle da gripe A(H1N1): uma análise discursiva de Veja, IstoÉ e Época. Saude Soc [online] 2012; 21(2):302-13.

Guimarães JMM, Rangel-S ML, Belens AJ, Jorge JTB, Paim MC. Informação sobre diabetes nos blogs: aplicabilidade do Modelo de Análise do Discurso Noticioso em Saúde. Saúde em Debate 2018; 42:965-76.

Joule RV, Bernard F. Por uma nova abordagem de mudança social: a comunicação do compromisso. Psic Teor e Pesq [online] 2005; 21(1):27-32.

Kuscinsky B. Jornalismo e saúde na era neoliberal. Revista Saúde e Sociedade, São Paulo jan./jul. 2002; 11(1). Disponível em: http://dx.doi.org/10.1590/S0104-12902002000100010. Acesso em 15 out 2012.

Lefèvre F. O medicamento como mercadoria simbólica. São Paulo: Editora Cortez, 1991. 159p.

Lefèvre F. A Sáude como Fato Coletivo. Saúde e Sociedade 1999; 8(2):83-91.

Lefèvre F, Lefèvre AMC. Saúde, empoderamento e triangulação. Saúde e Sociedade maio/ago 2004; 13(2):32-8,

Marcondes Filho C, Martín-Barbero, Canclini, Orozco. Os impasses de uma teoria da comunicação latino-americana. Revista Famecos, Porto Alegre, abr 2008; 35.

Martín-Barbero J. Dos meios às mediações: comunicação, cultura e hegemonia. 2. ed. Rio de Janeiro: Editora UFRJ, 2003:75-92.

Noronha J, Silva TR, Szklo F, Barata RB. Análise do sistema de pesquisa em saude do Brasil: o ambiente de pesquisa. Saude Soc [online] 2009; 18(3):424-36.

Oliveira VC. Comunicação, informação e participação popular nos Conselhos de Saúde. Saúde Soc [online] 2004; 13(2):56-69.

Oliveira Neto A; Pinheiro R. O que a saúde tem a ver com rádio comunitária?: uma análise de uma experiência em Nova Friburgo-RJ. Ciência & Saúde Coletiva 2013; 18:527-36.

Packer AL, Tardelli AO, Castro RCF. A distribuição do conhecimento científico público em informação, comunicação e informática em saúde indexado nas bases de dados Medline e Lilacs. Ciênc Saúde Coletiva [online] 2007; 12(3):587-99.

Paim JS. Modelos de atenção e vigilância da saúde. In: Rouquayrol MZ, Almeida-Filho N. Epidemiologia & Saúde. Rio de Janeiro: Medsi, 2003:567-86.

Paim MC, Santos MLR. Estado da arte dos observatórios em saúde: narrativas sobre análises de políticas e sistemas. Saúde em Debate 2018; 42:361-76.

Paim MC, Santos MLR. Observatórios enquanto redes sociotécnicas: a dinâmica da associação para atuação na análise de políticas e sistemas de saúde. Interface (Botucatu. Online) 2020; 24:1-16.

Paiva R, Da Silva Castro GG; De Oliveira AL. Cidades na pandemia – São Paulo e Rio de Janeiro: comunicação, sociabilidade, vigilância e cidadania. Revista Eletrônica de Comunicação, Informação e Inovação em Saúde 2020; 14(4).

Penteado RZ, Giannini SPP, Costa BCG. A campanha da voz em dois jornais brasileiros de grande circulação. Saúde Soc [online] 2002; 11(2):49-64.

Penteado RZ, Costa BCG, Rodrigues PHGN. Imaginários no cinema de animação: estetização de corpos na interface do cuidado de crianças e adolescentes. Saúde Soc abr.-jun 2018; 27(2):381-97. Graf. Artigo em Português | LILACS | ID: biblio-962592.

Pitta AMR. Interrogando os campos da saúde e da comunicação. In: Pitta AMR (org.) Saúde & Comunicação: visibilidades e silêncios. São Paulo: Hucitec/Abrasco, 1995:239-66.

Pitta AMR. Saúde & Comunicação: visibilidades e silêncios. São Paulo: Hucitec/Abrasco, 1995.

Rangel-S ML, Araújo EC, Vilasbôas AL, Kalil ME (org.) Informação e comunicação social em saúde. Organizado pela Rede IDA-Brasil. 15. ed. Brasília: OPAS/OMS. Série Desenvolvimento de Serviços de Saúde, 1995.

Rangel-S ML. Epidemia e mídia: sentidos construídos em narrativas jornalísticas. Saúde Soc [online] 2003; 12(2):5-17.

Rangel-S ML. Risco, cultura e comunicação na proteção e promoção da saúde. In Costa EA, Rangel-S ML. Comunicação e Vigilância Sanitária: princípio e diretrizes para uma política. Salvador: Edufba, 2007.

Rangel-S ML. Dengue: educação, comunicação e mobilização na perspectiva do controle – propostas inovadoras. Interface (Botucatu) [online] 2008; 12(25):433-41.

Redeira/Brasil (org). Informação e comunicação social em saúde. Brasília, Fundação Kellog/Projeto UNI/Fapex/OPAS, 1995.

Rocha EMP, Ferreira MAT. Indicadores de ciência, tecnologia e inovação: mensuração dos sistemas de CTeI nos estados brasileiros. Ciência da Informação, Brasília, 2004; 3(3):61-8.

Silva BB, Travasso SQ, Mallann DG, Vasconcelos EMR. Uso do rádio para educação em saúde: percepção do agente comunitário de saúde. Rev Baiana Saúde Pública jul. 2017; 41(3):734-46.

Silva LB, Soares SM, Fernandes MTO, Aquino AL. Comunicação sazonal sobre a dengue em grupos socioeducativos na atenção primária à saúde. Rev Saúde Pública [online] 2011; 45(6):1160-7.

Vasconcellos-Silva PR, Castiel LD. COVID-19, as fake news e o sono da razão comunicativa gerando monstros: a narrativa dos riscos e os riscos das narrativas. Cadernos de Saúde Pública 2020; 36.

Teixeira CA, Silva MRB, Gallian DMC. O Jornal da Paulista: a configuração de um meio de divulgação universitária numa perspectiva histórica. Saúde Soc [online] 2009; 18(4):627-38.

Teixeira CF, Solla JP. Modelo de Atenção à Saúde no SUS: trajetória do debate conceitual, situação atual, desafios e perspectivas. In: Lima NT, Gerschman S, Edler FC, Suárez JM. Saúde e Democracia: história e perspectivas do SUS. Rio de Janeiro: Fiocruz, 2005: 451-79.

Teixeira RR. Modelos comunicacionais e práticas de saúde. Interface – comunicação, saúde, educação/Núcleo de Comunicação da Fundação UNI. Vol. 1, no 1, Botucatu, SP: Fundação UNI, 1997.Teixeira RR, Cyrino AP. "As ciências sociais, a comunicação e a saúde". Ciência & Saúde Coletiva 2003; 8(1):102-24.

43 Saúde Bucal Coletiva – Antecedentes e Estado da Arte

Carlos Botazzo • Sônia Cristina Lima Chaves

INTRODUÇÃO

Este capítulo discute os antecedentes e o estado da arte da saúde bucal coletiva (SBC) no Brasil a partir de três eixos: (a) o primeiro busca situar o movimento da saúde bucal coletiva, seus distintos conceitos e antecedentes; (b) em um segundo momento, constrói o pensamento crítico desse espaço através de um marco teórico-conceitual sobre a prática odontológica, ou uma *sócio-odontologia*; (c) por fim, aponta as práticas de SBC em construção reveladas nos estudos publicados na primeira década do século XXI.

SAÚDE BUCAL COLETIVA: NOTAS SOBRE UM CONCEITO COMPLEXO

A primeira vez que se fez referência à SBC foi em 1988, tendo por base um texto produzido na antiga Seção de Odontologia Sanitária do Instituto de Saúde de São Paulo[1]. O texto tinha por escopo servir como material de apoio pedagógico aos cursos de formação de pessoal auxiliar em odontologia (auxiliares e técnicos) no âmbito do Projeto Larga Escala, da Secretaria de Estado da Saúde de São Paulo[2]. Esse primeiro texto cumpriu o papel a que foi destinado inicialmente. Mais do que isso, produziu uma reflexão teórico-política sobre os conceitos e as práticas da Odontologia Sanitária dos tempos anteriores à Reforma Sanitária Brasileira (RSB), em uma conjuntura de abertura democrática e efervescência dos movimentos sociais e da ideia de que "saúde é democracia; democracia é saúde". Tornou-se também denominação oficial para uma extensa gama de práticas, noções e significados em saúde bucal, mais ou menos afinados com sua referência-matriz, o movimento da Saúde Coletiva (SC). Na ocasião, mesmo não tendo sido editado em livro ou periódico, o texto de 1988 teve ampla divulgação em formato *fac-símile*[3], foi bastante citado e tornou-se referência obrigatória em muitos trabalhos científicos, provocando a transmutação de nomes de disciplinas antigas e a inclusão de disciplinas novas nas faculdades de odontologia de todo o país. Não é fortuito o fato de que a SBC, conceito e prática, tenha sido adotada em escolas e serviços também na América Latina nos anos subsequentes. A despeito da importância de que tenha se revestido para o futuro da saúde bucal no Brasil, a SBC jamais mereceu uma análise crítica de sua estrutura e seu conteúdo em seus aspectos teóricos e conceituais. Nesse cenário, e embora sem apresentar uma análise crítica, uma exceção foi a dissertação de mestrado de Paulo Capel Narvai, que posteriormente a publicou como livro e que vem merecendo novas edições (Narvai, 1994).

Acerca dos usos do conceito, Botazzo observa que:

> [...] a apropriação generalizada da denominação nem sempre correspondeu à inclusão dos seus pilares teórico-políticos, dispensando, por exemplo, a referência à determinação social do processo saúde-doença e à Reforma Sanitária. Por este motivo, frequentemente saúde bucal coletiva é apreendida apenas como dispositivo instrumental e técnico, ou o suporte [desossado]

---

[1] Botazzo C, Narvai PC, Manfredini MA, Frazão P. Saúde Bucal Coletiva. Projeto Larga Escala. São Paulo, Secretaria de Estado da Saúde de São Paulo/Instituto de Saúde, 1988. (mimeo).

[2] O Projeto Larga Escala, de formação de auxiliares de enfermagem, teve relevante papel na formação de recursos humanos em serviços, uma modalidade bastante praticada naqueles anos, e antes do surgimento dos centros de formação de trabalhadores da saúde em todo o SUS, como se tornou comum mais recentemente.

[3] Uma das referências para produção de *fac-símile*, a fotocópia, foi a máquina fabricada pela americana Xerox, que passou a ser a denominação popular para cópias de textos, fotografias, ilustrações etc. E xerox transformou-se em substantivo, com o correspondente verbo xerocar, um caso clássico de metonímia.

para as tecnologias de cuidado da antiga odontologia preventiva e social [que desafortunadamente mantém-se em robusta vigência no interior mesmo do Sistema Único de Saúde brasileiro] (Botazzo, 2013a: 19).

Não por acaso, sempre é necessário dizer que SBC não é sinônimo de odontologia. É oportuno explanar essa diferença. Usualmente, as pessoas entendem que, ao se posicionar dessa maneira, o posicionamento é *contra* a odontologia, quando se está, simplesmente, colocando as coisas – teorias e posicionamentos políticos – no plano argumentativo. Todavia, não raro há tomadas de posição mesmo entre dentistas que admitem o referencial teórico-prático da SC, mas que têm dificuldades em se deslocar do solo onde se desenvolvem e se efetivam as teorias odontológicas sobre o adoecimento bucal. Para muitos também pareceu que radicalizar a perspectiva da SC seria uma espécie de traição à *causa odontológica*. Na verdade, o que se defende é que a SBC se estende para além daquilo que a odontologia pode pensar ou falar sobre a cavidade bucal dos homens, pois SBC significa "ver" o objeto odontológico de uma vertente não odontológica, o quer dizer ver o homem em sociedade. Finalmente, é fundamental afirmar que SBC é parte inseparável, teoria e prática, da SC brasileira. Ela se dá a um só tempo como generalidade e como particularidade regional, bebendo no manancial do conhecimento dos três eixos temáticos que compõem esse campo, constituídos pelas Ciências Sociais e Humanas, a Epidemiologia e a Política, Planejamento e Gestão em Saúde, bem como das disciplinas acessórias que lhe são herdadas, como a clínica e as ciências básicas, pois compõem o campo científico.

As diferenças entre odontologia, ou odontologia sanitária, e SBC devem estar claras e são produto dos movimentos históricos que representaram[4]. A principal diferença reside nos problemas teóricos e práticos de cada uma delas, ou seja, em seus objetos e métodos. O objeto da SBC não é o mesmo da odontologia, o que equivale a dizer que as teorias sobre as quais se assentam uma e outra para resolver os problemas postos são elas também diferenciadas. Podemos nos valer de outro texto onde essa diferença vem claramente assinalada:

> Como projeto histórico, o objeto de trabalho da saúde "bucal" coletiva não é o mesmo que o objeto da prática odontológica [...] nem são ambas as práticas sustentadas pela mesma ciência. Dito de outra maneira, pode-se afirmar que o objeto explícito do trabalho odontológico é a boca (corpo biológico) para o qual organiza tecnologias que visam restabelecer o equilíbrio funcional do indivíduo, enquanto a saúde "bucal" coletiva deve direcionar-se para o social como o lugar de produção das doenças bucais e aí organizar tecnologias que visem não à "cura" do paciente [...] mas sim à diminuição e ao controle sobre processos mórbidos tomados em sua dimensão coletiva. [...] Esta é a direção que as tecnologias em saúde bucal devem tomar e, neste sentido, quanto menos odontológicos forem seus conteúdos, mais consequentes elas serão (Botazzo, 2013c: 78).

No entanto, é preciso ainda atentar para o fato de que a separação histórica da odontologia das demais práticas de saúde (incluindo o uso de linguagem comum entre elas) acabou por contaminar a própria formulação da saúde bucal (coletiva), que vai para um lado, enquanto todas as outras saúdes coletivas vão para o outro. Isso poderia ser atribuído ao fato de a odontologia, ao se separar das demais práticas e especialidades médicas, ter recriado sistemas próprios, seja na biologia (microbiologia *oral*, bioquímica *oral*, fisiologia *oral*), na terapêutica (terapêutica *oral*), na patologia (patologia *oral*), na medicina (medicina *oral*) e em certas iniciativas no mesmo diapasão, mesmo nas ciências sociais e humanas (*socio-dental sciences*). Contrariando o sistema científico, todavia, dificilmente a *parte dentária* desses arranjos se relaciona com o todo. Mergulhada nessas contradições, e de afirmar que *dentes* não se encontram em relação de dependência com a *fisiologia do indivíduo* e vice-versa, mesmo no campo biotecnológico a ciência odontológica demorou um século para associar condição periodontal com gestação ou doença cardíaca, apesar das evidências em contrário, para ficar nos exemplos mais emblemáticos das últimas décadas[5].

Um importante passo para superação desse hiato é o posicionamento nessa mesma arena, discutindo com as demais práticas de saúde o que "as unifica", quando, como prática epistêmica, se torna aceitável, e possível, definir o que "é generalidade e o que é particularidade". Esse, portanto, é um dos aspectos mais relevantes desse texto de 1988, quando em seu final anunciava:

> Pretende-se, assim, que a odontologia seja integral não por *não separar a prevenção da cura*, mas por considerar que a cavidade bucal e suas estruturas têm importantes relações com outros componentes do organismo, os quais não deveriam ser desconsiderados para a compreensão das ações clínicas (Botazzo, 2013b: 52, grifos no original).

A respeito dessa abordagem, encontramos clara posição que demarca não apenas essas diferenças, mas que avança no sentido de propor que parte dos conteúdos práticos da saúde bucal poderia ser desenvolvida por qualquer membro das equipes de saúde, não obrigatoriamente como prática odontológica:

> Ainda deve ser considerado que conteúdos odontológicos devem não apenas ser incorporados por outras práticas de saúde, mas também dissolvidos na cotidianidade das práticas que se dão nos espaços socialmente reconhecidos. Isto não significa a descaracterização da

---

[4]Veja o Capítulo 32.

[5]Uma das mais recentes evidências de tais contradições apareceu no seio mesmo da pesquisa dentária dura, a saber, pesquisas sobre o esmalte dentário, esse tecido tão simbolicamente sugestivo do que venha a ser o odontológico. O manifesto assinado pelo denominado Grupo La Cascade e, antes, o comentário de HersheyWarshawsky, Professor da McGill University, em cima de artigo assinado por J. Kirkham *et al.* (Enamel Research: Priorities and Future Directions. Frontiers on Phisiology, 2017). No artigo, a prioridade 7 afirma categoricamente que estudos do esmalte são relevantes e que novos fundos devem suportar pesquisas direcionadas a mais bem compreender a anatomia e a fisiologia desse tecido, posição da qual Warshawsky diverge frontalmente.

Capítulo 43 · Saúde Bucal Coletiva – Antecedentes e Estado da Arte

odontologia enquanto prática de saúde específica. Significa, apenas, aproximar-se das outras práticas, significa "perder-se" no turbilhão do movimento sanitário para encontrar-se revitalizada, fertilizada por outros saberes e reaparecer não mais como odontologia, mas como parte da Saúde Coletiva [...] (Botazzo, 2013c: 63).

ANTECEDENTES

Os antecedentes do que seria a SBC se iniciaram pelo questionamento das várias odontologias anteriores (social, preventiva, integral, comunitária, entre outras). No contexto das discussões que animavam a RSB e no nascimento da SC como campo de práticas (de investigação e igualmente políticas) no início da década de 1980, é importante situar a emergência, no período anterior, de novas abordagens teóricas para a Saúde Pública brasileira e latino-americana, das quais as mais relevantes foram medicina integral, medicina comunitária e também medicina simplificada. O pano de fundo era constituído pelo conceito de medicina social, originalmente formulado por Jules Guèrin em 1848 (Nunes, 1999). Todas essas abordagens foram criticadas e superadas, no processo histórico, pelo conceito de SC, cujos contornos foram apresentados por Cecília Donnangelo (Donnangelo, 1983).

Naturalmente, os que criticavam a escassez de perspectivas teóricas na odontologia, no Brasil e na América Latina, igualmente propuseram abordagens similares, com a ocorrência dos qualificativos odontologia social, odontologia simplificada e odontologia comunitária. Contudo, nenhuma dessas proposições integrava em um único referencial teórico conceitos que ultrapassassem as fronteiras disciplinares, como eram a medicina ou a odontologia, de modo a dispensar a duplicação de abordagens teórico-práticas, já que mantinha a separação histórica entre uma e outra. Em outras palavras, mesmo com a intenção de renovar, *essas odontologias alternativas permaneciam separadas como sistemas teóricos e operacionais, no campo da Saúde Coletiva, tanto na organização dos serviços como no trabalho de investigação.*

De modo inovador, o texto fundador do movimento "saúde bucal coletiva", de 1988, afirma que saúde bucal é uma coisa e odontologia é outra, ao afirmar que nem todas as práticas técnicas e sociais, com impacto no *status* bucal das pessoas, são práticas odontológicas. Em outros termos, se algumas atividades são realizadas exclusivamente pelo cirurgião-dentista, outras, entretanto, não dependem nem são realizadas, seja pelo cirurgião-dentista, seja pelo técnico de saúde bucal (TSB), seja ainda pelo auxiliar de saúde bucal (ASB). Aplicação tópica de fluoretos, por exemplo, é uma atividade de prevenção que pode ser realizada por qualquer membro da equipe de saúde bucal, mas não depende dessa equipe a fluoretação das águas de abastecimento público. A primeira atividade (aplicação tópica) é uma atividade odontológica, mas a segunda (fluoretação das águas) não é, embora ambas as atividades se relacionem com saúde bucal.

A explicitação da diferença entre a assistência odontológica e a atenção à saúde bucal também aparece como formulação original nesse manuscrito:

Dizendo de outro modo, a prática odontológica realiza a assistência à saúde bucal das pessoas. A ação clínica ocorre nos indivíduos, pois a doença, embora produzida socialmente, está obrigatoriamente localizada num corpo biológico e não "na sociedade". Por isso, é importante que sejam organizados os sistemas de assistência às pessoas doentes. [...] Aqui, justamente, está a essência da questão: a assistência odontológica às pessoas compreende ações clínicas e cirúrgicas restritas, limitadas ao atendimento individual. Esta é a prática odontológica. A atenção à saúde bucal compreende, por outro lado, as atividades de assistência individual mas implica, além disso, também ação sobre as causas das doenças, sejam estas de que natureza for (biológicas, sociais, econômicas ou políticas) (Botazzo, 2013a: 36).

Então emerge o que seria a nova denominação: "Estas ações, situando-se num campo *extraclínica*, são englobadas por práticas de saúde não mais no campo da assistência odontológica, mas num campo que poderíamos chamar *saúde bucal coletiva*" (idem: 37).

Finalmente, justifica-se a denominação porque ela vem articulada e afirmada, de modo político e no nascedouro, como sendo experiência prática:

Seria preferível, portanto, se concordamos que o processo saúde/doença é socialmente determinado, falar em práticas de saúde bucal ao invés de prática odontológica (integral ou não), pois as ações necessárias à manutenção da saúde têm como sujeito não apenas os profissionais da área (cirurgião-dentista, TSB ou ASB) com suas práticas clínicas restritas, mas também outros sujeitos sociais desenvolvendo práticas as quais, repercutindo na saúde, não são práticas clínicas (Botazzo, 2013b: 55).

E o texto finaliza com a perspectiva histórica da transformação contida no enfoque dos Determinantes Sociais de Saúde:

[...] pode-se afirmar que o modo mais consequente de ampliar os limites e as funções sociais da odontologia seria a crítica à explicação ecológica da doença e, por extensão, do seu caráter a-histórico, biologizante e individual. A compreensão do processo saúde/doença a partir da sua determinação social tem um potencial transformador muito grande. [...] É em torno dessa tarefa de transformação que os profissionais da saúde bucal devem hoje se posicionar, se pretendem desenvolver sua ação profissional no campo da saúde [...] (Botazzo, 2013b, ibidem).

MARCOS REFERENCIAIS DE UM PENSAMENTO CRÍTICO: A SAÚDE BUCAL COLETIVA

Nas entrelinhas do manuscrito fundador está explicitado que as principais influências teóricas são muito próximas daquelas da SC brasileira, como o marxismo, e outras derivadas do pensamento de Michel Foucault, ambas presentes, por outro lado, na tese de doutoramento de Sérgio Arouca denominada "O dilema preventivista" (Arouca, 2003).

O marxismo é termo que expressa influência do pensador alemão Karl Marx não apenas do ponto de vista da produção de conhecimento sobre o mundo social, mas também de sua faceta mais conhecida, a da formação dos países de economia planejada, socialistas ou comunistas, no início do século XX. Ao longo do tempo, o marxismo tem influenciado os mais diversos setores da atividade humana, desde a política até a prática sindical e de saúde, além das ciências, na análise e interpretação de fatos sociais. É com base na concepção materialista da História que pode ser interpretada a vida social conforme a dinâmica existente entre a base econômica das sociedades e sua superestrutura ideológica (as formas do direito, por exemplo), e das lutas de classes, como expressão dos conflitos entre aqueles que detêm os meios de produção e aqueles outros que, despossuídos de tais meios, dispõem apenas de sua força de trabalho, a qual, convertida em mercadoria, será objeto de trocas no mercado. A perspectiva marxista também está presente de algum modo na discussão contemporânea sobre os determinantes estruturais das desigualdades em saúde (Brasil, 2008).

Na saúde, Ricardo Bruno Mendes-Gonçalves também formulou o conceito de processo de trabalho em saúde a partir do pensamento marxista. Para essa corrente teórico-filosófica, o trabalho foi reorganizado e desenvolvido nas sociedades capitalistas a partir de dois eixos: a igualdade e o consumo. As sociedades capitalistas se baseiam na aceitação da ideia (dominante) de que a igualdade é tanto desejável como possível; assim, em sua dinâmica política e ideológica, ampliam-se os direitos garantidos às classes subalternas, especificamente o direito de consumo. A crítica mais contundente tem sido aquela que aponta que a liberdade (de consumir, ou de pensamento, por exemplo) é limitada, já que a ascensão dos "melhores" não é regulada por iguais posições de partida, portanto sem igualdade efetiva (Mendes-Gonçalves, 1992).

No caso da saúde, a intervenção estatal, nas sociedades em que predomina o modo de produção capitalista, é uma maneira de controlar a doença e recuperar a força de trabalho em escala social relativamente ampla e de ampliar os direitos e o consumo das classes subalternas, garantindo certa igualdade de condições de saúde. O acesso a intervenções estatais na saúde bucal também visaria à redução da dor ou do agravo para recuperar a força de trabalho, e não necessariamente a resolução das necessidades pessoais. Aqui, há similaridade com o enunciado de Foucault quanto à Saúde Pública nas sociedades capitalistas industriais se constituir como "medicina da força de trabalho" (Foucault, 1979). Faz-se pertinente, portanto, o conceito de necessidade de saúde. Para o pensamento sociológico, e não apenas em Marx, *necessidade* é o que precisa ser satisfeito para que obrigatoriamente a vida continue. Dizendo de outra maneira, necessidade não pode ser coisa supérflua ou um luxo; ao contrário, é coisa dotada de essencialidade cuja não satisfação é causa de disfunção social, uma vez que "o supérfluo é inútil ou menos útil que o necessário. Aquilo que é superior ao essencial pode faltar sem prejudicar gravemente o jogo das funções vitais" (Durkheim, 1999).

A satisfação de necessidades está potencialmente colocada no produto de um processo de trabalho – conjunto de operações que transformam um objeto de trabalho em um produto – que será a resposta à necessidade que gerou o processo de trabalho. Em nosso caso, os serviços públicos de urgência em odontologia, no específico processo de trabalho em saúde, e tendo como objeto a dor dental, por exemplo, produzem sua eliminação para recuperação da força produtiva, eliminação que se efetiva, na maior parte dos casos, pela extração do dente "incômodo". Portanto, o processo de trabalho contém, em um de seus momentos, a necessidade que dá origem ao processo que, por sua vez, terminará em um produto, que potencialmente responderá à necessidade. Esta será reiterada ou se ampliará, dando origem a outro processo de trabalho.

A crítica às várias "odontologias" (sanitária, social, comunitária ou simplificada) está relacionada com o caráter apenas disciplinador de suas práticas a partir dos conflitos de classe (controle das funções corporais), com as desigualdades, definidas historicamente entre as condições de produção e consumo. Há avanços nessa perspectiva, mas na saúde bucal, por exemplo, o acesso aos serviços públicos de saúde ainda se acha marcado por essa perspectiva disciplinadora, que faz da odontologia uma biopolítica, e que a SBC quer superar (Botazzo, 2000, 2006).

Sobre a teoria das necessidades em Marx, Heller (1986) analisa o conceito de necessidades sociais como a necessidade dos dominantes apresentadas como válidas e universais. São os grupos sociais política e economicamente dominantes que decidem quais são as necessidades justas, determinando assim as necessidades da maioria (Heller, 1986). O Estado é o lugar privilegiado onde são definidas as necessidades de saúde; como as demais categorias, também essas necessidades são inicialmente definidas como universais, portanto comuns a todos, mas é preciso lembrar que a definição delas foi processada como exercício político garantido pelo monopólio ou hegemonia dos grupos dominantes que detêm o controle do aparelho de Estado.

A crítica fundamental é que as necessidades de saúde estão quase sempre referidas à assistência, representada pela oferta de serviços de saúde, mas seu papel deve ir além de tomar como objeto as diferentes necessidades dos indivíduos das diferentes classes sociais, que habitam determinado território, em direção ao direito universal à saúde. O pensamento marxista permanece atual, com importantes contribuições em distintas perspectivas a serem permanentemente renovadas no campo teórico, de modo a alimentar a um só tempo a produção de conhecimento e a ação política.

Como ressaltado previamente, a influência de Michel Foucault está relacionada com sua produção acadêmica com respeito à biopolítica como intervenção do Estado por meio da medicina. A questão da historicidade dos conceitos e das práticas, isto é, de vincular teoria e prática e demarcar, de modo inequívoco, a dependência da organização tecnológica na produção dos cuidados de saúde com a época ou a formação social e histórica, também é considerada. Uma terceira contribuição de Foucault para esse espaço é seu *centramento* na "vida" e nos diferentes processos de subjetivação (Foucault, 1979).

Cabe destacar que outras influências teóricas serão necessárias para sua consolidação como pensamento crítico e estão relacionadas com o avanço nas práticas propriamente ditas, que serão descritas a seguir. É recente a influência de pensadores da ciência política, do planejamento e gestão e também dos Determinantes Sociais da Saúde.

PRÁTICAS E CONCEITOS DA SAÚDE BUCAL COLETIVA

Prática é expressão que revela o fazer humano, articulado com a reflexão crítica, uma práxis que articula pensamento e ação. Logo, é espaço de produção de novos saberes e novos fazeres. Desnecessário afirmar que toda prática é social e, portanto, marcada pelas contradições próprias de sociedades capitalistas como a brasileira. Nesse sentido, a expansão da rede de serviços públicos de saúde, incluindo a saúde bucal, tem possibilitado, nos últimos 30 anos, uma produção de práticas reveladas na produção científica de grande magnitude, que tem crescido ano a ano. A análise dessa produção aponta que, embora haja ênfase crescente, como se verá a seguir, na publicação de estudos epidemiológicos, as subáreas de política, planejamento e gestão e das ciências sociais têm ganhado menos espaço em conjuntos expressivos de publicações. O Quadro 43.1 sistematiza estudos relevantes publicados até 2012 na base de dados Scielo nas áreas de política e planejamento e gestão em saúde bucal.

Cinco estudos se debruçaram sobre a formulação de uma imagem-objetivo da atenção à saúde bucal no setor público no Brasil, portanto reveladora das práticas da SBC, ainda que essa proposição não tenha sido explicitada (Chaves & Vieira-da-Silva, 2007; Martelli & Cabral *et al.*, 2008; Lessa & Vettore, 2010; Arantes & Portilho, 2011; Pimentel *et al.*, 2012). A maioria desses estudos enfoca a atenção básica, mas com elementos do sistema de saúde, englobando gestão e atenção especializada. Cabe lembrar que a formulação de uma imagem-objetivo ou uma situação-objetivo é ferramenta essencial no enfoque do planejamento estratégico situacional de influência de Carlos Matus, que defendia a ideia de que, para que os programas possam ser avaliados, é necessário que sejam explicitados onde se deseja chegar, ainda que sempre um lugar provisório. Entre 2012 e 2022, pode-se afirmar que se ampliaram.

Como mencionado anteriormente, mas nunca é demais ressaltar, a definição e a explicitação da imagem-objetivo são centrais no planejamento, em todos os seus momentos, e também têm sido expressas na avaliação como um modelo lógico por meio de critérios, indicadores e padrões. É a imagem-objetivo – a situação ideal a ser alcançada – que guia o processo de planejamento. Ainda que com algumas diferenças, a atenção à saúde bucal no SUS revelou-se, a partir desses estudos, uma proposta que engloba a gestão da atenção à saúde bucal (organização do serviço) e as práticas desenvolvidas. Na gestão, chamou a atenção o consenso nos seguintes aspectos: fluoretação das águas de abastecimento público (Arantes & Portilho, 2011; Pimentel *et al.*, 2012); práticas de planejamento, programação e avaliação das ações de saúde bucal com eleição de prioridades (Chaves & Vieira-da-Silva, 2007; Lessa & Vettore, 2010; Arantes & Portilho, 2011; Pimentel *et al.*, 2012); suporte da gestão aos profissionais na execução das ações (reuniões periódicas com a coordenação de saúde com integração) (Chaves & Vieira-da-Silva, 2007; Martelli *et al.*, 2008; Lessa & Vettore, 2010; Arantes & Portilho, 2011; Pimentel *et al.*, 2012); e oferta adequada com utilização plena dos serviços de saúde bucal (Chaves & Vieira-da-Silva, 2007; Lessa & Vettore, 2010; Pimentel *et al.*, 2012).

Nas práticas de atenção à saúde, destacam-se: (1) participação de ações integradas com demais membros da equipe (análise da situação de saúde, planejamento, acompanhamento integrado de casos, mapa da área) (Pimentel *et al.*, 2012); (2) articulação da Equipe de Saúde Bucal (ESB) com instituições e outras organizações (reuniões periódicas com a comunidade, conselho de saúde com envolvimento e participação de representantes de movimentos sociais e usuários no processo de planejamento do trabalho das ESB) (Pimentel *et al.*, 2012); (3) participação da equipe nos grupos educativos (Chaves & Vieira-da-Silva, 2007; Pimentel *et al.*, 2012) e junto aos ACS (Chaves & Vieira-da-Silva, 2007); (4) avaliação periódica das ações desenvolvidas (Martelli *et al.*, 2008; Arantes & Portilho, 2011); (5) realização de diagnóstico da área adscrita (conhecimento da área e dos grupos de risco, levantamento das condições socioeconômicas e sanitárias da população ou inquéritos epidemiológicos das doenças bucais na comunidade) (Chaves & Vieira-da-Silva, 2007; Martelli *et al.*, 2008; Pimentel *et al.*, 2012); e (6) integralidade da atenção em saúde bucal (referência e contrarreferência, aumento da oferta e utilização de procedimentos especializados) (Chaves & Vieira-da-Silva, 2007; Martelli *et al.*, 2008; Lessa & Vettore, 2010; Arantes & Portilho, 2011).

Há divergências importantes quanto à organização da prática clínica, já que o tratamento completado ainda é enfatizado, mas sem uma análise da transposição acrítica desse modelo clínico da prática privada da odontologia de mercado e também do sistema incremental da extinta Fundação Serviços de Saúde Pública (FSESP), para dentro da SBC, ao interior dos serviços públicos de atenção à saúde bucal. Além disso, é parte de uma perspectiva inovadora a escuta sobre as subjetividades dos usuários que influenciam fortemente a prática clínica e têm sido negligenciadas (Barros & Botazzo, 2011). Estudos que analisaram a inovação na produção do cuidado em saúde bucal, além de confirmarem a possibilidade prática da clínica ampliada nessa área, também evidenciam a centralidade da escuta e do acolhimento do usuário como determinante para gerar conforto e bem-estar (Fonsêca *et al.*, 2016, 2018, 2021; Botazzo, 2017; Junqueira *et al.*, 2017; Santos *et al.*, 2017; Martins *et al.*, 2021; Couto & Botazzo, 2022; Pires *et al.*, 2022). A organização das práticas de saúde bucal que podem ser desenvolvidas na família ainda não obteve consenso e também revela os dissensos na consolidação desse modelo de atenção no Brasil (Moysés *et al.*, 2008).

Mais do que isso, estudos recentes explicitam a manutenção do velho por entre as estruturas do novo, de certo modo *a manutenção do estruturado anterior* que (podemos admitir), por ser o conhecido, isto é, *familiar ou um habitus*, significa a dificuldade em romper o complexo teórico-prático antigo. De fato, o conteúdo prático observado na rede básica, a despeito das modificações nas políticas e mesmo na vigência da Política Nacional de Saúde Bucal (PNSB), expressa razão e conteúdo tecnológicos próximos do modelo da FSESP (Pires & Botazzo,

Quadro 43.1 Estudos selecionados no Scielo com recorte na subárea de política, planejamento e gestão em saúde bucal, entre 2007 e 2012, no que se refere aos avanços e limites encontrados nas práticas de SBC

Autor, ano	Principais temas	Tipo de estudo	Principais avanços	Principais lacunas
Chaves & Vieira-da-Silva, 2007	Atenção à saúde bucal e a descentralização da saúde no Brasil: estudo de dois casos na Bahia	Pesquisa avaliativa	Maior suporte da gestão aos profissionais e às práticas na atenção básica, aumento da oferta da assistência odontológica, aumento das práticas educativas desenvolvidas pelos profissionais e aumento das atividades com a participação dos ACS	Não implantação dos componentes relacionados com planejamento e programação, baixa prioridade do setor odontológico dentro das políticas do setor saúde, poucas práticas desenvolvidas na família, inquéritos epidemiológicos restritos a escolares
Martelli et al., 2008	Análise da atenção à saúde bucal em municípios de Pernambuco	Pesquisa avaliativa	Há avanços em alguns municípios com a atenção à saúde bucal estruturada	Qualificação dos cirurgiões-dentistas e coordenadores Novas práticas assistenciais
Almeida & Ferreira, 2008	Práticas preventivas individuais e coletivas da saúde bucal na Estratégia de Saúde da Família (ESF) em Natal-RN	Quantitativo (questionário estruturado)	As atividades preventivas corresponderam a 41% do total de procedimentos; 91,2% realizaram aplicação tópica de flúor nas atividades coletivas escolares	Práticas preventivas voltadas para a cárie dental junto a escolares, sem ampliação para outros grupos e espaços sociais
Pereira et al., 2009	Impacto da ESF na utilização de serviços odontológicos	Quantitativo (inquérito domiciliar)	Impacto positivo na utilização de serviços odontológicos da Equipe de Saúde Bucal (ESB) apenas quando comparada a áreas não cobertas pela ESF	As áreas cobertas com ESB não referiram maior utilização do que aquelas com ESF e sem ESB. Foi maior a utilização apenas na faixa etária até 12 anos
Lessa, & Vettore, 2010	Gestão da atenção básica em saúde bucal no município de Fortaleza, Ceará, entre 1999 e 2006	Pesquisa avaliativa	Adequação da gestão da Atenção Básica (AB) em saúde bucal ao modelo de vigilância em saúde nas dimensões planejamento e programação, suporte da gestão aos profissionais, oferta da assistência odontológica e integralidade da atenção	A utilização de serviços está comprometida porque, enquanto a "cobertura de primeira consulta odontológica" reduziu, a "proporção de procedimentos odontológicos especializados em relação às ações individuais da AB" apresentou discreto aumento. Incipiência das atividades de planejamento e avaliação das ações de saúde bucal na AB
Nascimento et al., 2010	Saúde bucal na ESF: avaliação de dois modelos de atenção (método Paideia e saúde da família)	Qualitativo	Houve progresso no acesso dos usuários aos serviços, na humanização do cuidado em saúde, no acolhimento das pessoas e no vínculo entre os profissionais e os pacientes	Os resultados relativos às práticas de promoção de saúde, territorialização, abordagem interdisciplinar e qualificação das equipes indicaram a necessidade de avanços técnicos e operacionais nas duas cidades
Faccin et al., 2010	Processo de trabalho na ESF em um município da região Sul	Qualitativo	Apropriação da Saúde Bucal (SB) como campo de atuação pela equipe com integração em direção ao trabalho multiprofissional e algumas iniciativas de mudanças, notadamente o trabalho com grupos	Práticas tradicionais, como o atendimento individual curativo e o trabalho preventivo em escolas. Pouca articulação objetivando a construção coletiva de intervenções. Os cirurgiões-dentistas (CD) identificam problemas estruturais do serviço, enquanto as mudanças no processo de trabalho aparecem em segundo plano. Pode haver necessidade de melhorias estruturais, mas também o entendimento restrito sobre as potencialidades da SB na ESF como ações intersetoriais e maior uso do planejamento de intervenções
Moretti et al., 2010	Intersetorialidade na promoção da saúde nas ESB em Curitiba-PR	Quali-quanti	As atividades de saúde bucal são interdisciplinares	Não existe intersetorialidade, exceto para disponibilização de espaço físico

2015). Indo além, a análise da produção intelectual da SBC revela perda de significância para estudos baseados nas ciências sociais e humanas e predominância de estudos epidemiológicos. No entanto, mesmo esses estudos não conseguem avançar na direção de maior complexidade. Ao contrário, como mostra a análise de 375 artigos de saúde bucal publicados em *Ciência e Saúde Coletiva*, entre 2000 e 2019,

> É possível assinalar que a natureza dos estudos epidemiológicos ainda não ultrapassou a barreira da mensuração dos fatores e deve-se considerar o seu vínculo inseparável com a dimensão social, ou seja, os estudos de base epidemiológica são ainda descritivos e exploratórios em parte dos casos (Ferreira *et al.*, 2020).

A explicitação da imagem-objetivo apontada nesses estudos revela também a influência das diferentes propostas de modelos de atenção alternativos na arena da saúde coletiva que podem atuar sobre a demanda ou sobre as necessidades de saúde (Paim, 2008). No caso da saúde bucal, como as necessidades acumuladas ainda são grandes, o foco na melhor organização para atendimento da demanda tem sido pouco investigado, com pouca problematização sobre as repercussões equivocadas do modelo do tratamento completado, da odontologia privatista, para a SC no âmbito público.

Observa-se que ganhou força, no início do século XXI, a Saúde da Família como estratégia de organização da atenção básica e do sistema municipal de saúde. A saúde bucal é parte desse espaço e será fortemente influenciada por esses desafios. As singularidades das experiências municipais reveladas no Quadro 43.1 apontam ainda para algumas semelhanças, como:

1. Dificuldades para superar o modelo de atenção em saúde bucal focado nos grupos populacionais tradicionalmente priorizados, como escolares, pré-escolares e bebês (Faccin *et al.*, 2010; Soares *et al.*, 2011; Almeida *et al.*, 2012).
2. O pouco avanço nas práticas de planejamento, revelando inabilidades da capacidade de governo das equipes de saúde bucal (Soares & Paim, 2011), que não incluem a realização da análise da situação de saúde (inquéritos epidemiológicos), pouca prática programática e, consequentemente, avaliações assistemáticas, quando existentes (Chaves & Vieira-da-Silva, 2007; Nascimento *et al.*, 2009).
3. O aumento da oferta de assistência odontológica não tem sido acompanhado pelo aumento da utilização (Cunha *et al.*, 2011), revelando barreiras de acesso que podem estar no modo de organização da prática clínica (ênfase equivocada no tratamento completado e não incorporação de tecnologias de gestão, como a marcação permanente de consultas com substituição permanente de faltosos).
4. A inexistência de ações intersetoriais, que não é uma questão apenas da SBC. É um desafio a ser superado pelo sistema de saúde brasileiro, mas revelado nos estudos publicados (Moretti *et al.*, 2010).

Uma abordagem integradora, proposta na Figura 43.1, busca articular componentes da epidemiologia e da gestão, da clínica e das subjetividades na organização das práticas da SBC. Defende-se a ideia de que o foco são as necessidades de saúde bucal, produto de um conjunto de Determinantes Sociais da Saúde a serem enfrentados. As distintas dimensões devem estar articuladas na formulação de intervenções no nível local.

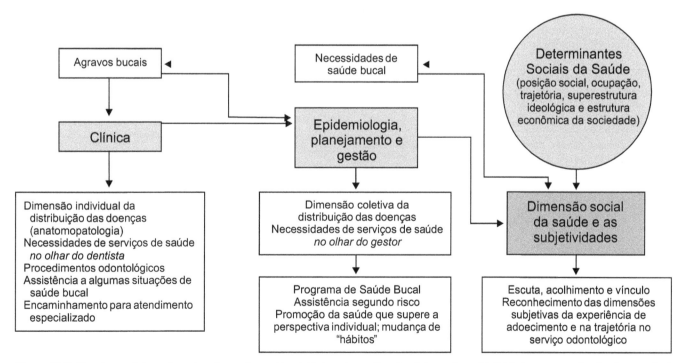

Figura 43.1 Abordagem integradora das dimensões epidemiológica, da gestão, da clínica e das subjetividades na organização da atenção à saúde bucal.

CONCLUSÕES PROVISÓRIAS

Boa parte dos limites apontados nas práticas da SBC é produto de um processo histórico em superação. O predomínio das práticas tradicionais, por exemplo, é resultado das disposições dos agentes desse subespaço[6], oriundos da permanência do *habitus* da odontologia de mercado, que se situam no limite entre a perspectiva estritamente odontológica na qual foram formados e aquela ampliada, que exige novas disposições (Bourdieu, 1994; Chaves & Rossi, 2021). Assim, no espaço de luta da saúde bucal, o movimento da SBC e de agentes militantes na RSB – e concomitantemente do campo odontológico, já apresentado neste capítulo – tem desenvolvido uma série de reflexões na tentativa de romper com a odontologia preventiva e social e as demais odontologias, buscando ampliar os objetos da prática dita de atenção à saúde bucal, cujo modelo, espera-se, é parte do desenvolvimento do próprio espaço de luta da SC brasileira.

Ainda permanece forte a reflexão filosófica do que pode significar a SBC e a bucalidade como componente inovador desse movimento de saberes e práticas. A SBC permanece como militância, ativismo político e trabalho permanente dos trabalhadores da saúde bucal que estão na ponta, que ocupam a equipe de saúde bucal, os centros de especialidade, de todos os trabalhadores da saúde bucal que fazem a saúde bucal coletiva. A SBC talvez possa se conformar, não como um paradigma no sentido kuhniano (resolução de quebra cabeças) (Kuhn, 1998), situação suficientemente debatida por Moisés & Sheiham (2003), que suspenderam a SC como ciência dura, mas que, como ciência, possa encontrar e solucionar problemas, e antes se constituir como uma comunidade epistêmica, ou seja, uma comunidade de pensadores ou, ainda, várias comunidades epistêmicas no sentido mesmo formulado por Ludwik Fleck (1986). Portanto, no âmago da SBC podemos constatar diferentes influências e linhas de investigação, desde a discussão da história social da cárie, da disciplinarização bucal, da incorporação de análises sociológicas sobre o espaço estruturado e estruturante, da economia, da ciência política e da antropologia e também, naturalmente, incluindo a clínica.

Nesse sentido, sugerimos como relevante acolher, sentir e pensar

> (...) a clínica ampliada, a clínica do acolhimento e do desvio, como lugar de escuta e paciente-centrado, pois estes são lugares onde está o Outro. É preciso pensar também o "a priori", fazer a crítica ao "a priori" odontológico. Esse termo como categoria, como conhecimento que antecede a experiência, uma categoria idealista kantiana, supõe que na consciência do sujeito existe algum conhecimento que antecede a experiência. O bom conhecimento deriva da experiência. É, todavia, um processo múltiplo e complexo de conhecimento do Outro e de si. O paciente não pode ser concebido *a priori;* antes, deveria ser como

conhecimento a partir da experiência do encontro, com base no contato e no conhecimento do paciente e seu caso, construído dialogicamente no jogo da anamnese. Contudo, observa-se que o *a priori* na prática odontológica, quando realizada nos sistemas de produção em massa de procedimentos e prescrições, é um conhecimento que em geral opera sem ter relação com o estado clínico do paciente, sendo antes uma definição política prévia de qual deverá ser a conduta [técnica] do profissional frente à lesão ou ao mal-estar do paciente. É assim que ela, na sucessão infinita de casos todos mais ou menos aparentados, é confirmada como invariabilidade (Mendes-Gonçalves, 1992), um fantasma que aparece para o dentista. Essa invariabilidade não é compatível com a a produção do cuidado, cujo arranque se inicia com a escuta, e ambas vêm a se constituir como o cerne da clínica ampliada (Botazzo, 2022).

Pelo exposto, podemos afirmar que o conceito de SBC é dinâmico, indicando potência conceitual e o fato de haver apropriação por parte de diferentes coletivos reforça essa tendência. Pode-se imaginar que devemos ter cuidado com essa conclusão, mas o fato é que o constante debate no interior dos coletivos tem servido para manter o conceito e a prática a ele conexa em permanente tensionamento. Como se sabe, o conceito de SBC é um construto. Nessa condição, é dotado de historicidade e encontra-se permanentemente aberto a um fértil diálogo polissêmico. Assim, *fazer* o conceito é tarefa de muitos sujeitos e não apenas do ponto de vista estritamente conceitual, mas também ao trabalho dele derivado. Sem dúvida, muitas questões ligadas ao fortalecimento da SBC, teoria e prática, estão postas, e as principais foram aqui elencadas, podendo ser resumidas do seguinte modo: (1) escuta e acolhimento como categorias centrais, com modificação do processo de trabalho bucal; (2) inovar (sentir e agir) na produção do cuidado de novo tipo, rompendo com a lógica técnica e protética do procedimento; (3) instaurar o método clínico como um dos pilares na clínica ampliada de saúde bucal, rompendo com o *a priori* odontológico (invariabilidade da doença); (4) *desdentarizar* a formação odontológica (Botazzo, 2017, 2022).

Parafraseando Paim (2008) na análise da RSB como *ideia, movimento, proposta, projeto e processo*, a SC no Brasil tem se constituído em movimento de ideias (movimento ideológico), transformando-se em movimento social que tem tido potencial de produzir propostas, projetos e processos em curso (Paim, 2008). Cabe perguntar como tem ocorrido esse processo entre os agentes envolvidos com o objeto saúde bucal, por um lado, com as lutas próprias do campo ou espaço odontológico na investigação e implementação de políticas e, por outro, comprometidos com o movimento da SC no Brasil.

Referências

Almeida FCS, Cazal C et al. Reorganization of secondary and tertiary health care levels: impact on the outcomes of oral cancer screening in the São Paulo State, Brazil. Brazilian Dental Journal 2012; 23:241-5.

Arantes LJ, Portilho JAC. Reorientação da Atenção Básica em Saúde Bucal em Unaí-MG. Tempus – Actas de Saúde Coletiva 2011; 5(3):77-87.

---

[6]Conceito oriundo de Bourdieu (1994), como um espaço de relações entre agentes que disputam a definição legítima dos objetos (p. ex., de intervenção, de investigação, de priorização), de interesse universal. É espaço dinâmico de relações objetivas, caracterizado por uma distribuição desigual de recursos entre os agentes em disputa sobre a dominação do que é legítimo nesse campo.

Arouca ASS. O dilema preventivista: contribuição para a compreensão e crítica da medicina preventiva. São Paulo-Rio de Janeiro: Unesp-Fiocruz, 2003.

Barros RS, Botazzo C. Subjetividade e clínica na atenção básica: narrativas, histórias de vida e realidade social. Ciência & Saúde Coletiva 2011; 16:4337-48.

Botazzo C. Da arte dentária. Hucitec/FAPESP, 2000.

Botazzo C. Sobre a bucalidade: notas para a pesquisa e contribuição ao debate. Ciência & Saúde Coletiva 2006; 11:7-17.

Botazzo C. Saúde bucal coletiva. Anotações e comentários sobre um texto antigo (prefácio). In: ___. Diálogos sobre a boca. São Paulo: Hucitec, 2013a: 17-37.

Botazzo C. Saúde Bucal Coletiva. In: ___. Diálogos sobre a boca. São Paulo: Hucitec, 2013b: 39-55.

Botazzo C. A saúde bucal nas práticas coletivas de saúde. In: ___. Diálogos sobre a boca. São Paulo: Hucitec, 2013c: 56-80.

Botazzo C. O conhecimento pelas mãos. Revista da Abeno, 2017; 17: 2-19.

Botazzo C. Novos significados para o conceito de saúde bucal coletiva. Disponível em "Diálogos Bucaleiros: Reflexões Contemporâneas sobre Saúde Bucal Coletiva". Disponível em: https://www.youtube.com/watch?v=yqnU6913W14&t=106s, 6:04 a 21:58. Acesso em 12 ago 2022.

Bourdieu P. Raisons Pratiques. Sur la théorie de l'áction. Paris: Seuil, 1994.

Bourdieu P, Accardo A et al. A miséria do mundo. Tradução de Mateus S. Soares Azevedo e colaboradores. Petrópolis: Vozes, 1998.

Brasil. Saúde, Conselho Nacional sobre Determinantes Sociais da Saúde. As causas sociais das iniquidades em saúde no Brasil. Rio de Janeiro: Fiocruz, 2008: 220. Disponível em: http://www.cndss.fiocruz.br/ pdf/home/relatorio.pdf.

Chaves SCL, Vieira-da-Silva LM. Atenção à saúde bucal e a descentralização da saúde no Brasil: estudo de dois casos exemplares no Estado da Bahia. Cadernos de Saúde Pública 2007; 23:1119-31.

Chaves SCL, Rossi TRA. Covid-19 and the possible effects on oral health care: Considerations on the dentistry field. International Journal of Development Research, 2021: 11(10):51351-4.

Couto JGA, Botazzo C. Bocas trabalhadoras e os reparos possíveis em tempos de pandemia. Trabalho, Educação e Saúde (online), 2022; 20:1-16.

Couto JGA, Botazzo C. "Prefiro mexer no coração a mexer na boca": reflexões sobre o cuidado em saúde bucal. Saúde Soc São Paulo, 2022; 31(2):e210709pt.

Cunha BAT, Marques RAA et al. Saúde bucal em Diadema: da odontologia escolar à estratégia saúde da família. Saúde e Sociedade 2011; 20:1033-45.

Donnangelo MCF. A pesquisa na área da Saúde Coletiva – A década de 1970. In: Buss PM (org.) Ensino da saúde pública, medicina preventiva e social no Brasil. Rio de Janeiro: ABRASCO, 1983; 2:17-35.

Durkheim E. Coleção Sociologia 1. Coleção Grandes Cientistas Sociais. São Paulo: Ática, 1999.

Faccin D, Sebold R et al. Processo de trabalho em saúde bucal: em busca de diferentes olhares para compreender e transformar a realidade. Ciência & Saúde Coletiva 2010; 15:1643-52.

Ferreira EF, Ferreira RC, Botazzo C, Gomes VE, Rodrigues LG, Vargas AMD. A ciência da saúde coletiva por escrito: contribuição para estudos em saúde bucal coletiva. Ciência & Saúde Coletiva, 2020; 25: 4875-86.

Fleck L. La génesis y el desarrollo de un hecho científico. Introducción a la teoria del estilo de pensamiento y del colectivo de pensamiento. Prólogo de Lothar Schäfer e Thomas Schnelle. Tradução Luis Mena. Revisão Angel Gonzáles de Pablo. Madrid: Alianza Editorial, 1986.

Fonsêca GS, Junqueira SR, Botazzo C. Faces e disfarces da formação em Odontologia: revelando e conceituando o ensino da odontologia in vitro. Tempus Actas de Saúde Coletiva, 2021; 12:163-78.

Fonsêca GS, Pires FS, Junqueira SR, Souza CR, Botazzo C. Redesenhando caminhos na direção da clínica ampliada de saúde bucal. Saúde e Sociedade, 2018; 27:1174-85.

Fonsêca GS, Junqueira SR, Botazzo C, Carvalho YM, Araújo, ME. A clínica do corpo sem boca. Saúde e Sociedade, 2016; 25:1039-49.

Foucault M. O nascimento da medicina social. In: Foucault M. Microfísica do poder. Rio de Janeiro: Graal, 1979: 79-98.

Heller A. Teoría de las necesidades en Marx. Pensamiento Contemporáneo. 3. ed. Editora Península, 1998; 182.

Junqueira SR, Fonsêca GS, Silveira F, Watanabe MGC, Botazzo C. Projeto Inovação na Produção do Cuidado em Saúde Bucal. Revista de Graduação USP, 2017; 2:149-56.

Lessa CFM, Vettore MV. Gestão da atenção básica em saúde bucal no Município de Fortaleza, Ceará, entre 1999 e 2006. Saúde e Sociedade 2010; 19:547-56.

Kuhn TS. A estrutura das revoluções científicas. Editora Perspectiva, 5 Edição, 1998. 259p.

Martelli PJ, Cabral APS et al. Análise do modelo de atenção à saúde bucal em municípios do estado de Pernambuco. Ciência & Saúde Coletiva 2008; 13:1669-74.

Martins AA, Sol NAA, Botazzo C, Pezzato LM. Ampliação da clínica de saúde bucal em um centro de saúde do município de Campinas a partir de uma perspectiva grupal. Revista da APS (online), 2021; 22:510-29.

Mendes-Gonçalves RB. Práticas de saúde: processos de trabalho e necessidades. São Paulo: Centro de Formação dos Trabalhadores em Saúde da Secretaria Municipal de Saúde, 1992. Cadernos Cefor 1 – série Textos.

Moretti AC, Teixeira FF et al. Intersetorialidade nas ações de promoção de saúde realizadas pelas equipes de saúde bucal de Curitiba (PR). Ciência & Saúde Coletiva 2010; 15:1827-34.

Moysés SJ, Sheiham A. A saúde bucal coletiva: personagens, autores ou Pirandello de novo? In: Kriger L (org.) Promoção de saúde bucal: paradigma, ciência, humanização. Rio de Janeiro: Artes Médicas, 2003: 387-442.

Moysés S, Kriger L et al. Saúde Bucal das Famílias: trabalhando com evidências. São Paulo: Editora Artes Médicas, 2008.

Narvai PC. Odontologia e Saúde Bucal Coletiva. Rio de Janeiro: Hucitec, 1994.

Nascimento AC, Moysés ST et al. Oral health in the family health strategy: a change of practices or semantics diversionism. Revista de Saúde Pública 2009; 43:455-62.

Nunes ED. Sobre a sociologia da saúde. Origens e desenvolvimento. São Paulo: Hucitec, 1999.

Paim JS. Modelos de atenção à saúde no Brasil. In: Giovanella L, Escorel S. Políticas e Sistema de Saúde no Brasil. Rio de Janeiro: Fiocruz, 2008: 547-74.

Paim JS. A reforma sanitária brasileira e o Sistema Único de Saúde: dialogando com hipóteses concorrentes. Physis, 2008; 18:625-44.

Pimentel FC, Albuquerque PC et al. Caracterização do processo de trabalho das equipes de saúde bucal em municípios de Pernambuco, Brasil, segundo porte populacional: da articulação comunitária à organização do atendimento clínico. Cad Saúde Pública 2012; 28:s146-s157.

Pires FS, Fonsêca GS, Souza CR, Botazzo C. Clínica e a saúde bucal no SUS. Revista da Abeno, 2022; 22:1725-26.

Santos BRM, Clara AS, Fonsêca GS, Pires FS, Souza CR, Botazzo C. Formação em Saúde Bucal e Clínica Ampliada: por uma discussão dos currículos de graduação. Revista da Abeno, 2017; 17:63-86.

Soares CLM, Paim JS. Aspectos críticos para a implementação da política de saúde bucal no Município de Salvador, Bahia, Brasil. Cad Saúde Pública 2011; 27:966-74.

Soares FF, Figueiredo CRV et al. Atuação da equipe de saúde bucal na estratégia saúde da família: análise dos estudos publicados no período 2001-2008. Ciência & Saúde Coletiva 2011; 16:3169-80

44 Nem Tecnoforia nem Tecnofobia – Abordagem Crítica da Incorporação das Tecnologias Digitais na Saúde

Ilara Hämmerli Sozzi de Moraes • Marcelo Fornazin

*Podem cortar todas as flores,
mas não conseguirão deter a primavera.*
(citação atribuída a Pablo Neruda, 1904-1973)

PONTO DE PARTIDA

Dez anos depois ... Atualizar o conteúdo do capítulo, escrito em 2012. Trata-se de um convite desafiador! Seu intuito se mostra estimulante: visitar a própria produção de conhecimento e, com o olhar da atualidade, refletir sobre as transformações ocorridas nos últimos 10 anos. Convite aceito! Ato contínuo, novos estudos e análises iniciam-se de forma entusiástica. No entanto, logo aos primeiros resultados delineia-se melancólico panorama do Brasil atual que faz brotar, em mentes e corações, palavras como desmonte, destruição, desalento e desesperança.

A primeira aproximação de análise do quadro brasileiro recente está carregada de evidências que explicam o sentimento de tristeza e indignação. Observa-se o sucateamento das universidades e da Ciência e Tecnologia pelos cortes financeiros, bem como a desorganização do ensino, desde o básico até o superior. Instituições históricas do desenvolvimento do Estado brasileiro estão fragilizadas, como o Instituto Brasileiro de Geografia e Estatística (IBGE), que não tinha orçamento para realização do Censo Demográfico em 2020, com previsão de ir a campo apenas no segundo semestre de 2022, rompendo a série histórica decenal. Outro exemplo do desmonte ocorre no Instituto Nacional de Pesquisas Espaciais (INPE) que, além da exoneração de quadros históricos de renomada excelência, não conta com recursos suficientes para continuar o Programa Espacial Brasileiro. Situação semelhante ocorre em instituições relacionadas com o meio ambiente, como o Instituto Chico Mendes de Conservação da Biodiversidade (ICMBio), o Instituto Brasileiro do Meio Ambiente e dos Recursos Naturais Renováveis, mais conhecido pelo acrônimo IBAMA e a Fundação Nacional do Índio (FUNAI).

Na saúde, em plena pandemia da Covid-19 e a mais grave crise sanitária de nossa história, o governo ataca o Programa Nacional de Imunização e promove mais cortes no financiamento do Sistema Único de Saúde (SUS). Observa-se, também, o desmonte das políticas sociais com o consequente retorno do Brasil ao Mapa da Fome da Organização das Nações Unidas (ONU) e o agravamento de doenças negligenciadas e dos Determinantes Sociais da Saúde. Em relação aos sistemas de informação em saúde de base nacional, foram descontinuados mecanismos de monitoramento da qualidade da informação. Assim como não houve desenvolvimento recente de ações de inclusão digital para capacitação de profissionais e de conselheiros de saúde, bem como de cidadãos. A Rede Interagencial de Informação para a Saúde (Ripsa) foi desmobilizada, e o Brasil perdeu uma iniciativa inovadora que desenvolveu metodologia ímpar com ampla participação da excelência nacional e decisões por consenso. Processos de fortalecimento de instâncias de governança da Informação e Tecnologia da Informação em Saúde (ITIS) nos estados e municípios foram interrompidos, retrocedendo esforços de descentralização dos últimos 30 anos.

Porém, com o andamento do estudo, emerge, ao mesmo tempo, o longo e árduo esforço de coletivos de profissionais, gestores e cidadãos que por décadas se dedicaram à construção de saberes e práticas relacionados com a ITIS – espaço de relações de poder e produção de saberes (Moraes, 2002). Trabalho e luta que resultaram no desenvolvimento de bens públicos, cujos sujeitos históricos, mais recentemente, precisaram concentrar seus esforços na resistência ao desmonte!

A análise do momento atual – do presente – dá acesso tanto ao passado como ao futuro que se pretenda

Capítulo 44 • Nem Tecnoforia nem Tecnofobia – Abordagem Crítica da Incorporação das Tecnologias Digitais na Saúde

construir. Mesmo em conjunturas de retrocessos, as conquistas sociais deixam suas marcas gravadas na práxis do presente, onde escolhas atuais direcionam o caminho a ser trilhado. Portanto, o respeito ao passado e a esperança na possibilidade tanto de sua reconstrução como no desenvolvimento de avanços em um futuro próximo constituem a força motriz para elaboração final dos estudos que fundamentam a atualização do capítulo.

Esse é o sentido da citação de Pablo Neruda... apesar do desmonte, da destruição... a primavera virá carregada de perspectivas de mudanças, voltadas para o fortalecimento do SUS, do Bem Comum e da consolidação do princípio que a ITIS, desenvolvida, produzida, gerida e disseminada no âmbito do SUS, constitui em Bem Público, patrimônio da sociedade brasileira. Portanto, o objetivo deste capítulo será alcançado se conseguir não só informar, mas também fomentar uma reflexão crítica e propositiva, sob a égide da esperança, na construção de um futuro melhor. Essa atitude é vital no debate de temas que envolvem dimensões essenciais da humanidade, como a saúde, a informação e suas tecnologias (analógicas e digitais).

INTRODUÇÃO

[...] cidadãos espanhóis afirmaram seus direitos ao futuro humano quando desafiaram o Google exigindo "o direito de serem esquecidos". Esse marco histórico alertou o mundo sobre a rapidez com que preciosos sonhos de um futuro digital mais justo e democrático estavam se transformando em pesadelo, trazendo sombrios presságios de um confronto político global referente à fusão de capacidades digitais e ambições capitalistas (Zuboff, 2021: 43)

Tecnologia – tecno (do grego *tekhne* – técnica, arte, ofício) + logia (estudo) – carrega em sua essência a ideia de um artefato posto à disposição do humano em sua busca pelo controle da Natureza, da Vida e da Morte. Caminho que expressa certa pulsão em expandir o domínio e o poder que, na contemporaneidade, chega a transformar a tecnologia em um fim em si mesmo. Essa concepção alimenta um pensamento de que o avanço da tecnologia irá, por si só, apresentar respostas aos desafios da sociedade, como se fosse um *deus ex machina*. Portanto, observa-se em diversos setores (econômicos, acadêmicos, políticos, midiáticos) verdadeira euforia (do grego *euphoria*, estado de contentamento intenso, mas breve, passageiro, mais exteriorizado que efetivo) em relação às promessas do uso da tecnologia em prover o bem-estar da sociedade. Esse é o sentido do termo *tecnoforia* que aparece no título do capítulo.

Essa *tecnoforia* embota o exercício de um pensamento crítico, empobrece reflexões sobre seus potenciais riscos, ameaças e vulnerabilidades, minimiza implicações éticas e, em função da imensa cadeia econômica envolvida e dos imensos interesses econômicos, cerceia iniciativas e vozes que lançam luz sobre essa dinâmica. Estabelecem-se assim contextos de tensionamento que às vezes tombam para posturas tão intransigentes quanto a *tecnoforia*: trata-se da *tecnofobia*. Fobia (do grego *phobia*, medo exagerado, aversão, manifestação extrema sob a forma de barreira) que leva a exageros, que também embota o exercício do pensamento crítico e impede a identificação de relevantes contribuições da tecnologia para o bem-estar da sociedade.

Diante da *tecnoforia* e da *tecnofobia*, a questão é debater critérios de validação das críticas e das proposições. Assim, sugere-se romper com pensamentos bipolares e polêmicas estéreis, ao produzir saberes e práticas que compreendam a complexidade do significado das tecnologias digitais na sociedade e, ao mesmo tempo, a imperiosa necessidade de manutenção da soberania do Estado brasileiro diante de um éthos neoliberal hegemônico.

Trata-se, portanto, de questão a ser respondida coletivamente, diante de um desafio posto ao projeto de civilização continuamente em construção, conforme a determinação histórica de cada tempo e lugar. Nesse caminhar, é importante manter-se atento para "não jogar fora a criança junto com a água do banho". Dito de outra forma, reconhecer benefícios advindos de avanços tecnológicos sem perder a capacidade do exercício do pensamento crítico sobre ameaças a princípios civilizatórios, à democracia e soberania de um povo. A mente, inquieta pelo desejo do conhecimento que diminua injustiças e sofrimentos, deleita-se em abrir trilhas pelas quais desenvolva análise cuidadosa, que desvende o que está na sombra, encobrindo o que pode ser resposta a um problema, sem intransigência e radicalismo arbitrário.

Diante da complexidade do tema e do atual contexto brasileiro, optou-se pela manutenção do enfoque metodológico adotado na versão de 2012. Permanece também a busca por compreender o significado, as potencialidades e as limitações existentes na conjuntura dos saberes e práticas da ITIS, que se torna o objeto do estudo, apresentado como um objeto formado por faces constituintes que se transformam em um artefato dotado de unicidade e de significado abrangente, pluridimensional e necessariamente amplo para dar conta da complexidade de sua área temática, plena de relações de poder e produção de saberes e práticas.

A área temática da ITIS está cada vez mais efervescente e inquietante no século XXI, onde transitam sujeitos históricos, portadores de interesses, visões de mundo, saberes e práticas. Os sujeitos e suas ações atravessam e interpenetram áreas de conhecimento e campos disciplinares constituídos, com seus critérios diferenciados de identidade e de valor dentro de sua referência comum à saúde. Nessa dinâmica político-epistemológica inerente à ITIS se formam zonas de interseção, de interstícios e de lacunas. Esses espaços, na hipótese que emerge, são expressões de complexas e segmentadas facetas das ciências e ações em saúde, as quais demandam marcos referenciais associados à chamada Teoria da Complexidade, que tecem a contextura da ITIS no ciberespaço em sua inserção nas relações Estado-Sociedade.

Ao definir a ITIS como o objeto da investigação, apresenta-se um construto[1] que possa ter potência para

---

[1]Termo (ou grupo de termos teóricos) usado na formulação de uma hipótese científica com o fim de explicar e prever fatos. [...] aquilo que resulta quando se procede a abstrações de ideações. Um construto é uma "classe de equivalência de processos cerebrais"; não é nem um indivíduo concreto nem uma ideia platônica (Ferrater-Mora, 2004: 562).

articular a Informação e Tecnologia da Informação (inclui telecomunicação) à Saúde. Segundo essa concepção, não existe uma entidade detentora da autoridade epistêmica, política ou tecnológica, ou seja, não há um único porta-voz representativo da ITIS. Assim, procura-se dar relevo e protagonismo ao intercâmbio, ao diálogo inter e transdisciplinar, à transversalidade teórica e prática entre áreas de conhecimento constitutivas e limítrofes à ITIS, objeto intrinsecamente complexo. Nessa direção, espera-se que seja tecida uma rede de conhecimentos que contribua para avanços comprometidos com os interesses da população por uma saúde universal, integral e equânime.

Informações e tecnologias (analógicas e digitais) subsidiam políticas públicas, pesquisas, debates e lutas que ocorrem em torno das condições de saúde-doença-cuidado de indivíduos, populações e seus determinantes. Contudo, simultaneamente, tornam-se também mercadoria de alto valor agregado (ou matéria-prima, a depender da posição na cadeia produtiva e econômica) no modelo de negócios que está em acelerada ascensão: capitalismo de dados ou capitalismo de vigilância, a depender da abordagem que se pretenda adotar. É a partir dessa tensão entre o Bem Comum e os interesses transversos na ITIS que este capítulo desenvolve sua análise.

Três dimensões de análise foram adotadas. Primeiro é apresentada análise conceitual da ITIS, na qual são discutidos os principais termos utilizados nesse campo de conhecimento. Em seguida faz-se análise descritiva que apresenta os principais sistemas de informação e fontes de dados utilizados na Saúde Coletiva (SC). Por fim, realiza-se análise crítica que busca compreender, histórica e politicamente, as possibilidades e as implicações das propostas de construção de ITIS no Brasil. Por meio dessas três dimensões, busca-se responder as seguintes questões:

- Do que se está falando quando são utilizadas denominações como Informação em Saúde, Sistema de Informação em Saúde (SIS) e Saúde Digital?
- Quais são os principais sistemas de informações em saúde, aplicativos, iniciativas no âmbito da ITIS em andamento no SUS, a partir da perspectiva da Saúde Coletiva?
- Como está ocorrendo o processo de incorporação das ITIS, em especial iniciativas associadas às denominações Saúde Digital, e-Saúde, Registro Eletrônico em Saúde e/ou Telessaúde?

As três dimensões de análise são tentativas de desvendar saberes e práticas da ITIS, aqui analisados como espaço estratégico da SC, pleno de relações de poder e produção de saber. Tenta-se, assim, escapar de uma abordagem ancorada em tecnicalidades, em que a ITIS é apresentada "despolitizada", desvinculando-a do contexto histórico, político, social e econômico em que é gerada e desenvolvida. Pretende-se evidenciar que a situação existente no presente não é a definitiva, que não há uma inexorabilidade, por exemplo, nas políticas públicas implementadas (ou em seu desmonte).

A direcionalidade trilhada pela práxis informacional representa, sempre, *uma* das formas possíveis, e não *a* única alternativa, e que esta é fruto de contextos históricos determinados em contínuo devir, construído pela ação dos homens e por um saber que se exerce sobre o homem que fala, vive e trabalha (Moraes, 2002). Espera-se, assim, contribuir para a formação de profissionais comprometidos com o exercício do dever do Estado brasileiro em garantir saúde universal, equânime e com qualidade, em um país democrático.

Por fim, cabe explicitar que a elaboração da atualização deste capítulo está pautada pela busca de respostas à seguinte pergunta de partida: no âmbito do SUS, como direcionar a incorporação da informação e tecnologia da informação em saúde (que inclui as tecnologias digitais) para que participe da superação das desigualdades sociais e da ampliação da soberania dos bens de saúde e não para servir ao poder político-econômico nacional e transnacional?

Longe da pretensão de encontrar as respostas, mas com a expectativa de contribuir com alguns subsídios, tendo como marco referencial a SC, o objetivo do presente capítulo é problematizar a atual dinâmica dos saberes e práticas da ITIS no SUS a partir da reflexão crítica sobre suas bases conceituais e epistemológicas e o contexto político historicamente determinado. Declara-se, desde o início, a adoção de certo "modo de relação com a atualidade", que não é o do espectador, mas o de um sujeito ator do presente do qual se faz parte.

DIMENSÃO DE ANÁLISE CONCEITUAL: INFORMAÇÃO EM SAÚDE, SISTEMA DE INFORMAÇÃO EM SAÚDE E SAÚDE DIGITAL – FORMAS DE EXPRESSÃO DA ITIS

O mais importante e bonito, do mundo, é isto:
que as pessoas não estão sempre iguais,
ainda não foram terminadas –
mas que elas vão sempre mudando.
(Guimarães Rosa – *Grande Sertão: Veredas*)

Um(a) autor(a), ao elaborar seu texto a ser publicado, pressupõe a existência do Outro: o(a) leitor(a)! Estabelece-se, assim, uma forma de diálogo peculiar. Em princípio, o(a) autor(a) jamais conhecerá o que pensou de seu trabalho os(as) leitores(as) que tiveram acesso ao conteúdo produzido. Mesmo assim, estabelece-se uma interação entre dois sujeitos – autor(a) e leitor(a). Efetiva-se um ato social historicamente determinado, a partir do trabalho realizado pelo(a) autor(a), quando o leitor se dedica a um esforço ativo de construção de possíveis novos significados, conclusões e pontos de partidas, segundo sua visão de mundo, interesses, fundamentos e saberes.

Na contemporaneidade destaca-se, porém, uma conjuntura em que prevalece nas relações sociais a *doxa* (simples opinião) em detrimento da *episteme* (conhecimento da realidade fundamentado no saber, na ciência), com aparecimento de muitos ruídos na interlocução. O diálogo efetivo se torna miragem. Não por mera coincidência, instaura-se, *pari*

Capítulo 44 • Nem Tecnoforia nem Tecnofobia – Abordagem Crítica da Incorporação das Tecnologias Digitais na Saúde **669**

passu, um *apparatus* tecnológico que delimita as possibilidades humanas de interagirem[2]. Uma espécie de "etiqueta" em que os textos devem ser os mais sucintos possíveis: "ir direto ao ponto", sob a alegação de que ninguém tem tempo para uma reflexão mais aprofundada.

O fenômeno das notícias falsas que se disseminam pelas redes sociais, também chamadas de *fake news*[3], emergiu em 2016 e ilustra bem o cenário de desentendimento em que se vive atualmente. Como explicam Ribeiro & Ortellado (2018), as notícias falsas são objeto de grande controvérsia, pois estão associadas à hiperpolarização do debate público e são formuladas a partir de nuances, como exageros, omissões, informações tiradas de contexto e especulações, e, no âmbito deste capítulo, acrescenta-se, a partir também da polissemia que confunde o significado das palavras. A Organização Mundial da Saúde (OMS), durante a pandemia de Covid-19, declarou que existe uma *infodemia*, que vem a ser um excesso de informações, incluindo informações falsas ou errôneas, em ambientes digitais ou analógicos (OPAS, 2020). A *infodemia* empobrece a construção coletiva de novos saberes fundamentados (*episteme*).

Nísia Trindade, ao fazer a abertura de evento na Fundação Oswaldo Cruz como sua presidente, afirma: "A Ciência não trabalha com verdades, nem com certezas absolutas, mas trabalha com as melhores evidências, com as análises, com o consenso firmado a partir das discussões que seguem os métodos científicos" (Fundação Oswaldo Cruz, 2020). No escopo deste capítulo considera-se essa frase uma excelente aproximação ao conceito de episteme.

Determinadas terminologias, de tão repetidas, ascendem a patamares de uso que as tornam "palavras da moda", sem a devida transparência acerca de que exatamente está se referindo, até outra assumir seu lugar. As palavras possuem uma dinâmica contínua de mudanças em seu significado, com nuances historicamente determinadas. Por isso, optou-se por elaborar uma breve reflexão acerca da necessidade de certo rigor acerca da conceituação adotada nos argumentos e contra-argumentos. Essa atitude de acurada atenção se torna mais premente ao serem abordadas palavras polissêmicas, inseridas em contextos com intensa disputa de interesses políticos, econômicos, sociais e culturais, como das tecnologias digitais.

A velocidade de lançamentos de produtos na área temática da ITIS contribui para que novas terminologias surjam, mas com frágil fundamentação conceitual e débil inovação epistêmica. O que, como dito, empobrece o debate em torno da construção coletiva de saberes e práticas transversais, inter e transdisciplinares, tão necessários para a compreensão das complexas implicações da incorporação das tecnologias digitais na saúde, em especial no SUS.

_____

[2]Twitter – 280 caracteres. Instagram – até 2.200, mas a partir de 125 caracteres as legendas ficarão truncadas. LinkedIn – status 50 a 100 caracteres, lembrando que existem vários locais onde se pode introduzir texto no LinkedIn, e cada um tem o seu próprio limite de caracteres. Pinterest – nome de perfil: 20 caracteres; nome de usuário: 15 caracteres. YouTube – título do vídeo: 70 caracteres.
[3]Fake news foi nomeada a palavra do ano de 2017 pela American Dialect Society. Disponível em: https://www.americandialect.org/fake-news-is-2017-american-dialect-society-word-of-the-year.

Então, quais são os fundamentos que sustentam denominações como Informação em Saúde, SIS, Saúde Digital, entre outras? São sinônimas? Têm vinculação com a mesma matriz gnosiológica? Têm algo em comum ou que as diferencie? Por óbvio, no escopo deste capítulo serão feitas tão somente algumas aproximações em torno de possíveis respostas às questões formuladas como uma contribuição ao debate e para um uso mais preciso.

Desse modo, optou-se por aprofundar reflexões conceituais de três terminologias de uso mais frequente no âmbito da SC: as duas primeiras – "Informação em Saúde" e "Sistemas de Informações em Saúde" – estão historicamente imbricadas à Saúde Pública/SC. Em relação à terceira – Saúde Digital – observa-se uma aproximação bem mais recente. No entanto, é fundamental destacar que as três expressões constituem, dentre outras, expressões objetivadas do construto ITIS, conforme aqui desenvolvido.

Afinal, a capacidade de intervir em uma situação se inicia com a fundamentação das ideias. Portanto, torna-se relevante o debate acerca do que se quer dizer ao utilizar expressões como Informação em Saúde, SIS, Saúde Digital, diante do aumento de seu uso, principalmente a partir da pandemia de Covid-19. Aliás, vale lembrar que Platão já assinalava a necessidade de ajustar os termos dentro de uma precisa terminologia.

Uma das formas de se fazer isso é explicitar a ideia, o pensamento adotado sobre o termo utilizado, quer dizer, tornar transparente a concepção, a construção de sentido, o significado que o fundamenta, ou seja, o conceito, que sempre é uma construção social historicamente determinada. Como na frase de Guimarães Rosa citada na epígrafe dessa seção – "as pessoas não estão sempre iguais, ainda não foram terminadas – mas que elas vão sempre mudando", os conceitos são por definição provisórios. Expressam uma interpretação válida, para determinado tempo e lugar, com a expectativa de contribuir para compreender do que se está falando.

Assim, inicia-se pela constatação que Informação em Saúde, SIS e Saúde Digital são terminologias que não devem ser utilizadas como sinônimas. Guardam diferenças quanto à origem epistemológica e histórica de sua formulação, fundamentos, referenciais, aplicações, expectativas, escopo e abrangência de interesses. Observa-se o delineamento de um caleidoscópio de conotações, cada uma a evidenciar elementos diretamente relacionados com seus interesses e não necessariamente com base na precisão do termo.

A polissemia não constitui, em si, um obstáculo à construção de interações que resultem em uma sinergia virtuosa. No entanto, existe o risco de gerar ambiguidades que obstaculizem a criação de canais de circulação de saberes e práticas entre contextos distintos. Imprecisões, dubiedades e opacidades em torno do entendimento das expressões Informação em Saúde, SIS e Saúde Digital ameaçam ganhos estratégicos para o fortalecimento do SUS.

Vargens (2014), em extenso levantamento bibliográfico, evidenciou não só parcos estudos sobre o tema, como mostrou não haver uma conceituação explicitada sobre sistema de informação em saúde a partir da perspectiva do SUS. Os textos assumiam a existência prévia desse conceito e que todos comungavam do mesmo significado.

Quando se trata de pensar a relação entre as informações em saúde e as recentes tecnologias digitais empregadas nas atividades de produção, análise e disseminação, podem ser identificadas algumas características que se alteraram ao longo do tempo. Em uma pesquisa bibliométrica que analisou a produção científica na chamada "informática médica" entre os anos de 1960 e 2020 (Fornazin *et al.*, 2021), identificou-se que as concepções e aplicações da tecnologia digital na saúde mudaram ao longo das décadas.

Conforme ilustrado na Figura 44.1, foram identificados cinco períodos de desenvolvimento da "informática médica". Os primeiros se referem à utilização de computadores nas práticas de medicina e nos cuidados de saúde e remontam à década de 1960, em publicações nas áreas de biofísica, bioengenharia e eletrônica biomédica. A utilização de computadores, a partir dos anos 1990, expandiu-se para outras profissões da saúde, como a enfermagem. Assim, ganhou força nova denominação: "informática em saúde". Além disso, surgem também os registros eletrônicos de saúde, junto com as aplicações de telemedicina.

Nos anos 2000, observa-se o surgimento da expressão *saúde eletrônica* (*electronichealth*, ou *e-health*), muito provavelmente uma apropriação do sucesso do comércio eletrônico, que se expandia no mesmo período. A partir dos anos 2010, também chama a atenção o vertiginoso crescimento da saúde móvel (*m-Health* – forma abreviada de *mobile health*), em que se observa uma mudança com a redução do uso de computadores pessoais nas aplicações de saúde em favor dos *smartphones*. Mais recentemente, as pesquisas começaram a empregar a expressão *saúde digital* (*digital health*), que foi mencionada pela primeira vez nas pesquisas somente em 2011, apresentando um crescimento expressivo a partir de 2017.

A análise da produção científica evidencia que as expressões "informática médica", "informática em saúde", saúde eletrônica e saúde digital possuem uma racionalidade de referência comum em torno da qual se vinculam, se ancoram: a Clínica. No âmbito da SC, o avanço da tecnologia digital ocorre de modo mais lento e sem que se criem novas terminologias. Historicamente são utilizadas as expressões Sistema de Informação em Saúde e Informação em Saúde, mantidos mesmo quando, de maneira gradual e tardia, componentes digitais foram introduzidos. Observa-se que, a depender da abordagem em torno do conceito de saúde, a introdução das tecnologias digitais recebeu tratamento distinto que remete à gênese do pensamento acerca da saúde: a abordagem clínica e a abordagem da SC.

No entanto, dentre as expressões aqui discutidas, há um núcleo comum a todas. Trata-se da "informação", seja ela quantitativa, qualitativa, analógica ou digital. A palavra informação é muito utilizada no cotidiano. Quando compõe a expressão "informação em saúde", será que tem sempre o mesmo sentido? Certamente não. Existe uma infinidade de significados que variam em função da opinião, da intenção, do interesse, do conhecimento, enfim, da visão de mundo de quem está utilizando a expressão, ou seja, os diversos entendimentos sobre o que seja "informação em saúde" apresentam diferenças decorrentes do tempo e do espaço em que ocorre sua construção: há história pulsando em cada interpretação expressa em seus conceitos. A sociedade, de acordo com sua formação concreta, constrói e elabora o conceito de informação em saúde que melhor expresse seu contexto político, social, econômico, institucional e científico.

"Informação" expressa uma percepção, uma representação de algo. A palavra do grego antigo para "forma" era μορφη' (*morphe*; *cf.* morfo) e também εἶδος (*eidos*), com o significado de tipo, ideia, "aquilo que se vê", descrição. De certo modo, esse sentido se mantém. Assim, uma primeira enunciação para o conceito de "informação em saúde" pode ser: *Informação em Saúde* consiste na descrição ou representação limitada de um evento, agravo, atributo ou dimensão da situação de saúde-doença-cuidado de indivíduos ou população, no tempo e espaço definidos, a partir de uma visão de mundo historicamente determinada.

Por que "limitada"? Uma descrição consegue, por melhor que seja, representar em sua totalidade um fato ou situação do mundo real? Dificilmente, pois a situação descrita pode despertar questões novas diante de visões,

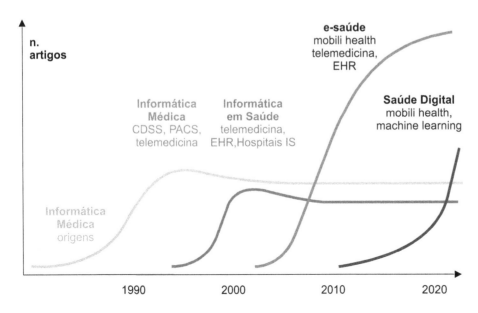

Figura 44.1 Períodos de desenvolvimento do campo da chamada "informática médica". (Adaptada de Fornazin *et al.*, 2021.)

Capítulo 44 • Nem Tecnoforia nem Tecnofobia – Abordagem Crítica da Incorporação das Tecnologias Digitais na Saúde

abordagens e pontos de vista diferentes. Por mais amplos e potentes que sejam as ações e os saberes humanos, as tecnologias, os equipamentos, a vida sempre apresenta novos desafios, mesmo diante de velhas situações. Tal constatação permite afirmar que o conhecimento nunca está pronto e acabado; há sempre uma tensão relacionada com sua provisoriedade, sua temporalidade.

Por que "a partir de uma determinada visão de mundo"? Ao se olhar para algo, aquilo que se vê depende da história de vida de quem olha. Quem vê não está solto no tempo e no espaço, tem uma trajetória que orienta suas escolhas, que faz selecionar aquilo que considera mais importante para ser relatado, descrito sobre aquela situação. A descrição da mesma situação varia em função de quem a realiza, do modo como vê o mundo e de sua inserção na sociedade.

Há mudanças na percepção das sociedades sobre o significado de saúde ao longo do tempo, que incluem as transformações ocorridas na ciência. O conhecimento humano e as lutas políticas almejam desvendar as origens, as causas, os determinantes com o objetivo de promover a saúde e prevenir, controlar, curar ou erradicar a doença e evitar a morte. Essa dinâmica varia em função da história, da cultura de um povo e da inserção de cada indivíduo na sociedade – se camponês, operário, profissional de saúde, proprietário de hospital, empresário de indústria de tomógrafos computadorizados ou de produção de medicamentos, e tantos outros.

As informações em saúde expressam essa dinâmica. Cabe, então, completar o enunciado anterior: *Informação em saúde* consiste na descrição ou representação limitada de um evento, agravo, atributo ou dimensão da situação de saúde-doença-cuidado de indivíduos ou população, no tempo e espaço definidos, que foi(foram) selecionado(s), tratado(s) e organizado(s) a partir de determinados interesses e objetivos, por: alguém (profissional, gestor), de acordo com sua visão de mundo e domínio tecnológico e organização e/ou instituição, de acordo com as práticas, os saberes e as relações de poder que estão em disputa pela direcionalidade da política organizacional e/ou institucional, da política do governo e/ou da política pública. E a descrição ou representação encontra-se disponível, ou não, para divulgação e análise, podendo, enfim, ser utilizada para apoiar a decisão e o exercício do controle social, reduzindo a incerteza da ação, conforme a correlação de forças e interesses presentes no processo decisório.

Considerando o conceito de informação vinculado à ideia de descrição ou representação, Gómez (**2010**) destaca a importância do "testemunho" ao chamar atenção para o fato de grande quantidade de informação acerca do mundo vir "dos outros" antes que de nossa observação direta. Esse saber produzido pelos outros, para Wilson (1983), é expressão de um "saber de segunda mão" que alimenta os fluxos correntes dos sistemas de informação (SI) e os grandes e até seculares repositórios de registros, dos mais diversos e remotos saberes culturais aos mais avançados conhecimentos científicos e tecnológicos atuais. Assim, pode-se afirmar que: *Sistemas de Informações em Saúde* (SIS) alimentam os fluxos correntes de informação e repositórios de registros. Descrevem facetas ou dimensões do fato, evento ou situação de saúde-doença-cuidado de acordo com o ponto de vista, o grau de conhecimento e tecnologia de que dispõe os responsáveis por desenvolvê-los e o alcance dos compromissos de quem (profissional/instância) define, em determinados tempo e lugar, o que e como destacar, ocultar, ignorar desde a coleta até sua disponibilização e uso.

Na estruturação dos SIS adotam-se linhas de pensamento. Estas fornecem a explicação, a fundamentação, os argumentos de base para construção da razão que justifica a seleção das variáveis componentes do SIS, seu fluxo, o tratamento do dado coletado, a cadeia de custódia definida, a plataforma computacional utilizada, os mecanismos de divulgação, ou seja, a gestão do SIS. As dimensões, as características, as variáveis não selecionadas permanecem "na sombra". Essas escolhas são orientadas pelos interesses e objetivos da instância responsável pelo SIS, em articulação com o pensamento adotado sobre a concepção de saúde e os dispositivos de intervenção da instância decisória.

O que se quer evidenciar é como a concepção adotada sobre os processos de saúde-doença-cuidado influencia a racionalidade de organização e modelagem dos SIS. Em cada percepção da "realidade sanitária" descrita há flutuações, tensões, movimentos que dependem de quem é o responsável por sua gestão, seja na instância governamental, seja na instituição de pesquisa, entidade sindical ou organização do movimento social, por exemplo.

Para facilitar o entendimento, apresentam-se dois cenários distintos sobre visões de saúde. Entretanto, cabe destacar desde logo que, na práxis em saúde, essas concepções não se dão do modo tão polarizado como pode parecer aqui. Há superposições, superações, oposições, embates. Afinal, não há linearidade na construção do pensamento humano. Há inovações, mudanças, rupturas, manutenção, disputas. Olhares múltiplos que podem ser contraditórios, complementares, fragmentários.

Supondo, em um primeiro cenário, que a equipe e a instituição responsáveis pelo desenvolvimento dos SIS adotem conceito de saúde ancorado no pensamento dos Determinantes Sociais da Saúde (DSS)[4], nessa maneira

---

[4]Tendo por referência o conceito trabalhado pelo Observatório das Iniquidades em Saúde, mantido pelo Centro de Estudos, Políticas e Informação sobre Determinantes Sociais da Saúde (CEPI-DSS) da Escola Nacional de Saúde Pública da Fundação Oswaldo Cruz, adota-se aqui o seguinte entendimento: são um conceito da área de saúde pública que se refere a um conjunto de acontecimentos, fatos, situações e comportamentos da vida econômica, social, ambiental, política, governamental, cultural e subjetiva, os quais afetam positiva ou negativamente a saúde de indivíduos, segmentos sociais, coletividades, populações e territórios. Os DSS são associados ao conceito de equidade em saúde porque impactam de forma diferente, e muitas vezes injusta, a saúde de pessoas, grupos sociais e comunidades e suas possibilidades de acesso à proteção e ao cuidado à vida. Os DSS são determinantes estruturais e de condições da vida cotidiana responsáveis pela maior parte das iniquidades em saúde entre os países e internamente. Eles incluem distribuição de poder, renda, bens e serviços e as condições de vida das pessoas, e seu acesso ao cuidado à saúde, escolas e educação; suas condições de trabalho e lazer; e o estado de sua moradia e ambiente (https://dssbr.ensp.fiocruz.br/).

de ver e descrever situações em saúde torna-se fundamental a inclusão, no SI, de variáveis que descrevam também características socioeconômicas (como condição da habitação, de alimentação, do trabalho, do lazer e do transporte, por exemplo), culturais, ambientais e psicológicas, e não apenas biofísicas (como idade e sexo).

Em um segundo cenário, a equipe e a instituição responsáveis pelo desenvolvimento dos SIS adotam um conceito de saúde associado a um modelo biomédico, mais vinculado à definição de saúde como ausência de doença. Nesse caso, as causas e as ações de intervenção priorizam dimensões biológicas, os sintomas e os sinais selecionados de acordo com essa matriz de pensamento. Nesse modo de pensar saúde, a seleção das variáveis que compõem o SIS se restringe a atributos biofísicos para identificação do indivíduo, como sexo e idade, e dados clínicos de diagnose e terapia.

Permanece atual a constatação de Moraes que já em 1994 demonstrou ser a lógica do segundo cenário a que predomina na organização dos principais SIS no Brasil. A visão de saúde vinculada ao pensamento clínico e biofísico, ainda adotada pela maioria das instituições e profissionais de saúde, repercute também no modo como o Estado brasileiro organiza os sistemas de informações em saúde. Pode-se, então, afirmar que: *Sistemas de Informações em Saúde* não descrevem ou representam a realidade em si. Eles são a expressão de certo olhar da sociedade sobre si própria. Em cada SIS, identifica-se a racionalidade organizativa adotada, racionalidade que se constitui a partir do contexto social, político, econômico, científico, tecnológico e cultural daquele determinado momento em que o sistema é desenvolvido e implantado.

Mudanças nessa racionalidade extrapolam o debate em torno dos SIS, tanto em sua dimensão política, econômica, social e tecnológica como epistêmica. Nesse sentido, vale citar Almeida-Filho (2000: 9):

> Várias ciências contemporâneas se apresentam como "ciências da saúde". Discordo frontalmente dessa postulação: elas não são ciências da saúde e sim ciências da doença. [...] em todas as disciplinas que se pretendem constituintes do campo da saúde, não se verifica qualquer interesse em construir conceitualmente modelos de saúde. Não passam de tentativas eventuais e de pouca consistência, incapazes de fazer justiça à complexidade dos processos concretos relativos à vida, saúde, aflição, sofrimento, dor, doença, cuidado, cura e morte que ocorrem em agregados humanos históricos. [...] para enfrentar a chamada crise da saúde, precisamos de novos referenciais, capazes de abordar a Saúde como questão inevitavelmente referida ao âmbito coletivo.

Talvez, a incorporação das tecnologias digitais pudesse representar uma janela de oportunidade para possíveis avanços no sentido de agregar referenciais "capazes de abordar a Saúde como questão inevitavelmente referida ao âmbito coletivo". No entanto, não tem sido o observado, mormente diante da "força gravitacional" do pensamento clínico, centrado na assistência individual biologizante,

presente hegemonicamente na práxis em saúde e nas origens da utilização da eletrônica/do digital nas práticas de medicina, conforme apresentado na Figura 44.1.

A expressão *Saúde Digital* constitui a denominação mais recente adotada pela OMS (Resolução/2018/WHA 71.7) para referir-se ao acelerado processo de incorporação das tecnologias digitais nos complexos processos de saúde-doença-cuidado. Entretanto, apesar da contribuição da OMS, o uso generalizado da expressão *Saúde Digital* evidencia que seus fundamentos, referenciais, aplicações e expectativas guardam muitas diferenças.

Saúde Digital é uma expressão historicamente determinada. Portanto, requer um entendimento que atenda à diversidade e pluralidade da gama de suas aplicações, nos complexos processos de saúde-doença-cuidado, na forma como se expressam no contexto brasileiro, ou seja, uma concepção que permita um "saber comum" a respeito do que se está falando. Assim, como contribuição ao debate na busca de um entendimento de Saúde Digital adequado à realidade brasileira, à SC e à Clínica, apresenta-se o seguinte conceito: *Saúde Digital* constitui um complexo processo sociotécnico que envolve mudanças transversais na práxis em saúde suscitadas pela mediação de inovações tecnológicas digitais relevantes e estratégicas por seus impactos sociais, políticos, econômicos, científicos, tecnológicos e nos processos de saúde-doença-cuidado de indivíduos e coletividades, onde emerge a necessidade de respostas a uma atualidade desigual, excludente, volátil, incerta, ambígua, fluida, atomizada, fragmentada e de frágil justiça cognitiva.

A análise da marcha da Saúde Digital[5] demonstra que seu impacto ocorre em pelo menos cinco dimensões, que se entrelaçam na práxis em saúde: (i) na administração governamental, (ii) na assistência clínica, (iii) na SC, já se destacando o uso intensivo de grandes bases de dados (*big data*) em plataformas digitais, (iv) na incorporação das TI e Telecom ao complexo econômico industrial da saúde, e (v) na reflexão crítica e produção de saberes, tecnologias e inovações a partir do observado no contexto da saúde global, no Brasil e no SUS.

A partir desse entendimento, pode-se afirmar que a Saúde Digital pressupõe a construção coletiva de novas respostas, mediadas por tecnologias digitais, a antigos e novos problemas. Respostas que geram novos desafios e riscos, mas contribuem para a abertura de novas oportunidades em pesquisa, ensino, desenvolvimento tecnológico, serviços, produção, informação e comunicação em saúde e desenvolvimento institucional, se e somente se articuladas a novos processos de trabalho e de relações entre os sujeitos históricos do cotidiano dos sistemas e serviços de saúde (o que inclui o cidadão), sem os quais se ampliam as condições de insucesso e frustração das expectativas.

---

[5] As principais tecnologias digitais com potencial de uso na saúde e que hoje integram a chamada Indústria 4.0 são: Prontuário Eletrônico do Paciente (PEP), aplicativos variados, inteligência artificial, *machine learning*, robótica avançada, realidade virtual/aumentada, *big data*, internet das coisas, impressão 3D, sistemas de simulação e computação em nuvem.

DIMENSÃO DE ANÁLISE DESCRITIVA – PRINCIPAIS SISTEMAS DE INFORMAÇÃO EM SAÚDE NO SUS A PARTIR DA ABORDAGEM DA SAÚDE COLETIVA

Tudo que já foi, é o começo do que vai vir,
toda a hora a gente está num cômpito.[6]
(Guimarães Rosa – *Grande Sertão: Veredas*)

As ações de saúde produzem, de maneira contínua, um grande volume de registros sobre nascimentos, óbitos, agravos, assistência hospitalar e ambulatorial, atenção básica, capacidade instalada, equipes de saúde, finanças e orçamentos públicos, planos e seguros privados de saúde. Atualmente, um conjunto significativo das informações produzidas pelos SIS pode ser acessado pela internet. No entanto, em respeito ao direito de privacidade dos cidadãos atendidos pelo SUS, em nenhum SIS é possível a identificação nominal, o que impede vincular o evento ou procedimento à pessoa.

O respeito à privacidade constitui uma dimensão essencial para um Estado Democrático de Direito. O Brasil deu dois passos importantes na direção de expansão de um projeto civilizatório ao ser promulgada, em 2014, a Lei 12.965, que estabelece princípios, garantias, direitos e deveres para o uso da internet no país, conhecida como Marco Civil da Internet. O segundo avanço histórico é a LGPD – Lei Geral de Proteção de Dados Pessoais (Lei 13.709/2018) que regulamenta o tratamento de dados pessoais no Brasil, tanto em meios físicos como em plataformas digitais.

Nesse verdadeiro oceano de dados, os SIS de interesse mais direto para a SC são, tradicionalmente, os que se referem a óbitos, determinados agravos e nascimentos, ou seja, os SIS que oferecem dados sobre três eventos básicos para análise das condições de saúde no Brasil. Diante da impossibilidade de esgotar a descrição dos SIS existentes no âmbito do SUS, o Quadro 44.1 apresenta alguns sistemas de informações em saúde[7] selecionados por sua abrangência nacional e por serem estáveis, apresentando regularidade, com ampla utilização. Sistemas classificados como registros administrativos ou como aplicativos estão incluídos no conjunto selecionado.

A análise do Quadro 44.1 espelha a racionalidade que orienta o aparato institucional: a prioridade "sobre o adoecer e a assistência", em detrimento da prevenção. Óbvio tratar-se de informações essenciais por subsidiarem ações que previnem o agravamento, a sequela e a morte, ou seja, sofrimentos. Portanto, constituem ações e informações necessárias, mas serão suficientes diante da complexidade da tríade saúde-doença-cuidado? Responder essa questão constitui um trabalho coletivo, cujo escopo foge ao objetivo deste capítulo. Entretanto, pode-se afirmar, pelo menos, ser urgente questionar.

Os saberes e práticas da SC ampliam-se e as informações relevantes extrapolam as produzidas no âmbito do SUS, englobando as que estão sob a gestão do Sistema Estatístico Nacional (SEN) e do Sistema de Informações Geográficas (SIG), ambos coordenados pelo IBGE. Por meio de seus estudos, pesquisas e inquéritos, o IBGE produz dados sobre diversas expressões da vida no Brasil, tais como: Trabalho e Rendimento, Agropecuária, Indústria, Comércio, Sistema de Contas Nacionais, Finanças Públicas do País, Educação, Esporte, Cultura, Saneamento, Características Gerais da População, para além do Censo Demográfico e das Estatísticas do Registro Civil, como a Pesquisa de Orçamentos Familiares. O IBGE disponibiliza também

---

Quadro 44.1 Principais fontes de dados nacionais sob a gestão do SUS

Sobre o nascer

SINASC – Sistema de Informações sobre Nascidos Vivos
SISPRENATAL – Sistema de Informação do Programa de Humanização no Pré-Natal e Nascimento (*)

Sobre a prevenção

SI/PNI/API – Sistema de Informações do Programa Nacional de Imunizações – Avaliação do Programa de Imunizações
SIAB – Sistema de Informações da Atenção Básica (*)
SISVAN – Sistema de Vigilância Alimentar e Nutricional

Sobre o adoecer e a assistência (prevenindo o agravamento, sequelas e morte)

SINAN – Sistema de Informação de Agravos de Notificação
SIH/SUS – Sistema de Informações Hospitalares do SUS (*)
SIA/SUS – Sistema de Informações Ambulatoriais do SUS
SISCOLO – Sistema de Informações de Combate ao Câncer do Colo Uterino (*)
SISMAMA – Sistema de Informações de Combate ao Câncer de Mama (*)
SIVEP – Sistema de Informação de Vigilância Epidemiológica
HIPERDIA – Sistema de Cadastro e Acompanhamento de Hipertensos e Diabéticos
BLHWeb – Sistema de Gerenciamento e Produção de Bancos de Leite Humano (*)
REDOMENet – Relação de Doadores não Aparentados de Medula Óssea
HEMOVIDA – Sistema de Gerenciamento em Serviços de Hemoterapia
HÓRUS – Sistema Nacional de Gestão da Assistência Farmacêutica
GIL – Gerenciador de Informações Locais
SAMU – Serviço de Atendimento Móvel de Urgência
SISREG – Sistema de Centrais de Regulação
HOSPUB – Sistema Integrado de Informatização de Ambiente Hospitalar
CNES – Cadastro Nacional de Estabelecimentos de Saúde
CNS ou Cartão SUS – Cartão Nacional de Saúde
SIOPS – Sistema de Informações sobre Orçamento Público em Saúde

Sobre a morte

SIM – Sistema de Informações sobre Mortalidade

(*) Os SIS com asteriscos fornecem informações sobre mais de uma dimensão do ciclo da vida.
Fonte: elaborado pelos autores.

---

[6]Cômpito – ponto onde se cruzam vários caminhos, entrelaçamento, travessia, união, interseção, cruzamento, entroncamento.
[7]É relevante ser explicitado que na publicação de 2012 o Quadro 44.1 apresentava os SI acompanhados de seus respectivos *links* de acesso. No entanto, a desorganização da gestão da informação em saúde ocorrida no Ministério da Saúde a partir de 2019 alcançou tal patamar que os *links* anteriores não foram encontrados, nem foram possíveis novos *links* em substituição aos anteriores até a data de elaboração final deste capítulo.

informações relacionadas com as geociências, como Cartografia, Topografia, Geodésia, Geografia e Meio Ambiente. Com o compromisso de ampla divulgação das informações, oferece em seu *site* diferentes opções de acesso, inclusive um espaço dedicado à imprensa. Afinal, é preciso extremo rigor ao divulgar suas informações para garantir que ocorra de forma equânime e concomitante para todos os veículos de comunicação, evitando privilégios. Vale a pena uma consulta ao *site* https://www.ibge.gov.br/.

No âmbito do Ministério da Saúde (MS), dois *sites* disponibilizam informações relevantes para os interessados em saúde: o Portal do Ministério da Saúde (www.saude.gov.br) e o *site* do DATASUS (Departamento de Informática do SUS do Ministério da Saúde – https://datasus.saude.gov.br/). Para informações em saúde, consulte https://datasus.saude.gov.br/informacoes-de-saude-tabnet/. No *site* da Secretaria de Vigilância em Saúde (http://svs.aids.gov.br/dantps/centrais-de-conteudos/paineis-de-monitoramento/) é possível acessar diversos painéis de monitoramento, como o Monitoramento de Eventos Prioritários de Mortalidade (MS/SVS/Dasis), o Painel de Monitoramento da Mortalidade Infantil e Fetal, o Atlas de Monitoramento da Mortalidade Infantil e Fetal, o Painel de Monitoramento da Mortalidade Materna e o Atlas de Monitoramento da Mortalidade Materna. Há também estudos especiais, promovidos pelo MS junto a instituições de pesquisa, que surgem de iniciativas pontuais, sem articulação, diminuindo sua potência de informar. Existem também as informações produzidas pelas Agências Nacionais de Saúde Suplementar (ANS – http://www.ans.gov.br/anstabnet/index.htm) e de Vigilância Sanitária (ANVISA – https://www.gov.br/anvisa/pt-br/acessoainformacao/dadosabertos/informacoes-analiticas).

Informações relevantes são geradas por sistemas sob a gestão de outros setores de governo:

- Ministério da Previdência Social (MPS), por intermédio da Empresa de Tecnologia e Informações da Previdência Social (DATAPREV): Sistema Único de Benefícios (SUB) e Cadastro Nacional de Informações Sociais (CNIS).
- Ministério da Educação, por intermédio do Instituto Nacional de Estudos e Pesquisas Educacionais Anísio Teixeira (INEP): Sistema Integrado de Informações da Educação Superior (SIEdSup).
- Ministério da Economia: Sistema Integrado de Administração Financeira do Governo Federal (SIAFI); por meio da Secretaria de Orçamento Federal (SOF) o Sistema Integrado de Dados Orçamentários (Sidor); e pelo Instituto de Pesquisa Econômica Aplicada (IPEA), cujas informações e análises estão disponíveis no *site* https://www.ipea.gov.br/portal/.

No entanto, é preciso "certa iniciação" nos meandros dos portais de saúde para que se encontrem os dados, principalmente com a centralização determinada pelo governo do presidente Jair Bolsonaro. Não é qualquer um que consegue penetrar nos labirintos das informações em saúde e seus acervos, notadamente se for um cidadão ou conselheiro de saúde não familiarizado com o jargão técnico, muitas vezes hermético. É preciso ter uma "chave" que ordene

saídas inteligíveis, sob pena de, mesmo tendo acesso às bases informacionais, não se alcançar o objetivo desejado: ter a informação necessária, no tempo e modo adequados, para tomar decisões menos casuísticas e nebulosas. No entanto, pelo menos alguns dos avanços do passado, pensados para facilitar o uso das informações, ainda podem ser acessados, como o Tabnet (https://datasus.saude.gov.br/informacoes-de-saude-tabnet/) e o Tabwin (https://datasus.saude.gov.br/transferencia-de-arquivos/), programas de tabulação desenvolvidos pelo DATASUS e de domínio público.

Pode-se dizer que os SI existentes sob a gestão do SUS, do SEN e do SIG são as principais fontes de informação de interesse da SC, por contribuírem diretamente para a produção de conhecimento e apoio à decisão. A tríade saúde-doença-cuidado possui tal complexidade que impõe à SC a necessidade de buscar não só fontes de informação diferentes, mas que também apoiem modos de gestão da ITIS inovadores, principalmente em contraponto ao olhar tecnicista, fragmentado e verticalizado sobre a ITIS.

Nesse sentido, ainda na década de 1990, dois brasileiros que então trabalhavam na Representação da Organização Pan-Americana de Saúde (OPAS) no Brasil – Mozart de Abreu e Lima e João Baptista Risi Jr. – profundos conhecedores do Sistema de Saúde e de sua gestão, iniciam articulações com o IBGE, ABRASCO e diversas instâncias do MS, instituições de pesquisa e produtores de informações para que fosse estruturado um novo modo de governança da informação em saúde Esse processo resultou na formulação da Rede Interagencial de Informações para a Saúde (RIPSA), instituída em 1996 por Portaria do Ministro da Saúde e por Termo de Cooperação com a OPAS (Brasil, 1996), com o objetivo de subsidiar o processo decisório em saúde, bem como a formulação, gestão e avaliação de políticas públicas, sistematizando informações relevantes sobre o estado de saúde da população e seus determinantes sociais, econômicos e ambientais.

A RIPSA promoveu ações conjuntas das instituições responsáveis pela produção, análise e disseminação de dados sobre a realidade sanitária no Brasil. Portanto, todas as instâncias decisórias e operativas, nacional e estaduais da RIPSA, atuaram sob a forma de colegiados. Esse funcionamento propiciou a convergência de iniciativas para obtenção de resultados de interesse comum. Durante seus 20 anos de existência, a RIPSA adotou como eixos norteadores a solidariedade e o alcance do consenso entre instituições parceiras: atuação interagencial. Em todos os seus fóruns, a busca do consenso constituiu o princípio estruturante e inovador das condições para circulação e agregação de diferentes culturas institucionais, campos de saberes e interesses dos participantes.

A busca por consenso, conforme descrito por Moraes *et al.* (2014), coloca a RIPSA como uma proposta dialogada para a produção de ITIS nos três níveis de governo, envolvendo gestores, trabalhadores e sociedade civil. A RIPSA, embora descontinuada em seu formato aberto e participativo, é um exemplo exitoso de alternativa de diálogo, na qual o debate sobre a ITIS mobiliza sujeitos sociais comprometidos com os princípios do SUS e com o interesse público.

Um de seus produtos – Indicadores e Dados Básicos de Saúde (IDB-Brasil) – oferece um consistente panorama da situação de saúde do país com explicações sobre alguns cuidados que precisam ser tomados ante os limites dos SIS, descritos na Ficha de Qualificação de cada indicador. A seleção sobre quais indicadores comporiam o IDB foi fruto de ampla e profunda discussão entre os integrantes da RIPSA, que resultou na pactuação da Matriz de Indicadores Básicos para a Saúde no Brasil, reunindo 120 indicadores distribuídos nos seguintes agrupamentos: demográfico, socioeconômico, de mortalidade, de morbidade e fatores de risco, de recursos e de cobertura, anualmente atualizados, compondo preciosa série histórica.

O IDB/RIPSA disponibiliza *online* indicadores já calculados com sua respectiva Ficha de Qualificação. Por sua regularidade durante 15 anos, o IDB tornou possível a construção de consistente série histórica. Para ter acesso aos valores dos indicadores, visite https://datasus.saude.gov.br/acesso-a-informacao/indicadores-e-dados-basicos/ e http://tabnet.datasus.gov.br/cgi/idb2012/matriz.htm. Todos os indicadores da Matriz IDB possuem elementos para compreensão de seu significado e replicação – por exemplo, as fontes de dados, a forma de cálculo das medidas, sugestões de interpretação e as limitações, sistematizados na Ficha de Qualificação do Indicador.

A credibilidade na qualidade de seus cálculos é decorrente do modo de decisão adotado: é pré-requisito na elaboração de cada indicador o alcance de *consenso* entre os participantes da RIPSA, representantes das instituições, promovendo a multiplicidade de olhares. O que remete à frase de Nísia Trindade (2022), citada anteriormente, segundo a qual o estabelecimento do consenso é condição *sine qua non* para qualificação de resultados cientificamente validados. A Ficha de Qualificação do Indicador/RIPSA representa um esforço de democratização de "saberes técnicos" por sistematizar e disponibilizar na internet conhecimentos sobre os indicadores de saúde: conceituação, interpretação, usos, cuidados diante de suas limitações, suas fontes e método de cálculo. Para conhecê-la acesse http://fichas.ripsa.org.br/2012/.

Considera-se que essa iniciativa se ancora na ideia de uma *tecnodemocracia*, aqui trabalhada como o direito à plenitude de uma "cidadania informacional" que garanta ao cidadão tornar-se sujeito histórico, consciente em suas decisões tanto sobre o consentimento acerca dos usos das informações de sua biografia em saúde, construída a partir de seu percurso pelos serviços de saúde, como sobre seu direito à inclusão digital que signifique desvendar as implicações políticas, econômicas, sociais e éticas do ciberespaço da saúde e do SUS, ou seja, faz-se necessário superar a cultura institucional existente que alija o cidadão do debate sobre a ITIS com a alegação de ser uma questão "técnica", "de especialistas". Constitui-se uma racionalidade tecnocrática para, politicamente, afastar o cidadão do debate de uma política pública que incide sobre o projeto de democracia e saúde que a sociedade pretende construir no país.

Como parte de uma análise descritiva, é preciso compreender que nos SIS, aplicativos e plataformas digitais existem pelo menos três componentes estruturantes, os quais se encontram descritos a seguir.

Cadastros

Os cadastros se referem aos universos dos objetos de registros. Dedicam-se a armazenar seus descritores essenciais, principalmente quem ou o que é o foco do sistema e onde se encontra. Para a saúde, os cadastros fundamentais são, pelo menos, o da população (CadSUS), atualmente disponível no portal Conecte SUS (https://conectesus-paciente.saude.gov.br/menu/home-default) e o dos profissionais e estabelecimentos de saúde (CNES), disponível para consulta em http://cnes.datasus.gov.br/pages/estabelecimentos/consulta.jsp, que inclui informações sobre os serviços oferecidos, capacidade tecnológica instalada e equipe de profissionais atuantes. Além desses, existem cadastros sobre os logradouros do Brasil, fundamentais para registro de dados de saúde, bem como para análises geográficas e espaciais. O IBGE mantém atualizado o cadastro de localidades dos municípios brasileiros com registro de logradouros, mapas e imagens e disponibiliza esse conjunto de dados publicamente no *site* https://www.ibge.gov.br/geociencias/todos-os-produtos-geociencias.html.

Tabelas

As tabelas são organizações de referência que asseguram coerência funcional ou espacial entre edições da mesma base de dados ou entre bases diferentes da mesma edição. As tabelas funcionais mais utilizadas pela área da saúde são as descritas a seguir.

Classificação Internacional de Doenças (CID)

Padrão internacional de classificação de diagnóstico para todos os fins – clínicos, epidemiológicos, de saúde pública, de pesquisa e legais – a CID define o universo de doenças, agravos, lesões e outras condições de saúde relacionadas, listadas de maneira abrangente e hierárquica, após consenso dos países membros da OMS (https://www.who.int/pt/home), de acordo com o avanço científico de cada época.

Segundo a OMS, a CID é a base para identificação de tendências e estatísticas de saúde em todo o mundo e o padrão internacional para o relato de doenças e condições de saúde. Os respectivos códigos são agrupados em quatro níveis: capítulos, agrupamentos, categorias e subcategorias. Por ser um padrão de classificação, viabiliza a comparação da dinâmica de morbimortalidade em diferentes locais, países, regiões e instituições de saúde, em variados períodos de tempo. Torna-se, assim, um código mundial de incidência e prevalência de doenças, recebendo contínuas revisões para que possa refletir (representar, descrever) os avanços e os novos significados historicamente determinados acerca da saúde.

A primeira edição da classificação internacional, conhecida como Lista Internacional de Causas de Morte, foi adotada pelo Instituto Internacional de Estatística em 1893. A OMS foi encarregada da CID em sua criação em 1948 e publicou a sexta versão (CID-6), que pela primeira vez incorporou a morbidade. Os regulamentos de Nomenclatura da OMS, adotados em 1967, estipulam que os Estados-membros usem a revisão mais recente da

CID para registro e relatórios nacionais e internacionais de estatísticas de mortalidade e morbidade. Conforme informa o portal da OMS, a décima revisão da CID foi aprovada em maio de 1990, durante a 43ª Assembleia Mundial da Saúde, e desde então é usada em mais de 150 países ao redor do mundo e traduzida e adaptada para mais de 40 idiomas.

Segundo o Centro Brasileiro de Classificação de Doenças (CBCD/FSP/USP)[8], antes da 10ª Revisão da CID não havia atualizações entre as revisões (que, em geral, ocorriam a cada 10 anos). No relatório da Conferência Internacional para a Décima Revisão, em 1989, que aprovou a CID-10, é recomendado que "a OMS endosse o conceito de um processo de atualização no período entre duas revisões e considere os mecanismos para que essa atualização seja colocada em prática". Mecanismos para atualizar a CID-10 foram então estabelecidos mediante a criação, em 1997, do Grupo de Referência de Mortalidade (Mortality Reference Group [MRG]) e do Comitê de Referências de Atualizações (Update Reference Committee [URC]), estabelecido em 2000. Após 30 anos, a 72ª Assembleia Mundial da Saúde da ONU (maio/2019) aprovou a CID-11 e a data para que entre em vigor: 1º de janeiro de 2022. Em 11 de fevereiro, a OPAS publica a versão final da CID-11 (https://www.paho.org/pt/noticias/11-2-2022-versao-final-da-nova-classificacao-internacional-doencas-da-oms-cid-11-e):

Comparada com as versões anteriores, a CID-11 é totalmente digital, tem um novo formato e recursos multilíngues que reduzem a chance de erro. A Classificação foi compilada e atualizada com informações de mais de 90 países e envolvimento sem precedentes de prestadores de serviços de saúde, permitindo a evolução do sistema para um banco de dados de classificação clínica e terminologia verdadeiramente capacitador, que atende a uma ampla gama de usos para registrar e relatar estatísticas na saúde. A Classificação Internacional de Doenças é a pedra angular de um sistema de informação de saúde robusto. Esperamos que todos os países aproveitem os novos recursos poderosos da CID-11, disse Samira Asma, diretora-geral assistente de dados e análises da OMS.

Para acompanhar a evolução de implantação da CID-11 pelo mundo, acesse https://www.who.int/classifications/classification-of-diseases. O Brasil vinha mantendo alinhamento com os prazos de adoção das revisões e atualizações da CID, dentro das limitações de um país continental, mesmo antes do uso disseminado da microinformática e da internet. No entanto, até o término de elaboração deste capítulo, não foi encontrada declaração oficial do MS acerca das providências adotadas, no período de 2019 até 2022, necessárias à adoção da CID-11. A informação não oficial encontrada é de 23 de fevereiro de 2022, no *site* (acesso em 28 de junho de 2022 – https://prodoctor.net/imprensa/cid-11-entrou-em-vigor-mas-ainda-nao-se-aplica-ao-brasil/), que assim noticiou:

> Apesar da OMS declarar a CID-11 vigente a partir de 2022, a nova classificação ainda não pode ser considerada uma realidade no país. [...] Afinal, por que a CID-11 não é uma realidade no Brasil? A versão em português da CID-11 ainda não está disponível: a evidência mais clara e básica é o fato de ainda não ter sido traduzida. Esse é um trabalho minucioso, que leva tempo e inúmeras revisões, já que este padrão deve ser seguido por vários agentes e, portanto, a tradução não pode ser livre, mas sim adaptada para o português utilizado na área da saúde no Brasil. [...] O Ministério da Saúde até o início de fevereiro, o principal órgão de Saúde do país ainda não tinha se manifestado sobre a adoção da CID-11 ou divulgado qualquer diretriz referente a ela. Procurado ..., o Ministério da Saúde declarou que já está trabalhando na tradução da CID-11, um trabalho complexo e longo. O órgão se posicionou dizendo que a versão oficial em português deve estar pronta e revisada em dezembro de 2022, mas a previsão do Ministério é que o uso da CID-11 pelos profissionais de saúde no Brasil ocorra a partir de janeiro de 2025.

A se confirmar essa notícia, constata-se que o MS toma mais uma decisão que entra para o rol de ações de governo guiadas por um frágil compromisso com a qualidade da atenção à saúde e, mais especificamente, com a IS. Há um agravante nesse processo. Trata-se da seguinte informação encontrada no site do Centro Brasileiro de Classificação de Doenças (CBCD): "O CBCD foi, de 1976 a 2016, o Centro Colaborador da Organização Mundial da Saúde para a Família de Classificações Internacionais em Português. Suas atividades como Centro Colaborador da OMS cessaram no final de março de 2016" (https://www.fsp.usp.br/cbcd/).

O CBCD acumulou *expertise* em traduzir para a língua portuguesa a CID desde 1976 com o rigor necessário que envolve processos de transculturalidade. Em geral, considera-se que a "tradução" dá conta da necessária contextualização. No entanto, não é o observado nas experiências em que não foi adotado o necessário cuidado com a adaptação à cultura institucional do país, principalmente com a diversidade das regiões brasileiras.

Tabela de procedimentos, medicamentos, órteses e próteses e materiais especiais do SUS (SIGTAP)

Registra e sistematiza os procedimentos realizados no SUS, bem como seus atributos, compatibilidades e relacionamentos. Os dados da tabela também estão disponíveis no *site* do sistema SIGTAP (http://sigtap.datasus.gov.br).

Classificação Brasileira Hierarquizada de Procedimentos Médicos (CBHPM)

Registro de procedimentos realizados pelo setor de saúde suplementar produzido pela Associação Médica Brasileira e disponível para compra no *site* (https://amb.org.br/cbhpm/).

---

[8]O Centro Colaborador da OMS para a Família de Classificações Internacionais em Português, ou Centro Brasileiro de Classificação de Doenças (CBCD), como passou a ser conhecido, foi criado em 1976 por um convênio tripartite entre a Universidade de São Paulo, a OPAS e o MS (https://www.fsp.usp.br/cbcd/index.php/historico-das-versoes/#:~:text=No%20relat%-C3%B3rio%20da%20Confer%C3%AAncia%20Internacional,atualiza%C3%A7%C3%A3o%20seja%20colocada%20em%20pr%C3%A1tica%E2%80%9D).

Terminologia Unificada em Saúde Suplementar (TUSS)

Registra os procedimentos utilizados na saúde suplementar e é base para o preenchimento de guias no padrão de troca de informações em saúde suplementar (TISS), disponível em: https://www.gov.br/ans/pt-br/assuntos/consumidor/o-que-o-seu-plano-de-saude-deve-cobrir-1/o--que-e-o-rol-de-procedimentos-e-evento-em-saude.

Tabela Única Nacional de Equivalência de Procedimentos (TUNEP)

Trata do ressarcimento ao SUS e está disponível em: http://bvsms2.saude.gov.br/cgi-bin/multites/mtwdk.exe? k=default&l=60&w=7742&n=1&s=5&t=2

Tabela da Classificação Brasileira de Ocupações (CBO)

Registra os códigos de ocupações que agregam empregos ou situações de trabalho similares. É mantida e disponibilizada pelo Ministério do Trabalho e Emprego no *site* http://www.mtecbo.gov.br/cbosite/pages/home.jsf.

Na área da saúde também são utilizadas tabelas espaciais, voltadas para referência de limites geográficos, como estados, municípios e os Mapas dos Setores Censitários, em que o objeto de registro apresenta coordenadas geográficas e diferentes tipos de imagens.

Padrões

Padrões são regras de estruturação de dados esmiuçados em dicionários de dados voltados para conceituação das variáveis dos SIS, a estrutura, a interpretação de caracteres e dígitos nessa estrutura, a comunicação e segurança, entre outros descritores técnicos. O estabelecimento de padrões é fundamental para comparação do mesmo campo encontrado em bases de dados distintas ou em edições distintas da mesma base e, fundamentalmente, para possibilitar a interoperabilidade entre sistemas distintos que adotam os mesmos padrões. Destacam-se como padrões mais utilizados no SUS a CID e a SIGTAP – disponível em: http://sigtap.datasus.gov.br/. A ANS criou o padrão de TISS para regular as trocas entre prestadores privados e operadoras de saúde.

A área temática da ITIS, no escopo aqui tratado, conforma um quadro complexo e diversificado de funções de produção, disseminação e utilização de dados que pressupõe o envolvimento simultâneo e intensivo de profissionais e tecnologias em múltiplas e paralelas iniciativas institucionais, abrangendo as três esferas do SUS e outros setores do governo. Trata-se de um oceano a ser permanentemente investigado, analisado de maneira crítica e propositiva, pois, apesar de seus inúmeros desafios, constitui o que a sociedade brasileira construiu para "falar de si mesma", de acordo com a correlação das forças políticas e econômicas e dos avanços de saberes e práticas. Reafirma-se, portanto, como um Bem Público.

Durante os estudos que fundamentam o capítulo, destaca-se o trabalho do Prof Emérito da USP Ruy Laurenti, fundador e coordenador do CBCD até seu falecimento,

cuidando da implantação no Brasil do Sistema de Informação em Saúde (SIM):

> [...] modelo e fluxo da Declaração de Óbito [DO] padronizados — aspectos, hoje, considerados comezinhos — não existiam à época [1995] e... eis o Professor [Ruy Laurenti], como ele mesmo sempre dizia, "com a malinha na mão, viajando de Norte a Sul deste país", para convencer associações médicas, secretários de saúde e universidades de que os dados de mortalidade eram essenciais à gestão da Saúde, que um sistema de informação nessa área se impunha como prioritário e que o atestado de óbito, gerado pelo médico, precisava ser bem preenchido. Apesar de não poucos obstáculos, o Sistema de Informações sobre Mortalidade (SIM) cresceu, mostrou sua importância e frutificou [...] (Mello Jorge, 2015).

Cabe ressaltar também a própria Profa. Maria Helena Prado de Mello Jorge, em plena atividade como Professora Sênior da USP que, ao lado do Prof. Ruy Laurenti, participou ativamente da implantação e qualificação do SIM e do Sistema de Informação sobre Nascidos Vivos (SINASC), contribuindo para a qualidade das estatísticas vitais no Brasil. São mestres de uma geração de pesquisadores, docentes e profissionais de saúde que resiste ao desmonte da ITIS no SUS. A consciência dessa trajetória de trabalho intenso e da resistência ativa ante a atualidade trouxe à mente a bela frase de Guimarães Rosa – "Tudo que já foi, é o começo do que vai vir, toda a hora a gente está num cômpito" – que no presente, ao falar do passado, lembra as encruzilhadas que levam ao futuro. Afinal, as sementes plantadas por tantos, de norte a sul pelo Brasil, são resistentes e permanecem dando frutos e flores *em muitos cantos de jardim*... E, para esse coletivo voltar a assumir, com alegria, o protagonismo na gestão da ITIS, bastam o respeito a esse legado e o retorno, como prioridade da agenda pública (investimento, capacitação, valorização institucional, concurso público etc.), do compromisso com a qualidade das informações em saúde e com as melhores práticas na governança da ITIS ou, no dizer de Mello Jorge (2015), ainda sobre o Prof. Ruy Laurenti:

> Ele nos deixa, como legado, o exemplo de que, no trabalho, é preciso continuar, sempre, lutando pelas coisas nas quais se acredita — sem parar —, aceitando as novas tarefas e os desafios que a vida impõe.

DIMENSÃO DE ANÁLISE CRÍTICA – INCORPORAÇÃO DA INFORMAÇÃO E TECNOLOGIAS DE INFORMAÇÃO EM SAÚDE NO SUS

> *O real não está no início nem no fim, ele se mostra pra gente é no meio da travessia.* (Guimarães Rosa – *Grande Sertão: Veredas*)

Para dar sequência ao propósito deste capítulo e completar a tríade das dimensões de análise da ITIS, o leitor é convidado a refletir sobre a seguinte afirmação de Vasconcellos (2000):

A contribuição das informações para a produção do conhecimento é, para o mundo social, o que a astronomia newtoniana é para o universo: uma representação simplificada, historicamente determinada, distante do real, mas operatória nos limites (cada vez mais amplos) da ação humana.

Ampliar o potencial operatório das ITIS pressupõe avançar na compreensão crítica sobre seu funcionamento. Arena temática onde existem antigos e novos problemas epistemológicos, tecnológicos, de gestão e de formação profissional. Longe de esgotar o tema, pretende-se tão somente realizar uma aproximação crítica que esboce um quadro da situação da ITIS, tendo por referência contextos que antecedem a atualidade. Para tal, faz-se necessário retirar véus que encobrem o sistema de saúde brasileiro no que se refere às informações e tecnologias de informação em saúde sob sua responsabilidade. Cabe desvendar, por exemplo, o contexto em que a informação se torna inseparável do aparato tecnológico digital que lhe dá suporte *pari passu* o avanço do capitalismo neoliberal. Não é à toa que na atualidade, dentre as empresas mais valiosas no mundo, se destacam a Apple, a IBM, a Amazon, a Meta (atual nome do Facebook) e a Microsoft.

A informação e a tecnologia digital penetram no cotidiano de quase todas as expressões da vida humana e estão presentes, de maneira explícita ou implícita, em relações sociais, políticas, econômicas, científicas e culturais, tanto influenciando como recebendo influência dessa complexa dinâmica. Essa constatação ocorre também na práxis das ações de saúde através, por exemplo, do que está sendo denominado ITIS. É o que a Figura 44.2 procura expressar.

Há interesses econômicos poderosos do complexo econômico industrial da tecnologia da informação (CEITI) em disputa por mercados. Para as empresas de TI, o cuidado à saúde, em especial o SUS, é classificado como um dos setores mais dinâmicos e promissores. Em função disso, os gestores das três esferas de governo vivenciam um "assédio econômico" dos mercadores de "soluções informáticas" por meio de promessas fantásticas, quase no estilo: "... seus problemas acabaram!"

Não por acaso, cada vez mais as instâncias públicas de gestão da ITIS sofrem um acelerado sucateamento que, aliado a um debate tecnicista e tecnocrático comprometido com o capitalismo neoliberal, guarda relação com a dinâmica de intensa disputa pelo "mercado do SUS" por empresas multinacionais, nacionais e *starups*[9]. Como muito bem destaca Marteleto (2007), é um espaço "regulado mais pelos interesses econômicos e empresariais do que propriamente estatais e públicos". O esvaziamento

---

[9]No âmbito da saúde brasileira, observa-se que as *starups*, quando "dão certo", são rapidamente fagocitadas por empresas nacionais ou multinacionais. Mais recentemente estão se tornando, de fato, uma "porta de entrada" das grandes companhias de TI no mercado do SUS. As *startups* recebem com mais facilidade subsídios governamentais para seus empreendimentos do que as empresas que, assim, não necessitam fazer investimentos *in door* para iniciar alguma iniciativa, sem risco para o nome e o prestígio de uma grande companhia de TI nos inúmeros casos de insucesso.

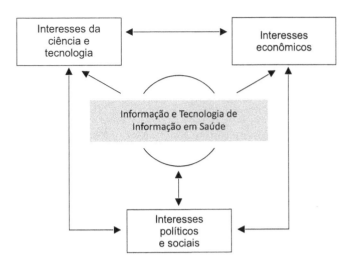

Figura 44.2 A informação e a tecnologia da informação em saúde no mundo atual.

das instâncias gestoras da ITIS tem impacto negativo sobre o conjunto do SUS, seu desempenho e, por conseguinte, na qualidade de seus resultados.

Esse processo histórico está de tal modo impregnado na atualidade que autores consideram tratar-se de uma nova fase denominada Capitalismo de Vigilância, assim definido pela escritora americana Shoshana Zuboff:

Ca-pi-ta-lis-mo de vi-gi-lân-ci-a, subst. 1. Uma nova ordem econômica que reivindica a experiência humana como matéria-prima gratuita para práticas comerciais dissimuladas de extração, previsão e vendas; 2. Uma lógica econômica parasítica na qual a produção de bens e serviços é subordinada a uma nova arquitetura global de modificação de comportamento; 3. Uma funesta mutação do capitalismo marcada por concentrações de riqueza, conhecimento e poder sem precedentes na história da humanidade; 4. A estrutura que serve de base para a economia de vigilância; 5. Uma ameaça tão significativa para a natureza humana no século XXI quanto foi o capitalismo industrial para o mundo natural nos séculos XIX e XX; 6. A origem de um novo poder instrumentário que reivindica domínio sobre a sociedade e apresenta desafios surpreendentes para a democracia de mercado; 7. Um movimento que visa impor uma nova ordem coletiva baseada em certeza total; 8. Uma expropriação de direitos humanos críticos que pode ser mais bem compreendida como um golpe vindo de cima: uma destituição da soberania dos indivíduos (2021: 14).

Independentemente da denominação para caracterizar a fase do capitalismo neoliberal – capitalismo de dados, capitalismo de vigilância – o fato é que a estratégia (não explícita) de "desmanche" dos espaços públicos *vis-à-vis* a expansão de segmentos do capital privado é algo conhecido no Brasil há décadas (p. ex., na educação e na saúde). Essa constatação, expressa também nos espaços públicos de gestão da ITIS, insere-se em um movimento mais amplo de disputas entre interesses públicos e privados, onde ocorre uma articulação do Estado com o mercado e vice-versa, em múltiplos níveis (Fleury, 2011).

Entretanto, é preciso destacar que existe um consenso: o SUS precisa incorporar em suas práticas funcionalidades propiciadas pelo uso intensivo da ITIS. A questão é como e em qual direção? Qual modelo atende aos interesses da população? Quem é o maior beneficiado pela opção da terceirização das ações da ITIS no SUS? Qual política de ITIS garante a primazia dos interesses públicos sobre os interesses de expansão do mercado de TI?

No escopo deste capítulo, trata-se tão somente de destacar que, a depender das respostas dadas às questões apresentadas, ocorrem impactos distintos nas diversas dimensões da ITIS, ou seja, a depender da direcionalidade da política pública adotada, observam-se repercussões relevantes (p. ex., na qualidade e expansão da atenção e vigilância à saúde, na referência e contrarreferência de pacientes, na regulação assistencial, na vigilância epidemiológica, na vigilância genômica, na gestão com transparência, na qualidade e no custo da informação em saúde para o SUS; na sua governança e autonomia gestora; na privacidade dos cidadãos atendidos; na disseminação das informações; no desenvolvimento da excelência e de uma inteligência pública em ITIS e na soberania do país em negociações nacionais e internacionais de preços e qualidade de produtos e serviços de ITIS, no contexto globalizado e cartelizado das grandes corporações de TI em associação, ou não, com o complexo econômico e industrial da saúde [CEIS]).

A fragilidade das estruturas de gestão da ITIS nas três esferas de governo, conforme citado anteriormente, as torna vulneráveis às pressões do mercado, favorecendo processos de terceirização de ações estratégicas para a própria gestão da saúde. Essa dinâmica deixa fluido o papel do Estado na condução da política púbica de informação e TI em saúde. Não é nova a característica do capitalismo neoliberal de um Estado mínimo e "comprador de soluções de informática" no mercado, nacional e/ou internacional, não vocacionado para agir na direção do Bem Comum.

Essa racionalidade entra em conflito com a matriz de pensamento do SUS que, entre outros, alinha-se ao princípio da supremacia do interesse público sobre o privado, base da administração pública. No SUS, o Bem Comum está expresso no direito universal a um mesmo padrão de qualidade da atenção integral à saúde como direito de todo cidadão brasileiro. Instala-se, assim, uma contradição entre as bases de fundação do SUS e a opção por um Estado mínimo que quer torná-lo um "comprador gigantesco" de bens de saúde (onde se inclui a ITIS) no mercado, em detrimento do fortalecimento da autonomia e soberania do Brasil.

Diante dos conglomerados empresariais que se formam em torno da ITI em Saúde, é preciso atenção nas articulações que se formam entre público e privado para que não representem a canalização dos interesses privados para o interior da *res publica*, reduzindo a função do SUS a um cobiçado "administrador de contratos", que resiste a alocar investimentos na formação de uma inteligência pública de excelência, no que for estratégico e relevante para o SUS. Essa é uma questão crucial por seus desdobramentos para o futuro de sistemas e redes de saúde universais. A justificativa de que "não há agilidade" na esfera pública vem retardando o desenvolvimento brasileiro na busca da excelência no setor público de informação e TI em saúde (ABRASCO, 2011).

Na Figura 44.3 são apresentados fatores críticos considerados relevantes para um salto de qualidade da ITIS produzida, utilizada e sob a custódia e gestão do SUS. Cabe lembrar que o conjunto das informações e tecnologias da informação em saúde que transitam pelo SUS serve de base para a produção de conhecimento e ações de melhoria da saúde, através da aplicação, por exemplo, de inteligência artificial, *big data, machine learning, cloud computing*, internet das coisas etc. Enfim, esse conjunto de informações e tecnologias da informação em saúde tem um valor incomensurável para o Bem Comum da população brasileira. Ao mesmo tempo, torna-se alvo de cobiça e disputas inimagináveis em relações por vezes promíscuas entre dirigentes governamentais e empresários de TI.

Procura-se evidenciar que, a depender da decisão política das autoridades sanitárias do SUS, pode ser estabelecida uma sinergia virtuosa entre qualificação com alto grau de excelência na gestão da informação e TIS, na capacitação permanente das equipes de ITIS, nas três esferas de governo, em pesquisas contínuas e desenvolvimento de tecnologia, práticas e novos saberes sobre a área temática da ITIS. Nessa dinâmica, constrói-se no país uma "inteligência informacional em saúde" que

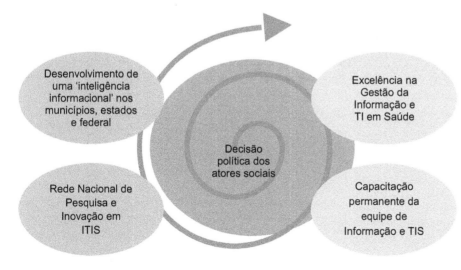

Figura 44.3 Fatores críticos relevantes para a qualidade da informação e tecnologia da informação em saúde no SUS.

potencializa os esforços por um SUS de qualidade e equânime nas secretarias municipais e estaduais de saúde, no MS, nas universidades e instituições de ensino e pesquisa e laboratórios públicos. Consolida-se, assim, certo "círculo de proteção" e reserva técnica a serviço das autoridades sanitárias para fazer frente aos grandes problemas de saúde a que brasileiros estão desigualmente expostos.

Esses são requisitos essenciais para que o SUS transite, no contexto da união/interseção da informação em saúde com a TI, seguindo na direção da primazia dos interesses públicos. Afirma-se, portanto, que o fortalecimento do desempenho da ITIS pressupõe reverter a tendência ao sucateamento de suas instâncias públicas de gestão, o que inclui, dentre outras ações, a implantação de um *backbone* próprio da saúde, como espinha dorsal de um Sistema Nacional de Informação em Saúde (SNIS)[10], conforme preconizado pela Lei 8080/1990, com arquitetura baseada na teoria de redes complexas, com topologia distribuída, de gestão compartilhada entre as três esferas de governo e monitorada pelo controle social, com a cadeia de custódia documentada, pactuada, publicizada, otimizando a infraestrutura já instalada no país. Cabe destacar que as características descritas para o SNIS são substantivamente distintas da RNDS[11], criada pelo governo do Presidente Bolsonaro (PSL/PL), em 2020.

O Brasil, mais especificamente o SUS, não pode ficar exposto ao risco de se estabelecerem situações de *lock in*[12] a empresas proprietárias de *software*, de padrões e/ou de mecanismos de segurança, bem como de desenvolvedores de aplicativos. O contexto brasileiro dos anos recentes deu passos largos exatamente em direção aos riscos e preocupações apresentados, indo além da tendência histórica existente nas articulações entre Estado e mercado.

A modelagem da RNDS/MS (2020) se distancia do princípio da descentralização do SUS ao implantar mecanismo centralizado de registro de informações clínicas, limitando a capacidade das secretarias estaduais e municipais de saúde definirem quais dados serão registrados e

---

[10]O art. 47 da Lei 8.080/90 dispõe: "O Ministério da Saúde, em articulação com os níveis estaduais e municipais do Sistema Único de Saúde (SUS) organizará, no prazo de 02 (dois) anos, um sistema nacional de informação em saúde, integrado em todo o território nacional, abrangendo questões epidemiológicas e de prestação de serviços" (Brasil, 1990).

[11]O Sistema Nacional de Informação em Saúde delineado neste capítulo difere substantivamente da Rede Nacional de Dados em Saúde (RNDS), instituída pelo Ministério da Saúde em 2020, que consiste em uma rede centralizada, da esfera federal, terceirizada (se encontra em infraestrutura de nuvem da empresa Amazon, denominada Amazon Web Services/AWS, gerida pela Embratel) e que ameaça o próprio significado de privacidade de dados sensíveis (mesmo com obediência à Lei Geral de Proteção de Dados) diante do volume de informações que trafega "em sua nuvem". Criam-se, assim, condições objetivas de "aprimoramento" dos algoritmos da AWS (via aprendizagem de máquinas/ *machine learning*, por exemplo), que obtém importante ativo em seu patrimônio, ampliando o valor da empresa e sua vantagem competitiva no contexto do capitalismo de dados/de vigilância.

[12]Interrupção da prestação de serviços terceirizados, em geral em momentos de negociação de valor de contratos, termos aditivos, prazos etc., gerando dependência do ente público que fica, assim, "aprisionado" à empresa contratada.

como irão gerir suas bases locais. Com isso, enquanto os trabalhadores de saúde apenas registram dados em sistemas de informação centralizados na RNDS, os gestores municipais tornam-se "consumidores" da RNDS e se veem tolhidos em sua capacidade gestora de iniciativas locais. Essa racionalidade centralizadora, a depender da profundidade de análise realizada, fere o art. 198 (CF/1988): "As ações e serviços públicos de saúde integram uma rede regionalizada e hierarquizada e constituem um sistema único, organizado de acordo com as seguintes diretrizes: I – descentralização, com direção única em cada esfera de governo [o que inclui a ITIS].

Além disso, a RNDS/MS (2020) terceirizada é a evidência objetiva do capitalismo atual, nos moldes descritos por Zuboff (2021), já citada, nas quais os dados do SUS são apropriados como matéria-prima gratuita para práticas comerciais. Por outro lado, o retorno à lógica de dispositivos informacionais centralizados alimenta a concentração de poder na esfera federal e permite direcionar os dados de saúde da grande maioria da população brasileira para uma empresa de TI que, como constata Milton Santos (citado), "[...] não está vocacionada ao Bem Comum". Dito de outro modo, o modelo centralizado da RNDS do governo Bolsonaro se aproxima da mutação do capitalismo descrita por Zuboff (2021) como concentração de riqueza, conhecimento e poder.

Assim, para avançar na compreensão do presente é preciso recorrer ao passado. A historicidade é fundamental em uma apreciação crítica do desenvolvimento das ITIS.

Do cartão nacional de saúde à saúde digital

A pandemia de Covid-19 foi determinante para ampliar o uso das tecnologias digitais, contribuindo para (re)colocar e-Saúde e a telessaúde na agenda de debates. A OMS, durante a pandemia, fomenta o debate sobre o tema. Nesse processo surge a expressão *Saúde Digital*, que culmina com a publicação, em 2021, do documento Estratégia de Saúde Digital com o objetivo de "tornar os sistemas de saúde mais eficientes e sustentáveis" (WHO, 2021). O MS, nessa questão, decide aderir à iniciativa da OMS e lança o documento Estratégia de Saúde para o Brasil para 2020-2028 (ESD28).

Apresentada como uma inovação no SUS, a Saúde Digital na verdade é consequência de outros desenvolvimentos anteriores. O período resgatado é curto, em torno de 30 anos, mas bem delimitado, pois toma como ponto de partida o estabelecimento do SUS. Não se trata de apresentar uma cronologia de eventos, mas de oferecer ao leitor elementos para analisar o processo histórico e melhor compreender o momento presente.

Com a instituição do SUS, o MS recebe a atribuição de organizar o SNIS, em parceria com estados e municípios. Para dar conta dessa atribuição, foi criado o Departamento de Informática do SUS/DATASUS (Decreto 100/1991), a partir do desmembramento da Empresa de Processamento de Dados da Previdência Social (DATAPREV). O decreto atribui ao DATASUS a competência de especificar, desenvolver, implantar e operar sistemas de informações relativos às atividades finalísticas do SUS. Ademais, a gestão descentralizada, fundamento básico do SUS, orientou ações objetivando prover SIS públicos (tanto registros administrativos de base nacional como aplicativos digitais, como Hospub, Hórus e Sisreg, entre outros) aos níveis estaduais, municipais e locais e alternativas de apoio financeiro e técnico às secretarias estaduais e municipais de saúde, como a RNIS em 2002 (http://red.bvsalud.org/lis-rede-BVS/resource/11799#.YsIJPnbMI2w). O *link* com detalhamento da RNIS hospedado no DATASUS aparece como desabilitado nas tentativas de acesso em junho de 2022.

Nos anos 2000, com a ampliação da internet, o MS passou a investir em tecnologias de interoperabilidade de dados para criação do Registro Eletrônico de Saúde (RES), articulado à implantação do Cartão Nacional de Saúde (CNS). Inicialmente foi proposta a contratação de um sistema de RES, contudo, essa iniciativa foi embargada pelo Tribunal de Contas da União (TCU), mas a concepção do RES se manteve.

Em 2009, no governo do presidente Luiz Inácio Lula da Silva (PT), o Ministério da Saúde (gestão José Temporão) instituiu o Comitê de Informação e Informática em Saúde (CIINFO/MS) com funções normativas, diretivas e fiscalizadoras das atividades de informática em saúde no âmbito do MS. Após outras iniciativas e muitos debates, o MS (gestão Alexandre Padilha) elabora a Estratégia e-SUS AB (atenção básica) em busca de um SUS eletrônico (e-SUS) desde a porta de entrada. Delineia-se um modelo de gestão da informação voltado para apoiar municípios na gestão da Atenção Primária em Saúde e na qualificação do cuidado aos cidadãos. Coerente com esse encaminhamento, é instituído o Sistema de Informação em Saúde para a Atenção Básica (SISAB), por meio da Portaria GM/MS 1.412/2013, procurando interiorizar no SUS a *expertise* de ITIS. Nesse contexto, incorporando e aperfeiçoando ideias debatidas desde a década anterior, é desenvolvido o Prontuário Eletrônico do Cidadão (PEC), através do sistema público: e-SUS AB e o e-SUS AB (https:/cgiap-saps.github.io/Manual-eSUS-APS/docs/CDS/CDS_01/).

Com o golpe de 2016, o MS reformulou o e-SUS e criou o programa DigiSUS, que prometeu R\$10 bilhões de reais para informatizar as Unidades Básicas de Saúde nos municípios brasileiros. Com a eleição do presidente Jair Bolsonaro, como já citado, em 2020 o MS (Luiz Henrique Mandetta, Nelson Teich, Eduardo Pazuello) lança o documento Estratégia de Saúde Digital para o Brasil 2020-2028 (ESD28), a RNDS, instituída pela Portaria 1.434/2020, e o Programa ConecteSUS.

O lançamento dessas últimas iniciativas, por serem recentes, limita o escopo da análise, bem como pela pouca documentação disponibilizada pelo governo entre 2019 e 2022. Entretanto, basta uma leitura atenta ao que está disponível para suscitar um conjunto de preocupações, riscos e ameaças ao SUS, como concebido na 8ª Conferência Nacional de Saúde (1986) e definido em seu arcabouço constitucional e legal.

De maneira breve, destaca-se aqui apenas um aspecto dentre as preocupações, riscos e ameaças ao SUS que emergem da análise: a distinção entre o ente público e o privado (desde *startups* a empresas nacionais e internacionais de grande porte) está intencionalmente diluída. Por que intencionalmente? Porque há uma coerência interna no texto em que "os atores públicos e privados" são apresentados a partir de uma abstração acerca do que seja "setor público na saúde", descontextualizado do art. 196[13] da Constituição Brasileira (1988) e apartado de sua função de Estado.

Desse modo, optou-se por aprofundar apenas as três iniciativas com mais tempo de duração desde sua instituição: CNS, RES e Telessaúde, por constituírem faces mais visíveis e debatidas do contexto de articulação da informação com as TIS. Essas ações fazem parte do movimento de incorporação tecnológica digital na saúde, mas apresentam dinâmicas e histórias diferentes, por isso tratadas aqui em separado.

Cabe destacar que tanto o Cartão SUS e o RES, quanto iniciativas posteriores apresentam um enfoque tecnicista, limitado à eficiência no controle do uso dos recursos disponíveis no SUS. Há também uma abordagem tecnocrática, na qual os gestores e executivos das empresas de TI contratadas são mais ouvidos do que trabalhadores de saúde e movimentos sociais. Com isso, apesar da existência de fio condutor tecendo um núcleo de saberes e práticas críticas e propositivas, que se mantém intenso em quase duas décadas (1999 a 2016), as iniciativas do Cartão SUS, do RES e outras foram fragilizadas e descontinuadas com as mudanças no Governo Federal (Temer/2016 e Bolsonaro/2019). Outra evidência preocupante é observar acelerada reversão na tendência de conquistas voltadas para descentralização e autonomia dos entes federados (estados e municípios) no que se refere à ITIS.

Seja Cartão SUS, seja RES, Telessaúde ou Saúde Digital, o fio condutor que articula as iniciativas é antigo: dotar o SUS de número único de identificação do cidadão, vinculando-o ao profissional de saúde que o atendeu e ao estabelecimento onde se deu o atendimento. De maneira explícita, essa proposta aparece pela primeira vez no Relatório Final da 10ª Conferência Nacional de Saúde (1996). Entretanto, as ações implementadas pelo MS desde 1999 trouxeram poucos benefícios à população e à gestão do SUS, tendo por referência os resultados esperados dos contratos com as sucessivas empresas vencedoras das licitações realizadas e apesar dos vultosos investimentos com recursos públicos do Fundo Nacional de Saúde do SUS. Apenas em relação à primeira licitação (de 1999, internacional), os valores apurados até agosto de 2010 foram da ordem de R\$380 milhões, segundo Acórdão do TCU (TC 032.238/2011-8, abril/2012).

Em 1999, no governo FHC (PSDB), na gestão José Serra, o modelo de gerir a ITIS por meio da terceirização de todo o ciclo de desenvolvimento de sistemas digitais, complexos e relevantes, a serem adotados em todo o território nacional, adquire *status* de política pública no âmbito da saúde. Por conseguinte, esse modelo de gestão da ITIS é reproduzido nas iniciativas que se seguiram ao Sistema Cartão até os dias atuais, no mesmo compasso

---

[13]Constituição de 1988: art. 196. A saúde é direito de todos e dever do Estado, garantido mediante políticas sociais e econômicas que visem à redução do risco de doença e de outros agravos e ao acesso universal e igualitário às ações e serviços para sua promoção, proteção e recuperação.

em que o DATASUS é sucateado. Esse direcionamento é mantido apesar das frustrações decorrentes das terceirizações, o que acaba desgastando a proposta de um sistema do Cartão SUS[14], mesmo diante de 94.955.830 de cidadãos brasileiros já definitivamente cadastrados, até 20 de julho de 2012, segundo o DATASUS.

No âmbito da saúde, a proposta de cadastramento da população brasileira para identificação unívoca de cada cidadão emerge como âncora de *matching* entre diferentes SIS/bases de dados, como se fosse uma chave mestra de acesso aos dados de um mesmo indivíduo que estão dispersos nos SIS, articulando-os em prol de um melhor atendimento ao resgatar sua história clínica, vacinas recebidas, resultados de exames, referência e contrarreferência etc. O Cartão SUS abre, assim, um leque de benefícios para o cidadão, para a organização e a gestão dos sistemas e redes de serviços de saúde. As ideias semeadas por essa iniciativa permanecem atuais. Várias secretarias municipais de saúde mantêm os processos de cadastramento através das equipes de Saúde da Família, apesar de a gestão atual do MS estimular sua substituição pelo CPF: sai o cidadão e "entra" em cena o consumidor de serviços (contribuinte).

Em 1999, em paralelo, coube ao DATASUS, ainda dotado de alto padrão de especialistas, a responsabilidade por desenvolver e gerenciar as bases de dados estruturantes a serem utilizadas pelo sistema computacional do cartão: o Cadastro do Indivíduo (CadSUS/Cadweb) e o Cadastro dos Profissionais e dos Estabelecimentos de Saúde (CNES). Cadastros que servem para o "povoamento" do Sistema Cartão. Das diversas iniciativas para "dar vida" ao sistema computacional do cartão, os principais benefícios para o Brasil permanecem sendo os sistemas computacionais, desenvolvidos e gerenciados pelos servidores públicos do DATASUS, que dão suporte aos cadastros estruturantes.

A iniciativa de dotar o SUS com um RES também não repousa em águas calmas – terminologia polissêmica que, a depender de quem e de onde vem o olhar, encontra-se um significado diferente. Por exemplo, a Norma ISO/TR 20.514 define como:

> Um repositório das informações a respeito do estado de saúde de um ou mais indivíduos numa forma processável pelo computador, armazenada e transmitida com segurança e acessível por múltiplos usuários autorizados, tendo um modelo lógico de informação padronizado ou acordado que seja independente dos sistemas e cuja principal finalidade é apoiar a continuidade, a eficiência e a qualidade da assistência integral à saúde[15].

Já o Comitê Temático Interdisciplinar do Registro Eletrônico de Saúde da RIPSA (CTI/RES-2011) afirma que:

O RES deve propiciar uma visão unificada e integrada dos processos de trabalho inerentes ao ciclo de atenção à saúde, com as seguintes premissas:

- Ir além do registro eletrônico da doença.
- Superar visão fragmentadora e reducionista de eventos na atenção à saúde, procurando incorporar o referencial do paradigma da complexidade.
- Transcender a visão de atendimento médico assistencialista.
- Dar suporte tanto à abordagem clínica quanto às demais áreas de conhecimento essenciais para a qualidade do ciclo de atenção à saúde.
- Oferecer visão unificada de todos os registros de saúde do cidadão na rede de atenção.
- Fortalecer o trabalho em saúde colaborativo e integrado entre os diferentes sujeitos: cidadão, profissional, gestor e prestador de serviços de saúde.
- Contemplar modelo de governança das informações e TIS articulado e aderente à realidade brasileira do SUS.

O RES constitui uma iniciativa complexa que exige ações complexas para sua efetiva implementação, como adoção por consenso de padrões de conteúdo, de terminologia, de segurança e de conectividade; desenvolvimento e incorporação intensa de TI; investimentos financeiros significativos; capacitação permanente das equipes de saúde; pactuação de um arcabouço jurídico-ético-institucional de defesa da privacidade dos cidadãos, a partir da LGPD; desenvolvimento de novos saberes e práticas; e, acima de tudo, exige a responsabilidade dos gestores públicos para garantir a primazia dos interesses públicos e da população.

No contexto desse debate sobre Cartão SUS, adoção do RES, avanço da internet no Brasil e as experiências de Telessaúde estabelecem "novos espaços" de atenção à saúde: o espaço virtual. O potencial da Telessaúde caminha *pari passu* aos avanços científicos e tecnológicos. O termo *telessaúde* refere-se a uma variedade de conceitos, mas em todos está presente a ideia de "espaço" enquanto tentativa de superação de sua principal característica: a distância. À dimensão de espaço se associa a ideia de "tempo", pois as ações de telessaúde propõem garantir, com qualidade, a atenção à saúde independentemente da distância, no tempo efetivo necessário.

No Brasil estão em andamento várias iniciativas em que a telessaúde volta-se também para a organização de ações de promoção da saúde, prevenção de doenças, vigilância em saúde, atenção básica, regulação assistencial, entre outras, ganhando visibilidade e relevância durante a pandemia de Covid-19. Entretanto, ainda se observa a reprodução de uma prática assistencial centrada apenas na clínica, fragmentada, hospitalocêntrica, não integrada a uma rede assistencial integral, hierarquizada e regionalizada, com qualidade equanimemente ofertada às populações. Em seu conjunto, destacam-se ações de educação permanente das equipes de saúde, principalmente as que se situam distantes dos centros urbanos.

Organismos internacionais, como OMS, OPAS, BID e Cepal, e governos vêm fomentando ações de telessaúde. A análise da literatura internacional e nacional evidencia

---

[14]Em https://bvsms.saude.gov.br/bvs/saudelegis/gm/2011/prt0940_28_04_2011.html_pode-se acessar a Portaria 940/2011, que regulamenta o Sistema_Cartão Nacional de Saúde (Sistema Cartão) e define as especificações do *layout* de sua mídia impressa.

[15]As normas ABNT/ISO não estão disponíveis para acesso de domínio público e precisam ser compradas na ABNT, apesar de a entidade receber recursos públicos.

o crescimento das experiências e a relevância crescente de seu papel adjuvante para o enfrentamento de problemas, como a dificuldade de acesso a serviços de saúde de excelência de segmentos populacionais. Vale lembrar que nessa equação não entram somente os benefícios que a telessaúde pode proporcionar, mas também pressões de expansão do complexo econômico das empresas de TI, em articulação com as operadoras de planos de saúde, interessadas em reduzir seus custos.

Vale salientar duas ações governamentais que se configuram como marcos fundamentais para o avanço da telessaúde no Brasil:

- Rede Universitária de Telemedicina (Rute), criada em 2005 pelo Ministério de Ciência, Tecnologia e Inovação (MCTI), no âmbito da Rede Nacional de Ensino e Pesquisa (RNP). Para saber mais, consulte o *site* da Rute (http://rute.rnp.br/).
- Telesssaúde Brasil Redes, criada pelo MS em 2007 como Programa Nacional de Telessaúde na Atenção Primária, é coordenado pelo Departamento de Educação em Saúde da Secretaria Nacional de Educação e Trabalho em Saúde. Para saber mais, consulte o *site* do Programa Telessaúde Brasil Redes (https://aps.bvs.br/programa-nacional-telessaude-brasil-redes/).

A Rede de Pesquisa em Atenção Primária à Saúde/ABRASCO solicitou a um grupo de especialistas que elaborassem o documento *Recomendações: incorporação de recursos de telessaúde na APS no Brasil* (setembro de 2021). Nesse texto, adota-se a premissa de que a TS na APS requer compreender a complexidade que a envolve por: seu impacto tanto na dinâmica do processo de trabalho da unidade de saúde como na relação equipe-cidadãos usuários do SUS; envolver interesses econômicos e políticos de empresas de TI e de oferta de conectividade (operadoras de telefonia móvel e provedoras de *hardware* com plataformas de serviços de *cloud computing*), aumentando os gastos de manutenção da rede de UBS dos municípios e estados; e requerer novas dimensões éticas de respeito à privacidade dos cidadãos usuários do SUS e confiabilidade dos dados fornecidos na relação equipe × paciente.

A gestão da Atenção Primária em Saúde deve garantir que as ações de telessaúde estejam organicamente articuladas às suas práticas e saberes, de maneira ascendente, desde a Unidade Básica de Saúde até unidades de referência de alta complexidade, e jamais como um "programa" ou "projeto" paralelo que reproduza a racionalidade fragmentadora da práxis em saúde. É imperioso que as ações de telessaúde estejam alinhadas aos processos de territorialização e integralidade da atenção à saúde e, por conseguinte, é fundamental sua integração aos respectivos canais, redes e processos de trabalho e de regulação da assistência, contribuindo para um efetivo fluxo dos pacientes nos demais níveis de cuidados, inclusive de exames.

Ampliar a participação e a governança pública das ITIS

Talvez a condição mais premente da democracia, aquela que incide nas anteriores [...] seja a questão da informação. Seja qual for o estatuto econômico, a posição dentro de um sistema global de dependências sociais, um indivíduo participa da vida social em proporção ao volume e à qualidade das informações que possui, mas, especialmente, em função de sua possibilidade de acesso às fontes de informação, de suas possibilidades de aproveitá-las e, sobretudo, de sua *possibilidade de nelas intervir* como produto do saber (Chauí, 1993: 146).

A participação social é fundamental para a construção do SUS. Contudo, esse princípio muitas vezes é ignorado na construção dos sistemas de informação, nos aplicativos que utilizam as mais avançadas tecnologias digitais. Moraes & Vasconcellos (2005: 97) colocaram o desafio de "ampliar o uso da informação no cotidiano do processo decisório da saúde, seja na formulação de políticas, na gestão, nas vigilâncias, na clínica, seja no controle social, enfrentando a desigualdade de acesso aos benefícios do avanço tecnológico". A utilização da informação no contexto dos conselhos de saúde foi analisada por Moraes *et al.* (2009), que evidenciaram como a ITIS se torna mecanismo de poder nas mãos de gestores nas instâncias de participação popular. Por isso, a democratização das informações em saúde é estratégica para diminuir a assimetria entre gestores e população.

Contudo, em vez de ampliar a participação nas discussões de ITIS, nos marcos da democracia participativa, cabe lembrar que o presidente Jair Bolsonaro assinou o Decreto 9.759/2019 como marca de seus 100 dias de governo e que, além de conselhos, encerra o funcionamento de comitês, comissões, grupos, juntas, equipes, mesas, fóruns, salas e qualquer outra denominação dada a colegiados que não tenham sido criados por lei. Nesse bojo estão incluídos conselhos previstos pela Política Nacional de Participação Social (PNPS) e pelo Sistema Nacional de Participação Social (SNPS), criados no governo Dilma Rousseff (PT) em 2014, mas também extintos.

Aderente à racionalidade de esvaziamento da democracia participativa, observam-se restrições de acesso de trabalhadores e cidadãos em lócus coletivos de participação no âmbito da saúde. A análise sobre os espaços democráticos relacionados com a ITIS, na esfera federal, evidencia como a tendência mudou ao longo das décadas, conforme apresentado no Quadro 44.1.

Nota-se que espaços públicos de discussão sobre as informações em saúde têm sido construídos junto com o próprio desenvolvimento do SUS. Nos anos 1990, dois espaços relevantes foram instituídos. Um deles é a Comissão Intersetorial de Comunicação e Informação em Saúde (CICIS), criada em 1998 para apoiar o Conselho Nacional de Saúde em questões de informação e TI em saúde. A CICIS foi reformulada em 2005 e posteriormente desativada em 2015, após reformulação das comissões intersetoriais do conselho. A RIPSA, que teve seu início em 1996, funcionou até 2018, quando foi desativada com o fim do acordo entre o MS e a OPAS. Esses dois espaços de discussão contavam com ampla representação de sujeitos históricos do SUS. A CICIS, seguindo a organização do conselho, tinha representações tripartites, isto é, gestores, trabalhadores e usuários.

Nos anos 2000, junto com a implantação do padrão de Troca de Informações em Saúde Suplementar (TISS), a ANS instituiu o Comitê de Padronização de Informações em Saúde Suplementar (COPISS) com objetivo de promover o desenvolvimento da troca de informação na saúde suplementar. A composição do COPISS reúne principalmente representantes de operadoras e prestadores da saúde suplementar, mas também conta com conselhos profissionais e entidades de usuários e de ciência e tecnologia.

Em 2009, o MS instituiu o Comitê de Informação e Informática em Saúde (CIINFO) com funções normativas, regulatórias e supervisão de Informática em saúde no âmbito do Ministério. O CIINFO funcionou até 2021, quando foi encerrado e substituído pelo Comitê Executivo de TIC. Durante seu período de funcionamento contou com majoritária representação dos órgãos governamentais, sendo que a única representação externa neste comitê era a ABNT.

Conforme descrito anteriormente, a partir de 2019, o MS promove uma Estratégia Brasileira de Saúde Digital, de fato uma atualização da Estratégia de E-Saúde, gestada entre os anos de 2012 e 2016. Em 2021, foi instituído um Comitê Gestor da Saúde Digital (CGSD) na CIT (Comissão Intergestores Tripartite), com objetivo de exercer a governança da PNIIS e da Estratégia de Saúde Digital para o Brasil 2020-2028 (ESD28). O CGSD, assim como o CIINFO, conta apenas com representações de gestores do SUS, isto é, secretarias do MS, CONASS, CONASEMS, ANS e ANVISA. O MS, ao excluir os trabalhadores e cidadãos de seu Comitê Gestor da Saúde Digital se distancia do princípio da participação social. Com isso, contribui para o afastamento de sujeitos sociais históricos no SUS da política pública relacionada à ITIS.

A concepção do MS e dos Conselhos de Gestores – CONASS e CONASEMS – de que ITIS é "assunto de gestão" exclui os trabalhadores e cidadãos. Para estes sujeitos históricos, ficam relegadas as funções de preencher fichas, telas de sistemas de informação e consumir as informações nos moldes definidos pelas instâncias gestoras. Faz-se necessário fomentar a participação e o controle social na construção e uso de sistemas de informação em saúde. Por um lado, a participação social permite construir sistemas que atendam melhor às necessidades dos trabalhadores e da população. Por outro lado, gera oportunidades, para as pessoas desenvolverem a competência crítica sobre a complexidade do ciberespaço do SUS.

A Declaração Universal dos Direitos Humanos (1948), ao incluir o direito "de procurar, receber e transmitir informações por quaisquer meios independentemente de fronteiras", representa um marco na história da construção da democracia nas sociedades contemporâneas. Essa declaração ilumina diferentes movimentos sociais e políticos que adotam em suas lutas reivindicatórias, em síntese, o seguinte princípio: a informação é um direito de todos, sendo dever do Estado garanti-lo (Moraes, 2002). Esse direito não se traduz apenas em acesso, mas também na compreensão do significado das informações, em linguagem adequada, que desnudem/desvendem os condicionantes e os determinantes sociais, políticos e econômicos da situação de saúde-doença-cuidado. Convida-se o leitor a navegar no ciberespaço em alguns dos principais *sites* de interesse para a Saúde Coletiva na listagem apresentada ao fim do capítulo.

PONTO DE CHEGADA?

> *Como é que posso com este mundo?*
> *A vida é ingrata no macio de si;*
> *mas transtraz a esperança mesmo no*
> *meio do fel do desespero.*
> (Guimarães Rosa – *Grande Sertão: Veredas*)

A trajetória do presente estudo está traçada ao se adotar como ponto de partida a questão: No âmbito do SUS, como direcionar a incorporação da ITIS (analógica e digital) para que participe da superação das desigualdades sociais e da ampliação da soberania dos bens de saúde e não para servir ao poder político-econômico nacional e transnacional? Dito de outra forma: Como colocar a ITIS a serviço do SUS conforme concebido na 8ª Conferência

Quadro 44.2 Fóruns Nacionais de Discussão da Informação e Tecnologia da Informação em Saúde (1998 a 2021)

Fórum	Criação	Governo	Sociedade	C&T	Empresas
Comissão Intersetorial de Comunicação e Informação em Saúde (CICIS/CNS)	1998 Reativada em 2005	3	12	1	–
Rede Interagencial de Informação para a Saúde (RIPSA)	1996	7	–	+30	–
Comitê de Padronização das Informações em Saúde Suplementar (COPISS)	2006	3	16	1	2
Comitê de Informação e Informática em Saúde (CIINFO)	2009	12	1	2	–
Comitê Gestor da Estratégia e-Saúde (CGE)	2016	12	–	–	–
Comitê Gestor de Saúde Digital (CGSD)	2021	13	–	–	–
Comitê Executivo de TIC (CETIC)	2021	8	–	–	–

C&T: Ciência & Tecnologia.
Fonte: adaptado de Fornazin & Joia (2013).

Nacional de Saúde, no Relatório da Comissão da Reforma Sanitária[16], na Constituição de 1988 e na Lei 8.080/1990? Em resumo, como contribuir para o SUS avançar em seu significado profundo: um projeto civilizatório, onde não existe um ponto final, um ponto de chegada.

Nesse sentido, o SUS está em permanente construção, enfrentando ameaças e recuos, em seus mais de trinta anos de institucionalização, evidenciando no cômputo geral avanços e conquistas fundamentais para a defesa da vida. Por exemplo, tendo por referência a pandemia da Covid-19, pode-se afirmar que o SUS separou o país da barbárie, tendo alcançado um reconhecimento social e político histórico. No entanto, permanece sob ameaças, não de ser 'extinto', mas de ser desvirtuado em seus princípios seminais e alicerces civilizatórios. Talvez, a questão a ser posta seja: Como fortalecer o SUS, como processo de universal inclusão social, em um contexto de capitalismo neoliberal, capitalismo de dados, capitalismo de vigilância?

Democracia

Há uma contradição intrínseca no esforço de conjugar um projeto civilizatório universal, equânime, voltado para o Bem Comum em uma conjuntura de expansão do capitalismo neoliberal, que se materializa de tal modo excludente e selvagem que alguns estudiosos o identificam ao conceito de necropolítica, trabalhado por Achille Mbembe (2018). Nesse contexto, é preciso lançar mão de um dos marcos referenciais históricos que fundamenta o SUS e que está mais atual do que nunca: "Da Saúde à Democracia e da Democracia à Saúde" (Sergio Arouca, Abertura na 8ª CNS/1986).

Assim, uma aproximação de possível resposta à questão de partida pode iniciar-se pelo seguinte enunciado: em um esforço coletivo, produzir saberes e práticas que direcionem a ITIS para o fortalecimento e a expansão da práxis democrática no âmbito do SUS e exercitar o pensamento crítico para identificar e denunciar qualquer iniciativa em sentido contrário. O avanço da democracia, com a valorização da vida, da dignidade humana e justiça cognitiva, não se resume à ITIS, mas passa necessariamente por ela. Vai além e coloca como um dos pontos centrais no âmbito do SUS não só o acesso e uso da ITIS, mas a incorporação da democracia participativa em sua governança e na definição de sua política pública, com horizontalidade na interlocução em fóruns decisórios, tanto na perspectiva da democratização da ITIS quanto na perspectiva de ITIS democratizantes, como lados da mesma moeda.

De fato, trata-se de fazer a transição da tecnocracia para a tecnodemocracia, tendo por base a transição política e ética de uma inteligência competitiva (voltada para corrida do 'empreendedorismo' no mercado) para a criatividade e inovação colaborativa e cooperativa (voltada para o Bem Comum).

As informações e em especial as informações em saúde, por se referirem a momentos da vida de todos nós tão intensos em termos de alegria e/ou sofrimentos (como os nascimentos, doenças e mortes), são instrumentos que podem se tornar um arsenal ético à disposição das lutas específicas, local/global, em prol de um projeto de democracia emancipadora, de uma tecnodemocracia informacional. (Moraes, 2002: 154).

Soberania: por uma ética do Bem Comum

Em decorrência desse primeiro enunciado, emerge o desafio da soberania do Brasil no contexto global. Uma nação que empobreceu e está com fome (33 milhões de brasileiros[17]). A pandemia deixou como um dos seus tristes legados o sofrimento e mortes associadas à dependência de bens de saúde. A incorporação da ITIS na práxis em saúde determina sua classificação como um dos bens de saúde. Não se trata de toda e qualquer aplicação digital, mas aquela considerada estratégica e relevante para o funcionamento do SUS, como o Sistema de Informação de Regulação em Saúde (SISREG) ou o Sistema do CNS, com as biografias de saúde da grande maioria da população brasileira atendida pelo SUS, ou seja, o registro da memória da trajetória de um povo.

A soberania, como descrito por Miguel Reale (1910-2006), "é o poder que tem uma nação de organizar-se livremente e de fazer valer dentro do seu território a universalidade de suas decisões para a realização do Bem Comum" (2000: 140), e a SC pauta-se pelo princípio ético do Bem Comum ao buscar a garantia do direito universal à saúde e a soberania do Brasil na C&T e nos bens de saúde. Em um contexto global complexo e uma grave conjuntura nacional de aprofundamento das desigualdades sociais, a política pública de incorporação de tecnologias digitais no SUS requer muito mais do que aderir à retórica de que sua incorporação por si só acarreta um salto de qualidade. Há grandes conflitos, interesses, contradições, tensões na práxis das tecnologias digitais em saúde, agravados com o acelerado avanço do capitalismo de dados, que ferem princípios caros a um projeto civilizatório e ao SUS, como equidade, integralidade, qualidade, privacidade, descentralização e o pacto federativo.

Análise da conjuntura federal aponta ações controversas e discutíveis com evidências robustas de desmontes e equívocos na governança das tecnologias digitais e dos SIS, reduzindo o SUS a um grande mercado consumidor de "soluções e serviços informáticos" proprietários, via *startups*, médias ou grandes empresas, como as gigantes do GAFAN (Google, Amazon, Facebook, Apple e Netflix). Os seguidos vazamentos de informações/invasões nas bases de dados sob custódia da esfera federal, os episódios de "apagão de dados" no MS durante a pandemia, a ciberrestrutura da RNDS e do ConecteSUS (que se encontra em infraestrutura de nuvem da empresa Amazon), são apenas alguns exemplos de decisões questionáveis que

---

[16]Para maiores informações, acesse https://pensesus.fiocruz.br/reforma-sanitaria.

[17]Oxfam Brasil: Fome avança no Brasil em 2022 e atinge 33,1 milhões de pessoas. Dados do segundo Inquérito Nacional sobre Insegurança Alimentar mostram que só 4 entre 10 famílias conseguem acesso pleno à alimentação. Disponível em: https://www.oxfam.org.br/noticias/fome-avanca-no-brasil-em-2022-e-atinge-331-milhoes-de-pessoas/. Acesso em 30 jun 2022.

demandam uma atitude de atenção e aprofundado debate. A quem interessa isso?

Os dados, informações e tecnologias digitais relacionados à memória genética, clínica, epidemiológica e cibercultural de um povo são um ativo estratégico, bem público e patrimônio da sociedade brasileira a serviço do Bem Comum. Nesse contexto, é preciso que o interesse público seja o condutor das relações com os grupos do complexo econômico-industrial da saúde e das tecnologias digitais. Cenário possível apenas com o fortalecimento da excelência pública das três esferas de governo do SUS.

Essas constatações reforçam ser imperativo o debate para elaboração de alternativas que transitem nessa conjuntura, sem abrir mão de princípios essenciais e históricos do SUS. Assim, tendo por referência a conjuntura atual da globalização excludente e da forma como o Brasil se insere nessa realidade, é importante desvendar e alertar sobre riscos e ameaças, mas também reforçar as potencialidades para o SUS com a incorporação das tecnologias digitais que podem produzir múltiplos avanços e benefícios para a população.

A atualidade no Brasil caracteriza-se por apresentar um "ambiente de risco" para o projeto de uma nação que preserve o valor da vida e, por conseguinte do SUS. Seu enfrentamento requer avançar em torno de um pacto político e ético calcado na tecnodemocracia e na justiça cognitiva.

ALGUNS *SITES* DE INTERESSE PARA A SAÚDE COLETIVA[18]

Governo

- Ministério da Saúde – https://www.gov.br/saude/pt-br.
- Departamento de Informática do SUS (DATASUS) – https://datasus.saude.gov.br/.
- Fundo Nacional de Saúde (FNS) – https://portalfns.saude.gov.br/.
- Agência Nacional de Vigilância Sanitária (ANVISA) – https://www.gov.br/anvisa/pt-br.
- Agência Nacional de Saúde Suplementar (ANS) – https://www.gov.br/ans/pt-br.
- Agência Nacional de Telecomunicações (ANATEL) – https://www.gov.br/ans/pt-br.
- Conselho Nacional de Secretários de Saúde (CONASS) – https://www.conass.org.br/.
- Conselho Nacional de Secretário Municipais de Saúde (CONASEMS) – https://www.conasems.org.br/.
- IBGE – http://www.ibge.gov.br.
- IPEA – http://www.ipea.gov.br/portal/.

Dados e indicadores

- TabNet – https://datasus.saude.gov.br/informacoes-de-saude-tabnet/.
- TabWin – http://siab.datasus.gov.br/DATASUS/index.php?area=060805&item=3.
- Rede Interagencial de Informações em Saúde (RIPSA) – http://red.bvsalud.org/lis-rede-BVS/resource/35387#.YrixZezMK00.

- Indicadores Básicos de Saúde (IDB-RIPSA) – http://tabnet.datasus.gov.br/cgi/idb2012/matriz.htm.
- Projeto de Avaliação do Desempenho do Sistema de Saúde (PROADESS) – https://www.proadess.icict.fiocruz.br/.
- Centro de Integração de Dados e Conhecimentos para Saúde (CIDACS) – https://cidacs.bahia.fiocruz.br/.
- Plataforma de Ciência de Dados em Saúde – https://pcdas.icict.fiocruz.br/.

Bases bibliográficas

- Medicina de Evidências – http://www.cochrane.org; http://www.cochrane.org/cochrane/cdsr.htm.
- National Library of Medicine – http://www.nlm.nih.gov.
- Medline (informações para o público em geral) – https://medlineplus.gov/.
- Medline (informações para especialistas) https://pubmed.ncbi.nlm.nih.gov/.
- Literatura Latinoamericana y del Caribe em Ciencias de la Salud (LILACS) – https://lilacs.bvsalud.org/.

Brasil

- Biblioteca Virtual em Saúde (BVS) – https://brasil.bvs.br/.
- The Scientific Electronic Library Online – www.scielo.br/.
- Centro Latino-Americano e do Caribe de Informação em Ciências da Saúde – https://www.paho.org/pt/bireme.
- Descritores em Ciências da Saúde (DeCS/MeSH) – https://decs.bvsalud.org/.

Governo Eletrônico (e-gov) e Controle Social

- E-Gov – https://www.gov.br/governodigital/pt-br/estrategia-de-governanca-digital/do-eletronico-ao-dige; http://www.scielo.br/pdf/rap/v43n1/a03v43n1.pdf.

Participação em consultas públicas

- Governo Federal – https://www.gov.br/saude/pt-br/acesso-a-informacao/participacao-social/consultas-publicas/abertas.
- Sistema de Acompanhamento de Consulta Pública da ANATEL – http://sistemas.anatel.gov.br/SACP.

Dados abertos e transparência

- Portal da Transparência – http://www.portaltransparencia.gov.br/.
- Portal Brasileiro de Dados Abertos – https://dados.gov.br/.
- Sistema Eletrônico de Informações ao Cidadão (e-SIC) – https://landpage.cgu.gov.br/redirectfalabr/.

Denunciar improbidades

- Departamento Nacional de Auditoria do SUS – DenaSUS – https://www.gov.br/saude/pt-br/acesso-a-informacao/auditorias/denasus.
- Programa Olho Vivo no Dinheiro Público – https://www.gov.br/cgu/pt-br/assuntos/controle-social/olho-vivo.

---

[18] *Links* válidos em 30 jun 2022.

Capítulo 44 • Nem Tecnoforia nem Tecnofobia – Abordagem Crítica da Incorporação das Tecnologias Digitais na Saúde

- Controladoria Geral da União – CGU – https://www.gov.br/cgu/pt-br.

Outros *sites* relevantes:

- Conselho Nacional de Saúde – http://conselho.saude.gov.br/.
- Dieese – http://www.dieese.org.br/.
- Instituto de Estudos Socioeconômicos (INESC) – http://www.inesc.org.br.
- Coletivo Brasil de Comunicação Social (Intervozes) – http://www.intervozes.org.br/.

Referências

Almeida-Filho N. A ciência da saúde. São Paulo: Hucitec, 2000.

Associação Brasileira e Saúde Coletiva. Carta Aberta ao Sr. Ministro de Estado. Entregue em 13/Nov/2011. Disponível em: http://www.abrasco.org.br/site/wp-content/uploads/2015/01/CartaAberta_TI_131111-direto.site.pdf.

Brasil. Constituição da República Federativa do Brasil de 1988. Brasília: Presidência da República, 1988. Disponível em: http://www.planalto.gov.br/ccivil_03/constituicao/constituicao.htm.

Brasil. Ministério de Saúde. Portaria 2.390, de 11 de dezembro de 1996. Disponível em: https://bvsms.saude.gov.br/bvs/saudelegis/gm/1996/PRT2390_11_12_1996.html.

Chauí M. Cultura e Democracia: O discurso competente e outras falas. São Paulo: Editora Cortez, 1993.

Ferrater-Mora J. Dicionário de Filosofia, 2. ed. São Paulo: Edições Loyola, 2004.

Fleury S. Defesa intransigente do interesse público na saúde. Teses – CEBES. II Simpósio de Política e Saúde, Brasília, julho de 2011.

Fornazin M, Joia LA. Participation in discussion spaces of health informatics in Brazil. In: Wimmer MA, Janssen M, Scholl HJ. Electronic Government. EGOV 2013. Lecture Notes in Computer Science, 8074. Berlin: Springer, 2013. Disponível em: https://doi.org/10.1007/978-3-642-40358-3_11.

Fornazin M, Penteado BE, Castro LC, Silva SLFC. From Medical Informatics to Digital Health: A Bibliometric Analysis of the Research Field. Proceedings of the Americas Conference on Information Systems, 2021. Disponível em: https://aisel.aisnet.org/amcis2021/healthcare_it/sig_health/18.

Fundação Oswaldo Cruz. Escola Nacional de Saúde Pública Sergio Arouca. "A pandemia não é a mesma para todos", diz a presidente da Fiocruz. Informe ENSP, 8 de julho de 2020, 2022. Disponível em: https://www.arca.fiocruz.br/handle/icict/42310.

Gómez MNG. Questões Éticas da Informação. Aportes de Habermas. In: Gómez MNG, Lima CRM (orgs.) Informação e democracia: a refle-

xão contemporânea da ética e da política. Brasília: IBCT, 2010. Disponível em: http://livroaberto.ibict.br/handle/1/429.

Marteleto RM. Informação, saúde, transdisciplinaridade e a construção de uma epistemologia social. Rev Ciência & Saúde Coletiva 2007; 12(3):576-9. Disponível em: https://doi.org/10.1590/S1413-81232007000300007.

Mbembe A. Necropolítica. 3. ed. São Paulo: N-1 Edições, 2018. 80p.

Mello Jorge MH. Registro dos eventos vitais: sua importância em saúde pública. São Paulo: Centro Brasileiro de Classificação de Doenças, 1990 (Série Divulgação nº 5).

Moraes IHM, Vasconcellos MM. Política Nacional de Informação, Informática e Comunicação em Saúde: um pacto a ser construído. Saúde em Debate, 2005; 29(69). Disponível em: https://www.redalyc.org/pdf/4063/406345217011.pdf.

Moraes IHS, Veiga L, Vasconcellos MM, Santos SRFR. Inclusão digital e conselheiros de saúde: uma política para a redução da desigualdade social no Brasil. Rev Ciência & Saúde Coletiva, 2009; 14(3):879-88. Disponível em: https://doi.org/10.1590/S1413-81232009000300023.

Moraes IHS. Informação em saúde: da prática fragmentada ao exercício da cidadania. São Paulo: Hucitec, 1994.

Moraes IHS. Política, tecnologia e informação em saúde – a utopia da emancipação. Salvador: ISC/UFBA e Casa da Qualidade, 2002.

OPAS – Organização Pan-Americana da Saúde. Entenda a infodemia e a desinformação na luta contra a Covid-19. 2020. Disponível em: https://iris.paho.org/bitstream/handle/10665.2/52054/Factsheet-Infodemic_por.pdf?sequence=16.

Penteado BE, Fornazin M, Castro LC, Freire SLFC. Mapeando a dinâmica da informática médica: uma análise bibliométrica do campo científico. RECIIS. Rev Eletrônica de Comunicação, Informação & Inovação em Saúde, 2021; 15(4). Disponível em: https://doi.org/10.29397/reciis.v15i4.2395.

Reale M. Teoria do Direito e do Estado. São Paulo: Saraiva, 2000.

Ribeiro MM, Ortellado P. O que são e como lidar com as notícias falsas. SUR 27, 2018. Disponível em: http://sur.conectas.org/o-que-sao-e--como-lidar-com-as-noticias-falsas/.

Vargens JMC. Uma abordagem sociotécnica para design e desenvolvimento de sistemas de informação em saúde no âmbito do SUS. Tese (Doutorado em Saúde Pública). Rio de Janeiro: Escola Nacional de Saúde Pública Sergio Arouca, Fundação Oswaldo Cruz, 2014. Disponível em:https://www.arca.fiocruz.br/handle/icict/12976.

Vasconcellos MM. Ambiente informacional para apoio à decisão. In: Anais VI Congresso Brasileiro de Saúde Coletiva. ABRASCO, 2000.

WHO – World Health Organization. Global strategy on digital health 2020-2025. 2021. Disponível em: https://www.who.int/docs/default--source/documents/gs4dhdaa2a9f352b0445bafbc79ca799dce4d.pdf.

Wilson P. Second-hand knowledge: an inquiry into cognitive authority. Westport, Conn.: Greenwood Press. Contributions in Library and Information Policy 1983; 44.

Zuboff S. A era do capitalismo de vigilância. Editora Intrínseca, 2021.

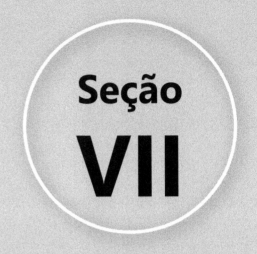

Seção VII

EPÍLOGO

45 | Saúde Coletiva – Futuros Possíveis

Naomar de Almeida-Filho • Jairnilson Silva Paim
Lígia Maria Vieira-da-Silva

INTRODUÇÃO

A correlação de forças políticas e sociais que redemocratizou o Brasil ampliou indiscutivelmente a transparência e a participação coletiva na gestão pública do setor saúde. Nesse processo, a sociedade brasileira, principalmente por meio do movimento da Reforma Sanitária, foi capaz de conceber, estabelecer e consolidar talvez o maior patrimônio de política pública da nação: o Sistema Único de Saúde (SUS). Esse processo histórico relacionou-se estreitamente com a emergência de um espaço social particular de saberes e práticas em saúde, objeto deste volume, denominado Saúde Coletiva (SC).

Concluímos o Capítulo 15 afirmando que o destino do SUS depende das políticas públicas que têm sido promovidas recentemente. Observamos que subfinanciamento público, aumento de subsídios e estímulos aos planos privados de saúde, bem como a persistência de renúncias fiscais para gastos com assistência médica, não sugeriam um cenário otimista para o SUS, pelo menos na perspectiva conceitual mais progressista da SC e do projeto da Reforma Sanitária Brasileira (RSB). Comentamos que, até aquele momento, as políticas racionalizadoras, implementadas por governos de diferentes matizes ideológicos, não eram suficientes para sustentar um sistema de saúde de qualidade para todos os brasileiros. Afirmamos que o futuro da SC dependeria do processo da RSB e do desenvolvimento do SUS.

Entretanto, além da importância dos fatores e vetores atuantes nas últimas décadas, para uma prospecção de futuros sobre a SC brasileira precisamos analisar as contradições e tendências da conjuntura atual e os cenários possíveis e plausíveis para o desenvolvimento econômico e social do Brasil. Para isso, contamos com o rico material de análise e reflexão produzido pelos autores que contribuíram para o presente volume, além do estudo *A Saúde no Brasil em 2030*, conduzido pela Fundação Oswaldo Cruz (Fiocruz, 2012), mediante acordo com a então Secretaria de Assuntos Estratégicos da Presidência da República, em colaboração com o Instituto de Pesquisa Econômica Aplicada (Ipea).

Além disso, cabe acrescentar que a inesperada crise sanitária decorrente da pandemia da Covid-19, como obstáculo para qualquer desenho de cenários futuros, trouxe as incertezas decorrentes das transformações climáticas, do meio ambiente, abrindo possibilidades de transposição das barreiras entre as espécies de vírus, como foi o caso do SARS-CoV2 e, mais recentemente, da varíola dos macacos. A guerra da Ucrânia e as tensões entre China e EUA, com repercussões ainda imprevistas do redesenho da geopolítica internacional (Fiori, 2022), também se revelam como fontes de incerteza para o desenvolvimento de sistemas de bem-estar social em escala global, com repercussões na saúde e nas políticas de saúde.

CONTRADIÇÕES E TENDÊNCIAS

Nos primeiros 12 anos deste século, o Brasil passou por uma conjuntura rica e complexa, com elementos de avanço no sentido de construção de uma sociedade democrática e socialmente desenvolvida. No entanto, desafios e problemas foram gerados pelas escolhas e contextos, além de seus determinantes históricos e estruturais ligados ao desenvolvimento capitalista nessa formação social, às características culturais e ao papel do Estado, sobretudo no período republicano. Inegavelmente, experimentamos naqueles anos uma política externa relativamente soberana, sem alinhamentos políticos automáticos nem atrelamentos do ponto de vista de blocos econômicos. O crescimento econômico apresentava-se sustentado, mesmo em um contexto de persistente crise mundial, porém constatava-se a extrema dependência tecnológica do parque industrial nacional. A expansão industrial e agrícola, baseada na formação de um mercado consumidor voraz e incentivado ou na exportação de *commodities*, produzia enormes desafios ambientais, não resolvendo os dilemas e problemas do mundo do trabalho associados às demandas pela produtividade e competitividade da força de trabalho.

O país tem passado por grandes transformações políticas, econômicas, demográficas e sociais em período recente, conservando amplas desigualdades internas. A proporção de pessoas com mais de 60 anos ultrapassou 10% da população já em 2009, a urbanização chegou a 80% nessa década, a taxa de fertilidade reduziu para menos de 2% ao ano e a expectativa de vida ao nascer atingiu 76,6 anos em 2019. Embora as taxas de desemprego fossem baixas, chegando a menos de 5% em 2014, mais de 40% dos trabalhadores encontravam-se no setor informal, com sérias consequências na cobertura da previdência social. A frequência escolar tinha aumentado, e a taxa de analfabetismo caiu para menos de 10%. O índice de pobreza reduziu para menos de 30% já em 2009, melhoria atribuída a políticas sociais, incluindo o sistema de seguridade social, o Benefício de Prestação Continuada (BPC), o aumento real do salário-mínimo e o programa de transferência condicionada de renda (Bolsa Família), que atingia 13 milhões de famílias e consumia 0,4% do PIB. Em 2007, mais de 90% dos domicílios já dispunham de abastecimento de água, 60% com acesso a esgoto, além de eletricidade. O Produto Interno Bruto (PIB) duplicou entre 1991 e 2015, enquanto o coeficiente de Gini (Figura 45.1) foi reduzido em 15%, passando de 0,637 para 0,524, embora se mostrasse ainda como um dos maiores do mundo (Paim *et al.*, 2011).

O coeficiente de Gini é um indicador que pode ajudar a compreender melhor as questões relativas à desigualdade de renda no país porque parte do pressuposto de que a evolução da qualidade de vida no Brasil pode ser afetada profundamente pela redução da concentração de renda. Esse coeficiente mede o grau de desigualdade na distribuição da renda domiciliar *per capita* entre os indivíduos. Seu valor varia de 0 a 1. O valor mínimo (zero) seria uma situação de ausência de desigualdade (as rendas de todos os indivíduos são rigorosamente iguais). O valor máximo (1) refletiria total desigualdade (apenas um indivíduo detém toda a renda da sociedade, e a renda de todos os outros indivíduos é nula). A Figura 45.1 mostra uma significativa e sustentada melhoria do coeficiente de Gini no Brasil, sobretudo entre 2001 e 2014. Com a desarticulação das políticas de proteção social a partir de 2015, agravada com a pandemia da Covid-19 em 2020, observou-se piora em praticamente todos os indicadores de bem-estar social, embora o coeficiente de Gini tenha voltado a crescer em 2020, alcançando 0,539. Com a pandemia, a renda média do trabalho diminuiu entre 2021 e o primeiro trimestre de 2022, tendo paradoxalmente ocorrido uma redução do Gini.

Conforme mencionado, é preciso analisar com cuidado esses indicadores. Cabe alertar que esse coeficiente expressa a distribuição de renda entre assalariados, baseando-se,

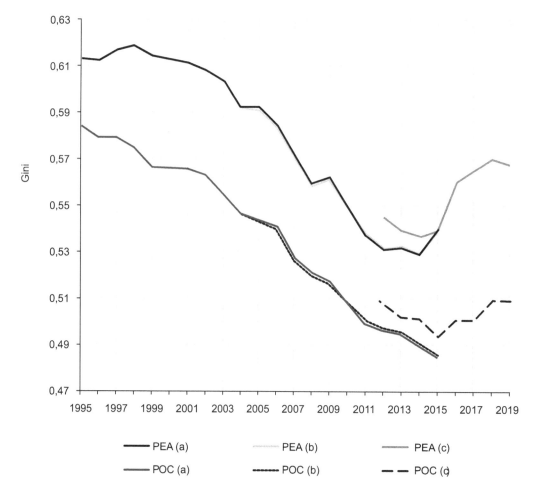

Figura 45.1 Gráfico da evolução histórica do coeficiente de Gini para PEA (população economicamente ativa) e POC (população ocupada) – Brasil, 1976-2019. (Hoffman, 2020.)

portanto, no trabalho. Os dados utilizados não contemplam os ganhos de capital. Consequentemente, a queda do Gini indicava a redução das desigualdades de renda entre os assalariados, deixando de revelar a concentração de renda entre os grupos que acumulam o capital. Segundo Carvalho (2022), a elevação da renda habitual média em 2020 decorreu do fato de que os trabalhadores com as piores remunerações perderam seus empregos e, inversamente, em 2021 e 2022 o retorno ao trabalho também ocorreu nesses segmentos, o que reduziu o rendimento médio assim aferido. Por outro lado, parte da diminuição da desigualdade de renda captada pelo índice de Gini entre o terceiro trimestre de 2020 e o primeiro trimestre de 2022 estaria relacionada com a queda da renda dos trabalhadores do setor público, que não obtiveram, em sua maioria, reajustes salariais (Carvalho, 2022). Outra questão importante é que o coeficiente mede distribuição e não volume de riqueza. Desse modo, uma população paupérrima, onde todos têm baixa renda equivalente, teria um Gini reduzido.

Daquela conjuntura, definida por um modelo de crescimento econômico alimentado por inclusão social (nesse aspecto elogiado por teóricos da economia internacional), resultou uma contradição: por um lado, redução de desigualdades econômicas e ampliação da participação de segmentos populacionais antes fora do alcance de políticas públicas; por outro lado, aumento discreto e camuflado de iniquidades sociais promovidas pelo Estado. A contradição encontrava-se na constatação de mais equidade, no sentido econômico, com inegável melhoria nos padrões de distribuição de renda entre os assalariados, e consequentemente na capacidade de consumo, e, paradoxalmente, mais desigualdade social, com ampliação das brechas ou *gaps* na saúde e na educação, de um lado, e sem intervenção significativa na distribuição da riqueza e do poder, de outro.

Nesse ponto, apresentamos uma primeira consideração, sobre a responsabilidade do Estado brasileiro nas políticas públicas, conforme o que estabelece a Constituição de 1988. O Estado brasileiro não tem cumprido sua responsabilidade de garantir à população serviços públicos de qualidade, com acesso pleno e equidade. Apesar dos avanços, reconhecidos até então, persistiam profundas desigualdades sociais que merecem atenção especial não só de todos os níveis de governo, mas de toda a sociedade. Ampliação do financiamento, gestão eficiente, governança participativa, políticas afirmativas e maior luta contra corrupção, desvios e desperdício de recursos poderiam permitir ao Estado corrigir iniquidades. Portanto, não basta não corromper, nem impedir a corrupção. Há que usar bem os recursos públicos, sem desperdício e com eficiência e efetividade. No entanto, antes de uma análise mais precisa do dever do Estado em relação às políticas públicas, cabem algumas considerações.

Se o processo de produção das políticas públicas encontra-se no âmbito do Estado, como parte de seu papel na relação com a sociedade, destaca-se, também, a responsabilidade dos governos. Assim, ao falarmos em governos, podemos cobrar responsabilidade, mas, quando analisamos o papel do Estado, teríamos de incluir uma dimensão analítica com potencial explicativo a partir de um determinado referencial teórico. Em outras palavras, segundo a explicação marxista, o Estado intervém historicamente na saúde e na educação para contribuir com a reprodução da força de trabalho e atenuar tensões sociais (Donnangelo, 1976). Na interpretação gramsciana, isso dependeria dos blocos históricos hegemônicos e das classes sociais que os compõem, incluindo as disputas no interior do aparelho de estado (Gramsci, 1980). Na concepção bourdieusiana, isso resultaria da dinâmica dos campos sociais e suas disputas na relação com o campo do poder e o campo burocrático que constituem o Estado (Bourdieu, 2012).

Feitas essas ressalvas, podemos focalizar dois setores de políticas públicas que são exemplares – saúde e educação – pois com ambas a SC apresenta forte interface e foco de trabalho acadêmico.

Além de não garantir serviços públicos com qualidade, o Estado brasileiro é promotor de desigualdades na medida em que várias das políticas públicas elaboradas terminam alcançando efeito inverso ao esperado. Essa proposição é muito simples e, talvez por isso mesmo, paradoxal. Em um processo digamos dialético, podemos identificar uma tripla articulação de ciclos perversos que se interalimentam através de um modelo político reprodutor de dominação: sistema tributário regressivo, desigualdades na educação, iniquidades na saúde.

No campo da educação, dois ciclos promotores de desigualdades se entrelaçam, como mostra a Figura 45.2. Em primeiro lugar, uma minoria social e politicamente dominante, economicamente privilegiada, recebe benefícios fiscais de um Estado financiado pela maioria pobre. Essa minoria dominante tem recursos para pagar um ensino básico privado, em geral de melhor qualidade, subsidiado por forte renúncia tributária do imposto de renda à pessoa física. Em compensação, a maioria pobre que financia o Estado vai para um ensino público de qualidade reduzida, incapaz de garantir seu acesso ao ensino superior público. Quem é mais pobre paga mais impostos para financiar um

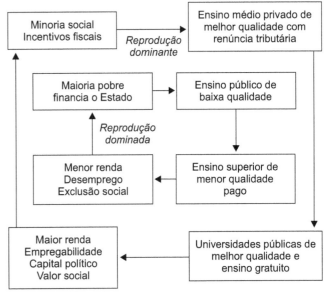

Figura 45.2 Efeitos perversos do modelo da educação ou ciclos da educação promotores da desigualdade.

Estado que, na concepção de Estado de bem-estar, deveria ser beneficiador, deveria ser um instrumento gerador de equidade, e não é. Apesar disso, os pobres recebem do Estado um ensino básico público de pior qualidade.

Famílias de classes média e alta pagam escolas privadas para que seus herdeiros tenham educação básica de qualidade e estejam mais bem treinados para passar nos filtros seletivos, supostamente meritocráticos, de entrada nas universidades públicas. Além disso, os herdeiros beneficiam-se do aprendizado familiar e da acumulação de capital cultural feita insensivelmente por meio da aquisição de hábitos e *habitus* intelectuais – participação em discussões, leituras, frequência a museus, cinemas, teatros, consumo de obras culturais (livros, discos) etc. Esses recursos os colocam em posição vantajosa na disputa pelas vagas nas melhores universidades públicas. Essas instituições são justamente aquelas que oferecem ensino de melhor qualidade, gratuito. Trata-se, nesse caso, de absoluta injustiça.

Na transição para a educação superior, crucial para definir empregabilidade, inserção social e econômica, garantia de futuro, projetos individuais e coletivos, ocorre uma inversão. Aos jovens pobres e negros que receberam ensino público de pior qualidade e que, não obstante, lograram concluir essa fase de sua educação resta somente o ensino superior de qualidade reduzida, e pago. Submetidos à educação superior privada de pior qualidade, esses jovens graduados têm menos empregabilidade, menor renda, mais desemprego e exclusão social, o que fecha esse primeiro ciclo de reprodução social.

Em segundo lugar, esse ciclo é dominado pelo ciclo maior de reprodução de desigualdades sociais por meio da educação, porque a educação pública superior de melhor qualidade é gratuita para os ricos, pois o Estado nada lhes cobra. Pelo contrário, dá incentivos fiscais para que jovens não pobres tenham sua formação profissional custeada pelo Estado, e com isso acumulem mais capital cultural, além daquele herdado. Além disso, esse percurso reforça os vínculos sociais com outros agentes também oriundos das elites, o que consolida o capital social herdado e amplia as possibilidades de inserção no mercado de trabalho e de acumulação de capital econômico.

Desse modo, o ciclo se fecha porque, quando esses jovens vão compor a nova geração da minoria dominante, ao controlar empresas e governos, reproduzem as relações de dominação. Isso ocorre em um processo histórico em que o campo do poder – as classes dominantes e o Estado – no Brasil reproduzem as relações sociais, auxiliados pelas políticas de expansão do ensino superior e das características do ensino fundamental e secundário, que não conseguem se constituir em fator de inclusão social – o que seria um dever do Estado democrático, pois se trata de um direito de todos. Assim, evidencia-se em nosso meio a reprodução de desigualdades por meio de uma política pública supostamente voltada para reduzi-las, assim como ocorreu na França, onde o prolongamento da obrigação escolar até os 16 anos teve o mesmo efeito paradoxal (Bourdieu, 2008 [1970], 1997 [1993]). As políticas de inclusão social, a exemplo das ações afirmativas, e alguns programas governamentais, como o REUNI, o FIES, o PROUNI e bolsas para realização de cursos no exterior (*Ciência sem Fronteiras*), entre outras medidas, no período entre 2003 e 2015 podem ter amenizado efeitos de iniquidades, porém foram insuficientes para modificar uma estrutura historicamente promotora de desigualdades.

Em síntese, para compreender a dinâmica que, de algum modo, organiza o conjunto de vetores sociais da educação, podemos considerar "as quatro perversões da educação brasileira":

1. Quem é mais pobre financia em maior medida o Estado brasileiro por meio de uma estrutura tributária distorcida e regressiva.
2. Quem é mais pobre pouco se beneficia do dever constitucional do Estado na Educação Básica. O Estado brasileiro, ao contrário, subsidia por renúncia fiscal aqueles mais ricos e potencialmente capazes de mobilizar recursos para dar conta dessa etapa da educação.
3. A terceira perversão é a mais grave, do ponto de vista da política pública de educação: os pobres têm de pagar por educação superior no setor privado, enquanto os ricos, ao contrário, vão para instituições melhores, em geral públicas, onde cursam sem nenhuma retribuição financeira específica. Aliás, se a família do jovem não pobre tiver de pagar por uma faculdade privada, pela questão da faixa etária, igualmente será beneficiada na restituição do imposto de renda enquanto o filho de até 24 anos ainda estiver na universidade. E como o Brasil tem uma estrutura de formação profissional muito breve e precoce, diferentemente de outros países, aqui o jovem de classe média conclui sua formação profissional antes dos 24 anos de idade, confirmando os descontos na tributação. Por outro lado, os jovens das classes populares que alcançam a universidade em geral nela ingressam mais tarde e demoram mais em seus cursos, até porque, em geral, eles têm de trabalhar para sobreviver enquanto estudam.
4. Então, aparece a quarta perversão, que também é forte e incide no modo como o Estado interfere sobre os efeitos da educação. No que diz respeito ao que acontece após a educação profissional ou formação acadêmica, não somente no que concerne ao acesso a posições de comando e gestão, mas também por meio de programas de formação em pós-graduação, subsidiados por amplo programa de bolsas de estudo.

O resgate político do papel do Estado tem sido tentado desde a Constituição Cidadã de 1988. Em governos democráticos, até 2014, foram implementadas três modalidades ou dimensões de políticas públicas destinadas a reduzir as desigualdades. Em primeiro lugar, políticas sociais amplas, como expansão do emprego, aumento real do salário-mínimo, previdência social, BPC, além de programas de transferência condicionada de renda e similares, visavam superar a mais central dessas desigualdades, a concentração de riqueza. A segunda dimensão compreende políticas educacionais mais universalistas, incluindo investimentos para que a educação pública melhore e tenha mais qualidade e cobertura. Em uma terceira dimensão, políticas públicas focais, específicas e compensatórias, envolvendo programas de redistribuição ou compensação, foram concebidas para complementar as políticas universais.

Saúde é citada na Constituição brasileira como um direito do cidadão e um dever do Estado. No entanto, há enorme distância entre o direito enunciado e sua realização concreta. O sistema público de saúde no Brasil, com carências reconhecidas, contribui para aumentar a exclusão social dos pobres. Novamente, dois ciclos de reprodução das desigualdades se entrelaçam, como se pode verificar na Figura 45.3.

Em princípio universalista, o sistema público de saúde – o SUS – no Brasil padece de subfinanciamento histórico, agravado pelo desfinanciamento determinado pela Emenda Constitucional 95/2016 (EC-95), tem carências reconhecidas e encontra-se em uma encruzilhada em relação a seu futuro e sua natureza e missão (Paim, 2019). Em segundo lugar, o setor privado de saúde oferece assistência aos que pagam de modo próprio, só que beneficiados por forte renúncia fiscal.

Como vimos, a minoria social e politicamente dominante, economicamente privilegiada, recebe benefícios fiscais de um Estado financiado pela maioria pobre. Essa minoria dominante tem renda suficiente para adquirir planos privados de saúde, tendo acesso a serviços de saúde no setor privado lucrativo, muitas vezes de melhor qualidade, subsidiado por renúncia tributária quase total do imposto de renda à pessoa física. Isso quer dizer que há um retorno de taxas ou ressarcimento relativo às despesas de saúde realizadas pelos contribuintes. Além disso, os planos privados de saúde são subsidiados pelo SUS em procedimentos de alta complexidade e de custo maior. Em outras palavras, para tudo que tem lucratividade questionada, retorna-se a responsabilidade ao Estado, porque todos os cidadãos brasileiros, em tese, seriam iguais perante os benefícios do sistema de saúde.

Assim, quem é mais pobre paga relativamente mais impostos para financiar um Estado que deveria ser beneficiador, que deveria ser um instrumento gerador de equidade, e não é. Os mais pobres recebem do Estado serviços públicos de saúde de pior qualidade, com problemas de acesso, menor resolubilidade, mais exclusão social, piores níveis de saúde, o que fecha esse primeiro ciclo de reprodução social das desigualdades pela saúde.

Também no caso da saúde, políticas sociais amplas, mencionadas anteriormente, que visam superar a desigualdade socioeconômica inegavelmente têm repercussões positivas sobre a situação de saúde. Diversos estudos indicam o impacto do Programa Bolsa Família no aumento da expectativa de vida dos brasileiros e na redução da mortalidade dos menores de 5 anos, assim como na diminuição da pobreza e de parte das desigualdades (Rasella, 2013; Souza, Paiva & Soares, 2019; Guimarães, 2022). Nesse caso, para compreender a dinâmica que de algum modo organiza o processo de determinação social da saúde, podemos considerar "os três paradoxos da saúde brasileira" que têm como resultado um efeito perverso de manutenção das desigualdades:

1. Novamente, quem é mais pobre financia em maior medida o Estado brasileiro, por meio de uma estrutura tributária distorcida e regressiva.
2. Quem é mais pobre pouco se beneficia do dever constitucional do Estado na saúde. O Estado brasileiro, ao contrário, subsidia por renúncia fiscal os mais ricos e potencialmente capazes de mobilizar recursos para dar conta desses custos.
3. O terceiro paradoxo é o mais grave, do ponto de vista da justiça social: os ricos são os que mais se beneficiam, direta e indiretamente, do SUS. Políticas de saúde universalistas, incluindo investimentos para que a rede pública de atenção melhore e tenha mais qualidade e cobertura, têm sido secundarizadas por políticas focais, específicas e reforçadoras de modelos assistenciais baseados em alta e média complexidade, níveis de atenção que beneficiam direta e indiretamente justamente a minoria politicamente dominante da sociedade brasileira.

A crise do sistema de saúde brasileiro é multifacetada: de subfinanciamento ou desfinanciamento, de gestão burocratizada e partidarizada, de incapacidade de assumir a integralidade, de valorização social, de equidade. Em resumo, o sistema de saúde brasileiro padece de iniquidades no financiamento, exibe desigualdades na qualidade e sofre com as distorções nos modelos de gestão e de formação em saúde.

Em certo sentido, a iniquidade em saúde que praticamente definia aquela conjuntura era de natureza muito mais qualitativa do que quantitativa. Em tese, todos os cidadãos brasileiros têm acesso ao SUS. A questão é: qual SUS? Ou melhor, ao mesmo SUS que discrimina os sujeitos por vários signos de poder social. O diferencial de qualidade se revelava, subjetiva ou insidiosamente, no acolhimento, na relação, no atendimento, no seguimento em decorrência de estereótipos socialmente construídos, para não falar do estigma associado à origem social, étnica, de gênero e geração. Muitos desses fatores de iniquidade em saúde são ligados à educação e à origem social (capital cultural adquirido e herdado) por intermédio da qualidade diferencial do cuidado: o *information gap* que exclui muitos sujeitos de acesso aos meios de cuidado por desconhecimento ou ignorância; o filtro social dos que têm acesso aos anéis burocráticos por suas conexões políticas

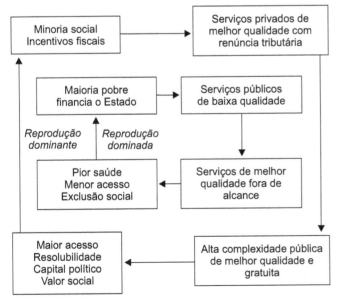

Figura 45.3 Ciclos de reprodução das desigualdades.

ou laços de parentesco, amizade e/ou pertencimento a um grupo social específico (capital social), a ideologia de certas classes e grupos sociais que sobrevaloriza o cuidado individualizado, o baixo valor social que a população em geral atribui ao sistema público de saúde.

Alguns desses elementos são considerados de modo articulado na Figura 45.4, com destaque para o papel do sistema de educação superior como "de-formador" da força de trabalho para o SUS. Além disso, cabe ressaltar que posições distintas no espaço social ou a inserção em diferentes classes sociais representam importante determinante do acesso diferenciado a serviços de qualidade.

No plano político, tudo isso ocorre ainda em um contexto de reforma neoliberal do Estado. Nesse processo, não superamos a dicotomia público-privado herdada da Constituição de 1988. Ao contrário, desde 2015 passou a predominar um constrangimento do setor público, com retrocessos impostos ao SUS, e um ostensivo privilegiamento do setor privado (Paim, 2018a; Teixeira & Paim, 2018; Reis & Paim, 2021).

Nesse ponto, toda uma retórica oficial sobre a intersetorialidade, dissonante da realidade política, com metas e programas de fácil discurso, mas de difícil realização, tem se revelado instrumental para conservação de modelos superados de gestão pública. É certo que políticas sociais racionalizadoras, reparadoras e compensatórias encontravam-se em expansão, mas essa expansão foi tardia e ainda limitada. No geral, as reformas estruturantes do Estado brasileiro (reformas democráticas do Estado) foram adiadas ou comprometidas pelos processos políticos retrógrados, com a possibilidade de um retrocesso ideológico. Naquele contexto, é possível afirmar que já havia no Brasil um retrocesso político-ideológico, ao lado da inclusão de setores sociais antes excluídos dos cenários econômicos e políticos do país. Podemos dizer, assim, que houve um fechamento do universo de futuros possíveis criado com o movimento pela RSB, articulado às lutas democráticas pela transformação estrutural da sociedade brasileira.

Com os desdobramentos regressivos, após as Jornadas de Junho de 2013 (Reis & Paim, 2021), mais restrições ocorreram no processo da RSB, com o predomínio do projeto mercantilista na saúde em detrimento dos projetos racionalizador e democrático.

CENÁRIOS DE DESENVOLVIMENTO ECONÔMICO

Mesmo sem pretensões de futurologia, nem de desenhar *imagens-objetivo* ou acionar técnicas de futuros ou de cenários, realizou-se um exercício preliminar de prospecção para pensar a SC do século XXI. Nesse exercício procuramos dialogar com os resultados do trabalho realizado pela Fundação Oswaldo Cruz (Fiocruz) e pelo Ipea (Fiocruz, 2012). Nesse estudo foram identificados sete eixos estruturantes para o desenvolvimento brasileiro: (1) inserção internacional soberana; (2) macroeconomia para o pleno emprego; (3) infraestrutura econômica, social e urbana; (4) estrutura tecnoprodutiva avançada e regionalmente articulada; (5) sustentabilidade ambiental; (6) proteção social, garantia de direitos e geração de oportunidades; e (7) fortalecimento do Estado, das instituições e da democracia (Fiocruz, 2012: 26).

Para estimativa das possibilidades econômicas, projetaram-se três distintos cenários a partir do Ipeadata (base de dados do Ipea):

- No cenário pessimista, a média dos crescimentos de 2011 e previsto pelo mercado para 2012, ou seja, 2,75% a.a., foi adotada de modo linear ao longo dos próximos 15 anos.
- No cenário otimista, a média dos crescimentos seria igual à de 2010; portanto, de 7,25% a.a.
- No cenário considerado mais provável, o crescimento seria idêntico à média computada entre 1960 e 2011, ou seja, 4,5% a.a.

Adotados esses critérios e a população prevista pelo Instituto Brasileiro de Geografia e Estatística (IBGE) para 2025, de aproximadamente 212 milhões de habitantes (o que, considerando uma extrapolação linear a partir de uma população de 170 milhões em 2000, resultaria em uma população de 215,4 milhões em 2027), chegaríamos a 2027 com os seguintes resultados:

- No cenário pessimista, o PIB brasileiro se aproximaria de 3 trilhões de dólares, aproximadamente o da Alemanha de hoje, enquanto o PIB *per capita* alcançaria US$15,982 (aproximadamente o da Argentina nos dias de hoje), contra os atuais US$12,000,00.

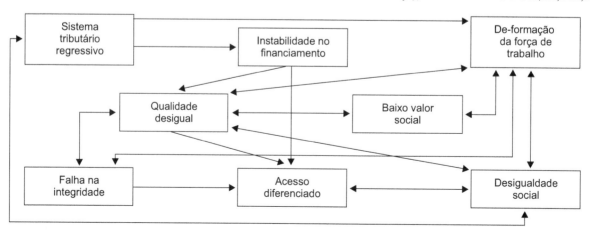

Figura 45.4 Dinâmica das iniquidades sociais em saúde.

- No cenário otimista, o PIB *per capita* chegaria a US$31,501 (aproximadamente o da Espanha de hoje), enquanto o PIB alcançaria os 6 trilhões de dólares, aproximadamente o da China de hoje.
- Por fim, no cenário mais provável, o PIB seria de aproximadamente 4 trilhões de dólares, a meio caminho entre o da Alemanha e o do Japão hoje, enquanto o PIB *per capita* seria de US$20,672, aproximadamente o de Portugal nos dias de hoje.

Para que se possa considerar a distribuição da riqueza entre os brasileiros nos cenários descritos, adotamos a classificação da Fundação Getúlio Vargas (FGV): classe A/B – renda familiar acima de R$7.500; classe C – renda entre R$1.750 e R$7.500; classe D/E – abaixo de R$ 1.750 (todos reajustados pela Pesquisa de Orçamento Familiar [POF] do IBGE).

No cenário considerado mais provável, o PIB brasileiro cresceria ao longo dos próximos anos na mesma taxa média de crescimento dos últimos 50 anos, ou seja, 4,5% ao ano. Para se ter uma ideia da distribuição desse PIB entre as classes A/B, C e D/E, vejamos uma projeção baseada em regressão linear, tomando como parâmetro as tendências dos últimos 20 anos. A Tabela 45.1 fornece uma visão resumida da distribuição da população brasileira entre esses segmentos sociais de 1992 a 2012 e sua estimativa para 2019 e 2027. Nessa projeção, 66% dos brasileiros viveriam em 2027 com rendas familiares entre R$1.750 e R$7.500.

Cenário A: otimista possível – Crescimento sustentado, controle de efeitos adversos

Com a redução de desigualdades, erradicada a pobreza, reduzem-se radicalmente a violência e os homicídios, acaba-se com o analfabetismo e eleva-se a escolaridade média da população. De acordo com o estudo da Fiocruz, acima referido, o PIB alcançaria em 2030 o valor de R$8.260 bilhões a preços constantes de 2010, com crescimento a uma taxa de 4% ao ano. A renda *per capita* chegaria a R$38.240,00, com coeficiente de Gini de 0,40 (Fiocruz, 2012). No que diz respeito às condições de saúde, ocorreria aumento da esperança de vida ao nascer, especialmente considerando a intensificação da distribuição da renda e a melhoria das condições de vida:

A mortalidade infantil acelerará sua tendência de declínio, atingindo níveis residuais no componente pós-neonatal e redução significativa do componente neonatal. A taxa de mortalidade materna se reduzirá à metade. Os diferenciais regionais e sociais observados tanto na esperança de vida como na mortalidade infantil apresentarão redução expressiva. A mortalidade por doenças

cardiovasculares também apresentará uma aceleração na sua tendência declinante, particularmente graças à redução da letalidade das doenças isquêmicas do coração. Essa redução acarretará um aumento de sua prevalência, que, no entanto, se concentrará em grupos populacionais de idade mais avançada. A incidência e a mortalidade por câncer seguem estáveis, com mudança nos tipos de tumor e aumento da sobrevida de pacientes em acompanhamento continuado. Acentuar-se-á a redução dos acidentes de trânsito e das agressões e de suas consequências de danos e mortes. Os transtornos mentais poderão ver sua incidência e prevalência aumentadas, particularmente os transtornos depressivos e os quadros demenciais associados ao envelhecimento (Fiocruz, 2012: 279).

Cenário B: pessimista plausível – Redução de crescimento, agudização de problemas

Nesse cenário, haveria piora das condições sociais e humanas com persistência da desigualdade social, excessiva concentração territorial de suas atividades produtivas e precariedade do mercado interno. Os indicadores sociais nos campos da saúde, segurança, educação, transporte, habitação e saneamento seriam preocupantes. Limites da infraestrutura física colocariam a economia brasileira em um patamar de vulnerabilidade.

Em um cenário ainda mais pessimista, o PIB cresceria a uma taxa de 0,63% ao ano, correspondendo meramente à taxa de crescimento populacional, alcançando R$4.277 bilhões em 2030 e uma renda *per capita* de R$19.763,50, enquanto o índice de Gini se estabilizaria em 0,60 (Fiocruz, 2012). Nesse caso, antecipa-se a possibilidade de agravamento de problemas sociais e ambientais. A persistência da desigualdade social e a ausência de um planejamento – sistêmico, estratégico e pactuado –, ao lado das características sumarizadas anteriormente, puxariam o desenvolvimento para trás. Por fim, é de se esperar também que em uma conjuntura como essa haja uma tendência de aumento da mortalidade e da morbidade, como se pode verificar no fragmento a seguir:

No que tange à mortalidade, a diminuição no ritmo de crescimento econômico e na distribuição de renda poderá reduzir a velocidade de queda da mortalidade infantil e do aumento da esperança de vida ao nascer. A taxa de mortalidade materna poderá sofrer uma redução pouco significativa. A mortalidade por doenças cardiovasculares verá sua curva de tendência estabilizada e sua prevalência continuará aumentando. A incidência e a mortalidade por câncer seguem estáveis. Os acidentes de trânsito e as agressões e suas consequências de danos e mortes poderão aumentar. Os transtornos mentais verão sua incidência e prevalência aumentar, particularmente os transtornos depressivos e os quadros demenciais associados ao envelhecimento. O maior número de idosos levará ao incremento na quantidade de pessoas portadoras de incapacidades múltiplas e necessitadas de cuidados prolongados. Também se prevê um aumento da prevalência de pessoas portadoras de

Tabela 45.1 Distribuição da população brasileira entre segmentos sociais de 1992 a 2012 e sua estimativa para 2019 e 2027

Segmento	Ano				
	1992	2002	2012	2019	2027
A/B (%)	5,4	10	11	13	14
C (%)	32,5	42	52	58	66
D/E (%)	62,1	48	37	29	20

deficiência, por conta do aumento de sua sobrevida. Todas as doenças preveníveis por vacinação, que já vêm em declínio, continuarão na tendência em curso. Talvez se alcance a eliminação da poliomielite e do sarampo no país. Haverá dificuldades no controle da hepatite B, e a incidência de rubéola, caxumba e infecções pelo *Haemophilus influenzae* tipo B permanecerá nos níveis atuais. A incidência de infecções por rotavírus, pela *Neisseria meningitidis* sorogrupo C e pelo *Streptococcus pneumoniae* estará mantida. Não haverá redução da incidência de malária na Região Amazônica, podendo até ocorrer um aumento. A tendência declinante da tuberculose será interrompida. O país conviverá com mais de 50 mil casos novos de tuberculose ao ano. A taxa de detecção de hanseníase não se alterará. E a dengue continuará a ser um grande problema. Teme-se que o programa de acesso universal ao controle e tratamento da AIDS não leve à diminuição da incidência de novas infecções pelo HIV. As infecções secundárias poderão fugir ao controle (Fiocruz, 2012: 291).

Tudo isso terminaria por onerar a economia, comprometendo a saúde do trabalhador e desestruturando cadeias produtivas sedimentadas durante as últimas décadas. Diante das restrições econômicas e das pressões dos agentes do capital para contenção dos gastos públicos e adoção de políticas econômicas "austeras", seria reforçada a tendência de construção de um SUS residual ("SUS para pobres"), baseado em políticas focais e voltado exclusivamente para os que não conseguem adentrar no mercado de planos e seguros privados de saúde.

Ressalte-se que o Brasil e o SUS não estavam condenados a esse cenário. Tudo dependeria da dinâmica das lutas no interior dos diversos campos sociais e da correlação de forças políticas e sociais, além de modificações no bloco histórico hegemônico. Justamente essa correlação de forças alterou-se, profundamente, após 2013, resultando no *impeachment* da presidente Dilma Rousseff e no desastre da eleição presidencial de 2018.

Cenário C: realista provável – Crescimento moderado, sem controle de efeitos adversos

Nesse cenário, a economia brasileira continua concentrada e restrita. No plano social, não ocorrendo grandes mudanças na estrutura social brasileira, pode-se prever uma piora dos indicadores de desenvolvimento social e humano, apesar de indicadores sociais positivos, como a redução do analfabetismo e da mortalidade infantil e o aumento da expectativa de vida. Nesse cenário, agrava-se a crise urbana, com aumento da violência e desigualdades sociais inaceitáveis.

Mantida a atual estrutura do campo do poder com a consequente política econômica, o cenário mais provável, e por isso mesmo realista, implica crescimento reduzido, com efeitos adversos igualmente moderados. O PIB cresceria 2% ao ano, registrando em 2030 o valor de R$5,602 bilhões. A renda *per capita* chegaria a R$25.935,00, e o índice de Gini estaria em 0,60, assim como no cenário pessimista (Fiocruz, 2012).

A continuar como está, ou como vem sendo trilhado em sua história recente, muito provavelmente o Brasil permaneceria crescendo pouco acima da média mundial (dependendo também da evolução da situação internacional), como costuma acontecer quando o desenvolvimento se acelera em regiões onde o capitalismo ainda tem muito espaço a ocupar: demanda reprimida, para não dizer muita carência. São mercados com alta elasticidade de demanda. Isso é o que explicaria as altas taxas de crescimento econômico dos BRICs (Brasil, Rússia, Índia e China), de países como Angola e da região Nordeste em relação ao restante do país, e também o ritmo mais lento em processos de desaceleração da economia.

O que faz a diferença no desenvolvimento de cada um desses contextos seria a capacidade estrutural de produzir respostas aos desafios que o capital demanda; não só em termos físicos, mas, sobretudo, humanos. É o nível de formação dos sujeitos como agentes produtivos, consumidores e cidadãos, ao lado da situação das alianças e blocos internacionais, que define a inserção de uma economia nacional no mercado global, tanto no que produz como no que consome. O quadro sanitário apresentaria as seguintes características:

A mortalidade infantil manterá sua tendência de declínio, atingindo níveis baixos no componente pós-neonatal e redução no componente neonatal. A taxa de mortalidade materna se reduzirá no ritmo atual. Os diferenciais regionais e sociais observados tanto na esperança de vida quanto na mortalidade infantil continuarão no atual ritmo de redução. A mortalidade por doenças cardiovasculares também manterá sua tendência declinante, com redução da letalidade das doenças isquêmicas do coração [...]. A incidência e a mortalidade por câncer seguirão estáveis, com mudança nos tipos de tumor e aumento da sobrevida de pacientes em acompanhamento continuado. Haverá redistribuição territorial dos acidentes de trânsito e das agressões, assim como de suas consequências de danos e mortes. O aumento desses eventos nas regiões Nordeste e Centro-Oeste não compensará o declínio nas regiões Sul e Sudeste. Os transtornos mentais poderão ver sua incidência e prevalência aumentadas, particularmente os transtornos depressivos e os quadros demenciais associados ao envelhecimento [...]. Também se prevê um aumento da prevalência de pessoas portadoras de deficiência, por conta do aumento de sua sobrevida. Todas as doenças preveníveis por vacinação, que já vêm em declínio, continuarão a tendência em curso (Fiocruz, 2012: 299).

Nesse cenário, o "SUS real" seria preservado, mantida a articulação público-privado em detrimento do interesse público, com contenção dos investimentos da infraestrutura pública e adoção de políticas racionalizadoras, porém assegurando subsídios diretos e indiretos ao setor privado, especialmente mediante renúncia fiscal e estímulos diversos para ampliação do mercado dos planos e seguros privados de saúde.

Em retrospecto, verifica-se que nem o cenário pessimista se confirmou, pois a realidade levou-nos a uma situação bem pior do que se projetava. A pandemia e as políticas econômicas do governo Bolsonaro colocaram o desenvolvimento econômico abaixo do cenário mais pessimista. Esse exercício de prospecção a partir de projeções econométricas, contudo, não deve ignorar o processo social e político em que sujeitos coletivos e individuais podem intervir na realidade, produzindo fatos que tenderiam a modificar as projeções. Essa advertência, ressaltada na primeira edição deste livro, não expressava apenas uma cautela teórico-metodológica. Fundamentava-se na recusa ao estabelecimento de imagens-objetivo em países subdesenvolvidos e dependentes (Testa, 1992, 1995), enquanto premissa epistemológica. Do mesmo modo, o conhecimento da história dos países latino-americanos, atravessada por crises econômicas e golpes de Estado, impunha, também, uma cautela na análise política, mesmo se considerarmos a história de democracias ocidentais avançadas, como a França, na qual foram necessários quase dois séculos de idas e vindas entre a Revolução de 1789 e a Quinta República em 1958, onde governos monárquicos se alternaram com governos republicanos com várias revoluções e golpes de estado antes da consolidação de um estado de bem-estar social.

No caso do Brasil, mesmo detectados os primeiros efeitos da crise econômica mundial de 2008, adiada por políticas anticíclicas até 2013, não se cogitava de uma reação tão drástica das classes dominantes, influindo decisivamente na formatação especial do Golpe de 2016 (Teixeira & Paim, 2018). Também não estava em nenhuma das previsões o advento de uma pandemia da proporção da Covid-19, com longa duração e impacto na morbimortalidade, que, além disso, resultou em recessão global em 2020 e 2021. Paradoxalmente, a pandemia trouxe para a ordem do dia a importância do Estado, não apenas em relação aos sistemas públicos de saúde, mas também na adoção de medidas que visem minimizar a crise econômica. Acresce-se a isso o advento de uma guerra entre a Rússia e a Ucrânia com envolvimento da OTAN, EUA e UE, também com impactos econômicos e geopolíticos imprevisíveis.

O redesenho da geopolítica internacional com a substituição do domínio unipolar dos EUA por múltiplos polos, aí incluído um bloco de países latino-americanos com participação ativa do Brasil, poderá influenciar positivamente o desenvolvimento econômico e social com a redução das desigualdades. Em um cenário provável (não se poderia dizer otimista ou pessimista), Fiori aponta que: "Após 140 dias do início da guerra na Ucrânia, já é possível identificar fatos, decisões e consequências estratégicas, econômicas e geopolíticas que são irreversíveis, e que podem ser considerados como as portas de entrada da 'nova ordem mundial' de que tanto falam os analistas internacionais" (Fiori, 2022).

CENÁRIOS DE DESENVOLVIMENTO SOCIAL

A construção de cenários de desenvolvimento social é tarefa ainda mais complexa quando se consideram as múltiplas abordagens que envolvem o conceito. Empregada como designação abrangente do desenvolvimento ambiental, social e humano, a expressão *qualidade de vida* tem pelo menos quatro acepções de uso técnico e prático

(simultaneamente, funcionalidade, ambiente saudável, estilo de vida saudável, *livability*). Todas essas significações podem estar contidas na noção de desenvolvimento humano, que dispõe de um indicador internacionalmente aceito, o IDH, com propriedades métricas que podem auxiliar a avaliação de impacto de processos de mudança.

A despeito dos problemas decorrentes de sua composição, o IDH é uma medida disponível que pode servir como indicador de alguma aproximação *(proxy)* de "qualidade de vida", compreendida como acesso à educação e renda média *per capita*. De fato, o IDH apresenta limitações. Esse indicador inclui em uma mesma medida variáveis de efeito e de causa, pois entram no cálculo do IDH renda, educação e esperança de vida ao nascer, que na realidade são expressões da estrutura de mortalidade. Também mistura renda e educação, variáveis que podem ter significados distintos, além de utilizar a renda *per capita*, que encobre as desigualdades.

A Tabela 45.2 apresenta a posição relativa do Brasil em um *ranking* de IDH em posição bastante distante em relação às dos países desenvolvidos. Praticamente todos os países tiveram seu IDH reduzido com a pandemia, e parte deles apresentou alguma recuperação em 2021. Considerando as limitações suprarreferidas acerca do IDH, alguns dados da Tabela 45.2 são ilustrativos. Cabe refletir, por exemplo, que é surpreendente o fato de os EUA, com todas as suas áreas de miséria e violência, apresentarem um IDH superior ao da Suécia e do Canadá em 2011, posição essa que se inverteu em 2021. Isso pode implicar uma renda média *per capita* mais elevada e não melhor qualidade de vida. Portanto, nem todos os Determinantes Sociais da Saúde têm a mesma relevância:

Os mais destacados são aqueles que geram estratificação social – os determinantes estruturais que refletem as condições de distribuição de riqueza, poder e prestígio nas sociedades, como a estrutura de classes sociais, a distribuição de renda, o preconceito com base em fatores como o gênero, a etnia ou deficiências, e estruturas políticas e de governança que alimentam, ao invés de reduzir, iniquidades relativas ao poder econômico. Entre os mecanismos que geram e mantêm essa estratificação estão as estruturas de propriedade dos meios de produção e a distribuição de poder entre as classes sociais, e as correspondentes instituições de governança formais e informais; sistemas de educação, estruturas de mercado ligadas ao trabalho e aos produtos; sistemas financeiros, o nível de atenção dado a considerações distributivas no processo de formulação de políticas; e a extensão e a natureza de políticas redistributivas, de seguridade social e de proteção social. Esses mecanismos estruturais, que alteram o posicionamento social dos indivíduos, são a causa mais profunda das iniquidades em saúde. São essas diferenças que – com seu impacto sobre determinantes intermediários como as condições de vida, circunstâncias psicossociais, fatores comportamentais e/ou biológicos e o próprio sistema de saúde – dão forma às condições de saúde dos indivíduos (Fiocruz, 2012: 44).

Tabela 45.2 *Ranking* de IDH 2011 a 2021 – países selecionados em um total de 187

Países (Posição em 2011)	2011	2019	2020	2021	Posição em 2021
1º – Noruega	0,943	0,961	0.959	0,961	1º
2º – Austrália	0,929	0.941	0.947	0,951	2º
3º – Holanda	0,910	0,943	0,939	0,941	6º
4º – EUA	0,910	0.930	0,920	0,921	10º
5º – Nova Zelândia	0,908	0,937	0,936	0,937	7º
6º – Canadá	0,908	0,937	0,931	0,936	8º
7º – Irlanda	0,908	0,942	0,943	0,945	4º
8º – Liechtenstein	0,905	0,940	0,933	0,935	9º
9º – Alemanha	0,905	0,948	0,944	0,942	5º
10º – Suécia	0,904	0,947	0,942	0,947	3º
84º – Brasil (1980 = 0,549)	0,718	0,766	0,758	0,754	87º
Média mundial	**0,682**	**0,739**	**0,735**	**0,732**	

Fonte: Relatório PNUD 2011. Human Development Index trends, 1990-2021. PNUD. Data center. Disponível em: https://hdr.undp.org/data-center/human-development-index#/indicies/HDI;

Essa compreensão sobre os determinantes estruturais se faz necessária para que possamos examinar com cautela indicadores sintéticos como o IDH. Isso não significa rejeitá-los, sobretudo diante das possibilidades de uso comparativo, mas, ao mesmo tempo, reconhecer suas limitações por não contemplarem a complexidade da determinação social dos problemas e necessidades de saúde. Portanto, "qualquer esforço sério para a redução das desigualdades na saúde envolve a alteração da distribuição do poder na sociedade" (Fiocruz, 2012: 51).

Com a premissa de que crescimento econômico associado a melhorias no campo social refletem ganhos de bem-estar pela população, podemos utilizar o IDH para projetar os cenários pessimista, otimista e provável para os próximos 15 anos. Para incorporação da dimensão da desigualdade, o coeficiente de Gini será também empregado apenas para inferências mais gerais, já que no Brasil não existe uma série histórica que suporte projeções confiáveis para o IDH ajustado.

Em um cenário realista, e provável, o IDH brasileiro continuaria crescendo a uma taxa média anual obtida entre 1980 e 2011, que foi de 0,86. Nesse caso, o Brasil alcançaria um IDH de 0,823 em 2027. Isso lhe garantiria entrar no time de países com IDH muito elevado, se o ponto de corte estiver na faixa de 0,800. Apesar dos avanços, o índice brasileiro seria inferior aos apresentados por países como Catar, Malta e Eslováquia, respectivamente 0,831, 0,832 e 0,834 em 2011. Para essa projeção se assume que apenas sejam mantidas as políticas de distribuição de renda implementadas na última década, bem como o padrão de desenvolvimento econômico moderado observado nos últimos anos.

Considerando um cenário otimista, o IDH brasileiro apresentaria um crescimento médio anual de 1,5%, o mesmo obtido pela Índia entre os anos de 1980 e 2011. Para tanto, o país precisaria atingir taxas de crescimento do PIB na ordem de 7,5%, além de avanços maiores no campo social. Caso essas condições fossem atingidas, o país chegaria em 2027 com IDH de 0,911, ligeiramente superior ao dos Países Baixos e dos EUA em 2011, terceiro e quarto colocados na lista daquele ano, ambos com IDH de 0,910. O país estaria em posição muito mais confortável em termos de desenvolvimento social.

Entretanto, como destaca o relatório da PNUD de 2011, caso esse crescimento seja impulsionado pelo consumo de combustíveis fósseis e não seja acompanhado de distribuição de renda, esse patamar de IDH não implicaria necessariamente uma vida melhor em termos mais gerais de desenvolvimento humano. Nesse caso, os investimentos capazes de ampliar a equidade, como o acesso a energias renováveis, à água potável, ao saneamento e a cuidados de saúde e educação de qualidade, podem assegurar de fato a sustentabilidade e o desenvolvimento humano.

No cenário pessimista, assume-se que o IDH brasileiro cresceria a uma taxa média anual de 0,54% no período de 1980 a 2011, igual à da Argentina, cujas crises econômicas recorrentes se traduziram em avanço bem modesto no IDH do país no período considerado. Nesse cenário, considerado improvável, o país teria em 2027 um IDH de 0,783, o mesmo do Uruguai em 2011. Nesse contexto, o país ainda careceria fortemente de instituições com atuação complementar às ações do Estado nas áreas de educação, saúde e segurança, dentre outras.

Destaca-se que a questão da desigualdade é um fator que afeta profundamente o Brasil. O IDH ajustado pela desigualdade do país em 2011 foi de 0,519, o que significa perda de 13 posições, considerando o índice sem ajuste. O índice de rendimento ajustado pela desigualdade chega a cair 40,7%, contra 25,7% da educação e 14,4% da longevidade, o que mostra a necessidade de políticas mais arrojadas de distribuição de renda.

Renda, escolaridade e longevidade são necessárias para uma vida gratificante, isto é, uma vida com qualidade. Desse modo, o crescimento do IDH não se traduziria necessariamente em redução significativa da iniquidade, na medida em que grupos sociais ou regiões do país continuam a enfrentar sistematicamente situações de desfavorecimento. Para uma reversão desse quadro seriam necessárias, além de políticas universais de seguridade social e de educação, políticas de redistribuição de renda e garantia de acesso da população menos favorecida aos serviços de educação e saúde na perspectiva da equidade. Estes últimos são particularmente importantes, pois tanto saúde como educação são fundamentais para que os sujeitos possam ter acesso a renda maior e, sobretudo, longevidade. E isso passa por intervenções no ambiente, acesso a lazer e, particularmente, segurança pública, na medida em que situações de violência e acidentes estão entre as maiores causas de morte no Brasil.

Desse modo, tanto no cenário otimista como no realista, o ganho de qualidade de vida dependeria da queda continuada da concentração de renda, observada a partir dos anos 2000, como se pode ver na Figura 45.1. A continuar a tendência de queda do coeficiente de Gini no Brasil, espera-se atingir um índice abaixo de 0,50,

Capítulo 45 • Saúde Coletiva

alcançando a melhor posição na América Latina (com exceção dos pequenos países, como Jamaica e Costa Rica, e de Cuba, com uma estrutura sociopolítica estruturalmente mais igualitária). Em 2030, o Brasil alcançaria 216,4 milhões de habitantes (Fiocruz, 2012). No ano de 2027, o país teria melhorado seus índices de desigualdade econômica a ponto de ultrapassar os EUA, que, aliás, nas últimas décadas têm experimentado discreto, mas sustentado, aumento do coeficiente de Gini.

TENDÊNCIAS DO PERFIL EPIDEMIOLÓGICO E DO SISTEMA DE SAÚDE NO BRASIL

Não obstante a melhoria dos indicadores de saúde no Brasil nas últimas décadas (Barreto *et al.*, 2011; Victora *et al.*, 2011; Paim *et al.*, 2018), mesmo considerando a estagnação e a piora da situação resultante da pandemia e das políticas públicas de gestão das crises sanitária e econômica, a manutenção dessa evolução dependerá da capacidade das políticas econômicas e de proteção social de incidirem favoravelmente sobre os determinantes estruturais da saúde, bem como do desenvolvimento do SUS nas perspectivas da universalidade, integralidade, qualidade e equidade.

No que se refere às doenças transmissíveis, é possível cogitar um quadro positivo para 2030, ainda que um conjunto de medidas se faça necessário para tanto, como ampliação da cobertura do saneamento básico, melhorias no ambiente urbano e na qualidade da atenção primária, desenvolvimento de vacinas (dengue, leishmaniose visceral, AIDS etc.) e controle das infecções nosocomiais relacionadas com hospitalizações e uso de técnicas invasivas e medicamentos imunossupressores (Fiocruz, 2012). Deve-se incluir aqui o manejo adequado do meio ambiente, visando minimizar efeitos das mudanças climáticas, particularmente a emergência de novas viroses que ultrapassam a barreira biológica interespécies.

Quanto às doenças crônicas não transmissíveis, merece preocupação o aumento da obesidade em adultos e crianças, com o crescimento da prevalência de diabetes e suas consequências nas doenças cardiovasculares, apesar da redução da mortalidade desse grupo nos últimos anos no Brasil (Schmidt *et al.*, 2011). Em relação às violências e lesões (acidentais ou intencionais), não obstante um discreto decréscimo nas taxas de mortalidade em algumas regiões do país, verifica-se aumento em outras, como é o caso dos homicídios no Nordeste. Já a mortalidade por acidentes de trânsito, que apresentava um lento declínio, exibe um aumento exorbitante dos óbitos envolvendo o uso de motocicletas (Reichenheim *et al.*, 2011).

Ao se visualizar um quadro de alterações na morbimortalidade vinculadas às mudanças demográficas, especialmente relacionadas com o envelhecimento crescente da população brasileira nas próximas décadas, permanece como desafio estabelecer tendências mais nítidas e quantificadas do perfil epidemiológico para esse período.

Nas últimas décadas vêm sendo realizados alguns estudos sobre tendências do sistema de saúde brasileiro. Assim, na Conferência Regional sobre Tendências Futuras e Renovação da Meta Saúde para Todos, promovida pela Organização Pan-Americana da Saúde (OPAS) em Montevidéu e realizada em 1996, foram analisadas as perspectivas do Brasil para o século XXI, centradas em uma visão de saúde para os 20 anos seguintes. Assim, foram pensados três cenários distintos com principais componentes e características (Paim, 1998).

No cenário 1, a assistência à saúde seria assegurada pelo mercado mediante negociação entre provedores e prestadores de serviços com base no pagamento de usuários e de empresas. Haveria uma expansão da "saúde suplementar", minimamente regulada, através do seguro saúde e dos planos de saúde sob a forma de pré-pagamento (*Health Maintenance Organizations*), cabendo ao Estado uma ação complementar através de uma cesta básica de serviços para os pobres, com ênfase em ações de baixo custo e de alta efetividade ("SUS para pobres"). Nesse cenário de predomínio das forças do mercado, não haveria qualquer interesse no aumento na autonomia nacional para o desenvolvimento de vacinas e insumos, nem na adequada preparação para crises sanitárias futuras.

O cenário 2 seria representado pela consolidação do SUS e pelo respeito à Constituição e à Lei Orgânica da Saúde ("SUS formal"). A garantia de fontes estáveis de financiamento com descentralização de ações e serviços de saúde e adoção de modelos de atenção voltados para efetividade, equidade e qualidade, identificaria parcialmente esse cenário com o projeto da RSB ("SUS democrático"). Os serviços privados contratados pelo SUS seriam submetidos ao controle público, atuando em função das necessidades de saúde da população como se fossem públicos. Os provedores e prestadores "não SUS", voltados para os usuários que optassem por seus serviços, seriam regulados pelo Estado por meio do SUS. Esse cenário implicaria adequada preparação para futuras pandemias e, no plano estratégico, aumento na autonomia nacional no desenvolvimento de vacinas e insumos, com a reconstrução do SUS em todos os âmbitos, conforme proposta da Conferência Livre e Democrática de Saúde.

Uma alternativa intermediária (cenário 3) corresponderia ao prolongamento da crise do sistema de serviços de saúde com um arcabouço legal fictício diante da instabilidade de financiamento e de uma gestão do SUS dependente da orientação político-ideológica e dos interesses partidários de seus dirigentes ("SUS real"). A chamada "saúde suplementar" e a medicina privada liberal e empresarial seriam pouco reguladas e manteriam as vantagens dos subsídios indiretos decorrentes da renúncia fiscal do Estado. Preservar-se-ia a dicotomia entre a assistência médico-hospitalar e a Saúde Pública, esta confinada às campanhas sanitárias, aos serviços de vigilância epidemiológica e sanitária e aos programas especiais, persistindo o conflito entre o modelo médico-assistencial hegemônico e as propostas da Reforma Sanitária e do SUS (Paim, 1998).

Passadas duas décadas, pode-se afirmar que até 2016 prevaleceu o cenário 3.

Em um estudo realizado no Ipea (Piola *et al.*, 2002) sobre tendências do sistema de saúde brasileiro, mediante consulta a pesquisadores, gestores, profissionais de saúde e lideranças da sociedade civil, utilizando a técnica Delphi, foram apontadas certas expectativas para a primeira década do século XXI. No que diz respeito aos *valores sociais sobre saúde*, esperava-se que a qualidade técnica e a equidade fossem atributos mais valorizados do sistema de saúde. Haveria uma ênfase na promoção da saúde e na prevenção de doenças nas políticas de saúde, com redução das desigualdades em saúde. Os conselhos de saúde estariam consolidados, sendo aprovados dispositivos legais e mecanismos para garantia dos direitos dos usuários e da autonomia dos pacientes. Quanto à *organização* e à *estrutura*, imaginava-se uma redução dos estados e municípios como provedores diretos de serviços, cogitando-se a transformação de hospitais e outras unidades em entes públicos com maior autonomia, embora com alguma forma de controle social. O setor privado empresarial e entidades públicas não estatais cresceriam na oferta de serviços médico-assistenciais, havendo dúvidas quanto à possibilidade de o Programa Saúde da Família (PSF) ser estendido para toda a população.

Admitia-se um crescimento do dispêndio nacional com saúde, prevendo que os gastos privados cresceriam em ritmo superior aos públicos. As transferências do Governo Federal para estados e municípios seriam diretas, regulares, automáticas, com critérios mais transparentes e equitativos, mantendo-se a gratuidade do SUS. Considerava-se a possibilidade de um setor público com separação entre as funções de financiamento e compra e aquelas referentes à gerência e à provisão de serviços. A cobertura de planos e seguros de saúde continuaria aumentando, com algum impacto das medidas reguladoras na satisfação dos usuários, embora com menos otimismo no que se refere ao fato de a Agência Nacional de Saúde Suplementar (ANS) controlar preços, fiscalizar eficazmente e garantir direitos dos usuários.

Quanto aos *recursos humanos,* haveria uma redução gradual do regime estatutário, com assalariamento médico no setor privado. O mercado de trabalho para médicos generalistas cresceria nos setores público e privado, com exigência de titulação para direção de estabelecimentos públicos de saúde. No âmbito da *Ciência & Tecnologia*, expandiria a Avaliação Tecnológica em Saúde (ATS), havendo, no entanto, ceticismo quanto à eficácia dos controles sobre a incorporação de tecnologias na diminuição dos custos da assistência.

O exame do sistema de saúde brasileiro na segunda década do século XXI revelava a concretização de muitas dessas previsões, configurando as características resumidas no cenário 3 previamente resumido. No entanto, os estudos citados não contemplam a visão de futuro dos diversos segmentos da população. Daí a importância da ausculta aos diversos grupos sociais por meio, também, de estratégias variadas que possibilitem a manifestação de diferentes pontos de vista. Pesquisas de opinião, a despeito das limitações desse tipo de consulta, podem refletir, de alguma maneira, alguns pontos de vista de setores da população sem canais de expressão.

Uma investigação dessa natureza, realizada em 2004 sob a coordenação de uma empresa com experiência nesse tipo de inquérito, utilizou uma amostra representativa da população do Brasil, mediante questionário contendo um conjunto de perguntas voltadas para identificar visões da população sobre a saúde (Paim, 2009). A partir das perguntas formuladas, os entrevistados tanto poderiam expressar uma aspiração, vontade ou desejo (sobretudo se referida afetivamente a filhos ou netos) como uma expectativa de tendência, mesmo que esse cenário não fosse o preferido. Assim, uma parcela dos entrevistados parece ter clareza quanto a alguns atributos relacionados com um melhor serviço de saúde: tempo de espera inferior a 30 minutos (40%), serviço próximo da residência e tratamento respeitoso (34%), atenção integral (18%); conforto nas instalações e clareza nas explicações dos profissionais de saúde (13%). Cinquenta e um por cento dos entrevistados acreditam que no futuro teriam um atendimento à saúde mais humanizado contra 30% que não creem nessa possibilidade. Admitem que os profissionais de saúde serão mais atenciosos, solidários, comprometidos e tolerantes, de modo que 60% pensam que o atendimento, provavelmente, estará melhor e 27% admitem que essa alternativa é muito provável.

A definição do que seria um atendimento melhor, contudo, varia entre os grupos sociais. Elevada satisfação tem sido reportada por usuários em estudos desse tipo em diversos países. Tem sido interpretada pelo viés de gratidão, pelas baixas expectativas em relação aos serviços de saúde, pela posição no espaço social e pelo ajuste operado de modo inconsciente entre necessidades e possibilidades (Esperidião, 2009).

Entre os direitos dos pacientes mais valorizados pela população destacam-se os mais elementares, como acompanhamento das internações de crianças e idosos (55%); a autonomia, ou seja, escolha e decisões informadas sobre estilo de vida, e mesmo o acesso aos resultados de exames e a prontuários são mencionados por apenas 21% e 12% dos entrevistados, respectivamente. Em relação aos idosos, a maior proporção de entrevistados (56%) admite que o sistema de saúde estará preparado em futuro próximo para atender bem os problemas desse grupo etário, visão mais otimista que a revelada no estudo de tendências com base na opinião de especialistas apresentado anteriormente.

Assim como no estudo sobre tendências (Piola *et al.*, 2002), a população acreditava na manutenção do SUS, embora reconhecesse a preservação do sistema privado, traduzindo uma expectativa do senso comum, ou seja, permanecer como está. A maioria dos entrevistados admitia a persistência de um sistema misto, ou seja, público-privado, embora 49% acreditem que as pessoas utilizarão mais os serviços públicos. Os resultados dessa pesquisa sugeriam certo otimismo quanto à melhoria da assistência à saúde no país, em particular em relação à humanização do atendimento e aos cuidados do idoso.

Contudo, as pesquisas de opinião por amostra representativa trazem o viés da imposição de problemática, uma vez que solicitam do entrevistado uma resposta sobre um tema ou questão que não era objeto de sua reflexão. A ausculta aos grupos sociais por meio de diferentes canais (associações, sindicatos, jornais, televisão, consulta livre em urna) tornaria possível uma expressão mais livre dos diferentes pontos de vista.

Recentemente a OPAS promoveu um estudo sobre os 30 anos do SUS, indagando qual SUS poderia ser esperado para 2030. Destaca certos temas, como financiamento público em saúde, mortalidade na infância, atenção primária, Programa Mais Médico, trabalho e educação em saúde, saúde mental, imunização e respostas do SUS às epidemias de zika e do HIV/AIDS. A partir da visão de "atores estratégicos", consultados via questionários e seminários, o estudo discute a sustentabilidade do SUS e apresenta recomendações para superar o subfinanciamento crônico, aperfeiçoar os arranjos interfederativos, estender a cobertura com modelo de atenção baseado na Atenção Primária à Saúde (APS) integrada à vigilância em saúde e aperfeiçoar as estratégias de participação social, entre outras (OPAS, 2018).

CENÁRIOS DE FUTURO PARA A SAÚDE COLETIVA

A SC encontra-se, enquanto campo de conhecimento científico e âmbito de práticas, em processo de constituição (Paim & Almeida-Filho, 2000; Paim, 2011), com aumento progressivo de sua autonomia relativa no Brasil, verificado ao longo da segunda década do presente século (Vieira-da-Silva, 2018; Paim, Vieira-da-Silva & Schraiber, 2021; Vieira-da-Silva *et al.*, 2021). A esse respeito, observa-se grande convergência entre autores no que diz respeito a seu crescimento e consolidação na área de pesquisa no Brasil. Dada sua vinculação histórica ao *projeto* e ao *processo* da RSB e ao SUS, em última análise (Paim, 2018b), não será estranho admitir possíveis inflexões em seu caráter e desenvolvimento mesmo nos cenários mais restritivos.

No caso do *projeto* da RSB, a discussão de cenários não se pode restringir a um desenho tecnocrático de "futuros", mas sim examinar escrupulosamente seu *processo,* procedendo a análises de conjunturas e de situações concretas para que as forças sociais e políticas que apostam nessa construção social sejam capazes de viabilizá-la. No caso brasileiro, esse caminho existiu historicamente quando da constituição do movimento da Reforma Sanitária. Muitos dos futuros possíveis foram realizados, outros não (Schraiber, 2008). Quando retomamos a análise do *processo* da RSB e procuramos identificar as forças sociais e políticas de cada conjuntura que interferem no binômio da conservação-mudança, o exame desses cenários tem sua utilidade, desde que reconheçamos que para serem concretizados precisam ser construídos coletivamente.

Toda prospecção de cenários parte de estudos históricos de tendências mais ou menos contextualizados. Alguns esforços nesse sentido têm sido realizados tanto para a Saúde Coletiva (Belisário, 2002) como para a RSB (Paim, 2008). Temporão (2012) aponta distintas transições que a sociedade brasileira atravessaria até a próxima década: (a) demográfica; (b) epidemiológica; (c) tecnológica; (d) profissional; (e) cultural; (f) organizacional. Entretanto, também destaca a questão do financiamento como aspecto central para o futuro do sistema de saúde.

Nessa perspectiva, o cenário desejável supõe crescimento econômico, redução das desigualdades, interrupção do ciclo de reprodução das desigualdades, pleno emprego, políticas de melhoria do ensino público fundamental e médio e políticas culturais, de lazer e esporte. No âmbito setorial, torna-se fundamental a ampliação dos gastos públicos em saúde, especialmente da União, com o estabelecimento do piso de 10% da receita bruta e a revogação da Emenda Constitucional (EC) 95/2016 (PEC do teto de gastos), ao lado da criação da carreira de Estado para os profissionais de saúde do SUS.

Considerando a tipologia de cenários adotada para prospecção estratégica do sistema de saúde brasileiro para 2030 (Fiocruz, 2012), poderíamos considerar distintos e equivalentes cenários para a Saúde Coletiva, os quais são apresentados a seguir.

Cenário A – Otimista possível

Nesse cenário de crescimento sustentado e controle de efeitos adversos, é possível visualizar redução expressiva da mortalidade dos menores de 5 anos e aumento da expectativa de vida, sobretudo diante da possibilidade de redução da violência urbana e da mortalidade por doenças do coração e por cânceres. No entanto, é de se esperar elevada prevalência de doenças crônicas e de agravos não transmissíveis, bem como de transtornos mentais, exigindo a organização de um sistema de saúde que garanta a continuidade e a integralidade do cuidado. As pandemias seriam rapidamente controladas devido ao aperfeiçoamento da gestão global da saúde pela OMS e à existência de planos de preparação adequados. As políticas relacionadas com a exploração sustentável do meio ambiente reduziriam as possibilidades de surgimento de novas viroses.

Se, nesse caso, as condições econômicas podem ser favoráveis a uma maior participação do setor público no percentual do PIB destinado à saúde, favorecendo modelos de atenção que assegurem a universalidade e sua compatibilização com a equidade, seria possível cogitar a conversão do "SUS formal" para o "SUS democrático", de acordo com o ideário da RSB e com a legislação em vigor. Nesse cenário, o gasto público total com saúde seria estimado em 5,10% do PIB em 2030. Assim, em valores *per capita* no SUS, haveria um crescimento real de 66%, passando de R$861,60 em 2012 para R$1.429,32 em 2030 (Fiocruz, 2012).

Todavia, não bastam as condições econômicas favoráveis. Como a questão saúde ilustra um "drama estratégico" (Testa, 1995) com diferentes projetos em disputa, a concretização do "SUS democrático" supõe a existência e a organização de forças que apostem no desenvolvimento do *processo* da RSB, sob pena de ser reproduzido o "SUS real" tal qual o conhecemos na atualidade. O lugar promissor da SC nesse cenário se expressaria na multiplicação de centros de produção, reprodução e utilização de conhecimentos, tecnologias e inovações vinculados às universidades, aos institutos de pesquisa e às instituições do SUS. A ampliação e a formação graduada e pós-graduada em SC, bem como a consolidação da educação permanente e a utilização adequada das alternativas de educação à distância (EAD), trariam novos sujeitos qualificados para atender aos desafios impostos pelas políticas públicas e, em especial, pelo SUS.

Cenário B – Pessimista plausível

A redução do crescimento e a agudização de problemas sociais e de saúde possivelmente reduziriam o ritmo da melhoria do quadro epidemiológico verificado nas décadas recentes (Victora *et al.*, 2011), mantendo as elevadas taxas de mortalidade por doenças cardiovasculares e cânceres, além do aumento da incidência de homicídios e de acidentes. Mesmo com certos ganhos na redução da mortalidade dos menores de 5 anos, a alta mortalidade por doenças crônicas e a elevada mortalidade por causas externas, sobretudo em jovens, impediriam aumentos expressivos na expectativa de vida.

Nesse cenário, mesmo considerando a regulamentação da EC-29, os gastos federais obedeceriam à variação nominal do PIB como teto e não como piso. Esses gastos cresceriam de 1,82% do PIB em 2012 para 1,98% em 2030. Haveria, nesse caso, um crescimento real de 30% dos gastos públicos de saúde *per capita*, alcançando R$973,21 em 2030 (Fiocruz, 2012). No entanto, a Lei Complementar 141 (LC-141/2012) não alterou o subfinanciamento crônico. Já em 2016, a EC-95 agravou o subfinanciamento com o desfinanciamento do SUS (Teixeira & Paim, 2018). Com esse perfil epidemiológico, junto ao subfinanciamento/desfinanciamento do SUS e à sub-regulação do setor privado, continuaríamos a viver no pior dos mundos, restringindo o SUS aos mais pobres dos pobres e ampliando o mercado dos planos privados de saúde para as chamadas classes C e D. Nesse caso, o modelo de SUS que predominaria seria o SUS pobre para pobres e complementar ao setor privado ("SUS para pobres"). As pandemias de novos vírus surgiriam e a preparação para seu enfrentamento ainda não seria aquela adequada com impacto na mortalidade.

A SC, nesse cenário, sofreria um processo de contenção, com grande dificuldade para manter seus centros de excelência de pesquisa, ensino e cooperação técnica, desativando ou obstruindo os centros emergentes. Projetos inovadores, como a graduação em SC, seriam restringidos até mesmo devido à redução da demanda para esses cursos por falta de perspectiva no mercado de trabalho no SUS para esses profissionais. O desenvolvimento da SC enquanto campo estaria comprometido, restando sua subordinação ao campo médico como mero subespaço social e, possivelmente, a restauração à Saúde Pública convencional.

Cenário C – Inercial provável

O crescimento moderado e o controle de certos efeitos adversos representariam a reprodução da situação atual no futuro. A situação de saúde continuaria evoluindo positivamente, assim como se verificou nos últimos anos (Victora *et al.*, 2011), embora em ritmos mais modestos, mantidas as desigualdades sociais atuais. Trata-se de um cenário relativamente conhecido, no qual o modelo de SUS predominante seria a combinação do "SUS para pobre" com o "SUS real", refém das restrições impostas pelas áreas econômica e sistêmica dos governos, de um lado, e do clientelismo político, de outro. Nesse cenário, a regulamentação da EC-29 sem recursos novos na área federal possibilitaria aumento de aplicação dos estados e os gastos públicos em saúde alcançariam 3,96% do PIB em 2030 (Fiocruz, 2012).

O lugar que teria a SC nesse cenário ilustra o paradoxo experimentado nas últimas décadas, quando se verificaram intensos crescimento acadêmico e desenvolvimento

científico, ao lado da manutenção das desigualdades sociais e de condições de saúde inaceitáveis. Do mesmo modo, o paradoxo de uma SC pujante ao lado de um SUS debilitado indicaria as contradições de sua vinculação histórica ao projeto da RSB, levando seus agentes ao transformismo ou à negação de seu *processo* (Paim, 2008, 2018b). A preservação das ambiguidades em relação ao campo médico levaria a certos ganhos, enquanto "ciência da ordem" vinculada aos interesses dominantes de uma sociedade capitalista, ao mesmo tempo que se apresenta com o uniforme de uma "nova Saúde Pública". Assim, a SC continuaria progredindo, mas resultando em uma restauração à Saúde Pública convencional do modelo rockefelleriano, atualizado pelos Centers for Disease Control and Prevention (CDC) americano e pelos movimentos da "saúde global" (Paim, 2011, 2018b).

Cabe considerar que a análise de cenários e tendências não significa fazer profecias. Pode, apenas, ajudar a visualizar parte do universo dos possíveis, ou seja, alternativas inscritas na composição dos campos sociais envolvidos historicamente na produção da atenção à saúde, bem como na situação da correlação de forças entre os diversos agentes sociais implicados. Por outro lado, possibilita a identificação de aspirações que podem corresponder ao estabelecimento de estratégias voltadas para concretização do cenário mais congruente com a construção de uma sociedade democrática. Tendência não é destino, uma vez que sujeitos individuais e coletivos têm a potencialidade de atuar sobre estruturas, instituições e políticas para consecução de distintos projetos ético-políticos.

Três vetores cruciais podem determinar essas trajetórias: (1) tendências de financiamento do SUS; (2) reprodução das desigualdades sociais na saúde; e (3) distorções nos modelos de formação de pessoal em saúde.

Vejamos cada um desses vetores:

Nos Capítulos 1 a 4, 8, 9, 15, 18, 20, 22 e 41 deste livro, que trataram da SC, da situação de saúde e dos determinantes sociais, do SUS, do financiamento, da participação social, do trabalho e da educação na saúde, bem como da RSB, há informações e argumentos apontando para relevância desses vetores para configuração dessas trajetórias. Contudo, subjacentes a esses vetores encontram-se distintos projetos em disputa pela hegemonia na sociedade e no Estado brasileiro, como o neoliberal, o liberalismo social, o social-democrático e o socialista, conforme indicações do estudo da RSB (Paim, 2008). Ainda que os projetos socialista e social-democrata se encontrem em disputa nos diversos espaços sociopolíticos no Brasil e no mundo, não deixam de ser referências críticas para o chamado pensamento único e para o *slogan* dominante TINA ("*There is no alternative*"), que têm influenciado o realismo político das classes dirigentes (e até seus oponentes) nas últimas décadas.

Nas origens da SC, estudos e reflexões teórico-epistemológicas sobre o conceito de determinação social foram elaborados em uma perspectiva marxista, embora com escassez relativa de pesquisas empíricas (Paim, 1992). Ainda assim, alguns esforços foram feitos para analisar a heterogeneidade estrutural no estabelecimento de perfis epidemiológicos, recorrendo a algumas mediações, como o modo de vida (Possas, 1989) ou a constituição do espaço urbano, para análise das desigualdades da mortalidade em relação às condições de vida nos estudos sobre a distribuição espacial dos problemas de saúde (Paim *et al.*, 1987, 1993, 1999; Paim, 1997; Cruz *et al.*, 2011; Viana *et al.*, 2011).

Nas últimas décadas tem se verificado ampla produção de estudos sobre determinação e desigualdades sociais na saúde (Almeida-Filho, 1999; Almeida-Filho *et al.*, 2003), assim como pesquisas sobre DSS, resultando em estudos e recomendações nacionais (Comissão Nacional dos Determinantes Sociais da Saúde, 2008) e internacionais (WHO, 2008; OMS, 2011). A maior parte dessa produção insere-se na Saúde Pública convencional, sendo menor o número de estudos críticos da SC que não reduzem a noção de determinantes sociais a meros fatores de risco, como têm alertado o CEBES e a Associação Latino-Americana de Medicina Social (Almeida-Filho, 2010; Breilh, 2010; Nogueira, 2010; Vieira-da-Silva, 2010; Almeida-Filho, 2020). Essa temática envolve consensos e polêmicas que confirmam a vitalidade e o dinamismo do campo da SC (Almeida-Filho, 2021; Breilh, 2021; Minayo, 2021).

Ainda que a retórica de organismos internacionais chame a atenção para a distribuição desigual do poder e da riqueza (OMS, 2011), as propostas de intervenção derivadas dos estudos sobre desigualdades sociais nem chegam ao estatuto de políticas de corte social-democrata, a exemplo do *Welfare State*, muito menos de um projeto socialista. Limitam-se, na maioria das vezes, a propostas de alívio da pobreza, mediante políticas focalizadas ou programas de transferência condicionada de renda, coerentes com os projetos do neoliberalismo ou do liberalismo social.

No plano da educação, avanços políticos no setor saúde não foram suficientes para garantir a transformação dos modelos de formação profissional vigentes na realidade brasileira atual.

No Brasil, a força de trabalho engajada no setor saúde compreende 1,5 milhão de profissionais registrados em conselhos profissionais. Para formação dessa força de trabalho são oferecidos quase 4.000 cursos de nível universitário para as profissões da saúde, com mais de 370 faculdades de medicina, abrigando mais de 200 mil alunos. A força de trabalho necessária para atendimento no SUS – ou seja, profissionais qualificados, orientados para boas práticas baseadas em evidência científica, bem-treinados e comprometidos com a igualdade na saúde – não corresponde ao perfil dos profissionais que de fato operam o sistema. Essa dissonância entre a missão política do SUS e processos e objetivos concretos do sistema de ensino superior tem sido tomada como indicativa de uma crise na reprodução do campo da saúde. Assim, um dos problemas importantes para a crise da saúde no Brasil parece ser a deformação do ensino – humanístico, profissional e acadêmico – do pessoal da saúde. Diversos estudos, no entanto, apontam problemas no âmbito do mundo do trabalho (mercado de trabalho), bem como na organização social dos serviços de saúde, e não na escola apenas. Daí a falência de tantas reformas curriculares quando as políticas públicas não são suficientemente potentes para transformar o mercado de trabalho e o sistema de serviços de saúde.

No regime hegemônico na universidade brasileira, ao ingressarem diretamente nos cursos profissionais, estudantes são precocemente forçados a tomar decisões cruciais de escolha da carreira em suas vidas. Vários corolários caracterizam esse sistema. Em primeiro lugar, a dura competição para o ingresso nos cursos de elevado prestígio social (p. ex., medicina), geralmente após cursos preparatórios caros, transforma aquelas carreiras em verdadeiros monopólios das elites, cujos membros tendem a reproduzir como modelo de atuação abordagens individualistas e privadas relativamente aos cuidados de saúde. Em segundo lugar, currículos fechados, projetados para a exclusividade na formação, tendem a ser menos interdisciplinares e mais especializados, alienando, assim, segmentos profissionais entre si e dificultando um eficiente trabalho em equipe. Em terceiro lugar, quase não há lugar para estudos mais gerais, necessários para promover uma ampla visão humanista das doenças e dos cuidados de saúde pelos profissionais de saúde, no referencial crítico da DSS.

Por outro lado, essa formação responde e também é influenciada pela dinâmica do campo médico, progressivamente especializado, tecnificado, com importante vinculação com o campo econômico e com o campo do poder. O exemplo que inspira os jovens estudantes não é o do profissional comprometido socialmente, com boa relação interpessoal e de ampla formação geral, e sim aquele do superespecialista, que por vezes executa apenas um tipo de procedimento mediado pela tecnologia de última geração e mais bem remunerada.

Os conceitos de "promoção da saúde" e "atenção primária à saúde", correlatos práticos de um marco teórico alternativo, demandam modelos de formação profissional com densidade científica, objetividade prática, respeito à subjetividade e responsabilidade social. Esses modelos enfatizam as relações interpessoais respeitosas e acolhedoras e reforçam a capacidade crítica dos formandos, definem saúde como mais do que mera ausência de doença e tratam o ser humano que sofre como mais do que um biomecanismo a ser reparado em seus desvios e defeitos.

Nessa perspectiva, observa-se um contraste entre a intenção ou retórica (documentos programáticos) e resultados concretos (perfil real do egresso), a exemplo das Diretrizes Curriculares em Saúde (MEC/2001), que enfatizam os seguintes aspectos: articulação educação superior/sistema de saúde; formação geral e específica, com competências comuns às formações profissionais; ênfase: conceitos de saúde, promoção da saúde, princípios e diretrizes do SUS; ensino-aprendizagem com ampla liberdade de integralização curricular; aprender a aprender: aprender a ser, aprender a fazer, aprender a viver juntos e aprender a conhecer; perfil acadêmico e profissional, competências, habilidades e conteúdos contemporâneos; atuar com qualidade e resolutividade no SUS.

Paradoxalmente, o perfil predominante do egresso do ensino superior em saúde no Brasil, uma década após o estabelecimento das diretrizes curriculares, acompanha as seguintes características: pouco envolvimento com aspectos da gestão da saúde, com reduzida capacidade de trabalho em equipe multiprofissional; sem maturidade para exercício da profissão e despreparado para cuidar de patologias prevalentes no país; fraca formação humanística: psicológica, sociológica, filosófica; pouco conhecimento da realidade situacional, ambiental e das condições de vida das comunidades e, assim, não comprometido com aspectos político-sociais da saúde; desconhecimento e, por isso, nenhum compromisso com o SUS, resistente a mudanças, defensor do *status quo* vigente na saúde.

Em particular, o modelo de educação médica ainda predominante entre nós, na melhor das hipóteses, treina técnicos competentes, porém pouco comprometidos com as políticas públicas de saúde. Os egressos das escolas médicas brasileiras, em sua maioria, mostram-se carentes de uma visão crítica da sociedade e da saúde, com atitude pouco humanística e distanciada dos valores de promoção da saúde das pessoas. Profissionais com essa formação em geral se mostram resistentes às mudanças e tendem a defender o *status quo* vigente, distanciados do conhecimento crítico em relação a aspectos políticos, sociais e culturais estruturantes do marco teórico da Determinação Social da Saúde (Almeida-Filho, 2010).

Na prática, os sujeitos formados nesse modelo revelam-se desconhecedores (quando não antagonistas) do SUS, principal política estratégica de Estado para superação da imensa dívida social da saúde com relação à imensa maioria da população brasileira. Parte da resposta governamental às Jornadas de Junho de 2013, lançando o Programa Mais Médicos, com sua proposta de ampliar a oferta de força de trabalho por meio da terceirização da formação médica (além de contratar médicos estrangeiros e investir na requalificação da rede de atenção primária de saúde), alcançou resultados restritos e, por vários motivos, reforçadores do modelo de atenção à saúde privatista, individualizador e excludente.

CONSIDERAÇÕES FINAIS

A SC, desde sua emergência, tem se envolvido com lutas teóricas, paradigmáticas, políticas e ideológicas, implicando repercussões em sua delimitação e renovação (Paim, 2011, 2018b). O projeto da SC estava assentado, em suas origens, em um triedro composto pelos componentes ideologia, saber e prática (Escorel, 1998). Portanto, a SC não é só movimento ideológico, nem apenas prática política. É prática técnica, científica e tecnológica (Paim, 1992). Seu saber não se restringe ao conhecimento científico, mas encontra-se permeável a outros tantos saberes (Paim & Almeida-Filho, 2000).

Suas diferenças com a Medicina Preventiva têm sido delimitadas desde o clássico Dilema Preventivista (Arouca, 2003), embora, em relação à Nova Saúde Pública, precisem ser cada vez mais explicitadas, demonstrando a radicalidade da SC quanto à emancipação, à democracia e à autonomia dos sujeitos. Esses valores podem fazer a diferença com a Saúde Pública, "velha" ou "nova". Nesse particular, a pandemia da Covid-19 constitui um grande chamamento para o campo da SC em suas convergências e diferenças com a Saúde Pública e o campo médico, assim como uma oportunidade para atualizar o projeto da RSB e explorar as possibilidades do SUS (Paim 2021). Para explicar o risco e exorcizar a doença e a morte nos

grupos humanos, a Saúde Pública convencional compromete-se com uma tecnologia positivista manipulada pelo Estado: "Igual à Medicina, que transforma o médico no mágico que explica a doença e que ao mesmo tempo a cura, assim também a Saúde Pública transforma o Estado no mágico que explica o risco e o previne" (Granda, 2003: 5 [tradução livre]).

Entretanto, mesmo diante da globalização e da ideologia neoliberal triunfante, seria possível apostar em "novas forças sociais e políticas que aparecem no horizonte" e em importantes inovações teóricas e práticas que "ocorrem na ciência em geral e na investigação em saúde em particular" (Granda, 2003: 7). Justamente no esforço de compreender o que é SC neste século, um dos mais comprometidos construtores na América Latina deixou-nos esse legado, iluminando futuros possíveis:

> Um decidido esforço para ver mais além do horizonte que nos tem deixado a Saúde Pública convencional; é uma profunda vocação para transformar a nossa ação num certo fazer humano profundamente comprometido com a vida e com o cuidado da doença de nossas populações (uma militância sociopolítica, nas palavras de Mario Testa); é uma tentativa de constituirmos sujeitos sanitaristas no sentido de respeitar individualidades e apoiar a construção de cidadãos; é uma tentativa de criar espaços de aprendizagem para multiplicar as forças do compromisso; é buscar o desenvolvimento das ciências da saúde para potencializar com elas o desenvolvimento da saúde e a felicidade, assim como a diminuição do sofrimento dos doentes e o controle das doenças; é o empenho para que nossas instituições tenham gosto para nós, apesar de que a cada dia nos queiram convencer de que não vale a pena o humano. Essa coisa chamada Saúde Coletiva é algo que vale a pena dar-lhe carinho e impulsionar seu crescimento para, em última instância, criar aquilo que é uma grande realidade: a solidariedade para gerar o mundo que sonhamos (Granda, 2003: 18 [tradução livre]).

Referências

Almeida-Filho N, Kawachi I., Pellegrini-Filho A, Dachs N. Research on health inequalities. Latin America and the Caribbean: Bibliometric Analysis (1971-2000) and Descriptive Content Analysis (1971-1995). American Journal of Public Health 2003; 93(12):2037-43.

Almeida-Filho N. A problemática teórica da determinação social da saúde (nota breve sobre desigualdades em saúde como objeto de conhecimento). Saúde em Debate 2009; 33:349-70.

Almeida-Filho N. A problemática teórica da determinação social da saúde. In: Nogueira RP (org.). Determinação social da saúde e reforma sanitária. Rio de Janeiro: Cebes, 2010:13-36.

Almeida-Filho N. Breaking a vicious cycle of social exclusion: university education in contemporary Brazil. Revista – Harvard Review of Latin America (Fall) 2012:60-3.

Almeida-Filho N. Higher education and health care in Brazil. Lancet 2011; 377:1898-9.

Almeida-Filho N. Inequalities in health based on living conditions: analysis of scientific output. Latin America and the Caribbean. Resarch in Public Health. Washington, DC: OPAS, 1999; 19:1-145.

Almeida-Filho N. Mais além da determinação social: sobredeterminação, sim! Cadernos de Saúde Pública 2021; 37(12):e00237521. Disponível em: https://doi.org/10.1590/0102-311x00237521.

Almeida-Filho N. Desigualdades en salud: nuevas perspectivas teóricas. Salud Colectiva 2020; 16:e2751.

Arouca AS. O dilema preventivista: contribuição para a compreensão e crítica da Medicina Preventiva. São Paulo/Rio de Janeiro: Unesp/Fiocruz, 2003.

Barreto ML, Teixeira MG, Bastos FI, Ximenes RAA, Barata RB, Rodrigues LC. Successes and failures in the controlo f infectious diseases in Brazil: social and environmenrt context, policies, interventions, and research needs. The Lancet, May, Health in Brazil 2011; 3:43-55.

Belisário SA. Associativismo em Saúde Coletiva: um estudo da Associação Brasileira de Pós-Graduação em Saúde Coletiva – Abrasco. [Tese de Doutorado], Campinas, 2002. 443p.

Bourdieu P, Champagne P. Os excluídos do interior. In: Bourdieu P et al. A miséria do mundo. Petropolis-RJ: Vozes, 1997 (1993):481-586.

Bourdieu P, Passeron J-C. A reprodução: elementos para uma teoria do ensino, Petrópolis-RJ: Vozes, 2008 (1970).

Bourdieu P. Sur L'État: Cours au Collège de France (1989-1992). Paris: Seuil, 2012.

Brasil. Observatório da Equidade. Indicadores de equidade do Sistema Tributário Nacional. Relatório de observação, n. 1. Brasília: Presidência da República, CDES/Observatório da Equidade, 2009.

Breilh J. Las tres "S" de la determinación de la vida. 10 tesis hacia una visión crítica de la determinación social de La vida y la salud. In: Nogueira RP (org.) Determinação social da saúde e reforma sanitária. Rio de Janeiro: Cebes, 2010:87-125.

Breilh J. La categoría determinación social como herramienta emancipadora: los pecados de la "expertícia", a propósito del sesgo epistemológico de Minayo. Cadernos de Saúde Pública 2021; 37(12):e00237621. Disponível em: https://doi.org/10.1590/0102-311x00237621.

Carvalho S S. Retrato dos rendimentos e horas trabalhadas – resultados da PNAD Contínua do primeiro trimestre de 2022. Carta de conjuntura, n. 55. Nota de conjuntura 25, 2º. Trimestre de 2022. Ipea.

Comissão Nacional de Determinantes Sociais de Saúde. As causas sociais das iniquidades em saúde no Brasil. Rio de Janeiro: Fiocruz, 2008. 220p.

Corbucci P, Barreto A, Castro J, Chaves J, Codes AL. Vinte anos da Constituição federal de 1988: avanços e desafios na educação brasileira. In: Ipea. Políticas sociais: acompanhamento e análise. Brasília: Ipea/SAE, 2008; 2:17-76.

Cruz AS, Vieira-da-Silva LM, Costa MCN, Paim JS . Evolution of inequalities in mortality in Salvador, Bahia State, Brazil, 1991/2006. Cadernos de Saúde Pública (ENSP – Impresso) 2011; 27:s176-s184. Donnangelo MCF. Saúde e sociedade. São Paulo: Duas Cidades, 1976.

Escorel S. Reviravolta da saúde: origem e articulação do movimento sanitário. Rio de Janeiro: Fiocruz, 1998.

Esperidião MA. O usuário e o julgmento dos serviços de saúde. Tese [Doutorado em Saúde Coletiva] – Instituto de Saúde Coletiva/Ufba, 2009.

Fiocruz. A saúde no Brasil em 2030: diretrizes para a prospecção estratégica do sistema de saúde brasileiro. Rio de Janeiro: Fiocruz/ Ipea/ Ministério da Saúde/Secretaria de Assuntos Estratégicos da Presidência da República, 2012. 323p.

Fiori JL. O mundo depois da Ucrânia. Outras palavras. 22/07/2022. dDisponível em: https://outraspalavras.net/geopoliticaeguerra/fiori--omundo-depois-da-ucrania/ Acessado em 26 set 2022.

Gramsci A. Maquiavel, a Política e o Estado Moderno. Rio de Janeiro: Civilização Brasileira, 1980.

Granda E. A que cosa llamamos Salud Colectiva, hoy? In: VII Congresso Brasileiro de Saúde Coletiva. Brasília, 29 de julho a 2 de agosto de 2003.

Guimarães C. O Brasil se despede do Bolsa Família. 2022. Disponível em: https://www.epsjv.fiocruz.br/noticias/reportagem/o-brasil-se-despede-do-bolsa-familia. Acesso em 18 ago 2022.

IBGE (Instituto Brasileiro de Geografia e Estatística). População e Desenvolvimento: sistematização das medidas e indicadores sociodemográficos oriundos da projeção da população por sexo e idade, por método demográfico, das Grandes Regiões e Unidades da Federação para o período 1991/2030. São Paulo: Projeto UNFPA/Brasil (BRA/02/P02), 2006.

IBGE. Disponível em: www.ibge.gov.br/home/estatistica/populacao/panorama_saude_brasil_2003_2008/PNAD_2008_saude.pdf. Acesso em mai 2012.

Ipeadata. Pesquisa Nacional por Amostra de Domicílios (Pnad/IBGE). Disponível em: http://www.ipeadata.gov.br/.

Minayo MCS, Hartz ZMA, Buss PM. Qualidade de vida e saúde: um debate necessário. Ciênc Saúde Coletiva, Rio de Janeiro, 2000; 5(1): 7-18.

Minayo M CS. Determinação social, não! Por quê? Cadernos de Saúde Pública 2021; 37(12):e00010721. Disponível em: https://doi.org/10.1590/0102-311x00010721.

Ministério da Educação/Conselho Nacional de Educação/Câmara de Educação Superior. Diretrizes Curriculares Nacionais dos Cursos de Graduação em Enfermagem, Medicina e Nutrição. Brasília, 2001. Disponível em: http://portal.mec.gov.br/cne/arquivos/pdf/2001/pces1133_01.pdf. Acesso em 20 nov 2020.

Nogueira RP. A determinação objetal da doença. In: Nogueira RP (org.) Determinação social da saúde e reforma sanitária. Rio de Janeiro: Cebes, 2010:135-50.

OMS. Diminuindo diferenças: a prática das políticas sobre determinantes sociais da saúde (Documento de Discussão). Todos pela equidade. Conferência Mundial sobre Determinantes Sociais da Saúde. Rio de Janeiro, Brasil, 19-21 de outubro de 2011. 47p.

Organização Pan-Americana da Saúde. Relatório 30 anos de SUS, que SUS para 2030? Brasília: OPAS, 2018.

Paim JS, Almeida-Filho N. A crise da Saúde Pública e a utopia da Saúde Coletiva. Salvador: Casa da Qualidade, 2000.

Paim JS, Costa MCN, Carvalho VAC, Motta IA, Neves RBB. Spatial distribution of proportional infant mortality and certain socioeconomic variables in Salvador, Bahia, Brazil.. Pan American Health Organization Bulletin 1987; 21(3):225-39.

Paim JS, Costa MCN, Mascarenhas JCS, Vieira-da-Silva LM. Distribuição espacial da violência: mortalidade por causas externas em Salvador (Bahia), Brasil. Revista Panamericana de Salud Pública/Pan-American Journal of Public Health 1999; 6(5):321-32.

Paim JS, Costa MCN. Decline and unevenness of infant mortality in Salvador, Brazil, 1980-1988. Pan American Health Organization Bulletin 1993; 1(27):1-14.

Paim JS, Travassos CMR, Almeida C, Bahia L, Macinko J. The Brazilian health system: history, advances, and challenges. The Lancet (North American edition) 2011; 377:9-28.

Paim JS. A Reforma Sanitária Brasileira e a Saúde Coletiva: concepções, posições e tomadas de posição de intelectuais fundadores. In: Vieira-da-Silva LM. O campo da saúde coletiva: gênese, transformações e articulações com a reforma sanitária. Salvador/Rio de Janeiro: EDUFBA/Fiocruz, 2018b: 191-221.\

Paim JS. Abordagens teórico-conceituais em estudos de condições de vida e saúde: notas para reflexão e ação. In: Barata RB (org.). Condições de vida e situação de saúde. Rio de Janeiro: Abrasco, 1997:7-30.

Paim JS. Desafíos para La Salud Colectiva en el siglo XXI. 1. ed. Buenos Aires: Lugar Editorial, 2011. 151p.

Paim JS. Descentralização das ações e serviços de saúde no Brasil e a renovação da proposta Saúde para Todos. Estudos em Saúde Coletiva 1998; 175:2-27.

Paim JS. La Salud Colectiva y los desafíos de la práctica. In: OPAS/OMS. La crisis de la salud pública: reflexiones para el debate. Washington, D.C.: OPS, 1992. (Publicación Científica; 540).

Paim JS. O futuro do Sistema Único de Saúde em questão. In: CONASS Debate: o futuro dos sistemas universais de saúde. Brasília: CONASS, 2018a, p.66-78. \

Paim JS. O que é o SUS. 1. ed. Vol. 1. Rio de Janeiro: Fiocruz, 2009. 148p.

Paim JS. Os sistemas universais de Saúde e o futuro do Sistema Único de Saúde (SUS). Saúde Debate 2019;43(5):15-28.

Paim JS. Reforma Sanitária Brasileira: contribuição para a compreensão e crítica. Salvador: Edufba; Rio de Janeiro: Fiocruz, 2008a. 356p.

Paim JS, Vieira-da-Silva LM, Schraiber LB. Saúde Coletiva: conceitos, história e articulações com a saúde do idoso. In: Ferreira JP, Melhado VR (Org.) Gerontologia. perspectivas teórico analíticas. 1. ed. Campinas: Alínea editora, 2021: 67-104.

Paim JS, Temporão JG, Penna GO, Santos NR, Pinto LF. Unified Health System: 30 years of stuggle! Ciência & Saúde Coletiva 2018; 22(6):1705.

Paim JS. A Covid-19, a atualidade da reforma sanitária e as possibilidades do SUS. IN: Santos AO, Lopes LT.(orgs.) Reflexões e futuro. Brasília – DF: CONASS. Conselho Nacional de Secretários de Saúde, 2021: 310-24.

Piola S, Barros ED, Nogueira RP, Servo LM, Sá E, Paiva AB. Vinte anos da Constituição de 1988: O que significaram para a saúde da população brasileira? In: Ipea. Políticas sociais: acompanhamento e análise. Vol. 1. Brasília: Ipea/SAE, 2008:97-172.

Piola SF, Vianna SM, Vivas-Consuelo D. Estudo Delphi: atores sociais e tendências do sistema de saúde brasileiro. Cad Saúde Pública, Rio de Janeiro, 2002; 18(Supl):181-90.

PNUD. Relatório de Desenvolvimento Humano 2011. Disponível em: http://hdr.undp.org/en/reports/global/hdr2011/download/pt/.

Possas C. Epidemiologia e sociedade: heterogeneidade estrutural e saúde no Brasil. São Paulo: Hucitec, 1989. 271p. (Saúde em debate, 24).

Rasella D. Impacto do Programa Saúde da Família e do Programa Bolsa Família sobre a mortalidade em municípios brasileiros. [Tese de doutorado.] Instituto de Saúde Coletiva. Universidade Federal da Bahia, 2013.

Reichenheim ME, Souza ER, Moraes CL, Mello Jorge MHP, Silva CMFP, Minayo MCS. Violence na injuries in Brazil: the effect, progress made, and challenges ahead. The Lancet, May, Health in Brazil 2011; 5:69-82.

Reis CR, Paim JS. A Reforma Sanitária Brasileira durante os governos Dilma: uma análise da conjuntura. Saúde Debate 2021a; 45(130):563-74.

Schmidt MI, Dunac BB, Silva GA et al. Chronic non-communicable diseases in Brazil: burden and current challenges. The Lancet, May, Health in Brazil 2011; 4:56-68.

Schraiber LB. Saúde Coletiva: um campo vivo. In: Paim JS. Reforma Sanitária Brasileira: contribuição para a compreensão e crítica. Salvador: Edufba; Rio de Janeiro: Fiocruz, 2008. 356p.

Souza PHGFORG, Paiva LH, Soares S. Os efeitos do programa bolsa família sobre a pobreza e a desigualdade: um balanço dos primeiros quinze anos. Texto para discussão / Instituto de Pesquisa Econômica Aplicada. Brasília: Ipea, 2019.

Teixeira CFS, Paim JS. A crise mundial de 2008 e o golpe do capital na política de saúde no Brasil. Saúde em Debate [online] 2018; 42(spe2):11-21. Disponível em: https://doi.org/10.1590/0103-11042018S201.

Temporão JG. A saúde do Brasil em 2021. In: Associação Paulista para o Desenvolvimento da Medicina (SPDM), Associação da Indústria Farmacêutica de Pesquisa (Interfarma) (orgs.) A Saúde no Brasil em 2021. Reflexões sobre os desafios da próxima década. 1. ed. São Paulo: Cultura Médica 2012:30-2.

Testa M. Pensamento estratégico e lógica de programação: o caso da saúde. Hucitec: São Paulo – Abrasco: Rio de Janeiro, 1995.

Testa M. Pensar em saúde. Porto Alegre: Artes Médicas, 1992.

Viana LAC, Costa MCN, Paim JS, Vieira-da-Silva LM. Social inequalities and the rise in violent deaths in Salvador, Bahia State, Brazil: 2000-2006. Cadernos de Saúde Pública (ENSP. Impresso) 2011; 27:s298-s308.

Victora CG, Barreto M, Leal MC et al. Lancet Brazil Series Working Group. Health conditions and health policy innovations in Brazil: the way forward. The Lancet (North American edition) 2011:83-94. Victora CG, Aquino EML, Leal MC, Monteiro CA, Barros FC, Szwarcwald CL. Maternal and child health in Brazil: progress and challenges. Lancet 2011; publicado online em 9 de maio. DOI:10.1016/S0140-6736(11)60138-4.

Vieira-da-Silva LM, Almeida-Filho N. Equidade em saúde: uma análise crítica de conceitos. Cadernos de Saúde Pública (ENSP. Impresso). 2009; 25:217-26.

Vieira-da-Silva LM, Paim JS, Costa MCN. Desigualdades na mortalidade, espaço e estratos sociais. Revista de Saúde Pública/Journal of Public Health, Brasil, 1999; 33(2):187-97.

Vieira-da-Silva LM. Saúde e espaço social. In: Nogueira RP (org.) Determinação social da saúde e reforma sanitária. Vol. 1. Rio de Janeiro: Cebes, 2010:180-200.

Vieira-da-Silva, Ligia Maria. Collective Health: Theory and Practice. Innovations From Latin America. Oxford Research Encyclopedia of Global Public Health. XXed.Oxford: Oxford University Press, 2021, v., p. 00-.

Vieira-da-Silva, Lígia Maria. O Campo da Saúde Coletiva. Gênese, transformações e articulações com a Reforma Sanitária Brasileira. 1. ed. Rio de Janeiro; Salvador: Fiocruz; Edufba, 2018. v. 1. 269p .

WHO. Commission on Social Determinants of Health. Closing the gap in a generation: health equity through action on the social determinants of health: Commission on Social Determinants of Health final report. Geneva: World Health Organization, 2008.

World Health Organization. National health accounts (NHA). Acesso em: 14/12/2008. 2008. Disponível em: http://www.who.int/ nha/en/

Índice Remissivo

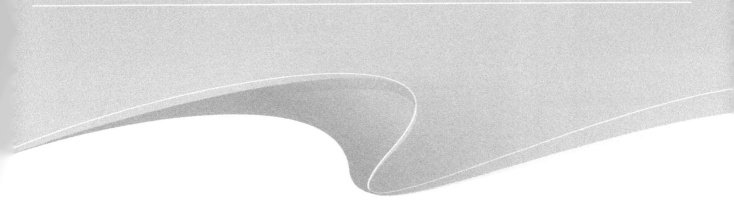

A
Abordagem(ns)
- à violência a partir do campo da saúde, 481
- para avaliação, 72
Acessibilidade, 221
Acesso, 221
- aos serviços de saúde, 220
- universal, 385
Ações
- emergenciais de controle de mosquitos do gênero *Aedes*, 437
- implantadas, 428
- programáticas, 83
- - em saúde, 80, 305
Acolhimento/clínica ampliada/ humanização e cuidado em saúde, 306
Administração, 258
- da saúde dos veteranos, 170
- pública
- - direta na saúde, 233
- - indireta na saúde, 233
Administradoras de benefícios, 149
Aedes aegypti, 437
Agências reguladoras
- do setor saúde, 416
- setoriais, 414
Agente das práticas, 428
AIDS, 444
Alocação dos recursos, 290
Alternativas de gestão dos serviços no SUS, 232
Ambiente(s)
- de informação ou ambiente informacional, 196
- de trabalho saudáveis, 352
- psicossocial, 353
Análise
- da situação
- - de saúde, 36
- - inicial, 69
- de modelos jurídico-institucionais existentes, 232
- estratégica, 70
- lógica, 70
ANS, 414, 418, 419

Antecedentes da epidemiologia, 575
ANVISA, 374, 380, 414, 418, 419
Áreas temáticas em saúde, 600
Aritmética política, 3
Árvore de problemas, 37
Aspectos conceituais, 297
Assimetria de informação, 416, 417
Assistência farmacêutica no Brasil, 190
Atenção
- à saúde
- - bucal, 134, 503
- - no SUS, 133
- - básica, 83, 385
- - e de média e alta complexidade, 395
- - integral à saúde dos trabalhadores, 541, 553
- - institucionalidades, 554
- - participação da comunidade, 558
- - serviços e ações, 556
- - psicossocial em saúde mental, 532
- - secundária ou ambulatorial especializada, 385
- - terciária, 387
Atores sociais do campo da saúde do trabalhador, 622
Autarquias, 233
Autogestões, 149
Autoritarismo, 253
Avaliabilidade, 70
Avaliação
- da acessibilidade, 71
- da eficiência, 72
- da implantação, 72
- da percepção dos usuários sobre os serviços, 72
- da qualidade, 72
- de cobertura, 71
- de equidade, 71
- dos efeitos e resultados, 72
- formativa e somativa, 69

B
Baixa
- qualificação e informação dos conselheiros, 253

- representação, 253
- representatividade, 253
- visibilidade, 253
Bem viver, 43
Biotecnologia, 188
Boa prática assistencial, 78
Burocratização, 253

C
Cadastros, 675
Campanha(s)
- bloqueio vacinal, 437
- de imunização em massa, 434
- sanitárias, 423
Campo da saúde
- coletiva, 15
- do trabalhador, 625
- - e modelo de atenção, 623
Câncer, 458
- de boca, 500
Capacidade de pagar, 221
Características
- da infraestrutura tecnológica do SUS, 219
- ou atributos para avaliação de uma política, 71
Cartão nacional de saúde, 680
Causas externas, 111
CEIS como base material para o SUS, 178
Centralidade do paciente, 405
Centros de saúde pública, 319
Chikungunya, 93
Ciclo(s)
- de uma política, 65
- de uma política pública de saúde, 63
- vicioso da pobreza, 79
Ciências sociais em saúde coletiva, 584, 594
Classificação
- Brasileira Hierarquizada de Procedimentos Médicos (CBHPM), 676
- Internacional de Doenças (CID), 675
Cobertura, completude, confiabilidade e validade, 197
Comissões intergestores, 230

Complexo econômico-industrial da saúde, 176
Componentes de um sistema de serviços de saúde, 49, 53
Comunicação e saúde, 643, 644
Conceito(s)
- de campo, 17
- de saúde, 22
Concentração
- de poder, 146
- de recursos, 143
Concepção de sistema, 49
Condições
- de trabalho, 619
- históricas para o surgimento da saúde coletiva, 8
Conferências
- de saúde, 250
- internacionais sobre promoção da saúde, 341
Configuração
- institucional, 228
- - e instâncias de gestão do SUS, 229
- políticas e problemas do SUS, 132
Conhecimento, 56
Consciência da alienação, 45
Conselhos
- administrativos, 247
- comunitários, 247
- de saúde, 250, 252
- populares, 247
Consórcios públicos, 235
Construção
- de modelos assistenciais, 77
- social de um problema de saúde, 65
Consultação, 78
Consumo excessivo de álcool, 461
Controle, 434
- de vetores e reservatórios de agentes infecciosos, 435
- do sistema de saúde, 152
- social, 535
Cooperativas de trabalho
- médico, 149
- odontológico, 149
Cooptação, 253

Corporativismo, 253
- profissional, 417
Covid-19, 94
Criação
- da medicina preventiva, 5
- do SUS, 319
Críticas às agências regulatórias na área da saúde, 420
Cuidado
- de menor valor, 407
- efetivo, 407
- - com benefícios marginais incerto, 407
Custos
- da violência, 479
- das lesões e envenenamentos no Brasil, 480
- e demandas para o setor saúde, 478
- indiretos econômicos, 480
- monetários diretos, 480

D
Definição do foco da avaliação, 70
Democracia, 242, 685
- e formas de participação direta e representativa, 243
- no Brasil, 243
Demografia, 88
Dengue, 93
Densidade tecnológica, 386
Departamentos de medicina preventiva e a medicina social, 6
Desafios
- da Covid-19, 193
- para a comunicação em saúde, 654
- para a efetivação de um sistema ou de uma rede de saúde no Brasil, 60
Descentralização, 126, 127, 258, 261
Desempenho do sistema multilateral diante da pandemia de Covid-19, 569
Desenvolvimento
- científico-tecnológico e inovação em saúde, 222
- da epidemiologia brasileira, 579
- da saúde coletiva, 9
- econômico, 696
- social, 699
Desigualdade(s)
- em saúde bucal, 501
- no acesso aos serviços de saúde no Brasil, 221
- social, 91
Desinvestimento na saúde, 269
Determinantes
- dos problemas de saúde da população brasileira, 87
- sociais da saúde, 303, 342
Diabetes mellitus, 104, 460
Dimensão(ões)
- das relações, 204
- do acesso, 221
- específica, 203
- ideológica, 204
- institucional, 203
Diplomacia da saúde, 562, 565
Diretriz clínica, 410
Disponibilidade, 221
Distritos sanitários, 305
Divulgação de conhecimento em comunicação em saúde, 651
Doença(s)
- cardiovasculares, 106, 456
- com indicação
- - de tratamento em massa, 442
- - de uso de preservativo, 444

- crônicas não transmissíveis, 101, 455
- cuja prevenção e controle estão centrados na esterilização da fonte de infecção, 447
- cuja prevenção tem indicação de quimioprofilaxia, 438
- de Chagas, 440
- infecciosas, 93
- meningocócica, 438
- prevenível
- - mediante controle vetorial, 440
- - por vacinação, 436
- respiratórias, 460
- transmissíveis de interesse para o sistema nacional de vigilância em saúde, 433
Dominância financeira, 147

E
Ecologia da informação, 196
Economia
- a serviço do acesso universal, 176
- da saúde, 415
Efetividade, 405
- das ações de promoção da saúde, 354
Eficiência, 405
- no financiamento do SUS, 289
Eliminação, 434
Emergência da saúde coletiva, 7
Emprego, 545
Empresariamento, 144, 146
Empresas públicas, 235
Enfermidade, 589
Entidades privadas qualificadas pelo poder público, 235
Epidemiologia, 300
Equidade, 71, 127, 289, 405
- e eficiência no financiamento da saúde, 288
- na saúde, 345
Equipamentos, 55
- de saúde, 218
Era da informação, 198
Erradicação, 434
Escolas promotoras da saúde, 351
Esforço global de ação sobre os DSS, 348
Esquistossomose mansônica, 442, 444
Estabelecimentos, 55
- de saúde, 212
Estado
- da arte em epidemiologia no Brasil, 575
- no fortalecimento do CEIS, 182
Esterilização da fonte de infecção, 436
Estímulo a processos participativos na definição e implantação de políticas, 346
Estratégia(s)
- de ação, 345
- de promoção da saúde, 349
- saúde da família, 317
Estrutura social, 590
Ética do bem comum, 685
Evento adverso evitável, 408
Experiências de municípios-cidades-comunidades saudáveis no Brasil, 350
Externalidades, 416, 417

F
Falácia
- econocêntrica, 31
- econométrica, 32

Febre amarela, 436
Ferramentas de prevenção e controle de doenças infecciosas, 436
Filantropia, 149
Financeirização, 144, 147
Financiamento, 49, 58, 161, 166, 172, 273
- da saúde, 268
- do SUS, 135
- e provisão dos serviços de saúde, 270
- tripartite, 276
Fisiologismo, 253
Flexibilização, 632
Fluxograma situacional, 37, 38
Foco da avaliação, 69
Food and Drug Administration (FDA), 417
Força de trabalho, 160
- em saúde, 166, 171
Formulação de uma política, 65
Fortalecimento do papel do setor saúde na redução das iniquidades, 347
Fundação, 234
- estatal (pública de direito privado), 234
Futuro
- do financiamento da saúde no Brasil e no mundo, 292
- do modelo agência reguladora, 420
- para a saúde coletiva, 703

G
Gestão, 49, 59, 258
- da clínica, 409
- da informação, 198
- da saúde, 213
- de sistemas e serviços de saúde (GSS), 607
- do conhecimento, 198
- do SUS, 258, 260
- participativa no SUS, 250
Gestores do SUS, 287
Gonorreia, 446
Governança
- corporativa, 147
- global, 565
- para atuar sobre os DSS, 346

H
Hanseníase, 447
Hierarquização, 126, 127
- dos serviços, 128
Higiene, 4
Hipertensão arterial, 103
HIV/AIDS, 96

I
Ideais de saúde, 43
Igualdade, 126, 127
Illness, 589
Imperfeições de mercado, 415, 416
- aplicadas à saúde, 417
Implementação de uma política, 67
Imunidade coletiva, de grupo ou de rebanho, 434
Imunização, 434
Incidente
- com dano ao paciente (evento adverso), 407
- que não atingiu o paciente, 407
- sem dano ao paciente, 407
Indicadores de desempenho, 410
Indivisibilidade do produto, 416

Infecções
- relacionadas à assistência à saúde, 99
- sexualmente transmissíveis, 444
Infodemia, 198
Informação, 550
- e tecnologias de informação em saúde no SUS, 677
- em saúde, 668
- - coletiva, 195
Infraestrutura, 49, 54
- tecnológica do SUS, 211, 212
Iniquidades em saúde, 342
Insegurança alimentar, 116
Instrumentos de prevenção e controle, 433
Insuficiência de recursos, 269
Insumos, 55
Integração médico-sanitária, 77, 80
Integralidade, 126, 127, 368
Internet, 651
Isolamento dos indivíduos infectados, 437
Itinerário clínico (*clinical pathway*), 410

L
Leishmaniose visceral, 100
Leptospirose, 100
Linhas de cuidado, 400

M
Magnitude, 79
Maloclusões, 500
Mecanismos de transmissão de agentes de doenças infecciosas e parasitárias, 432
Medicaid, 169
Medicamentos, 55
- oncológicos, 191
Medicare, 170
Medicina(s)
- baseada em evidência, 354, 355
- comunitária, 6, 301
- de grupo, 149
- familiar, 301, 302
- preventiva, 6, 301
- social, 4
Medidas
- de saúde bucal, 499
- em caso de surtos, 439
- não farmacológicas, 436
Meios
- de trabalho, 428
- de vida, 40
Melhoria da qualidade, 408
Mercado de biológicos, 188
Metáfora(s)
- de campo
- - nas ciências, 15
- - por referência a método, 16
- e o conceito de campo aplicados à saúde coletiva, 18
- por referência
- - a objeto, 16
- - à práxis, 17
Metodologia para delimitação do complexo econômico-industrial da saúde, 176
Missão, visão e valores das agências reguladoras da saúde, 419
Modalidades de gestão dos serviços, 228
Modelo(s)
- assistenciais, 505
- - de saúde, 429
- - e necessidades, 503

Índice Remissivo

- de atenção, 385
- - à saúde, 57, 76
- - - no SUS, 296
- - hegemônicos, 298
- de processo de problematização, 38
- ecológico para compreensão da violência, 482
- médico-assistencial hospitalocêntrico, 298
- privatista, 505
- sanitarista, 299, 506
- tecnológico de trabalho, 76
Modernização do ensino da medicina e as agências americanas, 8
Modo(s)
- de viver, 43
- tecnológico de intervenção em saúde, 429
Momento da avaliação, 68
Monitoramento, 535
- e análise das tendências das iniquidades em saúde e dos impactos das ações sobre elas, 347
Monopólios, 417
Morbidade relacionada com o trabalho, 615
Mortalidade, 470
Movimento(s)
- da medicina preventiva, 506
- de reforma
- - do ensino médico, 5
- - dos sistemas de saúde no mundo, 319
- dos trabalhadores e trabalhadoras rurais sem terra, 249
- feministas, 248
- ideológicos de reforma em saúde, 301
- indígenas, 249
- LGBTQIA+, 249
- negros, 249
- sociais, 242, 245
- - de base constitucional, 248
- - em saúde, 248
- - incorporados, 248
Mundo do trabalho, 543, 545, 548
Municípios saudáveis, 349

N

Necessidades, 39
- de saúde, 37, 40, 42
- de serviços de saúde, 37, 41
- e problemas de saúde, 36
- naturais, 40
- "necessárias", 42
- "radicais", 42
Neoplasias malignas, 107
Níveis e escopo da avaliação, 73
Nocividade, 370
"Nova" saúde pública, 303

O

Obesidade, 101, 461
Objetivos da avaliação, 69
Objeto(s)
- da ação de vigilância sanitária, 370
- de trabalho, 428
Odontologia
- de grupo, 149
- preventiva e social, 506
- sanitária, 506
Oferta organizada, 305
- de assistência, 76
Oligopólios, 143, 417
Oportunidade, 405

Organização(ões), 49
- da sociedade civil de interesse público (OSCIP), 236
- das práticas, 75
- de manutenção da saúde, 171
- de prestadores preferenciais, 171
- do sistema de atenção à saúde, 158, 164
- do trabalho, 619
- dos serviços de saúde, 57
- Pan-Americana de Saúde (OPAS), 8
- sociais, 235

P

Padrões, 677
Pagamento por procedimento ou ato, 170
Pandemia
- de Covid-19, 94, 376
- e *fake news*, 654
Panorama da epidemiologia brasileira, 580
Parceria público-privada (ppp), 236
Participação, 242
- comunitária, 247
- e controle social no SUS, 241
- política, 244, 247
- popular, 247
- social, 126, 244, 247, 258, 263
- - em saúde, 246
- - nas democracias
- - - liberais ou representativas, 244
- - - socialistas, 244
Particularidades da gestão da saúde, 259
Penicilina, 222
Perigos
- mecânicos, 353
- relacionados com a condução de veículos, 353
Período(s)
- Bolsonaro, 132
- Collor, 129
- Dilma, 131
- FHC, 130
- Itamar, 129
- Lula, 130
- Temer, 131
Pesquisa
- científica e tecnológica em saúde, 224
- em saúde
- - no Brasil, 225
- - no mundo, 224
Planejamento
- e da programação na saúde, 77
- em saúde, 606
Planos
- de saúde com franquia elevada e opção de poupança, 171
- de serviços, 171
- e seguros privados, 170
Poder de polícia, 368
Polícia médica, 3
Política, 63
- de atenção
- - à saúde
- - - da pessoa idosa, 134
- - - da população negra, 134
- - básica, 320
- - integral à saúde da mulher, 134
- - de controle de armas, 474
- - de prevenção
- - - e controle de doenças crônicas, 462

- - e cuidado ao usuário de substâncias psicoativas no Brasil, 511
- de saúde, 63, 64, 605
- - bucal no Brasil, 507
- - do trabalhador, 134
- e programas especiais, 133
- nacional
- - de atenção
- - - à saúde dos povos indígenas, 134
- - - às urgências, 492
- - - integral à saúde
- - - - das pessoas privadas de liberdade no sistema prisional, 135
- - - - dos homens, 134
- - de humanização, 135
- - de práticas integrativas e complementares, 135
- - de promoção da saúde (PNPS), 356
- - pública(s), 63, 64
- - de trabalho e educação na saúde, 634
- - e sociais e o processo decisório, 64
- social, 63, 64
População, 49, 54
Práticas de saúde, 297
Precariedade da estrutura, 253
Precarização, 632
Prestação de serviços, 49, 57
Prevenção,
- atenção
- - e controle
- - - das violências interpessoais comunitárias, 483
- - - em saúde mental, 528
- - do adoecimento mental, 531
- - e controle de doenças transmissíveis, 432
- e vigilância da saúde bucal, 501
Princípios
- administrativos constitucionais e legais, 260
- e diretrizes do SUS, 126
Privatização, 144
- da assistência, 143
Problemas
- crônicos que limitam o desempenho do SUS, 135
- de saúde, 44
- - da população brasileira, 87, 93
Procedimentos para análise da situação de saúde, 36
Processo
- de construção do SUS, 128
- saúde-doença, 548
Produção
- ambulatorial especializada pelo SUS, 388
- científica, 599, 601, 632
- - em comunicação e saúde no Brasil, 646
Produtos, 428
Programa(s), 424
- de atenção à saúde da pessoa portadora de deficiência, 134
- de braços abertos, 522
- de saúde do adolescente e do jovem, 134
- de seguro saúde das crianças (Children's Health Insurance Program [CHIP]), 170
- e programação em saúde, 75
- governamentais, 169
- nacional de segurança do paciente, 408

Programação em saúde, 75, 79, 83
- e ações programáticas, 80
Promoção
- da saúde, 133, 303, 341
- - e seus fundamentos, 341
- da saúde no Brasil, 356
Prontuário do paciente, 411
Propostas
- de mudança do modelo de atenção, 300
- redefinidas e/ou elaboradas no âmbito do SUS, 305
Proteção
- da saúde, 364
- e recuperação da saúde, 341
- social em saúde, 158, 164, 168

Q

Qualidade
- de vida, 43
- do cuidado, 405
- e segurança no cuidado de saúde, 403
Quarentena, 426
- completa ou absoluta, 426
- modificada, 426
Questão conceitual da saúde, 23
Quimioprofilaxia, 435
- da doença meningocócica, 439

R

Razões e determinações do processo saúde-doença, 543
Recursos
- financeiros, 287
- humanos, 629
- para a saúde individual, 353
Rede(s)
- de atenção à saúde, 395
- de serviços, 385
- e sistemas de saúde, 52
- semântica da enfermidade, 589
Redefinição do papel do estado no desenvolvimento econômico, 416
Redução
- da população de vetores, 435
- de danos, 521
Reforma(s)
- recentes, 172
- sanitária, 10, 204
- - brasileira, 203
Regionalização, 126, 127, 258, 261
Regulação, 414
- da saúde, 414
- de atividades de saúde, 415
- e vigilância sanitária, 364
Reinserção social, 535
Relações
- entre trabalho e saúde/doença, 615, 616, 619
- sociais, 428
Relatório Flexner, 5
Risco(s), 44, 369
- biológicos, 353
- e perigos ocupacionais, 549
- e vulnerabilidade, 481
- epidemiológico, 369
- ergonômicos, 353
- físicos, 353
- moral, 416, 417
- químicos, 353
- relacionados com energia, 353

S

Saúde, 415
- bucal, 498
- - coletiva, 657, 659, 662

- coletiva, 3, 7, 10, 63
- - como campo, 17
- - futuros possíveis, 691
- como ausência de doença, 27
- como equilíbrio, 25
- como função de normalidade, 26
- como medida, 30
- da família, 307
- da população mundial, 564
- digital, 668, 680
- do trabalhador, 615
- global, 562
- mental, 134, 528
- pública, 4, 5, 169
Saúde-doença como processo, 27
Segmentação da oferta, 143
Seguradoras especializadas em
    saúde, 149
Segurança, 405
- do paciente, 407
- sanitária, 365
Seguridade social, 270
Seleção adversa, 416, 417
Seleção de prioridades, 69
Sistema(s)
- de informação em saúde, 668
- - no SUS, 673
- de saúde, 50
- - da Alemanha, 155, 157
- - no Canadá, 155, 163
- - nos Estados Unidos da América
    do Norte, 155, 167
- de serviços de saúde, 50

- nacional de vigilância sanitária, 372
- Único de Saúde, 10, 124
Situação
- atual e o futuro do SUS, 137
- de saúde e políticas de saúde, 39
Soberania, 685
Sobrepeso, 101
Sobreutilização, 406
Sociedade
- da informação, 198
- de risco, 369
- em rede, 198
Subutilização, 406
Sustentabilidade
- científico-tecnológica, 138
- econômica, 138
- institucional, 138
- política, 138

T
Tabagismo, 461
Tabela(s), 675
- da Classificação Brasileira de
    Ocupações (CBO), 677
- de Procedimentos, Medicamentos,
    Órteses e Próteses e Materiais
    Especiais do SUS (SIGTAP), 676
- única nacional de equivalência de
    procedimentos (TUNEP), 677
Tecnofobia, 666
Tecnoforia, 666
Tecnologias
- digitais na saúde, 666

- disruptivas, 223
Tendências e reformas recentes, 162
Teoria
- liberal, 244
- marxista, 244
Terceirização, 632
Terminologia unificada em saúde
    suplementar (TUSS), 677
Tipos de prevenção da violência, 484
Tomada de decisão política, 258
Trabalhadores, 545
- da saúde, 54
Trabalho, 40, 90, 545
- e educação na saúde, 629
- e saúde, 542
Trajetórias tecnológicas na indústria
    farmacêutica, 186
Transcendência, 79
Transformações sociais, tecnológicas
    e econômicas, 179
Transtornos mentais, 114
Tratamento
- da esquistossomose, 444
- em massa, 435, 436
Tuberculose, 98, 450

U
Uberização, 632
Universalidade, 126
Universalização das ações e serviços
    de saúde, 127
Urbanização, 87

Usuário de substâncias psicoativas no
    Brasil, 511
Utilização inapropriada (*misuse*), 406

V
Vacinação
- de bloqueio, 435
- de rotina, 435
Valor(es)
- da saúde, 32
- de definição do problema, 37
Vigilância
- ambiental, 124
- da saúde, 308, 426, 427
- - ambiental, 133
- - bucal ou em saúde bucal, 502
- dos fatores de risco para DCNT, 461
- em saúde, 133, 213, 426
- - pública, 427
- epidemiológica, 124, 133, 424
- sanitária, 124, 133, 365
- - e a pandemia de Covid-19, 378
Violência, 469
- da delinquência, 469
- de resistência, 469
- estrutural, 469
- interpessoais comunitárias, 468, 470
- não fatal e morbidade associada, 477
- policial letal, 476
Vulnerabilidade, 44, 79

Z
Zika, 93